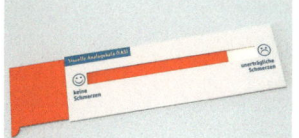

Abb. 1: Schmerzskala

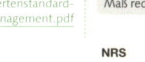

Deutsches Netzwerk für
Qualitätsentwicklung
in der Pflege
www.dnqp.de/
Expertenstandard-
Schmerzmanagement.pdf

3.1.11 Schmerzprophylaxe

Die Schmerzprophylaxe dient der Vorbeugung von Schmerzentstehung und gesteigerter Schmerzwahrnehmung. Schmerz beeinträchtigt den Pflegebedürftigen in allen Aktivitäten des Lebens. Weiterhin kann langandauernder Schmerz zu einer Chronifizierung führen (→ chronische Schmerzen, S. 621). Um dies zu vermeiden, sollte ein systematisches Schmerzmanagement durchgeführt werden.

Die zentrale Aussage des 2004 veröffentlichten „Nationalen **Expertenstandards Schmerzmanagement** in der Pflege" (Hrsg: Deutsches Netzwerk für Qualitätsent-wicklung in der Pflege) lautet:

" Jeder Patient/Betroffene mit akuten oder tumorbedingten chronischen Schmerzen sowie zu erwartenden Schmerzen erhält ein angemessenes Schmerzmanagement, das dem Entstehen von Schmerzen vorbeugt, sie auf ein erträgliches Maß reduziert oder beseitigt.

	NRS	VAS
kein Schmerz	0	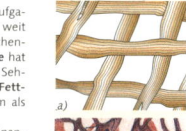
	1	
schwacher, dennoch belastender Schmerz	2	
	3	
stechender, sehr unangenehmer Schmerz	4	
	5	
schrecklicher Schmerz	6	
	7	
nicht mehr aushaltbarer Schmerz	8	
	9	
schlimmster vorstellbarer Schmerz	10	

Abb. 2: Numerische Rangskala (NRS) im Vergleich zu Visueller

Pflegeassessment

Schmerzen werden subjektiv wahrgenommen. Schmerzempfinden und Schmerzerleben sind individuell unterschiedlich. Aus diesem Grunde lässt sich das Phänomen Schmerz nur schwierig erfassen.

Zur Selbsterfassung der Schmerzintensität kann der Betroffene so genannte **numerische Rangskalen (NRS)** verwenden (→ Abb. 2). Diese Schmerzskalen liegen in verschiedenen Formen vor. Beispielsweise wird eine Skala von 0–10 oder 0–100 verwendet. „0" bedeutet keine Schmerzwahrnehmung, während die höchste Zahl die größte Schmerzintensität anzeigt. Wendet die Pflegefachkraft eine solche Schmerzskala an, sollte sie einführend die Anwendung der Skala erklären.

Beispiel
Pflegefachkraft: „Auf einer Skala von 0–10, auf welcher 0 keine Schmerzen und 10 den stärksten annehmbaren Schmerz darstellt, wie schätzen Sie Ihre Schmerzen ein."

Für Menschen, die mit Zahlenwerten aufgrund fehlender kognitiver Leistungen nicht umgehen können, gibt es auch so genannte **visuelle Analogschmerzskalen (VAS)** (→ Abb. 1 und 2). Auch hier sollte die Pflegefachkraft eine einführende Frage stellen.

Bei demenziell erkrankten Menschen können je nach Ausmaß der Erkrankung sowohl numerische als auch visuelle Rangskalen zur Selbsterfassung der Schmerzen [...] ft muss sich bei [...] orientieren. Sie [...] chtes eventuell [...] ziehen.

W0075294

Die **Online-Kugel** weist auf Internetadressen hin, die weitere Informationen zu den behandelten Inhalten liefern.

Bindegewebe

Bindegewebe übernimmt im Körper vielfältige Aufgaben. Das lockere, interstitielle **Bindegewebe** ist weit verbreitet und füllt in erster Linie die Organzwischenräume aus (→ Abb. 1a). Das **straffe Bindegewebe** hat einen hohen Anteil kollagener Fasern und bildet Sehnen, Bänder und Muskelfaszien (→ Abb. 1b). Das **Fettgewebe** beinhaltet viele Fettzellen, die vor allem als Energiespeicher dienen.

Das retikuläre **Bindegewebe** ist ein netzartig miteinander verbundener Zellverband, der vor allem im Knochenmark, den Lymphknoten, der Milz und den Tonsillen vorkommt (→ Abb. 1c). Es beinhaltet Zellen, die körperfremde Substanzen und eingedrungene Krankheitserreger vernichten können. Damit ist das retikuläre Bindegewebe ein wichtiger Bestandteil des Immunsystems und leitet weitere Stufen der Immunantwort ein.

Stützgewebe

Stützgewebe besteht aus Knorpel und Knochen.
Knorpelgewebe ist druck- und biegungselastisch und kann daher mechanisch besonders stark beansprucht werden. Es kommt als Gelenkknorpel, in der Ohrmuschel und in den Bandscheiben vor.
Knochengewebe ist ein besonders hartes Gewebe, das aus Knochenzellen und Knochenkittsubstanz besteht und seine Festigkeit durch die Einlagerung von Mineralien (v.a. Calcium) gewinnt. Knochengewebe wird ständig durch hierauf spezialisierte Zellen aufgebaut und wieder abgebaut und befindet sich hierdurch in einem permanenten Umbauprozess, der durch hormonelle Faktoren und körperliche Aktivität mit beeinflusst wird. Knochengewebe kommt im Körper in den langen **Röhrenknochen** am Arm oder Bein vor, in den breiten Geflechtknochen an Schulter und Hüfte und in den kurzen Knochen, aus denen das Hand- und Fußskelett sowie die Wirbelkörper bestehen.
Röhrenknochen bestehen aus einem Schaft, der **Diaphyse**, und den mit Knorpelgewebe überzogenen Gelenkenden, den **Epiphysen**. Der Knochenschaft ist mit einer schmerzempfindlichen Knochenhaut, dem **Periost**, bedeckt (→ Abb. 2).

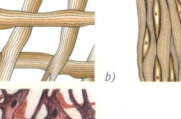
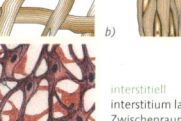

interstitiell
interstitium lat. = Zwischenraum

retikulär
reticulum lat. = Netz

Abb. 1: Bindegewebe
a) lockeres b) straffes c) retikuläres

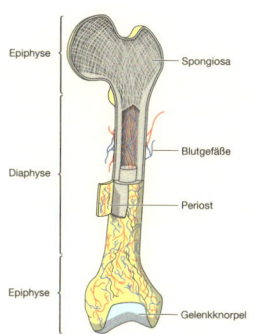

Epiphyse — Spongiosa

Diaphyse — Blutgefäße

— Periost

Epiphyse — Gelenkknorpel

Abb. 2: Aufbau des Röhrenknochens

Begriffe in Grün
weisen darauf hin, dass Sie in der Randspalte eine Erklärung oder Übersetzung des Begriffs finden.

Veränderungen im Alter

• Im Alter führt der ständige Umbauprozess, dem das Knochengewebe unterliegt, häufig zu einem Überwiegen des Knochenabbaus. Das Knochengewebe verliert Mineralstoffe und wird dadurch brüchiger. Der Knochenabbau wird durch längere Immobilisation noch verstärkt. Vor allem Frauen verlieren in den ersten Jahren nach der → Menopause jährlich bis zu 7 % ihrer Knochensubstanz. Der Knochenabbau bei Männern verläuft etwas langsamer. Wenn die Knochendichte eine bestimmte Grenze unterschreitet, spricht man von → Osteoporose. Eine ausgewogene Ernährung mit viel Calcium sowie ausreichend körperliche Bewegung können helfen, einer Osteoporose vorzubeugen.
• Das Knorpelgewebe nimmt an Dicke und Elastizität ab und fasert sich auf. Dies ist häufig der Ausgangspunkt für eine → Arthrose, d.h. Verschleißerscheinungen der Gelenke, die zu erheblichen Beschwerden führen können.

Menopause
→ S. 173

Osteoporose
→ S. 459

Arthrose
→ S. 462

Zu den einzelnen Organsystemen werden die **Veränderungen im Alter** ausführlich beschrieben.

Band 1

Band 2

In guten Händen

Altenpflege 1

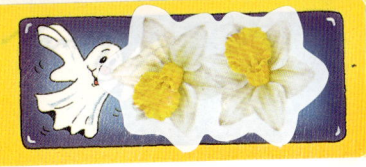

Weitere Titel der Reihe „In guten Händen"

Altenpflege, Band 2 (Bestell-Nr. 452123)

Arbeitsbuch 1 (Bestell-Nr. 452816)
Arbeitsbuch 2 (Bestell-Nr. 452824)

Handreichungen für den Unterricht zu Arbeitsbuch 1 und 2 (Bestell-Nr. 452131)

Wichtiger Hinweis:
Medizin und Pflegewissenschaft unterliegen einem ständigen Wandel durch neue Erkenntnisse in Forschung und klinischer Erfahrung.
Dies kann zu Veränderungen insbesondere bei Empfehlungen zu Pflege, Behandlung und medikamentöser Therapie von Krankheiten führen.
Obwohl die Autoren große Sorgfalt darauf verwendet haben, dass die Angaben den heutigen Wissensstand widerspiegeln, kann daher keine
Gewähr für die beschriebenen Anwendungen, insbesondere für Dosierungsangaben und Applikationsformen, übernommen werden. Jeder
Benutzer muss daher in eigener Verantwortung die Angaben anhand der Beipackzettel und Produktbeschreibungen von Pflegemitteln
überprüfen und gegebenenfalls einen Spezialisten hinzuziehen. Jede Dosierung und Applikation erfolgt auf eigene Gefahr des Benutzers.
Die Wiedergabe von Gebrauchsnamen, Handelsnamen, Warenbezeichnungen und medizinischen Produkten in diesem Buch berechtigt auch
ohne besondere Kennzeichnung nicht zu der Annahme, dass solche Namen im Sinne der Warenzeichen- und Markenschutz-Gesetze als frei zu
betrachten sind und daher von jedermann benutzt werden dürfen.

Redaktion: Edith Schlicht
Umschlaggestaltung: Wolfgang Lorenz
Layout und technische Umsetzung: Christoph Berten, Berlin
Bildredaktion: Peter Hartmann
Titelfoto: picture-alliance/Jens Kalaene

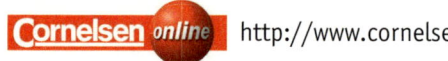 http://www.cornelsen.de

Die Internetadressen und -dateien, die in diesem Lehrwerk angegeben sind,
wurden vor Drucklegung geprüft (Stand: Mai 2005). Der Verlag übernimmt
keine Gewähr für die Aktualität und den Inhalt dieser Adressen und Dateien
oder solcher, die mit ihnen verlinkt sind.

1. Auflage, 1. Druck 2005

Alle Drucke dieser Auflage können im Unterricht
nebeneinander verwendet werden.

Druck: CS-Druck CornelsenStürtz, Berlin

ISBN 3-464-452115

Bestellnummer 452115

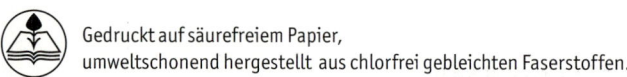 Gedruckt auf säurefreiem Papier,
umweltschonend hergestellt aus chlorfrei gebleichten Faserstoffen.

In guten Händen

Altenpflege

Band 1

von

Dr. Friederike Bremer-Roth
Friedhelm Henke
Anja Lull
Cilly Borgers
Alfred Borgers
Dr. Friedrich Cleve
Andrea Wowra

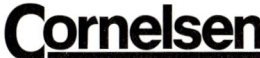

Am 1.8.2003 trat das Altenpflegegesetz des Bundes (AltPflG) in Kraft. Damit wurden die bislang auf Länderebene gültigen Regelungen zugunsten einer bundesweit einheitlichen Ausbildungsordnung abgelöst und vergleichbare Rahmenbedingungen geschaffen. Hintergrund der neuen Gesetzgebung war die Erkenntnis, dass sich das Berufsbild der Altenpflege in den letzten Jahren aufgrund der demografischen Entwicklung und soziokulturellen Veränderungen umfassend gewandelt hat. Neben dem Wissen um die soziale Bedeutung von Altenpflege für die Gesellschaft müssen zunehmend neue Erkenntnisse in Pflege und Medizin bereits während der Ausbildung gelernt und in die Ausbildungspraxis umgesetzt werden. Wichtiger Bestandteil der neuen Ausbildungsordnung war die inhaltliche Neugestaltung des schulischen Unterrichts. Die traditionelle Bindung an einzelne Fachgebiete wurde durch Lernfelder ersetzt, die einen stärkeren Praxisbezug und ein handlungsorientiertes Lernen ermöglichen sollen. Die fächerübergreifende Ausbildung und intensivere Praxisorientierung sollen der komplexen Lebenssituation alter Menschen verstärkt Rechnung tragen, ohne dabei auf die Vermittlung essenzieller Grundlagenkenntnisse zu verzichten. Dies stellt die ausbildenden Schulen vor neue Herausforderungen, aber auch Chancen.

Die Buchkapitel orientieren sich an den Lernfeldern des Altenpflegegesetzes. Aufgrund der Lernfeldgliederung ließen sich im Einzelfall Redundanzen nicht vermeiden, die die Mehrdimensionalität der Lerninhalte widerspiegeln und mit den umfangreichen Querverweisen zur Wissensvertiefung beitragen. Die großzügige Ausstattung des Buches mit zahlreichen aufwändigen Illustrationen dient der Vertiefung und Verdeutlichung der beschriebenen Wissensinhalte. Mithilfe des umfangreichen Stichwortverzeichnisses ist das Buch auch nach Beendigung der Ausbildung als Nachschlagewerk für die Praxis geeignet.

Die dargestellten Lerninhalte wurden unter Berücksichtigung der auf Länderebene bereits vorliegenden Rahmenlehrpläne abgefasst. Bei der Beschreibung medizinischer Grundlagen und einzelner Krankheitsbilder wurden bewusste Schwerpunkte zugunsten der fokussierten Darstellung alters- und pflegerelevanter Inhalte gesetzt, die für die Altenpflege von besonderer Bedeutung sind. Das vorliegende Buch erhebt daher ausdrücklich keinen Anspruch auf Vollständigkeit in der Darstellung allgemeinmedizinischer Krankheitsbilder und Pflegemaßnahmen, sondern muss im Einzelfall auf entsprechende Fachliteratur verweisen. In vielen Fällen wird ergänzend in den einzelnen Kapiteln auf Internetadressen verwiesen, anhand derer die beschriebenen Inhalte vertieft werden können.

Die gestiegene Lebenserwartung der Menschen und die demografische Entwicklung führen zu Veränderungen im Gesundheitssystem, die der Altenpflege eine besondere gesellschaftliche Verantwortung zuweisen. Für die meisten alten Menschen ist es ein vordringliches Anliegen, die erweiterte Lebensspanne erfüllt und möglichst behinderungsfrei zu gestalten. Gleichzeitig müssen die begrenzten Ressourcen in der Umsetzung und Finanzierung qualifizierter Altenpflege berücksichtigt werden. Der Prävention und Rehabilitation von Erkrankungen kommt daher vor allem aus ethischen, aber auch aus gesundheitspolitischen und ökonomischen Gründen eine große Bedeutung zu. Aus diesem Grund nimmt die ausführliche Darstellung von Prophylaxen und rehabilitativen Aspekten pflegerischer Tätigkeit in diesem Buch einen besonders großen Raum ein.

Ein herzlicher Dank geht an die Mitarbeiter des Cornelsen-Verlages, denen ich an dieser Stelle für die exzellente redaktionelle Betreuung und ihre kenntnisreiche Sorgfalt bei der Synthese der Einzelbeiträge mehrerer Autoren zu einem Gesamtwerk danken möchte.

Lehrern und Lernenden wünsche ich, dass dieses Buch Spaß macht und hilft, ihrer verantwortungsvollen Aufgabe gerecht zu werden. Die interessierten Leser möchte ich ausdrücklich ermutigen, ihre eigenen Erfahrungen aus Schule und Beruf im Umgang mit dem Buch umzusetzen und den Autoren Kritik und Anregungen mitzuteilen.

Leipzig, im April 2005

Für das Autorenteam
Dr. Friederike Bremer-Roth

Inhaltsverzeichnis

Lernfeld 1.3

Alte Menschen personen- und situationsbezogen pflegen 95

Hinweis

Prinzipiell sind Pflegemaßnahmen immer in Absprache mit dem Arzt durchzuführen.

Behandlungspflegerische Maßnahmen unterliegen der ärztlichen Delegation, da sie vom behandelndem Arzt schriftlich delegiert bzw. angeordnet sein müssen.

Medikamente dürfen nur von examinierten Pflegefachkräften verabreicht werden.

In diesem Buch werden folgende Abkürzungen verwendet:

A.   Arteria (Arterie)
Abb.   Abbildung
engl. englisch
gr.   griechisch
Kap.   Kapitel
lat.   lateinisch
M.   Musculus (Muskel) oder Morbus (Krankheit)
N.   Nervus (Nerv)
S.   Seite
V.   Vena (Vene)

Lernfeld 1.1
Theoretische Grundlagen in das altenpflegerische Handeln einbeziehen

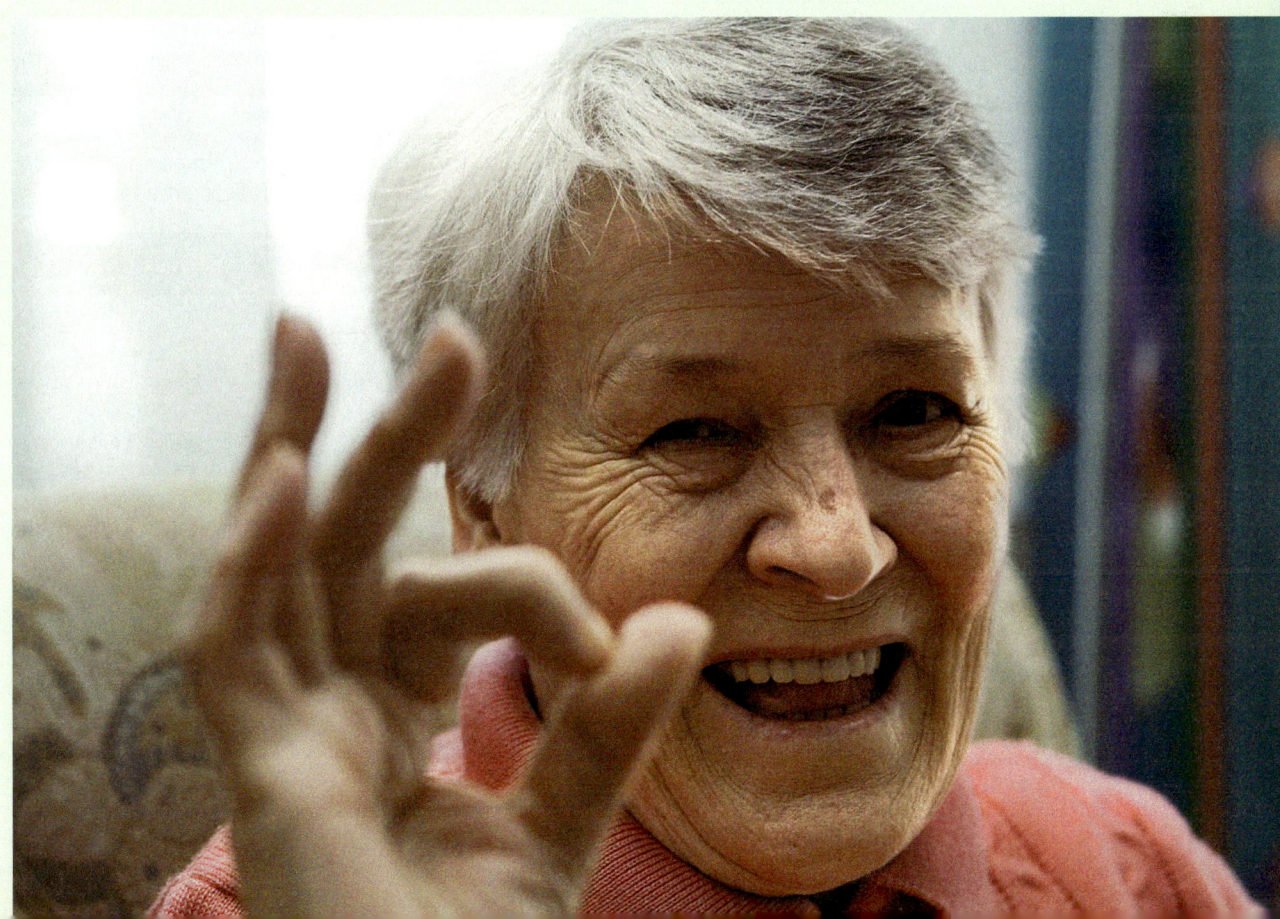

1.1   Alter und Altern aus der Sicht unterschiedlicher wissenschaftlicher Disziplinen

Abb. 1:
Altern als natürlicher Prozess

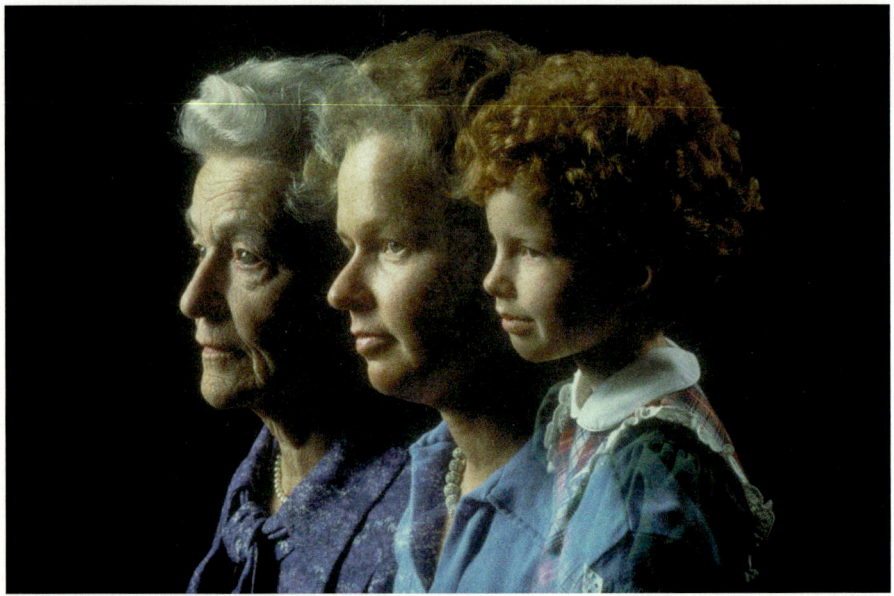

Der Alterungsprozess ist ein wesentlicher Teil des Lebens und somit Schwerpunkt vieler wissenschaftlicher Untersuchungen. Jede Wissenschaft (z. B. Biologie, Psychologie, Medizin, Soziologie, Pflegewissenschaft, Philosophie, Erziehungswissenschaften, Sozialwissenschaften) fokussiert dabei einzelne oder mehrere Aspekte des Alterns. So sind die Biologen besonders daran interessiert, in welcher Form sich die menschliche Zelle als Grundbaustein unseres Körpers im Laufe eines Lebens verändert, während die Psychologen eher einen Schwerpunkt auf das komplexe Geschehen des Verhaltens von alten Menschen legen. Die Mediziner beschäftigen sich mit Erkrankungen des alternden Menschen, die Soziologen untersuchen die Grundlagen der Gesellschaft in Bezug auf Altersfragen.

Alles in allem haben aber gerade in den letzten Jahren die Bemühungen der Forscher zugenommen, interdisziplinär an Fragen, die das Alter betreffen, zu arbeiten.

interdisziplinär
Interdisziplinäre Zusammenarbeit bedeutet, dass Menschen aus verschiedenen Wissenschaften ihre Ideen vernetzen und sich austauschen.
Dies bringt den Vorteil, dass mehrere Aspekte eines Problems betrachtet werden können und Lösungen ihren einseitigen Charakter verlieren. Interdisziplinäre Zusammenarbeit wird auch **Interdisziplinarität** genannt.

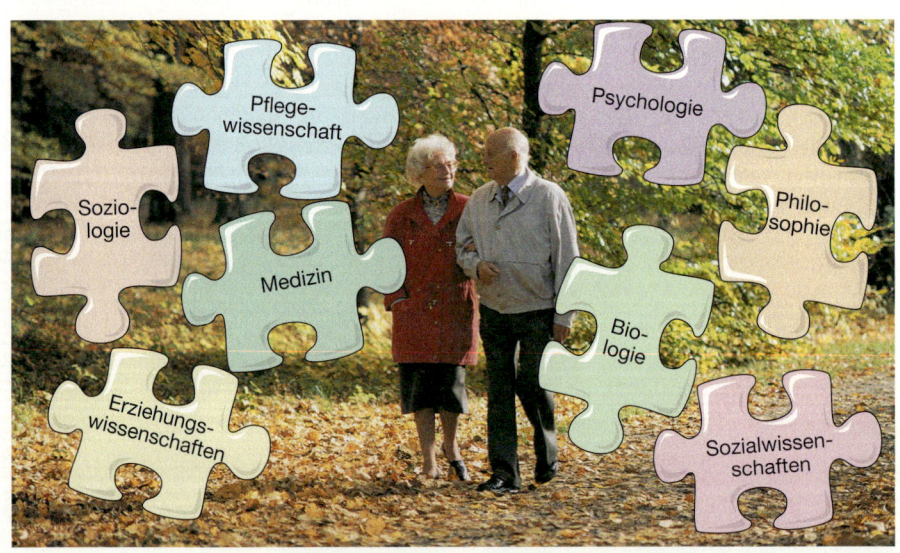

Aus dieser Interdisziplinarität sind wiederum eigene wissenschaftliche Disziplinen hervorgegangen, die sich speziell mit Fragen des Alters und des Alterns auseinander setzten. Auf der einen Seite steht die **Gerontologie**, die so genannte Alternsforschung. Auf der anderen Seite steht die **Geriatrie**, die Erforschung von Krankheiten im Alter. Beide Begriffe gehen auf das griechische Wort *Geron*, der Greis, zurück.

Aber auch der Begriff des alten Menschen hat sich verändert. Wenn noch zu Beginn des 20. Jahrhunderts die Lebensphase des Altseins lediglich die recht kurze Zeit zwischen dem Ende der Erwerbstätigkeit und dem Tod beschrieben hat, gehen wir heute davon aus, dass diese Periode bis zu einem Drittel der Lebenszeit einnimmt. Das Rentenalter liegt in Deutschland offiziell bei 65 Jahren, und eine persönliche Lebenserwartung von 80 bis 90 Jahren ist keine Seltenheit mehr.

Um das Alter zu erforschen, wurden von diversen Wissenschaftsdisziplinen Theorien und Modelle entworfen. Diese unterscheiden sich inhaltlich in ihren Schwerpunkten.

Defizit
deficire lat. = fehlen, ausgehen

empirisch
In der empirischen Forschung steht die Beobachtung von Sachverhalten im Vordergrund. Hieraus werden Schlüsse abgeleitet, die einen Erkenntnisgewinn für die Gesellschaft darstellen.

Defizit- und das Kompensationsmodell

In den frühen Jahren der Altersforschung war vor allem das Arbeitsverhalten älterer Menschen von Interesse. Besonders durch die zunehmende Industrialisierung im 19. Jahrhundert galt: Nur der Beste darf arbeiten. Wer keinen vollen Arbeitseinsatz mehr zeigen konnte (z.B. aufgrund seines Alters), wurde „ausgemustert". Hieraus leiteten Wissenschaftler das so genannte **Defizitmodell** ab. Dieses Modell geht davon aus, dass der Mensch im Alter gewisse Fähigkeitsmerkmale verliert. Es entsteht ein Defizit gegenüber dem jugendlichen oder erwachsenen Menschen. Hierzu gehören z.B. verminderte körperliche und geistige Leistungsfähigkeit, unflexibles Verhalten und zunehmende Anfälligkeit für Krankheiten. F. W. Taylor war zu Beginn des 20. Jahrhunderts ein Hauptvertreter dieses Modells. Er untersuchte den Arbeitsprozess in Betrieben und hat dabei den „… erstklassigen Mann in seiner vollen Leistungsfähigkeit untersucht" (Taylor, 1913).

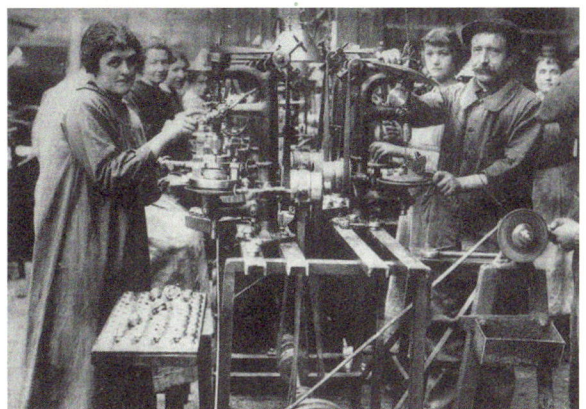

Abb. 1:
Arbeiter
(Industrialisierung)

Im Gegensatz hierzu sind heutige Forscher der Meinung, dass mit zunehmendem Alter keine Abnahme der Arbeitsleistung zu erwarten sei. Das **Kompensationsmodell** geht davon aus, dass ältere Arbeitnehmer Minderleistungen in Teilbereichen durch Stärken in anderen Bereichen ausgleichen (kompensieren). So wurde festgestellt, dass ältere Menschen weniger Betriebsunfälle haben, über eine bessere Arbeitszufriedenheit verfügen und generell eine positivere Einstellung zur Arbeit äußern.

Abb. 2:
Marathon-Läufer

Aktivitätstheorie

Im Gegensatz zu den oben vorgestellten körperorientierten Theorien, hat diese Theorie einen sozialpsychologisch orientierten Charakter. Sie geht davon aus, dass es einen Zusammenhang zwischen dem **Aktivitätsniveau** und der **Lebenszufriedenheit** eines Menschen gibt. Unter Aktivitätsniveau wird dabei die Intensität und Intimität, also die Stärke und Nähe sozialer Kontakte verstanden. Damit behaupten die Anhänger dieser Theorie, dass nur diejenigen Menschen glücklich und zufrieden alt werden, die in der Lage sind, aktiv etwas leisten zu können und das Gefühl haben, von anderen gebraucht zu werden.

Jedem Menschen sind in einer Gesellschaft Rollen und Aufgaben zugewiesen, die aber im Alter abnehmen.

Ein Hauptvertreter der Aktivitätstheorie, R. Tartler, hat daraus abgeleitet, dass alte Menschen glücklicher und zufriedener wären, wenn ihre Rollen- und Kontaktverluste ausgeglichen werden.

Die Aktivitätstheorie wurde zahlreichen empirischen Altersforschungen zu Grunde gelegt.

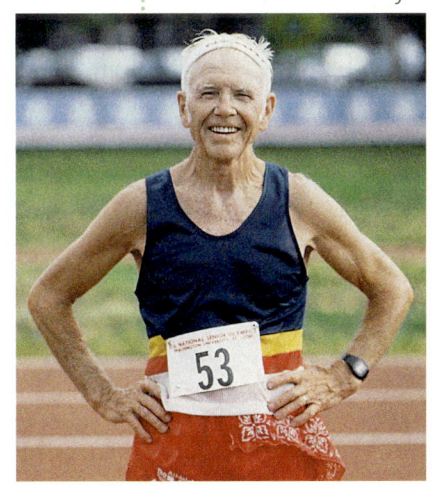

Disengagementtheorie

Diese ebenfalls sozialpsychologische Theorie geht wiederum davon aus, dass die Rollen- und Kontaktverluste älterer Menschen nicht nur gesellschaftlich gesteuert werden, sondern auch vom alten Menschen selbst ausgehen, also ein individueller Prozess sind. Alte Menschen ziehen sich im Angesicht ihrer abnehmenden Leistungsfähigkeit sowie des nahenden Todes aus der Gesellschaft zurück (→ Abb. 1). Die Vertreter dieser Theorie erheben den Anspruch, dass dieser Rückzug Voraussetzung für zufriedenes Altern sei.

Abb. 1:
Sozialer Rückzug im Alter

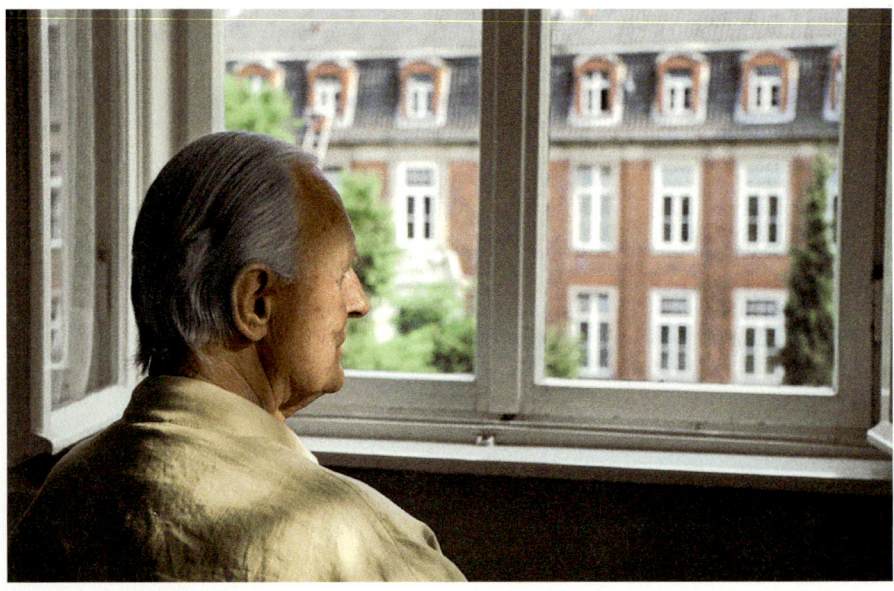

Diese Theorie hatte in den sechziger Jahren große Diskussionen ausgelöst, ist mehrfach verworfen und in einer modifizierten Version wieder aufgenommen worden. Der Hauptkritikpunkt an der Disengagementtheorie ist, dass Lebenszufriedenheit bei alten Menschen eben **nicht immer** mit einer Verringerung der sozialen Aktivität gekoppelt ist.

disengagement
engl. = Rückzug

Kontinuitätstheorie

Eine Lösung für die Diskussion, welche Theorie denn nun die richtige sei, bietet die Kontinuitätstheorie. Sie sagt aus, dass der Mensch zufrieden altert, der seinen Lebensstil aus früheren Lebensphasen weitgehend beibehalten kann. Das heißt, dass der Mensch, der schon immer gesellig war, auch im Alter gern in Gesellschaft sein wird, und der Mensch, der sich auch schon in jungen Jahren zurückgezogen hat, dies auch im Alter bevorzugen wird.

disuse
engl. = nicht nutzen

Abb. 2:
Autofahren im Alter

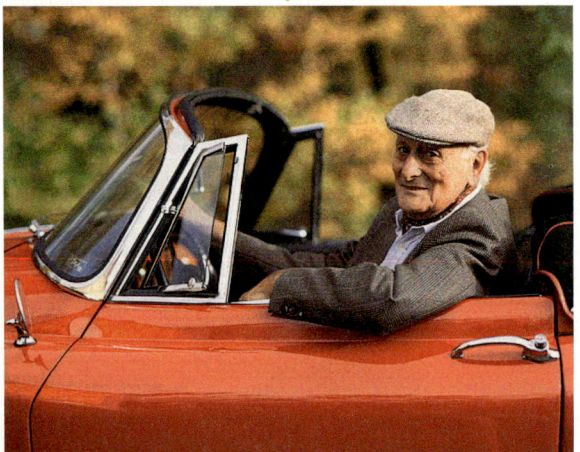

Voraussetzung hierfür ist aber, dass sowohl Verhaltensweisen als auch der Lebensstil vom alten Menschen selbst bestimmt werden können.

Disuse-Hypothese

Nach dieser Hypothese können sich nur Fähigkeiten entwickeln, die dauerhaft benutzt werden. Fähigkeiten, die nicht genutzt werden, verkümmern. Die Disuse-Hypothese kann auf viele Fähigkeiten, die im Alter nachlassen, übertragen werden.

Ein alter Mensch, der sich längere Zeit im Krankenhaus nicht selbst waschen konnte, wird sich danach schwer tun, diese Tätigkeit wieder zu übernehmen.
Auf der anderen Seite können ältere Menschen, die tagtäglich Auto fahren, sich diese Fähigkeit auch bis ins hohe Alter erhalten.

1.2 Altersbilder und Altersstereotype

Altersbilder sind Repräsentationen des höheren Lebensalters in Form von literarischen oder bildlichen Zeugnissen. Sie sind abhängig von Normen und Werten, wie auch von der Kultur einer Gesellschaft. „Bild" muss hierbei auch im übertragenen Sinne als Abbild in unserem Kopf verstanden werden.

Dabei wird zwischen generalisierten und personalisierten Altersbildern unterschieden.

Unter **generalisierten Altersbildern** werden Einstellungen einer Gesellschaft oder Gruppe verstanden, die in verschiedenen Zeiträumen, Ländern oder Kulturgemeinschaften zum Thema „Alter" vorherrschen. Eine mögliche Fragestellung könnte sein: „Haben Menschen, die in ländlichem Umfeld leben, eine andere Einstellung zu alten Menschen als die Bewohner einer Großstadt?"

Unter **personalisierten Altersbildern** erfassen die Wissenschaftler demgegenüber individuelle Einstellungen zum Alter, z. B. „Was erwartet ein 62-jähriger Frührentner von seiner Zukunft?".

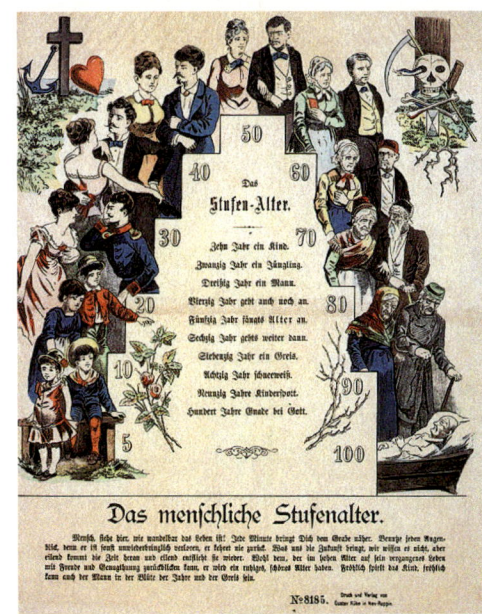

Abb. 1: Das menschliche Stufenalter

Messung von Einstellungen zum eigenen Alter	völlig zutreffend	zutreffend	teils - teils	unzutreffend	völlig unzutreffend
Für die nächsten Jahre habe ich schon allerlei Pläne.					
Ich bin jetzt zufriedener und glücklicher als je zuvor.					
Ich habe noch ein schönes Stück Leben vor mir.					
Oft denke ich, dass ich jüngeren Menschen im Wege bin.					
Ich fühle mich sehr alt.					
Wie das Leben auch war, es ist doch sehr schön.					

Quelle: Schelling, Hans Rudolf (Oktober 2004)
„Selbst- und Fremdbilder des Alter(n)s und dessen Folgen",
Kompensationszentrum für Gerontologie, Uni Zürich
http:// www.zfg.unizh.ch/schelling_altersbilder-04.pdf
[Stand 31.03.2005]

Altersstereotype sind Zuschreibungen von bestimmten Eigenschaften, Verhaltensweisen oder Rollen aufgrund des kalendarischen Alters (→ chronologisches Alter, S. 16), z. B. alle über Achtzigjährigen können sich nicht mehr alleine anziehen. Insgesamt haben Studien zur Erfassung des Altersbildes ein überwiegend negatives Altersbild in unserer Gesellschaft festgestellt. Im Zusammenhang mit dem westlichen Kulturkreis sprechen die Forscher sogar von einer „Alterslast".

Die negative Berichterstattung in den Medien führt dazu, dass alte Menschen häufig als hilfsbedürftig angesehen werden (→ Abb. 2a). Sie müssen von der jüngeren Generation gepflegt oder finanziert werden.

Ebenfalls finden sich aber auch Altersstereotype, die ein positives, agiles Bild von älteren Menschen zeichnen (→ Abb. 2b). Dies hat insbesondere seit Ende des 20. Jahrhunderts zugenommen, indem der alte Mensch zunehmend als Wirtschaftsfaktor angesehen wird, den es zu umwerben gilt.

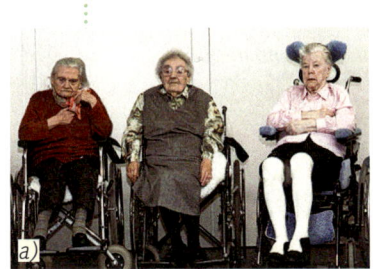
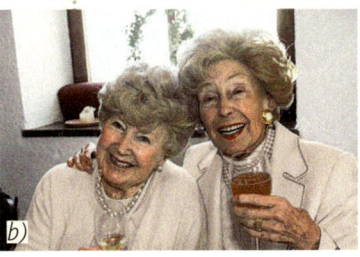

Abb. 2:
a) Pflegebedürftige ältere Menschen;
b) Positives Bild agiler älterer Damen

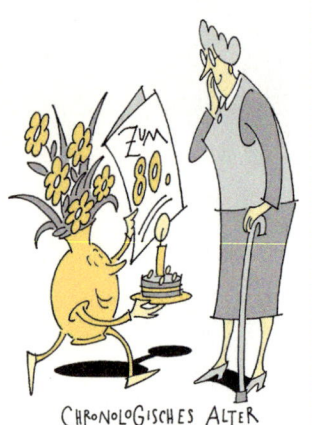

CHRONOLOGISCHES ALTER

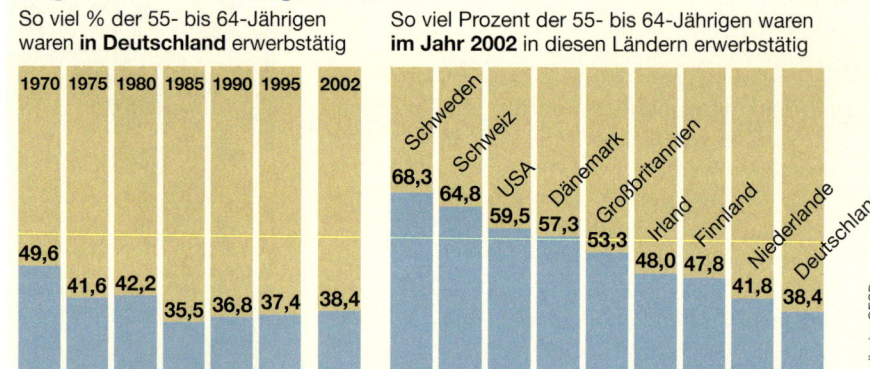

Ungenutzter Erfahrungsschatz

So viel % der 55- bis 64-Jährigen waren **in Deutschland** erwerbstätig

1970	1975	1980	1985	1990	1995	2002
49,6	41,6	42,2	35,5	36,8	37,4	38,4

So viel Prozent der 55- bis 64-Jährigen waren **im Jahr 2002** in diesen Ländern erwerbstätig

Schweden	Schweiz	USA	Dänemark	Großbritannien	Irland	Finnland	Niederlande	Deutschland
68,3	64,8	59,5	57,3	53,3	48,0	47,8	41,8	38,4

Quelle: iw, OECD

© Globus 9110

Altersstereotype und Altersbilder können sich in vielfältiger Art und Weise auf eine Gesellschaft, wie auch auf das einzelne Individuum auswirken:

- Ältere Menschen haben schlechte Chancen auf dem Arbeitsmarkt. Sie gelten als unflexibel und nicht mehr an Weiterbildung interessiert, haben angeblich viele Kranktage und sind körperlich nicht mehr so belastbar.
- Die Vorurteile alten Menschen gegenüber werden zur „sich selbst erfüllenden Prophezeiung". Jeder, der ein gewisses Alter erreicht hat, wird so, wie die Gesellschaft ihn sehen will. Dies führt wieder dazu, dass sich Vorurteile etablieren.

1.3 Alter, Ressourcen und Gedächtnis – zentrale Begriffe in der Pflege

Das Alter

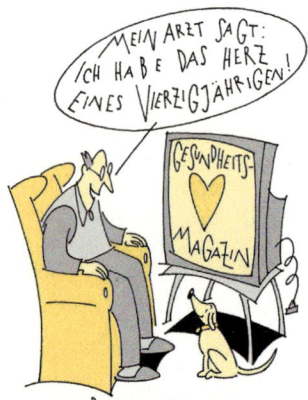

BIOLOGISCHES ALTER

Der Begriff „das Alter" kann einmal das Lebensalter, gemessen in einer Zeiteinheit (z.B. Jahre), bedeuten. Er beschreibt aber auch eine gewisse Lebensspanne. Früher war diese Lebensspanne „die letzten Jahre des Lebens". Heute bezeichnet man sie eher als „die große Zeitperiode der nachberuflichen Lebensphase". Das Alter wird also einmal physikalisch durch eine Zeitmessung festgestellt, ebenso aber auch durch die Gesellschaft und ihre Kultur, die definiert, ab wann man alt ist.

In der Altersforschung unterscheidet man zwischen dem **chronologischen (kalendarischen) Alter**, dem **biologischen (funktionalen) Alter** und dem **subjektiven Alter**, welches dem Sprichwort „Jeder ist so alt, wie er sich fühlt!" entspricht.

Ein wichtiger Indikator für das Alter als Lebensspanne ist die Lebenserwartung. Die Lebenserwartung beschreibt das erwartete Lebensalter in Jahren zum Zeitpunkt der Geburt (→ demographische Entwicklung, S. 18). Während im 16. Jahrhundert die Lebenserwartung weniger als 30 Jahre betrug, liegt sie heute bei Frauen bereits bei über 80 Jahren. Dementsprechend war im 16. Jahrhundert ein Mensch mit 30 Jahren alt, während Dreißigjährige heute in der Blüte ihres Lebens stehen. Bei diesen Zahlen muss aber berücksichtigt werden, dass durch die höhere Kindersterblichkeit im 16. Jahrhundert ein Vergleich der durchschnittlichen Lebenserwartung nur bedingt möglich ist.

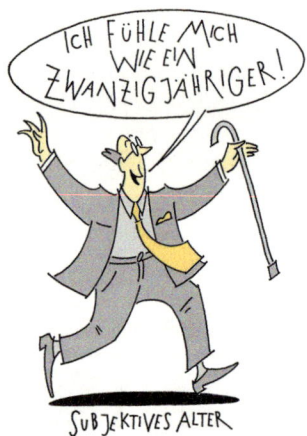

SUBJEKTIVES ALTER

Ressourcen

Ressourcen
ressource frz. =
Hilfsmittel

aktivierende Pflege,
Selbstpflege
→ S. 241

Um einer defizitären Sichtweise auf alte Menschen vorzubeugen, ist es in der Altenpflege von großer Bedeutung, die Ressourcen und Kompetenzen alter Menschen einzuschätzen und zu kennen. Ressourcen sind die Fähigkeiten, die ein Mensch besitzt, um bestimmte Tätigkeiten auszuführen. Diese müssen nicht immer offen sichtbar sein, sondern können im Verborgenen liegen. Gerade in Hinsicht auf eine → aktivierende Pflege müssen die Ressourcen eines zu Pflegenden richtig eingesetzt werden. Häufig werden pflegebedürftige Menschen „überpflegt". Ihre Ressourcen werden nicht genutzt, die Fähigkeiten zur → Selbstpflege verkümmern.

Das Gedächtnis

Insbesondere die Psychologie, aber auch die Medizin beschäftigen sich mit dem menschlichen Gedächtnis. Das alternde Gedächtnis ist aus folgenden Gründen von besonderem Interesse für die Wissenschaftler:

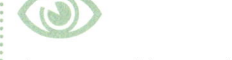

Lernen und Lerntechniken
→ Band 2

- **Deutliche Beeinträchtigung von Gedächtnisfunktionen im Alter:** Selbst im normalen Alterungsprozess lässt das Gedächtnis mit als eine der ersten kognitiven Leistungsfunktionen merklich nach. Bei krankhaften Verläufen kommt es zu einer Vielzahl von Symptomen, welche Gegenstand der geriatrischen Forschung sind (→ Neurologische Erkrankungen, Gerontopsychiatrische Erkrankungen, S. 566 und S. 627).

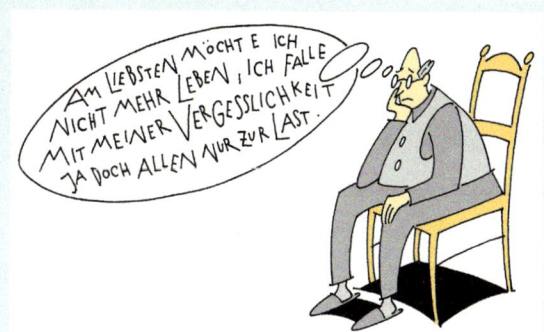

- **Subjektiv erlebtes Alterssymptom:** In der Regel fällt älteren Menschen ihr Alter an der nachlassenden Gedächtnisfunktion auf. Daher werden Gedächtnisbeschwerden als zuverlässiger Indikator für einen Alterungsprozess angesehen.

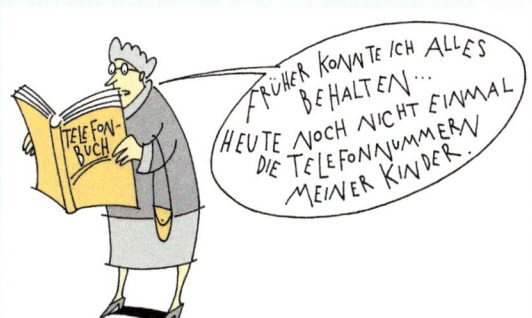

- **Praktische Bedeutung intakter Gedächtnisfunktion:** Eine gute Gedächtnisleistung ist Grundvoraussetzung für andere kognitive Funktionen, wie z. B. Lernen, Denken und Intelligenz. Diese sind Basis für die Verrichtung vieler alltäglicher Aktivitäten.

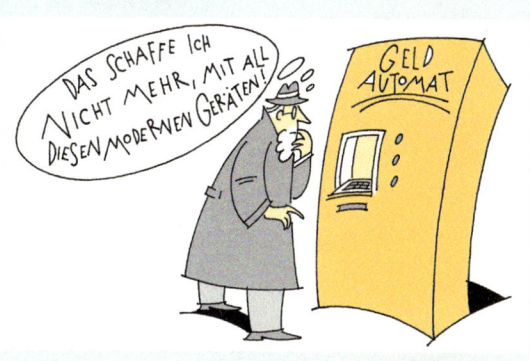

- **Diagnostische Relevanz:** Pathologische (krankhafte) Veränderungen und Abbauprozesse führen zu altersspezifischen Erkrankungen, welche mit einer geminderten Leistungsfähigkeit des Gedächtnisses einhergehen. Um diese Erkrankungen von normalen altersgerechten Prozessen abgrenzen zu können, werden Gedächtnisleistungen zu Grunde gelegt.

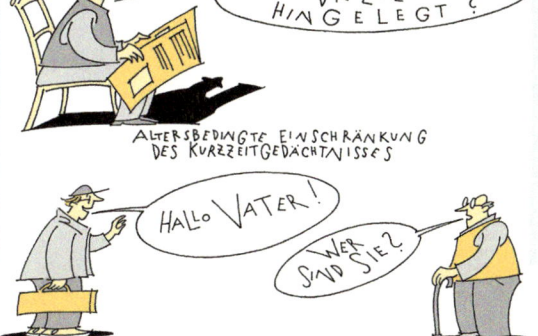

Die Erkenntnisse aus der Wissenschaft sind wiederum für die Pflege von enormer Bedeutung. Eine umfassende Pflege des alten Menschen kann nur mit einem Grundverständnis der Funktionen von Gedächtnis, Lerntheorien, Motivation und Emotion erfolgen.

1.4 Alter und Altern als gesellschaftliches Phänomen

Demographische Entwicklung

Demographie ist die Darstellung der statistischen Entwicklung einer Bevölkerung, insbesondere in Bezug auf die Größe, Verteilungen und bestimmte Eigenschaften einzelner Bevölkerungsgruppen (z.B. Lebenserwartung). Neben staatlichen Institutionen (in Deutschland ist dies das Statistische Bundesamt) gibt es viele weitere private und öffentliche Institute, die sich mit Fragen der Bevölkerungsentwicklung beschäftigen.

Die Berechnung der durchschnittlichen **Lebenserwartung** einer bestimmten Bevölkerung *(Population)* nimmt in der Diskussion um Altersfragen eine bedeutende Rolle ein. Wenn man sich die aktuelle Situation der Lebenserwartung in Deutschland betrachtet, sagt das Statistische Bundesamt, dass im Durchschnitt Männer 75,6 Jahre alt werden und Frauen 81,3 Jahre.

Ein heute geborener Junge kann also damit rechnen, fast 76 Jahre alt zu werden. Ein heute geborenes Mädchen wird statistisch sogar älter als 81 Jahre.

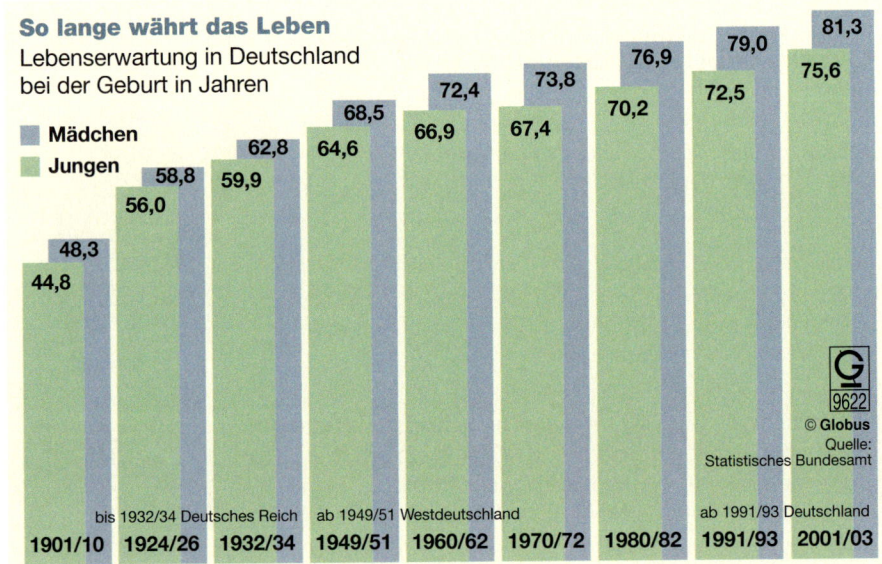

So lange währt das Leben
Lebenserwartung in Deutschland
bei der Geburt in Jahren

- ■ Mädchen
- ■ Jungen

	1901/10	1924/26	1932/34	1949/51	1960/62	1970/72	1980/82	1991/93	2001/03
Jungen	44,8	56,0	59,9	64,6	66,9	67,4	70,2	72,5	75,6
Mädchen	48,3	58,8	62,8	68,5	72,4	73,8	76,9	79,0	81,3

bis 1932/34 Deutsches Reich   ab 1949/51 Westdeutschland   ab 1991/93 Deutschland

© Globus
9622
Quelle: Statistisches Bundesamt

Die durchschnittliche Lebenserwartung ist seit ca. 160 Jahren kontinuierlich angestiegen. Die Wahrscheinlichkeit ist also sehr groß, dass sie weiterhin ansteigen wird. Demographen rechnen mit einer jährlichen Zunahme der durchschnittlichen Lebenserwartung von 6 Monaten.

Die kontinuierliche Erhöhung der Lebenserwartung hat verschiedene Ursachen:

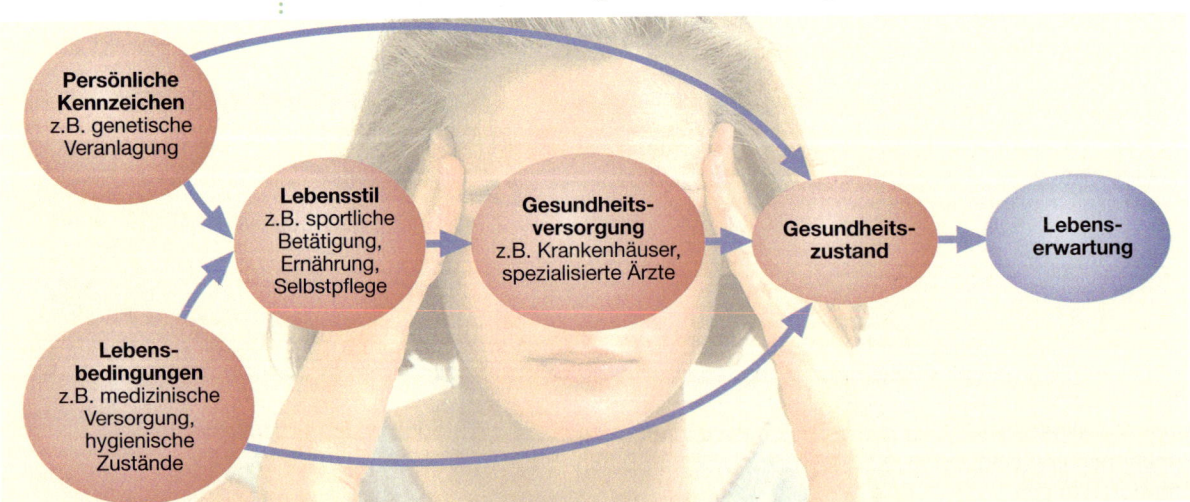

Aufgrund der immer älter werdenden Menschen verschiebt sich das Verhältnis von alten zu jungen Menschen (→ Deutsche Lebensbäume). Experten sprechen hier von einer Umkehr der Alterspyramiden.

Dies hat u.a. Einfluss auf die bestehenden Sozialsysteme, die wirtschaftlichen Verhältnisse oder die Lebenssituation von alten Menschen.

Diese Erkenntnis hat dazu geführt, dass sich immer mehr Menschen, Politiker wie Wissenschaftler, mit dem Alter und Alterungsprozessen beschäftigen.

Ein weiterer Faktor, der von Demographen beschrieben wird, ist die zunehmende **Feminisierung** der älteren Bevölkerung. Der Anteil der Frauen an den über 60-Jährigen ist überdimensional hoch. Die längere Lebenserwartung von Frauen ist eine Entwicklung des 20. Jahrhunderts. In allen westlichen Gesellschaften liegt die Lebenserwartung der Frauen heute zwischen 5,5 (Irland) und 13 Jahren (Russland) höher als die der Männer.

Da es kaum bestätigte Thesen gibt, die einen Nachweis für die höhere Lebenserwartung der Frauen darstellen, besteht die Theorie, dass es eine Übersterblichkeit der Männer gibt. Frauen leben also nicht länger, sondern die Männer sterben früher. Das mag auf den ersten Blick Wortklauberei sein, doch spielt dies bei der Ursachenforschung eine wesentliche Rolle. Die Wissenschaftler belegen die Theorie der Übersterblichkeit damit, dass in allen Altersgruppen (vom Säugling bis zum Hochbetagten) die Sterblichkeitsrate der Männer höher als die der Frauen ist.

Folgende Ursachen hierfür werden angeführt:
- Das Erkrankungsrisiko von Männern ist höher (außer bei frauenspezifischen Erkrankungen).
- Das Unfallrisiko von Männern ist höher. Dies könnte an einer höheren Risikobereitschaft der männlichen Bevölkerung liegen.

Dies führt dazu, dass der Frauenanteil der Hochbetagten bis zu 70 % beträgt. In der Folge erleiden auch statistisch gesehen mehr Frauen alterstypische Erkrankungen. Weiterhin bedeutet die Übersterblichkeit der Männer, dass Frauen eher verwitwen als Männer.

Dies wiederum zieht das Problem der sowohl finanziellen als auch sozialen Versorgung allein stehender, hochbetagter Frauen nach sich.

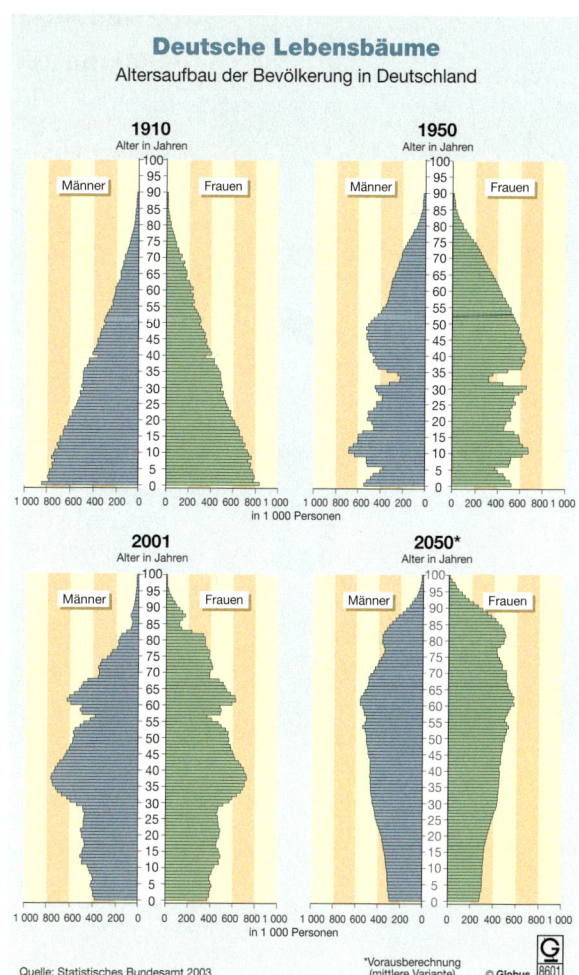

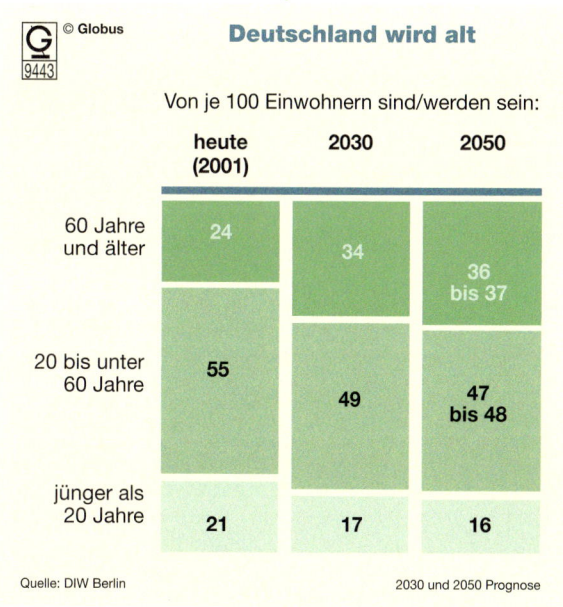

19

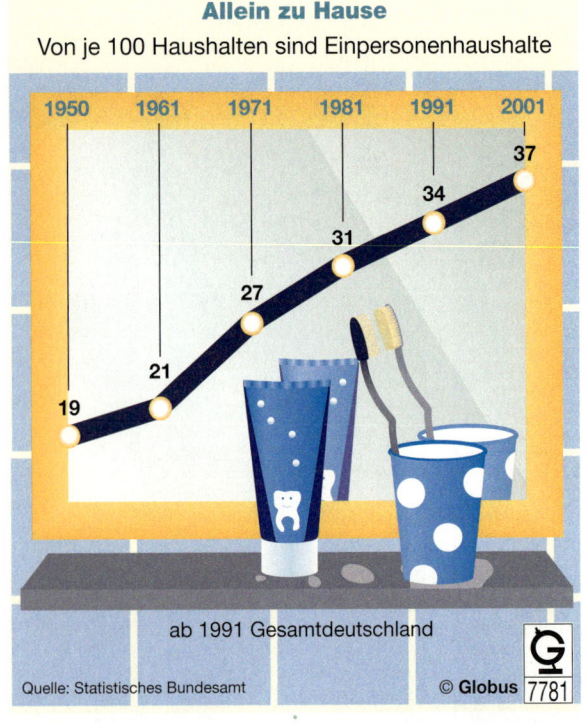

Allein zu Hause

Von je 100 Haushalten sind Einpersonenhaushalte

1950	1961	1971	1981	1991	2001
19	21	27	31	34	37

ab 1991 Gesamtdeutschland

Quelle: Statistisches Bundesamt

© Globus 7781

Ein weiteres demografisches Phänomen ist die **Individualisierung**, die durch den kulturellen und strukturellen Wandel der Gesellschaft seit dem 2. Weltkrieg entstanden ist.

Die Erscheinung der Individualisierung ist durch folgende Veränderungen gekennzeichnet:
- Familiäre Aufgaben werden zunehmend von öffentlichen bzw. staatlichen Institutionen übernommen. Die Kindererziehung findet in Kindergärten oder Kindertagesstätten statt, die Betreuung von pflegebedürftigen Menschen durch ambulante oder stationäre Pflegedienste. Familiäre Bindungen insgesamt nehmen ab.
- Weltanschauungen und Lebensformen sind vielfältiger geworden. Man spricht hier auch von einer pluralistischen Gesellschaft (→ Abb. Lebensformen).
- Durch die geforderte Flexibilität des Einzelnen, wie auch durch die Mobilität der modernen Gesellschaft, wechseln viele Menschen heute mehrmals im Leben ihren Wohnort. Beziehungen existieren häufig nicht mehr in festen vorgegebenen Strukturen.
- Die Geschlechterrollen haben sich verändert. Eheschließungen sind für Frauen keine existenzielle Grundlage mehr.

Die Individualisierung hat zur Folge, dass sich Lebensgemeinschaften (z. B. Großfamilie, Dorf- oder Kirchengemeinde) zu Gunsten des Einzelnen in der Gesellschaft aufgelöst haben. Dies spielt im Selbstbewusstsein, im Selbstbild, wie auch in der sozialen Situation alter und hochbetagter Menschen eine wachsende Rolle.

Die zunehmende Individualisierung und Feminisierung führt zu dem Phänomen, welches Soziologen die **Singularisierung** der Gesellschaft nennen. Viele (alte) Menschen wohnen in so genannten Einpersonenhaushalten, mit den daraus resultierenden Konsequenzen für die Versorgung im Alter.

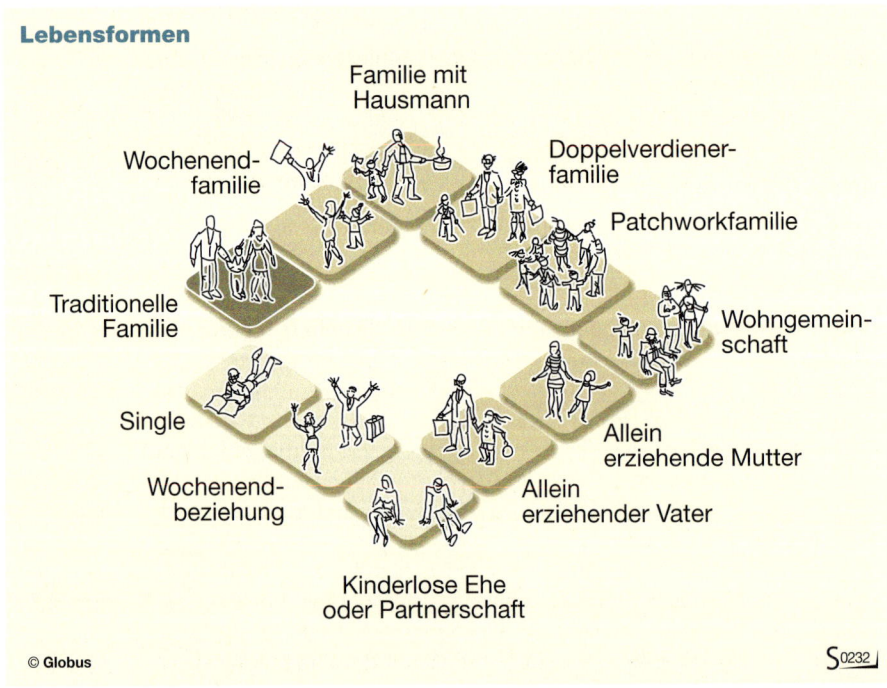

Lebensformen

Familie mit Hausmann

Wochenendfamilie

Doppelverdienerfamilie

Patchworkfamilie

Traditionelle Familie

Wohngemeinschaft

Single

Allein erziehende Mutter

Wochenendbeziehung

Allein erziehender Vater

Kinderlose Ehe oder Partnerschaft

© Globus

S 0232

1.5 Alter und Krankheit

Durch den enormen Wissens- und Könnens-zuwachs in der modernen Medizin sind viele Krankheiten heute heilbar, welche noch vor 100 Jahren den sicheren Tod bedeuteten. Die Entdeckung des Penicillins, die erste Herz-transplantation oder der erste Einsatz der „Eisernen Lunge", dem Vorläufer heutiger Be-atmungsmaschinen, sind nur einzelne Meilen-steine in der rasanten Entwicklung des 20. Jahrhunderts (→ Abb. 1 und 2). Dies und eine weitgehend ausreichende Ernährung sind weitere Einflussfaktoren für die gestiegene Le-benserwartung.

Doch die moderne Medizin ist nicht allmäch-tig. Viele Krankheiten sind zwar behandelbar, aber nicht heilbar. Man spricht von **chroni-schen** Erkrankungen. Insbesondere im Alter nehmen solche Erkrankungen zu. Ein typi-sches Beispiel ist der → Diabetes mellitus, die so genannte Zuckerkrankheit. Viele chroni-sche Erkrankungen ziehen im Verlauf ihrer Be-handlung andere Erkrankungen mit sich. So sind Durchblutungsstörungen der Beine und der Augen eine klassische Spätfolge des Dia-betes mellitus. Erblindung oder nicht mehr heilende offene Wunden der Beine resultieren hieraus.
Beim Auftreten mehrerer Erkrankungen spre-chen die Mediziner von **Multimorbidität**.
Beim Auftreten mehrerer Leiden und Symp-tome, welche sich nicht mehr eindeutig ein-zelnen Krankheitsbildern zuordnen lassen, spricht man auch von **Polypathie**.

Beides, sowohl Multimorbidität als auch Polypathie stehen in einer linearen Beziehung zum Alter. Das heißt, je älter ein Mensch ist, desto größer ist die Wahrscheinlichkeit, dass er an mehreren Erkrankungen leidet. Die Behandlung von alten Menschen stellt an die Mediziner eine große Herausforderung, da sich der körperliche und geistige Zu-stand, ebenso wie die persönliche Einstellung zu Krankheit und Tod im zunehmenden Alter verändert.

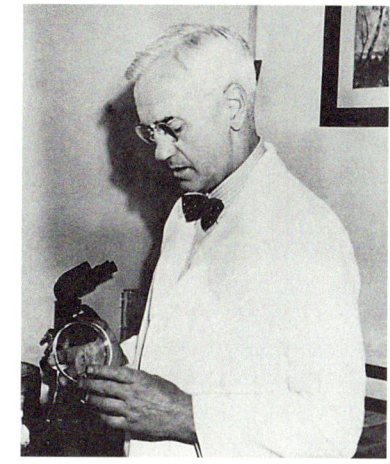

Abb. 1:
Alexander Fleming (1881–1956)
Er suchte nach einem Mittel, das Bakterien im Körper abtötet, ohne dem Körper zu schaden, und entdeckte das Penicillin. 1945 erhielt er dafür den Nobelpreis für Medizin.

Diabetes mellitus
→ S. 433

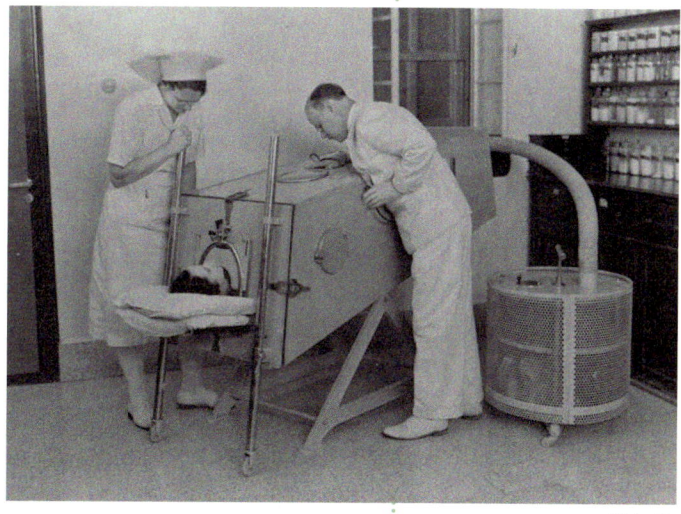

Abb. 2:
1926 veröffentlichte Philip Dinker seine Erfindung, die „Eiserne Lunge"

Definitionen

Multimorbidität bedeutet das gleichzeitige Bestehen mehrerer Erkrankungen. Dies kann sowohl eine Haupterkrankung sein, welche andere Krankheiten nach sich zieht, oder unabhängig voneinander bestehende Krankheiten. Mit steigendem Lebensalter nimmt auch die Multimorbidität zu.
Polypathie bedeutet das gleichzeitige Bestehen mehrerer Leiden oder Symptome, welche nicht eindeutig Krankheitsbildern zuzuordnen sind.
Die Begriffe Multimorbidität und Polypathie werden häufig synonym benutzt.
Chronische Krankheiten unterscheiden sich von akuten Krankheitsbildern da-durch, dass sie über einen längeren Zeitverlauf andauern. Chronische Erkrankungen können sowohl aus akuten Erkrankungen hervorgehen, wie auch als Einzelerkran-kungen bestehen. Innerhalb eines chronischen Krankheitsverlaufes kann sich der Gesundheitszustand des Menschen stetig verändern oder auch gleich bleiben.

Multimorbidität
multi lat. = viel
morbus lat. = Krankheit

Polypathie
poly gr. = viel
pathos gr. = Leiden, Krankheit

2.1   Geschichtliche Entwicklung der Pflegewissenschaft

Im Allgemeinen wird der Beginn der Pflege als → Profession mit den Arbeiten von Florence Nightingale in Verbindung gebracht (→ Abb. 1). Nightingale (1820–1910) war Tochter eines gutbürgerlichen englischen Hauses und wurde wider die Erwartungen ihrer Familie Krankenschwester. Ihre Ausbildung genoss sie in Kaiserswerth (1847) und in Paris (1853).

Als Krankenschwester nahm sie auf der englischen Seite am Krim-Krieg teil. In dieser Zeit sammelte und systematisierte sie Pflegewissen, welches sie in ihrem Buch „Notes on Nursing: What It Is, and What It Is Not." veröffentlichte. Teile dieser Veröffentlichung werden heute als erste pflegewissenschaftliche Arbeit angesehen.

Sie identifizierte drei wesentliche Elemente der Pflege:
* Handwerkliche Dimension
* Wissenschaftliche Dimension
* Beziehungsdimension

Ein weiterer Verdienst von Nightingale war die Gründung einer Pflegeschule in England, welche Vorbild für die Krankenpflegeausbildung in England wie auch in den Vereinigten Staaten von Amerika wurde.

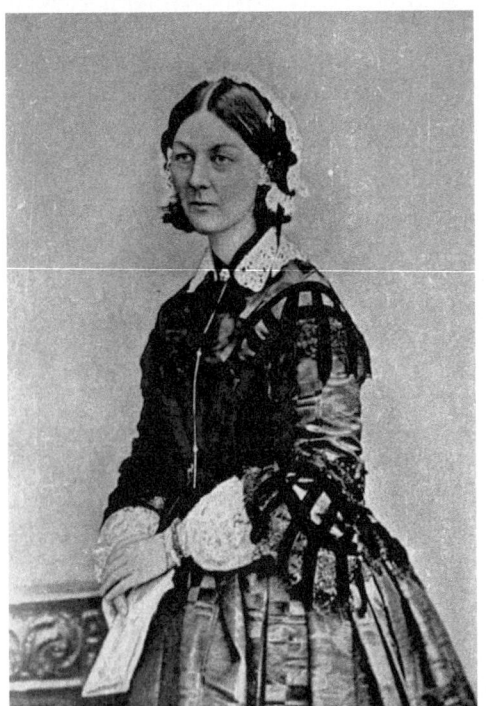

Abb. 1: Florence Nightingale (1820–1910)

Profession
→ S. 31

Trotz dieser ersten wissenschaftlichen Tendenzen blieb die Pflege bis in die fünfziger Jahre des vergangenen Jahrhunderts ein Beruf, der weitgehend darin bestand, medizinischen Tätigkeiten zu assistieren. Pflege im Allgemeinen (z. B. Altenpflege) wurde von weiblichen Familienangehörigen im häuslichen Umfeld geleistet.

Erst durch einen weiteren Krieg wendete sich das Blatt zu Gunsten der Pflege als Profession mit einer dazugehörigen Wissenschaft. Während des 2. Weltkrieges übernahmen Krankenschwestern in den USA einen Großteil der ärztlichen Tätigkeiten, da die (überwiegend männlichen) Ärzte ihren Militärdienst leisteten.

Nach Ende des Krieges waren die Krankenschwestern nicht mehr so schnell bereit, sich in der untergeordneten Rolle der „Schwester" wieder zu finden. Erste Krankenschwestern besuchten weiterbildende Studiengänge und begannen, nach wissenschaftlichen Grundlagen für die Pflege zu forschen. Die amerikanische Regierung unterstützte Pflege-(forschungs-)projekte, die erste wissenschaftliche Fachzeitschrift „Nursing Research" wurde herausgegeben. Mit der Entwicklung der ersten Theorien (→ S. 25) etablierte sich die Pflegewissenschaft in den USA mehr und mehr.

Während vor allem in den anglo-amerikanischen Ländern die Pflegewissenschaft durch nationale Projekte unterstützt wurde, dauerte es in Deutschland bis weit in die achtziger Jahre, dass die Bedeutung einer akademischen Grundlage für die Pflege in der Öffentlichkeit erkannt wurde.

Zu Beginn wurden Werke internationaler Wissenschaftlerinnen ins Deutsche übersetzt. Später wurden Institute für Pflege und Pflegewissenschaft an Fachhochschulen und Universitäten gegründet. Erste eigenständige Forschungsprojekte wurden veröffentlicht.

Trotz des großen Fortschritts der Pflegewissenschaft in Deutschland in den letzten zwanzig Jahren, kann die Beziehung zwischen Pflege und Wissenschaft immer noch als „stiefmütterlich" beschrieben werden. Dies liegt unter anderem daran, dass Pflegewissenschaft für Pflegefachkräfte häufig ein abstraktes und unerforschtes Gebiet ist.

2.2 Was ist Pflegewissenschaft?

Pflegewissenschaft setzt sich aus den Begriffen „Pflege" und „Wissenschaft" zusammen, für die es aber keine einheitliche Definition gibt.

Was ist Pflege?

„ Pflege ist das Erkennen und Behandeln menschlicher Reaktionen auf gesundheitliche Probleme "

(American Nursing Association = Amerikanischer Verband der Krankenschwestern)

„ Pflege ist ganzheitlich; sie berücksichtigt nicht nur den Körper eines Menschen, sondern ebenso die Psyche und die soziokulturelle Umgebung. "

„ Die besondere Funktion der Pflege besteht in der Hilfeleistung für den Einzelnen, ob er krank oder gesund ist, in der Durchführung jener Handreichungen, die zur Gesundheit oder Genesung beitragen (oder zu einem friedlichen Tod), welche der Kranke selbst ohne Unterstützung vornehmen würde, wenn er über die nötige Kraft, den Willen und das Wissen verfügt. Die Hilfeleistung hat in der Weise zu bestehen, dass der Kranke so rasch wie möglich seine Unabhängigkeit wiedererlangt. "

(Virginia Henderson, 1960)

„ Es gibt keine einheitliche Definition für die Pflege! "

„ Pflege unterstützt die Genesung des Patienten, indem sie ihm seine Umwelt (Nahrung, Interaktion, Körperpflege) nutzbar macht. "

(Florence Nightingale, 1860)

„ Die grundlegende Motivation der Pflege ist der Mitmensch, je nach dem Maß und der Art der notwendigen Hilfe sind die Bereiche Gesundheitsbildung, Gesundheitsförderung bzw. -erhaltung, Kranksein und Krankbleiben (Sterben) oder Wiedergesundwerden betroffen. "

„ Pflege ist eine Profession! "

(Liliane Juchli)

Was ist Wissenschaft?

„ Bestand des Wissens in einer Zeitperiode "

„ Methode zum systematischen Erwerb von neuem Wissen "

„ Wissenschaft ist die Beobachtung, Identifizierung, Beschreibung, Erkundung und Erklärung von Phänomenen "

„ Wissenschaft schafft Wissen! "

▶ Pflegewissenschaft kann also als die Wissenschaft verstanden werden, die durch verschiedene Methoden Wissen für die Pflege identifiziert, beschreibt und erklärt.

Die Pflegewissenschaft versteht sich als eine angewandte Wissenschaft. Sie dient der Verbesserung der Pflegepraxis. Im Zentrum der Pflegewissenschaft steht der zu pflegende Mensch.

Pflegeforschung beschäftigt sich mit verschiedenen Aspekten der Pflegepraxis (Wie pflege ich?), der Pflegepädagogik (Wie vermittle ich Pflegewissen?) und des Pflegemanagements (Wie verwalte ich pflegerische Ressourcen?). Fast jedem Pflegeforschungsprozess (→ S. 35) liegen Pflegetheorien zu Grunde.

2.3 Was sind Pflegetheorien?

Auch bei dem Begriff Pflegetheorien steht an erster Stelle die Frage: „Was ist eine Theorie?"

Was ist eine Theorie?

„ Es gibt nichts Praktischeres als eine gute Theorie. "

Albert Einstein (Physiker)

„ Grau, teurer Freund, ist alle Theorie und grün des Lebens goldner Baum. "

Goethes Faust (Szene im Studierzimmer)

„ Theorie ist ein Werkzeug, das die Praxis effizienter und effektiver macht. "

Aleif Meleis (Pflegewissenschaftlerin)

„ Eine Theorie existiert nur in unserer Vorstellung und besitzt keine andere Wirklichkeit (was auch immer das bedeuten mag). Gut ist eine Theorie, wenn sie zwei Voraussetzungen erfüllt: Sie muss eine große Klasse von Beobachtungen auf der Grundlage eines Modells beschreiben, das nur wenige Elemente enthält, und sie muss bestimmte Voraussagen über die Ergebnisse künftiger Beobachtungen ermöglichen. "

Stephen Hawking (Physiker)

Phänomen
Erscheinung, Ereignis

▶ Pflegetheorien beschreiben Ideen über die Pflege und deren Phänomene.

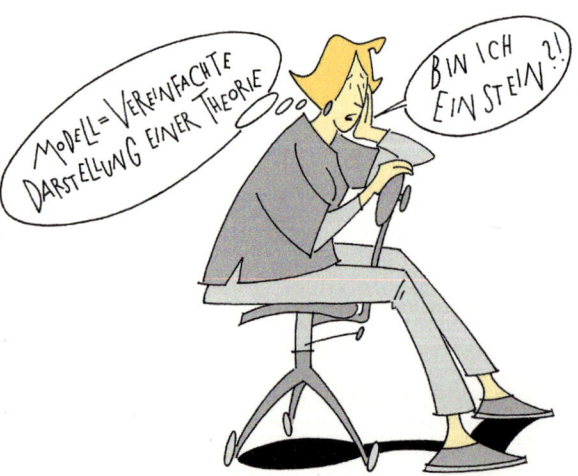

Häufig werden Pflegetheorien auch als Pflegemodelle dargestellt. Die Abgrenzung der Begriffe Theorie und Modell ist schwierig und nicht einheitlich nachvollziehbar.

Generell ist ein Modell eine vereinfachte Darstellung einer Theorie oder einer Idee. Häufig wird auch von konzeptionellen Modellen oder Konzepten gesprochen.

Im Folgenden wird der Begriff Theorie für alle theoriegeleiteten Komponenten in der Pflegewissenschaft verwendet.

Am häufigsten werden in der Pflegewissenschaft Pflegetheorien nach ihrer Reichweite eingeteilt:
- Metatheorie
- Globale Theorie
- Theorien mittlerer Reichweite
- Praxisnahe Theorien

Der Begriff Reichweite bezieht sich auf die Dimension des pflegerischen Handelns.

2.3.1 Metatheorie

Eine Metatheorie kann als die mit Abstand abstrakteste Theorie verstanden werden. Sie beschäftigt sich mit schon bestehenden Theorien sowie mit der Entstehung von Theorien.

In der Pflegewissenschaft haben verschiedene Metatheoretikerinnen die bestehenden Pflegetheorien untersucht und Kriterien festgelegt, was Bestandteil einer Pflegetheorie sein soll. Hieraus hat sich das Metaparadigma der Pflege abgeleitet, nach welchem eine Pflegetheorie folgende Phänomene beschreiben und in einen Zusammenhang bringen soll:
- Person,
- Umwelt,
- Gesundheit und
- Pflege.

Paradigma
Denkmuster

Ein Metaparadigma kann als der kleinste gemeinsame Nenner einer Disziplin verstanden werden.
Die Bestandteile eines Metaparadigmas sind von einem Großteil der wissenschaftlichen Gesellschaft akzeptiert.

Metaparadigma der Pflege

Person
alle Empfänger
von Pflege

Umwelt
Bezugspersonen,
Lebensumstände,
Gesellschaft

Gesundheit
Kontinuum zwischen
Krankheit und
Gesundheit sowie
dessen Wahrnehmung

Pflege
Aktivitäten
von Pflegefachkräften

Die nachfolgenden Pflegetheorien werden innerhalb des Metaparadigmas erläutert.

2.3.2 Globale Theorie

Globale Theorien werden auch **Große Theorien** oder Grand Theories genannt. Die meisten globalen Theorien der Pflege wurden in den 60er- und 70er-Jahren von Pflegewissenschaftlerinnen in den USA formuliert. Sie sollten der Pflege einen theoretischen Unterbau geben. Große Theorien versuchen in **einer** Theorie das **gesamte** Pflegehandeln zu beschreiben.

Viele Theoretikerinnen hatten einen pädagogischen Hintergrund. Sie benutzten die Theorien als einen Grundsockel für die Pflegeausbildung. Zwei Theorien, die als Übersetzungen große Bedeutung in Deutschland bekommen haben, sind die Modelle von Dorothea E. Orem und von Nancy Roper et al. Sie werden häufig eingesetzt, um → Leitbilder für Pflegeeinrichtungen zu entwerfen.

Leitbilder für
Pflegeeinrichtungen
→ Band 2

Das Selbstpflegedefizitmodell von Dorothea E. Orem

Orem veröffentlichte ihre Theorie „Nursing: Concepts of Practice" bereits in den frühen 60er-Jahren, überarbeitete sie aber kontinuierlich. Die letzte Fassung liegt seit 1995 vor. Im Gegensatz zu manchen anderen Theoretikerinnen hat sie ihr Modell → induktiv aus Beobachtungen im Pflegealltag abgeleitet.

induktiv
→ S. 39

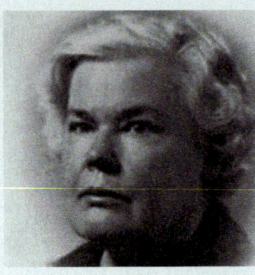

Dorothea E. Orem

Ihre Theorie kreist um drei zentrale Begriffe: **Selbstpflege**, **Selbstpflegedefizit** und **Pflegesystem**. Ziele der Selbstpflege sind Erhaltung des Lebens, Förderung der persönlichen Entwicklung, Förderung und Erhaltung gesunder Lebensweisen und Förderung und Erhaltung von Wohlbefinden.

Person	Der Mensch ist ein **ganzheitliches Wesen**, dessen Motivation es ist, soweit wie möglich die **Selbstpflege selbstständig** durchzuführen.
Umwelt	**Umwelt und Person** werden als **Einheit** angesehen. Dies ist die Voraussetzung, um Selbstpflege zu ermöglichen.
Gesundheit	Gesundheit ist der Zustand der **Unversehrtheit und Integrität** der Person, ihrer Körperteile und -systeme.
Pflege	Ein sozialer Dienst, welcher sowohl auf die Bedürfnisse des Pflegebedürftigen, wie auch auf dessen **Fähigkeit zur Selbstpflege ausgerichtet** ist. Hierzu gehört, Gesundheit zu erhalten und wiederherzustellen sowie Krankheiten zu lindern und mit den Folgen von Krankheit umzugehen.

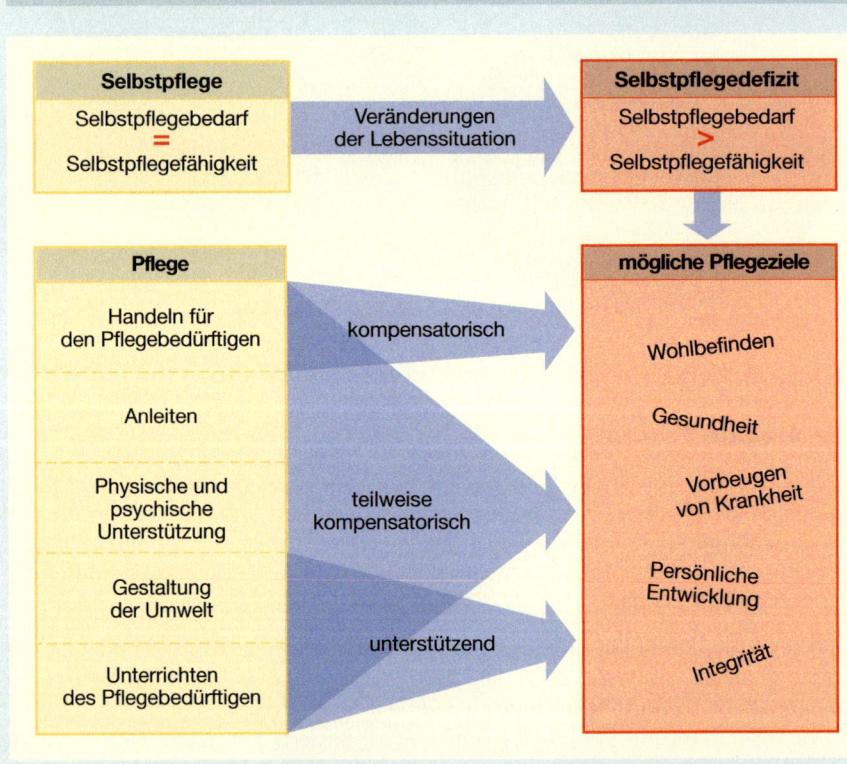

Das Modell „Die Elemente der Pflege" von Nancy Roper, Winifred W. Logan und Alison J. Tierney

Roper, Logan und Tierney entwickelten ihre Theorie des Lebens aus der Theorie von Virginia Henderson. Obwohl ihre Aktivitäten des täglichen Lebens (ATL's) heute fast jeder Pflegefachkraft bekannt sind, kennen die wenigsten das vollständige Modell.

Hervorstechend war, dass sie den Begriff der **aktivierenden Pflege** in ihre Theorie einbaute. Weitere Begriffe ihrer Theorie des Lebens sind Lebensspanne, Abhängigkeit und Unabhängigkeit, sowie Individualität.

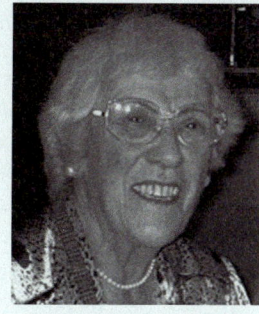

Nancy Roper

Person	Der Mensch, der zur Erfüllung seiner Bedürfnisse eine **größtmögliche Unabhängigkeit** erlangen möchte, wird in seiner Ganzheitlichkeit wahrgenommen. Das Leben wird als Lebensspanne dargestellt, welche durch die **Lebensaktivitäten** (ATL's) gekennzeichnet ist.
Umwelt	Die Umwelt wird durch **Einflussfaktoren** beschrieben, welche im Laufe der Lebensspanne **auf die Abhängigkeit oder Unabhängigkeit** der Person einwirken.
Gesundheit	Der optimale Zustand, in welchem die Person die größtmögliche **Unabhängigkeit** erlangt, um die **ATL's wahrzunehmen**.
Pflege	Pflege ist eine **Profession**, deren Aufgabe es ist Defizite in Bezug auf die ATL's zu vermeiden, auszugleichen oder den Umgang hiermit zu erlernen.

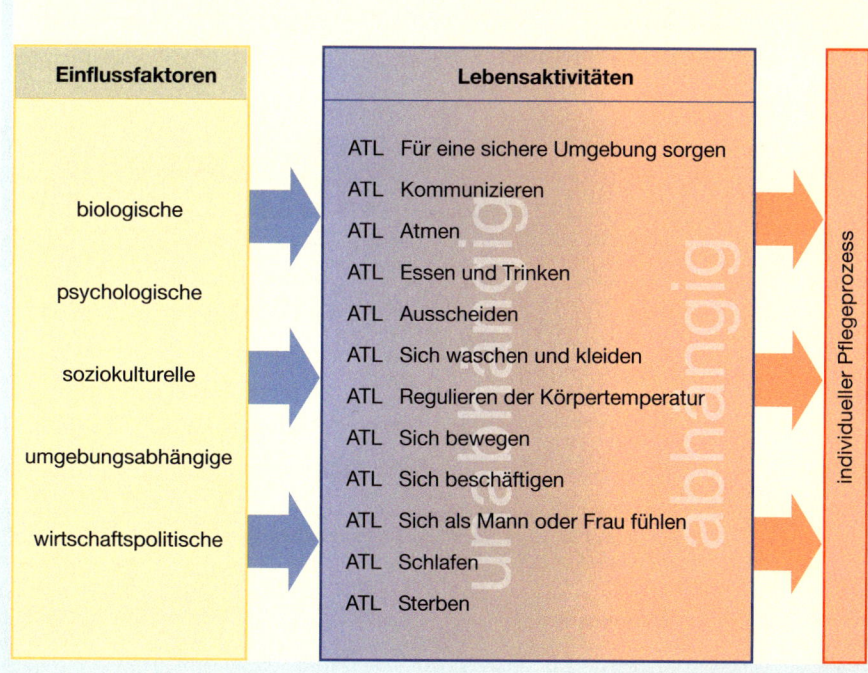

2.3.3 Theorien mittlerer Reichweite

Theorien mittlerer Reichweite werden auch Mid(dle)-Range Theories genannt. Sie haben im Allgemeinen einen eingeschränkteren Blickwinkel als die globalen Theorien. Mid-Range-Theorien sind in der Regel weniger abstrakt und haben einen direkten Praxisbezug. Die beschriebenen Phänomene können aus verschiedenen Bereichen der Pflege kommen oder diese miteinander verknüpfen.

Theorien mittlerer Reichweite sind als Grundlage für Forschungszwecke in der Pflegepraxis gut geeignet. Es existieren zahlreiche Theorien mittlerer Reichweite.

Ein Beispiel für eine Theorie der mittleren Reichweite ist Hildegard Peplaus Modell der zwischenmenschlichen Beziehungen in der Pflege. Peplaus Modell wird unter anderem in der psychiatrischen Krankenpflege angewandt.

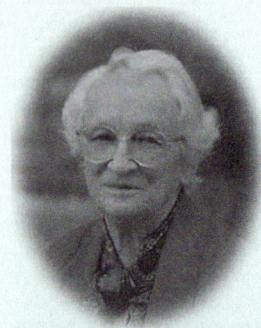

Hildegard E. Peplau:
Das Modell der zwischenmenschlichen Beziehung in der Pflege

Hildegard Peplaus Modell wurde 1952 das erste Mal in ihrem Werk „Interpersonal Relations In Nursing" veröffentlicht. Im Vordergrund steht der Aufbau einer Beziehung zwischen Pflegefachkraft und Pflegebedürftigem. Neben der Idee der pädagogischen Tätigkeit der Pflegefachkräfte, beschrieb sie die Entwicklung und Bedeutung von Angst in der Pflegebeziehung. Die Pflegefachkraft kann zur Entwicklung des pflegerischen Beziehungsprozesses durch die Annahme verschiedener Rollen (z. B. der Ratgebenden, der Lehrenden, aber auch der mütterlichen Rolle) beitragen.

Person Der Mensch wird als **einzigartiges Wesen** wahrgenommen, dessen **zwischenmenschliche Beziehungen** durch biochemische, physiologische und interpersonale Mechanismen gesteuert werden.

Umwelt Mikrokosmos (unmittelbares Umfeld) aus Bezugspersonen und interpersonalen Situationen, innerhalb welcher die Person sich bewegt.

Gesundheit Kontinuierlicher Prozess der Persönlichkeit und anderer menschlicher Belange (z. B. emotionale Zustände). Gesundheit ist auf ein kreatives, nutzbringendes und leistungsfähiges persönliches Leben und Gemeinschaftsleben ausgerichtet.

Pflege Ein **therapeutischer interpersonaler Prozess**, welcher die Kraft zur Entwicklung der Person gibt als auch als pädagogisches Instrument (Beratung) funktionieren kann.

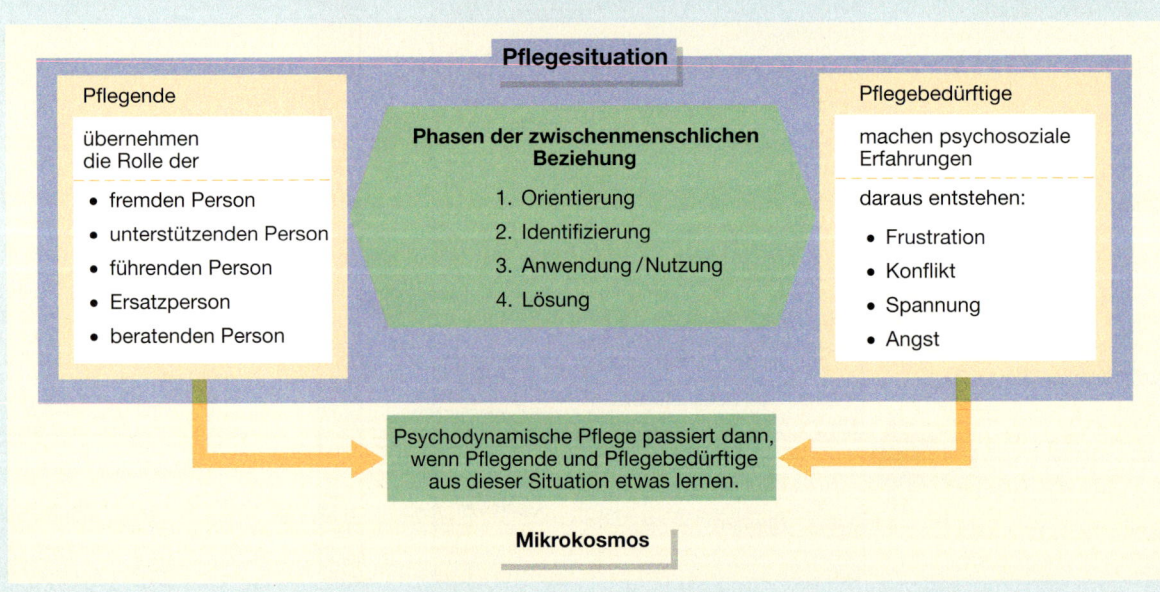

2.3.4 Praxistheorien

Praxistheorien werden auch **Theorien geringer Reichweite** oder Narrow-Range bzw. Situation-Specific Theories genannt. Sie beschränken sich auf einzelne Pflegephänomene (z. B. eingeschränkte Selbstpflegefähigkeit oder Schmerz) und betrachten lediglich einen eingeschränkten Bereich.

Praxistheorien müssen immer in ihrer konkreten Ausgangssituation betrachtet werden. Sie werden entwickelt, um greifbare Probleme in der Pflegepraxis zu lösen. Die Anzahl von Praxistheorien ist kaum noch überschaubar.

Praxistheorien zeichnen sich dadurch aus, dass sie für eine individuelle Situation entwickelt werden. Beispiele hierfür sind → Pflegediagnosen, → evidenzbasierte Pflege und Modelle für Forschungsarbeiten.

Pflegediagnosen
→ S. 73

evidenzbasierte Pflege
→ S. 34

Beispiel Einer Forschungsarbeit (→ Beispiel S. 37) wurde folgendes Modell zugrunde gelegt: Art der Operation und Atemtechnik wirken sich auf die postoperativen Beschwerden und den postoperativen Schmerz aus. Persönliche Charakteristika nehmen Einfluss auf diesen Prozess.

Hinweis Das Metaparadigma der Pflege ist nur noch im Ansatz erkennbar. Der Aktionsradius der Theorie ist begrenzt.

Einflussvarianten

Persönliche Charakteristika

Charakterangst
Neurotizismus
Copingstrategien

Soziographische Variablen

Atemtechnik

Postoperative Beschwerden

Situationsangst
Anspannung
Unruhe
Unzureichende Tatkraft

Art der Operation

Abdominal
Orthopädisch

Höhn-Klassifikation

Postoperativer Schmerz

wahrgenommener
Inzisionsschmerz

postoperativer
Opoidverbrauch

*Quelle:
Osterbrink, J. & Evers,
G.C.M. (2000):
Der Einfluss pflegerischer
Maßnahmen auf
Inzisionsschmerz und
Opioidverbrauch
in der Pflege.
Pflege, 13(5), 306–14*

Nachschlagen von Fachbegriffen

Häufig sind Begriffe aus wissenschaftlichen Studien nicht geläufig. Ist dies der Fall, muss der Leser Nachschlagewerke zur Hilfe nehmen. Ein Standardwerk für medizinische Begriffe ist „Pschyrembel: Klinisches Wörterbuch, Walter de Gruyter-Verlag". Auch für die Pflege gibt es inzwischen Lexika, z.B. „Springer Lexikon Pflege, Springer-Verlag". Andere Fremdwörter können in allgemeinen Wörterbüchern oder in einem Fremdwörterlexikon nachgeschlagen werden.

Beispiele (→ Modell der Forschungsarbeit, S. 29)
- **Inzisionsschmerz:** Inzision wird im „Pschyrembel: Klinisches Wörterbuch" wie folgt erklärt:

Inzision (lat. incisio) f: (engl.) incision; (chir.) Einschnitt; Durchtrennung körpereigenen Gewebes od. Eröffnung eines pathol. entstandenen Hohlraums (z.B. Abszess).

Quelle: Pschyrembel, Klinisches Wörterbuch, 258. Auflage, Walter de Gruyter Verlag, S. 775

Der Inzisionsschmerz ist also der Wundschmerz der Operationswunde.
- **Charakterangst:** Dieser Begriff wird in der Studie näher erläutert: „Die Charakterangst beeinflusst das postoperative Ergebnis."
- **Opioidverbrauch:** Opioide wird im „Springer Lexikon Pflege" wie folgt definiert:

Opioide (pl.). Synthetische oder körpereigene (z.B. Endorphine) Substanzen mit morphinartiger Wirkung. O. werden als Analgetikum, Hustenmittel (Antitussiva) und zur Neuroleptanalgesie eingesetzt. Nebenwirkungen der O. sind vor allem Übelkeit und Erbrechen, Obstipation, Atemdepression, Pupillenverengung (Miosis) und Harnverhalten. O. (z.B. Heroin) unterliegen wegen der hohen Suchtgefahr dem Betäubungsmittelgesetz. (→ Opiate; Morphin). (engl.) opioids.

Quelle: Springer Lexikon, Pflege, 2. Auflage, 2002, S. 729

- **Copingstrategie:** Coping wird im „Springer Lexikon Pflege" wie folgt definiert:

Coping. (Bewältigung). Bezeichnung für Methoden zur Behebung von Stresssituationen, zur Lösung von Problemen und zur Entscheidungsfindung. Der Bewältigungsprozess hat eine kognitive und eine nicht-kognitive Komponente. Die kognitive Komponente beinhaltet den gedanklichen Prozess und den Lernprozess, die zur Identifikation der Stressursache benötigt werden.

Quelle: Springer Lexikon, Pflege, 2. Auflage, 2002, S. 205

2.4 Welche Theorie ist die richtige?

Die Frage nach der richtigen Theorie ist genauso schwer zu beantworten wie die Frage nach der absoluten Wahrheit. Jahrhundertelang haben Wissenschaftler darum gestritten, welche Theorie die richtige ist. In vielen Fällen hat die Geschichte bewiesen, dass lange gültige Theorien falsch waren. Diese Theorien wurden von neuen ersetzt. Wissenschaftler, die bahnbrechende Erfolge zu verzeichnen hatten, wurden häufig erst nach ihrem Tod geehrt. Ein berühmtes Beispiel hierfür war die Theorie, dass die Sonne um die Erde kreist.

Paradigmenwechsel
Ein Paradigma ist im sozialwissenschaftlichen Sinne ein Denkmuster, das die herrschende wissenschaftliche Orientierung einer Zeit prägt.

Während bis Anfang des 20. Jahrhunderts Wissenschaftler innerhalb enger theoretischer Grenzen gearbeitet hatten, entwickelte sich im letzten Jahrhundert eine Wissenschaftskultur, die verschiedene Theorien zulässt. Häufig ergibt sich die richtige Theorie erst durch die richtige Fragestellung. In diesem Zusammenhang wird davon gesprochen, dass ein Paradigmenwechsel vom **Theorienmonismus** (nur eine Theorie ist gültig) hin zum **Theorienpluralismus** (viele Theorien können parallel nebeneinander existieren) stattgefunden hat.

Pflegeleitbild
→ Band 2

In der Pflege existieren viele verschiedene Theorien, die für verschiedene Zwecke eingesetzt werden. Während die eine Theorie dafür geeignet ist, ein → Pflegeleitbild zu entwickeln, hilft die andere Theorie, ein konkretes Praxisproblem zu lösen, oder einen Lehrplan für die Altenpflegeausbildung zu entwickeln.

3 Handlungsrelevanz von Konzepten und Modellen anhand konkreter Pflegesituationen

3.1 Professionalisierung in der Pflege

Altenpflege wird im Altenpflegegesetz als Beruf definiert (AltPflG, §1, Abs.1).

> **„** Als Beruf werden die auf Erwerb gerichteten charakteristischen Kenntnisse, Fertigkeiten sowie Erfahrungen verstanden, durch die der Einzelne an der Leistung der Gesellschaft im Rahmen der Volkswirtschaft mitwirkt.
>
> *(Statistisches Bundesamt, 1975)*

In den 80er-Jahren kam die Diskussion auf, ob eine derartige Berufsdefinition für Pflegeberufe ausreichend sei. Hieraus entwickelte sich eine Debatte über die Professionalisierung der Pflege. Was nun zu einer Professionalisierung beitragen könnte, war und ist hierbei umstritten. In der Regel werden folgende Kriterien für eine Professionalisierung der Pflege gefordert:

- die universitäre Ausbildung (z.B. Pflegestudiengänge),
- die theoretische Grundlage (Pflegetheorien verschiedener Reichweiten, S. 24),
- die rationale Systematisierung des Wissens zur Wissenschaft (z.B. Expertenstandards, S. 82),
- die soziale Dienstorientierung (Pflege als Dienstleistung),
- die Berufsethik (→ S. 53),
- Selbstverwaltung (z.B. durch Pflegekammer – vergleichbar mit Industrie- und Handelskammer),
- das Handlungsmonopol (keine Weisungsbefugnis durch andere Berufsgruppen),
- gesellschaftliche Reputation (Stellung),
- die Berufsorganisation (national einheitliche Berufsvertretung).

Neben den berufsorganisatorischen Kriterien der Professionalisierung stehen die wissenschaftlichen und hier besonders die theoretischen Grundlagen der Professionalisierung im Vordergrund.

Beispiel Herr Halder ist an Multipler Sklerose erkrankt. Seit einem Jahr sitzt er im Rollstuhl, seine Sensibilität besonders im unteren Körperbereich hat abgenommen. Er wird durch eine ambulante Pflegestation betreut. Bei einem Besuch fragt er die Pflegefachkraft: „Sie kennen sich doch mit Dekubitus aus, was kann ich denn tun, damit ich nicht auch so etwas bekomme? Ich habe gehört, da gibt es neue Erkenntnisse." Die Pflegefachkraft kann ihn nun auf den Expertenstandard Dekubitus (→ S. 306) verweisen und ihm zum Beispiel Mikrolagerungsveränderungen empfehlen.

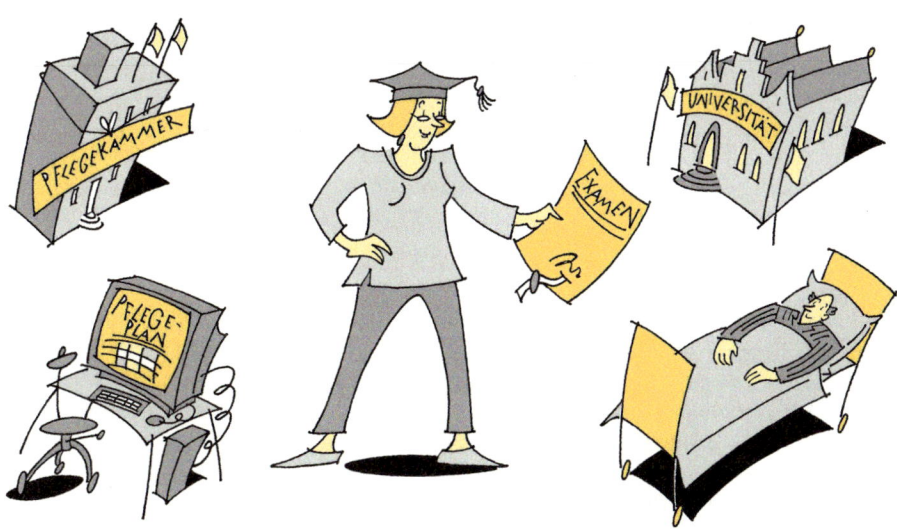

Weitere Informationen zu
AltPflG
finden Sie unter

www.bmfsfj.de

→ Gesetze
  → Gesetze über Berufe in der Altenpflege

Rahmenbedingungen

Um eine Professionalisierung der Pflege vorantreiben zu können, müssen die Rahmenbedingungen geeignet sein. Dazu gehören:

Gesellschaftliche Voraussetzungen

Die Pflegeberufe sind die größte Berufsgruppe im Gesundheitswesen.

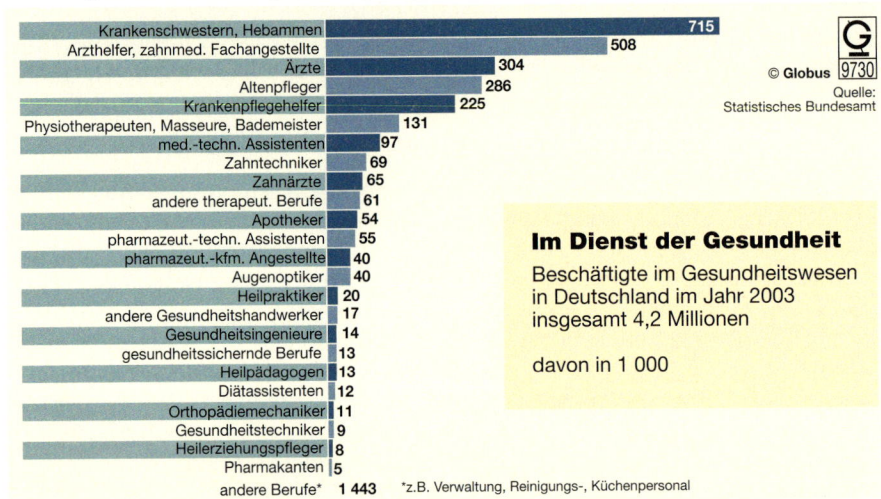

Krankenschwestern, Hebammen	715
Arzthelfer, zahnmed. Fachangestellte	508
Ärzte	304
Altenpfleger	286
Krankenpflegehelfer	225
Physiotherapeuten, Masseure, Bademeister	131
med.-techn. Assistenten	97
Zahntechniker	69
Zahnärzte	65
andere therapeut. Berufe	61
Apotheker	54
pharmazeut.-techn. Assistenten	55
pharmazeut.-kfm. Angestellte	40
Augenoptiker	40
Heilpraktiker	20
andere Gesundheitshandwerker	17
Gesundheitsingenieure	14
gesundheitssichernde Berufe	13
Heilpädagogen	13
Diätassistenten	12
Orthopädiemechaniker	11
Gesundheitstechniker	9
Heilerziehungspfleger	8
Pharmakanten	5
andere Berufe*	1 443

© Globus 9730
Quelle: Statistisches Bundesamt

Im Dienst der Gesundheit

Beschäftigte im Gesundheitswesen in Deutschland im Jahr 2003 insgesamt 4,2 Millionen

davon in 1 000

*z.B. Verwaltung, Reinigungs-, Küchenpersonal

Bis heute werden in Deutschland die Pflegeberufe (wie viele andere Gesundheitsberufe auch) als Hilfsberufe angesehen (so genannte Heilhilfsberufe). Dominierender Charakter im Gesundheitswesen ist die Medizin. Niemand zweifelt daran, dass die Medizin einen akademischen (wissenschaftlichen) Hintergrund besitzt und benötigt. Im Bereich der Pflege war dies nicht immer selbstverständlich.

Eine Pflegefachkraft wurde lange Zeit nach Kriterien wie Güte, Zuwendung, Fleiß oder vielleicht sogar Aussehen beurteilt, aber kaum nach fachlichen Gesichtspunkten. Erst in den letzten Jahren ist vermehrt die Forderung aufgetreten, dass Pflege**fach**kräfte auch über Pflege**fach**wissen verfügen sollen. Darüber hinaus wurde (u.a. durch Gesetzesnovellierungen) auch von öffentlicher Seite gefordert, dass das angewandte Fachwissen wissenschaftlich und damit theoretisch untermauert wird. So heißt es hierzu im Altenpflegegesetz, dass die Altenpflege …

> „ … die sach- und fachkundige, den allgemein anerkannten pflegewissenschaftlichen, insbesondere den medizinisch-pflegerischen Erkenntnissen entsprechende, umfassende und geplante Pflege umfasst.
> *(AltPflG, Abschnitt 2, § 3)*

Institutionelle Voraussetzungen

Pflegeversicherung
→ Band 2

Mit der Einführung der → Pflegeversicherung 1994 und der Forderung nach der Akademisierung der Pflege wurden zunehmend wissenschaftliche Institute gegründet, die Pflegewissen aufbauen und erforschen sollten. Aber Pflegewissenschaft kann nur mit Pflegetheorien existieren! So hatten auch die ersten Pflegewissenschaftlerinnen in Deutschland zum Ziel, Pflegetheorien zu übersetzen und in Deutschland in Bezug auf ihre Anwendbarkeit zu überprüfen. Inzwischen gibt es über 50 Institute an Universitäten und Fachhochschulen, die sich wissenschaftlich und theoriegeleitet mit Pflege beschäftigen.

Voraussetzungen der Pflegefachkräfte

Von Pflegefachkräften wurde bereits mit der Novellierung des Krankenpflegegesetzes 1985 wissenschaftlich fundiertes Arbeiten gefordert. Aber wie kommt die Theorie in die Praxis? Hierzu bedarf es einer Grundausbildung im Verständnis von wissenschaftlichem und theoriegeleitetem Denken. Sowohl im Altenpflegegesetz von 2002 wie auch im neuen Krankenpflegegesetz wird von den zukünftigen Auszubildenden erwartet, dass sie Theorien und wissenschaftliche Forschungsprozesse und -ergebnisse nicht nur verstehen, sondern auch anwenden können.

3.2 Weiterentwicklungen von Theorien am Beispiel von Krohwinkel

Eine weitere Möglichkeit für die Anwendung von Theorien ist die Anpassung oder Weiterentwicklung von bereits existierenden Pflegetheorien. Ein Beispiel hierfür ist das „Rahmenmodell ganzheitlich fördernder Prozesspflege" nach Monika Krohwinkel. Sie hat hierbei die *Pflegetheorie von Roper, Logan & Tierney* (→ S. 27) , welche bereits auf der Theorie von V. Henderson aufbaut, für den deutschsprachigen Raum weiterentwickelt.

Monika Krohwinkel veröffentlichte 1992 ihre Arbeit mit dem Titel „Der Pflegeprozess am Beispiel von Apoplexiekranken. Eine Studie zur Erfassung und Entwicklung ganzheitlich-rehabilitierender Prozesspflege".

Besonders der rehabilitative Ansatz wie auch der Prozesscharakter machten ihr Modell der „Aktivitäten und existenziellen Erfahrungen des Lebens" (AEDL's) in der Altenpflege populär. Ähnlich wie Henderson und Roper, Logan & Tierney entwickelte sie eine Struktur von funktionellen Körperbereichen innerhalb des Pflegeprozessgedankens.

Jede einzelne AEDL ist hierbei ein ganzheitlicher Bereich, der mit allen anderen Aktivitäten in Beziehung steht.

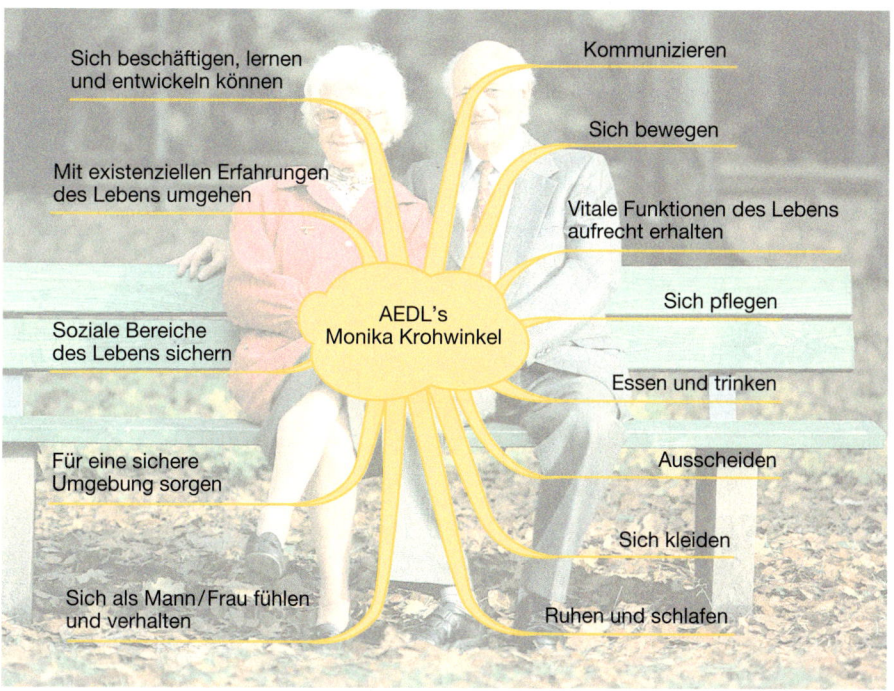

Innerhalb des → Metaparadigmas der Pflege kann Krohwinkels Modell der fördernden Prozesspflege folgenderweise beschrieben werden:

Metaparadigma
→ S. 25

Person	Pflegender und Pflegebedürftiger als ganzheitliche, selbstständig denkende und handelnde Menschen
Umwelt	Menschen und Umwelt als sich gegenseitig beeinflussende, offene Systeme, welche auf die Gesundheit einwirken.
Gesundheit	Gesundheits-Krankheits-Kontinuum; ressourcenorientiert.
Pflege	an Orem's Selbstpflegeaktivitäten angelehnt

3.3 Evidenzbasierte Pflege

Evidenz

evidentia lat. =
Ersichtlichkeit,
Deutlichkeit

Die **evidenzbasierte** Pflege *(Evidence based nursing, EBN)* geht auf eine Bewegung zurück, welche in den 80er-Jahren in der Medizin (evidenzbasierte Medizin, EBM) eingeleitet wurde. Archie Cochrane und David L. Sacket formulierten Grundsätze, nach denen eine medizinische Entscheidung evidenzbasiert werden sollte, und zeigten, wie dies zu geschehen hat.

Diese Grundsätze der EBN wurden mit einer Themenverlagerung weg von medizinischen Schwerpunkten auf die evidenzbasierte Pflege übertragen.

Hierzu gehört ein 5-stufiger Entscheidungsprozess:

1 Der festgestellte Informationsbedarf in der pflegerischen Praxis wird in einer konkreten Frage formuliert.

2 Literatursuche (wissenschaftlich → S. 35)

3 Die Ergebnisse werden nach Gültigkeit und Relevanz überprüft.

4 Das Endergebnis der Recherche wird mit den Vorkenntnissen der Pflegefachkräfte und dem Pflegebedürftigen in Einklang gebracht.

5 Das Ergebnis wird evaluiert (überprüft).

(nach Fleming, Kate, „Asking answerable questions"
Evidenz-Based Nursing, 1 (2), 1998, S. 36–37)

Im Gegensatz zu der weit verbreiteten Praxis zu sagen, „Wir müssen das so und so machen, da es dazu neue wissenschaftliche Erkenntnisse gibt", wird beim Prozess der evidenzbasierten Pflege mit der gleichen Wertschätzung auf die Erfahrungen der Pflegefachkräfte wie auch die der Pflegebedürftigen eingegangen.

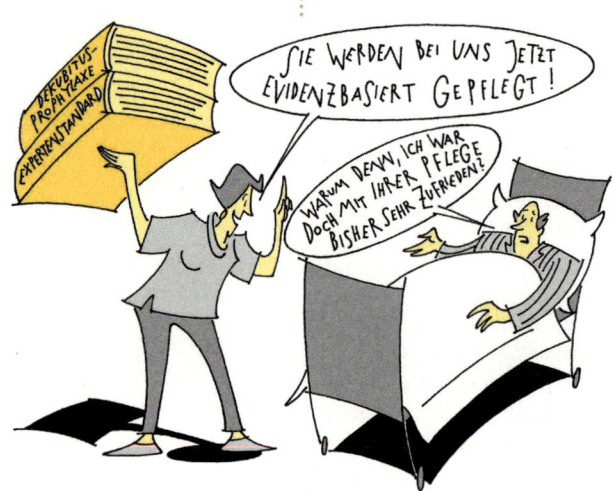

Beispiel Frau Rohler ist durch eine Chemotherapie stark immungeschwächt. Als Folge besteht bei ihr das Risiko, dass sie an einer Soorinfektion der Mundschleimhaut erkranken könnte.

Der evidenzbasierte Pflegestandard für die Soor- und Parotitisprophylaxe ihrer Einrichtung sieht hierfür die prophylaktische Behandlung mit Ampho-Moronal® vor.

Aus der Erfahrung ihrer vorhergehenden Chemotherapien weiß Frau Rohler aber, dass Salbei-Tee ihr besser hilft. Auch Sie haben von dieser Pflegemaßnahme schon gehört, haben hierfür aber keine klinischen Studien gelesen.

Sie einigen sich, den Salbei-Tee für 2 Tage anzuwenden, um dann von neuem zu entscheiden, welche Intervention (Maßnahme) geeignet ist.

Weitere Informationen
zu evidenzbasierter
Pflege finden Sie unter

www.medizin.uni-
halle.de/
pflegewissenschaft

www.gesundheit.uni-
hamburg.de

Das Problem, welches sich in EBN ergibt, ist aber nicht der Prozess an sich, sondern die Möglichkeit, wissenschaftlich fundierte Ergebnisse zu finden, welche eine Aussage zu meiner Fragestellung treffen. Häufig ergeben verschieden Studien verschiedene Ergebnisse. Woher weiß die Pflegefachkraft also, welches das richtige Ergebnis ist?

Hierzu wurden Stufen nach der Stärke des Evidenzgrades der vorliegenden Studien eingeführt (hier gibt es in der Literatur verschiedene Stufen). Dies spielt insbesondere bei der Entwicklung von Expertenstandards und bei Literaturrecherchen eine Rolle.

Die Einteilung und Bewertung von Forschungs- und Fachwissen gibt Pflegefachkräften die Möglichkeit, sich durch den Wust von Forschungserkenntnissen und angeblich neuen, herausragenden Erkenntnissen einen eigenen, mit dem Pflegebedürftigen abgestimmten Weg zu gehen.

4.1   Pflegewissenschaft im Kontext anderer Wissenschaften

Vor dem Hintergrund der Pflegetheorien ergeben sich Forschungsfragen, welche von Pflegewissenschaftlerinnen untersucht werden.

Pflegewissenschaft ist wie viele andere Wissenschaften und Teildisziplinen Bestandteil des großen Feldes der Human- und Gesundheitswissenschaften. Problem- und Fragestellungen richten ihr Augenmerk auf den gesunden oder kranken Menschen in seiner Ganzheit.

Abhängig von den Fragestellungen der Forscherinnen wurden Elemente aus Psychologie, Soziologie, Epidemiologie und Philosophie übernommen (→ S. 12).

Die Pflegewissenschaft ist eine praxisgeleitete Disziplin. Sie bedient sich derselben Methoden, welche in anderen Wissenschaften eine teilweise lange Tradition besitzen.

So existieren verschiedene Forschungsansätze:
- Empirisch, das heißt, auf Beobachtung beruhend.
- Analytisch, das heißt, ein Phänomen (z.B. Altersverwirrtheit) in die Einzelbestandteile (z.B. Gedächtnisfunktion und Organfunktion) zerlegen.
- Normativ, das heisst herauszufinden, wie ein Zustand sein **soll** (→ Beispiel).
- Ontologisch, das heisst herauszufinden, wie ein Zustand **ist**.

> **Beispiel**   Ein Pflegewissenschaftler erstellt ein Gutachten über den Personalbedarf in einem Altenheim (Soll-Zustand), nachdem Angehörige einer Bewohnerin vor Gericht die Todesursache ihrer Mutter in Frage stellen. Im selben Zuge wird die Pflegedokumentation herangezogen, um den Personalschlüssel zum fraglichen Zeitpunkt (Ist-Zustand) zu ermitteln.

4.2   Wie geht eine Pflegeforscherin vor?

Pflegeforschung ist eine langwierige Angelegenheit, die gut geplant sein will. Die einzelnen Schritte während eines Forschungsvorhabens werden als **Forschungsprozess** beschrieben. Der Forschungsprozess gliedert sich wiederum im Allgemeinen in folgende Abschnitte:

❶ Auswahl des Forschungsproblems

Das Problem muss zuerst erkannt und dann benannt werden. Aus dem benannten Problem ergibt sich in einem weiteren Schritt eine **Forschungsfrage** (oder mehrere Forschungsfragen). Diese bleibt häufig während des Forschungsprozesses bestehen, kann sich aber auch (z.B. in der qualitativen Forschung, → S. 39) verändern. Ein Forschungsproblem muss für die Pflege bedeutend sein und einem klaren Zweck (der Problemlösung) dienen.

Eine Forschungsfrage muss **konkret** formuliert werden.

> **Beispiel**
>
> **Forschungsproblem:** Patienten auf einer chirurgischen Station haben einen hohen Schmerzmittelverbrauch. Daraus resultierend treten bei diesen Patienten gehäuft Nebenwirkungen (Übelkeit, Schläfrigkeit) auf.
> **Forschungsfrage:** „Hat die Technik der tiefen Atementspannung einen Einfluss auf die Schmerzwahrnehmung von Patienten?"

❷ Literatursuche

In einem nächsten Schritt sichtet die Forscherin bestehende Literatur. Das heißt, sie muss erst einmal herausfinden, ob zu dem benannten Problem schon geforscht worden ist, und was die Ergebnisse dieser Forschung gewesen sind. Das Internet und elektronische Datenbanken, wie auch die elektronische Datenvermittlung, haben diesen Schritt in den letzten Jahren um ein vielfaches vereinfacht.

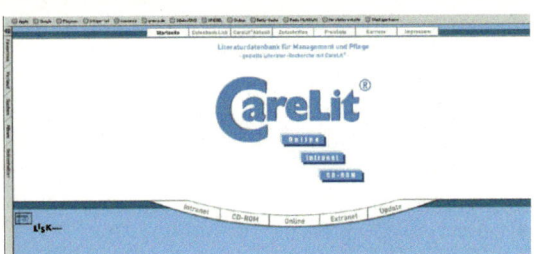

Verbrachten die Wissenschaftlerinnen früher Wochen in verschiedenen Bibliotheken, um Handapparate, Register und Kataloge zu wälzen, reicht heute eine gute Suchmaschine und ein leistungsfähiger Computer aus. Dennoch ergeben sich aus der leichten Zugänglichkeit zu Forschungsdaten neue Probleme. Die Datenflut muss soweit eingegrenzt werden, dass sie dem eigentlichen Forschungsvorhaben dienlich ist. Dies erfordert viel Geduld und Erfahrung.

Abb. 1:
Bildausschnitt einer
pflegerischen
Suchmaschine

www.carelit-online.de

http://medlines.cos.com

www.cinahl.com

Exkurs   **Literatursuche**

Die internationale Wissenschaftssprache ist heutzutage Englisch. Das bedeutet, dass die meisten wissenschaftlichen Ergebnisse in Englisch veröffentlicht werden. Dies gilt auch für die Pflegeforschung. Die einzige deutschsprachige Datenbank für die Pflege ist CareLit (→ Abb. 1). Die bekanntesten englischsprachigen Datenbanken sind CINAHL und MEDLINE. Diese Datenbanken stehen in größeren Bibliotheken zur Verfügung. Der Umgang mit diesen Datenbanken erfordert einige Übung. Metasuchmaschinen im Internet (z. B. Google oder AltaVista) bieten auch dem Ungeübten die Möglichkeit, unter bestimmten Stichpunkten Informationen und Literatur zu finden. Für eine Literatursuche auf wissenschaftlicher Basis reichen diese Suchmaschinen allerdings nicht aus.

❸ Aufstellen der Hypothese

Eine **Hypothese** beschreibt das zu erwartende Ergebnis. Die Formulierung der Hypothese wird von einigen Wissenschaftlerinnen als das Kernstück des Forschungsprozesses beschrieben. Die Hypothese muss in einen theoretischen Rahmen (z. B. einer praxisgeleiteten Theorie → S. 29) eingefügt werden.

Beispiel **Hypothese:** „Die Technik der tiefen Atementspannung vermindert die Schmerzintensität von Patienten."

❹ Auswahl der Forschungsmethode

Prinzipiell wird die Wahl zwischen qualitativer und quantitativer Forschungsmethode getroffen (→ Exkurs, S. 39). Danach entscheidet sich die Forscherin für ein bestimmtes **Studiendesign**. Dieses berücksichtigt unter anderem die Forschungsvariable und das Setting:

• **Forschungsvariable:** Eine Forschungsvariable ist die Größe, die verändert werden kann oder soll.

Beispiel Im Rahmen des Forschungsprojekts wird einer Gruppe von Patienten die tiefe Atementspannung vermittelt. Diese Variable steht im Gegensatz zu einer konstanten Größe, welche gleich bleibend ist (Persönlichkeitsmerkmale: Alter und Geschlecht).

Im besten Fall soll die Forschungsvariable soweit von der Forscherin kontrolliert werden können, dass so gut wie alle Fehlerquellen (z. B. Vorerkrankungen der an der Studie teilnehmenden Patienten) ausgeschlossen werden. In diesem Fall spricht man von einer **experimentellen Studie**.

Hinweis Eine nicht ausschließbare Fehlerquelle wäre: Ein Patient hat die tiefe Atementspannung zwar gelernt, wendet sie aber nicht richtig an.

Bei der **nicht-experimentellen Studie** kann die Forscherin lediglich beobachten, verfügt aber über keinerlei Kontrolle über die Forschungsvariable.

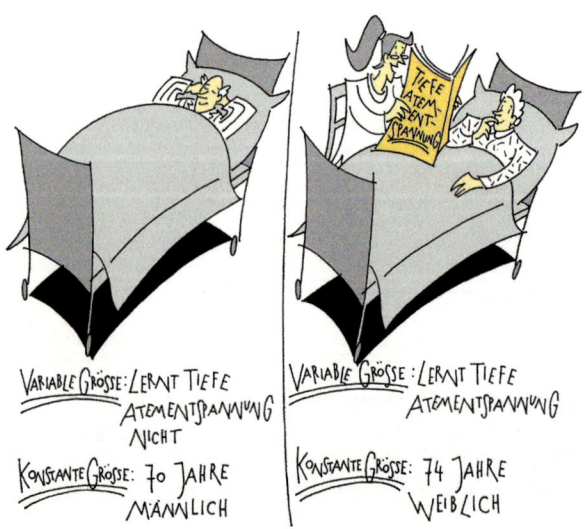

VARIABLE GRÖSSE: LERNT TIEFE
ATEMENTSPANNUNG
NICHT

KONSTANTE GRÖSSE: 70 JAHRE
MÄNNLICH

VARIABLE GRÖSSE: LERNT TIEFE
ATEMENTSPANNUNG

KONSTANTE GRÖSSE: 74 JAHRE
WEIBLICH

- **Setting:** Unter Setting versteht man den Rahmen oder das Umfeld einer Forschung. Ein Forschungssetting kann entweder in einer natürlichen Umgebung stattfinden oder in einem künstlich errichteten Umfeld (Laborverhältnisse). Beide Settings haben Vor- und Nachteile, die gut gegeneinander abgewogen werden müssen.

Beispiel Die Pflegeforscher Osterbrink & Evers haben die Auswirkung der Technik der tiefen Atementspannung auf die Schmerzwahrnehmung von Patienten nach einem operativen (chirurgischen) Eingriff untersucht. Die eine Gruppe von Patienten hatte die Technik der tiefen Atementspannung gelernt (Versuchsgruppe). Die andere Gruppe wurde mit herkömmlichen Methoden behandelt (Kontrollgruppe).

Somit hatten die Wissenschaftler eine Forschungsvariable, in diesem Fall die tiefe Atementspannung (pflegerische Intervention). Damit andere Variablen (z.B. Alter, Geschlecht) ausgeschlossen werden konnten, wurden die Patienten zuvor den beiden Gruppen zufällig (randomisiert) zugeordnet (→ Abb. 1).

Das Setting ist in dieser Studie das Krankenhaus, genauer gesagt, eine chirurgische Station. Dies entspricht zwar nicht unseren Vorstellungen von einer natürlichen Umgebung, stellt aber auch nicht Laborverhältnisse dar. Verschiedenste Faktoren in dieser Umgebung könnten schließlich die Patienten in ihrer Schmerzwahrnehmung beeinflussen. Dies muss bei einem solchen Forschungsprojekt berücksichtigt werden.

(Osterbrink, J. & Evers, G.C.M. (2000):
Der Einfluss pflegerischer Maßnahmen auf
Inzisionsschmerz und Opioidverbrauch in der Pflege.
Pflege, 13(5), 306–14.)

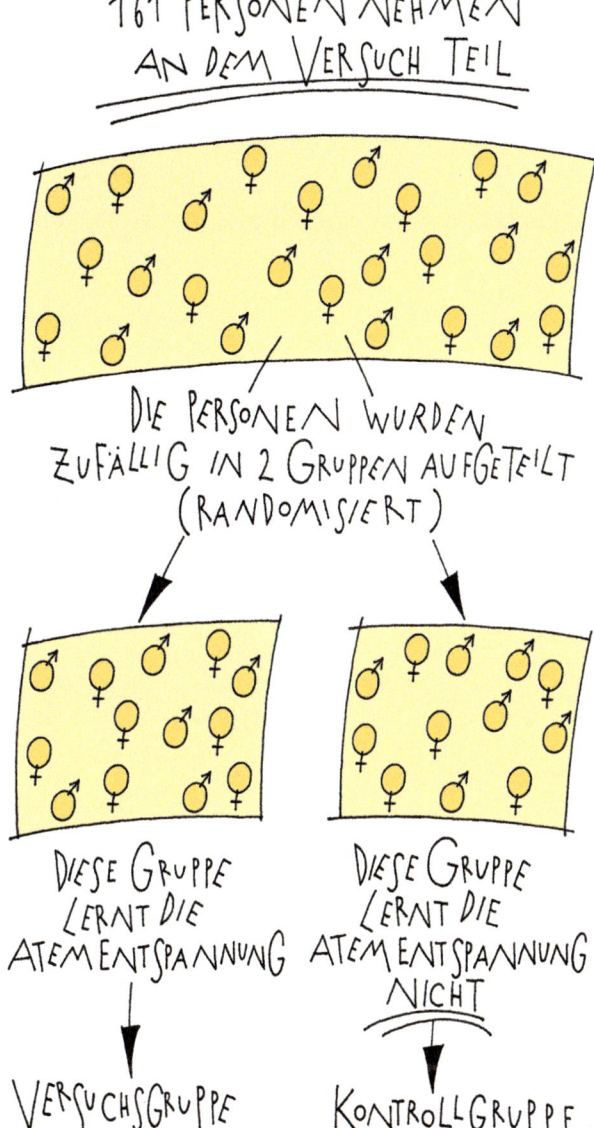

161 PERSONEN NEHMEN AN DEM VERSUCH TEIL

DIE PERSONEN WURDEN ZUFÄLLIG IN 2 GRUPPEN AUFGETEILT (RANDOMISIERT)

DIESE GRUPPE LERNT DIE ATEMENTSPANNUNG

DIESE GRUPPE LERNT DIE ATEMENTSPANNUNG NICHT

VERSUCHSGRUPPE

KONTROLLGRUPPE

Abb. 1:
Eine Gruppe von
Patienten wird zufällig
aufgeteilt
(randomisiert).

❺ Datensammlung

Die Wahl der Datensammlungsmethode ist abhängig von der Forschungsmethode und dem Forschungsdesign, wie auch von der untersuchten Gruppe, die in der Forschung Stichprobe oder in Englisch auch *sample* genannt wird.

Zu den gängigsten Methoden gehören
- Das Interview
- Der Fragebogen
- Die Beobachtung (→ S. 64).

Diese Methoden können für sich stehend oder in Kombination benutzt werden. Weiterhin werden Datensammlungsmethoden in verschiedenen Abwandlungen eingesetzt.

Das Ziel der Datensammlung ist in der Regel die größtmögliche Objektivität. Dennoch müssen sich die Forscherinnen bewusst sein, dass mit jeder Beobachtung und mit jeder Datenerhebung der zu messende Zustand verändert werden kann. So ist es nicht auszuschließen, dass allein durch die Tatsache, dass Menschen beobachtet werden, diese ihr Verhalten verändern.

Objektivität.
strenge Sachlichkeit, Gegenteil von Subjektivität

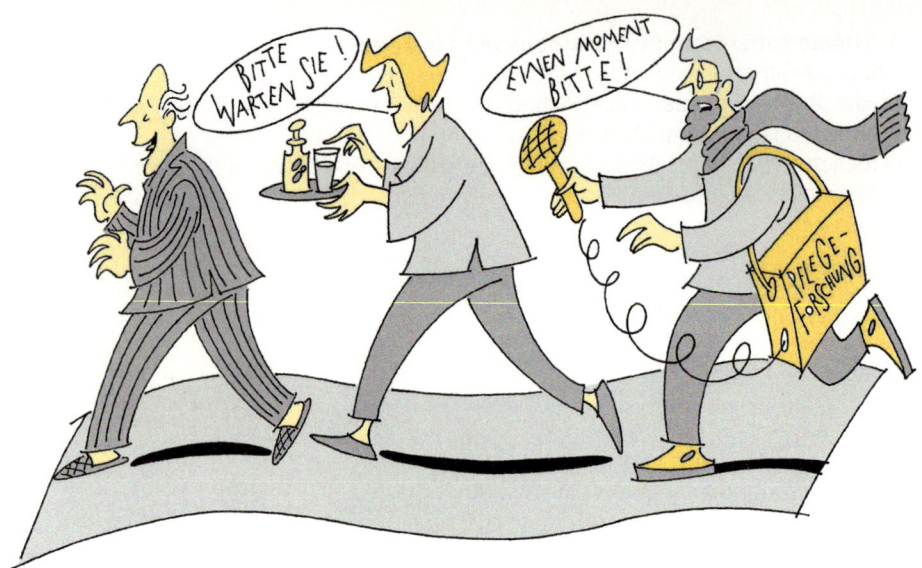

Beispiel **Halbstrukturiertes Interview:** Der Pflegeforscher Gerrit Beyer hat in einer qualitativen Einzelfallstudie mittels einer teilnehmenden Beobachtung das Erleben einer dementen Frau in einer stationären Altenpflegeeinrichtung untersucht. Für die Datenerhebung benutzte er die Technik des halbstrukturierten Interviews. Das bedeutet, dass das Interview in groben Zügen geplant war, während in den Details der Forscher durchaus von seiner Planung abweichen konnte.
Quelle: Beyer, G. (2002): Zu Hause in einer fremden Welt? Pflege, 15(3), 122–130

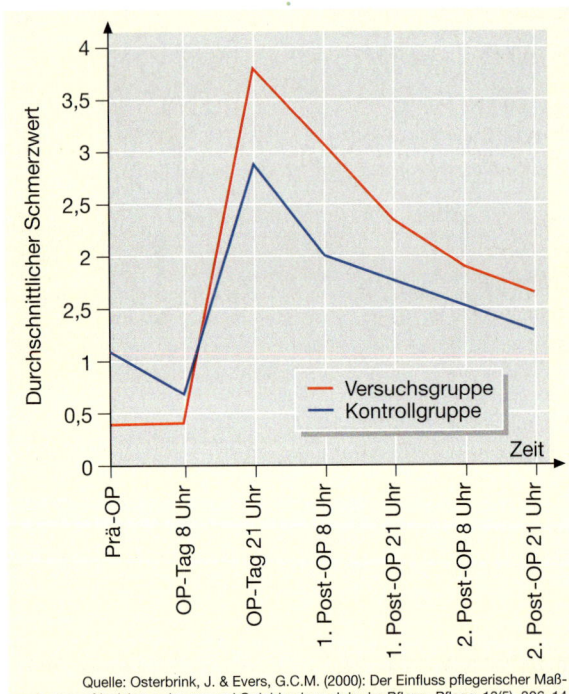

Quelle: Osterbrink, J. & Evers, G.C.M. (2000): Der Einfluss pflegerischer Maß-nahmen auf Inzisionsschmerz und Opioidverbrauch in der Pflege. Pflege, 13(5), 306–14

Abb. 1: Postoperative Veränderungen des Inzisionsschmerzes bei den Patienten der Versuchs- und der Kontrollgruppe (n = 161)

❻ Datenanalyse

Sobald die Daten gesammelt sind (dies kann sehr viel Zeit in Anspruch nehmen), müssen diese gesichtet und geordnet werden. Im Falle der qualitativen Forschung kann auch die Interpretation der Daten zur Datenana-lyse dazugehören.

Daten können in verschiedenen Formen geordnet wer-den. In der Regel werden sie als Tabellen dargestellt.

Die Tabellen können enthalten:
• Absolute Zahlen
• Prozentangaben
• Berechnungen von Durchschnittswerten
• Berechnungen von anderen statistischen Werten

Die statistische Analyse ist ein komplexes Geschehen und muss mit der Forschungsmethode, dem For-schungsdesign, wie auch mit der Form des Datenma-terials abgestimmt werden.
Die Ergebnisse von statistischen Berechnungen wiede-rum können in Form von Tabellen, Grafen und Dia-grammen dargestellt werden (→ Abb. 1).

Nun können die vorliegenden Ergebnisse mit der Hy-pothese abgeglichen und diskutiert werden.

❼ Ergebnissicherung

Die Ergebnisse einer Forschungsarbeit müssen in einer bestimmten Form dargestellt werden. Hierfür eignet sich die Veröffentlichung in wissenschaftlichen Zeitschriften (im deutschsprachigen Raum zum Beispiel die Fachzeitschrift „Pflege"), als Diplom- oder Doktorarbeiten und durch andere Medien (z. B. Vortrag, Workshop).

❽ Implementierung der Forschungsergebnisse

Der letzte Schritt ist die Implementierung oder Umsetzung der Forschungsergebnisse in die Praxis. Für die Implementierung von Forschungsergebnissen gibt es verschiedene Modelle und Theorien (→ S. 40).

Neben der eigentlichen Forschungstätigkeit ist die Vermittlung der Ergebnisse mindestens genauso wichtig.

Exkurs **Qualitative oder quantitative Forschung?**

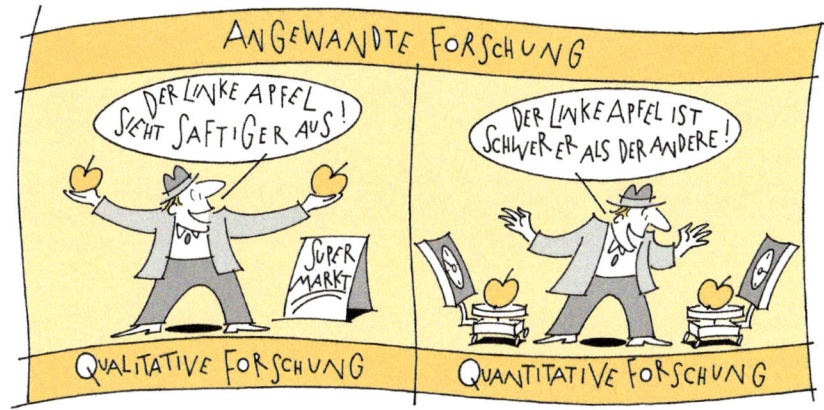

Die **qualitative Forschung** hat ihren Ursprung in den Sozial- und Geisteswissenschaften. Das logische Grundprinzip ist **induktiv**. Das bedeutet, vom Einzelnen wird auf das Allgemeine geschlossen. Obwohl dieses Prinzip in den meisten Fällen zutrifft, zeigte David Hume im 17. Jahrhundert, dass die Induktion einen logischen Fehler aufweist.

Beispiel Jeder Schwan, den ich in meinem Leben gesehen habe, ist weiß. Also folgere ich daraus, dass alle Schwäne weiß sind.

Trotz des logischen Widerspruches hat diese Vorgehensweise ihre psychologische Berechtigung, da unser Gehirn darauf ausgerichtet ist, aus der Erfahrung zu lernen.

Unter qualitativen Daten werden solche Daten verstanden, die konkrete **Bedeutungen** tragen. In der Regel sind dies Texte (z.B. Interviews), aber auch Bilder, Fotos, Filme oder andere Medien. Diese Daten können – nachdem sie bearbeitet und interpretiert worden sind – ausgewertet werden. Aus dem induktiven Ansatz heraus ergibt sich, dass qualitative Methoden sehr gut zur Theorieentwicklung geeignet sind.

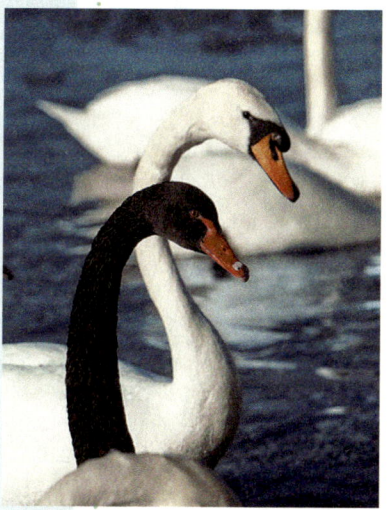

Die **quantitative Forschung** hat ihren Ursprung in den Naturwissenschaften. Quantitative Forschung geht deduktiv vor, d.h. dass vom Allgemeinen hin zum Einzelnen (Syllogismus) geschlossen wird.

Ein berühmtes Beispiel für die Deduktion ist der *Syllogismus* von Aristoteles:
1. Alle Menschen sind sterblich (Vorannahme I).
2. Und: Sokrates ist ein Mensch (Vorannahme II).
3. Daraus folgt: Sokrates ist sterblich (Schlussfolgerung).

Diese Vorgehensweise nennt man **deduktiv**. Zusammengefasst bedeutet das, dass aus Vorannahmen eine Schlussfolgerung gezogen wird. Diese Schlussfolgerung muss logisch korrekt durchgeführt werden.

Ein zweiter elementar wichtiger Punkt der quantitativen Forschung ist die (quantitative) Datensammlung. Diese Datensammlung kann im weitesten Sinne als ein „Zählen" verstanden werden. Gegenstände, Personen oder Phänomene werden soweit **abstrahiert** (*operationalisiert*), dass ihnen bestimmte Zahlenwerte zugeordnet werden können.

David Hume
schottischer Philosoph
(1711–1776)

Aristoteles
griechischer Philosoph
(384–322 v. Chr.)

Sokrates
griechischer Philosoph
(469–399 v. Chr.)

Diese Zahlenwerte beschreiben wiederum bestimmte Zustände. Aus ihnen können mit Hilfe statistischer und/oder mathematischer Methoden Verhältnisse, Häufungen, aber auch Wahrscheinlichkeiten für bestimmte Ereignisse berechnet werden. Hierfür existieren bestimmte Regeln.

Die quantitative Forschung eignet sich insbesondere für das Testen und Bestätigen von Theorien.

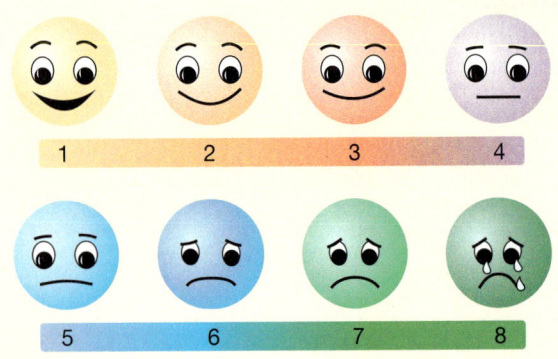

Abb. 1:
Schmerzskala

Beispiel Um die Wirkung einer schmerzlindernden Behandlung zu testen, geben Patienten auf einer Schmerzskala (→ Abb. 1) die Stärke ihrer Schmerzen an. Um aber weiterhin auch die Qualität des Schmerzes (z. B. stechend, pochend, drückend) messen zu können, werden die Patienten zusätzlich befragt. Beide Aussagen zusammen werden erfasst und anschließend ausgewertet. Die Schmerzskala ist eine Möglichkeit, das Phänomen Schmerz bezüglich seiner Stärke zu operationalisieren. Die Schmerzqualität kann mit Begriffsbeschreibungen erfasst werden.

Sowohl die qualitative als auch die quantitative Forschung haben in der Pflegewissenschaft ihre Berechtigung. Die Pflegewissenschaft sieht sich nicht in der Tradition nur einer Wissenschaftsrichtung. Die Wahl, welche Forschungsmethode angewandt wird, ist immer abhängig von der Forschungsfrage. Für größere Forschungsvorhaben können auch beide Methoden miteinander kombiniert werden.

	Quantitative Forschung	Qualitative Forschung
Ursprung	Naturwissenschaften	Geistes- und Sozialwissenschaften
Logisches Prinzip	Deduktiv	Induktiv
Datenanalyse	Statistisch-mathematisch	Eher interpretativ
Forschungszweck	Theorieüberprüfung	Theorieentwicklung
Sichtweise	Eher „objektiv"	Eher „subjektiv"

4.3 Umsetzung der Forschungsergebnisse in die Praxis

Welche Forscherin möchte nicht ihre Neuerungen sofort in die Praxis umsetzen? Und welche Pflegedienstleitung möchte nicht von ihrer Einrichtung sagen: „Wir arbeiten nach den neuesten wissenschaftlichen Erkenntnissen"? Aber die Realität sieht häufig anders aus. Forschungsergebnisse schaffen ihren Weg in die Praxis nur sehr, sehr langsam. Dieses Problem ist nicht neu und auch nicht nur auf die Pflege beschränkt. Vor allem in der Wirtschaft haben sich immer wieder Menschen Gedanken gemacht, wie man die Lücke zwischen Forschung und Praxis schließen könnte.

In der Pflege und im Gesundheitswesen allgemein werden verschiedene Modelle angewandt, die unterschiedliche Hintergründe haben. Generell muss man zwischen Modellen unterscheiden, die Forschungsergebnisse durch eine externe Gruppe (z. B. das Gesundheitsministerium) umsetzen, und Modelle, die Forschungsergebnisse durch die oder den Einzelnen (Pflegefachkräfte) umsetzen.

Cheryl B. Stetler hat in den späten 80er-Jahren in den USA ein Modell entwickelt, um für die zunehmenden Probleme in ihrem Krankenhaus eine Lösung zu finden. Sie hatte sich als promovierte Pflegefachkraft schon früh mit der Umsetzung von Forschungsergebnissen beschäftigt. Ihre Sichtweise ist die der einzelnen Pflegefachkraft in einer Pflegeeinrichtung.

Stetler-Modell

Das Stetler-Modell beinhaltet sechs aufeinander folgende Schritte:

❶ Die Vorbereitungsphase

In dieser Phase stellt die Pflegefachkraft den Bedarf für eine Veränderung der Pflegepraxis fest. Sie findet eine Studie, die geeignet scheint, diesen Zweck zu erfüllen.

❷ Die Bewertungsphase

In dieser Phase beurteilt die Pflegefachkraft, ob die gefundene Studie in sich schlüssig und nach wissenschaftlichen Kriterien angelegt worden ist. Das Endprodukt sollte eine Zusammenfassung der Studie in eigenen Worten sein. Dies beinhaltet teilweise auch die Übersetzung z. B. aus dem Englischen.

❸ Die Vergleichsphase

In dieser Phase vergleicht die Pflegefachkraft die Situation in der Studie mit der eigenen Situation bezüglich
a. Setting (Umgebung)
b. Durchführbarkeit (Personal- und Materialressourcen)
c. Pflegeleitbild
d. Bestätigung durch andere wissenschaftliche Erkenntnisse, um die Übertragbarkeit der Ergebnisse einschätzen zu können.

❹ Die Entscheidungsphase

Am Ende der Vergleichsphase muss die Pflegefachkraft die Entscheidung fällen, ob die Studie geeignet ist, eine Veränderung der eigenen Pflegepraxis herbeizuführen.

❺ Die Anwendungsphase

In dieser Phase muss die Pflegefachkraft genau planen, wie das Forschungsergebnis eingeführt wird. Sind Fortbildungen notwendig? Muss ein Pflegestandard verändert werden? Wie überzeuge ich meine Kolleginnen? Am Ende dieser Phase steht die Erprobung der neuen Pflegepraxis.

❻ Die Auswertungsphase

In dieser Phase findet die Evaluation (Überprüfung) der neuen Pflegepraxis statt. Diese kann entweder durch Befragung von Kolleginnen und/oder Patienten und Bewohnern oder durch eine Analyse der Pflegedokumentation durchgeführt werden.

Das Stetler-Modell ist nicht nur für einzelne Pflegefachkräfte geeignet, sondern kann auch durch Gruppen von Pflegenden angewandt werden. Dies bietet sich insbesondere für größere Einrichtungen an.

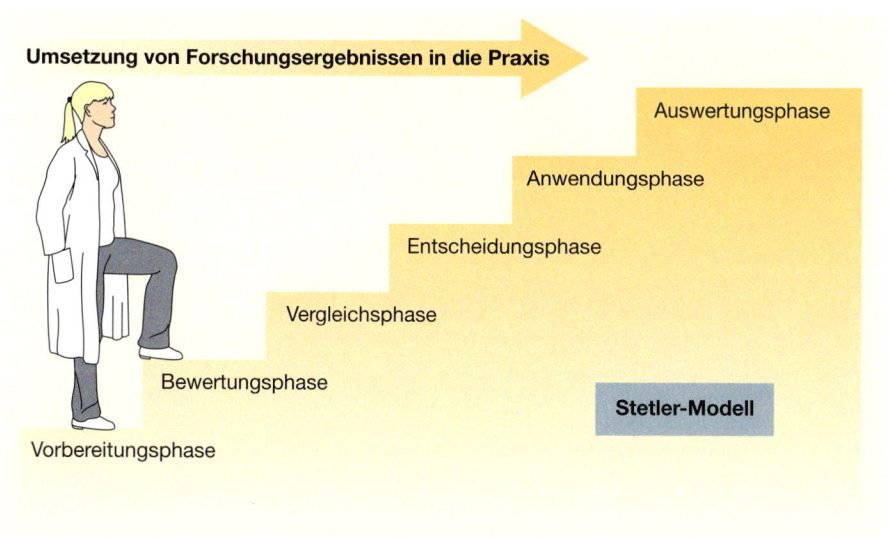

Umsetzung von Forschungsergebnissen in die Praxis

Auswertungsphase
Anwendungsphase
Entscheidungsphase
Vergleichsphase
Bewertungsphase
Vorbereitungsphase

Stetler-Modell

5.1   Gesundheitswissenschaften und Public Health

In der Mitte des 19. Jahrhunderts stellten Mediziner und sozial engagierte Menschen erst in England, später auch in anderen Ländern, fest, dass durch die Verelendung in den neu entstandenen Industriegebieten die Ausbreitung von Krankheiten und Seuchen immens zunahm. Es gründete sich eine Bewegung, die **Public Health** genannt wurde. Public Health wird heute mit „öffentlicher Gesundheitspflege" übersetzt. Eine komplexere Definition bieten Schwartz & Walter:

> ,,   Public Health umfasst alle analytischen und organisatorischen Anstrengungen, die sich mit der Erkennung von Gesundheitsproblemen, ihrer Beseitigung oder ihrer Verhinderung befassen. Public Health bezieht sich auf Populationen und organisierte Systeme der Gesundheitsförderung, der Krankheitsverhütung (Prävention), der Krankheitsbekämpfung, der Rehabilitation und der Pflege. Die gewählten Mittel sollen dabei angemessen, wirksam und ökonomisch vertretbar sein. Public Health hat sich dem Ziel verpflichtet, die Gesundheitsverbesserung durch bedarfs-, bedürfnis-, ressourcen- und sozialadäquate Anstrengungen im jeweiligen kulturellen und gesellschaftlichen Kontext zu erreichen.
>
> *(Schwartz, Friedrich Wilhelm & Walter, Ulla (1996):*
> *Public Health in Deutschland. In: Walter, U. & Paris, W. (Hg.),*
> *Public Health. Gesundheit im Mittelpunkt: 3–12. Alfred und Söhne, Meran)*

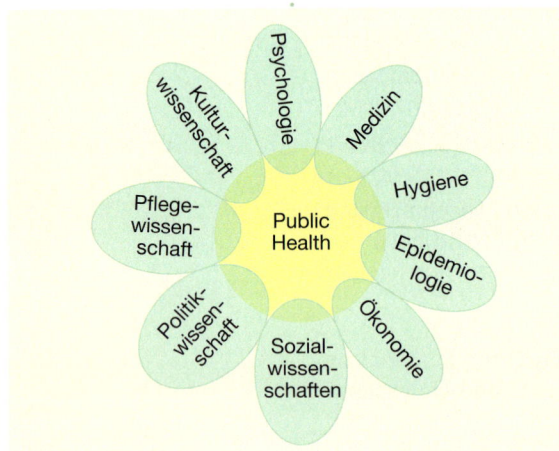

Um das Ziel von Public Health zu erreichen, arbeiten Wissenschaftler aus den Bereichen Medizin, Pflegewissenschaft, Sozialwissenschaft, Kulturwissenschaft, Soziologie (Gesellschaftslehre), Psychologie, Ökonomie (Wirtschaftswissenschaft), Politikwissenschaft, Hygiene und Epidemiologie (Wissenschaft von der Bevölkerung und deren Erkrankungen) → interdisziplinär zusammen.

Der Begriff Public Health wird in Deutschland zunehmend mit dem Begriff Gesundheitswissenschaften gleichgesetzt.

Eine weitere Disziplin, die sich mit den Auswirkungen von sozialem Status auf die Gesundheit beschäftigt, ist die Sozialmedizin.

Abb. 1: Teildisziplinen von Public Health

interdisziplinär
→ S. 12

5.2   Theorien der Gesundheitsförderung

Die Theorien der Gesundheitsförderung beschäftigen sich mit folgender Fragestellung:

Wie erreicht man Gesundheit oder warum werden Menschen krank?

Das älteste Modell ist das **Pathogenese-Modell**. Pathogenese lässt sich aus der griechischen Sprache ableiten, in welcher *patho* krank und *genese* die Entstehung bedeutet. Es ist das Grundlagenmodell für die Krankheitsentstehung in der Medizin. Das Pathogenese-Modell geht davon aus, dass ein äußerer schädlicher Einfluss (eine so genannte *Noxe*) auf den Körper trifft und dort eine Krankheit auslöst. Dieses Modell wird häufig kritisiert, da es die komplexen Geschehen des menschlichen Körpers zu stark vereinfacht. Es bleibt die Frage offen, warum die gleichen Noxen nicht bei allen Menschen eine Krankheit auslösen. Oder: „Warum bleiben manche Menschen trotz schädlicher Einflüsse gesund?"

Weitere Gesundheitstheorien werden unter dem Sammelbegriff der **Bedürfnis-Ressourcen-Theorien** zusammengefasst. Hierzu zählen das Bedürfnismodell von Maslov, das Basisressourcen-Modell von Caplan und das Habitat-Modell von Maderthaner.

Das Bedürfnismodell von Maslov

Abraham Maslov (1908–1970), ein Anhänger der humanistischen Psychologie, formulierte eine Stufenfolge von Grundbedürfnissen. Diese wird auch die Maslov'sche Pyramide genannt. Die jeweils höher stehenden Bedürfnisse können erst erfüllt werden, wenn die Stufe darunter befriedigt ist. Somit müssen zuerst die so genannten physiologischen Bedürfnisse wie Hunger und Durst gestillt werden. Erst dann kann Sicherheit, Dazugehörigkeit/Liebe, Anerkennung und schließlich Selbstverwirklichung erreicht werden. Gesundheit entsteht dann, wenn diese Grundbedürfnisse erreicht sind.

Humanismus
Eine Lebenseinstellung, die zum Ziel hat, die Bedürfnisse des Menschen sowie dessen Wohlergehen in das Zentrum des Denkens zu stellen. Häufig wird der Humanismus in einer allgemeinen Definition mit Menschlichkeit gleichgesetzt.

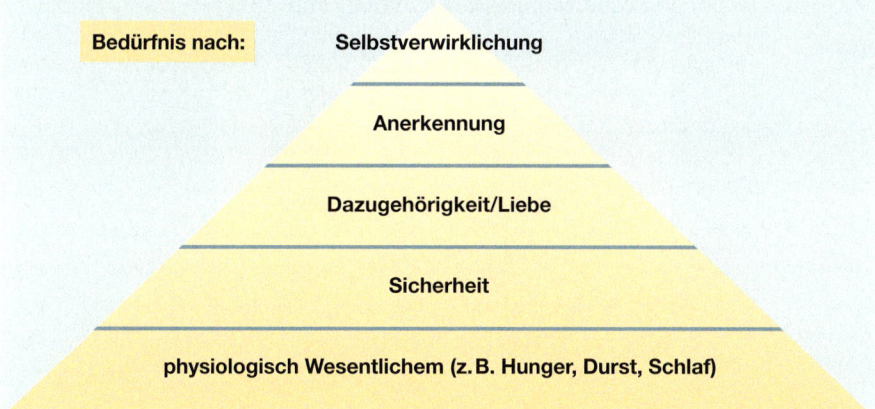

Bedürfnis nach:

- Selbstverwirklichung
- Anerkennung
- Dazugehörigkeit/Liebe
- Sicherheit
- physiologisch Wesentlichem (z. B. Hunger, Durst, Schlaf)

Das Basisressourcen-Modell nach Caplan

Der Präventionstheoretiker Gerald Caplan geht davon aus, dass jede Gesellschaft drei Ebenen von Basisressourcen garantieren muss. Diese sind notwendig, um die seelische Gesundheit zu erhalten.

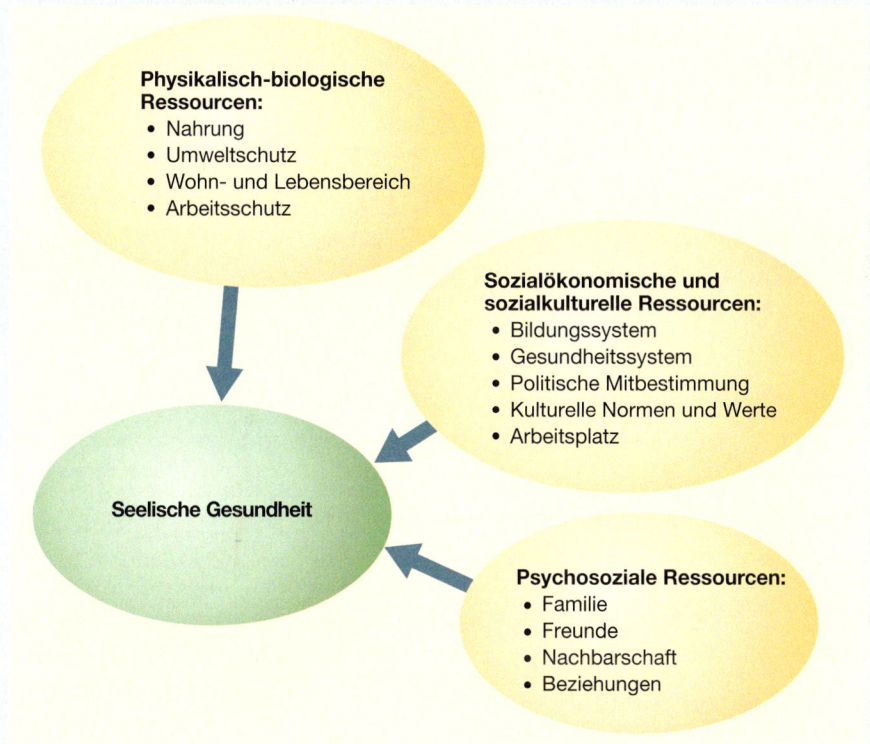

Physikalisch-biologische Ressourcen:
- Nahrung
- Umweltschutz
- Wohn- und Lebensbereich
- Arbeitsschutz

Sozialökonomische und sozialkulturelle Ressourcen:
- Bildungssystem
- Gesundheitssystem
- Politische Mitbestimmung
- Kulturelle Normen und Werte
- Arbeitsplatz

Seelische Gesundheit

Psychosoziale Ressourcen:
- Familie
- Freunde
- Nachbarschaft
- Beziehungen

Das Habitat-Modell von Maderthaner

Rainer Maderthaner sieht sein Modell eher in der Wohn- und Lebensraumplanung angesiedelt. Er ordnet lebensraumbezogene Bedürfnisse des Menschen (z. B. Privatheit, Ordnung, Ästhetik) Nutzungsbereichen der Umwelt (z. B. Wohnen, Arbeit, Verkehr) zu. Diese Nutzungsbereiche bezeichnet er als **Habitate**. Stehen diese im Einklang miteinander, kann Gesundheit entstehen.

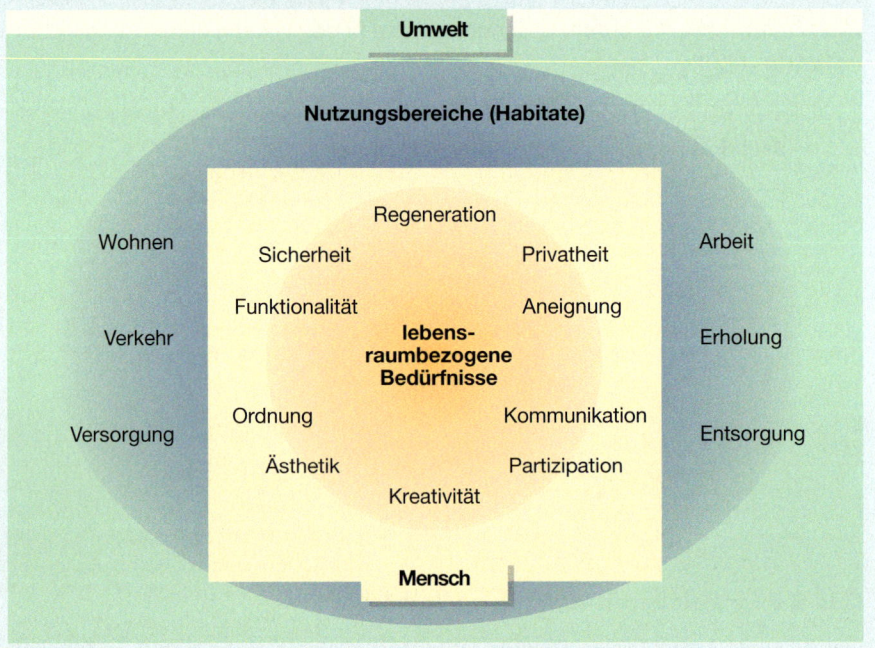

Das Salutogenese-Modell

Die bekannteste, aber auch komplexeste Gesundheitstheorie ist das Modell der **Salutogenese** von Aaron Antonovsky. Insbesondere im letzten Jahrzehnt hat dieses Modell an Bedeutung in den Gesundheitswissenschaften gewonnen. Der Begriff Salutogenese lässt sich aus dem lateinischen Wort *salus*, Unverletzlichkeit, Heil und Glück, und dem griechischen Wort *genese* für Entstehung ableiten. Salutogenese stellt aber mehr als ein Gegenpart zur Pathogenese dar.

Kernstück der Theorie ist das **Gesundheits-Krankheits-Kontinuum**. Antonovsky vertritt die Meinung, dass Gesundheit und Krankheit einen fließenden Übergang bilden und auch ein kranker Mensch über gesunde Anteile verfügt, ebenso wie ein gesunder Mensch über kranke Anteile. Abhängig von der Positionierung auf diesem Kontinuum müssen entweder Gesundheitsförderung oder Prävention (Vorsorge) ansetzen.

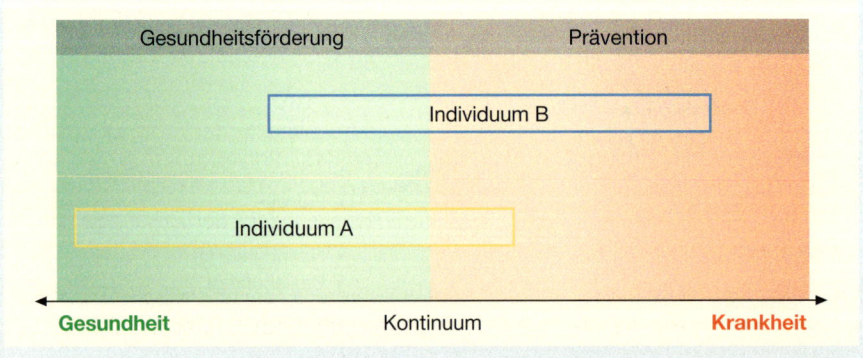

Wie sich ein Individuum unter dem Einfluss von Stressoren (→ Exkurs Stress) auf dem Gesundheits-Krankheitskontinuum bewegt, wird hauptsächlich durch zwei Faktoren bestimmt.

❶ **Kohärenzgefühl:** Hierunter wird das Gefühl des „Sich-Zusammenhaltens" verstanden. Antonovsky unterteilt dieses Gefühl in folgende Fähigkeiten:
a. Fähigkeit zum Verständnis (kognitiv)
b. Fähigkeit zum Handeln (motorisch)
c. Fähigkeit zur Sinnerfahrung (psycho-emotional)

> **Beispiel** Sie kommen nach Ihrem ersten Schultag um 16:00 Uhr nach Hause. Sie fühlen sich gestresst. Zuerst fällt Ihnen beim Öffnen der Haustür der Schlüssel aus der Hand (motorisch), dann sollen Sie Ihrem Bruder bei den Hausaufgaben helfen und scheitern schon an einfachsten Grundrechenarten (kognitiv). Als auch noch ihre Freundin anruft und von ihrem tollen Urlaub erzählt, fangen Sie an zu weinen (psycho-emotional).

❷ **Widerstandsquellen:** Dies sind Widerstandsressourcen, mit denen gesunde Menschen Probleme, Spannungen und Stresssituationen begegnen. Diese Ressourcen werden individuell und kulturell unterschiedlich im Kindes- und Jugendalter erworben.

Weitere Modelle können unter dem Begriff der **Stressbewältigungs-Ressourcen-Theorien** zusammengefasst werden. Sie setzen die Stressbewältigung und die dafür vorhandenen Ressourcen in den Mittelpunkt ihrer Betrachtungen.

In den 30er-Jahren sorgte das im Tierversuch nachgewiesene Stressmodell für Aufruhr. Forscher fanden heraus, dass der Einfluss von psychischem (seelischem) und physischem (körperlichem) Stress im Körper messbare Veränderungen auslöst. Weiterhin behaupteten die Forscher, dass ständiger Stresseinfluss zu Krankheit und Tod führt. Heute wird dieses rein biologische Stress-Modell weitgehend abgelehnt. Man geht mittlerweile davon aus, dass auch emotionale und kognitive Faktoren und Ressourcen des Menschen eine Rolle bei der Stressbewältigung spielen.

> **Exkurs**   **Stress**
>
> Als Stress bezeichnet man eine starke Belastung des Körpers, die durch äußere oder innere Einflüsse ausgelöst wird. Weiterhin wird unter Stress auch die Reaktion des Körpers auf starke Belastungen verstanden („Ich habe Stress!"). Stress wird unterteilt in Eustress, ein positiver Stress, und Disstress, ein negativ wirkender Stress. Die einflussnehmenden Faktoren nennt man Stressoren. Diese können physikalischer (z.B. Lautstärke, Hitze, körperliche Anstrengung), chemischer (z.B. Nikotin, Alkohol, Sauerstoffmangel) oder psycho-sozialer (z.B. Wut, Angst, Trauer) Natur sein.

5.3 Weltgesundheitsorganisation (WHO) und ihre Gesundheitsprogramme

Die Weltgesundheitsorganisation wurde am 07. April 1948 als Unterabteilung der Vereinten Nationen gegründet. In ihrer Verfassung steht, dass das absolute Ziel der WHO ist, allen Menschen einen bestmöglichen Zugang zur Sicherstellung der eigenen Gesundheit zu ermöglichen.

Die WHO war über 30 Jahre medizinisch dominiert. Aspekte der Gesundheitsförderung spielten kaum eine Rolle. Im Vordergrund stand die Prävention und Behandlung von Krankheiten. In den späten 70er-Jahren änderte sich dieser Trend. Aus einer anfänglichen Gesundheitserziehung entstand das neue Konzept der Gesundheitsförderung (→ Definition von Gesundheit, S. 96).

In der Folge fand 1986 die erste internationale Konferenz zur Gesundheitsförderung in Ottawa/Kanada statt. Die aus dieser Konferenz resultierende Charta von Ottawa wurde zukunftsweisend für eine neue Gesundheitspolitik. Im Vordergrund stand die

Emanzipierung der Bevölkerung, um besseren Zugang zu Gesundheitsressourcen zu ermöglichen. Das Rahmenprogramm gab sich den Titel „Gesundheit für alle bis zum Jahr 2000". Dieses Rahmenprogramm wurde Basis für unterschiedliche nationale und regionale Projekte in der ganzen Welt. In der Ottawa-Charta wird **Gesundheitsförderung** wie folgt definiert:

> **"** Gesundheitsförderung zielt auf einen Prozess, allen Menschen ein höheres Maß an Selbstbestimmung über ihre Gesundheit zu ermöglichen und sie damit zur Stärkung ihrer Gesundheit zu befähigen. Um ein umfassendes körperliches, seelisches und soziales Wohlbefinden zu erlangen, ist es notwendig, dass sowohl einzelne als auch Gruppen ihre Bedürfnisse befriedigen, ihre Wünsche und Hoffnungen wahrnehmen und verwirklichen sowie ihre Umwelt meistern bzw. verändern können.

Quelle: Ottawa Charter for Health Promotion. First International Conference on Health Promotion, Ottawa, 21. November 1986. WHO/HPR/HEP/95.1

Die Teilnehmer setzten folgende Handlungsstrategien fest, welche der Gesundheitsförderung sowie dem Ziel „Gesundheit für alle" dienen sollten:
• gesundheitsfördernde Gesamtpolitik
• gesundheitsförderliche Lebenswelten
• Förderung gesundheitsbezogener Gemeinschaftsaktionen
• Entwicklung persönlicher Kompetenzen

Ende des 20. Jahrhunderts wurde klar, dass sich die gesellschaftlichen Veränderungen nicht positiv auf die Gesundheit der Weltbevölkerung ausgewirkt hatten. In einer Folgekonferenz wurde 1997 in Jakarta/Indonesien ein weiteres internationales Zusammenkommen zur Gesundheitsförderung von der WHO abgehalten.
Die Veranstaltung bekam analog zur Ottawa-Konferenz den Untertitel „Zur Gesundheitsförderung für das 21. Jahrhundert". Die Teilnehmer stellten fest, dass Armut weiterhin die größte Bedrohung für Gesundheit sei. Weiterhin stellte der Veränderungsprozess der Gesellschaft durch Alter, Urbanisierung (Verstädterung) und neue Infektionserkrankungen weitere Herausforderungen für die Gesundheitsförderung dar.

In Jakarta wurden die Handlungsansätze der WHO um folgende Strategien erweitert:
• Förderung sozialer Verantwortung für Gesundheit
• Ausbau der Investitionen in die Gesundheitsentwicklung
• Festigung und Ausbau von Partnerschaften für Gesundheit
• Stärkung des gesundheitsförderlichen Potenzials von Gemeinschaften und der Handlungskompetenz des Einzelnen
• Sicherstellung einer Infrastruktur für Gesundheitsförderung

Kritiker dieser WHO-Programme sind der Meinung, dass sie zu technokratisch abgefasst seien. Die Handlungsstrategien gehen von mündigen Bürgern in einer demokratischen Gesellschaft aus, die aber in den wenigsten Regionen dieser Welt vorzufinden sei. Dennoch haben die Programme der WHO zu einem Paradigmenwechsel in der Gesundheitspolitik geführt.

Paradigmenwechsel
→ S. 30

5.4 Paradigmenwechsel von der Prävention zur Gesundheitsförderung

Positiv gesehen hat sich Gesundheitspolitik von der rein defizitär betrachteten Vermeidung von Krankheiten auf die Förderung von Gesundheit im ganzheitlichen Sinne verlagert. Dennoch sind sich die meisten Fachleute darin einig, dass Gesundheitsförderung nicht ohne Präventionsmaßnahmen verstanden werden kann. Andere Wissenschaftler wiederum sehen Gesundheitsförderung als Prävention an, wenn noch keine Krankheitszeichen oder Risikofaktoren für den Erwerb einer Krankheit bestehen.
Jenseits dieser theoretischen Diskussion ist die Gesundheitsförderung speziell für die Altenpflege von immens großer Bedeutung. Durch die Zunahme von chronischen Krankheiten verlieren Präventionsmaßnahmen oder Heilungsabsichten ihre vornehmliche Bedeutung. Die Förderung von individuellen Ressourcen, die ein subjektives Empfinden von Gesundheit voraussetzt, steht im Vordergrund.

> „ Willst du ein Schiff bauen, so rufe nicht Menschen zusammen, um Pläne zu
> machen, Arbeit zu verteilen, Werkzeug zu holen und Holz zu schlagen, sondern
> lehre sie die Sehnsucht nach dem endlosen Meer. Dann bauen sie das Schiff von
> allein. *Quelle: Rössler, Erika:*
> *„Der Weg ist das Ziel". Österreichischer Gesundheits- und Krankenpflegeverband.*
> *http://www.oegkv.at/3-2/bildu/bun/bt/3253/roessler.pdf (Stand: 01.04.2005)*

Prinzipiell versteht man unter Rehabilitation das Wiederbefähigen eines Menschen.
Rehabilitation ist ein sehr junger Begriff, der Mitte des 19. Jahrhunderts in Baden (Süddeutschland) in einem staatsrechtlichen Aufsatz das erste Mal auftauchte. Der Begriff
wurde erst Mitte des 20. Jh. durch die WHO wieder aufgenommen.

Rehabilitation
re- lat. = wieder,
habilitare lat. = befähigen

Die WHO definiert Rehabilitation als

> „ ... die Gesamtheit der Aktivitäten, die nötig sind, um dem Behinderten best-
> mögliche körperliche, geistige und soziale Bedingungen zu sichern, die es ihm er-
> lauben, mit seinen eigenen Mitteln einen möglichst normalen Platz in der Gesell-
> schaft einzunehmen. → *WHO*

WHO
→ S. 45

6.1   Zielsetzungen der Rehabilitation

Rehabilitation in Deutschland hat zum Ziel, nicht nur Behinderte in Gesellschaft und
Arbeitswelt zu integrieren, sondern mit Hilfe einer bio-psycho-sozialen Sichtweise
auch chronisch Kranke und von einer **Behinderung** bedrohte Menschen (z. B. nach einer Operation) vor weiteren Schäden zu schützen (präventive Maßnahmen). Prävention und Rehabilitation stehen also in einem engen Zusammenhang.

Das SGB IX, das mit „Rehabilitation und Teilhabe behinderter Menschen" überschrie-
ben ist, definiert Behinderung wie folgt:

SGB
Sozialgesetzbuch
→ Band 2

> „ Menschen sind behindert, wenn ihre körperliche Funktion, geistige Fähigkeit
> oder seelische Gesundheit mit hoher Wahrscheinlichkeit länger als sechs Monate
> von dem für das Lebensalter typischen Zustand abweichen und daher ihre Teilhabe
> am Leben in der Gesellschaft beeinträchtigt ist. Sie sind von Behinderung bedroht,
> wenn die Beeinträchtigung zu erwarten ist. *(SGB IX, § 2, Abs.1)*

Entsprechend werden im SGB IX vier Leistungsgruppen zur Rehabilitation unterteilt:
1. Leistungen zur medizinischen Rehabilitation,
2. Leistungen zur Teilhabe am Arbeitsleben,
3. unterhaltssichernde und andere ergänzende Leistungen,
4. Leistungen zur Teilhabe am Leben in der Gemeinschaft. *(SGB IX, §5, Abs. 1)*
Während Rehabilitation von jungen im Arbeitsleben stehenden Menschen also die
Wiederintegration in die Gesellschaft und vor allem in die Arbeitswelt zum Ziel hat,
müssen die Ziele der geriatrischen Rehabilition anders gesetzt werden.
Der alte Mensch muss weder in das Berufsleben reintegriert werden noch kann er (in
der Regel) von all seinen Krankheiten geheilt werden (→ Multimorbidität, S. 21, 618).
Es geht vielmehr darum, ihm die größtmögliche Unabhängigkeit von Fremdhilfe zu er-
möglichen. Kurz gesagt, es geht um die Selbstständigkeit der Person.

6.2   Bedeutung und Aufgaben der Rehabilitation

Ein Grundgedanke der rehabilitativen Pflege ist die „Hilfe zur Selbsthilfe". Rehabilitative Pflege hat einen therapeutischen Faktor. In Zusammenarbeit mit anderen Berufsgruppen (z. B. Physio- und Ergotherapeuten, Logopäden) können Pläne erstellt werden, wie der Pflegebedürftige langfristig soweit wie möglich unabhängig wird. Diese
Unabhängigkeit kann in Teilbereichen (z. B. der Körperpflege) oder auch für alle Lebensbereiche angestrebt werden.
Hierzu gehört insbesondere auch die kompetente Beratung über Hilfsmittel und/oder
baulichen Veränderungen in der eigenen Wohnung.

Beispiel Herrn Lupisch wurde vor 3 Wochen das rechte Bein amputiert. Bis der Beinstumpf abgeheilt ist, ist er auf einen Rollstuhl angewiesen. Ohne eine völlige Verheilung der Beinwunde kann Herrn Lupisch keine Beinprothese angepasst werden. Da er jedoch an Diabetes mellitus erkrankt ist, sind seine Wundheilungskräfte gestört.

Nach einem eingehenden Beratungsgespräch empfiehlt die Pflegefachkraft, dass Herr Lupisch zu Hause wohnen bleibt. Vorraussetzung hierfür ist eine Umgestaltung seiner Erdgeschosswohnung: Die Schwellen zwischen den Räumen müssen entfernt werden.

Weiterhin müssen seine Schränke so umgeräumt werden, dass die wichtigen Dinge „unten" liegen. Somit muss er nur im Notfall „auf einem Bein stehen". Weiterhin ergibt sich die Frage nach einem Pflegebett, aus welchem Herr Lupisch mit Hilfe eines „Bettgalgens" besser aufstehen und sich in den Rollstuhl transferieren kann. Durch Umbau des Badezimmers hat Herr Lupisch auch wieder die Möglichkeit, die Körperpflege selbstständig durchzuführen. Nachdem die Kostenübernahme geklärt war, gingen die Bauarbeiten los.

Seit der Fertigstellung seiner Wohnung braucht Herr Lupisch lediglich noch Unterstützung beim Verbandswechsel. Die Körperpflege, sowie andere Aktivitäten des täglichen Lebens kann er wieder alleine durchführen.

7 Biografiearbeit

Biografiearbeit
→ S. 398

„" (…) Das Wichtigste erscheint mir heute, die Fähigkeit zur Erinnerung zu haben und diese Fähigkeit auch als Kraftquelle zu sehen, die ganz und gar keine sentimentale ist. Sondern vielmehr auch ganz im Bewusstsein um all die Sünden, die man begangen hat und nicht noch einmal begehen sollte, ohne zu wissen, ob man nicht ständig neue begeht. In diesem Bewusstsein behält man die Freiheit, weiter in die Zukunft zu blicken. Nach wie vor ist meine Lust zu leben und zu spielen ungebrochen. *Quelle: Bernhard Minetti in: Müller, D./Schesny Hartkorn, H. (1998). Biografiegestützte Arbeit mit verwirrten alten Menschen – ein Fortbildungsprogramm. Reihe Thema, Bd.137. Köln: Kuratorium deutsche Altershilfe (KDA)*

Das heutige Erleben der älteren Menschen und die Verarbeitung von Einschränkungen und Pflegebedürftigkeit ist abhängig von ihren biografischen Erfahrungen. Pflegefachkräfte müssen daher ein Verständnis für die Lebensgeschichte von Bewohnern entwickeln, um sich auf ihre subjektiven Erlebnisweisen und Verarbeitungsformen einlassen zu können.

7.1 Biografie

Menschen gewinnen lebenslang Erfahrungen auf kognitiver (geistiger), emotionaler, körperlicher oder sinnlicher Ebene. Diese persönlichen Erfahrungen prägen bewusst oder unbewusst unser heutiges Erleben und Handeln. Erlebnisse werden Jahr um Jahr gespeichert und angereichert mit eigenen Gefühlen. Gesellschaftliche und geschichtliche Bedingungen beeinflussen diese persönlichen Erfahrungen zusätzlich.

Besondere Bedeutung für die eigene Biografie können zum Beispiel Erfahrungen der frühen Kindheit, die Familienkonstellation, Erfahrungen in der Schule und im Berufsleben haben.

Die gemachten Erfahrungen hinterlassen Erinnerungen bzw. Erinnerungsspuren in verschiedenen Ebenen des Gedächtnisses, wie auch im Körper (Körpergedächtnis). Ein großer Teil dieser Informationen ist dem menschlichen Bewusstsein im Alter nicht mehr zugänglich.

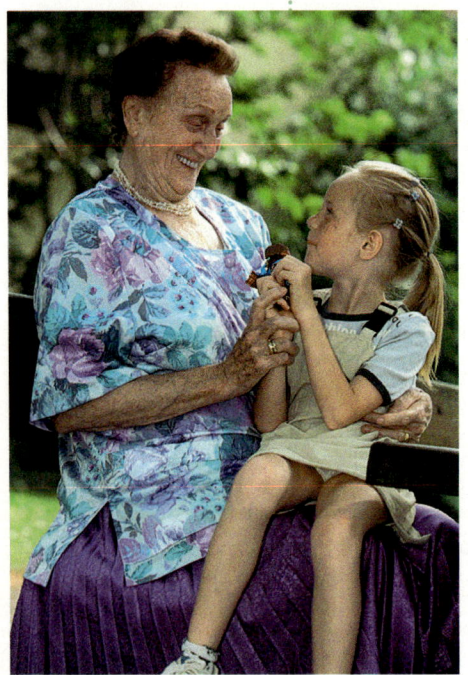

Erfahrungen

- prägen unser Selbstbild
- prägen die Einstellung zum Leben und Handeln
- haben einen Einfluss auf die Wahrnehmung
- bilden den Interpretationsrahmen für neue Erfahrungen

7.2 Biografiearbeit in der Altenpflege

Altern wird als regredierender (rückläufiger) Prozess der Psyche angesehen, prägende Erlebnisse der ersten 25 Lebensjahre werden im Alter zunehmend wichtig. Diese können im Alter neu bewertet und verarbeitet werden.

Gerade ältere Menschen haben oftmals das Bedürfnis, sich mit dem Schicksal auszusöhnen und dem verflossenen Leben Sinn zu geben. Manchmal erzählen desorientierte Menschen immer wieder die gleiche Geschichte, weil sie noch unverarbeitete Erinnerungen mit sich herumtragen.

Pflegefachkräfte können zu dem Verarbeitungsprozess der Erinnerungen beitragen, indem sie gezielt Erinnerungsarbeit des alten Menschen unterstützen. Voraussetzung dafür ist die Fähigkeit des Perspektivwechsels. Dies bedeutet, den eigenen Standpunkt zeitweise zu verlassen, um sich auf andere Standpunkte einzulassen. Dazu benötigt die Pflegefachkraft empathische (einfühlsame) Aufmerksamkeit gegenüber den individuellen Erfahrungen anderer Menschen, aber auch Selbstreflexionsvermögen (→ biografische Selbstreflexion, S. 400) und Kommunikationsfähigkeit.

Die eigentliche Biografiearbeit bedeutet, sich mit dem Lebenslauf und Lebensbeschreibungen älterer Menschen zu beschäftigen, da Selbstvertrauen und Identität in der eigenen Lebensgeschichte begründet sind. Durch die veränderte soziale Situation von älteren Menschen kann der Bezug zur Lebensgeschichte verloren gehen. Wichtige Freunde und Verwandte sind unter Umständen verstorben.

Biografiearbeit ist ursprünglich eine sozialwissenschaftliche Methode. Sozialwissenschaftliche Biografiearbeit geht davon aus, dass Menschen sich ihre Wirklichkeit „konstruieren".

Weil Menschen unterschiedliche Erfahrungen gemacht haben, reagieren sie verschieden auf die Bedingungen ihres Umfeldes.

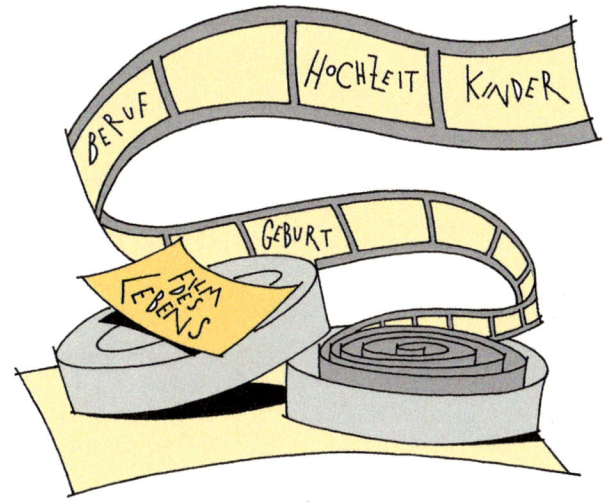

Biografisches Arbeiten hat zwei Dimensionen:

- die **subjektiven Empfindungen** und
- die **äußeren Lebensumstände**.

Beide sind miteinander verbunden und beeinflussen sich gegenseitig. Die individuelle, subjektive Seite zeigt sich z.B. durch Gefühle und Einstellungen. Diese sind verflochten mit den historischen, sozialen und kulturellen Verhältnissen der Zeit (äußere Lebensumstände).

> **Beispiel** Frau Schnitzler lebt seit mehreren Jahren in einem Altenpflegeheim. Sie ist eine rüstige Dame in den Neunzigern. Aufgrund ihres Diabetes mellitus wird ihre Diät von den Pflegefachkräften kontrolliert. Immer wieder berichten diese in den Teambesprechungen, dass Frau Schnitzler einen Teil des Essens in ihren Schränken hortet. Obwohl ihr mehrmals erklärt wurde, wie wichtig die Einhaltung ihrer Diät ist, und dass die gehorteten Nahrungsmittel einen üblen Geruch in ihrem Zimmer hinterlassen, lässt sie sich nicht davon abbringen.
> In einem Gespräch mit der Tochter von Frau Schnitzler erfahren sie, dass die Bewohnerin nach dem Krieg mehrere Monate auf der Flucht gewesen ist und unter Hunger gelitten hat. Die erlebte Hungersnot wurde nicht ausreichend verarbeitet und wird daher heute wieder wichtig.

Neben persönlichen Biografieerfahrungen spiegeln sich auch allgemeine gesellschaftliche Rollenbilder wider. Ältere Frauen sind manchmal geprägt von ihrer Hausfrauenrolle oder haben unter Umständen Konflikte zwischen den Ansprüchen des sozialen Umfeldes (z.B. Kinder, Familie) und eigenen Erwartungen (z.B. Wunsch nach Berufstätigkeit, Selbstbestimmung) erlebt. Frauen beschreiben aufgrund der gesellschaftlichen Doppelbelastung (Familien- und Berufsarbeit) ihre Lebensgeschichte häufig als Lebens-Kampf.

Männer sind in der Regel geprägt von ihren Erfahrungen im Berufsleben und dem einschneidenden Erlebnis ihrer Pensionierung, welches oft als Bruch in der Lebensgeschichte erlebt wird.

Interkulturelle Pflege
→ Band 2

Zunehmend wichtig wird der interkulturelle Aspekt der biografischen Arbeit. Ältere Migranten gehören zu einer stark wachsenden Bevölkerungsgruppe in Deutschland. Prognosen besagen, dass die Zahl der über 60-jährigen Migranten bis zum Jahr 2030 auf rund 2,8 Mio. ansteigen wird. Eine große Gruppe stellen dabei die Senioren muslimischen Glaubens dar. Biografische Arbeit wird sich hier mit Diskriminierungserlebnissen, muslimischen Traditionen und einem gravierenden Kulturwechsel beim Übergang in eine Altenpflegeeinrichtung auseinandersetzen müssen. Da es in einer muslimisch geprägten Kultur üblich ist, ältere Menschen besonders respektvoll zu behandeln und sie möglichst in der Familie zu pflegen, ist es für Migranten oftmals mit gravierenden Scham-, Verlust- und Trauergefühlen verbunden, wenn ein Umzug in eine Altenpflegeeinrichtung erforderlich ist.

Ausländer in der Bundesrepublik Deutschland nach Altersgruppen und in Deutschland Geborene am 31. Dezember 2003

Altersgruppen	insgesamt		davon in Deutschland geboren	
	Summe	%[1]	Summe	%[2]
bis unter 6 Jahre	312 544	4,3	264 765	84,7
6 bis unter 18 Jahre	1 025 173	14,0	654 646	63,9
18 bis unter 25 Jahre	817 946	11,2	236 272	28,9
25 bis unter 40 Jahre	2 488 424	33,9	289 012	11,6
40 bis unter 60 Jahre	1 932 750	26,4	37 469	1,9
60 bis unter 65 Jahre	317 067	4,3	3 687	1,2
65 Jahre und älter	440 861	6,0	14 148	3,2
insgesamt	**7 334 765**	**100,0**	**1 499 999**	**20,5**

[1]Anteil an der Gesamtzahl der Ausländer
[2]Anteil an der Gesamtzahl der Altersgruppe

Quelle:
Beauftragte der
Bundesregierung für
Migration, Flüchtlinge
und Integration
„Daten – Fakten – Trends"
Strukturdaten der ausländischen Bevölkerung
(Stand: 2004, S. 20)

7.3 Ziele und Methoden der Biografiearbeit

Professionelle Biografiearbeit wird den Pflegebedürftigen von verschiedenen Berufsgruppen angeboten, wie z.B. Psychologen, Sozialpädagogen, Ergotherapeuten oder weitergebildeten Pflegefachkräften. Meistens findet eine angeleitete Lebensrückschau zu bestimmten Themen (wie z.B. Familienleben, Hausarbeit und Frauenrolle, Schulzeit, Berufstätigkeit, Feste) in Gruppen statt. Weil Menschen unterschiedliche Zugänge zu ihren gespeicherten Erfahrungen haben, werden über verschiedene Sinne (sehen, hören, riechen, tasten) Erinnerungen angeregt.

Anleiter nutzen daher unterschiedliche Medien, wie z.B. Düfte, Fotos, Gegenstände zum Tasten, Musik und Tanz, aber auch Ausflüge. Diese Erinnerungspflege geht auf das in den siebziger Jahren von dem Psychiater Robert N. Butler entwickelte Konzept der „Life-Review-Technik" zurück. Dieses Konzept soll zum Lebensrückblick einschließlich einer Annahme und Verarbeitung des einzigartigen Lebensweges einladen und die Ich-Integrität stärken.

Ziele der gesprächsorientierten Biografiearbeit sind die

- Verbesserung der Kommunikationsfähigkeit
- Bewältigung der Einsamkeit
- Stärkung des Selbstwertgefühls
- Aktivierung der geistigen Fähigkeiten (Gedächtnis) und der positiven Emotionen
- Stärkung des Gemeinschaftsgefühls und Förderung des gegenseitigen Verständnisses
- Einordnung und Verarbeitung von Lebenserfahrungen.

Beispiele für Methoden der Biografiearbeit:

- **Texte vorlesen:** Alte Zeitungsartikel oder Originalzitate eignen sich gut als Einstieg in ein neues Thema.
- **Reihumfragen:** Als Einstieg bittet die Gruppenleitung jedes Gruppenmitglied, sich kurz zu der gleichen Fragestellung zu äußern. Beispiel: „Wo sind Sie geboren?"
- **Tätigkeiten aus dem früheren Arbeitsleben:** Vertraute Arbeiten und Bewegungsabläufe werden oftmals über Jahrzehnte nicht verlernt. Viele ältere Menschen freuen sich über praktische Tätigkeiten, die sie lange nicht mehr ausgeführt haben, wie z. B. Gartenarbeit oder Kochen und Backen sowie handwerkliche Arbeiten.
- **Erinnerungen präsentieren:** Die älteren Menschen werden gebeten, wichtige Gegenstände aus ihrem Leben mitzubringen. So entstehen manchmal kleine Ausstellungen. Eine andere Form der Selbstdarstellung ist die Lebenskiste: Jeder Teilnehmer erhält einen Karton, den er oder sie ähnlich einer Puppenstube mit dem ausstattet, was für das eigene Leben wichtig und typisch ist.
- **Musik, Singen, Geräusche** sprechen das Gedächtnis intensiv an. Vertraute Lieder erreichen auch verwirrte Menschen, die nicht mehr auf Ansprache reagieren. Viele ältere Menschen lieben es, zu tanzen.
- **Fühlen, riechen, schmecken:** Bestimmte Düfte, Kosmetika, Nahrungsmittel oder Gewürze regen Erinnerungen an. Gegenstände aus der Natur können betastet und auftauchende Erinnerungen zum Gesprächsthema werden.
- **Bilder betrachten**, z. B. alte Fotos, Zeitungen, Postkarten.
- **Ausflüge** stellen Gelegenheiten dar, sich an die Vergangenheit zu erinnern. Heimatmuseen können gemeinsam besucht werden oder auch Orte der Vergangenheit, über die in der Gruppe gesprochen wurde. Veränderungen dieser Orte bieten neue Gesprächsanlässe.
- **Rollen- und Theaterspiele:** Aus Erinnerungen können spontane Rollenspiele gestaltet werden. So können Szenen aus der Schulzeit nachgespielt oder auch Tätigkeiten aus dem Berufsleben dargestellt und erraten werden.
- **Zeichnen, malen und Collagen:** Bilder rufen andere Erinnerungen hervor als Worte und sprechen besonders das Gefühlsleben an. Im Vordergrund steht der Erinnerungsprozess, nicht die Schönheit des hergestellten Bildes. Auch Gruppenbilder zu bestimmten Themen sind möglich.
- **Gegenstände betrachten und herumreichen:** Erinnerungen werden durch das Hantieren mit Alltagsgegenständen angeregt. Empfehlenswert sind zusammengestellte Erinnerungskoffer zu bestimmten Themenbereichen. Anhand der herumgereichten Gegenstände können die Teilnehmerinnen auftauchende Erinnerungen austauschen.

Bei einem Umzug in ein Altenpflegeheim besteht biografisches Arbeiten auch in der Gestaltung des neuen Umfeldes. Können Möbel selbst mitgebracht und alte Fotos aufgehängt werden? Wie sind die Räume eingerichtet, zeitlos und funktionell, oder gibt es Wohnstuben, Standuhren oder Ähnliches? Einige Altenpflegeeinrichtungen haben Wohnküchen, in denen gemeinsam mit den Bewohnern auch gekocht wird.

Kennen die Pflegefachkräfte die Gewohnheiten der älteren Menschen und berücksichtigen sie diese? Oder macht ein strukturierter Tagesablauf dies unmöglich?

Erinnerungskoffer
Erinnerungskoffer sind eine Idee des in London gegründeten Age Exchange Projekts, einem Zentrum für Biografiearbeit. Hier werden Kurse zum biografischen Arbeiten angeboten. Material zur Biografiearbeit (Erinnerungskoffer) kann ausgeliehen werden. Ein weiterer Schwerpunkt ist die intergenerationelle Theaterarbeit: alte und junge Menschen spielen gemeinsam biografieorientierte, selbstentwickelte Stücke.

Hinweis
Biografiearbeit durch Pflegefachkräfte ist auch in der häuslichen Pflege wichtig. In der vertrauten häuslichen Umgebung bestehen mehr Bezugspunkte zur eigenen Biografie (z. B. durch die Einrichtung, Bilder, Fotoalben, Haushaltsgegenstände, Erinnerungsstücke, soziales Umfeld).

7.4 Pflegemodell nach Erwin Böhm

reversibel
= umkehrbar
irreversibel
= nicht umkehrbar

Erwin Böhm hat eine für den deutschsprachigen Raum vielfach angewandte, aber umstrittene Pflegetheorie entwickelt, welche er selbst das **Psychobiografische Pflegemodell** nennt. Das Modell geht davon aus, dass der Alterungsprozess **nicht** irreversibel sei (wie vielfach behauptet), sondern vielmehr reversibel. Das Leitmotiv des Modells ist „Bewege zuerst die Seele, dann bewegt sich auch der Körper".

Böhms Erkenntnisse beruhen auf seiner langjährigen Erfahrung in gerontologischen Einrichtungen. Sein Pflegemodell stellt nicht die körperliche Pflege in den Vordergrund, sondern geht davon aus, dass demenziell erkrankte Menschen einer primär psychischen Pflege bedürfen. Diese sollte auf die persönliche Biografiegeschichte ausgerichtet sein. Er legt der Einschätzung des Pflegebedürftigen eine **Psychobiografie** zu Grunde, welche die wichtigsten Ereignisse in seinem Leben sowie die dazu erlernten

Coping-Strategien
→ S. 30

→ Coping-Strategien in der Reihenfolge der persönlichen Bedeutung erfasst. Diese Biografie ist somit **keine** chronologische Biografie, die mit der Geburt beginnt und mit dem Tod aufhört.

Auf die Psychobiografie aufbauend können Pflegefachkräfte einen Zugang zu demenziell Erkrankten entwickeln.

Böhm, Erwin:
Verwirrt nicht die Verwirrten.
Neue Ansätze geriatrischer Krankenpflege, Psychiatrieverlag, 1999

Beispiel Frau Lorner ist in Hamburg geboren und spricht von sich selbst immer als das „Deern von der Elbe". Durch die Kriegswirren ist sie in Süddeutschland gelandet. Zu Weihnachten bekommt sie von ihren Kindern ein Buch mit Geschichten von der Waterkant in „Hamburger Platt" geschenkt.

Frau Lorner vergisst schon sehr viel und ist häufig nicht nur zeitlich, sondern auch örtlich desorientiert. In solchen Fällen wird sie schnell aggressiv und/oder sehr traurig und fängt an zu weinen.

Wenn in einer solchen Situation jemand ihr das Buch reicht und sie dazu auffordert, ein paar Geschichten von der Waterkant zu erzählen, fangen ihre Augen ganz schnell an zu leuchten. Sie liest dann geduldig jedem, der es hören will, Geschichten aus diesem Buch vor.

Weiterhin haben ihre Kinder ihr Zimmer mit alten Bildern aus dem Hamburg der 20er-Jahre dekoriert. Zuerst brachten sie nur aktuelle Fotos mit. Da sagte Frau Lorner aber nur: „Dat is' aber nich' meine Stadt!" Jetzt fühlt sie sich in ihrem Zimmer sehr wohl und beschreibt gerne die Bilder an ihrer Wand. Seitdem realisiert sie auch wieder häufiger, dass es ja einen Grund gab, dass sie Hamburg damals verlassen musste.

Quelle: Popp, Ingrid
(2002): Verwirrt nicht
die Verwirrten!
Was bedeutet Pflege
nach Böhm? Pflegezeitschrift „Heilberufe",
Urban&Vogel, 7, 36–37

Böhm definiert im Gegensatz zu schulmedizinischen Modellen Demenz nicht über einen Abbauprozess, sondern in so genannten **Interaktionsstufen**. Hier werden der Pflegefachkraft Möglichkeiten geboten, ein rein defizitäres Denken zu überwinden.

**beginnende
Verwirrtheit**

Terminalphase

Stufe 1: „**Sozialstation**": Sie entspricht der Erwachsenenstufe. Lebenslanges Lernen ermöglicht, sich den Normen in der Gesellschaft anpassen zu können. Sind Patienten auf der Stufe 1 nicht mehr erreichbar, kann man auf der nächsten Stufe eine Kontaktaufnahme versuchen.

Stufe 2: „**Mutterwitz**": Sie entspricht der Entwicklungsstufe der Jugendlichen. Hier wird gesprochen, „wie einem der Schnabel gewachsen ist".

Stufe 3: „**Seelische und soziale Grundbedürfnisse**": Lebensalter etwa 6–12 Jahre; Personen auf dieser Stufe haben viele frühere Fähigkeiten und Gewohnheiten abgelegt.

Stufe 4: „**Prägungen**": Lebensalter etwa 3–6 Jahre; erlernte, sich wiederholende, eingespielte Verhaltensweisen herrschen vor, Rituale, die Sicherheit vermitteln.

Stufe 5: „**Triebe**": Auch etwa 3–6 Jahre; es entsteht die Frage, was auf dieser Stufe zugemutet und durch gezielte Maßnahmen gefördert werden kann.

Stufe 6: „**Intuition**": Sie entspricht dem Säuglings- und Kleinkindalter; Gefühle, Märchen, Aberglaube und Bilder spielen eine Rolle.

Stufe 7: „**Urkommunikation**": Säuglingsalter; die emotionale Erreichbarkeit ist gegeben, körperliche Möglichkeiten sind beschränkt.

8.1   Was ist Ethik?

Ethik ist ein Teilgebiet der Philosophie und richtet sich auf die Beobachtung menschlicher Haltung, des Verhaltens an sich und des guten oder richtigen Handelns.

Ethik wird entweder als
- **persönliche** Moral oder Gesinnungshaltung (z. B. persönliche Einstellung zum Thema Sterbehilfe) oder
- im Sinne einer wissenschaftlichen Moralphilosophie, die sich mit Werten und Normen unserer **Gesellschaft** auseinander setzt,

verstanden.

Belgien erlaubt aktive Sterbehilfe

16. Mai 2002 Belgiens Parlament hat am Donnerstagabend ein Sterbehilfe-Gesetz verabschiedet, das Fachleute als das liberalste der Welt ansehen. Belgien ist damit nach den Niederlanden der zweite Staat, in dem ein solches Gesetz existiert.

Der am Donnerstagabend mit 86 zu 51 Stimmen beschlossene Text erlaubt eine Tötung auf Verlangen für unheilbar kranke Patienten, die nicht in absehbarer Zeit sterben werden, sowie für Menschen mit andauernden psychischen Leiden. Diese Möglichkeiten sind nach Angaben von Experten weltweit einzigartig und gehen auch über die Regelungen des so genannten Euthanasiegesetzes hinaus, das Anfang April in den benachbarten Niederlanden in Kraft trat. […]

Quelle: Corelia Pretzer „Belgien erlaubt aktive Sterbehilfe" in:
Frankfurter Allgemeine Zeitung, 16.5.2005, S. 5

Terri Schiavo: „Mord" oder „Erlösung"?

Nach 15 Jahren im Wachkoma und 13 Tagen ohne Nahrung ist die Amerikanerin Terri Schiavo am Donnerstag gestorben. Der Streit über die Einstellung der künstlichen Ernährung der 41-Jährigen setzte sich über ihren Tod hinaus fort: Vertreter ihrer Eltern und der Vatikan warfen Schiavos Ehemann Michael, der die Entfernung der Magensonde erwirkt hatte, Mord vor. Ein Bruder von Michael Schiavo erklärte dagegen, seine Schwägerin sei nun bei Gott, „und sie geht mit Anmut". Geistliche äußerten Kritik an den Umständen der Todes der Komapatientin, ein Vertreter des Vatikans sprach ebenfalls von „Mord". […]

Quelle: FAZ.NET-Spezial, 1.4.2005 mit Material von AP, Reuters, AFP

In der Ethik geht man im Unterschied zur Religion davon aus, dass Fragestellungen durch rein rationale, nicht auf Glauben basierende Herangehensweise beantwortet werden können. Der **Glaube** spielt in der Ethik als Wissenschaft keine Rolle, weshalb auch in der Ethik letztgültige Antworten nicht gegeben werden können. Es bleibt ein wissenschaftstypischer **Zweifel**, dass die absolute Wahrheit noch nicht gefunden wurde oder überhaupt nicht gefunden werden kann.

In der Ethik werden prinzipiell drei verschiedene Methoden angewandt:
- die **deskriptive** Ethik; sie beschreibt Werte- und Normensysteme einer Gruppe oder Gesellschaft.
- die **normative** Ethik; sie versucht herauszufinden, was ethisch verantwortetes Handeln ist.
- die **Meta-Ethik**; sie untersucht die Methoden der Ethik als Wissenschaft.

deskriptiv
beschreibend

describere lat. =
beschreiben

normativ
maßgebend, als Richtschnur dienend

norma gr. = Richtschnur,
Regel

Keine dieser drei Ethikformen gibt eine konkrete Anweisung für problematische Alltagssituationen, welche häufig in der Altenpflege auftreten. Sich mit Ethik als Wissenschaft auseinander zu setzen hilft jedoch, die eigenen Entscheidungen zu reflektieren und kritisch zu beurteilen. Das wiederum erhöht die Wahrscheinlichkeit einer befriedigenden Entscheidungsfindung unter dem Anspruch moralischer Kompetenz und sozialer Verantwortung.

Als ein Grundziel der Ethik kann die (moralische) Freiheit des Einzelnen in der Gesellschaft angesehen werden. Das resultiert in und aus dem, was wir als Menschenwürde verstehen. Hieraus abgeleitet, müssen für die Altenpflege folgende moralisch-ethische Fragen gestellt werden:

- Was ist gutes und richtiges Handeln in der Altenpflege?
- Warum sollen wir alte, pflegebedürftige oder sterbende Menschen pflegen?
- Welche Alltagssituationen sind besonders konfliktreich?

8.2 Ethische Prinzipien

Ethische Prinzipien sind Maßstäbe, die wir unserer moralischen Urteilsbildung unterlegen. Ein grundlegendes ethisches Prinzip wird in einem bekannten deutschen Sprichwort folgendermaßen dargestellt:

„Was du nicht willst, was man dir tu, das füg auch keinem andern zu!"

Eine frühe Formulierung von ethischen Prinzipien, die weitgehend auch in unserem heutigen Gesellschaftssystem noch Gültigkeit haben, sind die 10 Gebote des Alten Testaments in der christlichen Bibel.

Ein heute gültiges, noch vor 100 Jahren nicht anerkanntes allgemeines Prinzip lässt sich aus dem ersten Artikel des Grundgesetzes ableiten: „Die Würde des Menschen ist unantastbar". In der UN-Menschenrechtscharta ist ebenfalls im ersten Artikel festgehalten: „Alle Menschen

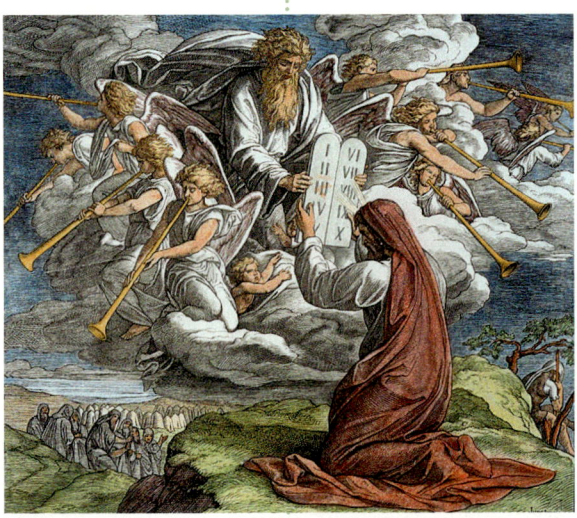

Abb. 1:
Die zehn Gebote

sind frei und gleich an Würde und Rechten geboren. Sie sind mit Vernunft und Gewissen begabt und sollen einander im Geiste der Brüderlichkeit begegnen."

Diese Moralvorstellung ist Grundlage für unser Handeln. Viele ethische Theorien stimmen in folgenden ethischen Prinzipien miteinander überein:

- Prinzip der Selbstbestimmung des Menschen
- Prinzip der Wahrhaftigkeit
- Prinzip der (sozialen) Gerechtigkeit
- Prinzip der Unversehrtheit des Menschen, einschließlich seiner Seele, seines Geistes und seines Körpers und der damit verbundenen Würde
- Das Fürsorgeprinzip
- Das Vertrauensprinzip

Für die Pflege sind die ethischen Prinzipien aus dem Ethikcode für Pflegefachkräfte der ICN *(International Council of Nursing = Weltbund der Krankenschwestern und Krankenpfleger, S. 76)* bindend. Dieser Code definiert als grundlegende Verantwortungsbereiche der Pflege:

- Gesundheit zu fördern
- Krankheit zu vermeiden
- Gesundheit wieder herzustellen
- Leiden zu lindern

Weiterhin beinhaltet Pflege laut ICN die Menschenrechte zu wahren, einschließlich des Rechts auf Leben, sowie Würde und Respekt jedem Individuum gegenüber. Für die meisten Berufsverbände sind diese Verantwortungsbereiche und ethischen Prinzipien bindend. So beruft sich der Deutsche Berufsverband für Pflegeberufe (DBfK) als Mitglied des ICN auf den Ethikcode. Ebenso basieren die meisten → Pflegeleitbilder auf grundlegenden ethischen Prinzipien.

Pflegeleitbilder
→ Band 2

8.3 Ethische Entscheidungsfindung

Ethische Prinzipien sind uns auf den ersten Blick nahe liegend und einleuchtend. Dennoch können im täglichen pflegerischen Handeln diese Prinzipien an ihre Grenzen stoßen.

Eine solche schwierige Situation kann in einem Dilemma enden. Ein Dilemma ist im Allgemeinen eine Zwangslage zwischen zwei Übeln. Besteht das Dilemma darin, eine moralische Entscheidung zu fällen, spricht man von einem **ethischen Dilemma**.

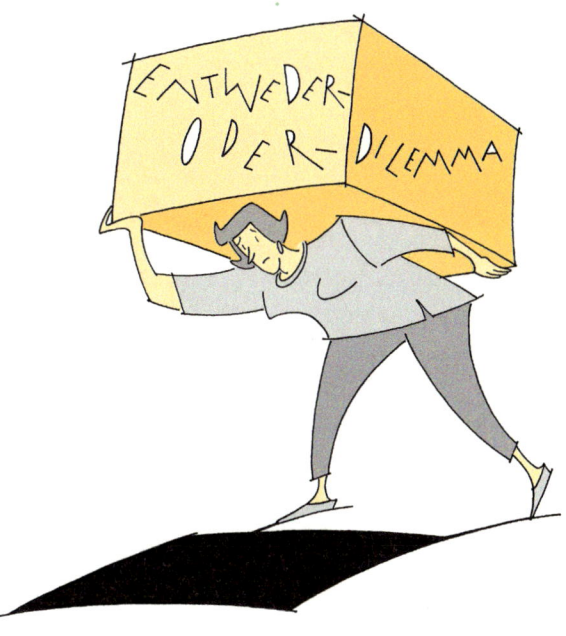

Beispiel Eine Bewohnerin ihres Pflegeheimes liegt im Sterben. Sie betreuen sie während des gesamten Frühdienstes. Zur Schichtübergabe haben Sie das Gefühl, die Dame in ihren letzten Lebensstunden nicht sich selbst überlassen zu können. Sie wissen, dass der Spätdienst weder die Zeit noch die Muße hat, sich auf eine Sterbebegleitung einzulassen.

Auf der anderen Seite haben Sie Ihren Kindern versprochen, sie von der Schule abzuholen, um mit ihnen ins Schwimmbad zu fahren.

Beispiel 2 Zwei Bewohner Ihrer Altenpflegeeinrichtung werden am selben Tag aus dem Krankenhaus entlassen. Beide sind zu diesem Zeitpunkt nicht in der Lage, das Bett zu verlassen, und werden nach einem ausführlichen Assessment als Hochrisikopatienten für Dekubitus eingeschätzt (→ S. 306). Sie entscheiden, dass beide Bewohner eine Wechseldruckmatratze benötigen, die das Dekubitusrisiko minimiert.

Allerdings verfügt Ihre Einrichtung lediglich über eine Matratze, und die zuständige Firma kann frühestens in 24 Stunden eine weitere Wechseldruckmatratze liefern. Wer soll die eine verfügbare Matratze bekommen?

Beispiel 3 Ein Bewohner in der Endphase seines Lebens ist nicht mehr in der Lage, Nahrung zu sich zu nehmen. Einige Mitarbeiterinnen plädieren dafür, dass dem Patienten eine Magensonde (→ Band 2) zur künstlichen Ernährung gelegt wird. Sie argumentieren, dass man keinen Menschen verhungern lassen darf.

Andere Kolleginnen wiederum sind der Meinung, dass man ein Leiden nicht unnötig hinauszögern sollte. Sie glauben, dass man dem natürlichen Tod ins Auge sehen müsse, und Menschen in der Sterbephase kein Hungergefühl mehr haben.

Alle drei Beispiele belegen, dass ethische Dilemmata (Mehrzahl von Dilemma) in der täglichen Praxis der Altenpflege auftreten. Aber wie können Altenpflegekräfte in solchen Momenten zu Entscheidungen kommen, die moralisch vertretbar sind?

Prinzipiell kann man Entscheidungsmöglichkeiten auf der intuitiven (auch: gefühlsmäßigen) oder der kritischen Ebene betrachten. Moralische Entscheidungen des Einzelnen werden in der Regel intuitiv getroffen. Der einzelne Mensch hat im Laufe seiner Erziehung und Entwicklung eine ihm eigene Moral erworben.

Carol Gilligan (1982) hat ein Modell der Moralentwicklung entworfen; sie beruft sich hierbei auf die beiden Moralphilosophen Aristoteles und David Hume (→ S. 39):

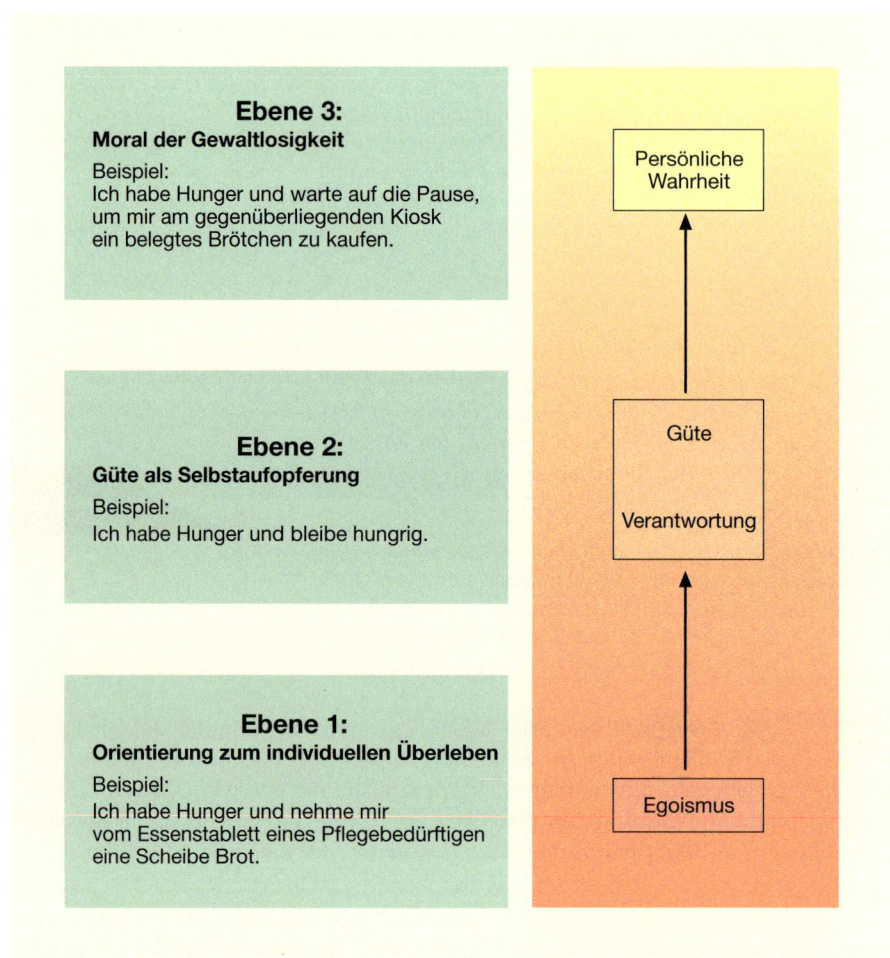

Während ethische Konflikte wie in Beispiel 1 (→ S. 55) häufig von jedem alleine ausgetragen werden, gibt es Konflikte, deren Lösung vom Team getragen werden muss (Beispiel 2, S. 55). Wiederum andere Konflikte haben eine gesellschaftliche Bedeutung, wie das Thema der Sterbehilfe (Beispiel 3, S. 55). Konflikte, deren Entscheidung nicht von einer Person alleine getragen wird, können nach bestimmten Mustern in einer Fallbesprechung diskutiert werden.

Für Fallbesprechungen ethischer Fragestellungen gibt es verschiedene Ansätze, den jeweiligen philosophischen Richtungen entsprechend.

In diesem Kapitel sollen zwei Möglichkeiten vorgestellt werden, die im Gesundheitswesen von Bedeutung sind: Die **Nijmegener Fallbesprechung** und das **Sokratische Gespräch**.

8.3.1 Die Nijmegener Fallbesprechung

Die Nijmegener Fallbesprechung ist in Nijmegen, Niederlande, in den frühen 90er Jahren entwickelt worden. Sie war ursprünglich für den Einsatz in Kliniken bestimmt, ist aber inzwischen mit Erfolg in mehreren Altenpflege- und psychiatrischen Einrichtungen in Deutschland und in den Niederlanden eingesetzt worden. Es ist eine Methode, durch welche in einer interdisziplinären Besprechung eine konkrete Fragestellung nach einem vorgegebenen Protokoll bearbeitet wird.

Die Nijmegener Methode bietet den Vorteil, dass sie nicht auf einer rein abstrakten Ebene vorgeht, sondern einen engen Praxisbezug hat. Weiterhin verschafft sie die Möglichkeit einer konkreten Entscheidungsfindung im Voraus, das heißt, vor der eigentlichen Handlung (*prospektiv*). Hierin unterscheidet sie sich von den meisten anderen Methoden, welche im Nachhinein untersuchen, ob eine Entscheidung richtig oder falsch war (*retrospektiv*).

prospektiv, retrospektiv

pro- lat. = vor, voraus
retro- lat. = zurück
spectare lat. = schauen

Die Nijmegener Methode geht von folgenden Vorannahmen aus:
- Ethische Fragestellungen im Gesundheitswesen haben einen engen Bezug zur täglichen Praxis. Die tägliche Praxis besteht aus der interdisziplinären Zusammenarbeit von verschiedenen Berufsgruppen, den Patienten selbst sowie deren Angehörigen.
- Um Probleme aus der Praxis auf einem ethischen Abstraktionsniveau bearbeiten zu können, muss eine konkrete Fragestellung formuliert werden.
- Moralische Probleme im Gesundheitswesen basieren in der Regel auf einem komplexen Geschehen. Daher müssen in einer Fallbesprechung auch verschiedene Herangehensweisen berücksichtigt werden.
- Eine Konsensfindung ist äußerst wichtig für die Teamarbeit. Eine gefällte Entscheidung sollte von allen Beteiligten getragen werden können.
- Wichtigste Grundlage einer Entscheidungsfindung nach der Nijmegener Methode ist eine gute Moderation der Besprechung ebenso wie ein angemessenes Verhalten aller Beteiligten.

Vorgehen nach der Nijmegener Methode

❶ **Was ist das ethisch-moralische Problem?**
Das Problem muss in einer klaren und eindeutigen Frage formuliert sein.

❷ **Sammeln von Fakten**
  a. Pflegerische Dimension
  b. Medizinische Dimension
  c. Dimensionen anderer beteiligter Berufsgruppen
     (z.B. Physiotherapeuten, Ergotherapeuten, aber auch von Angehörigen)
  d. Organisatorisch-institutionelle Dimension (Art der Einrichtung, ökonomische Hintergründe, Personalschlüssel und andere Ressourcen)

❸ **Einschätzen des Pflegebedürftigen**
  a. Gesundheitszustand
  b. Selbstbestimmung, freier Wille, Wünsche und Bedürfnisse
  c. Verantwortung der beteiligten Berufsgruppen dem Pflegebedürftigen gegenüber

❹ **Eigentliche Entscheidungsfindung**
  a. Rekapitulation des moralischen Problems
  b. Aufdecken unbekannter Details
  c. Argumente pro und contra sammeln
  d. Entscheidung fällen
  e. Evaluation (Beurteilung) vornehmen

8.3.2 Die sokratische Methode oder das sokratische Gespräch

Das sokratische Gespräch ist Anfang des 20. Jahrhunderts von dem Reformpädagogen Leonard Nelson in Deutschland entwickelt worden. Ursprünglich wollte Nelson den Philosophieunterricht an Schulen und Universitäten verbessern. Seine Methode ist von seinem Schüler Gustav Heckmann weiterentwickelt worden. Sie wird bis heute eingesetzt, wenn es darum geht, ein philosophisches oder ethisches Problem durch reine Denkarbeit zu lösen. Im Gegensatz zur Nijmegener Methode geht die sokratische Methode retrospektiv vor, das heißt, sie betrachtet ein Problem im Nachhinein.

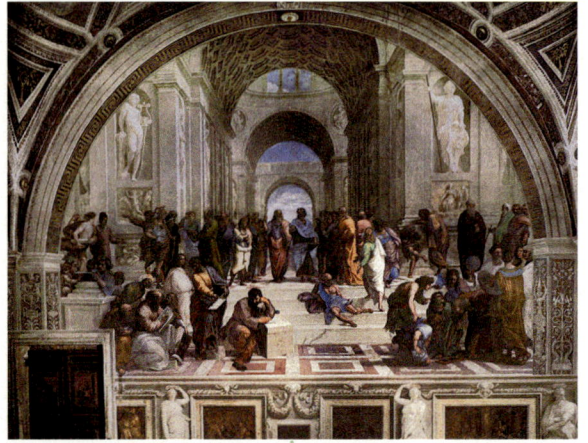

Abb. 1:
Raffaels „Schule von Athen" in den Stanza della Segnatura des Vatikan.
Im Zentrum des Bildes Sokrates und Platon.

Weiterhin soll die Fragestellung allgemein gehalten sein. Erst in einem weiteren Schritt wird ein Beispiel des Alltags gewählt, um anhand dieses Beispiels auf eine allgemeingültige Antwort zu kommen.

Das sokratische Gespräch beruft sich auf die Tradition des altgriechischen Philosophen Sokrates, dessen Philosophie von seinem Schüler Platon als „sokratische Dialoge" festgehalten wurde (→ Abb. 1).
Das Gelingen des sokratischen Gesprächs ist genauso wie die Nijmegener Fallbesprechung von der Moderation und vom Verhalten der Beteiligten abhängig.

Das sokratische Gespräch wird auch gerne als Uhrglas dargestellt (→ Abb. 2), da es vom Allgemeinen über das Spezielle hin zum Allgemeinen schließt:

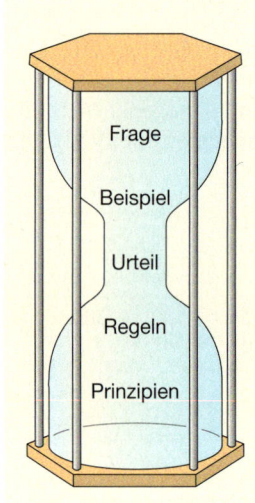

Frage
Beispiel
Urteil
Regeln
Prinzipien

Abb. 2:
Modell des sokratischen Gesprächs

Vorgehen beim Sokratischen Gespräch

❶ Allgemeines Problem als Frage formulieren.

❷ Ein hierzu passendes konkretes Beispiel finden. Dieses Beispiel sollte aus dem Erfahrungsschatz eines der Teilnehmer entnommen werden.

❸ In einer nach strengen Regeln geführten Argumentation wird ein Urteil bezüglich des Fallbeispiels gefällt.

❹ Aus diesem Urteil werden Regeln abgeleitet.

❺ Aus den Regeln wird ein allgemeingültiges Prinzip formuliert.

Vergleich der Nijmegener Methode und des sokratischen Gesprächs zur ethischen Entscheidungsfindung im Gesundheitswesen

	Anlass	Perspektive	Absicht
Nijmegener Methode	Konkretes Entscheidungsproblem	prospektiv	Moralisch gerechtfertigte Entscheidung
Sokratisches Gespräch	Allgemeine moralische Fragestellung	retrospektiv	Entwicklung von Leitlinien und Prinzipien

Lernfeld 1.2
Pflege alter Menschen planen, durchführen, dokumentieren und evaluieren

1 Wahrnehmung und Beobachtung

1.1 Wahrnehmungsprozess

Wahrnehmung ist im eigentlichen Sinne des Wortes erst einmal w a h r - n e h m e n. Wir als Personen nehmen die Umwelt wahr und erstellen so unsere eigene Realität. Wahrnehmung beginnt mit einem Sinnesreiz (z.B. Sehen, Ertasten, Schmecken). Dieser Reiz wird von unserem Gehirn bearbeitet, bis im Kopf das Bild unserer Wahrnehmung entsteht. Dieser Prozess wird in der Psychologie auch Wahrnehmungsprozess genannt.

Der Wahrnehmungsprozess besteht aus folgenden Schritten:
- Empfinden
- Organisieren
- Identifizieren
- Einordnen

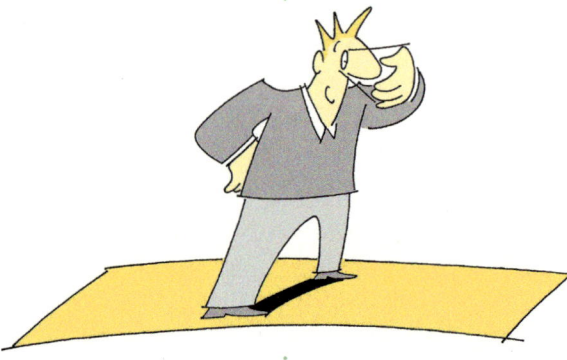

Empfinden

Die Empfindung ist ein **physiologischer Prozess**. Ein Reiz aus unserer Umwelt (z.B. Raumtemperatur beim Betreten einer Wohnung) oder ein Reiz durch unseren Körper (z.B. Schmerz bei Entzündung) trifft auf das komplexe → Reizempfindungssystem. Dieser physikalische Reiz (z.B. Licht, Wärme, Druck) oder chemische Reiz (z.B. hormonelle Botenstoffe im Körper) wird von Nervenendigungen der → Sinneszellen in **elektrische Impulse** umgewandelt, durch welche die Information in unserem Nervennetzwerk weitergeleitet wird.

Reizempfindungssystem
→ S. 108

Sinneszellen
→ S. 189

Beispiel **Das Sehen:** Unser Auge funktioniert wie eine Kamera, durch deren Linse (die Pupille) das Licht (physikalischer Reiz) auf die Netzhaut geleitet wird. Dort befinden sich hoch spezialisierte Nervenzellen, die Zapfen und Stäbchen, welche Helligkeit und Farbe des Lichtes registrieren. Diese Informationen werden in elektrische Impulse umgewandelt und über verschiedene Nervenbahnen an das Gehirn weitergeleitet.

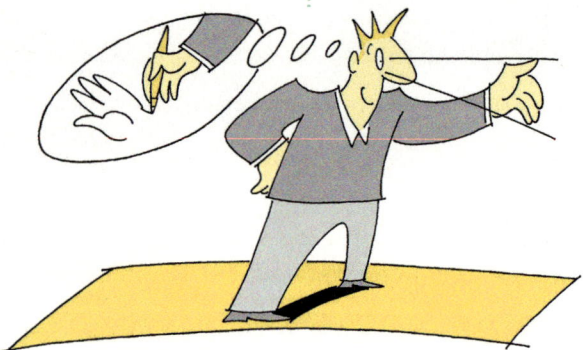

Organisieren

In diesem zweiten Schritt werden die aufgenommenen Informationen weiterverarbeitet. Die Unmenge an Datenmaterial wird mit früheren Erfahrungen verglichen, um z.B. die Intensität (Farbe), Form und Größe feststellen zu können.

Beispiel Wir halten unsere Hand einmal ca. 10 cm und einmal ca. 60 cm vor unser Gesicht und blicken auf ein Poster auf der Wand. Das eine Mal ist die Hand in der Lage, das Poster an der Wand zu verdecken, das andere Mal kann man einen Großteil des Posters noch erkennen. Dennoch geht kein Mensch davon aus, dass unsere Hand ihre Größe verändert hat. Wir wissen aus unserer Erfahrung, dass Gegenstände, welche näher an unseren Augen sind, größer erscheinen.

Somit hat das Gehirn ein Abbild des anvisierten Gegenstandes (z.B. Hand) bezüglich seiner Größe, Form und Intensität (Farbe) organisiert.

Identifizieren

Das nun bereits organisierte Abbild wird mit Bildern, welche wir bereits vielmals gesehen haben, verglichen. So können wir erkennen, dass die Farben, Formen und die Größe der Abbildung dem Bild einer Hand entsprechen.

Obwohl jede Hand, jede Zeichnung einer Hand oder auch eine abstrakte Darstellung anders aussieht, erkennen wir alle Bilder als den Gegenstand Hand.

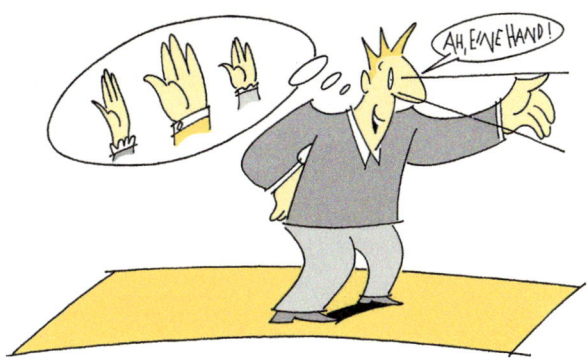

Einordnen

An dieser Stelle erkennt unser Gehirn die gesehene Hand in ihrer jeweiligen Funktion. So sind die meisten Menschen in der Lage unterschiedliche Funktionen einer sich uns nähernden Hand erkennen zu können.

Wir wissen aus unserer Vorerfahrung, ob die Hand fürsorglich im Sinne einer streichelnden Hand ist oder uns bedrohlich werden könnte, wie z.B. die Hand, die Gewalt ausübt.

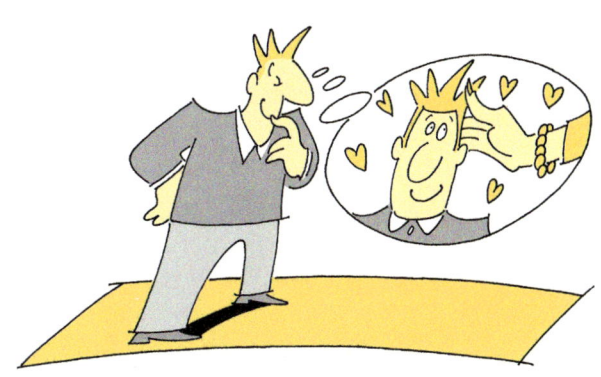

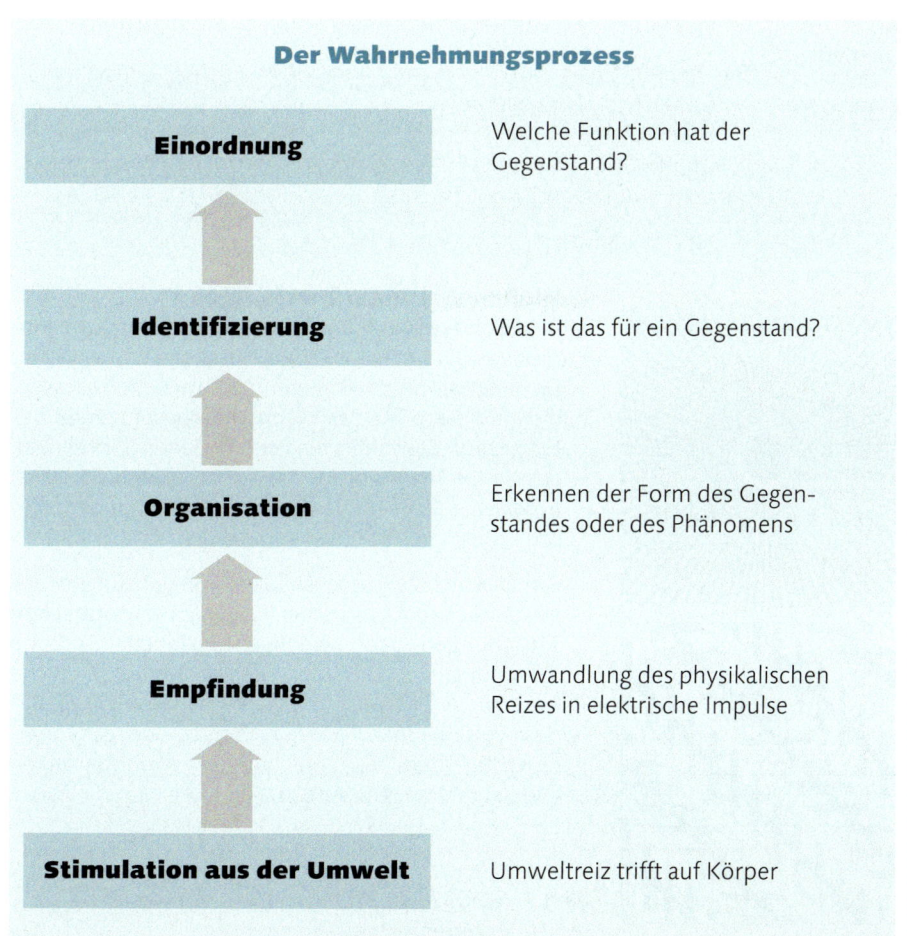

Der Wahrnehmungsprozess

Einordnung	Welche Funktion hat der Gegenstand?
Identifizierung	Was ist das für ein Gegenstand?
Organisation	Erkennen der Form des Gegenstandes oder des Phänomens
Empfindung	Umwandlung des physikalischen Reizes in elektrische Impulse
Stimulation aus der Umwelt	Umweltreiz trifft auf Körper

Sinnesorgane
→ S. 189.

Die menschlichen Sinne

Unser Körper ist in der Lage, verschiedene Umweltreize über verschiedene Körpersysteme wahrzunehmen. Diese vom Nervensystem gesteuerten Körpersysteme werden Sinne genannt.

Die Physiologie kennt sieben Sinne, das Sehen, das Hören, das Empfinden (der Haut), den Geruch, den Geschmack, das Gleichgewicht und den Bewegungssinn. In der folgenden Tabelle sehen Sie einen Überblick über das gesamte Wahrnehmungssystem des Menschen.

Sinne	Reiz	Sinnes-organ	Rezeptor (Nervenzelle)	Empfindung
Sehen	Lichtwellen	Auge	Zapfen und Stäbchen in der Netzhaut	Farben, Helligkeit, Muster, Oberflächen-beschaffenheit
Hören	Schallwellen	Ohr	Haarzellen in der Schnecke des Ohres	Lautstärke, Töne, Geräusche
Empfindung der Haut	Äußerer Kontakt, Berührungen jeder Art	Haut	Nervenendigungen der Haut	Schmerz, Berührung, Wärme, Kälte
Geruch	Geruchsstoffe, z.B. Parfüm, Nahrung, Blumen	Nase	Haarzellen in der oberen Nasenmuschel	Düfte
Geschmack	Geschmacksstoffe, z.B. Salz, Zucker, Säure	Zunge	Geschmacksknospen der Zunge	Geschmacks-empfindungen
Gleichgewicht	Schwerkraft, mechanische Kraft	Innenohr	Haarzellen in den Bogengängen des Innenohres	Bewegung im Raum
Bewegung	Bewegung	Muskeln, Sehnen, Gelenke	Nervenfasern	Bewegung und Orientierung von Körperteilen im Raum, z.B. das Bewegungsspiel der Beine beim Laufen

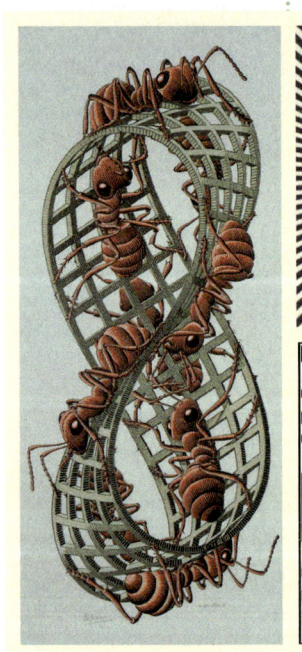

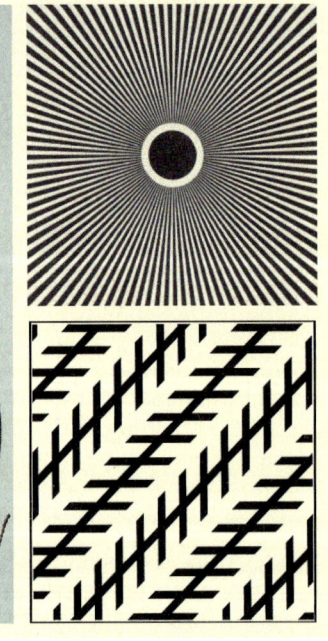

Wahrnehmungstäuschungen

Insbesondere die Schritte des Identifizierens und Einordnens sind menschlichen Irrtümern unterworfen. Das liegt an den vielfältigen psychischen Prozessen, die an diesem Teil des Wahrnehmungsprozesses beteiligt sind. Besonders die verschiedenen Blickwinkel, aus denen man Objekte betrachten kann, wie auch unterschiedliche Erwartungshaltungen können diesen Prozess beeinflussen.

Am deutlichsten werden diese Fehlleistungen des menschlichen Gehirns bei so genannten **optischen Täuschungen** oder **visuellen Illusionen**. Optische Täuschungen sind Bilder, welche unterschiedliche Auslegungen zulassen. Häufig kann man in diesen Bildern verschiedene Figuren erkennen, oder gar vorgetäuschte Tatsachen, die unseren Vorerfahrungen widersprechen (z.B. Abb. 1).

Abb. 1: Optische Täuschungen (links: Möbius-Band, rechts: Verzerrungen von Dimensionen

Wie diese Bilder wahrgenommen werden, kann von einer Vielzahl von Einflussfaktoren abhängen:

- Vorwissen
- Vorerfahrung
- Umwelteinflüsse
- Erwartungshaltungen

Diese Einflussfaktoren werden in der Psychologie **Kontext- und Erwartungseinflüsse** genannt.

Beispiel Betrachten Sie die nebenstehenden Abbildungen. Was sehen Sie?

Mit großer Wahrscheinlichkeit haben Sie in der ersten Abbildung eine alte und in der zweiten Abbildung eine junge Frau gesehen.

Der Grund hierfür liegt in der Bildüberschrift, welche Ihnen eine Erwartungshaltung vermittelt hat. Sie werden aber feststellen, dass in beiden Abbildungen sowohl eine alte als auch eine junge Frau zu erkennen ist.

Im Wahrnehmungsprozess werden Informationen aus der Umwelt zu einer subjektiven Wahrnehmung umgewandelt. Hierbei kann es zu Fehlleistungen des Gehirns kommen. Aufgrund der vielfältigen Einflüsse unseres Gehirns müssen wir davon ausgehen, dass die Wahrnehmung jedes Menschen anders und eigen funktioniert. Aus diesem Grunde wird zwischen **subjektiven und objektiven Kriterien** unterschieden. Subjektive Kriterien unterliegen dem Wahrnehmungsprozess, während objektive Kriterien möglichst unbeeinflusst sein sollten.

Beispiel Sie kommen in der ambulanten Pflege zu Frau Konrad nach Hause und empfinden die Raumtemperatur in der Wohnung als überheizt. Frau Konrad aber bittet Sie darum, die Heizung noch weiter aufzudrehen, da sie friert. Da Sie zur Lösung des Konfliktes beitragen wollen, kontrollieren Sie das Raumthermometer und stellen eine Temperatur von 20 °C fest.

Während die Wahrnehmung der Raumtemperatur sowohl bei Ihnen als auch bei Frau Konrad subjektiv und damit verschieden ist, gibt das Thermometer eine objektive Aussage, die allerdings **keine** Aussage über Ihre persönliche Empfindung macht.

Eine alte Frau

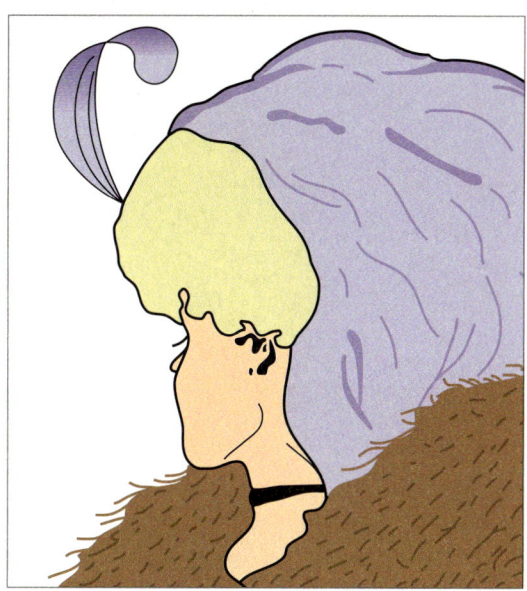

Eine junge Frau

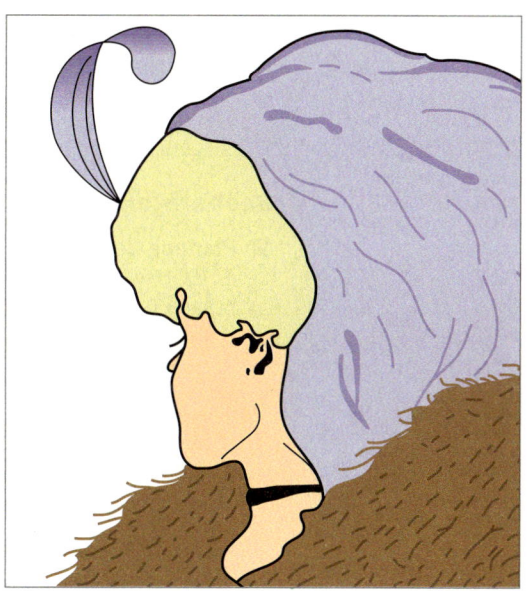

1.2 Beobachtung und Beobachtungsprozess

Beobachtung ist für die meisten Menschen eine Alltagshandlung. Manche Menschen beobachten genauer, andere weniger genau, wieder andere vielleicht gar nicht. In den meisten Fällen findet die Beobachtung jedoch unbewusst statt.

Zu unterscheiden davon ist die systematische oder wissenschaftliche Beobachtung, die folgendermaßen definiert werden kann:

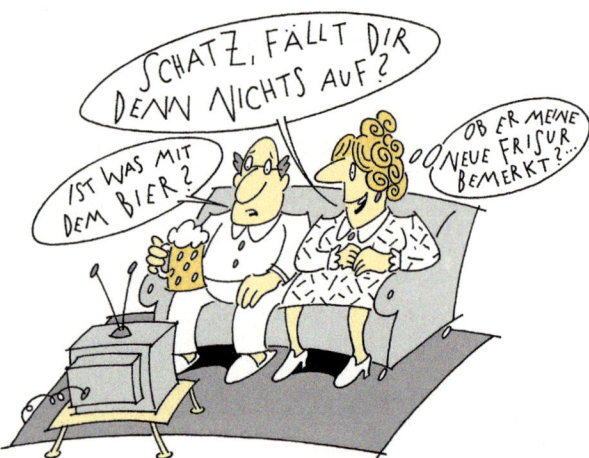

Unter systematischer oder wissenschaftlicher Beobachtung versteht man die direkte Beobachtung
- menschlicher Handlungen
- sprachlicher Äußerungen
- nonverbaler Reaktionen (z.B. Mimik, Gestik, Körpersprache)
- Veränderungen des Körpers (z.B. Hautfarbe, Zittern)
- sozialer Merkmale (Kleidung, Rituale, Symbole)

Hinweis In der Altenpflege ist es wichtig, unter den nonverbalen Reaktionen auch Veränderungen des Körpers (z.B. Hautfarbe, Zittern) zu erkennen.

Die Beobachtung der Pflegebedürftigen ist eine wesentliche Tätigkeitsform der Pflegefachkräfte. Auch hier findet Beobachtung kontinuierlich und zum Teil unbewusst statt. In bestimmten Bereichen der Pflege muss die Beobachtung systematisch erfolgen. Die systematische Beobachtung ist geplant und zielgerichtet und eine grundlegende Methode der Datenerfassung (→ S. 87).

Beobachtungsprozess

❶ Planung der Beobachtung
   a. Wen will ich beobachten?
   b. Was will ich beobachten?
   c. Gibt es für meine Zwecke ein Beobachtungsinstrument, z.B. ein Beobachtungsblatt, einen Anamnesebogen oder ein Assessmentinstrument (→ S. 69)?

❷ Durchführung der Beobachtung
   a. Möglichst objektiv
   b. Möglichst wertfrei
   c. Möglichst vollständig

❸ Auswertung der Beobachtung

❹ Dokumentation der Beobachtung
   Entsprechend dem Dokumentationssystem (→ S. 89)

❺ Beurteilung der Beobachtungsergebnisse
   Ergeben sich aus dem Beobachteten Konsequenzen für die Pflege?

Hinweis Die eigentliche Beobachtung ist strikt getrennt von der Bewertung und Beurteilung des Beobachteten!

Die Beobachtung beeinflussende Faktoren

Da unsere Beobachtung stark vom Wahrnehmungsprozess beeinflusst ist, unterliegt man immer wieder Täuschungen. Vor diesen „Fehlern" ist keine Pflegefachkraft gefeit; dennoch sollen im Folgenden die gängigsten Beobachtungs- und Beurteilungsfehler genannt werden. Als Beispiel dient die Beobachtungs- und Beurteilungssituation in der Ausbildung, die jeder schon einmal kennen gelernt hat. Sie werden während des Unterrichts von Ihren Lehrern oder in einer Ausbildungssituation von Ihrer Praxisanleiterin kontinuierlich beobachtet. Auch hier findet diese Beobachtung teilweise bewusst oder unbewusst statt.

- **Halo-Effekt** (auch Pygmalion-Effekt)
  Im Rahmen der Beurteilungsproblematik bedeutet der Halo-Effekt das Überstrahlen des Urteils von einem hervorstechenden Kriterium. Er tritt dann auf, wenn ein positiver oder negativer Eindruck von bestimmten Eigenschaften eines Menschen die dennoch vorhandenen Fehler oder Stärken in anderen Bereichen „überstrahlt".
  Daher lauten gleichbedeutende Bezeichnungen auch: Überstrahlungsfehler, Ausstrahlungsfehler, Abfärbungseffekt. Der Beurteiler unterliegt dem Fehler der ungerechtfertigten Verallgemeinerung. Er schließt von einer erlebten Situation auf das Gesamtverhalten des Auszubildenden. So wird ein Pünktlichkeit liebender Ausbilder einen pünktlichen Auszubildenden leicht auch in anderer Hinsicht positiv beurteilen.

- **Logikfehler**
  Der Ausbilder schlussfolgert von beobachtbaren auf nicht beobachtbare Merkmale. Zum Beispiel: Wenn ein Auszubildender sorgfältig und fleißig arbeitet, dann müssen auch die Leistungsergebnisse gut sein. „Hauptfächer gut – alles gut!"

- **Korrekturfehler bzw. Klebeeffekt**
  Der Ausbilder orientiert sich an früheren Beurteilungen. Das können auch die vorgelegten Schulzeugnisse sein. Seine Unsicherheit in Fragen der Beurteilung führt dazu, sich auf das Urteil anderer zu verlassen bzw. ein einmal gefälltes Urteil nicht korrigieren zu wollen. Er möchte nicht eingestehen, dass er vielleicht ein Fehlurteil abgegeben hat. Der Ausbilder korrigiert „seine Beurteilung" nach früheren Beurteilungen: „Wer einmal schlecht war, kann nicht besser werden!"

- **Der letzte Eindruck** (recency-effect)
  Oft bleibt auch der letzte Eindruck besonders haften – zum Beispiel der dem Ausfüllen des Beurteilungsformulars unmittelbar vorangegangene Eindruck von Leistung und des Sozialverhaltens. Auch er kann die Wahrnehmung und das daraus folgende Urteil erheblich verzerren.

- **Andorra-Effekt** (self-fulfilling-prophecy)
  In dem Schauspiel „Andorra" von Max Frisch geht es um den Jungen Andri, der nach der Volksmeinung ein Judenkind, in Wirklichkeit aber das uneheliche Kind eines Lehrers ist. Die Leute von Andorra erwarten von einem Juden ein ganz bestimmtes Verhalten: Geiz, Feigheit, Faulheit. Diese ihre Erwartungen setzen sie in Andri, der sich anfangs dagegen wehrt, dann resigniert und die „Erwartungen" seiner Umwelt erfüllt: er wird geizig, feige und faul. Damit sehen sich die Leute von Andorra bestätigt. Mit dem nach diesem Stück bezeichneten „Andorra-Effekt" wird jemand so, wie man es von ihm erwartet. Die Erwartungen prägen das Verhalten. Dies gilt auch in positiver Richtung. Wenn der Ausbilder dem Auszubildenden eine Leistung zutraut, wird dieser sie in der Regel auch erbringen. Man spricht bei diesem Effekt auch von der sich selbst erfüllenden Prophezeiung (self-fulfilling-prophecy).

- **Der erste Eindruck** (primacy-effect)
  Viele Menschen stehen auf dem Standpunkt, dass der erste Eindruck entscheidend sei. In der Tat haftet er oft fester als die nachfolgenden Eindrücke. Er liefert häufig schon ein festes Urteil, das manchmal unkorrigiert weiterläuft und damit zum Vorurteil werden kann. Dieser erste Eindruck steuert die Aufnahme weiterer Informationen und auch das Verhalten. Man denke an Sympathie und Antipathie.

2.1   Historische Aspekte des Pflegeprozesses

Pflegende haben in einer langen Tradition krankheitsorientiert Patienten versorgt. Heute ist durch die Veränderungen im Gesundheits- und Sozialwesen ein Umdenken notwendig geworden. Der Patient wurde zum Klienten, der Insasse zum Heimbewohner. Pflege sollte klientenorientiert sein. Ein Schritt in diesem Veränderungsprozess war die Einführung der Definition von Pflege als Pflegeprozess in den 50er- und 60er-Jahren des vorigen Jahrhunderts in den USA.

Der Begriff Pflegeprozess wurde zunächst in den USA und später auch in anderen Ländern dazu benutzt, Pflege als professionelles Handeln zu definieren.

In Deutschland ist dem Pflegeprozess durch die Qualitätsdiskussionen in und über die Pflege Ende der 80er-Jahre vermehrt Aufmerksamkeit gewidmet worden. Es wurde Gesundheitspolitikern wie auch Vertretern der Pflegebranche bewusst, dass eine ausreichende Pflegequalität ein notwendiges Kriterium in der Überprüfung von erbrachten Pflegeleistungen sein muss.

Nachdem schon im Krankenpflegegesetz von 1985 der Pflegeprozess als Lerninhalt für die Krankenpflegausbildung festgehalten wurde, sind 1994 mit der Einführung der Pflegeversicherung Maßnahmen zur Sicherung der Pflegequalität bundesweit vereinheitlicht worden (§ 80 Abs. 1 SGB XI).

„

§ 80 Maßstäbe und Grundsätze zur Sicherung und Weiterentwicklung der Pflegequalität

… (1) Die Spitzenverbände der Pflegekassen, die Bundesarbeitsgemeinschaft der überörtlichen Träger der Sozialhilfe, die Bundesvereinigung der kommunalen Spitzenverbände und die Vereinigungen der Träger der Pflegeeinrichtungen auf Bundesebene vereinbaren gemeinsam und einheitlich unter Beteiligung des Medizinischen Dienstes der Spitzenverbände der Krankenkassen sowie unabhängiger Sachverständiger Grundsätze und Maßstäbe für die Qualität und die Qualitätssicherung der ambulanten und stationären Pflege sowie für die Entwicklung eines einrichtungsinternen Qualitätsmanagements, das auf eine stetige Sicherung und Weiterentwicklung der Pflegequalität ausgerichtet ist. Sie arbeiten dabei mit dem Verband der privaten Krankenversicherung e.V., den Verbänden der Pflegeberufe sowie den Verbänden der Behinderten und der Pflegebedürftigen eng zusammen. Die Vereinbarungen sind im Bundesanzeiger zu veröffentlichen; sie sind für alle Pflegekassen und deren Verbände sowie für die zugelassenen Pflegeeinrichtungen unmittelbar verbindlich.

Quelle:
SGB XI – Soziale Pflegeversicherung – Siebtes Kapitel,
Beziehungen der Pflegekassen zu den
Leistungserbringern,
Vierter Abschnitt,
Wirtschaftlichkeitsprüfungen und Qualitätssicherung

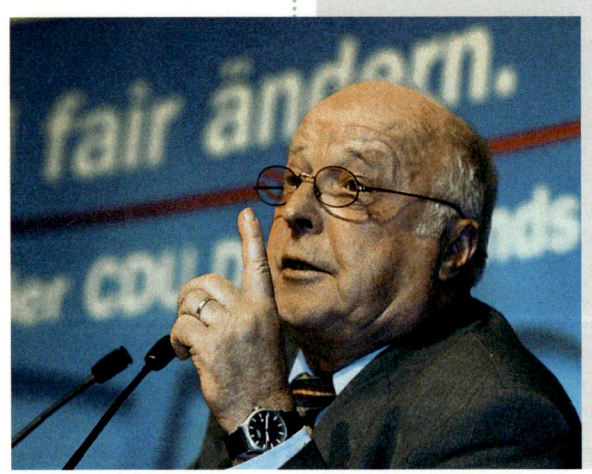

Abb. 1: Norbert Blüm, 1982–1998 Bundesminister für Arbeit und Sozialordnung, führte 1994 die Pflegeversicherung ein.

2.2 Modelle des Pflegeprozesses

Der zur Qualitätssicherung dienende Pflegeprozess ist in verschiedenen Modellen entwickelt worden.

NANDA
→ S. 74

NIC = Nursing Intervention Classification (Klassifikation der Pflegeinterventionen), NOC = Nursing Outcome Classification (Klassifikation der Pflegeergebnisse)

Das 3-Stufen-Modell (angelehnt an die Klassifikationssysteme → NANDA, NIC, NOC)

1. Pflegediagnose
2. Pflegeintervention
3. Pflegeergebnis

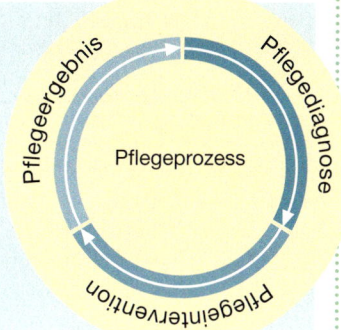

Das 4-Stufen-Modell (von der WHO empfohlen)

1. Einschätzung (Assessment)
2. Planung
3. Durchführung
4. Bewertung (Evaluation)

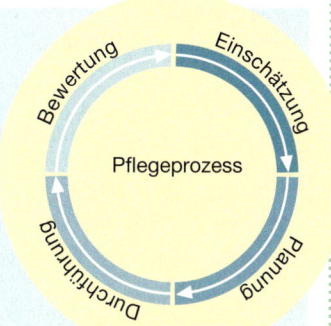

Das 5-Stufen-Modell (vor allem in den USA verbreitet)

1. Einschätzung (Assessment)
2. Diagnose (→ S. 37)
3. Planung
4. Durchführung
5. Bewertung (Evaluation)

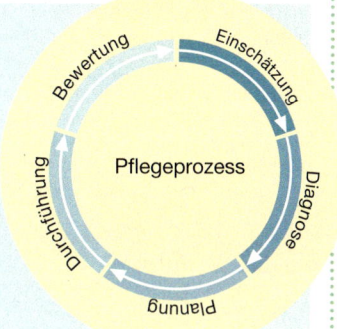

Das 6-Stufen-Modell (nach Fiechter & Meier, 1981; vor allem im deutschsprachigen Raum verbreitet)

1. Informationssammlung (→ S. 69)
2. Erkennen von Ressourcen und Pflegeproblemen (→ S. 75)
3. Festlegen der Pflegeziele (→ S. 76)
4. Planung der Pflegemaßnahmen (→ S. 76)
5. Durchführung der Pflege
6. Beurteilung der Wirkung (Evaluation → S. 77)

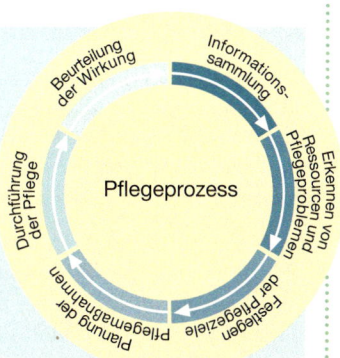

2.3 Pflege als Problemlösungsprozess

> Der Pflegeprozess besteht aus einer Reihe von logischen, voneinander abhängigen Überlegungs-, Entscheidungs- und Handlungsschritten, die auf eine Problemlösung, also auf ein Ziel hin ausgerichtet sind und im Sinne eines Regelkreises einen Rückkopplungseffekt (feed back) in Form von Beurteilung und Neuanpassung enthalten.
>
> *Fiechter, Verena/Meier, Martha:*
> *Pflegeplanung, Basel, 8. Auflage, Recom, 1992, S. 30*

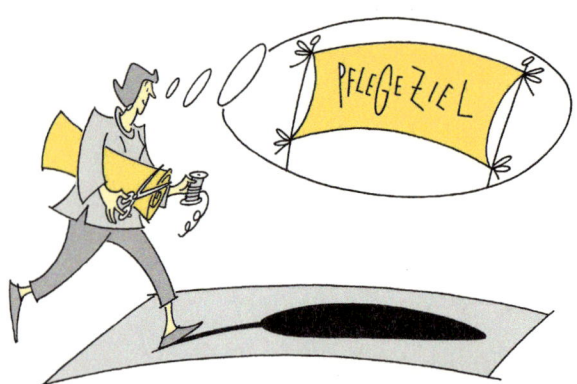

Diese Definition macht deutlich, dass in der Pflege ein zielorientiertes Arbeiten verlangt wird. Im Gegensatz zu der intuitiven Pflege (z. B. eines kranken Kindes oder Angehörigen), geht eine an einem Problemlösungsprozess orientierte Pflege davon aus, dass jeder Schritt des Pflegeprozesses durchdacht, dokumentiert und bewertet wird.

Die Evaluation des Pflegeprozesses dient hierbei dem Zweck, die eigene Arbeit kritisch zu bewerten, die Pflegequalität erfassbar und überprüfbar zu machen sowie Pflegeergebnisse auch wissenschaftlich erforschen zu können.

2.4 Pflege als Beziehungsprozess

> Pflege ist ein zwischenmenschlicher Beziehungsprozess, bei dem zwei Personen (Pflegender und Gepflegter) zueinander in Kontakt treten, um ein gemeinsames Ziel, das Pflegeziel, zu erreichen.
>
> *Fiechter, Verena/Meier, Martha:*
> *Pflegeplanung, Basel, 8. Auflage, Recom, 1992, S. 31*

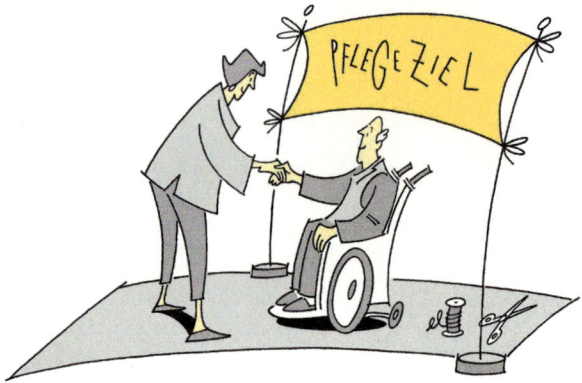

Pflege ist also noch mehr als ein technischer oder ein naturwissenschaftlicher Problemlösungsprozess. Die Beziehung zwischen Pflegefachkraft und Pflegebedürftigen sowie deren Aufbau und Entstehung ist von erheblicher Bedeutung. Die Planung der Pflegemaßnahmen, wie auch die Festlegung der Pflegeziele, erfolgt gemeinsam mit der pflegebedürftigen Person. Pflegeziele dürfen prinzipiell nicht gegen den Willen einer Person festgelegt werden. Der Beziehungsprozess Pflege ist kein starres Gebilde, sondern bedarf der täglichen Arbeit und Überprüfung. Der Beziehungsprozess ist damit dynamisch (beweglich).

2.5 Pflegetheorien und Pflegeprozess

Die erste Pflegetheoretikerin, die den Pflegeprozessgedanken in ihrer Theorie aufnahm, war Ida Jean Orlando. Sie veröffentlichte 1961 ihr Werk mit dem Titel „*The Dynamic Nurse-Patient Relationship: Function, Process and Principles of Professional Nursing Practice*" (Die dynamische Beziehung zwischen Pflegekraft und Patient: Funktion, Prozess und Grundlagen einer professionellen Pflegepraxis).

Auch andere Theoretikerinnen schlossen sich diesem Gedanken an und verabschiedeten sich von der medizingeleiteten Pflege, wie auch von der intuitiven Pflege. Besonders hervor traten hierbei Virginia Henderson, → Hildegard Peplau und → Dorothea Orem. Deren Theorien schafften eine Grundlage für die Einführung einer prozesshaften Pflege in den USA.

Hildegard Peplau
→ S. 28

Dorothea Orem
→ S. 26

Von jedem Mediziner wird erwartet, dass er vor einer Behandlung den Menschen eingehend untersucht und eine eindeutige Diagnose stellt. Diese Diagnose könnte als Beispiel eine Bronchitis (Entzündung der Bronchien der Lunge) sein. Der Mediziner unterscheidet dann noch, ob diese Entzündung akut oder chronisch ist, sodass am Ende z. B. die Diagnose „akute Bronchitis" steht. Abhängig von dieser Diagnose entscheidet der Arzt sich für eine spezielle Behandlung nach dem (neuesten) Stand des medizinischen Wissens.

Diagnose
diagnoskein gr. = genau untersuchen

Diesen Diagnoseprozess findet man auch in der Pflege wieder. Nach einer eingehenden Anamnese oder einem **Assessment** stellt die Pflegefachkraft eine oder mehrere **Pflegediagnosen** fest.

Aufgrund der erhobenen Pflegediagnose erstellen Pflegende eine Pflegeplanung, in welcher die individuellen pflegerischen Maßnahmen nach dem (neuesten) Stand pflegerischen Wissens festgelegt werden. Somit sind Pflegediagnosen ein wichtiger Bestandteil des Pflegeprozesses (→ Abb. 1).

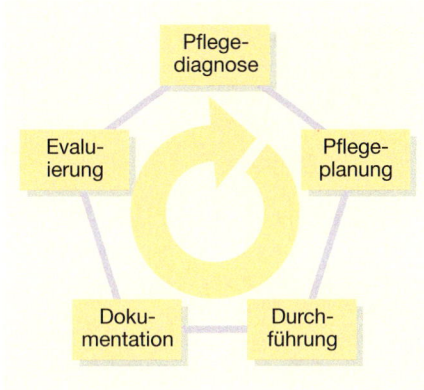

Anamnese
gr.-lat. = Erinnerung

Abb. 1:
Pflegediagnosen als Element des Pflegeprozesses

3.1 Pflegeanamnese (Pflegeassessment)

Die Pflegeanamnese kann als Sammlung für die Pflege relevanter Informationen und/oder Daten verstanden werden und ist der erste Schritt und damit auch der Ausgangspunkt des Pflegeprozesses. Aus dem Englischen abgeleitet wird dieser Teil des Prozesses auch Pflegeassessment genannt.

Assessment
engl. = Einschätzung

Daten, die vom Pflegepersonal erhoben werden, können grundsätzlich in vier verschiedene Kategorien eingeteilt werden:

Subjektive Daten	**Objektive Daten**	**Vergangene (historische) Daten**	**Aktuelle Daten**
kennzeichnen die individuelle Perspektive auf eine Situation oder eine Reihe von Erfahrungen (z. B. Person beschreibt Müdigkeit).	bestehen aus beobachtbaren oder messbaren Daten (z. B. Blutdruck, Herzfrequenz, Körpertemperatur).	beinhalten Informationen, welche vor längerer Zeit gesammelt worden sind (z. B. ein alter Pflegebericht, Informationen von einem früheren Krankenhausaufenthalt).	beschreiben aktuelle Situationen (z. B. Erbrechen).

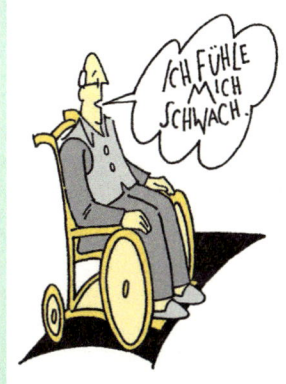
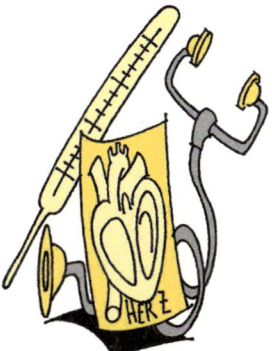
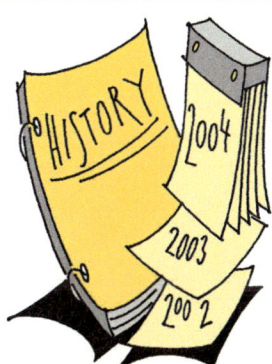
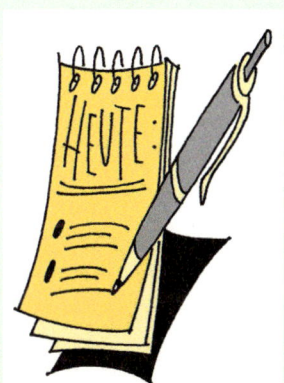

Es gibt also jeweils zwei gegenüberstehende Begriffspaare: Subjektiv-Objektiv oder Historisch-Aktuell. Diese Zuteilung kann bei der Systematisierung der Datendokumentation hilfreich sein.

Folgende Daten sollten für eine ausführliche Pflegeanamnese gesammelt werden:

- **Angaben zur Person**
- **Vorgeschichte**
  - Allgemeinbefinden
  - Erkrankungen
  - Impfungen
  - Gewohnheiten
- **Aktuelle Anamnese**
  - Jetzige Beschwerden
  - Wissen über diese Beschwerden
  - Soziale Situation
- **Familienanamnese**
- **Psychosoziale Anamnese**
- **Medikamentöse Behandlung**
- **Untersuchung von Körpersystemen**
  - Atemwegssystem
  - Herz-Kreislaufsystem
  - Neurologisches System
  - Gastrointestinales System (Verdauungstrakt)
  - Bewegungsapparat
  - System der Haut und Hautanhangsorganen
  - Psychosozial/psychiatrisch/mental

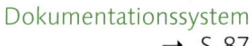

Dokumentationssystem
→ S. 87

Im Anamnesegespräch werden all diese Daten erhoben und im → Dokumentationssystem der Einrichtung festgehalten. Hierbei soll das Gespräch nicht als Frage- und Antwortspiel verstanden werden: Aus Erzählungen und Berichten der Personen ergeben sich häufig ebenso wichtige Daten wie aus konkret erfragten Auskünften. Aufgrund dieser Daten werden dann die → Pflegediagnosen erhoben und dokumentiert.

Pflegediagnosen
→ S. 73

3.2 Assessmentinstrumente

Um systematisch ein Assessment durchführen zu können, werden so genannte Assessmentinstrumente benötigt. Diese Instrumente muss man sich wie ein Fieberthermometer vorstellen: Um Fieber messen zu können, brauche ich ein Thermometer. Aber nicht jedes Thermometer ist geeignet, um Fieber zu messen. Ich benötige ein Thermometer, das genau den Bereich der Körpertemperatur messen kann, also zwischen 34 °C und 42 °C sein . Ein Thermometer, welches die Wettertemperatur angibt, ist für die Fiebermessung untauglich.

Genauso verhält es sich mit den pflegerischen Messinstrumenten. Diese müssen auf ihre Gültigkeit und Messfähigkeit hin getestet werden. Misst mein Instrument genau das, was es messen soll? Misst mein Instrument immer das gleiche? Diese Fragen stellen die Pflegewissenschaftler, wenn sie Messinstrumente überprüfen. Sie testen Assessmentinstrumente auf Reliabilität (Messgenauigkeit) und auf Validität (Gültigkeit).

*Ein systematisch durchgeführtes Assessment kann **nie** das persönliche Gespräch miteinander sowie die konsequente Patientenbeobachtung ersetzen!*

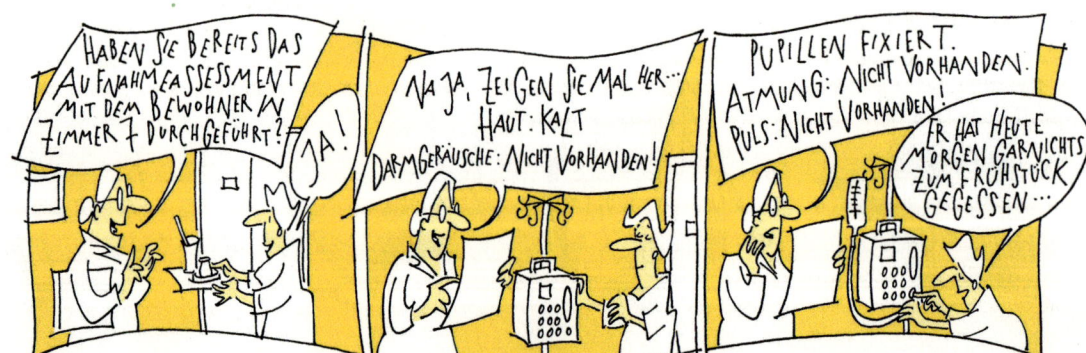

Es werden also Messinstrumente in der Pflege entwickelt, die bestimmte Phänomene messen, z. B. misst die → Braden-Skala das Risiko, einen Dekubitus zu entwickeln, die → Glasgow-Koma-Skala kann den Bewusstseinszustand eines Menschen messen. Mithilfe der Braden-Skala kann aber nicht festgestellt werden, welche Wünsche der befragte Mensch für seine Körperpflege hat.

In der Pflege unterscheidet man Messinstrumente hinsichtlich ihrer Verwendbarkeit. Es gibt Assessmentinstrumente, die die Gefahr des Auftretens konkreter Pflegeprobleme messen, wie die schon erwähnte Braden-Skala; es gibt aber auch Instrumente, die einen Überblick über den Allgemeinzustand des Menschen geben. Diese werden Overview-Instrumente genannt. Im Folgenden werden zwei Overview-Instrumente vorgestellt.

Braden-Skala
→ S. 307

Glasgow-Koma-Skala
→ S. 566

overview
engl. = Überblick

Pflegeabhängigkeitsskala (PAS)

Die Pflegeabhängigkeitsskala ist in den Niederlanden entwickelt und ins Deutsche übersetzt worden. Wie der Name schon sagt, misst die PAS die Pflegeabhängigkeit eines Menschen. Die Skala ist angelehnt an die Pflegetheorie von Virginia Henderson, welche 14 Grundbedürfnisse des Menschen festgeschrieben hat. Die PAS wurde um eine Kategorie „Kommunikation" erweitert.

Jedes dieser Grundbedürfnisse wird auf einer Skala von 1 bis 5 eingeschätzt, wobei 1 völlig abhängig und 5 völlig unabhängig bedeutet.

Pflegeabhängigkeit
Beurteilung des Schweregrades der Pflegeabhängigkeit von Patienten*

	Einschätzung 1 (blau)	Einschätzung 2 (rot)
A – Essen und Trinken	5	5
B – Kontinenz	3	4
C – Körperhaltung	4	5
D – Mobilität	3	5
E – Tag- und Nachtrhythmus	5	5
F – An- und Auskleiden	4	5
G – Körpertemperatur	5	5
H – Körperpflege	4	4
I – Vermeiden von Gefahren	4	4
J – Kommunikation	5	5
K – Kontakte mit Anderen	5	5
L – Sinn für Normen & Werte	5	5
M – Alltagsaktivitäten	3	4
N – Aktivitäten zur sinnvollen Beschäftigung	4	5
O – Lernfähigkeit	5	5
Gesamt: Pflegeabhängigkeit	**64**	**71**

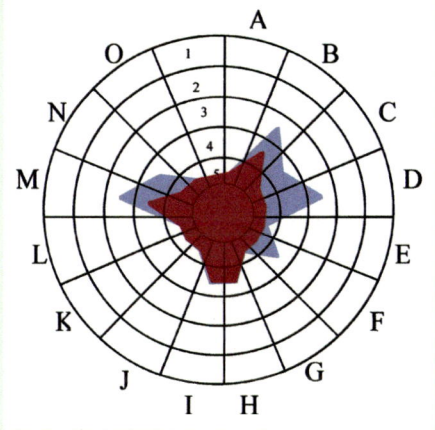

1 = völlig abhängig
2 = überwiegend abhängig
3 = teilweise abhängig
4 = überwiegend unabhängig
5 = völlig unabhängig

Auswertung
- Gesamt-Werte liegen zwischen 15 und 75
- Je niedriger der Wert, desto abhängiger ist der Patient bzw. Heimbewohner

*Quelle:
Institut für Medizin-/Pflegepädagogik und Pflegewissenschaft,
Universitätsmedizin Berlin Charité*

*Hierbei handelt es sich um eine so genannte Kurzform der PAS. Bei der umfassenden Version werden die Einschätzungskriterien genauer beschrieben.

Die deutsche Version der PAS wurde auf Reliabilität (Zuverlässigkeit) und Validität (Gültigkeit) getestet und ist geeignet, die Pflegeabhängigkeit von Menschen in verschiedenen Pflegebereichen, insbesondere auch in geriatrischen Einrichtungen, zu messen. Die Einschätzung der Pflegeabhängigkeit eines Menschen dient Einrichtungen dazu, Pflege effektiv planen, durchführen und evaluieren zu können. Dies beugt der Über- bzw. Unterversorgung von Patienten vor.

Der Barthel-Index

Aktivitäten des
täglichen Lebens
→ S. 33

Der Barthel-Index wurde 1965 in den USA entwickelt. Er ist inzwischen in viele Sprachen übersetzt, unter anderem auch ins Deutsche. Ebenso sind über die Jahre verschiedene Modifizierungen, also Veränderungen, vorgenommen worden.
Der Barthel-Index misst die Selbstpflegefähigkeiten eines Menschen. Als Grundlage dienen hier die → Aktivitäten des täglichen Lebens (ATL). Diese werden entsprechend der Selbstpflegefähigkeit auf einer Skala mit Punkten zwischen 0 und 15 eingeschätzt.

In Deutschland wird das Hamburger Manual zum Barthel-Index von der Bundesarbeitsgemeinschaft klinisch geriatrischer Einrichtungen (BAGkgE) für die Einschätzung in geriatrischen Einrichtungen empfohlen. Ebenso wird der Barthel-Index auch vermehrt eingesetzt, um Daten für die pflegewissenschaftliche Forschung zu erheben.

Hamburger Manual zum Barthel-Index

Bewertet wird nur, was der Patient tatsächlich aus eigenem Antrieb in seiner aktuellen Situation tut, nicht was er von seiner Motorik theoretisch oder unter anderen äußeren Bedingungen könnte!

Sollten (z. B. je nach Tagesform) stets unterschiedliche Einstufungskriterien zutreffen, ist die niedrigere Einstufung zu wählen.

ESSEN

10	komplett selbstständig oder selbstständige PEG-Beschickung/-Versorgung
5	Hilfe bei mundgerechter Vorbereitung, aber selbstständiges Einnehmen oder Hilfe bei PEG-Beschickung/-Versorgung
0	kein selbstständiges Einnehmen und keine MS/PEG-Ernährung

AUFSETZEN & UMSETZEN

15	komplett selbstständig aus liegender Position in (Roll-)Stuhl und z...
10	Aufsicht oder geringe Hilfe (ungeschulte Laienhilfe)
5	erhebliche Hilfe (geschulte Laienhilfe oder professionelle Hilfe)
0	wird faktisch nicht aus dem Bett transferiert

SICH WASCHEN

5	vor Ort komplett selbstständig inkl. Zähneputzen, Rasieren und Fr...
0	erfüllt „5" nicht

TOILETTENBENUTZUNG

10	vor Ort komplett selbstständige Nutzung von Toilette oder Toiletter... inkl. Spülung/Reinigung
5	vor Ort Hilfe oder Aufsicht bei Toiletten- oder Toilettenstuhlbenutzu... oder deren Spülung / Reinigung erforderlich
0	benutzt faktisch weder Toilette noch Toilettenstuhl

BADEN, WASCHEN

5	selbstständiges Baden oder Duschen inkl. Ein-/Ausstieg, sich rein... und abtrocknen
0	erfüllt „5" nicht

AUFSTEHEN & GEHEN

15	ohne Aufsicht oder personelle Hilfe vom Sitz in den Stand kommen und mindestens 50 m ohne Gehwagen (aber ggf. Stöcken/Gehstützen) gehen
10	ohne Aufsicht oder personelle Hilfe vom Sitz in den Stand kommen und mindestens 50 m mit Hilfe eines Gehwagens gehen
5	mit Laienhilfe oder Gehwagen vom Sitz in den Stand kommen und Strecken im Wohnbereich bewältigen *alternativ:* im Wohnbereich komplett selbstständig mit Rollstuhl
0	erfüllt „5" nicht

TREPPENSTEIGEN

10	ohne Aufsicht oder personelle Hilfe (ggf. inkl. Stöcken/Gehstützen) mindestens ein Stockwerk hinauf und hinuntersteigen
5	mit Aufsicht oder Laienhilfe mind. ein Stockwerk hinauf und hinunter
0	erfüllt „5" nicht

AN- & AUSKLEIDEN

10	zieht sich in angemessener Zeit selbstständig Tageskleidung, Schuhe (und ggf. benötigte Hilfsmittel z.B. ATS, Prothesen) an und aus
5	kleidet mindestens den Oberkörper in angemessener Zeit selbstständig an und aus, sofern die Utensilien in greifbarer Nähe sind
0	erfüllt „5" nicht

STUHLKONTINENZ

10	ist stuhlkontinent, ggf. selbstständig bei rektalen Abführmaßnahmen oder AP-Versorgung
5	ist durchschnittlich nicht mehr als 1 x/Woche stuhlkontinent oder benötigt Hilfe bei rektalen Abführmaßnahmen / AP-Versorgung
0	ist durchschnittlich mehr als 1 x/Woche stuhlinkontinent

HARNKONTINENZ

10	ist harnkontinent oder kompensiert seine Harninkontinenz / versorgt seinen DK komplett selbstständig und mit Erfolg (kein Einnässen von Kleidung oder Bettwäsche)
5	kompensiert seine Harninkontinenz selbstständig und mit überwiegendem Erfolg (durchschnittlich nicht mehr als 1 x/Tag Einnässen von Kleidung oder Bettwäsche) oder benötigt Hilfe bei der Versorgung seines Harnkathetersystems
0	ist durchschnittlich mehr als 1 x/Tag harninkontinent

Quelle:
Merz
Pharmaceuticals
GmbH

3.3 Pflegediagnosen

Im Gegensatz zu den medizinischen Diagnosen, die das Erkennen und Benennen einer Krankheit fasst, beschreiben Pflegediagnosen pflegerische Probleme und Risiken, wie auch die Ressourcen eines Menschen oder einer Gruppe von Menschen.

Es gibt verschiedene Definitionen von Pflegediagnosen, die sich inhaltlich aber recht ähnlich sind.

> **"** Eine Pflegediagnose ist eine Aussage, die ein aktuelles oder potenzielles gesundheitliches Problem beschreibt, das zu behandeln Pflegepersonen berechtigt und befähigt sind.
>
> *Gordon, Marjory: Handbuch Pflegediagnosen. Urban & Fischer, 2001, S. 3*

Pflegediagnosen zeichnen sich durch einen speziellen Aufbau und Struktur aus. So werden in einer Pflegediagnose das **Problem** (P), die **Ätiologie** (Ursache) des Problems (Ä) und die **Symptome** (S) beschrieben. Dieser Aufbau wird auch PÄS-Struktur genannt.

Beispiel   **Dekubitus**

Definition
Eine Beschädigung der Hautintegrität, die gewöhnlich an Knochenvorsprüngen entsteht und in Verbindung mit lang andauerndem Liegen oder Sitzen auftritt.

Ätiologie oder beeinflussende Faktoren
- Lang anhaltende Druckeinwirkung
- Reibung, Scherkraftverletzung
- Immobilität
- Inkontinenz
- Unterernährung (Protein, Vitamin C)
- Senso-motorische Einschränkungen
- Kognitive Beeinträchtigungen

Symptome und Kennzeichen
Hauptkennzeichen
- Ulzeration (Verletzung der Hautoberfläche, Zerstörung von Hautschichten gewöhnlich über Knochenvorsprüngen) und/oder
- Äußerungen über Schmerzen, Unbehagen oder Taubheit (insbesondere über Knochenvorsprüngen) ohne äußere Zerstörungen von Hautschichten (tiefreichender Dekubitus)

Stadium I: Gerötete Hautareale, keine Hautverletzungen
Stadium II: Gerötete Hautareale, kleine Hautulzerationen
Stadium III: Tiefe Sezernierung nach außen, keine Nekrosen
Stadium IV: Tiefe Ulzerationen, nekrotische Hautareale

Gordon, Marjory: Handbuch Pflegediagnosen. Urban & Fischer, 2001, S. 101

Zusätzlich zu Pflegediagnosen, die ein aktuelles Pflegeproblem oder ein potenzielles Pflegeproblem (Risikodiagnose) beschreiben, werden auch so genannte Gesundheits- oder Wellnessdiagnosen beschrieben.

Eine **Risikodiagnose** kann die Gefahr einer Dekubitusentstehung z.B. durch Unterernährung und Bewegungseinschränkung beschreiben.

Eine **Gesundheitsdiagnose** wird beschrieben, wenn die Bereitschaft von Patienten/ Klienten oder ihren Angehörigen erkannt wird, gesundheitsförderliches Verhalten anzustreben. Ein solcher Pflegediagnosetitel ist zum Beispiel „Bereitschaft zur Verbesserung des Ernährungszustandes". Hierin werden dann die Ressourcen einer Einzelperson oder einer Gemeinschaft (z.B. die Familie) als Voraussetzung zur Förderung und Erhaltung der Gesundheit beschrieben.

Pflegediagnosen haben sich in vielen Ländern zur Beschreibung von Pflegeproblemen und -risiken durchgesetzt. Pflegefachkräfte haben erkannt, dass die einheitliche Benennung von Pflegephänomenen viele Vorteile bietet:

- Pflegefachkräfte in der Praxis bekommen eine einheitliche Sprache. Unabhängig von regionalen oder fachspezifischen Unterschieden werden Pflegephänomene gleich benannt. Dies gibt Pflegefachkräften Sicherheit im Umgang mit ihrer täglichen Arbeit.
- Lehrende haben eine einheitliche Grundlage für ihre Unterrichtsinhalte.
- In der Pflegeforschung sind einheitliche Begriffe eine gute Grundlage für wissenschaftliche Erhebungen.

Weiterhin dienen Pflegediagnosen der Strukturierung pflegerischen Wissens, indem Klassifikationssysteme erstellt werden können (s.u.).

In Deutschland werden insbesondere durch neue Abrechnungssysteme (z.B. die → DRG's) Pflegediagnosen immer interessanter. Viele Einrichtungen haben Pflegediagnosen inzwischen übernommen und die Vorteile erkannt.

DRG's
→ S. 96

Klassifikationen von Pflegediagnosen

Vor ca. 25 Jahren wurde in den USA die *North American Nursing Diagnosis Association* (NANDA) gegründet. Seitdem treffen sich die Mitglieder der NANDA in regelmäßigen Abständen, um neue Diagnosen in ihre Sammlung aufzunehmen, diese wissenschaftlich zu überprüfen und ihre Ergebnisse zu veröffentlichen.

Aufgrund dieser Entwicklung gründen sich auch in Europa verschiedene Organisationen, um Pflegediagnosen zu benennen, zu überprüfen und zu veröffentlichen. Hervorzuheben ist hier das Projekt des Weltbundes der Krankenschwestern und Krankenpfleger ICN (*International Council of Nursing*), welches seit 1989 an der Entwicklung einer internationalen Klassifikation für die Pflegepraxis arbeitet (ICNP – *International Classification of Nursing Praxis*).

Die Sammlung von Pflegediagnosen erfordert auch eine Ordnung und Systematisierung derselbigen. Kurz gesagt, wie jedes Telefonbuch müssen auch die Pflegediagnosen aufgrund ihrer großen Zahl in einem bestimmten System geordnet werden.

Im Folgenden sollen exemplarisch zwei gängige Pflegeklassifikationssysteme vorgestellt werden, die **NANDA** und die **ICNP**.

NANDA: In der zurzeit aktuellen Taxonomie II (der Begriff Taxonomie wird synonym mit dem Begriff Klassifikation verwendet) sind 167 Pflegediagnosen in 13 Domänen und 46 Klassen eingeordnet.

Diese Domänen sind nach menschlichen Reaktionsmustern benannt:

- Gesundheitsförderung
- Ernährung
- Ausscheidung
- Aktivität/Ruhe
- Kognition/Perzeption
- Selbstwahrnehmung
- Rolle/Beziehungen
- Sexualität
- Coping/Stressing
- Lebensprinzipien (Werte)
- Sicherheit
- Wohlbefinden
- Wachstum/Entwicklung

Das Problem dieses Systems liegt auf der Hand: Woher wissen Pflegende, welcher Domäne die einzelne Pflegediagnose zugeordnet ist? So wird die Pflegediagnose Dekubitus in der aktuellen NANDA-Taxonomie „Hautdefekt, bestehend" benannt und der Domäne Ausscheidung zugeordnet. Diese Zuordnung trifft aber nur so lange zu, wie keine unterliegenden Gewebe beschädigt sind (z.B. Knochen, Knorpel, …), d.h. ein Dekubitus Stadium IV entspricht der Pflegediagnose „Gewebeschädigung (Integrität des Gewebes, verändert)", welche ebenfalls der Domäne Ausscheidung zugeordnet wird.

ICNP: Die ICNP hat sich von Anfang an von solchen Zuordnungssystemen distanziert. Im Aufbau der ICNP kann jeder Nutzer sich seine eigene Pflegediagnose aus verschiedenen Achsen zusammensetzen. Diese Achsen werden konkret benannt:

- Fokus
- Entscheidung
- Häufigkeit
- Dauer
- Topologie
- Körperseite
- Wahrscheinlichkeit
- Träger

nurse
Die Übersetzung des Begriffes nurse als Krankenschwester/-pfleger darf an dieser Stelle nicht verwirren, da es in den meisten Ländern dieser Welt keine eigenständige Ausbildung für Altenpflege gibt.

nursing
pflegen

Die Pflegediagnose (welche in der ICNP Pflegephänomen genannt wird) muss wenigstens aus der Achse Fokus und Entscheidung bestehen, kann aber auch durch weitere Achsen erweitert werden. Am Beispiel der Pflegediagnose der Schlaflosigkeit sieht das folgendermaßen aus:

Fokus – Schlaf
Entscheidung – gestört
Häufigkeit – oft

Die ICNP wird aufgrund ihres systematischen Aufbaus als Basis für EDV-gestützte Pflegedokumentationssysteme genutzt (→ Abb. 1).

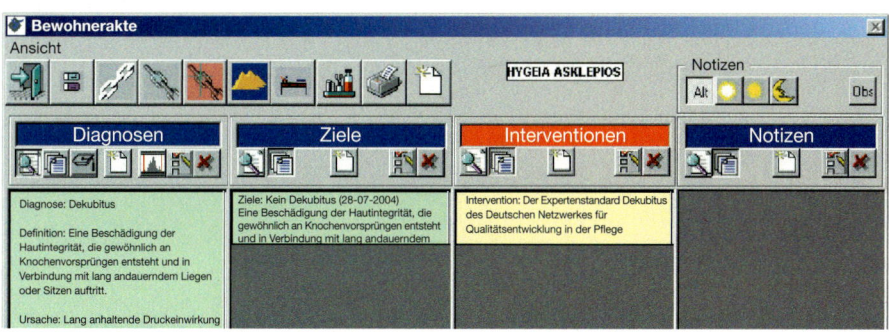

Abb. 1:
Elektronische
Patientenkarte,
deren Pflegeplanung
auf der Grundlage
der ICNP pro-
grammiert wurde.

Auch wenn sich die NANDA-Klassifikation in vielen Ländern durchgesetzt hat, bleibt es jeder Einrichtung überlassen, die für sie relevanten Pflegediagnosen in ein eigenes System zu bringen. Unterschiedliche Pflegedokumentationssysteme haben sich ebenfalls der Systematisierung von Pflegediagnosen angenommen.
Die Anwendung von Pflegediagnosen in der Praxis wird in verschiedensten Formen durchgeführt und wird sich im Laufe der Jahre einem kontinuierlichen Veränderungsprozess stellen müssen.

Pflegeprobleme und -ressourcen

Im 6-stufigen Pflegeprozess nach Fiechter und Meier (→ S. 67) schließt sich an die Informationssammlung (Pflegeanamnese) die Beschreibung der Pflegeprobleme und -ressourcen eines Pflegebedürftigen an. Aus diesen ergibt sich analog den Pflegediagnosen die Festlegung der Pflegeziele sowie die weiteren Schritte des Pflegeprozesses. Die Pflegeprobleme und –ressourcen werden, wie auch die Pflegediagnosen, entweder als Ist-Zustand **(aktuelle Pflegeprobleme)** oder als potenzieller Zustand **(potenzielle Pflegeprobleme)** beschrieben.

> **Beispiel**   Aktuelles Pflegeproblem: Herr Matthäus ist urininkontinent.
> Potenzielles Pflegeproblem: Herr Matthäus ist dekubitusgefährdet (→ Braden Skala, S.307)
> Pflegeressource: Herr Matthäus ist in der Lage, seine Inkontinenzmaterialien selbstständig zu wechseln.

Pflegeprobleme und -ressourcen müssen exakt formuliert sein, um eine Vergleichbarkeit der Pflegedokumentation gewährleisten zu können.
Ebenso wichtig ist es, pflegerische Probleme und Ressourcen darzustellen und keine medizinischen. So ist die Feststellung „Herr Matthäus hat eine Herzinsuffizienz" nicht automatisch ein Pflegeproblem.
Befürworter des 6-stufigen Pflegeprozesses argumentieren, dass die Beschreibung der Pflegebedürftigkeit mit Pflegeproblemen und -ressourcen individuell erfolgen kann sowie stärker ressourcenorientiert ist. Dieser Ansatz wird z.T. kontrovers diskutiert, da Pflegeprobleme und -ressourcen teilweise in der Praxis nicht exakt und aus dem pflegerischen Blickwinkel heraus dokumentiert werden.
Im Folgenden werden Pflegediagnosen sowie Pflegeprobleme und -ressourcen gleichgestellt. Dies soll lediglich ihren Stellenwert im Pflegeprozess darstellen und keine inhaltliche Gleichsetzung bedeuten.

4.1   Pflegeziele und Maßnahmen

Nachdem die Pflegediagnosen (oder die Probleme und Ressourcen) festgelegt sind, muss eine Prioritätensetzung stattfinden.

Beispiel

Für Herrn Konrad haben Sie nach einem eingehenden Assessment folgende Diagnosen festgestellt:
- Wissensdefizit in Bezug auf Diabetes mellitus
- Beeinträchtigung körperlicher Mobilität
- Selbstversorgungsdefizit: Körperpflege

Es ist jetzt ihre Entscheidung, diese Diagnosen in eine sinnvolle Reihenfolge zu stellen, das heißt **Prioritäten** zu setzten.

Hieraus könnte sich folgende Struktur ergeben:
1. Selbstversorgungsdefizit: Körperpflege
2. Beeinträchtigung körperlicher Mobilität
3. Wissensdefizit in Bezug auf Diabetes mellitus

In einem nächsten Schritt besprechen Sie mit Herrn Konrad, was Sie festgestellt haben und bitten ihn um seine eigene Einschätzung. Zusammen können Sie nun planen, welches Ihre Pflegeziele sein sollen. Pflegeziele können prinzipiell in Fernziele (Langzeitziele) und in Nahziele (Kurzzeitziele) unterteilt werden.
Durch das Nahziel soll das Fernziel erreichbar werden.

Ihre nächste Aufgabe ist es nun, die erforderlichen pflegerischen Maßnahmen zu planen. Ihr Fachwissen und die Kenntnisse von Herrn Konrad (evtl. auch seiner Angehörigen) helfen Ihnen dabei, sinnvolle Pflegeinterventionen festzulegen. Jede Maßnahme wird mit einem zeitlichen Rahmen versehen, der den Zeitpunkt der Durchführung festsetzt.

Aufgrund einer Lähmung im rechten Arm braucht Herr Konrad Unterstützung bei der Körperpflege. Sie wissen, dass er die Ganzkörperpflege am Abend wünscht und bevorzugt duscht. Sie erklären Herrn Konrad, dass er langfristig erlernen sollte, sich wieder alleine zu duschen. Das **Fernziel** ist also die selbstständige Durchführung der Körperpflege. Das **Nahziel** ist das körperliche Wohlbefinden von Herrn Konrad, solange er die Unterstützung durch die Pflegefachkraft benötigt. Als Pflegemaßnahmen folgen daraus als aktivierende Pflege die Unterstützung der Körperpflege sowie die Beschaffung von Hilfsmitteln und ein Beratungsgespräch hinsichtlich eines Umbaus seiner Dusche.

Fernziel	Nahziel	Pflegemaßnahme
Herr Konrad führt die Körperpflege (Duschen) selbstständig durch	Herr Konrad fühlt sich wohl	aktivierende Unterstützung bei der Körperpflege (duschen, täglich 20:00 Uhr); Beratungsgespräch hinsichtlich Beschaffung von Hilfsmitteln und Umbau seiner Dusche (behindertengerecht). (11. April, 14:00 Uhr)

Hinweis

- Pflegemaßnahmen müssen **zielgerichtet** geplant werden. Sie sollen, wenn möglich, gemeinsam mit dem Pflegebedürftigen gestaltet werden.
- Jede Pflegediagnose (jedes Pflegeproblem) bedarf mindestens eines Pflegeziels. Ein Pflegeziel kann mehrere Pflegemaßnahmen beinhalten.
- Pflegeziele müssen realistisch und überprüfbar sein. Sie müssen detailliert, kurz und bündig formuliert sein. Pflegeziele dürfen **nicht** als Pflegemaßnahme (d.h. als Tätigkeit) formuliert sein. Ein Pflegeziel ist **immer** ein Soll-Zustand.

Pflegeinterventionen = Pflegemaßnahme

4.2 Möglichkeiten zur Evaluation pflegerischer Handlungen

Eine Evaluation ist die Überprüfung und Bewertung eines Ergebnisses. Nach der Durchführung der geplanten Maßnahmen muss die Pflegefachkraft den Erfolg evaluieren. Dies geschieht anhand der gesteckten Ziele bzw. an dem Maß der Zielerreichung.

Eine Pflegemaßnahme ist dann erfolgreich, wenn das Pflegeziel erreicht wurde.

Bestimmte Pflegeziele sind leicht überprüfbar:

Beispiel Frau Möhlisch hat Fieber (40,3 °C). Das Pflegeziel, welches die Pflegefachkraft mit der Heimbewohnerin besprochen hatte, war die Senkung des Fiebers im Laufe des Tages. Nachdem die Pflegefachkraft die geplanten Maßnahmen zur Fiebersenkung durchgeführt hat, misst sie erneut die Körpertemperatur von Frau Möhlisch. Sie stellt fest, dass sich die Temperatur gesenkt hat. Das Pflegeziel ist erreicht.

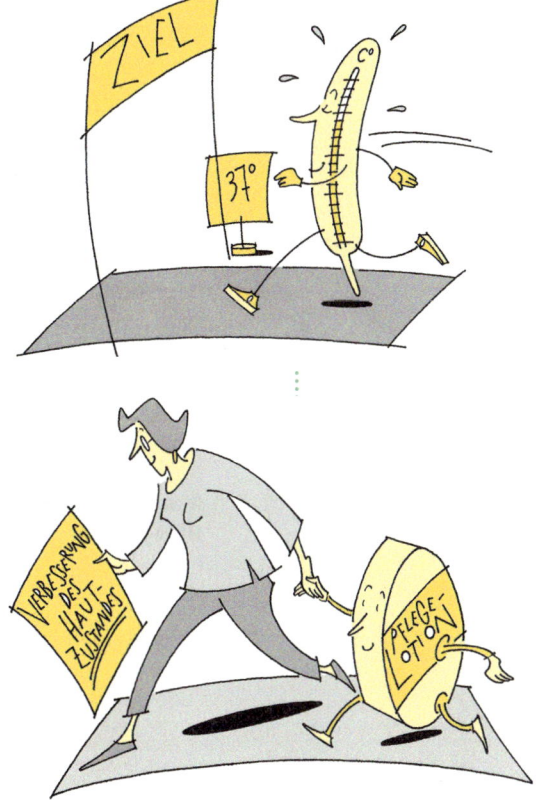

Bei anderen Pflegezielen ist dies nicht so einfach:

Beispiel Bei einem Erstgespräch mit Herrn Natusch stellt die Pflegefachkraft fest, dass Herr Natusch sehr trockene Haut hat. Er berichtet auch über einen ständigen Juckreiz. Als Pflegeziel legen die beiden eine Verbesserung des Hautzustandes fest. Die Pflegefachkraft berät ihn hinsichtlich der Wahl seiner Hautpflegemittel. Nach einer Woche möchte eine andere Pflegefachkraft eine Evaluation der pflegerischen Maßnahmen durchführen und inspiziert hierzu die Hautverhältnisse von Herrn Natusch. Sie kann eine Besserung schlecht einschätzen, da sie den Originalzustand nicht kannte, und Herr Natusch ihr auf die Frage nach dem Juckreiz antwortet: „Ach wissen Sie, ich habe das schon so lange, da merke ich doch eh keine Veränderung mehr."

Ein weiteres Problem stellt sich, wenn man nach Ursache und Wirkung fragt: Ist meine durchgeführte Pflegemaßnahme wirklich der Grund für das Erreichen des Pflegeziels? Oder: Ist bei Nicht-Erreichen meines Pflegeziels meine Pflegemaßnahme schlecht? Am Beispiel von Frau Möhlisch wird dies deutlich: Ist die Fiebersenkung auf die Pflegemaßnahme oder auch auf einen natürlichen Verlauf der Krankheit zurückzuführen?

Eine weitere Möglichkeit zur Evaluation von Pflegemaßnahmen sind Assessmentinstrumente.

Pflegeabhängigkeitsskala (PAS)
→ S. 71

Beispiel Frau Hessler wird nach einer Schlaganfallbehandlung aus dem Krankenhaus entlassen. Da sie sich noch nicht alleine versorgen kann, wird sie für einige Wochen in einer Kurzzeitpflegeeinrichtung verbringen. Bei der Aufnahme von Frau Hessler wendet die Pflegefachkraft neben dem allgemeinen Assessment die → Pflegeabhängigkeitsskala (PAS) an. Frau Hessler erreicht 50 Punkte. Als übergreifendes Fernziel vereinbaren sie eine geringere Pflegeabhängigkeit. Nach einer zweimonatigen rehabilitativen Pflege erreicht Frau Hessler beim erneuten Einschätzen ihrer Pflegeabhängigkeit mittels der PAS 71 Punkte. Das Fernziel wurde erreicht.

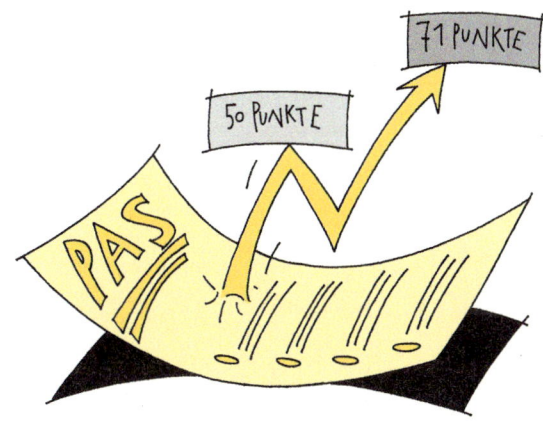

Braden-Skala
→ S. 307

Auch andere Einschätzungsinstrumente, wie z. B. die → Braden-Skala eignen sich zur Evaluation von Pflegemaßnahmen.

Aber Vorsicht: Die Messskalen müssen zweckdienlich sein, das gewählte Pflegeziel zu überprüfen!

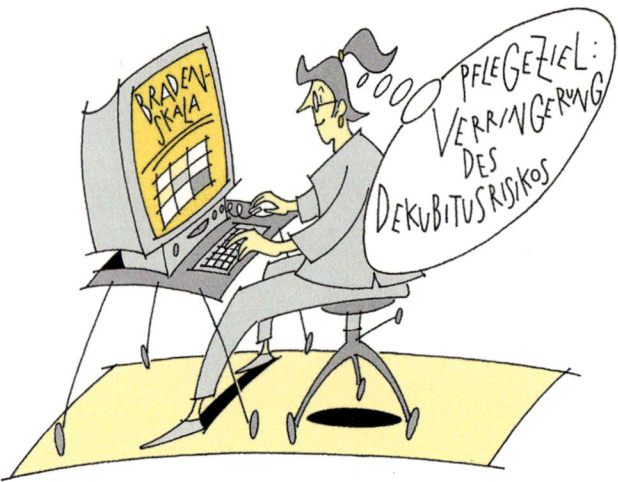

Beispiel Die Braden-Skala schätzt das Dekubitus-Risiko ein. Heißt das Pflegeziel „Vermeidung eines Dekubitus", ist diese Skala nicht zur Evaluation geeignet. Ist das Pflegeziel aber „Verringerung des Dekubitusrisikos", kann sie zur Evaluation des Pflegeprozesses durchaus eingesetzt werden.

Nach der Evaluation der Pflegemaßnahmen beginnt der Pflegeprozess wieder von vorne: Hat sich die Pflegediagnose (bzw. die Probleme und Ressourcen) geändert? Müssen die Pflegeziele und Maßnahmen angepasst werden?

Hieraus ergibt sich die Darstellung des Pflegeprozesses in einem Regelkreis (→ S. 67).

4.3 Möglichkeiten und Gestaltung prozesshafter Pflege im Pflegeteam und mit anderen Berufsgruppen

Der Pflegeprozess muss so gestaltet sein, dass alle Fachkräfte im Pflegeteam daran teilhaben können. Auch wenn die Pflegeplanung (die Planung des Pflegeprozesses) in der Regel von einer Pflegefachkraft (z. B. der Bezugsperson) angelegt wird, müssen andere in der Lage sein, dieselben Maßnahmen durchzuführen. Dies gilt auch für Maßnahmen, die von anderen Berufsgruppen verrichtet werden.

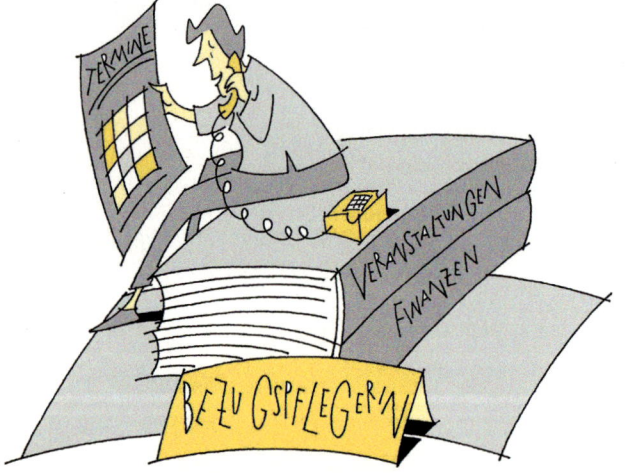

Beispiel Herr Hakenberg leidet seit vielen Jahren an einer chronischen Bronchitis.

Ein Pflegeziel ist die Vermeidung einer Pneumonie. Neben der allgemeinen Pneumonieprophylaxe nach dem Pflegestandard der Pflegeeinrichtung, ist zweimal wöchentlich ein Atemtraining mit der Physiotherapeutin geplant.

Aufgabe der Pflegefachkraft ist neben der täglichen Durchführung der Pneumonieprophylaxe die Koordination mit der physiotherapeutischen Praxis. Sie richtet die Termine für Herrn Hakenberg nach Absprache ein.

In einigen Einrichtungen werden in größeren Abständen Teamsitzungen gehalten, zu welchen die Fälle von Pflegebedürftigen erörtert werden. Hieran sollten möglichst alle an der Pflege beteiligten anwesend sein (z. B. auch Physio- und Ergotherapeuten, Logopäden und Diätassistenten), um den Pflegeprozess planen und gestalten zu können.

In der Regel übernimmt eine Pflegefachkraft die Verantwortung für einen oder mehrere Pflegebedürftige (Bezugspflegerin) und koordiniert solche Sitzungen, wie auch andere persönliche Belange (z. B. Finanzen, Veranstaltungen).

5.1   Theorie und Praxis in der Pflegeplanung

Eine ausführliche Pflegeplanung in der Form, wie Sie sie in der Ausbildung kennen lernen, werden Sie nur in den seltensten Fällen in der täglichen Altenpflegepraxis finden. Und bis zu einem gewissen Grade ist das auch verständlich.
Während Sie den „Prozess des Pflegeprozesses" ja erst lernen sollen, sind für erfahrene Pflegefachkräfte viele der Gedanken- und Planungsschritte schon Routine. In diesem Falle kann man auch von einer didaktischen (schulmäßigen) Pflegeplanung im Gegensatz zur praktischen Pflegeplanung sprechen. Die didaktische Pflegeplanung dient in ihrer Ausführlichkeit der genauen Analyse von Pflegehandlungen und beeinflussenden Faktoren. Sie als zukünftige Fachkraft sollen mit dem Prozessgedanken in der Pflege vertraut werden. Dies ist gerade zu Beginn der Ausbildung mit einem hohen Zeitaufwand verbunden.

Sie werden feststellen, dass in vielen Einrichtungen nur die → Pflegediagnosen (Pflegeprobleme und Ressourcen) gestellt werden, die in einem Standardkatalog existieren und mit den verschiedenen Kostenträgern abgerechnet werden können (praktische Pflegeplanung). Auch dies ist eine Form der Prioritätensetzung. Nichts desto trotz sollen Sie in der Ausbildung eine ganzheitliche Betrachtungsweise kennen lernen, die es Ihnen ermöglicht, in jeder Einrichtung auf alle Bedürfnisse von Pflegebedürftigen einzugehen.

Pflegediagnosen
→ S. 73

In der Praxis ist die Zeitressource der Pflegefachkräfte viel zu knapp bemessen, als dass sie für „unnötige" Schreibarbeit aufgebracht werden sollte. Ziel ist eine praktische Pflegeplanung, die logisch und übersichtlich gestaltet ist, und nicht nur dem persönlichen Wohl des Pflegebedürftigen, sondern auch den Sachzwängen der Wirtschaftlichkeit dient.

5.2   Pflegestandards als Mittel der Qualitätssicherung

Da man festgestellt hat, dass die individuelle Planung der einzelnen Pflegemaßnahmen nicht unbedingt zu einer Verbesserung der Pflegequalität geführt hat, ist man dazu übergegangen, für regelmäßig durchgeführte Pflegemaßnahmen Pflegestandards zu entwickeln.

> **„„** Ein Pflegestandard ist ein allgemein zu erreichendes Leistungsniveau, welches durch ein oder mehrere Kriterien umschrieben wird.
>
> *(WHO, 1987)*

Das heißt, dass ein Pflegestandard ein Pflegeziel beinhalten muss (das Leistungsniveau), sowie die eindeutige Beschreibung der Pflegemaßnahme und der für die Durchführung der Maßnahme benötigten Hilfsmittel (Kriterien).
Oder kurz gesagt: Jeder Pflegestandard muss die folgenden drei Komponenten beschreiben: Struktur – Prozess – Ergebnis.

Beispiel   Ein Standard für die Mundpflege sollte folgenden Inhalt darstellen:

- **Struktur:** Alle Hilfsmittel, die für die Mundpflege benötigt werden
- **Prozess:** Beschreibung der Durchführung der Mundpflege
- **Ergebnis:** Das Pflegeziel „Intakte Mundflora"

Weitere Informationen finden Sie unter

www.who.int
(Englisch und andere Sprachen)

www.euro.who.int/
?language=german

(WHO-Seite des Regionalbüros für Europa auf Deutsch)

Elisabeth Klinik	PFLEGELEITLINIE 4	
 **Lützowstr. 24-26** 10785 Berlin	**spezielle Mundpflege (inkl. Soor- und Parotitisprophylaxe)** Version 2: 01/2004, Lange / Qualitätsbeauftragte; Stat.ltg.-team/ Elisabeth Klinik genehmigt: Heidemann/ Pflegedirektorin Quellen: Vgl. Schäffler, A. et al. (Hrsg.): Pflege heute: Lehrbuch und Atlas für die Pflegeberufe, 2. Aufl., Ulm, Stuttgart, Jena, Lübeck, 2001, S.154 ff Vgl. Gottschalk, Th./ Dassen, Th./ Zimmer, St.: Untersuchung einiger häufig gebrauchter Mittel, Instrumente und Methoden zur Mundpflege hinsichtlich einer evidenzbasierten Anwendung. In: Pflege 2003; 16: 91-102, Verlag Hans Huber Bern 2003	A-PLL 4

Indikation: Pat., bei denen allgemeine Mundpflege nicht ausreicht, z. B.: Immobilität, app. Beatmung, Nahrungskarrenz, schlechter AZ, Erkrankungen der Mundhöhle

Ergebniskriterien (Ziele)

- Faktoren zur Entstehung von Infektionen im Mund-/Zahnbereich vermieden
- Soor u. Parotitis vermieden
- saubere, feuchte, intakte Mundschleimhaut erhalten
- geschmeidige, defektfreie Lippen
- Förderung des Wohlbefindens

Strukturkriterien (vorhanden sein soll)

Qualifikation	- 3- jährig examinierte Pflegefachkraft - Pflegehelferin - Auszubildende nach Anleitung u. Lernzielkontrolle (ggf. eine zweite Pflegeperson bei stark bewegungseingeschränkten Patienten)
Material	- Mundpflegeset: Nierenschale/ 5 Tupfer/ stumpfe Klemme/ Spatel/ Watteträger/ Zahnbürste - Stableuchte - Einmalhandschuhe - Händedesinfektionsmittel - 1 Handtuch	- Abwurfbeutel - Kamillentee (entz.-hemmend) - Salbeitee (fördert Speichelsekretion) - Butter (löst Belege) - Glandosane®spray - Mundpflegestäbchen - Bepanthensalbe

Prozesskriterien (Maßnahmen)	
Durchführung *Cave:* **Aspirationsgefahr!** Seitenlagerung bei: ■ Bewusstseinsgetrüb- te/bewusstlose Pat. u. bei Schluckstörungen ■ Absauggerät bereit halten	■ Häufigkeit: nach Nahrungsaufnahme bzw. alle 4–6 Std. ■ Pat. über geplante Maßnahme informieren ■ Oberkörper des Pat. wenn mgl. hochlagern ■ Handtuch auf den Hals-/ Brustbereich legen ■ ggf. Zahnprothese aus dem Mund nehmen (lassen), Prothese reinigen (s. Pflegeleitlinie Zahnprothesenreinigung) ■ Mundhöhle/ Mundschleimhaut mit Stableuchte inspizieren ■ Zähne putzen ■ Tupfer i. Klemme einspannen (cave: Tupfer muss Klemmenspitzen umschliessen, Verletzungsgefahr!) ■ Tupfer mit Kamillen-/ Salbeitee anfeuchten ■ Pat. auffordern den Mund zu öffnen
	Mundhöhle auswischen:
Cave: ■ bei Lysetherapiepat. keine Klemme ver- wenden ■ bei alkoholkranken Pat. keine alkoholhal- tigen Mundpflege- lösungen benutzen cave lat. = Vorsicht	■ Richtung: immer von hinten nach vorn (Keimverschleppung!) ■ Tupfer bei jedem Wischvorgang (Zähne/Wangeninnenfläche/ Wangentaschen/ harter Gaumen/Zunge/Zungenuntergrund) erneuern ■ falls keine Aspirationsgefahr besteht: Mund ausspülen lassen ■ Zungenbeläge z.B. mit Butter o. NaCl einweichen u. entfernen/ Borken mit Zahnbürste/Tupfer/Watteträger lösen u. entfernen ■ Lippen mit Bepanthensalbe pflegen/ Glandosane®spray anwenden ■ ggf. Zahnprothese wieder einsetzen lassen ■ Mundpflegeset erneuern ■ auf zuckerreduzierte Ernährung achten, Kautätigkeit/ Speichelfluss anregen (Parotitisprophylaxe)
Dokumentation	■ in Pflegenachweisbogen (Leistungsdokumentation!) Veränderungen/ Wirkung im Pflegebericht

Es versteht sich von selbst, dass ein Pflegestandard als Mittel zur Qualitätssicherung auf dem neuesten Stand des pflegerischen Wissens erstellt werden sollte. Hierzu gehören z.B. Verweise auf aktuelle Fachliteratur. Weiterhin muss ein Standard so formuliert sein, dass er in Hinsicht auf die individuellen Bedürfnisse des Pflegebedürftigen abwandelbar ist.

Pflegestandards wurden in den letzten Jahren vornehmlich von Pflegefachkräften in so genannten Qualitätszirkeln entworfen. Sie haben für die einzelnen Einrichtungen und deren Mitarbeiterinnen verbindlichen Charakter.

Weitere Informationen finden Sie unter
www.dnqp.de

Seit einigen Jahren bemüht sich das Deutsche Netzwerk für Qualitätsentwicklung in der Pflege (DNQP) in Deutschland um die Entwicklung von „Nationalen Expertenstandards". Diese werden unter Mitarbeit von führenden Wissenschaftlern nach ausführlicher Sichtung von Pflegefachliteratur erstellt und gelten als verbindlicher Rahmen für die Durchführung von Pflege. Zur Zeit liegen Expertenstandards für Dekubitus, Schmerzmanagement, Entlassungsmanagement und Sturz vor. In Vorbereitung sind weitere Expertenstandards, z.B. für Kontinenz.

> ## Expertenstandard Sturz
>
> Jeder Mensch hat ein Risiko zu stürzen, sei es durch Unachtsamkeit oder bei einer sportlichen Betätigung. Über dieses alltägliche Risiko hinaus gibt es aber Stürze, deren Ursache im Verlust der Fähigkeit zur Vermeidung eines Sturzes liegt und häufig Folge einer Verkettung und Häufung von Risikofaktoren sind. Den betroffenen Patienten oder Bewohnern, überwiegend ältere Menschen oder Menschen mit reduziertem Allgemeinzustand, gelingt es nicht mehr, den Körper in Balance zu halten oder ihn bei Verlust des Gleichgewichts wieder in Balance zu bringen bzw. Sturzfolgen durch intakte Schutzreaktionen zu minimieren. Physische Auswirkungen von Stürzen reichen von schmerzhaften Prellungen über Wunden, Verstauchungen und Frakturen bis hin zum Tod. Psychische Folgen können vom Verlust des Vertrauens in die eigene Mobilität über die Einschränkung des Bewegungsradius bis hin zur sozialen Isolation führen.
>
> Dem Expertenstandard liegt eine ausführliche Recherche der nationalen und internationalen Literatur der letzten 20 Jahre zugrunde. Die Sturzproblematik wurde in diesem Zeitraum intensiv beforscht. Es liegen Aussagen zur Epidemiologie des Sturzgeschehens, seiner Ursachen und Risikofaktoren sowie zu Auswirkungen und Interventionen vor, welche die Vielschichtigkeit der Thematik reflektieren. Trotz der Studienfülle zeigte sich, dass z.B. zur prospektiven Einschätzung des Sturzrisikos nur eingeschränkt brauchbare Resultate vorliegen. Auch die verschiedenen Interventionen zur Sturzprävention sind nicht in allen Bereichen gleichermaßen effektiv anwendbar bzw. es liegen teilweise widersprüchliche Aussagen dazu vor.
> Ein wesentlicher Grund hierfür ist sicherlich das multifaktorielle Geschehen, das zu einem Sturz führt und entsprechend komplexer Interventionen bedarf.
>
> Im vorliegenden Expertenstandard wird von einem erhöhten Sturzrisiko gesprochen, wenn es sich um eine über das alltägliche Risiko hinausgehende Sturzgefährdung handelt. Dabei wird ein Sturz in Anlehnung an die Kellog International Work Group on the Prevention of Falls by the Elderly (1987) wie folgt definiert:
>
> „Ein Sturz ist jedes Ereignis, in dessen Folge eine Person unbeabsichtigt auf dem Boden oder auf einer tieferen Ebene zu liegen kommt."
>
> Die Expertengruppe hat sich in Anlehnung an weitere Autoren darauf geeinigt, mit diesem ersten Teil der international anerkannten Definition zu arbeiten und den zweiten Teil der Definition nicht zu nutzen. Im zweiten Teil wird eingeschränkt, dass Ereignisse, die auf Grund „(....) eines Stoßes, Verlust des Bewusstseins, plötzlich einsetzender Lähmungen oder eines epileptischen Anfalls" eintreten, nicht als Stürze angesehen werden. Die Entscheidung, auf diese Einschränkung zu verzichten, wur-

de getroffen, da viele Stürze unbeobachtet geschehen und die eigentliche Ursache des Sturzes häufig nicht nachzuvollziehen ist.

Der Expertenstandard hat zum Ziel, Stürze und Sturzfolgen zu vermeiden, indem ursächliche Risiken und Gefahren erkannt und nach Möglichkeit minimiert werden. Die zu Grunde gelegte Literatur hat deutlich gemacht, dass dieses Ziel nicht durch eine Einschränkung der Bewegungsfreiheit zu erreichen ist, sondern vielmehr durch die Erhaltung bzw. Wiederherstellung einer größtmöglichen, sicheren Mobilität von Patienten und Bewohnern verbunden mit einer höheren Lebensqualität.

Der Expertenstandard Sturzprophylaxe richtet sich an alle Pflegefachkräfte[1], die Patienten oder Bewohner entweder in der eigenen häuslichen Umgebung oder in einer Einrichtung der stationären Gesundheitsversorgung oder der Altenhilfe betreuen. Wenn im Expertenstandard von Einrichtung die Rede ist, so ist damit auch die häusliche Pflege gemeint, wohlwissend, dass dort nicht alle Interventionen, vergleichbar mit einem Krankenhaus oder einem Altenheim, durchgeführt werden können.

Interventionen zur Sturzprophylaxe können maßgeblichen Einfluss auf die Lebensführung von Patienten und Bewohnern haben, z.B. durch eine Umgebungsanpassung, die Empfehlung für spezielle Schuhe oder Hilfsmittel, die Aufforderung, nur mit Hilfestellung auf die Toilette zu gehen, oder das Besuchen von Kursen zur Förderung von Kraft und Balance. Aus diesem Grund ist es notwendige Voraussetzung für eine erfolgreiche Sturzprophylaxe, das Selbstbestimmungsrecht von Patienten und Bewohnern zu achten und zu unterstützen. Eine wichtige Grundlage dafür ist die umfassende Information und Beratung von Patienten und Bewohnern und ihren Angehörigen über das vorliegende Sturzrisiko und die möglichen Interventionen im Sinne einer gemeinsamen Entscheidungsfindung. Mit Einverständnis der Patienten und Bewohner sollten die Angehörigen grundsätzlich in die Information, Beratung und die Maßnahmenplanung eingebunden werden.

Voraussetzung für die erfolgreiche Implementierung des Expertenstandards Sturzprophylaxe in den Einrichtungen ist die gemeinsame Verantwortung der leitenden Managementebene und der Pflegefachkräfte. Notwendige strukturelle Voraussetzungen, z.B. im Bereich Fortbildung, Angebot von hauseigenen Interventionen oder in Kooperation mit anderen Anbietern sowie für eine individuelle Umgebungsanpassung (Gestaltung des Bettplatzes, Hilfsmittel, Lichtverhältnisse) sind von der leitenden Managementebene (Betriebsleitung und Pflegemanagement) zu gewährleisten.

Aufgabe der Pflegefachkraft ist der Erwerb aktuellen Wissens, um Patienten mit einem erhöhten Sturzrisiko identifizieren und entsprechende Interventionen einleiten zu können und bei Bedarf zusätzliche notwendige Strukturen einzufordern und fachlich zu begründen.

Die berufsgruppenübergreifende Zusammenarbeit ist maßgeblich für ein effektives Interventionsangebot. Der konsequente Einbezug sowie eine umfassende Information der beteiligten Berufsgruppen ist dafür eine wesentliche Voraussetzung.

---

[1] Im Standard werden unter dem Begriff „Pflegefachkraft" die Mitglieder der verschiedenen Pflegeberufe (Altenpfleger/innen, Gesundheits- und Krankenpfleger/innen, Gesundheits- und Kinderkrankenpfleger/innen) angesprochen. Angesprochen werden darüber hinaus auch diejenigen Fachkräfte im Pflegedienst, die über eine Hochschulqualifikation in einem pflegebezogenen Studiengang verfügen.

Quelle: Deutschen Netzwerk für Qualitätsentwicklung in der Pflege (DNQP): Expertenarbeitsgruppe „Sturzprophylaxe": Astrid Elsbernd, Christine Sowinski, Heiko Fillibeck, Heiko Stehling, Cornelia Heinze, Siegfried Huhn, Gabriele Meyer, Gisela Rehfeld, Ulrich Rissmann, Gabriele Schlömer, Doris Schulten, René Schwendimann, Torsten Weber, Wolfgang Schuldzinski

Expertenstandard Sturzprophylaxe

Standardaussage: Jeder Patient/Bewohner mit einem erhöhten Sturzrisiko erhält eine Sturzprophylaxe, die Stürze verhindert oder Sturzfolgen minimiert.

Begründung: Stürze stellen insbesondere für ältere und kranke Menschen ein hohes Risiko dar. Sie gehen häufig mit schwerwiegenden Einschnitten in die bisherige Lebensführung, einher, die von Wunden und Frakturen über Einschränkung des Bewegungsradius infolge verlorenen Vertrauens in die eigene Mobilität bis hin zum Verlust einer selbstständigen Lebensführung reichen. Durch rechtzeitige Einschätzung der individuellen Risikofaktoren, eine systematische Sturzerfassung, Information und Beratung von Patienten/Bewohnern und Angehörigen sowie gemeinsame Maßnahmenplanung und Durchführung kann eine sichere Mobilität gefördert werden.

Struktur	Prozess	Ergebnis
Die Pflegefachkraft **S1** - verfügt über aktuelles Wissen zur Identifikation von Sturzrisikofaktoren.	**Die Pflegefachkraft** **P1** - identifiziert unmittelbar zu Beginn des pflegerischen Auftrags systematisch die personen- und umgebungsbezogenen Risikofaktoren aller Patienten/Bewohner, bei denen ein Sturzrisiko nicht ausgeschlossen werden kann (siehe Tabelle „Sturzrisikofaktoren" in der Kommentierung). - wiederholt die Erfassung der Sturzrisikofaktoren bei Veränderungen der Pflegesituation und nach jedem Sturz des Patienten/Bewohners.	**E1** Eine aktuelle, systematische Erfassung der Sturzrisikofaktoren liegt vor.
S2 - verfügt über Beratungskompetenz in Bezug auf Sturzrisikofaktoren und entsprechende Interventionen.	**P2** - informiert den Patienten/Bewohner und seine Angehörigen über die festgestellten Sturzrisikofaktoren und bietet eine Beratung zu den Interventionen an.	**E2** Der Patient/Bewohner und seine Angehörigen kennen die individuellen Risikofaktoren sowie geeignete Maßnahmen zur Sturzprophylaxe.
S3 - kennt wirksame Interventionen zur Vermeidung von Stürzen und zur Minimierung sturzbedingter Folgen.	**P3** - entwickelt gemeinsam mit dem Patienten/Bewohner und seinen Angehörigen sowie den beteiligten Berufsgruppen einen individuellen Maßnahmenplan.	**E3** Ein individueller Maßnahmenplan zur Sturzprophylaxe liegt vor.
Die Einrichtung **S4a** - ermöglicht zielgruppenspezifische Interventionsangebote. - gewährleistet geeignete räumliche und technische Voraussetzungen sowie Hilfsmittel für eine sichere Mobilität. **Die Pflegefachkraft** **S4b** - ist zur Koordination der Interventionen autorisiert.	**P4** - gewährleistet in Absprache mit den beteiligten Berufsgruppen und dem Patienten/Bewohner gezielte Interventionen auf der Grundlage des Maßnahmenplans. - sorgt für eine individuelle Umgebungsanpassung sowie für den Einsatz geeigneter Hilfsmittel zur Sturzprophylaxe.	**E4** Interventionen, Hilfsmittel und Umgebung sind dem individuellen Sturzrisiko des Patienten/Bewohners angepasst und fördern eine sichere Mobilität.
Die Einrichtung **S5** - stellt sicher, dass alle an der Versorgung des Patienten/Bewohners Beteiligten über das vorliegende Sturzrisiko informiert werden.	**P5** - informiert die an der Versorgung beteiligten Berufs- und Personengruppen über das Sturzrisiko des Patienten/ Bewohners und gibt Hinweise zum situativ angemessenen Umgang mit diesem.	**E5** Den an der Versorgung beteiligten Berufs- und Personengruppen sind das individuelle Sturzrisiko und die jeweils notwendigen Maßnahmen zur Sturzprophylaxe bekannt.
Die Pflegefachkraft **S6** - ist zur systematischen Sturzerfassung und -analyse befähigt.	**P6** - dokumentiert systematisch jeden Sturz, analysiert diesen – gegebenenfalls mit anderen an der Versorgung beteiligten Berufsgruppen – und schätzt die Sturzrisikofaktoren neu ein.	**E6** Jeder Sturz ist dokumentiert und analysiert. In der Einrichtung liegen Zahlen zu Häufigkeit, Umständen und Folgen von Stürzen vor.

5.3 Standardpflegepläne als „Eselsbrücke für Zeitnötige"?

Eine weitere Möglichkeit, den Arbeitsablauf in der Pflege zu optimieren, ist die Formulierung von Standardpflegeplänen. Diese sind allerdings in der Fachliteratur vor allem durch ihre Krankheitsorientierung umstritten.

Standardpflegepläne werden insbesondere eingesetzt, wenn die Pflege sich auf ein Krankheitsbild konzentriert. Dies ist immer häufiger in der Nachbetreuung z.B. von frisch operierten Patienten der Fall. Auch für die Altenpflege wird die postoperative Pflege mit der angestrebten Verkürzung von Liegezeiten in Krankenhäusern von immer größerer Bedeutung.

Standardpflegepläne sollen nicht zu einer standardisierten Pflege führen! Im Gegenteil müssen sie so gestaltet sein, dass sie für den einzelnen Pflegebedürftigen individuell „zugeschnitten" werden können. In der Regel listen sie alle möglichen (potenziellen) Pflegediagnosen (Pflegeprobleme und Ressourcen) mit den dazugehörigen Maßnahmen und Zielen auf und können dann individuell angepasst werden.

Beispiel Eine ambulante Pflegestation hat mit einer neurologischen Klinik einen Vertrag abgeschlossen, Patienten nach Schlaganfall *(Apoplex)* häuslich zu betreuen. Hierzu wurde ein Standardpflegeplan „Pflege von Apoplexiepatienten" entwickelt.

Dieser könnte wie folgt aussehen:

Pflegediagnose	Pflegeziel (Der Pflegebedürftige ...)	Pflegemaßnahme
☐ **Aspirationsgefahr** Ursachen: _____ _____ _____	☐ → aspiriert nicht	☐ → Einschätzen der ursächlichen Faktoren ☐ → Schlucktraining ☐ → Breiige Aufbaukost ☐ → Absaugen von Tracheal-/Bronchialsekret und Speichel ☐ → Spezielle Mundpflege
Symptome: _____ _____ _____	☐ → kennt die ursächlichen Faktoren der Aspiration	☐ → Beratungsgespräch (Informieren über die Ursachen und Folgen einer Aspiration)
	☐ → kann eine Aspiration verhindern	☐ → Schlucktraining ☐ → Anleiten in der Mundpflege ☐ → Anleiten des Absaugens von überflüssigen Sekreten
☐ **Beeinträchtigte Gedächtnisleistung** Ursachen: _____ _____	☐ → äußert, dass er sich des Gedächtnisproblems bewusst ist	☐ → Einschätzen der ursächlichen Funktionen ☐ → Hilfestellung beim Durchführen von Tests ☐ → Einschätzen der persönlichen Bedeutung des Problems
Symptome _____ _____	☐ → setzt Methoden ein, die ihm das Erinnern wesentlicher Dinge erleichtern	☐ → Einsetzen angepasster Methoden von Gedächtnishilfen und Gedächtnistraining. ☐ → Verhaltensbeobachtung
	☐ → akzeptiert die Einschränkungen durch seinen Zustand und nutzt Ressourcen	☐ → Unerstützung beim Erwerb von Kompensationsstrategien ☐ → Vermittlung zu Selbsthilfegruppen, etc.

Beeinträchtigte körperliche Mobilität		
Beeinträchtigte körperliche Mobilität Ursachen: _____ _____ _____	☐ → zeigt Bereitschaft zu Aktivitäten und beteiligt sich daran	☐ → Einschätzen der ursächlichen Funktionen ☐ → Motivation und Zusprache ☐ → Aktivierende Körperpflege ☐ → Ausreichende Schmerzversorgung
	☐ → äußert, die Situation/Risikofaktoren sowie Therapie und Sicherheitsmaßnahmen zu verstehen	☐ → Wiederholende Beratungsgespräche ☐ → Erläutern aller aktivierender Pflegemaßnahmen
Symptome _____	☐ → bewahrt Funktionsfähigkeit des Bewegungsapparates und Unversehrtheit der Haut.	☐ → Erstellen eines individuellen Lagerungsplans ☐ → Lagerung und Mobilisation nach Bobath ☐ → Anleitung des Gebrauchs von Hilfsmitteln ☐ → Unterstützung im Erlernen von energiesparenden Bewegungsmustern
_____ _____	☐ → bewahrt oder erhöht die Kraft oder Funktionsfähigkeit des betroffenen und/oder kompensierenden Körperteils.	☐ → Hinzuziehen von Physio- und Ergotherapie ☐ → Abstimmen von Therapiemaßnahmen und –zeiten ☐ → Aufstellen langfristiger Trainingspläne ☐ → Einbeziehen der Angehörigen
Beeinträchtigte verbale Kommunikation Ursachen: _____ _____	☐ → äußert oder gibt zu erkennen, die Kommunikationsschwierigkeiten zu verstehen und damit umgehen zu können. ☐ → eignet sich eine Kommunikationsform an, durch welche Bedürfnisse mitgeteilt werden können.	☐ → Einschätzen ursächlicher Faktoren ☐ → Beratungsgespräch ggf. mit Angehörigen. ☐ → Testen von alternativen Kommunikationsformen. ☐ → Hinzuziehen von Logopäden ☐ → Abstimmung von Therapiemaßnahmen und -zeiten
_____ Symptome	☐ → nimmt an Kommunikationstraining teil	☐ → Unterstützung im Kommunikationstraining
_____ _____	☐ → zeigt übereinstimmende verbale/nonverbale Kommunikation	☐ → Beobachtung der verbalen und nonverbalen Kommunikation und evtl. auffallenden Diskrepanzen. ☐ → Erklärung der Bedeutung von Kommunikation für eine optimale Pflege und Nachsorge.
_____	☐ → nutzt Ressourcen angemessen aus.	

Weitere mögliche Pflegediagnosen könnten sein: Fehlende Kooperationsbereitschaft, funktionelle Urininkontinenz, Gefahr der existenziellen Verzweiflung, Gefahr einer Hautschädigung, Gefahr eines unausgeglichenen Flüssigkeitshaushaltes, gestörte Denkprozesse, Gewebeschädigung, Harnverhalt, Hautschädigung, Hoffnungslosigkeit, Infektionsgefahr, Körperbildstörungen, Mangelernährung, Obstipationsgefahr, Schlafstörung, Schluckstörungen, Schmerz, Selbstversorgungsdefizit: Körperpflege, Selbstversorgungsdefizit: sich kleiden/äußere Erscheinung, Selbstversorgungsdefizit: Toilettenbenutzung, Sexualstörung, soziale Isolation, Stuhlinkontinenz, Sturzgefahr, Übelkeit, unwirksame Selbstreinigungsfunktion der Atemwege. Diese werden dann in gleicher Weise (inkl. Pflegeziele und Pflegemaßnahmen) aufgearbeitet.

Die betreuende Pflegefachkraft entscheidet nach einer ausführlichen Pflegeanamnese, welche Pflegediagnosen zutreffen. Weiterhin muss sie die Pflegediagnosen um die Ursachen und Symptome ergänzen, aus welchen sich die individuell angepassten Pflegeziele und Pflegemaßnahmen ableiten.

(Pflegediagnosen angelehnt an Doenges, M.E./Moorhouse, M.F./Geissler-Murr, A.C.: Pflegediagnosen und Maßnahmen, 3. Auflage, Bern, Verlag Hans Huber, 2002)

6.1   Ziele und Zweck der Pflegedokumentation

Die Pflegedokumentation muss am Pflegeprozess orientiert sein. Sie muss einheitlich, gut lesbar, verständlich, dokumentenecht, nicht verfälscht (kein Tipp-Ex), übersichtlich, aktuell und kontinuierlich geführt sein.

Die Pflegedokumentation dient der Transparenz des Pflegeprozesses auch für Außenstehende.
Daraus ergeben sich folgende Ziele der Pflegedokumentation:
* Transparenz der Pflegeleistung
* Sicherung der Pflegequalität
* Darstellung professioneller Pflegeleistung

6.2   Rechtliche Grundlagen der Pflegedokumentation

In Deutschland ist die Dokumentationspflicht im Bereich der Pflege in verschiedenen Gesetzen und Richtlinien verankert.

1. Pflegeversicherung SGB XI

„   Vereinbarungen gemäß § 80 SGB XI
Gemäß § 80 SGB XI vereinbaren die dort genannten Institutionen miteinander Grundsätze und Maßstäbe für die Qualität und die Qualitätssicherung der ambulanten und stationären Pflege.
Die Vereinbarungen sind im Bundesanzeiger zu veröffentlichen; sie sind für alle Pflegekassen und deren Verbände sowie für die zugelassenen Pflegeeinrichtungen unmittelbar verbindlich.

Die Vereinbarungen sind 1995 bzw. 1996 zustande gekommen. An verschiedenen Punkten wird auf den Bereich „Pflegedokumentation" eingegangen, die hier getroffenen Aussagen zur Pflegedokumentation sind daher rechtlich verbindlich:

Im Rahmen der Strukturqualität unter Punkt 3.1.1.2:
Pflege unter ständiger Verantwortung einer ausgebildeten Pflegefachkraft bedeutet daher, dass diese u.a. verantwortlich ist für die fachgerechte Führung der Pflegedokumentation.

Im Rahmen der Prozessqualität unter Punkt 3.2.3:
Der Pflegedienst hat ein geeignetes Pflegedokumentationssystem vorzuhalten. Die Pflegedokumentation ist sachgerecht und kontinuierlich zu führen.

Im Rahmen der Ergebnisqualität unter Punkt 3.3.1:
Das Ergebnis der Überprüfung (des Pflegeprozesses anhand der festgelegten Pflegeziele) ist mit den an der Pflege Beteiligten und dem Pflegebedürftigen zu erörtern und in der Pflegedokumentation festzuhalten.

Unter Punkt 3.3.2 sind explizit Aspekte aufgezählt, zu denen in jedem Fall Stellung zu nehmen ist.

Beispielhaft ist hier der ambulante Bereich angeführt:
* der Erhaltung vorhandener Selbstversorgungsfähigkeiten und Reaktivierung solcher, die verloren gegangen sind

* der Pflege verbaler und nonverbaler Kommunikation und Verbesserung soweit möglich
* der Unterstützung räumlicher, zeitlicher und situativer Orientierung Seite 23/26
* dem Abbau von Ängsten
* der Überwindung von Antriebsschwäche bzw. das Auffangen überschießender Reaktionen
* der Berücksichtigung der angemessenen Wünsche des Pflegebedürftigen, der Pflegebereitschaft der Angehörigen und anderer Pflegepersonen.

Im Rahmen der Verfahren zur Durchführung von Qualitätsprüfungen unter Punkt 5.5 (ambulant) bzw. Punkt 6.2 (stationär):
Grundlage der Prüfung bilden u.a. die Pflegedokumentationsunterlagen.

Die zurzeit gültige MDK-Anleitung zur Prüfung der Qualität nach § 80 SGB XI erläutert dies unter Punkt 4.1.

Danach sollten mindestens folgende Formblätter vorhanden bzw. vorgehalten sein:
* Stammdaten
* Pflegeanamnese
* Biografie
* Probleme und Fähigkeiten, Ziele und geplante Maßnahmen sowie Evaluation der Ergebnisse
* Verordnete medizinische Behandlungspflege (nur stationär)
* Gabe verordneter Medikamente (nur stationär)
* Durchführungsnachweis / Leistungsnachweis
* Pflegebericht
* Lagerungsplan
* Trink-/Bilanzierungsbogen
* Überleitungsbogen

(aus: Empfehlung des Landespflegeausschusses Niedersachsen gemäß § 92 Abs. 1 Satz 2 SGB XI vom 28.10.2004)

2. Krankenversicherung SGB V

Im SGB V gibt es keine ausdrückliche Pflicht zur Pflegedokumentation.

3. Heimgesetz HeimG

Heimträger haben lt. § 11 Abs. 1 Nr. 7 HeimG die Pflicht, Pflege zu dokumentieren. Heime dürfen daher nur betrieben werden, wenn in den Einrichtungen für Pflegebedürftige Pflegeplanungen erstellt und dokumentiert werden.

4. Zivil- und Strafrecht

Zivil- und strafrechtlich ist die Pflegedokumentation zwar nicht bindend, belegt aber die von Pflegefachkräften geleistete Arbeit. Das heißt dann im Amtsdeutsch: Was nicht dokumentiert ist, wurde auch nicht durchgeführt!

Die Bedeutung der Pflegedokumentation für die Rechtsprechung wird aus folgendem Gerichtsurteil deutlich:

> **"** Die an Morbus Alzheimer erkrankte Klägerin nimmt den Beklagten wegen unzureichender Pflege in dessen Pflegeheim auf Zahlung eines Schmerzensgeldes in Anspruch.
>
> Die Klägerin war nach einem Krankenhausaufenthalt am 19.11.1997 in das Pflegeheim des Beklagten aufgenommen worden. Schon zu diesem Zeitpunkt bestand bei der Klägerin ein Dekubitus 2. Grades.
>
> Am 21.1.1998 überwies der die Klägerin behandelnde Facharzt die Klägerin zur stationären Behandlung in ein Krankenhaus. Dort wurde am Steiß der Klägerin ein Dekubitus 4. Grades mit Nekrosen von insgesamt 10 cm x 5 cm festgestellt. Bei der erforderlichen Operation musste ein Teil des bereits zerstörten Steißbeins entfernt werden und zudem ein Anus praeter gelegt werden; die Wunde war noch 1½ Jahre nach der Operation nicht endgültig verheilt.
>
> Unter Hinzuziehung eines Sachverständigen stellte das Gericht fest, dass bei einer fachgerechten Pflege die inkontinente Klägerin schon bei ihrer Aufnahme in das Pflegeheim von Kopf bis Fuß hätte betrachtet werden müssen, **was nicht dokumentiert worden sei. Dokumentiert worden sei zwar ein „Riss zwischen den Gesäßbacken", jedoch ergebe sich aus der Dokumentation des Heimes nicht, dass die Klägerin deswegen einem Arzt vorgestellt worden sei. Auch sei weder die Entwicklung des Dekubitus dokumentiert worden noch eine entsprechende Dekubitusprophylaxe mit nächtlicher Umlagerung etc. erfolgt.**
>
> Für die vom Beklagten vorgenommene Behandlung mit Betaisadona und Panthenol fehle es an einer entsprechenden Diagnose und Verordnung eines Arztes. Den Ausführungen des Sachverständigen zufolge hätte eine fachgerechte Behandlung den schweren Verlauf, insbesondere die Anlegung des Anus praeter vermeiden können. Bei der Klägerin hingegen sei die Anlegung aufgrund der entstandenen faustgroßen Wundhöhle und der bestehenden Inkontinenz medizinisch indiziert gewesen.
>
> **Das Gericht stellte fest, dass die vorliegenden schweren Pflegefehler und die jedenfalls lückenhafte Dokumentation zu einer** Beweislastumkehr **führten.** Da der Beklagte sich nicht entlasten könne, sei er zur Zahlung eines Schmerzensgeldes in Höhe von 35.000 DM [17872,64 €] verpflichtet. Bei der Bemessung der Höhe des Schmerzensgeldes sei zu berücksichtigen gewesen, dass die Klägerin dem Beklagten zur Pflege anvertraut und auf die Sorgfalt des Personals angewiesen war. Aufgrund ihrer hochgradigen senilen Demenz habe sie keine Hilfe verlangen können. Neben dem Vertrauensmissbrauch sei zu berücksichtigen gewesen, dass die Klägerin lange im Krankenhaus gelegen habe und mehrere Operationen habe erdulden müssen. Sie werde für den Rest ihres Lebens mit einem künstlichen Darmausgang leben müssen und müsse zudem nachts durch das Fixieren ihrer Hände daran gehindert werden, sich den Beutel an ihrem künstlichen Darmausgang abzureißen.
>
> *OLG Oldenburg, Urt. v. 14.10.1999, Az.: 1 U 121/98 (rechtskräftig)*

Beweislastumkehr
Der Beklagte muss den Beweis für die korrekte Behandlung und Pflege erbringen.

6.3 Aufbau unterschiedlicher Dokumentationssysteme

Dokumentationssysteme können entweder von der Einrichtung selbst erstellt werden oder aber von professionellen Anbietern käuflich erworben werden. Diese „eingekauften" Dokumentationssysteme werden dann den Ansprüchen der Einrichtung entsprechend modifiziert.

In beiden Fällen müssen die Systeme jedoch den Anforderungen des SGB XI sowie den entsprechenden Vereinbarungen (→ S. 88) genügen. Hierzu gehören:

- **Stammdaten:** Hier werden allgemeine Daten wie Name, Alter, Angehörige und Patientenverfügung festgehalten.
- **Pflegeanamnese:** Die Pflegeanamnese (Assessment) wird einmalig zum Erstgespräch erhoben und dokumentiert und in regelmäßigen Abständen überprüft und ergänzt.
- **Biografie:** Hier werden (wenn möglich) die wichtigsten Stationen im Leben des Pflegebedürftigen erfasst.
- **Probleme und Fähigkeiten (Pflegediagnosen), Ziele und geplante Maßnahmen sowie Evaluation der Ergebnisse:** Dies entspricht der Pflegeplanung. Sie wird ebenfalls in regelmäßigen Abständen überprüft und ergänzt oder erneuert.
- **Verordnete medizinische Behandlungspflege:** Genaue Bezeichnung der Medikamente (ggf. mit Wirkstoff oder Generikanamen), Dosis, Zeit und Unterschrift (-enkürzel) des behandelnden Arztes (ausschließlich!)
- **Gabe verordneter Medikamente:** Muss sich aus der Verordnung erschließen und wird ausschließlich von Pflegefachkräften verabreicht und exakt dokumentiert.
- **Durchführungsnachweis/Leistungsnachweis:** Hier werden die geplanten Pflegemaßnahmen nach der Durchführung von der Pflegefachkraft (welche die Pflegemaßnahme durchgeführt hat) abgezeichnet (Namenskürzel). Es müssen sich hieraus Zeitpunkt und Dauer der Maßnahme erschließen.
- **Pflegebericht:** Hier trägt jede Schicht einen kurzen prägnanten Bericht über den Zustand und eventuelle Komplikationen ein. Hierbei gilt:
  - Jede Schicht hat eine eigene Schreibfarbe.
  - Jeder Bericht muss mit der Schicht, der Uhrzeit sowie dem Namenskürzel gekennzeichnet sein.
  - Bei dokumentierten Problemen müssen eingeleitete Maßnahmen sowie Ergebnis der Maßnahmen aus den nachfolgenden Berichten erschließbar sein.

Beispiel:

ND 23:00 Uhr	Herr Paul klagt über Einschlafstörungen. Ihm wird ein schlaffördernder Kräutertee angeboten	L.K.
ND 01:00 Uhr	Herr Paul schläft.	L.K.

- **Lagerungsplan:** Aus dem Lagerungsplan sollte sowohl die Planung als auch die Durchführung ersichtlich sein. Jede Form der Lagerung und/oder Mobilisation müssen erfasst werden (→ S. 312).
- **Trink-/ Bilanzierungsbogen** (→ S. 279)
- **Überleitungsbogen** (→ S. 673)

Dies bedeutet nicht, dass bei einem selbstständigen Heimbewohner der Bilanzbogen auch ausgefüllt werden muss. Auch der Pflegebedürftige, welcher (nach Einschätzung durch ein entsprechendes Instrument, z. B. Braden-Skala) nicht dekubitusgefährdet ist, wird in einem Lagerungsplan nicht erfasst. Dokumentiert wird nur, was durchgeführt wurde! Eine Pflegemaßnahme, welche sich nicht aus der Pflegediagnose ergibt, kann nicht abgerechnet werden!

Die Pflegedokumentation darf **nicht**:
- einfach nur „abgehakt" werden: Nur die Maßnahmen, die wirklich durchgeführt wurden, dürfen auch abgezeichnet werden.
- manipuliert („frisiert") werden (z. B. mit Tipp-Ex®)
- öffentlich zugänglich gemacht werden (Datenschutz!)

Die Pflegedokumentation sollte zeitnah erfolgen. Das bedeutet z. B., dass die am Morgen gegebenen Medikamente auch möglichst bald dokumentiert werden.

+ **Pflegeanamnese** +   **Optiplan®** OP 9625

Pflegeplan-Nr.

Name: Vorname:

Erhebungssymbolik: 1. Erhebung = ✕ 2. Erhebung = ○ 3. Erhebung = △

1.0 – 6.0 HAUTZUSTAND UND KÖRPERPFLEGE — Kommentar

- ○ intakt
- ○ trocken
- ○ feucht
- ○ schuppig
- ○ Dekubitus
- ○ Allergie
- ○ Ulcera
- ○ Hämatom

Gewohnheiten, Rhythmen, Hilfsmittel

Einschränkungen / Defizite — Hilfsmittel / benutzte Pflegemittel

Voraussichtlich Hilfe bei
- ○ med. Fußpflege erwünscht
- ○ Friseur
- ○ Kosmetik
- ○ Ganzkörperwäsche
- ○ Teilwäsche Oberkörper
- ○ Teilwäsche Unterkörper
- ○ Intimpflege
- ○ Duschen
- ○ Baden
- ○ Zahnpflege
- ○ Mundpflege
- ○ Kämmen
- ○ Rasieren
- ○ Hautpflege

Bisherige Lebensgewohnheiten:

Gesamtbeurteilung
Selbständige und situationsgerechte Entscheidung über und Ausführung von Körperpflege — ○ Selbständig
Benötigt mehr Zeit und/oder ist mit Hilfsmittel fähig zur Körperpflege — ○ bedingt selbständig
Benötigt zeit-/teilweise Hilfe, kann Erforderlichkeit nicht erkennen — ○ Teilweise unselbständig
Kann nicht selbständig Körperpflege durchführen, ständige personelle Hilfe — ○ unselbständig

7.0 AUSSCHEIDUNGEN — Kommentar

- ○ selbständig

Gewohnheiten, Rhythmen, Hilfsmittel

- ○ Kann Toilette benutzen   ○ Benötigt Toilettenstuhl
- ○ Urinflasche   ○ Steckbecken
- ○ Harninkontinenz ○ nein   ○ gelegentlich
- ○ Benötigt Einlagen Bisheriges Produkt:
- ○ Blasenkatheter Typ: Größe: Char.
- ○ Harnableitendes System gelegt am:
- ○ Stuhlinkontinenz ○ nein   ○ gelegentlich
- ○ regelmäßige Stuhlentleerung   ○ Abführmittel
- ○ Obstipationsneigung   ○ Neigung z. Diarrhoe
- ○ Anus praeter

Einschränkungen / Voraussichtlich Hilfe bei
- ○ Toilettengang   ○ Steckbecken
- ○ Toilettentraining   ○ Einlagenwechsel
- ○ Intimtoilette   ○ Richten der Bekleidung
- ○ Katheterismus   ○ Wechsel Stomabeutel

Bisherige Lebensgewohnheiten:

Gesamtbeurteilung
Kann Ausscheidungen selbständig kontrollieren und realisieren — ○ Selbständig
Benötigt Hilfe zur selbständigen Ausscheidung — ○ bedingt selbständig
Benötigt zeit-/teilweise Hilfe bei Ausscheidung und Intimhygiene — ○ Teilweise unselbständig
Ständige personelle Hilfe bei Miktion / Defäkation erforderlich — ○ unselbständig

8.0 / 9.0 ERNÄHRUNG — Kommentar

- ○ isst selbständig   ○ benötigt Hilfe
- ○ portionsgerechte Vorgabe   ○ zerkleinern
- ○ passierte Kost   ○ PEG-Sonde
- Bevorzugte Kost
- lehnt ab:
- ○ Diätkost erforderlich:
- ○ trinkt selbständig   ○ benötigt Hilfe
- ○ trinkt genügend   ○ zu wenig
- Trinkmenge: L/Tag
- Lieblingsgetränke:
- Ernährungszustand bei Aufnahme ○ gut   ○ Antirutsch-Unterlage
- ○ kachektisch   ○ adipös   ○ exsikkiert   ○ Reha-Besteck   ○ Trinkhalm

Bisherige Lebensgewohnheiten:
Häufigkeit:
große/kleine Portion?
Hilfsmittel

Gesamtbeurteilung
Essen und Trinken bedarfsgerecht und selbständig — ○ Selbständig
braucht mehr Zeit, selbständig mit Hilfsmitteln — ○ bedingt selbständig
zeit-/teilweise personelle Hilfe erforderlich — ○ Teilweise unselbständig
Ständige Aufforderung, Erinnern, Anleiten, Führen der Hand, Eingeben — ○ unselbständig

20.0 ORIENTIERUNG / KOMMUNIKATION — Kommentar

Örtliches Orientierungsvermögen — Bemerkungen, Ergänzungen
- ○ findet sich noch gut zurecht   ○ hat Probleme
- ○ findet sich in vertrauter Umgebung nicht zurecht

zeitliches Orientierungsvermögen
- ○ gut   ○ teil-/zeitweise Orientierungsstörungen
- ○ Keine Orientierung

Personenbezogenes Orientierungsvermögen
- ○ gut   ○ Verkennt zeitweise auch vertraute Personen
- ○ erkennt Angehörige nicht

Situatives Orientierungsvermögen
- ○ kann gegenwärtige Situation realistisch einschätzen
- ○ kann gegenwärtige Situation zeitweise einschätzen
- ○ verkennt Situation meistens / ständig

Bewusstseinslage
- ○ geistig rege   ○ ängstlich   ○ verstimmt
- ○ verlangsamt   ○ somnolent   ○ komatös

Kooperationsfähigkeit
- ○ ja   ○ eingeschränkt   ○ nein

Sprache und Sprechvermögen — Hilfsmittel
- ○ normal   ○ Wortfindungsstörungen   ○ Sprechhilfen
- ○ eingeschränkt ○ kann sich nicht mitteilen   ○ elektronische Hilfen

Gedächtnis und Konzentration
- ○ normal   ○ Kurzzeitgedächtnis gestört
- ○ Langzeitgedächtnisinhalte bereits verschwommen
- ○ kann keine neuen Informationen aufnehmen
- ○ gute Konzentrationsfähigkeit   ○ leichte Konzentrationsschwächen
- ○ deutliche Konzentrationsschwäche   ○ Konzentrationsfähigkeit nicht vorhanden

Hörvermögen
- ○ nicht eingeschränkt   ○ eingeschränkt   ○ Hörgeräte ○ rechts
- Welche Einschränkungen: ○ links

Sehvermögen
- ○ nicht eingeschränkt   ○ eingeschränkt   ○ Brillen ○ Lesegerät
- ○ Lupe

Gesamtbeurteilung
Kommunikation uneingeschränkt möglich — ○ Selbständig
Komm. teilweise eingeschränkt, braucht Hilfsmittel — ○ bedingt selbständig
Kommunikation mit zeit-/teilweiser personeller Hilfe möglich — ○ Teilweise unselbständig
Kommunikation nicht/nur mit intensivem personellen Aufwand möglich — ○ unselbständig

21.0 VITALFUNKTIONEN / MEDIZINISCHE BEHANDLUNG — Kommentar

Vitalfunktionen (bei Aufnahme) — Bemerkungen, Ergänzungen
- Blutdruck: Puls: BZ: mg %:
- Gewicht kg Größe: Hilfsmittel
- Atmung: ○ normal   ○ eingeschränkt   ○ Inhalator
-   ○ Raucher   ○ Zyanose   ○ O₂-Therapie
- Wärme-/Kälteempfinden   ○ Absauggerät
-   ○ normal   ○ gestört   ○ Vibrax
- Wünsche bez. Zimmertemperatur:

Medikamentöse Versorgung
- ○ selbständig   ○ durch Pflegeperson   ○ Sonde
- ○ Einnahmekontrolle ○ Medikamente richten ○ PEG-Pumpe
- ○ Medikamente verabreichen   ○ Venöser Zugang
- ○ oral   ○ zerkleinern   ○ andere Verabr.form: ○ Infusomat
-   ○ Injektionen / Infusionen   ○ Perfusor

Hinweise zu medizinischer Versorgung / ärztlicher Betreuung

Gesamtbeurteilung
Keine Hilfsmittel und keine Behandlungspflege erforderlich — ○ Selbständig
Aufrechterhaltung der Vitalfunktionen erfordert mehr Zeit, auch bei selbständiger Hilfsmittelnutzung — ○ bedingt selbständig
Aufrechterhaltung der Vitalwerte bereitet Beschwerden, daher personelle Hilfe erforderlich — ○ Teilweise unselbständig
Ständige Abhängigkeit von personeller / maschineller Hilfe — ○ unselbständig

22.0 RUHE UND SCHLAF — Kommentar

- ○ Keine Störungen

Bemerkungen, Ergänzungen

- Bisherige Schlafgewohnheiten
- Schlafengehen abends: Uhr
- Aufstehen morgens: Uhr
- ○ Mittagsschlaf von: bis:
- ○ Schlafstörungen welche:
- ○ Was tun Sie, wenn Sie nicht schlafen können?
- ○ Schlafmittel? welche:

Gesamtbeurteilung
Tag-/Nachtrhythmus vorhanden, nur gelegentliche Störungen — ○ Selbständig
überwiegend Nachtruhe durch Einschlaf- und Durchschlafhilfen — ○ bedingt selbständig
Tags und / oder nachts Unruhe, Schläfrigkeit, zeit-/teilweise personelle Hilfe — ○ Teilweise unselbständig
Tag-/Nachtrhythmus starkt beeinträchtigt (Unruhe, Somnolenz) — ○ unselbständig

Abb. 1: Pflegeanamnese als Bestandteil eines Pflegedokumentationssystems

Pflegeplan

Evaluation im Pflegebericht

	Pflegepl. Nr.	Datum	Hz.	**Pflegeprobleme** lt. Anamnese	**Ressourcen /** erleichternde o. erschwerende Faktoren	pflegeerschwerende / pflegeerleichternde Faktoren lt. Pflegeplan-Nr.	Datum	**Pflegeziele** (Prognose ankreuzen, Teilziele formulieren)	Stop-/ Kontroll- datum	Hz.
1.0 – 6.0 Körperpflege / Hautzustand										

SGB XI-Leistungen	Zeit-korridore in Minuten	Datum	Nr.	U = Unterstützung tÜ = teilw. Übernahme vÜ = vollst. Übernahme A = Anleitung B = Beaufsichtigung	**Pflegeplan**	Standard	Wie oft?	Wann?	22.00 – 6.00 Uhr	Anzahl Pflege-kräfte	Stop- / Kontroll-datum	Hz.

Pflegeplan-Nr. → U tÜ vÜ A B | Wo? Wie? (Techniken, Methoden) Womit? (Hilfsmittel, Pflegemittel) | Nr. | tägl. wöch. mon. | Uhrzeit | | | x Min. | = Pflegez.

0 – 6.0 Körperpflege / Hautzustand / Selbstpflegefähigkeit			
1.1	Ganzkörperwäsche	20 – 25	○
1.2	Teilwäsche Oberkörper	8 – 10	○
1.3	Teilwäsche Unterkörper	12 – 15	○
1.4	Teilwäsche Hände / Gesicht	1 – 2	○
2.	Duschen	15 – 20	○
3.	Baden	20 – 25	○
3.1	Nägel schneiden		○
3.2	Haare waschen		○
4.	Zahn- / Mundpflege	5	○
5.	Kämmen	1 – 3	○
6.	Rasieren	5 – 10	○
6.1	Haut- / Gesichtspflege		○
	Prophylaxen		
○	Dekubitus		○
○	Soor / Parotitis		○
○	Intertrigo		○
○	Pneumonie		○
	Krankheitsspez. Pflegemaßnahmen		
○	z. B. Schmerzmedikation		○
○	orotracheale Absaugung		○
○	Einreibung mit Dermatika		○

Leistungsnachweis Pflege (gemäß SGB XI)

Optiplan®
ges. gesch.
OP 9630 Vollstationäre Pflege

Name der Einrichtung:

Kennzeichen der Einrichtung:

Name des Versicherten   Vorname   geb. am   Mitglieds-Nr. des Antragstellers

U = Unterstützung
tÜ = teilw. Übernahme
vÜ = vollst. Übernahme
A = Anleitung
B = Beaufsichtigung

Jahr: Monat: Kostenträger: Mitglieds-Art: Arzt: Telefon:

Nr.	U	tÜ	vÜ	A	B	1 – 6	KÖRPERPFLEGE	Häufigkeit p. Schicht	1	2	3	4	5	6	7	8	9	10	11	12	13	14	15	16	17	18	19	20	21	22	23	24	25	26	27	28	29	30	31	Stop/Hz.	Nr.	Summen
1.1							Ganzkörperwäsche	F / S / N																																	1.1	
1.2							Teilwäsche Oberkörper	F / S / N																																	1.2	
1.3							Teilwäsche Unterkörper	F / S / N																																	1.3	
1.4							Teilw. Hände / Gesicht	F / S / N																																	1.4	
2.							Duschen	F / S / N																																	2.	
3.							Baden	F / S / N																																	3.	
3.1							Nägel schneiden	Hz.																																	3.1	
3.2							Haare waschen	Hz.																																	3.2	
4.							Zahn- / Mundpflege	F / S / N																																	4.	
5.							Kämmen	F / S / N																																	5.	
6.							Rasieren	Hz.																																	6.	
6.1							Haut- / Gesichtpflege	F / S / N / Hz. Früh																																	6.1	

Abb. 1: Pflegeplan mit Durchführungsnachweis

Stammblatt
Bewohnerdaten

FINANZIELLE ANGELEGENHEITEN

selbständig	○ ja	○ nein
Barbetrag zur pers. Verfügung	○ ja	○ nein
Geld wird verwaltet von:		
Befreiungen:		
Rezeptgebühr:	○ ja	○ nein
Rundfunkgebühr:	○ ja	○ nein
Geld / Eigentum hinterlegt:	○ ja	○ nein
wo?		

KOSTENSICHERUNG (Kranken- / Pflegekasse)

AOK	BEK	LKK	BKK	IKK	VdAK	AEV	Knappsch.	UV			

Sonstige Kostenträger:

Ansprechpartner:

Tel.:

Krankenversich. Nr. / Aktenz.:

MITGEBRACHTES EIGENTUM   ○ ja   ○ nein

Testament hinterlegt   ○ ja   ○ nein

wo?

Hinterlegte Dokumente:

Wäschekennzeichnung:

© by Optiplan ges. gesch. Nachdruck verboten System OP 9600 - 07.03

ÄRZTLICHER AUFNAHMESTATUS

Hz.	Diagnosen bei Aufnahme:	ICD

Ursache für Pflegebedürftigkeit

Fremdbefunde, bisherige Verordnungen etc. siehe Verwaltungstasche

NOTARZT:

Datum	Uhrzeit	Grund:

PFLEGEVERSICHERUNG

Feststellung der Pflegebedürftigkeit am:

durch:

MDK-Ansprechpartner: Tel.:

PFLEGESTUFE   (Stufe 1, Stufe 2, Stufe 3, Härtefall):

vor Aufnahme ☐   Ersteinstufung (stationär) ☐

ÄNDERUNGSGUTACHTEN:

Datum	Stufe	Datum	Stufe	Datum	Stufe

KRANKENHAUSAUFENTHALTE / PFLEGEUNTERBRECHUNG:

Krankenhaus / Sonst. Grund				Angehörige verständigt?	
Unfall?		von	bis	ja nein	Hz
○				○ ○	
○				○ ○	
○				○ ○	
○				○ ○	
○				○ ○	
○				○ ○	
○				○ ○	
○				○ ○	
○				○ ○	
○				○ ○	
○				○ ○	
○				○ ○	
○				○ ○	
○				○ ○	
○				○ ○	
○				○ ○	

Stammblatt

PERSONALIEN   EDV-Nr.:

Name / Geburtsname:

Vorname:

Geburtsort: Geburtsdat.:

Straße:

PLZ: Ort:

Tel. 1:   Tel. 2:

lebt allein: ○ ja ○ nein ○ verh. ○ verw. ○ led. ○ gesch.

Religion:

ANGEHÖRIGE 1 (Bezugsperson)

Name / Vorname:

Straße:

PLZ: Ort:

Verwandschaftsgrad:

Tel. 1:   Tel. 2:

ANGEHÖRIGE 2 (Bezugsperson)

Name / Vorname:

Straße:

PLZ: Ort:

Verwandschaftsgrad:

Tel. 1:   Tel. 2:

BETREUER (Betreuungsgesetz)

Name / Vorname:

Straße:

PLZ: Ort:

Tel. 1:   Tel. 2:

Aktenzeichen:

Aufgabenkreis: befristet bis:

                                 befristet bis:

Einwilligungsvorbeh.:   befristet bis:

BEHANDELNDER ARZT

Name / Vorname:

Straße:

PLZ: Ort:

Tel. 1:   Tel. 2:

Regelmäßiger Besuchstermin:

KONSILIARÄRZTE

Name / Anschrift: Tel.:

EXTERNE DIENSTLEISTUNGEN (Fußpflege, Friseur, Apotheke, KG etc.)

Name / Bezeichng.:   Tel.:

EHRENAMTLICHE HILFEN (Besuchsdienst etc.)

Name / Bezeichng.:   Tel.:

ZUSTÄNDIGE KIRCHENGEMEINDE / REL. GEMEINSCHAFT

Name:

Straße:

PLZ: Ort: Tel.:

Seelsorge erwünscht ○ nein ○ ja Krankensalbung am:

Stammblatt
Bewohnerdaten

Raum für Adresse, Anschrift d. Einrichtung

AUFENTHALT

Einzugsdatum: in:

Umzugsdatum: von: nach:

Umzugsdatum: von: nach:

Austrittsdatum:

PFLEGEHILFSMITTEL (Ausleihedatum eintragen:)

Eigentümer:	Bewohner	Kr.kasse	Pfl.Kasse	Station	zurück am:
Toilettenstuhl	○				
Rollstuhl	○				
Gehhilfen	○				
Patientenlifter	○				
Ernährungspumpe	○				
Pflegebett	○				
Bettgitter	○				
Aufrichter	○				
Anti-Deku-Matratze / Bett	○				
Typ					
	○				

WICHTIGE INFORMATIONEN ZUM GESUNDHEITSZUSTAND

(Allergien, Anfallsleiden, Schrittmacher, Depotmed. etc.)

!

Besondere Wünsche im Krankheits- / Todesfall:

Klinikwunsch:

Bestattungswunsch: (Wo hinterlegt?   )

○ Erd- ○ Feuer- ○ Anonym ○ Sonst. Bestattung:

Bestattungsinstitut:

Abb. 1: Stammblatt zur Erfassung von allgemeinen Bewohnerdaten

Ärztl. Verordnungen

Datum	Uhr-zeit	Nr.	Hz. A	Ärztl. Verordnung (Behandlungspflege)	Häufigkeit		Ende		Hz. Pfl.
					tägl.	wöch.	Datum	Arzt	

Name: Vorname:

geb.:   Pflegebereich: Blatt-Nr.:

Leistungsnachweis

Psychosoziale Hilfen / Med. Behandlung
(Anlage z. Leistungsnachweis SGB XI)

Nr.		MED. BEHANDLUNG	Häufigkeit p. Schicht	1	2	3	4	5	6	7	8	9	10	11	12	13	14	15	16	17
		Medikamente richten	F																	
			M																	
			S																	
			N																	
		Medikamente verabreichen	F																	
			M																	
			S																	
			N																	
		Tropfen richten	F																	
			M																	
			S																	
			N																	
	Siehe Pläne und Verordnungen!	Tropfen verabreichen	F																	
			M																	
			S																	
			N																	
		Injektionen richten	F																	
			M																	
			S																	
			N																	
		Injektionen verabreichen	F																	
			M																	
			S																	
			N																	
		Vitalwerte messen	F																	
			M																	
			S																	
			N																	

Abb. 1: Ärztlich dokumentierte Verordnung und Leistungsnachweis der Verordnungsdurchführung

6.4 EDV-gestützte Dokumentationssysteme

Es gibt vermehrt Einrichtungen, die mit EDV (elektronischer Datenverarbeitung) gestützten Dokumentationssystemen arbeiten (→ Abb. 1–3).

Dabei wird das Namenskürzel der Pflegefachkraft durch einen personenbezogenen Zugangscode zum Dokumentationsprogramm ersetzt. Datenschutzrechtliche Belange müssen eingehend geprüft werden (→ Datenschutz, Qualitätssicherung, Band 2).

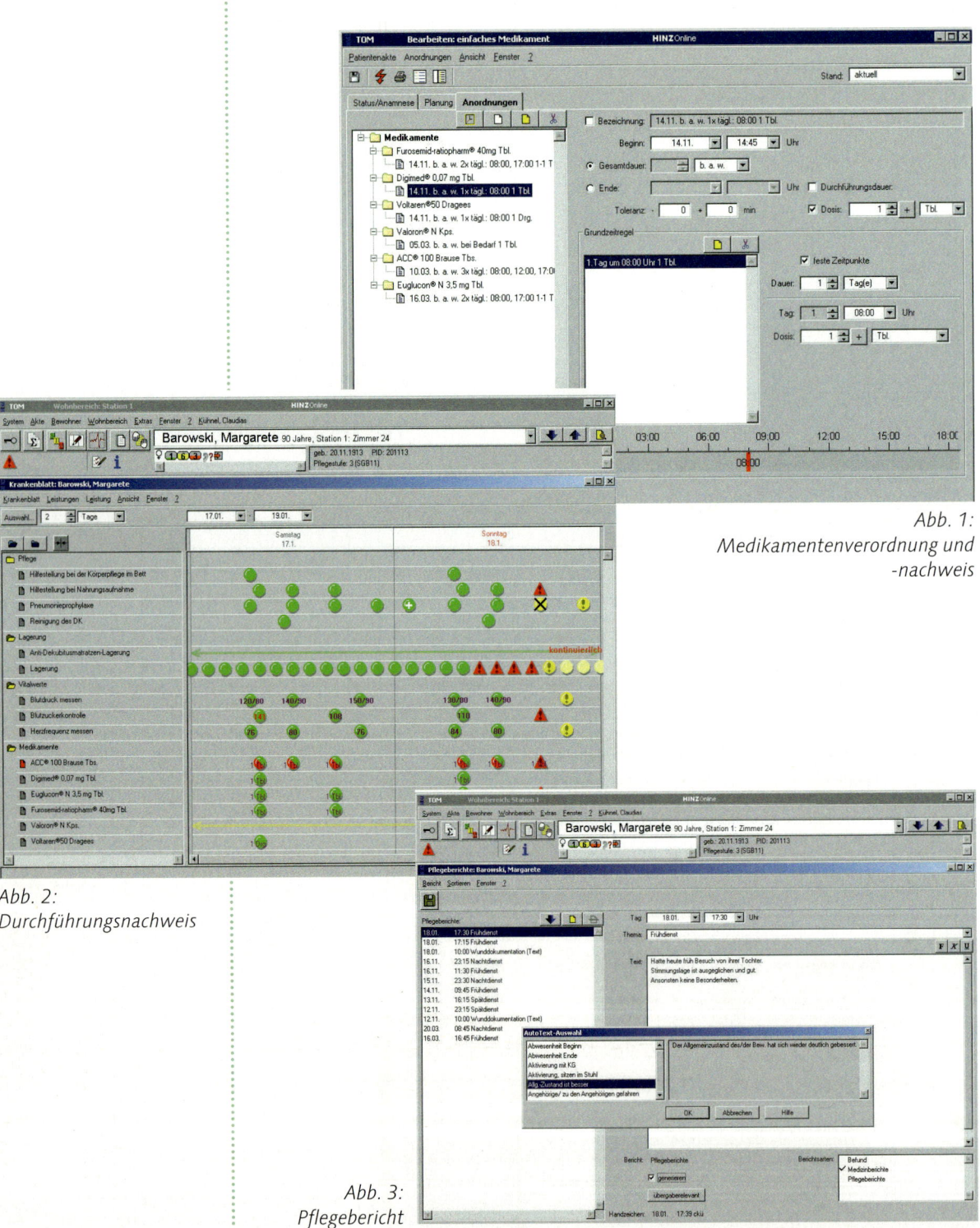

Abb. 1:
Medikamentenverordnung und
-nachweis

Abb. 2:
Durchführungsnachweis

Abb. 3:
Pflegebericht

Lernfeld 1.3

Alte Menschen personen- und situationsbezogen pflegen

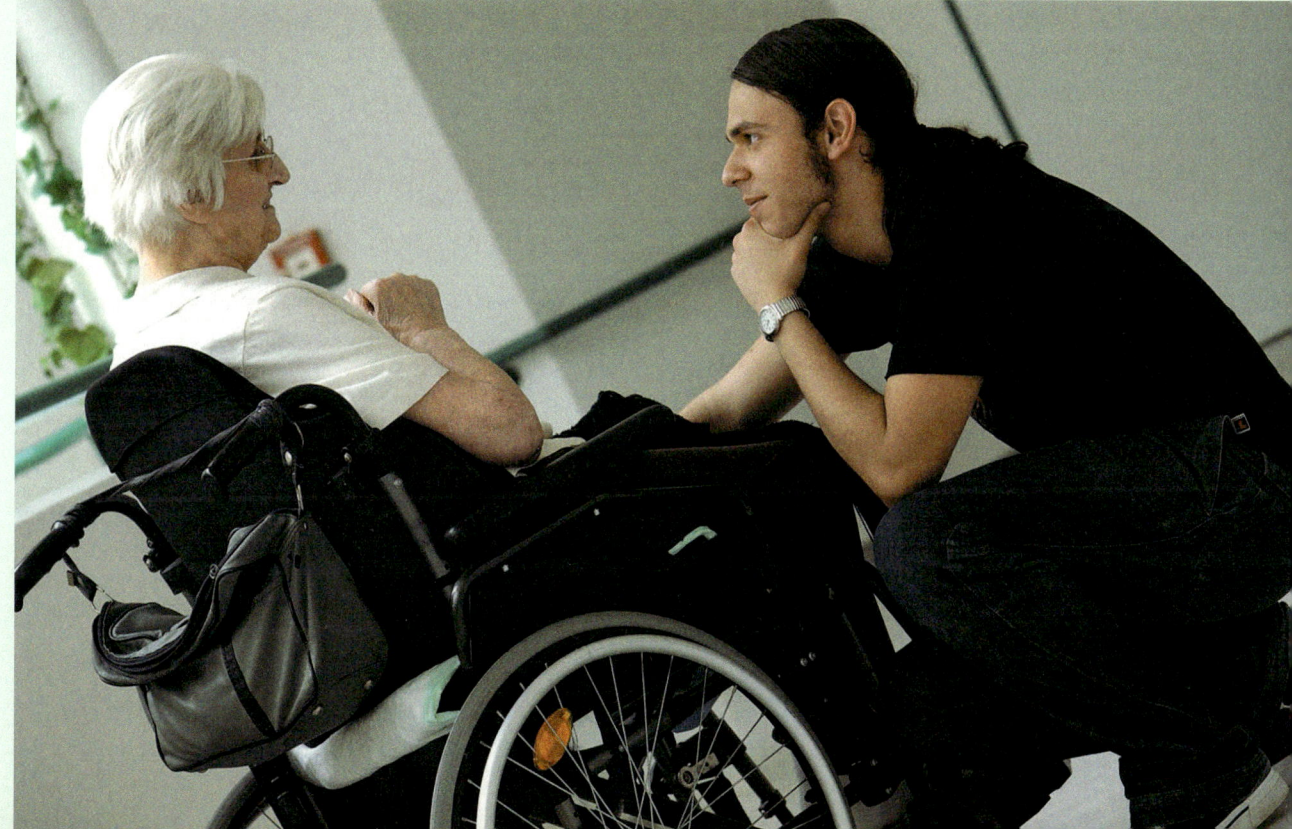

1 Pflegerelevante Grundlagen

1.1 Gesundheits- und Krankheitsbegriffe

1.1.1 Definitionen und Klassifikationen

> **"** Die Gesundheit ist ein Zustand des vollständigen körperlichen, geistigen und sozialen Wohlergehens und nicht nur das Fehlen von Krankheit oder Gebrechen. Der Besitz des bestmöglichen Gesundheitszustandes bildet eines der Grundrechte jedes menschlichen Wesens, ohne Unterschied der Rasse, der Religion, der politischen Anschauung und der wirtschaftlichen oder sozialen Stellung.
>
> *(→ WHO)*

WHO
→ S. 45

Gesundheit ist also mehr als die Abwesenheit von körperlicher Krankheit, sondern ein komplexer Begriff, der auch geistiges und soziales Wohlergehen umfasst. Die Bedeutung von Gesundheit wird oft erst mit zunehmendem Alter erfasst.

Krankheit ist dagegen als eine subjektive und/oder objektive Beeinträchtigung des vollständigen körperlichen, seelischen oder sozialen Wohlergehens definiert, durch die Wohlergehen und Leistungsfähigkeit spürbar gemindert werden.

> **"** Das Wichtigste im Leben ist für 38 Prozent die Familie, 27 Prozent nennen Gesundheit an erster Stelle. Geld oder Karriere ist jeweils nur für 2 Prozent der Befragten wichtig. Angst haben die Deutschen vor allem vor Krankheit (65 Prozent), Unglücks- oder Todesfällen in der Familie (62 Prozent) sowie vor Krieg (57 Prozent).
> *Quelle: n-tv (2004) „Optimistisch in die Zukunft – Glückliche Deutsche"*
> *http://www.n-tv.de/333176.html [Stand: 03.04.05]*
> *Forsa hatte im Auftrag von RTL Television am 19. und am 21. Mai 2004 1007 Bürger befragt.*

Im engeren Sinne steht der Begriff „Krankheit" für Diagnosegruppen, die auf ähnliche Ursachen zurückgeführt werden und mit weitestgehend identischen Symptomen (Krankheitszeichen) einhergehen. Um eine international einheitliche Klassifikation von Krankheiten zu ermöglichen, entwickelte die WHO die **ICD-Verschlüsselung** *(International Classification of Diseases* = Internationale Klassifikation von Krankheiten). Hierin wird jeder Diagnose eine bis zu fünfstellige Zahl zugeordnet (z. B. M. Parkinson hat den ICD-Schlüssel G20). Die ICD-Verschlüsselung wird regelmäßig aktualisiert und liegt seit 1992 in der 10. Version vor (→ S. 96).

Die ICD-Codierung ist in Kombination mit anderen Faktoren Grundlage des neuen Vergütungssystems für Krankenhausbehandlungen, dem **DRG-System** *(Diagnosis Related Groups* = Diagnosebezogene Gruppen), das seit 2003 schrittweise eingeführt wird. Diese neue Abrechnungsart basiert auf diagnosebezogenen Fallpauschalen, die von den Krankenkassen in Zukunft als Festbetrag für die gesamte stationäre Behandlung eines Krankheitsfalles gezahlt werden. Die Vergütung wird also unabhängig von der Liegezeit und dem Tagessatz eines einzelnen Krankenhauses sein. Für psychiatrische Erkrankungen gibt es bislang keine Fallpauschalen.

> **Exkurs** **DSM IV**
>
> Das Klassifikationssystem der Amerikanischen Psychiatrischen Vereinigung für psychiatrische Erkrankungen wird als DSM IV *(Diagnostic and Statistical Manual of Mental Disorders* = Diagnostisches Manual zur statistischen Erfassung von psychiatrischen und neurologischen Erkrankungen) bezeichnet. Die 4. Version liegt seit 1996 in deutscher Übersetzung vor.

Gliederung der 10. Version der ICD-Verschlüsselung

A00–**B**99:	Bestimmte infektiöse und parasitäre Krankheiten
C00–**D**48:	Neubildungen
D50–**D**89:	Krankheiten des Blutes und der blutbildenden Organe sowie bestimmte Störungen mit Beteiligung des Immunsystems
E00–**E**90:	Endokrine, Ernährungs- und Stoffwechselkrankheiten
F00–**F**99:	Psychische und Verhaltensstörungen
G00–**G**99:	Krankheiten des Nervensystems
H00–**H**59:	Krankheiten des Auges und der Augenanhangsgebilde
H60–**H**95:	Krankheiten des Ohres und des Warzenfortsatzes
I00–**I**99:	Krankheiten des Kreislaufsystems
J00–**J**99:	Krankheiten des Atmungssystems
K00–**K**93:	Krankheiten des Verdauungssystems
L00–**L**99:	Krankheiten der Haut und der Unterhaut
M00–**M**99:	Krankheiten des Muskel-Skelett-Systems und des Bindegewebes
N00–**N**99:	Krankheiten des Urogenitalsystems
O00–**O**99:	Schwangerschaft, Geburt und Wochenbett
P00–**P**96:	Bestimmte Zustände, die ihren Ursprung in der Perinatalperiode haben
Q00–**Q**99:	Angeborene Fehlbildungen, Deformitäten und Chromosomenanomalien
R00–**R**99:	Symptome und abnorme klinische und Laborbefunde, die anderenorts nicht klassifiziert sind
S00–**T**98:	Verletzungen, Vergiftungen und bestimmte andere Folgen äußerer Ursachen
V01–**Y**98:	Äußere Ursachen von Morbidität und Mortalität
Z00–**Z**99:	Faktoren, die den Gesundheitszustand beeinflussen und zur Inanspruchnahme des Gesundheitswesens führen
U00–**U**99:	Schlüsselnummern für besondere Zwecke

1.1.2 Auswirkungen von Krankheit und Behinderung im Alter

Altern ist nicht gleichbedeutend mit Krankheit oder einer unausweichlichen Verschlechterung des Gesundheitszustandes. Alternsvorgänge führen jedoch zu einer Verschlechterung einzelner Organfunktionen, die sich vor allem bei stärkerer Belastung zeigt. Im Einzelfall kann es schwierig sein, normale Alternsvorgänge von beginnenden Krankheiten abzugrenzen.

Chronische Erkrankungen treten vor allem in den letzten Lebensjahren auf und beeinflussen sich häufig wechselseitig, was mit dem Begriff **Multimorbidität** zusammengefasst wird. Es fällt daher oft schwer, eine einzige Diagnose als Ursache einer gesundheitlichen Beeinträchtigung im Alter zu benennen. Nicht jede Krankheit bedeutet Behinderung, aber die Wechselwirkung mehrerer chronischer Erkrankungen im Alter führt häufig zu einer Behinderung.

Alter und Krankheit
→ S. 21

Die 10 häufigsten chronischen Krankheiten, die zu einer Behinderung führen

1. Cerebrovaskuläre Krankheiten (Schlaganfall)
2. Unfälle, Frakturen
3. Sehbehinderung
4. Osteoporose
5. Arteriosklerose
6. Diabetes
7. Herzerkrankungen
8. Rheumatische Erkrankungen
9. Krebserkrankungen
1o. Andere Erkrankungen der Blutgefäße

Quelle:
Nach Verbrugge, L. M. (1989), „The dynamics of population aging and health". S. 23–40. In: S. Lewis (Hrsg.): Aging and Health – Linking research and Public Policy. Chelsea, Mi: Lewis Pub.

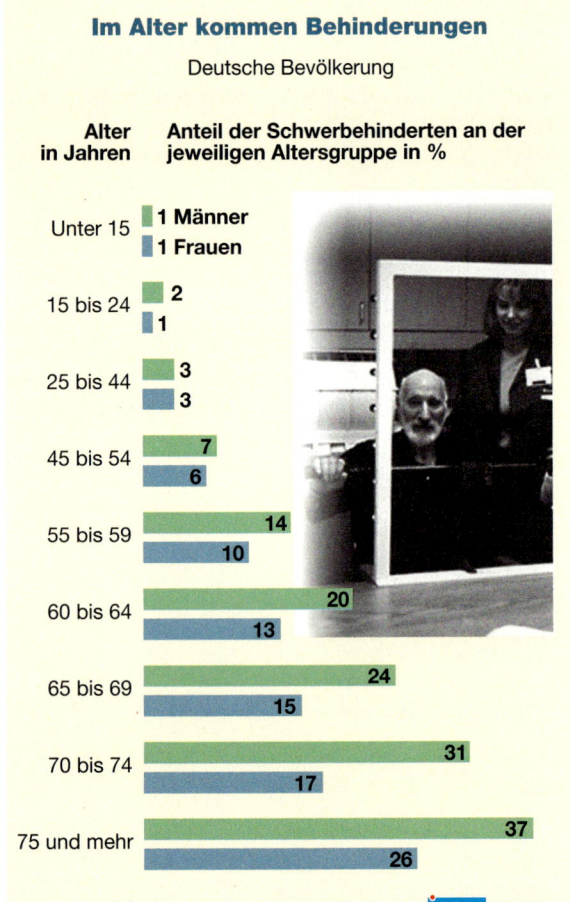

Im Alter kommen Behinderungen

Deutsche Bevölkerung

Alter in Jahren	Anteil der Schwerbehinderten an der jeweiligen Altersgruppe in %
Unter 15	■ 1 Männer / ■ 1 Frauen
15 bis 24	2 / 1
25 bis 44	3 / 3
45 bis 54	7 / 6
55 bis 59	14 / 10
60 bis 64	20 / 13
65 bis 69	24 / 15
70 bis 74	31 / 17
75 und mehr	37 / 26

Quelle: Stat. Bundesamt

imu 105 0303

Behinderung ist ein vielschichtiger Begriff, der sowohl medizinische, soziale als auch juristische Inhalte abdeckt. Im Sozialgesetzbuch wird Behinderung wie folgt definiert:

> **SGB IX, § 2 Abs. 1:**
> „Menschen sind behindert, wenn ihre körperliche Funktion, geistige Fähigkeit oder seelische Gesundheit mit hoher Wahrscheinlichkeit länger als sechs Monate von dem für das Lebensalter typischen Zustand abweichen und daher ihre Teilhabe am Leben in der Gesellschaft beeinträchtigt ist. Sie sind von Behinderung bedroht, wenn die Beeinträchtigung zu erwarten ist.

Für Menschen mit Behinderungen durch chronische Krankheiten und die Pflegenden sind oft die Konsequenzen für die Lebensqualität und die funktionelle Beeinträchtigung im Lebensalltag wichtiger als die Krankheitsdiagnose selbst.

Um diesem Aspekt von Behinderung und chronischen Krankheiten besser gerecht zu werden, hat die WHO die ICD-Klassifikation (→ S. 96), die sich ausschließlich auf Diagnosen stützt, 1980 um eine neue Klassifikation zur Beschreibung einer Behinderung ergänzt. Mit dieser **ICIDH** (*International Classification of Impairments, Disability and Handicap* = Internationale Klassifikation von Schädigung, Fähigkeitsstörung und Beeinträchtigung) werden die Folgen von Krankheit und Behinderung für den Lebensalltag eines Menschen beschrieben.

Beispiel

Ein 70-jähriger, bislang gut gehfähiger und sich selbst versorgender Mann erleidet einen Schlaganfall.
Diagnose: Schlaganfall (Hirninfarkt)
Impairment (Schädigung): Halbseitenlähmung rechts, schwere Sprachstörung *(Aphasie)*
Disability (Fähigkeitsstörung): Gehunfähigkeit, fehlende Gebrauchsfähigkeit des rechten Armes, eingeschränkte Kommunikationsfähigkeit
Handicap (Beeinträchtigung): Der Mann ist auf den Rollstuhl angewiesen, benötigt bei vielen alltäglichen Verrichtungen wie beispielsweise Essen und Ankleiden pflegerische Hilfe und kann sich in Zukunft nicht mehr selbst versorgen. In der Kommunikation mit anderen Menschen ist er beeinträchtigt und kann beispielsweise nicht mehr mit seinen Kindern telefonieren.

In einer neueren Version der ICIDH, der **ICIDH-2**, wurden statt der Begriffe Fähigkeitsstörung und Beeinträchtigung die Begriffe Aktivität und Partizipation eingeführt, um die positiven → Ressourcen eines Menschen zu betonen.
Die ICIDH-Klassifikationssysteme wurden 2001 von der WHO revidiert und so in einer neuen Version, der **ICF** (*International Classification of Functioning, Disability and Health* = Internationale Klassifikation der Funktionsfähigkeit, Behinderung und Gesundheit), verabschiedet. Ziel dieser Klassifikationen ist es, eine international gültige Sprachform zu finden, um eine vergleichende Beschreibung des Gesundheitszustandes zu ermöglichen.

Ressourcen → S. 16

1.2 Biologie des Alterns

Sichere Erkenntnisse über die biologische Ursache des Alterungsprozesses gibt es bislang kaum. Wahrscheinlich tragen viele Faktoren zum Beginn und Ablauf des Alterns bei. Für die biologischen Grundlagen des Alterungsprozesses gibt es unterschiedliche Erklärungsversuche, die als **Alternstheorien** bezeichnet werden.

Zell- und Gewebslehre
→ S. 149

Folgende Theorien werden besonders häufig genannt:

- **Theorie des genetischen Programms:** Diese Theorie geht davon aus, dass alle Phasen des menschlichen Lebens durch seine Gene gesteuert werden. Demnach würde das Altern einer „inneren Uhr" und einem genetischen Programm folgen, das alterstypische Veränderungen hervorruft oder auch die Auswirkung von „Langlebigkeitsgenen" einschränkt.

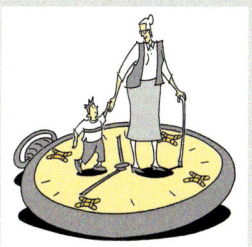

- **Theorie der freien Radikale:** Diese Theorie geht davon aus, dass im Stoffwechsel des Menschen in den Mitochondrien zwangsläufig **hochreaktive Moleküle** *(Radikale)* wie z.B. O^{2-} oder OH^- auftreten.

  Die Radikale können aufgrund ihrer Struktur besonders leicht chemische Verbindungen mit Molekülen des menschlichen Körpers bilden. Bei Entstehung dieser neuen Verbindung werden häufig erneut Radikale freigesetzt, sodass eine Kettenreaktion entsteht, die die DNS und das Gewebe schädigt und vorzeitig altern lässt. Auf dieser Theorie beruht auch die Vorstellung, dass durch so genannte „Radikalfänger" (Substanzen wie z.B. Vitamin C, die in der Lage sind, die freien Radikale abzufangen und zu neutralisieren), der Alterungsprozess verlangsamt werden kann.

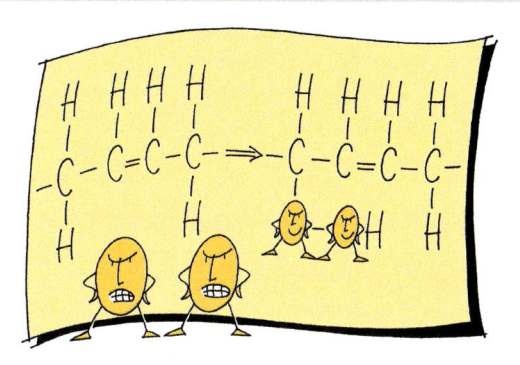

- **Mutationstheorie:** Beim Ablesen des genetischen DNS-Codes können Fehler **(Mutationen)** auftreten, die zur Entstehung fehlerhafter Eiweißmoleküle führen. Im Laufe des Lebens kommt es zu einer zunehmenden Anhäufung von Mutationen in der Zelle, die zum Zelluntergang und zur Schädigung des Gesamtorganismus führen.

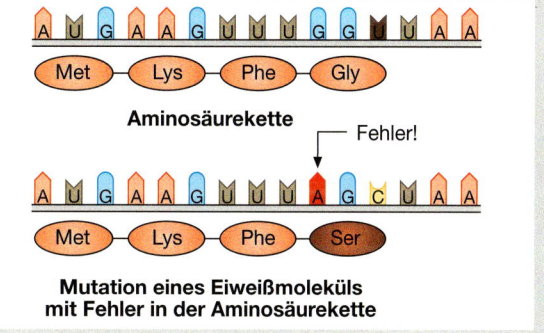

Mutation eines Eiweißmoleküls
mit Fehler in der Aminosäurekette

- **Hayflicksche Theorie:** Diese Alternstheorie beruht auf der Erkenntnis von Leonard Hayflick, dass die Teilungsfähigkeit von Zellen und damit die Reparaturfähigkeit von Organen begrenzt ist. Demnach lässt die Zellteilung nach, wenn seit Entstehen der Ursprungszelle eine bestimmte Zahl von Zellteilungen stattgefunden hat.

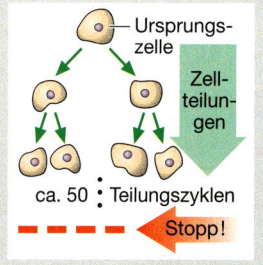

Den meisten Theorien ist gemeinsam, dass Altern ein mit der Geburt beginnender biologischer Abbauprozess ist, der an unterschiedlichen Stellen des Körpers eingreift und zu einem allmählichen Funktionsverlust einzelner Organsysteme führt. Somit ist Altern keine Krankheit, sondern ein normaler lebensbegleitender Prozess.

Pflege alter Menschen mit eingeschränkter Funktion von Sinnesorganen
→ S. 408

Pflege alter Menschen mit akuten und chronischen Erkrankungen
→ S. 422

Bestimmte Organsysteme sind von der Alterung des Körpers besonders betroffen:
- **Sinnesorgane:** Im Alter treten regelhaft Weitsichtigkeit und Schwerhörigkeit auf.
- **Arterien:** Die Arterien verlieren im Alter an Wandelastizität und bilden Veränderungen der Gefäßinnenwand (Arteriosklerose) aus, die zu typischen Alterserkrankungen (Herzinfarkt, Schlaganfall, AVK) führen.
- **Gehirn:** Im Gehirn kommt es zum Verlust von Nervenzellen.
- **Haut und Bindegewebe:** Diese Gewebsstrukturen verlieren an Elastizität und Regenerationsfähigkeit.
- **Knochen und Gelenke:** Osteoporose und Arthrose sind typische Altersveränderungen des Bewegungsapparates.
- **Niere:** In der Niere tritt ein Verlust der kleinen Funktionseinheiten (Nephron) und eine zunehmende Einschränkung der Entgiftungsfunktion ein.
- **Immunsystem:** Unterschiedliche Bestandteile des Immunsystems lassen mit zunehmendem Alter in ihrer Funktion nach und führen zu einer ansteigenden Gefährdung durch Infektionen.

1.3 Psychologie des Alterns

" Was wir an Wachstum verlieren und an Differenzierung gewinnen, nennen wir Reifung. Die Reifung zahlen wir mit dem Tod. Das Zahlungsmittel ist dabei das Altern. *(R. Rössle: Wachstum und Altern, 1923)*

Alte Menschen leben heute im Durchschnitt länger als früher und bleiben länger psychisch und körperlich gesund. Das Alter stellt somit eine zunehmend längere Lebensphase dar, die mit eigenen Zielstellungen und Problemen einhergeht. Gesundes Altern bedeutet auch eine gelungene Bewältigung der mit dieser Lebensphase verbundenen Probleme und ermöglicht ein zufriedenes, den Bedürfnissen angepasstes Leben.

Altern geht nicht zwangsläufig mit psychischen Erkrankungen einher. Typisch für diese Lebensphase ist aber eine erhöhte Verletzlichkeit durch Veränderungen im sozialen Umfeld oder im eigenen Körper. Die Mechanismen, mit denen alte Menschen auftretende Probleme zufrieden stellend lösen können, sind ein Bestandteil der Primärpersönlichkeit. Die Erfahrungen des bislang gelebten Lebens sind oft entscheidend für die Fähigkeit, das Alter sinnvoll zu gestalten. Im Alter können jedoch ungeahnte neue Konflikte und Bedrohungen auftreten, die auch für Menschen, die ihr bisheriges Leben erfolgreich bewältigt haben, eine Überforderung bedeuten.

Jeder Mensch entwickelt im Laufe seines Lebens ein Selbstbild, das durch Erkrankungen oder durch Rollenverlust, z. B. nach Aufgabe der Berufstätigkeit oder Verlust wichtiger Bezugspersonen, bedroht ist. Defizite in der bisherigen Leistungsfähigkeit werden zunehmend deutlich. In der westlichen Welt wird Alter nicht mit Erfahrung und Reife, sondern mit unwiderruflichem Verlust und Verfall gleichgesetzt. Diese Wahrnehmung von außen kann alternde Menschen in ihrem Selbstbild erschüttern.

Psychische Probleme im Alter können auf altersabhängigen Leistungsveränderungen beruhen. Durch Einschränkungen beim Sehen oder Hören entsteht eine Verunsicherung und Isolation im Umgang mit anderen Menschen. Gleichzeitig nimmt die Geschicklichkeit und schnelle Reaktionsfähigkeit ab. Demgegenüber zeigen alte Menschen häufig bessere Fähigkeiten bei Tätigkeiten, die Präzision, Disziplin und Konzentration verlangen. Die Intelligenz im Sinne des abstrakten Denkvermögens lässt im Alter nicht regelhaft nach, sondern bleibt bei vielen alten Menschen unverändert erhalten.

Altern bedeutet die Auseinandersetzung mit der Endlichkeit des eigenen Seins und dem unwiderruflichen Näherrücken des Todes. Diese Lebenserfahrung ist in anderen

Kulturen selbstverständlich und begleitet die Menschen ab dem Zeitpunkt der Geburt. Die Gesellschaft der Industrieländer tendiert zur Verdrängung von Alter, Krankheit und Tod, sodass viele Menschen sich erst im Alter mit diesem existenziellen Thema beschäftigen. Die Auseinandersetzung fällt somit in eine Lebensphase, in der der Mensch zusätzlich durch Veränderungen seines sozialen Umfeldes und seiner körperlichen Leistungsfähigkeit bedroht ist.

Die aufgeführten alternstypischen Problemstellungen führen bei vielen alten Menschen zu ähnlichen Verhaltensmustern.
Typisch ist eine vermehrte Einengung. Das Denken kreist zunehmend um sich selbst und um Veränderungen des eigenen Körpers. Dies kann zu einer überängstlichen Wahrnehmung von Körperveränderungen (Hypochondrie) führen. Auf der anderen Seite wird die alternsbedingte Schwächung des Körpers als bedrohlich erlebt und verdrängt. Viele alte Menschen verleugnen aus Angst vor den Konsequenzen neu auftretender Erkrankungen ihre offensichtlichen Defizite und wirken hierin starrköpfig. Eine innere Kapitulation und Selbstaufgabe der Eigenverantwortlichkeit kann sich in einem regressiven (kindlichen) Verhalten äußern, das auch als „erlernte Hilflosigkeit" bezeichnet wird. Diese Entwicklung kann bereits in der Jugend als Mechanismus der scheinbaren Problemlösung beginnen und wird durch Überfürsorglichkeit anderer Menschen noch unterstützt. Die Struktur vieler betreuender Einrichtungen unterstützt die regressive Entwicklung alter Menschen aufgrund ihrer starren, bevormundenden Haltung, die alten Menschen die Eigenverantwortlichkeit abnimmt.

Trotz der aufgezeigten Problemstellungen und Fehlentwicklungen ist die Lebenszufriedenheit bei den meisten alten Menschen gut. Die Voraussetzungen für ein seelisch gesundes Altern wurzeln in der Lebensbiographie, aber auch in der Stabilität zwischenmenschlicher Beziehungen, tragfähigen Kompromissfindungen und einer seelischen Ausgeglichenheit, die man bei sehr alten Menschen besonders häufig antrifft. Gesundes Altern bedeutet, sein Leben im Lebensrückblick anzunehmen, sich mit bislang ungelösten Konflikten auszusöhnen und hierin seinen seelischen Frieden zu finden.

Abb. 1: Rentner auf der Besuchertribüne im Deutschen Bundestag während einer Plenardebatte.

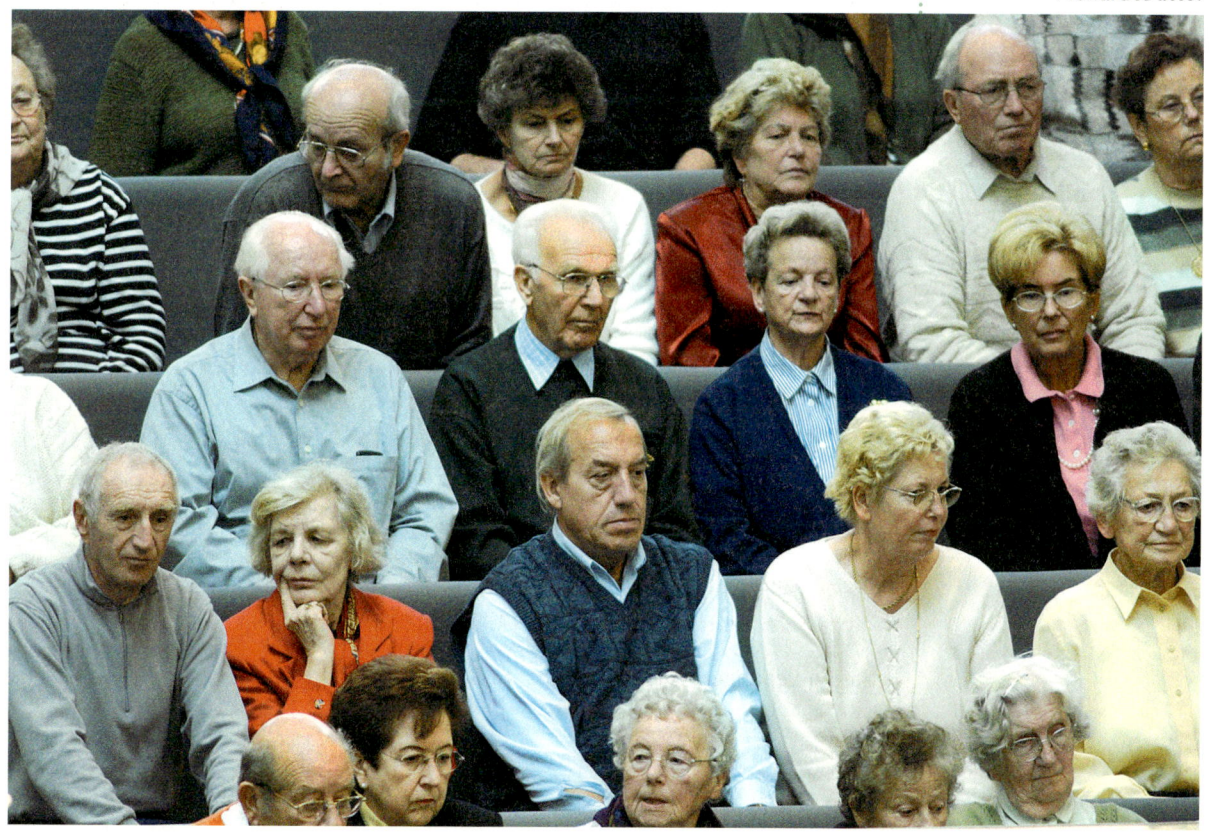

1.4 Einführung in die Anatomie und Physiologie

Anatomie ist die Lehre vom inneren Aufbau des Körpers. Der menschliche Organismus folgt einem Bauplan, der kleinste Strukturen zu größeren Funktionseinheiten verbindet, aus denen Zellen, Gewebe, Organe, Organsysteme und der gesamte Körper aufgebaut sind (→ Abb. 1).

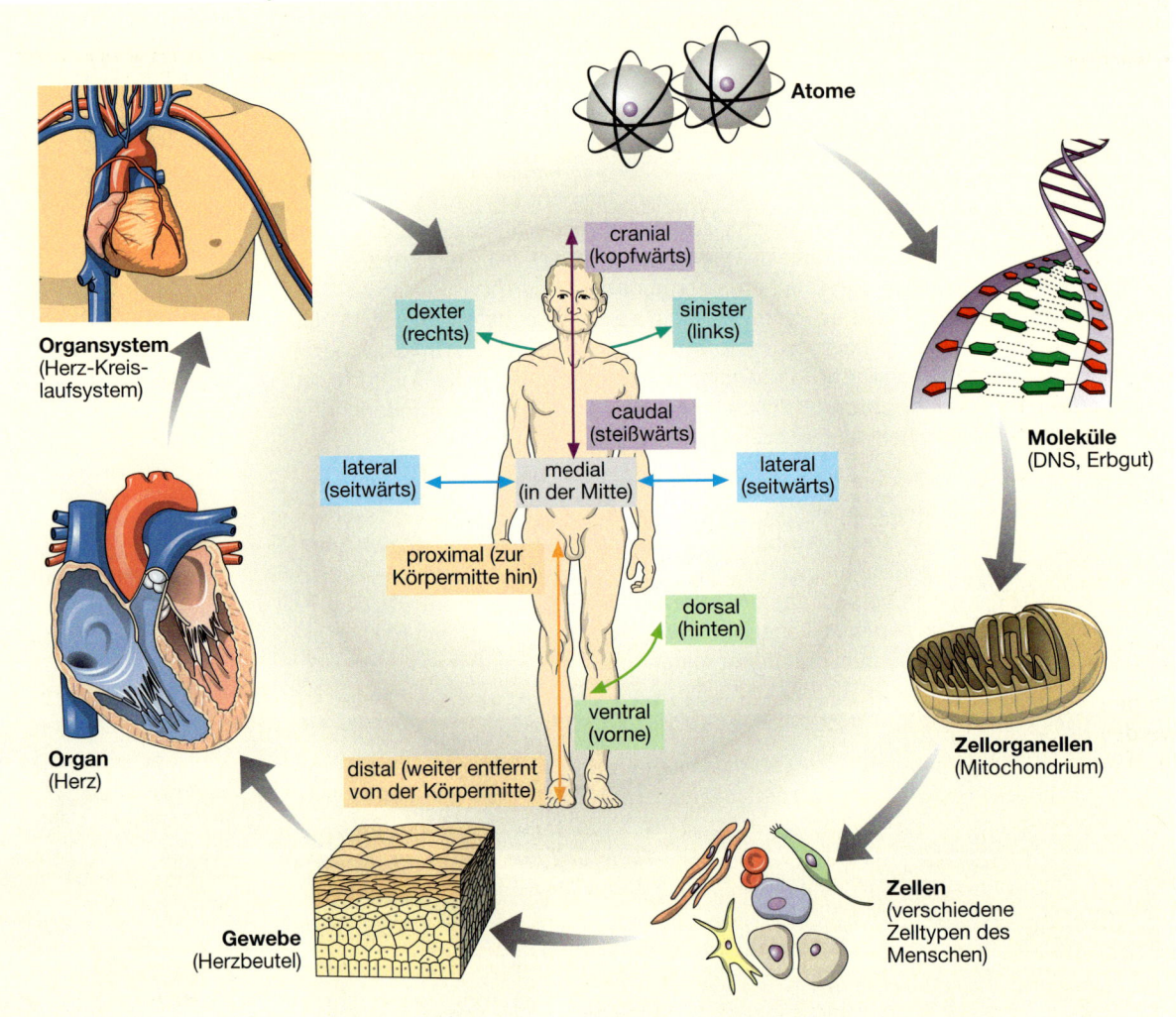

Atome

Moleküle
(DNS, Erbgut)

Organsystem
(Herz-Kreis-
laufsystem)

cranial
(kopfwärts)

dexter
(rechts)

sinister
(links)

caudal
(steißwärts)

lateral
(seitwärts)

medial
(in der Mitte)

lateral
(seitwärts)

proximal (zur
Körpermitte hin)

dorsal
(hinten)

ventral
(vorne)

distal (weiter entfernt
von der Körpermitte)

Zellorganellen
(Mitochondrium)

Organ
(Herz)

Zellen
(verschiedene
Zelltypen des
Menschen)

Gewebe
(Herzbeutel)

Abb. 1:
Vom Atom zum
Organismus

Unter funktionellen Gesichtspunkten kann der menschliche Körper in folgende Systeme eingeteilt werden:

- den **Stütz- und Bewegungsapparat**, der sich aus Knochen, Knorpel, Sehnen, Bändern sowie den Gelenken und den Muskeln zusammensetzt.
- die **inneren Organe und Stoffwechselsysteme**, die sich aus Blut, Herz und Blutgefäßen, Atemsystem, dem Verdauungstrakt, den Urin- und den Geschlechtsorganen, der Haut, dem Immunsystem sowie hormonproduzierenden Organen und Drüsen zusammensetzen.
- das **Nervensystem**, das sich aus Gehirn, Rückenmark, dem peripheren und dem vegetativen Nervensystem zusammensetzt.
- und die **Sinnesorgane**.

Physiologie
physis gr. = Natur
logos gr. = Wissenschaft

Die **Physiologie** ist die Lehre der normalen Stoffwechsel- und Organfunktionen. Sie beschreibt die Funktion der einzelnen Systeme und ihre gegenseitigen Zusammenhänge, wie z. B.: Zellstoffwechsel, Kreislaufregulation, Verdauungsabläufe oder die Reizüberleitung vom Nerven auf den Muskel.

1.4.1 Zell- und Gewebslehre

Die Zelllehre (Zytologie) beschreibt den Aufbau der kleinsten lebensfähigen Einheit jedes lebenden Organismus, der Zelle. Die Untersuchung von Zellaufbau und Zellfunktionen ist erst seit der Erfindung des Lichtmikroskops möglich.
Zellen haben mehrere Eigenschaften, die sie als selbstständige Lebenseinheit auszeichnen (→ Abb. 1):
Sie können

- wachsen
- sich vermehren
- fortbewegen
- haben einen eigenen Stoffwechsel und eine eigene Atmung
- können Impulse von außen aufnehmen und weiterleiten.

Diese Eigenschaften sind allen Zellen gemeinsam.

Im Laufe der Entwicklung eines Organismus teilen und differenzieren sich die Ausgangszellen immer weiter, bis einzelne Zellverbände sich zu Geweben zusammenschließen und hier sehr spezifische Aufgaben übernehmen können (z.B. Muskelgewebe, Nervengewebe).

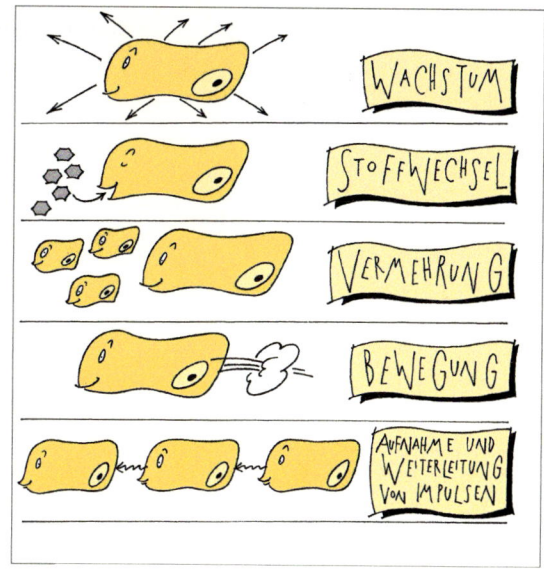

Abb. 1: Eigenschaften einer Zelle

Zellaufbau

Zellen bestehen in der Regel aus der **Zellmembran**, die die Zelle nach außen abschließt, einem **Zellkern** (*Nukleus*) und der **Zellflüssigkeit** (*Zytoplasma*), in der sich mehrere Zellorganellen befinden. Zu den **Zellorganellen** zählen Mitochondrien, Ribosomen und das endoplasmatische Retikulum (→ Abb. 2).
Der **Zellkern** beinhaltet die Erbinformation, die **DNS** (*Desoxyribonukleinsäure*). Die DNS ist ein Riesenmolekül, das den gesamten genetischen Code des menschlichen Körpers enthält. Einzelne Abschnitte der DNS, die funktionell zusammengehören, werden als **Gene** bezeichnet.
Ineinander in Spiralen gewunden und komprimiert, bilden die DNS-Moleküle Chromosomen, die aufgrund ihrer Größe im Mikroskop sichtbar sind (→ Abb. 2). Menschen haben 46 Chromosomen. Diese setzen sich aus 2 x 22 normalen Chromosomen, die die Informationen für die Körperfunktionen beinhalten, und zwei geschlechtsspezifischen Chromosomen zusammen. Frauen haben ein doppeltes X-Chromosom, Männer ein X- und ein Y-Chromosom.

Zytologie
kytos gr. = die Zelle

Hinweis

In der internationalen Fachliteratur wird für Desoxyribonukleinsäure die Abkürzung **DNA** verwendet.

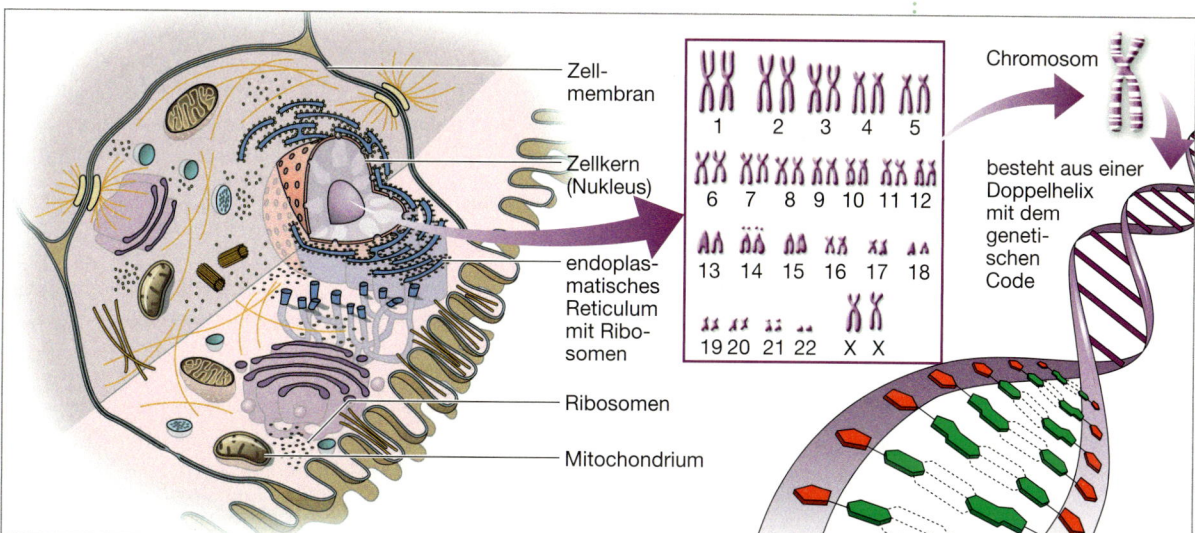

Abb. 2: Schematischer Aufbau einer Zelle: Vom Chromosom zur DNS

Durch Verdopplung der DNS wird die Voraussetzung für die Zellteilung geschaffen, in der die neu entstandene Zelle ein genaues Abbild der Ursprungs-DNS enthält. Die Informationen, die in der DNS enthalten sind, können durch eigene Botenmoleküle abgelesen und zu den **Ribosomen** transportiert werden (→ Abb. 1).

Ribosomen sind winzige Zellpartikel, die entweder an das endoplasmatische Retikulum gebunden oder frei im Zytoplasma vorhanden sind. An den Ribosomen entstehen aus dem genetischen Code der Erbinformation die Eiweißmoleküle (Proteine).

Hierfür wird eine Kopie der genetischen Information aus der DNS in den Ribosomen abgelesen. Entsprechend dem genetischen Code werden einzelne Aminosäuren herantransportiert und in der vorgegebenen Reihenfolge zu Aminosäureketten zusammengesetzt. Dieser Vorgang wird **Translation** genannt. Die Aminosäureketten bilden die Grundlage eines Eiweißmoleküls.

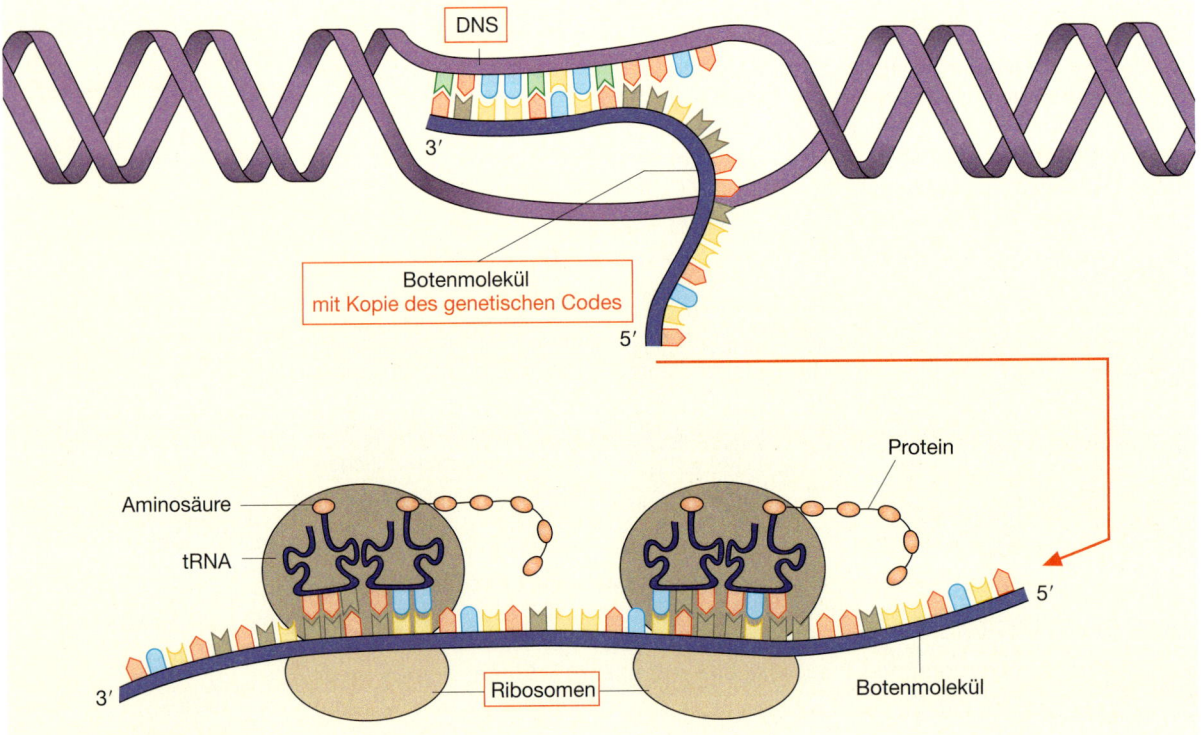

Abb. 1: Translation

Mitochondrien dienen der Energiegewinnung in der Zelle (→ Abb. 2). Sie bauen Nährstoffe unter Sauerstoffverbrauch ab und stellen den anderen Zellbestandteilen diese Energie in Form bestimmter Moleküle (**ATP** = Adenosintriphosphat) zur Verfügung.

Abb. 2: Schema eines Mitochondriums

Veränderungen im Alter

Mit zunehmendem Alter steigt die Fehlerzahl beim Ablesen des genetischen Codes an. Es entstehen vermehrt Zellen mit fehlerhaften DNS-Molekülen. Manche dieser Zellen sind nicht lebensfähig und sterben vorzeitig ab. Bei anderen Zellen kann ein Fehler bei der Regulation der Zellteilung auftreten. Dies kann zu unkontrollierter Vermehrung und damit zum Auftreten von → Tumoren führen.

Tumoren → S. 213

Stofftransport

Grundlage des Stofftransportes in und zwischen den Zellen sind zwei physikalische Prinzipien: Diffusion und Osmose.

Die **Diffusion** ist ein Mechanismus, durch den sich kleinste Substanzen auf der Grundlage jeder Eigenbewegung eines Moleküls (Brown'sche Molekularbewegung) in Flüssigkeiten oder Gasen frei ausbreiten. Es findet dabei ein Ausgleich zwischen Orten mit hoher Konzentration und Orten mit niedriger Konzentration einer Substanz statt (→ Abb. 1). Durch die Diffusion ist beispielsweise im Zytoplasma einer Zelle eine Substanz überall in gleich hoher Konzentration vorhanden. Durch Diffusion findet in der Lunge der Gasaustausch von Sauerstoff und Kohlenstoffdioxid statt.

Osmose liegt vor, wenn sich Substanzen durch eine trennende Membran hindurch verteilen, die nur für bestimmte Moleküle durchlässig *(semipermeabel)* ist. Einige Substanzen können diese Membran also durchdringen, während andere blockiert werden (→ Abb. 2). Die Zellmembran ist semipermeabel, weil sie mithilfe spezieller Transporttunnel einzelne Substanzen hinein- und wieder hinausschleusen kann.

Durch diese beiden Mechanismen ist eine gleichmäßige oder auch zweckgebundene Verteilung sämtlicher Substanzen im Körper gewährleistet.

Stoffwechsel

Nährstoffe bilden den Ausgangspunkt für den Zellstoffwechsel, der entweder zum Aufbau der Zellstruktur oder zur Energiebereitstellung eingesetzt wird.

Der Stoffwechsel jeder einzelnen Zelle beruht auf der Aufnahme und dem Abbau von Nährstoffen. Nährstoffe (z. B. Kohlenhydrate) werden zunächst durch körpereigene Enzyme (Eiweißmoleküle) in Einzelmoleküle (z. B. Glucose) zerlegt und dann in den Mitochondrien zu energiereichen Verbindungen umgewandelt (→ Abb. 3). Diese energiereichen Verbindungen können von der Zelle direkt für andere Zellfunktionen eingesetzt werden. Für den Nährstoffabbau benötigt die Zelle **Sauerstoff (O_2)**, den sie aus dem Blut aufnimmt und dafür **Kohlenstoffdioxid (CO_2)**, das als Abbauprodukt des Stoffwechsels entsteht, wieder abgibt. Dieser Vorgang wird auch als **Zellatmung** bezeichnet.

Wenn der Zelle nicht ausreichend Sauerstoff zur Verfügung steht, kann sie kurze Zeit Energie über einen alternativen Abbauvorgang aus Glykogen gewinnen. Diese Form der Energiegewinnung ist jedoch nicht sehr effektiv und ergibt ein **Abbauprodukt** *(Milchsäure)*, das zu einer Übersäuerung (→*Azidose*, S. 550) des Blutes führen kann. In körperlicher Ruhe wird der meiste Sauerstoff vom Herzmuskel und vom Gehirn verbraucht. Das Gehirn ist besonders gefährdet bei einer vollständigen Unterbrechung der Sauerstoffversorgung, wie sie bei einem Herz-Kreislauf-Stillstand entsteht. Schon nach wenigen Minuten ohne Sauerstoffversorgung kommt es hier zu irreversiblen (nicht umkehrbaren) Schäden. Bei körperlicher Arbeit wird die Blutversorgung und damit das Sauerstoffangebot zugunsten der Skelettmuskulatur umverteilt.

Hinweis Der Hauptenergieträger des menschlichen Körpers ist Traubenzucker (Glucose). Ist ein Überschuss an Glucose in den Zellen vorhanden, kann Glucose in der Leber und in Muskelzellen in Form von Glykogen gespeichert werden.

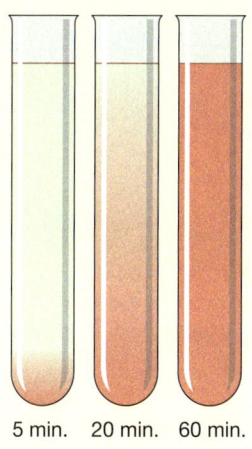

Abb. 1: Diffusion.
Eine Substanz breitet sich allmählich ohne äußere Einwirkung gleichmäßig in der Flüssigkeit aus.

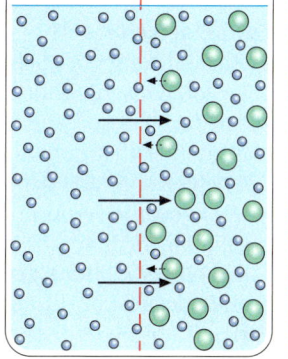

Abb. 2: Osmose.
Die semipermeable Membran ist durchlässig für die blauen Kugeln, die sich im gesamten Gefäß gleichmäßig verteilen können, jedoch nicht für die grünen Kugeln.

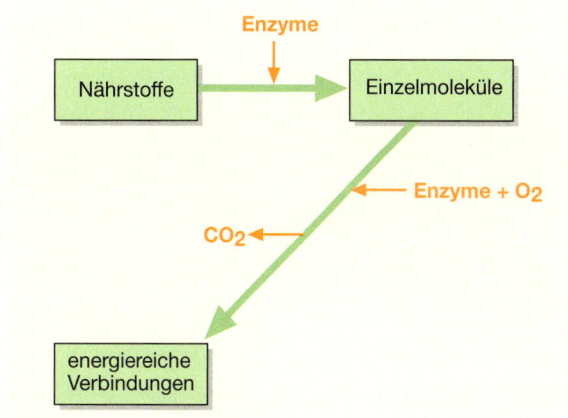

Abb. 3: Zellstoffwechsel

Veränderungen im Alter

Im Alter nimmt die Fähigkeit der Zelle ab, Glucose im Stoffwechsel abzubauen. Dies kann zu ansteigenden Blutzuckerspiegeln und damit zum Auftreten der Zuckerkrankheit (→ *Diabetes mellitus*, S. 433) führen.

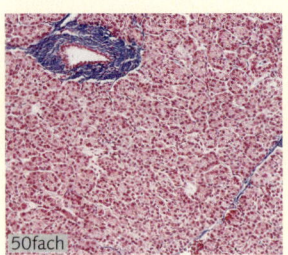
Epithel (hier:
Drüsengewebe)

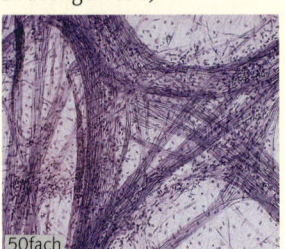
Bindegewebe
(hier: Harnblase)

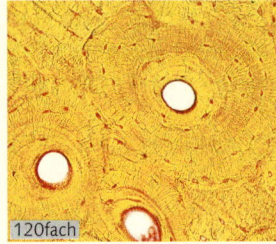
Stützgewebe
(hier: Röhrenknochen)

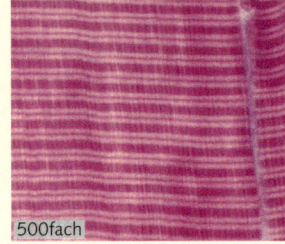
Muskelgewebe (hier: quer-
gestreifte Muskulatur

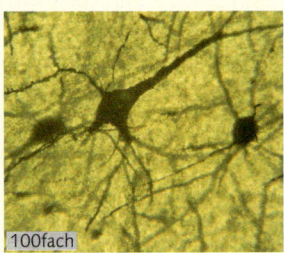
Nervengewebe
(hier: Gehirn)

Abb. 1:
Unterschiedliche
Gewebetypen

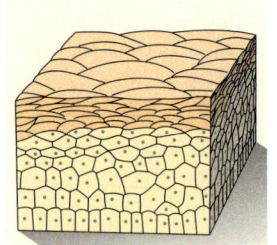

Abb. 2: Deckgewebe

Gewebe

Gleichartig spezialisierte Zellverbände bilden Gewebe, die durch ihre Differenzierung spezifische Aufgaben im Körper übernehmen können.

Folgende **Gewebearten** werden unterschieden (→ Abb. 1):
- Epithelgewebe
- Bindegewebe
- Stützgewebe (Knochen und Knorpel)
- Muskelgewebe
- Nervengewebe

Epithelgewebe

Epithelien dienen als **Schutzschicht**, können Stoffe aufnehmen *(Resorption)* oder, im Falle von Drüsen, Stoffe produzieren und abgeben *(Sekretion)*. Spezialisierte Epithelzellen der Sinnesorgane dienen zur **Reizaufnahme**, z. B. in der Netzhaut des Auges, der Nasenschleimhaut oder dem Zungenrücken.

Epithelgewebe setzt sich aus folgenden Gewebetypen zusammen:
- **Deckgewebe** (→ Abb. 2) bildet die Haut, die inneren Schleimhäute sowie die Auskleidung der inneren Hohlorgane (Blutgefäße, Herzbeutel, Lungenbläschen und Gelenkhöhlen). Epithelgewebe, das die Blutgefäße und das Herz auskleidet, wird auch als **Endothel** bezeichnet. **Plattenepithel** ist Deckgewebe mit einer besonders widerstandsfähigen obersten Zellschicht.
- **Drüsengewebe** bildet die exokrinen und die endokrinen Drüsen:
  Exokrine Drüsen produzieren ein Sekret, das über Ausführungsgänge nach außen abgegeben wird (→ Abb. 3a). Typische exokrine Drüsen sind die Schweiß-, Talg- und Duftdrüsen der Haut, die Drüsen der Verdauungsorgane, Tränen- und Speicheldrüse sowie Anteile der Bauchspeicheldrüse und die Prostata.
  Endokrine Drüsen geben ihr Sekret (Hormone) direkt ins Blut ab (→ Abb. 3b). Typische endokrine Drüsen sind die Schilddrüse, der Insulin produzierende Teil der Bauchspeicheldrüse und die Hypophyse.
- **Sinnesepithel** sind besondere Zellgruppen, die spezifische Reize aufnehmen können. Sie kommen als Druckrezeptoren in der Haut vor oder als Geschmacksrezeptoren in der Zunge.

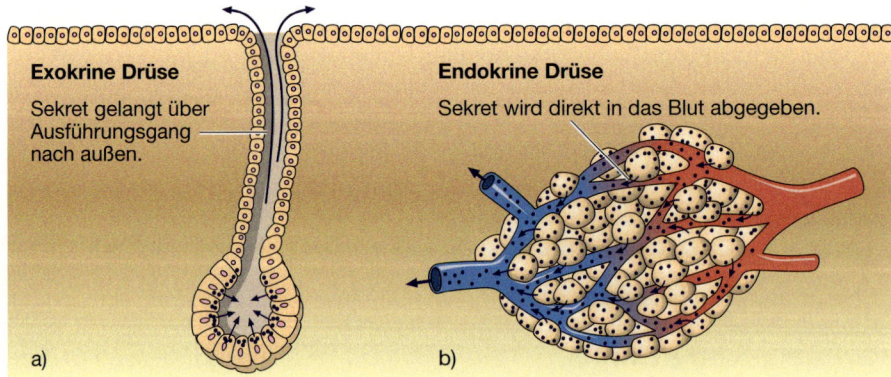

Abb. 3:
a) Exokrine Drüse
b) Endokrine Drüse

Bindegewebe

Bindegewebe übernimmt im Körper vielfältige Aufgaben. Das lockere, interstitielle **Bindegewebe** ist weit verbreitet und füllt in erster Linie die Organzwischenräume aus (→ Abb. 1a). Das **straffe Bindegewebe** hat einen hohen Anteil kollagener Fasern und bildet Sehnen, Bänder und Muskelfaszien (→ Abb. 1b). Das **Fettgewebe** beinhaltet viele Fettzellen, die vor allem als Energiespeicher dienen.

Das retikuläre **Bindegewebe** ist ein netzartig miteinander verbundener Zellverband, der vor allem im Knochenmark, den Lymphknoten, der Milz und den Tonsillen vorkommt (→ Abb. 1c). Es beinhaltet Zellen, die körperfremde Substanzen und eingedrungene Krankheitserreger vernichten können. Damit ist das retikuläre Bindegewebe ein wichtiger Bestandteil des Immunsystems und leitet weitere Stufen der Immunantwort ein.

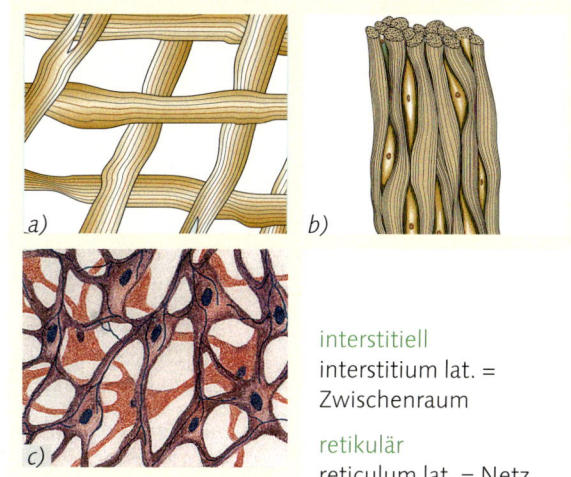

interstitiell
interstitium lat. = Zwischenraum

retikulär
reticulum lat. = Netz

Abb. 1: Bindegewebe
a) lockeres b) straffes c) retikuläres

Stützgewebe

Stützgewebe besteht aus Knorpel und Knochen.

Knorpelgewebe ist druck- und biegungselastisch und kann daher mechanisch besonders stark beansprucht werden. Es kommt als Gelenkknorpel, in der Ohrmuschel und in den Bandscheiben vor.

Knochengewebe ist ein besonders hartes Gewebe, das aus Knochenzellen und Knochenkittsubstanz besteht und seine Festigkeit durch die Einlagerung von Mineralien (v.a. Calcium) gewinnt. Knochengewebe wird ständig durch hierauf spezialisierte Zellen aufgebaut und wieder abgebaut und befindet sich hierdurch in einem permanenten Umbauprozess, der durch hormonelle Faktoren und körperliche Aktivität mit beeinflusst wird. Knochengewebe kommt im Körper in den langen **Röhrenknochen** am Arm oder Bein vor, in den breiten Geflechtknochen an Schulter und Hüfte und in den kurzen Knochen, aus denen das Hand- und Fußskelett sowie die Wirbelkörper bestehen.

Röhrenknochen bestehen aus einem Schaft, der **Diaphyse**, und den mit Knorpelgewebe überzogenen Gelenkenden, den **Epiphysen**. Der Knochenschaft ist mit einer schmerzempfindlichen Knochenhaut, dem **Periost**, bedeckt (→ Abb. 2).

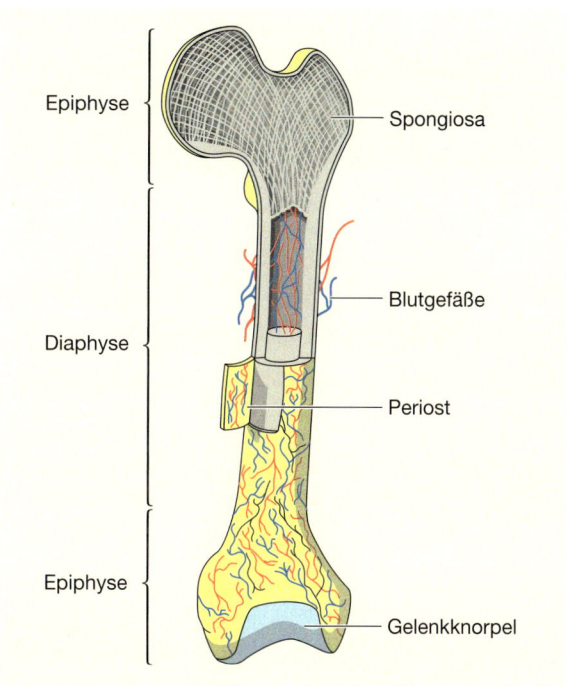

Abb. 2: Aufbau des Röhrenknochens

Veränderungen im Alter

- Im Alter führt der ständige Umbauprozess, dem das Knochengewebe unterliegt, häufig zu einem Überwiegen des Knochenabbaus. Das Knochengewebe verliert Mineralstoffe und wird dadurch brüchiger. Der Knochenabbau wird durch längere Immobilisation noch verstärkt. Vor allem Frauen verlieren in den ersten Jahren nach der→ Menopause jährlich bis zu 7 % ihrer Knochensubstanz. Der Knochenabbau bei Männern verläuft etwas langsamer. Wenn die Knochendichte eine bestimmte Grenze unterschreitet, spricht man von → Osteoporose. Eine ausgewogene Ernährung mit viel Calcium sowie ausreichend körperliche Bewegung können helfen, einer Osteoporose vorzubeugen.
- Das Knorpelgewebe nimmt an Dicke und Elastizität ab und fasert sich auf. Dies ist häufig der Ausgangspunkt für eine → Arthrose, d.h. Verschleißerscheinungen der Gelenke, die zu erheblichen Beschwerden führen können.

Menopause
→ S. 173

Osteoporose
→ S. 459

Arthrose
→ S. 462

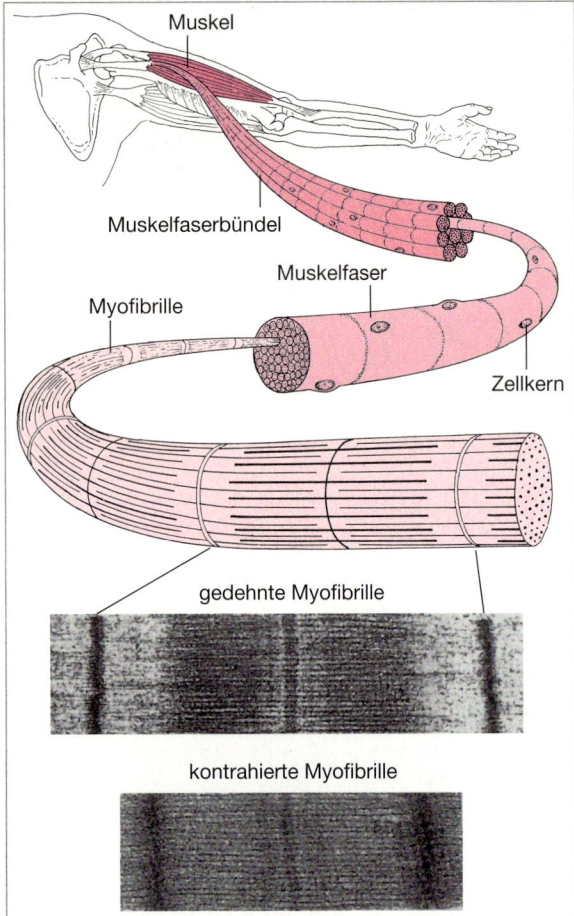

Abb. 1: Skelettmuskulatur (quergestreifte Muskulatur)

In the figure, the following labels appear:
Muskel
Muskelfaserbündel
Muskelfaser
Myofibrille
Zellkern
gedehnte Myofibrille
kontrahierte Myofibrille

Muskelgewebe

Muskulatur wird von Muskelzellen gebildet, die unter Verbrennen von Energie mechanische Arbeit in Form einer **Kontraktion** (Zusammenziehen) ausführen. Die Muskelkontraktion erfolgt durch das Ineinandergleiten bestimmter Eiweißmoleküle, so genannter **Myofibrillen** (→ Abb. 1). Der Antrieb für die Kontraktion einer Muskelzelle erfolgt durch die Übertragung eines Reizes von dem Nerven auf die Muskelzelle. Für diese Übertragung wird Calcium benötigt.

Es werden unterschiedliche Arten von Muskulatur unterschieden:
Die **Skelettmuskulatur**, auch **quergestreifte Muskulatur** genannt, gewährleistet die Beweglichkeit der Skelettanteile. Sie ist willkürlich, d.h. bewusst durch Nervenimpulse steuerbar. Die einzelnen Muskelfasern enthalten längsparallel angeordnete Myofibrillen, die sich kontrahieren können und aufgrund ihrer Bündelung im Lichtmikroskop eine typische „Querstreifung" zeigen. Skelettmuskulatur kann sich schnell zusammenziehen und schnell wieder erschlaffen.
Die **glatte Muskulatur** dient vor allem dem Erhalt einer lang dauernden Muskelspannung. Sie ist im Verdauungstrakt, in den Blutgefäßen und den Drüsenausführungsgängen vertreten. Sie hat keine Querstreifung und kann willentlich nicht bewegt werden, da sie vom vegetativen Nervensystem gesteuert wird.

Die **Herzmuskulatur** ist aus speziellen Muskelfasern aufgebaut, die sich auch ohne äußeren Nervenimpuls zusammenziehen können. Sie hat ein eigenes Nervensystem, das jedoch Einflüssen vom vegetativen Nervensystem unterliegt.

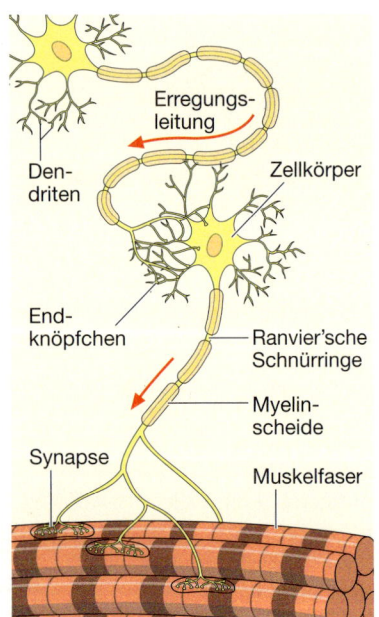

Abb. 2:
Aufbau einer Nervenzelle
(Schema)

In the figure, the following labels appear:
Erregungsleitung
Dendriten
Zellkörper
Endknöpfchen
Ranvier'sche Schnürringe
Myelinscheide
Synapse
Muskelfaser

Nervengewebe

Nervenzellen *(Neurone)* sind spezialisierte Zellen, die für die Übernahme, die Weitergabe und die Verarbeitung von Reizen zuständig sind. Sie haben eine spezielle Struktur (→ Abb. 2): Die Erregung gelangt über **Dendriten**, stark verzweigte Fortsätze, die mit anderen Nervenzellen in Verbindung stehen, in die Nervenzellen. Die Weiterleitung der Erregung erfolgt über einen einzigen Fortsatz, das **Axon**, dessen Länge bis zu einem Meter betragen kann. Das Axon zweigt sich am Ende auf und mündet in Verbindungsstellen mit anderen Zellen, den Synapsen. Axone sind meist von umhüllenden Markscheidenzellen (Myelinscheidenzellen) umgeben, die sie nach außen hin isolieren. Die Weiterleitung einer Erregung ist ein elektrischer Vorgang. Im Ruhezustand herrscht an der Zellmembran einer Nervenzelle eine niedrige elektrische Spannung, da positiv und negativ geladene Teilchen im Zellinneren und Zelläußeren unterschiedlich verteilt sind. Diese Spannung wird als **Ruhepotenzial** bezeichnet. Wenn die Nervenzelle durch äußere Reize oder durch andere Nervenzellen erregt wird, strömen positiv geladene Teilchen in das Zellinnere, wodurch sich die Spannung verändert. Dieser elektrische Zustand wird als **Aktionspotenzial** bezeichnet.

In regelmäßigen Abständen haben die Markscheiden Einschnürungen, so genannte **Ranvier'sche Schnürringe**, an denen sich Aktionspotenziale ausbilden und sich entlang dieser Schnürringe bis zur Synapse ausbreiten. Diese besonders schnelle Form der Reizweiterleitung wird als saltatorische (überspringende) Erregungsleitung bezeichnet.

Synapsen stellen die Verbindung zu anderen Nervenzellen, aber auch zu Muskelzellen, Drüsengewebe oder Sinnesorganen her. An den Synapsen wird das ankommende elektrische Signal in ein chemisches Signal umgewandelt. Hierfür schüttet das Axonende, in dem ein Signal eingeht, spezifische Moleküle, die **Neurotransmitter** genannt werden, in den Synapsenspalt aus (→ Abb. 1).

Diese Moleküle diffundieren zu der Zellmembran der Nachbarzelle und werden dort in speziellen Kanälen von Rezeptoren aufgenommen. Hierdurch entsteht in der Empfängerzelle ein Impuls, der in einer Nervenzelle als neues Aktionspotential und in einer Muskelzelle als Kontraktion umgesetzt wird. Viele Medikamente entfalten ihre Wirkung durch eine Beeinflussung der Neurotransmitterkonzentrationen an der Synapse.

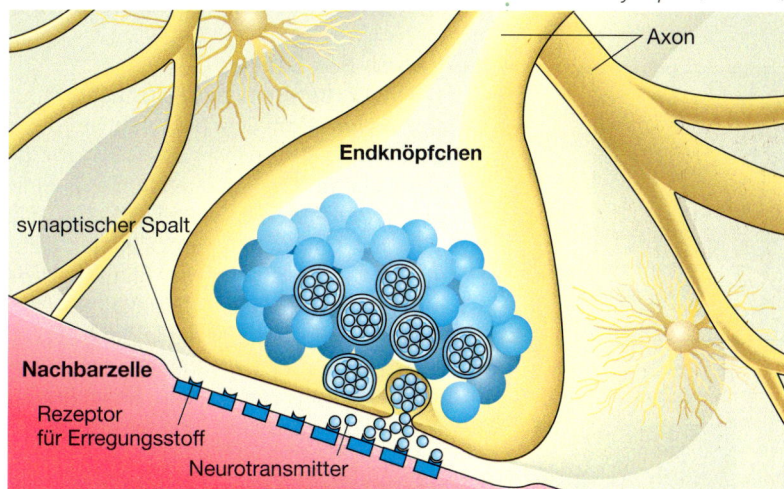

Abb. 1:
Signalweiterleitung an der
Synapse (Schema)

Die Funktionen des Gehirns sind von einem ausgewogenen Gleichgewicht der Neurotransmitter abhängig. Bestimmte Neurotransmitter sind hier besonders wichtig:

- **Acetylcholin** vermittelt die Impulsübertragung von der Nerven- auf die Muskelzelle. Es findet sich außerdem im vegetativen Nervensystem und im Gehirn. Viele Vorgänge im Gehirn sind von Acetylcholin abhängig. Bei der Behandlung der → Alzheimer Demenz werden neuere Medikamente eingesetzt, die die Konzentration von Acetylcholin an der Synapse erhöhen.
- **Katecholamine** sind eine Gruppe von Neurotransmittern, die im Nervensystem sowohl hemmende als auch stimulierende Funktionen haben. Zu ihnen gehören Adrenalin und Dopamin.
  - **Adrenalin** ist ein „Stresshormon", das sehr schnell den Blutdruck anhebt, die Herzfrequenz steigert und den Energieumsatz erhöht.
  - **Dopamin** ist dem Adrenalin sehr ähnlich. Es steuert das extrapyramidale System. Ein Mangel an Dopamin im Gehirn kann zur → Parkinson-Krankheit führen. Bei der Behandlung dieser Krankheit werden daher dopaminähnliche Medikamente gegeben. Ein Überschuss von Dopamin kann dagegen → Psychosen hervorrufen, die unter anderem mit Dopamin hemmenden Medikamenten (→ Neuroleptika, S. 647) behandelt werden. Daher haben Parkinsonmedikamente manchmal psychoseähnliche Nebenwirkungen. Umgekehrt können Neuroleptika als Nebenwirkung eine Parkinsonsymptomatik hervorrufen.

Höher entwickelte Lebewesen, wie z. B. der Mensch, haben als zusätzlichen Bestandteil des Nervensystems **Gliazellen**. Sie entstammen dem Bindegewebe und füllen im Gehirn den Zwischenraum zwischen den Nervenzellen aus. Außerdem bilden sie die Myelinscheiden der Nervenzellen.

Nervensystem
→ S. 174

Alzheimer Demenz
→ S. 634

Parkinson-Krankheit
→ S. 585

Psychosen
→ S. 627

Veränderungen im Alter

- Im Alter nimmt die Zahl der Nervenzellen allmählich ab. Dies muss aber nicht mit einem Nachlassen der geistigen Leistungsfähigkeit einhergehen.
- Die Nervenleitfähigkeit und die synaptische Impulsübertragung verlaufen langsamer, sodass das Reaktionsvermögen alter Menschen nachlässt.
- Im Gehirn treten typische Altersveränderungen der Zellen (→ senile Plaques, S. 188) auf, die nur mikroskopisch sichtbar sind. Diese Veränderungen haben keine krankhafte Bedeutung, wenn sie vereinzelt auftreten. Sie finden sich aber bei Demenz-Kranken gehäuft.

1.4.2 Blut und Immunsystem

Blut ist ein flüssiges Gewebe, das aus den Blutzellen und einer als Plasma bezeichneten Flüssigkeit besteht. Der Anteil des Blutes am Körpergewicht beträgt 6–8%, was beim Erwachsenen einer durchschnittlichen Blutmenge von 5–6 Litern entspricht.

Aufgaben des Blutes

Blut hat im Körper vielfältige Aufgaben:

- **Transportfunktion:** Durch das Blut werden die lebensnotwendigen Gase und Nährsubstanzen (z.B. Glucose, S. 202) sowie die Abbauprodukte transportiert. In den Lungen nimmt das Blut Sauerstoff auf, den es in physikalisch gelöster Form bis zum Gewebe transportiert (→ Abb. 2, S. 150). Dort wird im Austausch Kohlenstoffdioxid abgegeben, das im Blut zurück zu den Lungen transportiert und dort wieder abgeatmet wird. Sauerstoffreiches Blut, das in den Arterien fließt, ist hellrot. Sauerstoffarmes Blut in den Venen ist dunkelrot.

  Im Darm nimmt das Blut die in der Nahrung enthaltenen Nährstoffe auf und transportiert sie zu dem Gewebe, in dem sie benötigt werden. Die Abbauprodukte des Zellstoffwechsels werden vom Entstehungsort wegtransportiert und zu den Nieren oder der Leber gebracht, von wo aus sie über den Kot oder den Urin ausgeschieden werden.

  Auch im Körper gebildete Substanzen, z.B. Hormone, werden im Blut vom Entstehungsort zu den Zielorganen gebracht.

- **Milieufunktion:** Das Blut hält im Körper konstante Temperaturen, pH-Werte und Konzentrationen gelöster Stoffe aufrecht. Dadurch können die Körperzellen überall in einem vergleichbaren Milieu arbeiten.

- **Gerinnung:** Blut hat die Fähigkeit, mithilfe spezialisierter Zellen und bestimmter Eiweiße Blutungen, die durch eine Gefäßverletzung entstanden sind, zu stillen.

- **Abwehrfunktion:** Im Blut sind Zellen und Eiweißstoffe enthalten, die eingedrungene Erreger oder Fremdkörper neutralisieren können.

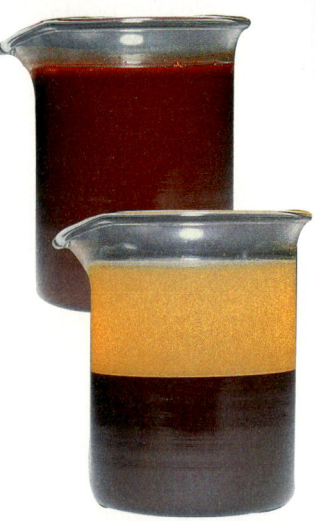

Abb. 1: Verhindert man die Blutgerinnung und lässt Blut längere Zeit stehen, setzen sich die Blutkörperchen ab. Darüber bleibt das Plasma stehen. Geronnenes Blut enthält Gerinnungsstoffe. Blutplasma ohne Gerinnungsstoffe nennt man Blutserum.

Glucose
(= Traubenzucker) Einfacher Zucker, der in vielen Nahrungsmitteln vorhanden ist und der eine wesentliche Energiequelle für den Menschen darstellt.

Exkurs — Temperaturregulation

Konstanz der Körpertemperatur bedeutet, dass innerhalb einer gewissen Schwankungsbreite die Körperkerntemperatur um 37°C aufrechterhalten wird. Als Bezugspunkt wird meistens die im Enddarm *(Rectum)* gemessene Temperatur herangezogen, die ca. 37°C beträgt, während die im Mund gemessene Temperatur um 0,2–0,5°C niedriger liegt. Bei einem Temperaturanstieg im Körperkern weiten sich die Blutgefäße des Körpers, wodurch vermehrt Wärme abgegeben wird. Gleichzeitig beginnt der Mensch zu schwitzen. Durch die Verdunstung der Feuchtigkeit auf der Körperoberfläche wird die Haut abgekühlt.

Bei einer abfallenden Temperatur ziehen sich die Blutgefäße zusammen. Die Haut ist dann weiß und kühl, und es wird weniger Wärme an die Außenwelt abgegeben. Die Haare richten sich auf und bilden eine schützende Isolationsschicht. Das „Kältezittern" produziert durch die Muskelarbeit zusätzliche Wärme.

Die normale Behaglichkeitstemperatur der Raumluft liegt bei 25–26°C, wenn eine Luftfeuchtigkeit von 50% gegeben ist.

Veränderungen im Alter

Alte Menschen frieren oft schneller. Dies hat mehrere Ursachen:

- Der Fettgehalt des Unterhautgewebes nimmt ab, wodurch die Isolierfunktion der Haut beeinträchtigt wird.
- Alte Menschen haben eine geringere Muskelmasse. Da Muskelarbeit dem Körper Wärme zur Verfügung stellt, fehlt dem alten Menschen ein Teil der Wärmeproduktion im Körper.

Schilddrüsenhormone
→ S. 122

- → Schilddrüsenhormone führen zu einer vermehrten Wärmeproduktion des Körpers. Alte Menschen haben oft eine nachlassende Schilddrüsenfunktion. Die Konzentration der Schilddrüsenhormone ist im Alter durchschnittlich um 20% geringer.

Enzyme
→ S. 111

pH-Regulation

Der pH-Wert des Blutes entsteht aus dem Gleichgewicht zwischen gelösten Säuren und Basen (= Laugen). Säuren werden definiert als Substanzen, die Wasserstoffionen abgeben können, Basen als Substanzen, die ein Wasserstoffion aufnehmen können. Die Skala der pH-Werte reicht von 0–14 (→ Abb.1). Ein pH-Wert von 7 bedeutet Neutralität der in einer Flüssigkeit gelösten Säuren und Basen. Ein niedrigerer pH-Wert entspricht einer Säure, ein höherer pH-Wert einer Base.

Der normale pH-Wert des Blutes liegt bei 7,37–7,43, d.h., die Basen im Blut überwiegen. Dieser pH-Wert wird im Blut genau aufrechterhalten, da er die Voraussetzung für die Funktion vieler → Enzyme ist. Unterschiedliche Puffersysteme, an denen die Atmung und die Nieren beteiligt sind, sorgen für die Konstanz. Wenn dennoch eine Übersäuerung des Blutes auftritt, spricht man von einer **Azidose**, bei einem Überwiegen der basischen Anteile von einer **Alkalose**.

Abb. 1: pH-Skala

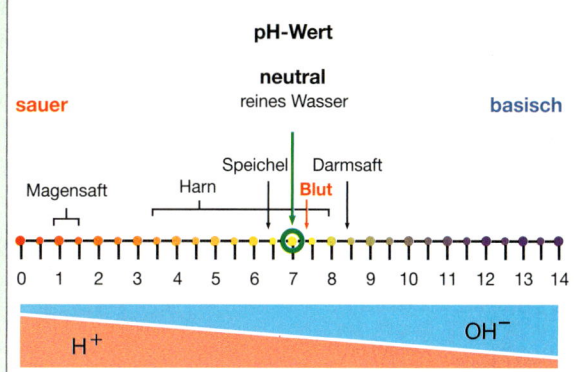

Veränderungen im Alter

Im Gewebe des alten Menschen nimmt die Sauerstoffkonzentration allmählich ab. Dadurch kann Glucose von den Körperzellen nicht mehr vollständig verstoffwechselt werden, und es entsteht als Abbauprodukt die **Milchsäure** *(Laktat)*, die einen niedrigen pH-Wert aufweist. Daher sind alte Menschen eher durch eine Azidose gefährdet als junge Menschen.

Blutbestandteile

Blut besteht zu 55 % aus Plasma und zu 45 % aus Blutzellen.

Blutzellen

Die Blutzellen bestehen zu 99 % aus **roten Blutkörperchen** *(Erythrozyten)*. Die **weißen Blutkörperchen** *(Leukozyten)* werden in verschiedene Zelltypen mit unterschiedlichen Funktionen eingeteilt. **Blutplättchen** *(Thrombozyten)* sind für die Blutgerinnung verantwortlich. Die meisten Blutzellen werden im Knochenmark aus Vorläuferzellen gebildet. Knochenmark befindet sich in der Markhöhle der Knochen sowie in dem Knochengewebe selbst.

Erythrozyten

Im Blut sind ca. 4,5–5 Millionen Erythrozyten/mm³ enthalten. Erythrozyten sind flache, in der Mitte eingedellte Scheiben (→ Abb. 2). Da sie keinen Zellkern besitzen, tragen sie auch keine Erbinformation und können sich nicht mehr teilen. Ihre Lebensdauer beträgt ca. 100–120 Tage.

Erythrozyten sind elastisch und können sich durch Verformung auch sehr kleinen Gefäßen anpassen.

Der Hauptbestandteil von Erythrozyten ist der eisenhaltige rote **Blutfarbstoff** *(Hämoglobin)*. Hämoglobin gibt dem Blut seine rote Farbe. Durch das Hämoglobin wird Sauerstoff von der Lunge zum Gewebe transportiert und Kohlenstoffdioxid aus dem Gewebe abtransportiert und wieder abgeatmet. Hämoglobin ist in der Lage, Sauerstoff an sich zu binden und im Gewebe wieder abzugeben. Umgekehrt kann das unbeladene Hämoglobin Kohlenstoffdioxid aufnehmen. Die Sauerstoffsättigung gibt den Anteil des Hämoglobins in Prozent an, der mit Sauerstoff gesättigt ist. Wenn das Blut zu wenig Hämoglobin aufweist, spricht man von **Blutarmut** (→ *Anämie*, S. 422). Der normale Hämoglobinwert liegt bei Frauen bei 12–16 g/100 ml und bei Männern bei 14–18 g/100 ml.

Erythrozyten
erythros gr. = rot
kytos gr. = Zelle

Leukozyten
leukos gr. = weiß

Thrombozyten
thrombos gr. = Klumpen

Abb. 2: Rote und ein weißes Blutkörperchen

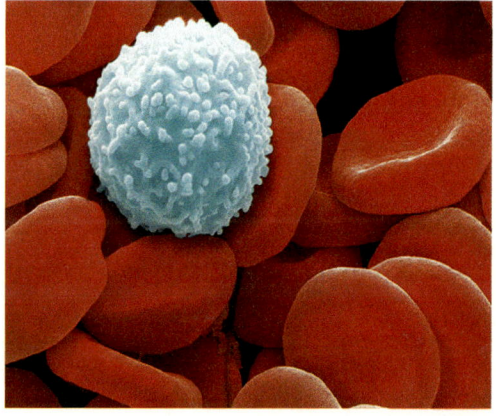

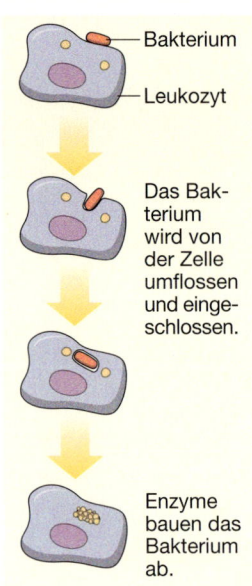

Bakterium

Leukozyt

Das Bakterium wird von der Zelle umflossen und eingeschlossen.

Enzyme bauen das Bakterium ab.

Abb. 1: Phagozytose

Antikörper
→ S. 115

zelluläre Abwehr
→ S. 115

Wundheilungsprozess
→ S. 475

Leukozyten

Im Blut befinden sich ca. 4000–10000 Leukozyten/mm³. Ihre Zahl kann erheblich schwanken, da Infektionen und andere körperliche Faktoren die Zellzahl mit beeinflussen.

Leukozyten dienen in erster Linie der Abwehr von Krankheitserregern und eingedrungenen Fremdstoffen. Sie können sich bewegen und dringen vom Blut in das Gewebe ein, in dem sie ihre Funktion ausüben wollen. Sie werden durch Bakterien und bereits ablaufende Entzündungen angelockt und können eingedrungene Fremdkörper umschließen und dadurch neutralisieren (**Phagozytose** → Abb. 1). Die meisten Leukozyten, die der menschliche Körper enthält, befinden sich nur vorübergehend im Blut und halten sich überwiegend im Gewebe auf.

Je nach Funktion und Form der Leukozyten werden verschiedene Unterformen unterschieden:

- **Granulozyten:** Sie bilden 60% der Leukozyten. Wenn sie mikroskopisch im Blut sichtbar gemacht werden sollen, verwendet man Färbetechniken, die bei den Unterformen der Granulozyten unterschiedliche Färbemuster hervorrufen (→ Abb. 2). Am häufigsten sind die neutrophilen Granulozyten, die sehr beweglich sind und Mikroorganismen durch Aufnahme in ihren Zellkörper vernichten können *(Phagozytose)*. Zerfallene neutrophile Granulozyten sind im Eiter enthalten, der anschließend vom Lymphsystem abtransportiert wird.
- **Monozyten:** Aus den Monozyten gehen die großen **Fresszellen** *(Makrophagen)* hervor.
- **Lymphozyten:** Lymphozyten spielen eine wichtige Rolle im Immunsystem. Man unterscheidet B-Lymphozyten, die in der Lage sind, → Antikörper zu produzieren, von den T-Lymphozyten, die für die → zelluläre Abwehr verantwortlich sind.

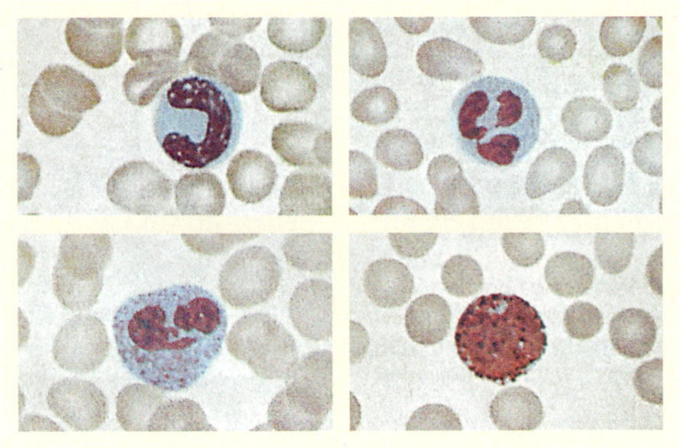

Thrombozyten

Thrombozyten sind kleine, kernlose Zellpartikel, die im Blut mit einer Konzentration von 200000 bis 300000/mm³ vorkommen. Sie werden auch als Blutplättchen bezeichnet. Sie spielen eine wichtige Rolle bei der **Blutgerinnung**.

Bei Verletzung eines Blutgefäßes werden mehrere Gerinnungsmechanismen des Körpers aktiviert:

1. Nach einer Verletzung ziehen sich die glatten Muskelzellen des Blutgefäßes zusammen. Das Gefäß wird dadurch verengt.
2. Thrombozyten kleben an der Gefäßwand fest und verklumpen miteinander. Sie bilden dadurch einen Gerinnungspfropf, einen **Thrombus**, der die Verletzung verklebt (→ Abb. 3).
3. Zusätzlich werden im Blutplasma Eiweißstoffe, so genannte **Gerinnungsfaktoren**, aktiviert. Sie produzieren das **Fibrin**, das zähe Netze zwischen den Thrombozytenklumpen ausbildet und dadurch den Pfropf stabilisiert.
4. In den Pfropf werden Erythrozyten eingelagert. Außerdem wachsen Bindegewebszellen ein und beginnen mit dem → Wundheilungsprozess.

Abb. 2: Von Erythrozyten umgebene Granulozyten (verschiedene Unterformen)

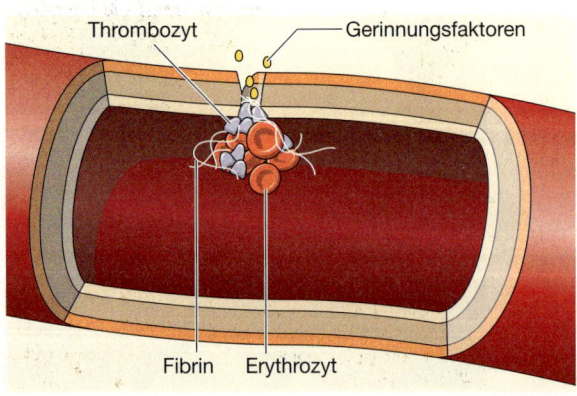

Thrombozyt — Gerinnungsfaktoren

Fibrin   Erythrozyt

Abb. 3: Schematische Darstellung der Gerinnung

Blutplasma

Das Blutplasma besteht zu 90 % aus Wasser. Eiweißsubstanzen bilden 8 %. Hinzu kommen die gelösten Nährstoffe und körpereigene Substanzen.

Die Eiweiße bestehen zum größten Teil aus Albumin, das eine wichtige Rolle bei der Regulation des Wassergehalts im Blut spielt. Bei einem Mangel an Albumin kann das Wasser nur unzureichend im Blutgefäß gehalten werden, sodass es in das Gewebe austritt und dort → Ödeme verursacht. Außerdem kann Albumin verschiedene Substanzen an sich binden und transportieren.

Globuline sind eine weitere wichtige Eiweißgruppe im Blutplasma. Zu ihnen gehören die → Immunglobuline, die für die Immunabwehr erforderlich sind.

Das Blutplasma enthält ebenfalls Gerinnungsfaktoren. Diese Eiweißsubstanzen werden zum größten Teil in der Leber produziert. Sie dienen in erster Linie dazu, aus dem im Blut vorkommenden löslichen Fibrinogen nach Aktivierung des Gerinnungssystems unter Einwirken von Thrombin das unlösliche Fibrin zu bilden. Fibrin bildet ein so genanntes Gerinnungsnetz. Zur Herstellung bestimmter Gerinnungsfaktoren benötigt die Leber → Vitamin K.

Eiweiß (Protein)
→ S. 200

Ödeme → S. 451

Immunglobuline
→ S. 115

Vitamin K → S. 206

Antigene → S. 115

Antikörper → S. 115

Blutgruppen und Bluttransfusion

Alle Erythrozyten des menschlichen Blutes haben an der Zellmembran übereinstimmende Oberflächenstrukturen, die vererbt werden und von Alter, Geschlecht und Umweltfaktoren unabhängig sind. Diese Oberflächenstrukturen werden in bestimmte Systeme eingeteilt, die bei einer Bluttransfusion oder Organübertragung berücksichtigt werden müssen. Im Fall einer Bluttransfusion mit nicht übereinstimmenden Erythrozytenoberflächen treten heftige Unverträglichkeitsreaktionen auf.

Das wichtigste System, nach dem die Oberflächenstrukturen eingeteilt werden können, ist das **AB0-System**. In diesem System können vier Merkmale auftreten: A, B, AB und 0.

A und B sowie die Kombination AB bezeichnen einzelne Strukturvarianten (→ Abb. 1). Bei völligem Fehlen der Struktur spricht man von der Blutgruppe 0. Die einzelnen Strukturvarianten A und B sind → Antigene, die im Blut anderer Menschen, die dieses Antigen nicht haben, als fremd erkannt werden.

Zur Abwehr dieses fremden Antigens kann ein Körper Abwehrstoffe in Form von → Antikörpern produzieren, die eingedrungene Erythrozyten mit dem fremden Antigen zur Verklumpung *(Agglutination)* bringen.

Menschen mit der Blutgruppe AB haben daher keine Antikörper gegen die Merkmale A und B, weil sie körpereigen sind. Menschen mit Blutgruppe A können Antikörper gegen B aufweisen und umgekehrt. Menschen mit der Blutgruppe 0 können Antikörper gegen A und B entwickeln.

Das AB0-System ist vor allem bei Bluttransfusionen von erheblicher Bedeutung. Es dürfen nur blutgruppengleiche Blutkonserven übertragen werden, weil sonst heftige, oft tödlich endende Unverträglichkeitsreaktionen auftreten. Die Blutgruppe wird vor jeder geplanten Transfusion in der Kreuzprobe überprüft. Im Notfall darf die Blutgruppe 0 auch Menschen mit den Blutgruppen A und B transfundiert werden, da Blutgruppe 0 die betreffenden Oberflächenantigene nicht aufweist und daher keine Agglutination entsteht (→ Abb. 2).

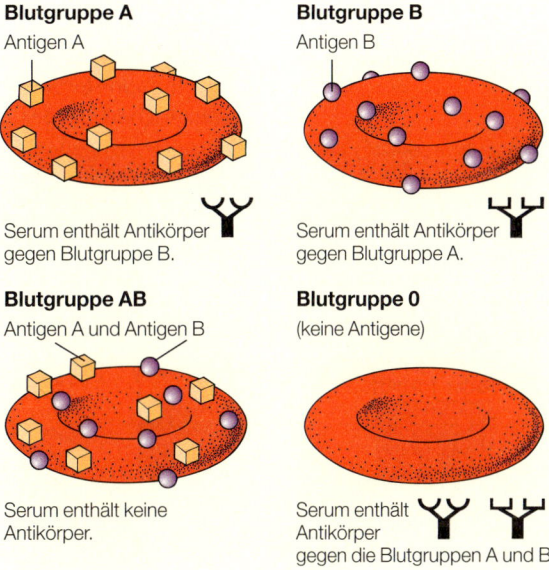

Blutgruppe A
Antigen A
Serum enthält Antikörper gegen Blutgruppe B.

Blutgruppe B
Antigen B
Serum enthält Antikörper gegen Blutgruppe A.

Blutgruppe AB
Antigen A und Antigen B
Serum enthält keine Antikörper.

Blutgruppe 0
(keine Antigene)
Serum enthält Antikörper gegen die Blutgruppen A und B.

Abb. 1: Blutgruppen des menschlichen Körpers

Blutgruppeneinteilung nach dem AB0-System

Blutgruppe	A	B	AB	0
Antigen der Erythrozyten	A	B	AB	keines
Antikörper im Serum	anti-B	anti-A	keine	anti-A u. anti-B

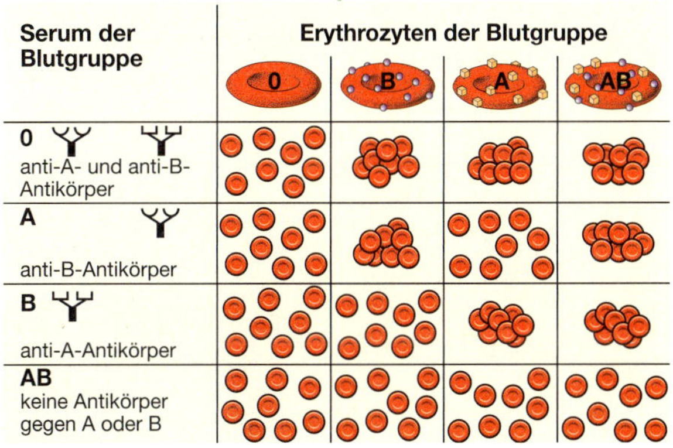

Serum der Blutgruppe	Erythrozyten der Blutgruppe 0	B	A	AB
0 anti-A- und anti-B-Antikörper				
A anti-B-Antikörper				
B anti-A-Antikörper				
AB keine Antikörper gegen A oder B				

Abb. 2: AB0-System

In Mitteleuropa haben ca. 40% der Menschen die Blutgruppe A und 40% die Blutgruppe 0. Etwa 10% aller Menschen weisen die Blutgruppe B auf und ca. 6% die Blutgruppe AB.

Das **Rhesus-System** ist vor geplanten Bluttransfusionen ebenfalls von Bedeutung. Eine bestimmte Oberflächenstruktur der Erythrozyten, die als D bezeichnet wird, tritt in den Varianten positiv und negativ auf. Circa 85% aller Mitteleuropäer sind D-positiv. D-negativen Menschen darf kein D-positives Blut transfundiert werden.

Immunsystem

Abwehrmechanismen und Immunisierung

Das Immunsystem des Körpers dient der Abwehr eingedrungener Fremdkörper und Krankheitserreger. Es arbeitet mit unterschiedlichen Mechanismen.

- **Unspezifische Abwehr:** Die unspezifische Abwehr ist dem Menschen angeboren. Sie kann bereits beim Erstkontakt mit einem Erreger eine allgemeine Abwehrreaktion einleiten und hierdurch eine Schädigung des Körpers verhindern.
- **Spezifische Abwehr:** Zusätzlich zu dieser unspezifischen Abwehr kann der Körper durch den Erstkontakt mit einem Erreger lernen, sehr spezifische und damit wirkungsvolle Abwehrmechanismen zu entwickeln, die bei einem Zweitkontakt eine gezielte Abwehrreaktion einleiten. Der erste Kontakt entspricht der **Immunisierung**. Die Immunisierung führt zu einer **Immunität**, d.h. Unempfindlichkeit gegen den spezifischen Erreger, die über Wochen, Monate, Jahre oder lebenslang anhält.

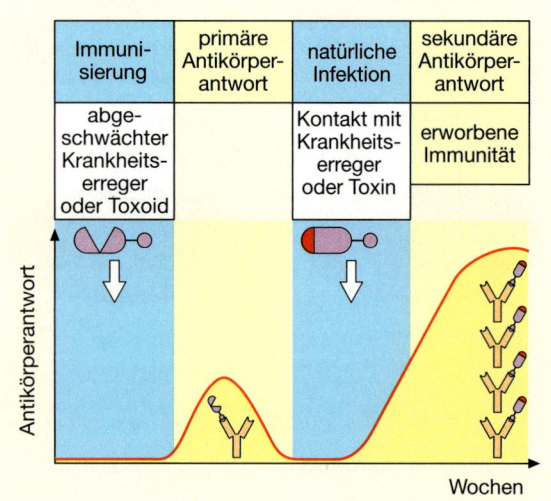

Abb. 1: *Prinzip der Impfung: Nach Präsentation eines veränderten Bakteriengiftes (Toxoid) bildet der Körper eine schwache, primäre Immunantwort, die sowohl gegen das Gift (Toxin) als auch gegen das Toxoid gerichtet ist. Bei einem darauffolgenden Kontakt mit dem Toxin produziert der Körper in einer sekundären Immunantwort sehr schnell eine spezifische Immunabwehr, die das Toxin ausreichend schnell neutralisieren kann.*

Der Mechanismus der Immunisierung ist Grundlage für die **aktiven Impfungen** gegen Krankheitserreger, z. B. gegen Tetanus, Masern, Mumps oder Kinderlähmung. Dabei wird dem Körper ein Krankheitserreger oder Teile davon in abgeschwächter Form präsentiert (→ Abb. 1). In der Regel geschieht dies über eine intramuskuläre Impfung oder eine Schluckimpfung. Die abgeschwächten Krankheitserreger oder die Strukturmerkmale dieser Erreger sind für den menschlichen Körper in der Regel ungefährlich, setzen aber einen Immunisierungsprozess in Gang (primäre Antikörperantwort). Der Körper bildet in den folgenden ein bis vier Wochen eine spezifische Abwehr aus, die bei einem Kontakt mit dem eigentlichen Erreger zu einer sofortigen, gezielten Abwehrreaktion führt, sodass sich der Erreger nicht weiter ausbreiten kann (sekundäre Antikörperantwort).

Mit der **passiven Impfung** werden dem Körper spezifische Abwehrstoffe, so genannte Immunglobuline, verabreicht, die aus dem Blut anderer Menschen gewonnen wurden. Die passive Immunisierung wird eingesetzt, wenn bereits ein Kontakt mit dem Krankheitserreger bestand und daher die Zeit zu kurz ist, eine aktive Impfung durchzuführen. Manchmal werden bei Erregerkontakt aktive und passive Impfung miteinander kombiniert, z. B. nach Verletzungen die Verabreichung einer kombinierten Impfung mit Tetanustoxoid und Tetanus-Immunglobulinen.

Mechanismen der unspezifischen Abwehr

Der menschliche Körper verfügt über mehrere Mechanismen der unspezifischen Abwehr.

- Eine wichtige erste Barriere besteht aus der Haut und den Schleimhäuten. Die Haut bildet einen mechanischen Schutz, der durch den sauren pH-Wert der Hautoberfläche, der bereits erste Erreger neutralisieren kann, unterstützt wird. Haut und Schleimhäute werden außerdem durch Mikroorganismen, z. B. Bakterien oder Pilze, bewohnt, die den menschlichen Körper nicht schädigen, aber Krankheitserreger an einer Ausbreitung hindern können. Diese Mikroorganismen werden als **kommensale Keime** bezeichnet. Durch übertriebene Hygiene oder auch durch eine Antibiotikatherapie kann dieser natürliche Schutz zerstört werden. Dies ist der Grund dafür, dass unter einer Antibiotikabehandlung häufiger Pilzinfektionen der Haut und Schleimhäute oder Magen-Darm-Entzündungen auftreten.

- Das Sekret einiger Drüsen ist bei der unspezifischen Abwehr beteiligt. Die Tränenflüssigkeit enthält Enzyme, die einige Krankheitserreger unschädlich machen können, und reinigt die Augen regelmäßig durch ihre Spülfunktion. Der Magensaft hat einen sauren pH-Wert und neutralisiert dadurch viele Erreger bereits nach kurzer Zeit.

- Spezialisierte Blutzellen, die zur Gruppe der Leukozyten gehören, können eingedrungene Erreger in sich aufnehmen und vernichten (Phagozytose → Abb. 1, S. 112). Zu dieser Zellgruppe gehören die **Makrophagen**. Makrophagen können phagozytierte Substanzen anderen Blutzellen präsentieren, die an der spezifischen Immunabwehr beteiligt sind, und beschleunigen somit die spezifische Immunantwort. Die so genannten **Killerzellen** erkennen körpereigene Zellen, die z. B. durch einen eingedrungenen Virus Veränderungen an der Zelloberfläche aufweisen, und vernichten diese, ehe der Virus sich weiter vermehren kann.

Mechanismen der spezifischen Abwehr

Die spezifische Immunabwehr basiert auf dem Prinzip, dass spezialisierte Körperzellen nach einem vorausgegangenen Erstkontakt mit einem Erreger diesen bei erneuter Infektion wieder erkennen und sehr schnell eine spezifische, nur auf diesen Erreger abgestimmte Immunabwehr einleiten. Die Erinnerung an den Erreger wird in **Gedächtniszellen** bewahrt, die die Information untereinander austauschen können.

Die spezifische Immunabwehr ruht auf zwei Säulen:

- **Humorale Immunantwort**

  Die humorale Immunantwort geht von speziellen Eiweißmolekülen aus, die im Blut zu der Gruppe der Globuline gehören. Sie werden **Immunglobuline** oder auch **Antikörper** genannt. Antikörper werden von aktivierten **B-Lymphozyten**, die als **Plasmazellen** bezeichnet werden, produziert (→ Abb. 1, S. 116). Die Antikörper erkennen mit einer variablen Region in ihrer Oberflächenstruktur Bestandteile der Fremdsubstanz, die als Antigen bezeichnet werden (→ Abb. 1). Dabei binden Antikörper mit ihrer variablen Region, die nur Antikörper dieser Spezifität haben, nach dem Schlüssel-Schloss-Prinzip an ein prägnantes Bestandteil des Antigens. So bilden sich Antigen-Antikörper-Komplexe, die die Fremdsubstanzen miteinander verklumpen lassen und dadurch unschädlich machen. Parallel werden B-Lymphozyten derselben Spezifität dazu angeregt, selbst größere Mengen von Antikörpern zu produzieren. Andere Bestandteile des Immunsystems, die durch chemische Signale alarmiert werden, sind an dem weiteren Ablauf der Immunreaktion beteiligt und vernichten den Erreger vollständig.

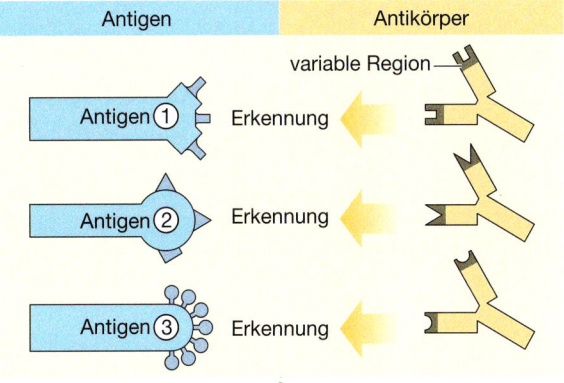

Abb. 1: Schematische Darstellung des Schlüssel-Schloss-Prinzips: Antikörper haben eine variable Stelle, die sehr spezifisch auf die Oberflächenstruktur des Antigens ausgerichtet ist.

- **Zelluläre Immunantwort**

  Die zelluläre Immunabwehr wird durch die **T-Lymphozyten** gewährleistet. Diese Zellen, die ebenso wie die B-Lymphozyten zur Gruppe der Leukozyten gehören, erkennen Antigene und binden sich mit einer variablen Region in ihrer Oberfläche, die für dieses Antigen spezifisch ist, an die Fremdsubstanz. Hierzu benötigen sie meist Makrophagen, die die Fremdsubstanz phagozytieren und deren Antigenstrukturen auf ihrer Oberfläche den T-Lymphozyten präsentieren. Eine Untergruppe der T-Lymphozyten, die T-Killerzellen, können die infizierten Zellen vernichten. **T-Helferzellen** spielen eine wichtige Rolle in der Zusammenarbeit mit der humoralen Immunantwort, weil sie B-Lymphozyten bei der Antikörperproduktion unterstützen.

Humorale und zelluläre Immunabwehr greifen eng ineinander und werden durch die unspezifische Abwehr in ihrer Funktion unterstützt.

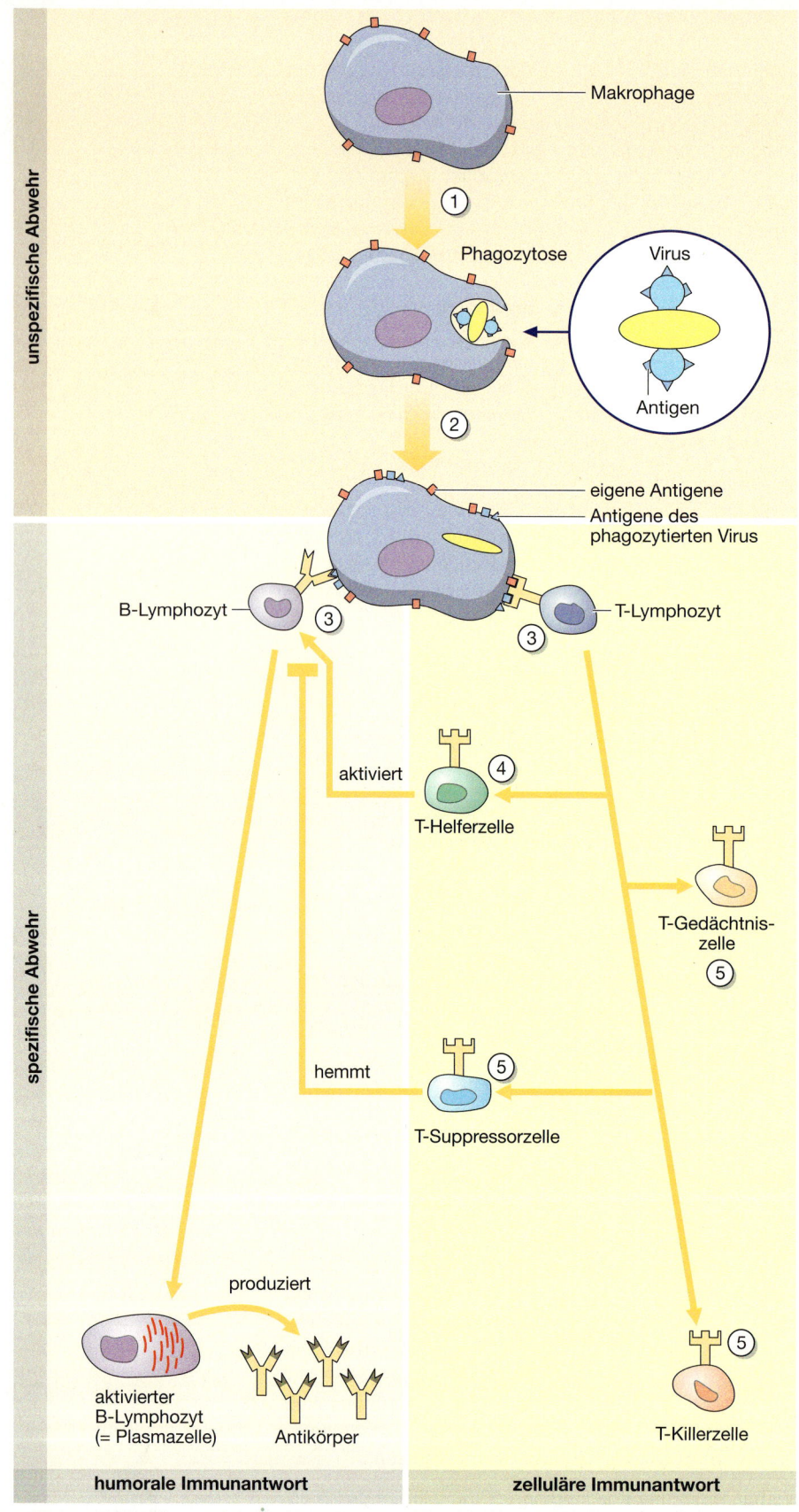

Abb. 1: *Zusammenspiel von unspezifischer und spezifischer Abwehr*

unspezifische Abwehr

Makrophage

① Phagozytose

Virus

Antigen

② eigene Antigene
Antigene des phagozytierten Virus

B-Lymphozyt ③   ③ T-Lymphozyt

spezifische Abwehr

aktiviert ④ T-Helferzelle

T-Gedächtnis-zelle ⑤

hemmt ⑤ T-Suppressorzelle

produziert

aktivierter B-Lymphozyt (= Plasmazelle)   Antikörper

T-Killerzelle ⑤

humorale Immunantwort   **zelluläre Immunantwort**

① Makrophage phagozytiert Virus.

② Makrophage präsentiert den Lymphozyten eigene Antigene und die Antigene des phagozytierten Virus.

③ B- und T-Lympho-zyten heften sich an den Makrophagen an (Schüssel-Schloss-Prinzip).

④ T-Helferzellen aktivieren B-Lymphozyten zur Bildung von Antikörpern.

⑤ Die Immunabwehr wird außerdem durch T-Killerzellen, T-Suppressorzellen und T-Gedächtnis-zellen unterstützt.

Lymphatisches System

Lymphe und Lymphknoten

Das lymphatische System besteht aus den Organen, in denen Lymphozyten als Träger der spezifischen Immunabwehr heranreifen (→ Abb. 1) und den Lymphbahnen. Aus allen Körpergeweben wird eine Flüssigkeit, die **Lymphe**, entleert (drainiert). Die Lymphe weist eine niedrigere Eiweißkonzentration als Blut auf und beinhaltet viele Lymphozyten. In der Lymphe wird das Gewebswasser abtransportiert. Zusätzlich nimmt die Lymphe aus dem Darm Nahrungsfette auf.

Die Lymphe wird von den Lymphkapillaren aufgenommen. Diese beginnen blind im Gewebe und vereinigen sich zu den regionalen Lymphbahnen.

Die regionalen Lymphbahnen münden in den **Lymphknoten**. In den Lymphknoten wird die Lymphe gefiltert, Fremdkörper aufgenommen, Plasmazellen zur Antikörperproduktion angeregt und T-Lymphozyten in die Lymphe abgegeben. Die Lymphe wird dann aus den Lymphknoten in die großen Venen und damit in den Blutkreislauf weitergeleitet. Die abführenden Lymphgefäße der Beine und des Beckens sammeln sich im Bereich der Bauchaorta und bilden hier eine große Lymphzisterne (→ Abb. 2). Diese geht nach oben hin in den Milchbrustgang *(Ductus thoracicus)* über, der in die obere Hohlvene mündet und damit die Lymphflüssigkeit wieder in den Blutkreislauf gibt.

Wichtige und von außen tastbare Lymphknoten liegen in den Leisten, den Achseln und im Halsbereich (→ Abb. 1). Sie reagieren auf Entzündungen in dem Körperbereich, den sie drainieren, mit Schwellung und Entzündung und können dann vergrößert und druckschmerzhaft getastet werden. Bei bösartigen Tumoren reichern sich Tochterzellen des Tumors häufig in den versorgenden Lymphknoten an. Deswegen sind Lymphknotenmetastasen oft das erste Zeichen für eine Ausbreitung bösartiger Tumoren.

Lymphatische Organe

Zu den lymphatischen Organen gehören neben den Lymphknoten die Milz, der Thymus und die Mandeln *(Tonsillen)* im lymphatischen Rachenring. Außerdem übernehmen die Lymphgewebe am Darm sowie das Knochenmark wichtige Funktionen bei der lymphatischen Immunabwehr.

- **Milz** *(Lien)*: Die Milz liegt im linken Oberbauch. Sie filtert alte, nicht mehr funktionsfähige Blutzellen aus dem Blutkreislauf heraus und dient als Blutspeicher. Sie beinhaltet viele B-Lymphozyten, die sich nach Antigenkontakt zu Antikörper produzierenden Plasmazellen umwandeln. Die Milz ist sehr stark durchblutet und kann daher bei einer Verletzung der Milzkapsel, wie sie bei Unfällen auftritt, zu lebensbedrohlichen Blutungen führen. Wenn die Milz entfernt werden muss, kann ihre Funktion durch andere lymphatische Organe übernommen werden.

- **Thymus**: Der Thymus liegt hinter dem Brustbein. Er hat die Aufgabe, T-Lymphozyten nach einem Antigenkontakt zu prägen und dient damit dem Aufbau einer spezifischen zellulären Immunabwehr. Er ist daher in der Kindheit und Jugend ausgeprägt und bildet sich später zurück.

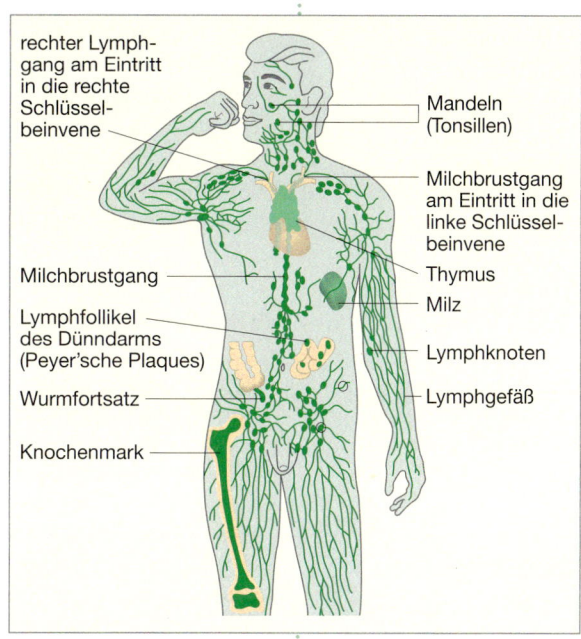

Abb. 1:
Lymphatische Organe

Abb. 2:
Verlauf der Lymphgefäße

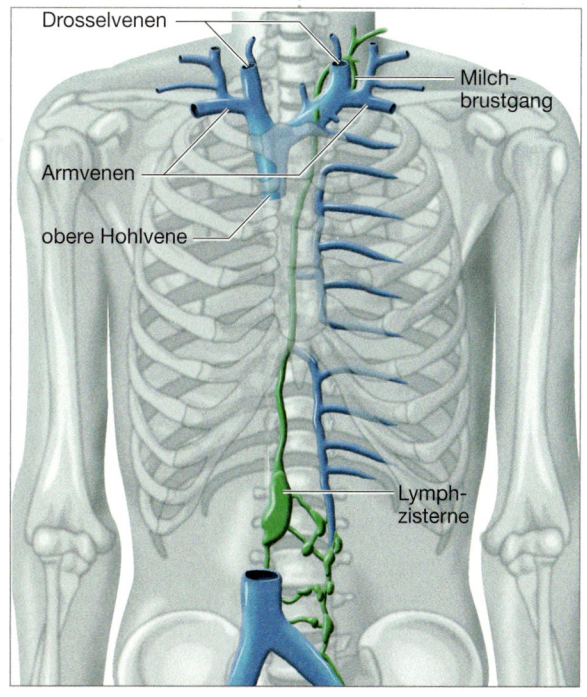

- **Mandeln** (*Tonsillen*): Der lymphatische Rachenring wird aus der Gaumen-, Rachen- und Zungenmandel gebildet. Die Tonsillen dienen der ersten spezifischen Infektionsabwehr gegen Erreger, die aus dem Nasen-Rachenraum eindringen. In dem Tonsillengewebe liegen eingewanderte Lymphozyten und Makrophagen, die durch einen Antigenkontakt sensibilisiert werden und sich in Plasmazellen oder immunkompetente T-Lymphozyten umwandeln können. Bei einer akuten Infektion schwellen die Tonsillen an („Mandelentzündung") und können bei Beteiligung von Bakterien Eiterstippchen (Eiterbeläge) bilden.
- **Lymphatisches Gewebe im Darm:** Die unteren Darmabschnitte enthalten lymphatisches Gewebe in der Schleimhaut, das für die Infektionsabwehr zuständig ist.

Veränderungen im Alter

- Das Knochenmark, in dem die Blutzellen heranreifen, wird im Alter allmählich durch Fett- und Bindegewebe ersetzt, sodass 70-Jährige im Vergleich zu Jugendlichen nur noch die halbe Zelldichte von blutbildenden Zellen im Knochenmark aufweisen. Die Erythrozytenzahl und die Hämoglobinkonzentration im Blut ist hiervon aber meist nicht wesentlich beeinflusst.
- Der Thymus bildet sich im Alter zu Fettgewebe um. Wenn bei alten Menschen in einer Untersuchung noch Thymusgewebe nachgewiesen wird, kann dies auf eine → Autoimmunerkrankung hinweisen.

Autoimmunerkrankung → S. 427

- Aufgrund der Thymusumbildung im Alter nimmt die Zahl von T-Lymphozyten, die die Grundlage für die zellvermittelte Immunabwehr sind, allmählich ab. Dadurch wird das komplizierte Regelwerk der Immunabwehr, in dem viele Komponenten beteiligt sind, zunehmend gestört. Im Alter sind insbesondere Infektionen, die durch die zellvermittelte Abwehr bekämpft werden, häufiger. Dies betrifft vor allem Virusinfektionen. Auch Tumoren nehmen im Alter zu, weil die zellvermittelte Abwehr krebsveränderte Zellen nicht mehr so effektiv erkennen und zerstören kann.
- Aufgrund des veränderten Gleichgewichts der Immunkomponenten bei alten Menschen können bestimmte Autoimmunkrankheiten zunehmen.
- Alte Menschen sind häufiger mangelernährt (→ Mangelernährung, S. 428). Eiweißmangel beeinträchtigt die Ausreifung insbesondere der T-Lymphozyten sowie deren Funktion bei der Immunabwehr. Daher sind unter- oder fehlernährte alte Menschen besonders infektgefährdet.
- Impfungen von alten Menschen führen aufgrund der Veränderungen im Immunsystem zu einem geringeren Anstieg spezifischer Antikörper und zu einer geringeren Ausreifung spezialisierter T-Lymphozyten. Daher muss eine Impfung im Alter häufiger wiederholt werden.

1.4.3 Hormonsystem

Hormone sind Botenstoffe des Körpers, die Informationen von einem Organ oder einem Gewebe zum anderen übermitteln. Hormone werden in Hormondrüsen produziert und wirken auf die meisten Organfunktionen ein (→ Abb. 1).

Die meisten Hormondrüsen geben die produzierten Hormone in das Blut ab. Dort werden die Hormone im Körper verteilt. Sie wirken nicht an jedem Gewebe, sondern nur an dem entsprechenden Zielorgan (→ Abb. 2). Diese sehr spezifische Wirkung wird durch spezielle Bindungsstellen, den **Rezeptoren** der Zellen, gewährleistet. Nur das Gewebe, das die Hormonwirkung umsetzen soll, besitzt diese Bindungsstellen, die mit dem Hormonmolekül nach dem Schlüssel-Schloss-Prinzip zusammenpasst.

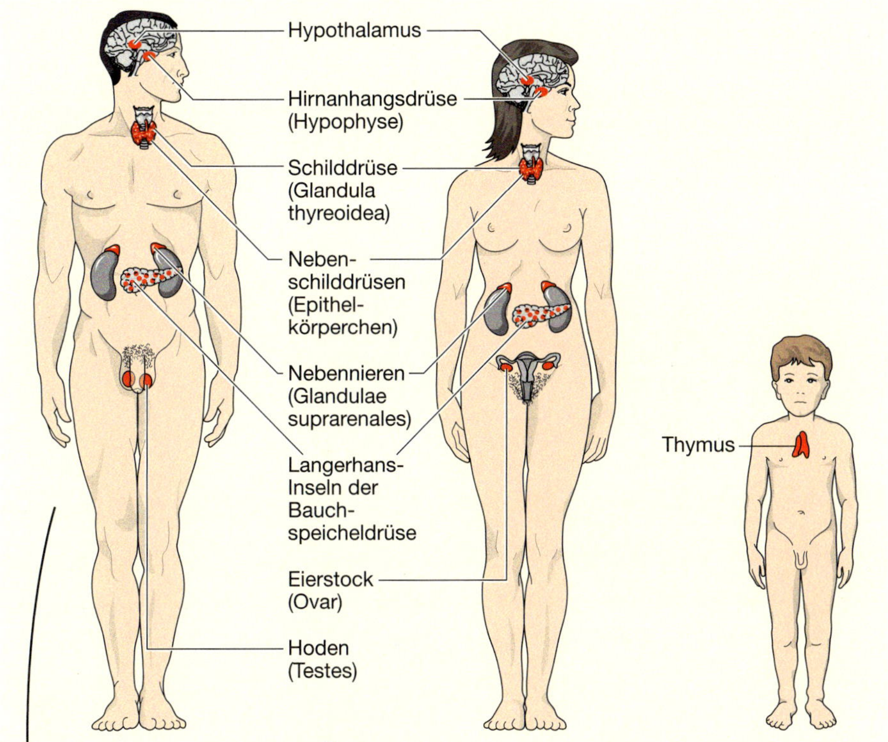

Abb. 1:
Übersicht Hormondrüsen

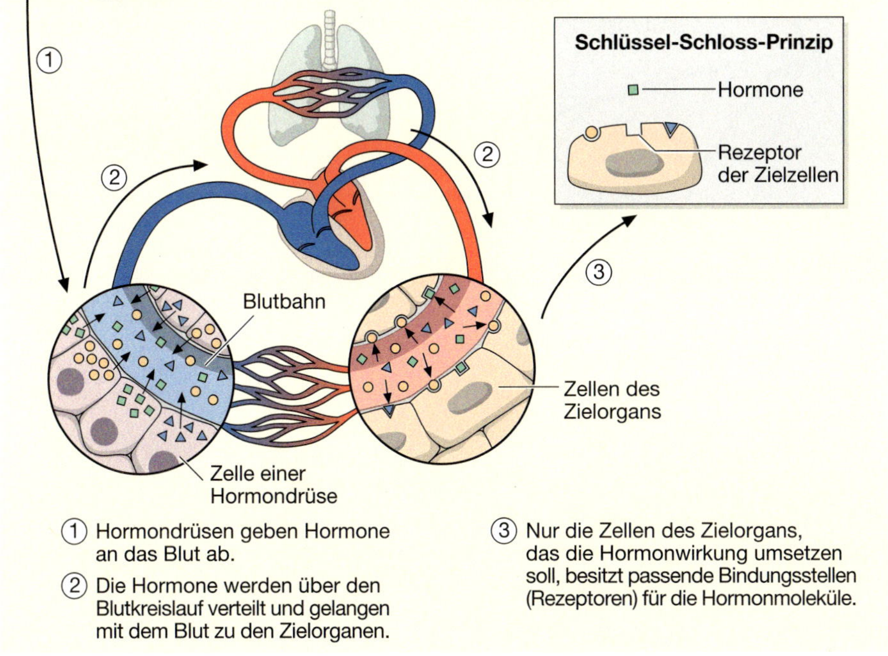

Hypothalamus

Hirnanhangsdrüse
(Hypophyse)

Schilddrüse
(Glandula
thyreoidea)

Neben-
schilddrüsen
(Epithel-
körperchen)

Nebennieren
(Glandulae
suprarenales)

Langerhans-
Inseln der
Bauch-
speicheldrüse

Eierstock
(Ovar)

Hoden
(Testes)

Thymus

Schlüssel-Schloss-Prinzip

Hormone

Rezeptor
der Zielzellen

Blutbahn

Zellen des
Zielorgans

Zelle einer
Hormondrüse

① Hormondrüsen geben Hormone an das Blut ab.

② Die Hormone werden über den Blutkreislauf verteilt und gelangen mit dem Blut zu den Zielorganen.

③ Nur die Zellen des Zielorgans, das die Hormonwirkung umsetzen soll, besitzt passende Bindungsstellen (Rezeptoren) für die Hormonmoleküle.

Abb. 2:
Hormonproduktion und Hormonwirkung

Hirnanhangsdrüse
→ S. 180

Hypothalamus
→ S. 180

Hirnanhangsdrüse (Hypophyse)

Zentrale Schaltstation für die meisten Hormone ist die → Hirnanhangsdrüse (Hypophyse). Die Hypophyse wird vom → Hypothalamus durch chemische Reize beeinflusst.

Die Hypophyse besteht aus zwei Teilen:

- **Vorderlappen:** Im Vorderlappen der Hypophyse werden durch unterschiedliche Drüsenzellen Hormone produziert, die andere Körperorgane steuern (→ Abb. 1). Der Vorderlappen wird daher auch als Drüsenteil bezeichnet.
- **Hinterlappen:** Der Hinterlappen steht mit dem Hypothalamus in direkter Nervenverbindung. Hier werden Hormone aus dem Hypothalamus gespeichert und bei Bedarf an das Blut abgegeben.

Abb. 1:
Hormonproduktion
in der Hypophyse

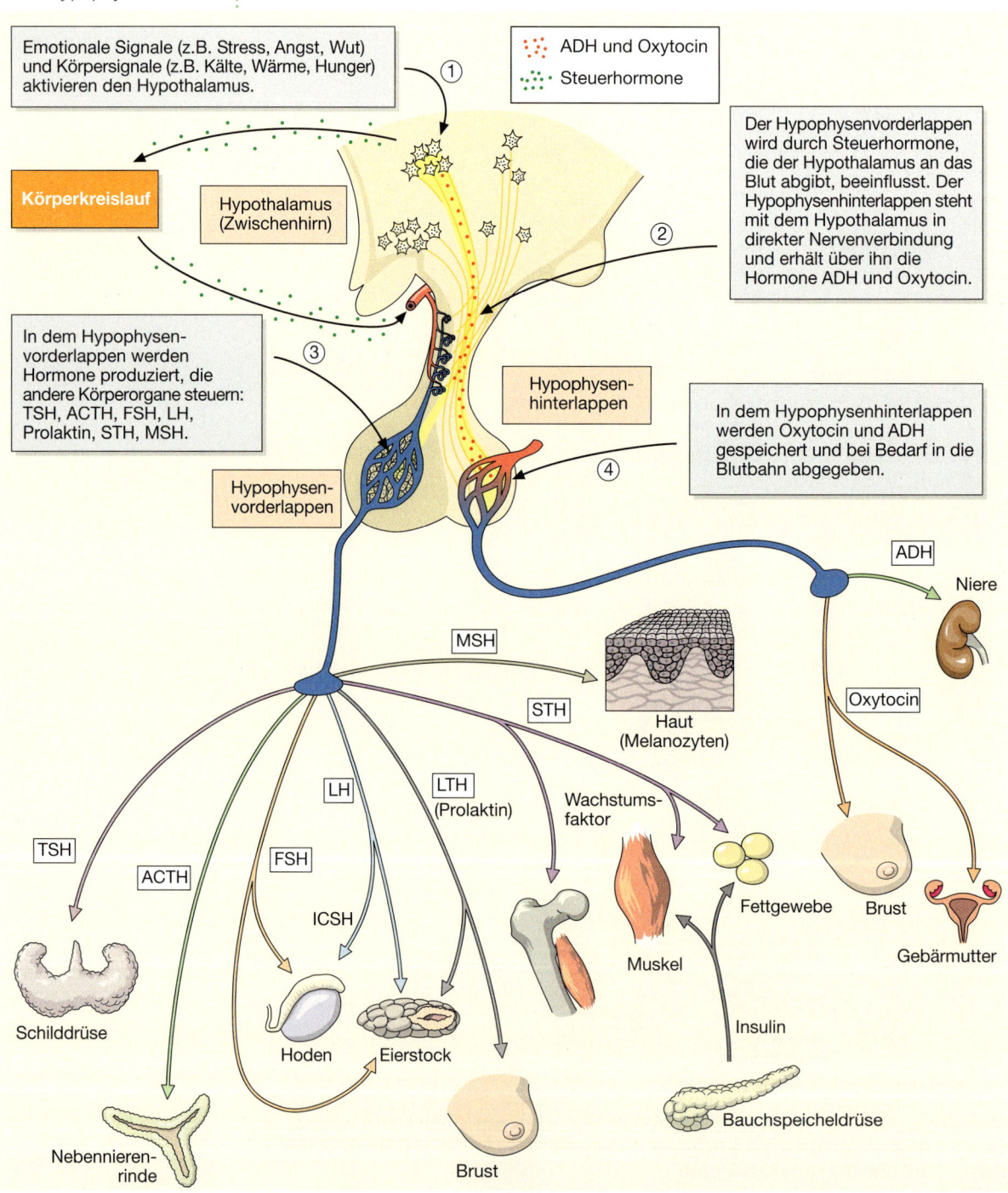

Hormonbildung im Hypophysenvorderlappen

- **TSH** (Thyreoideastimulierendes Hormon): TSH regt die Schilddrüse zur Hormonproduktion an.
- **ACTH** (Adrenocorticotropes Hormon): durch ACTH wird die Nebennierenrinde zur Hormonproduktion angeregt.
- **LH** (Luteinisierendes Hormon) und **FSH** (Follikelstimulierendes Hormon): steuern bei der Frau den Zyklus und die Östrogen- und Progesteronproduktion, beim Mann die Samenbildung und die Testosteronproduktion.
- **MSH** (Melanozytenstimulierendes Hormon): MSH fördert die Pigmentbildung der Haut.
- **STH** (Somatotropes Hormon): durch STH wird das Wachstum und der Stoffumsatz gefördert.
- **LTH** (Luteotropes Hormon) – **Prolaktin**: LTH regt in der Brustdrüse der Frau die Milchbildung an.

Hormonbildung im Hypophysenhinterlappen

- **Oxytocin:** fördert die Gebärmutterkontraktion und die Milchsekretion der Brustdrüse.
- **ADH** (Antidiuretisches Hormon): dieses Hormon greift bei den Nieren an und drosselt hier die Urinausscheidung (→ *Diurese*, S. 167).

Hypophysenhormone führen in den untergeordneten Hormondrüsen (z. B. Schilddrüse, Nebennierenrinde, Eierstock, Hoden) zu einer vermehrten Hormonproduktion. Die Konzentration der in den Zielorganen gebildeten Hormone wirkt wiederum hemmend auf den Hypothalamus und auf die Hypophyse, die bei höheren Konzentrationen z. B. an Schilddrüsenhormon (→ T4, T3, S. 122) die Herstellung von TSH reduziert (→ Abb. 1). Durch diesen Kreislauf entsteht ein konstantes Gleichgewicht der Hormonkonzentrationen im Blut, das dennoch flexibel auf äußere Reize, die z. B. über den Hypothalamus vermittelt werden, reagieren kann.

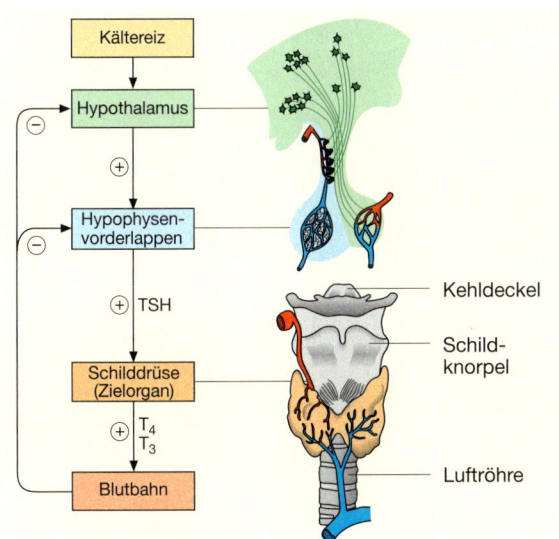

Abb. 1:
Regelkreis der Schilddrüsenhormonproduktion

Veränderungen im Alter

Im Alter nimmt die Empfindlichkeit der Zielorgane gegenüber hormonellen Einflüssen generell ab. Die Hypophyse reagiert verzögert auf Signale aus dem Hypothalamus, sodass die Konzentration der Hypophysenhormone leicht sinkt. Auch die Empfindlichkeit von Schilddrüse, Nebennierenrinde und Keimdrüsen auf Hypophysenhormone lässt nach.

Die Empfindlichkeit der Niere gegenüber ADH aus dem Hypophysenhinterlappen lässt nach. Hierdurch wird weniger Urin zurückresorbiert, und die Gefahr einer → Exsikkose steigt. Gleichzeitig lässt aufgrund der verminderten ADH-Wirkung das Durstgefühl nach.

Exsikkose
→ S. 450

Schilddrüse (Glandula thyreoidea)

Die Schilddrüse liegt vor der Luftröhre unterhalb des Kehlkopfes. Sie besteht aus zwei Lappen, die in der Mitte in Höhe des 2. bis 4. Luftröhrenknorpels durch eine Gewebsbrücke, den so genannten **Isthmus**, miteinander verbunden sind (→ Abb. 1).

Die Schilddrüse ist ein Drüsenorgan, das Schilddrüsenhormone produziert. Die Hormone können in der Schilddrüse gespeichert und so bei entsprechenden Außenreizen in größerer Menge an das Blut abgegeben werden. Für die Produktion der Hormone wird → Jod benötigt, das mit der Nahrung aufgenommen wird. Bei unzureichender Jodzufuhr kann es daher zu einem Mangel an Schilddrüsenhormonen kommen.

Jod
→ S. 206

Die Schilddrüsenhormone sind zwei einander ähnliche Moleküle (**T4 = Thyroxin, T3 = Trijodthyronin**), die im Wesentlichen folgende Funktionen haben:

Grundumsatz
→ S. 198

- **Stoffwechsel** → wird beschleunigt, der → Grundumsatz steigt
- **Körpertemperatur** → wird erhöht
- **Herz** → Puls beschleunigt sich, der Blutdruck steigt
- **Wachstum** und die **Knochenentwicklung** → wird bei Kindern gefördert

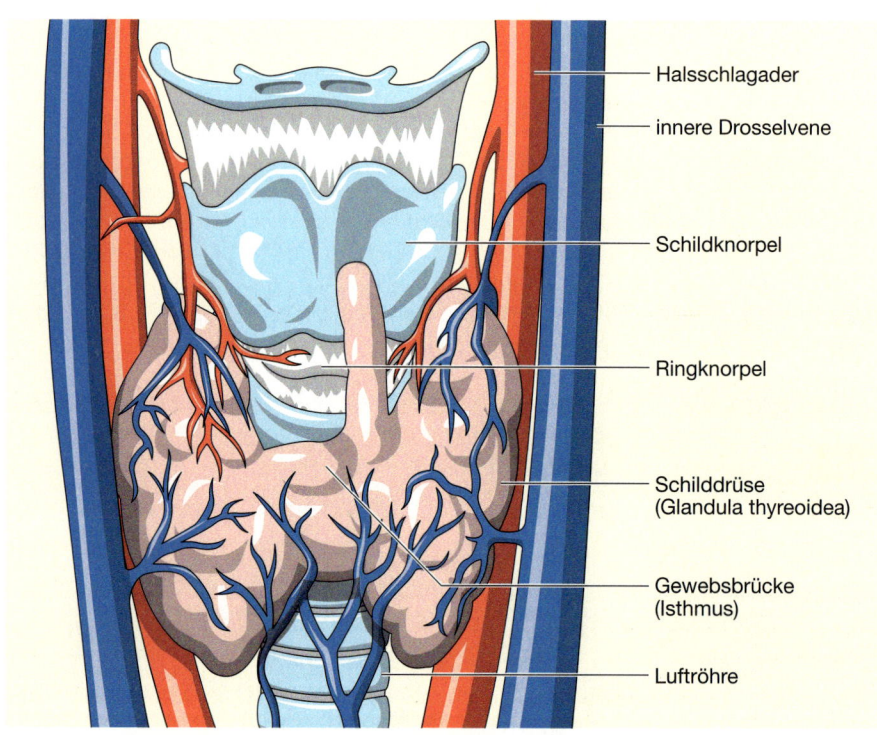

Halsschlagader

innere Drosselvene

Schildknorpel

Ringknorpel

Schilddrüse (Glandula thyreoidea)

Gewebsbrücke (Isthmus)

Luftröhre

Abb. 1:
Schilddrüse

In anderen Zellen der Schilddrüse (sog. C-Zellen) wird **Calcitonin** produziert. Calcitonin steigert den Calciumeinbau in den Knochen und erhöht gleichzeitig die Calciumausscheidung in der Niere. Durch beide Vorgänge wird die Calciumkonzentration im Blut gesenkt. Calcitonin ist der hormonelle Gegenspieler des **Parathormons**, das in den Nebenschilddrüsen gebildet wird (→ Abb. 1, S. 123). Beide Hormone halten den Calciumspiegel, der insbesondere für die Impulsübertragung an der neuromuskulären Synapse von Bedeutung ist, konstant.

Veränderungen im Alter

Die Größe der Schilddrüse nimmt im Alter ab. Gleichzeitig wird Drüsengewebe vermehrt in hormonell inaktives Bindegewebe umgewandelt. Diese Veränderungen führen zu einem Nachlassen der Schilddrüsenfunktion und zu einem Absinken der Schilddrüsenhormonkonzentrationen im Blut. Symptome sind vermehrte Müdigkeit und Inaktivität, Gewichtszunahme und Kälteempfindlichkeit. Wenn die Schilddrüsenunterfunktion (→ Hypothyreose, S. 562) ein krankhaftes Ausmaß erreicht, kann Thyroxin in Tablettenform ergänzend verabreicht werden.

Nebenschilddrüsen (Glandulae parathyreoideae)

Die Nebenschilddrüsen sind vier linsengroße Organe, die in zwei Paaren neben der Schilddrüse liegen. Sie produzieren das **Parathormon**. Dieses Hormon mobilisiert Calcium (Ca^{2+}) aus den Knochen und steigert die Aufnahme von Calcium aus dem Darm. Gleichzeitig vermindert das Parathormon die Rückaufnahme von Calcium in der Niere. Alle Mechanismen dienen der Erhöhung der Calciumkonzentration im Blut. Das Parathormon kann seine volle Wirkung nur entfalten, wenn der Körper genügend aktives → Vitamin D (Vitamin-D-Hormon) zur Verfügung stellt.

Vitamin D
→ S. 205

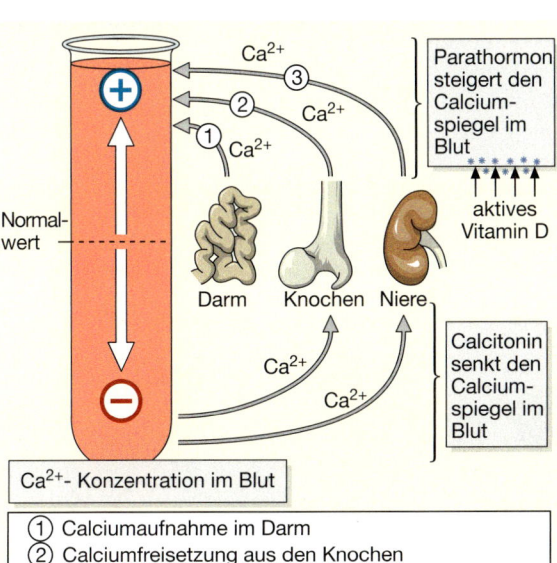

① Calciumaufnahme im Darm
② Calciumfreisetzung aus den Knochen
③ Calciumrückgewinnung aus dem Urin

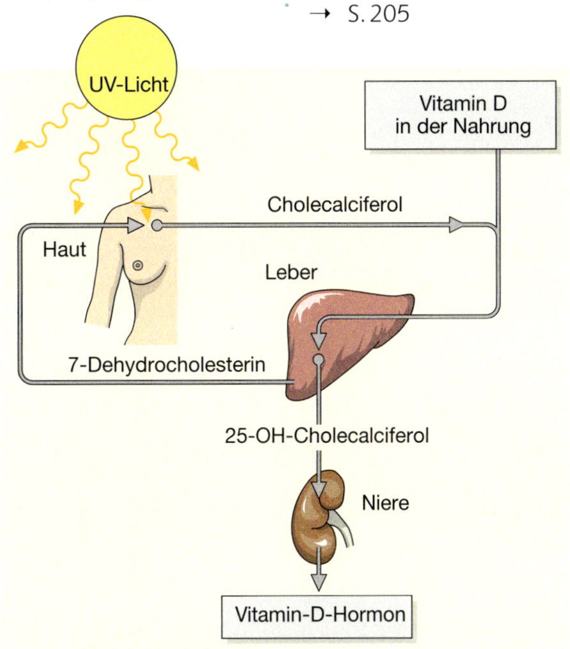

Abb. 1 (links):
Einflüsse auf die Calcium-
konzentration im Blut

Abb. 2 (rechts):
Bildung des
Vitamin-D-Hormons

Exkurs   ### Vitamin-D-Stoffwechsel

In der Nahrung ist meist nicht genügend Vitamin D_3 enthalten, sodass der Körper über mehrere Vorstufen das aktive Vitamin D selbst herstellen muss. Hierfür ist eine ausreichende UV-Bestrahlung der Haut erforderlich (→ Abb. 2). Die Produktion von Vitamin D geschieht in folgenden Schritten:

1. In der Leber wird eine Vorstufe des Vitamin D (7-Dehydrocholesterin) hergestellt.

2. Diese Vorstufe muss in der Haut durch UV-Licht in ein weiteres Vorvitamin (Cholecalciferol) umgewandelt werden.

3. Dieses Vorvitamin wird dann erneut in der Leber umgewandelt in eine inaktive Form des Vitamin D (25-OH-Cholecalciferol)

4. Erst in der Niere entsteht mit dem Vitamin D die eigentlich wirksame Substanz, das Vitamin-D-Hormon.

Veränderungen im Alter

Aufgrund eingeschränkter Mobilität, vermehrter Lichtempfindlichkeit und anderer Kleidungsgewohnheiten (z. B. durch schnelles Frieren) sind alte Menschen dem UV-Licht oft weniger ausgesetzt als jüngere Menschen. Dies führt zu einer eingeschränkten Umwandlung der Vitamin-D-Vorstufen in der Haut und damit zu einem Sinken der Vitamin-D-Konzentration im Blut. Aufgrund der altersabhängigen Leber- und Nierenveränderungen kann außerdem die Fähigkeit des Körpers, die Vitamin-D-Vorstufen in die aktive Form umzuwandeln, nachlassen. Hierdurch sinkt auf Dauer der Mineralgehalt des Knochens, was zu einer erhöhten Brüchigkeit und Frakturgefährdung führt. Bei alten Menschen sollte daher auf Aufenthalte unter freiem Himmel geachtet werden. Gleichzeitig ist eine Ernährung mit ausreichend Vitamin-D-haltigen Lebensmitteln, z. B. Fleisch, Hühnereiern und Milch wichtig. Vitamin D kann auch als Medikament der Nahrung beigefügt werden.

Nebenniere (Glandula suprarenalis)

Die Nebennieren sind lebensnotwendige Hormon produzierende **Drüsen**. Sie liegen kappenförmig dem oberen Nierenpol auf (→ Abb. 1).

Die Nebennieren bestehen aus der Nebennierenrinde, die ca. 80 bis 90 % des Gewichts ausmacht, und dem Nebennierenmark.

Nebennierenrinde

Die Nebennierenrinde wird durch ein Hormon aus der Hirnanhangsdrüse (**ACTH**) stimuliert. Unter ACTH-Wirkung entstehen hier drei verschiedene Hormongruppen, die als Corticoide zusammengefasst werden.

- **Glucocorticoide** (z. B. Cortisol) → heben den Blutzuckerspiegel an
- **Mineralocorticoide** (z. B. Aldosteron) → regulieren den Wasser- und Salzhaushalt (Natrium- und Kalium) des Körpers
- **Androgene** (männliche Geschlechtshormone) → werden hier in kleinen Mengen auch bei Frauen produziert.

Nebennierenmark

Sympathikus
→ S. 188

Das Nebennierenmark produziert wichtige „Stresshormone" (**Noradrenalin** und **Adrenalin**), die bei Aktivierung des → Sympathikus ausgeschüttet werden.

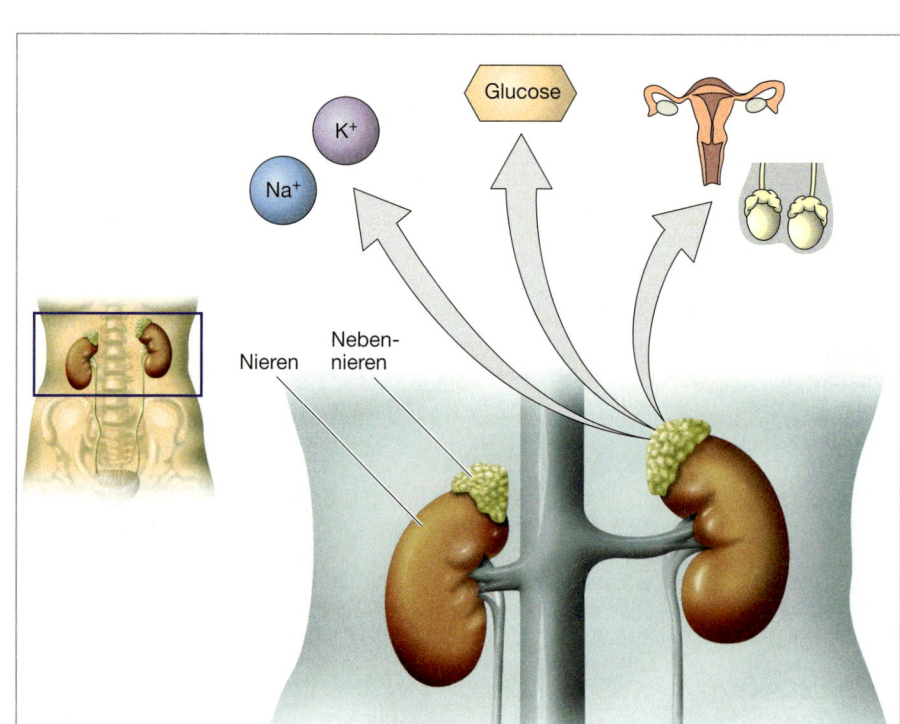

Abb. 1:
*Nebennieren und
Hormone der
Nebennierenrinde*

Veränderungen im Alter

Störungen des
Wasserhaushalts
→ S. 449

Störungen des
Zuckerstoffwechsels
→ S. 433

Aufgrund der abnehmenden Empfindlichkeit gegenüber äußeren hormonellen Einflüssen sowie durch einen Gewebsumbau der Nebennieren nimmt die Hormonproduktion der Nebennieren im Alter ab.

Bezogen auf die Nebennierenrinde führt dies zu einem Nachlassen der Corticoidkonzentrationen, was mit Störungen im Wasserhaushalt, im Zuckerstoffwechsel und dem geschlechtsspezifischen Erscheinungsbild beim Mann einhergehen kann.

Bezogen auf das Nebennierenmark werden nach Aktivierung durch Nervenfasern des Sympathicus weniger Stresshormone ausgeschüttet. Dadurch tritt eine verlangsamte Stressreaktion und eine Verminderung der allgemeinen Belastbarkeit des Kreislaufes ein.

Keimdrüsen (Gonaden)

Keimdrüsen sind die Hormon produzierenden Geschlechtsorgane. Dies sind beim Mann die **Hoden** (*Testes*) und bei der Frau die **Eierstöcke** (*Ovarien*). Die Keimdrüsen dienen nicht nur der Fortpflanzung, sondern bilden Hormone, die in das äußere Erscheinungsbild und die Funktion vieler Organe eingreifen.

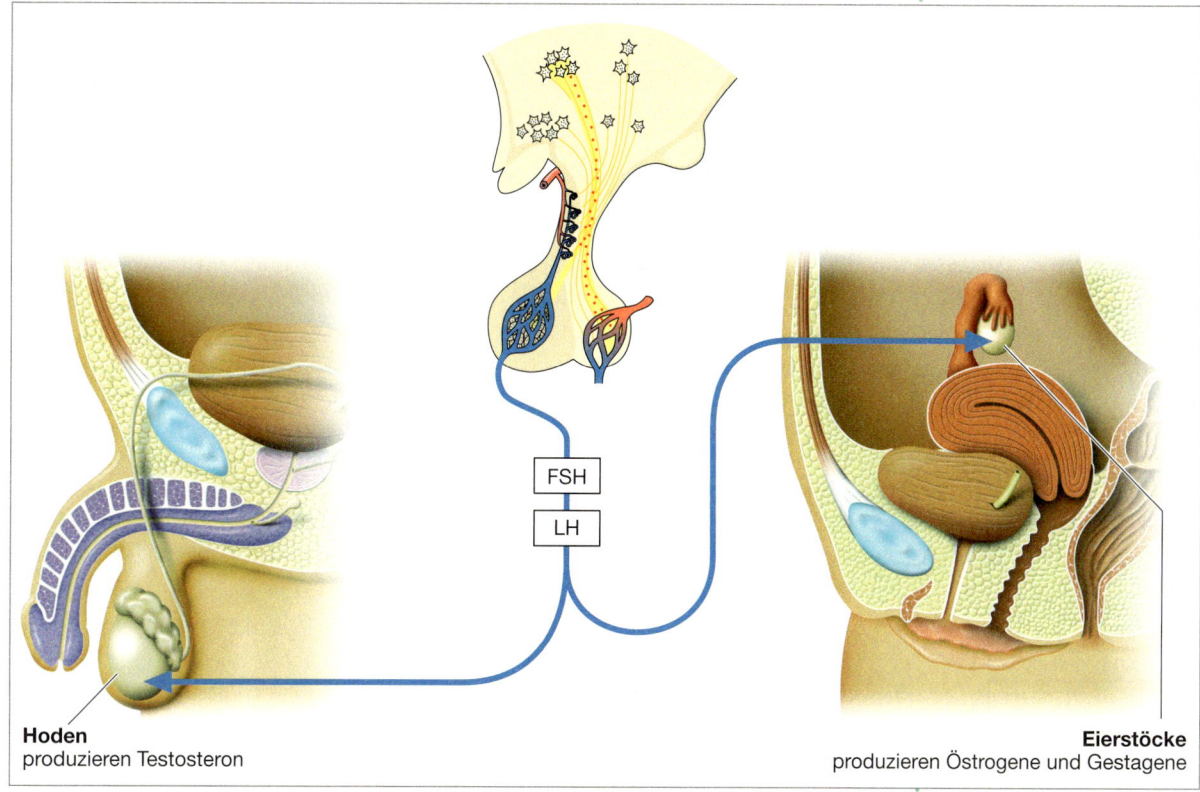

Hoden
produzieren Testosteron

Eierstöcke
produzieren Östrogene und Gestagene

FSH

LH

Abb. 1: Keimdrüsen

Hoden (Testes)

Die Hormonproduktion der Hoden wird durch die Hypophysenhormone **FSH** und **LH** angeregt (→ Abb. 1). Beim Mann wird das Hormon LH auch ICSH (zwischenzellstimulierendes Hormon) genannt. Die Hoden produzieren daraufhin Testosteron, das die Ausbildung der primären und sekundären Geschlechtsmerkmale fördert. Testosteron unterstützt zusätzlich den Aufbaustoffwechsel des Körpers und verstärkt das Muskelwachstum (testosteronähnliche Präparate werden daher auch als „Anabolika" zum Doping eingesetzt).

Eierstöcke (Ovarien)

Die Hormonproduktion der Ovarien wird ebenfalls durch die Hypophysenhormone **FSH** und **LH** stimuliert. Die Eierstöcke produzieren daraufhin **Östrogen** und **Gestagene**, zu denen das **Progesteron** zählt. Diese Hormone sind für den Zyklusverlauf und die Ausbildung der Geschlechtsmerkmale zuständig. Im Ovar wird ebenfalls Testosteron produziert, jedoch in geringerem Umfang als beim Mann.

Anabolikum, -a:
Synthetisch hergestellte Hormone, die dem Testosteron ähneln und den Aufbaustoffwechsel des Körpers, insbesondere den Aufbau der Muskulatur, fördern.

Veränderungen im Alter

Bei der Frau sinkt nach der → Menopause der Östrogen- und der Progesteronspiegel im Blut allmählich ab. Da hierdurch die negative Rückkopplung auf die Hypophyse nachlässt, nimmt in den ersten Jahren nach der Menopause die Produktion der Hypophysenhormone FSH und LH zu, sinken später aber wieder ab. Die Eierstöcke bilden sich leicht zurück.
Beim Mann bleibt der Testosteronspiegel zwischen dem 25. und dem 90. Lebensjahr konstant.

Menopause
→ S. 173

Stützgewebe
→ S. 107

1.4.4 Stütz- und Bewegungssystem

Das Stützsystem des Körpers wird gebildet aus dem knöchernen **Skelett**, das durch Gelenke miteinander verbunden ist (→ Abb. 1). Die Gelenkverbindungen bestehen aus knöchernen Anteilen, Knorpel und Bändern.

Das Bewegungssystem des Körpers besteht aus der **Skelettmuskulatur**, die die aktive Beweglichkeit ermöglicht (→ Abb. 1, S. 127). **Sehnen** stellen die Verbindung zwischen Muskel und Knochen her, z.B. die Achillessehne (→ Abb. 1, S. 136).

Skelett

Das Skelett unterteilt sich in **Schädel**, **Rumpf** und **Gliedmaßnahmen** (obere und untere **Extremitäten**). Der Schädel bildet die Kopf- und Gesichtskonturen und umhüllt schützend das Gehirn. An der Schädelbasis befindet sich die Verbindung mit der Halswirbelsäule, durch die sowohl Stabilität, Bewegungsfreiheit für den Kopf als auch eine schützende Umhüllung für die wichtigen Nerven- und Blutsysteme gewährleistet wird. Das Rumpfskelett besteht aus der Wirbelsäule, den Rippen und dem Brustbein. Die Extremitäten sind durch starke Gelenke mit der Wirbelsäule verbunden.

Gelenkverbindungen

Gelenke stellen eine Verbindung zwischen zwei Knochen her, die sowohl Halt als auch Beweglichkeit sicherstellt. Die in einem Gelenk mündenden Knochenenden sind mit einer druckelastischen Knorpelschicht überzogen (→ Abb. 1). Beide Gelenkanteile werden in der bindegewebigen **Gelenkkapsel** miteinander verbunden. Die innere Schicht der Gelenkkapsel, die Synovialhaut, produziert eine Flüssigkeit (*Synovia*), die auch als „Gelenkschmiere" bezeichnet wird. Aus der Kapsel gehen straffe Bänder hervor, die das Gelenk mit dem Knochen verbinden, das Ausmaß der Beweglichkeit steuern und die Knochenenden im Gelenk halten.

Abb. 1:
Knöchernes Skelett

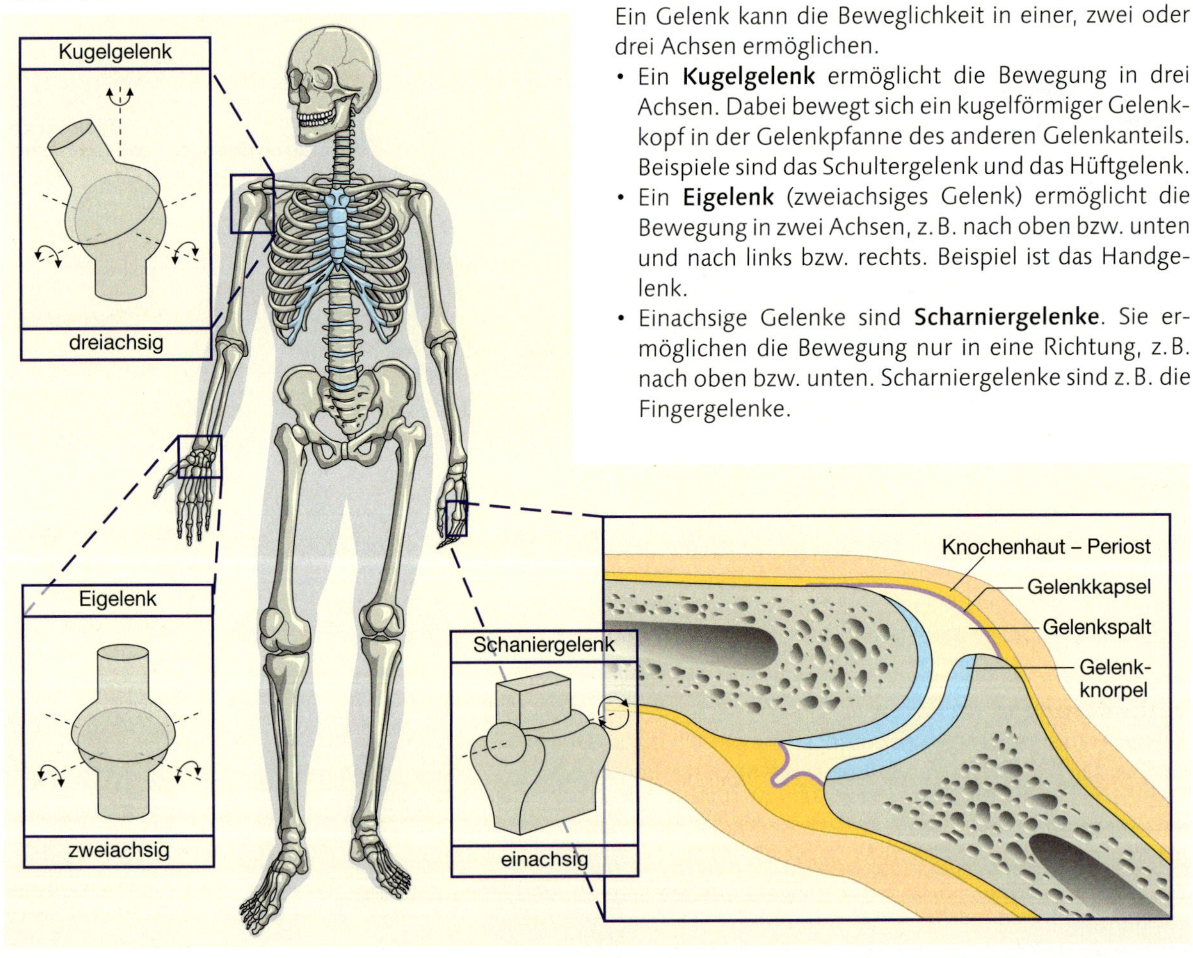

Ein Gelenk kann die Beweglichkeit in einer, zwei oder drei Achsen ermöglichen.

- Ein **Kugelgelenk** ermöglicht die Bewegung in drei Achsen. Dabei bewegt sich ein kugelförmiger Gelenkkopf in der Gelenkpfanne des anderen Gelenkanteils. Beispiele sind das Schultergelenk und das Hüftgelenk.
- Ein **Eigelenk** (zweiachsiges Gelenk) ermöglicht die Bewegung in zwei Achsen, z.B. nach oben bzw. unten und nach links bzw. rechts. Beispiel ist das Handgelenk.
- Einachsige Gelenke sind **Scharniergelenke**. Sie ermöglichen die Bewegung nur in eine Richtung, z.B. nach oben bzw. unten. Scharniergelenke sind z.B. die Fingergelenke.

Kugelgelenk

dreiachsig

Eigelenk

zweiachsig

Schaniergelenk

einachsig

Knochenhaut – Periost

Gelenkkapsel

Gelenkspalt

Gelenkknorpel

Veränderungen im Alter

- Die bindegewebige Kapsel schrumpft, wenn das Gelenk nicht bewegt wird. Ruhigstellung führt daher zu einer zunehmenden Bewegungseinschränkung im Gelenk, die durch Training wieder verbessert werden kann. Bei dauerhafter Ruhigstellung drohen anhaltende Fehlstellungen im Gelenk mit **Faserverkürzung der zugehörigen Muskulatur** *(Kontraktur)*, die nur sehr mühsam wieder aufgedehnt werden können (→ Kontrakturprophylaxe, S. 326).
- Knorpelgewebe verliert im Alter einen Teil seines hohen Wassergehaltes, wird faserig und weniger druckbelastbar. Hierdurch können Verschleißerscheinungen der Gelenke (→ Arthrose, S. 462) mit schmerzhafter Bewegungseinschränkung entstehen.

Muskulatur

Muskeln setzen in der Regel an zwei verschiedenen Knochen an und verlaufen gelenkübergreifend. Durch die Muskelkontraktion entsteht eine Bewegung im Gelenk. Einzelne Muskeln werden zu Muskelgruppen zusammengefasst, wenn sie an einem Gelenk eine ähnliche Zugrichtung aufweisen.

*Abb. 1:
Muskulatur des
menschlichen Körpers*

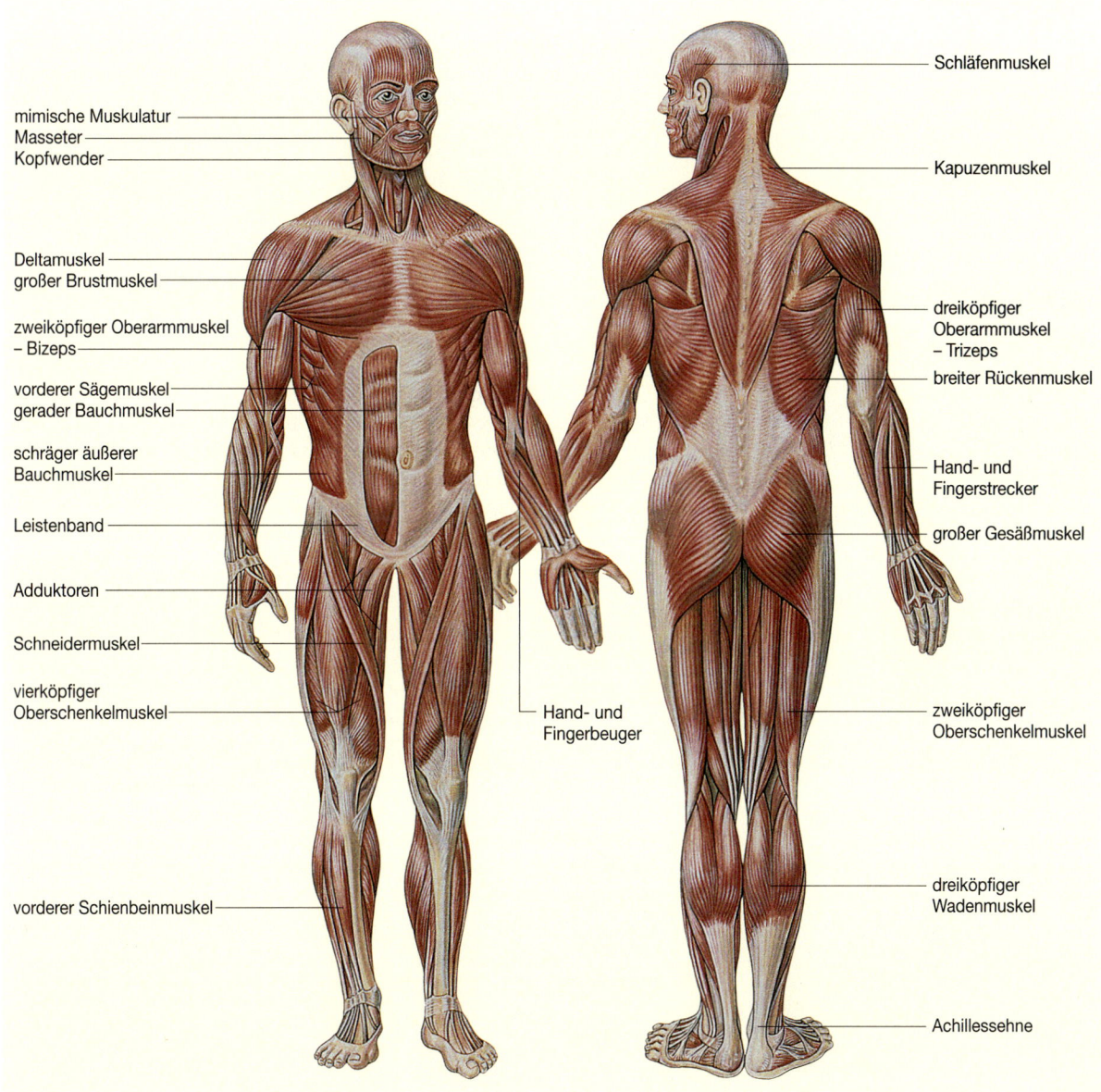

mimische Muskulatur
Masseter
Kopfwender

Deltamuskel
großer Brustmuskel

zweiköpfiger Oberarmmuskel
– Bizeps

vorderer Sägemuskel
gerader Bauchmuskel

schräger äußerer
Bauchmuskel

Leistenband

Adduktoren

Schneidermuskel

vierköpfiger
Oberschenkelmuskel

vorderer Schienbeinmuskel

Hand- und
Fingerbeuger

Schläfenmuskel

Kapuzenmuskel

dreiköpfiger
Oberarmmuskel
– Trizeps

breiter Rückenmuskel

Hand- und
Fingerstrecker

großer Gesäßmuskel

zweiköpfiger
Oberschenkelmuskel

dreiköpfiger
Wadenmuskel

Achillessehne

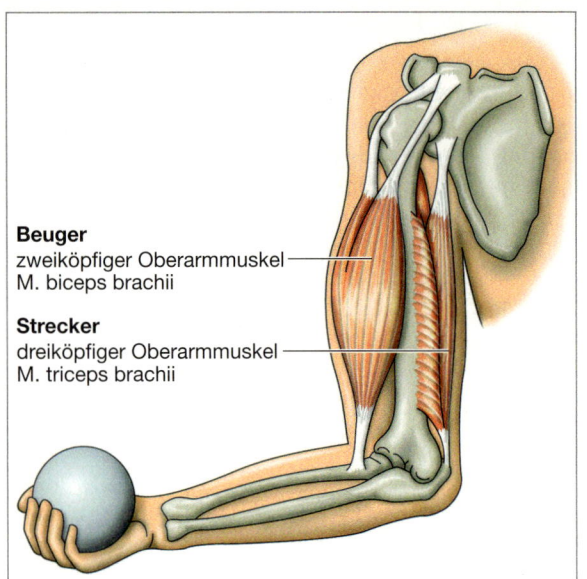

Beuger
zweiköpfiger Oberarmmuskel
M. biceps brachii

Strecker
dreiköpfiger Oberarmmuskel
M. triceps brachii

Abb. 1: Beuger und Strecker am Ellenbogengelenk

Häufig arbeiten Muskelgruppen antagonistisch, d.h., sie arbeiten gegen die Zugrichtung einer anderen Muskelgruppe am Gelenk, wie beispielsweise Beuger und Strecker am Ellenbogengelenk (→ Abb. 1).

Muskeln erhalten durch Nerven Bewegungsimpulse, auf die sie mit einer **Verkürzung** *(Kontraktion)* reagieren. Eine Nervenzelle, die ihren Ursprung im Rückenmark hat, versorgt mehrere Muskelfasern und bildet mit ihnen eine motorische Einheit.

Muskeln benötigen Energie für die körperliche Arbeit. Der Körper stellt diese Energie in Form von **Glykogen**, der Speicherform des **Traubenzuckers** *(Glucose)*, zur Verfügung. Unter Sauerstoffverbrauch wird in der Muskulatur Glykogen in energiereiche Molekülverbindungen abgebaut, die der Muskelzelle die Energie für die Kontraktion bereitstellen.

Stoffwechsel → S. 105

Veränderungen im Alter

- Die Muskelmasse des Körpers nimmt im Alter kontinuierlich ab. Der Verlust kann bis zum 80. Lebensjahr bis zu 50 % betragen.
- Im Alter nimmt die Zahl der Muskelfasern, die von einer Nervenzelle versorgt werden, allmählich ab. Dies trägt zum Nachlassen der muskulären Leistungskraft bei.
- Alte Menschen bewegen sich häufig weniger. Ruhigstellung der Muskulatur führt zu einer Verdünnung der einzelnen Muskelfasern, sodass der Muskelbauch schrumpft *(Atrophie)*. Ein atrophischer Muskel ist weniger leistungsfähig als die trainierte Muskulatur.

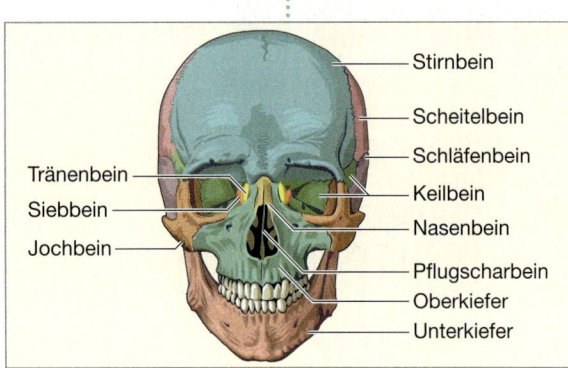

Stirnbein
Scheitelbein
Schläfenbein
Tränenbein
Siebbein
Jochbein
Keilbein
Nasenbein
Pflugscharbein
Oberkiefer
Unterkiefer

Abb. 2: Schädel

Schädel

Der knöcherne Schädel besteht aus dem Hirnschädel und dem Gesichtsschädel.

Der **Hirnschädel** ist die knöcherne Hülle des Gehirns. Die Schädelbasis entspricht der unteren Aufliegefläche des Gehirns. Sie enthält eine große Öffnung *(Foramen magnum)*, durch die die auf- und absteigenden Nervenverbindungen zwischen dem Gehirn und dem Rumpf sowie den Extremitäten ziehen und ihre Fortsetzung nach unten im Rückenmark finden. Das Schädeldach wird aus mehreren Schädelknochen gebildet, die nach abgeschlossenem Größenwachstum fest zusammenwachsen (→ Abb. 2).

Der **Gesichtsschädel** besteht ebenfalls aus mehreren zusammengewachsenen Schädelknochen. Er beinhaltet die Augenhöhlen, die Nasenhöhle und die Mundhöhle. Ober- und Unterkiefer tragen die Zähne, die über Zahnwurzeln fest in dem Knochen verankert sind. Der Unterkiefer ist über das Kiefergelenk mit dem Schläfenanteil des Hirnschädels verbunden.

Die Kopfmuskeln dienen dem mimischen Ausdruck durch die Bewegung von Augäpfeln, Lidern, Nase und Lippen sowie der Zungen- und Kaumuskulatur (→ Abb. 3).

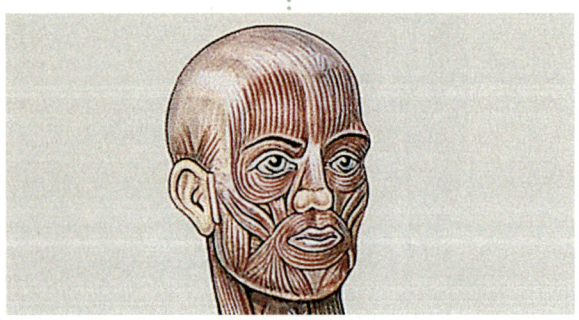

Abb. 3: Mimische Muskulatur

Nasenrachenraum

Die **Nase** hat die Funktion, die Atemluft anzuwärmen, zu reinigen und anzufeuchten. Außerdem hat die Nase mit dem Geruchssinn (→ S. 196) eine Sinnesfunktion.
Die Nase besteht aus knöchernen und knorpeligen Anteilen. Das knöcherne Nasenbein steht zu den Seiten hin mit den Oberkieferknochen in Verbindung. Der Nasenrücken besteht aus Knorpel und geht in die seitlichen Nasenflügel über, die ebenfalls ein knorpeliges Gerüst haben.

Durch die knorpelige Nasenscheidewand wird die Nasenhöhle in eine rechte und eine linke Hälfte geteilt (→ Abb. 1). In der äußeren Nasenwand liegen auf jeder Seite drei **Nasenmuscheln**, die längliche, rinnenförmig gebogene Knochenvorsprünge darstellen (→ Abb. 1). Durch diese Muscheln entstehen die Nasengänge, die jeweils durch den rinnenförmigen Rand einer Nasenmuschel überdacht werden. In den unteren Nasengang mündet der bei den Augen entspringende Tränenkanal (→ Abb. 2, S. 192). Die anderen Nasengänge stehen mit den Nasennebenhöhlen in Verbindung. In Höhe der oberen Muschel liegt die Riechregion mit den Riechzellen (→ Abb. 1, S. 196).

Die **Nasennebenhöhlen** dienen der Oberflächenvergrößerung in den Nasenhöhlen. Sie werden unterteilt in die Stirnhöhle, Keilbeinhöhle, Kieferhöhle und die Siebbeinzellen (→ Abb. 2 und 3).

Die Nasenhöhle geht nach hinten in den Nasenrachenraum über. Von dort setzen sich nach unten hin der mittlere und der untere **Rachenraum** (Pharynx) fort.
In Höhe des Nasenrachenraumes münden die Öffnungen der **Ohrtrompeten** (Tubae auditivae), die den Rachen mit den Ohren verbinden. Hierüber kann bei Druckschwankungen ein Druckausgleich mit dem Mittelohr vorgenommen werden. Hier liegen ebenfalls die **Gaumenmandeln** sowie etwas tiefer die **Rachenmandeln**, die eine wichtige Funktion in der Abwehr von Krankheitserregern spielen (→ Lymphatisches System, S. 117).

Der Rachen ist ein bis zu 15 cm langer Schlauch aus Muskel- und Bindegewebe, der die Mundhöhle mit der Speiseröhre und die Nase mit dem Kehlkopf verbindet. Im Rachen überkreuzen sich die Luft- und die Nahrungsbreiwege, bevor die Luft den Weg über die Luftröhre und die Nahrung den Weg über die Speiseröhre nimmt (→ Abb. 3).

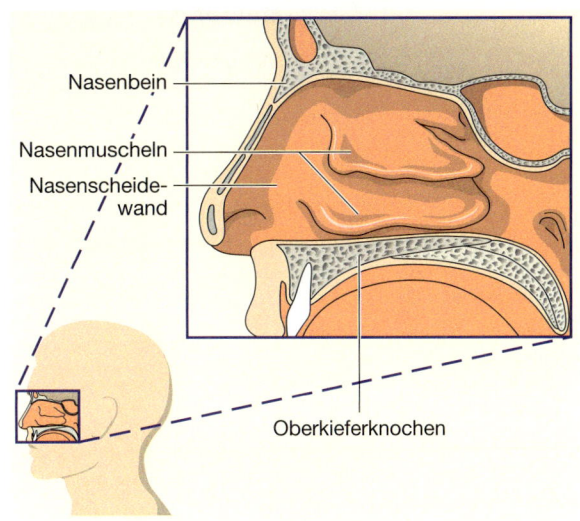

Abb. 1: Seitenansicht der Nase

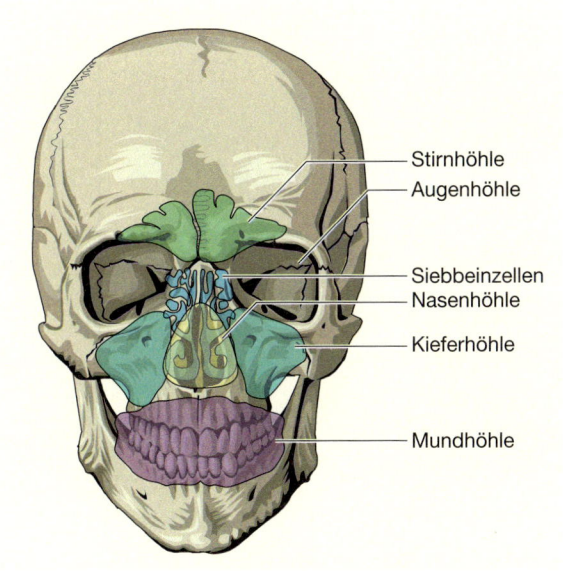

Abb. 2: Nasennebenhöhlen

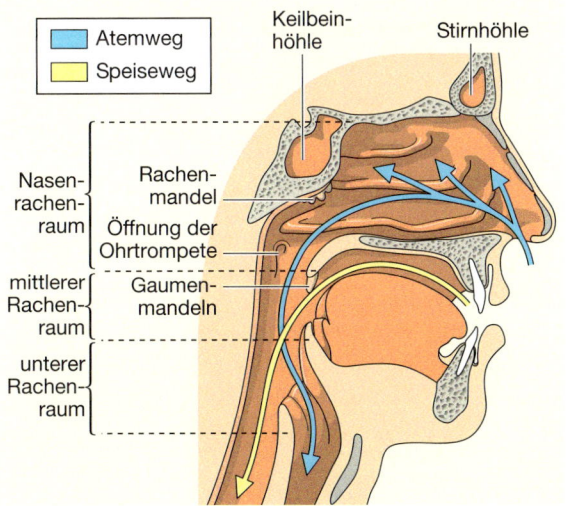

*Abb. 3:
Schematische Darstellung der
Überkreuzung von Nahrungs-
und Atmungswegen*

Rumpf

Wirbelsäule

Die Wirbelsäule wird aus insgesamt 24 freien Wirbelkörpern sowie dem Kreuz- und dem Steißbein gebildet. Kreuz- und Steißbein bestehen beim erwachsenen Menschen aus mehreren zusammengewachsenen Wirbelkörpern. Im Brustbereich sind die Rippen über eigene Gelenke mit der Wirbelsäule verbunden. Das Kreuzbein bildet den hinteren Teil des knöchernen Beckens.

Die freien Wirbelkörper werden durch Bandscheiben voneinander getrennt. Bandscheiben bestehen aus einem äußeren Faserring mit einem weichen Gallertkern und dienen der Druckpolsterung sowie der Wirbelsäulenbeweglichkeit (→ Abb. 1).

Die Wirbelsäule wird in folgende Abschnitte unterteilt:

Halswirbelsäule (HWS)   7 Wirbelkörper
Brustwirbelsäule (BWS) 12 Wirbelkörper
Lendenwirbelsäule (LWS) 5 Wirbelkörper
Kreuzbein
Steißbein

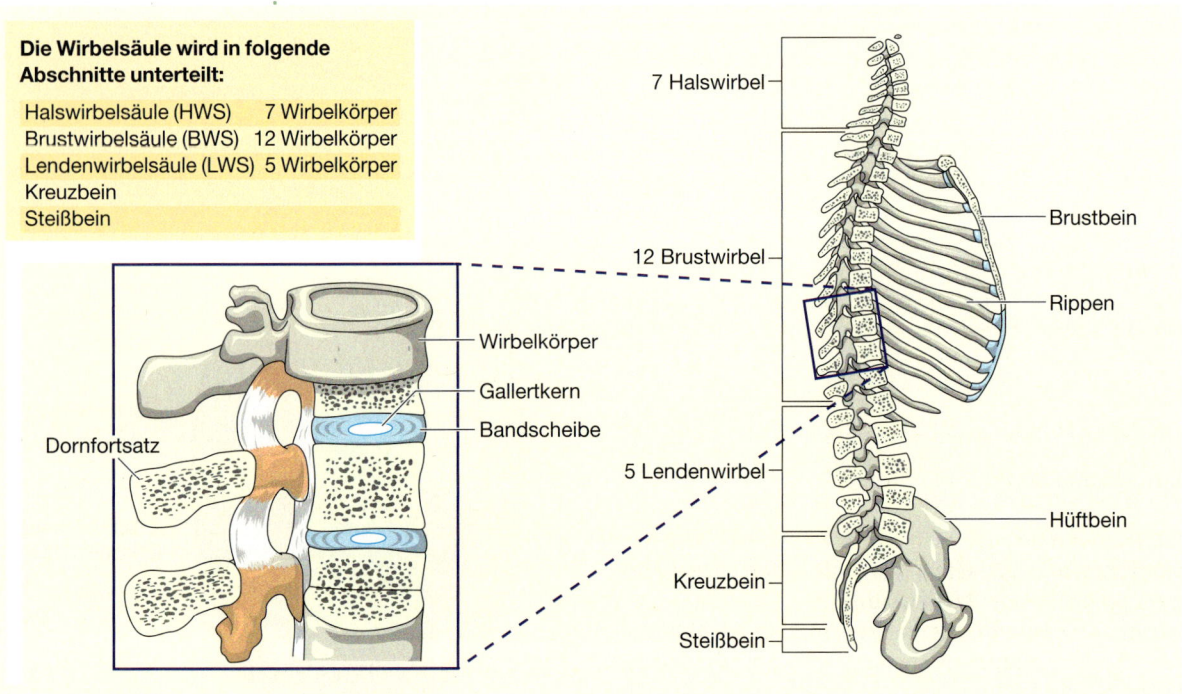

Abb. 1: Wirbelsäule

Der oberste Halswirbelkörper ist mit dem knöchernen Schädel über ein Gelenk verbunden.

Die Wirbelsäule ist S-förmig gebogen, wodurch Stöße abgefedert werden können. Entlang der Wirbelsäule ziehen kräftige Rückenmuskeln, die die Beweglichkeit und die Stabilität sichern.

Veränderungen im Alter

- Der anfänglich hohe Wassergehalt von Bandscheiben vermindert sich im Laufe des Lebens. Sie verlieren an Höhe, wodurch die Körperlänge um mehrere Zentimeter schrumpfen kann. Die Bandscheiben verlieren durch die Schrumpfung einen Teil ihrer Pufferwirkung. Hierdurch können Verschleißerscheinungen der umgebenden Bänder und Gelenke auftreten.
- Die Wirbelkörper sind im Alter ebenfalls von der allgemeinen Kalksalzminderung des Knochensystems betroffen. Sie werden poröser und können durch Einbrüche der Deckplatten erheblich an Höhe verlieren (→ Abb. 1, S. 459). Dabei kommt es häufig zu einer Krümmung der Wirbelsäule nach vorne, durch die ein **Rundrücken** *(Kyphose)* entsteht.

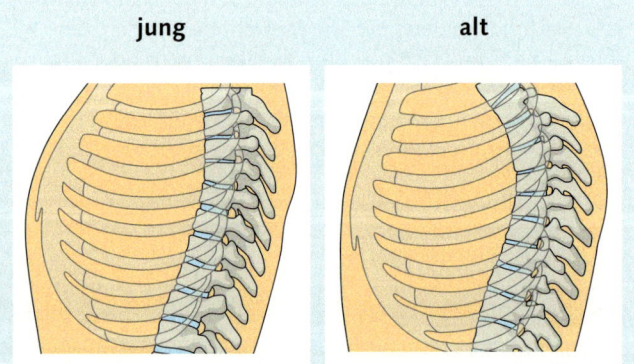

Abb. 2: Veränderungen der Wirbelsäule im Alter: Bandscheiben und Wirbelkörper verlieren an Höhe und die Wirbelsäule krümmt sich nach vorne.

Brustkorb

Der knöcherne Brustkorb umhüllt die inneren Brustorgane. Er wird gebildet aus der Brustwirbelsäule, den Rippen und dem Brustbein, das mit den sieben obersten Rippen vorne verbunden ist. Innen ist der Brustraum von dem **Brustfell** *(Pleura)* ausgekleidet.

Die Trennung von Brustraum und Bauchraum erfolgt durch das **Zwerchfell**, eine muskuläre Scheidewand, die sich beim Einatmen zusammenzieht und dadurch den Brustraum nach unten hin vergrößert (→ Abb. 1). Gleichzeitig werden die Rippen durch kleinere, an den Rippen ansetzende Muskeln angehoben, wodurch der Brustkorb geweitet wird.

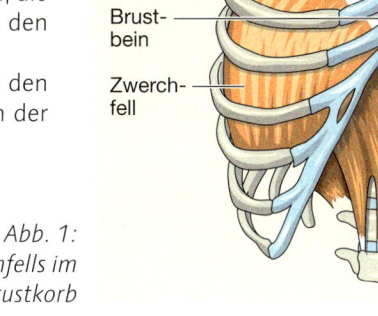

Rippe

Brust-
bein

Zwerch-
fell

*Abb. 1:
Lage des Zwerchfells im
Brustkorb*

Veränderungen im Alter

Im Alter verliert der Brustkorb seine atemabhängige Elastizität, sodass der alternde Mensch zunehmend auf eine Zwerchfellatmung (→ Bauchatmung, S. 151) angewiesen ist. Das eingeatmete Luftvolumen vermindert sich, und die körperliche Belastbarkeit sinkt. Wenn nicht mehr alle Lungenabschnitte ausreichend belüftet werden, steigt die Gefahr einer Lungenentzündung (→ Pneumonie, S. 534).

Bauchwand und Beckenboden

Die Bauchwand besteht aus Muskeln und Sehnenplatten, die die Bauchorgane umhüllen. Sie ist innen vom **Bauchfell** *(Peritoneum)* ausgekleidet. Nach oben wird sie durch das Zwerchfell begrenzt, nach unten durch die knöcherne Hüfte und die kräftige Muskulatur des Beckenbodens.
Die Bauchwand wird aus mehreren Schichten gebildet, die sich überkreuzen (→ Abb. 1, S. 127). Sie bilden dadurch eine flexible Begrenzung, die sich unterschiedlichen Füllungszuständen des Bauches gut anpassen kann. Die Bauchmuskulatur ist an der Atmung, an Rückenbewegungen und an der Bauchpresse beteiligt. Die Bauchpresse entsteht, wenn die Bauchmuskulatur angespannt und gleichzeitig die → Stimmritze verschlossen wird („Luft anhalten"), sodass sich der Druck im Bauchraum erhöht. Die Bauchpresse wird beim Stuhlgang, beim Husten und Erbrechen unbewusst eingesetzt, kann aber auch willentlich gesteuert werden.

Stimmritze
→ S. 149

Veränderungen im Alter

Die Festigkeit der muskulären und bindegewebigen Bauchwand lässt im Alter nach. Dabei können die geraden vorderen Bauchmuskeln auseinander weichen, sodass sich Bauchinhalt durch diese Lücke nach vorne ausdehnt und eine schmale, längs verlaufende Vorwölbung entsteht (**Rektusdiastase**).
Insbesondere bei älteren Frauen, die mehrere Schwangerschaften hatten, kann sich im Alter der Nabelring, durch den während der Embryonalzeit die Blutgefäße zwischen Embryo und Mutter zogen, aufweiten. Dadurch entsteht eine Bruchpforte, durch die Bauchinhalte nach außen treten können (**Nabelhernie**).

Ein Teil der Bauchwandmuskulatur mündet nach unten hin in der Leistenregion. Hier bildet das Bauchfell eine Ausstülpung nach außen, durch die in der Embryonalentwicklung bei männlichen Kindern die Hoden bis in den Hodensack hineinwandern. Diese Öffnung bleibt erhalten und bildet den **Leistenkanal**. Der Leistenkanal beinhaltet beim Mann den Samenstrang und bei Frauen das bindegewebige Mutterband.
Der Leistenkanal ist eine natürliche Öffnung des Bauchraums und stellt eine Schwachstelle in der Festigkeit der Bauchwand dar.

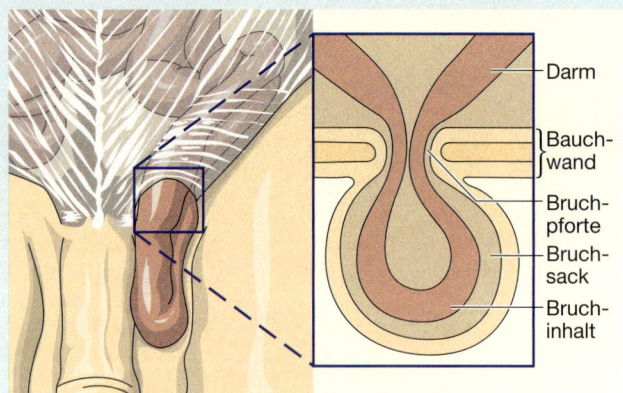

Abb. 1: Leistenhernie

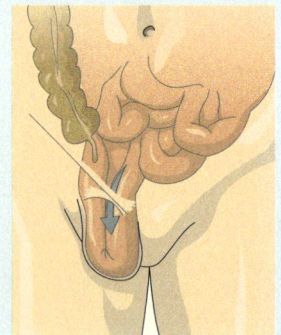

Abb. 2: Schenkelhernie

Veränderungen im Alter

Vor allem bei älteren Männern können nach körperlicher Anstrengung oder beim Husten Inhalte des Bauchraums am Leistenkanal nach außen treten und einen Leistenbruch *(Hernie)* hervorrufen (→ Abb. 1). Im Alter ist der **direkte Leistenbruch** besonders häufig, bei dem ein Teil der Bauchwandmuskulatur und eventuell Darmteile direkt durch die Hinterwand des Leistenkanals nach außen treten, während der **indirekte Leistenbruch**, bei dem Bauchinhalte durch den Leistenkanal entlang des Samenstrangs nach außen treten, eher bei Kindern und jungen Männern auftritt. Der Leistenbruch ist bei Frauen seltener.

Beim Leistenbruch zeigt sich zunächst eine schmerzhafte Vorwölbung in der Leistenregion, die beim Husten oder Pressen zunimmt. Der Bruchsack kann Darmanteile beinhalten. Wenn die Baucheingeweide durch den Leistenbruch nach außen treten und dort eingeklemmt werden, drohen sie abzusterben. Eine eingeklemmte Hernie geht mit starken Schmerzen und Erbrechen einher und ist ein Notfall, der sofort operiert werden muss. Kleine Hernien werden bei älteren und nur eingeschränkt operablen Menschen manchmal mit einem Bruchband versorgt, das den Bruchsack von außen zurückhält. Hernien, die mit Beschwerden einhergehen, müssen jedoch in der Regel operiert werden.

Bei älteren Frauen findet sich dagegen die **Schenkelhernie** häufiger. Hier entsteht ein Bruchsack unterhalb des Leistenbandes, der sich am inneren Oberschenkel als Vorwölbung zeigt (→ Abb. 2).

Auch hier entsteht die Gefahr der Brucheinklemmung, sodass beim Auftreten von Schmerzen und Erbrechen sofort ein Arzt hinzugezogen werden sollte.

Der Beckenboden wird aus kräftigen Muskelschichten gebildet, die ihren Ursprung am Innenrand des knöchernen Beckens haben und den Bauchraum nach unten hin verschließen (→ Abb. 3). Diese Muskulatur bildet einen Trichter *(Diaphragma pelvis)*, der sich nach unten hin öffnet (→ Abb. 4). Die Tülle dieses Trichters wird vom Analmuskel gebildet. Der Mastdarm *(Rectum* → Abb. 1, S. 160) verläuft durch diese Muskelzüge nach unten zum Anus. Der Verschluss des Enddarms entsteht durch Kontraktion einzelner Anteile des Analmuskels.

Der muskuläre Trichter weist nach vorne hin einen Spalt auf *(Diaphragma urogenitale)*, der durch eine eigene Muskelplatte begrenzt wird und durch den die Ausführungsgänge der Harnblase (Harnröhre) und der Geschlechtsorgane nach unten treten.

Abb. 3: Beckenbodenmuskulatur der Frau

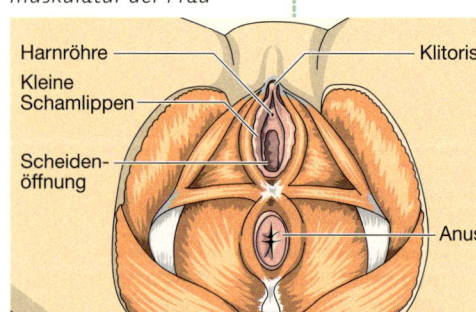

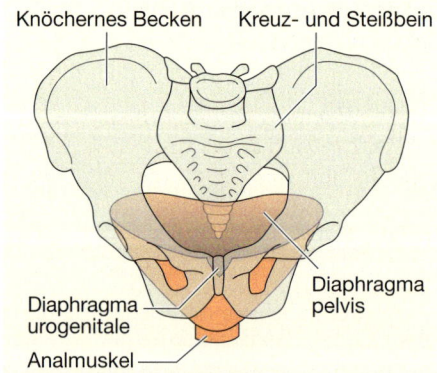

Abb. 4: Schematische Darstellung der knöchernen und der muskulären Beckenanteile. Die knöchernen Strukturen sind schwarz, die muskulären Strukturen rot gezeichnet.

Veränderungen im Alter

Insbesondere bei älteren Frauen, die mehrere Geburten hatten, kann der muskuläre Teil des Beckenbodens im Alter erschlaffen. Dies kann zur Gebärmuttersenkung oder zur Inkontinenz führen.

Obere Extremitäten

Schulter

Die Schultern verbinden die Arme mit der Wirbelsäule, dem Brustkorb und den Schlüsselbeinen. Sie bestehen aus den beiden Schulterblättern und den Schlüsselbeinen (→ Abb. 1). Das Schultergelenk ist ein Kugelgelenk, das den Armen eine sehr große Bewegungsfreiheit lässt.

Weil die Gelenkbänder des Schultergelenks nur schwach ausgeprägt sind und die Gelenkpfanne klein und flach ist, treten an der Schulter häufig Verrenkungen (Luxationen) auf. Hierbei rutscht der Kopf des Oberarmknochens aus der Gelenkkapsel (→ Abb. 1, S. 126) heraus.

Mehrere kräftige Muskeln verbinden den Oberarm mit dem Schulterblatt, der Wirbelsäule und dem knöchernen Brustkorb. Sie können den Arm nach vorne und zur Seite anheben sowie im Schultergelenk drehen (rotieren). Wichtige Muskeln sind der große Brustmuskel (M. pectoralis), der Deltamuskel (M. deltoideus) und der Kapuzenmuskel (M. trapezius).

Arme

Der knöcherne Teil des Oberarmes wird aus dem **Oberarmknochen** (Humerus) gebildet. Der Unterarm besteht aus zwei Knochen: Die **Elle** (Ulna) liegt auf der Kleinfingerseite des Unterarms und bildet mit dem Oberarmknochen ein gemeinsames Gelenk (→ Abb. 2). Die **Speiche** (Radius) liegt auf der Daumenseite des Unterarms und ist mit der Elle in einem oberen, dem Ellenbogen zugehörigen Gelenk und in einem unteren, handseitigen Gelenk verbunden.

Der Oberarm ist über das Ellenbogengelenk mit den beiden Unterarmknochen verbunden. Das Ellenbogengelenk ist ein kombiniertes Dreh- und Scharniergelenk. Der Oberarm bildet mit der Elle ein Scharniergelenk, das die Beugung und Streckung des Armes ermöglicht. Im unteren Teil des Ellenbogengelenks bildet die Elle mit der Speiche ein Drehgelenk. Der kleine Speichenkopf dreht sich um die Elle herum, wodurch sich der Unterarm dreht und die Handbewegungen mit der Handinnenfläche nach oben (**Supination**) oder nach unten (**Pronation**) entstehen (→ Abb. 3).

Die wichtigsten Muskeln des Oberarms sind der Armbeuger (M. biceps) und der Armstrecker (M. triceps). Der M. biceps verläuft an der Beugeseite des Oberarmes und verbindet ihn mit dem Unterarm (→ Abb. 1, S. 128). Wenn er sich anspannt, wird der Arm im Ellenbogengelenk gebeugt.
Der M. biceps ist bei Anspannung als beugeseitige Wulst am Oberarm gut tastbar. Der M. triceps wird bei Streckung des Arms im Ellenbogengelenk aktiviert.

Am Unterarm verlaufen mehrere Muskeln, die Hand und Finger bewegen. Die an der Beugeseite des Unterarms verlaufenden Muskeln beugen, die an der Streckseite verlaufenden Muskeln strecken die Hand und Finger.

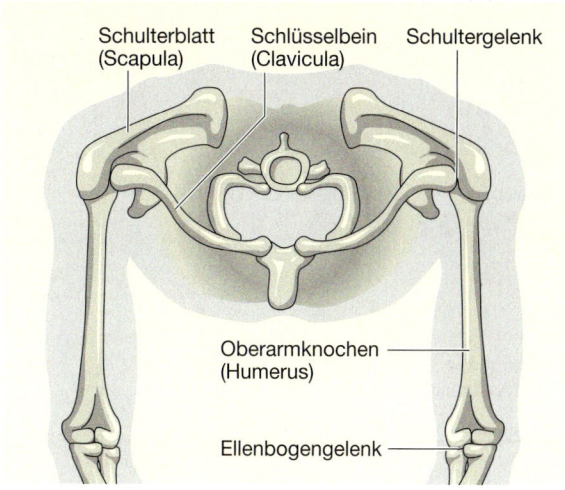

Abb. 1: Schulter

Luxationen
luxare lat. = verrenken

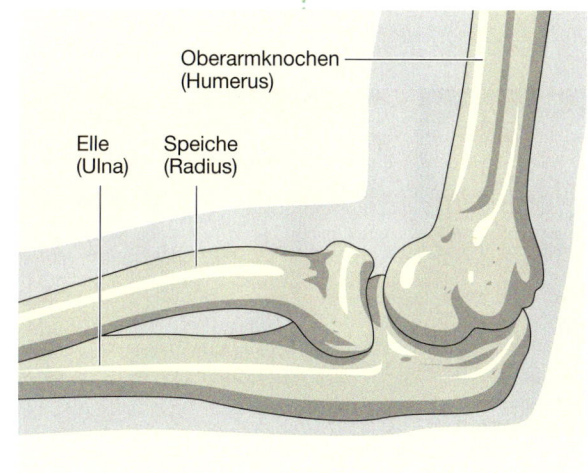

Abb. 2: Oberarmknochen, Elle und Speiche

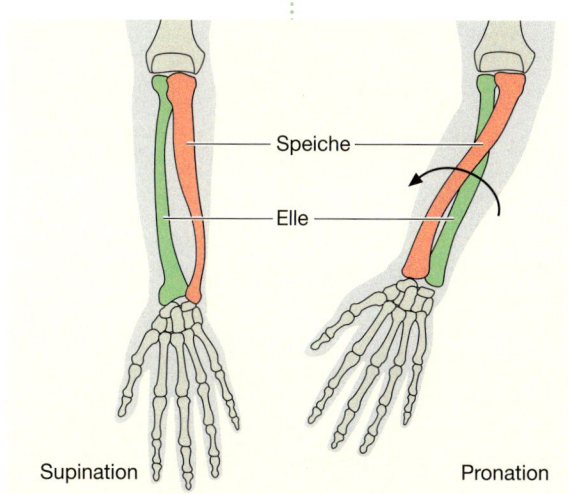

Abb. 3: Supination und Pronation

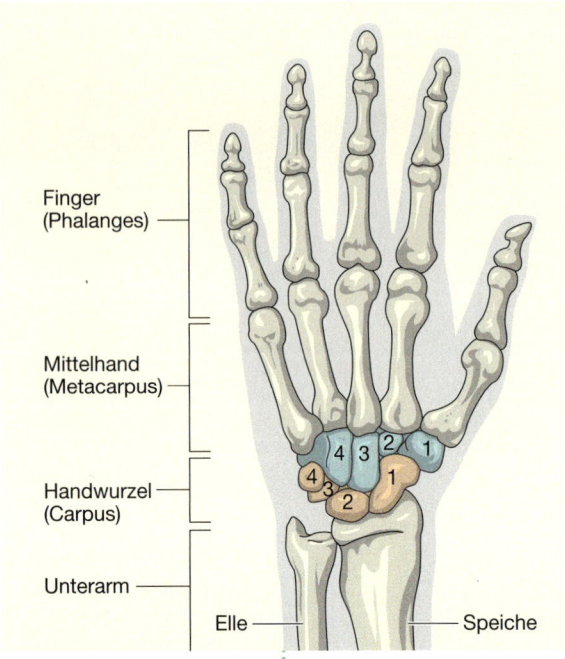

Abb. 1: Handskelett

Hände

Handwurzel- und die **Mittelhandknochen** bilden die knöcherne Struktur des Handtellers. Die Handwurzelknochen bestehen aus zwei Reihen mit jeweils vier Knochen, die alle untereinander mit festen Bändern verbunden sind. Die fünf Mittelhandknochen sind längliche Röhrenknochen, die jeweils mit den zugehörigen Fingergrundgliedern über ein Gelenk verbunden sind.

Der Mittelhandknochen des Daumens kann als einziger gegenüber den Handwurzelknochen bewegt werden, wodurch der Daumen einen großen Bewegungsspielraum hat und bei Greifbewegungen gezielt eingesetzt werden kann. Die Mittelhandknochen der anderen vier Finger sind kaum beweglich. Die Bewegung findet in diesen Fingern in den Gelenken der Fingerglieder statt (→ Abb. 1, S. 126).

Das Handgelenk stellt die Verbindung zwischen Unterarm und Hand her. Das handseitige Ende der Speiche bildet ein zweiachsiges Gelenk mit der unteren Reihe der Handwurzelknochen, wodurch Bewegungen nach oben/unten und zu beiden Seiten möglich sind.

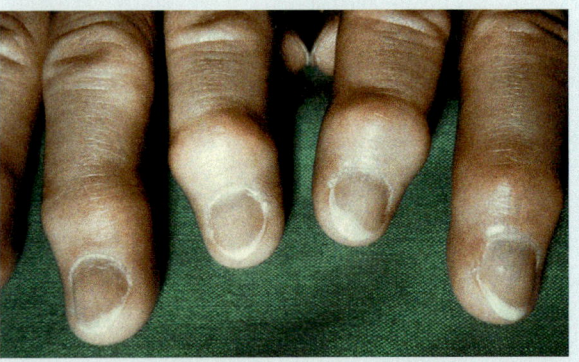

Abb. 2: Heberden-Knoten

Veränderungen im Alter

Da die Gelenke der Hand und Finger sehr oberflächlich liegen und im Laufe des Lebens einer erheblichen mechanischen Belastung ausgesetzt sind, zeigen sich Verschleißerscheinungen der Gelenke *(Arthrose, S. 462)* an den Händen besonders deutlich. Die Gelenke sind verdickt und die Fingerknochen wirken aufgetrieben. An den Fingerendgliedern können knorpelige, zweihöckerige Wucherungen auftreten (Heberden-Knoten).

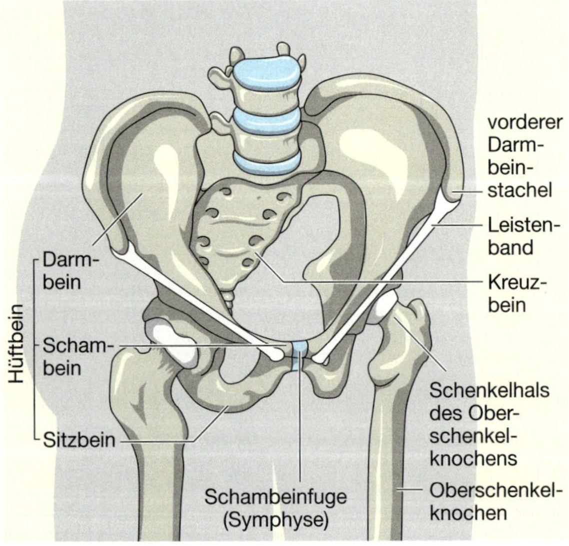

Untere Extremitäten

Beckengürtel und Hüfte

Der Beckengürtel besteht aus einem knöchernen Ring, der aus zwei **Hüftbeinen** und dem **Kreuzbein** besteht. Die Hüftbeine verschmelzen in der Kindheit aus mehreren Einzelknochen: den Darmbeinen, Sitzbeinen und Schambeinen (→ Abb. 3).
Die Darmbeine bilden die von außen gut tastbaren Beckenschaufeln, die Sitzbeine schließen sich unten an und bestehen aus nach hinten verlaufenden Knochenringen. Die Schambeine bilden den vorderen Teil des knöchernen Ringes und sind in der Mittellinie durch die aus Knorpel bestehende Schambeinfuge *(Symphyse)* verbunden. Das Leistenband zieht vom vorderen, gut tastbaren Darmbeinstachel nach unten zum Schambein. Das Hüftgelenk ist ein Kugelgelenk, bei dem der Gelenkkopf des Oberschenkels *(Femur)* zu mehr als der Hälfte von der knöchernen Gelenkpfanne und der bindegewebigen Gelenkkapsel bedeckt ist. Die Bänder des

Abb. 3: Beckengürtel mit Hüfte

Hüftgelenks sind die stärksten Bänder des Körpers. Anders als beim Schultergelenk sind erworbene Verrenkungen *(Luxationen)* des Hüftgelenks daher sehr selten.

Die knöcherne Pfanne des Hüftgelenks wird aus dem Hüftbein *(Os coxae)* gebildet (→ Abb. 1). Der Gelenkkopf ist Bestandteil des Oberschenkelknochens *(Femur)*. Der Gelenkkopf ist zur Achse des Oberschenkelschaftes nach innen abgewinkelt. Gelenkkopf und Oberschenkelschaft sind durch den Schenkelhals miteinander verbunden. Der Schenkelhals unterliegt aufgrund der Krafteinwirkung in unterschiedlichen Achsen einer großen statischen Belastung.

Das Hüftgelenk ermöglicht dem Bein drei Bewegungsrichtungen: nach oben/unten, nach innen/außen und die Rotation um die eigene Achse. Das Bewegungsausmaß des Beines wird durch die starken Bänder des Hüftgelenkes eingeengt.

Veränderungen im Alter

Aufgrund der besonderen statischen Belastung des Schenkelhalses und der Abnahme der Knochenstärke im Alter erleiden alte Menschen bei Unfällen häufig eine → Schenkelhalsfraktur.

Am Hüftbein entspringen die Hüft- und Gesäßmuskeln sowie viele Oberschenkelmuskeln. Durch die Hüftmuskulatur wird ein kräftiger Mantel um das Hüftgelenk gebildet. Die Gesäßmuskulatur streckt das Bein nach hinten und richtet den Körper beim Gehen auf. Hierbei ist besonders der große Gesäßmuskel *(M. glutaeus maximus)* von Bedeutung. In den darunter liegenden mittleren Gesäßmuskel *(M. glutaeus medius)* werden → intramuskuläre (i.m.) Injektionen verabreicht. Für die Beugung im Bein ist der tiefer gelegene Hüftlendenmuskel *(M. iliopsoas)* verantwortlich.

Der vierköpfige Oberschenkelmuskel *(M. rectus femoris)* zieht über zwei Gelenke. Er hat mit einem Teil seiner Fasern einen Ursprung am Hüftbein und zieht nach unten zum Schienbein. In seine Sehne ist die **Kniescheibe** *(Patella)* eingelagert. Der Oberschenkelmuskel beugt das Bein im Hüftgelenk und streckt es im Kniegelenk.

Beine

Das Kniegelenk verbindet den **Oberschenkelknochen** und das **Schienbein** miteinander. Es ist ein kombiniertes Dreh- und Scharniergelenk, das in erster Linie die Streckung und Beugung im Kniegelenk erlaubt, bei gebeugtem Knie aber auch leichte Drehbewegungen des Unterschenkels zulässt. Zwischen beiden Gelenkflächen liegen keilförmige Knorpelkissen (**Meniskus**), die sich bei Dreh- und Gleitbewegungen im Kniegelenk mitbewegen und hierdurch die Knochenenden abpuffern.

Außerdem führen starke Bänder, die beide Gelenkenden miteinander verbinden, die Bewegung im Kniegelenk. Die **Kreuzbänder** verhindern das Abgleiten des Oberschenkelknochens von der Schienbeinoberfläche, die **Seitenbänder** sichern die seitliche Stabilität (→ Abb. 2).

Abb. 1:
Untere Gliedmaßen

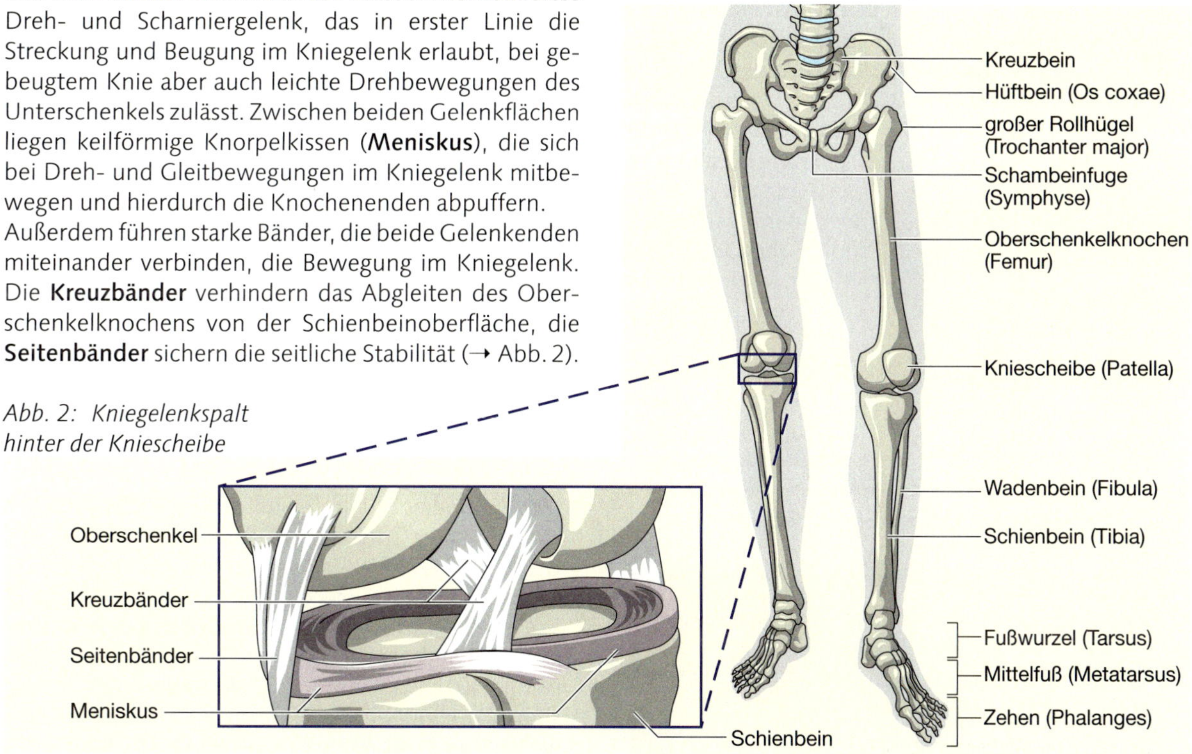

Kreuzbein
Hüftbein (Os coxae)
großer Rollhügel (Trochanter major)
Schambeinfuge (Symphyse)
Oberschenkelknochen (Femur)
Kniescheibe (Patella)
Wadenbein (Fibula)
Schienbein (Tibia)
Fußwurzel (Tarsus)
Mittelfuß (Metatarsus)
Zehen (Phalanges)

Abb. 2: Kniegelenkspalt hinter der Kniescheibe

Oberschenkel
Kreuzbänder
Seitenbänder
Meniskus
Schienbein

Schenkelhalsfraktur
→ S. 473

intramuskuläre (i.m.) Injektionen
→ S. 217

135

Veränderungen im Alter

Insbesondere Menschen, deren Kniegelenke über Jahre hinweg starker Belastung oder heftigen Drehbewegungen ausgesetzt waren (z. B. Fußballer), entwickeln mit zunehmendem Alter oft Verschleißerscheinungen und Einrisse der Menisken. Hierdurch wird die Pufferwirkung der Menisken eingeschränkt, und es entstehen zusätzliche Verschleißerscheinungen des Kniegelenks (→ *Arthrose*, S. 462), die mit bewegungsabhängigen Schmerzen und Funktionseinschränkungen einhergehen.

Der Unterschenkel besteht aus zwei Knochen: Das nach vorne gerichtete **Schienbein** und das hintere **Wadenbein**. Beide Unterschenkelknochen sind in Kniegelenksnähe durch ein sehr festes Gelenk, das kaum Bewegung zulässt, miteinander verbunden.

Die Unterschenkelmuskulatur dient der Bewegung des Fußes im Sprunggelenk. Der vordere Schienbeinmuskel hebt den Fuß nach oben. Der an der Rückseite des Unterschenkels entlangziehende Wadenmuskel *(M. gastrocnemius)* geht in eine starke Sehne (**Achillessehne**) über, die den Muskel mit dem Fersenbein verbindet (→ Abb. 1).

Füße

Das Fußskelett besteht aus der **Fußwurzel**, den **Mittelfußknochen** und den **Zehen** (→ Abb. 2). Die Fußwurzel wird aus den sieben Fußwurzelknochen gebildet. Zusammen mit den jeweils fünf Mittelfußknochen und Zehen bilden die Fußknochen ein Gewölbe, das vom Fersenbein bis zu den Mittelfußköpfchen reicht. Die einzelnen Knochen sind durch feste Bänder miteinander verbunden. Das Fußgewölbe ist wichtig für die Verteilung der Druckeinwirkung auf die Füße.

Das Sprunggelenk verbindet die Unterschenkelknochen mit dem Fuß. Das Gelenk besteht aus zwei Teilen:
Das obere Sprunggelenk befindet sich zwischen Schienbein, Wadenbein und dem Sprungbein. In ihm wird der Fuß gehoben und gesenkt. Das untere Sprunggelenk befindet sich zwischen den Fußwurzelknochen. In ihm kann der Fuß ein- und auswärts gekantet werden.
Die fünf Mittelfußknochen sind über Zehengrundgelenke mit den Zehen verbunden.

Veränderungen im Alter

- Bei Abflachung des Fußgewölbes im Alter kann sich die Beinstatik verändern, wodurch andere Gelenke vermehrt belastet werden und Schmerzen sowohl im Fuß- als auch im Kniegelenk auftreten.
- Durch Fehlbelastungen, z. B. durch zu enge Schuhe, können sich im Laufe des Lebens Fehlstellungen der Zehen entwickeln, die Nagelveränderungen und Hautverletzungen sowie Schmerzen nach sich ziehen. Alte Menschen mit diesen Zehenveränderungen benötigen eine besonders sorgfältige Fuß- und Nagelpflege, weil durch den Druck der Zehen aufeinander und aufgrund der Nagelveränderungen Pilzerkrankungen und Entzündungen auftreten können.

- Der **Hallux valgus** entsteht durch ein Abdrängen der Großzehe in Richtung der kleinen Zehen, wobei der Großzeh den zweiten Zeh überlagert oder sich unter ihn schiebt (→ Abb. 3). Der Großzehballen springt dabei stark nach vorne, und die Großzehe kann nur noch eingeschränkt gebeugt werden.
- Der **Hammerzeh** kann sowohl an der großen als auch kleinen Zehe entstehen. Dabei wird der Zeh im Grundgelenk überstreckt und entwickelt dann im darüber liegenden Gelenk eine Versteifung *(Kontraktur)*, sodass die Fehlstellung nicht mehr gelöst werden kann. An der Streckseite des Zehs entwickeln sich oft Hühneraugen (→ Abb. 4, S. 270) und Schwielen. Neben Fehlbelastungen können auch chronische Gelenksentzündungen zu einem Hammerzeh führen.

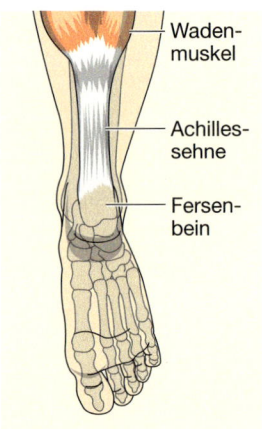

Abb. 1: Achillessehne

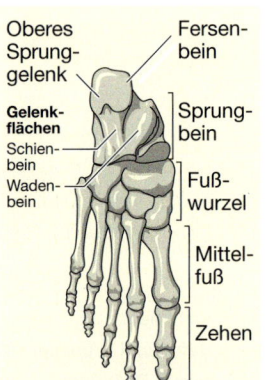

Abb. 2: Fußskelett

Abb. 3:
Zehenveränderungen durch zu enge Schuhe

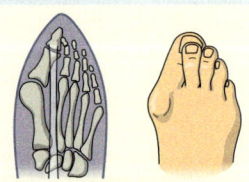
Hallux valgus

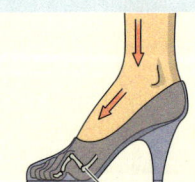
Hammerzehe der kleinen Zehe

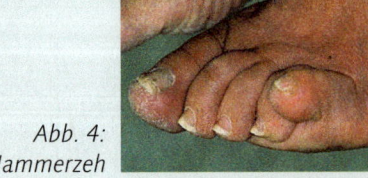

Abb. 4:
Hammerzeh

1.4.5 Haut und Hautanhangsgebilde

Haut

Aufgaben der Haut

Die Haut ist das größte Organ des Menschen und hat vielfältige Funktionen:

- Die Haut bietet **Schutz vor mechanischen und witterungsbedingten Einflüssen**.
- Schweißdrüsen produzieren einen → Säureschutzmantel, der **Schutz vor Infektionen** durch Mikroorganismen bietet.
- Die Haut reguliert über Schwitzen und die Hautdurchblutung den **Wärmehaushalt** und den Flüssigkeitsverlust des Körpers: Bei Kälte wird die Hautdurchblutung gedrosselt und damit die Wärmeabgabe vermindert. Bei drohender Überhitzung erweitern sich die Hautgefäße, wodurch mehr Wärme abgegeben wird. Über die Schweißdrüsen gelangt Feuchtigkeit an die Hautoberfläche, deren Verdunstung den Körper kühlt.
- Durch die Bildung von farbstoffhaltigen **Pigmenten** (Melanin) bietet die Haut **Schutz vor Strahlenschäden**.
- Die Haut ist ein wichtiges **Sinnesorgan**, das über Nervenendorgane die Wahrnehmung von Berührung, Druck, Schmerz und Temperatur an das Gehirn weiterleitet.
- Einige körpereigene Substanzen können über die Haut **ausgeschieden** werden.
- Andere Substanzen können über die Haut **aufgenommen** (resorbiert) werden.
- Unter Lichteinstrahlung wird in der Haut aus Vorstufen → Vitamin D gebildet, das den Calcium-Stoffwechsel im Körper reguliert.

Aufbau der Haut

Die Haut besteht aus drei Schichten:
- Oberhaut *(Epidermis)*
- Lederhaut *(Corium)*
- Unterhaut *(Subcutis)*

Die **Oberhaut** besteht aus der oberen Hornschicht mit abgestorbenen Zellen, die Hornsubstanz *(Keratin)* enthalten, und der Keimschicht, aus der die Hornschicht laufend von unten ersetzt wird (→ Abb. 1). Der gesamte Zyklus vom Nachwachsen der Zellen aus der Keimschicht bis zum Abstoßen der Hautschuppen dauert ca. 30 Tage. In der Keimschicht sind Melanin produzierende Zellen enthalten, die für die Hautfärbung verantwortlich sind. Oberhaut und Lederhaut sind fest miteinander verbunden (→ Abb. 2).

Die **Lederhaut** enthält Blutgefäße und feste Kollagenfasern, die die Elastizität der Haut sichern.

Die **Unterhaut** besteht aus lockerem Bindegewebe mit einem hohen Anteil an Fettzellen. Sie sichern die Verschiebbarkeit der Haut.

In allen Hautschichten sind sensible Nervenendigungen enthalten, die entweder frei oder in einem Endkörperchen vorkommen. Durch sie können vielfältige Sinneseindrücke wahrgenommen und weitergeleitet werden.

Haut
lat. cutis
griech. derma

Säureschutzmantel
→ S. 140

Vitamin D
→ S. 123

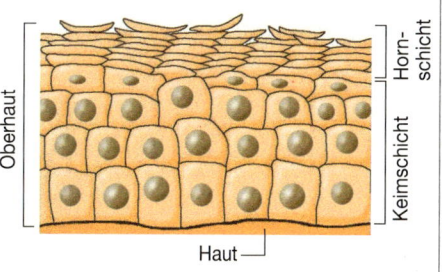

Abb. 1:
Querschnitt durch die Oberhaut

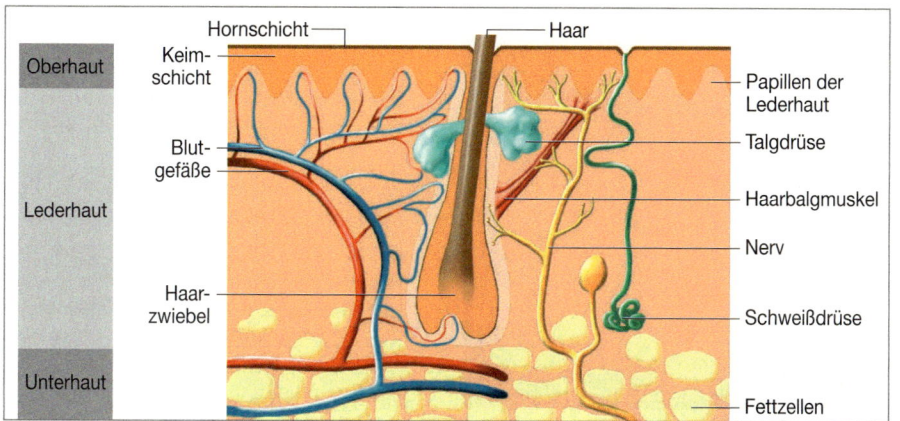

Abb. 2:
Querschnitt durch die Haut

Veränderungen im Alter

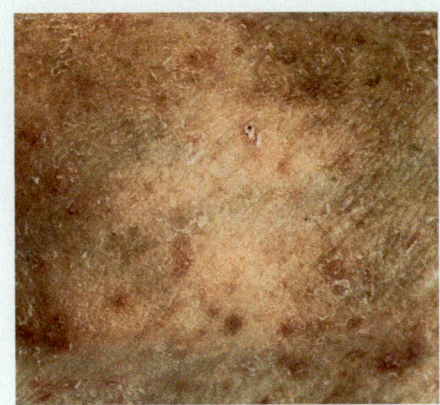

Abb. 1:
Altershaut

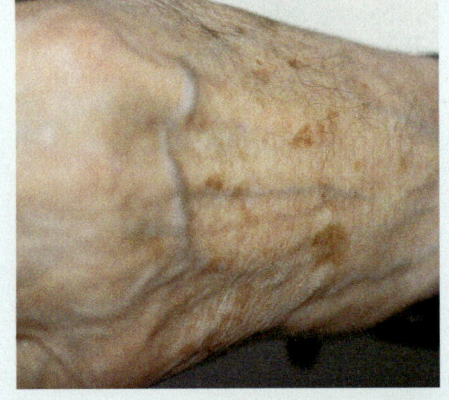

Abb. 2:
Altersflecken (Hand)

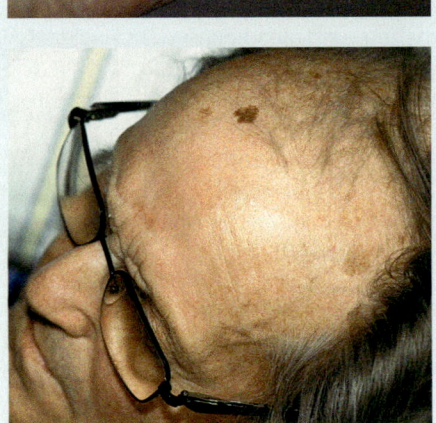

Abb. 3:
Altersflecken (Kopf)

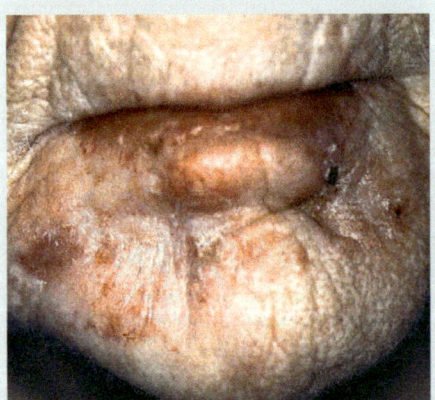

Abb. 5:
Aktinische Keratose

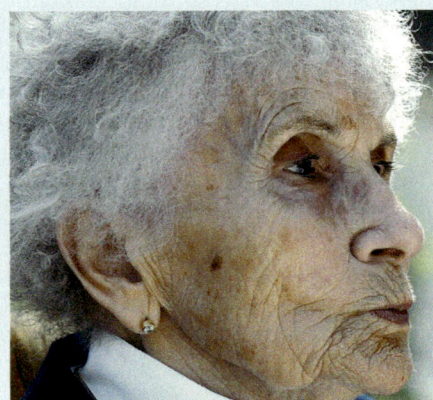

Abb. 4: Altersflecken (Gesicht)

- Im Alter verliert die Lederhaut elastische Fasern. Die Epidermis wird dünner und bekommt ein „papierartiges" Aussehen (→ Abb. 1). Die Haut verliert dadurch an Elastizität und reißt unter mechanischer Einwirkung schneller.

- Die Zellen der Keimschicht teilen sich seltener. Daher wird die Hornhaut langsamer von unten ersetzt, Verletzungen heilen schlechter.

- Die Unterhaut verliert Fettzellen und ist daher nur noch eingeschränkt zur Wärmeisolation fähig, sodass alte Menschen eher frieren. Da die Fettschicht auch eine Polsterfunktion hat, entstehen Druckgeschwüre (→ *Dekubitus*, S. 481) schneller.

- Die Pigmentierung lässt nach und wird unregelmäßiger; sog. „**Altersflecken**" entstehen (→ Abb. 2, 3, 4). Dadurch ist die Altershaut empfindlicher gegen UV-Strahlung und muss bei Sonneneinstrahlung besser geschützt werden.

- Langjährige übermäßige UV-Lichteinwirkung, z. B. durch übertriebenes Sonnenbaden oder Solariumsbesuch, kann die natürlichen Alterungsvorgänge der Haut beschleunigen. Chronisch UV-Licht-geschädigte Haut zeigt tiefere Falten, hat eine sehr unregelmäßige Pigmentierung und neigt zu krusten- und knotenbildenden Veränderungen insbesondere der Gesichtshaut. Diese knotigen Veränderungen, die als **aktinische Keratose** bezeichnet werden, können bösartig entarten und müssen hautärztlich abgeklärt werden (→ Abb. 5).

Hautanhangsgebilde

Hautanhangsgebilde sind die Haare, Nägel und Drüsen.

Haare

Nur wenige Stellen des Körpers (Handteller, Fußsohle und Teile der äußeren Genitalien) sind völlig haarfrei. Haare wachsen ca. 1 cm im Monat, die Lebensdauer eines Haares beträgt insgesamt 2–6 Jahre.

Die **Haarwurzel** ist mit dem **Haarbalg** in der Epidermis verankert (→ Abb. 1). Eine **Talgdrüse** gewährleistet die Geschmeidigkeit des Haares. Das Haar kann bei Unterkühlung durch einen kleinen **Haarbalgmuskel** aufgerichtet werden, wodurch sich eine wärmende Isolationsschicht bildet, die auch als „Gänsehaut" bezeichnet wird.

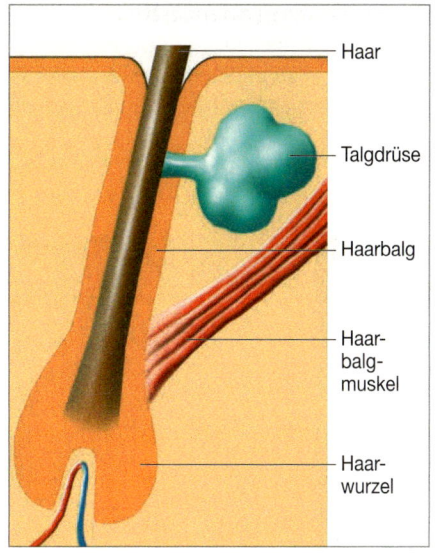

Abb. 1:
Haaraufbau

Veränderungen im Alter

- Die Haarfarbe entsteht durch den Melaningehalt des einzelnen Haares. Mit zunehmendem Alter lässt die Melaninbildung nach, und die Haare ergrauen (→ Abb. 2). Der Zeitpunkt und das Ausmaß der Haarentfärbung ist in erster Linie genetisch determiniert (bestimmt).
- Mit zunehmendem Alter gehen Haarfollikel, die die Haarwurzeln umschließen, zugrunde. Der Rückgang der Kopfbehaarung ist abhängig von den Erbanlagen und dem Geschlecht. Männer verlieren typischerweise die Kopfbehaarung schwerpunktmäßig am Haaransatz über der Stirn („Geheimratsecken") und am Hinterkopf. Bei Frauen ist der Haarausfall gleichmäßiger und in der Regel schwächer ausgeprägt. Die Schambehaarung geht ebenfalls zurück.
- Durch Veränderungen der Haarstruktur wird das einzelne Haar brüchiger und spröder. Diese Veränderungen können durch Mangelernährung noch verstärkt werden.

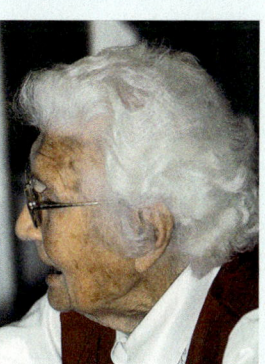

Abb. 2: Ergrautes Haar

Nägel

Nägel bestehen aus Horn und sind Schutzgebilde der Finger- und Zehenendglieder (→ Abb. 3).

Die Nagelplatte wächst kontinuierlich aus der **Nagelmatrix**, dem halbmondförmigen weißen Bereich an der Basis des Nagelbettes, mit einer Geschwindigkeit von ca. 0,1 mm/Tag nach (→ Abb. 4 und 5).

Wenn die Matrix zerstört ist, kann kein Nagel mehr nachgebildet werden.

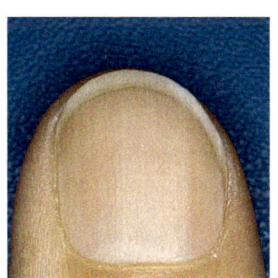

Abb. 3:
Gesunder Nagel

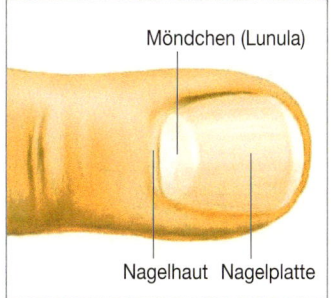

Abb. 4: Aufbau des Nagels

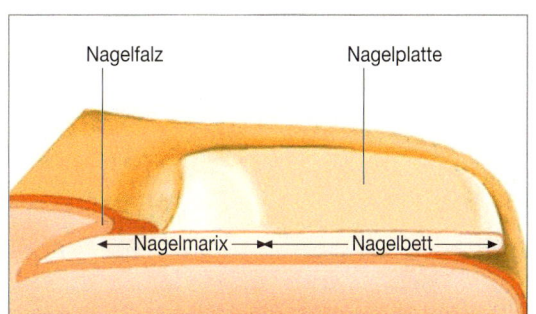

Abb. 5: Querschnitt durch den Nagel (Schema)

Veränderungen im Alter

- Im Alter ist das Nagelwachstum verlangsamt oder eingestellt. Die Nageloberfläche ist rau und zeigt eine Längsrillung (→ Abb. 1).
- Die Fingernägel werden flacher und dünner. Der weiße Nagelmond *(Lunula)* nimmt dabei ab.
- Die Fußnägel verdicken sich. Sie verhornen sehr stark und verfärben sich gelblich. Oft verkrümmen sie sich und wachsen in die Haut des Zehenballens hinein (→ Abb. 2).

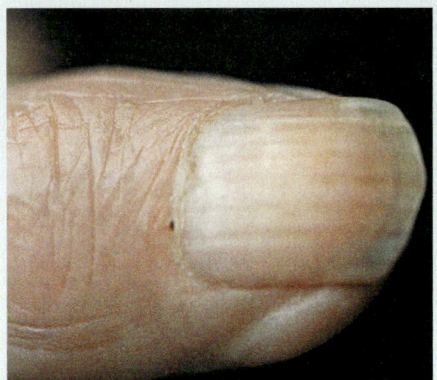

Abb. 1:
Fingernagel mit Längsrillen

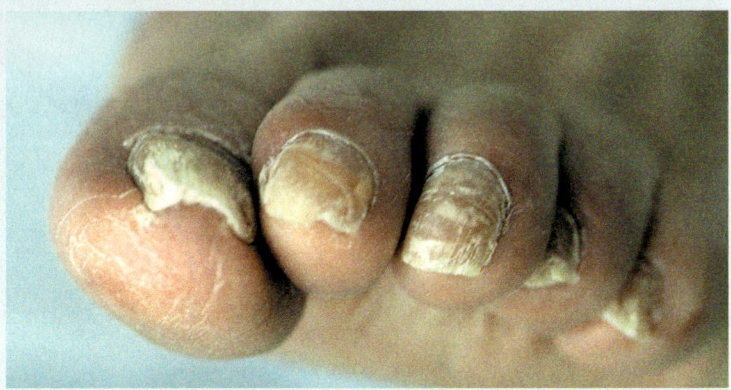

Abb. 2:
Rauer und verdickter Nagel

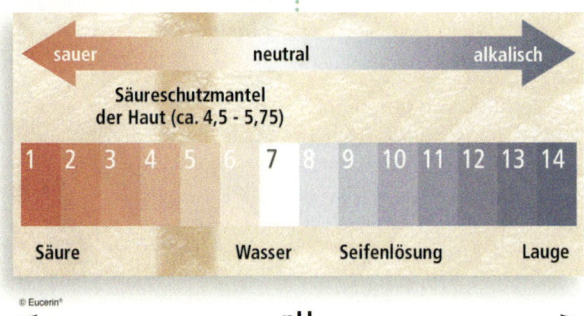

Abb. 3: *Säureschutzmantel der Haut*

Drüsen

Die **Schweißdrüsen** produzieren ein Sekret mit einem niedrigen pH-Wert, aus dem der Säureschutzmantel der Haut besteht (→ Abb. 3). **Talgdrüsen** liegen seitlich an den Haarbälgen und geben über den Haartrichter ein fetthaltiges Sekret ab.

Durch eine Verstopfung des Ausführungsganges entstehen **Komedonen** („Mitesser"). Talg dient dem Feuchtigkeitsschutz der Haut.

Veränderungen im Alter

Die Aktivität von Talgdrüsen und Schweißdrüsen nimmt ab. Dadurch trocknet die Haut schneller aus und verliert ihren Säureschutzmantel. Sie ist damit auch anfälliger für Infektionen.

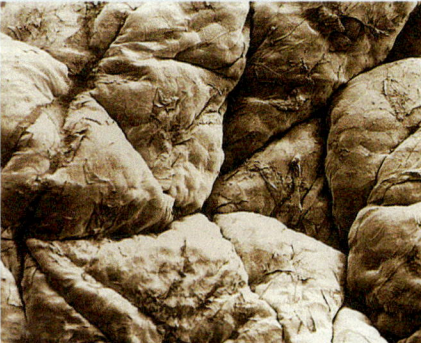

Abb. 4: *Rasterelektronenmikroskopische Aufnahme der Hornhaut, normale Haut*

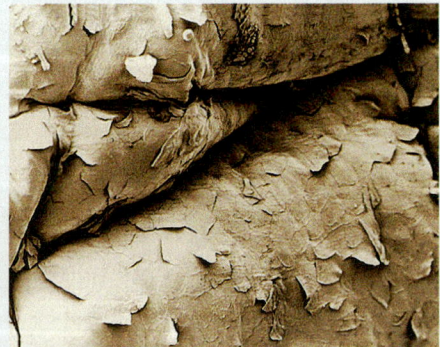

Abb. 5: *Rasterelektronenmikroskopische Aufnahme der Hornhaut, trockene Haut*

1.4.6 Herz, Blutgefäße und Kreislauf

Herz

Lage und Anatomie des Herzens

Das Herz ist ein aus Muskelgewebe bestehendes Hohlorgan, das in den Blutkreislauf eingeschaltet ist und der Blutbeförderung im Körper dient. Es ähnelt einem bauchigen Kegel, der schräg im mittleren und linken Brustkorb zwischen den beiden Lungenflügeln liegt und mit der Herzspitze nach links unten zeigt. Die breitere Herzbasis zeigt nach rechts oben (→ Abb. 1).

Das Herz ist durch eine längs verlaufende, feste Scheidewand in zwei Hälften geteilt (rechte und linke Herzhälfte). Die rechte Hälfte treibt den Teil des Blutkreislaufs, der durch die Lunge führt, an. Die linke Herzhälfte ist der Motor für den allgemeinen Körperkreislauf. Beide Herzhälften sind durch Klappen in je einen **Vorhof** *(Atrium)* und eine **Herzkammer** *(Ventrikel)* geteilt (→ Abb. 2). Die Klappen bestimmen die Strömungsrichtung des Blutes im Herz. Sie befinden sich an der Einlass- und an der Auslassseite jedes Ventrikels. Die Herzmuskulatur wird als **Myokard** bezeichnet. Innen ist das Herz von einer glatten Endothelschicht, dem **Endokard**, ausgekleidet. Außen wird das Herz von dem Herzbeutel umschlossen, der als **Perikard** bezeichnet wird.

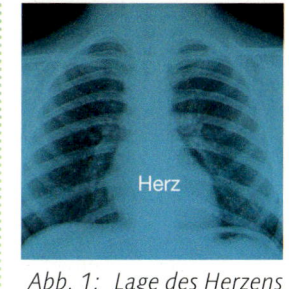

Abb. 1: *Lage des Herzens im Brustkorb (Röntgenaufnahme)*

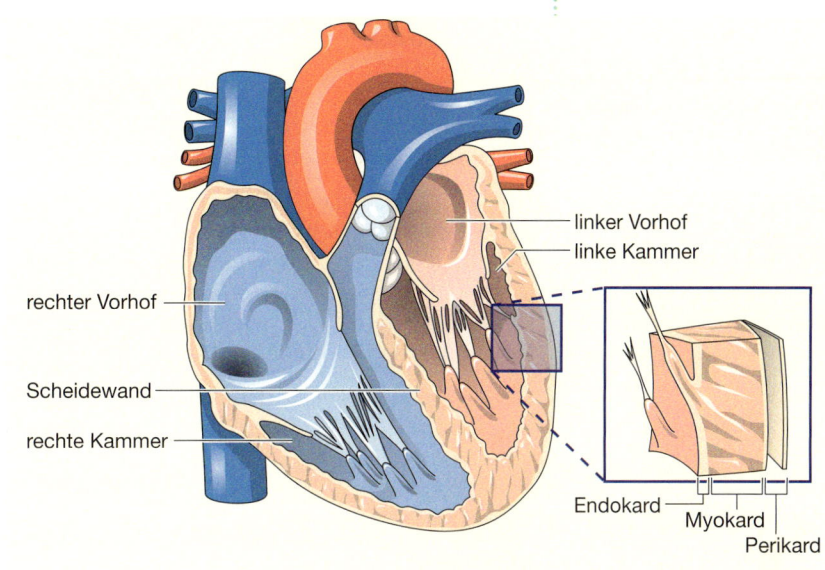

linker Vorhof
linke Kammer
rechter Vorhof
Scheidewand
rechte Kammer
Endokard — Myokard — Perikard

Abb. 2: *Anatomie des Herzens*

Aufbau und Funktion des Herzens

Die rechte Herzhälfte empfängt über die großen Hohlvenen aus dem Gewebe des Körpers das verbrauchte, sauerstoffarme Blut zurück (→ Abb. 3). Das sauerstoffarme Blut gelangt zunächst in den rechten Vorhof und wird durch die **Trikuspidalklappe** in den rechten Ventrikel geleitet. Von hier wird das Blut in die Lunge gepumpt, wo es mit Sauerstoff angereichert wird. Die rechte Herzkammer wird durch die **Pulmonalklappe** von der Lungenarterie getrennt, die sich bei Kontraktion des rechten Ventrikels öffnet, das Blut in die Lungenarterie hinauslässt und dann wieder schließt, um einen Rückfluss des Blutes in das Herz zu verhindern.

Das sauerstoffreiche Blut fließt von den Lungen zum Herz zurück in den linken Vorhof. Von dort gelangt es über die **Mitralklappe** in den linken Ventrikel. Der linke Ventrikel wirft das sauerstoffreiche Blut über die **Hauptschlagader** *(Aorta)* in den Körper aus. Der Körper wird durch diesen Mechanismus in rhythmischen Abständen immer wieder mit sauerstoffgesättigtem Blut versorgt.

Ähnlich wie die Pulmonalklappe funktioniert in der linken Herzhälfte die **Aortenklappe**. Die Aortenklappe öffnet sich, wenn sich der linke Ventrikel zusammenzieht. Das Blut fließt in die Aorta ab, woraufhin sich die Aortenklappe wieder schließt, damit kein Blut in den linken Ventrikel zurückströmt.

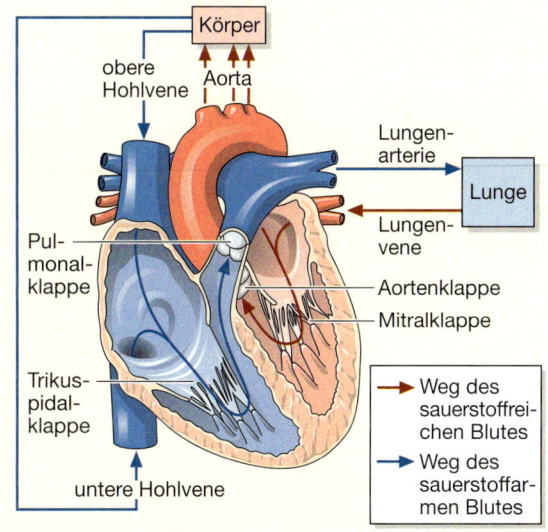

Körper
obere Hohlvene
Aorta
Lungenarterie
Lunge
Lungenvene
Pulmonalklappe
Aortenklappe
Mitralklappe
Trikuspidalklappe
untere Hohlvene

→ Weg des sauerstoffreichen Blutes
→ Weg des sauerstoffarmen Blutes

Abb. 3: *Herzklappen*

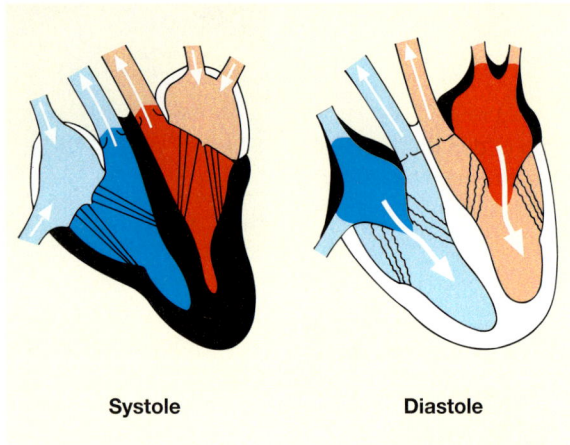

Systole   **Diastole**

Abb. 1: Arbeitsrhythmus des Herzens

Beide Herzkammern kontrahieren sich rhythmisch und synchronisiert, d.h., sie ziehen sich in regelmäßigen Abständen nahezu gleichzeitig zusammen. Die Phase der Kontraktion wird als **Systole** bezeichnet (→ Abb. 1). Die Phase des Erschlaffens nach einer Systole bezeichnet man als **Diastole**. In der Diastole strömt erneut Blut von den Vorhöfen in die Herzkammern.

Der Beginn der Systole ist nach außen hin mit einem Stethoskop als dumpfer Herzton zu hören. Diesen Ton bezeichnet man auch als **ersten Herzton**. Nach Beginn der Systole schließen sich die Aorten- und Pulmonalklappe ruckartig, damit das Blut anschließend nach vorne in die Lungenarterie bzw. in die Aorta fließen kann. Dieser Klappenschluss ist als etwas hellerer Schließton zu hören und wird als **zweiter Herzton** bezeichnet.

Jede Systole verursacht eine Druckwelle, die durch den Körper zieht und an mehreren Stellen als **Puls** getastet werden kann.

Die Leistungsfähigkeit des Herzens setzt sich aus zwei grundlegenden Faktoren zusammen: Aus der Schlagkraft, die durch die Kontraktionsleistung der Ventrikel entsteht, und aus der Herzfrequenz. In einem gewissen Umfang kann eine verminderte Schlagkraft des Herzens durch eine Steigerung der Herzfrequenz kompensiert werden. Sportler, die durch Training eine höhere Auswurfleistung des Herzens aufweisen, haben oft niedrigere Herzfrequenzen.

Herzfrequenz
Die Häufigkeit des Herzschlags pro Minute

Die Herzfrequenz entspricht in der Regel dem getasteten Puls. Die Herzfrequenz ist abhängig von vielen Faktoren. Sie liegt beim gesunden Erwachsenen um 60 bis 80 Kontraktionen pro Minute.

Herzrhythmusstörungen
→ S. 494

Abb. 2: Tasten des Pulses am Handgelenk

Exkurs   **Pulsmessung**

• Der Puls wird üblicherweise an der Daumenseite des Handgelenks über der A. radialis getastet. Dabei drückt die Pflegeperson mit Zeigefinger und Mittelfinger ihrer Hand, bis sie einen pulsierenden Widerstand fühlt.
• Bei sehr niedrigem Blutdruck kann der Puls besser in der Leiste getastet werden. Das Pulstasten über der Halsschlagader ist nur im Notfall erlaubt, weil hier sensible Rezeptoren lokalisiert sind, die Auswirkungen auf das vegetative Nervensystem haben und einen Blutdruckabfall verursachen können.
• Der Pulsschlag wird 15 Sekunden lang gezählt. Dieser Wert wird mit 4 multipliziert => Pulsschlag pro Minute.
• Bei unregelmäßigem oder sehr langsamem Herzschlag muss der Puls über eine ganze Minute ausgezählt werden. Eine Unregelmäßigkeit des Pulses kann auf → Herzrhythmusstörungen beruhen und wird dokumentiert.
• In Ruhe gemessene, mehrfach kontrollierte Pulswerte über 100 pro Minute *(Tachykardie)* oder unter 60 pro Minute *(Bradykardie)* beim alten Menschen haben wahrscheinlich eine krankhafte Ursache.

✚ In diesem Fall sollte umgehend ein Arzt informiert werden.

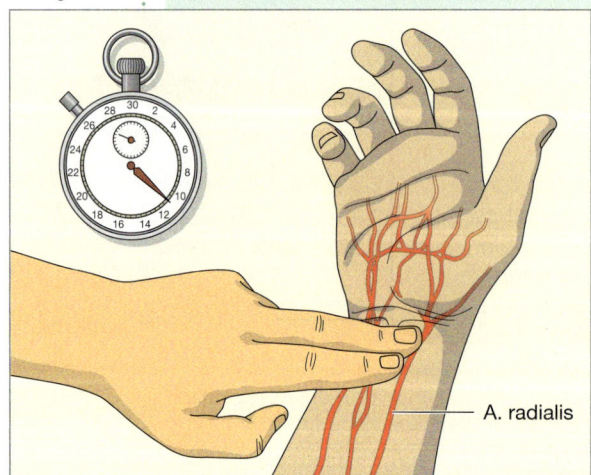

A. radialis

Erregungsleitung im Herzen

Das Herz hat ein eigenes Erregungszentrum, das Impulse für die Kontraktion von Vorhöfen und Ventrikeln produziert und über einzelne Faserbündel in das Herz weiterleitet. Dieses Erregungszentrum ist der Schrittmacher der Herzaktionen. Es wird als **Sinusknoten** bezeichnet (→ Abb. 1). Der Sinusknoten gibt 60 bis 80 mal pro Minute einen Erregungsimpuls, der über die speziellen Fasern in den **Atrioventrikularknoten** *(AV-Knoten)* weitergeleitet wird. Dieser gibt die Impulse an die Ventrikel weiter.

Die Impulse für Vorhof und Ventrikel sind zeitlich gestaffelt. Erst entsteht die Vorhofkontraktion, durch die das Blut vom Vorhof in den Ventrikel gepresst wird, und dann die Ventrikelkontraktion, die das Blut in die Lungenarterie bzw. die Aorta presst.

Die Fortleitung der Erregungsimpulse über dem Herzen führt zu Stromschwankungen, die man an der Körperoberfläche ableiten kann. Dies ist die Grundlage für das → Elektrokardiogramm **(EKG)**, mit dem man den Ablauf der Erregungsimpulse im Herzen verfolgen kann. Die Herzfrequenz wird durch mehrere Faktoren beeinflusst. Sie unterliegt Einflüssen durch das → vegetative Nervensystem, durch Hormone und unterschiedliche Kreislaufparameter. Viele Medikamente beeinflussen die Herzfrequenz. Folgende Faktoren sind häufig für Veränderungen der Herzfrequenz verantwortlich:

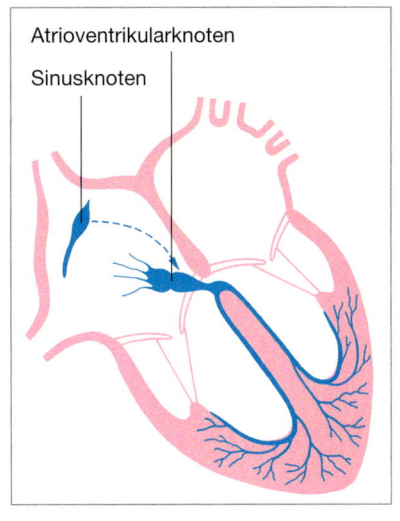

Atrioventrikularknoten

Sinusknoten

Abb. 1: Schrittmacher des Herzschlags

Elektrokardiogramm
→ Band 2

vegetatives Nervensystem
→ S. 174

Steigerung der Herzfrequenz	Absinken der Herzfrequenz
Körperliche Aktivität	Körperliche Ruhe
Emotionale Belastung	Schlaf
Fieber	Trainingseffekt bei Sportlern
Blutarmut (Anämie)	Schilddrüsenunterfunktion (Hypothyreose)
Unterwässerung (Exsikkose)	Nebenwirkung bestimmter Medikamente, z. B. Digitalis, β-Blocker
Überfunktion der Schilddrüse (Hyperthyreose)	
Sauerstoffarmut (Hypoxie)	
Kaffee, Tee, Alkohol, Nikotin	
Herzschwäche (Herzinsuffizienz)	

Angina pectoris
→ S. 487

Herzinfarkt
→ S. 488

Abb. 2: Herzkranzgefäße

Durchblutung des Herzens

Das Herz hat einen hohen Sauerstoffbedarf. Die Sauerstoffversorgung wird durch die **Herzkranzgefäße** *(Koronarien)* gewährleistet. Die Koronarien entspringen direkt aus der Aorta.

Die linke Herzkranzarterie versorgt die linke Herzhälfte, die rechte Herzkranzarterie die rechte Herzhälfte (→ Abb. 2).

Wenn Durchblutungsstörungen in den Herzkranzgefäßen auftreten, kann dies zu → Angina pectoris-Anfällen und zum → Herzinfarkt führen.

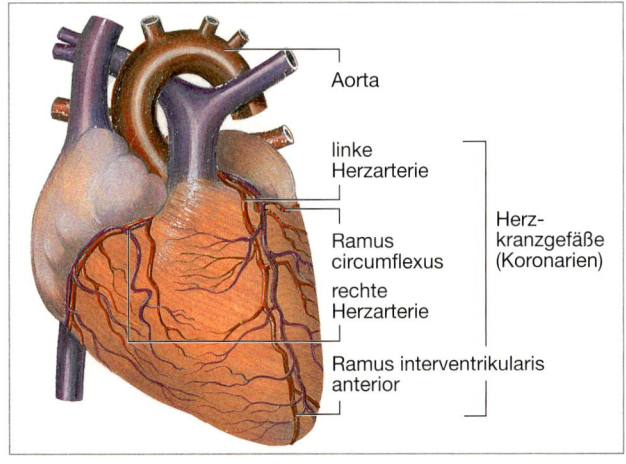

Aorta

linke Herzarterie

Ramus circumflexus

rechte Herzarterie

Ramus interventricularis anterior

Herzkranzgefäße (Koronarien)

Veränderungen im Alter

- Der Sinusknoten ist im Alter unempfindlicher gegen Einflüsse von außen. Bei körperlicher Aktivität nimmt die Herzfrequenz daher nur noch leicht zu. Während ein 20-Jähriger unter maximaler Belastung eine Herzfrequenz von 200 pro Minute aufweisen kann, steigt die Herzfrequenz beim 85-Jährigen nur noch auf maximal 170 pro Minute. Dies trägt zur verminderten körperlichen Belastbarkeit im Alter bei.

Arteriosklerose → S. 505

- Das Gefäßsystem des Menschen wird im Alter aufgrund der → Arteriosklerose zunehmend weniger elastisch. Die Druckwelle, die die Ventrikelkontraktion in den Körperarterien hervorruft, begegnet deshalb einem höheren Widerstand. Das Herz muss mehr Kraft aufwenden, um Blut in den Körperkreislauf zu pumpen. Als Reaktion darauf kommt es häufig zu einer muskulären Verdickung der Ventrikelwand, die ähnlich wie die → Hypertrophie der Skelettmuskulatur nach körperlichem Training eine Anpassungsreaktion ist.

Hypertrophie → S. 211

- Die Arteriosklerose betrifft häufig auch die Koronarien. Durchblutungsstörungen des Herzmuskels können die Kontraktionskraft des Herzmuskels schwächen.
- Das Erregungsleitungssystem im Herzen altert. Es wird allmählich durch bindegewebige Fasern ersetzt. Daher haben alte Menschen häufiger Herzrhythmusstörungen.

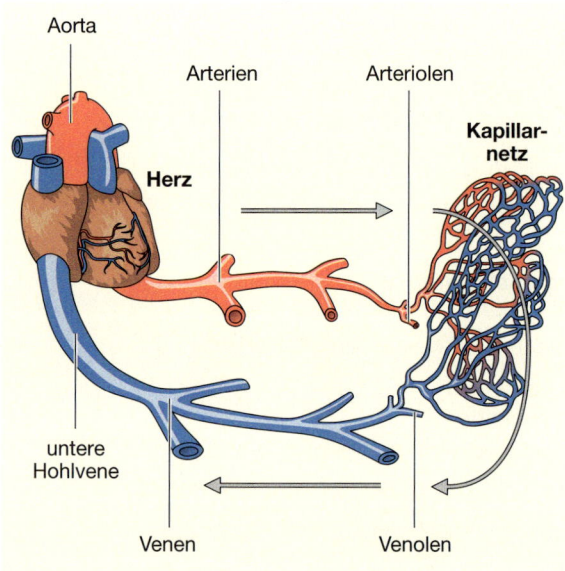

Abb. 1: *Geschlossenes System der Blutgefäße*

Blutgefäße

Das Blut bewegt sich im Körper in einem geschlossenen Röhrensystem. Den Motor dieses Röhrensystems bildet das Herz (→ Abb. 1).

Alle Gefäße, die vom Herzen wegführen, heißen **Arterien**. Die Blutgefäße, die zum Herzen zurückführen, werden als **Venen** bezeichnet. Arterien und Venen stellen den Transport von Sauerstoff und Nährstoffen in das Gewebe sicher, während Venen für den Abtransport des im Zellstoffwechsel entstandenen Kohlenstoffdioxids und anderer Abfallprodukte sorgen. Kleine Arterien werden **Arteriolen**, die kleinen Venen **Venolen** genannt. Zwischen Arterien und Venen liegen sehr feine Gefäße, die das Gewebe durchziehen und in denen der Stoffaustausch stattfindet. Sie werden als **Kapillaren** bezeichnet.

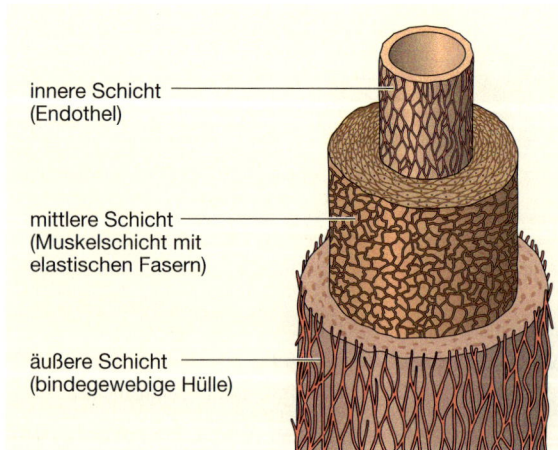

Abb. 2: *Aufbau eines Blutgefäßes*

Aufbau der Blutgefäße

Arterien und Venen haben einen dreischichtigen Aufbau der Gefäßwand (→ Abb. 2):

- Die innerste Schicht besteht aus Endothel sowie Bindegewebsfasern. Das Endothel bildet eine glatte Oberfläche, die dem Blutstrom keinen Widerstand bietet. Bei der Arteriosklerose bilden sich Unregelmäßigkeiten im Endothel, die zu Strömungsunregelmäßigkeiten und zur Aktivierung des Gerinnungssystems führen können (→ Abb. 1, S. 505).
- Die mittlere Schicht enthält elastische Bindegewebsfasern und glatte Muskelzellen. Diese Schicht kann aufgrund ihrer elastischen Eigenschaften dem Strömungsvolumen nachgeben und damit die plötzliche Druckerhöhung während der Systole auffangen. Die Muskelzellen können sich kontrahieren und regulieren damit die Weite des Blutgefäßes.
- Die äußere Schicht bildet die Verbindung des Blutgefäßes mit seiner Umgebung.

Arterien

Arterien können je nach Lage im Körper überwiegend elastische oder muskuläre Anteile in ihrer Gefäßwand haben.

Die Arterien vom **elastischen Typ** liegen herznah. Sie nehmen den plötzlichen Anstieg des Blutdrucks während der Systole durch ihre elastischen Eigenschaften auf und geben ihn während der Diastole allmählich weiter. Diese Funktion wird auch als „Windkesselfunktion" bezeichnet.

Arterien vom **muskulären Typ** liegen in der Körperperipherie. Sie bilden die mittleren und kleineren Arterien. Die Endstrecken des arteriellen Systems bilden die **Arteriolen**. Durch ihren hohen Anteil an Muskelzellen regulieren sie den Gefäßwiderstand des Körpers: Wenn sich die Arteriolen verengen, wird die Durchblutung in dem nachfolgenden Gewebe gedrosselt, und das Herz muss gegen einen höheren Widerstand arbeiten (→ Abb. 1). Durch diesen Mechanismus kann die Durchblutung einzelner Organe differenziert gesteuert werden.

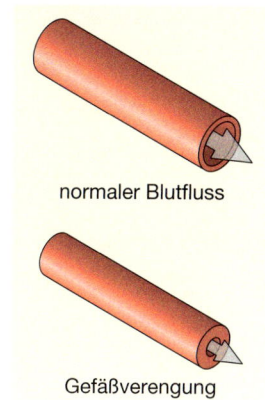

normaler Blutfluss

Gefäßverengung

Abb. 1: Regulation des Gefäßwiderstandes

Veränderungen im Alter

Im Alter verlieren die Blutgefäße einen Teil ihrer elastischen Eigenschaften. Gleichzeitig lagern die Muskelzellen in der Gefäßwand Fett ein und verlieren an Kontraktionskraft. Diese Veränderungen führen zu einem Anstieg des arteriellen Gefäßwiderstandes und zu einer eingeschränkten Kontraktionsfähigkeit der Gefäßwände. Dadurch steigt der → Blutdruck. Auf der anderen Seite können sich die Gefäße nicht mehr so schnell verengen, wenn der Blutdruck abfällt, was zu einer Minderdurchblutung in den Organen führen kann.

Blutdruck
→ S. 147

Venen

Venen sind meist dünnwandiger und haben einen größeren Durchmesser als Arterien. Die kleinsten Venen, die das Blut aus dem Gewebe wieder aufnehmen, heißen **Venolen**. Von den Venolen fließt das Blut in immer größeren Venen zusammen, bis es in der oberen und unteren Hohlvene in den rechten Herzvorhof fließt. Die Lungenvenen führen im Unterschied zu den übrigen Körpervenen sauerstoffreiches Blut, weil sie aus den Lungen zurück zum linken Vorhof ziehen.

Vor allem auf den Beinvenen lastet ein hoher Druck, weil sie das Blut gegen die Schwerkraft zurück zum Herzen befördern müssen. Durch **Venenklappen** (schaufelartige Ausstülpungen des Endothels) wird ein Rückfluss des Blutes verhindert (→ Abb. 2). Zusätzlich werden die Venen durch benachbarte Skelettmuskeln von außen komprimiert und dadurch der Blutfluss unterstützt. Dieser Effekt der Muskelaktivität wird auch als **Muskelpumpe** bezeichnet.

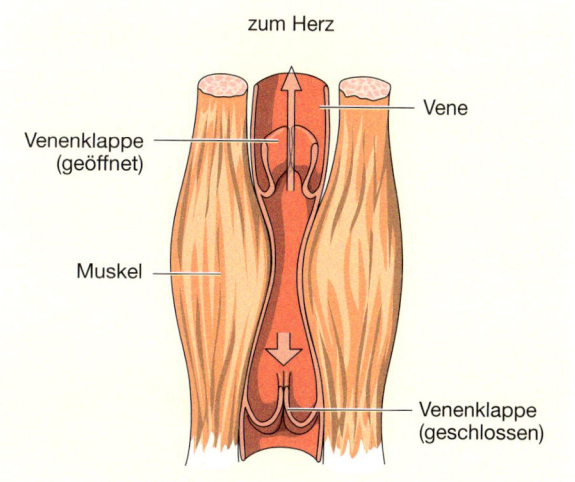

zum Herz

Venenklappe (geöffnet)

Vene

Muskel

Venenklappe (geschlossen)

Abb. 2: Venenklappen und Muskelpumpe

Kapillaren

Kapillaren sind sehr feine Blutgefäße, die zwischen arteriellem und venösem System liegen und das Körpergewebe durchziehen. In ihnen findet der Gas-, Stoff- und Flüssigkeitsaustausch mit den Körperzellen statt.

Veränderungen im Alter

Im Alter verlieren die Venenwände an Elastizität, wodurch sich venöse Abflussstörungen häufen. Durch Veränderungen an den Venenklappen tritt insbesondere in den Beinen ein Rückfluss auf, sodass Krampfadern (→ Varizen, S. 507) entstehen können.

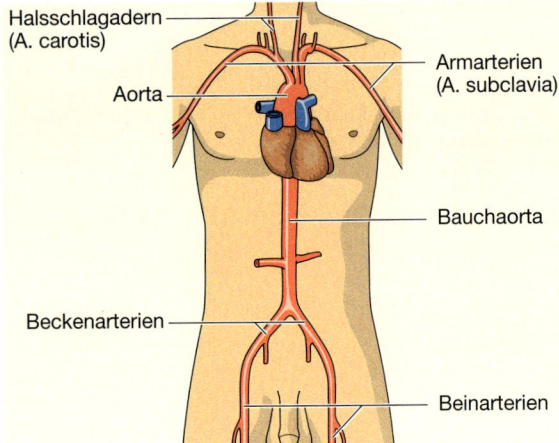

Abb. 1: Arterielle Gefäße

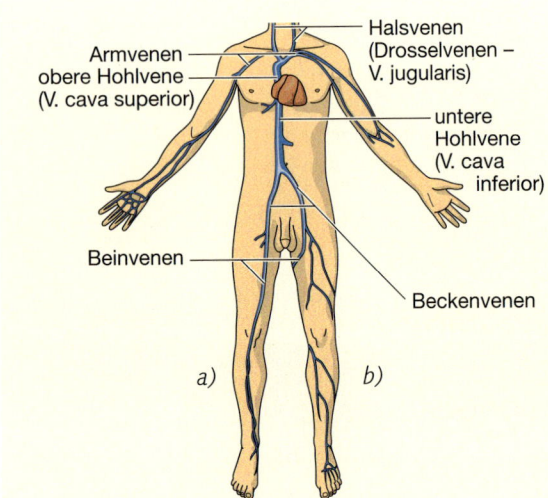

Abb. 2: Venöse Gefäße;
a) tiefe Beinvenen
b) oberflächliche Beinvenen

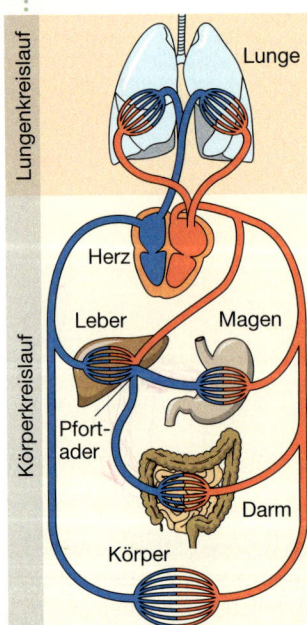

Abb. 3: Strömungskreisläufe

Kreislauf

Durch die voneinander getrennten Herzhälften entstehen im Körper zwei Kreisläufe:

- Die linke Herzhälfte treibt das Blut für den **großen Körperkreislauf** an.
- Die rechte Herzhälfte treibt das Blut für den **kleinen Lungenkreislauf** an.

Der **große Körperkreislauf** beginnt im linken Ventrikel. Von dort wird das sauerstoffreiche, arterielle Blut in die Aorta gepumpt (→ Abb. 1). Die Aorta zieht in einem Bogen nach unten.
Aus dem Aortenbogen zweigen sowohl die Herzkranzgefäße als auch die **Halsschlagadern** (A. carotis) und die **Armarterien** (A. subclavia) ab. In Höhe des Beckens teilt sich die Aorta in die beiden Beckenarterien, die später in die Beinarterien übergehen.

Nach weiteren Aufteilungen entstehen aus den Arterien die Arteriolen, die in Kapillaren übergehen. Aus den Kapillaren gehen die Venolen hervor, die in größeren Venen zusammenfließen. Das venöse Blut aus den Extremitäten mündet in den Arm- und Bein-/Beckenvenen (→ Abb. 2). Die Beckenvenen fließen in der **unteren Hohlvene** (V. cava inferior) zusammen, die **Armvenen** sowie die **Halsvenen** („Drosselvenen", V. jugularis) in der **oberen Hohlvene** (V. cava superior). Beide Hohlvenen münden in den rechten Vorhof. Von dort wird das Blut in den rechten Ventrikel gepumpt, von wo der Lungenkreislauf entspringt.

In dem venösen Blut aus den Baucheingeweiden werden Nährstoffe angereichert, die im Magen-Darm-Trakt während des Verdauungsprozesses der Nahrung entnommen und von den Kapillaren aufgenommen werden (→ Abb. 3). Dieses venöse Blut sammelt sich in einer eigenen großen Vene, der **Pfortader**. Die Pfortader sammelt Blut, das aus Magen, Darm, Milz und Bauchspeicheldrüse stammt, und leitet es zur Leber weiter. In der Leber besteht ein eigenes Kapillarsystem, in dem das Blut engen Kontakt zu den Leberzellen hat. In der Leber finden viele Stoffwechselvorgänge statt, mit denen der Körper die verdaute Nahrung verarbeitet. Auch die in der Nahrung enthaltenen Schadstoffe werden von der Leber teilweise dem Blutkreislauf entzogen.
Nachdem das venöse Blut die Leber wieder verlassen hat, gelangt es über die Lebervenen in die untere Hohlvene und wird damit wieder dem allgemeinen Blutkreislauf zugeführt.

Der **kleine Lungenkreislauf** beginnt im rechten Ventrikel. Von dort wird das Blut in die Lungenarterien gepumpt, die das sauerstoffarme Blut in die Lungen transportieren. Dort verzweigen sich die Lungenarterien und bilden ein feines Kapillarnetz um die Alveolen (→Abb. 1, S. 150). Hier findet der Gasaustausch statt, und das sauerstoffreiche Blut wird über die Lungenvenen in den linken Vorhof geführt, von wo es in den linken Ventrikel kommt. Hier beginnt wieder der große Körperkreislauf.

Blutdruck

Durch die Kontraktion der Ventrikel wird in dem geschlossenen Blutkreislauf ein Druck aufgebaut.

Blutdruck bezeichnet dabei den Druck, der durch das Blut von innen auf die Gefäßwand ausgeübt wird (→ Abb. 1). Die Arterien des Körperkreislaufs stehen unter einem höheren Druck als die Venen und die Lungengefäße. Als Blutdruck im engeren Sinne bezeichnet man den Druck im arteriellen System des Körperkreislaufs.

Die Höhe des Blutdrucks ist durch ein komplexes Zusammenspiel mehrerer Faktoren gekennzeichnet. Sowohl die Pumpkraft des Herzens als auch die Gefäßweite, die den peripheren Widerstand gegen die Pumpkraft des Herzens darstellt, werden durch äußere Faktoren, wie Hormone, vegetatives Nervensystem und das Zellcalcium, mit beeinflusst.

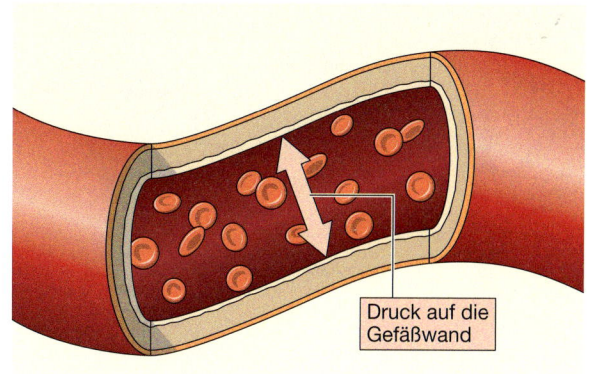

Abb. 1:
Schematische Darstellung
des Blutdrucks

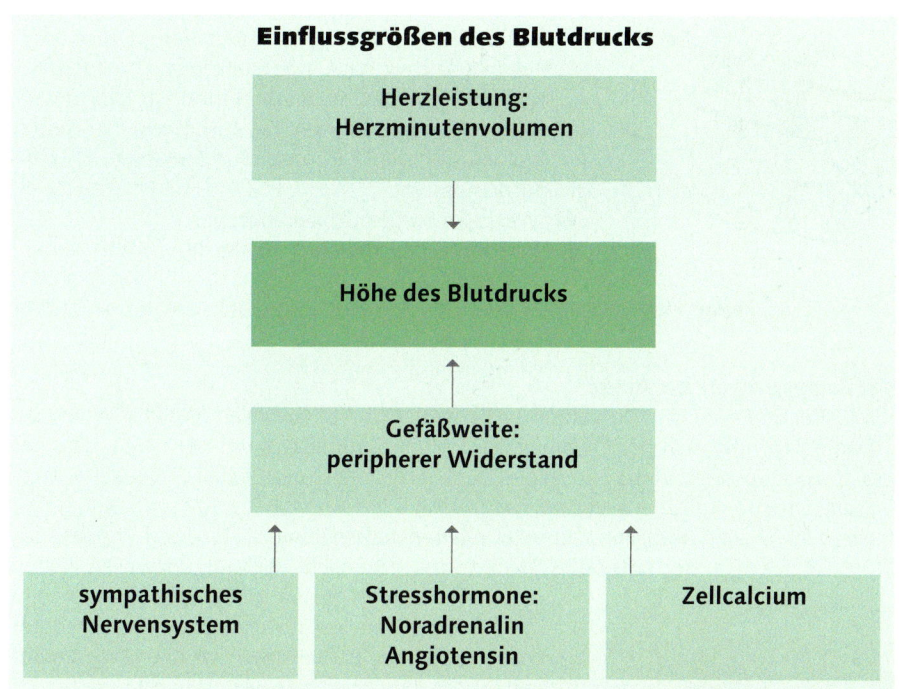

Einflussgrößen des Blutdrucks

Herzleistung:
Herzminutenvolumen

↓

Höhe des Blutdrucks

↑

Gefäßweite:
peripherer Widerstand

sympathisches
Nervensystem

Stresshormone:
Noradrenalin
Angiotensin

Zellcalcium

mm Hg
Hg = chem. Symbol für
Quecksilber

Der Blutdruck ist am höchsten während der Systole. Dieser Wert wird als **systolischer Blutdruck** bezeichnet. Während der Diastole sinkt der Blutdruck auf einen niedrigen Wert, der als **diastolischer Blutdruck** bezeichnet wird.

Der Blutdruck wird üblicherweise in Millimetereinheiten der Quecksilbersäule (mm Hg) angegeben.

	systolisch	**diastolisch**
Normalwerte des Blutdrucks	110 bis 120 mm Hg	60 bis 90 mm Hg

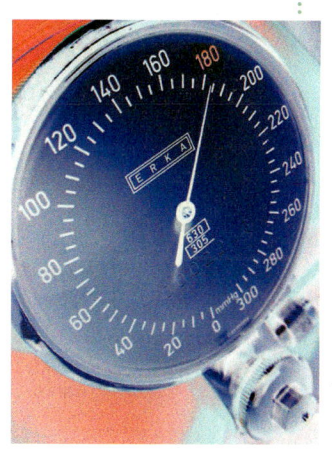

Abb. 2:
Manometer des
Blutdruckmessgeräts

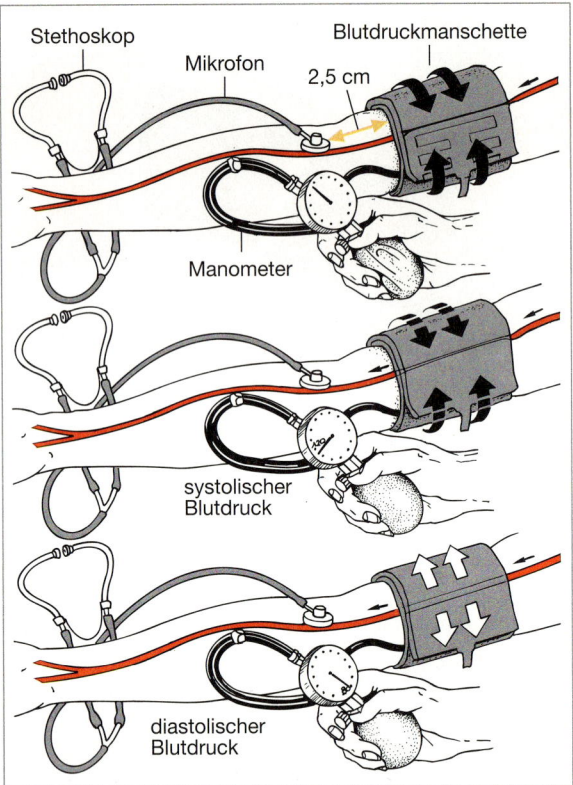

Abb. 1: Blutdruckmessung

Bildbeschriftung:
- Stethoskop
- Mikrofon
- 2,5 cm
- Blutdruckmanschette
- Manometer
- systolischer Blutdruck
- diastolischer Blutdruck

Standardisierte Blutdruckmessung

❶ 3–4 Minuten Ruhe im Sitzen, Arm in Herzhöhe lagern, Beine nebeneinander, Messung am Arm mit dem höheren Blutdruck.

❷ Blutdruckmanschette anlegen, Unterrand 2,5 cm über der Ellenbeuge, Rechtshänder in der Regel am linken Arm.

❸ Mikrofon an der Innenseite des Oberarms über der Schlagader platzieren.

❹ Manschette bis 30 mm Hg über dem systolischen Druck aufpumpen (beim systolischen Druck verschwindet der Puls am Handgelenk).

❺ Manschettendruck langsam um 2–3 mm Hg pro Sekunde ablassen.

❻ Beobachten, bei welchem Druck der erste Ton bzw. das erste Blinkzeichen erscheint (= systolischer Blutdruck) und bei welchem Druck der letzte Ton bzw. das letzte Blinkzeichen (= diastolischer Blutdruck) wahrzunehmen ist. Werte auf 2 mm Hg genau ablesen. Bei automatischen Geräten werden die Blutdruck- und Pulswerte als Ziffern angezeigt.

❼ Werte im Blutdruckpass eintragen.

❽ Wiederholungsmessung frühestens nach einer halben Minute.

Veränderungen im Alter

- Im Alter verlieren die Blutgefäße an Elastizität und bilden Wandverdickungen aus. Dadurch erhöht sich der Gefäßwiderstand im Blutkreislauf mit der Folge, dass der Blutdruck ansteigt. Der systolische Druck steigt meist deutlicher an als der diastolische Druck (→ *arterielle Hypertonie*, S. 499).
Über 40 % aller Menschen über 60 Jahren haben einen arteriellen Hypertonus (→ Abb. 2). Da der arterielle Hypertonus erhebliche Schädigungen an vielen Organen verursacht, muss auch bei älteren Menschen auf eine sorgfältige Blutdruckeinstellung geachtet werden. Bei über 80-Jährigen werden aber in der Regel Blutdruckwerte bis 160/95 mm Hg toleriert.

- Alte Menschen sind ebenfalls durch einen zu niedrigen arteriellen Blutdruck (→ *arterielle Hypotonie*, S. 504) gefährdet. Junge Menschen reagieren auf einen Blutdruckabfall mit einer Steigerung der Herzfrequenz und einer Engstellung der Arteriolen, wodurch der Gefäßwiderstand steigt und der Druckabfall kompensiert wird.
Bei älteren Menschen sind diese Anpassungsvorgänge des Körpers aufgrund der Veränderungen an den Blutgefäßen und am Sinusknoten des Herzens beeinträchtigt.
Hypotone Blutdruckwerte unter 110/60 mm Hg können zu Durchblutungsstörungen im Gehirn führen.

Abb. 2:
Durchschnittliche Blutdruckveränderungen im Alter

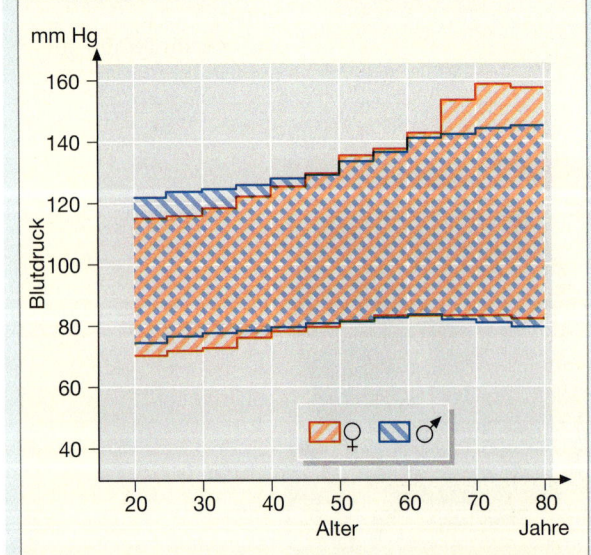

1.4.7 Atmungssystem

Der Begriff „Atmung" bezeichnet allgemein den Gasaustausch zwischen den Zellen und ihrer Umgebung. Er wird differenziert in die **äußere Atmung (Lungenatmung)** und in die **innere Atmung (Zellatmung** → Zellstoffwechsel, S. 105). Als Lungenatmung im weiteren Sinne wird der Weg der Atemluft von der Nase bzw. dem Mund bis zu den Lungen und der Gasaustausch in der Lunge selbst bezeichnet.

Nasenrachenraum und Kehlkopf

Die Atemluft wird von dem Körper durch die Nase oder den Mund aktiv eingesaugt. Sie gelangt zunächst in den Rachenraum und von hier durch den geöffneten Kehldeckel in die **Luftröhre** *(Trachea)*.

Den Eingang der Luftröhre bildet der **Kehlkopf** *(Larynx)*. Er wird aus mehreren Einzelknorpeln gebildet (→ Abb. 1):
- **Ringknorpel:** Er bildet die untere Begrenzung für den Kehlkopf.
- **Schildknorpel:** Er überdeckt den Ringknorpel und ist am Hals von vorne durch die Haut tastbar („Adamsapfel").
- **Stellknorpel:** Die zwei Stellknorpel begrenzen die Stimmritze. An ihnen sind die Stimmbänder befestigt. Durch Lageveränderungen der Stellknorpel werden die Stimmbänder bewegt und die Stimmritze geöffnet.
- **Kehldeckel** *(Epiglottis)*: Der Kehldeckel besteht aus elastischem Knorpel. Er ist am Schildknorpel des Kehlkopfes befestigt und kann beim Schlucken herunterklappen und hierdurch den Kehlkopfeingang verschließen, sodass keine Nahrung in die Luftröhre eindringen kann.

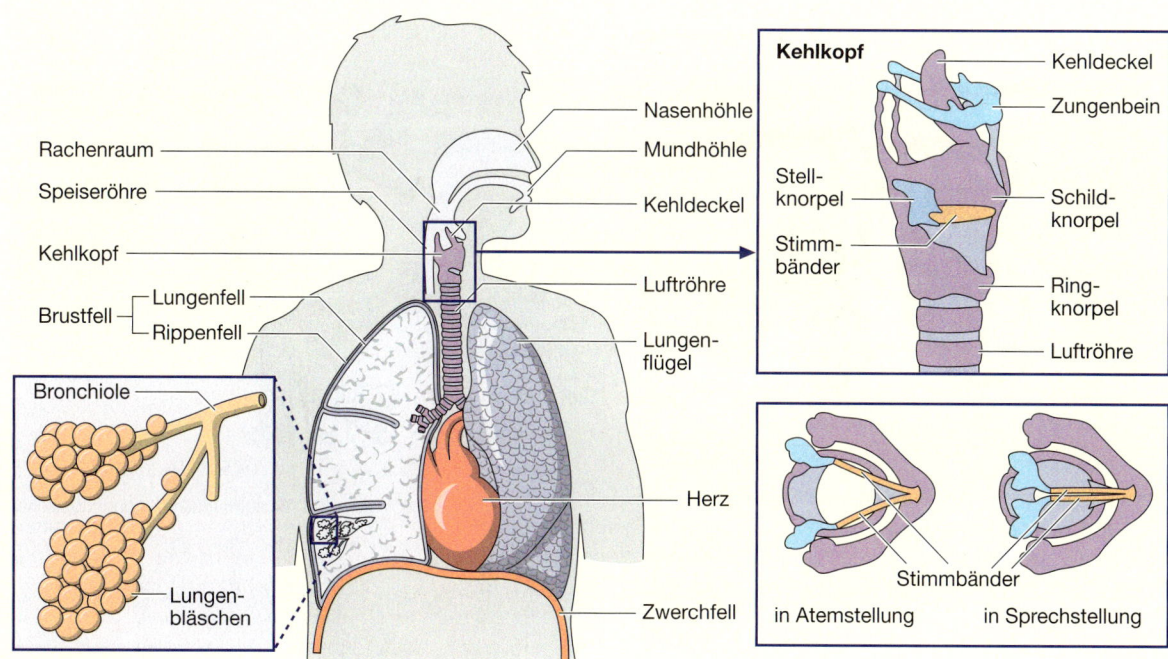

Abb. 1:
Luftröhre und Lungen

Während der Einatmung ist die Stimmritze weit aufgestellt. Für die **Stimmbildung** wird die Stimmritze verschlossen. Die Stimme entsteht durch eine kraftvolle Ausatmung, die die Stimmritze von unten durch den aufgebauten Druck öffnet. Durch Veränderung der Anspannung in den Stimmbändern können unterschiedliche Schwingungszahlen und damit unterschiedliche Tonhöhen erzielt werden.
Ähnlich funktioniert der **Hustenmechanismus**: Wenn gegen die verschlossene Stimmritze von unten ein hoher Ausatmungsdruck aufgebaut wird, öffnet sich die Stimmritze plötzlich. Durch den kräftigen Druckausgleich können Schleim und Fremdkörper aus den Bronchien und dem Kehlkopf abgehustet werden.

Luftröhre (Trachea) und Bronchien

Die **Luftröhre** ist ein ca. 10–12 cm langes Rohr, dessen Skelett aus 16–20 hufeisenförmigen Knorpelspangen besteht, durch die die Luftröhre eine große Festigkeit erhält (→ Abb. 1). Die Luftröhre teilt sich an ihrem Ende in den rechten und den linken **Hauptbronchus** auf. Nach Eintritt in die Lungenpforten teilen sich die Hauptbronchien baumartig in immer feinere Bronchien auf und bilden damit den **Bronchialbaum**. Luftröhre und Bronchien sind innen mit einer Epithelschicht ausgekleidet, die feine Härchen ausbildet. Diese Flimmerhärchen schlagen nach oben in Richtung Kehlkopf und können hierdurch Fremdkörper nach oben abtransportieren.

Brustfell (Pleura) und Lunge

Die Lunge ist paarig angelegt. In jeden Lungenflügel tritt ein Hauptbronchus ein, der die Luft zuführt. Die weitere Aufästelung des Bronchialbaums bildet das Grundgerüst der Lungen, um die herum sich Lungengewebe und Gefäße anordnen.

Der rechte Lungenflügel besteht aus drei Lungenlappen. Der linke Lungenflügel ist kleiner als der rechte Lungenflügel und weist nur zwei Lungenlappen auf.

Beide Lungenflügel sind außen von dem **Brustfell** *(Pleura)* umgeben (→ Abb. 1, S. 149). Das Brustfell besteht aus zwei Schichten. Die äußere Schicht ist dem Brustkorb angeheftet, die innere Schicht liegt der Lunge an. Beide Schichten liegen eng aufeinander. Zwischen ihnen herrscht ein Unterdruck, sodass die innere Schicht und damit die

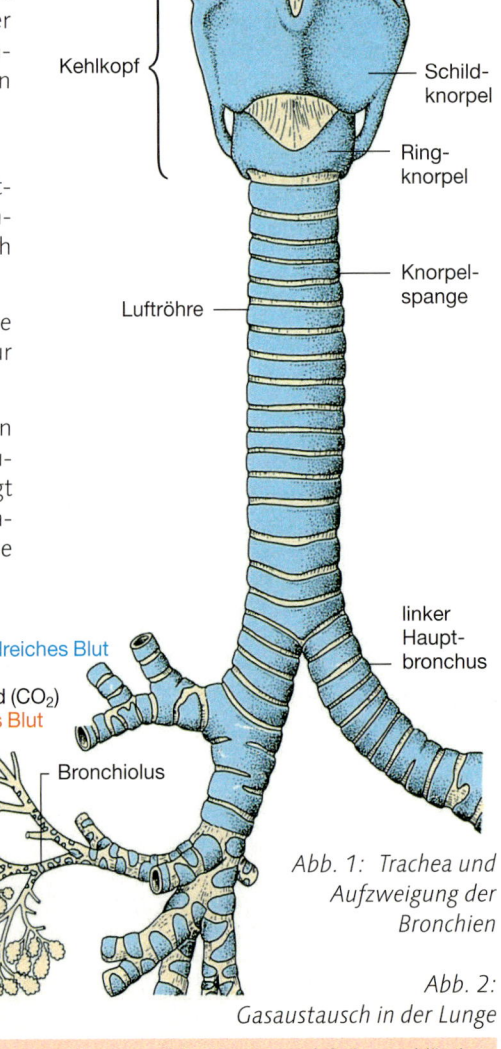

Abb. 1: Trachea und Aufzweigung der Bronchien

kohlenstoffdioxidreiches Blut
Sauerstoff (O₂)
Kohlenstoffdioxid (CO₂)
sauerstoffreiches Blut

Lungenbläschen

Bronchiolus

Kapillarnetz mit Lungenbläschen **(Alveolen)**

Lungenflügel den Atembewegungen des Brustkorbs folgen. Wenn dieser Unterdruck verloren geht und Luft in den Spalt eindringt (Pneumothorax), kann sich der betroffene Lungenflügel nicht mehr entfalten und fällt zusammen.

Die Bronchien teilen sich in der Lunge immer weiter auf, bis sie einen Durchmesser von ca. 1 mm erreicht haben. Ab dieser Größe werden sie als Bronchiolus bezeichnet. Die Bronchiolen gehen in die **Lungenbläschen** *(Alveolen)* über, in denen der Gasaustausch durch Diffusion (→ S. 105) stattfindet.
Lungenbläschen sind von einem dichten Netz der Kapillaren umgeben. Durch die sehr dünne Wand der Lungenbläschen geht Sauerstoff (O₂) von den Lungenbläschen in das Kapillarblut über, gleichzeitig wird Kohlenstoffdioxid (CO₂) aus dem Blut in das Lungenbläschen abgegeben (→ Abb. 2).

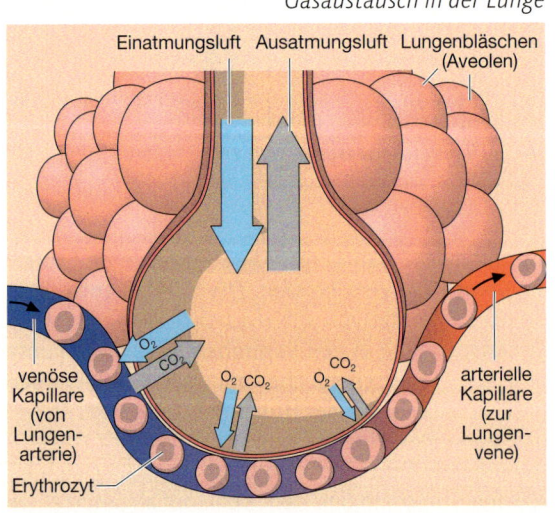

Abb. 2: Gasaustausch in der Lunge

Veränderungen im Alter

- Bei alten Menschen kommt es zur Verdickung der Alveolarwand und zum Verlust von Alveolen (→ Abb. 1). Hierdurch wird der Gasaustausch beeinträchtigt. Das Lungengewebe schrumpft (atrophiert) und verliert an Effektivität. Gleichzeitig nimmt die Zahl der Lungenkapillaren ab, sodass sich die Gasaustauschfläche insgesamt erheblich verkleinern kann. Die maximale Sauerstoffaufnahme ist im Alter daher herabgesetzt.
- Die Flimmerhärchen werden im Laufe des Lebens durch Fremdstoffe geschädigt, was vor allem bei Rauchern zu einem Nachlassen der Reinigungsfunktion der Härchen und damit zu einer erhöhten Infektgefährdung und Verschleimung führen kann.

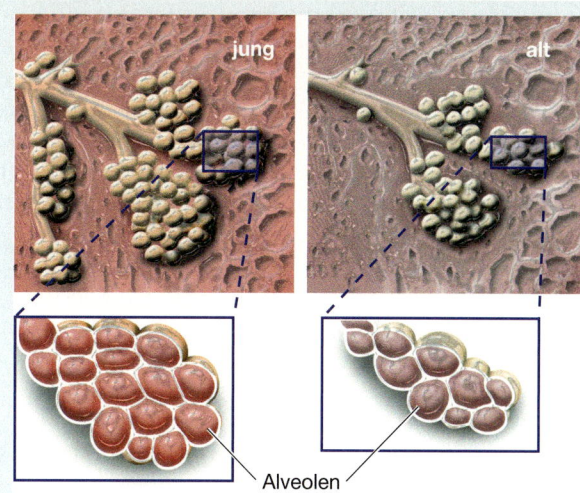

Alveolen

Abb. 1: Lungenveränderungen im Alter

Atembewegungen

Die Lungenflügel folgen passiv den Atembewegungen des knöchernen Brustkorbs. Der Brustkorb dehnt sich beim **Einatmen (Inspiration)** aus und verengt sich bei der **Ausatmung (Exspiration)** wieder. Die Atembewegungen basieren auf zwei unterschiedlichen Mechanismen:

a) Das Zwerchfell flacht sich bei der Einatmung ab (→ Abb. 2a). Dadurch wandern die Lungengrenzen nach unten und die Lunge dehnt sich aus. Dieser Mechanismus wird auch als **Bauchatmung** bezeichnet.

b) Die Rippenbögen werden durch die zugehörigen Muskeln bei der Einatmung nach oben gezogen (→ Abb. 2b). Hierdurch dehnt sich der Brustkorb vor allem nach außen aus. Dieser Mechanismus wird auch als **Brustatmung** bezeichnet.

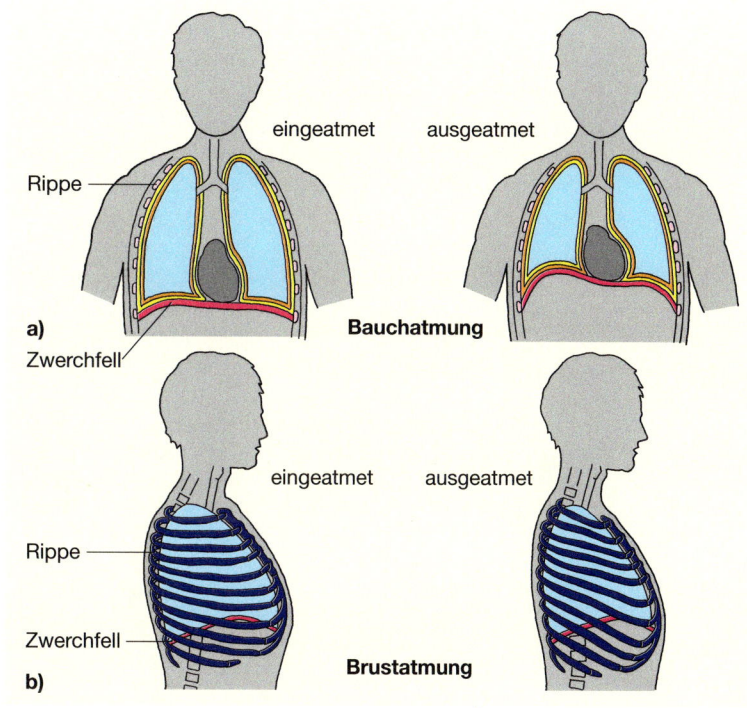

Abb. 2: Atembewegungen

Die Lungenbelüftung hängt von der Tiefe des Atemzugs und der Atemfrequenz ab (→ S. 152). Die Luftmenge, die nach maximalem Aus- und dann wieder Einatmen in der Lunge aufgenommen und wieder abgeatmet werden kann, bezeichnet man als **Vitalkapazität**. Die Vitalkapazität eines jungen gesunden Mannes liegt bei 4 bis 5 l und ist bei Frauen ca. 25 % geringer.

Veränderungen im Alter

- Im Alter nimmt die Elastizität des Brustkorbs ab. Der Brustkorb wird aufgrund von Kalkeinlagerungen starrer. Gleichzeitig krümmt sich die Brustwirbelsäule nach vorne, sodass sich der Brustkorb nur noch eingeschränkt nach außen erweitern kann. Im Alter überwiegt daher die Bauchatmung.
- Die Vitalkapazität nimmt aufgrund der Veränderungen des Brustkorbes und der Lungenbläschen ab und liegt beim alten Menschen unter 3 l.

Atemantrieb

Der Atemantrieb wird durch unterschiedliche Faktoren gesteuert. Im Hirnstamm befindet sich das Atemzentrum (→ Abb. 1). Hier entsteht der rhythmische Atemimpuls zum Ein- und wieder Ausatmen, der zwar willentlich beeinflusst werden kann („Luft anhalten"), in der Regel bzw. im Schlaf aber unwillkürlich den Bedürfnissen des Körpers angepasst wird. Im Hirnstamm liegt auch das Hustenzentrum, das den Hustenreiz ebenfalls unwillkürlich steuert.

Der Atemantrieb wird gesteigert durch:
- die **Kohlenstoffdioxid**-Konzentration im Blut: Bei Anstieg der CO_2-Konzentration im Blut verstärkt sich der Atemantrieb.
- die **Sauerstoff**-Konzentration im Blut: Bei abfallender Sauerstoffkonzentration im Blut *(Hypoxie)* wird der Atemantrieb ebenfalls vermehrt.
- **pH-Wert**: Bei Übersäuerung des Blutes (→ *Azidose*, S. 550) kommt es ebenfalls zu einer Zunahme des Atemantriebs.
- **Muskelarbeit, Fieber, Schmerz oder Hormone** (Adrenalin) führen ebenfalls zu einem vermehrten Atemantrieb.

Die Zahl der Atemzüge pro Minute wird als **Atemfrequenz** bezeichnet. Die normale Atemfrequenz des Erwachsenen beträgt 16–20. Eine erniedrigte Atemfrequenz (Bradypnoe) liegt vor, wenn die Atemfrequenz unter 16 sinkt, eine beschleunigte Atemfrequenz (Tachypnoe), wenn die Atemfrequenz über 20 steigt.

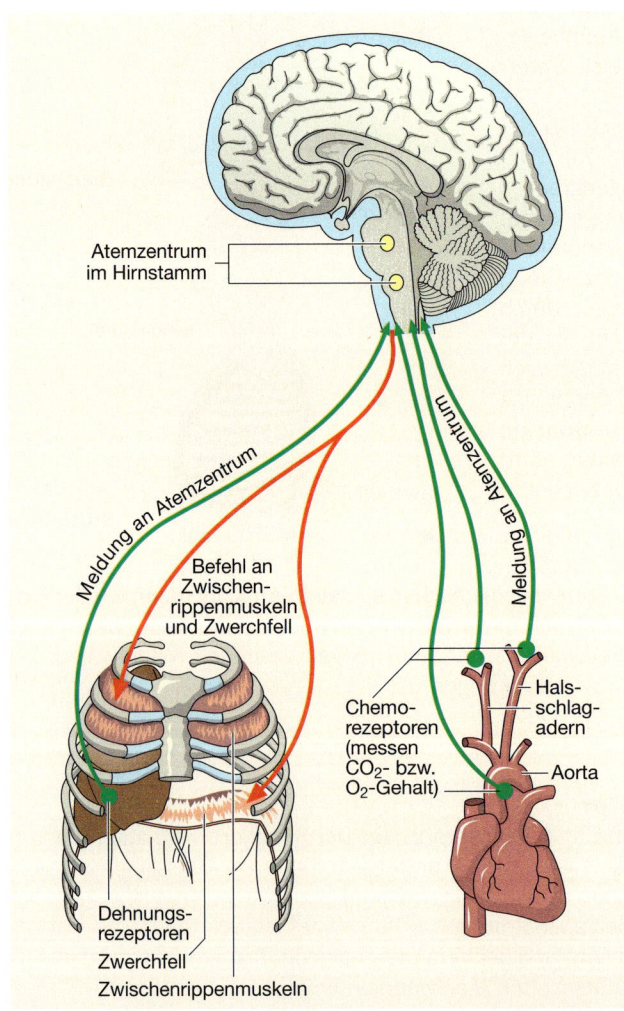

Abb. 1:
Regulation der Atmung
mit den wichtigsten
daran beteiligten
Komponenten

1.4.8 Verdauungssystem

Der Mensch ist auf die Zufuhr energiereicher Nahrung angewiesen. Um aus Nahrungsmitteln Energie zu gewinnen, durchläuft die Nahrung den Verdauungskanal, ein durchgehendes Rohr vom Mund zum After. Dieser bildet mit verschiedenen Organen das Verdauungssystem (→ Abb. 1).

Abb. 1:
Verdauungssystem des
Menschen

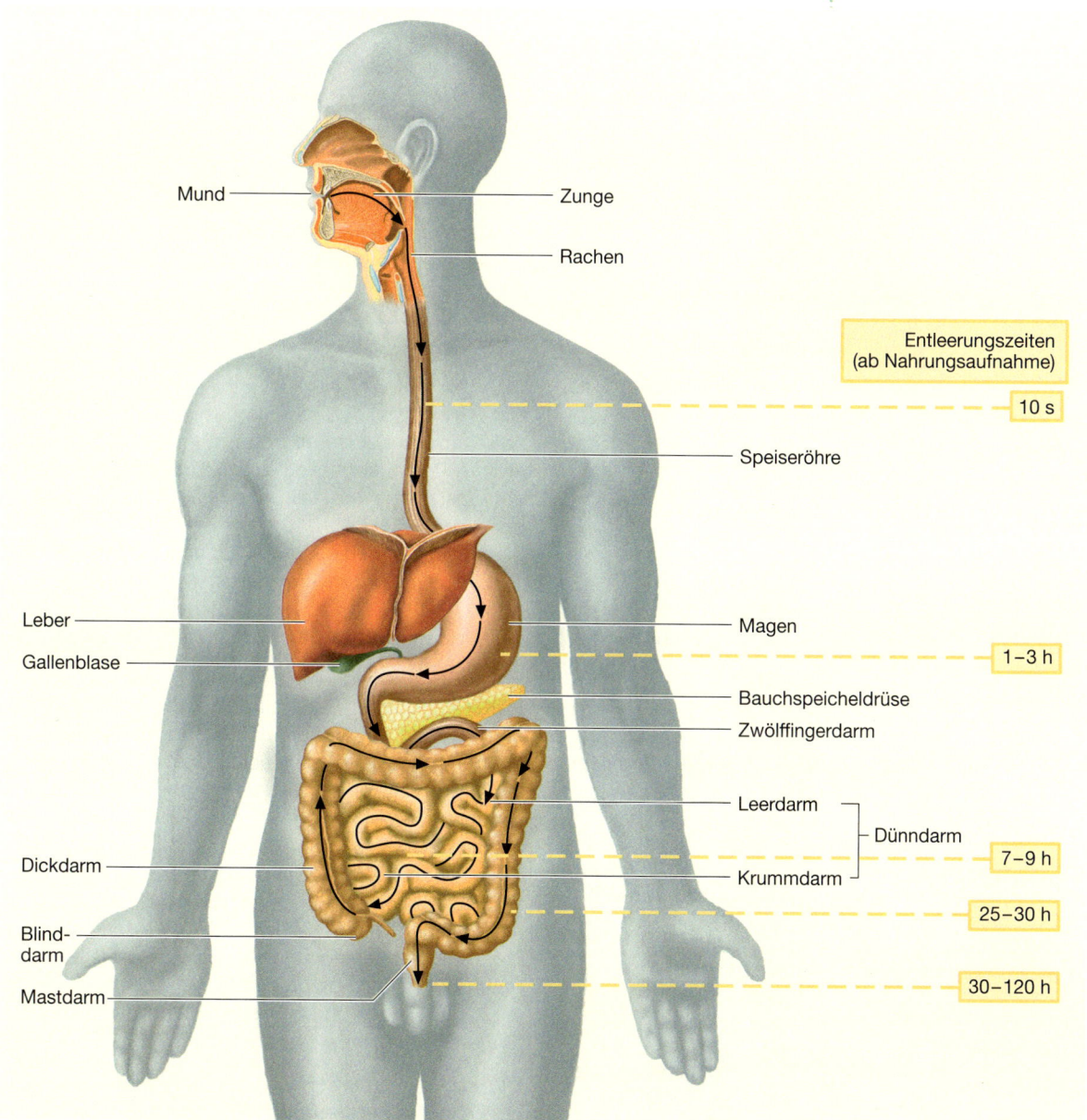

Mund — Zunge

Rachen

Entleerungszeiten
(ab Nahrungsaufnahme)

10 s

Speiseröhre

Leber — Magen

Gallenblase — 1–3 h

Bauchspeicheldrüse

Zwölffingerdarm

Leerdarm

Dünndarm

Dickdarm — 7–9 h

Krummdarm

25–30 h

Blind-
darm

Mastdarm — 30–120 h

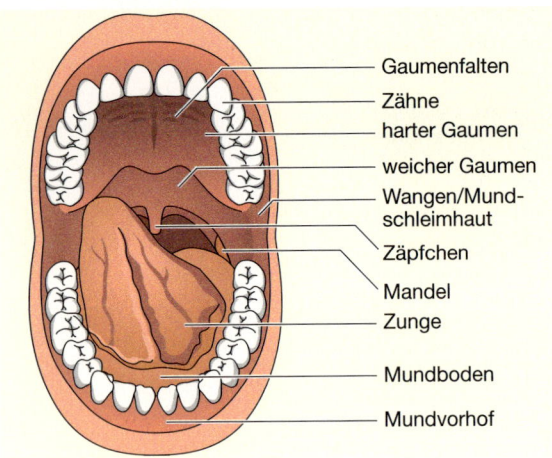

Abb. 1: Mundhöhle

- Gaumenfalten
- Zähne
- harter Gaumen
- weicher Gaumen
- Wangen/Mund-
  schleimhaut
- Zäpfchen
- Mandel
- Zunge
- Mundboden
- Mundvorhof

Speicheldrüsen
→ S. 157

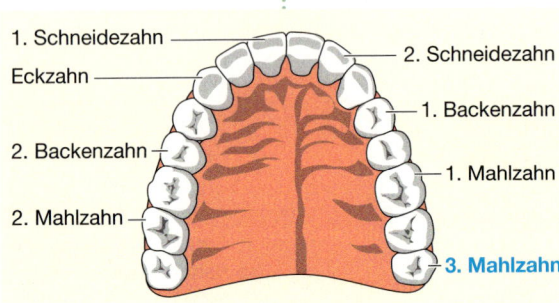

- 1. Schneidezahn
- Eckzahn
- 2. Backenzahn
- 2. Mahlzahn
- 2. Schneidezahn
- 1. Backenzahn
- 1. Mahlzahn
- 3. Mahlzahn

Abb. 2: Gebiss eines Erwachsenen

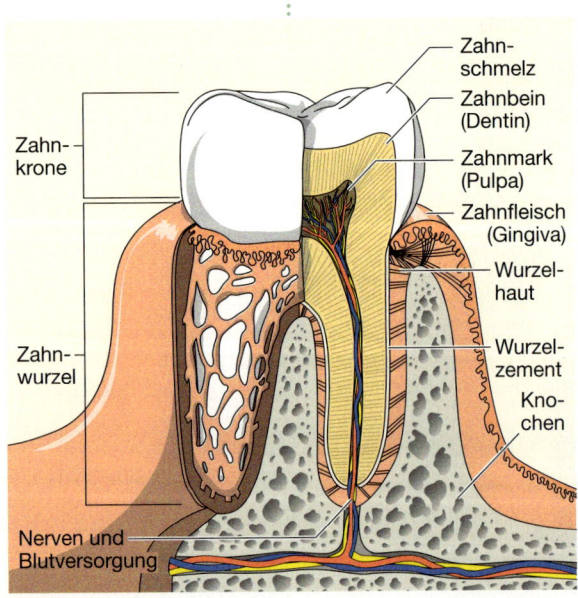

- Zahn-
  schmelz
- Zahnbein
  (Dentin)
- Zahnmark
  (Pulpa)
- Zahnfleisch
  (Gingiva)
- Wurzel-
  haut
- Wurzel-
  zement
- Kno-
  chen
- Zahn-
  krone
- Zahn-
  wurzel
- Nerven und
  Blutversorgung

Abb. 3: Aufbau eines Zahnes

Mund und Rachen

Der Mund stellt den ersten Abschnitt des Verdauungstraktes dar: Durch die Zerkleinerung der Nahrung mit den Zähnen und dem Einspeicheln des Speisebreies beginnt der Prozess der Nahrungsaufnahme. Der Kauvorgang ist in der Regel unwillkürlich, kann aber auch willentlich beeinflusst werden. Die Nahrung wird dann mit der Zunge in den Rachen gedrückt, von wo der Schluckakt (→ Schluckvorgang, S. 157) einsetzt. Darüber hinaus hat der Mund noch weitere Funktionen:

- Mund und Nase bilden den Beginn der Atemwege und somit den Zugang zur Lunge. Die Mundschleimhaut (und die Nasenschleimhaut) feuchten die Atemluft an.
- Durch das Zusammenspiel der Lippen, Zähne, Zunge und Mundmuskulatur kann der Luftstrom zu Lauten geformt werden, die das Sprechen ermöglichen.
- Auf der Zunge dienen so genannte Geschmacksknospen der Geschmackswahrnehmung.
- Der von der Mundschleimhaut und den großen → Speicheldrüsen gebildete Speichel spielt eine wichtige Rolle im physiologischen Zusammenspiel im Mund.
- Die Lippen besitzen sensible Nervenenden und Rezeptoren und dienen der Erfassung von Temperatur, Berührung, Druck und Übermittlung von Schmerzsignalen. Ein wichtiges Hinweiszeichen für bestimmte Erkrankungen ist der Durchblutungsgrad der Lippen (→ Zyanose, S. 271).
- Ein gesundes oder wiederhergestelltes (rehabilitiertes) Gebiss trägt wesentlich zum psycho-sozialen Wohlbefinden bei.

Der Bereich vor der Zahnreihe (hinter der Lippe) und zwischen der Wange und den Zähnen wird als **Mundvorhof** (*Vestibulum*) bezeichnet. In den Kieferkämmen des Oberkiefers und des Unterkiefers sind die Zahnreihen verankert (→ Abb. 1).

Beim Erwachsenen bilden 14 Zähne im Oberkiefer und 14 Zähne im Unterkiefer das menschliche Gebiss (→ Abb. 2).

Viele Menschen besitzen noch weitere vier Zähne, die dritten Mahlzähne oder auch Weisheitszähne.

Hinter der unteren Zahnreihe befindet sich der Mundboden, in dessen Mitte die Zunge liegt. Sie ist ein aus mehreren Muskelbündeln bestehender Muskel und mit ihrem unteren Teil am Mundboden befestigt. Die Zungenunterseite ist rosa, feucht und glatt. Der Zungenrücken ist durch die Papillen rau und im gesunden Zustand ohne Beläge. Oben schließt sich hinter den Zähnen der harte Gaumen an, der dann nach hinten in den weichen Gaumen übergeht. An dessen Ende sitzt das Zäpfchen. Der hintere Bereich des weichen Gaumens bildet den Abschluss des Mundraumes zum Rachen. Dort liegen etwas verdeckt links und rechts die Mandeln (*Tonsillen*).

Der aus dem **Zahnfleisch** (*Gingiva*) herausragende Teil des Zahnes ist die (natürliche) Zahnkrone (→ Abb. 3). Bis zum Zahnhals ist sie überzogen vom **Zahnschmelz**. Im Kieferknochen ist der Zahn mit der **Wurzel** verankert. Das Zahninnere, die nächste Schicht unterhalb des Schmelzes, sowie die Zahnwurzel bestehen aus **Zahnbein** *(Dentin)*.

Der Hohlraum im Zahn wird ausgefüllt vom Zahnmark, der **Pulpa**. Diese ist ein Stützgewebe, in dem Blutgefäße und Nerven eingebettet sind. Jeder Zahn wird durch feste Fasern in der Zahnhöhle des Kiefers verankert. Diese Fasern, das oben am Zahnhals angewachsene Zahnfleisch, der Wurzelzement, die Wurzelhaut und der umgebende Knochen bilden das eigentlich zahnhaltende Gewebe, das **Parodontium**.

Veränderungen im Alter

- Eine gravierende alterstypische Veränderung ist die Osteoporose auch im Bereich des Kieferknochens ebenso wie die Inaktivitätsatrophie nach Zahnverlust. Etwa 27 % der über 65-Jährigen sind zahnlos. Zu beachten ist auch das erhöhte Frakturrisiko des Kieferknochens, wenn der alte Mensch stürzt.
- Der altersbedingte Muskelschwund der großen Kaumuskulatur führt zu einer verminderten Kaukraft. Außerdem ist die Bewegungskoordination der Muskeln im Alter zunehmend beeinträchtigt. Dies führt zu gröberen Bewegungen, wodurch die Speisen in der Regel weniger gut zerkleinert werden.
- Durch den altersbedingten Rückgang des Kieferknochens und des zahnhaltenden Gewebes kommen freiliegende Zahnhälse im älteren Gebiss häufig vor.
- Durch nachlassende → Mundhygiene und verminderten Immunsstatus können im Alter zusätzlich Entzündungen des Zahnfleisches (→ *Gingivitis*, S. 512) und des zahnhaltenden Gewebes (→ *Parodontitis*, S. 512) auftreten.

Erkrankungen der Zähne und des Zahnhalteapparates
→ S. 512

Mundhygiene
→ S. 263

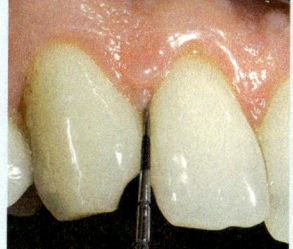

Gesundes Parodont

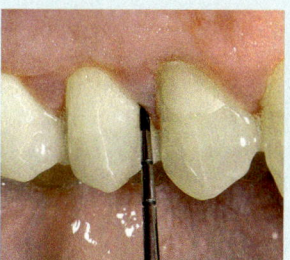

Gingivitis

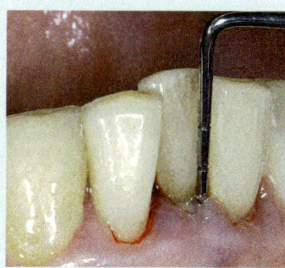

Parodontitis

Abb. 1: Zustand des Zahnhalteapparates

- Vor allem bei → Diabetikern ist ein rascheres Fortschreiten der Zerstörung des zahnhaltenden Gewebes trotz sorgfältiger zahnärztlich-prophylaktischer Betreuung und pflegerischer Mundhygienemaßnahmen in der Regel nicht aufzuhalten. Das Risiko einer Parodontitis ist bei insulinpflichtigen Diabetikern dreimal höher als bei Nichtdiabetikern. Es gibt deutliche Hinweise, dass sich die Parodontitis in umgekehrter Weise nachteilig auf die Einstellung des Blutzuckers eines Diabetikers auswirkt.
- Wie alle Gelenke im Körper unterliegen auch die Kiefergelenke möglichen altersbedingten degenerativen Veränderungen. Mit dem allgemeinen Nachlassen der Spannkraft des Gewebes lockern sich auch die Bänder der Kiefergelenke. Sie gewinnen mehr an unerwünschtem Bewegungsspielraum; die Gelenkscheibe kann leichter vom Gelenkkopf rutschen und verursacht nicht selten ein schmerzhaftes Gelenkknacken. Letztendlich bleiben auch die Kiefergelenke nicht von → Arthrose verschont.
- Die Zahnsubstanz ist durch die Verringerung von organischen Anteilen spröder.
- Die Zahnform zeigt häufig eine Veränderung durch Abrieb auf der Kaufläche, die auf mechanische Einwirkung (Reiben und Knirschen oder durch Pfeifenrauchen) zurückzuführen ist.
- Eine Folge falscher Putztechniken sind Defekte an den Zahnhälsen, die durch den altersbedingten Rückgang des Zahnfleisches zusätzlich gefährdet sind.
- Durch die Einlagerung verschiedener Stoffe (z. B. Farbstoffe von Tabak, Tee, Rotwein und anderen stark gefärbten Nahrungsmitteln) in den Zahnschmelz bei gleichzeitigem Wasserverlust kommt es dazu, dass ältere Zähne meist etwas dunkler und gelblicher gefärbt sind als jüngere.

Diabetiker
→ S. 433

Arthrose
→ S. 462

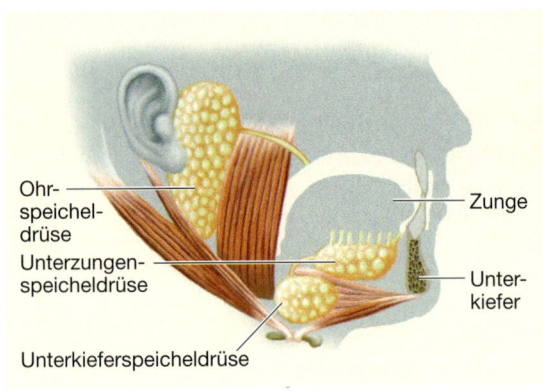

Ohr-
speichel-
drüse

Unterzungen-
speicheldrüse

Unterkieferspeicheldrüse

Zunge

Unter-
kiefer

Abb. 1:
Große Speicheldrüsen

Der gesamte Mund ist ausgekleidet mit der **Mund-schleimhaut**. In ihr befinden sich viele kleinere Schleim-drüsen und die Ausführungsgänge der drei großen **paa-rigen Kopfspeicheldrüsen** (→ Abb. 1):

• Ohrspeicheldrüse *(Glandula parotis)*
• Unterzungenspeicheldrüse *(Glandula sublingualis)*
• Unterkieferspeicheldrüse *(Glandula submandibularis)*

Proteine im Speichel erhalten die Geschmeidigkeit und Feuchtigkeit der Mundschleimhaut. Mineralsalze und Spurenelemente, vor allem Calciumphosphate sorgen für eine gewisse Wiederverkalkung entmineralisierter Stellen an der Zahnhartsubstanz. Auch neutralisiert (puffert) der Speichel die von den kariesverursachenden Bakterien erzeugte Säure. Der Wasseranteil im Speichel verdünnt den Speisebrei und erleichtert den Schluckakt. Zugleich trägt die gute Einspeichelung der Nahrung beim Kauakt zur Vorverdauung bei. Ein im Speichel enthaltenes Enzym (α-Amylase) spaltet Stärkemoleküle in Maltose (Malzzucker). Daher schmeckt beispielsweise Brot nach längerem Kauen süß.

Nicht zuletzt ist ein intakter Speichel und eine ausreichende Speichelbildung aus-schlaggebend für einen guten Prothesenhalt.

Unter physiologischen Bedingungen schwankt die Menge der Speichelbildung zwi-schen 0,75–1,5 Liter pro Tag. Sie ist am größten während der Nahrungsaufnahme und dem Kauvorgang, am geringsten während der Nacht.

Besiedelt ist der Mund vom Kindesalter an mit einer Vielzahl von **Mikroorganismen** (ca. 500 verschiedene Arten). Bevorzugte Besiedlungsorte sind die oralen (mundbe-zogenen) Oberflächen, die Zähne mit dem angrenzenden Zahnfleisch und die Zahn-fleischtaschen sowie die Zunge. Beim gesunden Menschen befinden sich alle in einem ausgewogenen Gleichgewicht, die so genannte Mundflora ist intakt. Antimikrobielle Bestandteile (Enzyme) erhalten das Gleichgewicht und dienen der Abwehr von Krank-heitserregern. Bei älteren und alten Menschen ist auch immer an die Möglichkeit eines Mundhöhlenkarzinoms zu denken.

Veränderungen im Alter

trockener Mund
(Xerostomie)
→ S. 515

• Durch den Einbau von Fettzellen nimmt das speichelbildende Drüsengewebe im Alter ab, wodurch sich die Speichelproduktion verringert. Viele alte Menschen kla-gen daher über einen → trockenen Mund.
Die Schleimhaut, besonders die der zahnlosen Kieferbereiche, verliert an Feuchtig-keit und Elastizität (die Gewebefasern verlieren ihre Spannkraft). Dadurch ist das Gewebe weniger belastbar. Der Schutz gegen das Eindringen von Bakterien nimmt ab, mechanische Einwirkung durch Druck von Prothesen kann nicht mehr so leicht aufgefangen werden.
Auch erhöhen ein veränderter Speichel und eine verringerte Speichelmenge das Kariesrisiko.

Candidiasis
→ S. 515

• Bei Diabetikern zeigt sich eine Veränderung der Speichelzusammensetzung und eine Neigung zu vermindertem Speichelfluss. Dies kann zu Veränderungen der Mikroflora mit gehäuftem Auftreten von krankheitserregenden *(pathogenen)* Keimen und zu einer Verminderung des remineralisierenden Effekts führen. Diabetiker neigen ver-stärkt zur → Candidiasis *(Soor)*, die unterschiedlich ausgeprägt sein kann.
Typ I-Patienten haben ein geringeres Kariesrisiko wegen des diätetischen Zuckerver-zichts.

• Durch die oft notwendige Einnahme von Medikamenten gegen im Alter häufiger vorkommende Erkrankungen kann es zu einer medikamentenbedingten Vermin-derung des Speichelflusses *(Oligosialie)* oder gar zur Mundtrockenheit *(Xerostomie)* kommen.

Speiseröhre (Ösophagus)

Durch die Speiseröhre gelangt die Nahrung vom Rachen in den Magen. Die Speiseröhre ist ca. 25 cm lang. Sie verläuft zunächst im Brustraum, tritt dann durch das Zwerchfell und befindet sich damit im Bauchraum. Innen ist die Speiseröhre mit einer Schleimhautschicht ausgelegt, die sich der Form des Bissens anpassen kann und dadurch den Transport unterstützt. Der Nahrungstransport geschieht durch die ringförmig angeordnete Muskulatur der Speiseröhre, die sich in Wellen zusammenzieht *(kontrahiert)* und hierdurch die Nahrung nach unten transportiert (→ Abb. 1). Dieser Vorgang wird als **Peristaltik** bezeichnet.

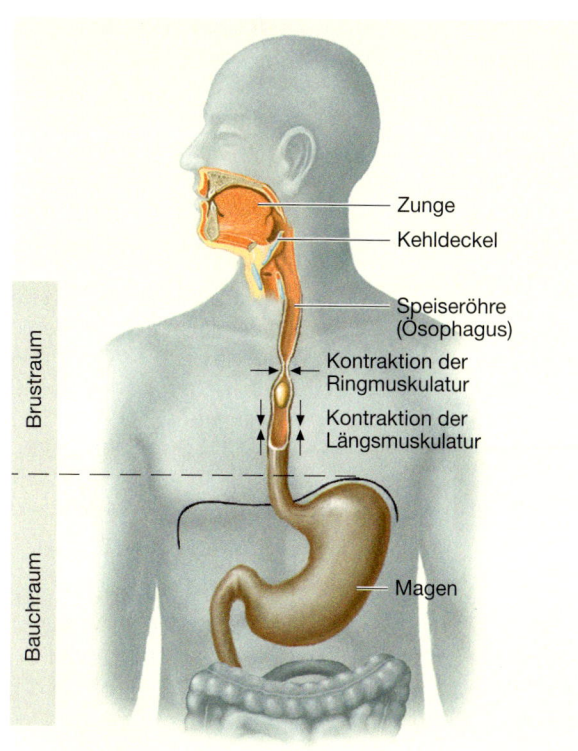

Abb. 1: Oberer Verdauungstrakt

Labels in figure:
- Zunge
- Kehldeckel
- Speiseröhre (Ösophagus)
- Kontraktion der Ringmuskulatur
- Kontraktion der Längsmuskulatur
- Magen
- Brustraum
- Bauchraum

Exkurs   **Schluckvorgang**

Der Schluckakt beinhaltet mehrere Phasen. In der ersten **Mundphase** wird der Bissen zerkleinert, eingespeichelt und dann von der Zunge in den hinteren Teil des Gaumens geschoben. Hierdurch wird ein Reflex (→ S. 185) ausgelöst, der die unwillkürlich ablaufende **Schlundphase** einleitet. Der Ablauf dieses Reflexes wird durch ein Zentrum im Hirnstamm (→ Abb. 1, S. 177) gesteuert. In dieser Phase arbeiten mehrere Muskeln gleichzeitig an dem Transport des Bissens nach unten bis zum Speiseröhreneingang. Gleichzeitig werden die Atemwege (→ Abb. 1, S. 149) durch eine Kehlkopfhebung, Verschluss des Kehlkopfdeckels und der Stimmbänder verschlossen, um eine Aspiration (Gelangen von flüssigen oder festen Nahrungsbestandteilen in das Bronchialsystem, → S. 346) zu vermeiden. Wenn der Bissen in Kehlkopfhöhe angekommen ist, öffnet sich der obere Speiseröhrenverschluss ca. für eine halbe Sekunde, um den Bissen in die Speiseröhre hineinzulassen (→ Abb. 1, S. 158). Jetzt schließt sich die **Speiseröhrenphase** an, in der der Bissen durch die Peristaltik der Speiseröhre zum Magen transportiert wird.

Der Übergang von der Speiseröhre in den Magen *(Cardia)* ist in der Regel verschlossen (unterer Speiseröhrenverschluss), damit Magensäure nicht hochfließen und dadurch die Schleimhaut der Speiseröhre schädigen kann.

Wenn Nahrung durch die Muskelwellen der Speiseröhre herantransportiert wird, öffnet sich dieser Spalt für ca. 1 Sekunde und lässt die Nahrung in den Magen passieren.

Veränderungen im Alter

Im Alter nimmt die Peristaltik in der Speiseröhre ab. Die Nahrung wird langsamer nach unten transportiert, was sich in → Schluckstörungen bemerkbar machen kann.

Schluckstörungen
→ S. 346

Magen (Gaster)

Der Magen ist ein Hohlorgan, das eine kräftige Muskelschicht und eine hohe innere Schleimhautschicht aufweist. Er liegt mit seiner oberen Fläche dem Zwerchfell direkt an. Der Magen ist 25–30 cm lang und kann bis zu 1600 cm³ Volumen aufnehmen.

Das obere Magengewölbe wird als **Fundus** bezeichnet (→ Abb. 1). In der Magenstraße können Flüssigkeiten schnell durch den Magen bis in den Zwölffingerdarm weitergeleitet werden. Der **Magenpförtner** *(Pylorus)* ist ein Ringmuskel, der den Speisebrei im Magen zurückhält und dann in einzelnen Portionen in den Zwölffingerdarm entlässt. Der Zeitraum der Entleerung ist abhängig vom Füllungszustand des Magens, von der Zusammensetzung der Nahrung und der Größe einzelner Bestandteile. Außerdem beeinflusst der pH-Wert (→ Abb. 1, S. 111) im Zwölffingerdarm die Magenentleerung: Wenn der pH-Wert im Darm sinkt, wird der Magenpförtner verschlossen, damit keine Übersäuerung des Zwölffingerdarmes auftritt und hierdurch die Schleimhaut geschädigt wird.

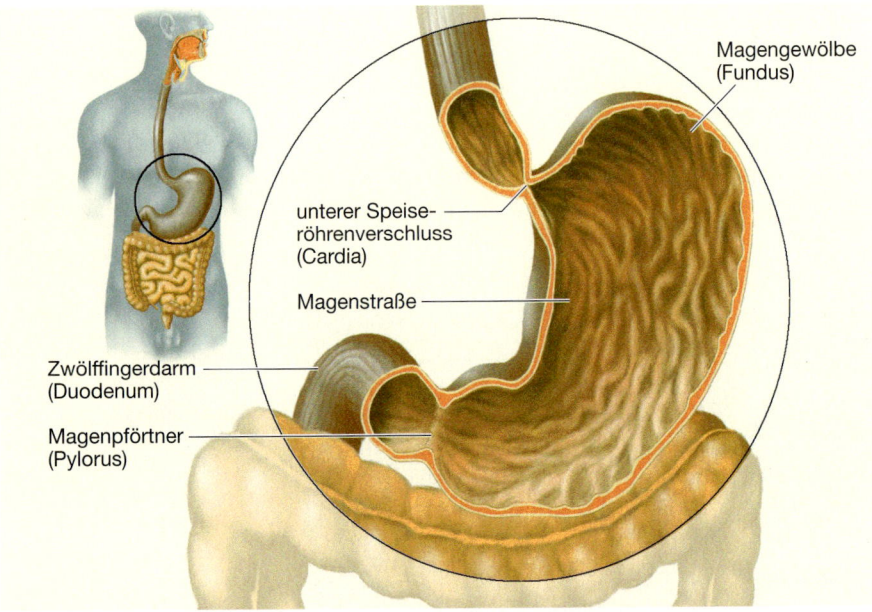

Magengewölbe (Fundus)

unterer Speiseröhrenverschluss (Cardia)

Magenstraße

Zwölffingerdarm (Duodenum)

Magenpförtner (Pylorus)

Abb. 1: Magenaufbau

Peristaltik → S. 157

Der Magen hat eine eigene → Peristaltik, die den Speisebrei bewegt und die Durchmischung fördert. Dabei wird die Nahrung mit dem Magensaft vermischt und verbleibt in der Regel 2–4 Stunden im Magen, bevor sie weitertransportiert wird. Die Verweildauer im Magen hängt von der Nahrungszusammensetzung ab: Kohlenhydratreiche Nahrung verlässt den Magen schnell, während fettreiche Nahrung sich lange im Magen aufhält. Der Magen dient damit als Nahrungsreservoir, das die Weitergabe an den Darm koordiniert.

Der Magensaft wird von den Magendrüsen gebildet. Die Gesamtmenge pro Tag liegt bei 2–3 Litern.

Wichtige Bestandteile des Magensaftes:
- **Salzsäure:** Die Salzsäure ist für den sauren pH-Wert des Magensaftes (0,8–1,5) verantwortlich. Hierdurch werden eindringende Bakterien abgetötet.
- **Pepsin:** Pepsin ist ein Eiweiß spaltendes Enzym, das die Verdauung von eiweißreichen Substanzen einleitet.
- **Magenschleim**
- **Intrinsic factor:** Diese Substanz ist die Voraussetzung dafür, dass Vitamin B_{12} vom Körper aufgenommen wird. Der Intrinsic factor bildet mit Vitamin B_{12} einen Komplex und verhindert hierdurch, dass das Vitamin während des Verdauungsprozesses von den Darmbakterien zerstört wird. Vitamin B_{12} ist unentbehrlich für die Erythrozytenproduktion des Körpers. Sein Mangel führt zu einer Blutarmut (→ *perniziöse Anämie*, S. 422).

Veränderungen im Alter

- Auch die Magenperistaltik lässt im Alter nach, sodass der Transport der Nahrung in den Darm langsamer abläuft. Alte Menschen haben daher häufig ein Völlegefühl nach den Mahlzeiten.
- Die Festigkeit des unteren Speiseröhrenverschlusses kann nachlassen, sodass Magensäure in die Speiseröhre gelangt und dort zu Schleimhautschäden führt. Subjektiv wird dies als → Sodbrennen bemerkt.
- Die Drüsenzellen im Magen lassen in ihrer Aktivität nach. Die Konzentration von Pepsin, Salzsäure und Intrinsic factor nimmt hierdurch ab. Durch den höheren pH-Wert des Magensaftes können Krankheitserreger weniger effektiv zerstört werden. Die Eiweißverdauung ist durch den Pepsinmangel beeinträchtigt, wodurch ein Eiweißmangel des Körpers verstärkt werden kann. Aufgrund der Abnahme an Intrinsic factor kann die → Erythrozytenproduktion nachlassen mit der Folge einer Blutarmut *(Anämie)*.

Sodbrennen
→ S. 517

Erythrozyten
→ S. 111

Dünndarm

Der Dünndarm besteht aus drei Abschnitten:
- Zwölffingerdarm *(Duodenum)*
- Leerdarm *(Jejunum)*
- Krummdarm *(Ileum)*

Der **Zwölffingerdarm** schließt an den Magen an (→ Abb. 1). Er ist hufeisenförmig und zieht in einem Bogen um die **Bauchspeicheldrüse** *(Pankreas)* herum. Seine Länge beträgt ca. 25 cm. Der obere Teil des Bogens liegt der Leber an, die im rechten Oberbauch liegt. In dem absteigenden Teil des Bogens münden Ausführungsgänge der Bauchspeicheldrüse, der Leber und der Gallenblase. Der Speisebrei mischt sich im Zwölffingerdarm mit den Verdauungssäften dieser Organe. Dadurch werden folgende Verdauungsvorgänge in Gang gesetzt:

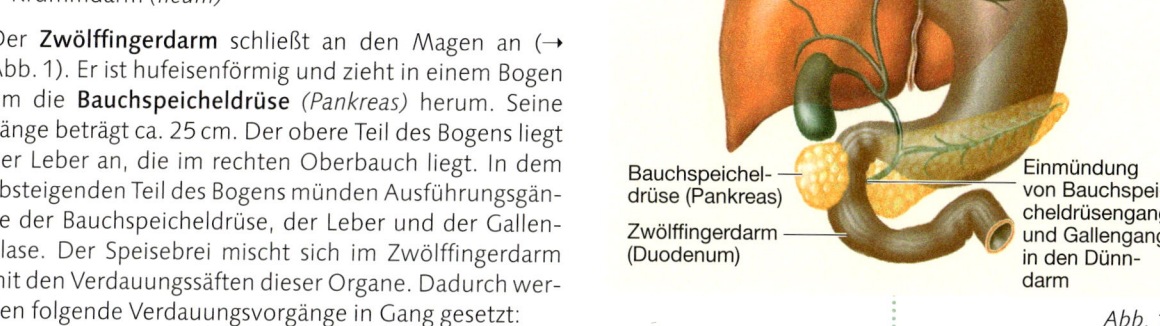

Bauchspeicheldrüse (Pankreas)

Zwölffingerdarm (Duodenum)

Einmündung von Bauchspeicheldrüsengang und Gallengang in den Dünndarm

*Abb. 1:
Magen und
Zwölffingerdarm*

- **Saft der Bauchspeicheldrüse:** In ihm sind → Enzyme enthalten, die Eiweiß, Fett und Kohlenhydrate aufspalten können.
- **Gallensaft:** Er entstammt der Leber und wird in der Gallenblase gespeichert und konzentriert. Die Gallensäuren unterstützen den Saft der Bauchspeicheldrüse bei der Emulsion und Aufspaltung von Fetten (→ Abb. 1, S. 201).

Enzyme
→ S. 200

Der ca. 2 m lange Leerdarm schließt sich an den Zwölffingerdarm an und geht dann unscharf in den Krummdarm über (→ Abb. 2). Beide Dünndarmabschnitte sind zusammen etwa 5 m lang und sie sind mit dem Bauchfell durchgehend über eine Falte des

*Abb. 2:
Dünndarmabschnitte*

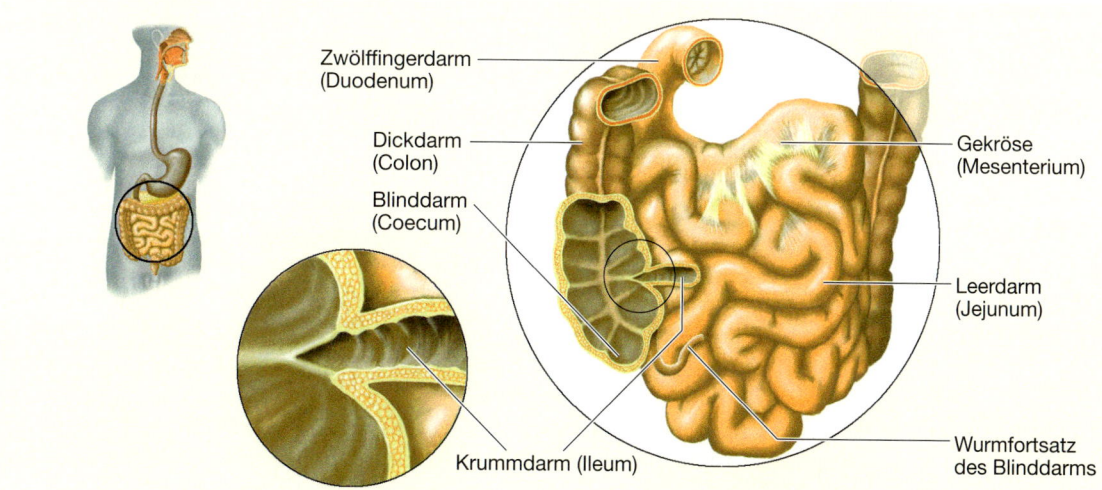

Zwölffingerdarm (Duodenum)

Dickdarm (Colon)

Blinddarm (Coecum)

Gekröse (Mesenterium)

Leerdarm (Jejunum)

Wurmfortsatz des Blinddarms

Krummdarm (Ileum)

Bauchfells, das **Gekröse** *(Mesenterium),* verbunden. Der Krummdarm weist weniger Schleimhautfalten und Zotten als der Leerdarm auf und mündet in den **Blinddarmanteil** *(Coecum)* des **Dickdarms** *(Colon).* Der Dünndarm hat die Aufgabe, die Nahrung während des Weitertransportes zum Dickdarm weiter aufzuspalten und die einzelnen Bestandteile aufzunehmen *(resorbieren).*

resorbieren
resorbere lat. = wieder einschlürfen

Dickdarm (Colon)

Der Dickdarm schließt sich an den Dünndarm an und endet mit dem Enddarm am After (→ Abb. 1). Die Gesamtlänge des Dickdarms beträgt ca. 1,4 m.

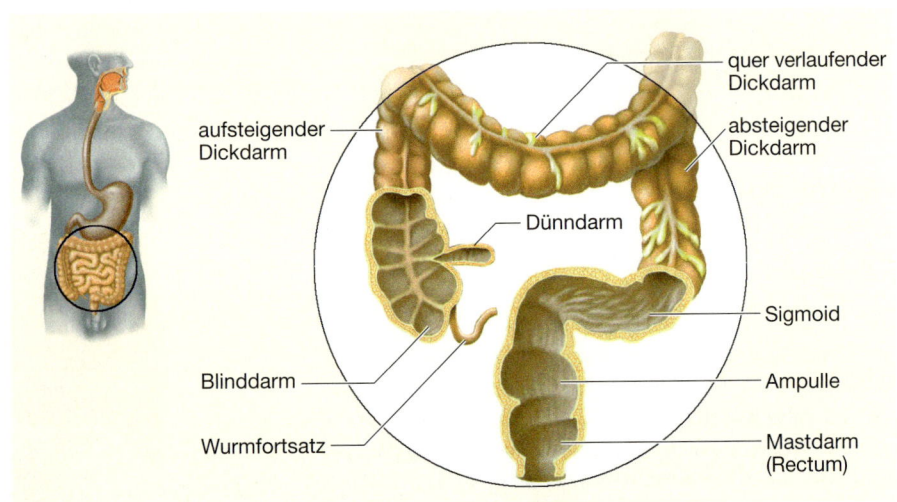

quer verlaufender Dickdarm

aufsteigender Dickdarm

absteigender Dickdarm

Dünndarm

Sigmoid

Blinddarm

Ampulle

Wurmfortsatz

Mastdarm (Rectum)

Abb. 1:
Dickdarmabschnitte

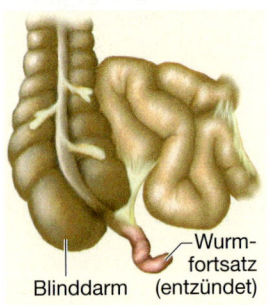

Wurm-fortsatz (entzündet)

Blinddarm

Abb. 2:
Blinddarmentzündung
(Appendicitis)

Lymphozyten
→ S. 112

Antibiotikabehandlung
→ S. 220

Der Dünndarm mündet in den Anfangsteil des Dickdarms, den **Blinddarm** *(Coecum).* An dem Blinddarm, der etwa 7 cm lang ist, befindet sich der frei bewegliche **Wurmfortsatz** *(Appendix).* Der Wurmfortsatz enthält in seiner Schleimhaut viele → Lymphozyten, die bei entzündlichen Prozessen zu einer Gewebsschwellung führen und die **„Blinddarmentzündung"** *(Appendicitis)* verursachen können (→ Abb. 2).

Der Dickdarm zieht wie ein Rahmen für die eng zusammengelegten Dünndarmschlingen zunächst hoch in den Oberbauch (aufsteigender Dickdarm), verläuft dann quer zur linken Oberbauchhälfte (quer verlaufender Dickdarm) und zieht dann nach unten in den linken Oberbauch (absteigender Dickdarm). Von dort schließt sich ein S-förmiger Abschnitt, das **Sigmoid,** an. Das Sigmoid geht in den **Mastdarm** *(Rectum)* über, der im **After** (→ *Anus,* Abb. 3, S. 132) mündet. Vor der Einmündung in den Analkanal entsteht durch eine Erweiterung des Darmes eine dehnungsfähige Aussackung, die **Ampulle.** Hier wird der Stuhl gesammelt, ehe der Stuhlentleerungsreflex einsetzt. Sie kann sich bei chronischer Verstopfung (→ *Obstipation,* S. 523) stark erweitern und bis zur Hälfte des Beckenraums einnehmen.

Der Dickdarm hat eine streifenförmige, längs verlaufende Muskelschicht, durch den sich der Dickdarm zusammenziehen kann. Die Funktion des Dickdarms liegt in der Rückgewinnung des Wassers aus dem Verdauungsbrei, der im Dünndarm noch sehr flüssig ist. Gleichzeitig werden Mineralstoffe und wasserlösliche Vitamine im Dickdarm aufgenommen. Der Dickdarm ist von Bakterien besiedelt, die zur normalen Darmflora gehören. Sie bauen Kohlenhydrate und Eiweißstoffe weiter ab, wodurch die typischen Fäulnis- und Gärungsgase entstehen. Wenn die Bakterien z. B. durch eine → Antibiotikabehandlung geschädigt werden, können die Substanzen nur unzureichend abgebaut werden und es entstehen **Durchfälle** *(Diarrhöen).* Bei gestörtem Gleichgewicht zwischen Fäulnis und Gärung entstehen Gasansammlungen, die zu Blähungen führen.

Der Körper produziert in der Regel 100–200 g Stuhl am Tag, der zu 75–80 % aus Wasser und zu 25–30 % aus festen Bestandteilen besteht. Die braune Farbe erhält der Stuhl durch abgebaute Gallenfarbstoffe (→ Abb. 1, S. 528).

Der After *(Anus)* wird durch einen inneren und äußeren Schließmuskel verschlossen.

Wenn sich der Mastdarm mit Stuhl füllt, verspürt der Erwachsene Stuhldrang. Bei der **Stuhlentleerung** *(Defäkation)* wird zunächst der innere Schließmuskel entspannt. Anschließend erschlafft der äußere Schließmuskel, und gleichzeitig wird die Bauchmuskulatur angespannt (Bauchpresse).

Der Stuhlentleerungsreflex kann willkürlich unterdrückt werden. Wenn dies zu häufig geschieht, kann sich die Schwelle für den Reflex erhöhen und dadurch eine **chronische Verstopfung** *(Obstipation)* entstehen.

Der Anus hat unter der Hautschicht ein dichtes Venengeflecht, das sich wie ein Schwellkörper erweitern kann und dadurch zur Abdichtung des Analkanals beiträgt. Diese Venen können sich z. B. durch angeborene Bindegewebsschwäche, Verstopfung oder Übergewicht krampfaderförmig erweitern (**Hämorrhoiden**) und dann entzünden. Dies geht mit Schmerzen bei der Stuhlentleerung und Blutabgang einher (→ Abb. 1 und Abb. 1, S. 527).

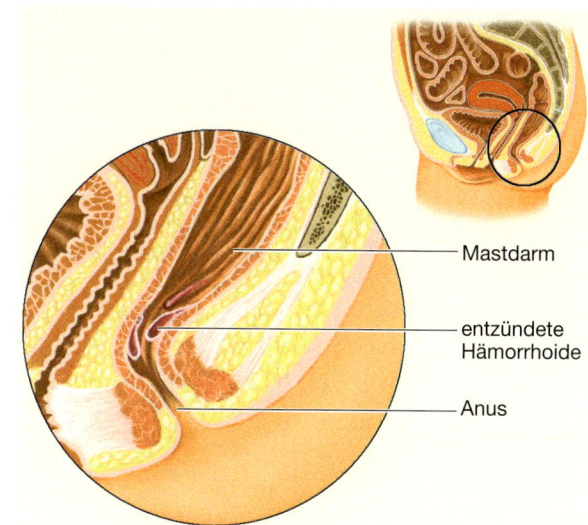

Abb. 1: Hämorrhoiden

Mastdarm

entzündete Hämorrhoide

Anus

Veränderungen im Alter

* Die Darmperistaltik lässt im Alter nach. Hierdurch wird der Verdauungsbrei langsamer transportiert, sodass alte Menschen häufiger unter Verstopfung leiden.
* Der Stuhlentleerungsreflex ist im Alter vermindert. Dies kann die Verstopfung verstärken, da eine Stuhlentleerung nur mit Mühe möglich ist. Wenn sich hierdurch große Mengen Kot in der Ampulle ansammeln, kann dies zu einer Überforderung der Schließmuskelfunktion mit unwillkürlichem Abgang von Stuhl und somit zur Stuhlinkontinenz (→ S. 290) führen.
* Durch die Verstopfungsneigung im Alter, die mit einer Druckerhöhung im Dickdarm einhergeht, können sich Schleimhautaussackungen im Dickdarm, **Divertikel** genannt, ausbilden (→ Abb. 2 und Abb. 1, S. 526). Divertikel können bluten oder sich entzünden *(Diverticulitis)* und hierdurch eine lebensbedrohliche **Bauchfellentzündung** *(Peritonitis)* hervorrufen.

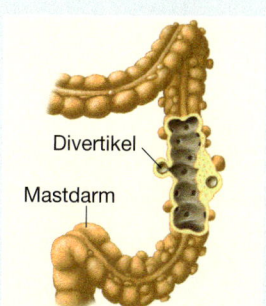

Divertikel

Mastdarm

Abb. 2: Divertikel im absteigenden Dickdarm

Bauchspeicheldrüse (Pankreas)

Die Bauchspeicheldrüse liegt quer im mittleren Oberbauch mit einer Länge von 13 bis 15 cm (→ Abb. 3). Ihr Endteil, der Schwanz, liegt in Höhe der Milz. Der Kopf liegt in der Zwölffingerdarmkrümmung. Dort mündet der Bauchspeicheldrüsengang, der sich mit dem Gallengang vereinigt, in den Zwölffingerdarm.

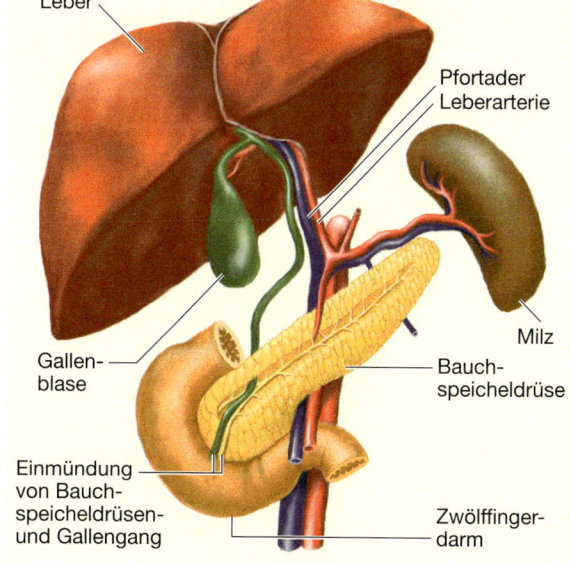

Leber

Pfortader
Leberarterie

Milz

Bauch-speicheldrüse

Zwölffinger-darm

Gallen-blase

Einmündung von Bauch-speicheldrüsen- und Gallengang

Abb. 3:
Anatomie und Lage der Bauchspeicheldrüse

Die Bauchspeicheldrüse hat zwei unterschiedliche Funktionen (→ Abb. 3, S. 106):

- Ihr **exokriner Teil** hat eine Verdauungsfunktion. Er produziert täglich 1,5–2 l Bauchspeicheldrüsensaft, der mehrere Verdauungsenzyme (→ Abb. 1, S. 165) enthält. Dieser Saft wird über den Bauchspeicheldrüsengang in den Zwölffingerdarm abgegeben:
  - **Trypsin** und **Chymotrypsin** spalten Eiweiß in kleinere Einheiten auf.
  - **Amylase** und **Maltase** bauen Stärke zu Kohlenhydraten ab.
  - **Lipase** ist zur Aufspaltung von Fett in Fettsäuren und Glycerin notwendig.
- Ihr **endokriner** Teil besteht aus vielen eingestreuten Zellnestern, den **Langerhans-Inseln**. Sie produzieren Hormone (**Insulin** und **Glukagon**), die der Steuerung des Blutzuckerspiegels dienen und direkt an das Blut abgegeben werden (→ Zuckerstoffwechsel, S. 433).

Veränderungen im Alter

Im Alter lässt die Durchblutung der Bauchspeicheldrüse nach, und sie schrumpft etwas. Dies geht mit einem leichten Nachlassen sowohl der exokrinen als auch der endokrinen Funktion einher. Es kommt zu Einschränkungen in dem Verdauungsvorgang und zu Veränderungen im Zuckerstoffwechsel. Dadurch kann der Körper hohen Blutzuckerspiegeln nicht mehr so effektiv gegensteuern.

Leber (Hepar) und Gallenblase (Cholecystis)

Die Leber ist das wichtigste Organ für den Stoffwechsel des Körpers und erfüllt vielfältige Aufgaben bei der Verdauung. Sie liegt im rechten Oberbauch direkt unter dem Zwerchfell (→ Abb. 1, S. 131) und wird von vorn teilweise durch den rechten Rippenbogen verdeckt (→ Abb. 1). Eine feste Bindegewebsplatte teilt die Leber in einen rechten und einen linken **Leberlappen**.

Abb. 1:
Leber und Gefäße

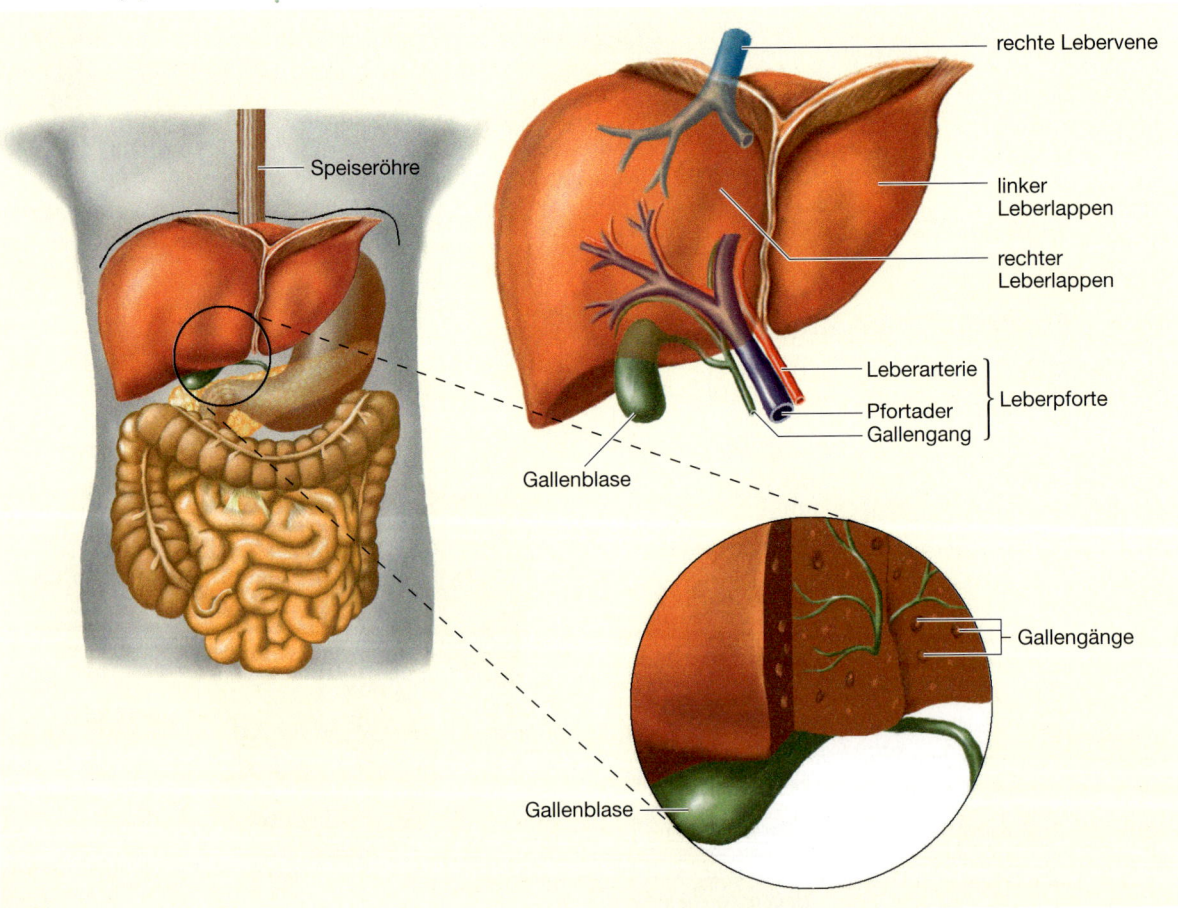

rechte Lebervene

Speiseröhre

linker Leberlappen

rechter Leberlappen

Leberarterie
Pfortader — Leberpforte
Gallengang

Gallenblase

Gallengänge

Gallenblase

Die Unterseite der Leber ist den Baucheingeweiden zugewandt. Hier liegt die **Leberpforte**, über die die Pfortader, die Leberarterie, Lymphgefäße, Nerven und Gallengänge in die Leber eintreten bzw. sie verlassen. Die **Pfortader** transportiert venöses, nährstoffreiches Blut aus Magen, Darm, Milz und Bauchspeicheldrüse zur Leber, die die Stoffe in den Leberstoffwechsel aufnimmt (→ Abb. 3, S. 146). Die Leberarterie enthält arterielles Blut aus der Aorta für die eigene Blutversorgung der Leber.

Pfortader und Leberarterie verzweigen sich in der Leber und bilden jeweils ein eigenes Kanalsystem, das bis in die kleinsten Funktionseinheiten der Leber, die **Leberläppchen**, hineinreicht. In den Leberläppchen finden die Stoffwechselvorgänge statt. Das venöse Blut, das die Leber verlässt, wird über die untere Hohlvene (→ Abb. 2, S. 146) abtransportiert. Unabhängig hiervon durchzieht ein feines Netz aus Gallengängen die Leber, die sich vor der Leberpforte vereinen und als Gallengang die Leber verlassen. An der Unterseite der Leber liegt auch die birnenförmige **Gallenblase**, die bis zu 50 ml Gallenflüssigkeit aufnehmen kann. Hier wird die Galle, die in der Leber produziert wird, um das bis zu 10fache eingedickt und gespeichert. Die Gallenblase steht mit dem Gallengang über den Gallenblasengang in Verbindung. Über den Gallengang kann die konzentrierte Gallenflüssigkeit von der Gallenblase in den Zwölffingerdarm abgegeben werden.

Die Leber hat im Körper sehr vielfältige Aufgaben. Im Vordergrund stehen:

- **Gallenproduktion:** Die Leber bildet jeden Tag 0,5–1 l Galle, die sie an die Gallenblase oder direkt in den Zwölffingerdarm abgibt. Hauptbestandteile der Galle sind **Gallensäuren**, die das im Nahrungsbrei enthaltene Fett in kleinere Einheiten zerlegen, und das bräunliche **Bilirubin**, das ein Abbauprodukt des roten Blutfarbstoffes Hämoglobin ist und dem Stuhl seine braune Farbe verleiht (→ Abb. 1, S. 528). Nach Aufnahme einer fettreichen Mahlzeit zieht sich die Gallenblase zusammen und befördert somit die eingedickte Galle in den Zwölffingerdarm.
- **Stoffwechselorgan:** Die Leber ist bei nahezu sämtlichen Stoffwechselvorgängen des Körpers beteiligt. Die meisten Moleküle, die über die Nahrung aufgenommen werden, gelangen nicht direkt in den → Zellstoffwechsel zur Energiegewinnung, sondern dienen zunächst dem **Aufbau körpereigener Stoffe**. In der Leber werden **Glykogen**, die Speicherform des Traubenzuckers, Fettmoleküle und körpereigene Eiweißmoleküle produziert. Über die Lebervene gelangen diese für die Körperfunktion unentbehrlichen Stoffe in den Blutkreislauf.

  Zellstoffwechsel
  → S. 105

  Der **Abbau körpereigener Substanzen** wird ebenfalls größtenteils in der Leber durchgeführt. Eiweiß wird in Harnstoffverbindungen abgebaut, die über die Nieren ausgeschieden werden können.

  Auch körperfremde, giftige Substanzen, die über den Verdauungstrakt aufgenommen werden, müssen in den Leberstoffwechsel einbezogen und über biochemische Umformungen umgewandelt werden, sodass die Galle oder die Nieren sie ausscheiden können. Viele Medikamente werden über die Leber abgebaut. Die Leber ist dadurch auch ein empfindliches Organ, das durch giftige Substanzen vorrangig geschädigt wird.
- **Blutgerinnung:** Wichtige Bestandteile der → Gerinnungsfaktoren (z. B. Fibrinogen) werden in der Leber produziert.

  Gerinnungsfaktoren
  → S. 112
- **Speicherorgan:** In der Leber werden u.a. Glykogen (→ Abb. 1, S. 433) und Eisen gespeichert.

Veränderungen im Alter
- Die Leber schrumpft im Alter etwas, und es kommt zu einer leichten Verminderung sämtlicher Funktionen. Darüber hinaus kann die Empfindlichkeit gegenüber giftigen Substanzen und Medikamenten zunehmen, die in der Leber nur noch eingeschränkt umgebaut werden können. Die Wirkung von Alkohol nimmt zu, weil die Leber den Alkohol langsamer abbaut.
- Durch Veränderungen der Gallenzusammensetzung treten häufiger Kristallisationen der Galle in der Gallenblase oder im Gallengang auf, die unter dem Begriff **Gallensteine** (→ Abb. 1, S. 531) klinische Symptome verursachen können.

Einführung in die
Ernährungslehre
→ S. 198

Zellstoffwechsel
→ S. 105

DNS
→ S. 103

Verdauungsablauf

Während der Verdauung durchlaufen die aufgenommenen Nahrungsbestandteile verschiedene Etappen im Verdauungssystem, in denen sie zu ihren Grundbestandteilen abgebaut werden (→ S. 165). Drei wichtigen Substanzgruppen kommt hierbei besondere Bedeutung zu.

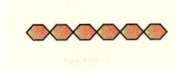

Kohlenhydrate

- **Zucker (Kohlenhydrate):** Zucker sind ein wesentlicher Nahrungsbestandteil. Sie dienen im → Zellstoffwechsel der Energiegewinnung, werden aber auch zum Aufbau wichtiger Körperbausteine benötigt, z.B. der → DNS und der Zellwände. Zucker sind in erster Linie pflanzlichen Ursprungs und werden meist in der aus vielen Einzelzuckermolekülen zusammengesetzten Form aufgenommen. Der menschliche Körper speichert Zucker in einer anderen komplexen Molekülform, die als **Glykogen** bezeichnet wird.

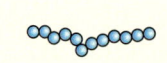

Proteine

- **Eiweiße (Proteine):** Eiweiße werden vom Körper vorrangig für den Aufbau von körpereigenen Substanzen gebraucht. Sie stellen den wichtigsten Nahrungsbestandteil dar, da sie für viele Zellfunktionen benötigt werden und der Körper einige Eiweiße nicht selbst herstellen kann. Eiweiße bestehen aus 20 verschiedenen **Aminosäuren**, deren Anordnung im Eiweißmolekül sehr variabel ist. Hierdurch entstehen differenzierte Eiweißmoleküle für sehr spezifische Aufgaben im Körper. Eine Sonderform der im Körper vorkommenden Eiweiße sind Enzyme, die für die Umsetzung sämtlicher chemischer Vorgänge im Körper verantwortlich sind.

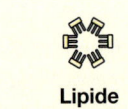

Lipide

- **Fette (Lipide):** Fette sind biologische Reservestoffe, die sowohl von Pflanzen als auch von Tieren gebildet werden. Zucker und Eiweiße können vom Körper zu Fetten umgebaut werden, wenn die Nahrung im Überschuss vorliegt. Bei Nahrungsmangel kann Fett abgebaut und die Energie dem Körper zur Verfügung gestellt werden. Fette bestehen aus **Fettsäuren** und **Glycerin**.

Die verschiedenen Etappen im Verdauungssystem sind auf den Abbau unterschiedlicher Substanzen spezialisiert:

Mund: Die α-Amylase im Speichel spaltet aus Stärkemolekülen je nach Dauer der Einwirkung kleinere Einheiten mit jeweils 2 bis 6 Zuckermolekülen ab.

Magen: Magenzellen bilden Pepsinogen, das sich durch den sauren pH-Wert des Magens in Pepsin umwandelt. Pepsin spaltet Eiweißstoffe in kleinere Bruchstücke.

Gallenblase: Galle enthält Gallensäuren, die Fette in kleinere Einheiten lösen.

Bauchspeicheldrüse: Der Saft der Bauchspeicheldrüse enthält zahlreiche Verdauungssäfte. Trypsin und Chymotrypsin spalten große Eiweißmoleküle in kleinere Einheiten. Maltase und Amylase spalten Doppelzuckermoleküle ab. Lipase spaltet Fette in ihre Bestandteile Glycerin und Fettsäuren.

Dünndarm: Im Dünndarm wirken die von der Bauchspeicheldrüse und der Leber produzierten Verdauungssäfte ein. Hier werden zusätzliche Enzyme produziert, durch die einzelne Aminosäuren aus Proteinen freigesetzt werden und einzelne Zuckermoleküle (Glucosemoleküle) entstehen.

Dickdarm: Der Kot, der im Dickdarm angelangt ist, enthält kaum noch verwertbare Nährstoffe. Im Dickdarm wird der Kot durch Wasserrückgewinnung eingedickt. Die unverdaulichen Nahrungsreste werden als Stuhlgang ausgeschieden.

Verdauung einzelner Stoffgruppen

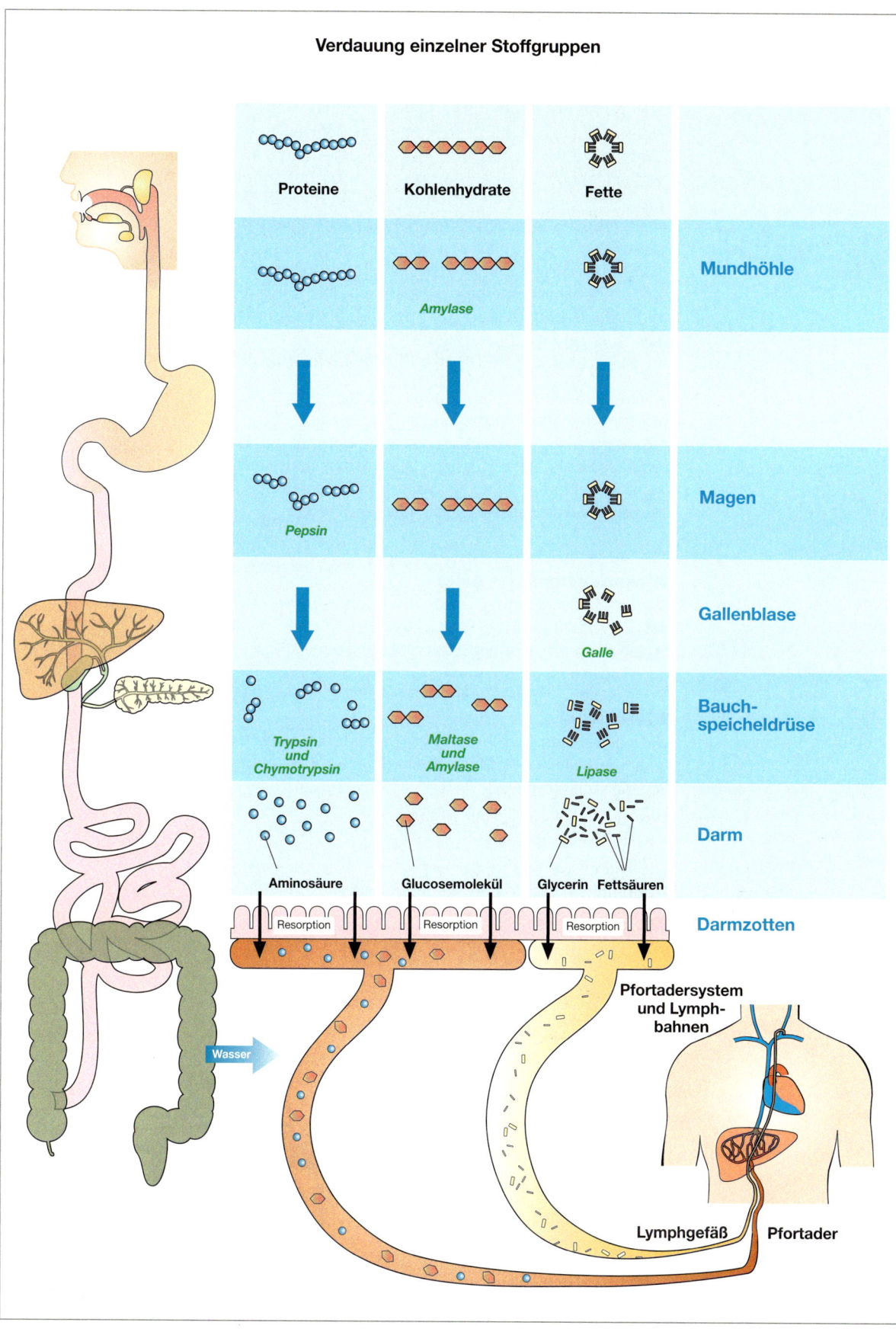

Proteine · Kohlenhydrate · Fette

Mundhöhle — Amylase

Magen — Pepsin

Gallenblase — Galle

Bauchspeicheldrüse — Trypsin und Chymotrypsin · Maltase und Amylase · Lipase

Darm — Aminosäure · Glucosemolekül · Glycerin · Fettsäuren

Darmzotten — Resorption

Wasser

Pfortadersystem und Lymphbahnen

Lymphgefäß · Pfortader

1.4.9 Niere und ableitende Harnwege

Durst und Flüssigkeitsaufnahme

Der Wassergehalt des Körpers alter Menschen beträgt ca. 50 %. Der Körper verliert ständig Flüssigkeit, z. B. durch den Urin, Schweiß und Feuchtigkeit in der Atemluft. Wenn der Körper eines gesunden Menschen mehr als 0,5 % seines Wassergehaltes verliert, entsteht Durst. Die höhere Konzentration fester Teilchen im Blut und der niedrigere Druck im Gefäßsystem aktiviert mehrere Rezeptoren, die einen Wassermangel an das Durstzentrum im Gehirn zurückmelden. Hierdurch wird über Einflüsse auf den → Hypothalamus vermehrt → ADH produziert und über die → Hirnanhangsdrüse ausgeschüttet. ADH fördert die Rückgewinnung von Wasser in der Niere und dient damit der Wassereinsparung. Gleichzeitig drosseln die Speicheldrüsen ihre Produktion, und es entsteht das Gefühl des „trockenen Mundes" als Bestandteil des Durstgefühls. Beide Faktoren (ADH und verminderte Speichelproduktion) sind für die Entstehung des Durstgefühles verantwortlich.

Hypothalamus
→ S. 180

ADH
→ S. 121

Hirnanhangsdrüse
→ S. 180

Wenn der Mensch trinkt, geht das Durstgefühl schnell zurück, auch wenn zu diesem Zeitpunkt noch ein Flüssigkeitsmangel besteht. Dieser Mechanismus dient dazu, eine übermäßige Wasserzufuhr zu verhindern, da zwischen Beendigung des Trinkens und abgeschlossener Flüssigkeitsresorption aus dem Darm mehrere Minuten vergehen. Bei einem großen Flüssigkeitsdefizit besteht jedoch die Gefahr, dass nicht genügend Wasser zum Ausgleich getrunken wird.

Veränderungen im Alter

Die Empfindlichkeit der Druck- und Konzentrationsrezeptoren sowie die Steigerung der ADH-Produktion bei Flüssigkeitsmangel lassen im Alter nach. Alte Menschen empfinden daher trotz Flüssigkeitsmangels seltener Durst.

Niere (Ren)

Die Nieren sind bohnenförmige Organe, die beidseits der Wirbelsäule hinter dem Bauchfell liegen (→ Abb. 1). Sie sind von einer festen Kapsel umgeben. Beiden Nieren liegen kappenförmig die → Nebennieren auf, zu denen sie jedoch keinen direkten Bezug haben. Die linke Niere liegt unter der Milz, die rechte Niere unterhalb der Leber. Da die Leber mehr Platz im Bauchraum einnimmt, liegt die rechte Niere etwas tiefer.

Nebennieren
→ S. 124

Die Nieren weisen an der der Körpermitte zugewandten Seite eine Eintrittspforte **(Nierenhilus)** auf, in der die Blutgefäße ein- und austreten und auch der Harnleiter austritt. Die arterielle Blutversorgung der Nieren entstammt direkt der Bauchschlagader *(Aorta)*, der venöse Abfluss geht in die untere Hohlvene.

Abb. 1:
Lage und innerer Aufbau der Nieren

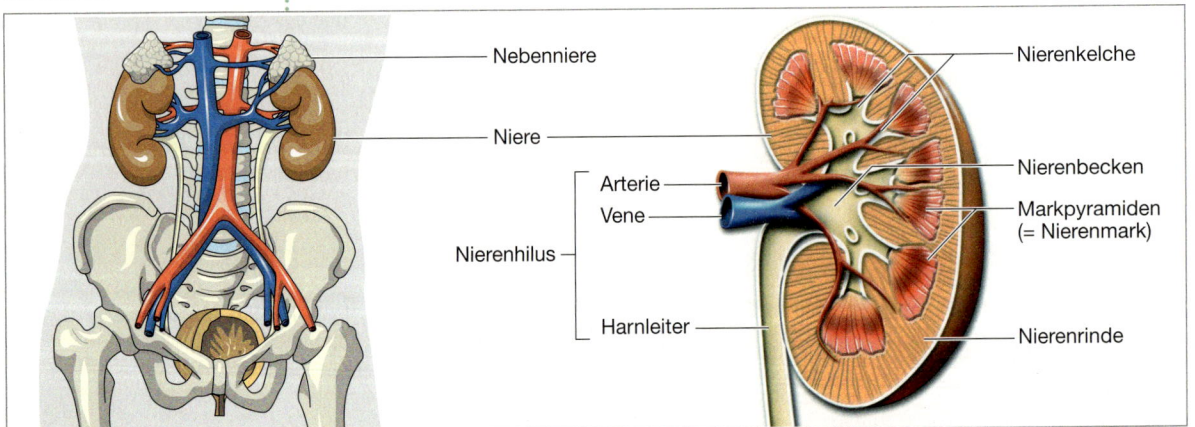

Nebenniere — Niere — Arterie — Vene — Nierenhilus — Harnleiter — Nierenkelche — Nierenbecken — Markpyramiden (= Nierenmark) — Nierenrinde

Innerer Aufbau

Die Niere besteht aus der äußeren Nierenrinde und dem streifenförmigen inneren Nierenmark.

In der **Nierenrinde** liegen die funktionellen Baueinheiten der Niere, die als Nierenkörperchen bezeichnet werden. Beide Nieren zusammen enthalten ca. 2–2,5 Millionen Nierenkörperchen. Jedes Nierenkörperchen besteht aus einem Knäuel feiner Kapillarschlingen, das Glomerulus genannt wird, und einer Kapsel, die das Knäuel umgibt (→ Abb. 1). In diesem Knäuel wird das Blut filtriert. Dadurch entsteht der Primärharn, der in den Raum zwischen Knäuel und Kapsel gepresst wird und diesen Zwischenraum über ein ableitendes Nierenkanälchen verlässt.

Nierenkörperchen und Nierenkanälchen bilden eine funktionelle Einheit, die als **Nephron** bezeichnet wird. Ein Nephron dient somit der Gewinnung von Urin aus dem Blut.

Die Nierenkanälchen nehmen in dem **Nierenmark** einen mehrfach gewundenen Verlauf und münden in Sammelrohre.

Dieser lange Verlauf der Nierenkanälchen im Nierenmark dient dazu, aus dem Primärharn durch Rückgewinnung von Wasser den endgültigen Urin (Sekundärharn) zu produzieren. Die Nierenkanälchen werden daher von einem engmaschigen Kapillarnetz begleitet, das die Flüssigkeit, die dem Primärharn entzogen wird, wieder aufnimmt.

Die Streifung des Nierenmarks entsteht durch die 12–18 **Markpyramiden**. Die Markpyramiden ziehen von außen in Richtung Nierenhilus und bestehen aus den feinen Nierenkanälchen und den Sammelrohren, die in die **Nierenkelche** münden. Die Nierenkelche vereinen sich im Nierenhilus zum Harnleiter *(Ureter)*.

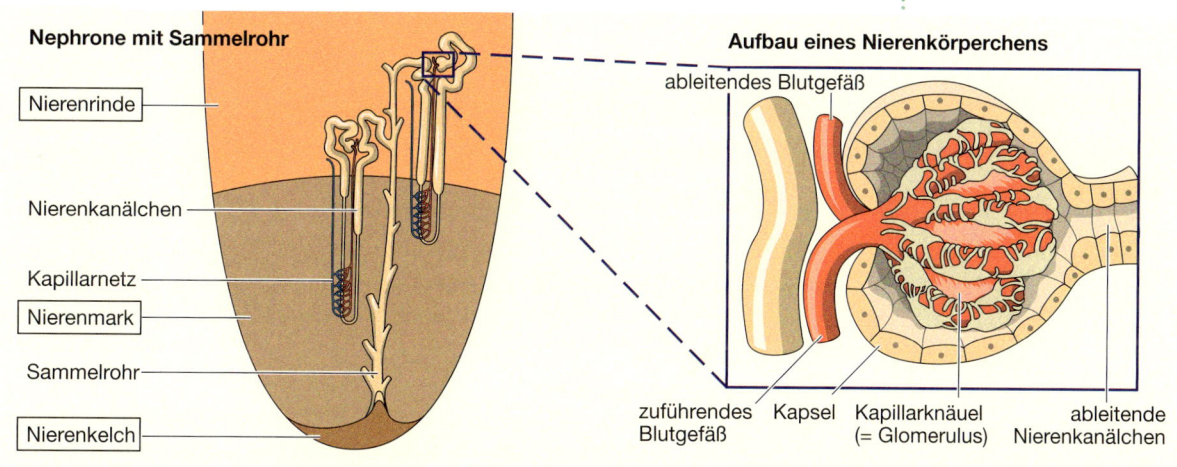

Nephrone mit Sammelrohr

- Nierenrinde
- Nierenkanälchen
- Kapillarnetz
- Nierenmark
- Sammelrohr
- Nierenkelch

Aufbau eines Nierenkörperchens

ableitendes Blutgefäß

zuführendes Blutgefäß — Kapsel — Kapillarknäuel (= Glomerulus) — ableitende Nierenkanälchen

Abb. 1: Verlauf eines Nephron in Nierenrinde und Nierenmark

Prozess der Uringewinnung

In den Nierenkörperchen werden ca. 1500 l Blut pro Tag filtriert. Da der Druck im Blutgefäßsystem höher ist als in dem Raum zwischen Kapillarknäuel und Kapsel, wird eine Flüssigkeit in diesen Zwischenraum durch die Gefäßwand hindurch gepresst. Diese Flüssigkeit wird als **Primärharn** bezeichnet. Täglich entstehen ca. 180 l Primärharn. Der Primärharn enthält keine größeren Moleküle, da diese die Poren der Gefäßwand nicht passieren können. Er fließt in den Nierenkanälchen weiter, in denen der Körper den größten Teil der Flüssigkeit wieder zurückgewinnt **(Rückresorption)**. Diese Rückresorption wird durch → ADH verstärkt.

Gleichzeitig werden Moleküle wie Glucose, Salze oder Aminosäuren, für die der Körper noch Verwendung hat, aktiv rückresorbiert. So entsteht der **Sekundärharn** oder endgültige Urin, der im Normalfall nahezu keine Glucose und wenig Salze enthält. Der Urin wird von den Nierenkelchen und dem Harnleiter aufgenommen und weiter in Richtung Blase transportiert. Die endgültige Urinmenge beträgt ca. 1,5 l pro Tag.

ADH
→ S. 121

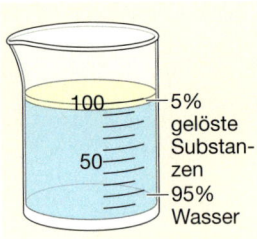

Abb. 1: *Zusammenset-*
zung des Urins: 95 %
Wasser, 5 % gelöste Sub-
stanzen (hauptsächlich
Harnstoff, Natrium, Kali-
um, Kreatinin, Harnsäure)

Aldosteron → S. 124

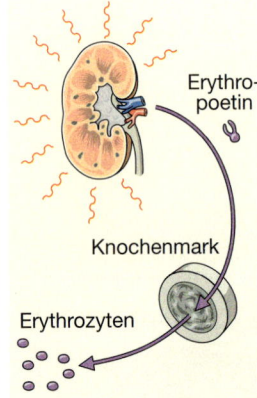

Abb. 2: *Wenn die Niere*
einen Mangel an Erythro-
zyten wahrnimmt,
schüttet sie das Hormon
Erythropoetin aus, das die
Bildung von Erythrozyten
im Knochenmark anregt.

Vitamin-D-Stoffwechsel
→ S. 123

Anämie
→ S. 422

Digitalispräparate
→ S. 493

Weitere Nierenfunktionen

Die Uringewinnung dient neben der Regulation des Wasserhaushaltes auch anderen wichtigen Aufgaben. Einige hiervon sind:

- **Ausscheidung von Stoffwechselprodukten:** Über den Urin werden Stoffwechsel-produkte ausgeschieden, die sich sonst anhäufen und den Körper schädigen würden (→ Abb. 1). Hierfür ist eine ausreichende Urinproduktion die Voraussetzung.

- **Ausscheidung körperfremder, schädlicher Substanzen:** Viele Gifte oder Medika-mente werden über die Niere ausgeschieden, indem sie in den Primärharn filtriert und dann nicht rückresorbiert werden.

- **Regulation des Salzhaushaltes:** Natrium wird in den Primärharn filtriert, jedoch zum größten Teil wieder rückresorbiert. In Abhängigkeit vom Einfluss des Hormons → Aldosteron schwankt die endgültige Natriumausscheidung im Urin erheblich. Hierdurch findet indirekt auch eine Regulation des Blutdrucks statt. Auch **Kalium** unterliegt einem ähnlichen Prozess.

- **Reninproduktion:** Nieren produzieren das Hormon **Renin**, das an der Auf-rechterhaltung des Blutdrucks und des Blutvolumens im Körper beteiligt ist.

- **Vitamin D:** Die Nieren haben eine wichtige Funktion im → Vitamin-D-Stoff-wechsel.

- **Erythropoetin:** Nieren produzieren das Hormon Erythropoetin, das die Bildung roter Blutkörperchen im Knochenmark anregt (→ Abb. 2). Nierenschwäche geht daher häufig mit einer → Anämie einher.

Veränderungen im Alter

- Die Nierengröße nimmt im Alter ab. Die Funktion der Nierenkörperchen wird durch Verdickungen an der Gefäßwand der Nierenkörperchen beeinträchtigt, und die Zahl der Nephrone nimmt bis zu 30 % ab. Insgesamt reduziert sich der Blutfluss durch die Nieren und die Filtrationsrate. Die Fähigkeit, Urin zu konzentrieren und wichtige Substanzen zurück zu resorbieren, nimmt ab. Dadurch sind alte Menschen stärker durch Austrocknung (→ *Exsikkose*, S. 450) bedroht, was durch das eingeschränkte Durstempfinden noch verstärkt wird.

- Aufgrund der eingeschränkten Filtrationsrate können die Nieren ihrer Entgiftungs-funktion nicht mehr ausreichend gerecht werden. Dies ist insbesondere für die Aus-scheidung von Abbauprodukten vieler Medikamente von Bedeutung, die sich im Alter anhäufen können und den Körper schädigen. → Digitalispräparate und be-stimmte Antibiotika (→ Aminoglykoside, S. 606) sind typische Beispiele hierfür. Solche Medikamente müssen im Alter in der Dosis angepasst werden.

- Die Vitamin-D-Produktion nimmt ab. Alte Menschen sind daher häufiger von einem Mineralmangel im Knochen und Störungen im Calcium-Stoffwechsel betroffen.

- Im Alter nimmt die Empfindlichkeit der Rezeptoren in der Niere ab. Die fehlende Sensibilität des Renin-Angiotensin-Aldosteron-Systems ist wahrscheinlich einer der Gründe für den häufigen Blutdruckanstieg im Körper, da die Nieren einem erhöhten Blutdruck nicht mehr so effizient entgegensteuern.

Ableitende Harnwege

Zu den ableitenden Harnwegen zählen
- Nierenbecken und Harnleiter,
- Harnblase und
- Harnröhre.

Nierenbecken und Harnleiter

Der Urin gelangt aus den Kelchsystemen in das **Nieren-becken** *(Pyelon)*, das sich nach unten hin zum Harnleiter verengt (→ Abb. 1).

Der **Harnleiter** *(Ureter)* ist ca. 30 cm lang und zieht hinter dem Bauchfell nach unten, wo er in der Hinterwand der Harnblase mündet. Die Muskelzellen in der Harnleiterwand unterstützen den Urinabfluss in Richtung Harnblase. An der Einmündung der Harnleiter in die Harnblase sorgen separate Muskelschichten dafür, dass bei gefüllter Harnblase kein Urin in die Harnleiter zurückfließen kann.

Harnblase (Vesica urinaria)

Die Harnblase ist ein Hohlorgan, das der Aufbewahrung und periodischen Entleerung von Urin dient (→ Abb. 2). In der Regel füllt sich die Blase mit 50 ml Urin pro Stunde. Sie weitet sich bei zunehmender Füllung nach oben aus und kann dann über der Symphyse, die die Harnblase normalerweise verdeckt, getastet werden. Das Füllungsvolumen der Harnblase beträgt maximal 1500 ml, darüber kann beim Gesunden der Urin nicht mehr zurückgehalten werden. Normalerweise tritt jedoch bereits bei 250–500 ml Füllung ein Harndrang ein.

Die Harnblase hat eine kräftige Muskelschicht, die durch Kontraktion den Vorgang des **Wasserlassens** *(Miktion)* unterstützt. Das Innere der Harnblase ist mit Schleimhaut ausgekleidet.

Am unteren Pol der Harnblase liegt die Öffnung zur Harnröhre. Hier befindet sich die Verschlussmuskulatur, die für die Zurückhaltung des Urins verantwortlich ist. Der obere Ringmuskel öffnet sich reflektorisch, wenn sich die Harnblasenmuskulatur zusammenzieht. Der untere Ringmuskel kann willkürlich gesteuert werden.

Miktion: Der Ablauf der Blasenentleerung ist ein weitgehend unbewusster Prozess, der automatisch vor sich geht. Die automatischen Abläufe werden über den Hirnstamm und den Hypothalamus gesteuert. Die Großhirnrinde hat jedoch einen willentlichen Einfluss, indem sie sowohl die Urinentleerung bewusst zurückhalten kann als auch die Entleerung willkürlich verstärken kann. Im Rückenmark sitzen untergeordnete Steuerzentren, die bei Ausfall der oberen Steuerzentren (z. B. bei einer → Querschnittslähmung, S. 570) reflektorische Kontraktionen der Blasenmuskulatur hervorrufen und damit die Miktion in Gang bringen können (→ spastische Blase, Abb. 1, S. 571).

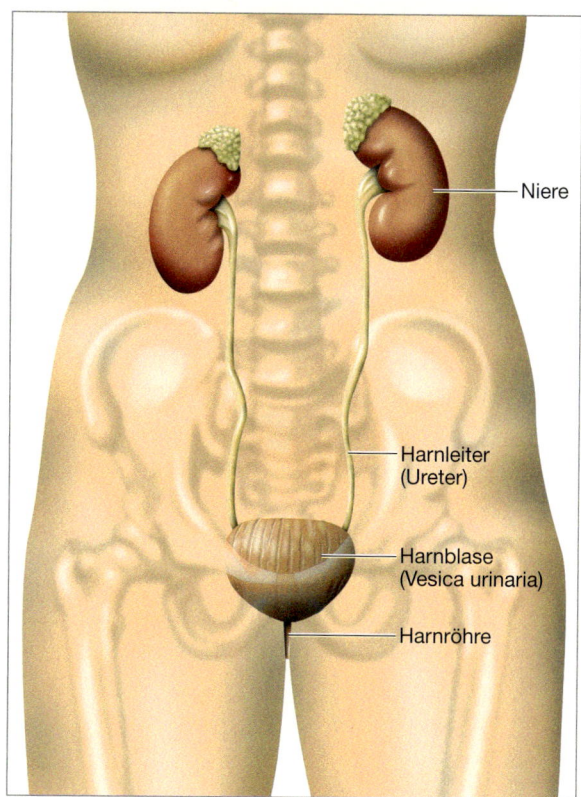

Abb. 1:
Anatomie der ableitenden Harnwege bei der Frau

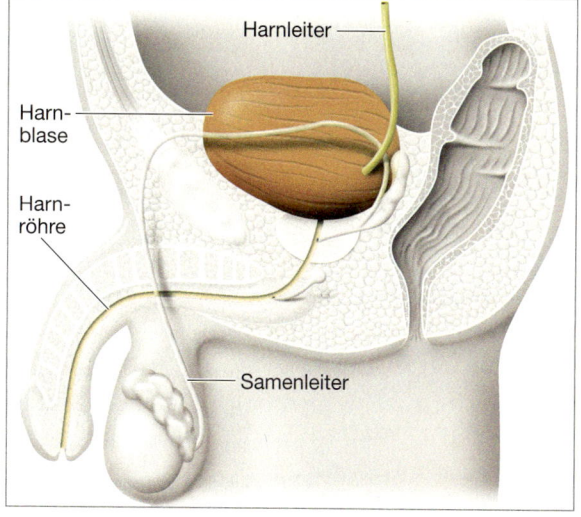

Abb. 2:
Seitenansicht der Harnblase und Harnröhre beim Mann

Harnröhre (Urethra)

Die Harnröhre ist beim Mann ca. 20–25 cm lang und bei der Frau 2,5–4 cm. Sie verläuft beim Mann von der Harnblase durch die Vorsteherdrüse **(Prostata)**, dann durch den Beckenboden und den Penis (→ Abb. 1). Für die Katheterisierung der männlichen Harnröhre ist von Bedeutung, dass sie unter dem Beckenboden in einem nahezu rechten Winkel nach vorne und bei Erreichen des Penis wieder nach unten zieht. Hierdurch ist die Katheterisierung des Mannes schwieriger als bei der Frau.

Die Harnröhre der Frau mündet zwischen Scheide und Klitoris (→ Abb. 2). Weil die Harnröhre der Frau kürzer ist als beim Mann, erkranken Frauen häufiger an aufsteigenden Entzündungen der Harnorgane.

Veränderungen im Alter

Im Alter nimmt die Kapazität der Blase ab, sodass weniger Urin gesammelt werden kann. Die Blasenentleerung ist meist nicht mehr vollständig, wodurch Urin in der Blase zurückbleibt, der für viele Bakterien einen idealen Nährboden darstellt. Alte Menschen leiden daher häufiger an Infektionen der Harnorgane.

Die Miktion ist ein anfälliger Mechanismus, der durch viele Faktoren gestört werden kann. Die häufigste Störung ist die Unfähigkeit, die Blasenentleerung willkürlich zu steuern **(Inkontinenz)**. Die → Urininkontinenz nimmt im Alter zu und zählt zu den wichtigsten Problemfeldern bei der Betreuung alter Menschen.

Urininkontinenz
→ S. 285

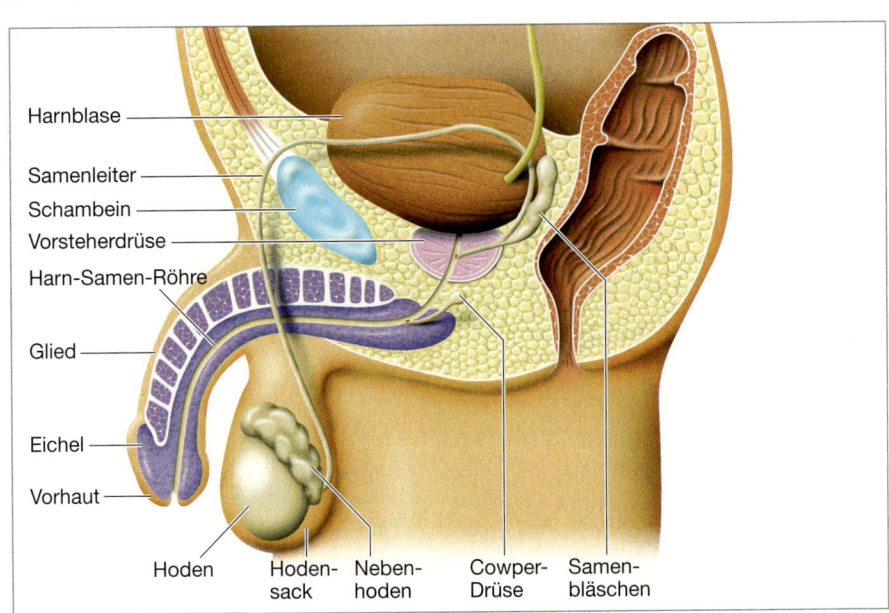

*Abb. 1:
Längsschnitt durch das
männliche Becken mit den
Harn- und Geschlechts-
organen*

Harnblase
Samenleiter
Schambein
Vorsteherdrüse
Harn-Samen-Röhre
Glied
Eichel
Vorhaut
Hoden — Hoden-sack — Neben-hoden — Cowper-Drüse — Samen-bläschen

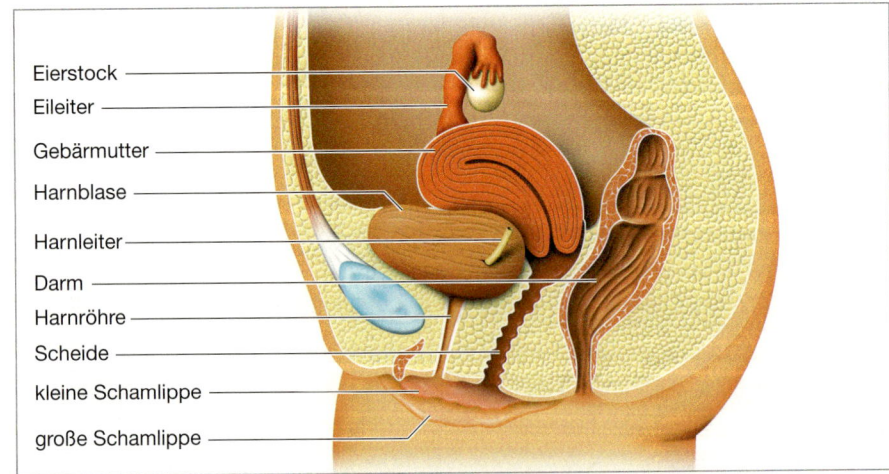

*Abb. 2:
Längsschnitt durch das
weibliche Becken mit den
Harn- und Geschlechts-
organen*

Eierstock
Eileiter
Gebärmutter
Harnblase
Harnleiter
Darm
Harnröhre
Scheide
kleine Schamlippe
große Schamlippe

1.4.10 Geschlechtsorgane

Männliche Geschlechtsorgane

Sowohl bei der Frau als auch bei dem Mann unterscheidet man die inneren und die äußeren Geschlechtsorgane. Zu den **inneren Geschlechtsorganen** gehören beim Mann die Hoden *(Testes)* und Nebenhoden *(Epididymes)*, die Samenleiter, die Vorsteherdrüse *(Prostata)* und die Samenbläschen. Als **äußere Geschlechtsorgane** werden das Glied *(Penis)* und der Hodensack *(Scrotum)* mit den darin liegenden Hoden bezeichnet (→ Abb. 1, S. 170).

Hoden (Testes): Die Hoden sind paarige, etwa pflaumengroße Organe (→ Abb. 1). Der linke Hoden ist meist etwas größer und steht im Hodensack etwas tiefer. Den Hoden sind die Nebenhoden aufgelagert, mit denen sie zusammen im Hodensack außerhalb der Bauchhöhle liegen. Hoden sind die männlichen Keimdrüsen. Sie enthalten sehr feine kanalartige Strukturen, Samenkanälchen genannt, in denen die **Samenzellen** *(Spermien)* gebildet werden. In den Maschen des netzartigen Bindegewebes zwischen den Samenkanälchen liegen die **Leydig-Zwischenzellen**, die nach Stimulation durch → Hypophysenhormone **Testosteron** produzieren. Testosteron ist das wesentliche männliche Geschlechtshormon, das die Ausbildung der Geschlechtsmerkmale und der männlichen Libido fördert.

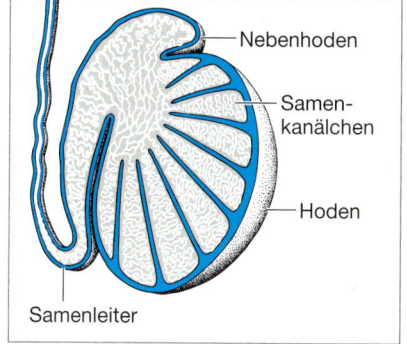

Abb. 1:
Schnitt durch Hoden und Nebenhoden

Hypophysenhormone
→ S. 120

Nebenhoden (Epididymes): Die Nebenhoden liegen dem oberen Hodenpol auf. In ihnen werden die im Hoden produzierten Samenzellen aufbewahrt und zur Reifung gebracht. Im Inneren befindet sich der mehrfach gewundene Nebenhodengang, in dem die Samenzellen zum Samenleiter weitertransportiert werden.

Samenleiter (Duktus deferens): Als Fortsetzung des Nebenhodenganges entsteht der Samenleiter, der 50–60 cm lang ist. Gemeinsam mit begleitenden Nerven und Blutgefäßen bildet er den **Samenstrang**. Dieser Samenstrang zieht über die Leistenkanäle in den Beckenraum, wo er seitlich der Harnblase bis zu ihrer Rückseite zieht und von hinten in Höhe der Vorsteherdrüse in die Harnröhre mündet. Sie wird daher ab diesem Zusammenfluss als **Harn-Samen-Röhre** bezeichnet.

Samenbläschen (Glandula vesiculosa): Die beiden Samenbläschen liegen der Harnblase hinten seitlich an. Ihr Name ist irreführend, weil sie keine Samenzellen enthalten. In ihnen wird vielmehr eine alkalische, fruktosereiche Flüssigkeit produziert, die über einen abführenden Kanal kurz vor der Vereinigung mit der Harnröhre in den Samenleiter mündet. Die Flüssigkeit dient dem Schutz und der Ernährung der Samenzellen.

Vorsteherdrüse (Prostata): Die etwa kastaniengroße Prostata liegt direkt unter der Harnblase und umgibt die Harnröhre wie eine enge Manschette. Von hinten tritt der Samenkanal hinzu, der sich noch während der Wegstrecke in der Prostata mit der Harnröhre vereint. Die Prostata produziert den Großteil der Samenflüssigkeit. Ihr Sekret enthält das Enzym saure Phosphatase sowie Citronensäure und dient dem Schutz der Samenzellen.

Glied (Penis): Das Glied ist das Begattungsorgan des Mannes. Am oberen Ende liegt die Penisspitze, **Eichel** genannt, die von der zurückstreifbaren Vorhaut umgeben ist. Die Harn-Samen-Röhre zieht sich längs durch das Glied und mündet in der Eichel. In dem Glied liegen drei längs verlaufende Schwellkörper: der zweigeteilte *Corpus cavernosum* und der Harnröhren-Schwellkörper *(Corpus spongiosum)*. die Schwellkörper dienen der Aufrichtung des Gliedes, der Erektion, als Voraussetzung für den Samenerguss, einer so genannten Ejakulation.

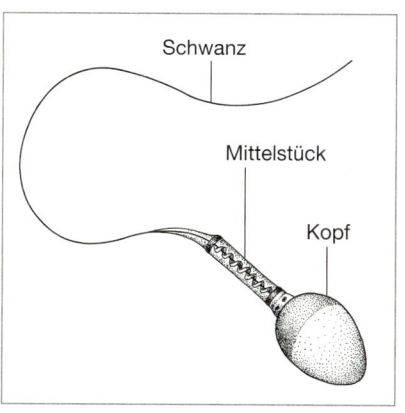

Abb. 2:
Spermium

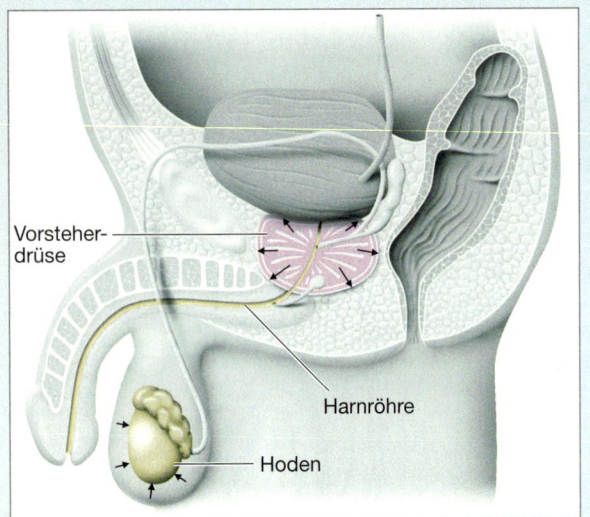

Abb. 1: *Seitenansicht des männlichen Beckens bei einem alten Mann. Die Prostata ist vergrößert (Prostatahypertrophie), wodurch die Harnröhre verengt wird. Die Hodengröße nimmt ab.*

Vorsteherdrüse

Harnröhre

Hoden

Veränderungen im Alter

Männer erleben keine so abrupte Umstellung in der Produktion ihrer Geschlechtshormone wie die Frauen. Dennoch verändert sich die hormonelle Situation auch bei ihnen: Beim alternden Mann nimmt die Hodengröße ab. Gleichzeitig wird die Testosteronproduktion in den Hoden um ca. 30–50 % reduziert. Dies hat Einflüsse auf die männlichen Geschlechtsorgane und auf die Körpermuskulatur, da Testosteron einen muskelkräftigenden Effekt hat.

Bereits ab dem 30. Lebensjahr kommt es beim gesunden Mann zu einer kontinuierlichen Größenzunahme der Prostata, die auf hormonelle Einflüsse durch das Testosteron zurückgeführt wird. Die Prostata umgibt die Harnröhre ringförmig.

Bei einer Größenzunahme der Prostata kann die Harnröhre eingeengt werden, was zum Nachlassen des Harnstrahls und bei weiterer Einengung zu einer unvollständigen Harnblasenentleerung bis hin zum völligen Aufstau führt.

Weibliche Geschlechtsorgane

Bei der Frau werden als innere Geschlechtsorgane die Eierstöcke *(Ovarien)*, Eileiter *(Tuben)*, Gebärmutter *(Uterus)* sowie die Scheide *(Vagina)* bezeichnet (→ Abb. 2). Äußere Geschlechtsorgane sind die Schamlippen sowie der Scheidenvorhof mit der äußeren Scheidenöffnung (→ Abb. 3).

Eierstöcke (Ovarien): Die Eierstöcke sind die Keimdrüsen des weiblichen Körpers. In ihnen werden bei der geschlechtsreifen Frau die Eizellen produziert, aus denen nach Verschmelzung mit einer männlichen Samenzelle ein Embryo entstehen kann. Die Eierstöcke liegen im kleinen Becken. Sie enthalten bei der geschlechtsreifen Frau Eibläschen *(Follikel)*, die Hormone produzieren und in denen sich die Eizelle vor dem Eisprung befindet. Vor dem Eisprung produziert das Eibläschen Östrogen. Nach dem Eisprung bleibt die Hülle zurück, die zum Gelbkörper umgebaut wird. Dieser produziert neben Östrogen zusätzlich das **Gelbkörperhormon** *(Progesteron)*.

Abb. 2:
Innere Geschlechtsorgane der Frau

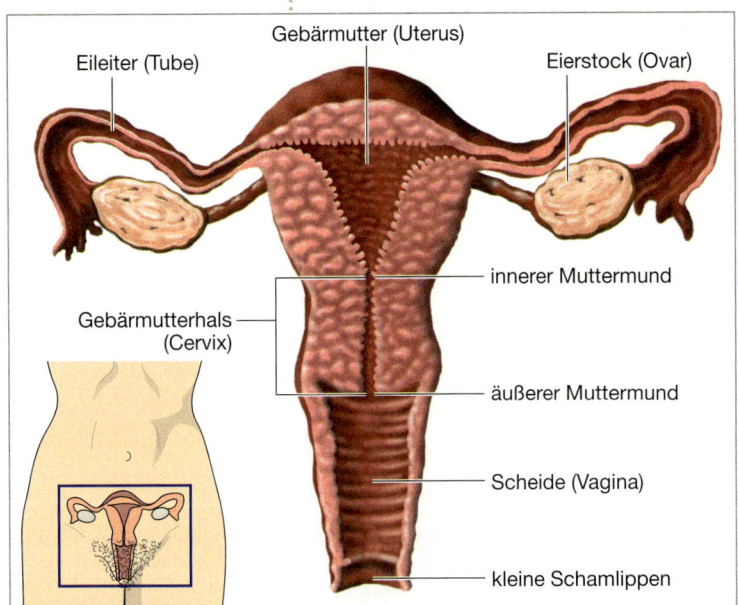

Eileiter (Tube)

Gebärmutter (Uterus)

Eierstock (Ovar)

innerer Muttermund

Gebärmutterhals (Cervix)

äußerer Muttermund

Scheide (Vagina)

kleine Schamlippen

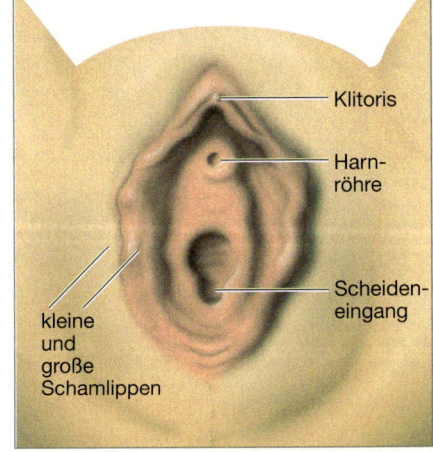

Klitoris

Harnröhre

Scheideneingang

kleine und große Schamlippen

Abb. 3:
Vulva mit Ansicht der kleinen und großen Schamlippen, Klitoris, Harnröhre und Scheideneingang

Eileiter (Tuben): Die Eileiter sind ein 10–18 cm langer Schlauch, der von den Eierstöcken zur Gebärmutter reicht. Das dem Eierstock zugewandte Ende mündet in einer mit langen Fransen bedeckten Öffnung, in die das Ei bei Freiwerden aus dem Follikel aufgenommen wird. Von hier erfolgt der Transport bis zur Gebärmutter.

Gebärmutter (Uterus): Die Gebärmutter ist ca. 7–8 cm lang und birnenförmig. Ihr unteres schmales Ende, *Cervix* genannt, ragt in die Scheide hinein. Von der Scheide aus gesehen zeigt sich dieser Anteil der Gebärmutter als **äußerer Muttermund**. Die Gebärmutter ist ein Hohlorgan mit einer festen Muskelschicht, die innen von einem Schleimhautepithel ausgelegt ist, das alters- und zyklusabhängigen Schwankungen unterliegt.

Scheide (Vagina): Die Scheide ist ein 6–8 cm langes Hohlorgan. Ihr oberes Ende grenzt an die Cervix der Gebärmutter an. Das untere Ende mündet hinter der Harnröhre an den kleinen Schamlippen. In der Scheide wird ein saures Sekret produziert, das Schutz vor aufsteigenden Infektionen bietet.

Äußere Geschlechtsorgane: Die äußeren Geschlechtsorgane der Frau werden als **Vulva** zusammengefasst (→ Abb. 3, S. 172). Hierzu gehören große und kleine Schamlippen, der mit zwei Schwellkörpern erregbare Anteil der äußeren Geschlechtsorgane, Kitzler oder **Klitoris** genannt, die Harnröhrenöffnung sowie der Scheideneingang.

Veränderungen im Alter

Bei der Frau endet die reproduktive Phase mit dem Ende der zyklischen Östrogenproduktion um das 50. bis 52. Lebensjahr. Die letzte Regelblutung ist die **Menopause**. Die hormonelle Übergangsphase von der Geschlechtsreife bis zum Alter wird **Klimakterium** genannt. Diese Phase kann, aber muss nicht zwangsläufig mit unspezifischen Beschwerden wie Hitzewallungen oder Stimmungsschwankungen einhergehen. Bei der alten Frau schrumpfen die Eierstöcke, die Hormonproduktion geht zurück. Es kommt zu einer Rückbildung der Schleimhaut in Gebärmutter und Scheide. Die Sekretproduktion in der Scheide lässt nach, wodurch der Säureschutz verloren geht und Infektionen leichter aufsteigen können.

Exkurs   **Sexualität im Alter**

Das Bedürfnis von Zärtlichkeit und Sexualität ist ein Grundbedürfnis, das bis in das hohe Alter hinein bestehen bleibt. Die Art, wie Sexualität im Alter gelebt werden kann, ist Ausdruck der bisherigen Lebensgeschichte und der aktuellen Lebensbedingungen. Die Darstellung von Alterssexualität in der Öffentlichkeit zeichnet leider ein Zerrbild, das Altern mit dem Verlust aller Möglichkeiten, Sexualität aktiv und selbstbestimmt zu leben, gleichsetzt. Diese Entwicklung ist häufig Folge einer institutionalisierten Betreuung, die alten Menschen nur unzureichend Rückzugsmöglichkeiten und unzureichend Intimsphäre lässt, was eine wesentliche Voraussetzung für gelebte Sexualität ist. Bei vielen alten Menschen trägt der Tod des langjährigen Partners zum Nachlassen der sexuellen Aktivitäten erheblich bei. Altern führt zwar zu Veränderungen der biologischen Komponenten der Sexualität, was jedoch nicht gleichzusetzen ist mit einem Verlust oder einer generellen Verschlechterung der Sexualfunktionen.

Veränderungen im Alter

Bei **Männern** nimmt der Testosteronspiegel ab. Ältere Männer reagieren daher auf eine Erregung nicht mehr so schnell mit einer Erektion. Der Zeitraum bis zum Erleben des Orgasmus dauert häufig länger, die Ejakulation kann schwächer ausfallen.
Bei **Frauen** wird durch den Östrogenmangel die Schleimhaut der Scheide dünner und verletzlicher. Auch die Menge der Gleitsubstanz in der Scheide lässt nach, was beim Geschlechtsverkehr zu Schmerzen führen kann. Die hormonellen Veränderungen haben jedoch kaum Einfluss auf die sexuelle Reaktions- und Empfindungsfähigkeit, sodass auch Frauen bis ins hohe Alter hinein orgasmusfähig bleiben.

1.4.11 Nervensystem

Das Nervensystem des Körpers dient der Verarbeitung von äußeren Reizen sowie der Steuerung der Körperfunktionen und des Verhaltens. Es setzt sich zusammen aus verschiedenen Formen hoch spezialisierter → Nervenzellen, die untereinander stark vernetzt sind.

Nervenzellen
→ S. 108

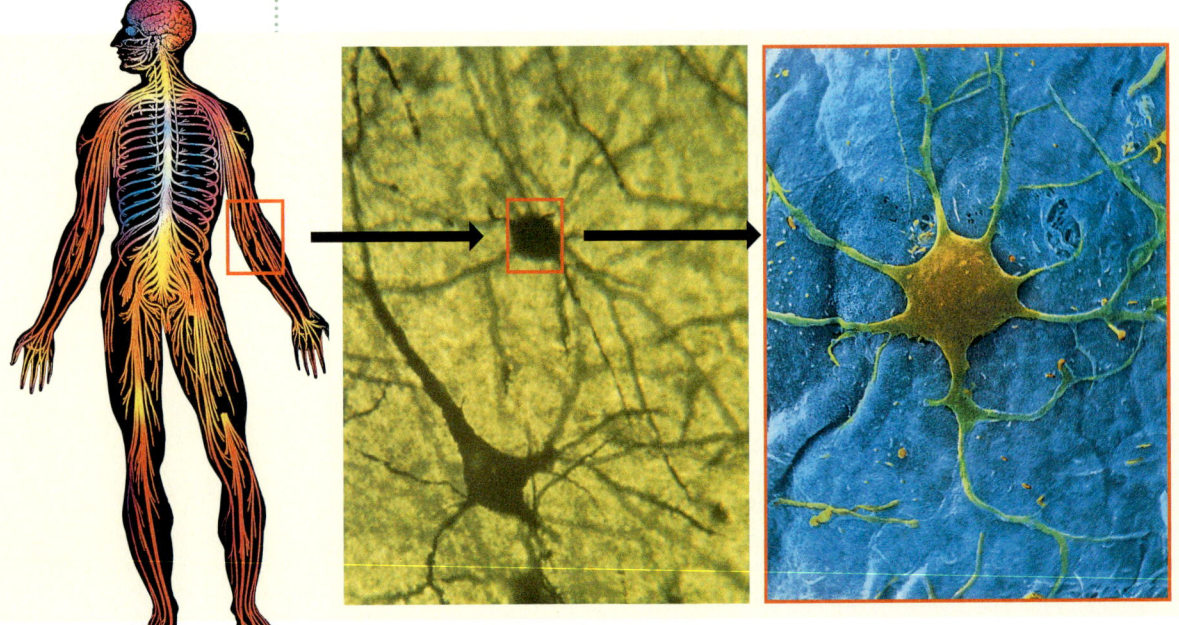

Abb. 1: Das komplexe Nervensystem im menschlichen Körper besteht aus spezialisierten Nervenzellen, die stark vernetzt sind.

Eine grobe Unterteilung des Nervensystems (→ Abb. 1) differenziert zwischen
- **willkürlichem** Nervensystem und
- **unwillkürlichem** (vegetativem oder autonomem) Nervensystem.

Das willkürliche Nervensystem steuert die Körpervorgänge, die dem Bewusstsein zugänglich sind. Hierzu gehören auch die Wahrnehmung sensibler und sensorischer Reize (z. B. von Berührungen oder Seheindrücken) sowie die Bewegung von Körperteilen. Das unwillkürliche Nervensystem unterliegt nicht dem bewussten Willen. Alle lebenswichtigen Funktionen des Körpers, z. B. der Herzschlag oder die Verdauung, unterliegen der Steuerung durch das vegetative Nervensystem (deswegen kann man beispielsweise den Herzschlag auch nicht willentlich steuern).

Willkürliches Nervensystem

Das willkürliche Nervensystem setzt sich zusammen aus
- dem **zentralen Nervensystem (ZNS)**, das im Gehirn und im Rückenmark lokalisiert ist. Hier werden Reize wahrgenommen und verarbeitet, außerdem ausgehende Signale produziert.
- dem **peripheren Nervensystem**, das den Körper mit dem ZNS verbindet. Es hat im Vergleich zum ZNS eine eher passive Funktion, indem es Reize, die im ZNS produziert werden, aufnimmt und an die Erfolgsorgane (in der Regel die Muskeln) weiterleitet. Umgekehrt werden Sinneswahrnehmungen aufgenommen und an das ZNS zur Verarbeitung weitergeleitet.

Man unterscheidet motorische Nerven, die Reize vom ZNS an die Muskeln weiterlei-ten, und sensible Nerven, die Reize aus der Peripherie aufnehmen und an das ZNS weiterleiten (→ Abb. 1). Die motorischen und sensiblen Nervenanteile werden meist in einem gemeinsamen Nerven vereint. Diese Nerven nennt man gemischte Nerven.

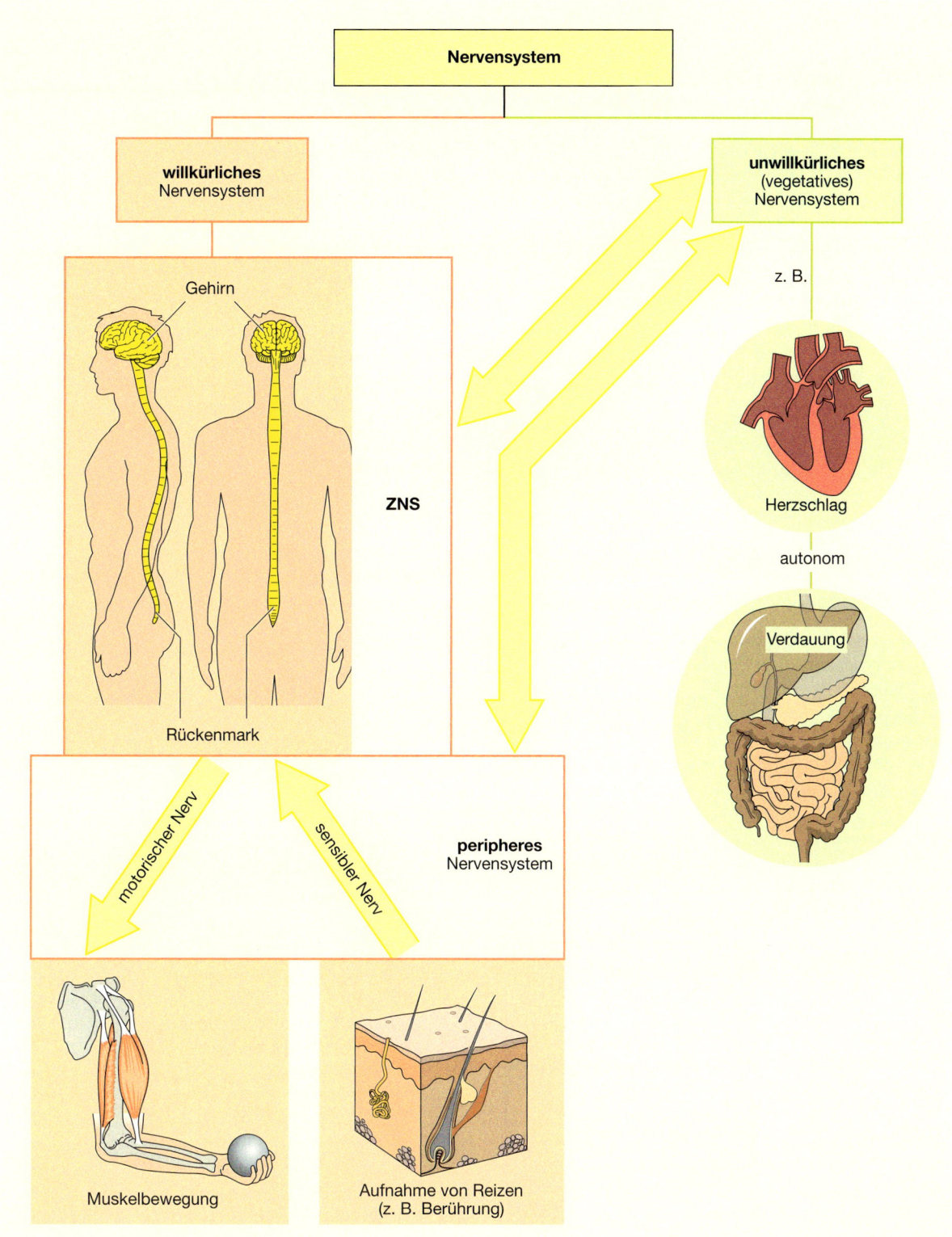

Abb. 1: *Motorische und sensible Nerven*

Zentrales Nervensystem

Das zentrale Nervensystem setzt sich aus **Gehirn** und **Rückenmark** zusammen.

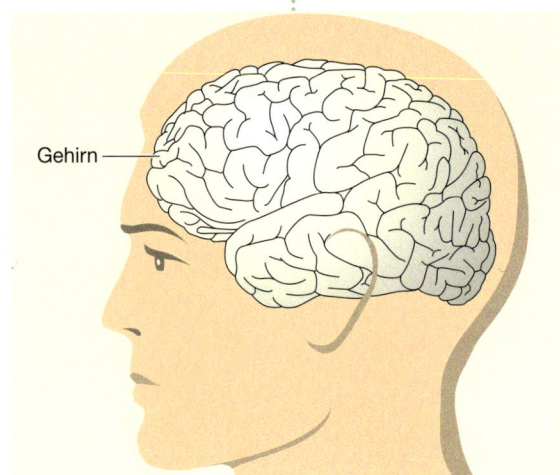

Gehirn

Abb. 1: Gehirn

Foramen magnum
→ S. 128

Liquor
ist eine wasserklare Flüssigkeit, von der ca. 500 ml täglich in den Hohlräumen des Gehirns gebildet und auch wieder resorbiert werden.

Gehirn (Cerebrum)

Das Gehirn liegt in dem knöchernen Schädel, der es von allen Seiten umgibt und schützt. Nach unten hin setzt es sich in den Hirnstamm fort, der in das verlängerte Rückenmark übergeht. Dieses tritt durch das → Foramen magnum an der Unterseite des Schädels aus und geht in das Rückenmark über (→ Abb. 3).

Das menschliche Gehirn ist ein hoch differenziertes und spezialisiertes Organ, das sich bis in das hohe Alter hinein eine große Flexibilität und Erholungsfähigkeit bewahrt. Entgegen früheren Vorstellungen, dass Gehirnfunktionen bei Zerstörung einzelner Areale irreversibel verloren gehen, weiß man heute, dass auch das alte Gehirn noch vielfältige Erholungspotenziale hat, und dass Lernen bis in das hohe Alter hinein möglich ist.

Im Gehirn werden Wahrnehmungen der Außenwelt dem Bewusstsein zugänglich gemacht und in differenzierte Reaktionen verarbeitet. Das menschliche Gehirn ist Sitz spezialisierter neuropsychologischer Funktionen, wie z.B. der Sprache, und bildet die organische Grundlage für unsere Persönlichkeit.

Seit Jahrhunderten beschäftigen sich Menschen mit der Erforschung des Gehirns. Insbesondere die Erkenntnis, dass Körperfunktionen und Persönlichkeitsmerkmale an die Existenz spezialisierter Gehirnzentren gebunden sind, war vor Jahrhunderten ebenso wie heute Gegenstand der Forschung.

An der Oberfläche ist das Gehirn von den drei Hirnhäuten *(Meningen)* umgeben (→ Abb. 2). Die **harte Hirnhaut** *(Dura mater)* liegt dem Knochen an. Darunter liegt die **Spinngewebshaut** *(Arachnoidea)*, die sehr zart und durchsichtig ist. Zwischen der harten Hirnhaut und der Spinngewebshaut liegt der **Subduralraum**. Die unterste **weiche Hirnhaut** *(Pia mater)* liegt der Gehirnoberfläche direkt an. Zwischen der mittleren und der unteren Hirnhaut liegt ein Hohlraum (**Subarachnoidalraum**), der von Blutgefäßen durchzogen wird. Dieser Raum ist mit Nervenwasser *(Liquor cerebrospinalis)* gefüllt, das eine Pufferfunktion für das Gehirn gegen äußere Einwirkungen ausübt.

Im Inneren des Gehirns befinden sich mehrere **liquorgefüllte Hohlräume** *(Ventrikel)*, die untereinander in Verbindung stehen (→ Abb. 3). In ihnen wird der Liquor produziert und wieder aufgenommen.

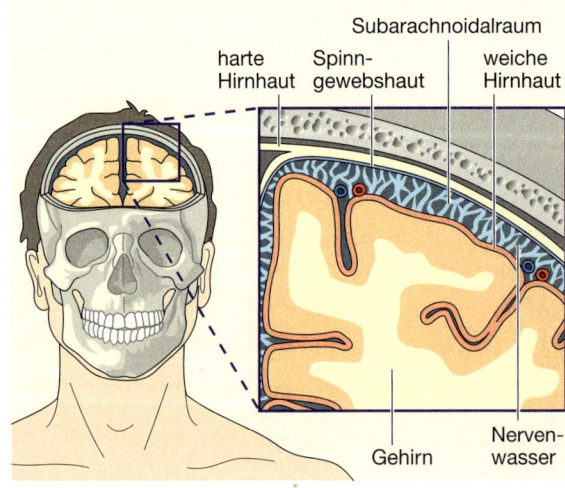

harte Hirnhaut · Spinn-gewebshaut · Subarachnoidalraum · weiche Hirnhaut · Gehirn · Nerven-wasser

Abb. 2: Hirnhäute

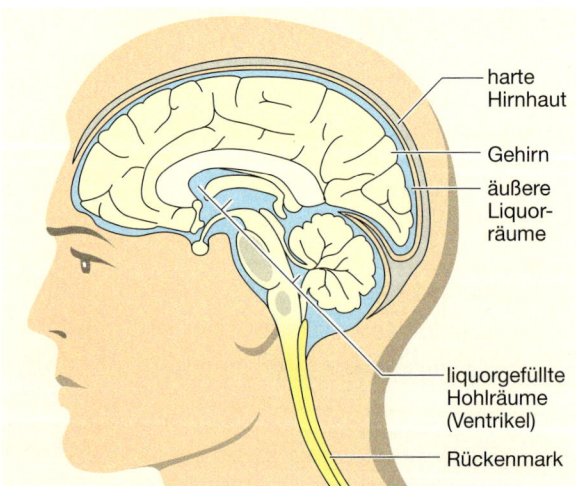

harte Hirnhaut · Gehirn · äußere Liquor-räume · liquorgefüllte Hohlräume (Ventrikel) · Rückenmark

Abb. 3: Verteilung des Nervenwassers (Liquor)

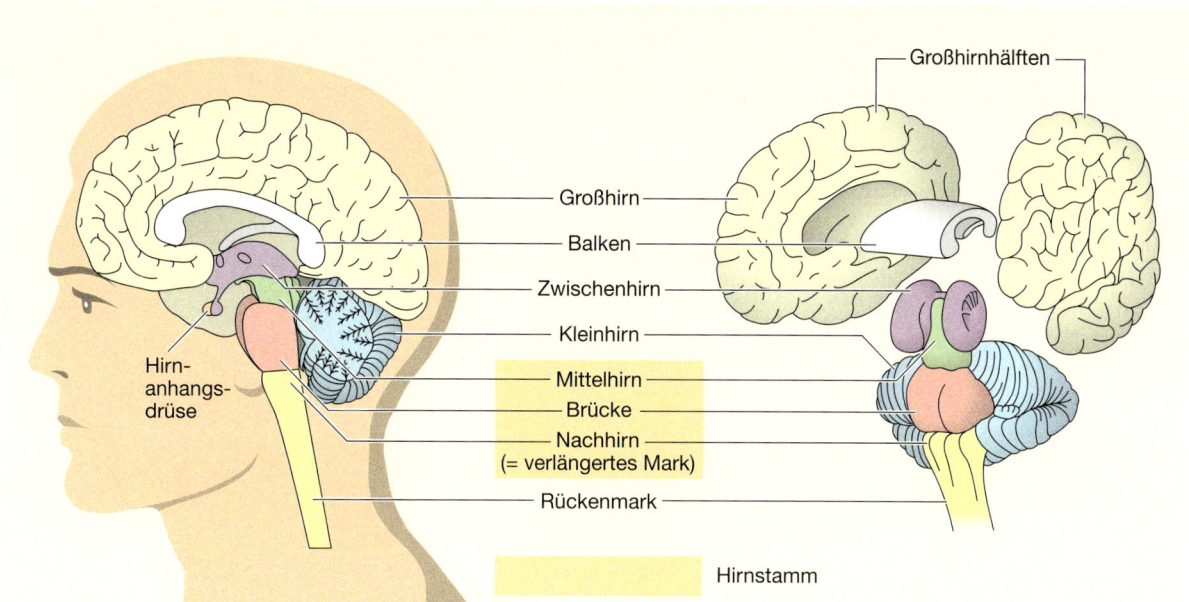

Abb. 1:
Aufbau des Gehirns

Das Gehirn wird in unterschiedliche Abschnitte unterteilt, die entwicklungsgeschichtlich eine jeweils eigene Bedeutung haben. Je nach Festlegung der anatomischen und funktionellen Kategorien existieren unterschiedliche Klassifikationen. Am gebräuchlichsten ist folgende Einteilung in

- Großhirn
- Zwischenhirn
- Hirnstamm (Mittelhirn, Brücke und verlängertes Mark)
- Kleinhirn.

Großhirn (Endhirn)

Das Großhirn nimmt mit ca. 80% den größten Gewichtsanteil am Gesamtgehirn ein. Entwicklungsgeschichtlich ist es der jüngste Teil unseres Gehirns. Es ist Sitz höherer geistiger Funktionen, wie Bewusstsein, Sprache, logisches Denken und Abstraktionsvermögen. Die Zahl der im Großhirn gelegenen Nervenzellen macht ca. ein Drittel des gesamten Nervensystems aus. Im Großhirn existiert eine hohe Vernetzung der Nervenzellen untereinander mit einer enormen Dichte an → Synapsen, über die nahezu jede Nervenzelle mit sämtlichen anderen Zellen verbunden ist. Vor allem diese intensive Vernetzung erklärt die Leistungsfähigkeit und Flexibilität unseres Gehirns.

Synapsen
→ S. 108
Axonen
→ S. 108

Das Großhirn wird durch eine Längsfurche in zwei Hälften (**Hemisphären**) geteilt, die sich spiegelbildlich gleichen. Eine feste „Nervenstraße" aus Millionen von → Axonen, **Balken** genannt, verbindet die beiden Großhirnhälften miteinander. Jede Großhirnhälfte besteht von außen sichtbar aus vier verschiedenen **Lappen**.

Jeder Lappen *(Lobus)* hat spezifische Funktionen, über die die moderne Hirnforschung zunehmend Erkenntnisse gewinnt:

- Stirnlappen *(Lobus frontalis)*
- Scheitellappen *(Lobus parietalis)*
- Hinterhauptslappen *(Lobus occipitalis)*
- Schläfenlappen *(Lobus temporalis)*

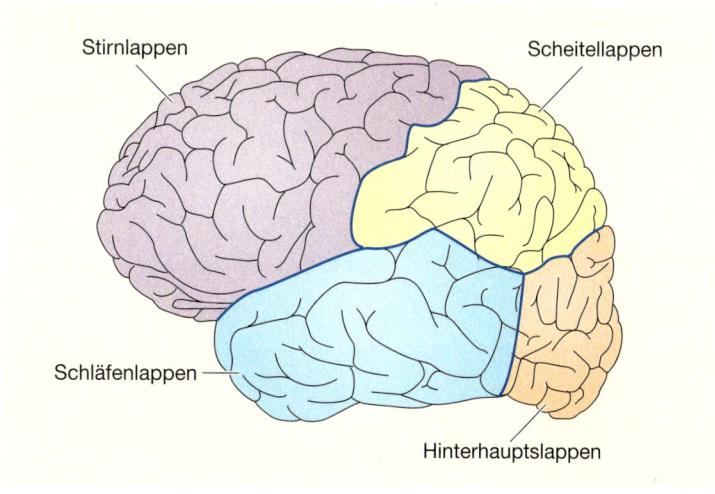

Abb. 2: Gehirnlappen

Die von außen sichtbare Oberfläche des Gehirns wird als **Hirnrinde** bezeichnet. Ihre Dicke beträgt ca. 2–5 mm. Die Großhirnrinde ist stark gefurcht, und jede Furche ist mehrfach gewunden. Hierdurch hat sich im Laufe der Menschheitsentwicklung die Oberfläche des Gehirns stark vergrößert. In der Rinde liegen die Zellkörper der Nervenzellen. Da sie der Rinde eine graue Färbung geben, wird die Rinde auch als **graue Substanz** (→ Abb. 1, S. 179) bezeichnet. Die Axone dieser Zellkörper bilden die **weiße Substanz** unterhalb der Großhirnrinde.

Zellverbände der Hirnrinde mit ähnlichen Funktionen bilden spezialisierte Rindenfelder (→ Abb. 1). Hierzu gehören u.a.:

- **das motorische Sprachzentrum (Broca-Areal):** Es liegt im unteren Stirnhirn und dient der Sprachproduktion. Bei den meisten Menschen liegt dieses Areal in der linken Gehirnhälfte. Dies ist meist gekoppelt mit einer stärkeren Kraft und Geschicklichkeit der durch die linke Hemisphäre gesteuerten rechten Körperhälfte („Rechtshänder"). Die linke Hemisphäre wird somit als die dominante Hemisphäre bezeichnet. Nur bei einem Teil der linkshändigen Menschen liegen die Sprachareale in der rechten Gehirnhälfte. Bei einer Störung des Broca-Areals leidet der Erkrankte an einer → motorische Aphasie *(Broca-Aphasie)*.

motorische Aphasie
→ S. 572

sensorische Aphasie
→ S. 572

- **das sensorische Sprachzentrum (Wernicke-Areal):** Es liegt im oberen Schläfenlappen und steuert das Sprachverständnis. Es ist meist in der linken Gehirnhälfte lokalisiert. Bei einer Störung dieses Areals kann eine → sensorische Aphasie entstehen.
- **die Sehrinde**, in der die Sehinformationen aus den Sehnerven gesammelt und verarbeitet werden.
- **Bewegungsfelder** (motorische Rinde): Sie steuern die Bewegungen der Muskulatur und sind Ausgangspunkt der Pyramidenbahn (→ Abb. 2, S. 179). Jeder Körperteil ist einem eigenen Abschnitt des motorischen Rindenfeldes zugeordnet (→ Abb. 2). Die Axone dieser Nervenzellen ziehen in der weißen Substanz mit der Pyramidenbahn zum Körper. In Höhe des Hirnstamms kreuzen die meisten Fasern auf die Gegenseite und ziehen dann mit dem Rückenmark bis zur entsprechenden Höhe. Hier wird der Impuls meist auf eine andere Nervenzelle, die ihren Sitz im Rückenmark hat, umgeschaltet und zieht dann mit dem peripheren Nervensystem in den betreffenden Muskel. So kommt es, dass die linke Gehirnhälfte die rechte Körperhälfte steuert und umgekehrt. Ein → Schlaganfall der rechten Großhirnhälfte kann also zu einer Lähmung der linken Körperhälfte führen.

Schlaganfall
→ S. 575

- **Wahrnehmungsfelder** (somatosensorische Felder): Sie empfangen die Wahrnehmungen aus der Körperperipherie. Auch hier ist jedem Körperteil ein eigenes Areal im Wahrnehmungsfeld zugeordnet (→ Abb. 2). Die Nervenfasern aus den sensiblen Nerven kreuzen in Höhe des Rückenmarks auf die Gegenseite. Daher ist bei der Wahrnehmung sowohl von Hautreizen als auch von Sinneseindrücken aus dem Auge die andere Gehirnhälfte für die Reizverarbeitung zuständig.

Abb. 1: Großhirnfelder

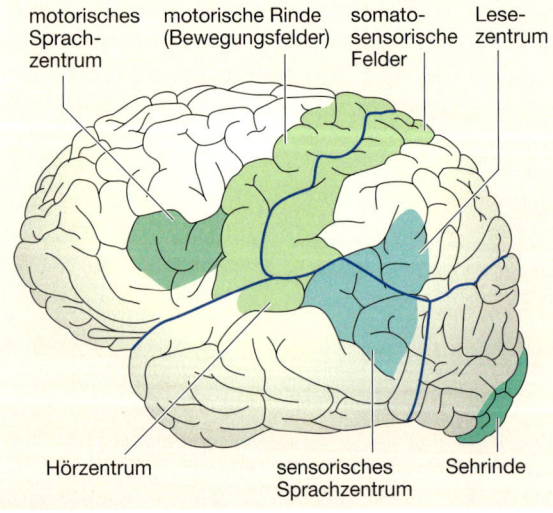

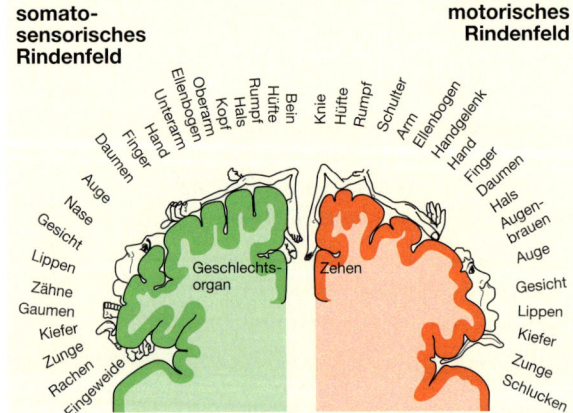

Abb. 2: Homunculus: Körperfühlsphäre (links) und primäres motorisches Rindenfeld (rechts) mit den dort repräsentierten Körperteilen

- **Assoziationsfelder:** In ihnen werden Sinneseindrücke verarbeitet und zu komplexen Informationen zusammengefügt. Handlungsmuster werden entworfen und mit Erinnerungen abgeglichen. Diese Verarbeitung ist Grundlage unseres Bewusstseins und des logischen Denkens.

In der Tiefe des Großhirns liegen zusätzlich kleinere Kerngebiete mit **grauer Substanz**. Gemeinsam mit anderen Kerngebieten aus dem Zwischenhirn werden sie als **Basalganglien** bezeichnet. Die Basalganglien sind Bestandteil des extrapyramidalen Systems. Hierin werden die Bewegungsmuster der Großhirnrinde unbewusst den Bedingungen der Außenwelt angeglichen und an wichtige Faktoren, wie z. B. die Stellung des Körpers im Raum, angepasst. Darunter liegt das **Gehirnmark** mit den Nervenfasern, die die Verbindung mit anderen Nervenzellen und dem Körper herstellen. Sie geben dieser Schicht eine weißliche Färbung, weswegen diese Schicht auch als **weiße Substanz** (→ Abb. 1) bezeichnet wird.

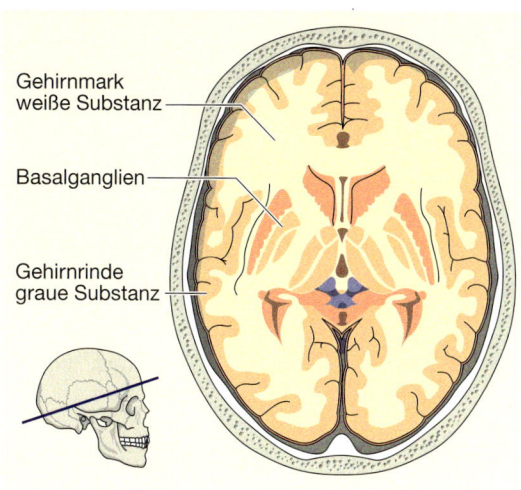

Abb. 1: Graue und weiße Substanz des Großhirns

In der weißen Substanz liegt die **innere Kapsel** *(Capsula interna)* mit der **Pyramidenbahn** (→ Abb. 2). In der Pyramidenbahn verlaufen die Axone der Nervenzellen aus den Bewegungsfeldern nach unten. Sie vermittelt somit die bewussten Bewegungen, die willentlich gesteuert werden können. Ein Großteil der Nervenfasern aus den Bewegungsfeldern des Gehirns kreuzt in Höhe des Hirnstamms auf die Gegenseite. Die Nervenfasern ziehen in der weißen Substanz des Rückenmarks weiter nach unten. Auf der entsprechenden Höhe im Rückenmark wird der Impuls auf eine andere Nervenzelle umgeschaltet, deren Nervenfaser dann als motorische Wurzel das Rückenmark verlässt. Bei einer Schädigung der Pyramidenbahn oberhalb der Pyramidenbahnkreuzung tritt eine → spastische Lähmung der gegenseitigen Körperhälfte auf.

Die Fasern des extrapyramidalen Systems verlaufen ebenfalls in der weißen Substanz. Das extrapyramidale System unterstützt das Pyramidenbahnsystem bei der Steuerung von Bewegungen und durch die unbewusste Aufrechterhaltung von Muskelspannung und Muskelbeweglichkeit. Das extrapyramidale System spielt eine wichtige Rolle bei verschiedenen neurologischen Erkrankungen, z. B. dem → M. Parkinson.

spastische Lähmung
→ S. 567

extrapyramidales System
Nervenverbindungen, die außerhalb der Pyramidenbahn verlaufen und einen hemmenden oder verstärkenden Einfluss auf Bewegungen haben.

M. Parkinson
→ S. 585

Abb. 2: Pyramidenbahn

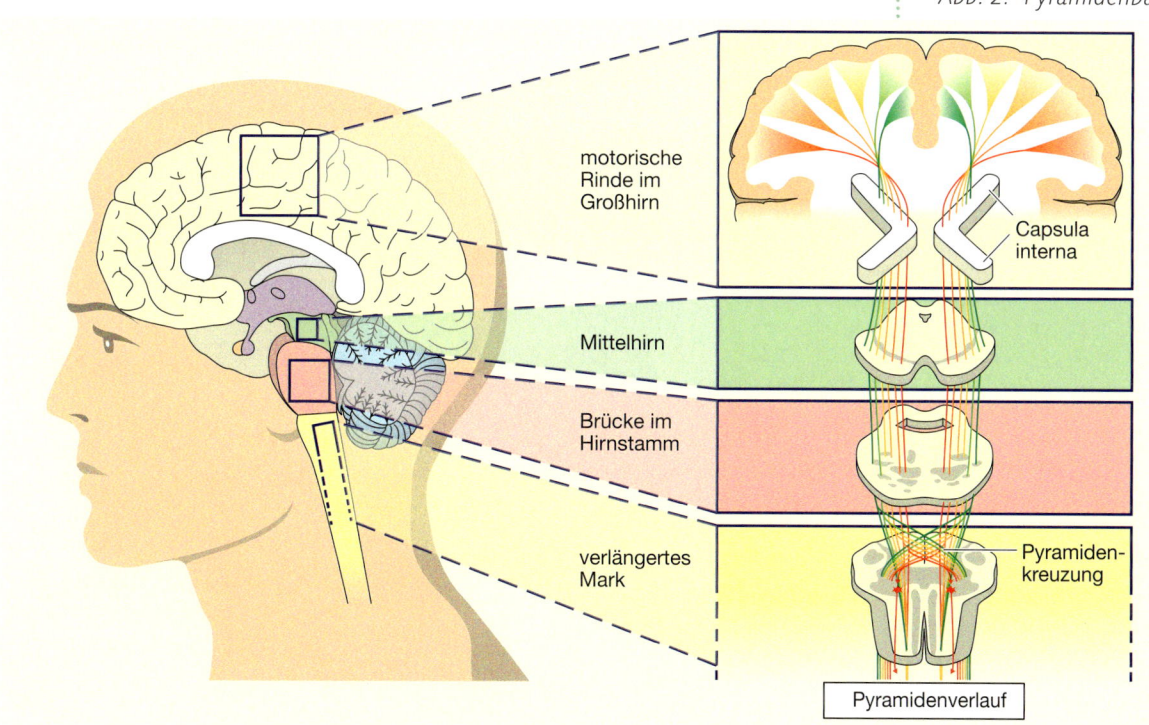

motorische Rinde im Großhirn

Capsula interna

Mittelhirn

Brücke im Hirnstamm

verlängertes Mark

Pyramidenkreuzung

Pyramidenverlauf

Zwischenhirn

Das Zwischenhirn liegt zwischen den Großhirnhälften (→ Abb. 1). Es ist eine unbewusste Schaltstelle zwischen Großhirn und Hirnstamm, in der alle ein- und ausgehenden Impulse gefiltert und mit Erinnerungsmustern abgeglichen werden. Hier ist auch der Sitz wichtiger Kreislauffunktionen und der Emotionen.

Neuere Ergebnisse der Hirnforschung weisen darauf hin, dass das Zwischenhirn gemeinsam mit bestimmten Strukturen aus dem Mittelhirn einen unbewussten, aber wichtigen Einfluss auf das Großhirn ausübt und viele, nur scheinbar logisch und willentlich getroffene Entscheidungen aus dem Großhirn vorwegnimmt.

Das Zwischenhirn besteht aus:

- **Thalamus:** Hier werden alle Informationen (außer Geruchsempfindungen) aus dem Körper gesammelt, verarbeitet und mit Erinnerungen verglichen, bevor sie über spezielle Zellverbände an das Großhirn weitergeleitet werden.

- **Hypothalamus:** Der Hypothalamus ist das Steuerzentrum für die Aufrechterhaltung wichtiger Steuerfunktionen, z.B. der Temperatur, Wasserhaushalt und Blutdruck. Der Hypothalamus produziert wichtige Hormone, über die Körperfunktionen gesteuert werden. Außerdem ist er an der Entstehung von Emotionen beteiligt.

- **Hirnanhangsdrüse (Hypophyse):** Im hinteren Teil der Hypophyse werden Hormone gespeichert, die dem Hypothalamus entstammen und der Regulation des Wasserhaushaltes dienen (ADH). Im vorderen und auch größeren Vorderteil, der mit dem Hypothalamus nicht in Verbindung steht, werden Hormone produziert, die andere Organsysteme steuern. Hier entstammen die Steuerhormone für Schilddrüse (TSH), Geschlechtsorgane (FSH, LH), Nebennierenrinden (ACTH) sowie das Wachstum (→ STH).

Hirnanhangsdrüse
(Hypophyse)
→ S. 120

Hirnstamm

Der Hirnstamm beinhaltet das **verlängerte Mark** (*Medulla oblongata*), die **Brücke** (*Pons*) und das **Mittelhirn** (*Mesencephalon*). Verlängertes Mark und Brücke werden auch als **Rautenhirn** zusammengefasst.

komatös
→ S. 566

Das verlängerte Mark und das Mittelhirn werden von einem lockeren, netzartigen Zellverband, der **Formatio reticularis**, durchzogen, die den Schlafrhythmus und die Bewusstseinslage steuern. Menschen mit einer schweren Schädigung der Formatio reticularis verlieren das Bewusstsein und werden → komatös.

Abb. 1:
Zwischenhirn und
Hirnstamm

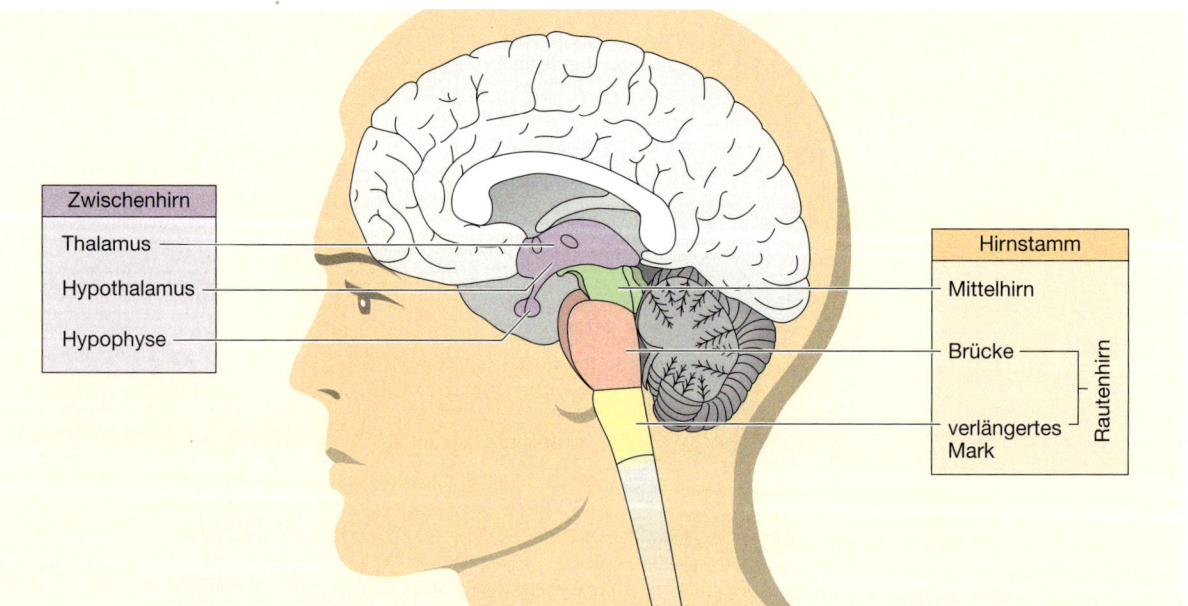

Hier befinden sich auch wichtige Steuerzentralen für den Kreislauf, die Herzfunktion und die Atmung. Eine völlige Zerstörung des Hirnstamms ist mit dem Leben daher nicht vereinbar.

Im Mittelhirn liegt das Kerngebiet der Substantia nigra. Die schwarze Färbung entsteht durch den hohen Melanin- und Eisengehalt. Sie wird zu den Basalganglien gerechnet und gehört zum → extrapyramidalen System. Ihre Zellen stehen mit dem Rückenmark in Verbindung und regulieren hier die Muskelspannung. Eine Schädigung der Substantia nigra ist Bestandteil des → M. Parkinson (→ Abb. 1).

Sämtliche Nervenverbindungen mit dem Körper durchlaufen den Hirnstamm. Im verlängerten Mark kreuzen die Fasern der Pyramidenbahn auf die Gegenseite in die andere Körperhälfte. Die Zellverbände des 3. bis 12. → Hirnnerven entspringen dem Hirnstamm und ziehen von hier in die entsprechenden Organe. Vom Hirnstamm gehen die Verbindungen zum Kleinhirn ab.

Kleinhirn

Das Kleinhirn liegt in der hinteren Schädelgrube. Das Kleinhirn hat eine wesentliche Funktion in der Aufrechterhaltung des Körpergleichgewichts, der Bewegungskoordination und der Einbeziehung von äußeren Körperreizen in die Gleichgewichtsfunktionen (→ Abb. 2).

Das Kleinhirn ist besonders empfindlich gegen Alkohol. Die Gleichgewichtsstörungen eines alkoholisierten Menschen kommen zum Großteil durch die Kleinhirnschädigung zustande (unsicherer, breitbeiniger Gang mit Sturzneigung; Unsicherheit beim Greifen und Zeigen).

Blutversorgung des Gehirns

Das Gehirn hat eine seiner Bedeutung entsprechende Blutversorgung durch zwei unterschiedliche Systeme, die miteinander in Verbindung stehen und dadurch bei Ausfall eines Systems einen Teil der unterbrochenen Blutversorgung übernehmen können.

Diese Systeme sind:

- Der vordere Kreislauf: Die **Halsschlagadern** *(A. carotis)* gehen aus der Aorta hervor und verzweigen sich weiter. Sie versorgen schwerpunktmäßig den Scheitel-, Schläfen- und Stirnlappen.
- Der hintere Kreislauf: Die **Vertebralarterien** ziehen entlang der Halswirbelsäule in den Schädel und versorgen dort weite Teile des Hirnstamms, des Klein- und Zwischenhirns sowie des Hinterhauptslappens.

Vorderer und hinterer Kreislauf sind in einer ringförmigen Struktur, dem so genannten **Circulus Willisi**, an der Hirnbasis miteinander verbunden (→ Abb. 3).

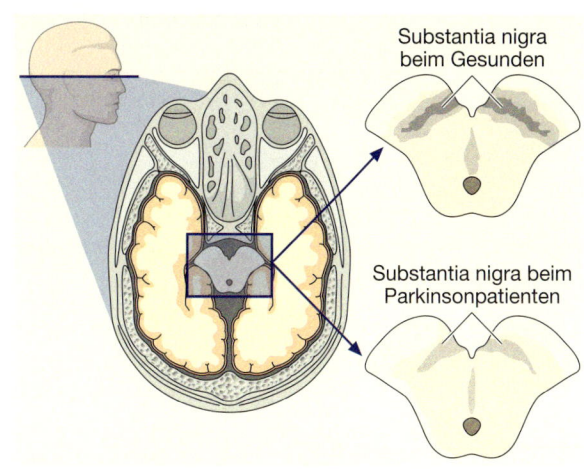

Abb. 1:
Substantia nigra beim Gesunden und beim Parkinsonpatienten

Substantia nigra
schwarze Substanz,
nigra lat. = schwarz

extrapyramidales System
→ S. 179

M. Parkinson
→ S. 585

Hirnnerven
→ S. 186

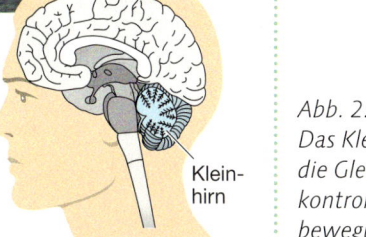

Abb. 2:
Das Kleinhirn ermöglicht die Gleichgewichtskontrolle bei allen Körperbewegungen.

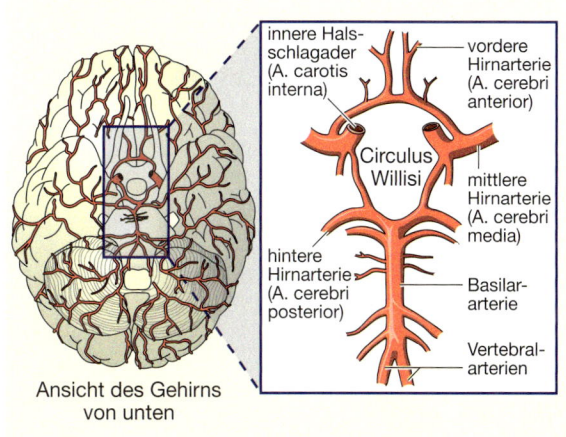

Ansicht des Gehirns von unten

Abb. 3:
Verbindung der Blutzufuhr des Gehirns über die Halsschlagadern und die Vertebralarterien im Circulus Willisi

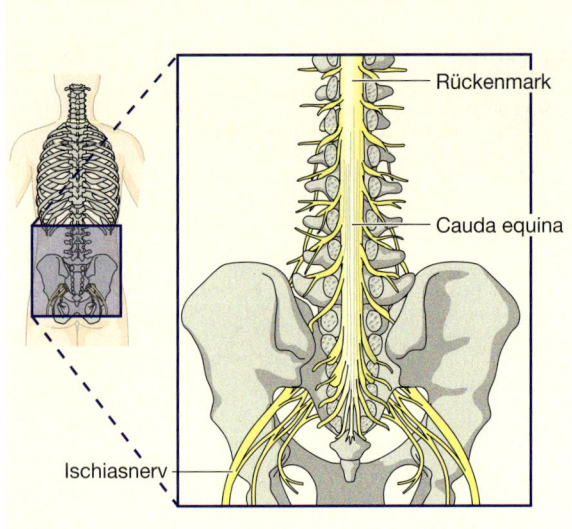

Abb. 1:
Cauda equina
(Pferdeschwanz)

Rückenmark

Das Rückenmark entsteht als Verlängerung des Gehirns nach unten und erstreckt sich innerhalb der Wirbelsäule von dem *Foramen magnum* bis in Höhe des 1. bis 2. Lendenwirbelkörpers. Es ist kleinfingerdick und dabei etwa 45 cm lang. Unterhalb des 2. Lendenwirbelkörpers ziehen im Wirbelsäulenkanal die Nervenfasern für die Beine und den Urogenitalbereich (→ Abb. 1 und 2, S. 170) weiter, die in unterschiedlichen Höhen die Wirbelsäule verlassen. Dieses pferdeschwanzähnliche Bündel wird **Cauda equina** (Pferdeschwanz) genannt (→ Abb. 1).

Das Rückenmark wird unterteilt in insgesamt 31 Segmente (Teilabschnitte), die jeweils aus den auf einer Höhe austretenden Nervenwurzeln sowie der zugehörigen grauen Substanz bestehen.

Man unterscheidet folgende Abschnitte:

- Halsmark (8 Segmente)
- Brustmark (12 Segmente)
- Lendenmark (5 Segmente)
- Kreuz- und Steißmark (5–6 Segmente)

Jedem Rückenmarkssegment entspricht ein Segment auf der Rumpfhaut (**Dermatom**) (die Berührungsempfindung der Kopfhaut wird über die Hirnnerven weitergeleitet). Bei einer Schädigung des Rückenmarks oder der austretenden Wurzeln kann daher über eine Untersuchung der **Sensibilität** (Berührungsempfinden) die geschädigte Höhe meist sehr genau bestimmt werden (→ Abb. 2). Beispielsweise ist bei einer Querschnittsschädigung des Rückenmarks in Höhe des Dermatoms Th10 (10. Brustsegment) das Berührungsempfinden unterhalb des Bauchnabels erloschen.

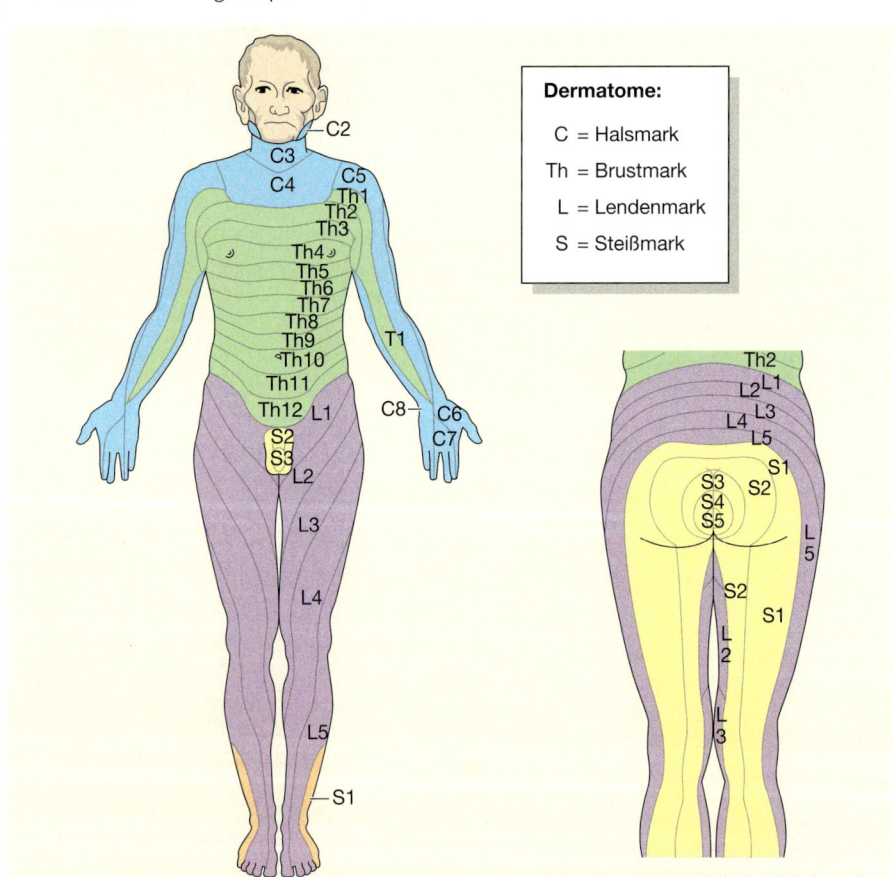

Abb. 2:
Dermatome

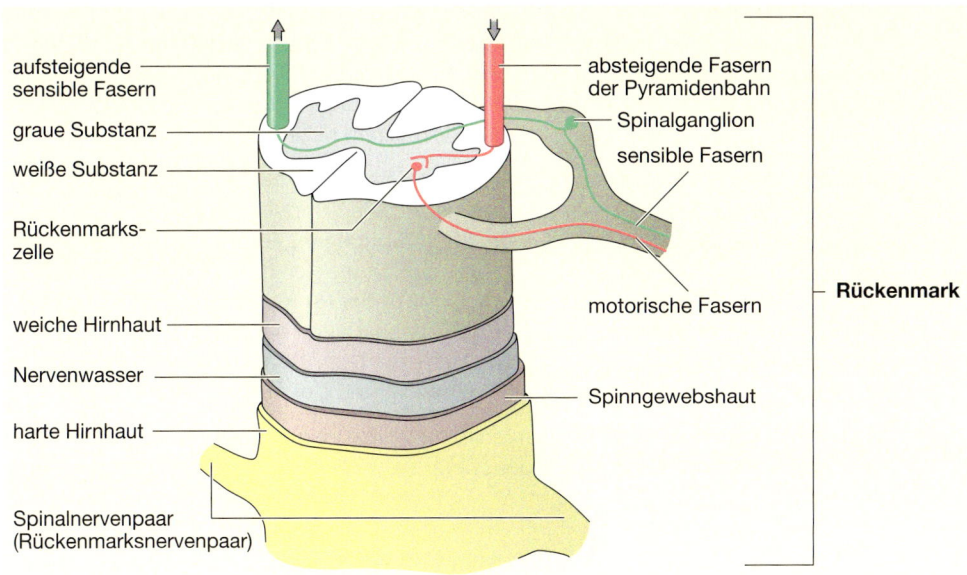

aufsteigende sensible Fasern

graue Substanz

weiße Substanz

Rückenmarks-zelle

weiche Hirnhaut

Nervenwasser

harte Hirnhaut

Spinalnervenpaar (Rückenmarksnervenpaar)

absteigende Fasern der Pyramidenbahn

Spinalganglion

sensible Fasern

motorische Fasern

Rückenmark

Spinngewebshaut

Abb. 1: Rückenmark und Rückenmarkshäute

• Rückenmarkshäute

Die Hirnhäute setzen sich nach unten hin in die Rückenmarkshäute (→ Abb. 1) fort. Auch das Rückenmark wird vom Nervenwasser, das in ständiger Verbindung mit dem Nervenwasser des Gehirns steht, geschützt. Die Rückenmarkshäute ziehen sich entlang der Wirbelsäule bis in den Steißbereich.

Die Medizin macht sich dies zunutze, da sich viele Erkrankungen des Gehirns, v. a. Entzündungen, an Veränderungen des Nervenwassers bemerkbar machen. Man kann nahezu gefahrlos zwischen dem 3. und 4. oder zwischen dem 4. und 5. Lendenwirbelkörper eine Punktion durchführen und hierdurch eine Nervenwasserprobe gewinnen **(Lumbalpunktion)**. In dieser Höhe kann das Rückenmark nicht verletzt werden, da es sich nur bis zum 1. bis 2. Lendenwirbelkörper erstreckt. Daher ist der häufig verwandte Ausdruck „Rückenmarkspunktion" falsch, denn die Verletzung des Rückenmarks soll gerade vermieden werden. Die Untersuchung des Nervenwassers gibt wichtige Aufschlüsse über Erkrankungen des Gehirns, z. B. eine → Meningitis oder → Encephalitis.

Meningitis → S. 596

Encephalitis → S. 596

Ähnlich wie das Gehirn enthält auch das Rückenmark graue und weiße Substanz (→ Abb. 1):

- Im Rückenmark liegt die **weiße Substanz** mit den Nervenfasern außen. In der weißen Substanz ziehen motorische Fasern der Pyramidenbahn sowie die sensiblen Fasern in der Gegenrichtung.
- Im Inneren des Rückenmarks liegt die schmetterlingsförmige **graue Substanz** mit den Zellkörpern der Rückenmarkszellen.

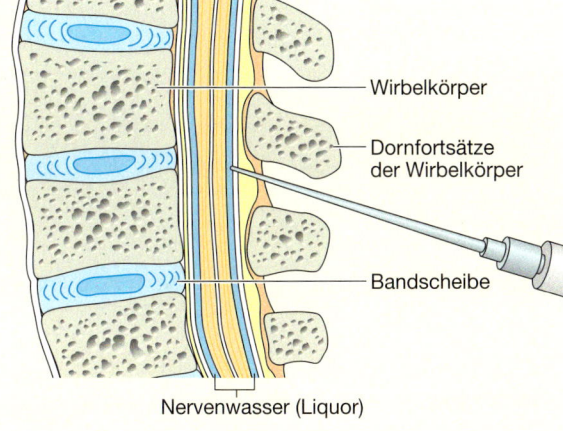

Wirbelkörper

Dornfortsätze der Wirbelkörper

Bandscheibe

Nervenwasser (Liquor)

Die für die Bewegung zuständigen Zellen empfangen über die Pyramidenbahn und das extrapyramidale System Bewegungsimpulse für die Muskeln, die sie in ein eigenes Potenzial umsetzen. Bei einer Schädigung der Pyramidenbahn gehen die Bewegungsimpulse vom Gehirn verloren. In diesem Fall können die Rückenmarkszellen selbstständig gewisse Stell- und Haltefunktionen übernehmen. Hierdurch kommt z. B. die Streckspastik des Beines nach einem Schlaganfall zustande, die trotz einer bestehenden Lähmung eine wichtige Voraussetzung für die Gehfähigkeit sein kann.

In der grauen Substanz liegen ebenfalls Zellen, die einfache Reflexe der Harn- und Stuhlentleerung steuern. Daher können Menschen mit einer hohen Querschnittslähmung auch wieder Kontrolle über die Urin- und Stuhlentleerung gewinnen.

Abb. 2: Lumbalpunktion. Die Nadel wird zwischen dem 3. und 4. Lendenwirbelkörper eingeführt.

• Nervenwurzeln

Die motorischen Nervenfasern, die den Rückenmarkszellen entstammen, treten in Form vieler Fäden, die sich zu einer Wurzel vereinen, auf der entsprechenden Höhe aus der Wirbelsäule aus. Sie enthalten die Bewegungsimpulse für die Muskeln und werden, da sie vorne austreten, als **vordere Wurzeln** bezeichnet.

Rezeptoren
→ S. 189

In den **hinteren Wurzeln** treten die sensiblen Reize aus der Haut und den anderen → Rezeptoren in das Rückenmark ein. Die sensiblen Impulse werden kurz vor Erreichen des Rückenmarks in den Nervenknoten (**Spinalganglien**) von einer Nervenzelle auf die andere umgeleitet. Im Spinalganglion befinden sich die Zellkörper der Nervenzellen, deren Fasern dann in der weißen Substanz des Rückenmarks zum Gehirn hochziehen. Die Nervenwurzeln können durch Erkrankungen der Wirbelsäule, z. B. Bandscheibenvorfälle, geschädigt werden. Dies geht mit Schmerzen und Ausfällen der sensiblen und motorischen Funktionen eines Nerven einher.

Die motorischen und sensiblen Nervenwurzeln vereinen sich zum Rückenmarksnerv, dem **Spinalnerv**, der in die Körperperipherie zieht.

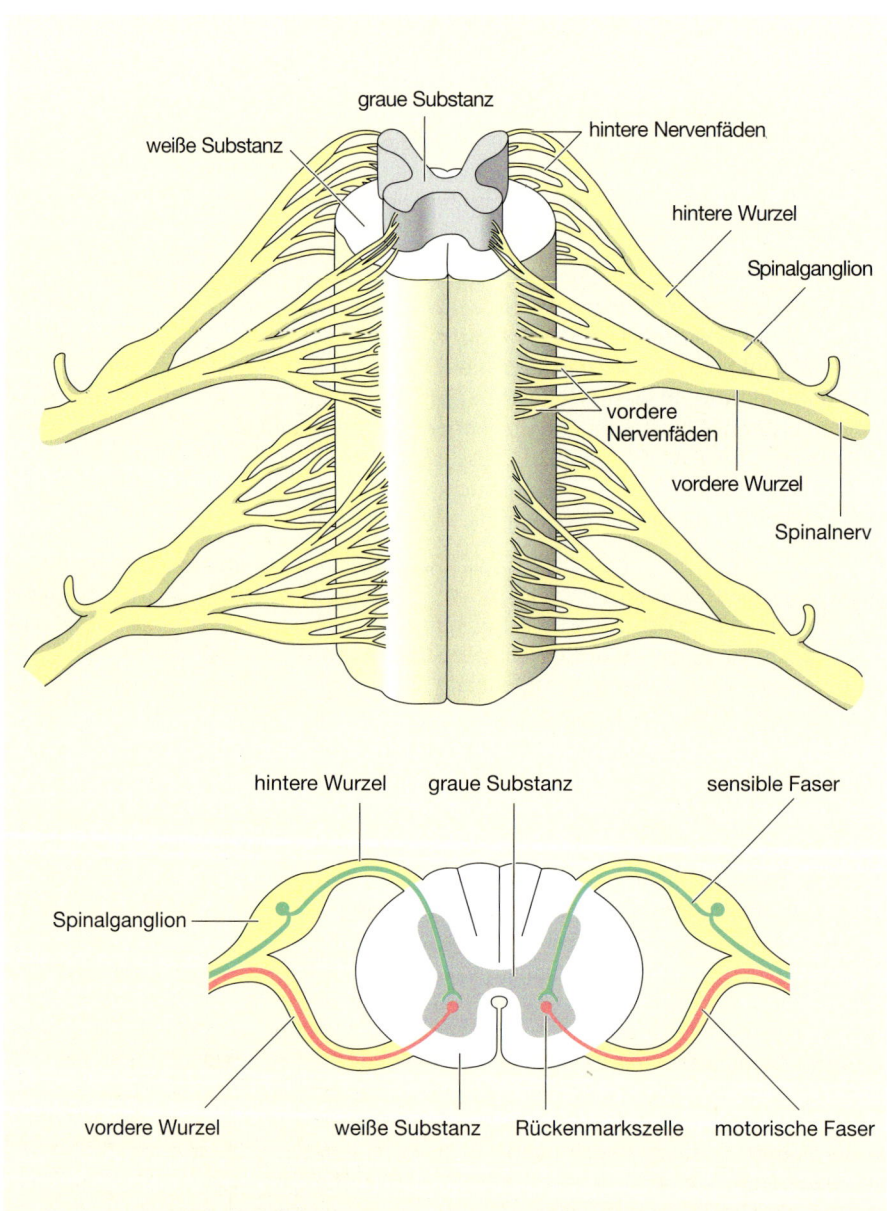

Abb. 1:
Aufbau des Rückenmarks und der Nervenwurzeln

• Reflex

Reflexe sind unwillkürliche, sehr schnelle motorische Reaktionen auf äußere Reize, die eine umgehende Reaktion zur Gefahrenabwehr brauchen. Dies kann z. B. bei Schmerzreizen der Fall sein, die zu einem sofortigen Zurückziehen der Hand führen, bevor der Schmerz bewusst vom Gehirn wahrgenommen wird. Über reflexartige Zellverbände regelt das Rückenmark die Anspannung der Muskulatur und übernimmt so wichtige Halte- und Stellfunktionen.

Ein **Reflexbogen** (→ Abb. 1) besteht aus dem
- Wahrnehmungsorgan (Rezeptor), das den Reiz aufnimmt (z. B. Schmerz),
- sensiblen Nerv, der den Reiz zum Rückenmark leitet,
- Reflexzentrum im Rückenmark, das den sensiblen Reiz auf eine motorische Zelle umschaltet, die ihrerseits erregt wird,
- motorischen Nerv, der den neuen Bewegungsimpuls zum Muskel leitet,
- Erfolgsorgan (in der Regel ein Muskel).

Man unterscheidet Eigen- und Fremdreflexe. Beim Auslösen eines **Eigenreflexes** sind Wahrnehmungs- und Erfolgsorgan identisch. Beispielsweise führt eine plötzliche Dehnung der Patellarsehne, wie sie z. B. der Neurologe mit einem Hammer durchführt, zu einer reflektorischen Kontraktion der Muskelsehne des Oberschenkelmuskels *(M. quadriceps)*, wodurch das Knie gestreckt wird (→ Abb. 2). Dieser Reflex dient der schnellen Gefahrenabwehr, z. B. beim Stolpern.

Beim **Fremdreflex** unterscheiden sich Wahrnehmungs- und Erfolgsorgan. Ein typischer Fremdreflex entsteht, wenn die Bauchhaut von außen nach innen bestrichen wird und sich reflektorisch die Bauchwandmuskulatur zusammenzieht.

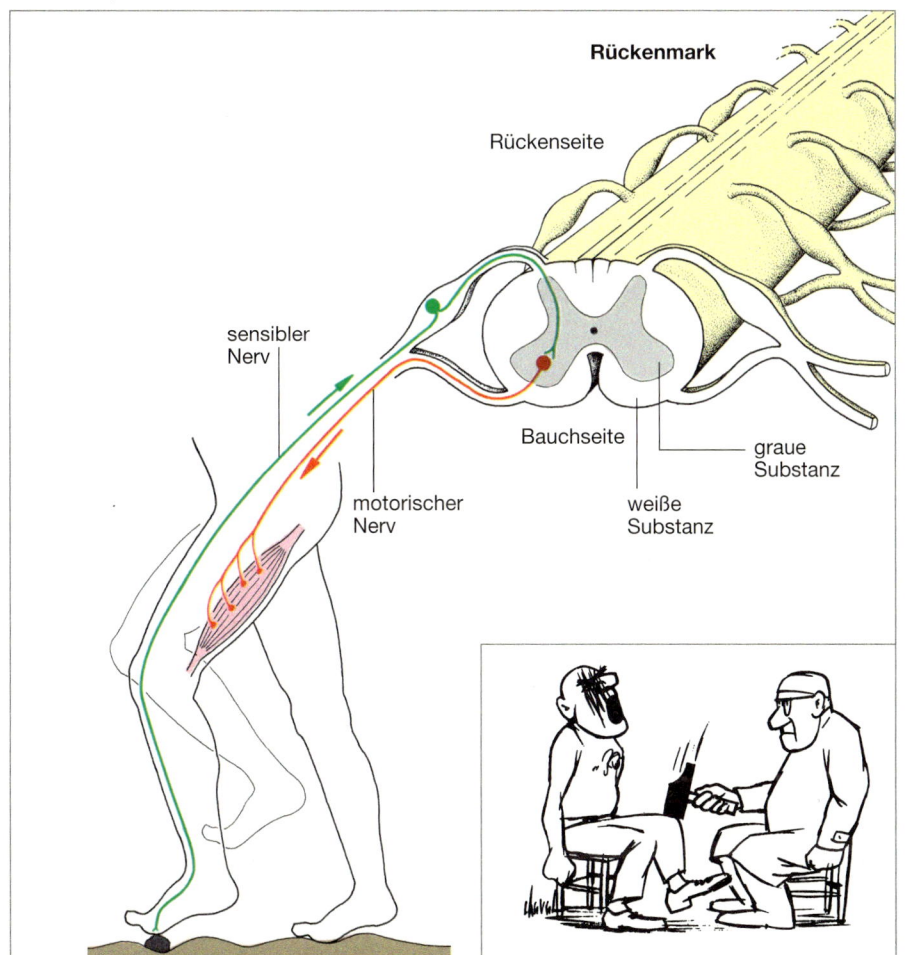

Abb. 1:
Reflexbogen

Abb. 2:
Streckreflex

Das periphere Nervensystem verbindet den Körper mit dem zentralen Nervensystem (ZNS). Es besteht aus den 12 Hirnnerven (→ Abb. 1) und 31 Rückenmarksnerven.

Hirnnerven

autonomes Nervensystem
→ S. 174

Als Hirnnerven werden die 12 paarigen (auf jeder Seite 12) großen Nerven bezeichnet, die am Hirnstamm ein- bzw. austreten und die Sinneseindrücke aus Auge, Nase, Ohr, Zunge, Gleichgewichtsorgan und Gesichtshaut vermitteln. Darüber hinausgehend leiten sie den Bewegungsimpuls für die Augäpfel, Gesichtsmuskulatur sowie Schulter-/Nackenmuskulatur. Der 10. Hirnnerv *(N. vagus)* verlässt als einziger Hirnnerv den Kopf-/Halsbereich und übernimmt bei den Brust- und Baucheingeweiden wichtige Funktionen des → autonomen Nervensystems.

Abb. 1:
Hirnansicht von unten
mit den ausgehenden
Hirnnerven

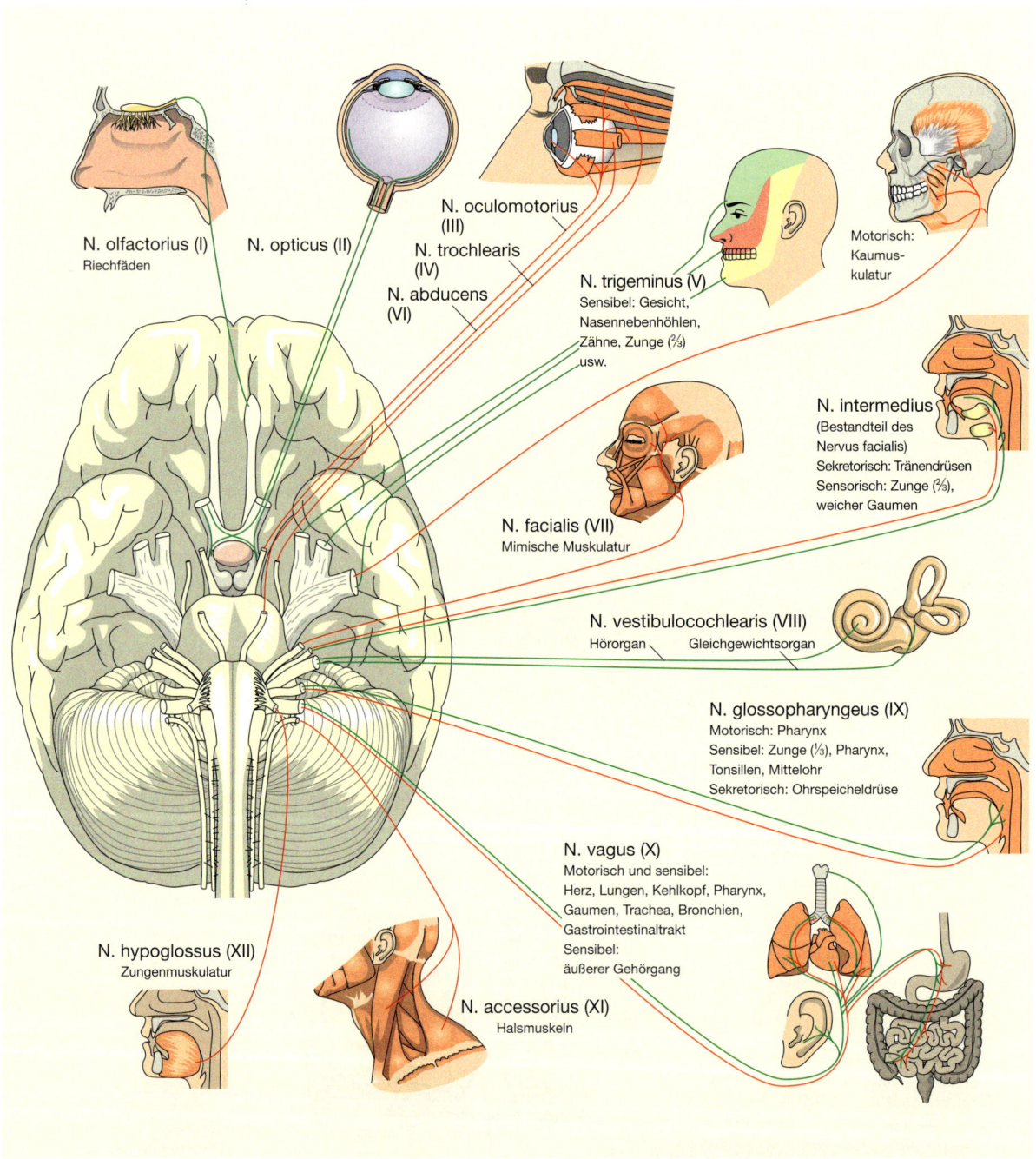

N. olfactorius (I)
Riechfäden

N. opticus (II)

N. oculomotorius (III)

N. trochlearis (IV)

N. abducens (VI)

N. trigeminus (V)
Sensibel: Gesicht, Nasennebenhöhlen, Zähne, Zunge (²⁄₃) usw.

Motorisch: Kaumuskulatur

N. intermedius
(Bestandteil des Nervus facialis)
Sekretorisch: Tränendrüsen
Sensorisch: Zunge (²⁄₃), weicher Gaumen

N. facialis (VII)
Mimische Muskulatur

N. vestibulocochlearis (VIII)
Hörorgan   Gleichgewichtsorgan

N. glossopharyngeus (IX)
Motorisch: Pharynx
Sensibel: Zunge (¹⁄₃), Pharynx, Tonsillen, Mittelohr
Sekretorisch: Ohrspeicheldrüse

N. vagus (X)
Motorisch und sensibel:
Herz, Lungen, Kehlkopf, Pharynx, Gaumen, Trachea, Bronchien, Gastrointestinaltrakt
Sensibel:
äußerer Gehörgang

N. hypoglossus (XII)
Zungenmuskulatur

N. accessorius (XI)
Halsmuskeln

Rückenmarksnerven

Die Nervenwurzeln treten auf jeder Höhe der Wirbelsäule zwischen zwei Wirbelkörpern paarig aus dem Rückenmark aus, d.h. jeweils rechts und links eine motorische und eine sensible Wurzel (→ Abb. 1). Die Wurzeln vereinen sich zu den Rückenmarksnerven, die die sensible Versorgung des Körpers unterhalb der Halsregion sowie die Muskelaktionen des Rumpfes und der Extremitäten gewährleisten.

Viele Rückenmarksnerven in Höhe der Schultern und des Beckens bilden neben der Wirbelsäule **Nervengeflechte**. In einem Geflecht *(Plexus)* werden einzelne Nerventeile neu geordnet und zu Arm- bzw. Beinnerven zusammengefügt (→ Abb. 2).

Die peripheren Nerven ziehen weiter in die zugehörigen Körperteile.

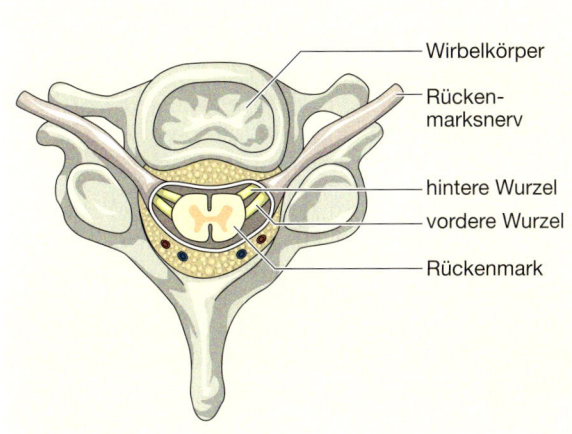

Wirbelkörper

Rücken-marksnerv

hintere Wurzel

vordere Wurzel

Rückenmark

Abb. 1: Wirbelkörper mit austretenden Rückennerven

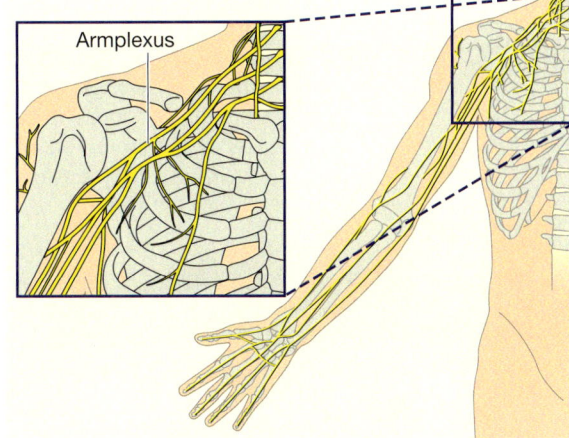

Armplexus

Abb. 2: Nervenplexus im Hals-/Brustbereich

Wichtige periphere Nerven sind am Arm:

- **Mittelnerv (N. medianus):**
  motorisch: beugt den Daumen, Zeige- und Mittelfinger, spreizt den Daumen ab
  sensibel: daumenseitige Hand
- **Speichennerv (N. radialis):**
  motorisch: streckt den Arm im Ellenbogengelenk und das Handgelenk
  sensibel: hinterer Ober- und Unterarm, daumenseitiger Handrücken
  Bei einer Schädigung des *N. radialis*, z.B. durch Verletzung oder Überanstrengung, lässt sich das Handgelenk nicht mehr strecken. Diese Lähmung zeigt sich in einer so genannten Fallhand (→ Abb. 3).
- **Ellennerv (N. ulnaris):**
  motorisch: beugt Hand und die Finger im Grundgelenk
  sensibel: kleinfingerseitige Hand

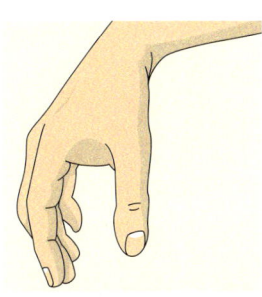

Abb. 3: Fallhand infolge einer Schädigung des N. radialis

Am Bein sind folgende Nerven von besonderer Bedeutung:

- **Ischiasnerv (N. ischiadicus):**
  motorisch: versorgt sämtliche Muskeln des Unterschenkels
  sensibel: versorgt mit seinen Seitenästen die Rückseite des Beines
- **Peronaeusnerv (N. peronaeus):** Teilast des Ischiasnerven
  motorisch: hebt den Fuß und die Zehen
  sensibel: kleinzehenseitiger Unterschenkel und Fuß
  Der *N. peronaeus* wird häufig durch äußeren Druck am Kniegelenk verletzt, z.B. durch einen falsch angelegten Gipsverband (→ Abb. 4).
- **Femoralisnerv (N. femoralis):**
  motorisch: beugt im Hüftgelenk und streckt im Knie
  sensibel: Vorder- und Innenseite des Beines

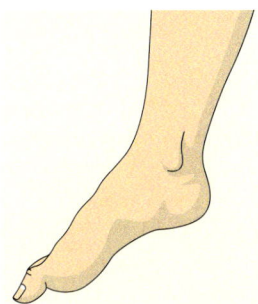

Abb. 4: Fußheberlähmung nach einer Schädigung des N. peronaeus

Unwillkürliches (vegetatives oder autonomes) Nervensystem

Das vegetative Nervensystem arbeitet gänzlich unbewusst. Es steuert die Funktionen aller lebenswichtigen Organe. Bestandteile des vegetativen Nervensystems finden sich sowohl im zentralen als auch im peripheren Nervensystem.

Das vegetative Nervensystem besteht aus zwei Komponenten, die eine gegensätzliche Wirkung aufweisen. Zwischen diesen beiden Nervensystemen herrscht im Körper ein stetig veränderliches Gleichgewicht, das auf die jeweilige Situation des Körpers und der Umwelt angepasst ist.

- **Sympathikus:** Der Sympathikus ist ein über den gesamten Körper verteiltes Nervensystem, das bei allen Körperfunktionen, die Wachheit und Leistungsbereitschaft erfordern, aktiviert wird. Der Sympathikus beschleunigt den Herzschlag, hemmt die Darmbewegungen und steigert den Energieumsatz. Die Blutgefäße ziehen sich unter Sympathikus-Einfluss zusammen. Dadurch wird die Blutmenge zentralisiert, und der Blutdruck steigt. Die Pupille erweitert sich ("schreckensweite Augen"). Der Sympathikus wird auch als "Alarmsystem des Körpers" bezeichnet, weil er bei Schrecksituationen oder hoher körperlicher Belastung aktiv wird. Zu dem Sympathikus-System gehören die **Grenzstränge**. Sie sind ein Nervengeflecht, das sich neben der Wirbelsäule erstreckt und in mehreren Höhen Nervenimpulse an die inneren Organe weiterleitet.

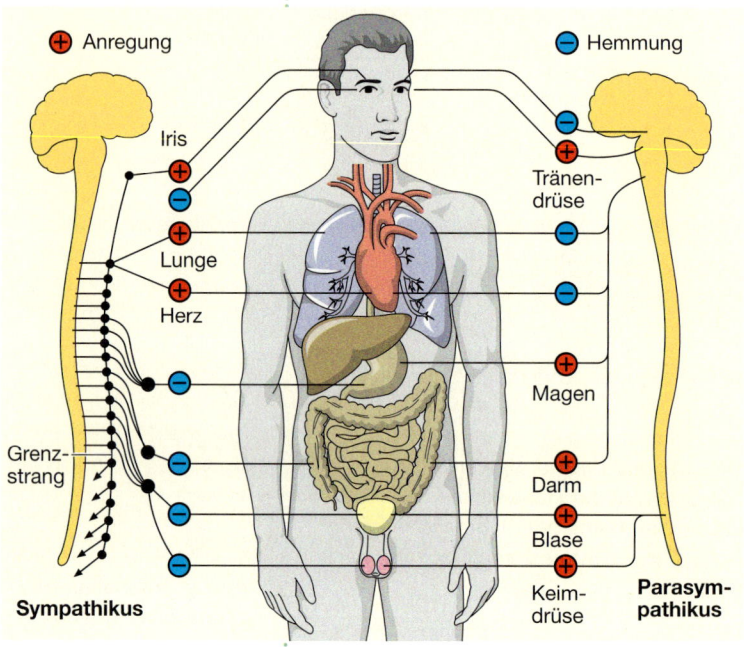

- **Parasympathikus:** Der Parasympathikus ist der Gegenspieler des Sympathikus. Er verlangsamt den Herzschlag, senkt den Blutdruck und stellt die Blutgefäße weit.
Die Darmbewegungen werden gefördert, der Energieumsatz sinkt.
Ein wichtiger Bestandteil des Parasympathikus ist der **N. vagus**, der 10. Hirnnerv, der wichtige parasympathische Impulse für den Körper übermittelt.

Abb. 1:
Wirkungen von Sympathikus und Parasympathikus auf die einzelnen Organe/Zielgewebe

Veränderungen im Alter

Im Alter kommt es zu einem allmählichen Verlust an Nervenzellen. Die synaptischen Verbindungen der Nervenzellen untereinander reduzieren sich. Im Gehirn treten Veränderungen auf, die als **senile Plaques** oder **neurofibrilläre Veränderungen** bezeichnet werden. Die Geschwindigkeit der Impulsübertragung durch die Nerven nimmt ab. Die Gehirnmasse reduziert sich, was sich bei Aufsicht des Gehirns in einer Vergröberung der Gehirnwindungen äußert. Damit ist jedoch nicht zwangsläufig ein Nachlassen der geistigen Leistungsfähigkeit verbunden, und Altern ist nicht gleichbedeutend mit einer demenziellen Entwicklung. Da das Gehirn mit den gesammelten Erfahrungswerten und Gedächtnisinhalten arbeitet, können alte Menschen durch Rückgriff auf Gedächtnisinhalte und Erfahrungsmuster viele Aufgaben mindestens ebenso effektiv bewältigen wie junge Menschen.

1.4.12 Sinnesorgane

Sinnesreize sind Reize aus der Außenwelt, die vom Körper in unterschiedlichen Formen und Qualitäten wahrgenommen und verarbeitet werden können. Damit schafft sich der Körper ein vielseitiges Abbild der Außenwelt, auf das er zur Auseinandersetzung mit der Umwelt und zur Befriedigung seiner Bedürfnisse angewiesen ist. Für die erste Reaktion, die ein Außenreiz hervorruft, sind besondere „Empfangseinrichtungen" des Körpers zuständig, die als **Rezeptoren** bezeichnet werden. Rezeptoren sind spezialisierte Nervenzellen, die Reize unterschiedlicher Qualitäten wahrnehmen und in eine elektrische Erregung umwandeln, die an das Gehirn weitergeleitet wird. Diese spezifischen Rezeptoren sind in so genannten Sinnesorganen lokalisiert.

Zu den Sinnesorganen zählen:
- Gesichtssinn (Auge)
- Hörsinn (Ohr)
- Gleichgewichtssinn
- Geruchssinn (Nase)
- Geschmackssinn (Zunge)
- Sensibilitätsorgane der Haut

Gesichtssinn (Auge)

Das Auge (→ Abb. 1) liegt in der knöchernen **Augenhöhle** *(Orbita)*, die von dem Schädelknochen gebildet wird. Der Augapfel, die Augenmuskeln und der Tränenapparat werden als „Auge" zusammengefasst.

Das Auge hat die Funktion, Lichtstrahlen aufzunehmen, das Licht zu brechen und in der **Netzhaut** *(Retina)* in Nervenimpulse umzusetzen. Diese Nervenimpulse werden über den Sehnerv zum Gehirn weitergeleitet, wo sie in der Sehrinde und anderen Zentren weiterverarbeitet werden.

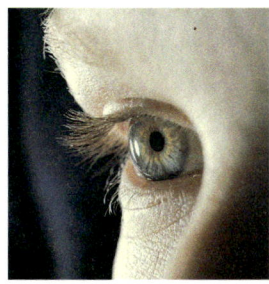

Abb. 1: Auge

Aufbau des Augapfels

Der Augapfel besteht aus drei Schichten:
- **Äußere Schicht:** Sie besteht aus der **Lederhaut**, die das sichtbare Weiße im Auge bildet, und nach vorne in die durchsichtige **Hornhaut** übergeht (→ Abb. 2). Die Lederhaut bildet eine schützende Kapsel um das Auge herum. Die Hornhaut ist wie ein Uhrglas in die vordere Öffnung des Auges eingefügt. Sie ist gekrümmt und führt dadurch zu einer eigenen Lichtbrechung, die bei ca. 40 Dioptrien liegt.

Dioptrien
Einheit zur Messung der Brechkraft des Auges

Schichtengliederung des Augapfels	
äußere Schicht	
Lederhaut	– *Sklera*
Hornhaut	– *Cornea*
mittlere Schicht	
Aderhaut	– *Chorioidea*
Ziliarkörper	
Regenbogenhaut	– *Iris*
innere Schicht	
Pigmentschicht	
Netzhaut	– *Retina*

Abb. 2: Schematischer Augenaufbau

Netzhaut · Lederhaut · Aderhaut · Lidheber · Ziliarkörper · Lid · Hornhaut · Regenbogenhaut · Pupille · Linse · Bindehaut · oberer Augenmuskel · Glaskörper · Sehnerv · unterer Augenmuskel · Schädelknochen

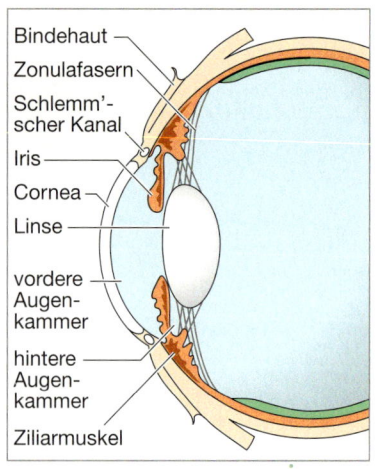

Bindehaut
Zonulafasern
Schlemm'-
scher Kanal
Iris
Cornea
Linse

vordere
Augen-
kammer

hintere
Augen-
kammer

Ziliarmuskel

Abb. 1: Linse, Iris und Augenkammern

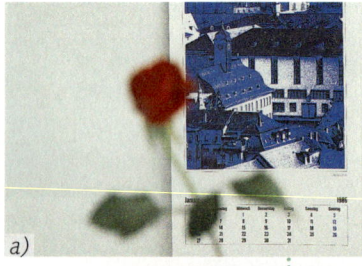

a)

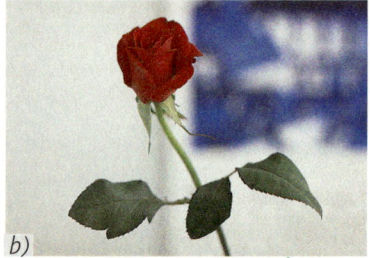

b)

Abb. 2: Die Akkomodation wird durch das Zusammenwirken von Linsenbändern, elastischer Linse und Ringmuskel erreicht.

Abb. 3:
a) Miosis
b) Mydriasis

- **Mittlere Schicht:** Die mittlere Schicht besteht aus der gefäßreichen **Aderhaut**, die der Blutversorgung der Netzhaut dient. Zusätzlich gehört zur mittleren Schicht der **Ziliarkörper**, der rings um die Augenlinse verläuft und Muskeln sowie Bindegewebe zur Verformung der Linse enthält. Dies ist eine Voraussetzung für die scharfe Abbildung auf der Netzhaut. Die **Regenbogenhaut** *(Iris)* ist der von außen sichtbare farbige Ring um die Pupille.
- **Innere Schicht:** In der inneren Schicht liegen die **Pigmentschicht**, die die Netzhaut umkleidet, und die **Netzhaut** *(Retina)* selbst. Hier werden Lichtstrahlen in Nervenimpulse umgewandelt und über den Sehnerven an das Gehirn weitergeleitet.

Das Innere des Auges wird vom Glaskörper ausgefüllt, der aus einer gallertartigen Masse besteht.

Dem vorderen Teil des Augapfels liegt die Bindehaut an, die der Hornhaut seitlich fest angeheftet ist. Die **Bindehaut** zwischen Augapfel und Augenlidern bildet kleine Taschen.

Augenlinse

Die Augenlinse dient der Brechung der Lichtstrahlen. Sie hat eine sehr weiche, bikonvexe (beide Außenflächen sind nach außen gekrümmt) Struktur (→ Abb. 1). Ihre Brechungskraft beträgt im Normalfall 18 Dioptrien. Die Linse ist an den Seiten zwischen den Ziliarmuskeln aufgehängt. Diese können sich anspannen und wieder entspannen. Hierdurch wird die Linse verformt und ihre Eigenschaft, das Licht zu brechen, verändert. Dadurch gewährleistet die Augenlinse, dass Gegenstände unterschiedlicher Entfernung immer scharf auf der Netzhaut abgebildet werden. Dieser Vorgang wird als **Akkomodation** bezeichnet.

Beim Betrachten entfernter Gegenstände ist der Ziliarmuskel entspannt. Die Linse ist dadurch weniger gewölbt, und das Objekt wird auf der Netzhaut scharf abgebildet (→ Abb. 2a).

Beim Betrachten nahe gelegener Gegenstände spannen sich die Ziliarmuskeln an. Das Licht wird durch die jetzt stärker gewölbte Linse stärker gebrochen und hierdurch eine ebenfalls scharfe Abbildung auf der Netzhaut erreicht (→ Abb. 2b).

Regenbogenhaut (Iris)

Die Regenbogenhaut enthält Farbstoffe, die genetisch determiniert sind. Durch sie erhält der Mensch seine individuelle Augenfarbe. Die Regenbogenhaut reguliert durch eingelagerte Muskelschichten die Weite der Pupille und erreicht damit je nach Lichtintensität eine optimale Sehschärfe. Die Veränderung der Pupillenweite je nach Lichteinfall wird **Adaptation** genannt. Bei starkem Lichteinfall verengt sich die Pupille, sodass weniger Licht auf die Netzhaut fällt. Die Verengung der Pupille bezeichnet man als **Miosis** (→ Abb. 3a).

Bei geringem Lichteinfall erweitert sich die Pupille, und es fällt mehr Licht auf die Netzhaut. Die Pupillenerweiterung wird **Mydriasis** genannt (→ Abb. 3b). Neben der Stärke des Lichteinfalls haben noch andere Faktoren Einfluss auf die Pupillenweite. Der Sympathikus des vegetativen Nervensystems erweitert die Pupille, z. B. bei Schrecksituationen oder körperlicher Anspannung ("schreckensweite Augen"), der Parasympathikus verengt die Pupille.

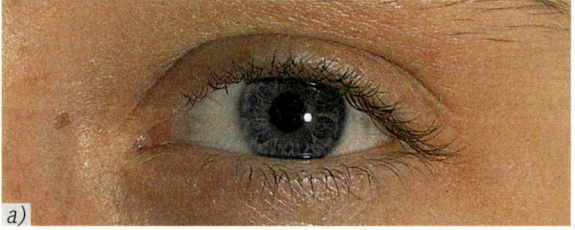

a)

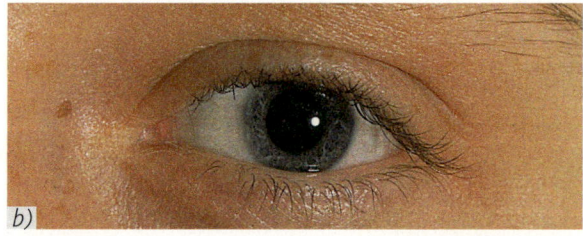

b)

Augenkammern

In den Ziliarkörpern wird eine Flüssigkeit produziert, die sich als **Kammerwasser** in den zwei **Augenkammern** sammelt.

Die vordere Augenkammer liegt zwischen Hornhaut und Regenbogenhaut, und die hintere Kammer zwischen der Rückseite der Regenbogenhaut und dem Glaskörper. Zwischen Regenbogenhaut und Hornhaut sorgt ein kleiner Kanal (**Schlemm'scher Kanal**) für den Abfluss des Kammerwassers. Wenn der Abfluss des Kammerwassers verstopft ist, kann eine Erhöhung des Augeninnendrucks (→ *Glaukom*, S. 409) entstehen.

Netzhaut und Verarbeitung der Sehinformationen

In der Netzhaut liegen spezialisierte Rezeptoren, die als Stäbchen und Zapfen bezeichnet werden (→ Abb. 1).

Stäbchen sind sehr lichtempfindlich und nehmen Schwarz-Weiß-Töne wahr. Sie erlauben die Lichtwahrnehmung auch bei geringem Lichteinfall, können aber keine Farbinformationen vermitteln („in der Nacht sind alle Katzen grau").

Zapfen ermöglichen das Farbsehen, benötigen zur Erregung aber eine höhere Lichtintensität als die Stäbchen.

Die Signale mehrerer Stäbchen oder Zapfen werden über Schaltzellen zusammengefasst und dann an Nervenfasern übermittelt, die gebündelt als Sehnerv zum Gehirn ziehen.

Im Zentrum der Netzhaut treffen die Lichtstrahlen dicht gebündelt auf. Die Stelle, die das Zentrum des schärfsten Sehens darstellt, wird als **gelber Fleck** bezeichnet. Die Austrittsstelle der Nervenfasern, die den Sehnerv bilden, wird als **blinder Fleck** bezeichnet.

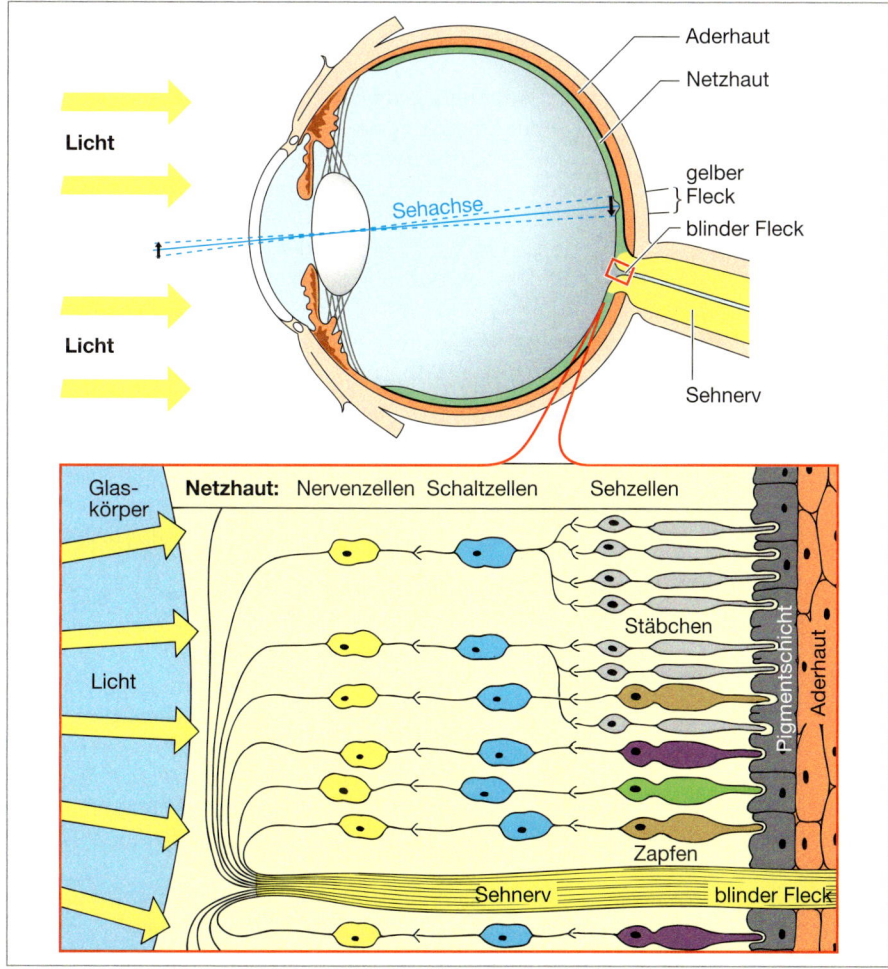

Abb. 1:
Lichteinfall und Aufbau der Netzhaut. Stäbchen und Zapfen empfangen die Lichtreize. Schaltzellen fassen die Meldungen ans Gehirn zusammen.

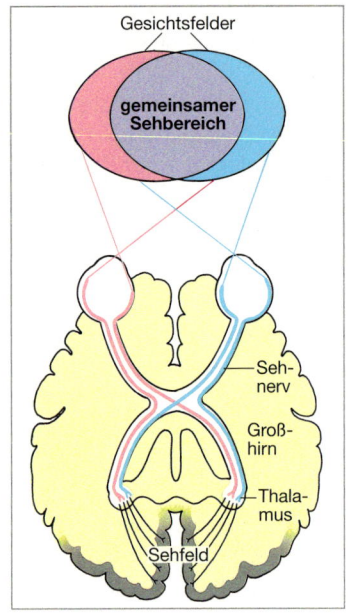

Abb. 1:
Verlauf der Nerven-
fasern der Netzhaut
mit Sehnervkreuzung
und Sehfeld

Für das Sehen ist eine exakte Abstimmung der Bilder, die in der Netzhaut beider Augen entstehen, von großer Bedeutung.

Da sich die Gesichtsfelder jedes einzelnen Auges überlappen, ist eine Durchmischung der visuellen Signale beider Augen erforderlich (→ Abb. 1). Hierfür kreuzen die Nervenfasern der nasenseitigen Netzhauthälfte auf die Gegenseite und ziehen mit den Fasern der Außenseite des anderen Auges weiter ins Gehirn, wo sie nach mehreren Umschaltstationen das Sehfeld im Hinterhauptslappen erreichen.

Damit erhält jede Hirnhälfte Informationen aus beiden Augen und kann aus diesen Bildern ein räumliches Abbild der Umgebung erstellen.

Augenlider und Tränenapparat

Die Oberfläche der Hornhaut wird von der Tränenflüssigkeit überzogen, die von der seitlich oberhalb des Augapfels gelegenen **Tränendrüse** produziert wird. Die Tränenflüssigkeit (→ Abb. 2) schützt die Hornhaut vor der Austrocknung, wirkt als „Schmiermittel" zwischen Augenlidern und Hornhaut und verbessert die optischen Eigenschaften der Hornhaut.

Sie enthält außerdem ein Enzym, das einen Schutz des Auges vor eindringenden Krankheitserregern bietet. Über den **Tränen-Nasen-Gang**, der im inneren unteren Augenwinkel beginnt, wird die Tränenflüssigkeit in die Nase abgeleitet.

Die **Augenlider** dienen dem Schutz des Auges vor Fremdkörpern und Austrocknung. Sie sind am Rand mit den Wimperhaaren besetzt, die ein mechanisches Hindernis gegen Fremdkörper darstellen. Durch den regelmäßigen, weitestgehend unbewussten Lidschlag wird die Tränenflüssigkeit über der Hornhaut verteilt und damit der Austrocknung des Auges vorgebeugt.

Abb. 2:
Schutzeinrichtungen des Auges

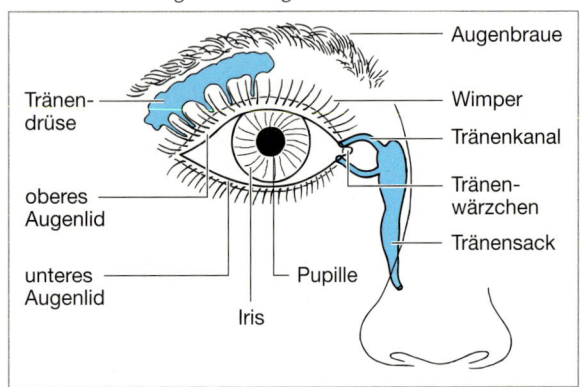

Veränderungen im Alter

Die Sehkraft nimmt im Alter ab. Die optimale Sehschärfe eines gesunden 80-Jährigen beträgt durchschnittlich nur noch 50 % der Sehstärke eines 40-Jährigen. Hierzu tragen mehrere anatomische Veränderungen bei:

- Mit zunehmendem Alter treten Trübungen in der **Augenlinse** auf, die ab einem gewissen Ausmaß als *Katarakt* („grauer Star", S. 408) bezeichnet werden. Durch die Trübungen wird insbesondere schräg einfallendes Licht mehrfach gebrochen, wodurch der alte Mensch eher geblendet wird. Außerdem nimmt die Akkomodationsfähigkeit der Linse nach dem 40. Lebensjahr stark ab (→ *Presbyopie*, S. 408). Alte Menschen können daher nahe Gegenstände, für die eine starke Akkomodation erforderlich ist, nicht mehr scharf sehen und müssen z.B. ein Buch mit weit ausgestreckten Armen lesen. Mit ca. 70 Jahren ist die Akkomodationsfähigkeit in der Regel ganz erloschen. Eine Lesebrille mit einer Sammellinse kann diese Einschränkung in gewissem Maße ausgleichen (→ vergrößernde Sehhilfen, S. 415).
- Die Adaptationsfähigkeit der Regenbogenhaut nimmt ab. Dadurch können Hell-Dunkel-Unterschiede nicht mehr gut ausgeglichen werden. Ältere Menschen haben meist engere Pupillen, was mit einer eingeschränkten Sehfähigkeit im Dunkeln einhergeht.
- Die Zahl der Rezeptoren in der **Netzhaut** nimmt im Alter ab. In der Netzhaut werden Stoffwechselprodukte abgelagert, die die Abbildungsgenauigkeit zunehmend beeinträchtigen und bis zur Blindheit führen können (→ *Makuladegeneration*, S. 411).

Hörsinn (Ohr)

Das Ohr beinhaltet zwei Sinnesorgane: Das Hörorgan und das Gleichgewichtsorgan.

Aufbau des Ohres

Das Ohr wird in drei Abschnitte unterteilt:

- **Äußeres Ohr:** Zum äußeren Ohr gehören die von außen sichtbare Ohrmuschel und der Gehörgang, der bis zum Trommelfell reicht (→ Abb. 1). Das äußere Ohr hat die Funktion eines Schallempfängers, der den Schall aufnimmt, weiterleitet und somit das Trommelfell zum Schwingen bringt. In den Drüsen des Gehörganges wird **Ohrenschmalz** (Cerumen) produziert.

- **Mittelohr:** Die Grenze zwischen dem äußeren Ohr und dem Mittelohr wird durch das Trommelfell gebildet. Dies ist eine zarte bindegewebige Platte, die von Epithel überzogen ist. Sie kann durch unterschiedliche Einflüsse verletzt werden (→ Abb. 2).

  Im Mittelohr befinden sich die **Gehörknöchelchen** (→ Abb. 1). Sie werden als Hammer, Amboss und Steigbügel bezeichnet. Der lufthaltige Raum des Mittelohres, in dem sie liegen, wird als **Paukenhöhle** bezeichnet. Die Gehörknöchelchen dienen der Schallleitung und wandeln die Schwingungen des Trommelfells in eigene Bewegungen um. Das Ausmaß der Schwingungen wird durch die Überleitung auf die Gehörknöchelchen um das ca. 20fache reduziert. Am Ende der Knöchelchenreihe liegt der Steigbügel, der mit der elastischen Membran des **ovalen Fensters** verbunden ist. Sämtliche Schallwellen werden hier vom luftgefüllten Mittelohr auf das flüssigkeitsgefüllte Innenohr übertragen.

  Für die Funktion der Gehörknöchelchen ist ein stetiger Druckausgleich der Paukenhöhle mit der Außenluft erforderlich. Dieser Ausgleich wird durch die **Ohrtrompete** (Tuba auditiva) gewährleistet, die die Paukenhöhle mit dem Rachenraum verbindet. Durch Schlucken wird die Ohrtrompete geöffnet, und ein Druckausgleich entsteht. Wenn z. B. im Rahmen einer Erkältung die Ohrtrompete zuschwillt, kann die Hörfunktion beeinträchtigt werden.

- **Innenohr:** Das Innenohr liegt in einem Hohlraumsystem des knöchernen Schläfenbeins und wird wegen seiner komplizierten Struktur auch als **Labyrinth** bezeichnet. Innerhalb dieses Hohlraums liegt ein flüssigkeitsgefüllter Schlauch, der das Hörorgan, **Schnecke** (Cochlea) genannt, und das Gleichgewichtsorgan beinhaltet.

  Die Schnecke entspricht vereinfacht einem aufgerollten Schlauch mit drei Gängen, der bei dem ovalen Fenster beginnt (→ Abb. 3).

  Ein **Vorhofgang** führt vom ovalen Fenster die Schneckenwindung bis zur Spitze hoch. In dem mittleren **Schneckengang** liegt das Hörorgan (**Corti-Organ**), und ein gegenläufiger **Paukengang** führt von der Spitze wieder zurück.

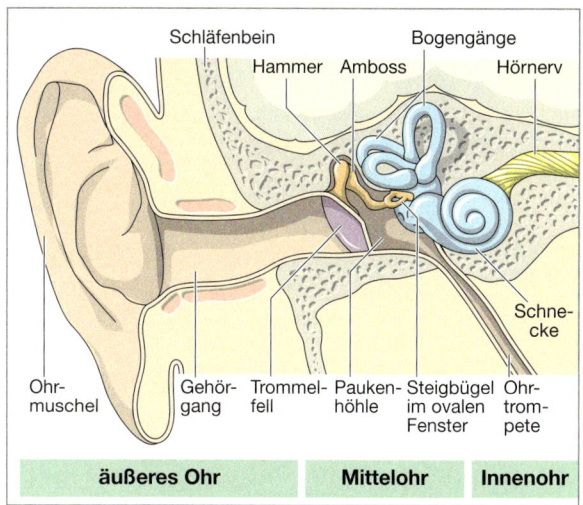

| äußeres Ohr | Mittelohr | Innenohr |

Abb. 1:
Schematischer Schnitt durch das Ohr

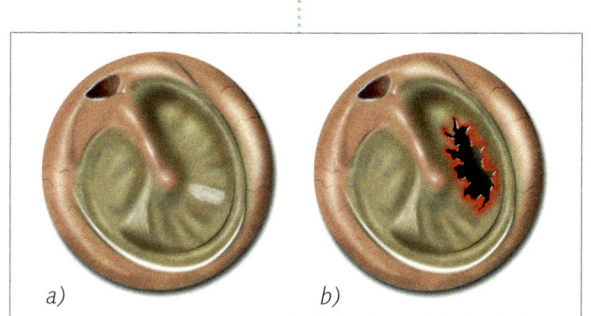

Abb. 2:
a) Aufsicht auf intaktes Trommelfell;
(b) gerissenes Trommelfell

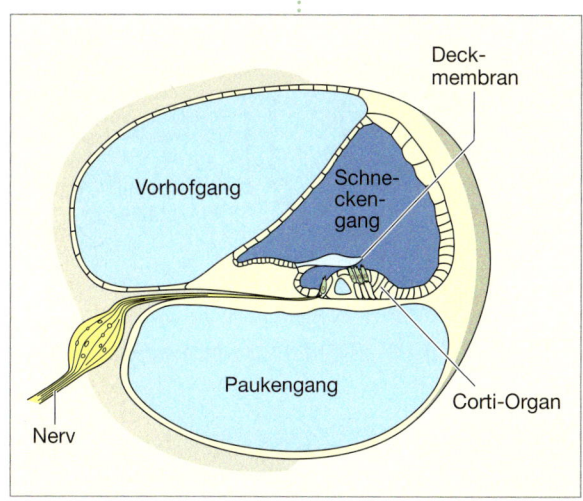

Abb. 3:
Schnitt durch eine Windung der Schnecke und das Hörorgan

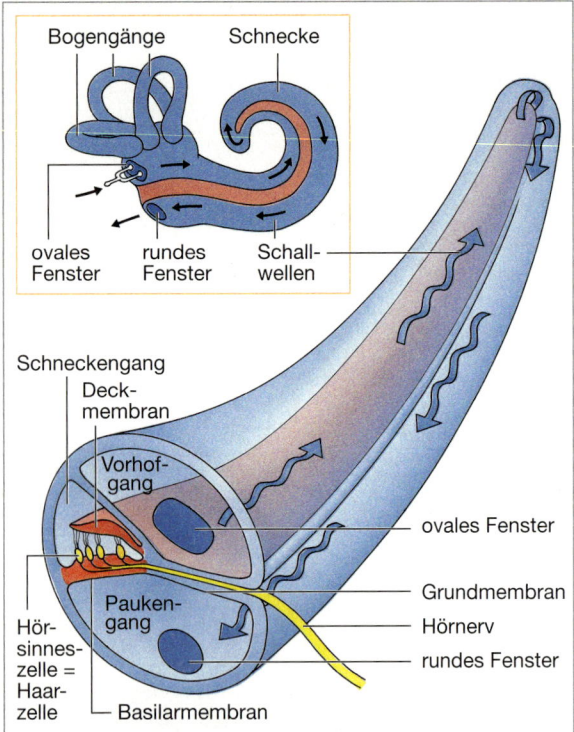

Abb. 1:
Aufbau des häutigen Labyrinths im Innenohr (oben)
Schnecke, abgerollt (unten)

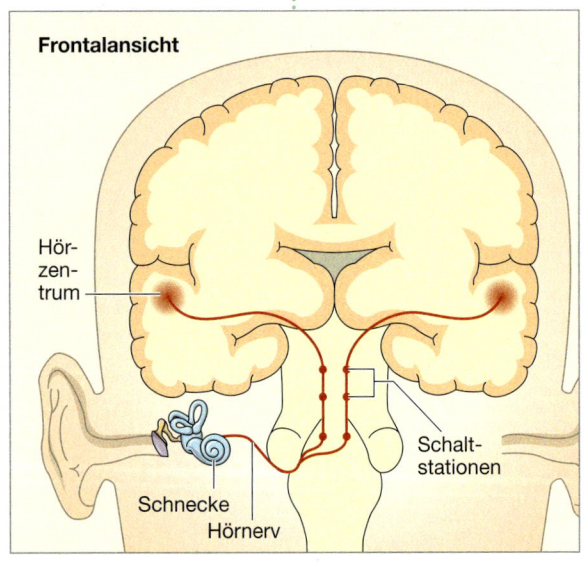

Abb. 2:
Verlauf der Hörbahn im Gehirn bis zum Hörzentrum

Ablauf des Hörvorgangs

Zum ovalen Fenster gelangen die Schallwellen aus dem Mittelohr und bringen es zum Schwingen. Diese Schwingungen führen zu einer Druckwelle, die sich im Vorhofgang fortpflanzt und bis zum Schneckengang gelangt (→ Abb. 1). Hier liegen die Hörsinneszellen, die an einer Membran (**Basilarmembran**) befestigt sind und mit sehr feinen Härchen in den Schneckengang hineinreichen. Dort stehen sie mit einer gallertartigen Membran (**Deckmembran**) in Verbindung. Die Härchen werden durch die Druckschwankungen zum Schwingen gebracht und reizen damit die Sinneszellen des Hörorgans: Ein Hörimpuls entsteht. Unterschiedliche Tonhöhen reizen dabei sehr spezifisch bestimmte Regionen des Schneckengangs, worüber in der Wahrnehmung eine Differenzierung der Tonhöhe stattfinden kann. Tiefe Töne werden am Anfang der Schnecke wahrgenommen. Die Druckwelle, die sich innerhalb der Schnecke fortgepflanzt hatte, wird nun durch den Paukengang wieder abgeleitet. Der Paukengang endet bei dem **runden Fenster**, das mit der Paukenhöhle in Verbindung steht und sich dort hinein vorwölben kann.

Die Sinneszellen des Hörorgans werden durch eine Schwingung erregt. Der hierdurch entstandene Impuls wird durch die Nervenfasern der Sinneszellen weitergeleitet, die zusammen den **Hörnerv** bilden (→ Abb. 2). Der Hörnerv übermittelt den Ton über mehrere Schaltstationen an das **Hörzentrum** im Gehirn, wo das Gehörte weiterverarbeitet wird.

Veränderungen im Alter

Mit zunehmendem Alter lässt die Leistungsfähigkeit des Gehörs nach. Nach dem 50. Lebensjahr kommt es zu einem zunehmenden Hörverlust vor allem für hohe Tonfrequenzen (→ **Presbyakusis**, S. 418). Alte Menschen verstehen Gesprächspartner mit tiefer Stimme daher besser als Menschen mit hoher Sprechstimme in gleicher Lautstärke. Das Trommelfell verdickt sich und verliert an Elastizität, wodurch die Schallwellen schlechter übertragen werden können. Die Empfindlichkeit des Hörorgans nimmt ab, weil sich die Basilarmembran verdickt und die Sinneszellen im Hörorgan zurückbilden. Insbesondere das Richtungshören und das Sprachverständnis sind von diesen Veränderungen betroffen.

Gleichgewichtssinn

Das Gleichgewichtsorgan liegt gemeinsam mit dem Hörorgan (Schnecke) in dem knöchernen Labyrinth des Schläfenbeins. Es vermittelt Informationen über Lageveränderungen im Raum und über Drehbewegungen. Es besteht aus den **Bogengängen**, die Drehsinnesorgane sind, und den **Vorhofsäckchen**, die den Lagesinn vermitteln.

Bogengänge: Die flüssigkeitsgefüllten Bogengänge stehen jeweils in einem rechten Winkel zueinander und sind damit in alle drei Ebenen des Raumes ausgerichtet (→ Abb. 1). An ihrer Basis befinden sich Auftreibungen, in deren Wand spezialisierte Sinneszellen liegen. Diese Haare sind von einer Gallertkappe umgeben (→ Abb. 2a). Bei Drehbewegungen des Kopfes setzt sich die Flüssigkeit mit den Gallertkappen in Bewegung und kommt aufgrund ihrer Trägheit erst nach Ende der Bewegung wieder zum Stillstand. Durch die Mitbewegung der Gallertkappen werden die Sinneshärchen gereizt und übermitteln einen Drehimpuls (→ Abb. 2b).

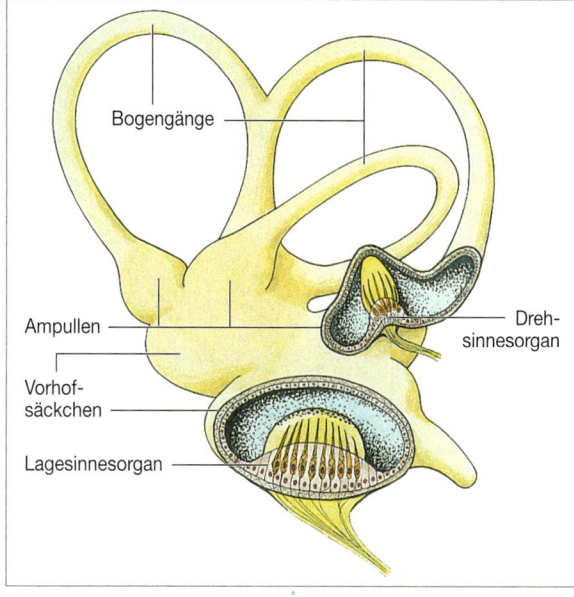

Abb. 1:
Lage der Drehsinnes- und der Lagesinnesorgane

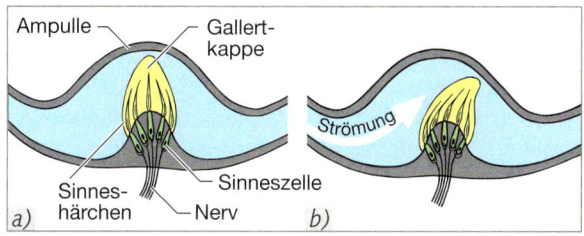

Abb. 2: Drehsinn. Die Gallertkappe in der Ampulle eines Bogengangs wird durch die Strömung der Ohrlymphe nach rechts oder links gedrückt. Die Sinneszellen am Grund der Gallertkappe werden gereizt. a) in Ruhe b) unmittelbar nach Ende einer Drehung des Kopfes nach rechts

Vorhofsäckchen: Die Vorhofsäckchen liegen im Labyrinth zwischen Schnecke und Bogengängen. Sie enthalten ebenfalls Sinneszellen, deren Haare in einer Gallertmasse liegen. Die Gallertmasse hat hier kleine eingelagerte Kalkkristalle, deren Eigengewicht der Schwerkraft folgt und dabei je nach Kopflage die Sinneshärchen unterschiedlich erregt (→ Abb. 3). Somit erhält das Gehirn eine Information über die Lage des Kopfes. Die Nervenfasern aus den Sinneszellen der Bogengänge und Vorhofsäckchen verlaufen weiter im Gleichgewichtsnerv, der sich mit dem Hörnerv zum → N. vestibulocochlearis, dem IX. Hirnnerven, zusammenschließt. Über diesen Nerven gelangen die Gleichgewichtsinformationen in das Gehirn, wo sie mit vielen Zentren verschaltet werden.

N. vestibulocochlearis
→ S. 186

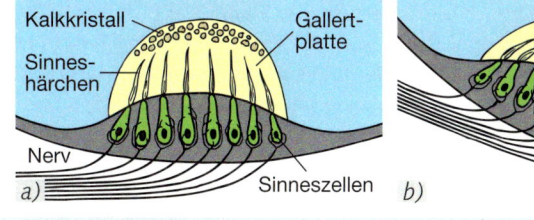

Abb. 3: Arbeitsweise der Lagesinnesorgane.
Bei Neigung des Kopfes werden die Sinneshärchen verbogen und damit die Sinneszellen erregt.
a) in Ruhe
b) bei Neigung des Kopfes nach rechts

Veränderungen im Alter

Das Gleichgewichtsorgan unterliegt ebenso wie das Hörorgan im Alter Abbauprozessen, denen nicht immer eine krankhafte Bedeutung zukommt. So lässt wahrscheinlich die Empfindlichkeit der Sinneszellen im Alter nach, sodass Lageveränderungen und Drehbewegungen mit Verzögerung wahrgenommen werden, worauf manche alten Menschen mit Schwindelgefühl und Gleichgewichtsstörungen reagieren. Das Syndrom des sog. Altersschwindels ist sehr komplex, und häufig lässt sich nicht sicher differenzieren, ob die Ursache der Beschwerden im Gleichgewichtsorgan liegt oder andere körperliche Veränderungen verantwortlich sind.

Nasenrachenraum
→ S. 129

Geruchssinn (Nase)

Die für die Geruchswahrnehmung verantwortliche Riechregion liegt in der oberen Nasenmuschel. Hier liegen die Duftrezeptoren (→ Abb. 1). Dabei handelt es sich um Nervenzellen, die für die Geruchswahrnehmung spezialisiert sind. Jeder Rezeptor ist auf ein bestimmtes Aroma spezialisiert. Die Geruchsstoffe können in die Schleimhaut eindringen und verbinden sich hier mit den Rezeptorzellen, die daraufhin einen Geruchsimpuls erzeugen.

Die Fortsätze der Riechzellen ziehen durch feine Löcher in der Schädelbasis zur Gehirnbasis und bilden zusammen den **Riechnerv**, der auch als I. Hirnnerv bezeichnet wird. Die Fasern des Riechnerven ziehen zum **primären Riechzentrum** *(Bulbus olfactorius)*, in dem die Impulse auf andere Nervenzellen umgeschaltet werden. Die Fortsätze dieser Zellen ziehen zu unterschiedlichen Gehirnregionen. Der Geruchssinn hat enge Verbindungen mit vielen Zentren des Gehirns. So können Gerüche unbewusst Appetit auslösen, die Speichelproduktion anregen oder auch Ekel verursachen. Gerüche können aufgrund der engen Verbindung der Geruchsbahn mit vielen unbewussten Gehirnzentren auch Erinnerungsbilder oder Emotionen wachrufen.

Die Geschmackswahrnehmung ist eng an einen intakten Geruchssinn gebunden. Das Aroma einer Speise erregt sowohl Geschmacks- als auch Geruchsrezeptoren, und die Kombination beider Sinneseindrücke bildet den Geschmackseindruck. Daher können Erkrankungen der Nase oder des Riechepithels auch das Geschmacksempfinden erheblich beeinträchtigen.

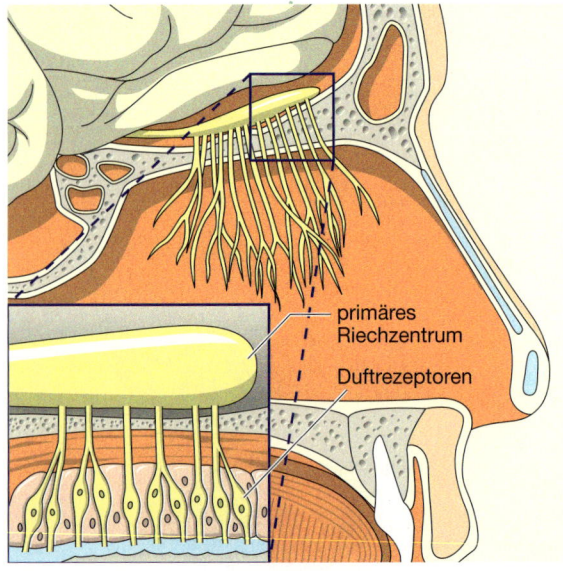

primäres Riechzentrum

Duftrezeptoren

Abb. 1:
Riechregion in der oberen Nasenmuschel mit den Duftrezeptoren

Veränderungen im Alter

Die Wahrnehmung von Geruch und Geschmack nimmt im Alter ab. Nahrung wird dann oft als fade oder ungewürzt empfunden. Die Folge hiervon kann ein chronischer Appetitmangel sein, der zu dem im Alter häufigen Untergewicht aufgrund einer Mangelernährung führt.

,, Riech- und Schmeckvermögen im Alter

Riechen und Schmecken – die chemischen Sinne – wurden lange Zeit in ihrer Bedeutung für die Wahrnehmung des Menschen vernachlässigt. Nahrungsaufnahme, Wohlbefinden und zwischenmenschliche Kontakte werden jedoch von diesen Sinnen in weitaus größerem Maße beeinflusst, als oftmals subjektiv bewusst ist. Diese Einflüsse sind besonders im Alter relevant. Eine altersabhängige Reduktion der chemosensorischen Funktionen ist seit langem bekannt. Nach neueren Studien leiden mehr als die Hälfte der älteren Menschen an klinisch bedeutsamen Riech- und Schmeckstörungen. Die Auswirkungen dieser Sinnesschwäche wurden in jüngster Zeit eingehender untersucht. So wird dargelegt, dass die Essgewohnheiten älterer Menschen durch Riechstörungen erheblich beeinflusst werden und dass Fettleibigkeit bei älteren Frauen mit Riech- und Schmeckstörungen signifikant häufiger ist als bei normaler chemosensorischer Funktion. Riech- und Schmeckstörungen sollten daher insbesondere bei der Betreuung geriatrischer Patienten beachtet werden.

Ludger Klimek, Bertram Moll, Gerd Kobal
in: Dt. Ärzteblatt 2000, 97: A 911-918 [Heft 14]

Geschmackssinn (Zunge)

Die Geschmackswahrnehmung erfolgt in erster Linie mit der Zunge. In die Zunge sind Geschmacksrezeptoren eingebettet, die in größere Einheiten zu Geschmacksknospen zusammengefasst sind, die ihrerseits kleine, unterschiedlich geformte Erhebungen auf dem Zungenrücken bilden, die **Papillen** genannt werden (→ Abb. 1). Die Geschmacksknospen können vier Geschmacksqualitäten differenzieren: **süß**, **sauer**, **bitter** und **salzig**. Für jede Geschmacksrichtung sind bestimmte Zungenareale besonders empfindlich. So kann z.B. die Qualität „süß" mit der Zungenspitze besonders gut wahrgenommen werden.

Neue Erkenntnisse weisen darauf hin, dass prinzipiell jeder Geschmacksrezeptor das gesamte Spektrum an Geschmacksrichtungen wahrnehmen und differenzieren kann, aber auf eine Geschmacksrichtung besonders empfindlich reagiert.

Die Nervenfasern der Geschmacksrezeptoren gelangen über mehrere Hirnnerven zum Gehirn. Beteiligt sind der *N. facialis*, der *N. trigeminus*, der *N. glossopharyngeus* und der *N. vagus*. Im Gehirn gelangen alle Geschmacksimpulse zu Geschmackszentren in der Brücke und im Thalamus, von wo Verbindungen zu anderen Gehirnregionen ausgehen.

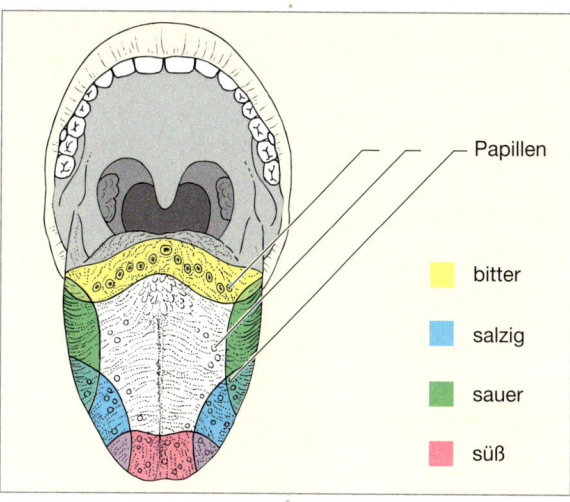

Papillen

bitter
salzig
sauer
süß

Abb. 1: Zungenareale für Geschmacksempfindungen

Veränderungen im Alter

Ebenso wie der Geruchssinn lässt das Geschmacksempfinden aufgrund von Veränderungen der Empfindlichkeit der Rezeptoren nach. Dies kann erheblich zu einer Mangelernährung beitragen, weil Speisen als geschmacksarm empfunden werden und der Appetit nicht ausreichend angeregt wird. Vor allem die Geschmacksqualität „salzig" wird im Alter weniger intensiv wahrgenommen. Im Einzelfall sollten diese Zusammenhänge erklärt werden, da alte Menschen ihre Mahlzeiten häufiger nachsalzen und dies indirekt zu einer Blutdrucksteigerung beitragen kann.

Sensibilitätsorgane der Haut

Über unterschiedliche Rezeptoren in der Haut können Sinnesqualitäten wie Wärme, Schmerz, Druck, Berührung und Vibration wahrgenommen werden.

Berührung, Druck und Vibration werden durch die sog. **Mechanorezeptoren** der Haut wahrgenommen. Hierzu gehören die **Meissner-Tastkörperchen**, die auf Berührung reagieren, und die **Lamellenkörperchen**, die Druck wahrnehmen. Haarwurzeln sind mit Nervengeflechten versorgt, die bei Bewegung des Haares, z.B. durch Berührung oder einen Windzug, gereizt werden. Schmerz und Temperatur werden ebenfalls über spezialisierte Nervenendigungen wahrgenommen. Die Schmerzwahrnehmung wird unterteilt in den Oberflächen-

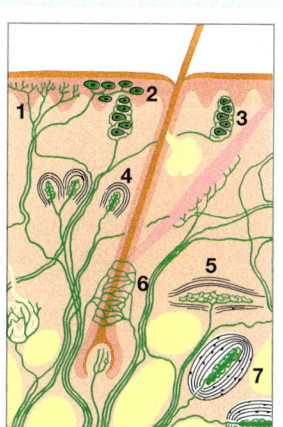

schmerz, der schnell an das Gehirn gemeldet und oft als heller, stechender Schmerz wahrgenommen wird, und den Tiefenschmerz, der dumpf und anhaltend ist. Alle Sinneseindrücke werden über → sensible Nerven zum Rückenmark und von dort weiter zum Gehirn geleitet, wo sie in den → Wahrnehmungsfeldern verarbeitet werden.

Abb. 2: In der Haut liegen nicht nur Rezeptoren für Berührung und Druck, sondern auch unterschiedliche Sinneseinrichtungen für weitere Reize.
1 *Freie Nervenendigung: Schmerz*
2 *Tastscheiben: Tasten*
3 *Tastkörperchen: Tasten*
4 *Endkolben: Kälte*
5 *Endplatte: Wärme*
6 *Haarbalggeflecht: Berührung*
7 *Lamellenkörperchen: Druck*

sensible Nerven
→ S. 175

Wahrnehmungsfelder
→ S. 178

Veränderungen im Alter

Das Berührungs- und Druckempfinden lässt im Alter nach. Die Zahl an Tast- und Lamellenkörperchen kann im Alter um bis zu 30% abnehmen. Außerdem kommt es zu Abbauprozessen an den kleinen Hautnerven, die Sinneseindrücke nur verzögert weiterleiten. Hiervon sind Füße und Hände besonders stark betroffen, da die afferenten Nerven den längsten Verlauf bis zum Rückenmark haben und Leitungsstörungen sich hier besonders bemerkbar machen.

1.5 Einführung in die Ernährungslehre

1.5.1 Nahrungszusammensetzung und Nährstoffbedarf

Nahrung hat die Aufgabe, dem Körper genügend Energie, eine Mindestmenge an Eiweiß, Kohlenhydraten, Mineralstoffen, essenziellen Fettsäuren und Vitaminen zur Verfügung zu stellen.

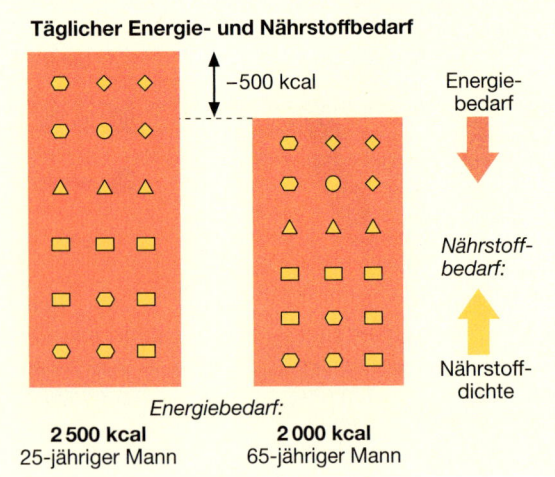

Täglicher Energie- und Nährstoffbedarf

−500 kcal

Energiebedarf

Nährstoffbedarf:

Nährstoffdichte

Energiebedarf:

2 500 kcal
25-jähriger Mann

2 000 kcal
65-jähriger Mann

Energiebedarf

Der Energiebedarf des Körpers lässt mit steigendem Alter nach. Zwischen dem 25. und dem 75. Lebensjahr sinkt der Energiebedarf bei Männern um ca. 400 kcal/Tag (22 %) und bei Frauen um ca. 200 kcal/Tag (15 %). Ursachen hierfür sind die
- Abnahme an Muskelmasse,
- Abnahme der körperlichen Aktivität und
- Zunahme des Fettanteils an dem Körpergewicht.

Während der Energiebedarf im Alter sinkt, bleibt der Bedarf an Vitaminen und Mineralstoffen nahezu unverändert hoch. Der Eiweißbedarf steigt im Alter eher an, weil die Eiweißproduktion in der Leber durch unterschiedliche Krankheiten beeinträchtigt werden kann. Bei Eiweißverlust über die Niere muss die Eiweißaufnahme weiter erhöht werden.

Der Energiebedarf des Menschen setzt sich zusammen aus dem **Grundumsatz**, den der Körper zur Aufrechterhaltung der Ruhefunktionen benötigt, und dem **Leistungsumsatz**, der für zusätzliche Muskelarbeit besteht.

Grundumsatz und Leistungsumsatz ergeben den tatsächlichen **Energiebedarf** des Körpers.

Kilokalorien (kcal)

Die Angaben zu den Energiewerten erfolgen in der Einheit Kilokalorie (kcal). Die ebenso gebräuchliche Einheit Mega-Joule (MJ) errechnet sich aus der Kalorienangabe wie folgt:
1 MJ = 239 kcal
1 kcal = 0,004184 MJ

> Der Energiebedarf kann bei Senioren sehr unterschiedlich sein. Mit zunehmendem Alter geht der Grundumsatz zurück. Ältere (65 bis 74 Jahre), alte (75 bis 89 Jahre) und sehr alte Menschen (90 bis 99 Jahre) können sich aber vom Gesundheitszustand her stark unterscheiden. Sie sind unterschiedlich körperlich aktiv. Der Energiebedarf kann bei Senioren nahe am Grundumsatz von 1 170 kcal liegen oder bei gesundheitlich fitten, körperlich aktiven Senioren um die 2 300 kcal am Tag betragen. Die Energiezufuhr sollte dem Bedarf entsprechen. Ob der Bedarf gedeckt ist, zeigt die Konstanz des Körpergewichts. In der Gemeinschaftsverpflegung von Senioren wird ein Energieverbrauch von durchschnittlich 1.800 kcal veranschlagt.
> *Quelle: aid infodienst: Senioren in der Gemeinschaftsverpflegung, S. II-2*

Umsetzung der Referenzwerte für die Gemeinschaftsverpflegung für gesunde Senioren (> 65 Jahre):

[1] Protein: Fett : Kohlenhydrate = Anteil an der Energie in %

[2] Durchschnittliche Energiezufuhr von Männern und Frauen

Tageskost (15 : 30 : 55)[1]			
Energie (kcal)[2]	1.800	Vitamin B$_2$ (mg)	1,2
Energie (kJ)[2]	7.531	Vitamin B$_{12}$ (µg)	3,0
Protein (g)	≥ 68	Folat (mg)	400
Fett (g)	≥ 60	Vitamin C (mg)	100
Kohlenhydrate (g)	≥ 248	Calcium (mg)	1.000
Ballaststoffe (g)	≥ 30	Magnesium (mg)	350
Vitamin D (µg)	10	Eisen (mg)	10
Vitamin E (mg)	12	Jod µg)	180
Vitamin B$_1$ (mg)	1,0		
		Quelle: a.a.O., S. II-14	

Ältere Menschen verbrauchen weniger Nahrungsenergie. Ihr Nährstoffbedarf bleibt jedoch unverändert und ist vereinzelt sogar erhöht. Deshalb müssen die angebotenen Lebensmittel bei niedrigem Energiegehalt viele Nährstoffe, Vitamine und Mineralstoffe liefern (hohe Nährstoffdichte).

Der Nährstoffkreis ist eine übersichtliche Anleitung zur Lebensmittelauswahl. Die Größe der einzelnen Segmente verdeutlicht die Gewichtung der jeweiligen Lebensmittelgruppen.

Abb. 1:
Ernährungskreis

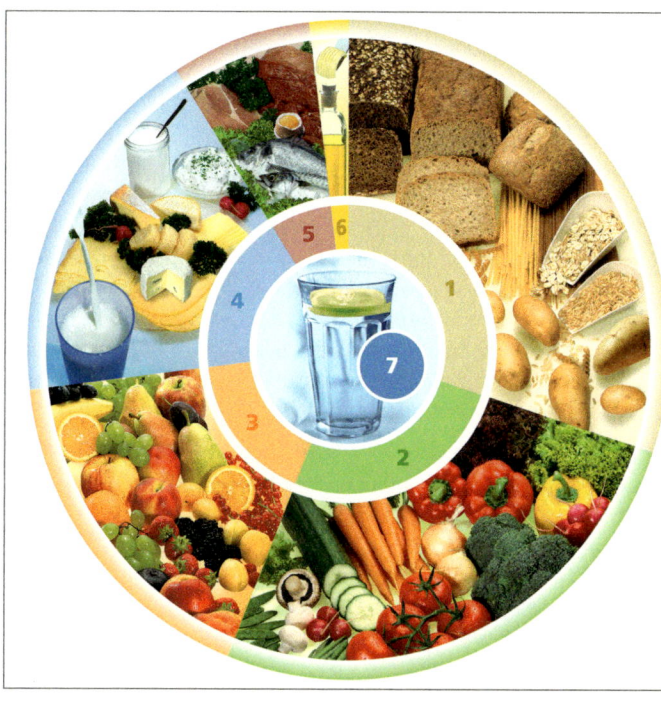

1 Getreide, Getreideerzeugnisse, Kartoffeln

2 Gemüse, Salat

3 Obst

4 Milch, Milchprodukte

5 Fleisch, Wurst, Fisch, Ei

6 Fette, Öle

7 Getränke

Die Lebensmittelempfehlungen für Senioren im Überblick

Gruppe 1 Getreideprodukte und Kartoffeln	200 bis 300 g* überwiegend feines Vollkornbrot oder Graubrot (4 bis 6 Scheiben), ersatzweise ein Teil als Getreideflocken. Rund 200 bis 250 g Kartoffeln oder Nudeln bzw. 150-180 g Naturreis (gekochtes Gewicht) am Tag.
Gruppe 2 Gemüse	400 g Gemüse (z. B. 200 g gegartes Gemüse, 100 g roh und eine große Portion Salat) am Tag. Auch Tiefkühl- und Konservengemüse zählen dazu.
Gruppe 3 Obst	Jeden Tag 2 Portionen bzw. 250 g Obst. Auch tiefgekühlte Produkte, Obstkonserven oder ein Glas Fruchtsaft am Tag zählen dazu.
Gruppe 4 Milch und Milchprodukte	200-250 ml fettarme Milch oder Jogurt (1,5 % Fett) und 2 Scheiben fettarmer Käse (ca. 60 g) täglich.
Gruppe 5 Fisch, Fleisch, Wurst und Eier	300 bis 600 g Fleisch und Wurst pro Woche, z. B. als 3 kleine Portionen Fleisch und 3-mal fettarme Wurst/fettarmer Aufschnitt pro Woche. Ein bis zwei Seefisch-Mahlzeiten pro Woche, zusätzlich Jodsalz verwenden. Nur etwa 2 bis 3 Eier pro Woche (inkl. versteckter Eier im Eierkuchen, Gebäck etc.).
Gruppe 6 Fette und Öle	15 bis 30 g Streichfett (Butter, Margarine), 10 bis 15 g Zubereitungsfett (Raps-, Soja-, Oliven-, Sonnenblumenöl).
Gruppe 7 Getränke	Ca. 1,5 Liter Flüssigkeit, insbesondere Wasser, Mineralwasser, Kräuter- und Früchtetees. Gemüsesäfte, verdünnte Fruchtsäfte, in Maßen Kaffee und schwarzer Tee.

* Senioren mit niedrigem Energiebedarf orientieren sich an den unteren Mengen, Senioren, die körperlich aktiver sind, an den oberen Mengen.

Quelle: aid, Ernährung im hohen Alter,
Ratgeber für Angehörige und Pflegende, S. 21

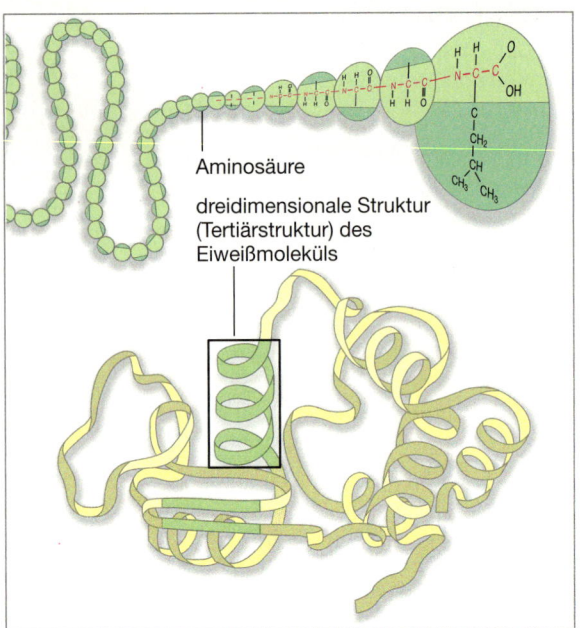

Aminosäure

dreidimensionale Struktur
(Tertiärstruktur) des
Eiweißmoleküls

Abb. 2: Struktur des
Eiweißmoleküls

Eiweiß (Protein)

Eiweißstoffe bestehen aus vielen kleinen Molekülen, den **Aminosäuren**, die in einem Eiweiß wie in einer Kette aneinandergereiht vorliegen (→ Abb. 1). Ketten mit weniger als 100 Aminosäuren werden als **Peptide** bezeichnet, längere Ketten als **Proteine**.

Durch unterschiedliche Zusammensetzungen der insgesamt 20 Aminosäuren entsteht eine große Vielfalt an Proteinen des menschlichen Körpers. Die Aminosäurenketten wickeln sich zu dreidimensionalen Knäueln auf, die hierdurch variable Formen annehmen können.

Diese Formvielfalt ist die Grundlage der Wirkungsweise von **Enzymen**. Enzyme sind Eiweißstoffe, die einen biochemischen Prozess beschleunigen. Durch ihre dreidimensionale Struktur passen sie exakt zu der Molekülstruktur einer Substanz, die sie aufspalten oder umformen wollen. Man spricht hier auch vom **Schlüssel-Schloss-Prinzip**. Von den insgesamt 20 Aminosäuren, die im menschlichen Körper vorkommen, sind 10 Aminosäuren **essenziell** (lebensnotwendig), müssen also mit der Nahrung zugeführt werden, da der Körper sie selbst nicht oder nur unzureichend herstellen kann.

Eiweiß ist notwendig für den Körperaufbau und viele Stoffwechselfunktionen. Es ist in fast allen tierischen Lebensmitteln und vielen pflanzlichen Lebensmitteln, besonders in Bohnen und Samen enthalten.

Empfohlen werden in Abhängigkeit von Alter und Geschlecht 0,8–1,2 g Eiweiß pro Kilogramm Körpergewicht. Im Durchschnitt wird in den Industrieländern das Zwei- bis Dreifache der empfohlenen Menge an Eiweiß verzehrt.

Ein Eiweißmangel kann durch einen Eiweißverlust (z.B. bei Verbrennungen oder großen Verletzungen, vermehrte Eiweißausscheidung im Urin) entstehen. Zu einem Eiweißmangel durch unzureichende Ernährung kann es kommen, wenn vorwiegend Lebensmittel verzehrt werden, die einen geringen Eiweißgehalt besitzen und der Körper dieses Eiweiß nur schlecht verwerten kann.

Empfehlungen für die Eiweißzufuhr bei Senioren

0,8 g pro Kilogramm Körpergewicht hochwertiges Eiweiß aus pflanzlichen und tierischen Lebensmitteln

Umsetzung in der Gemeinschaftsverpflegung von Senioren

- 200 ml fettarme Milch, Buttermilch, Kefir oder Jogurt täglich
- 60 g Käse
- 1 Portion Seefisch à 150 g wöchentlich
- maximal 2 bis 3 Fleischmahlzeiten à 100 g wöchentlich
- 2 x 30 g Wurst und 2 bis 3 Eier pro Woche (d. h. 300–500 g Fleisch/Woche)
- fettärmere Milchprodukte, Fisch und mageres Fleisch als Eiweißlieferanten Wurst und Käse vorziehen
- pflanzliche Eiweißträger nutzen, z.B. einmal wöchentlich Eintopf mit Hülsenfrüchten
- tierisches mit pflanzlichem Eiweiß kombinieren: Getreide-Milch-Speisen, Kartoffel-Ei-Gerichte regelmäßig anbieten

Quelle:
aid Infodienst: Senioren
in der Gemeinschafts-
verpflegung,
S. II-8

Hinweis Da die Abbauprodukte der Proteine über die Nieren ausgeschieden werden, sollten Senioren mit eingeschränkter Nierenfunktion ihre Nieren nicht unnötig mit einer hohen Proteinaufnahme belasten. Die obere Proteinzufuhr, bei der nach derzeitigem Kenntnisstand beim Gesunden keine unerwünschten Wirkungen zu erwarten sind, liegt bei 2,0 g/kg Körpergewicht/Tag.

Fette

Fett ist im Gegensatz zum Eiweiß vorwiegend Energie-lieferant und der Träger von fettlöslichen Vitaminen. Lebensnotwendig sind lediglich die essenziellen mehr-fach ungesättigten Fettsäuren.

Fette bestehen aus Glycerin und Fettsäuren (→ Abb. 1). Aufgrund von Unterschieden in der Moleku-larstruktur unterscheidet man **gesättigte** und **unge-sättigte** Fettsäuren. Gesättigte Fettsäuren sind meist tierischen, ungesättigte meist pflanzlichen Ursprungs. Gesättigte Fettsäuren erhöhen das → Cholesterin im Blut, ungesättigte Fettsäuren senken den Cholesterin-spiegel.

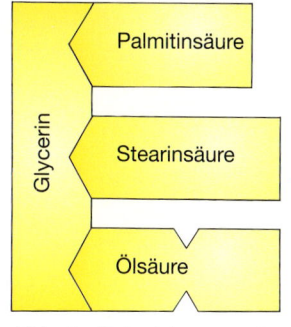

Abb. 1: Beispiel eines Fettmoleküls

Cholesterin
→ S. 447

Die meisten Fette, die der Körper benötigt, kann er selbst produzieren. Einige **mehrfach ungesättigte Fette**, z. B. Ölsäure und Linolsäure, die der Körper zum Aufbau bestimmter Strukturen benötigt, kann er jedoch nicht selbst herstellen und ist daher auf eine externe Zufuhr über die Nahrung angewiesen. Diese Fettsäuren werden daher auch als **essenzielle Fettsäuren** bezeichnet.

Dass Öle, Ölsamen, Streichfette, Sahne und fettes Fleisch viel Fett enthalten, ist direkt erkennbar, während der Fettgehalt anderer Lebensmittel, wie z. B. vieler Wurst- und Kuchensorten, meist unterschätzt wird.

Ein in den letzten Jahren vermehrt beachteter Teil der essenziellen Fettsäuren sind die **Omega-3-Fettsäuren**, die besonders in fettreichen Meeresfischen wie z. B. Makrelen oder Heringen vorkommen. Diese Fettsäuren verlängern die Blutgerinnungszeit und senken bestimmte Blutfettwerte. Sie könnten dadurch eine positive Wirkung bei Prä-vention von Thrombosen und Herzinfarkten haben. Der Ersatz einiger Fleischmahlzei-ten durch den Verzehr von Fisch ist deshalb sinnvoll.

Empfehlungen für die Fettzufuhr bei Senioren

Rund 30 % der täglich aufgenommenen Nahrungsenergie sollte als Fett aufgenom-men werden. Davon
- 7 bis 10 % gesättigte Fettsäuren,
- 10 bis 15 % einfach ungesättigte Fettsäuren,
- 7 bis 10 % mehrfach ungesättigte Fettsäuren.

Umsetzung in der Gemeinschaftsverpflegung von Senioren
- Fleisch häufiger als Wurst anbieten (dennoch nicht zu oft Fleisch),
- Wurst, Käse: fettarme Sorten bevorzugen,
- Fett bei der Zubereitung sparsam einsetzen,
- Lebensmittel mit versteckten Fetten sparsam verwenden,
- Raps- oder Sojaöl als Standardöle für die Zubereitung (für Salate, zum Braten) ein-setzen,
- Butter, falls ausdrücklich gewünscht,
- Diätmargarine mit einem hohen Anteil an ungesättigten Fettsäuren für den Brot-aufstrich reichen, so häufig wie möglich Fisch anbieten (auch als Konserve).

Quelle:
a.a.O., S. II-4

Hinweis Es wird zwar generell empfohlen, einerseits die Fettzufuhr zu vermin-dern und andererseits die Zufuhr essenzieller Fettsäuren zu steigern.

Bei Untergewicht oder bei geringer Nahrungszufuhr kann aber auch eine gezielte Auswahl fettreicherer Speisen sinnvoll sein.

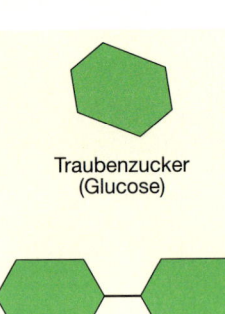

Traubenzucker
(Glucose)

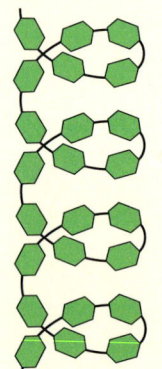

Malzzucker
(Maltose)

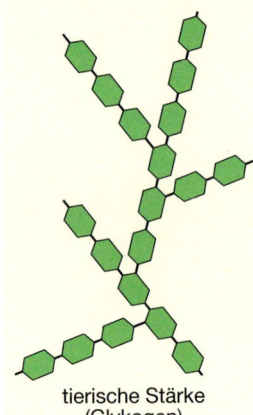

Pflanzenstärke

tierische Stärke
(Glykogen)

Abb. 1:
In unterschiedlichen
Kombinationen bauen
Einfachzucker sowohl
Doppelzucker als auch
Vielfachzucker auf.

Quelle:
a.a.O., S. I-12

Kohlenhydrate

Kohlenhydrate sind wie die Fette in erster Linie Energielieferanten. Sie sind als Zucker und Stärke in den Lebensmitteln enthalten. Meist sind sie pflanzlicher Herkunft.

Einfachzucker (*Monosaccharide*) sind z. B. Traubenzucker (*Glucose*) und Fruchtzucker (*Fructose*).

Doppelzucker (*Disaccharide*) bestehen aus zwei Einfachzuckern, z. B. der Milchzucker (*Lactose*), der Malzzucker (*Maltose*) oder der Haushaltszucker (*Saccharose*).

Vielfachzucker (*Polysaccharide*) sind Moleküle, die in Pflanzen als Pflanzenstärke und in der Leber als Glykogen vorkommen. Cellulose ist ein verbreiteter Vielfachzucker in Pflanzen.

Kohlenhydrate werden in schnell und langsam resorbierbare Kohlenhydrate unterschieden. Zu den schnell resorbierbaren Kohlenhydraten gehören Einfachzucker, die in Süßigkeiten und Haushaltszucker vorkommen, während Kohlenhydrate aus Vollkorngetreideprodukten und Hülsenfrüchten mit einem hohen Anteil an Vielfachzuckern langsamer aufgenommen werden.

Schnell resorbierbare Kohlenhydrate führen zu einer raschen Blutzuckersteigerung, die eine starke Ausschüttung von Insulin zur Folge hat, da Insulin für die Verwertung des Blutzuckers notwendig ist (→ Abb. 1, S. 433).

Langsam resorbierbare Kohlenhydrate enthalten meist mehr **Ballaststoffe**. Ballaststoffe sind Nahrungsbestandteile, meist unverdauliche Kohlenhydrate, die der Körper nicht verstoffwechselt und die die Aktivität des Darmes fördern. Sie führen eher zu einem Sättigungseffekt und vermeiden Blutzuckerspitzen, wovon insbesondere Diabetiker profitieren. Allerdings müssen sie mit viel Flüssigkeit eingenommen werden, da sie sonst zu Blähungen und zum Darmverschluss (→ *Ileus*, S. 526) führen können.

Empfehlungen für die Kohlenhydratzufuhr bei Senioren

mindestens 50 Energieprozent, vor allem als komplexe Kohlenhydrate (stärke- und ballaststoffreich)

Umsetzung in der Gemeinschaftsverpflegung von Senioren

- Graubrot, Vollkorntoastbrot, Weizen- und Roggenvollkornbrot aus fein gemahlenem Mehl, feine Getreideflocken (z. B. Haferflocken Kleinblatt)
- Grießbreie mit Vollkorngrießanteil
- Nudeln aus mittelausgemahlenem Mehl (Type 1050)
- Kuchen oder Eierkuchen mit Vollkornmehlanteil herstellen oder mittelausgemahlenes Mehl verwenden
- häufig Kartoffeln anbieten

Quelle: a.a.O., S. II-2

Ballaststoffe

	ersetzen durch
Semmeln, Brötchen	➡ Vollkornbrötchen, Getreideflocken, ungesüßte Frühstückscerealien
Weiß-/Graubrot	➡ Schrot-/Kleie-/Vollkornbrot
Pudding, Eis	➡ Obstsalat, Rote Grütze, Kompott
Nudeln	➡ Kartoffeln
Reis	➡ Naturreis

Außerdem täglich: 5 Portionen Obst, Gemüse oder Salat.

Hinweis Bei ballaststoffreicher Kost ausreichend Flüssigkeit anbieten.

Mineralstoffe

Mineralstoffe sind nicht-organische Nährstoffe, die bei Aufbauprozessen und im Stoffwechsel des Menschen in geringen Mengen gebraucht werden. Sie führen bei einer unzureichenden Zufuhr zu bestimmten Störungen. Wichtige Mineralstoffe sind Natriumchlorid, Phosphat, Calcium, Magnesium und Eisen. Eine ausgewogene Mischkost beinhaltet in der Regel ausreichend Mineralstoffe.

Calcium hat eine wichtige Bedeutung beim Aufbau von Knochen und Zähnen. Es ist in der Ernährungszusammenstellung alter Menschen von großer Bedeutung, weil es in gewissem Umfang der Entstehung von → Osteoporose vorbeugt.

Osteoporose
→ S. 459

Die empfohlene Tagesdosis liegt bei 1000 mg.

100 g Lebensmittel	Calciumgehalt (mg)	Energie
Grünkohl	177	27,7 kcal
Kuhmilch	122	49,5 kcal
Parmesan	1205	442,0 kcal
Edamer	800	354,2 kcal
Quark, Magerstufe	120	75,3 kcal

Magnesium hat einen günstigen Einfluss auf den Herzrhythmus und ist wichtig für die Muskelfunktion. Ihm wird eine schützende Wirkung auf das Herz zugeschrieben.

Die empfohlene Tagesdosis liegt bei 310 mg.

100 g Lebensmittel	Magnesiumgehalt (mg)	Energie
Vollkornbrot	56	187,7 kcal
Haferflocken	139	370,0 kcal
Hirsekorn, geschält	170	354,7 kcal
Blattspinat, frisch	58	17,5 kcal
Kohlrabi, frisch	43	24,5 kcal
Portulak, frisch	151	27,0 kcal
Sonnenblumenkerne, frisch	397	578,3 kcal
Hülsenfrüchte, reif	116	278,0 kcal

Eisen hat eine große Bedeutung bei der Bildung des roten Blutfarbstoffs (→ *Hämoglobin*, → S. 111). Ein Eisenmangel führt daher zur → Blutarmut *(Anämie)*. Der Eisengehalt des Körpers wird durch das Gleichgewicht zwischen Aufnahme und Verlust, z. B. durch Blutungen, bestimmt. Der Körper kann das im Fleisch enthaltene Eisen besonders gut resorbieren (aufnehmen). Der gleichzeitige Verzehr Vitamin-C-haltiger Lebensmittel unterstützt die Eisenresorption.

Blutarmut
→ S. 422

Die empfohlene Tagesdosis liegt bei 15 mg.

100 g Lebensmittel	Eisengehalt (mg)	Energie
Vollkornbrot	2,7	187,7 kcal
Haferflocken	4,6	370,0 kcal
Spinat, tiefgefroren, gegart	3,6	20,1 kcal
Schwarzwurzel, frisch	3,3	16,7 kcal
Hülsenfrüchte, reif	5,0	278,0 kcal
Rindfleisch, frisch, gegart	3,1	151,1 kcal
Schweinefleisch, gegart	2,5	201,1 kcal
Rinderleber, gegart	6,8	146,8 kcal
Schweineleber, gegart	15,3	122,9 kcal

Vitamine

Vitamine sind organische Verbindungen, die der Organismus nicht selbst bilden kann. Sie müssen daher mit der Nahrung aufgenommen werden. Ein Vitaminmangel kann zu lebensgefährlichen Störungen des Körperstoffwechsels führen.
Viele Vitamine werden beim Kochen zerstört. Tieffrieren und kurzes Kochen unter Mitverwendung des Kochwassers erhält den Vitamingehalt jedoch weitestgehend.

In einer ausgewogenen Mischkost sind ausreichend Vitamine enthalten. Mangelzustände können bei Fehlernährung, bestimmten Krankheiten (z.B. Alkoholabhängigkeit) und bei Einnahme bestimmter Medikamente auftreten. In diesen Fällen kann eine zusätzliche Zufuhr über Vitaminpräparate sinnvoll sein.

Vitamin B$_1$ (Thiamin)

Polyneuropathie
→ S. 595

Herzinsuffizienz
→ S. 491

Vitamin B$_1$ hat eine große Bedeutung im Kohlenhydratstoffwechsel. Es ist vor allem in Fleisch und Vollkorn enthalten. Die bekannteste Mangelerkrankung an Vitamin B$_1$ ist **Beri Beri,** das sich in einer → Polyneuropathie und einer → Herzinsuffizienz äußert.

Diese Krankheit trat in asiatischen Ländern nach der Einführung von Reisschälmaschinen, die die Vitamin-B$_1$-haltige Schale des Reiskorns entfernen, häufig auf. Vitamin-B$_1$-Mangel tritt in Industrieländern vor allem in Verbindung mit chronischem Alkoholmissbrauch, bei Mangelernährung oder auf Intensivstationen auf, wenn große Mengen an Kohlenhydraten innerhalb kurzer Zeit verabreicht werden müssen.

Vitamin-B$_1$-Mangel kann in solchen Fällen zu einem dramatischen neurologischen Krankheitsbild mit Verwirrtheit, Augenbewegungsstörungen und Gangstörungen (→ *Wernicke-Encephalopathie*, S. 572) führen. Die Symptome dieser Erkrankung sind auch nach Ausgleich des Vitaminmangels oft nicht vollständig rückläufig und können eine organisch bedingte Demenz (→ Korsakow-Syndrom, S. 653) hinterlassen.

Die empfohlene Tagesdosis liegt bei 1,0 mg.

100 g Lebensmittel	Thiamingehalt (mg)	Energie
Haferflocken	0,59	370,0 kcal
Vollkornteigwaren ohne Ei	0,67	322,8 kcal
Sojabohnen, getrocknet	0,97	415,0 kcal
Erbsen, grün, tiefgefroren, gegart	0,19	84,1 kcal
Sonnenblumenkerne, frisch	1,89	570,8 kcal
Sojamehl, entfettet, entbittert	1,25	196,8 kcal
Schweinefleisch, mager	0,90	135,9 kcal

Vitamin B$_6$ (Pyridoxin)

Vitamin B$_6$ ist für den Eiweißstoffwechsel erforderlich. Es ist in Leber, Vollkornprodukten, Nüssen und Bananen besonders reichlich enthalten. Ein Vitamin-B$_6$-Mangel kann zu Hautveränderungen (*Dermatitis*), zu Polyneuropathie und Krampfanfällen führen. Der tägliche Bedarf liegt bei 1,2–1,5 mg.

100 g Lebensmittel	Pyridoxingehalt (mg)	Energie
Weizenvollkornmehl	0,50	308,9 kcal
Hirsekorn, geschält	0,81	353,9 kcal
Reis, ungeschält	0,73	349,9 kcal
Reis, parboiled	0,43	350,8 kcal
Banane, frisch	0,40	95,2 kcal
Rosenkohl, frisch, gegart	0,19	28,2 kcal
Sardine, gegart	0,87	138,7 kcal
Lachs, frisch	0,88	130,5 kcal
Schweineleber, gegart	0,72	123,5 kcal

Vitamin C (Ascorbinsäure)

Vitamin C ist für den Körper als Hilfssubstanz bei Reduktions- und Oxidationsprozessen unentbehrlich. In dieser Funktion wird es auch als „Elektronen-" oder „Radikalfänger" bezeichnet. Außerdem spielt es eine wichtige Rolle beim Aufbau der Gefäßinnenwand. Vitamin-C-Mangel kann **Skorbut** (starkes Zahnfleischbluten, Blutungen in der Muskulatur u.a.) verursachen, der früher bei langen Schiffsreisen durch den Mangel an frischem Gemüse und Obst auftrat.

Vitamin C wird auch eine schützende Rolle bei der Stärkung des Immunsystems und der Verhinderung von Tumorerkrankungen zugeschrieben.
Vitamin C kommt vor allem in frischem Obst und Gemüse vor, ist aber relativ empfindlich gegen Erhitzen und langes Lagern.

Die empfohlene Tagesdosis liegt bei 100 mg.

100 g Lebensmittel	Vitamin-C-Gehalt (mg)	Energie
Erdbeere, frisch	64,9	32,0 kcal
Kiwi, frisch	70,9	60,9 kcal
Orange, frisch	50,0	47,1 kcal
Broccoli, frisch, gegart	61,0	23,1 kcal
Kohlrabi, frisch	64,1	24,7 kcal
Gemüsepaprika, rot, frisch	140,8	37,0 kcal

Folsäure

Folsäure gehört zur Gruppe der Vitamin-B-Moleküle. Folsäure ist bei der Zellteilung und damit z.B. bei der Entstehung von Blutzellen, Schleimhäuten sowie in der Schwangerschaft von besonders großer Bedeutung. Sie findet sich in großer Konzentration in Leber, Vollkornprodukten, grünem Gemüse und Nüssen. Folsäure ist allerdings empfindlich gegen Licht, Hitze und Oxidation durch Sauerstoff.

In der Tumorbehandlung wird durch bestimmte Medikamente ein Folsäuremangel erzeugt, der zu einer vermehrten Schädigung der schnell wachsenden Tumorzellen führt.

Die empfohlene Tagesdosis liegt bei 400 µg.

100 g Lebensmittel	Folsäuregehalt (µg)	Energie
Orange, frisch	24,0	47,0 kcal
Blattspinat, frisch	78,0	17,4 kcal
Chinakohl, frisch	83,0	13,6 kcal
Fenchel, frisch	100,0	24,0 kcal
Rote Rübe, frisch	93,0	41,8 kcal
Rettich, frisch	24,0	13,6 kcal
Sojabohne, geröstet	125,0	359,0 kcal
Kalbsleber, gegart	247,0	146,5 kcal

Vitamin D (Cholecalciferol)

Vitamin D ermöglicht die Aufnahme von Calcium, reguliert den Calcium- und Phosphatspiegel und ist damit an der Knochenentstehung beteiligt.

Vitamin D kann vom Körper in gewissem Umfang selbst hergestellt werden und ist deshalb im engeren Sinne kein Vitamin. Bei geringer UV-Einwirkung auf die Haut und → Osteoporosegefährdung sollte auf die zusätzliche Aufnahme von Vitamin D geachtet werden. Vitamin D ist u.a. in Lebertran, Fisch, Eigelb und Milchprodukten enthalten. Eine überhöhte Vitamin-D-Aufnahme, z.B. durch Tabletten, kann zu einer Schädigung insbesondere der Nieren führen.

Vitamin-D-Stoffwechsel
S. 123

Osteoporose
→ S. 459

Vitamin K (Phyllochinon)

Vitamin K spielt eine wichtige Rolle in der Blutgerinnung. Ein Mangel an Vitamin K, der z. B. durch Antikoagulantien (→ Marcumar®, S. 510) hervorgerufen wird, führt zu einer Abnahme der Blutgerinnbarkeit. Vitamin K ist in höheren Konzentrationen in grünem Blattgemüse, Kohlsorten, Fleisch und Getreiden enthalten. Ein natürlicher Mangel ist selten, da die Darmflora des menschlichen Körpers den Grundbedarf decken kann.

Die empfohlene Tagesdosis von 65 µg ist z. B. enthalten in: 15 g Schnittlauch, 25 g Rosenkohl, 50 g Kalbsleber, 3 Eiern, 220 g Speisequark, 400 g Champignons oder 500 g Erdbeeren.

Vitamin B$_{12}$ (Cobalamin)

Vitamin B$_{12}$ ist für die Funktion des Nervensystems von großer Bedeutung. Man nimmt es über tierische Produkte, wie Fleisch, Eier, Fisch oder Milchprodukte auf. Es wird im Krummdarm aufgenommen, wenn ein zusätzlicher Faktor, der in der Magenschleimhaut gebildet wird („Intrinsic factor"), in ausreichender Konzentration vorhanden ist. Veränderungen der Magenschleimhaut können daher zu einer unzureichenden Resorption von Vitamin B$_{12}$ und damit zu einem Vitamin-B$_{12}$-Mangel führen. Wichtige Folgeerkrankungen des Vitamin-B$_{12}$-Mangels sind die → perniziöse Anämie und die **funikuläre Myelose**, eine Erkrankung der Nervenfasern mit Gangunsicherheit und Sensibilitätsstörungen, psychischen Symptomen sowie einer Entzündung der Zunge. Der tägliche Bedarf an Vitamin B$_{12}$ liegt bei 3 µg/Tag.

perniziöse Anämie
→ S. 422

Spurenelemente

Spurenelemente sind chemische Elemente, die der Körper für den Stoffwechsel in sehr geringen Mengen („spurhaft") benötigt. Sie zählen zu der Gruppe der Mineralstoffe. Für den Körper wichtige Spurenelemente sind:

Jod

Jod ist ein unentbehrlicher Bestandteil der Schilddrüsenorgane. Bei einem Jodmangel entstehen → Schilddrüsenfunktionsstörungen. Jod ist insbesondere im Meersalz, Fischen und Meeresfrüchten sowie jodiertem Speisesalz enthalten. Ein Jodmangel ist in Bergregionen wegen des meist geringen Fischverzehrs besonders häufig. Der tägliche Jodbedarf liegt bei ca. 150 µg.

Schilddrüsen-
funktionsstörungen
→ S. 561

Fluorid

Fluorid ist beim Zahnwachstum und Schutz des Zahnschmelzes von Bedeutung. Speichel enthält Fluor, wodurch die Zähne geschützt werden.

Zink

Zink ist für die → DNS-Synthese sowie bei der Funktion vieler Enzyme unentbehrlich. Zink ist vor allem in Fleisch, Muscheln und Getreideprodukten enthalten. Zinkmangel tritt bei alten, fehlernährten Menschen häufiger auf und äußert sich in Appetitmangel, Geruchsstörungen, einer eingeschränkten Immunabwehr und Wundheilungsstörungen.

DNS-Synthese
→ S. 103

Umsetzung in der Gemeinschaftsverpflegung von Senioren

Ausgesprochen vitamin- und mineralstoffreiche Zutaten einsetzen:
- Mehl Type 1050 verwenden,
- fein gemahlenes Vollkornbrot einsetzen,
- Nüsse, fein gemahlen, z. B. Soßen und Getreidespeisen beimengen,
- Obst; z. B. als selbstgemixten Milch-Frucht-Drink anbieten,
- Obst zu Quarkspeisen und Jogurtspeisen geben,
- Gemüse als Suppe, Soße, Eintopf, Beilage zum Fleisch reichen,
- Milchprodukte aller Art anbieten, auch als Milchreis, Grießspeise,
- 2- bis 3-mal wöchentlich Fleisch,
- mindestens 1-mal wöchentlich Seefisch, zusätzlich eingelegten oder geräucherten Fisch (Hering, Makrele),
- zum Zubereiten grundsätzlich Pflanzenöl verwenden.

*Quelle:
a.a.O., S. II-12*

1.5.2 Kostarten

Normalkost

In einer ausgewogenen, ballaststoffreichen Mischkost sind in der Regel alle erforderlichen Ernährungsbestandteile in ausreichender Konzentration enthalten. Der Anteil möglichst naturbelassener Nährstoffe wie bei der Vollwertkost sollte hoch sein, da eine Lebensmittelverarbeitung wichtige Bestandteile zerstören kann. Ein hoher Gehalt an Ballaststoffen, die z. B. in Schalen und Kernen von Obst und Gemüse enthalten sind, fördert den Verdauungsablauf und verhindert hohe Blutzuckerspitzen. Ballaststoffe werden von alten Menschen jedoch manchmal abgelehnt, weil ballaststoffreiche Lebensmittel (z. B. Müsli) zu Kauproblemen und Blähungen führen können. Die individuelle Verträglichkeit ist daher entscheidend. Die ausgewogene Normalkost sollte salzarm (3–5 g täglich) sein, dagegen viel Eiweiß, Vitamine und Calcium enthalten.

Die „richtige" Ernährung
→ S. 278

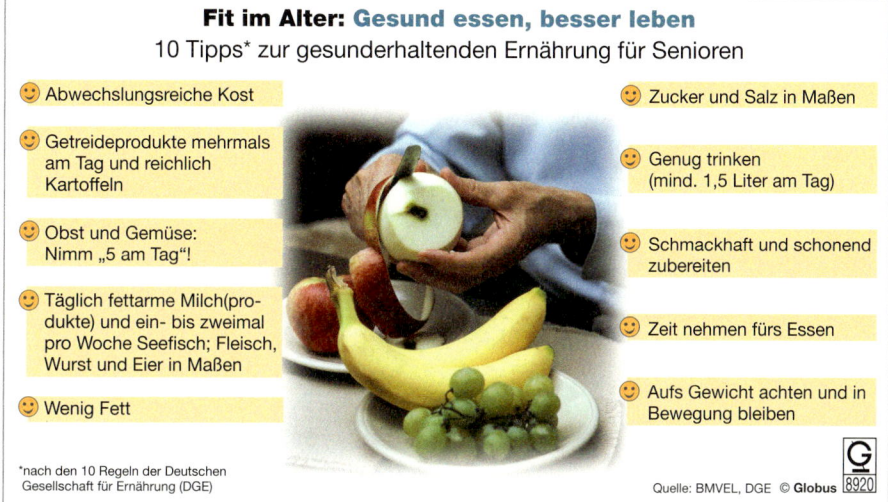

Fit im Alter: Gesund essen, besser leben
10 Tipps* zur gesunderhaltenden Ernährung für Senioren

- 😊 Abwechslungsreiche Kost
- 😊 Getreideprodukte mehrmals am Tag und reichlich Kartoffeln
- 😊 Obst und Gemüse: Nimm „5 am Tag"!
- 😊 Täglich fettarme Milch(produkte) und ein- bis zweimal pro Woche Seefisch; Fleisch, Wurst und Eier in Maßen
- 😊 Wenig Fett
- 😊 Zucker und Salz in Maßen
- 😊 Genug trinken (mind. 1,5 Liter am Tag)
- 😊 Schmackhaft und schonend zubereiten
- 😊 Zeit nehmen fürs Essen
- 😊 Aufs Gewicht achten und in Bewegung bleiben

*nach den 10 Regeln der Deutschen Gesellschaft für Ernährung (DGE)

Quelle: BMVEL, DGE © **Globus** 8920

Schonkost

Schonkost besteht aus leicht verdaulichen Lebensmitteln, die fettarm und ballaststoffarm sind und vorwiegend durch Kochen oder Dünsten zubereitet werden. Sie wird bei alten Menschen mit Entzündungen der Magen- und Darmschleimhaut und Neigung zu Blähungen sowie Erkrankungen der Gallenblase eingesetzt.

Pürierte Kost

Pürierte Kost wird manchmal bei alten Menschen mit Kauproblemen angeboten. Da pürierte Nahrung den Appetit weniger stimuliert und zu einer Atrophie der Kaumuskulatur führt, sollte sie durch Schonkost mit weichen Bestandteilen ersetzt werden.

Sondenkost (enterale Sondenernährung)

Sondenkost wird meist über eine → Nasogastralsonde oder über eine → perkutane endoskopische Gastroenterostomie (PEG) verabreicht. Indikationen sind Schluckstörungen, Bewusstseinsminderung oder Tumoren im oberen Teil des Verdauungsapparates.
Unterschieden wird **niedermolekulare Sondenkost**, die die Nährstoffe in aufbereiteter, leicht resorbierbarer Form aufeinander abgestimmt anbietet, und **hochmolekulare Sondenkost**, die die Nährstoffe in einer naturähnlicheren Form flüssig anbietet und damit das Verdauungssystem physiologischer belastet.
Sondenkost ist in unterschiedlichen Zusammensetzungen hinsichtlich des Energiegehaltes und der Konzentration einzelner Nährstoffe erhältlich.

Nasogastralsonde
→ Band 2

perkutane endoskopische Gastroenterostomie
→ Band 2

Intravenöse (parenterale) Ernährung

Die parenterale Ernährung darf nur unter stationären Bedingungen über einen zentralen Venenkatheter unter engmaschigen Kreislauf- und Stoffwechselkontrollen durchgeführt werden.

1.6 Allgemeine Krankheitslehre

Die Lehre von den Erkrankungen heißt Pathologie. In der allgemeinen Pathologie werden Ursachen und Mechanismen in der Entstehung von Erkrankungen beschrieben.

1.6.1 Allgemeine Begriffe

Eine Krankheit äußert sich meist in Form bestimmter fühlbarer, sichtbarer oder anderweitig von außen wahrnehmbarer Veränderungen des Körpers und/oder des Verhaltens. Diese Krankheitszeichen, die auf eine Krankheit hinweisen, werden **Symptome** genannt.

Viele Krankheiten gehen mit einer Kombination von Symptomen einher, die typisch für die zugrunde liegende Erkrankung sind. Die Kombination verschiedener Symptome wird auch als **Syndrom** bezeichnet.

Das Erkennen eines Syndroms gibt oft schon entscheidende Hinweise auf die Ursache der zugrunde liegenden Erkrankung. Das Benennen einer Krankheit wird als **Diagnose** bezeichnet.

Dem Erkennen einer Diagnose schließt sich die Behandlung **(Therapie)** an.

Die Zahl der Menschen pro 100 000 Einwohner, die jährlich an einer bestimmten Krankheit versterben, wird statistisch als **Mortalität** bezeichnet. Die Häufigkeit des Neuauftretens einer Erkrankung entspricht der **Inzidenz**. Die **Prävalenz** dagegen ist die Anzahl der Menschen, die zu einem bestimmten Zeitpunkt unter einer Krankheit leiden.

Beispiel

Symptom: Ein Patient erleidet eine plötzliche Schwäche des rechten Armes.

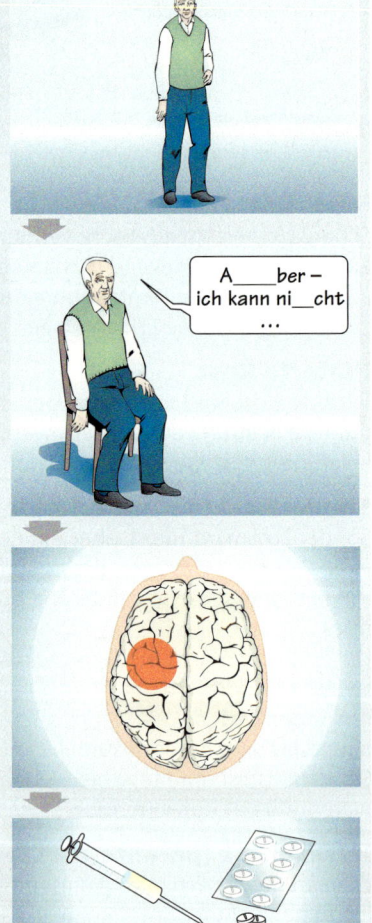

Syndrom: Zu der Schwäche im rechten Arm tritt als weiteres Symptom eine etwas geringer ausgeprägte Schwäche im rechten Bein sowie als zusätzliches Symptom eine Sprachstörung hinzu. Dieser Symptomkomplex wird als eine armbetonte Halbseitenlähmung rechts mit begleitender Sprachstörung zusammengefasst und entspricht dem Syndrom einer Schädigung in der linken Gehirnhälfte.

Diagnose: Das Syndrom einer Schädigung in der linken Gehirnhälfte wird auf die Diagnose eines Schlaganfalls, genauer gesagt einer Einblutung in die linke Gehirnhälfte zurückgeführt.

Therapie

1.6.2 Ursachen von Erkrankungen

Die Krankheitslehre unterscheidet zwischen äußeren und inneren Krankheitsursachen (→ Abb. 1). Die meisten Krankheiten beruhen auf einer Kombination von inneren und äußeren Einflüssen.

Äußere Krankheitsursachen
Äußere Krankheitsursachen wirken von außen auf den Menschen ein und schädigen ihn. Typische Beispiele für äußere Krankheitsursachen sind Verletzungen im Rahmen von Unfällen und die Vergiftung durch giftige Substanzen, aber auch der Kontakt mit Krankheitserregern und die Qualität des Nahrungsangebots.

Innere Krankheitsursachen
Innere oder auch körpereigene Krankheitsursachen bezeichnen die Anfälligkeit gegenüber Krankheiten. Die Anfälligkeit eines Menschen gegenüber einer Erkrankung wird auch als **Disposition** bezeichnet. Die Disposition besteht aus **angeborenen** und **erworbenen** Eigenschaften.

Angeborene Eigenschaften
Angeborene Eigenschaften werden durch genetische Faktoren bestimmt. Hierzu gehört das **Geschlecht** des Menschen. So haben Männer eine höhere Disposition als Frauen, im Laufe ihres Lebens eine Glatze zu entwickeln. Während Frauen häufiger an Gallensteinen erkranken, erleiden Männer häufiger einen Herzinfarkt.
Vererbt wird auch die Disposition gegenüber vielen **Stoffwechselkrankheiten** und **Krebserkrankungen**. Die Wahrscheinlichkeit, an einem Altersdiabetes oder an einem Darmtumor zu erkranken, steigt an, wenn ein oder mehrere Blutsverwandte bereits an dieser Krankheit leiden.

Erworbene Eigenschaften
Erworbene Eigenschaften treten im Laufe des Lebens zu den angeborenen Eigenschaften hinzu. Das **Lebensalter** ist ein wichtiger Bestandteil der persönlichen Disposition für eine Krankheit. Sehr viele Erkrankungen treten gehäuft im höheren Lebensalter auf. Die Gründe hierfür sind vielfältig und hängen mit den biologischen Veränderungen des Körpers im Alter zusammen (→ Biologie des Alterns, S. 99).
Auch **Erkrankungen**, die im Laufe des Lebens auftreten, können die Disposition für eine später hinzutretende Erkrankung erhöhen. Ein Bluthochdruck erhöht das Risiko, einen Herzinfarkt oder einen Schlaganfall zu erleiden, um ein Vielfaches. Ein Schlaganfall mit schweren Lähmungen führt zur erhöhten Disposition gegenüber einer Beinvenenthrombose.

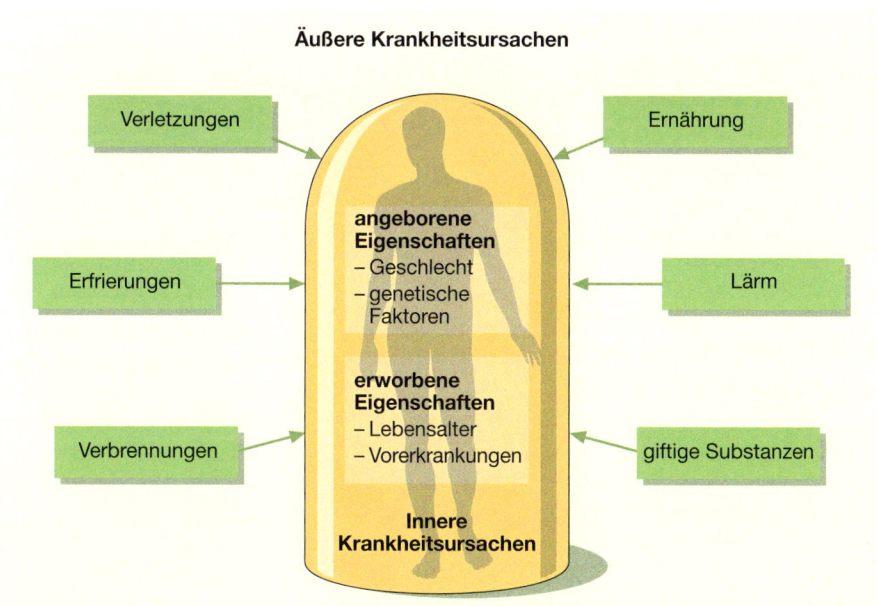

Abb. 1:
Krankheitsursachen

1.6.3 Verlauf einer Erkrankung

Wenn ein Mensch erkrankt, kann die Krankheit unterschiedliche Verläufe nehmen:

Heilung

Heilung bedeutet die vollständige Wiederherstellung des körperlichen Zustandes, wie er vor Beginn der Krankheit war. Dies setzt voraus, dass die Krankheit vollständig überwunden ist.

Defektheilung

Bei einer Defektheilung ist die Krankheit überwunden, es bleiben jedoch Einbußen zurück. Dies kann eine Vernarbung nach einer ausgedehnten Verletzung sein, aber auch eine eingeschränkte Leistungsfähigkeit des Herzens nach einem erlittenen Herzinfarkt.

Rückfall (Rezidiv)

Wenn eine Krankheit nach einem beschwerdefreien Intervall wieder zurückkehrt, handelt es sich um ein Rezidiv. Die Ursache des Rezidivs ist, dass die Erkrankung nicht geheilt werden konnte, sondern nur symptomfrei im Körper „schlief". Rezidive treten häufig bei Krebserkrankungen auf, wenn lange nach Entfernen eines Primärtumors Metastasen erscheinen. Ein anderes Beispiel ist das Rezidiv einer Lungenentzündung bei einer vorgeschädigten Lunge, deren Veränderungen nicht heilbar sind.

Langsam schleichender Verlauf (Chronifizierung)

Wenn eine Erkrankung nicht geheilt werden kann, aber auch nicht in absehbarer Zeit zum Tod des Patienten führt, spricht man von Chronifizierung.
Chronisch kontinuierliche Erkrankungen bleiben auf einem bestimmten Krankheitsniveau stehen. **Chronisch rezidivierende** Erkrankungen heilen nicht aus, sondern zeigen nur zwischenzeitlich eine Besserung der Symptomatik und führen dann erneut zu Symptomen.

Fortschreiten (Progredienz)

Eine chronische Erkrankung kann auch allmählich zunehmende Symptome entwickeln. Dies wird als chronische Progredienz bezeichnet. Diese Verlaufsform ist typisch für viele Autoimmunkrankheiten, z.B. die Polyarthritis oder die Multiple Sklerose.

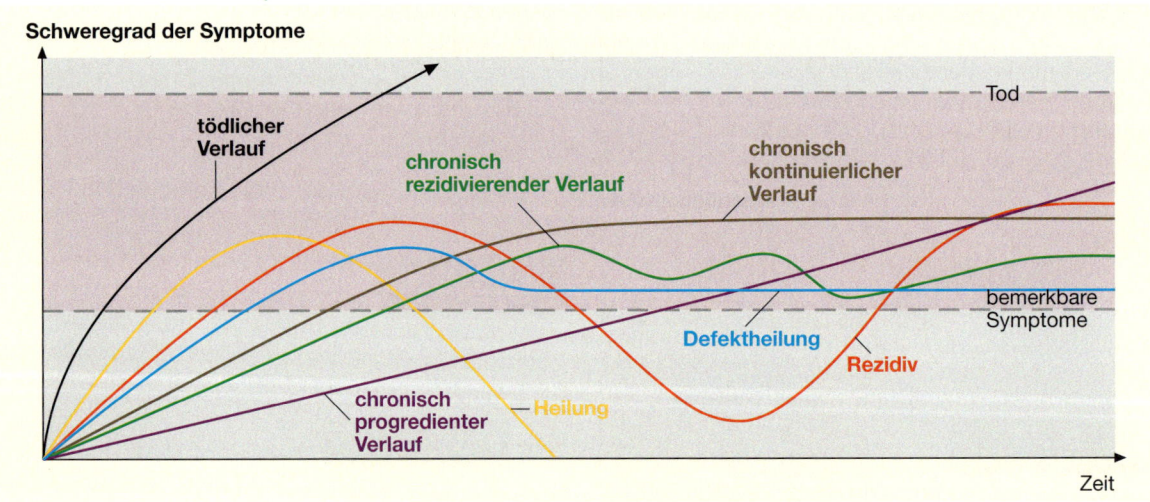

Abb. 1:
Krankheitsverläufe

Dekompensation

Dekompensation bezeichnet den Zeitpunkt, in dem die Ausgleichsmechanismen, die einen krankhaften Zustand überbrücken, versagen. Viele chronische Krankheiten verlaufen lange Zeit kompensiert, d.h., die allgemeine Funktionsfähigkeit des Körpers bleibt erhalten. So zeigt eine kompensierte Herzinsuffizienz lange Zeit nur bei starker körperlicher Belastung Symptome. Wenn eine Krankheit dekompensiert, treten auch unter Ruhe- und Normalbedingungen Symptome auf. Eine dekompensierte Herzinsuffizienz führt auch in Ruhe zu Luftnot und Ödemen (→ Herzerkrankungen, S. 487).

1.6.4 Anpassungsvorgänge des Körpers

Der Körper ist ein dynamisches, ständig in Umorganisation befindliches System, das flexibel auf vermehrte oder herabgesetzte Anforderungen von außen reagieren kann. Diese Veränderungen sind nicht unbedingt krankhaft, können aber die Reaktion auf zugrunde liegende Erkrankungen darstellen.

arterielle Hypertonie
→ S.499

Hypertrophie und Hyperplasie

Als **Hypertrophie** wird die Größenzunahme eines Gewebes oder eines Organs durch eine Vergrößerung der einzelnen Zellen bezeichnet. Ein typisches Beispiel hierfür ist die Größenzunahme der Skelettmuskulatur durch vermehrte körperliche Arbeit. Auch das Herz hypertrophiert bei vermehrter Belastung (→ Abb.1). Dies kann zum Beispiel bei der → arteriellen Hypertonie auftreten, wenn das Herz gegen einen höheren Gefäßwiderstand im Körper anpumpen muss. Das Herz eines Menschen mit einem langjährigen unbehandelten Hypertonus ist daher größer und schwerer als das Herz eines Menschen mit normalem Blutdruck.

Als **Hyperplasie** wird eine Organvergrößerung bezeichnet, wenn sie auf einer Vermehrung der Zellen beruht. Ein typisches Beispiel hierfür ist eine Zellvermehrung in den Lymphknoten im Rahmen einer Infektion, die vor allem auf einer Zunahme von Immunzellen in den Lymphknoten beruht.

Gewebsschwund (Atrophie)

Atrophie ist ein Gewebsschwund aufgrund einer Verminderung der Zellgröße, der meist auf einem Ungleichgewicht zwischen aufbauenden und abbauenden Stoffwechselprozessen beruht. Gleichzeitig bezeichnet die **allgemeine Atrophie** des Körpers auch einen Vorgang, der eng mit dem Alterungsprozess verknüpft ist. Eine **umschriebene Atrophie** entsteht meist durch eine Minderbeanspruchung eines Organs oder auch durch eine chronisch gestörte Blutversorgung. Ein typisches Beispiel für eine umschriebene Atrophie ist der Muskelschwund bei längerer Immobilisation, z.B. aufgrund einer Lähmung oder einer längeren Bettlägerigkeit.

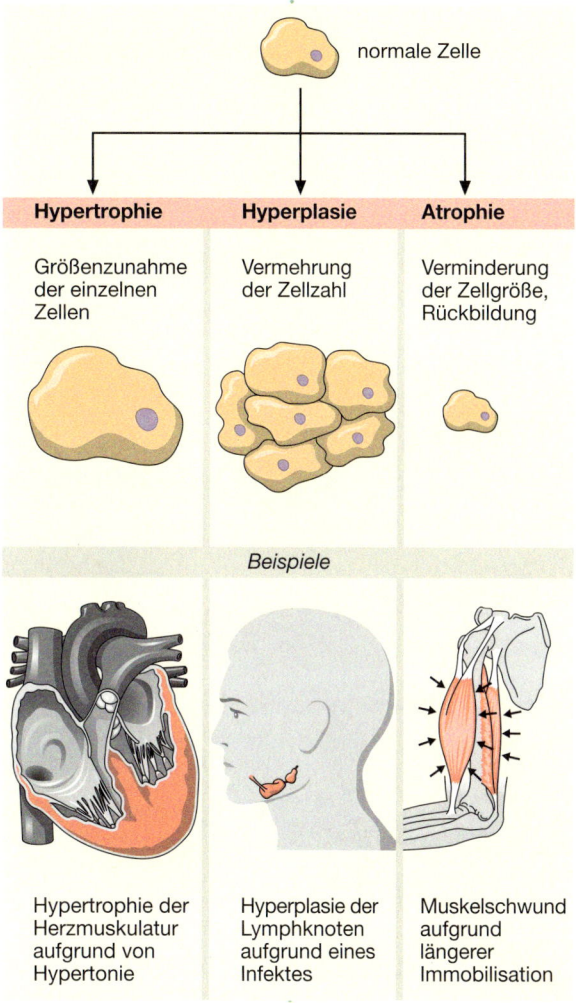

Abb. 1:
Anpassungsvorgänge des Körpers

1.6.5 Gewebsschädigung

Die Schädigung eines Gewebes kann vielfältige Ursachen haben. Sie kann entweder den umgehenden Untergang der Zellen oder eine chronische Veränderung hervorrufen.

Nekrose

Die Nekrose ist der Endzustand einer Schädigung, die nicht mehr umkehrbar ist und mit dem Zelltod einhergeht. Ein typisches Beispiel für eine Nekrose ist das Absterben einzelner Zehen aufgrund einer gestörten Blutversorgung, z.B. bei der arteriellen Verschlusskrankheit (→ Abb. 2, S. 506).

Brand (Gangrän)

Ein nekrotisches Gewebe, das von Bakterien besiedelt wird, bezeichnet man als feuchte Gangrän. Wenn eine Nekrose an den Extremitäten dagegen allmählich austrocknet, entsteht eine trockene Gangrän. Sie verfärbt sich schwarz aufgrund der Bildung von Schwefel-Eisen-Verbindungen.

Blut- und Immunsystem
→ S. 110

1.6.6 Entzündung (Inflammation)

Der Begriff Entzündung bezeichnet die Reaktion eines Körpers auf einen äußeren oder inneren Entzündungsreiz. Die Entzündung ist ein Schutzmechanismus des Körpers, der das Ziel hat, den vorliegenden Schaden zu beseitigen oder zu inaktivieren. Durch die Entzündungsreaktion verstärkt sich die Durchblutung und Durchlässigkeit der Arterien. Immunkompetente Zellen (weiße Blutkörperchen) wandern in das entzündete Gewebsareal ein. Sie beschleunigen die Abwehrvorgänge des Körpers, tragen zur Abwehr eines eingedrungenen Erregers bei und leiten Reparaturmechanismen ein.

Der Entzündungsreiz kann ein eingedrungener Krankheitserreger, eine unspezifische Gewebsschädigung (z.B. eine Wunde), eine giftige Substanz, aber auch eine Überempfindlichkeit des Körpers gegen eigentlich unschädliche Substanzen (→ Allergie, → S. 425) sein.

Abb. 1: Verlauf einer Entzündung

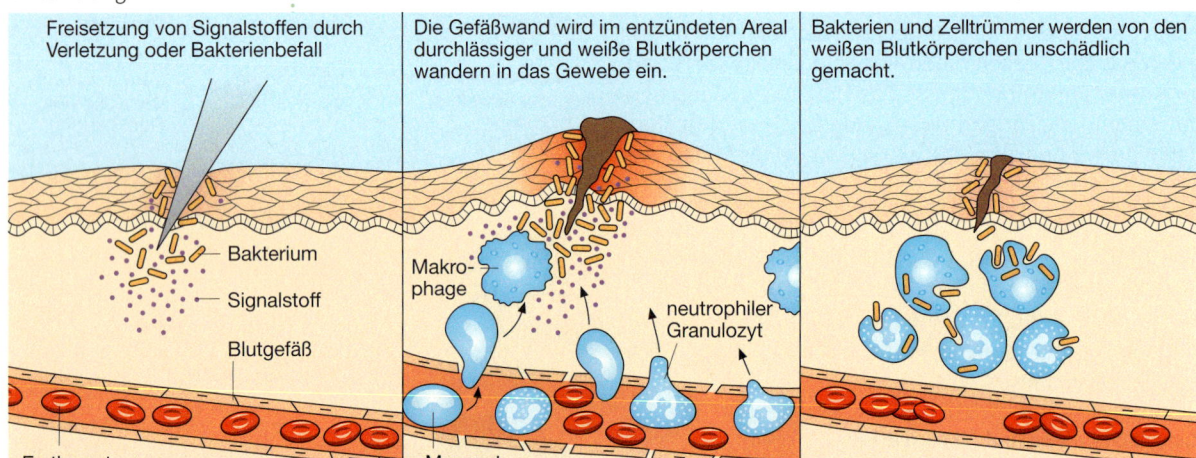

Freisetzung von Signalstoffen durch Verletzung oder Bakterienbefall

Die Gefäßwand wird im entzündeten Areal durchlässiger und weiße Blutkörperchen wandern in das Gewebe ein.

Bakterien und Zelltrümmer werden von den weißen Blutkörperchen unschädlich gemacht.

Bakterium
Signalstoff
Blutgefäß
Erythrozyt
Makrophage
Monozyt
neutrophiler Granulozyt

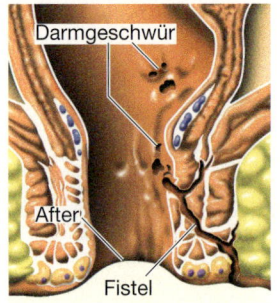

Darmgeschwür
After
Fistel

Abb. 2: Entzündliche Darmerkrankungen können mit einer Fistelbildung einhergehen. Dabei bilden sich Fistelgänge zwischen der Darminnenwand und der äußeren Haut.

Typisches Zeichen der Entzündung sind eine **Rötung** des betroffenen Areals aufgrund der vermehrten Durchblutung, eine **Überwärmung** und eine **Schwellung** des erkrankten Gewebes.

Eitrige (purulente) Entzündung

Wenn neutrophile Granulozyten, die zu der Gruppe der weißen Blutkörperchen gehören, in das entzündete Gewebe einwandern, umschließen sie den Fremdkörper, nehmen ihn auf und verdauen ihn (→ Abb. 1).

Anders als die Makrophagen (Fresszellen) gehen sie hierbei zugrunde. Eiter ist eine Mischung aus abgestorbenen Granulozyten, zerfallendem Gewebe und einer entzündlichen Flüssigkeitsansammlung. Wenn Eiter an einer umschriebenen Stelle entsteht und dort im Gewebe einschmilzt, bildet sich ein **Abszess**. Ein oberflächlicher Abszess kann an der Hautoberfläche aufbrechen, wodurch sich der Eiter entleert und der Abszess ausheilt.

Tiefe Abszesse bilden manchmal röhrenförmige Gänge aus, die an der Hautoberfläche oder Hohlräumen des Körpers münden. Diese Gänge werden als **Fisteln** bezeichnet (→ Abb. 2). Fisteln können aber auch nach Verletzungen oder nach Operationen entstehen. Sie treten auch im Bereich des Anus auf und sind typisch für entzündliche Darmerkrankungen.

Entzündliches Geschwür (ulceröse Entzündung)

Ein **Geschwür** (Ulcus) ist ein Substanzverlust in der Haut oder Schleimhaut, der häufig aus einer chronischen Entzündung heraus entsteht. Das entzündliche Geschwür tritt häufig auf, wenn eine Entzündung aufgrund einer anhaltenden Schädigung nicht ausheilen kann. Das **Magengeschwür** (Ulcus ventriculi) ist hierfür ein typisches Beispiel (→ Abb. 3).

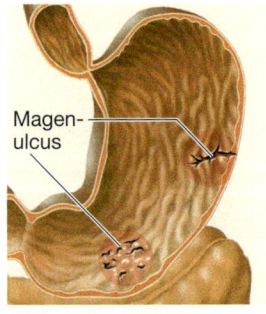

Magenulcus

Abb. 3: Das Magenulcus ist ein chronisches entzündliches Geschwür.

1.6.7 Geschwülste (Tumoren)

Der Begriff **Tumor** bezeichnet eine Schwellung. Eine Schwellung kann durch unterschiedliche Gewebsschädigungen entstehen. Im engeren Sinne wird als Tumor heutzutage meist eine **Neubildung** *(Neoplasie)* bezeichnet. Eine Neubildung ist eine Zellvermehrung, die nicht wie die Hyperplasie eine Anpassung an äußere Veränderungen darstellt, sondern auf einer genetischen Veränderung beruht. Die Zellteilung ist ein biologischer Vorgang, der je nach Beschaffenheit des Gewebes unterschiedlich häufig stattfindet, um abgestorbene Zellen zu ersetzen oder sich an äußere und innere Veränderungen im Körper anzupassen.

Genetische Veränderungen können dazu führen, dass eine Zelle die Kontrolle über die Zellteilung verliert. Diese verlorene Kontrolle wird auch als **Autonomie** bezeichnet. Aus einer veränderten Zelle entstehen viele Tochterzellen, die sich ihrerseits ebenfalls unkontrolliert teilen. Dadurch entsteht eine stetig wachsende Zellmasse, die das umgebende Gewebe durch Druck und Veränderungen in der Blutversorgung schädigt. Der Bereich der Medizin, der sich mit Neoplasien beschäftigt, wird als Onkologie bezeichnet.

Onkologie
onkos gr. = Geschwulst

Neubildungen werden in **gutartig** *(benigne)* und **bösartig** *(maligne)* unterschieden. Sie werden nach dem Ursprungsgewebe benannt.

Übersicht über häufige Tumorformen

Muttergewebe	gutartig	bösartig
Deckgewebe	Papillom, Adenom	Karzinom
Bindegewebe	Fibrom	Fibrosarkom
Gefäßgewebe	Angiom	Angiosarkom
Fettgewebe	Lipom	Liposarkom
Knorpelgewebe	Chondrom	Chondrosarkom
Knochengewebe	Osteom	Osteosarkom
Glatte Muskulatur	Leiomyom	Leiomyosarkom
Quergestreifte Muskulatur	Rhabdomyom	Rhabdomyosarkom
Nervengewebe	Gliom	Glioblastom

Adenom
aden gr. = Drüse

Gutartige Neubildungen

Gutartige Neubildungen wachsen meist relativ langsam. Ihre wichtigste Eigenschaft im Vergleich zu den bösartigen Neubildungen ist, dass sie nicht in das gesunde Gewebe hineinwachsen, sondern sich gut abgrenzen lassen. Meist sind sie von einer bindegewebigen Kapsel umgeben. Auch gutartige Tumoren können jedoch einen lebensbedrohlichen Verlauf annehmen, wenn sie in einem lebenswichtigen, operativ nicht zugänglichen Bereich des Körpers wachsen. Gutartige Tumoren werden nach dem Gewebe, dem sie entstammen, benannt.

Ein häufig vorkommender gutartiger Tumor ist das Adenom. Das Adenom entstammt dem Drüsengewebe. Es kommt u.a. in der Schilddrüse (→ Abb. 1), in der Hirnanhangsdrüse *(Hypophyse)* und im Darm vor. Manche Adenome produzieren Hormone und werden dadurch klinisch auffällig.

Schilddrüsenadenome können zu einer Überproduktion von Schilddrüsenhormonen (→ *Hyperthyreose*, S. 564) führen, **Hypophysenadenome** zu einer übermäßigen Produktion von Hypophysenhormonen, was sich z.B. in Riesenwuchs oder Sexualstörungen äußern kann. Das Adenom des Darms kann bösartig entarten und sollte daher entfernt werden.

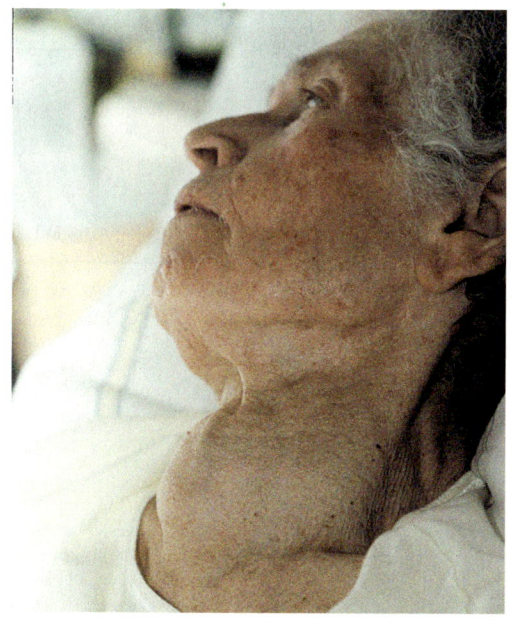

Abb. 1:
Schilddrüsenadenom

213

Bösartige Neubildungen

Bösartige Neubildungen werden als **Malignome** bezeichnet und im allgemeinen Sprachgebrauch auch „Krebs" genannt. Die Herkunft des Begriffes „Krebs" ist unklar. Wahrscheinlich ist er in dem Zusammenhang entstanden, dass man eine Krebserkrankung so schlecht abschütteln kann wie einen Krebs. Eine andere Deutung beschreibt die veränderten Blutgefäße eines bösartigen Tumors, die Krebsfüßen ähneln sollen.

Anders als ein gutartiger Tumor wächst ein Malignom infiltrierend, d.h., die Tumorzellen wachsen in das gesunde Gewebe ein und zerstören es. Ein bösartiger Tumor wächst in der Regel schneller als ein gutartiger.
Während ein gutartiger Tumor die Merkmale seines Ursprungsgewebes beibehält, verliert ein bösartiger Tumor zunehmend die charakteristischen Zeichen der Ursprungszelle. Es entstehen neue Blutgefäße, die die Blutversorgung des Tumors sicherstellen. Je nach Ausdehnung des Tumors werden unterschiedliche Stadien unterteilt (→ Abb. 1).

Abb. 1:
Unterschiedliche Stadien einer Darmkrebserkrankung mit zunehmender Infiltration in das gesunde Gewebe und Ausbildung neuer Blutgefäße.
Je nach Differenzierungsgrad des Tumors werden die bösartigen Zellen dem Gewebe, dem sie ursprünglich entstammen, immer unähnlicher.

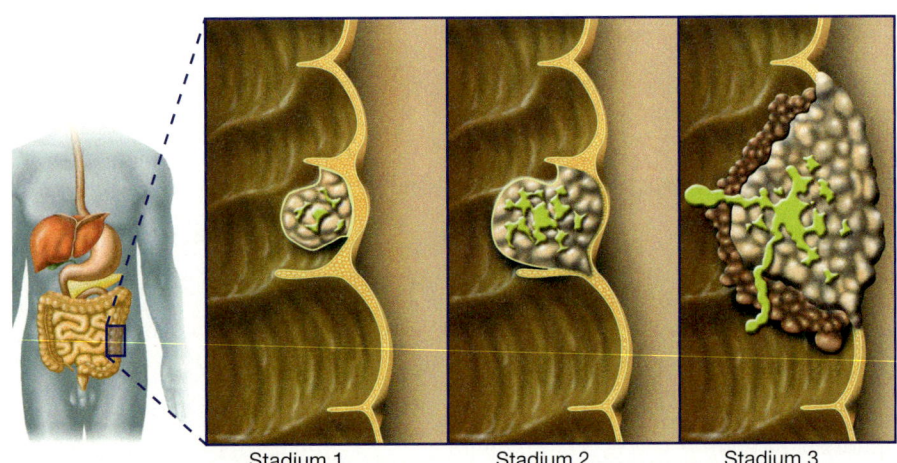

Stadium 1   Stadium 2   Stadium 3

Wenn bösartige Tumorzellen in das Blut- und Lymphsystem eindringen, können sie sich über die Lymphwege und die Blutgefäße im gesamten Körper ausbreiten. Es entstehen Tochtergeschwülste (**Metastasen**) in den Lymphknoten oder anderen Organen. Bösartige Tumoren im Darm oder im Unterbauch metastasieren häufig in die Leber, weil die Pfortader das venöse Blut des Darmes zunächst in die Leber weiterleitet (→ Abb. 2). Typische Lokalisationen von Metastasen sind auch die Lunge, das Gehirn oder das Skelettsystem.

Karzinom
karchinos gr. = Krebs

Ein bösartiger Tumor des Epithelgewebes wird als Karzinom bezeichnet. Der Begriff Karzinom wird häufig gleichbedeutend mit „Krebs" verwendet. Ein bösartiger Tumor im Drüsenepithelgewebe, wie er z. B. typischerweise im Darm vorkommt, wird als **Adenokarzinom** bezeichnet.

Wenn ein Karzinom die Basalmembran (die Grenzschicht zwischen dem Epithel und dem darunter liegenden Deckgewebe) noch nicht überschritten hat, wird es als **Carcinoma in situ** bezeichnet. Wenn ein Carcinoma in situ rechtzeitig und vollständig entfernt wird, gilt die Tumorerkrankung geheilt.

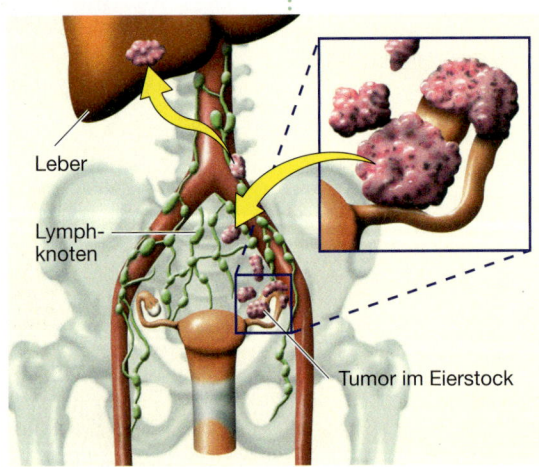

Leber

Lymph-
knoten

Tumor im Eierstock

Abb. 2:
Ein bösartiger Tumor in einem Eierstock (Ovar) bildet Metastasen in den Lymphknoten des Bauchraums und in der Leber.

Gegenüberstellung von Eigenschaften gut- und bösartiger Tumoren

Gutartig (benigne)	Bösartig (maligne)
Der Tumor wächst meist langsam.	Häufig schnelles Wachstum.
Der Tumor wird meist von einer Hülle oder einer Kapsel von dem umliegenden Gewebe abgegrenzt.	Der Tumor wächst in das gesunde Gewebe hinein (Infiltration).
Die Tumorzellen entsprechen mikroskopisch dem Ursprungsgewebe.	Je nach Differenzierungsgrad werden die Tumorzellen dem Ursprungsgewebe immer unähnlicher.
Der Tumor dringt nicht in Lymphgefäße und Blutgefäße ein.	Der Tumor infiltriert Lymph- und Blutgefäße.
Der Tumor bildet keine Metastasen.	Der Tumor kann Metastasen bilden, die sich über das Lymph- oder Blutgefäßsystem im Körper ausbreiten.
Wenn der Tumor operativ vollständig entfernt wird, ist er geheilt.	Eine vollständige Entfernung des Tumors ist aufgrund seines infiltrierenden Wachstums schwierig, weil gesundes und verändertes Gewebe nur schwer voneinander abgegrenzt werden können.

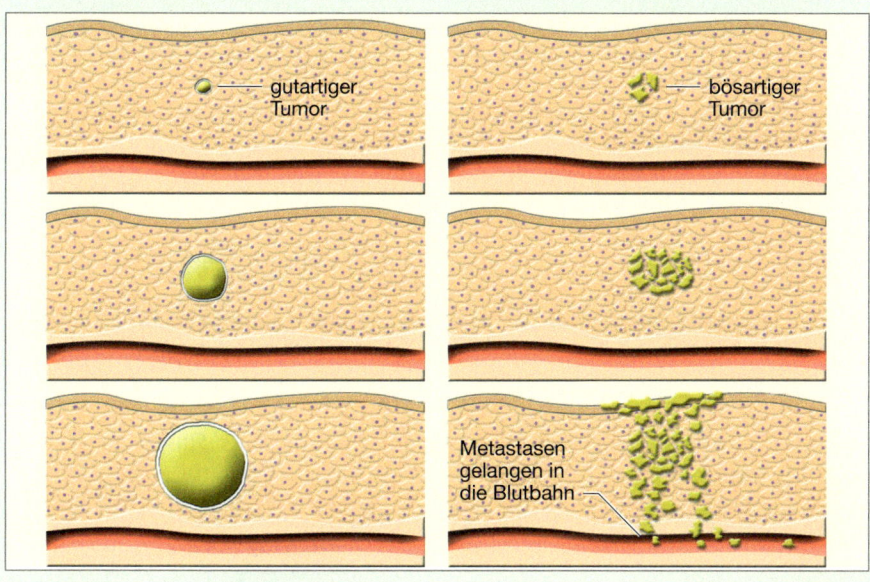

gutartiger Tumor

bösartiger Tumor

Metastasen gelangen in die Blutbahn

Abb. 1:
Gegenüberstellung von dem verdrängenden Wachstum eines gutartigen und dem infiltrativen Wachstum eines bösartigen Tumors.

Abb. 2:
Entfernung eines Darmpolypen während einer Darmspiegelung

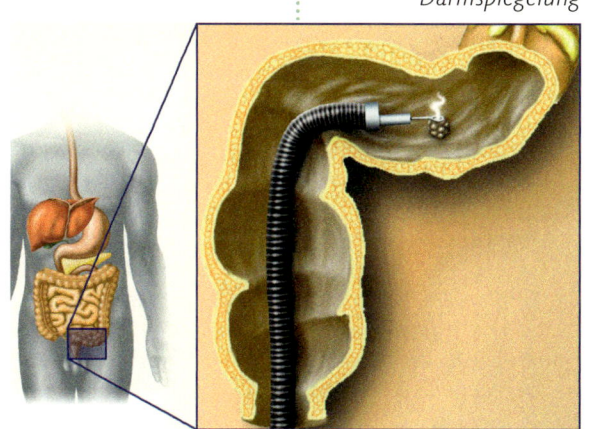

Semimaligne Tumoren

Semimaligne Tumoren sind Zwischenformen zwischen gutartig und bösartig. Ein typischer semimaligner Tumor ist das **Basaliom**, das zwar infiltrierend und zerstörend wächst, aber nicht metastasiert (→ Abb. 2, S. 486).

Vorstufen einer Krebserkrankung werden als **Präkanzerosen** bezeichnet. Wenn Präkanzerosen erkannt und entfernt werden, kann die Entstehung eines bösartigen Tumors verhindert werden. Typische Präkanzerosen sind Darmpolypen, die als Vorstufe eines Darmkrebs gelten und daher entfernt werden müssen (→ Abb. 2).

1.7 Einführung in die Arzneimittellehre

Pharmakon
gr. = Heilmittel, Gift

Arzneimittel (Pharmaka) sind Stoffe, die nach Definition der WHO zur Erkennung, Behandlung, Linderung oder Verhütung bestimmter Körperstörungen bestimmt sind. Die Arzneimittellehre wird auch als **Pharmakologie** bezeichnet. Pharmaka können

- Ersatz und Ergänzung für natürliche, vom Körper produzierte Wirkstoffe sein (z. B. Insulin),

oral
os lat. = Mund

- natürliche Körperzustände durch Einwirkung an den Rezeptoren oder den Enzymen verändern (z. B. Antidepressiva) oder
- zur Beseitigung eingedrungener Krankheitserreger dienen (z. B. Antibiotika).

Pfortader
→ S. 163

1.7.1 Verabreichungsformen von Arzneimitteln

Die Art der Zubereitung des Arzneimittels (z. B. Tabletten, Zäpfchen) hängt mit der geplanten Verabreichungsform und den Eigenschaften des Arzneimittels ab. Man unterscheidet folgende Verabreichungsformen:

- enterale Gabe (orale Gabe und Sondengabe)
- parenterale Gabe
- rektale Gabe
- lokale Gabe

Orale Gabe

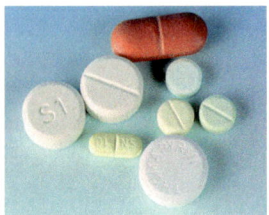

Abb. 1: Tabletten

Oral (oder auch peroral) bezeichnet die Verabreichung über den Mund in den Verdauungstrakt, wobei das Medikament in der Regel geschluckt werden muss. Es ist die häufigste Verabreichungsform. Das Medikament wird im Magen-Darm-Trakt von der Schleimhaut **aufgenommen** (resorbiert) und steht dann dem gesamten Körper zur Verfügung. Die meisten Substanzen müssen nach Aufnahme im Magen-Darm-Trakt die → Pfortader und damit die Leber passieren (→ Abb. 4). Manche Substanzen werden durch den Leberstoffwechsel unwirksam gemacht, sodass man für sie andere Verabreichungsformen wählen muss.

Für die orale Gabe stehen Medikamente in folgenden Zubereitungen (Darreichungsformen) zur Verfügung:

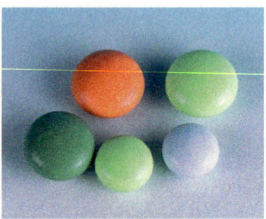

Abb. 2: Dragees

- **Tabletten** bestehen aus Pulver, das in Tablettenform gepresst wird (→ Abb. 1).
- **Dragees** sind Tabletten, die mit einer Hüllsubstanz (z. B. Zucker, Gelatine) überzogen werden (→ Abb. 2).
- **Kapseln** enthalten einen pulverförmigen oder flüssigen Arzneimittelkern, der mit einer Hülle überzogen wird (→ Abb. 3). Die Hülle kann dem besseren Schlucken oder dem Schutz der Wirksubstanz vor Magensäure dienen. **Sublingualkapseln** werden nicht geschluckt, sondern zerbissen (z. B. „Nitrokapseln"). Der Wirkstoff wird dann von der Mundschleimhaut aufgenommen und geht direkt in das Blut über, muss also nicht erst in der Leber verstoffwechselt werden.

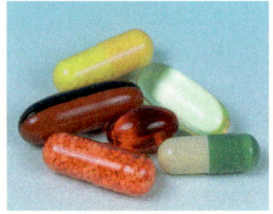

Abb. 3: Kapseln

- **Flüssige Darreichungsformen** sind **Suspensionen** (in einer Flüssigkeit verteiltes Pulver) oder **Lösungen** (der Arzneistoff ist in einem Lösungsmittel gelöst).

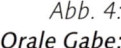

Abb. 4:
Orale Gabe:

Ein Arzneimittel wird geschluckt und von der Magen-Darm-Schleimhaut aufgenommen. Die Substanz gelangt gemeinsam mit den aufgenommenen Nährstoffen über die Pfortader in die Leber, wo sie in den Leberstoffwechsel eingeht. Danach gelangt sie über den venösen Abfluss aus der Leber in den allgemeinen Blutkreislauf und wird im Körper verteilt.

Substanzen, die in der Mund- oder Enddarmschleimhaut aufgenommen werden, gelangen aufgrund des unterschiedlichen venösen Abflusses nicht in den Pfortaderkreislauf und werden nicht in der Leber verstoffwechselt. Sie wirken daher schneller.

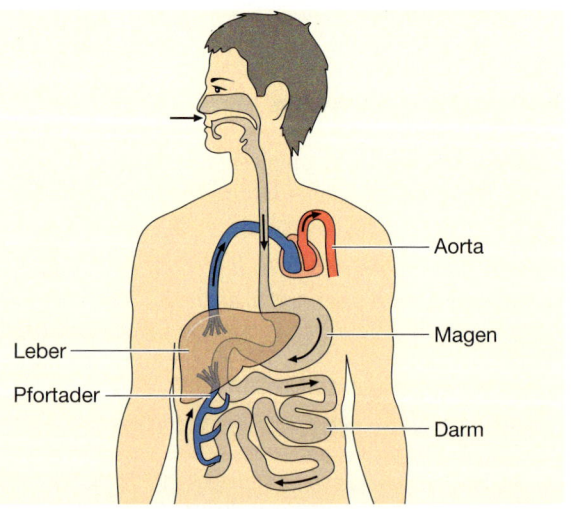

Aorta

Magen

Leber

Pfortader

Darm

Die orale Gabe ist von der Schluckfähigkeit abhängig. Bei bewusstseinsgetrübten oder unwilligen Patienten kann sie daher fehlschlagen. Auch Übelkeit, Erbrechen oder Durchfall können die Wirksamkeit der Arzneimittel nach oraler Gabe beeinträchtigen. Bei der oralen Gabe müssen die Angaben des Herstellers, ob die Medikamente vor oder nach den Mahlzeiten eingenommen werden, dringend beachtet werden, da der Füllungszustand des Magens die Verträglichkeit und die Wirksamkeit beeinflusst.

Parenterale Gabe

Parenterale Gabe bezeichnet eine Verabreichungsform, die den Magen-Darm-Trakt umgeht. Dies kann Vorteile haben, da der Leberstoffwechsel umgangen wird und die Substanzen genauer dosiert werden können.

Die parenterale Gabe erfolgt durch Injektion oder Infusion.
Injektionen (Injektion = Einspritzen) werden in flüssiger Form mittels einer Spritze in das entsprechende Blutgefäß oder Gewebe vorgenommen.
Als **Infusion** wird die meist tropfenweise Zuführung größerer Flüssigkeitsmengen in die Vene, seltener auch Arterie über eine Verweilkanüle bezeichnet.

Die parenterale Gabe durch Injektion kann in mehreren Formen erfolgen:
- **intravenöse** Injektionen (i.v.)
- **intraarterielle** Injektionen (i.a.) – sehr selten
- **subkutane** Injektionen (s.c.)
- **intrakutane** Injektionen (i.c.)
- **intramuskuläre** Injektionen (i.m.)

Für **intravenöse Injektionen** wird meist die Ellenbogenvene gestaut und das Blutgefäß punktiert. Danach wird das Arzneimittel in die Vene gespritzt, mit dem Blutstrom zum Herzen transportiert und darüber in das gesamte arterielle System des Körpers verteilt (→ Abb. 1). Diese Injektionen können zu heftigen Unverträglichkeitsreaktionen oder Allergien führen, weshalb sie nur vom Arzt vorgenommen werden dürfen.

Subkutane Injektionen erfolgen in das Unterhautfettgewebe, intrakutane Injektionen in die Haut.
Die häufigsten Beispiele für subkutane Injektionen sind Heparin- und Insulingaben. Selten werden auch subkutane Infusionen durchgeführt. Die Subkutangabe ist mit weniger Risiken behaftet als die intravenöse Gabe. Die Aufnahme aus dem Unterhautfettgewebe in das Blut unterliegt jedoch größeren Schwankungen.

Intramuskuläre Injektionen erfolgen in die Muskulatur. Der Wirkeintritt ist langsamer als bei der intravenösen, aber schneller als bei der subkutanen Verabreichung. Am häufigsten wird die Injektion in die Gesäßmuskulatur durchgeführt. Mögliche Gefährdungen liegen hier in einer Verletzung des → Ischiasnerven sowie in der Verschleppung von Krankheitserregern in den Körper.

Umgang mit Arzneimitteln, → Band 2

Injektionen, → Band 2

Hinweis
Intravenöse und intraarterielle Injektionen sind eine ausschließlich ärztliche Aufgabe.

intravenös
intra lat.= in, hinein
vena lat.= Vene

intraarteriell
arteria lat. = Arterie

subkutan
sub lat. = unter
cutis lat. = Haut

intrakutane
cutis lat. = Haut

intramuskulär
musculus lat. = Muskel

Ischiasnerven
→ S. 187

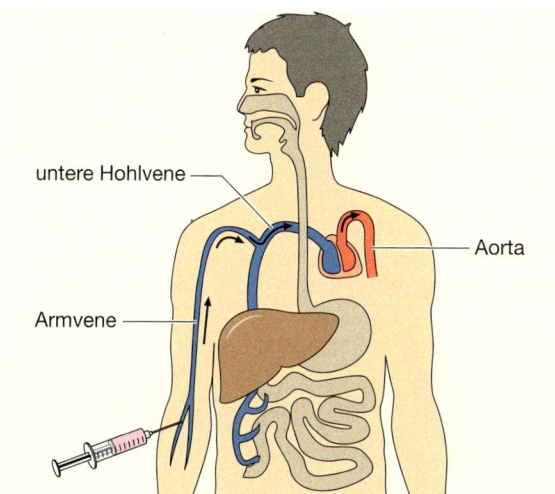

Abb. 1:
*Eine **parenterale Gabe** mittels Injektion in eine Armvene führt zu einer schnellen Verteilung des Arzneimittels im Körper und damit zu einem schnellen Wirkungseintritt.*

untere Hohlvene
Aorta
Armvene

Hinweis
Subkutane und intramuskuläre Injektionen dürfen bei Nachweis einer entsprechenden Qualifikation an Altenpflegerinnen delegiert werden.

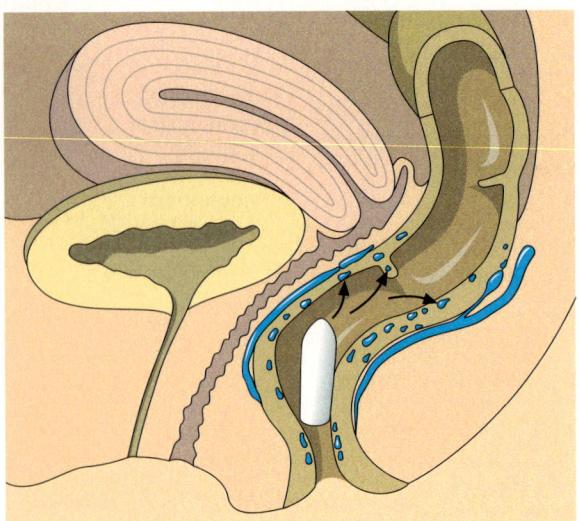

*Abb. 1: **Rektale Gabe**: Ein Suppositorium wird über den After in den Enddarm eingeführt. Die Trägersubstanz schmilzt durch die Körperwärme und setzt den Wirkstoff frei. Das Arzneimittel kann dann von der Schleimhaut aufgenommen werden.*

Rektale Gabe

Rektale Gabe bezeichnet die Verabreichung eines Arzneimittels, indem man es über den After in den **Enddarm** (Rektum) einbringt. Die Medikamente werden von der Darmschleimhaut resorbiert und damit im Blutkreislauf verteilt. Die rektale Gabe hat den Vorteil, dass nach Resorption im Enddarm das Medikament nicht die Leber passieren muss und daher zunächst dem Leberstoffwechsel entgeht. Medikamente können rektal verabreicht werden, wenn der Patient nicht schlucken kann oder will.

Folgende Zubereitungen stehen zur Verfügung:
- **Zäpfchen** (Suppositorien, Sing. **Suppositorium**): Dabei handelt es sich meist um kegelförmige Zubereitungen, die erst bei Erreichen der Körpertemperatur schmelzen und dabei den Wirkstoff freigeben (→ Abb. 1).
  Spezielle Zäpfchen werden in die Scheide eingeführt (**Vaginalsuppositorien**). Sie dienen dann meist der lokalen Behandlung.
- **Darmeinlauf** (Klistier): Hierüber können wirkstoffhaltige Flüssigkeiten eingebracht werden.

Lokale Gabe

Lokale Gabe bezeichnet die örtliche Verabreichung an der von außen zugänglichen Haut oder Schleimhaut. Vorteil der Lokalbehandlung ist die umschriebene Wirkung auf bestimmte Areale, ohne dass der Körper durch das Arzneimittel relevant belastet wird. Eine Ausnahme von dieser Regel sind **Medikamentenpflaster**, die über Tage kontinuierlich eine Substanz in die Haut abgeben, die dort aufgenommen und vom Blutkreislauf im Körper verteilt wird. Ein typisches Beispiel hierfür sind so genannte „Schmerzpflaster", die bei chronischen Schmerzerkrankungen eingesetzt werden.

Die lokale Gabe ist möglich bei der Behandlung von Hautkrankheiten, Erkrankungen der Schleimhäute im Urogenitalsystem sowie Erkrankungen von Auge, Ohr, Mund, Nase und Rachen. Außerdem können Atemwegserkrankungen über **Inhalation** kleiner Partikel, die das Arzneimittel enthalten, lokal behandelt werden.

Für die Lokalbehandlung existieren mehrere Darreichungsformen:
- **Salben** sind streichfähige Substanzen, die in einer fetthaltigen Trägersubstanz das Arzneimittel enthalten. Eine flüssigere Variante der Salbe wird als **Creme** bezeichnet.
- **Pasten** sind stark konzentrierte, streichbare Substanzen, die das Arzneimittel in unlöslicher Pulverform enthalten.
- **Gele** sind fettfrei und stark wasserhaltig.
- **Tinkturen** sind alkoholhaltige Lösungen.
- **Emulsionen** enthalten einen wässrigen und einen fetthaltigen Anteil und müssen vor dem Auftragen geschüttelt werden, um eine gute Durchmischung zu erreichen.
- **Sprayzubereitungen** enthalten das Arzneimittel in flüssiger Form, sodass es über den Sprühkopf oder spezielle Geräte (Inhalatoren) vernebelt werden kann.

1.7.2 Zusatzbezeichnungen

Viele Medikamente haben Zusatzbezeichnungen, die auf spezielle Eigenschaften dieser Zubereitung hinweisen:
- **Forte:** Der Wirkstoff liegt in einer höheren Konzentration als in dem Ursprungspräparat vor.
- **Depot:** Der Begriff bezeichnet eine spezielle Zubereitung, die zu einer verlängerten Wirkdauer des Medikamentes führt.
- **Compositum:** Dieses Medikament hat mehrere Bestandteile, aus denen es zusammengesetzt ist.

1.7.3 Wirkform und Wirkbeginn

Der Wirkungseintritt eines Medikaments nach seiner Anwendung hängt in erster Linie von der Art der Zubereitung und der Art der Anwendung ab.

Darreichungsform	Verabreichung	Wirkeintritt
Sublingualkapseln, Sublingualspray	sublingual	Sekunden
Tropfen	oral	5 Minuten
Tabletten, Kapseln	oral	ca. 30 Minuten
Magensaftresistente Kapseln oder Dragees	oral	ca. 1 Stunde
Suppositorien (Zäpfchen)	rektal	ca. 15 Minuten
i.v. Injektion	parenteral	Sekunden
i.m. Injektion	parenteral	ca. 15 Minuten
s.c. Injektion	parenteral	ca. 15–30 Minuten (individ. große Unterschiede)
Bronchialspray	lokal	Sekunden
Augen- und Nasentropfen	lokal	Minuten
Salben, Cremes	lokal	Stunden

Besonderheiten der Behandlung mit Arzneimitteln bei alten Menschen

Zahlreiche Medikamente müssen niedriger dosiert werden als bei jungen Menschen, da alte Menschen häufig unter Krankheiten leiden, die die Aufnahme, Verteilung und Ausscheidung von Medikamenten erheblich beeinflussen können:

- Viele Medikamente werden über die Nieren ausgeschieden. Bei alten Menschen lässt die Funktion der Nieren nach. Dies kann zu einer Anhäufung von Medikamenten oder ihren Abbauprodukten führen, was erhebliche Nebenwirkungen hervorrufen kann. Die Nierenfunktion kann sich auch innerhalb kurzer Zeit, z. B. durch eine vorübergehende → Exsikkose, verschlechtern, wodurch bislang geeignete Dosierungen plötzlich zu hoch liegen.

Exsikkose
→ S. 349, 450

- Alte Menschen haben oft ein geringeres Körpergewicht und einen geringeren Wasseranteil im Körper. Dies führt zu einer veränderten Verteilung der Medikamente im Körper. Hierdurch können zu hohe Konzentrationen an empfindlichen Organen auftreten.
- Viele Medikamente werden im Blut an Eiweißstoffe gebunden und durch sie transportiert. Alte Menschen leiden aufgrund einer Fehlernährung häufiger unter Eiweißmangel. Bei Fehlen der Transporteiweiße steigt die Konzentration der nicht-gebundenen, also freien Substanzen im Blut an. Hierdurch entsteht eine überhöhte Konzentration an verfügbaren Medikamentmolekülen, die wie eine Überdosierung wirken kann.

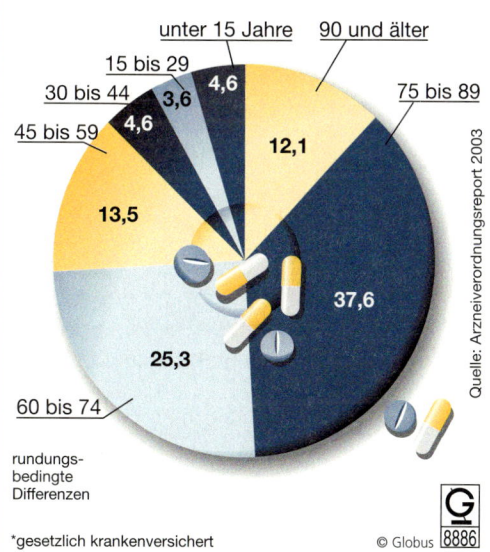

Morgens – mittags – abends

So viel Prozent der Arzneimittel wurden im Jahr 2002 von Patienten* dieser Altersgruppen genommen:

unter 15 Jahre: 4,6
15 bis 29: 3,6
30 bis 44: 4,6
45 bis 59: 13,5
60 bis 74: 25,3
75 bis 89: 37,6
90 und älter: 12,1

rundungsbedingte Differenzen

*gesetzlich krankenversichert

Quelle: Arzneiverordnungsreport 2003

© Globus 8886

1.7.4 Einteilung nach Stoffgruppen

Arzneimittel werden in Gruppen von Anwendungsgebieten zusammengefasst. Folgende Anwendungsgebiete sind in der Altenpflege von besonderer Bedeutung:

Stoffgruppen	Beschreibung	Verweis
Analgetika	Schmerzmittel stellen eine große Gruppe unter den Arzneimitteln mit unterschiedlichen Wirkmechanismen und Nebenwirkungen (Schmerzsyndrome). Im weiteren Sinne zählen zu dieser Gruppe auch die **Antiphlogistika** (entzündungshemmende Mittel, die einen durch Entzündung hervorgerufenen Schmerz lindern können) und **Antirheumatika** (Basismedikamente zur Rheumabehandlung, z.B. Cortison).	→ S. 464, 467
Antiarrhythmika	Arzneimittel zur Behandlung von Herzrhythmusstörungen	→ S. 496
Antibiotika und Chemotherapeutika	Antibiotika töten eingedrungene Krankheitserreger ab oder hindern sie am Wachstum. Sie sind in der Regel naturähnliche Wirkstoffe von Pilzen, Algen und ähnlichen Organismen, wie z.B. das Penicillin, das aus dem Nährboden bestimmter Schimmelpilze gewonnen wurde. Chemotherapeutika dagegen werden synthetisch hergestellt. Sie werden entweder in der Bekämpfung von Krankheitserregern eingesetzt oder in der Behandlung bösartiger Erkrankungen.	→ S. 455, 605
Antidiabetika	Mittel, die in der Diabetesbehandlung eingesetzt werden. Man unterscheidet zwischen **oralen Antidiabetika** („Zuckertabletten") und den **Insulinen**, die meist s.c. gespritzt werden.	→ S. 445
Antihypertensiva	Arzneimittel zur Behandlung des arteriellen Hypertonus. Sie stellen eine große Gruppe unterschiedlicher Wirkformen dar. Zu ihnen zählen die **Diuretika** (Substanzen, die die Wasser- und Salzausscheidung in der Niere fördern und darüber den Blutdruck senken).	→ S. 493
Antikonvulsiva	Arzneimittel zur Behandlung von epileptischen Anfällen.	→ S. 594
Geriatrika	Allgemeiner Begriff für Arzneimittel, die die körperliche und geistige Leistungsfähigkeit des alten Menschen verbessern sollen. Viele dieser Substanzen sind umstritten und ihre Wirksamkeit bislang nicht bewiesen. **Antidementativa** werden insbesondere bei der Behandlung der Alzheimer-Demenz eingesetzt.	→ S. 636
Gerinnungshemmende Substanzen	Sie werden eingesetzt in der Behandlung und/oder Vorbeugung von Krankheiten, die auf Arteriosklerose basieren oder mit einer erhöhten Gerinnungsneigung des Blutes einhergehen. Eine Gruppe sind die **Antikoagulantien**, die die Gerinnung entweder durch Verdrängung des Vitamin K bei der Produktion von Gerinnungsfaktoren hemmen (z.B. Marcumar®) oder durch Blocken der Thrombinaktivität (z.B. Heparine). Eine andere, sehr häufig eingesetzte Medikamentengruppe sind die **Thrombozytenaggregationshemmer**. Dazu gehören Acetylsalicylsäure (z.B. Aspirin®) und Clopidogrel (z.B. Isover®, Plavix®). Diese Substanzen verhindern die Zusammenballung von Thrombozyten zur Vorbeugung von Herzinfarkten und Schlaganfällen.	→ S. 510, 580
Parkinsonmittel	Arzneimittel, die zur Behandlung des M. Parkinson eingesetzt werden. Meist werden Kombinationen von Medikamenten mit verschiedenem Wirkmechanismus verwendet.	→ S. 566
Psychopharmaka	Arzneimittel, die zur Behandlung von psychischen Störungen eingesetzt werden. Hierzu zählen Antidepressiva (Medikamente zur Behandlung von depressiven Störungen), Neuroleptika (Behandlung von Schizophrenien, Wahn- und Verwirrtheitszuständen), Sedativa (beruhigend und dämpfend wirkende Medikamente), Anxiolytika (angstlösende Medikamente) und Hypnotika (Schlaf herbeiführende Medikamente).	→ S. 641, 647

1.7.5 Zugang zu Arzneimitteln

Die Verfügbarkeit und der Zugang zu Medikamenten sind in dem Arzneimittelgesetz und dem Betäubungsmittelgesetz geregelt. Darin werden folgende Arzneimittelgruppen unterschieden:

- **Frei verkäufliche Arzneimittel**: Diese dürfen auch außerhalb von Apotheken verkauft werden.
- **Apothekenpflichtige Arzneimittel**: Solche dürfen nur in Apotheken verkauft werden.
- **Verschreibungspflichtige Arzneimittel:** Diese dürfen nur in Apotheken und nur nach Rezeptierung durch einen Arzt abgegeben werden (→ Abb. 1a).
- **Betäubungsmittel:** Betäubungsmittel dürfen von Apotheken nur abgegeben werden, wenn ein spezielles Betäubungsmittelrezept (→ Abb. 1b), das ein Arzt ausgestellt hat, vorliegt. Betäubungsmittel müssen unter Verschluss gehalten werden. Jede Einrichtung, in der Betäubungsmittel ausgegeben werden, muss in einem eigenen Buch (das sog. BtM-Buch) das Datum, die Substanzmenge und den Namen der behandelten Person dokumentieren.

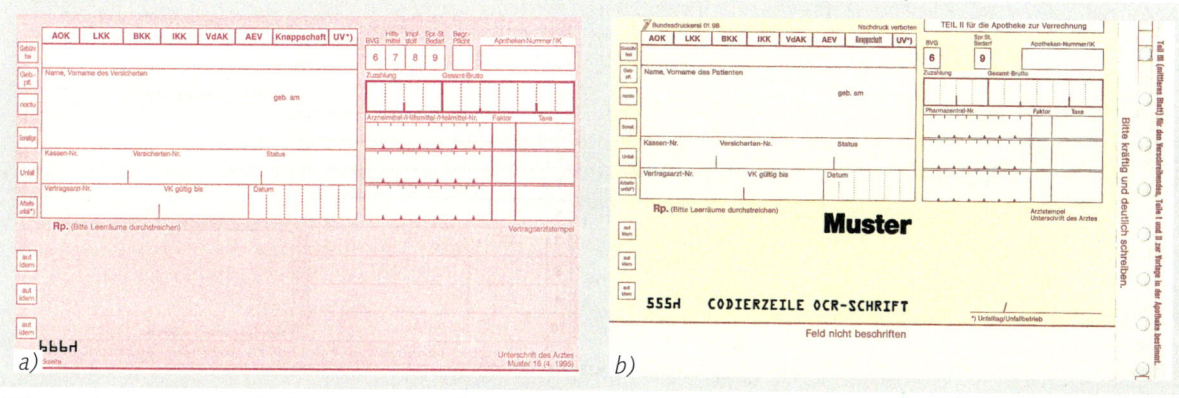

Abb. 1: a) Kassenrezept; b) Betäubungsmittelrezept

Umgang von alten Menschen mit Arzneimitteln und ärztlichen Verordnungen

Die Bereitschaft eines Patienten, bei der ärztlichen Behandlung und der Medikamentengabe mitzuwirken, wird als Compliance bezeichnet. Eine eingeschränkte Compliance ist ein häufiger Grund für das scheinbare Versagen einer Behandlung.

Alte Menschen werden oft dauerhaft mit Medikamenten behandelt. Mehrere Gründe können zu einer Einschränkung der Compliance in der Medikamenteneinnahme führen:

- **Äußere Gründe:**
  - Der Gang zum Arzt oder zur Apotheke, wenn eine Medikamentenpackung aufgebraucht ist, ist zu beschwerlich.
- **Körperliche Gründe:**
  - Die Tabletten können der Packung nur schwer entnommen werden,
  - das Schlucken großer Tabletten fällt schwer oder
  - die Tabletten werden aufgrund einer Sehschwäche nicht mehr richtig gesehen.
- **Psychische Gründe:**
  - Gedächtnis- oder Orientierungsstörungen führen zu einer unregelmäßigen Medikamenteneinnahme,
  - unterschwelliges Misstrauen gegenüber dem Arzt oder der Altenpflegerin, die dem Patienten die Medikamente verabreichen,
  - Verdrängen der zugrunde liegenden Erkrankung, an die man durch die Medikamenteneinnahme immer wieder erinnert wird,
  - Widerwillen gegen die zunehmende Zahl von Medikamenten, die aufgrund der bei alten Menschen häufigen Mehrfacherkrankungen verordnet werden.

Compliance
engl. = Einwilligung, Bereitschaft

1.8 Grundlagen der Hygiene

1.8.1 Aufgabengebiete der Hygiene

Prophylaxe
→ S. 305

> " Hygiene ist die Lehre von der → Prophylaxe der Krankheiten und der Erhaltung und Förderung der Gesundheit.
>
> *(Deutsche Gesellschaft für Hygiene und Mikrobiologie)*

Wichtige Aufgabengebiete der Hygiene sind:

	Aufgabengebiete
Individualhygiene	Gesundheitsprobleme des Einzelnen mit sich selbst (z. B. Körperpflege, Kleidung, Ernährung, Freizeit, individuelle Vorsorge wie Impfungen).
Sozialhygiene	Gesundheitsprobleme des Einzelnen in der Wechselbeziehung mit der Gesellschaft, um die Verbreitung von Seuchen in der Bevölkerung zu vermeiden.
Arbeitshygiene	Gestaltung von Arbeitsabläufen, um die Gesundheit der Mitarbeiter nicht zu gefährden.
Hygiene in Pflege-einrichtungen (Krankenhaushygiene)	Gesundheitsprobleme, die im medizinisch-pflegerischen Bereich begründet sind (Erkennung, Verhütung und Bekämpfung von →nosokomialen Infektionen. Die wichtigste Maßnahme zur Vorbeugung ist die → hygienische Händedesinfektion der Pflegefachkräfte.
Umwelthygiene	Umweltbedingte Gesundheitsprobleme (z. B. Wasser-, Luft-, Abfall-, Wohn-, Betriebs-, Lebensmittelhygiene).

nosokomiale Infektion
→ S. 605

hygienische Hände-
desinfektion
→ S. 228

1.8.2 Rechtsgrundlagen

Die wichtigsten rechtlichen Vorschriften (Gesetze, Verordnungen, Normen, Richtlinien und Empfehlungen), die im Bereich der Hygiene eine Rolle spielen, sind:

- Infektionsschutzgesetz (IfSG)
- Medizinproduktegesetz (MPG)
- Heimgesetz (HeimG) → Band 2
- Pflegequalitätssicherungsgesetz (PQsG) → Band 2
- Arbeitsschutzgesetz (ArbSchG): dient dem Personalschutz
- Arzneimittelgesetz (AMG): gibt Informationen über Hände- und Schleimhautdesinfektionsmittel
- Lebensmittel- und Bedarfsgegenständegesetz (LMBG)
- Biostoffverordnung (BiostoffV)
- Deutsche Lebensmittelhygiene-Verordnung (LMHV)
- Gefahrstoffverordnung (GefStoffV)
- Medizinprodukte-Betreiberverordnung (MPBetreibV)
- Heimmindestbauverordnung (HeimMindbauV) → Band 2
- Arbeitsstättenverordnung (ArbStättV)
- Trinkwasserverordnung (TrinkwV)
- Technische Regeln Gefahrstoffe (TRGS)

- Technische Regeln Biologische Arbeitsstoffe
- Unfallverhütungsvorschriften (UVV)
- DIN (deutschlandweit), EN (europaweit) und ISO (weltweit) als gültige Normen
- VDI (Normen des Vereins Deutscher Ingenieure)
- Richtlinien, Empfehlungen (inkl. Anlagen) für Krankenhaushygiene und Infektionsprävention des Robert-Koch-Institutes (RKI)
- Richtlinien und Empfehlungen der Gesundheitsministerien der Länder
- Merkblätter des ehemaligen Bundesinstitutes für gesundheitlichen Verbraucherschutz und Veterinärmedizin (BgVV) sowie deren Nachfolger: Bundesinstitut für Risikoabschätzung (BfR) und Bundesministerium für Verbraucherschutz und Lebensmittelsicherheit (BVL)

Weitere Informationen finden Sie unter

www.dghm.org

Deutsche Gesellschaft für Hygiene und Mikrobiologie (DGHM) und

www.hygnet.de

Hygiene-informationsnetz

Infektionsschutzgesetz

Zweck dieses Gesetzes ist nach § 1 Abs. 1 IfSG, übertragbare Krankheiten beim Menschen vorzubeugen, Infektionen frühzeitig zu erkennen und ihre Weiterverbreitung zu verhindern (gültig seit dem 01.01.2001).

transmissibles Agens
= übertragbare Krankheitserreger

Folgende Begriffe sind nach § 2 IfSG definiert:

Krankheitserreger	Vermehrungsfähiges Agens (Virus, Bakterium, Pilz, Parasit) oder ein sonstiges biologisches transmissibles Agens, das bei Menschen eine Infektion oder übertragbare Krankheit verursachen kann
Infektion	Aufnahme eines Krankheitserregers und seine nachfolgende Entwicklung oder Vermehrung im menschlichen Organismus
übertragbare Krankheit	Durch Krankheitserreger oder deren toxische Produkte verursachte Krankheit, die unmittelbar oder mittelbar auf den Menschen übertragen werden
Kranker	Person, die an einer übertragbaren Krankheit erkrankt ist
Krankheits-verdächtiger	Person, bei der Symptome bestehen, welche das Vorliegen einer bestimmten übertragbaren Krankheit vermuten lassen
Ausscheider	Person, die Krankheitserreger ausscheidet und dadurch eine Ansteckungsquelle für die Allgemeinheit sein kann, ohne krank oder krankheitsverdächtig zu sein
Ansteckungs-verdächtiger	Person, von der anzunehmen ist, dass sie Krankheitserreger aufgenommen hat, ohne krank, krankheitsverdächtig oder Ausscheider zu sein
nosokomiale Infektion	Infektion mit lokalen oder systemischen Infektionszeichen als Reaktion auf das Vorhandensein von Erregern oder ihrer Toxine, die im zeitlichen Zusammenhang mit einer stationären oder einer ambulanten medizinischen Maßnahme steht, soweit die Infektion nicht bereits vorher bestand.

Meldepflichtige Krankheiten nach § 6 IfSG

Namentlich sind Krankheitsverdacht, die Erkrankung sowie der Tod an folgenden Krankheiten durch den behandelnden Arzt zu melden:

a) Botulismus
b) Cholera
c) Diphtherie
d) humane spongiforme Enzephalopathie, außer familiär-hereditärer Formen
e) akute Virushepatitis
f) enteropathisches hämolytisch-urämisches Syndrom (HUS)
g) virusbedingtes hämorrhagisches Fieber
h) Masern

i) Meningokokken-Meningitis oder -Sepsis
j) Milzbrand
k) Poliomyelitis (als Verdacht gilt jede akute schlaffe Lähmung, außer wenn traumatisch bedingt)
l) Pest
m) Tollwut
n) Typhus abdominalis/Paratyphus sowie die Erkrankung und Tod an einer behandlungsbedürftigen Tuberkulose, auch wenn ein bakteriologischer Nachweis nicht vorliegt.

Man unterscheidet endogene und exogene Infektionen. Bei endogenen Infektionen ist der Kranke selber Träger von Erregern, die hämatogen (auf dem Blutweg) oder lymphogen (über Lymphe oder Lymphwege) in seinem Körper verteilt werden. Im Unterschied dazu werden bei exogenen Infektionen die Erreger von anderen Menschen oder aus dem Umfeld übertragen.

Hinweis Durch das Infektionsschutzgesetz wurden das Bundesseuchengesetz und das Gesetz zur Bekämpfung von Geschlechtskrankheiten außer Kraft gesetzt. Klassische Geschlechtskrankheiten nach dem früheren Gesetz sind:
• Gonorrhoe (Tripper)
• Syphillis (Lues, harter Schanker)
• Ulcus molle (weicher Schanker)
• Lymphogranuloma venereum (venerische Lymphknotenentzündung)
Die Erkrankungen werden fast ausschließlich durch Geschlechtsverkehr übertragen. Kleine Schleimhautverletzungen begünstigen die Keimübertragung. Ansteckungen in Bädern, auf Toiletten oder aufgrund kontaminierter Wäsche sind selten, weil die Erreger außerhalb des Körpers schnell absterben.

Weitere Informationen finden Sie unter

www.bmgs.bund.de/download/gesetze/gesundheitsvorsorge/infekt/uebers.htm

Bundesministerium für Gesundheit

CE-Zeichen
Communauté
Européenne:
Europäische
Gemeinschaft

online

Weitere Informationen
finden Sie unter

www.bfarm.de

Bundesinstitut für
Arzneimittel und
Medizinprodukte
(BfArM)

Medizinproduktegesetz (MPG)

Das Medizinproduktegesetz soll den Verkehr mit Medizinprodukten regeln und dadurch für Sicherheit, Eignung und Leistung der Medizinprodukte sowie für die Gesundheit und den erforderlichen Schutz der Patienten, Anwender und Dritter sorgen.

Die Geräte müssen vor dem ersten Einsatz geprüft werden und dürfen nur nach Einweisung und in Kenntnis der Wirkungen und Nebenwirkungen eingesetzt werden. Medizinprodukte müssen mit dem CE-Zeichen gekennzeichnet sein und eine deutschsprachige Gebrauchsanleitung haben. Bei sterilen Medizinprodukten muss zusätzlich die Prüfnummer vorhanden sein.

Medizinprodukte dürfen nur von eingewiesenen Personen verwendet werden, die sich vor der Anwendung von deren Funktionstüchtigkeit überzeugen müssen.
Beispiele für Medizinprodukte sind Blutdruckmessgeräte, Ernährungspumpen, Elektrothermometer, aber auch einfache Geräte wie Föhn und Elektrorasierer. Fehler und Störungen sind dem Bundesinstitut für Arzneimittel und Medizinprodukte (BfArM) zu melden, welches den Hersteller dann auf die erforderliche Sicherheit der Geräte hinweist und ggf. die Zulassung für dieses Gerät entzieht.

Unfallverhütungsvorschrift

Unfallverhütungsvorschriften für das Gesundheitswesen werden von der Berufsgenossenschaft für Gesundheitsdienst und Wohlfahrtspflege (BGW) veröffentlicht. Diese Berufsgenossenschaftlichen Regeln (BG-Regeln, kurz: BGR) haben Gesetzescharakter, d.h. sie müssen umgesetzt werden.

Die BG-Regel „Biologische Arbeitsstoffe im Gesundheitswesen und in der Wohlfahrtspflege" (BGR 250) gilt

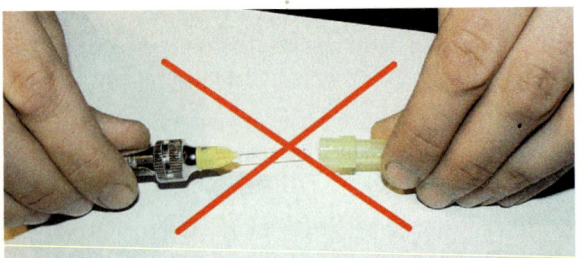

Abb. 1: Unzulässiges Recapping von Kanülen

Biologische Arbeitsstoffe
sind laut Biostoffverordnung (BiostoffV) Mikroorganismen, die Infektionen, sensibilisierende oder toxische Wirkungen hervorrufen können.

Immunisierung
→ S. 114

für alle Unternehmen, in denen Menschen medizinisch untersucht, behandelt oder gepflegt werden und infektiöse oder infektionsverdächtige Gegenstände und Stoffe desinfiziert werden. Der Unternehmer darf diese Arbeiten nur fachlich geeigneten (ausgebildeten) Personen übertragen und muss sicherstellen, dass sie hinsichtlich der erforderlichen → Immunisierung unterrichtet und insbesondere bei aufgetretenen übertragbaren Krankheiten untersucht sowie kostenlos immunisiert werden.

Wenn die Berufsbekleidung der Beschäftigten mit Krankheitskeimen kontaminiert werden kann, muss der Unternehmer ausreichend geeignete Schutzkleidung zur Verfügung stellen und für die Desinfektion, Reinigung und Instandhaltung sorgen.
Außerdem hat er die sonstigen persönlichen Schutzausrüstungen, insbesondere dünnwandige, flüssigkeitsdichte, allergenarme Handschuhe in ausreichender Stückzahl zur Verfügung zu stellen (vgl. BGR 250 § 4.1.3.1).

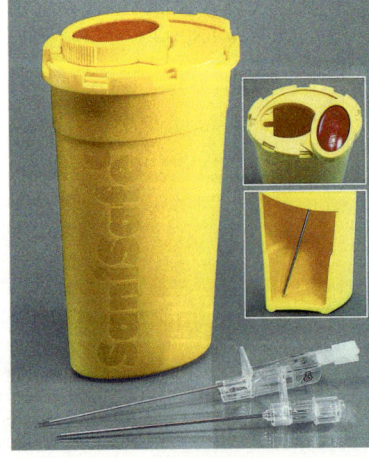

Abb. 2: Abfallbehälter zur Entsorgung spitzer und scharfer Arbeitsgeräte

Gebrauchte Kanülen dürfen nicht in die Plastikschutzhüllen zurückgesteckt (kein Recapping), verbogen oder abgeknickt werden (→ Abb. 1).

Der § 4.2.4. der BGR 250 (gültig seit 01.04.2004) regelt den Einsatz von spitzen, scharfen oder zerbrechlichen Arbeitsgeräten, die durch solche geeigneten Arbeitsgeräte oder -verfahren zu ersetzen sind, bei denen keine oder eine geringere Gefahr von Stich- oder Schnittverletzungen besteht.

Die Entsorgung von spitzen oder scharfen Arbeitsgeräten wird im § 4.1.1.4. geregelt. Gefordert wird die Bereitstellung von speziellen Abfallbehältnissen, die stich- und bruchfest sind und den Abfall sicher umschließen (→ Abb. 2). Diese Behälter müssen gesondert entsorgt werden.

1.8.3 Hygieneplan

Das Infektionsschutzgesetz § 36 und die Berufsgenossenschaftliche Regel BGR 250 § 4.1.2.3 fordern einen Hygieneplan. Der Hygieneplan nach § 36 IfSG enthält Arbeitsanweisungen, die dem → Qualitätshandbuch der Einrichtung angepasst sein sollen. Der Hygieneplan nach der BGR 250 (Anhang 4) schlägt ein Konzept für die Entkeimung (mit Desinfektions- und Reinigungsplan sowie Sterilisationsanweisungen) vor.

Der Hygieneplan hat einen arbeitsrechtlich verbindlichen Charakter, d. h. jede Nichtbeachtung rechtfertigt eine → Abmahnung.

Form und Aufbau von Hygieneplänen unterliegen keiner strikten Vorgabe. So ist ein individueller Gestaltungsspielraum vorhanden.

Qualitätshandbuch
→ Band 2

Abmahnung
→ Band 2

Minimalanforderungen für den Hygieneplan:
- Die Hygienegrundlagen sollten auf die Gegebenheiten der jeweiligen Pflegeeinrichtung abgestimmt sein.
- Der Aufbau sollte übersichtlich (z. B. tabellenförmig) sein.
- Der einfache Aufbau sollte einen unkomplizierten Umgang ermöglichen (z. B. Inhaltsverzeichnis oder sortiert von A–Z).
- Aus dem Plan sollte eine gezielte Fragestellung hervorgehen (Was? – Wie? – Womit? – Wann? – Wer?).
- Die Inhalte sollten der jeweiligen Hygienekommission vorgelegt werden. Dazu gehören zum Beispiel die Pflegedienstleitung, die Verwaltungsleitung, die Technische Leitung und der Abfallbeauftragte sowie der Hygienebeauftragte.

Muster-Reinigungs- und Desinfektionsplan AMBULANTE PFLEGE

Reinigungs- oder Desinfektionsbereich	Reinigung/ Desinfektion/ Sterilisation	Wann?	Womit?	Einwirkzeit/ Konzentration/ Zubereitung	Wie?	Wer?
Hände waschen	Hände waschen	• zum Dienstbeginn, • vor Umgang mit Lebensmitteln, • bei Verschmutzung, • nach Toilettenbenutzung, • nach Tierkontakt	Waschlotion in Spendern oder Flaschen Einweghandtücher verwenden		auf die feuchte Haut geben und mit Wasser aufschäumen	Personal
Hände desinfizieren	D	• nach Pflegemaßnahmen, Schmutzarbeiten • nach Kontakt mit infektiösen Patienten • nach Kontakt mit Stuhl, mit Urin, infektiösem Material u. a. • nach Ablegen der Schutzhandschuhe • vor und nach dem Anlegen von Verbänden bzw. Verbandwechsel • vor Medikamentenverabreichung • vor Kontakt mit infektionsgefährdeten Patienten • vor und nach Handhabungen an liegenden Kathetern, Drainagesystemen usw.	Mittel aus Desinfektionsmittel-Liste der Deutschen Gesellschaft für Hygiene und Mikrobiologie (DGHM)	Empfehlung der DGHM/ gebrauchsfertig	• ausreichende Menge, ca. 3–5 ml auf der trockenen Haut gut verreiben, Hautfläche soll unter der Einwirkzeit vom Desinfektionsmittel satt benetzt sein • bei sichtbarer, grober Verschmutzung diese vorher mit Zellstoff beseitigen • erst nach der Desinfektion (Einwirkzeit) Hände waschen	Personal
Händepflege		nach dem Händewaschen	Handcreme aus Tuben oder Spendern		auf trockener Haut gut verreiben	Personal
Flächen in Feuchtbereichen (z.B. Toilette), häufige Kontaktflächen (z.B. Haltegriffe), Lebensmittelkontaktflächen (z.B. Arbeitsflächen in Küche)	R	mehrmals täglich, ggf. nach Benutzung	Haushaltsreiniger		Feuchtreinigung	
Patientenumgebung (Griffbereich von Bett, Nachttisch usw.) bei vorhandenen Infektionen	D	täglich	Desinfektionsreiniger	Empfehlung der DGHM/ Herstellerangaben	Wischdesinfektion	Personal
Kontaminierte Flächen/Gegenstände	D	nach Kontamination mit Blut/ Fäkalien sofort desinfizieren Verunreinigungen vorab mit Zellstoff entfernen	Flächendesinfektionsmittel	Empfehlung der DGHM/ Herstellerangaben Nachweis der Viruzidie	Wischdesinfektion	Personal
Nackenrollen, Knierollen usw.	D	bei Nutzerwechsel	Flächendesinfektionsmittel	Empfehlung der DGHM/ Herstellerangaben	Wischdesinfektion	Personal
Steckbecken, Urinflaschen	D	nach Benutzung	Desinfektionsreiniger	Herstellerangaben		Personal
Vernebler, Sauerstoff-, Befeuchter-, Absaugsysteme, Inhalatbehälter, (Mehrwegmaterial)	D, (S)	täglich, bei Nutzerwechsel	Automat (Dienststelle), ggf. Geschirrspüler im Haushalt oder Auskochen	Herstellerangaben beachten	Automat, Sterilisation, falls erforderlich	Personal
Fieberthermometer	D	nach Benutzung	Desinfektionsmittel auf Wirkstoffbasis von Alkohol	Empfehlung der DGHM	Wischdesinfektion	Personal
Instrumente	D, (S)	nach Benutzung	Automat, Instrumentendesinfektionsmittel	Empfehlung der DGHM/ Herstellerangaben	Automat oder Eintauchverfahren, Sterilisation, falls erforderlich	Personal

Quelle:
Sachsen-Anhalt, Landesamt für Verbraucherschutz,
LAV 06/2003-102

1.8.4 Individualhygiene

Die Individualhygiene (persönliche Hygiene) dient der Vermeidung einer Übertragung körpereigener und körperfremder Keime. Dazu gehören:

- **Körperhygiene:** Duschen und Baden beugen einer Geruchsbildung vor. Hautpflegemittel wirken der Austrocknung der Haut entgegen, weil die Verwendung von Seifen und Badezusätzen zur Hautaustrocknung führen und den physiologischen → Säureschutzmantel der Haut zerstören kann.

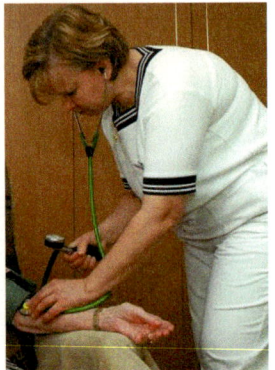

Säureschutzmantel
→ S. 140

- **Mund- und Zahnpflege:** Ein bewusstes Sauberkeitsverhalten dient zur Krankheitsverhütung (Vermeidung von Parodontose und Karies).

- **Fuß- und Nagelpflege:** Atmungsaktives Schuhwerk, entsprechende Strümpfe und Fußbäder beugen Schweißfüßen (feuchtes Klima, in dem sich Bakterien wohl fühlen) vor. Die Nägel der Zehen und Finger sind regelmäßig zu säubern und kurz zu halten.

- **Intimpflege:** Dazu gehört der tägliche Wechsel der Unterwäsche.

- **Haarhygiene:** Die Haare sollten nicht nur sauber und gepflegt sein, lange Haare müssen im Dienst zusammen- oder hochgesteckt werden, damit sie nicht ins Gesicht fallen (Zopf). Es ist mindestens eine wöchentliche Kopfhaarwäsche erforderlich. Alkalifreie (seifenfreie) Haarwaschmittel verhindern eine Austrocknung der Kopfhaut.

- **Bekleidungs- und Schuhhygiene:** Die Berufs- und Arbeitsbekleidung hat keine spezifische Schutzfunktion. Schutzkleidung ist nach der Berufsgenossenschaft jede Kleidung, die dazu bestimmt ist, Versicherte vor schädigenden Einwirkungen bei der Arbeit oder deren Arbeits- oder Privatkleidung vor der Kontamination durch biologische Arbeitsstoffe zu schützen.
  Die Beschäftigten sind verpflichtet die zur Verfügung gestellte Schutzkleidung zu tragen. Sie dürfen die Schutzkleidung nicht zur Reinigung mit nach Hause nehmen. Vor dem Betreten von Pausen- und Bereitsschaftsräumen müssen die Beschäftigten die getragene Schutzkleidung ablegen. Getragene Schutzkleidung ist von anderer Kleidung getrennt aufzubewahren. Um rückenentlastende Haltungen wie ungehindertes Beugen der Knie (z. B. Grätsch- und Schrittstellung) zu ermöglichen, sollte die Kleidung genügend Bewegungsfreiheit bieten. Ein beengender Kittel ist weniger geeignet. Empfehlenswert sind ein Kasack, kurzärmelige Oberteile, Hosenanzüge und Hosen mit elastischem Bündchen (→ Abb. 1). Die Arbeitsbekleidung soll bei möglichst hohen Temperaturen und mit desinfizierenden Verfahren waschbar sein, denn es gibt Mikroorganismen, die bei 60° Celsius nicht abgetötet werden.
  Die Schuhe sollen wasserabweisend, strapazierfähig, atmungsaktiv und leicht zu reinigen sein. Das heißt, sie sollen aus glattem Oberleder (kein Wildleder) bestehen und keine Verzierungen haben, in denen sich Keime absetzen könnten (→ Abb. 2). Die Absätze sollten nicht höher als zwei Zentimeter sein, weil dadurch die Standfestigkeit und die Körperhaltung beeinträchtigt werden kann. Das Gewicht verlagert sich auf den vorderen Fußteil. Die veränderte Beckenstellung belastet die Wirbelsäule, sodass es zu Rückenschmerzen kommen kann. Außerdem sind rutschsichere (auch auf nassem Boden!), leise Sohlen sowie vorne geschlossene Schuhe und mindestens jeweils ein Fersenriemen erforderlich, um einen sicheren Halt und schnelle Drehbewegungen (Vorschrift der Berufsgenossenschaft) zu gewährleisten.

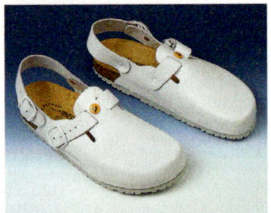

Abb. 1:
Arbeitskleidung

Abb. 2: Schutzschuhe

- **Schmuck und Armbanduhren:** Nach Patientenkontakt und nach Kontakt mit infektiösem oder potenziell infektiösem Material ist vor Verlassen des Arbeitsbereiches eine hygienische Händedesinfektion (s. o.) durchzuführen. Danach sind verschmutzte Hände zu waschen. Bei Tätigkeiten, die eine hygienische Händedesinfektion erfordern, dürfen an Händen und Unterarmen keine Schmuckstücke, Uhren und Eheringe getragen werden.

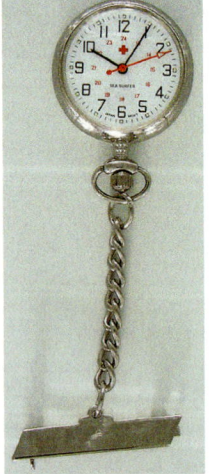

Abb. 3: Uhr für den Pflegeberuf

> **Hinweis** Um die familiäre Atmosphäre in Einrichtungen der Altenhilfe zu unterstreichen, tragen die Pflegepersonen in vielen Altenpflegeeinrichtungen Zivilbekleidung, die sie nach Dienstende wechseln.

- **Händehygiene:** Zur Verhütung von Keimübertragungen spielt die Händehygiene eine wichtige Rolle. Der ungarische Gynäkologe und Geburtshelfer Dr. Ignaz Philipp Semmelweis (1818 bis 1865) führte 1847 die Desinfektion der Hände mit Chlorkalklösung ein. Er stellte fest, dass die Hand der häufigste Keimüberträger ist und nur eine disziplinierte Händehygiene den Pflegebedürftigen und die Pflegenden selbst schützt. Zur Händehygiene gehören folgende Maßnahmen:

  · **Händepflege:** Durch die Pflege der Hände mit pH-regulierenden Emulsionen sollen Hautaustrocknungen und Hautrisse möglichst vermieden werden. Die Fingernägel sollen geschnitten, sauber und nicht lackiert sein, weil sich in dem Nagellack Bakterien vermehren können. Nach schmutzigen Arbeiten werden die Fingerkuppen mit Seife und Wasser gebürstet.

  · **Händewaschen:** Die Hände und Unterarme werden gründlich mit Wasser und Seife gewaschen und mit Einmalpapierhandtüchern abgetrocknet.

  · **Schutzhandschuhe:** Schutzhandschuhe sind bei allen Tätigkeiten erforderlich, bei denen ein Kontakt mit Körperflüssigkeiten oder Ausscheidungen möglich ist. Eine generelle Verwendung von Schutzhandschuhen bei der Pflege ist aufgrund der Bedeutung des Hautkontaktes bei Pflegemaßnahmen (z. B. Ganzkörperwaschung, Basale Stimulation, S. 250, 370) abzulehnen. Insbesondere bei Kontakt mit Ausscheidungen, bei infektiösen Patienten und bei der Intimpflege sind sie zur Vermeidung einer Keimverschleppung jedoch unerlässlich. Es werden → sterile und unsterile Handschuhe unterschieden. Bei Kontakt mit Ausscheidungen genügen unsterile Handschuhe. Sterilisierte Handschuhe werden bei Pflegetätigkeiten eingesetzt, wo eine besonders hohe Infektionsgefahr besteht (z. B. bei Injektionen, beim Legen eines transurethralen Harnblasenkatheters, beim endotrachealen Absaugen). Schutzhandschuhe gibt es in verschiedenen Größen. Wenn die Hände nass sind, fällt das Anziehen der Handschuhe schwer. Latexhandschuhe müssen puderfrei und allergenarm sein, weil sie sonst eine Kontaktdermatitis verursachen können. Empfehlenswert sind Kunststoffhandschuhe aus Vinyl oder Nitril.

Die Verpackung der sterilen Handschuhe ist korrekt zu öffnen. Es darf nicht mit den unsterilen Händen in die Verpackung gefasst werden (Non-Touch-Methode). Beim Anziehen ist zu beachten, dass die Handschuhe nicht kontaminiert (von unsteriler Umgebung berührt) werden. Der erste Handschuh ist vorsichtig (an der Manschette) anzufassen. Die unsterile Hand (noch ohne Handschuh) zieht am inneren Teil des sterilen Handschuhs (→ Abb. 2a–b). Mit dem angezogenen sterilen Handschuh darf beim weiteren Handschuh nur die Außenseite des Handschuhes berührt werden, um nicht während des Anziehens unsteril zu werden (→ Abb. 2c–d). Auch beim Ausziehen der Handschuhe muss die Hygiene beachtet werden. Dabei werden die Handschuhe auf die Innenseite umgestülpt und ineinandergezogen (→ Abb. 2e–h). So ist gewährleistet, dass die kontaminierten Seiten der Handschuhe innen liegen und die Keimverschleppung verhindert wird.

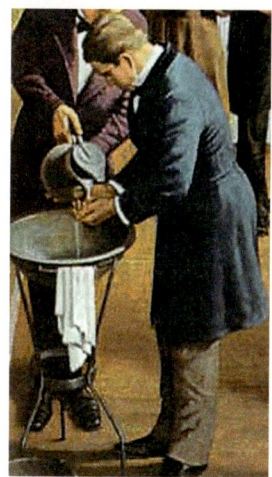

Abb. 1: Dr. Ignaz Philipp Semmelweis

sterile und unsterile Handschuhe
→ S. 238

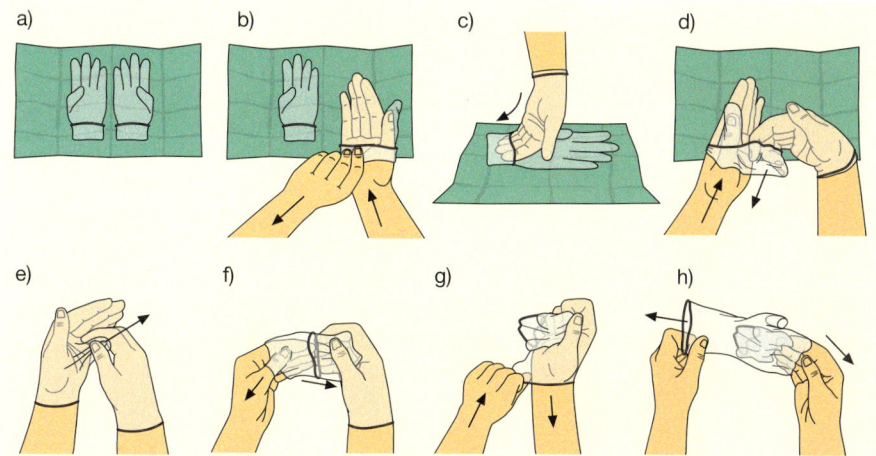

Abb. 2:
a)–d) Sterile Handschuhe anziehen,
e)–h) Sterile Handschuhe ausziehen

Händedesinfektion in 6 Schritten

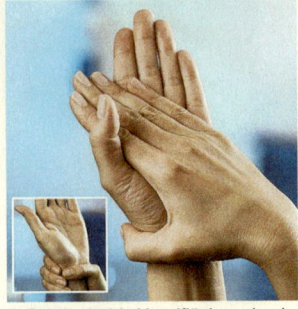

1. Schritt: beide Handflächen einreiben

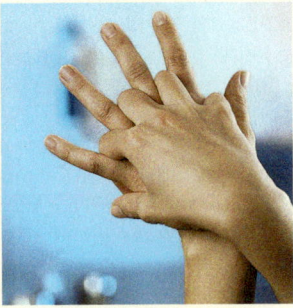

2. Schritt: den rechten und linken Handrücken einreiben

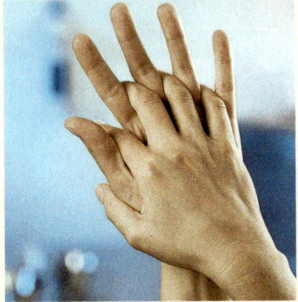

3. Schritt: die Fingerzwischenräume einreiben

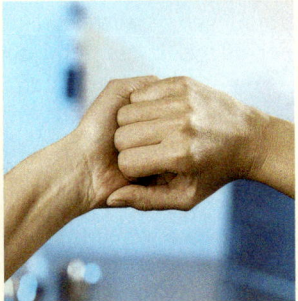

4. Schritt: die Außenseite der Finger der rechten und linken Hand jeweils auf der Handfläche der anderen Hand mit verschränkten Fingern einreiben

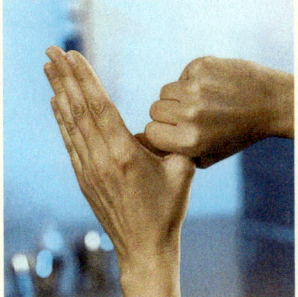

5. Schritt: den rechten und linken Daumen einreiben

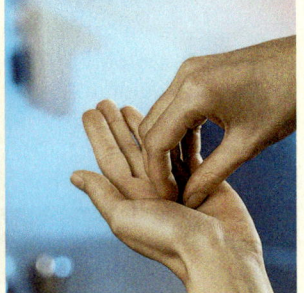

6. Schritt: die Fingerkuppen der rechten und linken Hand in der Handfläche einreiben

Abb. 1: Schrittweise Händedesinfektion mit Händedesinfektionsmittel

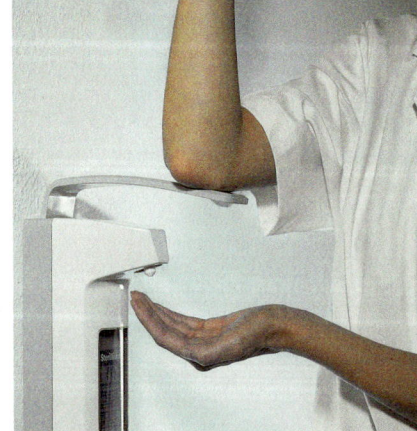

Abb. 2: Bedienung eines Wandspenders

· **Hygienische Händedesinfektion:** Ziele der hygienischen Händedesinfektion sind
- die Unterbrechung möglicher Übertragungswege,
- die Abtötung von Kontakt- bzw. Anflugkeimen,
- Selbst- und Fremdschutz.

Die hygienische Händedesinfektion wird durchgeführt
- bei Dienstbeginn
- vor jeder Pflegeverrichtung, insbesondere vor aseptischen (keimfreien) Arbeiten
- während und zwischen den täglichen Arbeitsabläufen
- nach dem Ausziehen der Schutzhandschuhe
- vor dem Umgang mit Medikamenten
- vor und nach Kontakt mit Wunden
- nach Kontakt mit potenziell kontaminierten Gegenständen, Flüssigkeiten oder Flächen (z.B. Urinsammelsysteme, Absauggeräte, Drainagen, Schmutzwäsche, Abfall)
- vor dem Essenverteilen und bevor dem Pflegebedürftigen geholfen wird, seine Mahlzeit einzunehmen
- bevor die Pflegeperson die Pflegeeinrichtung verlässt (Dienstende).

Händedesinfektionsmittel enthalten meistens Alkohol in einer 70 bis 80%igen Konzentration sowie rückfettende Substanzen (z.B. Desderman®, Sterilium®).
Zur hygienischen Händedesinfektion werden ca. 3 ml Desinfektionslösung in die Hand eingerieben, sodass alle Stellen der Hand benetzt sind. Dazu werden in 6 Schritten (→ Abb. 1) Hände, Handgelenke und -rücken, Finger und die Innenhandflächen eingerieben. Das Mittel muss mindestens 30 Sekunden lang einwirken, erst danach dürfen die Hände gewaschen werden.

Wenn sichtbarer Schmutz oder auch Blut- und Exkrementenreste der Haut anhaften, erfolgt vor der Desinfektion eine Händewaschung mit Seife. Die Hände müssen jedoch vor der Desinfektion vollständig trocknen. Auf der immer noch etwas feuchten und nicht ausreichend abgetrockneten Hand können Desinfektionsmittel Hautirritationen sowie Rötungen und Juckreiz bewirken. Dabei handelt es sich nicht unbedingt um eine Allergie, sondern um eine unsachgemäße Anwendung des Händedesinfektionsmittels.
Der Desinfektionsmittelspender soll nach Möglichkeit ohne Handberührung (mit dem Ellenbogen) bedient werden (→ Abb. 2).
Auch auf einer gründlich gewaschenen Haut befinden sich noch sehr viele Keime, welche die physiologische Hautflora ausmachen. Die so genannte transiente **Hautflora** besteht aus haut-

freundlichen Mikroorganismen, die als Kontakt- und Anflugkeime mit den Händen transportiert werden und auf die Haut und Schleimhaut gelangen.

Keime der so genannten residenten Flora leben und vermehren sich dagegen ständig auf der Haut und/oder Schleimhaut und bleiben dort. Mit einem Abklatschverfahren (Agar-Agar-Nährboden) oder durch den Händedesinfektionstest mit Fluorosept (Nachweis mit UV-Licht) kann eine unzureichende Desinfektionsmittelbenetzung nachgewiesen werden.

Bei nicht ausreichender Händedesinfektion werden bestimmte Handpartien besonders häufig ausgespart. Dazu gehören der Daumen und die Fingerkuppen (→ Abb. 1).

· **Chirurgische Händedesinfektion:** Zur Vermeidung einer Keimverschleppung erfolgt vor Operationen und invasiven Eingriffen stets die chirurgische Händedesinfektion. Operateur, Assistent und instrumentierende Pflegende desinfizieren sich mindestens 5 Minuten lang die Hände. Dabei wird nicht nur die transiente sondern auch weitgehend die residente Hautflora abgetötet. Eine Keimfreiheit ist auf der Haut jedoch nicht zu erreichen.

Zur chirurgischen Händedesinfektion erfolgt zunächst eine gründliche Waschung mit Seife und Einmalbürste. Die Bürste wird jedoch nur zur Nagelreinigung und keinesfalls zum „Schrubben" der Haut verwendet, sonst würde die Hornschicht der Haut zerstört. Danach werden zweimal jeweils mindestens 5 ml des Händedesinfektionsmittels unverdünnt in die trockenen Hände und Unterarme bis zu den Ellenbogen eingerieben (Einreibemethode). Anschließend müssen die Hände wieder trocknen, bevor die sterilen Handschuhe angezogen werden können. Anstelle der Desinfektionslösung zum Einreiben kann eine antimikrobielle Waschlotion verwendet werden (Waschmethode), die jedoch wegen der entfettenden und austrocknenden Wirkung seltener durchgeführt wird.

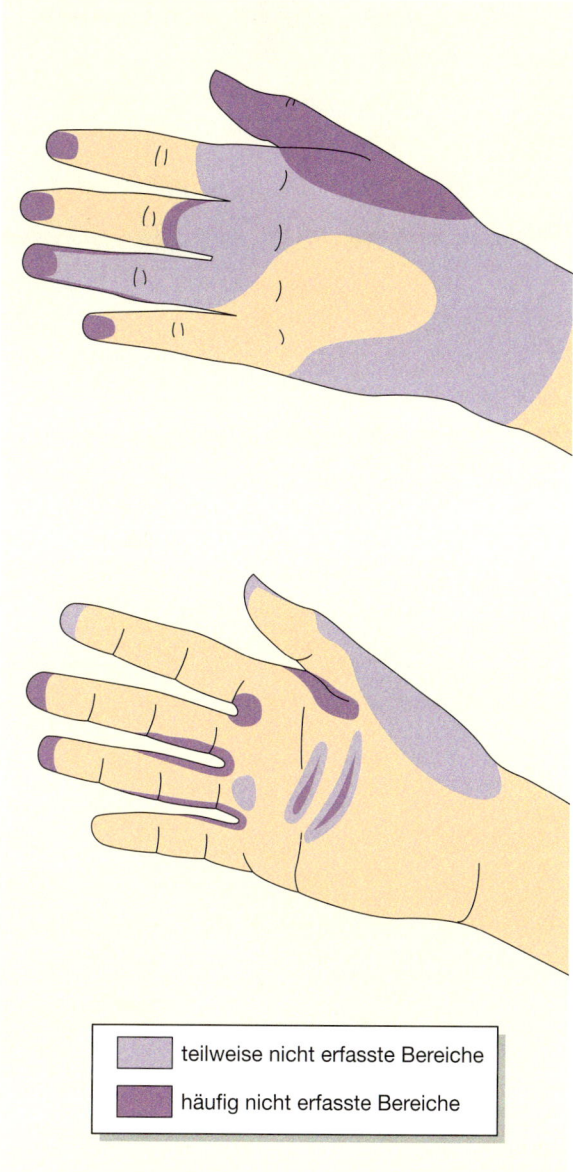

teilweise nicht erfasste Bereiche

häufig nicht erfasste Bereiche

Abb. 1: Hand-Abklatsch: Auf der Handoberfläche sind viele Bakterien vorhanden. Bei einer unzureichenden Händedesinfektion werden nicht alle Bereiche erfasst (mit Desinfektionsmittel benetzt).

Wirkungen der Individualhygiene auf den Pflegebedürftigen

Die Individualhygiene dient nicht nur dem Eigenschutz und Schutz des Pflegebedürftigen, sondern wirkt sich auch auf das Vertrauensverhältnis zwischen Pflegekraft und Pflegeperson aus. Gepflegtes Aussehen macht einen Menschen sympathisch, das Gegenteil wirkt eher abstoßend.

Die Individualhygiene der Pflegeperson vermittelt dem Pflegebedürftigen das Gefühl der Sicherheit und ermöglicht ihm, sich auf seine Umgebung, auf das Pflegepersonal einzulassen (Vertrauensaufbau).

Der Pflegebedürftige braucht die Unterstützung und Hilfe der Pflegenden und muss sich darauf verlassen können. Das gibt ihm Selbstwertgefühl und stärkt sein Selbstbewusstsein und sein Wohlbefinden.

transient
transire lat. =
vorübergehen, flüchten, kurz dauern

resident
residere lat. =
sich niederlassen

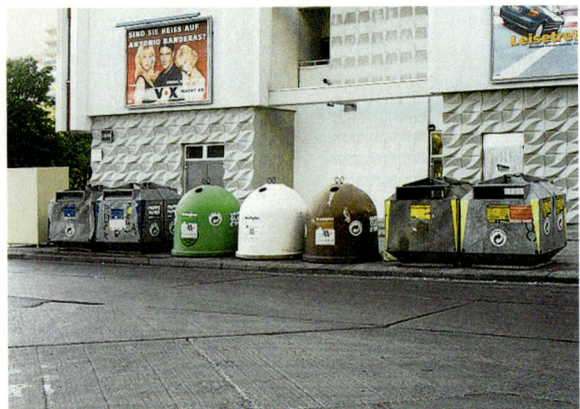

Abb. 1: Container zur Wertstoffentsorgung

1.8.5 Umwelthygiene

Im Bereich der Altenpflege sind insbesondere die Abfall- sowie die Luft- und Wasserhygiene zu berücksichtigen.

Abfallhygiene

Die „Richtlinie über die ordnungsgemäße Entsorgung von Abfällen aus Einrichtungen des Gesundheitsdienstes" der Länderarbeitsgemeinschaft Abfall (LAGA) von Januar 2002 gilt u.a. für Pflegeheime sowie für Haus- und Familienpflegestationen. Die Abfälle werden je nach Art, Beschaffenheit, Zusammensetzung und Menge den Abfallarten des Europäischen Abfallverzeichnisses zugeordnet, wobei in erster Linie eine herkunftsbezogene Zuordnung erfolgt. Dabei werden die Anforderungen des Umweltschutzes, des Arbeitsschutzes sowie des Infektionsschutzes und der Krankenhaushygiene berücksichtigt.

Aus Gründen der Infektionsverhütung sind folgende Abfallgruppen zu unterscheiden:

Abfallgruppe	Entsorgung
Gruppe A • Hausmüllähnlicher Abfall, der keine besonderen Maßnahmen zur Infektionsverhütung braucht • Wertstoffe, wie z.B. Zeitschriften, Papier, Verpackungen und kompostierbare Abfälle	verschlossene Abfallsäcke, Papiertonne, Glascontainer, Rücknahmesystem („grüner Punkt")
Gruppe B • Abfälle, die beim Sammeln und Transportieren innerhalb der Einrichtung Maßnahmen zur Infektionsverhütung erfordern, wie z.B. Abfälle mit Blut, Sekreten • Abfälle, die mit Exkrementen behaftet sind (z.B. Wundverbände, Tupfer, Inkontinenz- und Injektionsmaterial) • scharfe, spitze und/oder zerbrechliche Gegenstände wie Kanülen, Skalpelle oder Ampullen	sicher verschlossen in Abfallsäcken; Achtung: Keine Verwertung! verschlossene und durchstichsichere Abfallbehälter
Gruppe C • Abfälle, die beim Sammeln, Transportieren und Lagern innerhalb der Einrichtung sowie beim Beseitigen besondere Maßnahmen zur Infektionsverhütung erfordern, z.B. Abfälle mit Erregern meldepflichtiger, übertragbarer Erkrankungen (IfSG)	Desinfektion und anschließende Entsorgung mit Gruppe A oder Sonderabfallverbrennung
Gruppe D • Abfälle, die aufgrund besonderer gesetzlicher Bestimmungen entsorgt werden müssen (z.B. radioaktive Abfälle) • Abfälle, die aus Gründen des allgemeinen Umweltschutzes besonders entsorgt werden müssen, z.B. Desinfektionsmittel, spezielle Medikamente, wie Zytostatika, brennbare Flüssigkeiten, Säuren, Laugen, Schwermetalle (Quecksilber), Batterien, Energiesparlampen, Altarzneimittel, Infusionslösungen	Entsorgungsbetrieb, Fachhandel oder Apotheke
Gruppe E • Medizinische Abfälle, an deren Entsorgung nur aus ethischer Sicht zusätzliche Anforderungen zu stellen sind, z.B. Körperteile und Organabfälle, gefüllte Blutbeutel und Blutkonserven	Sonderabfallverbrennung; landesrechtliche und kommunale Vorschriften beachten!

Zur Abfallvermeidung werden Nachfüllpackungen und Mehrwegprodukte eingesetzt (z.B. Reinigungsprodukte, die in kleine Literflaschen umgefüllt werden; Baumwollwaschlappen statt Einweg-Vlieswaschlappen; Glasinfusionsflaschen). Wieder verwertbare Rest- oder Wertstoffe sind über Sammelstellen und Container des Dualen Systems bzw. über eine Entsorgungsfirma einem Stoffkreislauf (Recycling) zuzuführen.

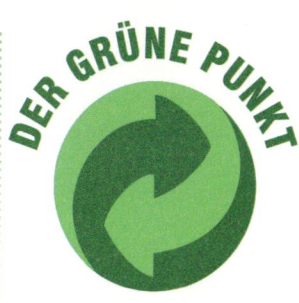

Lufthygiene

Die reine Luft setzt sich zusammen aus:

ca. 21 % Sauerstoff,

ca. 78 % Stickstoff,

ca. 0,93 % Edelgase,

ca. 0,03 % Kohlenstoffdioxid,

ca. 0,01 % Wasserstoff.

Abb. 1:
Logo des Dualen Systems

Luftschadstoffe können Erkrankungen verursachen:

- **Schwefeldioxid** kann das Flimmerepithel im Atemtrakt schädigen und zur → chronischen Bronchitis führen.
- **Stickstoffoxide** und **Oxidantien** können die Infektabwehr vermindern.
- **Polyzyklische Kohlenwasserstoffe** können die Bildung eines → Karzinoms auslösen.
- Schwermetalle können die Bildung von antikarzinogenen Enzymen hemmen.
- Asbest kann Bronchitis und Karzinome verursachen.
- Kohlenstoffmonoxid ist ein starkes Atemgift, weil es den Sauerstoffträger Hämoglobin blockiert und zu einer Hypoxie (verminderten Sauerstoffversorgung im Gesamtorganismus) führt.

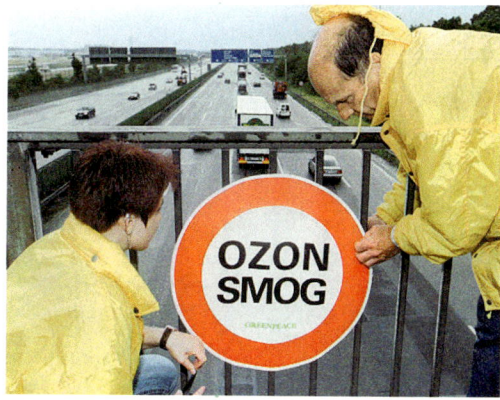

Abb. 2:
Smog-Hinweis

- Ozon ist ein stark giftiges, farblos bis blaues Gas mit chlorhaltigem Geruch. Es kann u.a. Augenbrennen, Kopf- und Halsschmerzen und Husten verursachen. Die Verbindung von Ozon und Autoabgasen kann zu Sommersmog (→ Abb. 2) führen. Im Winter können sich warme über sehr kalte Luftschichten lagern und wie eine Glocke (Wintersmog) wirken, in der sich Schwefeldioxid oder Kohlenstoffmonoxid (Abgase) ansammeln. Smog kann Atemwegserkrankungen sowie Herz- und Kreislaufprobleme verursachen.

chronische Bronchitis
→ S. 536

Karzinom
→ S. 214

Wasserhygiene

Die neue Trinkwasserverordnung vom 01.01.2003 regelt die Anforderungen an die Trinkwasserqualität. Trinkwasser soll eine Bakterienbesiedlung von max. 100 Individuen pro ml aufweisen, geruchlos und frei von Farbstoffen und Schwermetallen sein sowie keinen überhöhten Nitrat- und Phosphorgehalt (verstärken das Wachstum von Algen und Mikroben) aufweisen.

Wasserspender, die gekühltes oder mit Kohlendioxid versetztes Wasser anbieten, sind regelmäßig zu reinigen (→ Abb. 3). Ferner sind je nach Abstimmung mit dem Gesundheitsamt Wasserproben zu entnehmen.

Möglichkeiten zur Reduzierung eines überhöhten Wasserverbrauchs:

- kein unnötiges Wasserlaufenlassen (z.B. beim Waschen, Zähneputzen)
- kein unnötiges Benutzen der Toilettenspülung (Wasserspartaste betätigen)
- Duschen statt Baden
- biologisch abbaubare Reiniger verwenden
- Zellstoff nicht unnötig in den Abfluss werfen
- keine Essensreste in den Abfluss werfen
- defekte Wasserhähne reparieren

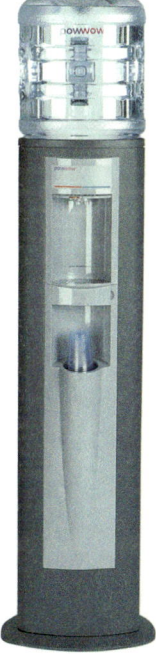

Weitere Informationen finden Sie unter
www.dvgw.de

Deutsche Vereinigung des Gas- und Wasserfaches e.V.
Technisch-wissenschaftlicher Verein

Abb. 3: Wasserspender

Definitionen

Bei der **Reinigung** handelt es sich um die Entfernung von Verunreinigungen (z.B. Staub, chemische und organische Substanzen, Mikroorganismen) unter Verwendung von Wasser mit reinigungsverstärkenden Zusätzen (z.B. Detergenzien oder enzymatische Pro-dukte). Wenn keine Indikation für eine Verschleppung bzw. Übertragung von Keimen vorliegt, genügt eine Reinigung. Sie findet ohne beabsichtigte Abtötung oder Inaktivierung von Mikroorganismen statt.

Desinfektion bedeutet die Inaktivierung der Erreger, d.h. lebendes oder totes Material in einen Zustand zu versetzen, von dem keine Infektionsgefahr mehr ausgehen kann. Im Gegensatz zur Sterilisation handelt es sich also nie um absolute, sondern nur um relative Keimfreiheit.

Der Begriff **Antisepsis** bezeichnet die Vernichtung von Krankheitserregern durch Desinfektion.

Sterilisation ist dagegen die vollständige Abtötung aller Mikroorganismen (durch physikalische Verfahren) einschließlich der Sporen.

Unter **Asepsis** werden alle Maßnahmen verstanden, die Keimfreiheit zum Ziel haben. Alle Gegenstände, die mit einer Wunde in Berührung kommen, müssen keimfrei (aseptisch) sein. Eine aseptische Operation ist ein Eingriff in nicht infiziertes Gewebe unter Einhaltung der Hygiene im Umgang mit Sterilgut (s. u.).

Desinfektionsverfahren

Unterschieden werden die physikalische und die chemische Desinfektion.

Zur **physikalischen Desinfektion** gehören thermische Verfahren wie trockene und feuchte Hitze. Die thermischen Verfahren weisen fließende Übergänge zur Sterilisation auf, unterscheiden sich jedoch in der Einwirkzeit.

Thermische Desinfektionsverfahren	Temperatur	Anwendungsbeispiele	Einwirkzeit
Desinfektion durch Auskochen	100° C	Inhalationsmaterial	ca. 3 min
Desinfektion mit Reinigungs- und Desinfektionsspülmaschinen	60–90°C	temperaturbeständige Instrumente, Steckbecken, Urinflaschen	ca. 1–10 min
Dampfdesinfektion (gesättigter Wasserdampf)	75–105°C	Textilien, Betten, Matratzen	ca. 5–20 min

Das **chemische Desinfektionsverfahren** wird eingesetzt, wenn eine thermische Desinfektion nicht möglich ist.

Chemische Desinfektionsverfahren	Anwendungsbeispiele
Einlegemethode: Die Gegenstände werden vollständig in die Desinfektionslösung eingelegt.	Schläuche, Instrumente
Wischmethode: Die Gegenstände werden nass bzw. feucht abgewischt.	Fußboden
Sprühmethode: Die Gegenstände werden mit Desinfektionsmittel besprüht.	schlecht zugängliche Flächen (z.B. Stethoskop)

Hinweis Die Wirkung der chemischen Desinfektionsverfahren ist umstritten, weil sie zum Teil sehr unzuverlässig ist. Mikroorganismen könnten das feuchte Abwischen bzw. das Besprühen überleben.
Bei der Einlegemethode müssen Scheren und Klemmen geöffnet werden, damit alle Flächen der Instrumente komplett mit dem Desinfektionsmittel benetzt werden.

Anforderungen an Desinfektionsmittel

Ein Desinfektionsmittel sollte ein möglichst großes Wirkungsspektrum haben. Unterschieden werden kann die Desinfektionsmittelwirkung darin, welche Keime abgetötet werden:

- bakterizid ➡ Bakterien abtötend
- tuberkulozid ➡ Tuberkelbakterien abtötend
- viruzid ➡ Viren inaktivierend
- sporozid ➡ Dauer- und Vermehrungsform von Pilzen und Bakterien abtötend
- fungizid ➡ pilzabtötend

Idealerweise sollte das Desinfektionsmittel bereits in geringer Dosis rasch wirken, wenig geruchsintensiv, haut- und schleimhautfreundlich sowie wasserlöslich und materialschonend sein.

Die Desinfektionswirkung ist abhängig

- von der Einwirktemperatur
- von der Einwirkzeit
- vom Applikationsverfahren (abgesprüht, abgespült, abgewaschen)
- von der Wirkstoffkombination
- von der Dosierung (Konzentration)
- vom Penetrationsvermögen (Eindringtiefe) und
- von der Oberfläche des zu desinfizierenden Materials.

Übersicht	Desinfektionsmittel	
Wirkstoffgruppe (Wirkstoff)	**Beurteilung der Wirkung (⊕ vorteilig / ⊖ nachteilig)**	**Anwendungsbeispiele**
Aldehyde (Formaldehyd, Glutaraldehyd)	⊕ materialschonend ⊖ haut- und schleimhautreizend	Flächen- und Instrumentendesinfektion mit Incidin perfekt®
Alkohole (Ethanol, Isopropanol)	⊕ hautverträglich ⊕ schnell trocknend ⊕ biologisch abbaubar ⊕ breites Wirkungsspektrum ⊖ ist nicht immer viruzid	Hände- und Hautdesinfektion mit Sterilium®
Phenole und Phenolabkömmlinge (Karbolsäure)	⊕ gut reinigend ⊖ Abbauprodukte wirken toxisch	Instrumenten-, Flächen-, Wäschedesinfektion, Desinfektion von Ausscheidungen mit Gevisol®
Halogenabkömmlinge (Jod, Brom)	⊖ resistent gegen *Staphylococcus aureus* ⊖ kann zelltoxisch wirken	Wund-, Schleimhaut- und Hautdesinfektion
Ammoniumverbindungen Amphotenside	⊕ kaum Toxizität, darum v.a. im Lebensmittelbereich ⊕ umweltverträglich ⊕ geruchlos ⊕ materialschonend ⊖ eingeschränktes Wirkungsspektrum	Instrumentendesinfektion, Fein- und Küchendesinfektion mit Korsolex AF®
Octenidin	⊕ wirkt schnell ⊕ breites Wirkungsspektrum	Wund- und Schleimhautdesinfektion mit Octenisept®
Polihexanid	⊕ sehr gewebeverträglich	Wund- und Schleimhautdesinfektion mit Prontosan®W

Weitere Informationen finden Sie unter

www.dghm.org

und

www.rki.de

Die Deutsche Gesellschaft für Hygiene und Mikrobiologie (DGHM) sowie das Robert-Koch-Institut haben jeweils eine Liste geeigneter Desinfektionsmittel erstellt.

Dosiertabelle

Lösung	Desinfektions- mittel	Wasser
0,5 %	5 ml	995 ml
1,0 %	10 ml	990 ml
1,5 %	15 ml	985 ml
2,0 %	20 ml	980 ml
3,0 %	30 ml	970 ml
4,0 %	40 ml	960 ml
5,0 %	50 ml	950 ml
10,0 %	100 ml	900 ml

Dosierung des Desinfektionsmittels

Die Menge der Desinfektionslösung besteht aus der Desinfektionsmittelmenge und der Differenzmenge an Wasser. Zum Beispiel würden 10 Liter einer 1 %igen Desinfektionslösung 100 Milliliter Desinfektionsmittel und 9,9 Liter Wasser benötigt. Um 4 Liter einer 0,5 %igen Desinfektionslösung zu bekommen wären 20 Milliliter Desinfektionsmittel und 3,8 Liter Wasser nötig.

Eiweiß- und Seifenfehler

Zu beachten ist, dass Seifen und Reinigungsmittel nicht gleichzeitig mit Desinfektionsmitteln angewendet werden. So verursachen einige Desinfektionsmittel Eiweiß- und Seifenfehler, d. h. sie reagieren mit Seife oder mit Eiweißstoffen im Blut, Urin oder Sputum. Dadurch wird ihre Wirksamkeit herabgesetzt. Folglich ist zum Beispiel bei blutverschmierten Instrumenten ein Desinfektionsmittel mit niedrigem Eiweißfehler zu wählen (s. Herstellerangaben).

Fünf Grundregeln im Umgang mit Desinfektionsmitteln

❶ Handschuhe zum Selbstschutz tragen (bei der Flächen- und bei der Instrumentendesinfektion).

❷ Desinfektionsmittellösungen immer mit kaltem Wasser ansetzen. Bei der Verwendung von warmem Wasser verdampft ein Teil des Wirkstoffes in die Raumluft, es kommt zu unangenehmer Geruchsbildung.

❸ Die richtige Konzentration verwenden. Eine hohe Konzentration kann Haut und Atemwege schädigen und ist unwirtschaftlich. Eine zu geringe Konzentration zeigt keine Wirkung.

❹ Die genaue Einwirkzeit beachten. Eine zu kurze Einwirkzeit zeigt keine Wirkung.

❺ Den sachgemäßen Einsatzbereich berücksichtigen. Nicht jedes Desinfektionsmittel eignet sich für alles. Verschiedene Desinfektionsmittel dürfen nicht vermischt werden. Es sind unterschiedliche Wirkungsbereiche zu berücksichtigen.

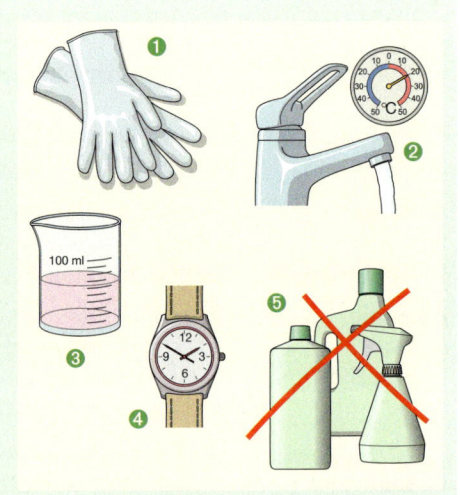

Falsch
Diese Stellen der Instrumente werden nicht benetzt.

Richtig
Alle Flächen der Instrumente werden benetzt. Scheren und Klemmen müssen geöffnet werden.

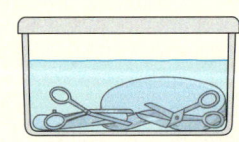

Abb. 1:
Chemische Instrumentendesinfektion

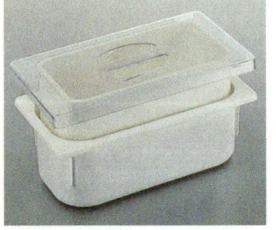

Abb. 2:
Instrumentenwanne mit Siebeinsatz

Instrumentendesinfektion

Instrumente können thermisch oder chemisch gereinigt werden. Die chemische Instrumentenreinigung erfolgt in Instrumentenwannen mit herausnehmbarem Siebeinsatz (→ Abb. 2). Die Instrumente werden, bevor der Schmutz antrocknet, direkt nach Gebrauch für mindestens 1 Stunde in den Siebeinsatz gelegt. Dabei ist auf die richtige Konzentration des Instrumentendesinfektionsmittels zu achten. Der Deckel muss auf der Wanne liegen, damit das Desinfektionsmittel nicht verdunstet. Die Instrumente müssen vollständig von der Lösung bedeckt sein (→ Abb. 1). Scheren, Klemmen und andere Instrumente mit Gelenken müssen geöffnet sein. Nach der Desinfektion werden die Instrumente mit kaltem Wasser gründlich abgespült und mit Einmaltüchern abgetrocknet um Korrosion (Zersetzung) zu vermeiden. Anschließend kann die Instrumentenpflege (stumpfe, verbogene oder anders beschädigte Instrumente werden aussortiert) und Sterilisation erfolgen.

Flächenreinigung und Flächendesinfektion

Angesichts zunehmender Allergisierung und Resistenzentwicklung gegen Desinfektionsmittel empfiehlt die Kommission für Krankenhaushygiene und Infektionsprävention vom Robert-Koch-Institut Allgemeinstationen im Krankenhaus, die im Infektionsrisiko mit Pflegeeinrichtungen vergleichbar sind, nur noch die **Flächenreinigung** (ausschließlich mit Reinigungsmitteln, ohne Desinfektionsmittel) durchzuführen. Diskutiert werden Ausnahmen (auch im Pflegeheim), wenn es sich um die Hygiene bei schwerkranken und infektiösen Menschen handelt. Die aktuellen Empfehlungen werden auf der Internetseite des Robert-Koch-Instituts veröffentlicht.

Eine **Flächendesinfektion** (mit Desinfektionsmittel) bezieht sich wie die Flächenreinigung auf Fußböden im gesamten Hausbereich, auf Wände von Nasszellen, Toiletten und Aufzügen sowie auf Fensterbänke, Nachttische und Lichtleisten. Sie wird mit geeigneten Schutzhandschuhen als Wisch-, Scheuer- oder Sprühdesinfektion durchgeführt. Dabei müssen alle Flächen völlig mit Desinfektionsmittel benetzt sein.

Eine Wisch- und Scheuerdesinfektion ist eine Behandlung der Oberflächen mit Bürsten oder Aufnehmern und einer Desinfektionslösung (→ Abb. 1). Dazu wird die **Zwei-Kammer-Methode** empfohlen. Eine Kammer wird mit Desinfektionslösung gefüllt und die andere bleibt leer. Nachdem die Reinigungslösung auf dem Boden verteilt wurde, wird der Überschuss wieder aufgenommen und in die leere Kammer gefüllt. Dabei sollte eine mechanische Hilfe zum Auswringen des Aufnehmers eingesetzt werden.

Die Desinfektion von Gebrauchsgegenständen (wie Fieberthermometer, Blutdruckgerät, Urinflasche, Infusionsständer, Waschschüssel, Bett) erfolgt grundsätzlich über Einweichen in einer Desinfektionslösung. Die genaue Einwirkzeit ist der Gebrauchsanweisung zu entnehmen. Es ist erforderlich, dass die Gegenstände komplett in die Lösung eingetaucht werden. Gegenstände, die nicht eingetaucht werden können (z. B. Blutdruckmessgeräte), werden durch Einsprühen desinfiziert.

Zur Verhinderung einer Keimverbreitung erfolgt die **laufende Desinfektion**. Sie wird in der Pflegeeinrichtung kontinuierlich durchgeführt, auch wenn kein Wechsel des Pflegebedürftigen stattgefunden hat. Bei nassen Fußböden ist es besonders wichtig, die erhöhte Sturzgefahr kenntlich zu machen (→ Abb. 2).

Eine **Sprühdesinfektion** bringt jedoch eine hohe Raumluftbelastung durch Aerosole des Präparats mit sich (→ Abb. 3). Darum sollten Sprühdesinfektionen nur sparsam durchgeführt und die Räume dabei gut gelüftet werden. Besser ist es, die Gegenstände durch Abwischen zu desinfizieren. Wichtig ist bei der Flächendesinfektion, dass die Lösung nicht abgetrocknet werden darf, sondern auf der Fläche trocknen muss.

> **Hinweis** Eine Wisch- oder Scheuerdesinfektion ist der Sprühdesinfektion vorzuziehen.

Hautdesinfektion

Die **Desinfektion der Haut** erfolgt z. B. vor → Injektionen, beim Verbandswechsel, vor Operationen und anderen Eingriffen. Die gewählte Hautstelle muss mindestens 15 bis 30 Sekunden (je nach Herstellerangaben) mit der Desinfektionslösung benetzt werden. Danach wird abgewischt und noch einmal gesprüht.
Beim Injizieren lautet z. B. ein Grundsatz: „Sprühen (15 Sek. warten) – Wischen – Sprühen – Injizieren".
Ein kurzes Abwischen mit einem Alkoholtupfer ist aus hygienischer Sicht unzureichend.

Robert-Koch-Institut

www.rki.de/
GESUND/HYGIENE

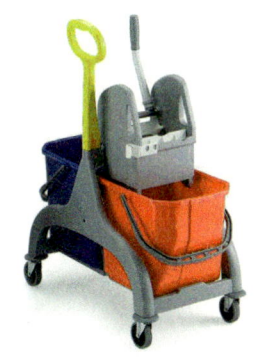
Abb. 1:
Zwei-Kammer-Methode
mit Presse

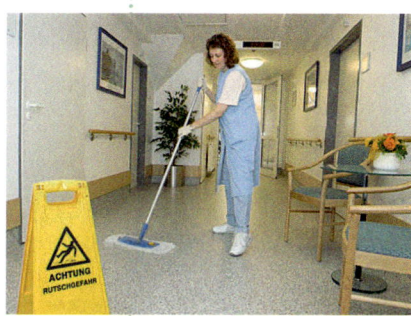
Abb. 2: Warnschild „Rutschgefahr"

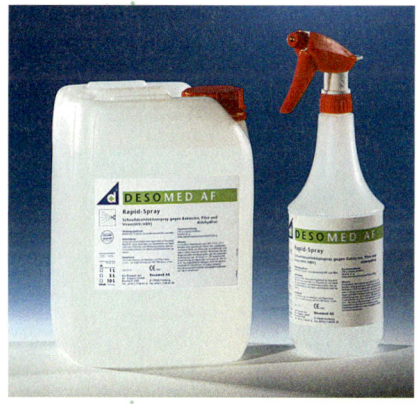
Abb. 3:
Sprühdesinfektionsmittel
und Nachfüllkanister zur
Abfallvermeidung

Injektionen
→ S. Band 2

Desinfektion von Ausscheidungen

Nur nicht infizierte Ausscheidungen werden in der Toilette entsorgt. Handelt es sich um eine Ausscheidung, von der die Gefahr einer Keimverschleppung ausgehen kann, muss diese desinfiziert werden. Infektiöse Stuhl- und Urinausscheidungen werden mit flüssigem Desinfektionsmittel desinfiziert (Dosierungsempfehlungen des Herstellers beachten). Sputum wird in Einmalbehältern entsorgt und verbrannt.

Schlussdesinfektion

Die Maßnahmen der Schlussdesinfektion dienen der gründlichen Desinfektion der Räume, in denen Patienten mit Infektionskrankheiten gelegen haben. Sie werden von staatlich geprüften Desinfektoren durchgeführt. Zur Durchführung ist zu beachten, dass alle Gegenstände, auch die Kleidung des Pflegebedürftigen im Raum bleiben. Schubladen und Schranktüren werden geöffnet und die Bettmatratzen werden hochgestellt, damit das Desinfektionsmittel überall wirken kann. Das Desinfektionsmittel wird vernebelt, verdampft oder versprüht. Nach Ablauf der Einwirkzeit muss der Raum gut gelüftet werden.

Desinfektionsplan

Um fortlaufende und routinemäßige Desinfektionsverfahren für alle Mitarbeiter zugänglich und ersichtlich zu machen, wird ein Desinfektionsplan ausgehängt (z.B. im Spülraum).

Abb. 1:
Desinfektionsplan

Gegenstand/ Maßnahme		Produkt	Konz.%	Einwirkzeit	Häufigkeit	Ausführung
Hände	Hygienische Händedesinfektion	**Sterillium®**	gebrauchsfertig	3 ml/30 Sek.	Vor / nach allen diagn., therap. und pfleger. Maßnahmen am Patienten.	Konzentrat aus Dosierspender in die trockenen Hände einreiben.
			gebrauchsfertig	2x3 ml/60 Sek.	Nach direktem Kontakt mit Blut, Sekreten, Exkreten und kontaminiertem Material.	Verunreinigungen mit DM-getränktem Tuch entfernen. Anschließend Hände 2x desinfizieren.
	Chirurgische Händedesinfektion	**Sterillium®**	gebrauchsfertig	10 ml/5 Min.	Vor jeder Operation	Waschen laut Waschanleitung. Portionsweise in die trockenen Hände und Unterarme bis zu den Ellenbogen einreiben.
	Händewaschung	**Baktolin®**	gebrauchsfertig		Bei Bedarf. Nur bei sichtbarer Verunreinigung im Anschluß an die hygienische Händedesinfektion.	Waschlotion aus Dosierspender. Seifenreste gründlich abspülen. Einweghandtücher verwenden.
	Händepflege	**Baktolan®pur**	gebrauchsfertig		Bei Bedarf mehrmals täglich.	Ausreichende Menge gleichmäßig in die trockenen Hände einreiben.
Haut	Hautdesinfektion	**Cutasept®F**	gebrauchsfertig	mind. 15 Sek.	Vor Blutabnahmen und Injektionen.	Aufsprühen – mit sterilisiertem Tupfer einreiben. Nochmals aufsprühen. Vollständig abtrocknen lassen.
	Hautdesinfektion	**Cutasept®G**	gebrauchsfertig	2x 2,5 Min.	Vor operativen Eingriffen. Vor Punktionen von Gelenken und Körperhöhlen.	Mit satt getränktem sterilen Tupfer auftragen. Hautpartie vollständig benetzen. Vorgang mehrfach wiederholen.
Instrumente	Instrumente Metall	**Korsolex®AF (Ultraschallbecken). Für stark blutkontaminiertes Instrumentarium**	3% 2% 1%	15 Min. 30 Min. 60 Min.	Unmittelbar nach Gebrauch.	Desinfizieren und reinigen, abspülen, trocknen, kontrollieren, verpacken, sterilisieren.
	Instrumente incl. Schläuche, Masken, Tuben, Anästhesiezubehör etc.	**Korsolex®basic (Ultraschallbecken) evtl. Bodephen flüssig**	2% 1%	1 Std.	Nach Kontamination.	Desinfizieren und reinigen, abspülen, trocknen, kontrollieren, verpacken, sterilisieren.
	Flexible Endoskope Vorreinigung	**Bodephen® flüssig Korsolex®basic**	1% 2%		Nach jeder Untersuchung.	Direkt nach der Untersuchung den Außenmantel abwischen sowie die einzelnen Kanäle durchsaugen.
	Flexible Endoskope Desinfektion	**Korsolex®basic**	2% 4%	1 Std. 15 Min.	Nach jeder Untersuchung.	Reinigungs-/Desinfektionsanleitung laut Gerätehersteller.
	Starre Optiken Rektoskope Proktoskope	**Korsolex®AF**	3% 2% 1%	15 Min. 30 Min. 60 Min.	Nach jeder Untersuchung.	Reinigungs-/Desinfektionsanleitung laut Gerätehersteller.
Fläche	Inventar Arbeitsflächen, Verbandwagen, Tragen etc.	**Mikrobac®forte oder Kohrsolin®FF**	0,25% 0,5% 0,5% 1,0%	4 Std. 1 Std. 1 Std. 30 Min.	1 x täglich. Nach Kontamination sofort.	Nach der Feucht-Wisch-Methode desinfizierend reinigen. Nicht nachtrocknen.
	Medizinische Geräte	**Mikrobac®forte oder Kohrsolin®FF**	0,25% 0,5% 0,5% 1,0%	4 Std. 1 Std. 1 Std. 30 Min.	Tägliche Unterhaltsreinigung. Bei Bedarf.	Nach der Feucht-Wisch-Methode desinfizierend reinigen. Herstellerangaben beachten.
	Blutdruckmanschetten, Stethoskope, Staubinden, Fieberthermometer	**Bacillol®plus – Sprühdesinfektion –**	gebrauchsfertig gem. DGHM	5-15 Min. 30 Sek.	Nach Kontamination. Bei Bedarf.	Sprüh-Wisch-Desinfektion.
	Flächen allgemein, Abfalleimer, Toiletten, Waschbecken	**Mikrobac®forte oder Kohrsolin®FF Bodecid®R (Reiniger)**	s.o. s.o. 0,5%		Tägliche Unterhaltsreinigung.	1. Nach der Feucht-Wisch-Methode desinfizierend reinigen. Nicht nachtrocknen oder Reinigung. 2. Gründliches Ausscheuern mit Flächendesinfektionsmittel oder Reiniger.

Sterilisationsverfahren

Es werden folgende Sterilisationsverfahren unterschieden:
- Dampfsterilisation,
- Heißluftsterilisation,
- Formaldehyd- und Gassterilisation mit Ethylenoxid,
- Strahlensterilisation,
- Sterilfiltration und Verbrennung.

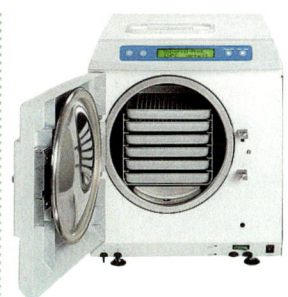

Dampfsterilisation (Autoklavierung)

Eine Dampfsterilisation erfolgt mit feuchter Hitze in einem geschlossenen Gefäß. Das Gerät wird Autoklav genannt (→ Abb. 1). Die Funktionsweise ist mit einem Dampfkochtopf vergleichbar. Überhitzter Wasserdampf, der bei vollständiger Füllung des Druckkessels durch Überdruck entsteht, tötet die Mikroorganismen ab. Dazu wird demineralisiertes (vollentsalztes) oder destilliertes Wasser (Aqua dest.) verwendet. Das Verfahren ist aufgrund der hohen Temperaturen nur bei thermostabilen Materialien möglich. Die Einwirktemperatur beträgt bei doppeltem Druck 121 °C für 15 bis 20 min oder bei dreifachem Druck 134 °C für 5 min. Angewendet wird das Verfahren bei Verbandsmaterialien, Instrumenten, thermostabilen Flüssigkeiten und bei Glas.

Abb. 1: Autoklav

Autoklav
autos gr. = selbst;
clavis lat. = Riegel

Zeitablauf bei der Dampfsterilisation

Anheizzeit	Zeit zur Erreichung der Betriebstemperatur.
Entlüftungszeit	Zeit bis zum vollständigen Austritt der Luft aus dem Gerät.
Steigzeit	Zeit vom Ende der Entlüftung bis zum Erreichen der Betriebstemperatur.
Ausgleichszeit	Zeit vom Erreichen der Betriebstemperatur bis zum Ausgleich der Temperatur an allen Stellen des Sterilisierguts (abhängig von Ausmaß der Beladung sowie vom Gerätetyp).
Sicherheitszuschlag	Zeit zur Kompensation einer erhöhten Erregerresistenz und zum Ausgleich bei auftretenden Schwankungen der Sterilisationszeit.
Abtötungszeit	Zeit, in der die Sterilisation durch Abtöten aller Keime erfolgt. Sie beträgt einschließlich des Sicherheitszuschlags: 20 Minuten bei 121 °C 5 Minuten bei 134 °C.
Abkühlzeit	Zeit vom Ende der Abtötungszeit bis zum Abfall der Temperatur auf 80 °C.

Heißluftsterilisation

Bei der Heißluftsterilisation mit trockener Hitze (Backofenprinzip) beträgt die Einwirktemperatur 180 °C für 30 min oder 160 °C für 200 min. Sie wird heute kaum noch durchgeführt. Sterilisiert werden können hitzebeständige Materialien wie leeres Glas und Metallteile.

- **Formaldehyd- und Gassterilisation mit Ethylenoxid**

  Bei diesem Verfahren beträgt die Temperatur ca. 55 °C (so genannte Kaltsterilisation). Das Sterilgut muss nach der Sterilisation lange Zeit ausgasen, weil Formaldehyd krebsauslösend und Ethylenoxid explosiv und giftig ist. Für Gummi beträgt die Entgasungszeit 24 Stunden. Die Gassterilisation wird bei thermolabilen optischen und elektrischen Materialien (z.B. Optiken, Endoskopen) durchgeführt.

- **Strahlensterilisation**

  Der Einsatz energiereicher Strahlen wie Beta- und Gamma-Strahlen ist relativ teuer. Es wird zur Sterilisation von thermolabilen Einmalmaterialien (sterile Handschuhe, Katheter, Infusionssysteme, Fertigspritzen, Kanülen u.a.) genutzt.

Hinweis
Bei der Dampf- und Heißluftsterilisation wird sehr viel Energie verbraucht.

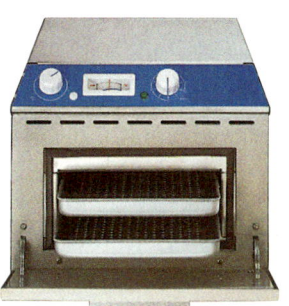

Abb. 2: Heißluftsterilisator

- **Sterilfiltration**

  Bei Klimaanlagen in Pflegeeinrichtungen wird zur Entkeimung von Flüssigkeiten und Gasen die Sterilfiltration angewandt. Dabei bleiben die Keime im Filter zurück. Je nach Porengröße gibt es Bakterienfilter, die Viren passieren lassen und Ultrafilter, die auch Viren abfiltern.

- **Verbrennung**

  Die einfachste Sterilisation ist das Verbrennen brennbarer Gegenstände wie Papier oder Textilien.

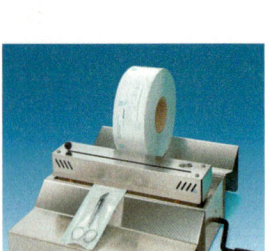

Abb. 1:
Folienschweißgerät.

Überprüfung der Sterilisation bzw. Sterilisationsindikatoren

Thermoindikatoren zeigen, ob das Sterilgut sterilisiert wurde oder nicht. Es handelt sich um auf die Verpackung geklebte Spezialpapierstreifen, dessen Farbe sich bei Wärme verdunkelt. Physikalische Faktoren (Druckanzeiger, Temperaturfühler und Feuchtigkeitsmesser) sowie biologische Indikatoren zeigen, ob die Sterilisatoren korrekt arbeiten. Dazu werden kleine Sporenpäckchen oder Ampullen mit besonders widerstandsfähigen Sporen (erhältlich beim Hygiene-Institut) zum Sterilgut gegeben und das Ergebnis anschließend mithilfe eines Formblattes zur Überprüfung im Hygiene-Institut ausgewertet. Die Sporen müssen abgetötet worden sein. Andernfalls muss der Sterilisator überprüft und danach erneut getestet werden.

Sterile Verpackung

Die sterile Verpackung verhindert, dass das Sterilisationsgut nicht gleich nach dem Sterilisationsvorgang wieder verunreinigt wird. Die Verpackung muss für das Sterilisationsmedium durchlässig sein, da die Instrumente mit Hilfe eines Folienschweißgerätes bereits vor der Sterilisation verpackt werden.

Umgang mit Sterilgut

Die steril verpackten Instrumente müssen trocken und in desinfizierten Schränken oder Schubladen gelagert werden, sodass jeder Kontakt mit Keimen ausgeschlossen ist.

Non-Touch-Methode
→ S. 227

Bei der Verwendung von Sterilgut ist die → Non-Touch-Methode zu beachten. Steriles Material sowie Haut- und Schleimhautwunden werden niemals mit bloßen Händen berührt (→ Anziehen steriler Handschuhe, Abb. 2, S. 238). Sinnvollerweise werden aseptische Arbeiten (z. B. das Legen eines Harnblasenkatheters) vor septischen Arbeiten (z. B. das Versorgen einer infizierten Wunde) durchgeführt. Bei der Reinigung einer Wunde mit sterilen Tupfern wird pro Wischvorgang immer nur ein Tupfer verwendet und der gebrauchte Tupfer jeweils direkt entsorgt. Sterile Verpackungen dürfen nicht wahllos aufgerissen und ausgeschüttet werden, sondern werden an der vorgesehenen Stelle sorgfältig geöffnet und steril entnommen. Im Umgang mit Sterilgut ist es empfehlenswert, zu zweit zu arbeiten. Dabei kann eine Pflegeperson der anderen assistieren und die so genannten unsterilen Tätigkeiten (wie z. B. das Öffnen einer Schleimhautdesinfektionsmittelflasche) übernehmen (→ Katheterismus, Band 2).

Hinweis

Vor septischen Arbeiten erst alle aseptischen Arbeiten erledigen!

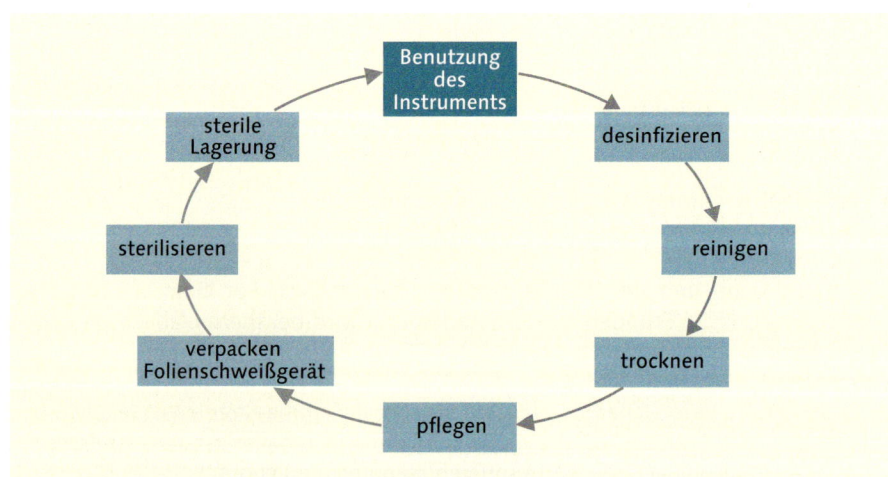

Abb. 2:
Instrumentenkreislauf
bei Sterilgut

1.8.7 Isolierung von Pflegebedürftigen

Eine Isolierung ist die Absonderung bzw. Unterbringung eines Pflegebedürftigen (vor allem bei ansteckenden Krankheiten) in einer besonders abgetrennten Abteilung oder einem besonders abgetrennten Zimmer.

Eine Isolierung bzw. deren Aufhebung wird entsprechend dem aktuellen und individuellen Zustand des Kranken vom Arzt verordnet. Um unsinnige Maßnahmen der Isolierung zu vermeiden, ist die Indikation fortwährend zu hinterfragen. Vor der Isolierung müssen die Übertragungswege und die Quelle bekannt sein.

Isoliert werden
- infizierte Patienten (infizierte Wunde)
- infektiöse Patienten (meldepflichtige Infektionskrankheiten, schon bei Verdacht) (→ Infektionsschutzgesetz, S. 223)
- infektionsanfällige bzw. -gefährdete Patienten (als Schutzmaßnahme z.B. bei Leukämie oder Aids).

Pflegemaßnahmen zur Verminderung körpereigener Keime (aufgrund eigener Haut- und Darmkeime)
- täglicher Wechsel der Leib- und Bettwäsche
- hygienische Körperwaschung mit einer geeigneten Desinfektionslösung (Baktolin®), die Dosierung (0,05 %ig) und die Einwirkzeit (30 Sekunden) beachten.
- gründliches Abtrocknen, um feuchtes Milieu zu vermeiden (besonders in Hautfalten)
- der Kranke soll bei der selbstständigen Intimpflege Handschuhe tragen
- der Kranke soll vor und nach jedem Wasserlassen seine Hände desinfizieren
- Mundspülungen mit antimykotischen Lösungen (Moronal® Suspension) oder mit Pioctanin (= violetter antiseptisch wirkender Farbstoff)
- Darmdekontamination, d. h. → Antibiotika und → Antimykotikagabe zur Abtötung der Darmflora, um Pilzbefall im Magen-Darm-Trakt vorzubeugen
- regelmäßige bakteriologische Abstriche (z.B. der Achsel- und Genitalregion)

Antibiotika
→ S. 605

Antimykotikagabe
→ S. 609

Isolierungsmaßnahmen
Isoliert werden soll in erster Linie der Erreger und nicht der Patient. Alle Maßnahmen zur Isolierung oder Aufhebung der Isolierung sowie zur Verminderung körpereigener Keime müssen ärztlich angeordnet sein. Je nach Übertragungsweg des Erregers wird die Standardisolierung oder die protektive Isolierung unterschieden.

Standardisolierung
Eine Standardisolierung erfolgt v. a. bei Patienten mit infizierten Wunden. In der Regel reicht die Unterbringung in einem Zimmer auf der Normalstation aus. Ein Einzelzimmer ist nur bei aerogener Infektionsmöglichkeit (z.B. Lungentuberkulose) und bei fehlender Immunität des Kranken erforderlich. Außerdem muss dabei ein Mundschutz getragen werden.

Bei Erregerübertragung über das Blut (→ Hepatitis-B-Virus, Hepatitis-C-Virus, Human Immunodeficiency Virus, S. 598) können die Kranken im Mehrbettzimmer untergebracht werden. In der Regel genügen eine eigene Toilette und die Aufklärung über die erforderliche Händedesinfektion nach den Toilettengängen. Patienten, die mit gleichen Erregern infiziert oder kontaminiert sind (z.B. bei MRSA, S. 610) können in einer Gruppenisolierung untergebracht werden.

Bei der Standardisolierung darf der Patient das Zimmer nur mit ärztlicher Erlaubnis verlassen. Bei direktem Kontakt mit dem Patienten sind je nach Art der Erregerausscheidung Schutzkittel, Handschuhe und Mundschutz zu tragen. Nach dem Verlassen des Zimmers ist eine Händedesinfektion obligat.

Hinweis Isolierung heißt nicht unbedingt Einzelzimmer, ggf. können Patienten mit gleichen Infektionserregern zusammengelegt werden.

Abb. 1: Mundschutz

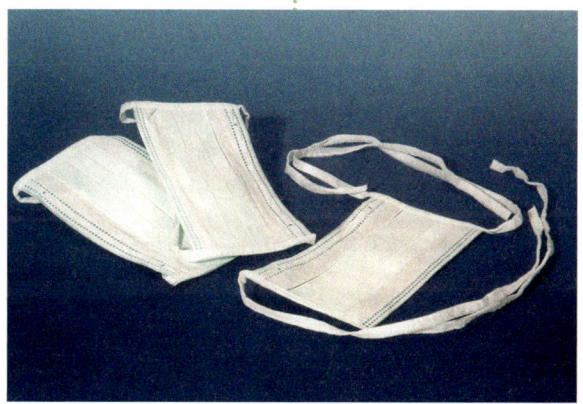

Protektive Isolierung

Die so genannte **Schutzisolierung** (frühere Bezeichnung: Umkehrisolierung) gilt für Patienten, deren körpereigene Abwehr stark herabgesetzt ist, und die somit extrem infektionsgefährdet sind. Sie schützt den Patienten vor pathogenen Keimen aus seiner Umwelt. Beispiele sind Tumor- und Aids-Kranke, Patienten mit großflächigen Verbrennungen oder nach Knochenmarkstransplantationen. Ein Einzelzimmer ist prinzipiell erforderlich.

Schutzkittel und Mundschutz sind von allen zu tragen, die ins Zimmer gehen. Benutzte Materialien wie z. B. Wäsche und Abfall sind sofort aus dem Zimmer zu entfernen. Infizierte Wäsche muss deutlich gekennzeichnet und in einem separaten Wäschesack gesammelt werden. Es dürfen keine Blumen und Topfpflanzen im Zimmer sein. Auch die Nahrung muss keimarm sein (Verzicht auf Salat, Rohmilch, nicht schälbares Obst). Schälbares Obst wie Bananen oder Obstkonserven und Salate aus dem Glas sind erlaubt.

Hinweis

Bei allen Isolierungen soll die Patientenbeförderung auf ein Minimum reduziert werden.

Wichtige Aspekte der Infektionsprävention sind

- gute Information des Patienten über mögliche Infektionszeichen
- tägliche Inspektion der Mundhöhle, der Haut und der Analregion
- mindestens zweimal tägliche Kontrolle der Körpertemperatur
- Information der Angehörigen (Besuchszeiten angeben).

Kennzeichnung der Isolierung

Ein Warn- und Vorsichtssignal ist angebracht, z. B. mittels eines roten Punktes oder mit dem Hinweis „infektiös". Das Signal muss allen bekannt sein (Kennzeichnung in der Dokumentation, an der Tür und an allen kontaminierten Materialien, die entsorgt werden).

Hinweis

Auch die Besucher müssen Schutzkittel und Mundschutz tragen.

Psychosoziale Problematik bei einer Isolierung

Besonders wichtig ist eine menschliche Begleitung (psychische Unterstützung) des Patienten. Notwendige Maßnahmen sollen nicht als Verbot, sondern positiv formuliert werden. Es sollte z. B. betont werden, dass die Maßnahmen zur Sicherheit des Patienten und der Besucher stattfinden. Da ein Besuchsverbot die Situation des Patienten verständlicherweise unerträglich machen könnte, werden i. d. R. ein bis zwei Besucher zugelassen, die der Kranke vorher angegeben hat.

Beziehungspflege
→ Band 2

Bezugspersonensystem
→ Band 2

Aufgrund einer Isolierung können sich folgende Pflegeprobleme ergeben, denen mit geeigneten Pflegemaßnahmen entgegengewirkt werden muss:

Pflegeprobleme bei Isolierung	geeignete Pflegemaßnahmen
1. Der Patient ist nicht ausgelastet, hat Langeweile.	• Patienten in die Pflege einbeziehen (Körperpflege, Mobilisation) • aktivierende Pflege • dem Patienten Beschäftigungsmöglichkeiten anbieten (z. B. Lesen, Spiele)
2. Der Patient ist unsicher.	• intensive Aufklärungsgespräche schon vor Beginn der Isolierung • Sinn und Zweck der Maßnahmen erklären • den Patienten kontinuierlich und angemessen informieren
3. Der Patient hat Angst, z. B. vor dem Alleinsein, vor Ansteckung, vor dem Sterben.	• Gesprächsbereitschaft zeigen, offen sein für Gespräche • Gefühle des Patienten ernst nehmen, unter Umständen Seelsorger oder Psychologen einschalten
4. Der Patient ist in seiner Kommunikation eingeschränkt, von der Außenwelt abgeschnitten.	• Telefon, Radio, Fernseher, Internetanschluss im Zimmer • Briefe schreiben ermöglichen • Mit dem Arzt absprechen, inwieweit ein Umherlaufen im Gang, evtl. ein Spaziergang im Garten möglich ist.
5. Der Patient vermisst seine gewohnten Bezugspersonen.	• → Beziehungspflege, → Bezugspersonensystem • Angehörige in die Pflege einbeziehen • persönliche Atmosphäre schaffen (Fotos, eigene Kleidung)

Unter Selbstpflege wird die Sorge für das eigene Wohlbefinden verstanden. Sie unterscheidet sich von der Laienpflege (Pflege auf freiwilliger Basis) und von der beruflichen Pflege (professionelle Pflegepersonen).

Zur Selbstpflege zählen alle **Lebensaktivitäten**, die der Mensch für sein Wohlbefinden in der Wechselwirkung mit seiner Umgebung ausübt. Die Orientierung an den → Aktivitäten des täglichen Lebens (nach Roper u.a.) schafft eine Systematik der einzelnen Bedürfnisse. Um den Menschen als Ganzes zu betrachten, müssen seine Bedürfnisse in Zusammenhang gestellt werden. So kann bei einem gelähmten Menschen nicht ausschließlich seine körperliche Bewegungseinschränkung betrachtet werden. Neben seinen körperlichen Bedürfnissen, die abgesehen von der Mobilität auch Essen, Trinken, Ausscheiden, Atmen u.a. beinhalten, ist immer auch die Selbstpflege seiner geistig-seelischen und sozialen Bedürfnisse relevant. Mit der Selbstpflege kann der Mensch seine Gesundheit fördern (z.B. durch gesunde Ernährung und Körperhygiene), aber auch beeinträchtigen (z.B. durch Rauchen und Alkoholkonsum). Eine Voraussetzung für die Unterstützung alter Menschen bei der Selbstpflege ist die aktivierende Pflege.

Aktivitäten
des täglichen Lebens
(nach Roper u.a.)
→ S. 27

Ressourcen
→ S. 16

2.1   Aktivierende Pflege

Bei Pflegebedürftigen, deren Selbstständigkeit stark eingeschränkt ist, wird die „Selbstpflege" häufig von der Pflegefachkraft unterstützt. Dies darf nicht bedeuten, dass → Ressourcen des Pflegebedürftigen außer Acht gelassen werden. Das gilt selbst dann, wenn der Zeitaufwand für die Pflege durch die Pflegefachkraft geringer ist, als für die Aktivierung zur Selbstständigkeit. Gerade bei Menschen mit Bewegungseinschränkungen, bei denen das Rehabilitationsziel im Vordergrund steht, müssen vorhandene Fähigkeiten berücksichtigt werden. Dies gilt insbesondere für die Fähigkeit zur Wahrnehmung einer vertrauensvollen und mitmenschlichen Begegnung, die das → humanistische Pflegeverständnis einfordert.

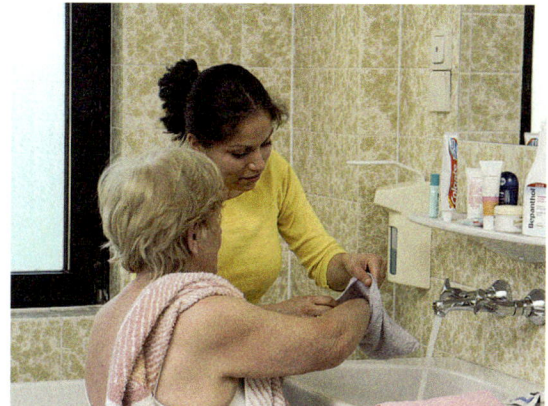

*Abb. 1:
Aktivierende Pflege*

Es wird anfangs Geduld erfordern, den Pflegebedürftigen anzuleiten, weil die Pflegedurchführung z.B. aufgrund von Bewegungseinschränkungen entsprechend länger dauert. Die Arbeitserleichterung zeigt sich jedoch bei regelmäßiger Anleitung (Lerneffekt). Aktivierung hat nicht nur für den Pflegebedürftigen einen positiven (rehabilitierenden) Effekt, sondern auch auf die Pflegefachkraft. Bei der Beurteilung ihrer Pflege wird sie ihren Erfolg feststellen und ihre Arbeit wertschätzen.

humanistisches
Pflegeverständnis
Am Humanismus (an der
Achtung der Menschen-
würde) orientiertes
Pflegeverständnis

Hinweis   Zur aktivierenden Pflege ist es wichtig, den Pflegebedürftigen korrekt über **Grund, Art, Durchführung und Wirkung der Pflegemaßnahmen** aufzuklären sowie ihn zur Selbstpflege zu motivieren. Indem der Pflegebedürftige die Körperpflege selbst durchführt, erlernt er in diesem Bereich bereits wieder Selbstständigkeit. Eine bessere rehabilitative Maßnahme gibt es nicht.

Grundsätze der aktivierenden Pflege

- Pflegebedürftige nach Möglichkeit fortwährend zur Selbstpflege anleiten und die Selbstständigkeit fördern
- Pflegebedürftige immer über die einzelnen Pflegemaßnahmen informieren
- Zu Beginn der Pflege und zwischendurch immer wieder die einzelnen Handlungsschritte mitteilen, um neu festzulegen, wie die Anleitung situationsgerecht weiter gestaltet werden kann
- Pflegebedürftige nicht über- bzw. unterfordern (z.B. bei der Mobilisierung)
- Selbstbestimmung des Pflegebedürftigen (z.B. bei der Auswahl der Pflegeprodukte und Kleidung) beachten

2.2 Lagerung

Pflegebedürftige Menschen, die nicht oder in unzureichendem Maße ihre Körperlage selbst verändern können, müssen regelmäßig umgelagert werden. Anderenfalls nehmen sie Schon- und Zwangshaltungen ein, die langfristig die körperliche Stimulation (die Anregung von Körperbewegungen) und das Körpergefühl sowie das Gleichgewichtsempfinden vermindern. Viele immobile Pflegebedürftige werden dadurch bei Bemühungen, ihre Lage zu verändern, unsicher. Die Wahrnehmung von Berührung und von Veränderungen in der Körperhaltung sind wichtige Signale für das Gehirn, die insbesondere bei gelähmten Menschen die Neuorganisation von Bewegungsimpulsen und die Verknüpfung von Neuronennetzen unterstützen (→ Verwirrtheitsprophylaxe, S. 335).

Lagerungen werden auch zur Vermeidung von Komplikationen (z.B. Dekubitus und Pneumonie) und aus therapeutischen Gründen wie zum Beispiel nach Operationen oder bei Atemnot eingesetzt. Ebenso macht die Entlastungslagerung zur Schmerzbehandlung Kenntnisse über Lagerungsprinzipien, -hilfsmittel und -arten erforderlich.

Lagerungsprinzipien

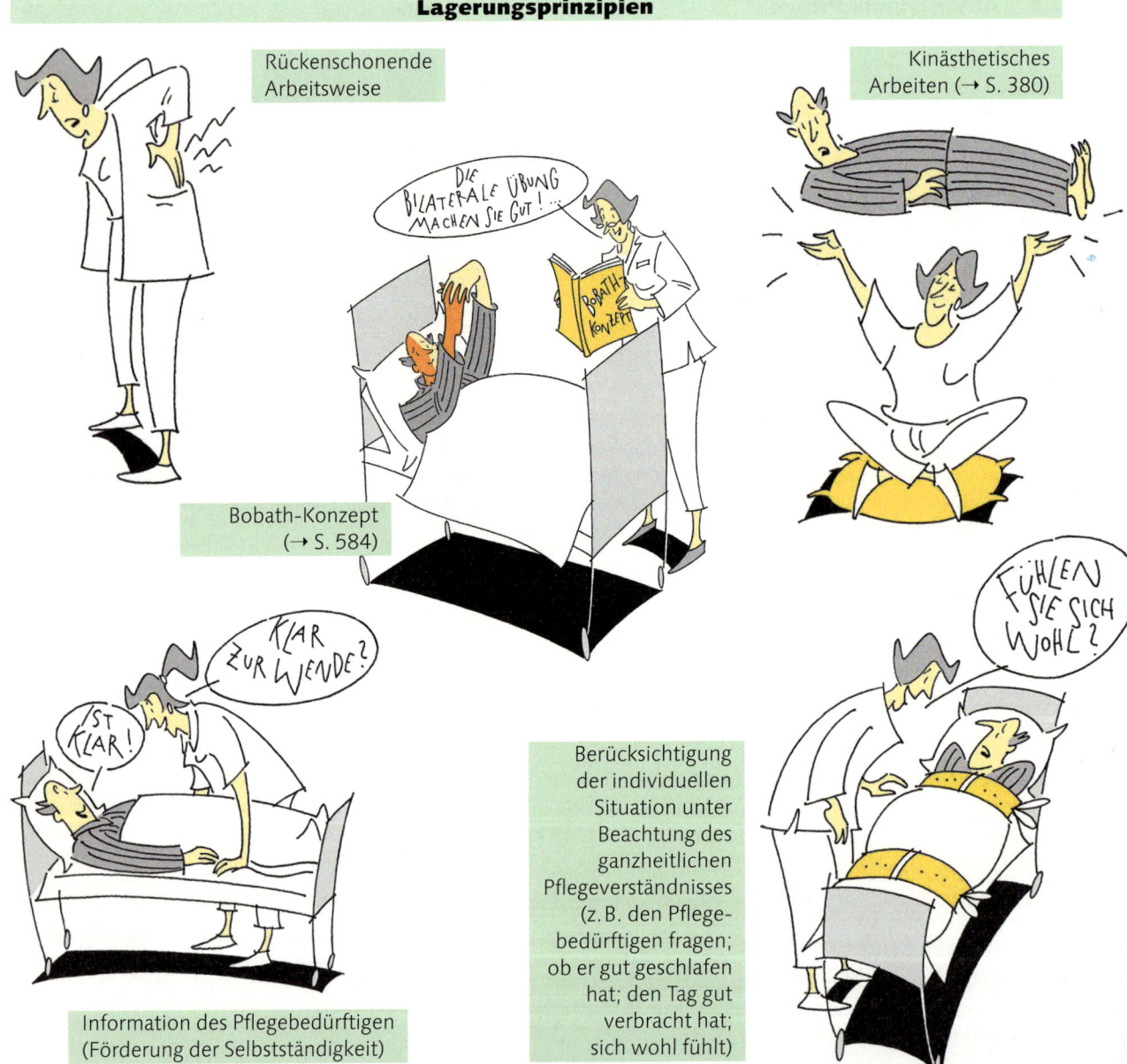

Rückenschonende Arbeitsweise

Kinästhetisches Arbeiten (→ S. 380)

Bobath-Konzept (→ S. 584)

Information des Pflegebedürftigen (Förderung der Selbstständigkeit)

Berücksichtigung der individuellen Situation unter Beachtung des ganzheitlichen Pflegeverständnisses (z.B. den Pflegebedürftigen fragen; ob er gut geschlafen hat; den Tag gut verbracht hat; sich wohl fühlt)

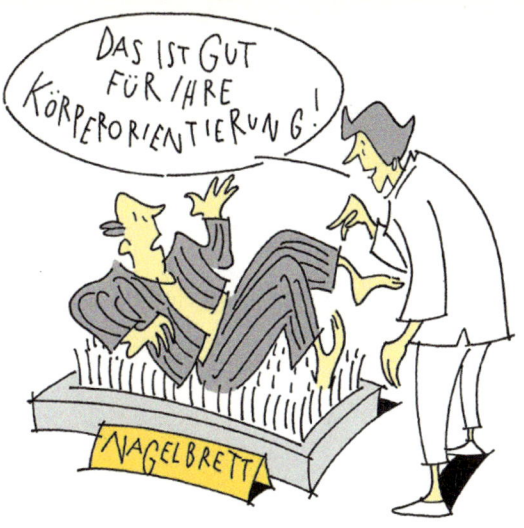

Körperorientierte Lagerung (zunächst Normalmatratzen ausprobieren und erst bei Indikation eine Antidekubitusmatratze verwenden, da Weichlagerungen eine Körperdesorientierung bewirken können)

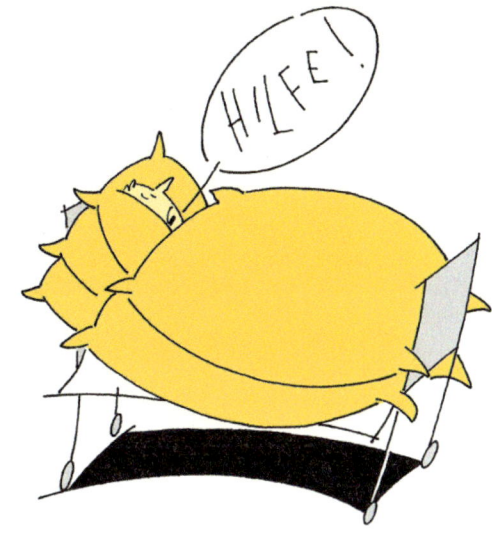

Sparsamer und wirkungsvoller Einsatz von Lagerungshilfsmitteln (zu viel Material schränkt die Mobilität zusätzlich ein)

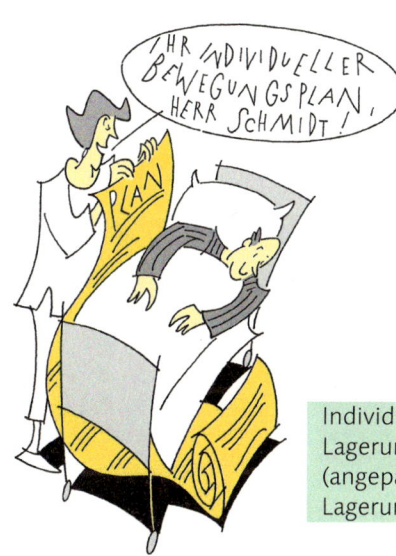

Individueller Lagerungsrhythmus (angepasstes Lagerungsintervall)

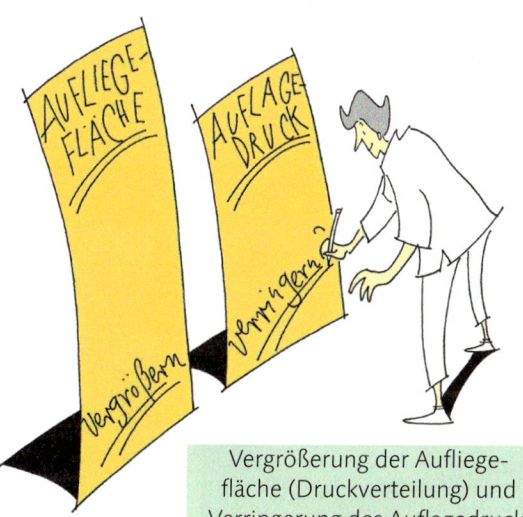

Vergrößerung der Aufliegefläche (Druckverteilung) und Verringerung des Auflagedrucks

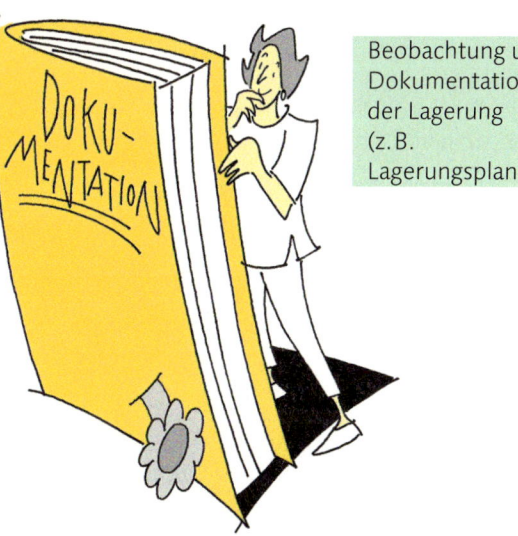

Beobachtung und Dokumentation der Lagerung (z. B. Lagerungsplan)

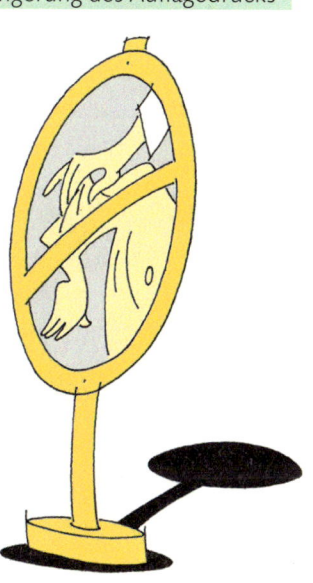

Vermeidung von Scherkräften (Verschiebungen des Unterhautfettgewebes)

Scherkräfte entstehen beim Herunterrutschen im Bett und wenn der Pflegebedürftige über die Matratze gezerrt oder im Stuhl hochgezogen wird.

2.2.1 Lagerungshilfsmittel

Lagerungshilfsmittel dienen dazu, dem Pflegebedürftigen eine bequeme Lagerung zu ermöglichen, therapeutische Lagerungen zu erleichtern und Lagerungsschäden (z.B. Dekubitus und Kontrakturen) zu vermeiden.

Folgende Lagerungshilfsmittel werden häufig in der Altenpflege eingesetzt:

Kissen
• werden häufig auf die Hälfte zu so genannten „Schiffchen" geformt (→ Abb. 1).

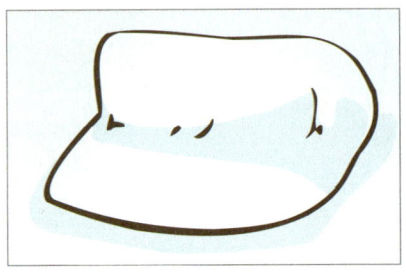

Abb. 1:
Schiffchen

> **Hinweis**
> Damit sich der Inhalt nicht wegdrückt, werden „Schiffchen" immer mit der Öffnung zum Pflegebedürftigen hin positioniert.

Spezielle Lagerungskissen
• sind in verschiedenen Formen und Größen erhältlich (z.B. ringförmig → Abb. 2)
• dienen zur Frei- und Weichlagerung (→ Abb. 3) und können zur Stabilisierung der gewünschten Lage (z.B. durch Spreu- oder Hirsekissen), als Fußstütze oder Stufenbett (zur Druckentlastung bei Bandscheibenschäden → Abb. 4) eingesetzt werden.
• Kissen mit kleinen Polystyrol-Kugeln sind sehr anschmiegsam und bewirken selbst bei kleinen Bewegungen eine Durchblutungsförderung (→ Dekubitusprophylaxe: Mikrobewegungen, S. 308).

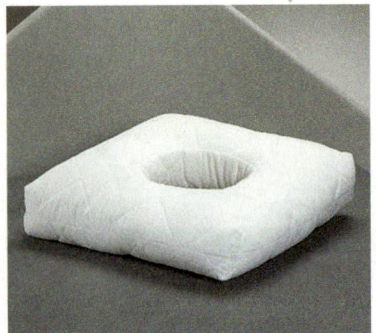

Abb. 2: *Sitz- und Rollstuhlkissen*

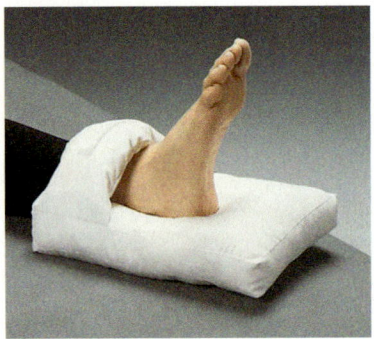

Abb. 3: *Fersenlagerungskissen*

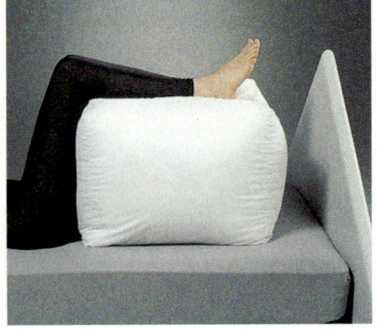

Abb. 4: *Würfel- und Stufenbettkissen*

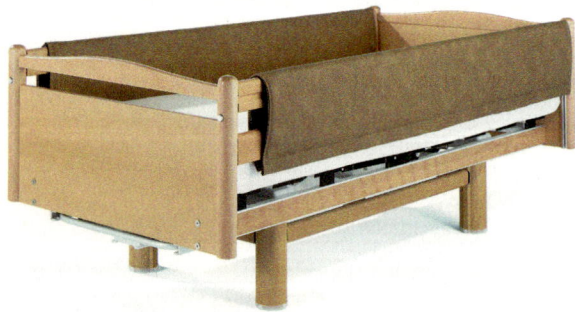

Abb. 5: *Bettgitter, die mit einem Stoffüberzug umpolstert sind*

Bettgitter
An den Seiten des Bettes können zur Sicherheit Bettgitter (Bettscheren) angebracht werden.

Werden die Bettgitter an beiden Seiten hochgestellt oder steht das Bett mit einer Seite an der Wand und ist dabei die andere Seite mit einem Bettgitter gesichert, handelt es sich um eine Freiheitsberaubung.
Hierzu bedarf es der Einwilligung des Pflegebedürftigen oder der richterlichen Genehmigung (→ Humane Fixierung, Band 2).

Der Einsatz von Bettgittern zur Sturzprophylaxe ist umstritten, weil Bettgitter häufig Stürze provozieren und die Sturzfolgen bei hochgestellten Bettscheren gravierender sind (→ Sturzprophylaxe, S. 358).

Knie-/Nackenrolle

- dienen zur Unterstützung der Halswirbelsäule (→ Abb. 1) und
- zur entlastenden Lagerung mit angewinkelten Knien, besonders bei Bauchschmerzen (→ Abb. 2)

Hinweis Die Knierolle soll zwischendurch für einige Zeit entfernt werden, weil sie die Kontrakturgefahr erhöht.

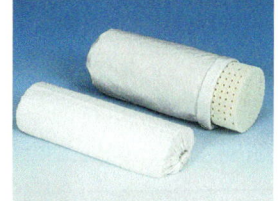

Abb. 1:
Nackenrolle

Felle (Fersen-, Ellenbogenschoner, Felle als Unterlage für den Rücken)

- verhindern Reibungs- und Scherkräfte (verhindern das Herrunterrutschen), der druckreduzierende Effekt von Fellen ist dabei jedoch minimal
- natürliche (echte) Fellen sind aufgrund ihrer Fettschicht temperaturausgleichend und leiten die Hautfeuchtigkeit ab.

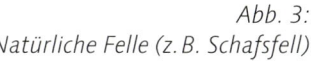

nur bedingt geeignet

Abb. 3:
Natürliche Felle (z. B. Schafsfell)

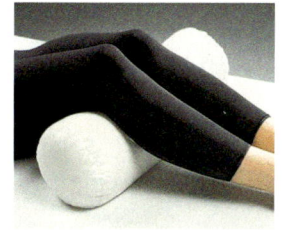

Abb. 2:
Knierolle

Hinweis Die temperaturausgleichende Funktion der Felle geht durch die Reinigung verloren. Synthetische (Kunst-)Felle verklumpen nach mehrmaligem Waschen und erhöhen die Gefahr von Druckstellen (→ Dekubitusprophylaxe, S. 306).

Schienen

- dienen zur Ruhigstellung von Körperteilen (z. B. bei Knochenbrüchen oder Entzündungen)
- sie werden zur Dekubitusprophylaxe mit Watte oder Schaumstoff gepolstert.

Harte Unterlage

- unter die Matratze wird ein Brett geschoben, um die Wirbelsäule zu stabilisieren und eine Beugung im Hüftgelenk zu verhindern
- zur Herzmassage bei Wiederbelebungsversuchen (→ Erste Hilfe, S. 668) ist ein fester Untergrund erforderlich, da die Matratze nachgibt.

Fußstützen

- vermeiden das Herunterrutschen des Pflegebedürftigen in seinem Bett (weniger Scherkräfte!)
- dienen der Spitzfußprophylaxe (→ Kontrakturprophylaxe, S. 326).

Sandsäcke

- haben eine kaum modellierbare feste Konsistenz
- dienen der Ruhigstellung und Beschwerung (als Druckverband bei Blutungen → Abb. 3).

Abb. 3:
Sandsack

Deckenheber, Bettbogen

- halten die Füße und Unterschenkel vom Druck der Bettdecke frei
- werden zur Spitzfußprophylaxe, bei Brandwunden und beim Ulcus cruris (→ S. 511) eingesetzt.

Gelkissen (bzw. Trockenpolymere) → Dekubitusprophylaxe (→ Abb. 1, S. 313)

Schaumstoffmatratzen, Wasserkissen → Dekubitusprophylaxe (→ Abb. 2, S. 313)

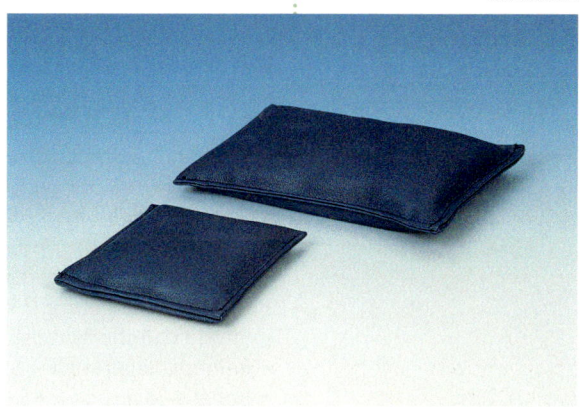
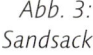

2.2.2 Lagerungsarten

Zu den Lagerungsarten, die in der Altenpflege häufig angewendet werden, gehören

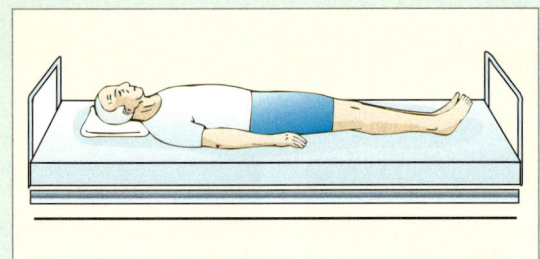

Flachlagerung/Rückenlagerung

Zur einfachen Entspannungslage, bei Wirbelsäulen- und Beckenfrakturen oder nach Rückenoperationen wird der Pflegebedürftige in Rückenlage gelagert. Das Bett wird flach gestellt und dabei nur ein kleines Nackenkissen oder ein dünnes Kopfkissen eingesetzt.

Hinweis Bei der flachen Rückenlage ist die Dekubitusgefahr erhöht.

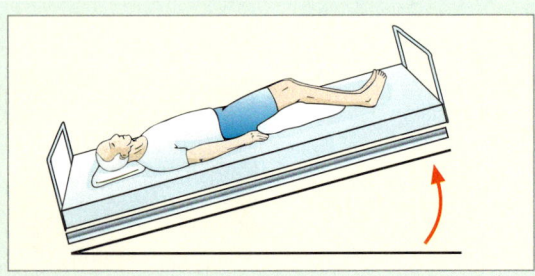

Trendelenburg-Lage/Schocklagerung

Bei Kreislaufversagen, im Schock und bei akuten Blutungen wird das Kopfteil des Bettes tiefgestellt oder das ganze Bett (am Fußteil) zum Kopfende hin hochgestellt.

Hinweis Bei Herz- und Lungenerkrankungen (z. B. beim Lungenödem) ist diese Lagerung **kontraindiziert**, weil der erhöhte Blutrückfluss die Belastung des Herzens erhöhen würde.

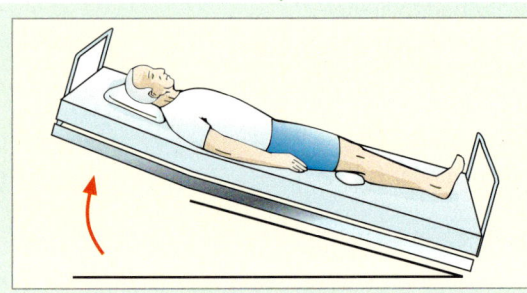

Anti-Trendelenburg-Lage/Beintieflagerung

Zur Förderung der Durchblutung erfolgt bei arteriellen Durchblutungsstörungen die Tieflagerung der Beine. Anders als bei der Trendelenburg-Lage, wird dabei das Fußteil des Bettes abgesenkt bzw. das Kopfteil des Bettes erhöht. Dabei muss auf eine besonders rutschsichere Lagerung geachtet werden. Als „Rutschbremse" können z. B. eine Fußstütze oder ein zusammengerolltes Handtuch dienen, welches unter die Unter- und/oder Oberschenkel gelegt wird.

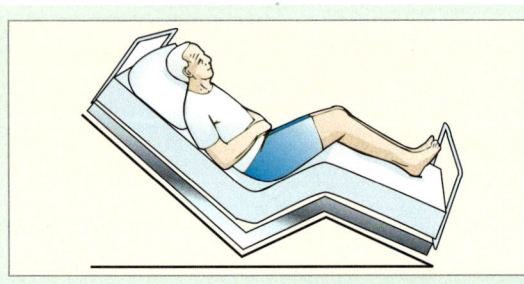

Herzbettlagerung

Zur Entlastung eines geschwächten Herzens kann das Kopfteil erhöht und das Fußteil des Bettes gesenkt werden. Das Becken ist dabei tief gelagert. Dadurch wird das zirkulierende Blutvolumen vermindert. Bedingt durch die Beintieflagerung bleibt ein Teil der Blutmenge in den Beinen. Bei stark eingeschränkter Herzfunktion (z. B. bei akuter Herzschwäche) kann so das kranke Herz mittels der Herzbettlagerung etwas geschont werden.

Weitere Lagerungsarten, die in der Altenpflege häufiger eingesetzt werden, sind
- 30-Grad-Seitenlagerung / Schiefe Ebene (→ S. 310)
- 90-Grad-Seitenlagerung / Stabile Seitenlagerung (→ S. 663)
- 135-Grad-Seitenlagerung (→ S. 310)
- Fünf-Kissen-Hohllagerung (→ S. 311)
- Fersenfreilagerung (→ S. 311)
- VATI-Lagerungen (→ S. 341)
- Oberkörperhochlagerung, Dehn-, Halbmondlagerung (→ S. 342)
- Quincke-Hängelage (→ S. 343)
- Physiologische Mittelstellung (→ S. 331)
- Beinhochlagerung (→ S. 318)
- Bobath-Lagerung (→ S. 584)

2.3 Das Betten

Nach der Händedesinfektion und Information des Pflegebedürftigen werden als Ablage für die Bettbezüge ein bis zwei Stühle vor das Fußende des Bettes gestellt, sofern das Bett keine separate ausfahrbare Wäschehalterung (am Fußteil des Bettes) hat. Angesichts der Sturzgefahr bei Seitenlagerung des Pflegebedürftigen sowie der z.T. unhandlichen Bettwäsche (insbesondere bei Bettlaken) sollte möglichst zu zweit gearbeitet werden. Um rückenschonend zu arbeiten, wird das Bett flach und auf Arbeitshöhe gestellt. Schmutzwäsche wird nicht zwischengelagert, sondern sofort im Wäschesammler abgelegt. Koch- und Buntwäsche sowie infizierte Wäsche werden in speziell gekennzeichneten Wäschesäcken gesammelt.

Bei dem **täglichen Richten des Bettes** werden das Stecklaken (→ Abb. 1) erneuert und alle anderen Bettbezüge strammgezogen sowie die Kissen und die Bettdecke aufgeschüttelt, ohne unnötig Staub aufzuwirbeln. Dazu kann die Bettdecke am Kopfende angefasst, hochgehalten und vorsichtig geschüttelt werden. Die Bettdecke wird so zusammengefaltet, dass die Außenseite außen bleibt.
Bettwäsche, die versehentlich den Fußboden berührt hat, gilt als kontaminiert (mit Keimen beschmutzt) und wird dann gegen einen frischen Bettbezug ausgetauscht.

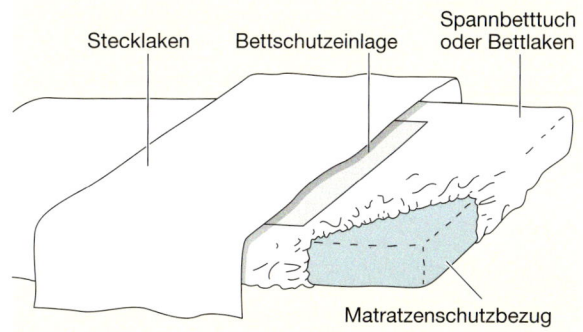

Abb. 1:
Bettlaken, Stecklaken

Zum **Wechsel der Bettwäsche am leeren Pflegebett** werden alle verstellbaren Bettteile flach gestellt. Die Bettdecke wird auf einen Stuhl gelegt, der Bettdeckenbezug abgezogen und das Stecklaken und Bettlaken bzw. Spannbetttuch an den Seiten gelöst und in der Mitte zusammengelegt(→ Abb. 2a). Die gebrauchte Bettwäsche wird in den Wäschesack abgeworfen und ein frisches Spannbetttuch aufgezogen oder ein Bettlaken längs über der Matratze ausgebreitet (→ Abb. 2b). Das Bettlaken wird am Kopf- und Fußende strammgezogen, gefaltet oder zusammengeknotet. Das neue Stecklaken wird (quer über die Matratzenmitte) strammgezogen und eingeschlagen (→ Abb. 2c). Das Kissen wird neu bezogen und die Bettdecke mit Bezug am Kopfende hochgehalten, um es auszufüllen, leicht gerüttelt und der Bezug am Fußende geschlossen. Die Knöpfe werden nach oben gelegt, sodass sie nicht drücken können, und die Bettdecke nach Wunsch aufgelegt und eingeschlagen.

Das Stecklaken dient insbesondere zum Schutz und zur Fixierung des Bettlakens. Unter dem Stecklaken kann (bei Inkontinenz) eine saugfähige **Bettschutzeinlage** gelegt werden (→ Abb. 1, S. 289). Gummitücher sollten wegen des möglichen Hitzestaus nicht verwendet werden. Auch **Matratzenschutzbezüge** können zum Hitzestau führen und die Dekubitusgefahr erhöhen. Sie sollten daher Feuchtigkeit aufnehmen können.

Hinweis
Bei Wechseldruckmatratzen (→ S. 314) wird das Bettlaken an den Seiten nicht eingespannt, weil durch das gespannte Laken die druckentlastende Wirkung eingeschränkt würde.

Abb. 2:
Wechseln der bettwäsche
am leeren Pflegebett

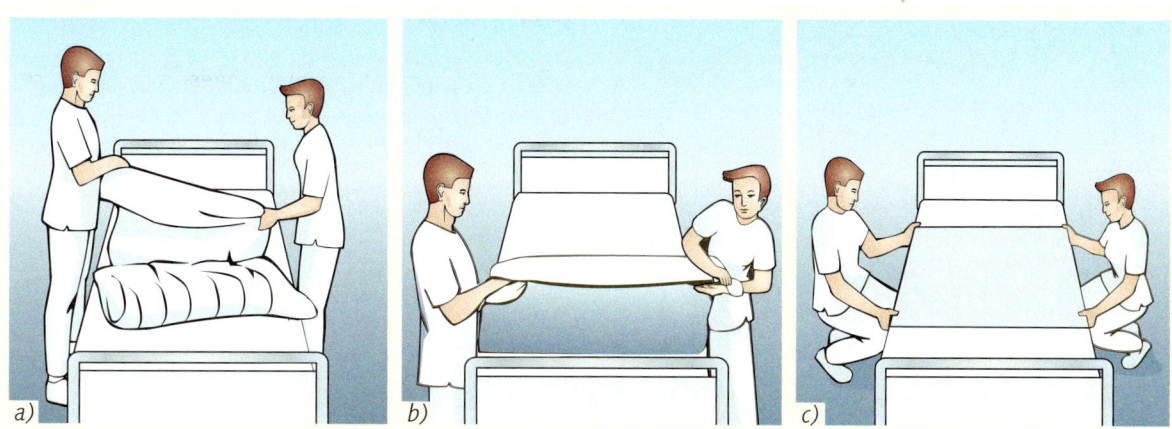

a)   b)   c)

Wechseln der Bettwäsche am belegten Bett

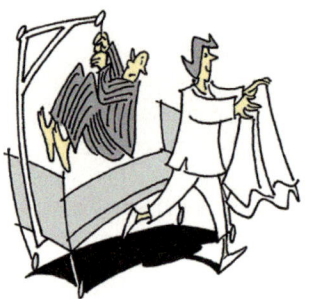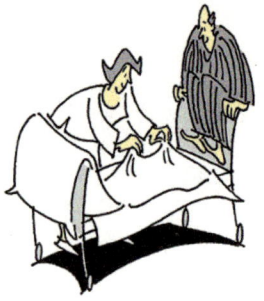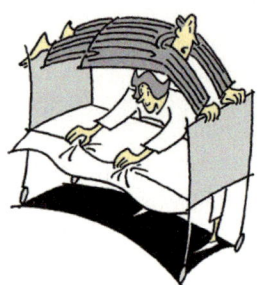

Zum **Wechsel der Bettwäsche von der Seite** muss der Bettlägerige auf der rechten oder linken Seite liegen. Eine zweite Pflegefachkraft hält ihn dabei fest, damit er nicht aus dem Bett stürzen kann.

Unter dem Kopf kann ein kleines Kissen (so genanntes „Fritzchen") als bequeme Stütze liegen bleiben. Stecklaken und Bettlaken werden von der Seite gelöst (→ Abb. 1a). Ein sauberes Laken wird längs aufgelegt und möglichst weit an den Pflegebedürftigen geschoben (→ Abb. 1b).

Das Stecklaken wird zur Hälfte aufgelegt und eingespannt. Dann wird der Pflegebedürftige gebeten (ggf. unterstützt), sich auf die andere Seite zu drehen (→ Abb. 1c), um die Schmutzwäsche zu entfernen und das saubere Spannbetttuch bzw. Laken einzuspannen (→ Abb. 1c).

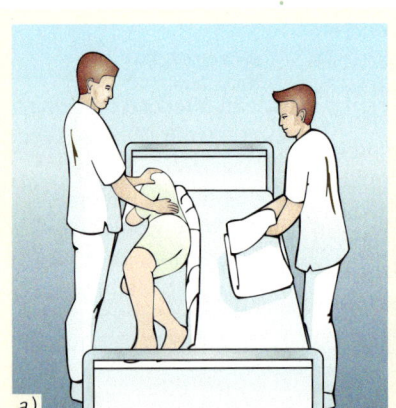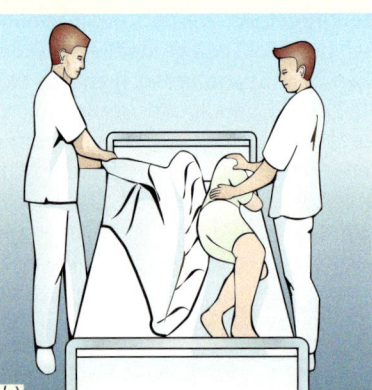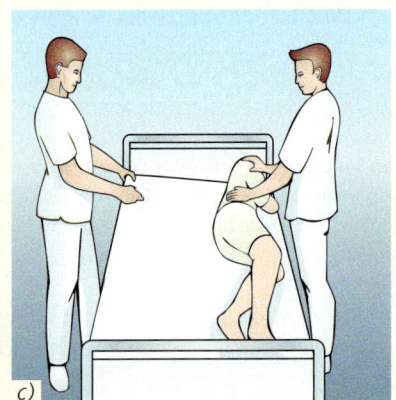

a)   b)   c)

Abb. 1: Wechsel der Bettwäsche von der Seite

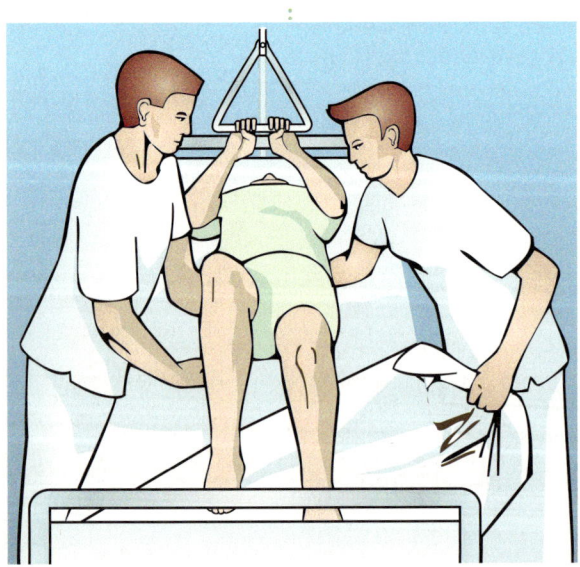

Der **Wechsel der Bettwäsche von oben nach unten** kann angewandt werden, wenn sich der Pflegebedürftige noch aufrichten kann. Dazu setzt er sich mit Hilfe des Bettaufrichters auf und wird dabei ggf. von der zweiten Pflegefachkraft unterstützt. Das Kopfteil wird flach gestellt. Das Bettlaken wird von oben gelöst und ein frisches Laken möglichst weit bis an den Rücken des Pflegebedürftigen eingespannt.

Danach wird der Pflegebedürftige gebeten (ggf. unterstützt) sich hinzulegen und das Gesäß und den unteren Rücken aufzurichten („eine Brücke zu machen"), um die Schmutzwäsche abzuziehen und das frische Bett- und Stecklaken aufzuziehen (→ Abb. 2).

Abb. 2:
Entfernen des Bettlakens

Pflegebett

Das Pflegebett soll benutzerfreundlich ausgestattet sein (→ Abb. 1).

Dazu gehören zum Beispiel
- Fahrbarkeit des Bettes (Rollen),
- mittels Fernbedienung verstellbare Kopf- und Fußteile,
- verstellbare Betthöhe,
- eine formbeständige Matratze und
- evtl. ein Bettaufrichter, der mit einer Arretierung gesichert ist, damit er nicht ver- oder abrutschen kann.

Im Zusammenhang mit Bettaufrichtern ist v.a. bei Schlaganfallpatienten immer an die Gefahr der einseitigen Belastung der gesunden Körperhälfte und somit an den fehlenden Einsatz der betroffenen Extremität zu denken.

Die Bett- und Liegefläche ist aus kinästhetischen Gesichtspunkten sowie hinsichtlich der Dekubitusprophylaxe von Bedeutung. So sollte die Bettbreite nach Möglichkeit einen Meter (mindestens 90 cm) und die Bettlänge mindestens 2 m betragen. Das Bett soll türgängig sein, sodass es durch die Zimmertür geschoben werden kann. Bereits integrierte Bettgitter verringern die Bettbreite und damit auch die Lagerungs- und Bewegungsmöglichkeiten des Pflegebedürftigen. Zu kurze Pflegebetten führen zu unbequemen Liegepositionen und damit verbundenen erhöhten Scherkräften.

Das Material des Bettes muss abwaschbar und leicht desinfizierbar sein und soll keine Verzierungen haben (staubarme Ausstattung). Die Bettwäsche muss kochbar und hautfreundlich (z.B. Baumwolle) sein.

Der Pflegebedürftige soll von seinem Bett aus durch das Fenster blicken können (→ Abb. 2). In der Ecke stehend kann das Pflegebett ein Gefühl der Geborgenheit vermitteln und vor dem Herausfallen schützen. Pflegerisch ist jedoch die beidseitige Zugänglichkeit des Bettes wünschenswert. In der Regel sollte man von der rechten Seite an den Pflegebedürftigen herantreten können. Der Pflegebedürftige sollte Hereinkommende sehen können. Zugluft muss vermieden werden.

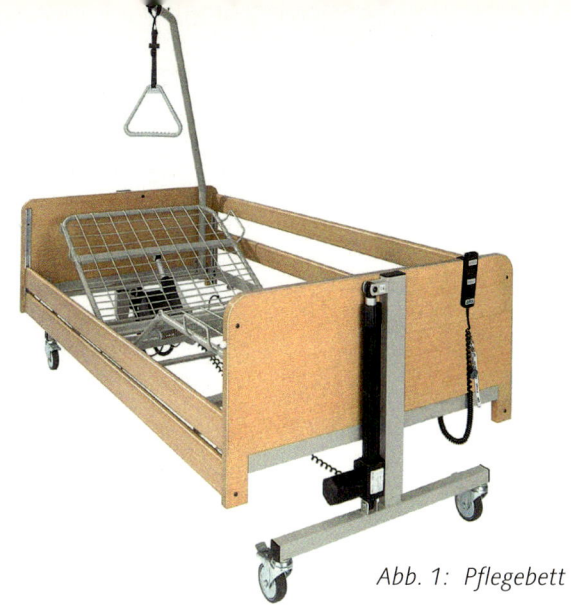

Abb. 1: Pflegebett

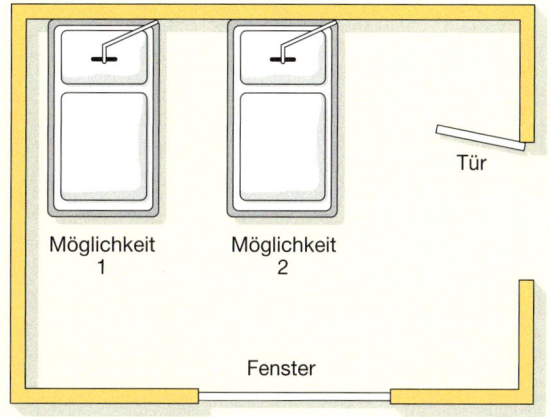

Abb. 2: Möglicher Standort des Pflegebetts

Grundsätze beim Wäschewechsel

❶ Schmuck ablegen
❷ Vor und nach dem Wäschewechsel die Hände waschen und desinfizieren
❸ Wäsche stets körperfern tragen
❹ Bettwäsche von oben nach unten (vom Kopfteil beginnend nach unten zum Fußteil) abziehen und erneuern
❺ Wäsche nicht auf den Fußboden ablegen
❻ Infizierte Wäsche wird nach Vorschrift separat gesammelt und gekennzeichnet

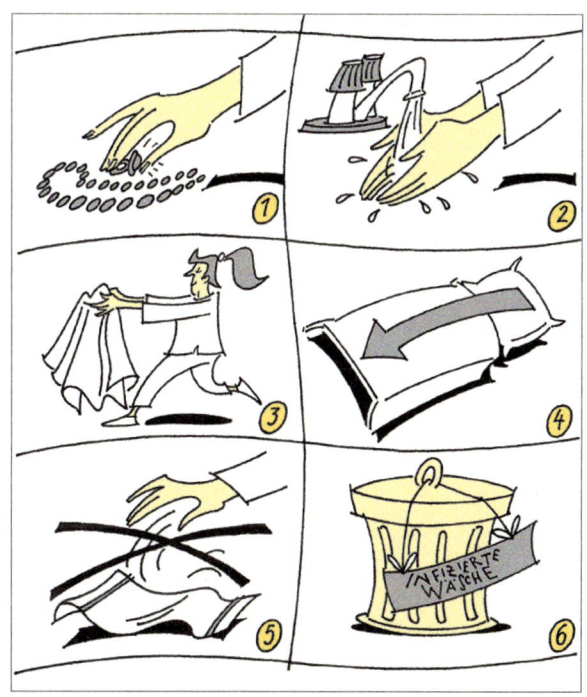

2.4 Körperpflege

2.4.1 Ganzkörperwaschung im Bett

Wahrung der Intimsphäre

Die Ganzkörperwaschung ist eine intime Verrichtung und erfordert von der Pflegefachkraft entsprechendes Taktgefühl für den Menschen. Jeder Mensch besitzt gewisse Schutzzonen. Diese Bereiche werden auch als Tabuzonen bezeichnet. Dazu gehört z. B. der Raum, den ein Mensch unmittelbar für sich selbst beansprucht (bis ca. 45 cm). In dieser intimen Zone sind Berührungen nur sehr vertrauten Menschen wie etwa dem Partner oder anderen Familienangehörigen gestattet. Da ein Pflegebedürftiger das Überschreiten dieser Distanzen gerade bei der Übernahme der Ganzkörperwaschung durch die Pflegefachkraft permanent tolerieren muss, erfordert dies eine vertrauensvolle Beziehung zwischen beiden. Folgende Maßnahmen können dazu beitragen, dass die Intimsphäre des Pflegebedürftigen gewahrt wird und er sich in seinen Bedürfnissen ernst genommen fühlt:

> ### Grundsätze zur Wahrung der Intimsphäre
> - Vor dem Betreten des Zimmers jedesmal deutlich angeklopfen
> - Die Vorgehensweise der Pflege gemeinsam abstimmen; Pflegebedürftige nach Möglichkeit fortwährend zur Selbstpflege anleiten und die Selbstständigkeit fördern (aktivierende Pflege!)
> - Vor der Pflege sowie bei sehr persönlichen Gesprächen die Angehörige und Gäste aus dem Zimmer bitten
> - Die Bettdecke nie ohne Vorankündigung wegnehmen
> - Pflegebedürftige nicht unnötig entblößen; immer nur den kleinen Körperbereich aufgedeckt lassen, der gerade gewaschen wird; die anderen Bereiche mit der Kleidung oder einem trockenen Handtuch abdecken
> - Die Pflegekräfte zeigen keine übertriebene Distanz (tragen nicht ständig Handschuhe)
> - Permanenten Blickkontakt halten; der Pflegebedürftige soll sehen, was geschieht, und erkennen, wo er selbst mithelfen kann
> - Die eigenen Utensilien des Pflegebedürftigen bevorzugen (z. B. Seife, Deo, Hautcreme, Handtücher)
> - Vor dem Griff in den Schrank zunächst um Erlaubnis bitten
> - Beim Verlassen des Zimmers Morgenmantel und Hausschuhe bereitlegen

Berufliches Selbstverständnis
→ Band 2

Hinweis

Mit dem Bewusstsein über die Art der Botschaften, die Hände vermitteln können, befinden sich die Pflegebedürftigen (besonders demente, behinderte, langzeitkranke und sterbende Menschen) sowie auch die Pflegefachkraft selbst
„In guten Händen"!

Hände können schlecht lügen. So können sie Ruhe oder Unruhe, Ausgeglichenheit oder Stress bzw. Hektik, Wärme und Sorgfalt oder Oberflächlichkeit vermitteln. Die Berührungsqualität trägt entscheidend zur Beziehungsqualität bei. Diese ist wiederum wichtig für die erfolgreiche Anleitung zur Selbstständigkeit. Die Pflegefachkraft muss nicht nur selbst Berührungen geben, sondern kann und soll auch selbst Berührungen von Seiten des Pflegebedürftigen erfahren, z. B. wenn dieser per Handschlag einfach „Danke" sagt. Dies ist hinsichtlich des gesunden beruflichen Selbstverständnisses und der Ausgeglichenheit der Pflegefachkraft ebenfalls sehr wichtig.

> ### „ Bedeutung der Berührung durch Hände
> Hände reißen an sich – Hände lassen los
> Hände jagen fort – Hände laden ein
> Hände wehren ab – Hände öffnen sich
> Hände lassen fallen – Hände heben auf
> Hände verweigern – Hände empfangen
> Hände verletzen – Hände heilen
> Hände verstoßen – Hände verzeihen
> Hände drohen – Hände grüßen
> Hände ballen sich zur Faust – Hände falten sich zum Gebet
> Hände töten – Hände beleben
>
> *von Norbert Scholl*

Durchführung der Ganzkörperwaschung

Wenn möglich, sollte die Ganzkörperwaschung frühmorgens oder als Einschlafhilfe abends erfolgen.

Ein korrekter Ablauf der Ganzkörperwaschung erfordert von der Pflegefachkraft, dass ihr die **Organisation und Durchführung der einzelnen Abläufe** vertraut sind. Bei unbekannten oder wenig vertrauten Pflegebedürftigen findet sie in der Pflegeplanung wichtige Hinweise über die jeweils erforderliche Pflege. Danach stellt die Pflegefachkraft das Material zusammen und sorgt dafür, dass es nahe am Pflegebedürftigen steht und gut erreichbar ist. Der Nachttisch wird freigeräumt oder eine andere geeignete Ablagefläche geschaffen.

Benötigt werden:
- Waschschüssel(n)
- mindestens zwei Handtücher
- mindestens zwei Waschlappen: einer davon wird für den Intimbereich gekennzeichnet, um Verwechslungen auszuschließen (z. B. auf links drehen bzw. andersfarbigen Waschlappen nehmen)
- Einmalhandschuh und ggf. Einmalwaschlappen für die Intimtoilette (z. B. bei Pilzbefall)
- Waschlotion oder Seife
- Pflegemittel für die Haut und prophylaktische Maßnahmen (z. B. Intertrigoprophylaxe)
- bei Bedarf frische Bettwäsche
- Kleidung (nach Wunsch des Pflegebedürftigen)
- Kamm, Bürste, Spiegel
- Reinigungs- und Pflegemittel
- Hände- und Flächendesinfektionsmittel
- Zahn- und Mundpflegetablett (→ Abb. 1, S. 263).

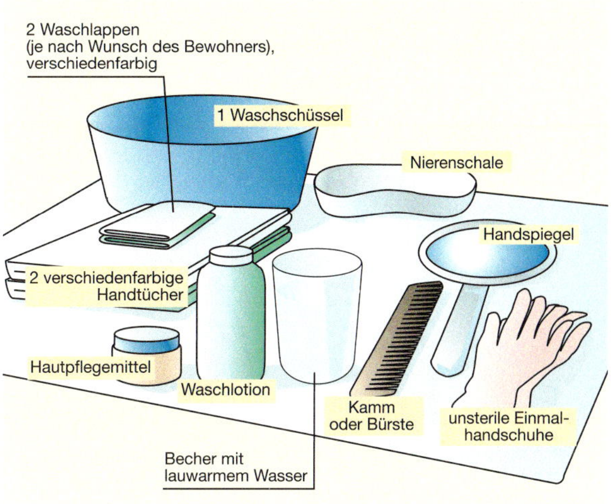

Zunächst wird das Bett möglichst in Arbeitshöhe gebracht (→ rückenschonendes Arbeiten, Band 2) und die → hygienische Händedesinfektion durchgeführt. Lagerungshilfsmittel sind nach Möglichkeit zu entfernen, damit sie nicht nass werden. Dies gilt jedoch nur, wenn die Lage des Pflegebedürftigen verändert werden darf.
In der Regel wird zunächst mit der → Mundpflege und Zahnpflege begonnen. Dem Pflegebedürftigen wird etwas zu Trinken angeboten. Morgens wird mit ihm über die vergangene Nacht gesprochen.

hygienische Hände-
desinfektion → S. 228

Mundpflege und
Zahnpflege → S. 263

Hinweis
Notwendige Prophy-
laxen (→ S. 305) sollen
in die Ganz-
körperwaschung
integriert werden.

Abb. 1:
Benötigtes Material für
die Ganzkörperwaschung

Grundsätze zur Durchführung der Körperwaschung
- Hände vor der Körperwaschung aufwärmen
- Berührungen sprachlich ankündigen. Bei sehbehinderten Menschen möglichst einen permanenten Kontakt halten, um ein Erschrecken zu vermeiden.
- Der Pflegebedürftige sollte nach Möglichkeit immer nur von einer Pflegefachkraft allein berührt werden. Die Konzentration auf die das Wohlbefinden fördernde Berührung ist bei der gleichzeitigen Berührung durch mehrere Pflegefachkräfte kaum möglich.
- Berührungen bei der Waschung bewusst und gründlich durchführen (nicht zu zaghaft und nicht nur punktuell mit dem Fingerspitzen)
- Waschlappen richtig nass machen (nicht zu stark auswringen)
- Pflegebedürftige ausgiebig abtrocknen (Massageeffekt)
- Nicht permanent Handschuhe tragen

Hinweis Bei den im folgenden Abschnitt dargestellten Pflegemaßnahmen handelt es sich keinesfalls um eine festgelegte Reihenfolge. Im Sinne der aktivierenden Pflege kann der Pflegebedürftige die Pflegemaßnahmen jederzeit mitbestimmen.

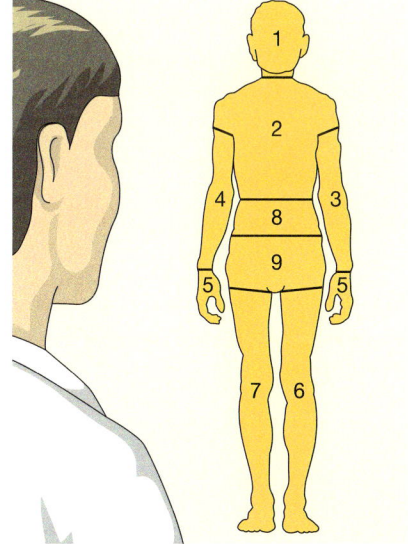

Abb. 2: Mögliche Reihenfolge
bei der Ganzkörperwaschung

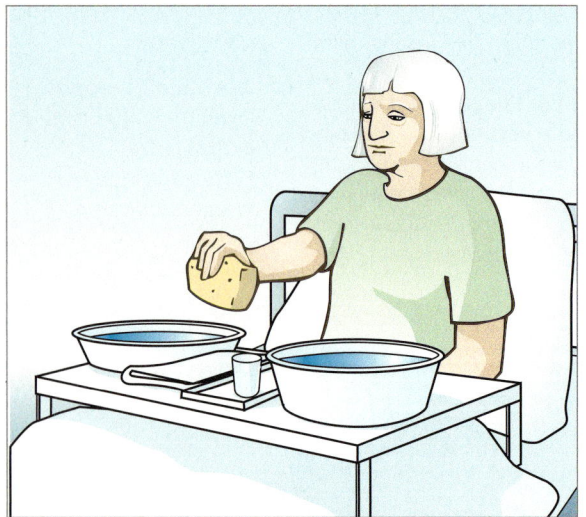

Abb. 1: Aktivierung zur Selbstpflege

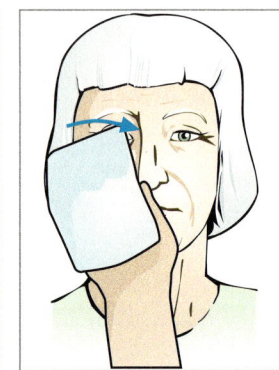

Abb. 2: Augenreinigung

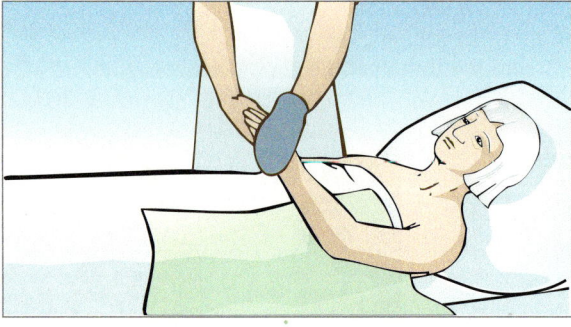

Abb. 3: Hände von körperfern zu körpernah waschen und trocknen

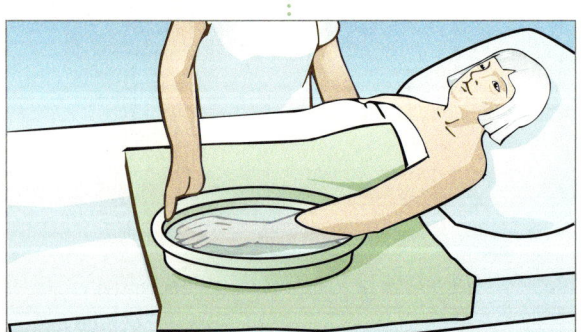

Abb. 4: Handbad

Aktivierung bzw. Unterstützung

Sofern es der Gesundheitszustand des Pflegebedürftigen erlaubt, wird er zur Selbstpflege aktiviert. Dazu wird das Kopfteil hoch gestellt und die erforderlichen Materialien zur Verfügung gestellt (→ Abb. 1).

Bei Tätigkeiten, die der Bettlägerige nicht ausführen kann (z. B. Wäsche aus dem Schrank holen, Rückenwaschen, Ankleiden) wird er in seiner Abhängigkeit so weit wie nötig unterstützt, ohne dabei weder die erforderliche Körperpflege noch die Aktivierung zu vernachlässigen.

Der Pflegebedürftige kann je nach seiner aktuellen „Tagesverfassung" beispielsweise folgendermaßen angeleitet werden:

- Kleidung des Pflegebedürftigen ausziehen (lassen) und über den Oberkörper legen
- Handtuch immer unter den zu waschenden Körperteil legen
- Augen vom äußeren zum inneren Augenwinkel ohne Seife waschen (physiologische Flussrichtung der Tränenflüssigkeit → Abb. 2).
- Gesicht von Stirn über Wangen zum Kinn rechts und links waschen und abtrocknen (lassen)
- Ohrmuschel und hinter den Ohren waschen und abtrocknen
- erst jetzt Seife verwenden oder Waschlotion zusetzen
- Hals, Achselhöhlen, Arme und Hände von körperfern nach körpernah waschen und trocknen, d. h. zuerst den gegenüberliegenden Arm, dann den naheliegenden Arm waschen, um nicht den bereits gewaschenen Bereich versehentlich wieder mit Waschwasser zu betröpfeln (→ Abb. 3)
- Hände abwechselnd in die Waschschüssel legen (Handbad im Bett → Abb. 4)
- Arme zur Förderung des Blutrückflusses in größen Zügen und möglichst in **Richtung Herz** waschen (→ Abb. 5). Um die Gelenke herum wird stellenweise auch zirkulär/kreisförmig gewaschen.
- Brustkorb und Bauch waschen und trocknen
- hat der Patient beim Umlagern starke Schmerzen, den Rücken erst später waschen
- frische Kleidung anziehen (Oberkörper)

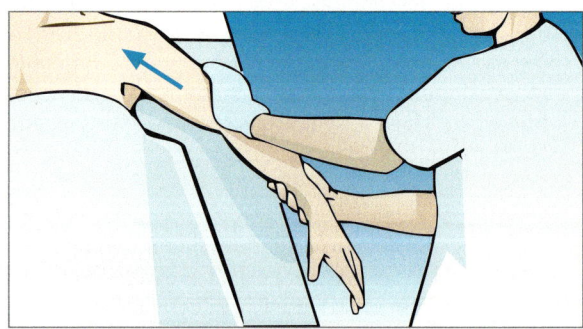

Abb. 5: Arme in Richtung Herz waschen

- Zuerst das von der Pflegefachkraft ferne Bein waschen und trocknen (→ Abb. 1)

- Beine abwechselnd in die Waschschüssel stellen (Fußbad im Bett durchführen → Abb. 2)

- Beine zur Förderung des Blutrückflusses in größen Zügen und möglichst **in Richtung Herz** waschen (→ Abb. 3). Um die Gelenke herum wird stellenweise auch zirkulär/kreisförmig gewaschen.

- Zehenzwischenräume inspizieren und reinigen

- Füße gründlich trocknen

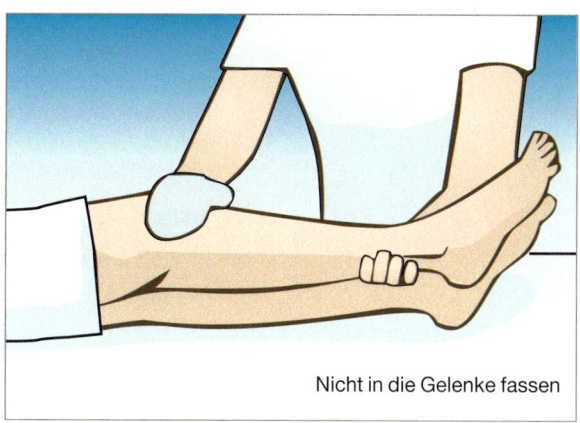

Nicht in die Gelenke fassen

Abb. 1: Zuerst das körperferne Bein waschen waschen

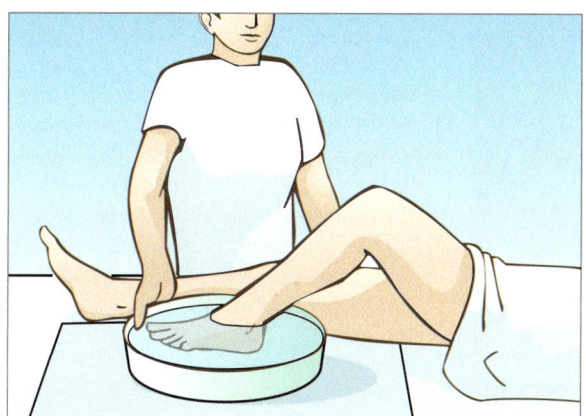

Abb. 2: Fußbad

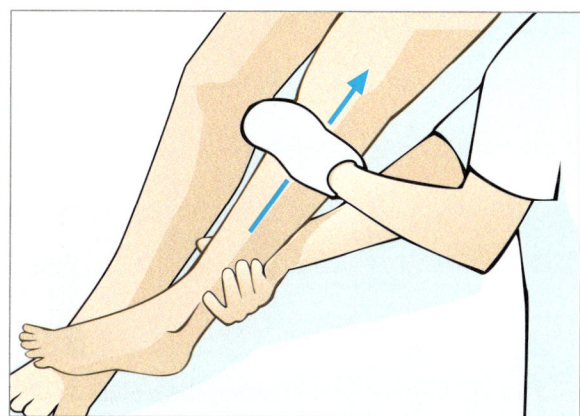

Abb. 3: Beine in Richtung Herz waschen

- Bei Schlaganfallpatienten wird zur Wahrnehmungsförderung der kranken Seite eine so genannte neurophysiologische Ganzkörperwaschung (nach Bienstein/Fröhlich, 2003) durchgeführt. Die einzelnen Waschtouren beginnen jeweils an der gesunden Seite und enden an der kranken Seite (→ Abb. 4).
  Damit soll dem halbseitig gelähmten Pflegebedürftigen der Übergang von der gesunden zur kranken Körperhälfte bewusst gemacht werden und seine Wahrnehmung dieser von ihm oft ignorierten Körperregionen gefördert werden (→ Neglect-Syndrom, S. 573).

Hinweis Im Verlauf der Ganzkörperwaschung gibt es markante Punkte, bei denen immer an einen **Wasserwechsel** gedacht werden muss. Dazu gehört der Wasserwechsel vor und nach dem Waschen des Intimbereichs. In diesem Zusammenhang ist auch der Wechsel des Handtuchs und des Waschlappens erforderlich. Das gilt insbesondere, wenn anschließend weitere Körperteile wie beispielsweise der Rücken gewaschen werden. Danach erfolgt erneut die hygienische Händedesinfektion. Während der Intimpflege sind außerdem unsterile Einmalhandschuhe anzuziehen.

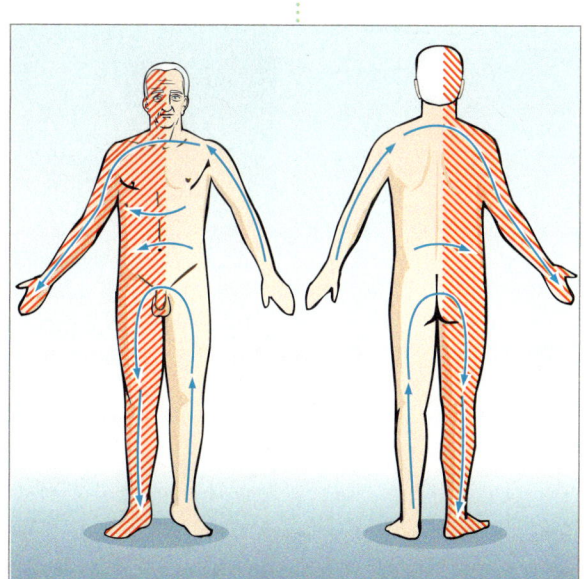

Abb. 4: Neurophysiologische Ganzkörperwaschung

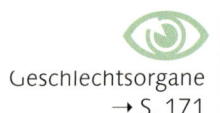

Geschlechtsorgane
→ S. 171

Intimpflege

Vor der Intimpflege werden mit den Handschuhen zuerst der Bauch ab dem Nabel abwärts und dann die Leisten gewaschen und gut abgetrocknet. Starke, schlecht lösbare Verschmutzungen des Bauchnabels werden soweit erforderlich zunächst mit Pflegeöl eingeweicht. Dazu wird eine Kompresse mit Öl benetzt und einige Stunden lang mit einem Pflaster auf dem Nabel fixiert.

> **Hinweis** Um Reizungen der Schleimhaut im Genitalbereich zu vermeiden, sollten zur Intimpflege entweder nur Wasser (lauwarm) oder spezielle Reinigungs- und Pflegeprodukte verwendet werden.

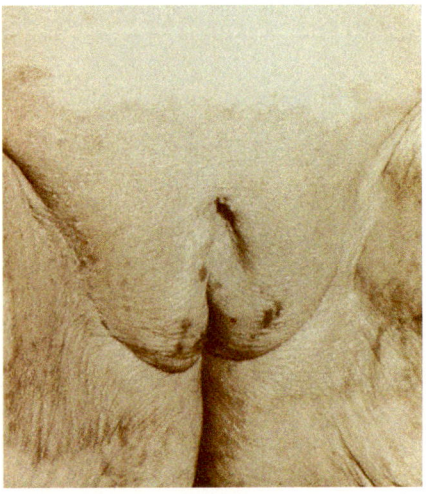

Abb. 1:
Genitalbereich
einer alten Frau

Intimpflege bei der Frau

- Beine aufstellen und spreizen (lassen) und die großen Schamlippen spreizen, gründlich (mit einem gut nassen Waschlappen) reinigen und trocken abtupfen. Das übrige äußere Genital reinigen und trocknen.
- Die Wischrichtung bei der Frau verläuft stets von der Schambeinfuge *(Symphyse)* zum Anus, um eine Keimverschleppung zu verhindern.
- Danach die Pflegebedürftige bitten, sich auf die Seite zu drehen (bzw. dabei unterstützen), die Haut inspizieren und das Gesäß in Richtung Anus waschen.

Intimpflege beim Mann:

- Penis waschen und trocknen, dabei die Vorhaut *(Präputium)* ganz zurückschieben und die Eichel säubern.
- Anschließend wird die Vorhaut wieder vorgeschoben, um einer Vorhauteinklemmung *(Paraphimose* → Abb. 2 und 3) mit Nekrosegefahr vorzubeugen.
- Den Hodensack *(Skrotum)* von vorne in Richtung Gesäß waschen und abtrocknen.
- Danach den Pflegebedürftigen bitten, sich auf die Seite zu drehen, die Haut inspizieren und das Gesäß in Richtung Anus waschen.

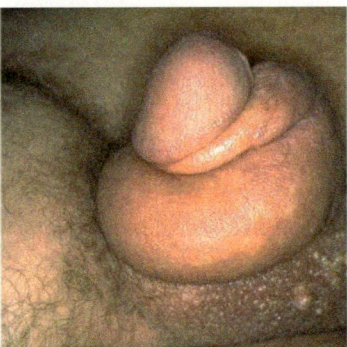

Abb. 2: Paraphimose

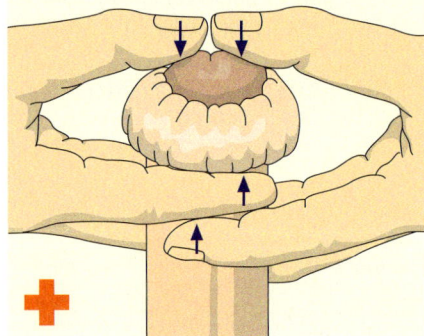

Abb. 3: Diese Reposition eines Präputiums bei einer Paraphimose obliegt dem Arzt (Urologen).

> **Hinweis** Beim Abrutschen des feuchten Handschuhs kann das Verschieben der Vorhaut mittels eines trockenen Handtuchs oder Waschlappens erleichtert werden.

Nach der Ganzkörperwaschung ist der Pflegebedürftige unter Beachtung der aktivierenden Pflege vollständig anzukleiden und in eine bequeme Lage zu bringen.

Reinigungs- und Pflegemittel für die Hautpflege

Bei der Auswahl der Reinigungs- und Pflegemittel steht in erster Linie der Wunsch des Pflegebedürftigen im Vordergrund. Die Pflegefachkraft hat die Aufgabe, den Pflegebedürftigen hinsichtlich der Eignung der breiten Palette der angebotenen Mittel kompetent zu beraten. Dazu sind zunächst Informationen über den → Hauttyp und die erforderliche Hautpflege wichtig. Zur Auswahl stehen u.a.:

Hauttyp
→ S. 270

- Wasser
- Seife
- Puder
- Cremes und Lotionen: Wasser-in-Öl (W/O)-Emulsionen oder Öl-in-Wasser (O/W)-Emulsionen

Warmes **Wasser** reinigt angesichts der größeren Beweglichkeit der Moleküle besser als kaltes Wasser. Wasser greift allerdings auch den natürlichen → Säureschutzmantel an und lässt die Haut aufquellen (*Mazeration*).

Säureschutzmantel
→ S. 140

Seife reduziert die Oberflächenspannung des Wassers und erhöht dadurch die Benetzbarkeit der Haut, sodass sich der Schmutz besser löst. Es sind ph-neutrale Seifen zu bevorzugen. Die alkalische Seifenlösung (bis zu pH 11) zerstört den Säureschutzmantel der Haut, entfettet und trocknet die Haut aus. Die rückfettenden Substanzen in der Seife sind in der Regel nicht ausreichend.
Zusätzlich enthalten Seifen häufig diverse Duftstoffe, welche zusätzlich die Haut reizen können.

Puder besteht aus Stoffen, die feuchtigkeitsabweisende Eigenschaften aufweisen. Es schützt die Haut vor mechanischen Einflüssen, indem es die Reibung herabgesetzt. Puder kann als Trägersubstanz für Farb-, Parfüm- und Arzneistoffe dienen (z. B. Jod), vergrößert die Verdunstungsoberfläche und wirkt dadurch kühlend. Bei trockener Haut ist Puder daher nicht geeignet, da es der Haut Wasser und Fett entzieht. Puder muss stets komplett verrieben werden.

> **Hinweis**
> Bei Schweiß, Inkontinenz, Wundsekret und übermäßiger Dosierung beginnt Puder zu klumpen und führt dadurch zur Reibung (→ Intertrigo- und Dekubitusgefahr, S. 306, 312).

Cremes und Lotionen werden als Wasser-in-Öl-Emulsionen oder Öl-in-Wasser-Emulsionen angeboten. Bei trockenen bzw. schuppigen Hautverhältnissen, wie sie sehr viele ältere Menschen aufweisen, kommen **Wasser-in-Öl-Emulsionen (W/O)** in Betracht. Der Wasseranteil liegt in der Regel bei ca. 10–30 % (also niedriger als der Ölanteil). Die Wassermoleküle sind in den Ölmolekülen eingebettet. Die Emulsion enthält einen fettlöslichen Emulgator (z. B. Propylenglykol). Wasser-in-Öl-Emulsionen (W/O) ziehen nur langsam in die Haut ein. Man erkennt sie daran, dass Wasser auf der frisch eingecremten Haut abperlt, da eine leichte Schicht der Emulsion auf der Haut bleibt. Dieser luftdurchlässige Fettfilm auf der Haut schützt vor Austrocknung. So wird eine Zeitreserve geschaffen, die nötig ist, bis sich der Säureschutzmantel der Haut wieder aufgebaut hat.

So genannte **Öl-in-Wasser-Emulsionen (O/W)** sind für intakte oder leicht reduzierte Hautverhältnisse geeignet. Der Wasseranteil liegt bei 60–80 % (also höher als der Ölanteil). Durch den hohen Wasseranteil wirkt die Emulsion kühlend und dringt schnell in die Haut ein. O/W-Emulsionen hinterlassen keinen Fettfilm, ziehen sofort ein und wirken kühlend. Die Emulsion enthält einen wasserlöslichen Emulgator. Als Folge kommt es zum Aufquellen der → Epidermis, zur Verdunstung der Hautfeuchtigkeit und zur Austrocknung. Wird die Emulsion mit Wasser abgespült, ist bei dunklen Waschbecken (Waschschüsseln) eine milchige Trübung zu erkennen.

Emulgator
Ein Emulgator ist ein Stoff, der die Emulsionbildung ermöglicht. Eine Emulsion ist die feinste Verteilung einer Flüssigkeit in einer anderen, mit ihr nicht mischbaren Flüssigkeit.

Waschlotionen sind dünnflüssige, milchartige Präparate, die zur Hautreinigung angeboten werden. Dabei sind ph-neutrale Waschlotionen zu bevorzugen.

Epidermis
→ S. 137

> **Hinweis** Bei Salben und Öl handelt es sich um reines Fett. Sie überziehen die Haut mit einem undurchlässigen Fettfilm und verhindern so die normale Schweißverdunstung. Wenn die Poren mit Fett verschmiert sind, kann kein Schweiß mehr austreten. Die Haut mazeriert (weicht auf), ähnlich wie unter einem Pflaster.

2.4.2 Ganzkörperwaschung am Waschbecken

Sofern es das Krankheitsbild erlaubt und keine Bettruhe verordnet wurde, ist es angesichts der Mobilisation und Aktivierung des Pflegebedürftigen gesundheitsfördernder,

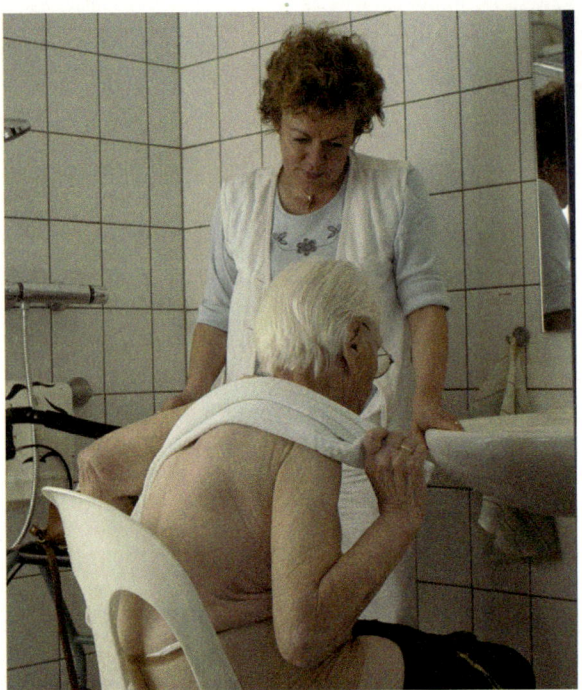

Abb. 1:
Aktivierung zur
Selbstpflege

ihn am Waschbecken zu waschen. Da das Waschen des Unterkörpers vor dem Waschbecken nicht immer ein rückenschonendes Arbeiten der Pflegefachkraft ermöglicht, bietet es sich an, die Füße und Beine sowie den Intimbereich des Pflegebedürftigen zuvor im Liegen zu waschen. Dazu kann das Pflegebett rückenschonend auf Arbeitshöhe gestellt werden. Nach der Waschung wird der Unterkörper des Pflegebedürftigen vollständig angezogen. Erst dann wird er zum Waschbecken begleitet oder in einem Toiletten- bzw. Rollstuhl gesetzt und dorthin gefahren.

Am Waschbecken kann die Aktivierung der Pflege des Oberkörpers (insbesondere Mund- und Zahnpflege) wesentlich besser erfolgen als im Bett. Der Rücken des Pflegebedürftigen wird auch am Waschbecken in der Regel von der Pflegefachkraft gewaschen, während das Abtrocknen des Rückens nach Möglichkeit vom Pflegebedürftigen selbst erledigt werden sollte. Dazu fasst er das Handtuch mit beiden Händen, hält es hinter seinen Rücken und scheuert seinen Rücken, um ihn zu trocknen und zu massieren. Gleichzeitig führt er damit zahlreiche Gelenkbewegungen (Schulter) durch und trainiert seine Arm- und Schultermuskulatur.

2.4.3 Alternative Waschungen

Die Ganzkörperwaschung kann belebend, beruhigend sowie schweiß- und fieberreduzierend durchgeführt werden. Entscheidend dabei sind:

• Waschwasserzusätze
• Waschrichtungen
• Wassertemperatur und
• Waschlappen.

Grundsätzliche Aspekte bei alternativen Waschungen

Der Patient sollte sich warm fühlen, die Raumtemperatur angenehm sein (mindestens 19 °Celsius) und das Fenster während der Waschung geschlossen bleiben. Mit einem um die Hand gewickelten Waschtuch oder einem Waschhandschuh wird ein dünner Wasserfilm kalt oder höchstens zimmerwarm auf den gesamten Körper oder bestimmte Körperabschnitte aufgetragen. Nach einem anfänglichen Zusammenziehen erweitern sich dann die Gefäße und ein allgemeines Wärmegefühl und Wohlbehagen stellt sich ein. Durch regelmäßige Anwendungen kann man eine Steigerung der Abwehrkraft des Körpers erreichen. Beim Einsatz von **ätherischen Ölen** (→ Tabelle, S. 257) als Waschwasserzusatz ist grundsätzlich zu berücksichtigen, dass eine Überdosierung zu Haut- und Schleimhautschädigungen führen kann. Außerdem reagieren viele Menschen auch auf rein pflanzliche Auszüge allergisch. Darum ist eine gründliche Pflegeanamnese und die Absprache mit dem Arzt unumgänglich.

Hinweis

• Bei der Verwendung von Waschzusätzen (z.B. ätherische Öle) muss auf bestehende Allergien oder Überempfindlichkeitsreaktionen geachtet werden.
• Ätherische Öle vermischen sich nicht mit Wasser und müssen darum mit Emulgatoren zusammengebracht werden. Dazu werden etwa 0,25 bis 1 Liter H-Milch (pro Waschschüssel) mit ins Wasser gegeben.

Belebende Körperwaschung

Zur Anregung bei depressiven und/oder schläfrigen Menschen ist zu berücksichtigen, dass **gegen die Haarwuchsrichtung** (→ Abb. 1) gewaschen wird. Jedes Körperhaar ist an der Haarwurzel von einem Nervengeflecht umgeben, welches die Berührung aufnimmt und an das zentrale Nervensystem weiterleitet. Bei Berührungen gegen die Haarwuchsrichtung ist der Reiz intensiver und wirkt belebend. Das Gehirn bekommt stärkere Informationen über die stimulierte Hautregion. Für diese Waschung wird daher in der Regel ein rauer Waschlappen benutzt.

Die Zeit der Waschung sollte maximal 20 Minuten betragen, wobei die Wassertemperatur niedriger als die Körpertemperatur (etwa 30 °Celsius) liegen sollte. Ätherische Öle können die belebende und erfrischende Wirkung verstärken (→ Tabelle).

Beruhigende Körperwaschung

Zur Zielgruppe gehören Menschen mit Hyperaktivität, Unruhezuständen, Einschlafstörungen und Schmerzen. Als Zusatz eignen sich ätherische Öle (→ Tabelle unten). Der Pflegebedürftige wird mit einem **weichen** Waschlappen oder mit den Händen (besonders günstiger Berührungseffekt) gewaschen.

Es gilt, möglichst langsam und bewusst **mit der Haarwuchsrichtung** zu waschen. Die Haut wird anschließend sanft trocken getupft, auf keinen Fall gerubbelt. Die Waschung sollte maximal 20 Minuten bei einer Wassertemperatur von etwa 37–38 °Celsius erfolgen.

Schweiß- bzw. fieberreduzierende Körperwaschung

Als Zusatz wird 1 Liter Salbei- oder Pfefferminztee auf 4 Liter Wasser verwendet. Salbeitee hat eine adstringierende (zusammenziehende) Wirkung, sodass die Schweißdrüsenaktivität reduziert wird.

Pfefferminztee fördert die Verdunstungskälte und erhöht somit die Wärmeabgabe des Körpers. Es wird in **langen, großen Zügen** gewaschen, damit eine möglichst intensiv kühlende und schweißreduzierende Wirkung eintritt. Die Wassertemperatur ist niedriger als die Körpertemperatur (ca. 30 °Celsius).

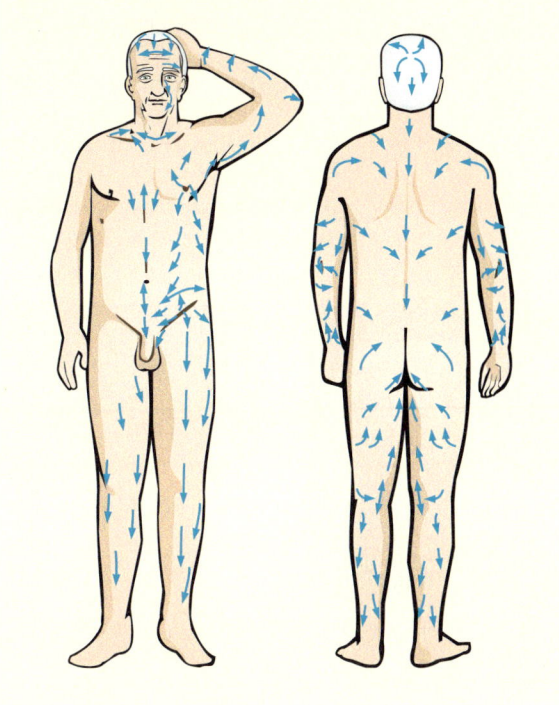

Abb. 1:
Haarwuchsrichtungen

Wirkungen von ätherischen Ölen im Waschwasser		
erfrischend und belebend	**entspannend**	**entzündungshemmend, desinfizierend**
Basilikum	Geranium	Kamille
Bergamotte	Jasmin	Thymian
Eukalyptus	Lavendel	Arnika
Grapefruit	Mandarine	Rosmarin
Krauseminze	Melisse	Salbei
Pfefferminz	Orange	
Wacholder	Sandelholz	
Zitrone	Zedernholz	

2.4.4 Duschen

Beim Duschen wird der Pflegebedürftige gründlicher gereinigt als bei der Ganzkörperwaschung im Bett bzw. am Waschbecken. Vor dem Duschen werden die Vitalzeichen (Puls, Blutdruck, Atmung, Temperatur und Bewusstsein) überprüft. Erst wenn der Kreislauf als stabil eingestuft werden kann, wird der Pflegebedürftige geduscht. Die Pflegefachkraft unterstützt den Pflegebedürftigen beim Aufstehen aus dem Bett (Transfer aus dem Bett bzw. in den Roll-/Toilettenstuhl) und begleitet bzw. fährt ihn warm umhüllt (mit Morgenmantel, Badetuch oder Decken) zur Dusche. Zur Wahrung der Intimsphäre wird ein „Bitte nicht stören"-Schild an die Tür angebracht.

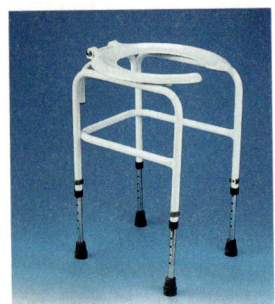

Abb. 1: Duschhocker

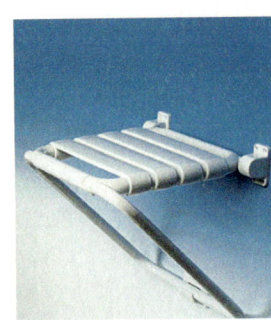

Abb. 2: Duschsitz

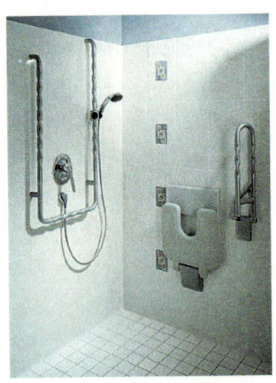

Abb. 3: Dusche mit Duschsitz, Stütz- und Haltegriffen

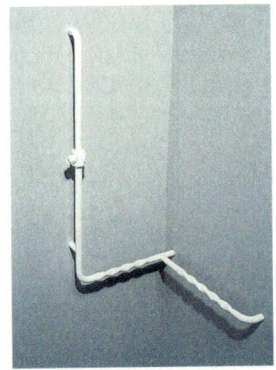

Abb. 4: Haltegriffe

Der Pflegebedürftige wird angeleitet und ggf. unterstützt, sich zu entkleiden. Hilfreich ist außerdem ein Duschhocker oder -sitz (→ Abb. 1 und 2), ggf. kann dazu auch der Toilettenstuhl verwendet werden. Dieser wird nach Möglichkeit zuvor mit warmem Wasser angewärmt. Die Dusche sollte ebenerdig sein. Hohe Duschtassen stellen eine gefährliche Stolperfalle dar. Angesichts der glatten Oberfläche einer Duschtasse oder der Fliesen (besonders bei Nässe!), werden Antirutschmatten eingesetzt (→ Abb. 5). Diese müssen nach dem Duschen desinfiziert werden.

Der Pflegebedürftige bekommt einen Waschhandschuh, um sich (z. B. bei der Haarpflege) die Augen zuzuhalten. Außerdem kann er damit seinen Oberkörper und nach Möglichkeit auch seinen weiteren Körper (mit Ausnahme des Intimbereichs) waschen. Die Pflegefachkraft unterstützt ihn dabei.

Beim Duschen darf der Körper nicht auskühlen und ist daher immer wieder mit warmem Wasser abzuduschen. Besonders der nasse Körper kühlt aufgrund der einsetzenden Verdunstungskälte sehr rasch aus. Die Temperatur des Duschwassers wird immer zuerst am eigenen Unterarm überprüft und das evtl. vorhandene Thermostat auf ca. 38 °C eingestellt. Der Pflegebedürftige wird jedes Mal informiert, wenn das Wasser angestellt und die Wassertemperatur (z. B. bei Wechselduschen) verändert wird.

Wechselduschen werden nur auf Wunsch des Pflegebedürftigen und nach ärztlicher Absprache durchgeführt. Eine Wechseldusche beginnt immer mit warmem und endet mit kaltem Wasser. Die Vitalzeichen werden weiter beobachtet. Bei Abweichungen von der Norm wird das Duschen vorzeitig beendet.

Nach dem Duschen beugt ein Duschtuch der Auskühlung vor. Dabei wird der Pflegebedürftige (so weit erforderlich) beim Abtrocknen und Ankleiden unterstützt.

Alle Beobachtungen (z. B. Puls-, Atem-, Hautveränderungen, Schmerzen, Selbstständigkeit) werden dokumentiert.

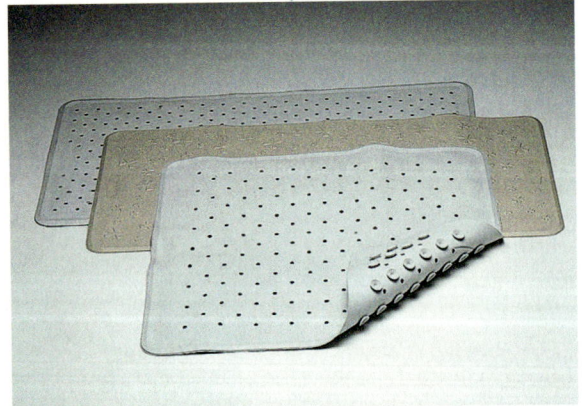

Abb. 5: Antirutschmatte für die Dusche

2.4.5 Baden

Ein Bad hat verschiedene Einflüsse auf den Organismus. Die Wärmeeinwirkung regt die Wärmerezeptoren der Haut an. Das führt zu einer Gefäßerweiterung (Vasodilatation) sowie zu vermehrter Schweißsekretion und zur Minderung der Wärmeproduktion. Das hat einen anregenden Einfluss auf Blutkreislauf und Nervensystem. Gleichzeitig entfalten die eingeatmeten Dämpfe eine angenehme Wirkung auf die Atemwege. Beim Baden kommt es zur Verminderung der Körperschwere und somit zu einer erhöhten Beweglichkeit. Durch den Auftrieb verliert der Körper im Wasser so viel von seinem Gewicht, wie die von ihm verdrängte Wassermasse wiegt. Der Auftrieb entlastet die Körpermuskulatur von aller Stütz- und Haltearbeit. Bewegungen, die außerhalb des Wassers unmöglich sind, können unter Umständen im Wasser ohne Schwierigkeiten ausgeführt werden. Vor allem bei spastischen Lähmungen oder bei Kontrakturen (Gelenksteifigkeit) sind die Gliedmaßen unter Wasser beweglicher.

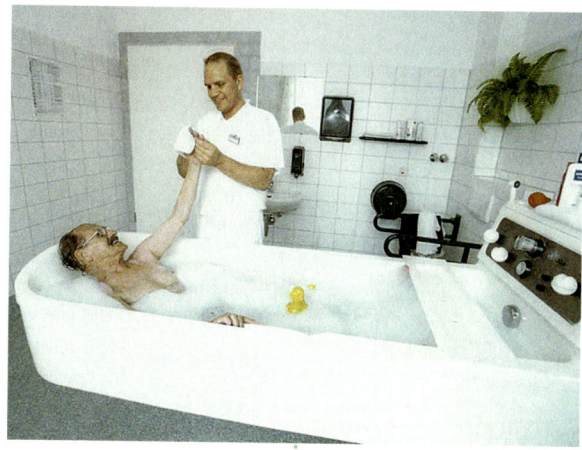

Abb. 1:
Baden

Es werden Teil-, Halb- und Vollbäder unterschieden. Teilbäder sind Arm-, Fuß- und Sitzbäder.

Teilbäder

Für ein **kaltes Armbad** wird eine Waschschüssel mit Wasser von etwa 15 °Celsius gefüllt. Darin taucht der Pflegebedürftige seine entblößten Unterarme für 3 Sekunden ein (langsam bis 3 zählen), nimmt die Arme wieder heraus und streift die Nässe ab. Nach einer kurzen Pause taucht er den Arm wieder ein und zählt bis 5. Der Pflegebedürftige kann die weiteren Male die Eintauchzeit jeweils verdoppeln. Das kalte Armbad ist weniger intensiv als ein kalter Armguss, dennoch ist es eine geeignete und sinnvolle Anwendung, die Pulszahl und den Blutdruck zu erhöhen und den Kreislauf zu aktivieren. Es hilft bei Müdigkeit, Abgespanntheit sowie bei körperlicher und geistiger Erschöpfung.

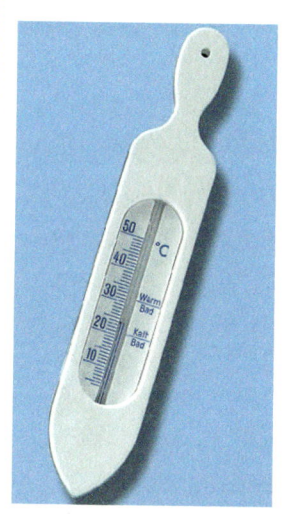

Für ein **warmes Armbad** wird das Wasser auf etwa 35° bis 38 °Celsius temperiert. Die Badedauer beträgt ca. 15 bis 20 Minuten. Danach soll der Betroffene Bettruhe einhalten. Das Armbad wird z. B. zur Linderung bei schmerzhaften Bewegungseinschränkungen infolge von Arthrosen eingesetzt.

> **Hinweis** Bei Lymphstau, Lymphödem des Armes, Bluthochdruck, Herzerkrankungen und Gefäßkrämpfen kann ein warmes Armbad die Symptomatik verstärken. Darum ist bei allen Bädern immer eine Absprache mit dem Arzt erforderlich!

Abb. 2:
Badethermometer

Ein **ansteigendes Armbad** erfolgt mit einer Wassertemperatur von etwa 30 °Celsius. Es werden lediglich die Arme entkleidet und ins Wasserbad gelegt. Dann wird langsam heißes Wasser hinzugegeben (Vorsicht: nicht direkt auf die Arme!) und die Temperatur über die Dauer von höchstens 20 Minuten auf 39° bis 41 °Celsius gesteigert (Badethermometer ins Wasser legen).
Anschließend werden die Arme gut abgetrocknet. Der Pflegebedürftige soll sich für mindestens 20 Minuten hinlegen.

Das ansteigende Armbad hilft bei Verkühlung, Frösteln, Durchnässung, also immer dann, wenn eine Erkältungskrankheit zu befürchten ist.

> **Hinweis** Bäder dürfen nicht ohne ärztliche Genehmigung angewendet werden. Wenn der Pflegebedürftige während der Pflegemaßnahme über Schwindelgefühle und Schweißausbrüche klagt oder sich unwohl fühlt, ist das Bad sofort abzubrechen.

Wechselfußbäder sind sehr kreislaufanregend und durchblutungsfördernd. Dabei kommt es zu einem Gefäßtraining durch die wechselnde Eng- bzw. Weitstellung der Blutgefäße. Wechselfußbäder sind auch bei Schlafproblemen hilfreich. Sie bewirken eine Entlastung des Kopfes und des Nervensystems, indem der Blutfluss vom Kopf in die Beine gefördert wird.

Benötigt werden Gefäße, in welchen die Beine 2 bis 3 Minuten lang im warmen Wasser (etwa 38° bis 40°Celsius) stehen. Anschließend werden die Beine mehrere Sekunden lang (so lange, bis die Abkühlung deutlich spürbar wird) im einem Eimer mit kaltem Wasser bei etwa 15°Celsius gestellt. Dieser Vorgang wird mehrmals wiederholt, bis sich eine intensive Erwärmung bemerkbar macht. Am Anfang steht immer das warme und am Schluss das kalte Bad.

Hinweis Bei Venenleiden sowie bei Herz- und Kreislaufschwäche können Fußbäder das Krankheitsbild verschlimmern.

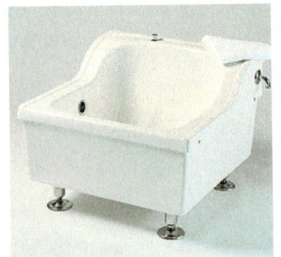

Abb. 1:
Sitzbadewanne

Mit einem **Sitzbad** können Becken- und Bauchorgane sowie der Genital- und Analbereich gezielt behandelt werden. Sitzbäder wirken durchblutungsfördernd und entzündungshemmend und werden vor allem bei Hämorrhoiden, Analekzemen und Blasenentzündungen angewandt. Dazu eignet sich eine Sitzbadewanne, in die etwa 36° bis 38°Celsius warmes Wasser eingelassen wird (→ Abb. 1).

Anstelle der Sitzbadewanne kann man einen wasserfesten Schemel oder einen Plastikhocker in die Badewanne stellen, auf den der Patient seine Beine hochlagern kann. Damit der Pflegebedürftige nicht friert, sollen der Oberkörper und die Arme sowie die Beine und Füße trocken bleiben und gut bedeckt werden (wenn möglich angezogen). Die Anwendungsdauer soll etwa 10 bis 20 Minuten betragen. Als Wasserzusatz wird Kamillentee oder Kamillenextrakt verwendet.

Halb- und Vollbad

Beim **Halbbad** reicht das Wasser nur etwa bis zur Nabelhöhe. Es wird durchgeführt, wenn die Kreislaufbelastung eines Vollbads (z. B. bei Herzschwäche) nicht riskiert werden kann.

Hinweis Bei Herz-Kreislaufstörungen, Hyper- und Hypotonie und bei verminderter Leistungsfähigkeit des Herzens sollten keine Bäder (oder nur Halbbäder) durchgeführt werden, weil sie für den Pflegebedürftigen zu belastend sind.

Abb. 2:
Unterstützung bei Ein- und Ausstieg in die Badewanne

Beim **Vollbad** beträgt die Temperatur des Badewassers zunächst ca. 35° bis 38°Celsius und die Raumtemperatur 19° bis 21°Celsius. Elektrische Geräte (z. B. der Föhn) sind außer Reichweite aufzubewahren. Es ist darauf zu achten, dass die Pflegebedürftigen vorher zur Toilette gehen und Blase und Darm entleeren können. Bei inkontinenten Pflegebedürftigen erfolgt vor dem Baden oder Duschen die Intimpflege. Die Patienten sollen nicht mit vollem Magen in die Badewanne gehen, weil die Verdauungsvorgänge den Kreislauf bereits stark beanspruchen. Die Badedauer darf 10 bis 20 Minuten nicht überschreiten. Nach dem Abtrocknen ist eine Ruhepause von 30 Minuten obligat.

Die Pflegefachkraft unterstützt den Ein- und Ausstieg des Pflegebedürftigen in bzw. aus der Badewanne. Dazu legt sie ein Handtuch auf den Wannenrand, der das Abrutschen auf der glatten Fläche verhindern soll. Das Badezimmer sollte behindertengerecht ausgestattet sein (z. B. breite Türen, Antirutschmatten, Haltegriffe, unterfahrbare Badewanne, Badewannensitz → Abb. 1 und 2, S. 261). Besonders bei unsicheren Pflegebedürftigen empfiehlt sich ein Badewannenlifter (→ Abb. 3, S. 261). Gegebenenfalls sollte der Transport in die Badewanne von zwei Pflegefachkräften durchgeführt werden. Die

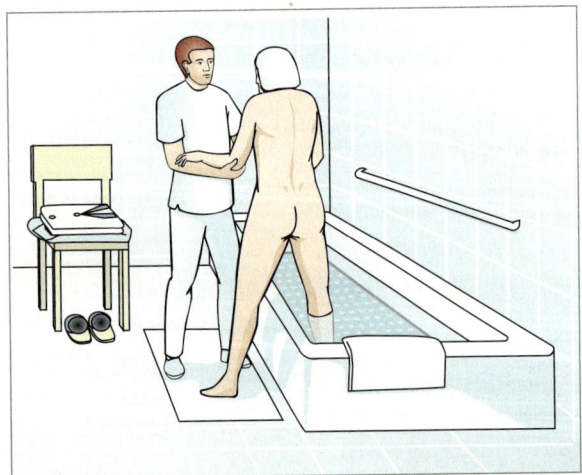

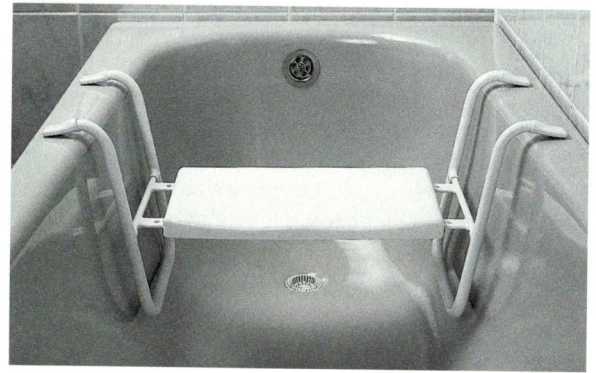

Abb. 1: Badewannensitz

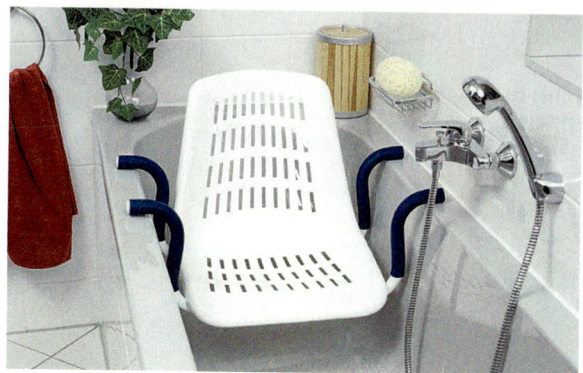

Abb. 2: Badewannensitz mit Lehne

Badewanne sollte zunächst nur halb gefüllt werden. Sie kann ggf. während des Badens weiter gefüllt werden. Während des Badens wird der Pflegebedürftige nicht allein gelassen. Die Pflegefachkraft beobachtet den Puls, die Atmung und das Aussehen (Hautfarbe, Gesichtszüge) sowie Äußerungen (z. B. Frieren, Unwohlsein, Schamgefühle) und die Haltung des Pflegebedürftigen und beendet das Bad bei unerwünschten Wirkungen (insbesondere bei Tachykardie, Dyspnoe und Übelkeit).

Ein **ansteigendes Vollbad** beginnt mit lauwarmem Wasser, das beim Sitzenden gerade die Unterschenkel bedeckt. Langsam wird heißes Wasser zugegossen (nicht direkt auf den Körper!) und umgerührt, bis das Wasser so hoch wie möglich steht und etwa 40° Celsius erreicht hat. Zum Abschluss wird der Badende von vorn und hinten mit je einem Eimer kalten Wassers abgegossen bzw. mit der Dusche kurz abgebraust. Ebenso kann dies auch durch eine rasche Abwaschung mit einem triefend nassen kalten Waschlappen erfolgen.

Heiße Bäder eignen sich gut zur Aufnahme von Badezusätzen. Frische Badekräuter werden zerschnitten, eine Stunde zugedeckt gekocht und dann abgesiebt. Je nach der Erkrankung und entsprechend der ärztlichen Verordnung eignen sich frisches Heu, Kamille, Pfefferminze, Kleie sowie Fichten- und Kiefernzweige. Nach jedem Vollbad ist anschließend eine Bettruhe von mindestens einer Stunde erforderlich.

Ölbäder fetten die Haut. Sie sollten nur einmal pro Woche erfolgen, da die Haut sonst zu fettig und die natürliche Talgproduktion gestört wird.

Nach dem Baden wird die Badewanne mit Flächendesinfektionsmittel (entsprechend dem Desinfektionsmittelplan, S. 225, 236) desinfiziert.

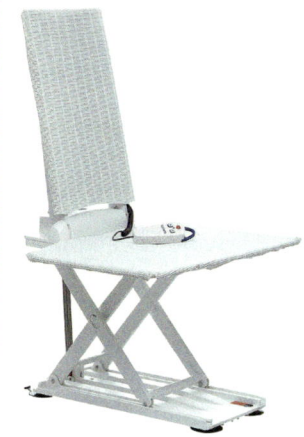

Abb. 3: Badewannenlifter (arbeitet mit Wasserdruck)

2.4.6 Ohrenpflege

Eine spezielle Ohrenpflege ist nicht erforderlich. Bei der Ganzkörperwaschung achtet die Pflegefachkraft auf → Hautveränderungen (insbesondere hinter dem Ohr) und inspiziert ebenso den Gehörgang. Bei Pflegebedürftigen, die die Ohrenpflege nicht selbstständig ausführen können, werden zur Reinigung der Ohrmuschel Wattestäbchen verwendet.
Dabei stützt sich der Mittelfinger an der Ohrmuschel ab, sodass ein sicherer Abstand zum Schutz des äußeren Gehörgangs gewahrt wird.
Der äußere Gehörgang wird nicht gereinigt, weil das Ohrenschmalz *(Cerumen)* durch den körpereigenen Reinigungsmechanismus nach außen befördert wird. Bei der Reinigung des Gehörgangs ist die Gefahr einer Verletzung des → Trommelfells sehr hoch. Ohrenschmalz wird daher nur auf ärztliche Anordnung entfernt.
Ist es erforderlich, angetrocknetes Ohrenschmalz aufzulösen, dann verordnet der Arzt spezielle Präparate (z. B.

Hautveränderungen
→ S. 272

Trommelfell
→ S. 193

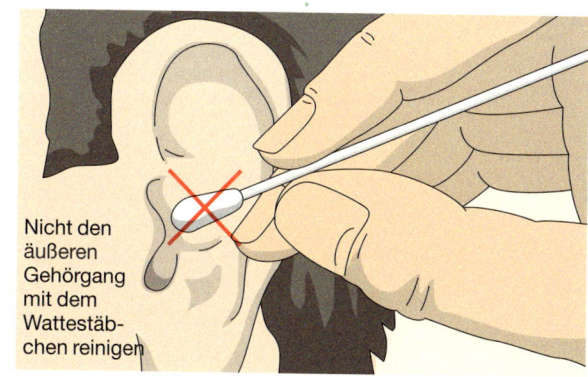

Nicht den äußeren Gehörgang mit dem Wattestäbchen reinigen

Cerumenex®, Otowaxol®), von denen mit Hilfe einer Pipette mehrere Tropfen bei schräggehaltenem Kopf in den Gehörgang eingeträufelt werden. Nach 20 bis 30 Minuten wird eine Nierenschale unter das Ohr gehalten, die Umgebung gut mit Handtüchern abgedeckt und der erweichte Ohrenschmalzpropfen mit reichlich lauwarmem Wasser mit einer großen Spritze oder mit einem speziellen Wasserbalg (→ Abb. 1) unter wenig (!) Druck ausgespült und das Präparat ausgespült. Anschließend wird der Gehörgang mit einem Wattebausch verschlossen.

> **Hinweis** Bei Ohrenerkrankungen (z.B. Mittelohrentzündungen) und Hauterkrankungen (z.B. Ekzemen) im Gehörgang und in der Ohrmuschel dürfen keine Ohrenspülungen verwendet werden.

2.4.7 Augenpflege

Um Verklebungen und Verkrustungen der Augen zu verhüten bzw. zu beseitigen, werden die Augen mit einem mit lauwarmem Leitungswasser befeuchteten weichen Waschlappen entsprechend der physiologischen Tränenflussrichtung von außen nach innen ausgewischt (→ Abb. 2, S. 252). Für eine spezielle Augenpflege, z.B. bei immungeschwächten Pflegebedürftigen, werden anstelle des Waschlappens mit physiologischer Kochsalzlösung getränkte, sterile Tupfer verwendet. Um die Gefahr der Keimverschleppung zu vermeiden, wird für jeden Wischvorgang ein neuer Tupfer benutzt. Anschließend werden beide Augenlider, beide Lidspalten, die Wimpern und die Augenwinkel gereinigt. Während der Augenpflege wird auf Rötungen der Augensklern, auf Verklebungen, Schmerzen/Brennen, Tränen- und Sekretansammlungen, Fremdkörper, Linsentrübungen und auf ein erhöhtes Druckgefühl in den Augen (→ Glaukom, S. 409) geachtet. Bei Verletzungen, Erkrankungen oder Verätzungen des Auges sowie bei Lidschlussstörungen muss der intakte Tränenfilm als Schutzfunktion des Auges erhalten werden. Dazu dienen spezielle Augenverbände:

Uhrglasverband: Bei unvollständigem oder fehlendem Lidschluss (z.B. bei peripherer Facialisparese) muss die Hornhaut vor dem Austrocknen geschützt werden. Dazu wird ein gebrauchsfertiger Uhrglasverband eingesetzt, der aus einer Plexiglasscheibe und einem breiten Pflasterverband besteht (→ Abb. 3). Durch Körperfeuchtigkeit und -wärme entsteht unter dem Verband eine feuchte Kammer.

Geschlossener Augenverband: Nach Netzhautoperationen schützt ein geschlossener Augenverband das Auge vor Infektionen und stellt es ruhig. Er wird so angelegt, dass die Lidspalte unter dem Verband geschlossen bleibt (→ Abb. 2). Dazu wird der Verband mit hautfreundlichem Pflaster von oben nach unten parallel zum Nasenflügel oder A-förmig (Spitze des A klebt auf der Stirn) relativ straff fixiert.

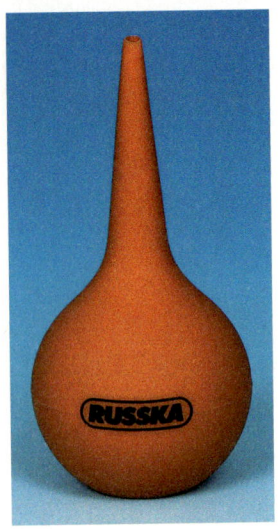

Abb. 1: Ohrenspritze

Applikation von
Ohrentropfen
→ Band 2

periphere Facialisparese
Lähmung der durch den
N. facialis (→ 186) versorgten Gesichtsmuskulatur, die mit einem fehlenden Lidschluss auf der betroffenen Seite einhergeht.

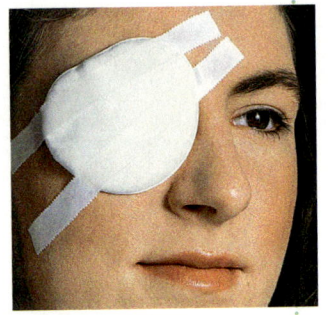

Abb. 2: Geschlossener Augenverband

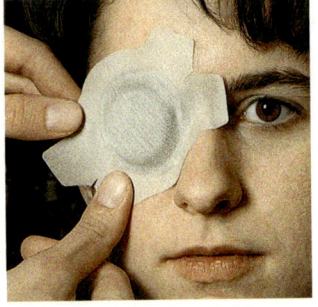

Abb. 3: Uhrglasverband

Applikation von Augentropfen, Augenspülung
→ Band 2

Kontaktlinsen, Brille,
Augenprothese
→ S. 407

> **Hinweis**
> • Einmal benutzte Verbandsmaterialien (z.B. Kompressen, spezielle Augenverbände) dürfen aus hygienischen Gründen nicht mehr verwendet werden.
> • Die Augenkompressen sollen stündlich erneuert werden. Kompressen und andere saugende Mullmaterialien werden grundsätzlich nur zum Anfeuchten des Auges angewandt und müssen gut durchnässt (mit NaCl 0,9 %) sein, da trockene Kompressen Feuchtigkeit aus dem Auge heraussaugen.
> • Augenverbände müssen ärztlich angeordnet werden. Sie erhöhen die Infektionsgefahr und bedürfen daher der engmaschigen Kontrolle und Erneuerung. Die empfindliche Gesichtshaut erfordert hautfreundliche Pflaster, sonst kann es zu Allergien kommen.

2.4.8 Nasenpflege

Die Nasenschleimhaut soll feucht und intakt gehalten und die Nase von Borken und Sekreten befreit werden. Die Nasenpflege ist insbesondere für die Atmung von Bedeutung und wird vorwiegend bei Lähmungen, Bewusstseinsstörungen, transnasalen Sonden sowie bei Sterbenden durchgeführt. Sauerstoffkatheter und Magensonde, die nasal liegen, können den Sekretabfluss erschweren und Druckstellen (Nasenflügeldekubitus) sowie Infektionen (z. B. Pneumonie) verursachen.

Zur Reinigung des Naseneingangs werden folgende Materialien benötigt:
- unsterile Einmalhandschuhe (zum Eigenschutz)
- Watteträger, Baumwollkompressen
- physiologische Kochsalzlösung (NaCl 0,9 %) oder Panthenollösung
- Nasensalbe, ggf. Nasenöl (zur Aufweichung der harten Borken)
- und ein Abwurfbehälter.

Der Pflegebedürftige wird in halbsitzender Rücklage positioniert und sein Kopf leicht in den Nacken gebeugt. Die Nase wird inspiziert (auf Entzündungszeichen achten!) und mit dem mit NaCl 0,9 % oder mit Panthenollösung befeuchteten Watteträger unter leichten Drehbewegungen gereinigt. Die Watteträger werden nur einmal benutzt. Die Reinigung erfolgt so lange, bis der Watteträger sauber wieder aus der Nase geführt werden kann. Anschließend wird die Nase mit Nasensalbe eingerieben.

> **Hinweis** Bei transnasalen Sonden (→ Band 2) muss eine sorgfältige Nasenpflege erfolgen.

Applikation von Nasentropfen Band 2

2.4.9 Zahn- und Mundpflege

Plaque ist die Ursache für die häufigsten Erkrankungen im Mund wie Karies, Gingivitis und Parodontitis. Eine sorgfältige und regelmäßige effektive Zahn- und Mundpflege ist daher notwendig, um den bakteriellen Belag (Plaque oder Biofilm) zu entfernen. Patienten, die in der Lage sind sich selbst zu pflegen, müssen informiert und zur effektiven Zahn- und Mundpflege angeleitet werden.

Zur Durchführung der Zahn- und Mundpflege wird der Pflegebedürftige in die Oberkörperhochlagerung gebracht, über die Pflegemaßnahme informiert und mit einem Schutztuch oder mit Zellstofftüchern (rund um den Mund- und Halsbereich) abgedeckt. Die Pflegefachkraft zieht sich zum Selbstschutz unsterile Einmalhandschuhe an.

Erkrankungen der Mundhöhle
→ S. 512

Schluckreflex
→ S. 157

An Materialien werden benötigt:
- Schutztuch zum Unterlegen (z. B. Handtuch oder Zellstoff)
- unsterile Einmalhandschuhe (zum Eigenschutz)
- Zahnbürste, Zahnzwischenraumbürstchen, ggf. Zahnbecher, ggf. Putzfingerling (→ Abb. 2)
- Zahncreme, ggf. Fluoridgel oder -lösung
- Mundspatel und ggf. Taschenlampe
- Péanklemme oder Kunststoffklemme
- Gazetupfer
- ggf. Lösungen zur Mundpflege
- und ein Abwurfbehälter.

Abb. 1:
Zahn- und
Mundpflegetablett

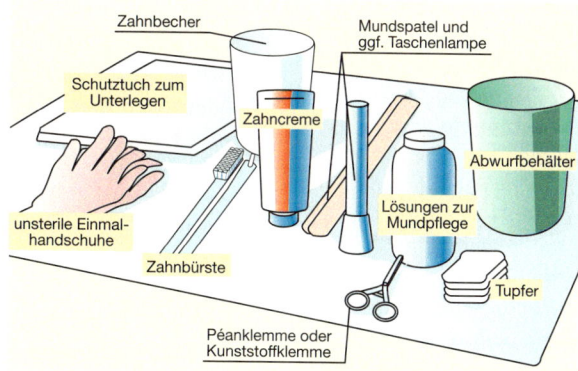

Zahnpflege

Vor der Zahnpflege durch eine Pflegefachkraft muss sichergestellt werden, dass ein ausreichender → Schluckreflex vorhanden ist.

Die Reinigung der Zähne erfolgt am besten durch kleine, kreisende Bewegungen der Zahnbürste. Dabei dringen die Borsten gut in die Zahnzwischenräume ein. Es hat sich als besonders günstig herausgestellt, bei der Reinigung einem einfachen Schema zu folgen. Weil sich die Außenseite dem Betrachter als erste zeigt, beginnt man bei den

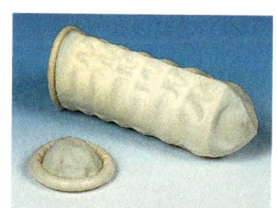

Abb. 2: Putzfingerling

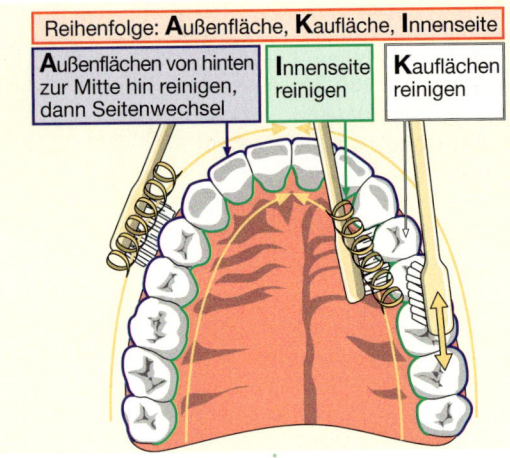

Abb. 1: Zahnreinigung

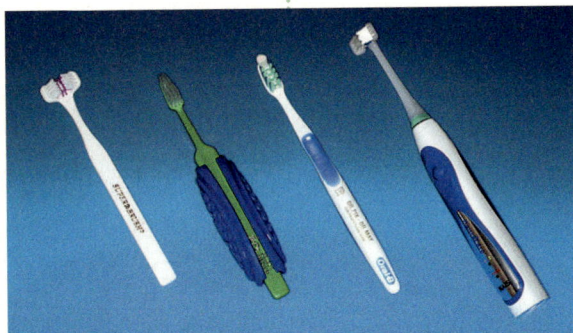

Abb. 2: a) Die dreiköpfige Handzahnbürste Super-brush® kann sowohl für Pflegebedürftige, die bei der Zahnpflege ständig auf Hilfe Dritter angewiesen sind, als auch für Pflege-bedürftige, die in der Lage sind, mit Hilfe Dritter ihre Zähne zu reinigen, zur effektiveren Entfernung der Plaque von Glatt-flächen empfohlen werden.
b)–c) Bei Patienten mit ge-störter Feinmotorik sind Zahnbürsten unter Ver-wendung verschiedener Griffhilfen einzusetzen.
d) Für Selbstputzer ist neben der Verwendung der dreiköpfigen Hand-zahnbürste auch die Anwendung einer elektri-schen (dreiköpfigen) Zahnbürste abzuwägen.

Im Bild (Abb. 1):
Reihenfolge: **A**ußenfläche, **K**aufläche, **I**nnenseite

Außenflächen von hinten zur Mitte hin reinigen, dann Seitenwechsel

Innenseite reinigen

Kauflächen reinigen

Backenzähnen einer Seite und geht in den beschriebenen kleinen Kreisbewegungen in Bürstenkopflänge schrittweise bis zur Mitte nach vorne. Beim Seiten-wechsel beginnt man wieder bei den Backenzähnen und kehrt zur Mitte zurück (→ Abb. 1). So werden keine Zäh-ne oder Zahnbereiche ausgelassen. Im nächsten Schritt werden die Kauflächen der Backenzähne im Unterkiefer und im Oberkiefer gereinigt. Zuletzt folgen die Innenflä-chen der Zähne oben und unten, auch die der Schnei-dezähne. Ein sorgfältiger Putzvorgang nimmt bei einem (nahezu) vollbezahnten Gebiss mindestens 1½ Minuten in Anspruch.

Die Zahnbürsten sollten einen kurzen Bürstenkopf mit Kunststoffborsten aufweisen. Der Griff ist gerade oder leicht gebogen und steif.
Handzahnbürsten lassen sich individueller handhaben, man kann mit ihnen besonderen Zahn- und Gebissfor-men oft besser gerecht werden. Elektrische Zahnbürs-ten reinigen prinzipiell genauso gut und eignen sich be-sonders gut für ältere Patienten mit eingeschränkter Hand- und Armmobilität.
Speziell angefertigte Zahnbürsten können eine aktivie-rende Pflege unterstützen (→ Abb. 2). Eine Überprü-fung des Ergebnisses ist aber im Sinne einer effektiven Reinigung immer angebracht.

Ein wichtiges weiteres Hilfsmittel ist das Zahnzwischen-raumbürstchen. Vor allem wegen des weit verbreiteten Zahnfleischrückgangs bei älteren Menschen sind die of-fenen Zahnzwischenräume mit kleinen Bürstchen besonders gut zu reinigen. In schwierigen Fällen ist der Einsatz eines Putzfingerlings (→ Abb. 2, S. 263) sehr vorteil-haft.

Bei der Auswahl der Zahncreme gibt es keine altersbedingten Vorgaben. Jede fluorid-haltige Zahncreme ist geeignet, durch ihre reibenden Bestandteile die Putzwirkung der Bürste zu unterstützen. Manchmal ist eine Zahncreme mit antibakteriellen Zusätzen angebracht, besonders wenn Erkrankungen des Zahnhalteapparates vorliegen und die Patienten nicht in der Lage sind, die Plaque vollständig zu entfernen. Liegt ein beson-deres Kariesrisiko vor, sollten die Zähne regelmäßig fluoridiert werden. Dies geschieht durch Auftragen eines fluoridhaltigen Gels oder durch Spülen mit einer Fluoridlösung.

Zur Pflege und Vorsorge gehört auch eine gewisse Ernährungslenkung. Zucker und zuckerhaltige Nahrungsmittel sollten vermieden oder durch Zuckeraustauschstoffe er-setzt werden (bei diätetischer Diabetestherapie obligatorisch). Säurehaltige Früchte sollten möglichst zu den Hauptmahlzeiten verzehrt werden. Calciumhaltige Nahrung fördert die Wiedereinlagerung von Kalzium in den Zahnschmelz.
An die Zahnreinigung und Zahnpflege schließt sich die Mundreinigung an.

Mundpflege

Nach einer Inspektion des Mundvorhofes und des Mundinnenraums (mit Mundspatel und ggf. Taschenlampe) und einer kurzen Spülung mit Wasser oder Kamillenlösung empfiehlt sich auch die Reinigung der Zunge mit einer Zahnbürste oder einem speziel-len Zungenreiniger.
Ist eine Entfernung von Speiseresten erforderlich, kann der Mundvorhof und der Mun-dinnenraum mit einem Fingerling wie bei der Zahnreinigung ausgewischt werden oder man verwendet einen in eine Péanklemme befestigten Gazetupfer (Achtung: Verlet-zungsgefahr!). Dabei wird vom Rachen zu den Lippen hin ausgewischt.
Nach jedem Wischvorgang verwirft die Pflegefachkraft den Tupfer in den Abwurf. Die Lippen können mit Fettsalbe eingerieben werden.

> **Hinweis** Im Fall einer nicht allein durch Entfernung der bakteriellen Plaque heilenden – oft schmerzhaften – Gingivitis (→ S. 513) empfiehlt sich der Einsatz von Mund- und Rachendesinfektionsmitteln (z.B. mit dem Wirkstoff Chlorhexidin). Routinemäßig eingesetzt, zerstören diese jedoch die natürliche Mundflora und können das Wachstum von Pilzen fördern. Darum sollen sie nur nach ärztlicher Anordnung eingesetzt werden.

Prothesenpflege: Die Prothesenreinigung beginnt mit dem zehnminütigen Einweichen in Wasser oder in Wasser mit Prothesenreinigungstablette. In dieser Zeit kann der Pflegebedürftige den Mund ausspülen. Danach wird die Prothese unter fließendem Wasser mit einer Prothesenbürste geputzt.

Hilfreich sind auch spezielle Prothesenreinigungscremes und Ultraschallbäder, die eine sinnvolle Ergänzung zur Entfernung hartnäckiger Beläge wie Zahnstein sind. Haben sich im Laufe der Zeit nicht entfernbare Beläge gebildet, muss der Zahnersatz beim Zahnarzt oder im zahntechnischen Labor professionell gereinigt werden.

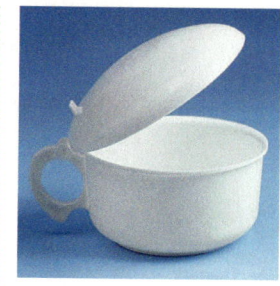

Abb. 1:
Zahnprothesendose

Vollprothese → S. 514

2.4.10 Haar- und Bartpflege

Zur **Haarpflege** im Bett wird ein spezielles Haarwaschbecken verwendet. In ein aufblasbares Haarwaschbecken kann der Pflegebedürftige seinen Kopf bequemer hineinlegen als in ein starres Kunststoffbecken (→ Abb. 2).

Zur Platzgewinnung kann bei einigen Pflegebetten das Brett am Kopfende bzw. bei älteren Betten mit dreiteiligen Matratzen die oberste Matratze entfernt werden. Das Bett wird gut mit einer wasserdichten Unterlage ausgelegt. Unter den Ausguss des Haarwaschbeckens wird ein Eimer gestellt, dessen Fassungsvermögen größer als die verwendete Menge an Haarwaschwasser ist, damit der Eimer anschließend nicht überlaufen kann. Unter dem Nacken des Pflegebedürftigen wird ein Handtuch gelegt, damit er seinen Kopf möglichst in das Haarwaschbecken legen kann und der Höhenunterschied (Matratze/Haarwaschbecken) ausgeglichen wird. Weitere Handtücher dienen dem Trocknen der Haare.

Mit einem Waschhandschuh kann sich der Pflegebedürftige seine Augen zuhalten, um kein Waschwasser in die Augen zu bekommen. Während eine Pflegefachkraft die Haarwäsche (mit Shampoo, Mess- oder Einmalbecher zum Ausspülen) und die Kopfmassage und Inspektion der Kopfhaut und der Haare durchführt, unterstützt eine zweite Pflegefachkraft den Kopf des Pflegebedürftigen.

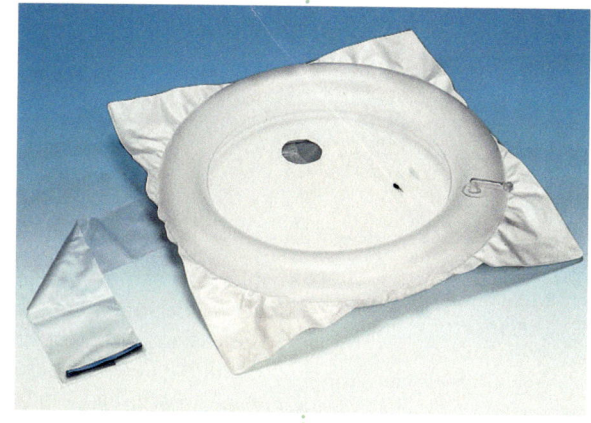

Abb. 2:
Aufblasbares
Haarwaschbecken

> **Hinweis** Bei Pflegebedürftigen mit akuten Erkrankungen (mit hohem Fieber) und bei Kopf- und Halswirbelverletzungen ist die Haarwäsche im Bett **kontraindiziert**.

Die Haarwäsche erfolgt in der Regel zweimal. Danach wird der Pflegebedürftige sofort mit einem trockenen Handtuch umhüllt, trocken frottiert, geföhnt und frisiert. Beim Föhnen ist auf die Verbrennungsgefahr zu achten.

> **Hinweis** Der Föhn wird mindestens 20 Zentimeter von der Kopfhaut entfernt gehalten. Außerdem bleibt zur Kontrolle immer eine Hand der Pflegefachkraft am zu föhnenden Haar des Pflegebedürftigen.

Nachdem das Wasser aus dem Haarwaschbecken in den Auffangeimer gelaufen ist, wird das Becken aus dem Bett genommen, mit klarem Wasser ausgespült und mit Flächendesinfektionsmittel desinfiziert.

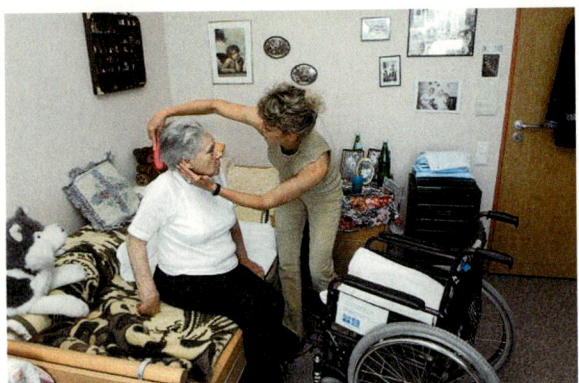

Abb. 1: Unterstützung beim Frisieren

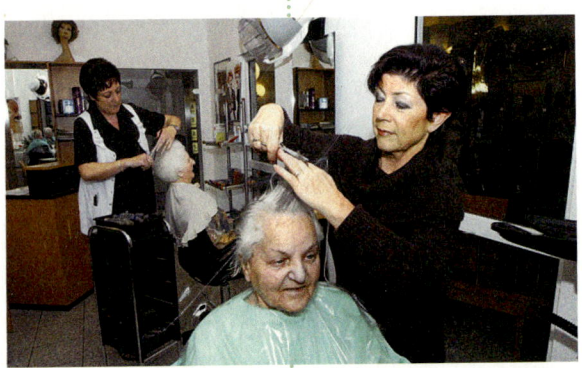

Abb. 2:
Friseursalon in einer
Pflegeeinrichtung

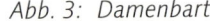

Abb. 3: Damenbart

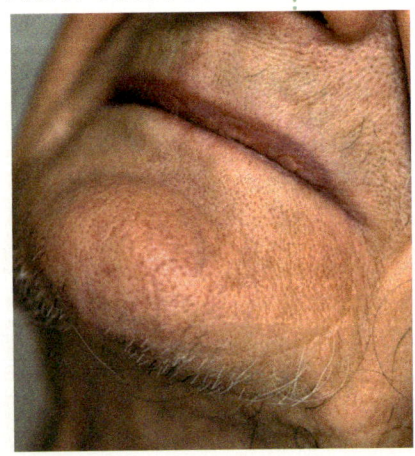

Frisieren: Das Kämmen und Bürsten der Haare geschieht entsprechend der individuellen Frisur, die der Pflegebedürftige tragen möchte und mit welcher er sich wohlfühlt.

Zum Schutz der Kleidung kann ein Handtuch um die Schultern oder unter den Kopf des Pflegebedürftigen gelegt werden. Durch das Kämmen wird die Durchblutung der Kopfhaut gefördert und eine Verknotung und Verfilzung der Haare verhindert. Lange Haare werden von den Spitzen zum Haaransatz ausgekämmt und mit einem weichen Band oder Gummi zusammengebunden. Auf Wunsch der Pflegebedürftigen werden die Haare geflochten.

Der geflochtene Zopf wird bei Bettlägerigkeit seitlich positioniert, damit er nicht aufliegt und drückt.

Das Legen von Frisuren (z. B. Dauerwelle) und das Haareschneiden sind keine Pflegetätigkeiten. Sie obliegen dem Friseur (→ Abb. 2). Trägt der Pflegebedürftige ein Toupet oder eine Perücke, benötigt er ggf. Hilfe beim Kämmen und beim Aufsetzen des Haarteils.

Bartpflege: Die Bartpflege erfolgt in der Regel täglich. Unterschieden wird die Trocken- und die Nassrasur. Zur Trockenrasur wird mit einem elektrischen Rasierapparat immer gegen den Haarwuchs rasiert. Um eine gründliche Rasur zu ermöglichen, wird dabei die Haut etwas gespannt. Nach der Rasur wird der Scherkopf des Rasierers abgenommen und auf einem ausgebreiteten Zellstoffpapier ausgeklopft. Mit einem Pinsel können Barthaare entfernt werden. Benutzen mehrere Personen ein Gerät, wird dieses nach jedem Gebrauch mit einem Flächendesinfektionsmittel abgewischt.

Die gründlichere Nassrasur erfordert mehr Zeit und Geschick von der Pflegefachkraft. Zunächst wird die Gesichtshaut mit warmem Wasser angefeuchtet. Auf die zu rasierenden Gesichtspartien wird etwa einem halben Zentimeter dick Rasierschaum mit einem Rasierpinsel oder mit den Händen aufgetragen. Die Haut wird leicht gespannt (bzw. der Pflegebedürftige aufgefordert, die Haut zu spannen). Mit einer Rasierklinge (oder mit einem Einmalrasierer) wird gegen die Haarwuchsrichtung (bei wenig Übung und bei rauer Haut ggf. in Haarwuchsrichtung) rasiert. Der Schaum und die abrasierten Barthaare werden auf einem Zellstofftuch abgestreift.

Nach der Rasur wird die gereizte Haut, sofern der Pflegebedürftige es möchte, mit einem Rasierwasser oder mit einer Pflegelotion beruhigt.

Bei einem Vollbart werden die Barthaare täglich gekämmt und etwa einmal pro Woche mit Shampoo gewaschen. Zu lange Barthaare können nach Absprache mit dem Pflegebedürftigen mit einer Schere, mit einem Langhaarschneider des Rasierapparates oder einem speziellen Bartschneider (mit integriertem Kamm) gekürzt werden. Ein Kamm hält dabei den Haarabstand und schützt vor zu kurzem Abschneiden. Viele Patienten lassen ihren Bart nur vom Friseur schneiden.

Bei Frauen werden störende **Gesichtshaare** (Damenbart, → Abb. 3) gebleicht oder mit Enthaarungsmittel entfernt. Die dabei verwendeten chemischen Substanzen können zu Allergien führen.

Von einer Rasur der Gesichtshaare wird abgeraten, weil die abgeschnittenen Haare dadurch in der Regel noch stärker (kräftiger und dicker) nachwachsen. Einzelne Haare können mit einer Pinzette entfernt werden. Bei dichterer Gesichtsbehaarung rasieren auch Frauen die betreffenden Gesichtspartien regelmäßig.

2.4.11 Nagelpflege

Verklebter Schmutz unter den Nägeln ist eine ideale Brutstätte für Bakterien. Besonders bei unruhigen oder verwirrten Pflegebedürftigen können zu lange, rissige oder gesplitterte Nägel Verletzungen verursachen. Zu lange Fußnägel können die Strümpfe beschädigen und in Schuhen zu Schmerzen an den Zehen führen.

Bei deformierten und verdickten Nägeln sowie bei Pflegebedürftigen mit → Diabetes mellitus, → Antikoagulantientherapie (z. B. Marcumar) oder → pAVK sollte eine professionelle Fußpflegerin hinzugezogen werden, um Nagelbettentzündungen zu vermeiden.

Schon die kleinste Verletzung bei der Nagelpflege neigt zu Entzündungen mit einer schlechten Heilungstendenz. In vielen Pflegeeinrichtungen schneiden die Pflegekräfte bei den genannten Pflegebedürftigen aus diesem Grund keine Nägel. Alternativ können die Nägel in diesen Fällen ggf. grob gekürzt bzw. gefeilt werden. Es ist erforderlich, dass die Pflegefachkraft mit der Fußpflegerin den Einzelfall abspricht.

An Material zur Nagelpflege werden benötigt:
- Waschschüssel mit körperwarmem Wasser
- Waschlotion
- Nagelbürste
- Nagelfeile, Nagelschere, ggf. Nagelzange, Einmalpapiertücher, ein kleines Handtuch
- Pflegemittel (Hand- bzw. Fußcreme).

Durchführung der Nagelpflege: Bei harten Nägeln und eingetrockneten Verschmutzungen empfiehlt sich ein Hand- bzw. Fußbad in körperwarmem Wasser mit etwas Waschlotion. Die Nägel werden mit der Nagelbürste gereinigt. Es wird ein Handtuch oder etwas Zellstoff (Papiertaschentuch, Küchenrolle) untergelegt und jeder Nagel nach Bedarf vorsichtig mit einer Nagelfeile gereinigt.

Die Nägel werden nach Wunsch mit der Nagelschere oder -zange gekürzt, wenn sie die Finger- oder Fußkuppen überragen. Fingernägel werden oval-rund geschnitten, um das Fingerspitzengefühl zu erhalten.

Die Fußnägel sind gerade zu schneiden, da andernfalls die Kanten einwachsen können. Die Nagelränder werden mit einer Nagelfeile geglättet. Dabei wird immer nur in eine Richtung gefeilt. Bei trockener Haut werden die Hände bzw. die Füße eingecremt.

Die Nagelhaut wird bei der täglichen Handpflege (Maniküre) vorsichtig (z. B. beim Abtrocknen mit Hilfe des Frottiertuches) etwas zurückgeschoben. Anschließend werden die gebrauchten Gegenstände gesäubert, desinfiziert und zurückgelegt.

Aus hygienischen Gründen sollte jeder Pflegebedürftige seine eigenen Geräte haben bzw. eine gründliche Desinfektion der Geräte erfolgen.

Nagelveränderungen
S. 274

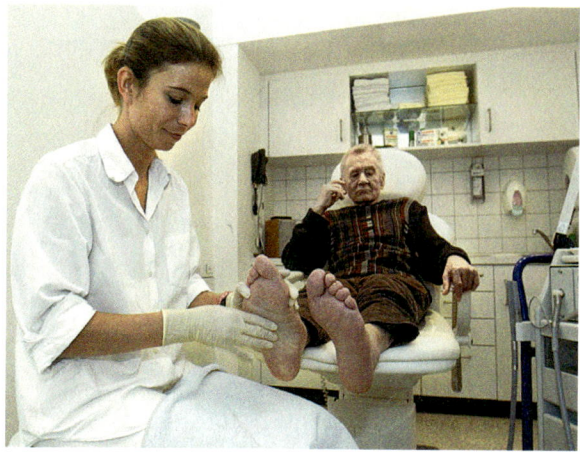

Abb. 1:
Professionelle Fußpflege

Diabetes mellitus
→ S. 433

Antikoagulantien-
therapie
→ S. 510

pAVK
→ S. 506

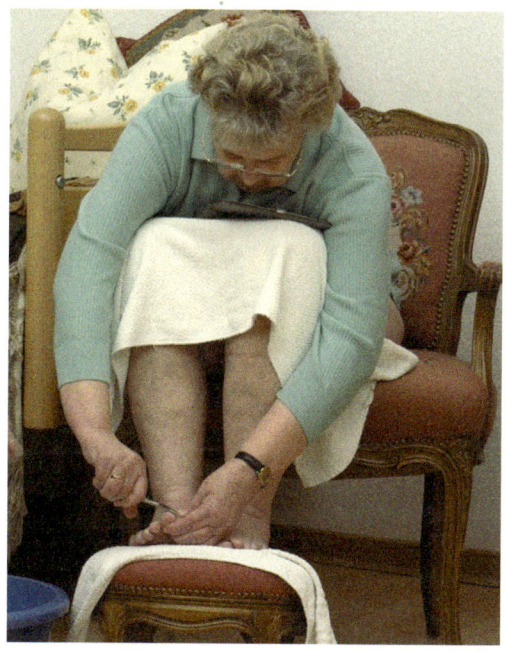

Abb. 2:
*selbstständig
durchgeführte
Fußnagelpflege*

2.4.12 Beobachtungen der Haut und der Hautanhangsgebilde

Hautbeobachtung ist eine der grundsätzlichen Aufgaben in der Altenpflege. Es bietet sich an, diese bei der täglichen Körperpflege systematisch durchzuführen.

Pflegeassessment

Entzündungszeichen	Hauttyp/Hautbeschaffenheit	Hautfarbe
▪ Rötung	▪ sehr trockene Haut	▪ Rötung
▪ Schwellung	▪ schuppige Haut	▪ Blässe
▪ Schmerz	▪ stark verhornte Haut	▪ Gelbfärbung
▪ Überwärmung	▪ feucht, mazeriert (aufgeweicht)	▪ Zyanose
▪ Funktionsverlust	▪ wund (Intertrigo)	▪ _____
▪ _____	▪ _____	▪ _____
▪ _____	▪ _____	▪ _____

Hautturgor	Sonstige Hautveränderungen	Nagelveränderungen
▪ reduziert (Exsikkose)	▪ verdächtige Muttermale	▪ an den Fingernägeln
▪ gespannt (Ödeme)	▪ Hautausschlag	▪ an den Fußnägeln
▪ _____	▪ _____	▪ _____

Besonderheiten: _____

Fünf Entzündungszeichen

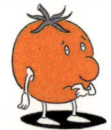
1. Rötung (Rubor)
Bei einer Entzündung kommt es zur Hyperämie (verstärkten Durchblutung), sodass die Haut rot wird.

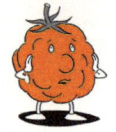
2. Schwellung (Tumor)
Flüssigkeiten und Zellen, die sich bei Entzündungsprozessen anhäufen, lassen das Gewebe anschwellen.

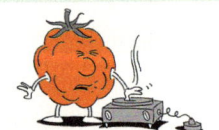
3. Schmerzen (Dolor)
Auf Grund von Nervenreizungen und Nervenschädigungen, die bei einer Entzündung vorkommen können, entstehen Schmerzreize.

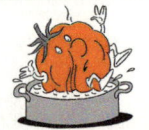
4. Überwärmung (Calor)
Infolge der oben genannten Hyperämie kommt es zur lokalen (örtlichen) Erwärmung der entzündeten Körperregion.

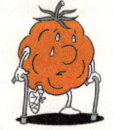
5. Funktionsverlust (Functio laesa)
Angesichts der bestehenden Schwellungen und Schmerzen (→ Entzündungszeichen 2. und 3.) ist es nicht mehr so gut möglich, das entzündete Körperteil zu bewegen. Dies ist insbesondere bei gelenknahen Entzündungen der Fall.

Entzündungen

Haarbalgentzündungen können durch Infektion mit → Staphylokokken (*Staphylococcus aureus*) entstehen. Bei einer oberflächlichen Entzündung spricht man von einem **Follikulitus**. Tiefere Haarbalgentzündungen heißen **Furunkel**. Dabei handelt es sich um eine umschriebene (klar abgegrenzte) eitrige Entzündung eines Haarbalgs und seiner Talgdrüse (→ Abb. 1). Sie befinden sich meist auf dem Rücken, an den Armen und können aber auch an allen anderen behaarten Körperstellen vorkommen. Besonders im Gesicht können Furunkel zu gefährlichen Komplikationen wie z.B. → Meningitis führen.

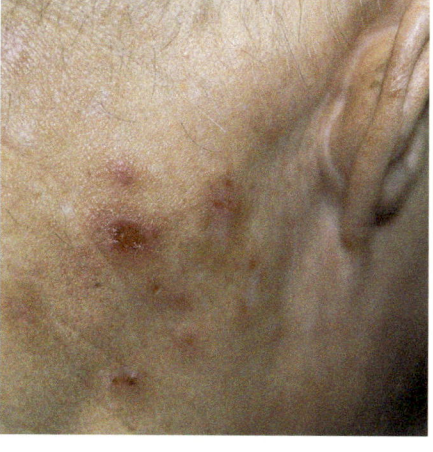

Staphylokokken
→ S. 600

Abb. 1:
Staphylokokkeninfektion:
Furunkel am Nacken

Meningitis
→ S. 596

Diabetes mellitus
→ S. 433

Bei einem über Jahre hinweg immer wiederkehrenden Furunkel spricht man von einer **Furunkulose**. Mehrere ineinander übergehende Furunkel werden **Karbunkel** genannt. Sie kommen häufig bei Menschen mit → Diabetes mellitus vor, die aufgrund dieser Stoffwechselkrankheit eine schlechte Wundheilung und ein erhöhtes Infektionsrisiko haben.

➕ Ein Follikulitus wird in der Regel nicht oder nach ärztlicher Anordnung mit Alkoholumschlägen behandelt. Furunkel müssen vom Arzt eröffnet werden.

Folge von kleineren Hautverletzungen durch ungeschickte Maniküre bzw. Pediküre sind **Nagelbettentzündungen** und -eiterungen (→ Abb. 2). Die eitrige Entzündung im Bereich des Fingers (seltener an den Zehen) bezeichnet man als **Panaritium**. Zu beobachten sind die Entzündungszeichen, besonders der pulssynchron pochende Schmerz. Die Komplikation des Panaritiums besteht darin, dass sich die Erreger (meist Staphylokokken) in die bindegewebigen Strukturen der Handinnenfläche ausbreiten und dort Sehnen und Faszien zerstören, was zu dauerhaften Funktionsstörungen der Hand führen kann.

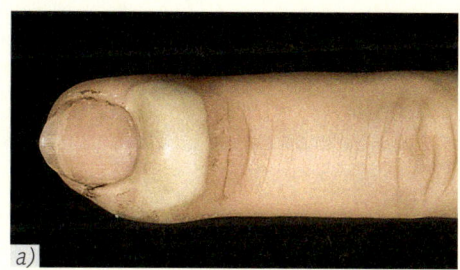
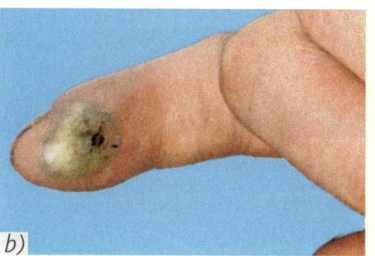

Abb. 2:
a) Eitrige Entzündung
(Nagelbettentzündung,
Panaritium),
b) mit Ausbreitung auf
die Fingerbeere

➕ Bevor langwierige Selbstbehandlungsversuche mit Salben und Teilbädern unternommen werden, empfiehlt sich eine frühzeitige ärztliche Behandlung der Nagelbettentzündung. Dabei erfolgt eine Inzision (operative Eröffnung) mit Entleerung des Eiters. Zur Sekretableitung ist eventuell die Anlage einer Drainage erforderlich.

Ursache für **eingewachsene Zehennägel** sind zu enges Schuhwerk sowie falsches Schneiden der Nägel (→ Abb. 3). Die Nägel wurden am Nagelrand nicht gerade geschnitten.
Es kommt zu einer bakteriellen Weichteilentzündung am Nagelrand, der nach unten gekrümmt in Richtung Knochen einwächst. In der Regel ist die Großzehe betroffen. Symptomatisch kommt es zu lokalen Schmerzen und anderen Entzündungszeichen (Rötung, Schwellung, Überwärmung).

Abb. 3:
Eingewachsene
Zehennägel

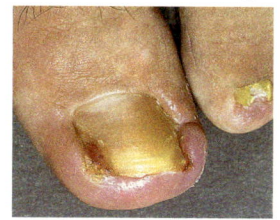

Hauttypen und Hautbeschaffenheit

Es werden folgende Hauttypen unterschieden:

Dekubitus
→ S. 481

- **Trockene Haut** ist eine feinporige, nicht glänzende Haut, die bei Belastung schnell rötet. Sie neigt vor allem an den Augenbrauen und am Haaransatz zur Schuppenbildung (→ Abb. 1 und 2).
- **Fettige Haut** ist eine großporige, ölig glänzende Haut und neigt zu Mitessern.
- **Mischhaut** weist trockene und fettige Bereiche auf, wobei z.B. die Gesichtsmitte meist fettiger und der Gesichtsrand viel trockener ist.

Die Haut älterer Menschen ist in der Regel trocken, da im Alter die Talgproduktion und die Elastizität der Haut abnehmen. Trockene Haut begünstigt die Entstehung eines → Dekubitus.

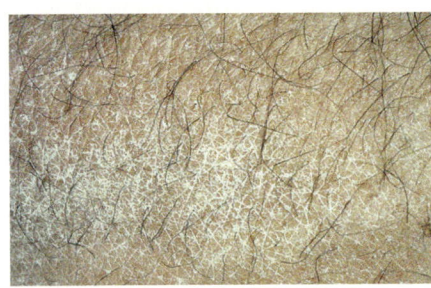 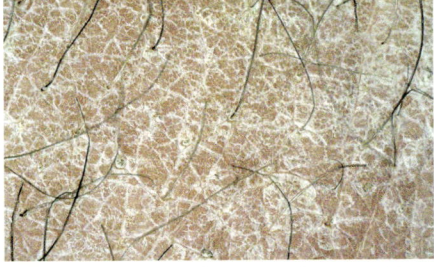

Abb. 1: Trockene Haut *Abb. 2: Extrem trockene u. schuppige Haut*

Mechanische Reize und ständiger Druck (z.B. durch unpassende Schuhe, Knochen- und Gelenkveränderungen) verursachen eine übermäßig **verhornte Haut** (→ Abb. 3). Diese so genannten Schwielen treten vorwiegend an den Fußsohlen und Handinnenflächen auf. Bei einer Schuppenflechte *(Psoriasis)* kommt es ebenfalls zu einer übermäßigen Verhornung. **Hühneraugen** (→ Abb. 4) sind Verdickungen der Hornhaut mit zentralem, in die Tiefe gehendem Dorn (z.B. am seitlichen Rand der 5. Zehe). Der entstehende Schmerz wird von den Betroffenen als stechend bezeichnet.

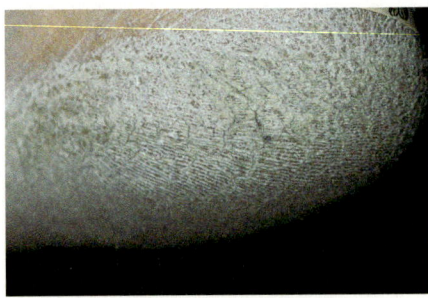 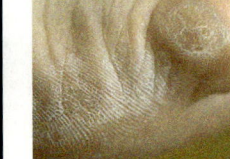

Abb. 3: Hornhaut am Fuß *Abb. 4: Hühnerauge*

Mazerierte (aufgeweichte) Haut entsteht durch Feuchtigkeit, z.B. nach einem langen Bad oder bei Inkontinenz. Mazerierte Haut begünstigt die Entstehung eines Dekubitus. Entzündete Hautpartien (**Intertrigo** → Abb. 5 und 6) sind bei adipösen (fettleibigen) Patienten unter den Brüsten, in der Bauchfalte und in der Leistenbeuge zu beobachten (→ Intertrigoprophylaxe, S. 312).

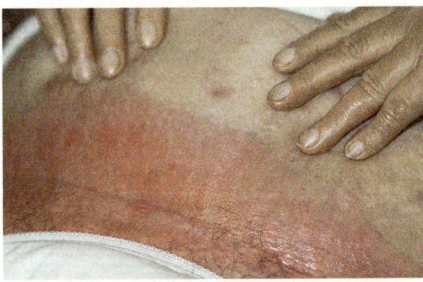 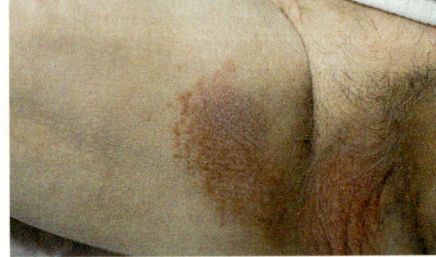

Abb. 5: Intertrigo (Bauchfalte) *Abb. 6: Intertrigo (Leiste)*

Hautfarbe

Die Hautfarbe ist abhängig vom Gehalt an Farbstoffen (Pigmente und Hämoglobin, S. 137 und 111) sowie von der Durchblutung und von der Dicke der Haut. Das durch die Haut schimmernde Blut gibt den Lippen und Wangen die rote Farbe.

Farbveränderungen der Haut können verschiedene Ursachen haben:

- **Rötungen** treten z.B. auf bei **Hyperämie** (verstärkter Durchblutung), starker Hitze, Fieber, Aufregung, Verbrennung 1. Grades oder lang anhaltender Druckeinwirkung (Dekubitus 1. Grades). Außerdem sind viele Hautausschläge als unterschiedlich geformte Rötungen sichtbar.
  Bestimmte Medikamente wie z.B. manche blutdrucksenkenden Mittel (Antihypertensiva wie Nifedipin®) führen zu einer Blutgefäßerweiterung und können einen so genannten Flush (eine Gesichtsröte) bewirken.

- Eine **Blässe** ist ein mögliches Symptom bei **Anämie** (verminderter Hämoglobingehalt im Blut, S. 422), **Hypoxie** (verminderter Sauerstoffgehalt im Gewebe) und bei **Hypoxämie** (verminderter Sauerstoffgehalt im arteriellen Blut).

- Bei einem Bilirubingehalt (→ Gallenfarbstoff, S. 528) von über 1,5 mg % tritt eine **Gelbfärbung** der Haut *(Ikterus)* auf. Die Lederhaut der Augen *(Sklera)*, die physiologisch weiß ist, verfärbt sich sehr früh gelb und ist daher ein wichtiger Anzeiger für eine mögliche Erkrankung (→ Abb. 1). Die Gelbfärbung ist ebenfalls gut an der Schleimhaut zu erkennen. Aber nicht jede gelbe Verfärbung weist auf eine Leber- oder Gallenerkrankung hin. So ist eine schmutzig gelb-braune (bronzefarbene) Verfärbung typisch für eine chronische → Niereninsuffizienz.
  Bei regelmäßigem und gehäuftem Karottenverzehr ist eine Gelbfärbung der Haut physiologisch (Carotinablagerungen).

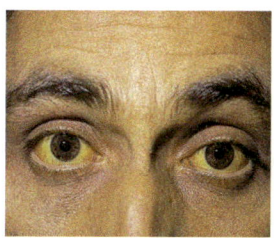

Abb. 1:
Haut- und Sklerenikterus

Niereninsuffizienz
→ S. 550

- Eine **graue**, **fahle Hautfarbe** ist bei tumorkranken und kräftemäßig sehr ausgezehrten Menschen zu beobachten.

- Wenn die Haut bzw. Schleimhaut eine **bläulich-rote Färbung** hat, spricht man von einer **Zyanose** (→ Abb. 2). Bei einer Zyanose liegt oft eine Herz- und/oder Lungenerkrankung vor, welche die arterielle → Sauerstoffsättigung vermindert. Die blaue Verfärbung wird durch das mit Kohlendioxid angereicherte Hämoglobin verursacht. Selbst sonst sehr gut durchblutete Organe wie die Zunge werden blau. Besonders gut ist die blaue Verfärbung im Bereich der Lippen und der Akren (Nasenspitze, Finger- und Zehenspitzen) erkennbar, weil hier die Haut am dünnsten ist (→ Abb. 3). Bei einer Zyanose kann der Betroffene starke Atemnot haben. Im Schock und bei Sterbenden ist eine schwach-bläuliche und marmorierte Hautfarbe zu beobachten, weil das Blut sehr schlecht zirkuliert.

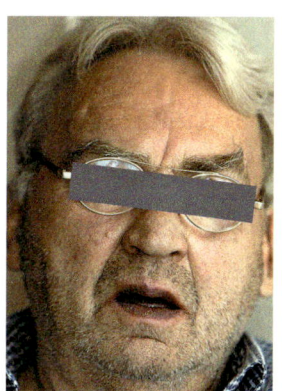

Abb. 2:
Zyanose der Lippen

Sauerstoffsättigung
→ S. 111

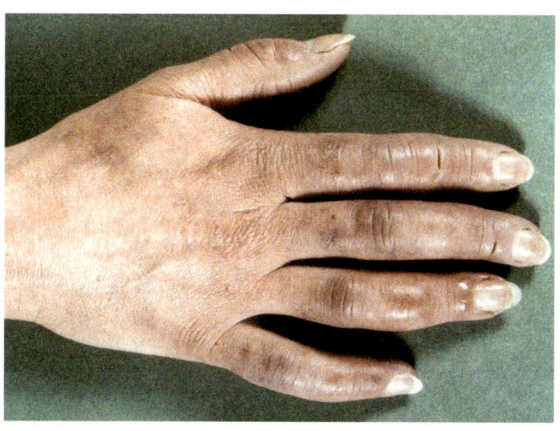

Abb. 3: Akrozyanose

Hautturgor (Spannungszustand der Haut)

Exsikkose
→ S.450

Der Spannungszustand der Haut hängt von der Wasserbindungsfähigkeit, vom Fettanteil und von den elastischen Fasern der Haut ab. Bei einer → Exsikkose (Austrocknung) und bei der Altershaut (angesichts des Elastizitätsverlustes) ist der Hautturgor entsprechend reduziert.

Um die Spannung zu prüfen, wird die Haut mit zwei Fingern in einer Falte abgehoben. Bei einer physiologischen Hautspannung glättet sich die Haut sofort bzw. nach wenigen Sekunden wieder (→ Abb. 1). Bleibt diese Falte nach dem Loslassen der Haut bestehen, ist der Hautturgor stark reduziert. Die Haut ist sehr schlaff.

Ödem
→ S. 451

Anstelle einer Falte kann mit dem Finger auch eine Delle in die Haut gedrückt werden. Bleibt diese bestehen, ist das ein Zeichen für ein → Ödem (Wasseransammlung im Gewebe → Abb. 3). Beim Ödem liegt ein erhöhter Hautturgor vor.

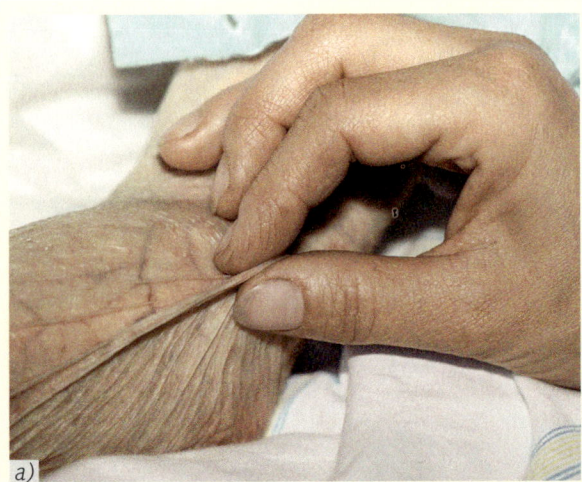
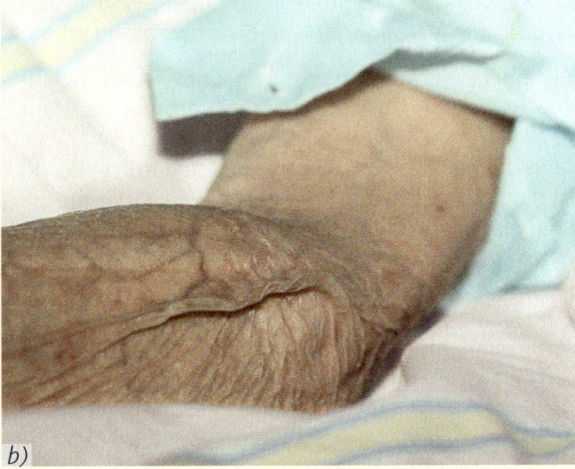

Abb. 1: a) Überprüfung des Hautturgors; b) Ergebnis bei Exsikkose

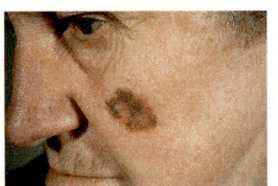

Abb. 2: Muttermale

Sonstige Hautveränderungen

Muttermale (Leberflecken) sind wie Sommersprossen eine Anhäufung von farbstoffbildenden Zellen *(Melanozyten)* in der Haut. Die in der Fachsprache Nävuszellnävus genannten Leberflecken haben meistens eine glatte Oberfläche, können aber auch warzenartig und behaart sein. Bei Verdacht auf eine → maligne Entartung ist sofort der Arzt zu informieren. Der Verdacht besteht insbesondere bei großflächigen, sich schwarz verfärbenden und unregelmäßig begrenzten Leberflecken (→ Abb. 2).

maligne Entartung
→ S. 214

Petechien (→ Abb. 3 und 4) sind kleinste punktförmige, stecknadelkopfgroße Haut- oder Schleimhautblutungen. Sie sind unregelmäßig verstreut, kommen sehr zahlreich vor und sind nicht wegdrückbar.

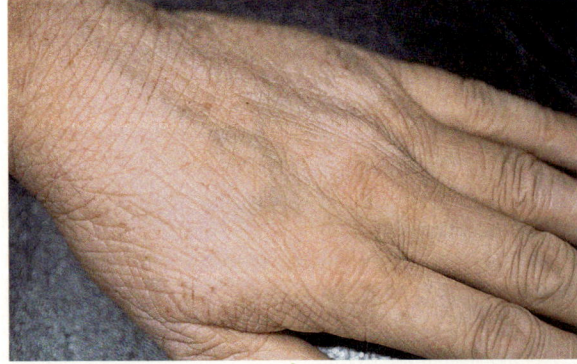

Abb. 3: Petechien an der Hand

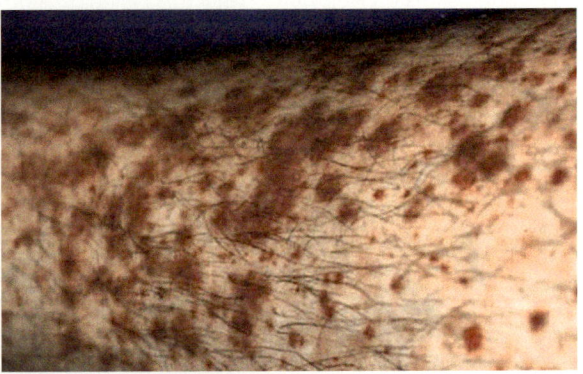

Abb. 4: Petechien am Unterarm

Hämatome (Blutergüsse) sind tiefgehende massive Blutungen in der Haut und in den tieferen Geweben nach einem Trauma (Verletzung). Sie sind großflächig und überall am Körper möglich (→ Abb. 1 und 2).

Charakteristisch ist die Verfärbung der Haut von bläulich-rot über gelbgrün bis gelb während der Rückbildung des Hämatoms. Kleinere Blutergüsse werden in der Regel rasch vom Organismus resorbiert. Größere Hämatome müssen chirurgisch entfernt werden.

Ein Hämatom kann zur Störung der → Wundheilung beitragen. Die Wundregion schwillt an, die Hautoberfläche ist gespannt und schmerzt.

Wundheilung
→ S. 475

Einschätzung des Entstehungszeitpunkts (Alters) von Hämatomen

Farbe	Alter des Hämatoms
rot, rötlich-blau	bis 24 Stunden alt
purpurfarben, dunkelblau	1 bis 4 Tage alt
grünlich bis gelbgrün	5 bis 7 Tage alt
gelblich, bräunlich	8 bis 10 Tage alt
Verschwinden der Verfärbung	nach 1 bis 3 Wochen in Abhängigkeit von der Ausprägung des Hämatoms

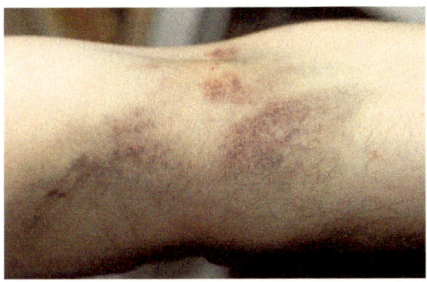

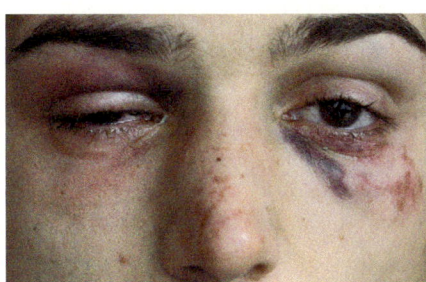

Abb. 2: Brillenhämatom (Blutung im Bereich der Ober- und Unterlider, z.B. nach einem Sturz bei bestimmten Schädelbasisfrakturen)

Abb. 1: Hämatom

Hautausschläge *(Exantheme)* treten bei allergischen Hautreaktionen (z.B. Kosmetika- oder Nahrungsmittelallergien) und Infektionskrankheiten auf (z.B. bei Masern → Abb. 3). Sie können punkt- oder fleckförmig und in Form von Quaddeln (→ Abb. 4), lokal begrenzt oder diffus auftreten und sind in der Regel von starkem → Juckreiz begleitet.

Die Kombination aus einer flächigen Hautrötung und weiteren Entzündungszeichen wie Schmerzen und Fieber deutet auf ein **Erysipel (Wundrose)** hin (→ Abb. 5). Dabei handelt es sich um eine sich auf dem Lymphweg ausbreitende bakterielle Entzündung der Subcutis und wird durch Streptokokken verursacht. Ein Erysipel kommt meist an den Beinen oder im Gesicht vor.

Juckreiz
→ S. 483

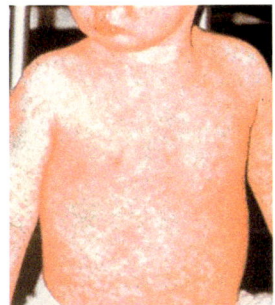

Abb. 3: Zerstreut (diffus) auftretende Hautausschläge bei Masern

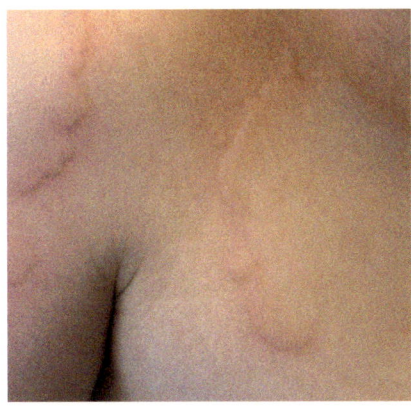

Abb. 4: Lokal begrenzte, klar abgegrenzte Quaddel bei Nesselsucht

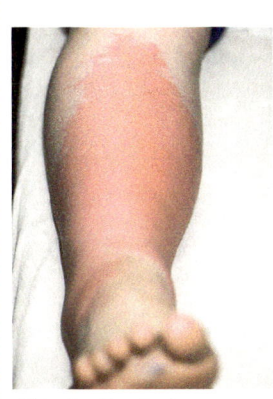

Abb. 5: Erysipel

Nagelveränderungen

Normalerweise hat der Nagel eine rötliche Färbung, ist leicht gebogen und elastisch. Pathologisch kann es zu Veränderungen in Form, Farbe und Struktur kommen.

Beobachtungen	Mögliche Ursachen
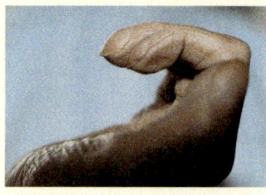 stark gewölbte Nägel (Uhrglasnägel)	schwere chronische Lungenerkrankungen (Emphysem, Tuberkulose, Bronchialkarzinom → S. 540, 544, 547)
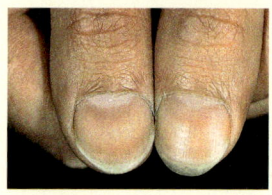 Hohl- oder Löffelnägel *(Koilonychie)*	bei chronischer Eisenmangelanämie (→ S. 422)
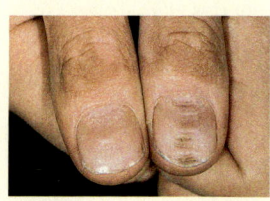 querverlaufende Furchen, langsam nach außen wachsend *(Beau-Reil-Furchen)*	Folgezustand nach Infektionen, schweren Allgemeinerkrankungen, Intoxikationen oder psychischen Traumata
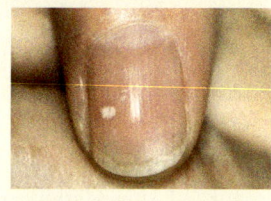 Weißwerden infolge von Luftansammlung im Nagel; punkt- oder streifenförmig *(Leukonychie)*	traumatisch bedingt, z. B. als Folge übertriebener Nagelpflege oder bei Anämie (→ S. 422), Leberzirrhose (→ S. 529)
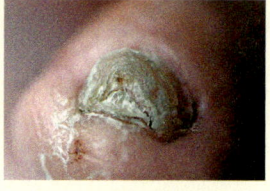 rauher, dicker Nagel, Auflösung und Ablösung der Nagelplatte vom Nagelbett *(Onycholysis)*	Pilzerkrankungen (→ S. 484), Psoriasis
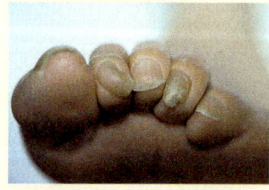 Aufsplitterung in horizontal aufeinander liegenden Lamellen *(Onychoschisis)*	Vitamin- oder Eisenmangel, Fehlernährung, Stoffwechselerkrankungen (→ S. 428)
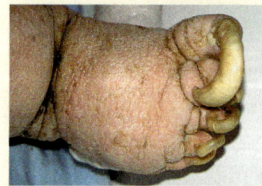 krallenartige Verdickung und Verkrümmung *(Onychogryposis)*	besonders im hohen Lebensalter, bei zu engem Schuhwerk

2.5 Unterstützung beim Kleiden

Die Kleiderauswahl hat viele Gesichtspunkte. Neben dem Schutz des Körpers vor Kälte, Feuchtigkeit und UV-Strahlung spielen das Schmücken des Körpers und das Modebewusstsein eine Rolle. Die Kleidung drückt die Persönlichkeit und das Körperbild aus. Sie kann Freude oder Trauer sowie die Zugehörigkeit zu einer Gruppe (z. B. bei Uniformen) vermitteln.

Der Slogan „Kleider machen Leute" kann umgewandelt werden in „Kleider machen Stimmung". Neue, selten getragene Kleidungsstücke können beispielsweise ein „Sonntagsgefühl" vermitteln. Das kann das Verhalten und das Gefühl von Menschen stark beeinflussen.

Die Pflegefachkraft unterstützt den Pflegebedürftigen bei
- der Auswahl der Kleidungsstücke entsprechend der Jahreszeit und Witterung,
- der Entnahme der Kleidung aus ihrem normalen Aufbewahrungsort (z. B. Kommode oder Schrank) und deren Überprüfung (z. B. auf gelöste Knöpfe, defekte Reißverschlüsse, gerissene Nähte, Verschmutzungen, Verknitterungen und unangenehme Gerüche)
- den notwendigen Handgriffen wie das Öffnen und Schließen von Verschlüssen, das Krawattebinden (→ Abb. 1), dem Auf- und Zuknöpfen und dem An- und Ausziehen von Kleidungsstücken und Schuhen.

Die Pflegefachkraft übernimmt bei der Kleiderauswahl bei nicht verwirrten Pflegebedürftigen lediglich eine beratende Funktion. Die Pflegebedürftigen sollen nach Möglichkeit selbst entscheiden, was sie tragen. Bei inkontinenten Pflegebedürftigen werden weite, bequeme Kleidungsstücke bevorzugt, die leicht zu öffnen sind.

Dazu zählen u.a.
- Kleidungsstücke mit Reißverschlüssen
- Kleidungsstücke mit Klettverschlüssen
- Kleidungsstücke mit großen Knöpfen
- weite T- oder Sweatshirts
- Jogginghosen mit Gummizug.

Anziehtraining

Bewegungseingeschränkte Pflegebedürftige können mittels eines Anziehtrainings ihre Selbstständigkeit in diesem Bereich wiedererlangen.
In einigen Einrichtungen ist dies ein Aufgabenfeld für Ergotherapeuten.
Zur Förderung des selbstständigen Ankleidens eignet sich zum Beispiel bei halbseitig gelähmten Pflegebedürftigen eine Knöpfhilfe (→ Abb. 2). Diese bedarf anfangs etwas Übung.
Mithilfe von Strumpfanziehern wird der anzukleidende Strumpf über ein spezielles Metallgerüst gestülpt, sodass der Pflegebedürftige den Strumpfanzieher an den oberen Enden anfassen, über den Fuß stülpen und dabei selbst (ohne die Hilfe der Pflegefachkraft) in den Strumpf hineinschlüpfen kann (→ Abb. 3).

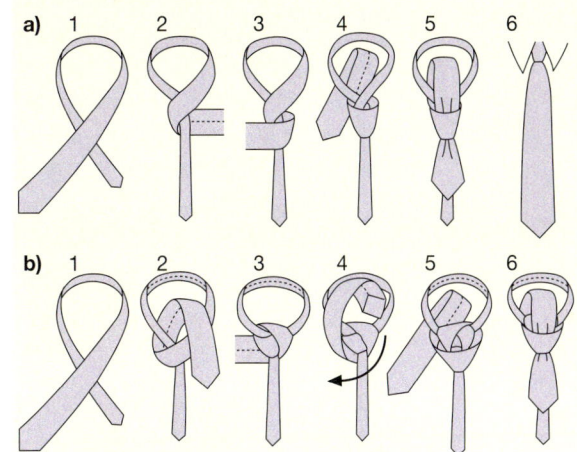

Abb. 1: Anleitungen zum Krawattenbinden:
a) die klassische „London-Form"
b) die sportliche „Windsor-Kent-Form"

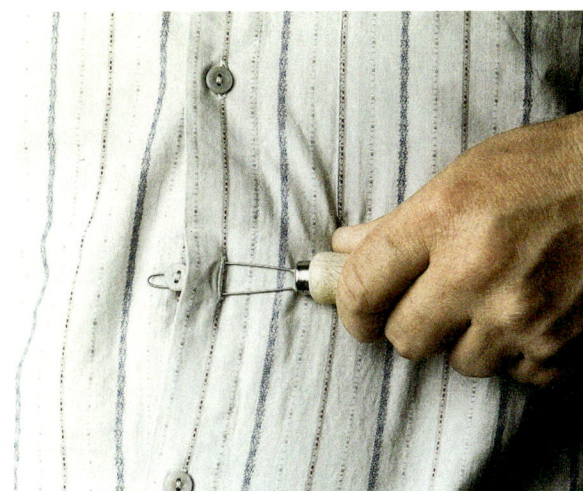

Abb. 2: Knöpfhilfe.

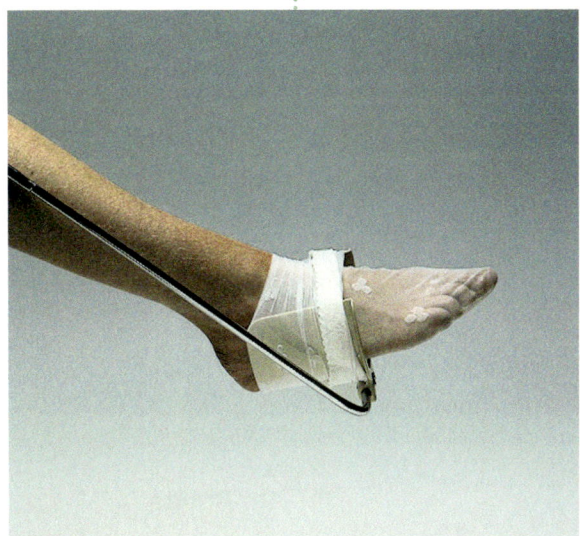

Abb. 3: Strumpfanzieher

Bei Bewegungseinschränkungen aufgrund einer halbseitigen Lähmung legt der Pflege-bedürftige das Kleidungsstück so auf seinen Schoß, dass er zuerst die betroffene (wahr-nehmungsreduzierte) Extremität ankleidet (→ Abb. 1). Beim Auskleiden wird dagegen mit der nicht betroffenen (wahrnehmungsaktiven) Extremität begonnen.

Infusion
→ Band 2

Bei einer laufenden → Infusion wird zunächst der nicht betroffene Arm (an dem keine Infusion angeschlossen ist) ausgezogen (→ Abb. 2).

Hinweis Die Infusion wird durch Schließen des Rädchens an der Tropfkontrolle unterbrochen, um während des Umkleidens einen Rückfluss des Blutes in den Infusionsschlauch zu vermeiden.

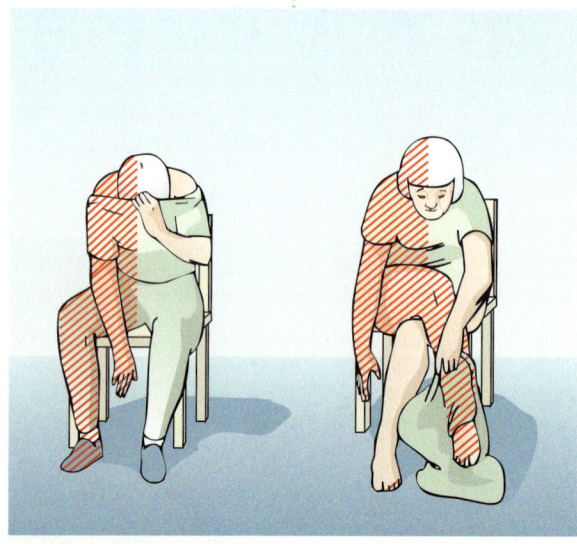

Danach wird der Ärmel des Kleidungsstücks über den Arm mit der Infusion ausgezogen. Die Pflegefachkraft führt dabei zur Unterstützung ihre Hand von außen durch die Ärmelöffnung des Kleidungsstückes. Dann zieht sie die Infusionsflasche von innen nach außen durch die Ärmelöffnung, sodass diese von der Kleidung befreit wird.

Um ein neues Kleidungsstück an den betreffenden Arm anzuziehen verfährt sie in umgekehrter Weise. Sie be-ginnt damit, dass sie die Infusionsflasche von außen nach innen durch die Ärmelöffnung führt und wieder an der Infusionshalterung aufhängt. Dann erst führt sie den Arm des Pflegebedürftigen durch den Ärmel (→ Abb. 3).

Abb. 1: Anziehtraining bei halbseitiger Lähmung

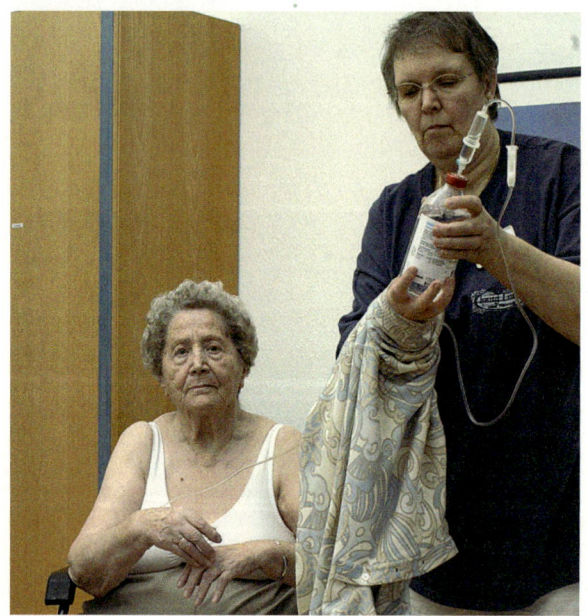

Abb. 2: Auskleiden bei einer laufenden Infusion

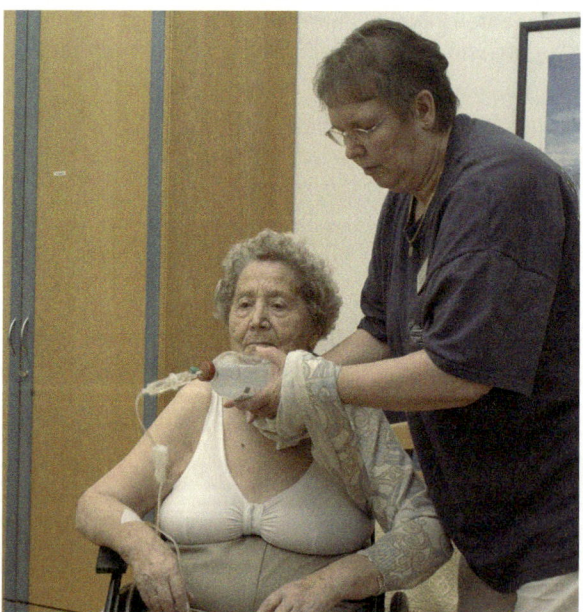

Abb. 3: Ankleiden bei einer laufenden Infusion

Hinweis Nach dem Umkleiden muss das Rädchen an der Tropfkontrolle umge-hend wieder geöffnet werden, dabei wird die Tropfgeschwindigkeit überprüft.

2.6 Unterstützung beim Essen und Trinken

Die Unterstützung beim Essen und Trinken umfasst alle Tätigkeiten, die der unmittelbaren Vorbereitung der Nahrungsaufnahme dienen. Dazu gehören die portionsgerechte Vorgabe, das Zerkleinern der zubereiteten Nahrungsmittel, das mundgerechte Zubereiten bereits belegter Brote, die notwendige Kontrolle der richtigen Essenstemperatur und ggf. die Bereitstellung von speziellem Essbesteck. Ebenso gehört die Unterstützung der Nahrungsaufnahme dazu, die in unterschiedlicher Form (fest, breiig, flüssig) sowie erforderlichenfalls als Sondenernährung erfolgen kann. Ergonomisches Essbesteck kann eingeschränkte Bewegungen des Handgelenks minimieren und das selbstständige Essen unterstützen (→ Abb. 1–6).

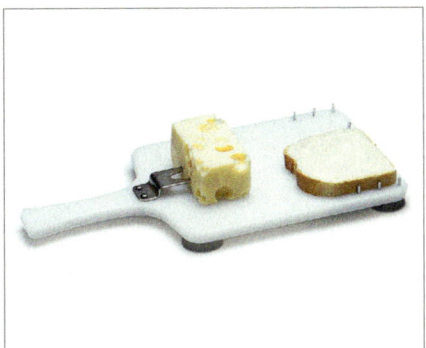

Abb. 1: Fixierschneidebrett zur Förderung der selbstständigen Nahrungszubereitung

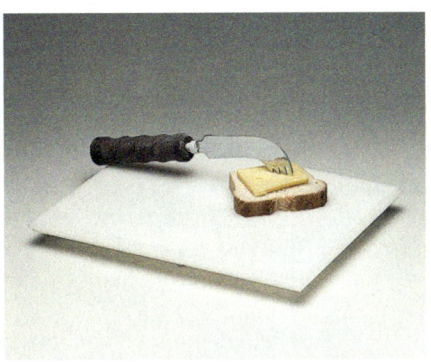

Abb. 2: Die gebogene Messerklinge kann durch ihre Zinken gleichzeitig als Gabel verwendet werden.

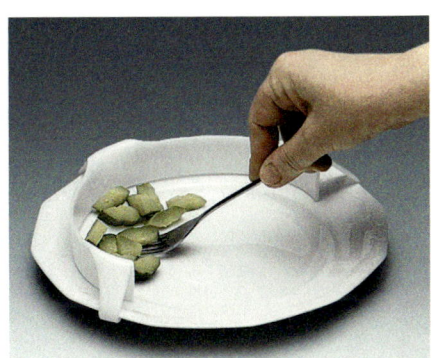

Abb. 3: Tellerranderhöhung

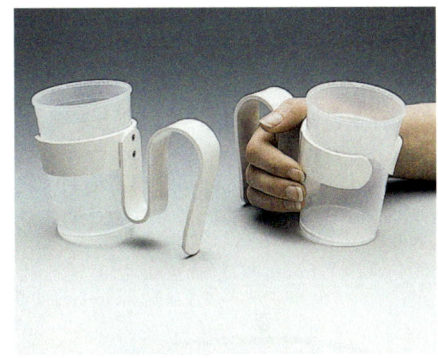

Abb. 4: Trinkbecher mit Halterung für Pflegebedürftige mit gestörter, aber noch erhaltener Restgreiffunktion

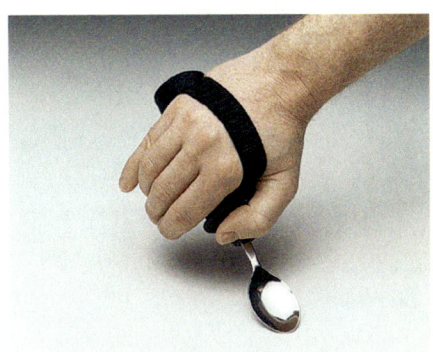

Abb. 5: Das Griffband bietet einen sicheren Halt für das Spezialbesteck.

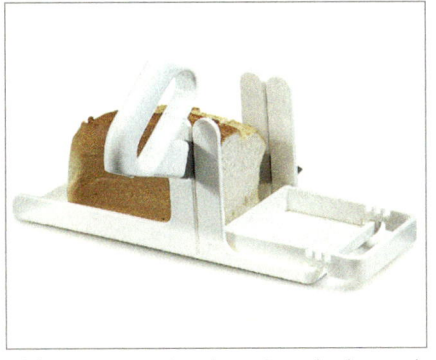

Abb. 6: Die senkrechten Ständer leiten das Messer, um Personen mit bestehender Greifschwäche oder mit zitternden Händen die relativ schwierige Tätigkeit des Scheiben Schneidens zu ermöglichen.

Die „richtige" Ernährung

Einführung in die Ernährungslehre → S. 198.

Untergewicht → S. 428

Exsikkose → S.450

Während Menschen im jungen und mittleren Erwachsenenalter oft gegen die Probleme der Überflussgesellschaft mit der Gefahr einer Überernährung ankämpfen müssen, steigt mit zunehmendem Alter das Risiko für Fehlernährung und → Untergewicht. Häufige Ursachen sind Appetitmangel, Kau- und Schluckstörungen. Viele alte Menschen leiden zusätzlich unbemerkt an Symptomen einer von außen oft unbemerkten chronischen → Exsikkose.

Zahlreiche im Alter auftretende Krankheiten erfordern eine spezielle Nahrungszusammenstellung:

Krankheitsbilder	Ernährungshinweise
Diabetes mellitus	Diabetesdiät (→ S. 444)
Bluthochdruck	Salzarme Kost (→ S. 502)
Magenschleimhautentzündung, Magengeschwür	Kost mit leicht verdaulichen Kohlenhydraten (→ S. 202, 519)
Gallenwegserkrankungen	Fettarme Kost (→ S. 201, 531)
Bauchspeicheldrüsenentzündung	Fettarme Kost (→ S. 201, 532)
Unterfunktion der Schilddrüse	Jodreiche Kost , z.B. Meerestiere (→ S. 561)
Niereninsuffizienz	Eiweißarme und kaliumarme Kost (→ S. 200, 550)
Dekompensierte Leberzirrhose	Eiweißarme, kohlenhydratreiche und alkoholfreie Kost (→ S. 200, 529)
Gicht	Purinarme Kost (→ S. 468)
Übergewicht	Niederkalorische und fettarme Kost (→ S. 201, 432)
Untergewicht	Hochkalorische Kost (→ S. 431)
Osteoporose	Calciumreiche Ernährung (→ S. 203, 461)
Obstipation	Faserreiche Kost (→ S. 202, 523)
Laktoseintoleranz (Milchzuckerunverträglichkeit)	Laktosefreie Kost, bei Sondenernährung spezielle Sondenkost, z.B. Fresubin soja®
Fettstoffwechselstörungen	Cholesterin- und fettarme Kost (→ S. 201, 448)

Hinweis
Es ist darauf zu achten, dass immer mit der gleichen Waage, zur gleichen Tageszeit und unter den gleichen Bedingungen (Gewicht der Bekleidung und Schuhe berücksichtigen) gewogen wird. Vor dem Wiegen soll der Pflegebedürftige seine Harnblase entleeren.

Gewichtskontrolle

Die Gewichtskontrolle sollte einmal pro Woche (zur Verlaufskontrolle bei Essstörungen und bei entwässernden Therapien) mit einer geeichten Steh- oder Sitzwaage durchgeführt und dokumentiert werden (→ Abb. 1 und 2).

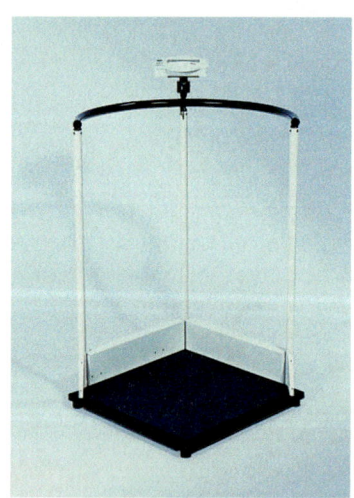

Abb. 1: Elektronische Stehhilfewaage

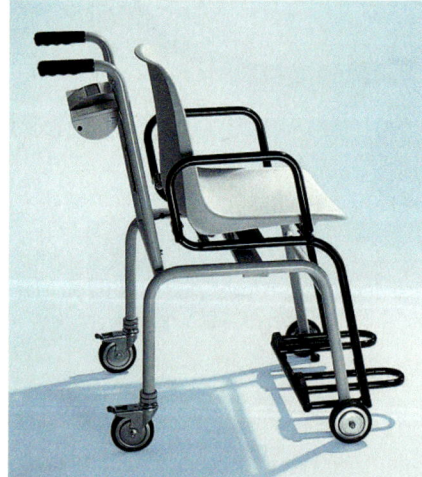

Abb. 2: Sitzwaage

Zu häufige Gewichtskontrollen sind besonders bei Über- und Untergewicht nicht angebracht, da das Gewicht sich in relativ kurzen Zeitabständen nicht wesentlich verändert und häufige Gewichtskontrollen das Frustrationsgefühl erhöhen.

Flüssigkeitsbilanzierung

Aufgrund der → Exsikkosegefahr bei alten Menschen sorgt die Pflegefachkraft für eine ausreichende Flüssigkeitszufuhr des Pflegebedürftigen. Dazu führt sie eine so genannte Flüssigkeitsbilanzierung durch oder leitet den kooperativen Pflegebedürftigen bzw. dessen Angehörigen dazu an. Es handelt sich um eine Gegenüberstellung der Flüssigkeitszufuhr (Einfuhr) und der Flüssigkeitsabgabe (Ausfuhr) innerhalb von 24 Stunden. Diese kann als effektive und registrierbare Bilanz erfolgen. Eine **effektive** Flüssigkeitsbilanzierung dokumentiert sämtliche Flüssigkeitsmengen (auch die nur schätzbaren, z. B. Flüssigkeitsmenge fester Speisen), während in der **registrierbaren** Bilanz lediglich die messbaren Mengen aufgeführt werden. Die Flüssigkeitsbilanzierung gibt u.a. Auskunft über die Herz- und Nierenfunktion.

Exsikkosegefahr
→ S. 349, 450

Hinweis

In der Praxis wird in der Regel eine registrierbare Bilanz durchgeführt.

Effektive Flüssigkeitsbilanzierung

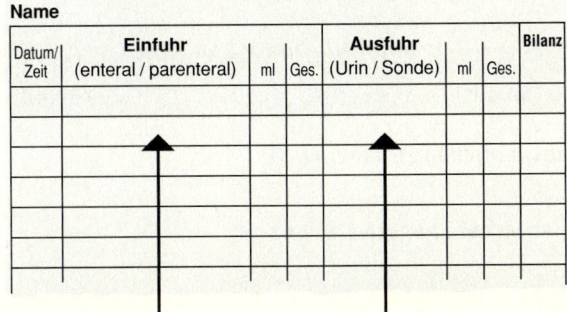

Registrierbare Flüssigkeitsbilanzierung

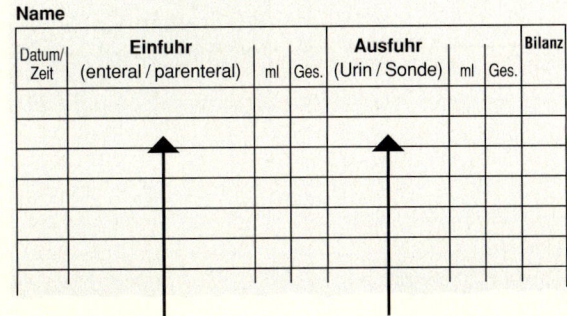

Einfuhr
- Trinkmenge
- Flüssigkeit in festen Speisen**
- Sondenkost
- Infusionen
- Oxidationswasser***

Ausfuhr
- Urin
- Erbrochenes
- Magensekret
- Blut, Wundsekret
- Stuhl*
- merklicher Flüssigkeitsverlust über Schwitzen (ca. 0,5 l/Tag)
- unmerklicher Flüssigkeitsverlust über Haut und Atmung (ca. 0,5 l/Tag)

Einfuhr
- Trinkmenge
- Sondenkost
- Infusionen

Ausfuhr
- Urin

* Flüssigkeitsgehalt des Stuhls: abhängig von Stuhlmenge und Konsistenz ca. 100 ml
** Flüssigkeitsgehalt von Obst, Gemüse und Joghurt: ca. 80 % des Gewichtes; dünne Suppen werden wie eine Flüssigkeit berechnet
*** Oxidationswasser entsteht bei der Verbrennung von Kohlenhydraten, Eiweißen und Fetten (ca. 300 ml/Tag)

Um die Berechnungen im allgemeinen Standard durchführen zu können, muss man sich auf gängige (geeichte und ungeeichte Gefäße) Größen einigen. Bei ungeeichten Gefäßen variieren die Inhaltsangaben. Ähnlich verhält sich die Inhaltsangabe bei den verschiedenen Löffelformen. Es ist sinnvoll, das Fassungsvermögen der Trinkgefäße auf dem Beobachtungsbogen (Ein- und Ausfuhrvordruck) zu schreiben.

Geeichte Messgefäße (mit Graduierung)
- Messzylinder,
- Medikamentenbecher
- Urinsammelgefäß
- spezielle Tassen, Becher und Gläser mit Eichung

Nicht geeichte Messgefäße
- Teelöffel (ca. 5 ml)
- Kinderlöffel (ca. 10 ml)
- Esslöffel (ca. 15 ml)
- Wasserglas (ca. 150–200 ml)
- Tasse (ca. 150 ml)
- Nierenschale (ca. 300–500 ml)
- Eimer (ca. 10 l)

Beispiel:

Ausgeglichene effektive Bilanz

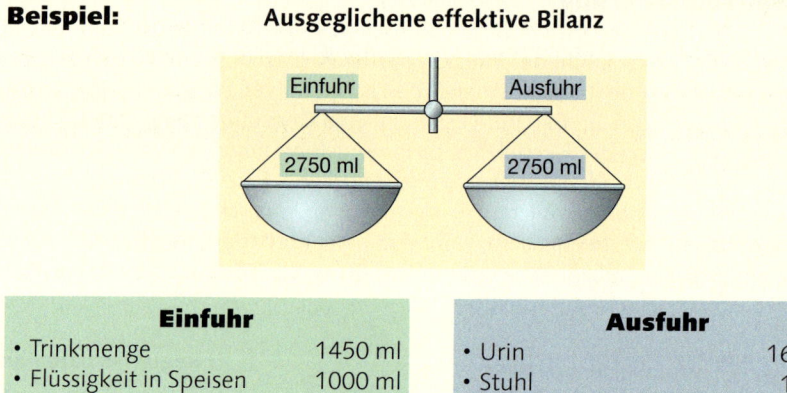

Einfuhr		**Ausfuhr**	
• Trinkmenge	1450 ml	• Urin	1650 ml
• Flüssigkeit in Speisen	1000 ml	• Stuhl	100 ml
• Oxidationswasser	300 ml	• merkliches Schwitzen	500 ml
		• unmerkl. Flüssigkeitsverlust	500 ml
	= 2750 ml		**= 2750 ml**

→ **ausgeglichene Bilanz: +/– 0**

Registrierbare negative Bilanz

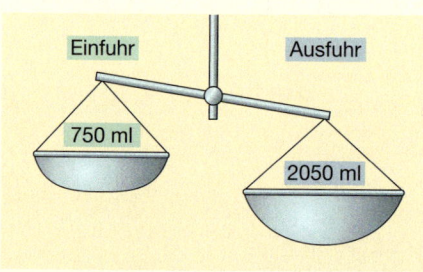

Einfuhr		**Ausfuhr**	
• Trinkmenge	750 ml	• Urin	2050 ml
	= 750 ml		**= 2050 ml**

→ **negative Bilanz: –1300 ml**

Registrierbare positive Bilanz

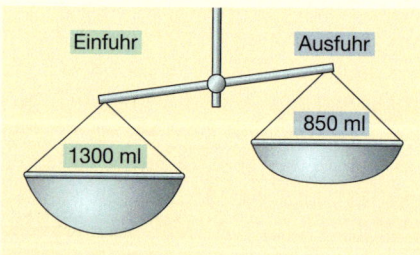

Einfuhr		**Ausfuhr**	
• Trinkmenge	800 ml	• Urin	850 ml
• Infusionen	500 ml		
	= 1300 ml		**= 850 ml**

→ **positive Bilanz: +450 ml**

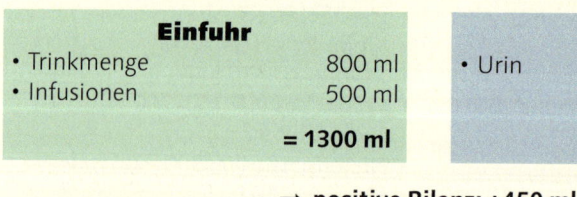

Hinweis

Bei der Applikation von Diuretika ist eine negative Bilanz meist beabsichtigt.
Die Pflegefachkraft muss bei der Bilanzierung berücksichtigen, dass Kaffee und entwässernde Tees die Urinbildung fördern und daher zu einer negativen Bilanz beitragen können.
In vielen Pflegeeinrichtungen ist es üblich, Kaffee und Tee bei der Flüssigkeitsbilanzierung nicht mit aufzunehmen.
Hier muss auf einen einheitlichen Dokumentationsstandard geachtet werden. Auch Kaffee und Tee tragen zur Flüssigkeitseinfuhr bei und müssen daher in der Einfuhrmenge berücksichtigt werden.

Anrichten

Das Auge isst mit! Darum wird die Speise möglichst appetitlich angerichtet. Auch bei passierter (durch ein Sieb gedrückter) bzw. pürierter Kost soll erkennbar sein, um welches Nahrungsmittel es sich handelt (→ Abb. 1).

Es kann zumindest immer ein Teil der Speise unzerkleinert bleiben bzw. als Verzierung des Breis bzw. Pürees dienen.

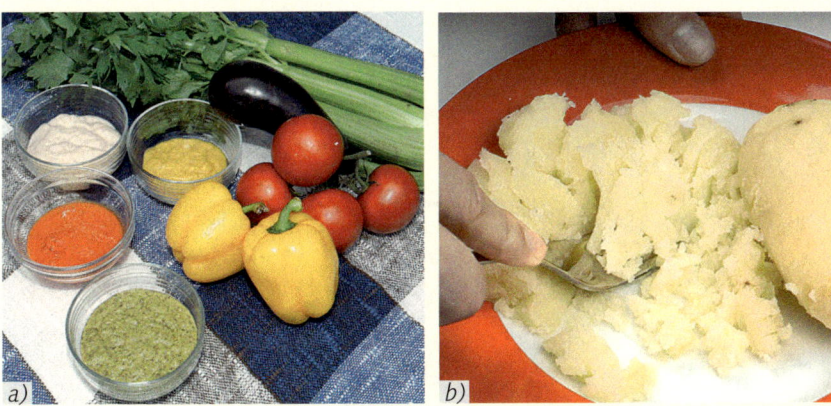

Abb. 1: Bei Schluckstörungen sollten feste Lebensmittel püriert (a) und weiche zerdrückt (b) werden.

Unter Berücksichtigung vorhandener Schluckstörungen (→ Aspirationsprophylaxe, S. 364) kann der Pflegebedürftige auch angehalten werden unzerkleinerte Speisen zu kauen.

Wenn der Pflegebedürftige einverstanden ist und kauen kann, werden Krusten abgetrennt und feste Speisen (z. B. Brot-, Fleisch-, Obstscheiben) in Viertel-, Achtel- oder kleinere Stückchen geschnitten und möglichst appetitlich angerichtet (→ Abb. 2 und 3).

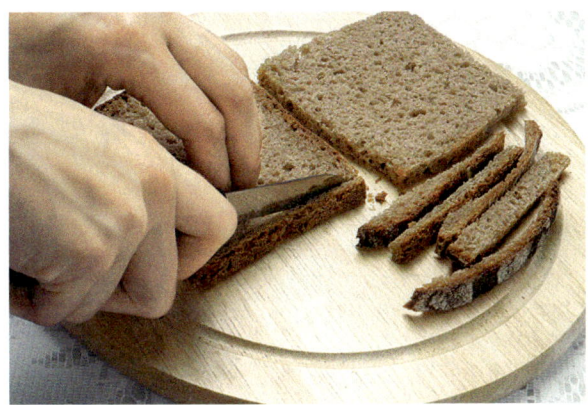

Abb. 2: Durch das Entfernen der Rinde ist Brot leichter zu kauen.

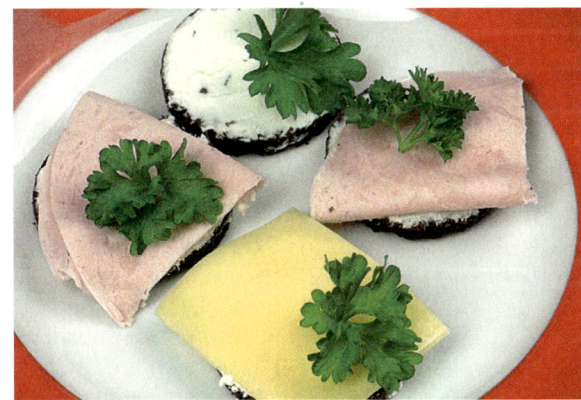

Abb. 3: Appetitlich angerichtete Brote

Beim Anrichten der Speise soll der Pflegebedürftige soweit wie möglich einbezogen werden. Mit etwas Unterstützung können viele Pflegebedürftige selbst ein Brot bestreichen oder belegen. Beim Öffnen von Jogurtbechern und kleinen Portionspackungen (z. B. Portionsbutter, -margarine, -marmelade, -streichkäse) haben Pflegebedürftige dagegen vielfach Probleme und benötigen Unterstützung von der Pflegefachkraft.

Das Essenstablett wird frontal (nicht seitlich versteckt) vor den Pflegebedürftigen gestellt, damit dieser die Speise gut sehen und ggf. riechen kann.

Bei **Seheinschränkungen** empfiehlt sich kontrastreiches Geschirr, wie z.B. weiße Tassen und Teller auf dunklem Untergrund (Tablett oder Tischdecke → Abb. 1). Bei stark sehbehinderten Pflegebedürftigen werden die Speisen entsprechend des Zwölfstundenverlaufs angeordnet.

Pflege alter Menschen mit eingeschränkten Funktionen der Sinnesorgane → S. 408

> **Beispiel** Stark sehbehinderte Menschen können bei der Orientierung wie folgt unterstützt werden: Das Fleisch liegt bei 6 Uhr, die Kartoffeln bei 9 Uhr und das Gemüse bei 3 Uhr.

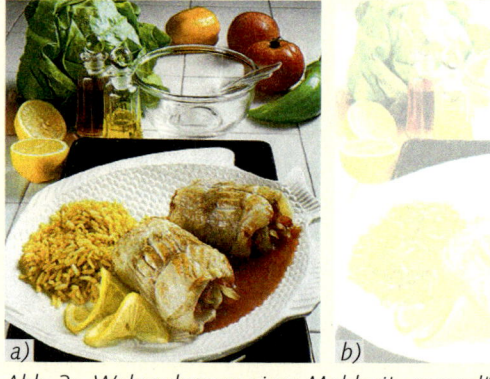

a)   b)

Abb. 2: Wahrnehmung einer Mahlzeit „normal" (a) und mit grauem Star (b)

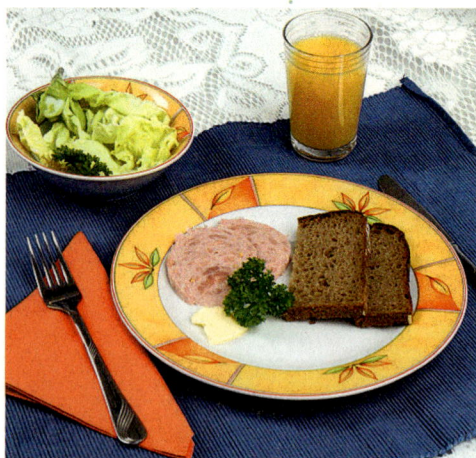

Abb. 1: Durch Farbkontraste können Pflegebedürftige die einzelnen Komponenten besser erkennen.

Anreichen

Die Unterstützung beim Essenreichen setzt Respekt und Taktgefühl voraus. So spricht die Pflegefachkraft vom „Essen reichen" und nicht vom „Füttern". Auch wird nicht der Begriff „Lätzchen" verwendet, sondern von der Serviette gesprochen, welche dem Pflegebedürftigen als Bett- und Kleidungsschutz angeboten wird.

Oberkörperhochlagerung → S. 340

Die Pflegefachkraft lagert den immobilen Pflegebedürftigen in → Oberkörperhochlagerung, stellt das Bett nach Möglichkeit auf eine niedrige Höhe und setzt sich seitlich neben den Pflegebedürftigen, sodass sie ihm die Speise gut anreichen kann. Die Pflegefachkraft setzt sich **nicht**, wie pflegende Angehörige in der häuslichen Pflege es praktizieren können, auf die Bettkante (→ Nähe und Distanz, Band 2). Dies ist auch unter hygienischen Gesichtspunkten (Keimverschleppung von Bett zu Bett) kritisch zu sehen. Steht die Pflegefachkraft beim Essenreichen, kann dies dem Pflegebedürftigen den Eindruck vermitteln, dass Zeitdruck herrscht.

Das Essenreichen darf nicht zu schnell erfolgen und die Speise darf nicht zu heiß sein. Der Pflegebedürftige bekommt erst wieder etwas angeboten, wenn er die zuvor angereichte Portion geschluckt hat. Zwischendurch wird mehrmals etwas zu Trinken angeboten. Das Anreichen einer Mahlzeit nimmt in der Regel mindestens 15–20 Minuten in Anspruch. Eventuell wird ein Warmhalteteller benötigt.

Kleineres Besteck ist zum Essenreichen besser geeignet als große Gabeln und Löffel. Wenn der Teelöffel oder die Kuchengabel nur halb gefüllt wird, verringert sich bei Schluckstörungen die Aspirationsgefahr.

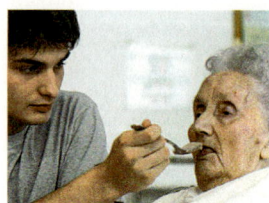

Abb. 3: Unterstützung beim Essen

Kostformen → Ernährungslehre, S. 207

Schlucktraining → Aspirationsprophylaxe, S. 346

Sondenernährung → Band 2

> **Hinweis** Bei Pflegebedürftigen mit Schluckstörungen müssen die Nahrungsmittel in unterschiedliche Konsistenzen getrennt werden, z.B. sollten Kartoffelbrei und Karottenstückchen nicht zusammen auf einem Löffel, sondern separat angereicht werden. Dem Pflegebedürftigen ist ein Hinweis auf den jeweiligen Löffelinhalt zu geben. Auch darf in diesem Fall keine Flüssigkeit angereicht werden, solange sich im Mund noch Speisereste befinden.
> Schnabelbecher sind bei bestimmten Patientengruppen (neurologische Störungen) aufgrund des Beißreflexes nicht zu empfehlen. Besser ist hier die Verwendung eines Strohhalms.

2.7 Unterstützung bei der Ausscheidung

Zu den Ausscheidungen, welche die Pflegefachkraft bei Bedarf unterstützt, gehören:

- Urin- und Stuhlausscheidung
- Erbrechen und
- Sputum (Auswurf).

Vorwiegend umfasst dies die Entsorgung der Ausscheidungen. Hinsichtlich der Unterstützung der Diagnostik ist die Beobachtung der Ausscheidungen von Bedeutung.

2.7.1 Urin- und Stuhlausscheidung

Zur Unterstützung der Urinausscheidung wird bei Bettlägerigen oder bei in ihrer Bewegung eingeschränkten Pflegebedürftigen eine **Urinflasche** oder ein **Steckbecken** verwendet (→ Abb. 1 und 2). Diese bestehen in der Regel aus Kunststoff. Darüber hinaus sind noch Glasflaschen und Chromnickelgefäße erhältlich. Eine Urinflasche sollte aus hygienischen Gründen und zur Geruchsreduzierung immer mit einem Deckel verschließbar sein und zum Ablesen der Urinmenge eine Graduierung (in Milliliter) besitzen.

Die Anwesenheit der Pflegefachkraft kann das ungewohnte Wasserlassen im Liegen hemmen und zur Harnverhaltung (unterdrückte Urinausscheidung) führen. Kann der Pflegebedürftige die Urinflasche oder das Steckbecken nicht selbst anlegen, hilft ihm die Pflegefachkraft. Dabei trägt sie unsterile Einmalhandschuhe und achtet darauf, dass die Intimsphäre des Pflegebedürftigen möglichst gewahrt bleibt, indem er nur so viel wie nötig aufgedeckt wird. Eine Urinflasche kann in Rückenlage zwischen den Beinen des Pflegebedürftigen oder in Seitenlage schräg vor ihm angelegt werden (→ Abb. 3).

Beobachtung von Urin, Stuhl und Sputum
→ S. 297

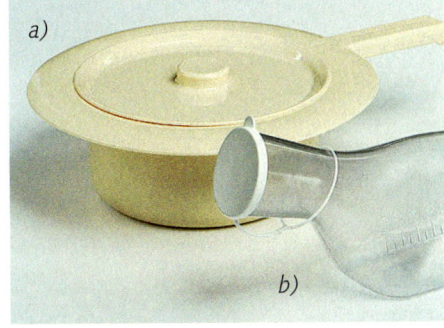

Abb. 1: a) Steckbecken
b) Urinflasche für Männer

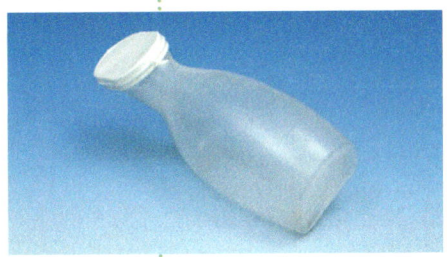

Abb. 2:
Urinflasche für Frauen

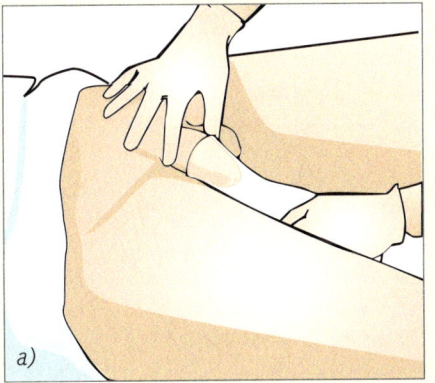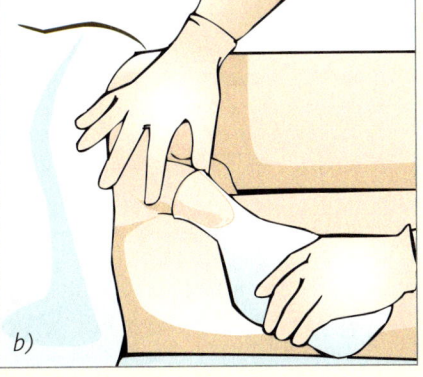

Abb. 3:
Anlegen der Urinflasche
a) auf dem Rücken liegend
b) seitlich

Während der Ausscheidung sollten nach Möglichkeit alle anderen Personen das Zimmer für einige Zeit verlassen. Die Hilfsmittel dürfen nicht länger als nötig angelegt bleiben, weil insbesondere das Steckbecken, aber auch der Urinflaschenrand Druckstellen verursachen können. Nach der Ausscheidung wird dem Pflegebedürftigen Zellstoff zum Abtupfen sowie ein feuchter Waschlappen und ein Handtuch zur Reinigung der Hände gereicht. Die verwendete Urinflasche bzw. das Steckbecken wird direkt entleert und desinfiziert. In der stationären Altenpflege stehen dazu Desinfektionsspülmaschinen zur Verfügung. In der ambulanten Pflege wird der Urin in die Toilette entsorgt, das Gefäß danach mit Wasser ausgespült und mit → Sprühdesinfektion desinfiziert. Die gereinigten Hilfsmittel werden anschließend wieder in die Halterung (am Bett oder am Nachttisch) zurückgestellt. Das Steckbecken kann bei den meisten Nachtschränkchen in die unter dem Schrank angebrachten Halterungen eingeschoben werden.

Zur Stuhlausscheidung im Bett kann ein Steckbecken (wie bei der Urinausscheidung) eingesetzt werden. In der Regel benötigt der Pflegebedürftige beim Anbringen des Steckbeckens Unterstützung.

Desinfektion von Ausscheidungen
→ S. 236

Sprühdesinfektion
→ S. 232, 235

Es gibt zwei Möglichkeiten zum Unterschieben des Steckbeckens (Bettschüssel):

a) Der Pflegebedürftige stellt beide Beine auf, hält sich am Bettaufrichter fest und hebt das Gesäß an. Währenddessen schiebt die Pflegefachkraft ihm das Steckbecken unter das Gesäß (→ Abb. 1).

b) Der Pflegebedürftige dreht sich auf die Seite. Die Pflegefachkraft schiebt das Steckbecken mit dem Griff zur Seite (damit der Griff nicht unter dem Oberschenkel liegt) und hält es, während sich der Pflegebedürftige zurückdreht (→ Abb. 2).

Das Kreuzbein soll auf dem Rand des Steckbeckens liegen und das Kopfteil des Bettes etwas erhöht werden. Der Pflegebedürftige soll seine Beine spreizen oder gestreckt halten und gut zugedeckt werden. Die Klingel oder eine Glocke wird in Reichweite gelegt und der Pflegebedürftige nach Möglichkeit allein gelassen.

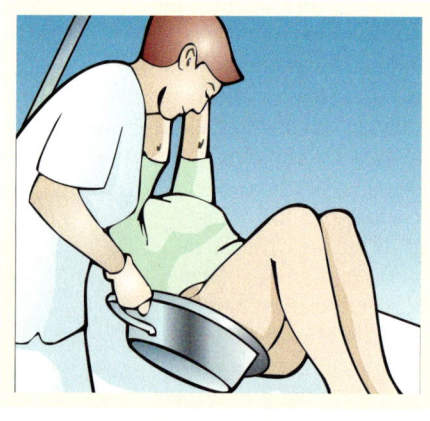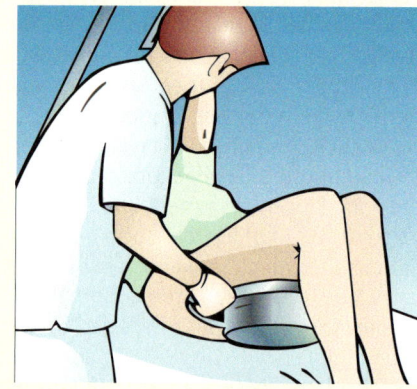

Abb. 1:
Unterschieben des
Steckbeckens
(1. Möglichkeit)

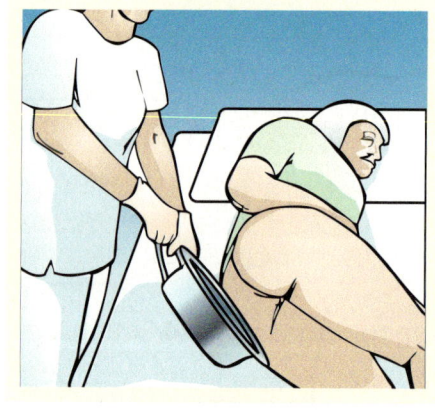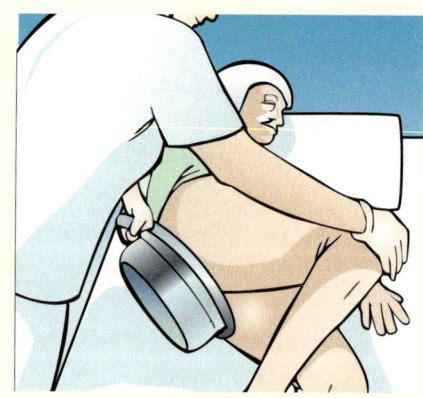

Abb. 2:
Unterschieben des
Steckbeckens
(2. Möglichkeit)

Zum Entfernen der Bettschüssel trägt die Pflegefachkraft Einmalhandschuhe. Der Pflegebedürftige hebt sein Gesäß hoch oder dreht sich auf die Seite. Die Pflegefachkraft zieht das Steckbecken weg und säubert den Intimbereich mit Zellstoff und Einmaltüchern (→ Intimpflege, S. 254), sofern der Pflegebedürftige dies nicht selbst übernehmen kann. Anschließend werden dem Pflegebedürftigen ein feuchter Waschlappen und ein Handtuch zur Reinigung der Hände gereicht. Das Zimmer wird gelüftet und das verwendete Steckbecken direkt entleert und desinfiziert.

Wenn der Pflegebedürftige zwar aufstehen, aber nicht gehen kann, wird ein **Toilettenstuhl** eingesetzt (→ Abb. 3). Dessen Sitzplatte kann entfernt und ein Steckbecken oder ein Eimer eingeschoben werden. Da die Sitzfläche höher ist als das WC, lässt sich der Stuhl auch über die Toilette fahren. Dies ermöglicht dem Pflegebedürftigen in der Toilette auszuscheiden, wodurch seine Intimsphäre gewahrt und eine Geruchsbelästigung im Pflegezimmer vermieden werden. Bei der Verwendung des Toilettenstuhls ist darauf zu achten, dass der Stuhl beim Transfer des Pflegebedürftigen nicht wegrollt. Das muss durch Feststellen der Bremsen verhindert werden.

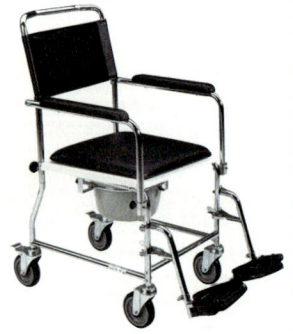

Abb. 3: Toilettenstuhl

Unterstützung bei Inkontinenz

Inkontinenz ist die Unfähigkeit, die Urin- und Stuhlentleerung willentlich zu beeinflussen.

Urininkontinenz

Um dem Pflegebedürftigen gezielt helfen zu können, muss zunächst die Ursache der Inkontinenz festgestellt werden. Es werden folgende vier Formen der **Urininkontinenz** unterschieden:

- Belastungsinkontinenz (Stressinkontinenz)
- Dranginkontinenz (Urgeinkontinenz)
- Überlaufinkontinenz
- Reflexinkontinenz.

Die häufigste Form der Urininkontinenz ist die **Belastungsinkontinenz** (Stressinkontinenz), die bei Druckerhöhungen im Bauchraum infolge von Stress (Husten, Niesen und Treppensteigen) zu unwillkürlichem Urinabgang *(Miktion)* führt. Diese Inkontinenzform betrifft vor allem Frauen. Die Ursache der Stressinkontinenz ist in der Regel eine Schwäche der Beckenbodenmuskulatur (z. B. nach vielen Geburten und Operationen sowie aufgrund des allgemeinen Muskelschwunds im Alter) und/oder ein Schließmuskeldefekt (→ Abb. 2).

Urgeinkontinenz
urge engl. = drängen

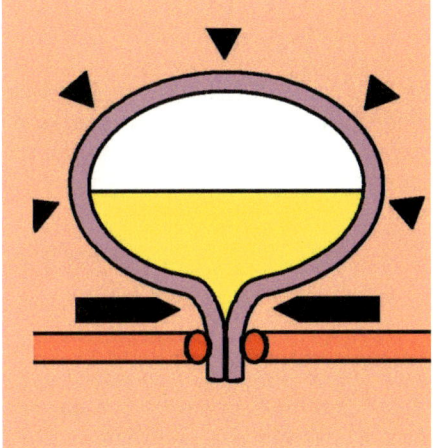 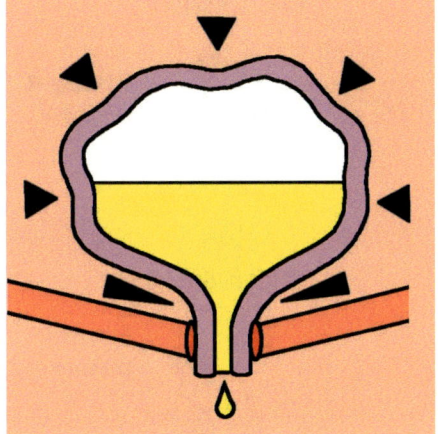

Abb. 1: Straffer Beckenboden   *Abb. 2: Erschlaffter Beckenboden*

Stadieneinteilung der Belastungsinkontinenz (Stressinkontinenz)

Stadium 1	leichte, sporadische Urininkontinenz mit gelegentlichem Harnträufeln, z. B. beim Husten, Niesen und Lachen
Stadium 2	mittelschwere, belastende Urininkontinenz mit unwillkürlichem Urinabgang beim Aufstehen aus dem Sitzen oder Liegen
Stadium 3	schwere, vollständige Urininkontinenz mit ständigem Harnverlust auch im Liegen

Behandlung und Pflege bei Belastungsinkontinenz

Empfehlenswert ist das Beckenbodentraining (→ S. 286), welches die Betroffenen selbst durchführen können. Bei Übergewicht ist eine Gewichtsreduktion (in Absprache mit dem Arzt) angebracht.

Mittels Elektrostimulation kann die Beckenbodenmuskulatur auch über Elektroden an Beckenboden, Penis, Klitoris und Anus stimuliert werden. Spezielle Geräte hierzu gibt es im Sanitätsfachhandel. Neben der passiven Kontraktion der Beckenbodenmuskulatur können sie als Biofeedbackgeräte den Betroffenen gleichzeitig die Wahrnehmung der Kontraktionen bewusst machen.

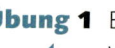

Beckenbodengymnastik

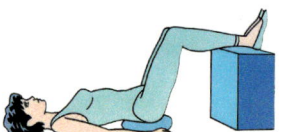

Übung 1 Beugen Sie im Knien den Oberkörper nach vorn, stützen Sie sich mit den Unterarmen ab, lassen Sie den Kopf auf den Händen ruhen.

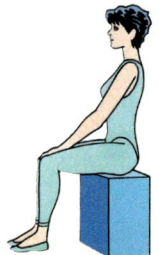

Übung 2 Legen Sie die Unterschenkel auf einen Hocker oder Stuhl. Erhöhen Sie die Lage Ihres Beckens, indem Sie ein Kissen unterschieben.

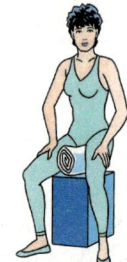

Übung 3 Wenn Sie im Hohlkreuz sitzen, können Sie die Muskulatur um Harnröhre und/oder Scheide besser zusammenziehen. Konzentrieren Sie sich nun wieder auf den Beckenboden und kneifen Sie beim Ausatmen die Muskeln zusammen.

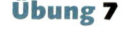

Übung 4 Wenn Sie sich für die Übung 3 im Reitersitz auf einen festen Widerstand, z.B. eine Handtuchrolle setzen, wird die Anspannung durch den gezielten Widerstand erleichtert und gut spürbar.

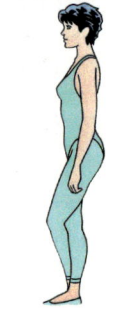

Übung 5 Kreuzen Sie im Stehen, Sitzen oder Liegen die Beine und drücken Sie beim Ausatmen die Fußaußenkanten gegeneinander.

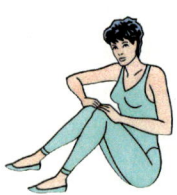

Übung 6 Setzen Sie sich auf den Boden und winkeln Sie die Beine an. Die Unterschenkel sind gegrätscht und mit den Händen drücken Sie die Knie zusammen. Versuchen Sie nun, die Oberschenkel gegen den Widerstand der Hände zu öffnen. Atmen Sie dabei aus.

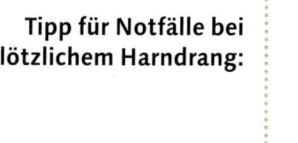

Tipp für Notfälle bei plötzlichem Harndrang:

Übung 7 Beugen Sie einfach den Oberkörper nach unten und tun Sie so, als ob Sie Ihre Schuhe zubinden wollten. Der Druck im Bauchraum wird dabei in die entgegengesetzte Richtung gelenkt und der Harndrang lässt nach.

Bei der so genannten **Dranginkontinenz** besteht ein zwanghafter Harndrang, wobei der Schließmuskel noch funktioniert. Diese Form der Inkontinenz kann motorische oder sensorische Ursachen haben.

Die **motorische Dranginkontinenz** ist meist auf hirnorganische Störungen oder eine Überaktivität der Blasenmuskulatur zurückzuführen, die durch psychovegetative Faktoren verstärkt werden kann (→ Abb. 1). Anfangs kann der Urin noch gehalten werden und es bestehen oft nur die Symptome einer Reizblase mit dem lästigen Zwang zum häufigen Wasserlassen. Bei stärkerer Ausbildung der Beschwerden entsteht der willentlich nicht mehr beherrschbare Harndrang. Dabei kann sich die Blase ganz oder teilweise sturzbachartig entleeren.

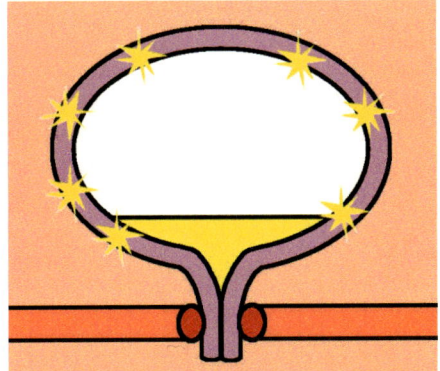

Abb. 1: Motorische Dranginkontinenz (Übererregbarkeit der Blasenwandmuskulatur)

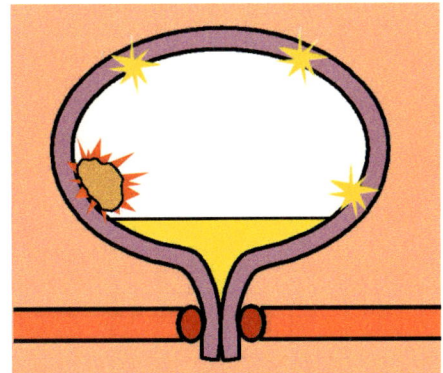

Abb. 2: Sensorische Dranginkontinenz (Erkrankungsbedingte Reizungen der Blasenschleimhaut)

Ursachen für die **sensorische Dranginkontinenz** sind dagegen häufig Blaseninfektionen, Blasensteine oder Tumore (→ Abb. 2). Der imperative (zwingende) Harndrang entsteht dabei nicht durch eine überaktive Blasenmuskulatur, sondern, vereinfacht dargestellt, über die erkrankungsbedingten Reizungen der Blasenschleimhaut. Es kommt zur reflektorischen Öffnung des Blasenhalses mit nachfolgender Erschlaffung des Schließmuskelsystems und unfreiwilligem Urinabgang.

Die körperlichen Ursachen der Dranginkontinenz müssen diagnostiziert und therapiert werden. Kann eine sensorische Dranginkontinenz ausgeschlossen werden, ist die motorische Dranginkontinenz gut medikamentös behandelbar (→ Spasmolytika, Krampf lösende Medikamente).

Behandlung und Pflege bei Dranginkontinenz

Bei einer Dranginkontinenz kann das **Toilettentraining** durchgeführt werden. Dazu werden die Betroffenen 30 Minuten nach Flüssigkeitsaufnahme angehalten zur Toilette zu gehen (auch wenn sie keinen Harndrang verspüren). Anschließend sollen sie dann nach Möglichkeit erst nach ca. zwei bis drei Stunden wieder zur Toilette gehen. Dabei wird bewusst der Urin zurückgehalten, um das Gefühl für eine gefüllte Blase zu entwickeln. Ziel dieses Toilettentrainings ist es, die Zeitabstände der Urinausscheidung allmählich zu verlängern und individuelle Entleerungszeiten zu ermitteln bzw. feste Entleerungszeiten zu erreichen. Um den Erfolg des Trainings nachvollziehen zu können, wird ein Miktionsprotokoll (→ Abb. 1, S. 288) geführt. Protokolliert werden die Trink- und Urinmenge in Milliliter sowie die Anzahl der Toilettengänge, das Vorkommen von Dranggefühlen und das Einnässen. Nachts wird das Training unterbrochen. Jedoch werden die Pflegebedürftigen auch nachts zu **festgelegten Entleerungszeiten** angehalten bzw. soweit diese noch nicht bekannt sind, in Zeitintervallen (z. B. von 2 bis 3 Stunden) zum Toilettengang aufgefordert. Fließendes Wasser (z. B. ein laufender Wasserhahn) kann das Wasserlassen anregen. Auch mit dem so genannten **Triggern** (→ S. 288) kann eine Harnblasenentleerung herbeigeführt werden.

Abb. 1:
Miktions-
protokoll

7-Tage-Miktionsprotokoll von _____ bis _____ Name _____

Uhrzeit	1. Tag					2. Tag					3. Tag					4. Tag					5. Tag					6. Tag					7. Tag				
	Trinkmenge (ml)	Urinmenge (ml oder Symbol*)	Drangefühl	Toilettengang	Einnässen	Trinkmenge (ml)	Urinmenge (ml oder Symbol*)	Drangefühl	Toilettengang	Einnässen	Trinkmenge (ml)	Urinmenge (ml oder Symbol*)	Drangefühl	Toilettengang	Einnässen	Trinkmenge (ml)	Urinmenge (ml oder Symbol*)	Drangefühl	Toilettengang	Einnässen	Trinkmenge (ml)	Urinmenge (ml oder Symbol*)	Drangefühl	Toilettengang	Einnässen	Trinkmenge (ml)	Urinmenge (ml oder Symbol*)	Drangefühl	Toilettengang	Einnässen	Trinkmenge (ml)	Urinmenge (ml oder Symbol*)	Drangefühl	Toilettengang	Einnässen
01.00																																			
02.00																																			
03.00																																			
04.00																																			
05.00																																			
06.00																																			
07.00																																			
08.00																																			
09.00																																			
10.00																																			
11.00																																			
12.00																																			
13.00																																			
14.00																																			
15.00																																			
16.00																																			
17.00																																			
18.00																																			
19.00																																			
20.00																																			
21.00																																			
22.00																																			
23.00																																			
24.00																																			

*Symbole: x = wenig, xx = mittel, xxx = viel

Bitte zum nächsten Arzttermin mitbringen!

Quelle:
www.med-
netconsult.de

Bei einer **Reflexinkontinenz** liegt eine Unterbrechung der Nervenverbindungen zwischen dem Gehirn und den untergeordneten Rückenmarkszentren vor (z. B. bei der Querschnittslähmung). Die untergeordneten Rückenmarks- und Blasenzentren übernehmen die Kontrolle über den Ablauf der Urinentleerung, woraus meist eine fehlende Koordination zwischen Anspannung der Blasenmuskulatur und dem Öffnen der Schließmuskeln resultiert. Diese so genannte „autonome Blase" kommt z. B. bei Schlaganfall, Querschnittslähmung und Multipler Sklerose vor.

Behandlung und Pflege bei Reflexinkontinenz

Harnblasen-
katheterismus
→ Band 2

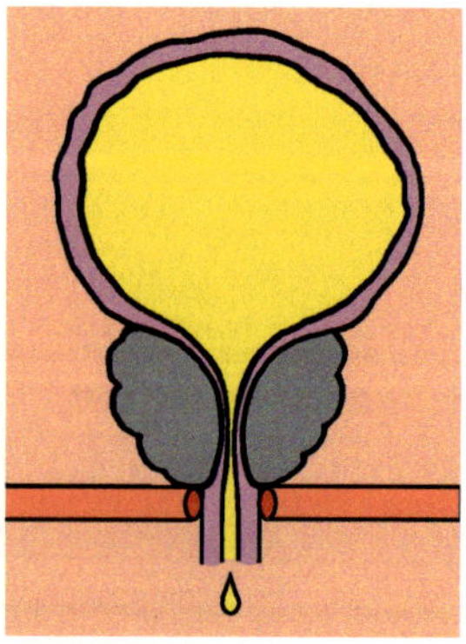

Triggern: Die Pflegefachkraft (oder besser der Betroffene selbst) beklopft die Blasenregion oberhalb des Schambeins einige Sekunden lang mit den Fingerspitzen, um die Harnblasenentleerung auszulösen (Blasenklopftraining).

Abb. 2:
Überlaufinkontinenz

Von einer **Überlaufinkontinenz** sind besonders Männer betroffen, weil es sich in der Regel um eine Folge einer Harnröhreneinengung handelt (z. B. aufgrund einer Prostatavergrößerung). Dabei staut sich der Urin in der Blase und überdehnt die Blasenwandmuskulatur bis der sich aufgebaute Blaseninnendruck schließlich die Harnröhrenenge überwindet und ständig Urin aus der Harnröhre herauströpfelt (→ Abb. 2).

Eine Überlaufinkontinenz kann als sogenannte atonische Blase (schlaffe Blase) auch als Spätfolge bei Diabetes mellitus auftreten. Aufgrund einer Restharnbildung in der Harnblase und dem damit verbundenen Infektionsrisiko (→ Zystitis, S. 555) kann bei einer Überlaufinkontinenz mehrmals täglich eine Blasenentleerung mit Hilfe eines → Katheters erforderlich werden.

Hinweis Eine Urininkontinenz hat häufig mehrere Ursachen (so genannte Mischinkontinenz). Neben den genannten physiologischen Ursachen spielen auch psychische Aspekte eine Rolle.

Folgen der Inkontinenz

Inkontinenz ist leider immer noch ein Tabuthema. Betroffene zeigen häufig Schuld- und Schamgefühle sowie ein vermindertes Selbstwertgefühl. Flecken auf der Kleidung verstärken die Ablehnung durch andere, Resignation, Rückzug und Isolation sind die Folgen. Bei vielen Pflegebedürftigen stellt sich eine Einschränkung der Flüssigkeits- und Nahrungsmenge ein, die z. B. zu Verwirrtheitszuständen, Exsikkose und Obstipation führen kann.

Kontinenzfördernde Umgebung

Zur Unterstützung der Ausscheidungen wird eine Klingel (oder Glocke) in Reichweite des Pflegebedürftigen gelegt. Nach Möglichkeit sollte das Pflegezimmer nicht weit von der Nasszelle entfernt sein. Der Toilettenweg ist besonders gut zu kennzeichnen. Haltegriffe (auf dem Flur und in der Toilette) können Stürze vermeiden helfen. Gegebenenfalls wird ein Toilettenstuhl, eine Urinflasche und/oder ein Steckbecken bereitgestellt. Darüber hinaus sollte auf eine leicht zu öffnende weite Kleidung geachtet werden.

Hilfsmittel

Geeignete Hilfsmittel bei Urininkontinenz sind:
- saugfähige Unterlagen (→ Abb. 1)
- Inkontinenzeinlagen in verschiedenen Größen und Arten (mit und ohne Netzhose, → Abb. 2)
- Blasenkatheter: Sie bedürfen immer einer strengen Indikationsstellung (z. B. werden sie bei urininkontinenten Pflegebedürftigen mit vorhandenem Steißbeindekubitus im 4. Stadium eingesetzt) und müssen aufgrund der Infektionsgefahr vom Arzt angeordnet sein (→ Harnblasenkatheterismus, Band 2).
- Inkontinenzhosen mit Klebestreifen oder Inkontinenzslips (→ Abb. 3)
- Kondomurinale (bei Männern): Das Hilfsmittel ähnelt einem Kondom, das jedoch vorne eine Öffnung aufweist (→ Abb. 4). Es wird am Penis befestigt und an einen Urinauffangbeutel angeschlossen.

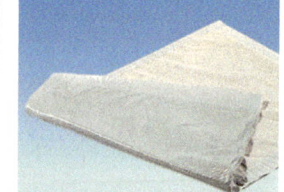

Unterstützung beim Kleiden → S. 275

Abb. 1:
Inkontinenzunterlage
(so genannte „Geri")

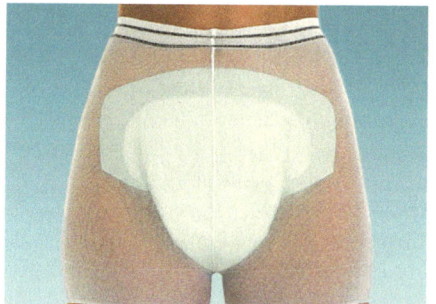

Abb. 2: Inkontinenzeinlage mit Netzhose

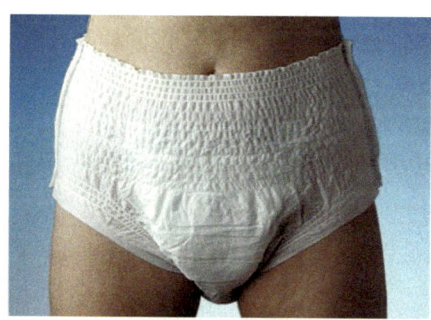

Abb. 3: Inko-Hose

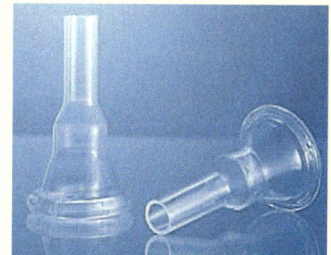
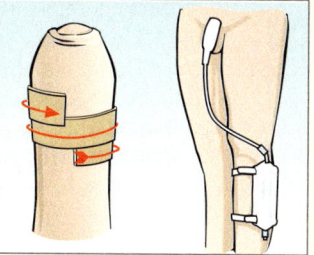

Abb. 4: a) Kondomurinal; b) Anlegen des Kondomurinals

Hinweis Inkontinenzprodukte wie Inkontinenzhosen und -einlagen sollen aufgrund der Gefahr der Keimverschleppung in die Harnröhre immer von vorne nach hinten (von Richtung Symphyse in Richtung Anus) angelegt und entfernt werden.

Stuhlinkontinenz

Stuhlinkontinenz ist das Unvermögen, die **Defäkation** (Stuhlausscheidung) bewusst und willkürlich kontrollieren und steuern zu können.

Ursachen für Stuhlinkontinenz sind vor allem Störungen der neurogenen Steuerung (z. B. beim Schlaganfall) sowie chronisch-entzündliche Darmerkrankungen, chronische Verstopfung und narbige Veränderungen des Darms. Weitere Ursachen können Schließmuskelschwäche, eine geschwächte Beckenbodenmuskulatur, Schädigungen der Darmmuskulatur aufgrund von Verletzungen oder Operationen und/oder Tumoren in der Enddarmregion sein. Störungen der Wahrnehmung des Dehnungsreizes können z. B. bei geistig Behinderten, bei Verwirrten und als Spätkomplikation bei Diabetikern auftreten. Letztlich können auch psychische Belastungen wie z. B. die Einweisung in eine Pflegeeinrichtung, Angst oder auch der Wunsch nach Zuneigung eine Stuhlinkontinenz verursachen.

Stadien-/Schweregradeinteilung der Stuhlinkontinenz

Schweregrad I	Verschmutzung der Wäsche
Schweregrad II	unkontrollierter Abgang von dünnflüssigem Stuhl, Kontrollverlust für Winde
Schweregrad III	Kontrollverlust für breiigen Stuhl
Schweregrad IV	vollständiger Kontrollverlust für jede Stuhlform

> **Hinweis** Inkontinente Pflegebedürftige haben häufig Schuldgefühle („Jetzt mache ich denen wieder so viel Arbeit"). Daraus können Aggressionen, depressive Verstimmungen und Resignation erwachsen.

Enterostomapflege
→ Band 2

Abb. 1:
Analtampon

Intertrigoprophylaxe
→ S. 312

Abb. 2:
Angelegter Fäkalkollektor

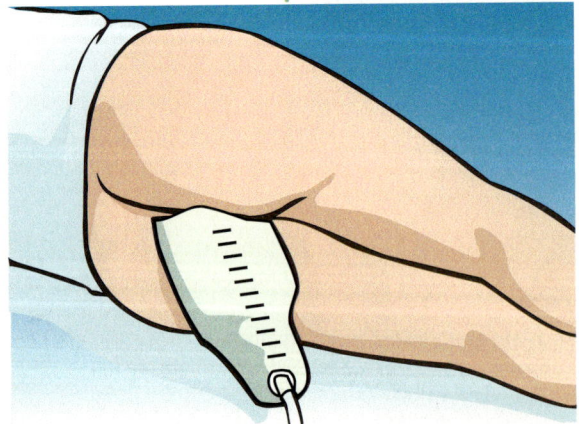

Pflegemaßnahmen zum Stuhlkontinenztraining sind u.a. die Kräftigung der Beckenbodenmuskulatur (→ S. 286) sowie die kontrollierte Stuhlentleerung mittels Darmmassage (→ Abb. 2, S. 351) und geplanten Entleerungszeiten. Die Dokumentation der Stuhlbeobachtung (z. B. in einem separaten Stuhlprotokoll) dient insbesondere der Erfassung des Schweregrades der Inkontinenz, der Stuhlbeschaffenheit, der Entleerungszeiten sowie der Auslöser für die Stuhlinkontinenz. Zu den Hilfsmitteln, welche insbesondere die → Intertrigoprophylaxe unterstützen, zählen angepasste Inkontinenzunterlagen sowie Analtampons und Fäkalkollektoren.

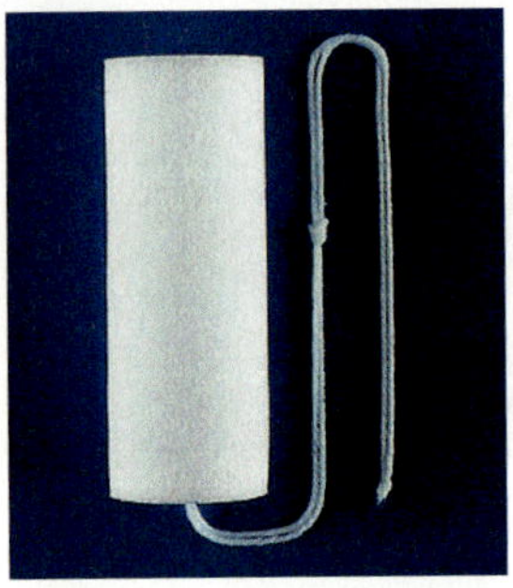

Analtampons bestehen aus weichem, mit einem wasserlöslichen Film ummantelten Kunststoff. Der Tampon wird kurz in warmes Wasser gelegt, sodass er weich und gleitfähig wird. Zusätzlich wird das Rektum mit Vaseline eingecremt. Dann kann der Analtampon unter leichten Drehbewegungen in das Rektum eingeführt werden. Ein Rückholfaden erleichtert das Wiederentfernen. Der Tampon quillt im Rektum weiter auf und hält festen Stuhl längere Zeit zurück. Er sollte maximal 12 Stunden liegen bleiben.

Ein **Fäkalkollektor** wird bei Stuhlinkontinenz 3. Grades eingesetzt. Es handelt sich um einen Sammelbeutel, der eine Ausstreiföffnung und ein Ventil, über welches Gase entweichen können, aufweist. Die Öffnung des Fäkalkollektors kann individuell zugeschnitten werden. Mit den Haftplatten wird der Beutel auf den enthaarten Analbereich angebracht und kann dort mehrere Tage belassen werden. Im Handel sind ähnlich dem Stomabeutel ein- und zweiteilige Systeme erhältlich.

Diarrhoe (Durchfall)

Bei mehr als drei flüssigen Stuhlentleerungen in 24 Stunden wird von einer Diarrhoe gesprochen. Im Extremfall können bei bestimmten Krankheitsbildern pro Tag bis zu 30 Stuhlentleerungen erfolgen.

Weitere Durchfallsymptome sind u.a.:
- wässrige, übel riechende helle Stühle
- schmerzhafte Darmentleerungen
- Exsikkose
- Oligurie (tägl. Urinmenge < 500 ml)
- belegte Zunge, Durstgefühl, Appetitverlust
- Gewichtsreduktion und Schwächegefühle und
- Intertrigo in der Analregion.

Unterschieden werden akute und chronische Durchfälle.

Mögliche Ursachen für eine **akute Diarrhoe** sind:
- virale oder bakterielle Darminfektionen
- Parasitenbefall (Wümer)
- Angst, Stress
- Allergien
- Alkoholabusus
- Ernährungsfehler (z.B. übertriebener Verzehr von Vollkornprodukten oder Sahne)
- Medikamente (z.B. Antibiotika, Zystostatika, Digitalis).

Mögliche Ursachen für eine **chronische Diarrhoe** ist die Malassimilation. Darunter wird eine gestörte Nährstoffausnutzung verstanden.
Sie kann unterteilt werden in:
- Malabsorption (ungenügende Aufnahme von Nährstoffen aus dem Verdauungstrakt bei Erkrankungen der Schleimhaut insbesondere des Dünndarms)
- Maldigestion (fehlerhafte Verdauung aufgrund eines Enzymmangels, z.B. bei Erkrankungen des Magens, der Bauchspeicheldrüse oder der Leber und ableitenden Gallenweges)

Weitere Ursachen für eine chronische Diarrhoe sind:
- vegetative Darmstörungen aufgrund von Stress (so genanntes Reizkolon)
- chronischer Alkoholismus
- und Schilddrüsenüberfunktion *(Hyperthyreose)*.

Behandlung und Pflege bei Diarrhoe

Der Betroffene soll viel trinken und damit vor allem wichtige Elektrolyte (wie Kalium, Calcium) substituieren. Empfehlenswert sind eine Kraftbrühe (Boullion) sowie Salzstangen und eine wässrige Elektrolytlösung (Wasser mit Salz und Zucker). Die Kraftbrühe kann den Körper mit wichtigen Mineralstoffen (→ S. 203) versorgen.

Ein geriebener Apfel ohne Schale sorgt dafür, dass das darin enthaltene Pektin aufquillt. Außerdem unterstützt die Pflegefachkraft erforderlichenfalls die Medikation nach ärztlicher Anordnung. Ebenso achtet sie auf die Intertrigoprophylaxe und beobachtet den Hautturgor sowie die Vitalzeichen und die Urinausscheidung.

Hinweis Häufig werden bei Diarrhoe Colagetränke empfohlen. Colagetränke enthalten sehr viel Zucker und sind deshalb für den Darm eine hyperosmolare Lösung, die eine noch größere Wasserausscheidung nach sich zieht. Cola ist als „Elektrolytersatz-Lösung" nicht geeignet, zumal das Coffein den renalen Kaliumverlust noch verstärkt.

hyperosmolar
Die Lösung besitzt eine höhere Osmolarität (→ S. 105) als eine physiologische Vergleichslösung.

Darmreinigung

Zur Unterstützung der Stuhlausscheidung können bei bestehender Obstipation und nach ärztlicher Anordnung ein Klistier (syn. Klysma), ein Reinigungseinlauf oder die digitale Ausräumung eingesetzt werden.

Klistiere sind Einläufe mit geringen Spülmengen. Die Wirkung ist auf den Enddarm beschränkt, weil Klistiere nur ein kurzes Ansatzrohr haben. Klistiere bestehen meistens aus hyperosmolaren Lösungen und bewirken folglich einen → osmotischen Reiz auf den Darm. Bei der Applikation eines Klistiers ist die Wahrung der Intimsphäre wichtig. Die Anwendung sollte in der Toilette oder im Pflegebett erfolgen (weitere Anwesende bitten, das Zimmer zu verlassen). Der Pflegebedürftige wird nicht ganz aufgedeckt, in der Regel nur bis zu den Knien. Findet die Anwendung im Bett (nicht auf der Toilette) statt, wird ein Steckbecken und/oder ein Toilettenstuhl mit Eimer bereit gestellt.

osmotischer Reiz
→ S. 105

Weitere Materialen sind:
- unsterile Handschuhe,
- Bettschutz,
- Abwurfbeutel
- Zellstoff,
- Gleitmittel (z. B. Vaseline),
- evtl. eine Schutzschürze.

Nach Möglichkeit soll der Pflegebedürftige aktiviert werden und sich das Klistier selbst verabreichen. Dazu wird das Klistier im Wasserbad auf Körpertemperatur angewärmt und am Ansatzrohr mit Vaseline gleitfähig gemacht. Zur Applikation dreht sich der Pflegebedürftige im Bett auf die linke Seite (→ Hinweis, S. 293) und entspannt den Schließmuskel. Auf der Toilette kann das Klistier auch im Stehen oder Sitzen verabreicht werden. Nachdem die Schutzkappe entfernt ist, wird Gleitmittel auf die Spitze (Ansatzrohr) des Klistiers gegeben. Dann wird es unter leichten Drehbewegungen in das Rektum eingeführt und der Inhalt vollständig eingebracht. Um eine Wirkung in höheren Darmabschnitten zu erzielen, kann auch ein Darmrohr verwendet werden. Anschließend soll der Pflegebedürftige den Schließmuskel leicht zusammenpressen und die verabreichte Lösung ca. 5 bis 10 min anhalten. Die Pflegefachkraft entfernt den Klistierbehälter im zusammengedrückten Zustand, stülpt zur hygienischen Entsorgung ihren unsterilen Handschuh darüber und wirft beides in den Abwurf. Nach den 5 bis max. 10 min kann der Pflegebedürftige auf dem Toilettenstuhl, auf dem Steckbecken oder auf der Toilette ausscheiden. Die Pflegefachkraft dokumentiert den Erfolg der Maßnahme, führt ggf. die Intimpflege durch und entsorgt das Material.

Ein **Reinigungseinlauf** wird bei hartnäckiger Obstipation (auf ärztlicher Anordnung) zur Förderung der Darmperistaltik (Darmbewegungen) durchgeführt. Dies geschieht aufgrund der Magen-Darm-Atonie nach einer Narkose, insbesondere nach Operationen. Bei Meteorismus (Blähsucht) kann ein Einlauf dem Abgang von Darmgasen und damit zur Schmerzlinderung dienen. Weitere Gründe sind die prädiagnostische Darmentleerung (z. B. vor einer Koloskopie) und präoperative Darmentleerung (z. B. vor Magenoperationen).

Hinweis

Kontraindiziert ist der Reinigungseinlauf:
- beim mechanischen Ileus, weil sonst der Darm perforieren (durchbrechen/platzen) könnte,
- bei unklaren Unterbauchbeschwerden (beim so genannten „unklaren Abdomen") und
- bei Darmblutungen unklarer Ursache.

An Materialien für einen Reinigungseinlauf werden benötigt:
- Irrigator (Gefäß zur Darmreinigung), das etwa 1–2 Liter fasst und einen ca. 1,5 Meter langen großlumigen Schlauch hat. Es gibt auch gebrauchsfertige Einmalbeutel (mit Schlauch) als Irrigator.
- eine Aufhängevorrichtung (am besten ein höhenverstellbarer Infusionsständer)
- ein Darmrohr in 24 bis 30 Charrière. Das Darmrohr hat zwei „Augen" (Öffnungen), die nicht direkt mit Gleitmittel bestrichen werden sollten, weil sie sonst leicht verstopfen.
- Gleitmittel (z. B. Vaseline) und einen Holzspatel zu hygienischen Entnahme
- Händedesinfektionsmittel und unsterile Handschuhe
- Nierenschale (hier hinein legt man das Ende des Darmrohres)
- Zellstoff und einen Bettschutz
- körperwarme Spüllösung (ca. 1 bis 2 Liter)
- Steckbecken, Toilettenstuhl und
- ein bis zwei Klemmen oder ein am Schlauch des Irrigators angebrachter Zweiwegehahn.

Charrière
1 Charrière (Ch) entspricht ⅓ mm. Demnach hat ein Darmrohr von 30 Ch hat einen Außendurchmesser von 10 mm.

Durchführung des Reinigungseinlaufs

Nachdem die Fenster geschlossen und alle anderen Personen aus dem Zimmer gebeten wurden, erfolgt die Puls- und Blutdruckkontrolle, weil Einläufe sehr kreislaufbelastend sind.

Da die Pflegefachkraft bei der Durchführung leicht in Kontakt mit Ausscheidungen kommen kann, desinfiziert sie sich zur Vermeidung der Keimübertragung die Hände und zieht unsterile Handschuhe an. Danach fettet sie das Darmrohr mit Gleitmittel ein und beachtet dabei, dass sie die Öffnungen (die so genannten Augen) des Darmrohrs nicht mit einfettet, um diese nicht zu verstopfen. Dann wird der Pflegebedürftige gebeten (bzw. unterstützt) sich auf die linke Seite zu legen.

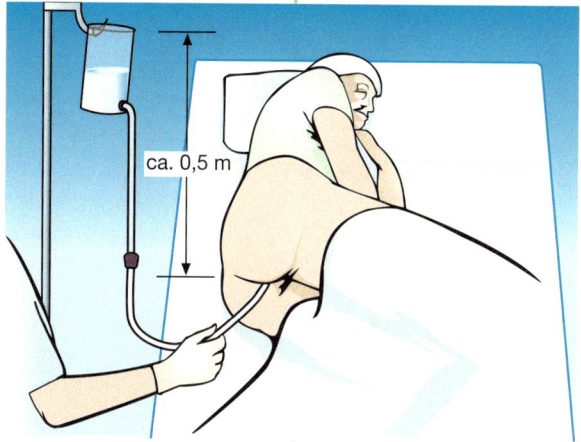

Abb. 1: Irrigator

Hinweis Entsprechend dem anatomischen Verlauf des Darms können Einlauflösungen durch die Linksseitenlagerung besser in den Enddarm einfließen.

Der Pflegebedürftige wird über das Einführen informiert und zum tiefen Ein- und Ausatmen aufgefordert.

Das Darmrohr wird vorsichtig bis etwa 15 Zentimeter tief mit einer leichten Drehbewegung in den Darm eingeführt. Beim Einführen kann der Pflegebedürftige leicht pressen, um einem Krampf entgegenzuwirken. Bei spürbarem leichten Widerstand soll das Darmrohr vorsichtig gedreht werden (evtl. handelt es sich um eine Schleimhautfalte).

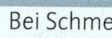
ca. 0,5 m

Hinweis Bei stärkerem und anhaltendem Widerstand beim Einbringen des Darmrohrs wird die Maßnahme abgebrochen, das Darmrohr entfernt und der Arzt informiert.

Abb. 2:
Reinigungseinlauf

Dann wird der Schlauch des Irrigators (→ Abb. 1) luftleer gemacht, indem er bis zur Verbindungsstelle zum Darmrohr mit der zuvor im Irrigator eingegossenen Spülflüssigkeit gefüllt wird. Anschließend wird der Schlauch abgeklemmt (bzw. der Zweiwegehahn geschlossen) und über der Nierenschale mit dem Darmrohr verbunden. Jetzt kann die Schlauchklemme oder der Zweiwegehahn geöffnet werden und warme Flüssigkeit aus dem Irrigator oder Einmalbeutel in den Darm einlaufen. Dazu kann der Irrigator (bzw. der Beutel) mit der Spülflüssigkeit (ca. einen halben Meter über dem Darmniveau des Pflegebedürftigen) hochgehalten oder entsprechend hoch an einen Infusionsständer befestigt werden (→ Abb. 2).

Während des Einlaufs wird der Pflegebedürftige beobachtet.

Ist die Spülflüssigkeit eingelaufen, wird der Verbindungsschlauch abgeklemmt und das Darmrohr unter leichter Drehung entfernt. Die Pflegefachkraft kann zur hygienischen Entsorgung ihren unsterilen Handschuh über das Darmrohr stülpen und das Material entsorgen. Der Pflegebedürftige soll die Defäkation möglichst lange hinauszögern. Er soll die Spülflüssigkeit mindestens fünf Minuten (nach Möglichkeit länger) anhalten und kann sich zur besseren Verteilung und Wirkung der Einlauflösung nach ein paar Minuten auf die rechte Seiten drehen (→ Abb. 3). Der Toilettenstuhl oder Bettschüssel sind bereitzuhalten. Anschließend erfolgt die Hilfestellung beim Ausscheiden, Intimpflege, die hygienische Händedesinfektion und die Materialentsorgung sowie die Beobachtung.

Hinweis
Bei Schmerzen ist der Einlauf sofort abzubrechen!

Abb. 3:
Reinigungseinlauf:
Einwirkung der
Einlauflösung

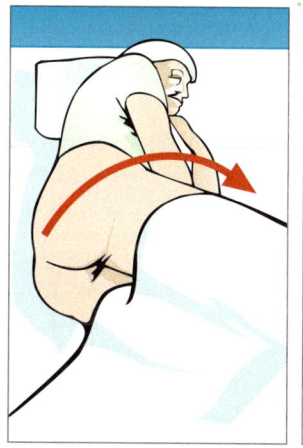
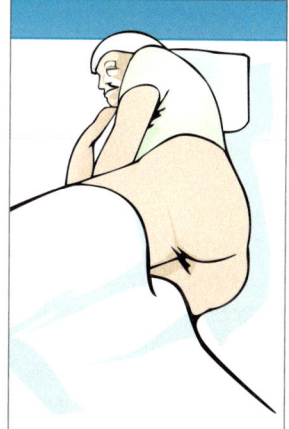

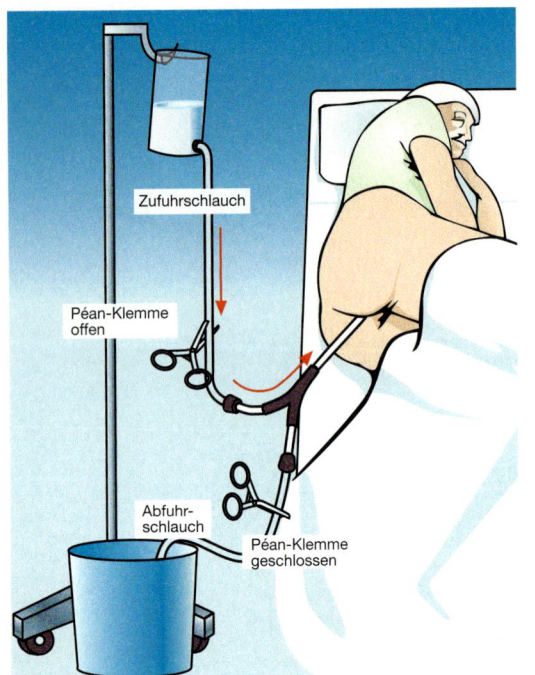

Abb. 1:
Darmspülung

Arten des Einlaufs

Der Reinigungseinlauf (so genannter hoher Einlauf) kann auch als Schwenkeinlauf (auch Heber- oder Schaukeleinlauf genannt) oder als Darmspülung durchgeführt werden.

Beim **Schwenkeinlauf** wird das Darmrohr nach dem Einlaufenlassen der Spülflüssigkeit nicht entfernt. Stattdessen wird der Irrigator unter dem Niveau des Pflegebedürftigen gehalten, sodass die Spülflüssigkeit wieder in das Gefäß (in den Irrigator) zurückläuft. Anschließend wird der Irrigator wieder hochgehalten und der Vorgang wiederholt.

Schwenkeinläufe haben eine gute Wirkung, sind allerdings entsprechend kreislaufbelastend und werden in der Altenpflege daher selten eingesetzt.

Eine **Darmspülung** kann retrograd (mittels Darmrohr über den Endarm) oder orthograd (mittels einer Duodenalsonde oral über den Mund) erfolgen, z. B. bei Vergiftungen und Entzündungen des Darmabschnittes. Dazu wird ein Y-Stück am körperfernen Ende des Darmrohrs sowie neben dem Zufuhrschlauch ein Abflussschlauch und ein Auffanggefäß benutzt (→ Abb. 1). Man lässt etwa 200 ml einlaufen, wobei der Abflusshahn abgeklemmt ist. Anschließend wird er geöffnet, sodass die Spüllösung ausfließen kann. Der Vorgang wird (sofern der Pflegebedürftige es aushält) mehrmals wiederholt, bis klare Spüllösung herausfließt.

Ein Reinigungseinlauf wird auch zur Vorbereitung einer Darmspiegelung (→ Koloskopie, Rektoskopie, Band 2) angeordnet. Dabei wird der Darm mit viel Flüssigkeit (etwa 5 Liter oder mehr) gespült.

Wirkungsweisen von Einläufen und Klistieren

a) **chemisch-osmotische Wirkungsweisen:** Durch den chemischen Reiz der Darmwand kommt es zur vermehrten Darmperistaltik. Dies ist häufig mit Schmerzen verbunden!

Chemische Zusätze:
- 5 % Glycerin (ca. 50 ml auf 950 ml Wasser)
- starker schwarzer Tee
- 3 bis 4 EL Öl auf 1 Liter Wasser
- 2 abführende Suppositorien in 1 Liter Wasser auflösen
- salinische Substanzen (Salze), dazu werden mindestens 10 Gramm Salz auf 1 Liter Wasser benötigt.

Die Zusätze sollen die Peristaltik anregen sowie eine gleitfähige (z. B. durch Glycerin) und flüssigkeits-entziehende (durch Salz) Wirkung aufweisen. Die physiologische Kochsalzlösung von 0,9 % entspricht der molekularen Zusammensetzung der Körperflüssigkeit zwischen den Zellen und Geweben. Um den Effekt der Osmose ausnutzen zu können, benutzt man eine höhere Konzentration, z. B. eine 1 %ige Lösung (= 10 g Salz auf 1000 ml Wasser). Dadurch wird Wasser aus dem Gewebe in das Darmlumen abgegeben, sodass der Stuhlbrei verflüssigt wird und einer Obstipation entgegen gewirkt wird.

b) **thermische Wirkungsweise:** Die Temperatur des verwendeten Wassers sollte körperwarm sein (ca. 36° bis 37 °C). Tiefer temperierte Flüssigkeiten erhöhen den Reiz. Schon bei 33 °C kommt es zur Hyperperistaltik. Dies wirkt natürlich auch abführend, schmerzt jedoch sehr, da es dabei oft zu Darmkrämpfen kommt. Darum wird in der Regel körperwarmes Wasser verwendet.

c) **mechanische Wirkungsweise:** Durch die Flüssigkeitsmenge, das Darmrohr und den Druck wird die Reizwirkung gesteigert. Maximal werden 1 bis 2 Liter Spülflüssigkeit verwendet.

Bei → kachektischen Pflegebedürftigen ist die Menge entsprechend zu reduzieren (ca. 50 bis 100 ml).

kachektisch
→ S. 428

Unter „**digitales Ausräumen**" wird die Entleerung des Enddarms mittels Fingereinsatz verstanden. Der Pflegebedürftige wird über das Vorgehen und über den Zweck der Maßnahme informiert und soll diese nach Möglichkeit selbst durchführen. Da der Vorgang für alle Beteiligten unangenehm ist, sollte er nur bei äußerster Obstipation erfolgen, wenn alle anderen verdauungsfördernden Maßnahmen wirkungslos sind. Indiziert sein kann das digitale Ausräumen bei einem fehlenden Darmtonus (z. B. bei Querschnittsgelähmten). Der Betroffene legt sich (wie beim Reinigungseinlauf) auf die linke Seite und zieht die Beine an (entspannte Lage). Oberstes Gebot ist auch hier die Wahrung der Intimsphäre. Die Pflegefachkraft hält Zellstoff, Steckbecken und/oder den Toilettenstuhl bereit und legt eine Schutzunterlage unter das Gesäß des Pflegebedürftigen. Zur Stimulation und Ausräumung werden unsterile Handschuhe und zusätzlich Fingerlinge getragen (auf dem Zeige- und/oder Mittelfinger). Die Fingerlinge werden gut mit Vaseline eingefettet. Ein Finger wird unter leichten Drehbewegungen in den Enddarm eingeführt, um harten Stuhl und Kotsteine zu ertasten, die dann Schritt für Schritt vorsichtig gelöst und entfernen werden. Bei → Hämorrhoiden besteht erhöhte Blutungsgefahr. Die Pflegefachkraft muss sehr behutsam vorgehen und auf die Gefahr von Schleimhautverletzungen achten, weil das eine Mastdarmentzündung verursachen könnte. Der ausgeräumte Stuhl wird in einem in Reichweite liegenden Abwurfbeutel entsorgt.

Hämorrhoiden
→ S. 527

> **Hinweis** **Kontraindiziert** ist das digitale Ausräumen bei Dickdarmtumoren, unklaren Bauchbeschwerden und bei Darmblutungen. Generell sollte es als letzte Methode der Abführhilfe verstanden werden.

2.7.2 Erbrechen

Vor dem Erbrechen klagt der Pflegebedürftige häufig über Übelkeit und beginnt zu würgen. Das Brechzentrum im → verlängerten Mark löst als Schutzreflex die reflexartige Entleerung des Magens durch die Speiseröhre aus. Nach tiefer Einatmung wird reflektorisch der Kehldeckel (*Epiglottis*) geschlossen und der Mageninhalt durch starkes Zusammenziehen der Bauchmuskulatur nach oben gepresst.

verlängertes Mark
→ S. 180

Psychische Brechreize entstehen z. B. infolge:
- unangenehmer Gerüche
- visueller Reize (Ekel)
- Bulimie (Ess-Brechsucht)

Physische Brechreize werden z. B. hervorgerufen durch:
- Drehbewegungen (Schwindelgefühle)
- erhöhten Hirndruck
- Berührungen im Rachen
- Magendehnung und Magenentzündung
- Schädelhirntraumen
- Medikamente und Toxine

Das Erbrechen wird vom Betroffenen als ein sehr unangenehmer und z. T. entwürdigender Vorgang empfunden. Bei der Unterstützung des Betroffenen soll die Pflegefachkraft kein Gefühl des Ekels zeigen, um den Pflegebedürftigen nicht zusätzlich zu beunruhigen. Dazu soll sie sich nicht zu stark auf das Erbrochene konzentrieren und nicht durch die Nase einatmen. Sie setzt den Pflegebedürftigen auf, unterstützt seinen Kopf, beugt ihn leicht vornüber und hält ihm eine Brech- oder Nierenschale unter den Mund bzw. gibt ihm diese in die Hand, wenn er sie selbst halten kann.

Zwischen einzelnen Erbrechensschüben säubert sie seinen Mund mit Zellstoff. Nach dem Erbrechen bietet sie ihm ggf. Unterstützung bei der Mundpflege sowie beim Waschen von Gesicht und Händen und soweit erforderlich des weiteren Körpers an. Sie kontrolliert die Kreislaufsituation des Kranken, zieht ihm frische Kleidung an, inspiziert das Erbrochene auf Blut- und andere Beimengungen, entsorgt das Erbrochene und überzieht ggf. das Bett neu. Danach lagert sie den Pflegebedürftigen bequem, lüftet das Zimmer und schreibt einen Pflegebericht.

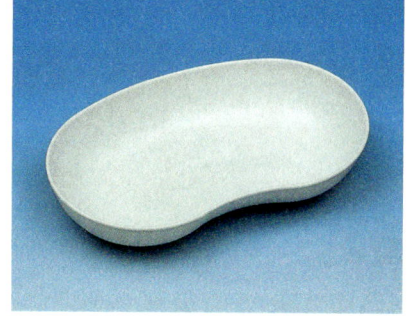

*Abb. 1:
Nierenschale*

Darin dokumentiert die Pflegefachkraft:

• Zeitpunkt
• Häufigkeit
• Menge
• Geruch
• Farbe und
• Bestandteile des Erbrochenen.

Außerdem wird dokumentiert, wie der Pflegebedürftige erbrochen hat, in Stößen, im Schwall oder hervorgewürgt.

Bei Auffälligkeiten, z.B. bei blutigem oder schaumigem Erbrochenen, informiert die Pflegefachkraft direkt den Arzt. Hellrotes Blut kann auf Verletzungen der Speiseröhre, wie sie bei stärkerem Erbrechen manchmal auftreten, hinweisen. Sehr große Mengen hellrotes Blutes weisen auf Ösophagusvarizen hin. Bei lang anhaltendem Erbrechen kann es zum galligem Erbrechen mit gelbgrünlicher Farbe kommen. Sieht das Erbrochene kaffeesatzartig aus, liegt der Verdacht einer Magenblutung nahe. Das Koterbrechen (so genanntes **Miserere**) gilt als Spätzeichen eines Darmverschlusses *(Ileus)*. Bei einer Gastritis oder bei Alkoholikern kommt es häufig zum Erbrechen von Schleim.

> **Hinweis** Zu Verhinderung einer Aspiration wird bei Bewusstlosen die stabile Seitenlage (→ erste Hilfe, S. 663) durchgeführt. Gegebenenfalls kann das Erbrochene abgesaugt (→ Absaugen, Band 2) werden.

2.7.3 Ausscheidung von Sputum

Unter Sputum (Auswurf) werden Schleim aus den Bronchien oder Absonderungen aus dem Rachen bzw. aus der Nase verstanden. Aufgrund von chronischen Bronchialerkrankungen haben alte Menschen häufig eine verstärkte Schleimbildung. Die Pflegefachkraft dokumentiert alle Beobachtungen. Sputum ist normalerweise geruchlos, farblos und glasig. Der Schleim kann Faden ziehend, zäh oder schleimig sein und Beimengungen von Blut oder Eiter enthalten. Eiter kann das Sputum gelb-grünlich verfärben. Je nach den Zerfallsvorgängen ist ein unauffälliger bis übelriechender Geruch vorhanden. Die Menge ist in der Regel gering. Bei Bronchialerkrankungen kann es zum verstärkten Auswurf mit bis zu „mundvollen" Mengen von Schleim kommen.

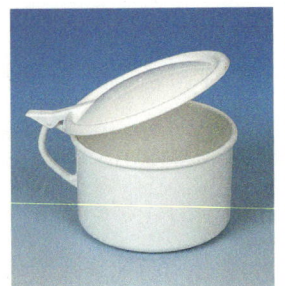

Abb. 1:
Sputumbecher

Die Pflegebedürftigen werden zum Auswurf angehalten und ggf. dabei unterstützt. Hilfreich ist die Quincke-Hängelage (→ Abb. 1, S. 343). Dem Pflegebedürftigen werden Einmaltücher und ein Sputumbecher angeboten (→ Abb. 1). Dieser wird bis zu etwa einem Drittel mit Wasser (oder wenn es nicht näher diagnostiziert werden muss, mit Desinfektionsmittel) befüllt, um das Sputum anschließend leichter entsorgen zu können. Wie grundsätzlich bei Kontakt mit Ausscheidungen, so trägt auch hier die Pflegefachkraft zum Selbst- und zum Fremdschutz unsterile Handschuhe (→ Händehygiene, S. 227).

Bei immobilen Pflegebedürftigen kann zur Unterstützung des Auswurfs das Kopfteil des Bettes erhöht werden und dem Betroffenen ein Kissen vor den Bauch gelegt werden.

Er soll mit angezogenen Beinen (Kauerstellung) das Kissen vor seinen Bauch drücken (→ Abb. 2), kräftig husten und dabei (bei geschlossenem Mund) durch die Nase einatmen und nur geringe Luftmengen ausatmen.

Während des Hustens soll nicht eingeatmet werden, damit das hochkommende Sekret nicht direkt wieder zurückfließt.

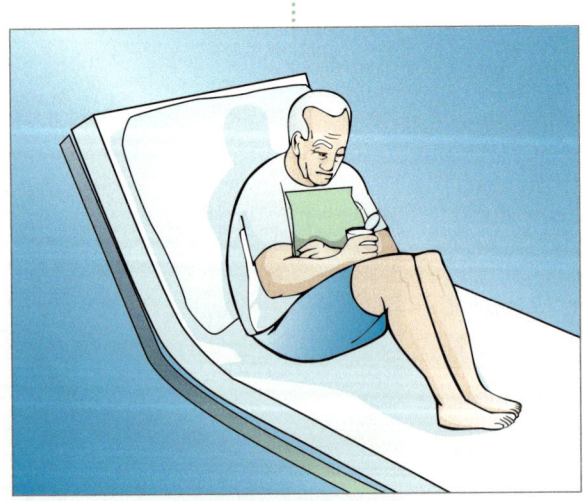

Abb. 2: Unterstützung des Auswurfs

Urinbeobachtung

Urinmenge	Urinfarbe	Uringeruch
▨ Anurie (< 50 ml/24h)	▨ rötlich (Blut)	▨ obstartig (Azetongehalt)
▨ Polyurie (> 2,5 l/24h)	▨ bierbraun (Bilirubin)	▨ ammoniakartig (Zersetzungsprozess)
▨ Oligurie (< 500 ml/24h)	▨ weiß, flockig (Eiter)	▨ faulig (z.B. aufgrund von Bakterien)

Urinbeimengungen[1]	Urininkontinenz[2]	Weitere Miktions-störungen
▨ Bakteriurie[3]	▨ Belastungs-/Stressinkontinenz	▨ Pollakisurie[4]
▨ Glukosurie (Zucker)	▨ Dranginkontinenz	▨ Nykturie[5]
▨ Proteinurie (Eiweiß)	▨ Überlaufinkontinenz	▨ Ischurie (Harnverhalt)
▨ Harnsediment[6]	▨ Reflexinkontinenz	▨ Restharn[7]

Besonderheiten: _____

Stuhlbeobachtung

Stuhlfarbe	Konsistenz
▨ weiss-lehmfarben (Galleabflussstörung)	▨ hart, trocken, schafskotähnlich
▨ schwarz, Teerstuhl (Melaena)[1]	▨ bleistift-, bandförmig (verengtes Darmlumen)
▨ grünlich	▨ breiig-wässerig
▨ blutig[2]	▨ _____

Stuhlinkontinenz (Schweregrad)	Weitere Defäkationsstörungen
▨ Schweregrad I	▨ Obstipation (Verstopfung)[3]
▨ Schweregrad II	▨ Diarrhoe (Durchfall)
▨ Schweregrad III	▨ Tenesmus (Blähsucht)
▨ Schweregrad IV	▨ _____

Besonderheiten: _____

Sputumbeobachtung

Urinmenge	Urinfarbe	Uringeruch
▨ klar, farblos	▨ schleimig	▨ unauffällig
▨ gelblich-grünlich	▨ zäh, fadenziehend	▨ überriechend
▨ blutig	▨ _____	▨ _____

Besonderheiten: _____

[1] Können durch spezielle Messverfahren (z.B. Urostix) festgestellt werden.

[2] → S. 285

[3] bakterienbesiedelter Urin (z.B. bei Entzündungen der Harnröhre und/oder der Harnblase)

[4] vermehrtes Wasserlassen bei gleich bleibender Urin-Tagesmenge

[5] nächtliches Wasserlassen (z.B. bei Herzinsuffizienz → S. 492)

[6] Epithelien, Erythrozyten, Leukozyten

[7] Harnmenge, die nach der Miktion in der Harnblase verbleibt (Toleranzgrenze ca. 20–100 ml)

[1] Pechstuhl, bei Blutungen aus dem oberen Verdauungstrakt (z.B. bei Magenblutungen)

[2] bei Blutungen aus dem unteren Verdauungstrakt (z.B. bei blutenden Hämorrhoiden, → S 527

[3] → S 523

Schlaf und
Schlafstörungen
→ S. 648

2.8 Unterstützung beim Ruhen und Schlafen

Den meisten alten Menschen ist nicht bekannt, inwieweit sich der Schlaf-Wach-Rhythmus mit zunehmendem Alter verändert. Die Pflegemaßnahmen zur Unterstützung einer gesunden Schlafhygiene und das Wissen über die natürliche Abnahme des Schlafbedarfs sollen dem Betroffenen den für das Einschlafen hinderlichen Spannungsdruck nehmen und einen erholsamen Schlaf ermöglichen.

Obwohl der alte Mensch mehr Zeit im Bett verbringt, erhöht sich seine tatsächliche Gesamtschlafzeit nicht. So befinden sich viele alte Menschen in einem **Circulus Vitiosus (Teufelskreis)**.

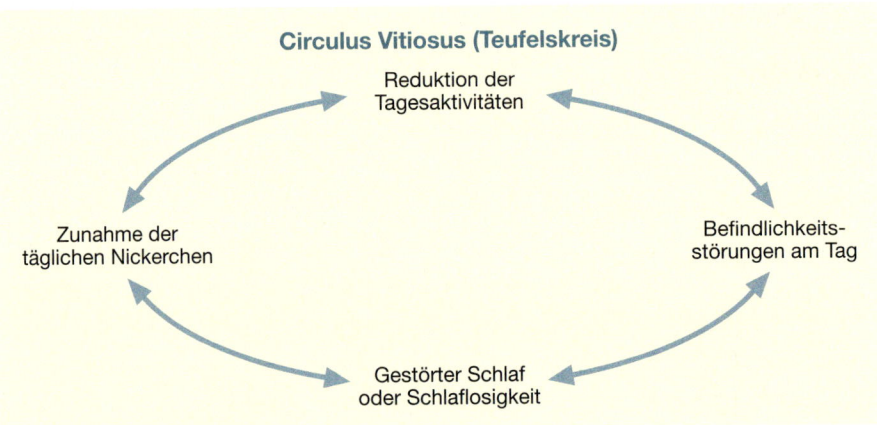

Aufgrund mangelnder sozialer Zeitgeber und Interessensneigungen wird der Schlaf in die frühen Abendstunden verlegt. Das führt zu ausgedehnten Wachphasen in den Morgenstunden, wodurch das subjektive Wohlbefinden negativ beeinflusst wird. Der alte Mensch klagt über schlechten Schlaf und ist weniger bereit zu ohnehin meist spärlichen Tagesaktivitäten. Die Nickerchen am Tag nehmen zu. Dadurch kommt es wiederum zu einer Verminderung des Nachtschlafanteils. Dieses führt am nächsten Tag erneut zu Befindlichkeitsstörungen.

Nicht alle Schlafprobleme müssen beseitigt werden. Das nächtliche Grübeln dient häufig der Klärung von Problemen und sollte vom Schlafsuchenden und von den Pflegefachkräften geduldet werden. Angst vor Schlaflosigkeit verstärkt die Einschlafstörung. Das Phänomen der sich selbst erfüllenden Voraussage kann vermieden werden, indem versucht wird, optimistisch in die Nacht zu gehen. Es spricht nichts dagegen, eine Nacht lange wach zu bleiben, insbesondere weil der Schlaf in der folgenden Nacht umso besser sein wird. Oft schafft ein Gespräch einen gewissen Abschluss, der anschließend einen ruhigeren Schlaf ermöglicht.

Da der Schlaf aber zur Erholung und Regeneration des Organismus notwendig ist, muss für ausreichend Schlaf gesorgt werden. Zunächst soll festgestellt werden, welche Art bzw. Ursache der Schlafstörung vorliegt, um gezielte Maßnahmen durchführen zu können. Dazu wird ein Schlafprotokoll angelegt (→ S. 299), das auch Auskunft über den Schlaftyp gibt.

Schlaftypen

Unterschieden wird der monophasische und der biphasische Schlaftyp:
Der **monophasische Schlaftyp (Lerche-Typ)** schläft schnell ein und verbringt den größten Teil des Tiefschlafs in der ersten Schlafhälfte. Er ist Frühaufsteher und hat sein Leistungshoch am Morgen. Abends wird er schnell müde.

Der **biphasische Schlaftyp (Eule-Typ)** leidet unter schwerfälligem Einschlafen und verbringt den Hauptanteil des Tiefschlafs erst in der zweiten Schlafhälfte. Er ist ein Langschläfer mit einem ausgeprägten Morgentief, der dafür abends besonders aktiv ist.

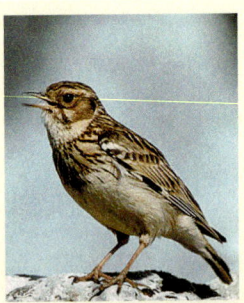

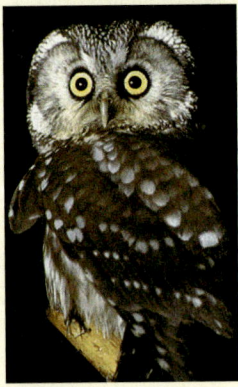

Abb. 1:
Schlaftypen:
oben: Der Lerche-Typ
ist ein „Frühaufsteher".
unten: Der „Eule-Typ"
ist nachtaktiv.

Schlafprotokoll

Name, Vorname

Tag/Datum	Montag	Dienstag	Mittwoch
abends ausfüllen			
Genussmittel			
• Alkohol	1 Glas Sekt	1 Glas Bier	
• Kaffee, Tee, Cola	2 Tassen Tee	2 Tassen Tee	
• Nikotin			
Medikamente			
• Schlafmittel	1 Schlaftablette	keine	
• Sonstige			
Liegezeit tagsüber	1,5 Stunden	30 min	
Zu Bett gegangen um	23 Uhr	23 Uhr	
morgens ausfüllen			
Aufgestanden um	6.30 Uhr	7 Uhr	
Nachts erwacht um	2 Uhr und um 4 Uhr	–	
Schlafbeurteilung			
• gut	von 23 – 2 Uhr gut	gut ein- und	
• befriedigend	dann schlecht	durchgeschlafen	
• schlecht	geschlafen		
• sehr schlecht			

Um dem Pflegebedürftigen eine ungestörte Nachtruhe zu ermöglichen achtet die Pflegefachkraft auch auf verschiedene Vorbereitungen:
- Abendtoilette nach den Wünschen des Pflegebedürftigen ausrichten
- nicht erforderliche Lagerungshilfsmittel entfernen
- Infusionen werden nachts nach Möglichkeit (ärztl. Absprache) abgestöpselt
- das Bett des Kranken sorgfältig und mit faltenfreier Unterlage herrichten
- Bettlägerigen Gelegenheit zum Ausscheiden geben
- Urinflasche oder Steckbecken bzw. Toilettenstuhl in Bettnähe bereithalten
- Klingelvorrichtung und Lichtschalter in Reichweite des Pflegebedürftigen legen
- Raumtemperatur entsprechend den Wünschen des Pflegebedürftigen regulieren
- Lagerung möglichst nach Wunsch, ggf. Kompromisse bei prophylaktischer oder therapeutischer Lagerung
- das Zimmer sollte vor Beginn der Nachtruhe gut durchlüftet werden
- Unterstützung und Beratung des Pflegebedürftigen bei Entspannungstechniken, Schlafritualen, Schlaf fördernder Ernährung und Alternativen zu medikamentösen Schlafmitteln.

Entspannungstechniken

Mittels Entspannungstechniken aus der Psychotherapie kann den Anspannungen belastender Ereignisse des Tages entgegengewirkt werden. → Autogenes Training ist beispielsweise eine gute Hilfe gegen Einschlafstörungen. Das Erlernen der Technik beansprucht einige Übungsstunden, sodass die Erwartungshaltung und der Erfolgsdruck dabei nicht blockierend wirken dürfen.

Autogenes Training
→ S. 302

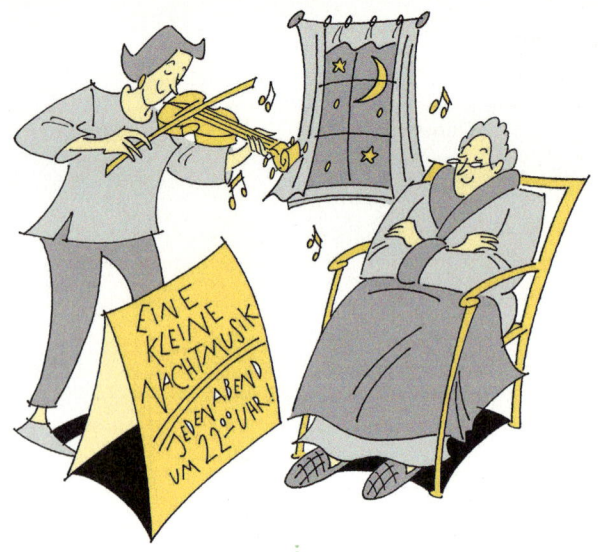

Schlafrituale

Neben einer gesunden → Schlafhygiene sind auch Schlafrituale eine wichtige Unterstützung beim Einschlafen bzw. Schlafen.

Jeder Mensch hat sein eigenes, mehr oder weniger gefestigtes Schlafritual (Schlafzeremonie). Schlafrituale sind individuelle Schlafgewohnheiten, womit er sich auf die Schlafperiode einstimmt. Kindern wird ein Wiegenlied vorgesungen oder ein Märchen vorgelesen. Für viele ist das Nachtgebet, das Lesen und Meditieren einer Schriftstelle oder auch ein abendlicher Spaziergang eine übliche und bewährte Methode, um sich auf die Nachtruhe vorzubereiten.

Nach der Abendtoilette wird in vielen Altenheimen spätabends (etwa um 22:00 Uhr) ein so genannter „Nachttreff" angeboten, wo sich die Bewohner (bereits in Schlafkleidung und Übermantel oder Wolldecke) treffen.

> **Hinweis** Jeder Mensch hat sein eigenes, mehr oder weniger gefestigtes Schlafritual. Darunter versteht man seine persönlichen Schlafgewohnheiten.

online

Gebete finden Sie unter http://www.ekd.de/gebete

http://www.islam.de
www.weltreligionen.de

Schlafhygiene
→ S. 649

Neurotransmitter
→ S. 109

Schlaffördernde Ernährung

Vor dem Schlafen soll auf Alkohol, Koffein, Tabak und schwerverdauliche Speisen verzichtet werden. Eine tryptophanreiche Ernährung wirkt schlaffördernd. Tryptophan ist die Vorstufe des → Neurotransmitters Serotonin. Tryptophan wird nur in Kombination mit Fett resorbiert.

Beispiele für eine schlaffördernde Ernährung sind:
- Milch mit Honig
- Brot mit Käse
- Joghurt mit Marmelade
- Müsli und Milch.

Tryptophangehalt

Produkte	Menge	Tryptophangehalt (mg)
Käse:		
Camembert	100 g	243
Hüttenkäse, entrahmt	100 g	592
Hüttenkäse, nicht entrahmt	75 g	660
Emmentaler	100 g	353
Sauermilch	Tasse	332
Buttermilch	Tasse	321
Milch	Tasse	424
Hühnereier	Stück	350
Rindfleisch		
Rostbeef, roh	500 g	704
Bruststück	500 g	443
Leber	100 g	298
Steak	500 g	653
Rippe	500 g	731
Lammkotelett	500 g	821
Schweinefleisch	100 g	385

Pflanzliche Schlafmittel

Pflanzliche Heilmittel (Phytopharmaka) haben im Gegensatz zu den → medikamentösen Schlafmitteln eine eher milde Wirkung. Sie werden vorwiegend bei leichten Einschlafstörungen eingesetzt, weil sie schlafanstoßend wirken. Sie kommen äußerlich (z.B. Badeöle, Wickelessenzen, Massageöle, Duft-/Aromaöle) und oral zur Anwendung (z.B. Tee, Dragees, Tropfen). Hauptvertreter sind: Baldrian, Hopfen, Melisse, Johanniskraut, Lavendel und Passionsblume. Mögliche Gegenanzeigen sind allergische Dispositionen, Asthma Bronchiale und Alkoholismus. Die individuellen Vorlieben bzw. Abneigungen sind ebenso zu berücksichtigen.

medikamentöse Schlafmittel → S. 650

Zubereitung	Anwendung	Einsatz/Wirkung
Baldrian		
1 TL Baldrianwurzeln auf ¼ l heißes Wasser geben und 10 min ziehen lassen u. abseihen.	Den Tee 30 min vor dem Schlafengehen trinken.	Bei Einschlafstörungen, gute Erfahrungen bei der Behandlung von nervösen Schlafstörungen und inneren Unruhezuständen.
100 g Baldrianwurzeln mit 3 l siedendem Wasser übergießen und 10 min kochen, abseihen, und dem Badewasser zusetzen.	Vollbad: Direkt vor dem Schlafengehen.	Bei Einschlafstörungen und Nervosität.
Melisse		
2–3 TL zerkleinerte Melissenblüten in ¼ l kochendes Wasser. 10 min ziehen lassen.	Den Tee 30 min vor dem Schlafengehen trinken.	Bei Schlaflosigkeit infolge von Übermüdung, bei stress- und nervös bedingten Schlafstörungen.
ca. 50 g zerkleinerte Melissenblüten mit 1 l Wasser übergießen, zum Kochen bringen, nach 10 min abseihen. Dem Badewasser zusetzen.	Als Vollbad: 30 min lang, danach hinlegen.	Bei Schlaflosigkeit infolge von Übermüdung, bei stress- und nervös bedingten Schlafstörungen.
Hopfen		
2 TL Hopfenblüten auf ¼ l kochendes Wasser. 10 min ziehen lassen.	Den Tee vor jeder Mahlzeit und vor dem Zu-Bett-Gehen trinken.	Bei Einschlafstörungen, innerer Unruhe und Angst, nervösen Magenbeschwerden.
Johanniskraut		
2 TL Kraut mit ¼ l siedendem Wasser übergießen und ca. 10 min ziehen lassen.	Täglich zwei Tassen Tee trinken.	Bei nervöser Unruhe, wirkt stimmungsstabilisierend und aufhellend, bei Schlafstörungen durch Angst, Unruhe, Depressionen.
Lavendel		
1 TL Blüten auf ¼ l kochendes Wasser. 10 min ziehen lassen.	Täglich zwei Tassen Tee trinken.	Beruhigend, krampflösend.
Passionsblume		
1 TL Blüten auf ¼ l kochendes Wasser. Ca. 10 min ziehen lassen.	Vor dem Zu-Bett-Gehen eine Tasse Tee trinken.	Schmerzstillend und schlaffördernd.

Quelle: Henke, F.: ATL-Folienvorlagen Bd. 9 Ruhen und Schlafen. Brigitte Kunz Hagen 2000 – Verlag im Schlüter'schen, S. 152 f.

online Weitere Informationen finden Sie unter Deutsche Gesellschaft für Schlafforschung/-medizin
www.dgsm.de

Bei andauernden Schlafstörungen, die sich nicht mittels natürlicher Alterungserscheinungen begründen lassen, kann eine Schlaftherapie erfolgen.

Autogenes Training

Autogenes Training ist ein Verfahren zur **konzentrativen** Selbstentspannung. Das bedeutet im Unterschied zur Hypnose, bei der man auf den Hypnotiseur angewiesen ist, dass man allein mit Hilfe der **Autosuggestion** *(Selbsteinredung)* entspannen kann.

Das Verfahren wurde in den 20er Jahren von dem Nervenarzt Johannes Heinrich Schultz entwickelt. Er erkannte, dass nach mehrwöchigem Training von sechs Übungen eine Umstellung des gesamten Organismus erreicht werden kann. Somit ist eine Entspannung in Stresssituationen bzw. deren Vorbeugung leichter möglich.

Durchführung:

Die Einführung in die Methode sollte unter fachkompetenter Anleitung erfolgen, um Fehler beim Einüben zu vermeiden. Später können die Übungen allein und am besten mehrmals täglich für je ca. 5 Minuten durchgeführt werden. Die Übungen finden in einer entspannten Sitzhaltung, dem so genannten Kutschersitz (→ Abb. 2b, S. 338), oder im Liegen mit geschlossenen Augen statt.

Begonnen wird mit dem Satz „Ich bin ganz ruhig", der auch nach jeder anderen Übungsformel wiederholt wird.

Es folgen die weiteren Übungen:
1. Der Wärmeübung: „Mein rechter (linker) Arm ist ganz warm" und später: „Mein Körper ist angenehm warm."
2. Die Schwereübung: „Mein rechter (linker) Arm ist ganz schwer."
3. Die Herzübung: „Mein Herz schlägt ruhig und regelmäßig."
4. Die Atemübung: „Mein Atem geht ganz ruhig."

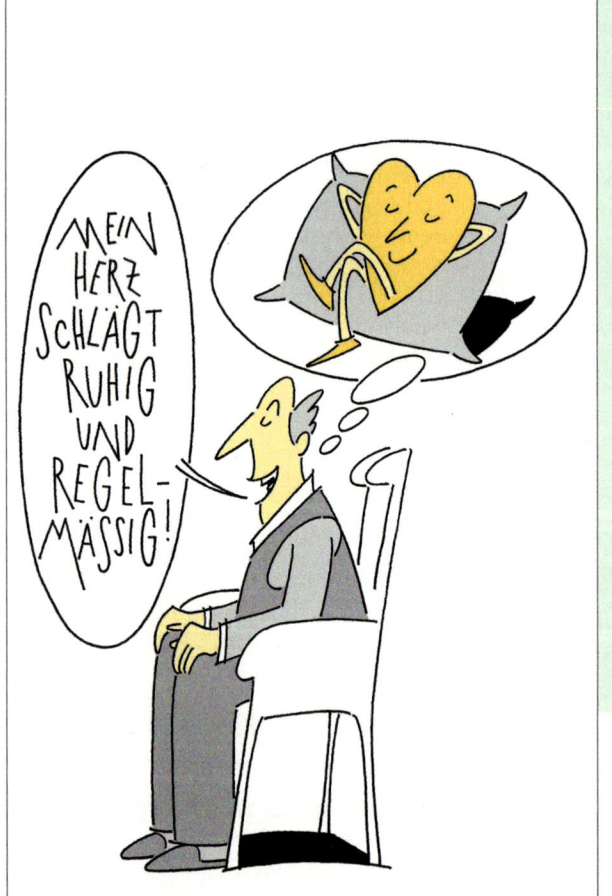

5. Die Sonnengeflechtsübung: „Mein Sonnengeflecht ist strömend warm" und später: „Die Wärme meines Sonnengeflechts strahlt direkt in mein Herz/meinen Bauch …"
6. Die Stirnkühleübung: „Meine Stirn ist angenehm kühl" und später: „Mein Kopf ist frei und klar."

Soll das autogene Training nicht als Einschlafhilfe dienen, darf das „Zurücknehmen" nicht vergessen werden. Am besten geht es auch hier mit drei kurzen Formeln:
1. „Arme und Beine fest! Ausschütteln!" (ein paar Mal Räkeln und Strecken)
2. „Mehrmals tief ein- und ausatmen!"
3. Augen auf!

Anfänglich sollten die Übungen in einem ruhigen, angenehm temperierten Raum in bequemer Kleidung gemacht werden. Geübte können diese Übungen immer und überall durchführen.

3.1   Prävention

In dem medizinischen Sprachgebrauch bedeutet Prävention das Treffen von Maßnahmen oder Vorkehrungen, die Krankheiten, Unfälle oder Behinderungen verhindern oder deren Folgen mildern sollen. Diese Maßnahmen werden als → Prophylaxe bezeichnet. Hierzu gehören auch Maßnahmen, die der Überwachung und Erhaltung der Gesundheit dienen.

Die Prävention umfasst somit mehrere Ebenen:

1. Die primäre Prävention

Primäre Prävention bedeutet das Vermeiden von Krankheit oder Behinderung, ehe die Krankheit oder die schädlichen Faktoren entstehen können.

Hierzu zählt z.B. das Rauchverbot am Arbeitsplatz, um Mitarbeiter vor den Folgen des Nikotins in der Raumluft zu schützen, oder auch die Schutzimpfung.

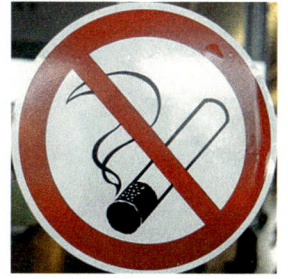

2. Die sekundäre Prävention

Die sekundäre Prävention dient der Krankheitsfrüherkennung, um eine bereits entstandene Krankheit möglichst früh erkennen und dadurch umfassend behandeln zu können.

Ein typisches Beispiel hierfür ist die Krebsfrüherkennungsuntersuchung.

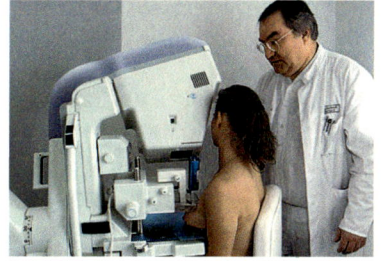

3. Die tertiäre Prävention umfasst Maßnahmen, die bei einer bereits eingetretenen Krankheit eingeleitet werden, um eine Verschlimmerung oder Folgekrankheiten zu verhindern.

Hierzu zählen viele Prophylaxen in der Altenpflege, z.B. die Thrombose- oder die Dekubitusprophylaxe bei bereits eingetretener Bettlägerigkeit aufgrund einer schwerwiegenden Erkrankung.

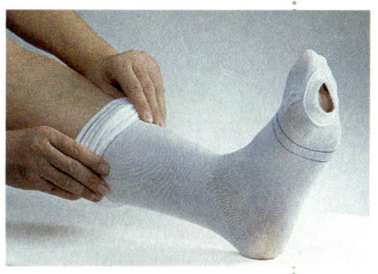

> **„** Das Vorbeugen einer Krankheit ist unter allen Möglichkeiten der Behandlung die beste. Deshalb lohnt es sich, der Prävention einen größeren Stellenwert als bisher einzuräumen. Das Gesundheitssystem darf nicht nur ein Reparaturbetrieb für bereits entstandene Krankheiten sein. Die Förderung von Gesundheit und die Prävention von Krankheiten müssen integraler Bestandteil werden."
>
> *Quelle: Gesetzentwurf zur Gesundheitsreform,*
> *2./3. Lesung, Deutscher Bundestag, Herbst 1999*

In der aktuellen politischen Diskussion wurde im Zusammenhang mit Prävention auch der Begriff "Gesundheitsförderung" eingeführt. Gesundheitsförderung zielt demnach nicht primär auf eine Risikoerkennung, sondern hat die Förderung von persönlichen und gesellschaftlichen Ressourcen zur Gesunderhaltung und zum Wohlbefinden als Ansatz.

Prävention beinhaltet Kenntnisse über die Grundlagen von Gesundheit sowie über die Entstehung und den Verlauf von Krankheiten.

Prävention
praevenire lat. =
zuvorkommen;
Vorbeugung

Prophylaxe
→ S. 305

Gesamtausgaben für Prävention / Soziale Dienste / Selbsthilfegruppen im Jahr 2003: 1,035 Milliarden Euro
Quelle: Bundesministerium für Gesundheit und soziale Sicherung

Entwurf des Präventionsgesetzes, Stand 6.12.2004
www.bvgesundheit.de/ pdf/praevges020205.pdf

Prävention und Gesundheitsförderung
www.bvg.de

Zehn Thesen zum Alter
in unserer Gesellschaft
finden Sie unter

www.gesund-im-alter.de

Präventive Maßnahmen können unterschieden werden in
- **individuelle Ansätze**, die die Lebenssituation des Einzelnen in den Vordergrund stellen, und
- **strukturelle Ansätze**, die sich mit den gesellschaftlichen Bedingungen beschäftigen.

Prävention im Alter hat viele Aspekte und Besonderheiten, die nicht nur medizinische, sondern auch psychosoziale und gesellschaftliche Inhalte umfasst. Hierbei muss die besondere Lebenssituation alter Menschen im Mittelpunkt stehen.

Eine sinnvolle Prävention typischer Alterserkrankungen setzt möglichst frühzeitig an. Von daher ist Prävention von Alterserkrankungen im besten Fall ein lebensbegleitender Prozess. Voraussetzung für Präventionsansätze im Alter ist das Erkennen von **Risikofaktoren**, die die Gesundheit bedrohen und zu einer Behinderung im Alter führen können.

Wichtige Risikofaktoren im Alter sind:
- Immobilität
- Soziale Isolation
- Multimorbidität (das gleichzeitige Vorhandensein mehrerer, meist chronischer Krankheiten)
- Kognitive Beeinträchtigung (Nachlassen der geistigen Leistungsfähigkeit, z.B. bei Demenz)
- Ungeeignete Wohnbedingungen (z.B. fehlender Aufzug, glatte Bodenbeläge)
- Funktionseinschränkung der Sinnesorgane

Bei einer frühzeitigen Feststellung dieser Risikofaktoren kann das Auftreten von Erkrankungen verhindert oder die Folgen abgeschwächt werden.

Der **Erhalt der Selbstständigkeit und Lebensqualität** im Alter hängt oft von scheinbar banalen Umständen ab, die im Rahmen eines präventiven Konzeptes gezielt untersucht werden sollten. Hierzu zählen beispielsweise regelmäßige Kontrollen der Seh- und Hörfähigkeit, Hausbesuche zur Feststellung der Sturzgefährdung im eigenen Haushalt oder auch die Vermittlung von Kontaktmöglichkeiten (→ Abb. 1).

Medizinische Präventionsmaßnahmen beinhalten regelmäßige Blutdruckkontrollen, Angebote zur Ernährungsberatung sowie körperlichen Aktivitäten, Impfungen und Krebsvorsorgeuntersuchungen (→ Abb. 2).

Eine sinnvolle Prävention im Alter setzt im eigenen häuslichen Umfeld ein. Im Rahmen präventiver Hausbesuche können Risikofaktoren rechtzeitig aufgedeckt und geeignete Maßnahmen eingeleitet werden.

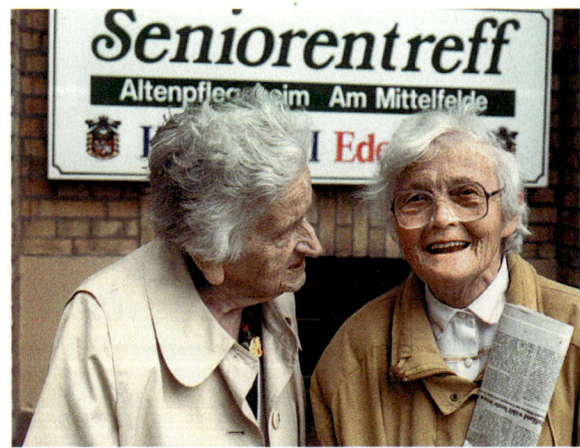

Abb. 1: Seniorentreff

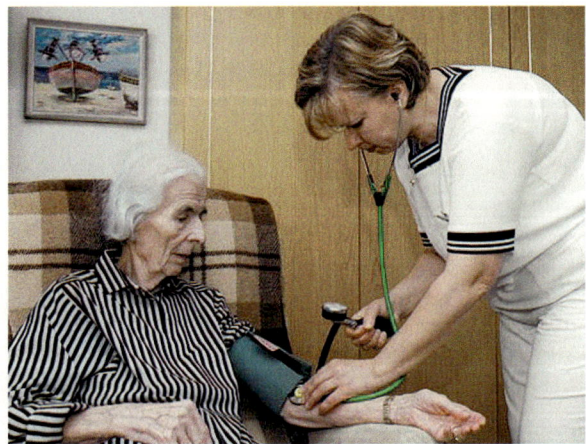

Abb. 2: Medizinische Prävention

Prophylaxen

> 🙶 Damit es nicht erst kommt zum Knaxe, erfand der Mensch die Prophylaxe. Doch lieber beugt der Mensch, der Tor, sich vor der Krankheit als ihr vor.
>
> *(Eugen Roth)*

Als Prophylaxe kann jede Maßnahme bezeichnet werden, die der Gesundheit dient. Prophylaxen im weiteren Sinne sind **allgemeine Maßnahmen**, die frühzeitig eingesetzt werden, um globale Störungen des Organismus zu verhindern. Dazu zählen u.a. gesunde Ernährung, Körpertraining, Hygiene, Zähneputzen, Impfungen, Ausschlafen, warme Kleidung.

Unter Prophylaxen im engeren Sinn sind **gezielte Maßnahmen** gegen bestimmte konkrete Sekundärerkrankungen (Zweiterkrankungen) zu verstehen, zum Beispiel der Lagerungswechsel zur Dekubitusprophylaxe und die Oberkörperhochlagerung bei Atemnot zur Verhütung einer Pneumonie.

Prophylaxe
prophylax gr. =
vorbeugender Schutz

Grundsätze zur Durchführung der gezielten Prophylaxen, die unbedingt beachtet werden sollten, sind:

- **Regelmäßigkeit**
  Die Maßnahme ist kontinuierlich anzuwenden, ggf. auch nachts.

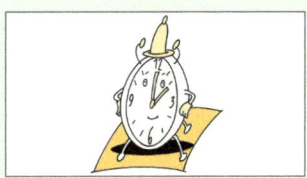

- **Intensität**
  Die Durchführung soll bewusst, exakt, sorgfältig und nicht oberflächlich erfolgen, es sind die richtigen Mittel zu wählen.

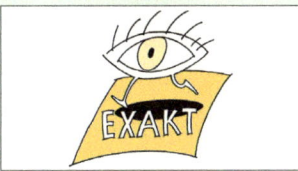

- **Koordination**
  Das Aufstellen eines Plans (z.B. Lagerungsplan) ist hilfreich, um eine sinnvolle Reihenfolge der Maßnahmen festzulegen.

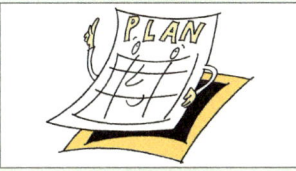

- **Integration**
  Der Patient ist miteinzubeziehen. Die Ressourcen (Kraftreserven) sowie die Individualität und Selbstständigkeit sind zu berücksichtigen.
  Ferner soll die Prophylaxe als feste Instanz in die grundpflegerische Tätigkeit einfließen.

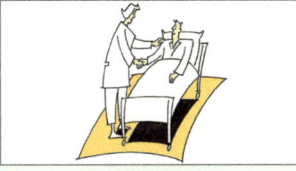

- **Kooperation**
  Die Maßnahmen sind mit dem Patienten und auch mit den Mitarbeitern abzuklären.
  Sie müssen dem ganzen Team bekannt sein.

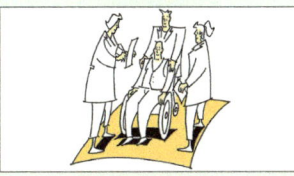

Hinweis Ein moralisches Gebot ist, dass es nie vorkommen darf, bei unheilbar Kranken (z.B. Patienten mit einem malignen Tumor) die Prophylaxen resignierend wegzulassen.

Dekubitus → S. 481

Nationaler
Expertenstandard zur
Dekubitusprophylaxe

www.dnqp.de/
Expertenstandard
Dekubitusprophylaxe.pdf

Hinweis

Für die Altenpflege
sind vor allem die
Braden- und Norton-
Skala relevant.

MDS = Medizinischer
Dienst der
Spitzenverbände der
Krankenkassen
KDA = Kuratorium
Deutsche Altershilfe,
Köln

3.1.1 Dekubitusprophylaxe

Nach dem Expertenstandard „Dekubitusprophylaxe" des Deutschen Netzwerkes für Qualitätsentwicklung in der Pflege erhält jeder Pflegebedürftige eine Prophylaxe, die die Entstehung eines Dekubitus verhindert. Es ist eine Reduzierung des Risikos auf ein Minimum anzustreben.

Risikoanalyse

Zur Einschätzung des Dekubitusrisikos stehen verschiedene Skalen zur Verfügung. Dazu zählen:

- Braden-Skala
- Norton-Skala
- Norton-Skala (nach Bienstein modifiziert)
- Medley-Skala
- Waterlow-Skala
- Bradon-Skala

Braden-Skala

Die Braden-Skala wurde von der amerikanischen Krankenschwester Barbara Braden wissenschaftlich entwickelt und wird vom MDS und KDA empfohlen. Sie umfasst sechs Risikobereiche (→ S. 307). Dem Patienten wird für jeden Risikobereich eine der vier angegebenen Beschreibungen zugeordnet und die entsprechenden Punkte vergeben. Die ermittelten Punktwerte werden addiert.

Der Cut-off-Punkt bei dieser Skala (der Punkt, ab dem ein Mensch dekubitusgefährdet ist) liegt bei 18 Punkten und weniger. Wenn diese Punktzahl erreicht wird, sollten präventive Maßnahmen, welche dem Expertenstandard entsprechen, eingeleitet werden.

Auswertung der Braden-Skala

Geringes Risiko:	18–15 Punkte
Mittleres Risiko:	14–13 Punkte
Hohes Risiko:	12–10 Punkte
Sehr hohes Risiko:	9–6 Punkte

Da bei der Braden-Skala die einzelnen zu bewertenden Punkte recht ausführlich beschrieben werden, ist die Reliabilität (Zuverlässigkeit) der Braden-Skala sehr hoch.

Norton-Skala

Die Norton-Skala lässt einen ziemlich großen Spielraum bei der Erfassung der Dekubitusrisiken zu, wodurch die Einschätzung häufig zur Ermessensfrage wird. Auch die nach Bienstein modifizierte Norton-Skala zur Risikoanalyse geriatrischer Patienten wird in Fachkreisen kontrovers diskutiert. Der MDS rät von der Anwendung beider Skalen ab.

Norton-Skala modifiziert von Christel Bienstein

Risikofaktoren	4	3	2	1	Summe
Bereitschaft, Motivation	voll	wenig	teilweise	keine	
Alter	< 10	< 30	< 60	> 60	
Hautzustand	normal	schuppig, trocken	feucht	Allergie, rissig	
Zusatzerkrankungen	keine	Fieber, Anämie, Diabetes	MS, Kachexie, Adipositas, Ca	Koma, Lähmung	
Körperlicher Zustand	gut	weniger gut	schlecht	sehr schlecht	
Geistiger Zustand	klar	apathisch (teilnahmslos)	verwirrt	stuporös	
Aktivität	geht ohne Hilfe	geht mit Hilfe	rollstuhlbedürftig	bettlägerig	
Beweglichkeit	voll	kaum eingeschränkt	eingeschränkt	vollständig eingeschränkt	
Inkontinenz	keine	manchmal	meistens	Urin und Stuhl	
				Gesamt	

Ca = Carzinom (Karzinom)

Auswertung der modifizierten Norton-Skala

Geringes Risiko:	25–24 Punkte	Hohes Risiko:	18–14 Punkte
Mittleres Risiko:	23–19 Punkte	Sehr hohes Risiko:	13–9 Punkte

Braden-Skala

Risiko-bereiche	1 Punkt	2 Punkte	3 Punkte	4 Punkte
Sensorisches Empfindungs-vermögen Fähigkeit, adäquat auf druckbedingte Beschwerden zu reagieren	**fehlt** • keine Reaktion auf schmerzhafte Stimuli; mögliche Gründe: Bewusstlosigkeit Sedierung oder • Störung der Schmerz-empfindung durch Läh-mung, die den größten Teil des Körpers betreffen (z.B. hoher Querschnitt)	**stark eingeschränkt** • eine Reaktion erfolgt nur auf starke Schmerzreize • Beschwerden können kaum geäußert werden (z.B. nur durch Stöhnen oder Unruhe) oder • Störung der Schmerz-empfindung durch Läh-mung, wovon die Hälfte des Körpers betroffen ist	**leicht eingeschränkt** • Reaktion auf Ansprache oder Kommandos • Beschwerden können aber nicht immer ausgedrückt werden (z.B. dass die Posi-tion geändert werden soll) oder • Störung der Schmerz-empfindung durch Lähmung, wovon eine oder zwei Extremitäten betroffen sind	**vorhanden** • Reaktion auf Ansprache, Beschwerden können geäußert werden oder • keine Störung der Schmerzempfindung
Feuchtigkeit Ausmaß, in dem die Haut Feuchtigkeit ausgesetzt ist	**ständig feucht** • die Haut ist ständig feucht durch Urin, Schweiß oder Kot • immer, wenn der Patient gedreht wird, liegt er im Nassen	**oft feucht** • die Haut ist oft feucht, aber nicht immer • Bettzeug oder Wäsche muss mindestens einmal pro Schicht gewechselt werden	**manchmal feucht** • die Haut ist manchmal feucht, und etwa einmal pro Tag wird neue Wäsche benötigt	**selten feucht** • die Haut ist meist trocken • neue Wäsche wird selten benötigt
Aktivitäten Ausmaß der physischen Aktivität	**bettlägerig** • ans Bett gebunden	**sitzt auf** • kann mit Hilfe etwas lau-fen • kann das eigene Gewicht nicht allein tragen • braucht Hilfe, um aufzusitzen (Bett, Stuhl, Rollstuhl)	**geht wenig** • geht am Tag allein, aber selten und nur kurze Distanzen • braucht für längere Strecken Hilfe • verbringt die meiste Zeit im Bett oder im Stuhl	**geht regelmäßig** • geht regelmäßig 2- bis 3-mal pro Schicht • bewegt sich regelmäßig
Mobilität Fähigkeit, die Position zu wechseln und zu halten	**komplett immobil** • kann auch keinen gering-fügigen Positionswechsel ohne Hilfe ausführen	**Mobilität stark eingeschränkt** • bewegt sich manchmal geringfügig (Körper oder Extremitäten) • kann sich aber nicht regel-mäßig allein ausreichend umlagern	**Mobilität gering eingeschränkt** • macht regelmäßig kleine Positionswechsel des Körpers und der Extremitäten	**mobil** • kann allein seine Position umfassend verändern
Ernährung Ernährungs-gewohnheiten	**sehr schlechte Ernährung** • isst kleine Portionen nie auf, sondern etwa nur ⅔ • isst nur 2 oder weniger Eiweißportionen (Milch-produkte, Fisch, Fleisch) • trinkt zu wenig • nimmt keine Ergänzungs-kost zu sich oder • darf oral keine Kost zu sich nehmen oder • nur klare Flüssigkeiten oder • erhält Infusionen länger als 5 Tage	**mäßige Ernährung** • isst selten eine normale Essensportion auf, isst aber im Allgemeinen etwa die Hälfte der angebote-nen Nahrung • isst etwa 3 Eiweiß-portionen • nimmt unregelmäßig Ergänzungskost zu sich oder • erhält zu wenig Nährstoffe über Sondenkost oder Infusionen	**adäquate Ernährung** • isst mehr als die Hälfte der normalen Essensportionen • nimmt 4 Eiweißportionen zu sich • verweigert gelegentlich eine Mahlzeit, nimmt aber Ergänzungskost zu sich oder • kann über Sonde oder In-fusion die meisten Nähr-stoffe zu sich nehmen	**gute Ernährung** • isst immer die gebotenen Mahlzeiten auf • nimmt 4 oder mehr Eiweißportionen zu sich • isst auch manchmal zwischen den Mahlzeiten • braucht keine Ergänzungs-kost
Reibung und Scherkräfte	**Problem** • braucht viel bis massive Unterstützung bei Lage-wechsel • Anheben ist ohne Schlei-fen über die Laken nicht möglich • rutscht ständig im Bett oder im (Roll-)Stuhl he-runter, muss immer wie-der hochgezogen werden • hat spastische Kontraktu-ren oder • ist sehr unruhig (scheuert auf dem Laken)	**potenzielles Problem** • bewegt sich etwas allein oder braucht wenig Hilfe • beim Hochziehen schleift die Haut nur wenig über die Laken (kann sich etwas anheben) • kann sich über längere Zeit in einer Lage halten (Stuhl, Rollstuhl) • rutscht nur selten herunter	**kein Problem zurzeit** • bewegt sich in Bett und Stuhl allein • hat genügend Kraft, sich anzuheben • kann eine Position über lange Zeit halten, ohne herunterzurutschen	

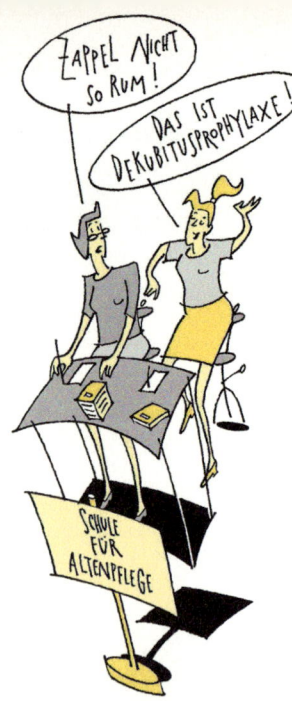

„Aktive Eigen-
bewegung statt passive
Lagerung!"

Viele Menschen emp-
finden das Liegen auf
mehreren Kissen als
ungewohnt. Aufgabe
der Altenpflegerin ist
es, die Hohllagerung
den individuellen
Erfordernissen anzu-
passen. Die professio-
nelle Beendigung jeder
Lagerung ist daher im-
mer mit folgender Fra-
ge verbunden: „Liegen
Sie so bequem?" oder
„Können Sie so
liegen?".

Pflegemaßnahmen

Mobilisation

Der Pflegebedürftige soll das Bett so oft wie möglich verlassen. Ist dies nicht möglich, sollten gymnastische Übungen im Bett durchgeführt werden, um die Durchblutung der Haut zu fördern.

Die Mobilisierung muss konsequent durchgeführt werden. Auch das Aufsetzen am Bettrand sowie die geistige Aktivierung gehören zur Mobilisation (Bewegung beginnt im Kopf!).

Druckreduzierung

Die Druckreduzierung zur Verhütung eines Druckgeschwürs *(Dekubitus)* erfolgt in der Regel durch Mikrobewegungen und Umlagerung des Pflegebedürftigen.

Mikrobewegungen, z.B. ein kaum bemerkbarer Lagewechsel im Bett, zählen heute zu den effektivsten Dekubitusprophylaxen. Allein die Gewichtsverlagerung durch minimale Lage-(Schwerpunkt-)veränderungen wie beim Wenden des Kopfes von einer Seite zur anderen oder die regelmäßige Positionsveränderung bewegungseinschränkender Gegenstände (Kissen) wirken präventiv.

Die Art der Mikrobewegungen und ihre damit bewirkte Entlastung ist nicht immer gleich. Sie hängt von den Wünschen, vom gegenwärtigen Aufenthaltsort und von der Tagessituation des Betroffenen sowie von den vorhergehenden Bewegungen ab (→ Bewegungsplan, S. 309).

Insbesondere für Schmerzpatienten sind Mikrobewegungen geeignet. Dabei werden z.B. Schultern und Beine ganz sanft umpositioniert. Bei der Fünf-Kissen-Lagerung (→ S. 311) werden die Kissen nicht komplett neu gelegt, sondern lediglich ein Stückchen verschoben. Allein dadurch erfährt der Betroffene eine Gewichtsverlagerung und muss nicht unbedingt gedreht werden, was bei vielen Lagerungen der Fall ist.

Hinweis Die Mikrobewegungen soll der Pflegebedürftige nach Möglichkeit selbst durchführen. Nur wenn es dem Pflegebedürftigen selbst nicht möglich ist, führt die Altenpflegerin die Bewegungen durch. Dabei sind bei den Bewegungen die Wünsche des Betroffenen und die jeweilige Situation (räumliche Voraussetzungen, zur Verfügung stehende Zeit) zu berücksichtigen.

Während die Mikrobewegungen in der Praxis erst seit einiger Zeit angewendet werden, ist das **Umlagern** schon lange jeder Altenpflegerin als wichtige Dekubitusprophylaxe bekannt.

Die Umlagerung wird im Bewegungsplan dokumentiert (→ S. 312).

Hinweis Das zweistündliche Umlagern wird zwar als praktikables Zeitmaß auf vielen Lagerungsbögen vorgegeben, ist jedoch individuell auf den Pflegebedürftigen abzustimmen. So können die Zeitabstände durchaus kürzer, aber auch länger als zwei Stunden sein.

Wenn der Pflegebedürftige es toleriert, kann er in Bauchlage gebracht werden. Ältere und geschwächte Menschen lehnen das jedoch in der Regel wegen Atemstörungen ab. Wenn bereits Druckstellen (Dekubiti) vorhanden sind, ist auf die Rückenlagerung ganz zu verzichten. Grundsätzlich sind Stellen, an denen ein Druckschaden besteht, durch **Freilagerung** (früher Hohllagerung) völlig zu entlasten.

Die Freilagerung dient auch zur völligen Entlastung besonders druckgefährdeter Knochenvorsprünge. Dies sind in Rückenlage: Schulterblätter, Kreuzbeinregion und Fersen. Die Freilagerung erfolgt mit mehreren kleinen Kissen. Damit werden z.B. die Unterschenkel hochgelagert (zur Fersenfreilagerung und zur Förderung des Blutrückflusses). Sie kann mittels fünf Kissen (Fünf-Kissen-Freilagerung) durchgeführt werden. Wichtig ist aber auch hier nicht die penible und zu stringente Einhaltung von Standardlagerungen, sondern vielmehr das Wohlbefinden des Betroffenen.

Der Bewegungsplan besteht aus zwei Teilen. Der erste Teil ist ein Raster zur Dokumentation der unterschiedlichen, für die Dekubitusprophylaxe geeigneten Lagerungen (→ S. 212). Der zweite Teil ist ein Raster zur Dokumentation von Mikrobewegungen.

Hinweise zum Bewegungsplan für Mikrobewegungen

Jedes Kästchen stellt eine für die dekubitusgefährdete Person individuell festgelegte Zeiteinheit dar. Je nach ausgewählter Zeiteinheit werden dann Spalten ergänzt oder gestrichen.

Die Bewegungen führen die Betroffenen im Idealfall selbst aus. Ist dies nicht möglich, müssen sie von den Beruflich-Pflegenden oder von anderen Bezugspersonen durchgeführt werden.

In die Kästchen tragen die durchführenden Personen ihr Namenskürzel ein.

Die Mikrobewegungen, die in der ersten Spalte aufgelistet sind, stellen keine Gewichtung dar. Welche Mikrobewegung durchgeführt wird, hängt ab von:

- der vorhergehenden Mikrobewegung
- von den Wünschen der Betroffenen
- der Tagessituation
- Ort an dem die Bewegung durchgeführt wird.

In den entsprechenden Kästchen ist das Namenskürzel einzutragen.

Der Bewegungsplan bildet jeweils 24 Stunden ab, ist also jeden Tag zu erneuern. Idealerweise sollte sich der Plan an dem Ort befinden, an dem auch bewegt und gelagert wird.

Name der dekubitusgefährdeten Person:

Datum:

Zeit der Bewegungen (8:00–20:00 Uhr)

Mikrobewegung (X-minütig) Entlast. von:	8:00–10:00 Uhr	10:00–12:00 Uhr	12:00–14:00 Uhr	14:00–16:00 Uhr	16:00–18:00 Uhr	18:00–20:00 Uhr
Kreuzbein						
Becken links						
Becken rechts						
Schulter links						
Schulter rechts						
Fersen/Knöchel links						
Fersen/Knöchel rechts						
Hinterkopf/Ohren						
Knie links/rechts						

Zeit der Bewegungen (20:00–0:00 Uhr)

Mikrobewegung (X-minütig) Entlast. von:	20:00–22:00 Uhr	22:00–0:00 Uhr
Kreuzbein		
Becken links		
Becken rechts		
Schulter links		
Schulter rechts		
Fersen/Knöchel links		
Fersen/Knöchel rechts		
Hinterkopf/Ohren		
Knie links/rechts		

Quelle: Der Bewegungsplan wurde mit freundlicher Genehmigung entnommen aus dem Magazin PRO ALTER, Heft 04/2003, herausgegeben vom Kuratorium Deutsche Altershilfe (KDA), Köln.

Weitere Informationen finden Sie unter www.dekubitus.de/ dekubitusprophylaxe-lagerungstechniken.htm

Lagerungsformen zur Dekubitusprophylaxe

Lagerung auf einer schiefen Ebene

- Vor der Seitenlagerung wird der Betroffene immer möglichst weit auf die Bettseite gelegt, von der er sich abwendet.
- Es erfolgt eine Gewichtsverlagerung durch Unterschieben von Decken oder Kissen auf einer Seite längs unter die Matratze.
- Eine Längsseite der Matratze wird um etwa 20 cm (ca. 30°) angehoben. Dies lässt sich erreichen, indem Schaumstoffkissen, Keile oder auch eine zusammengerollte Bettdecke auf der ganzen Länge des Bettes unter die Matratze geschoben werden.

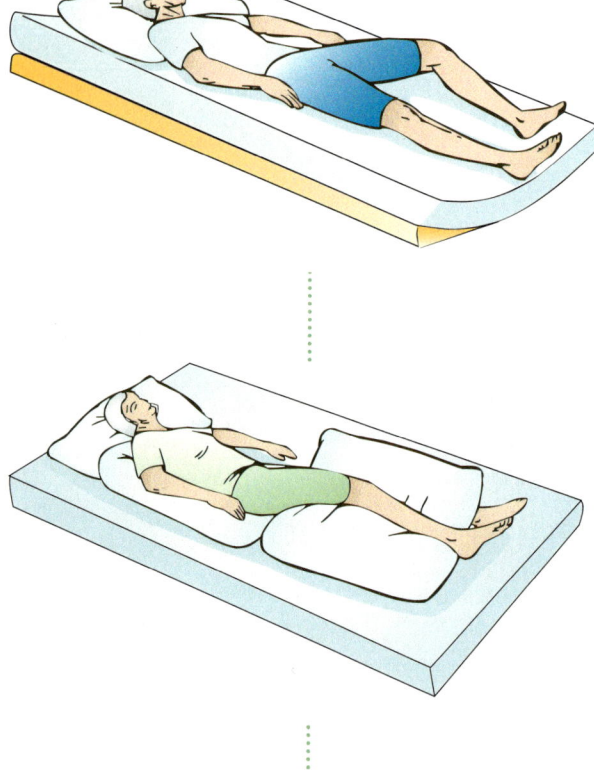

- Es ist darauf zu achten, dass das untergeschobene Material fest genug ist, damit es von der Matratze nicht zusammengedrückt wird, und dass es keilförmig unter die Matratze reicht, damit sie nicht einknickt.
- Die Lagerung kann von einer Person durchgeführt werden (z.B. im Nachtdienst). Der Betroffene muss beim Umlagern nicht bewegt und nicht geweckt werden.
- Die Lagerung mittels schiefer Ebene ist auch bei Oberkörperhochlagerung (z.B. Atemnot) möglich.
- Wenn sich der Betroffene unwohl fühlt, kann auf der tiefer gelegenen Bettseite eine Bettschere (Bettgitter) angebracht werden.

30-Grad-Schräglage

- Die Lagerung wird wie die „Schiefe Ebene" durchgeführt, allerdings mit dem Unterschied, dass die Materialien (Kissen, Decken) auf der Matratze liegen.
- Der Betroffene wird möglichst nah an die Bettkante gelagert und es werden Hilfsmittel hinter seinen Rücken (auf die Matratze) gelegt.
- Die Durchblutung der Fersen bedarf besonderer Beobachtung.

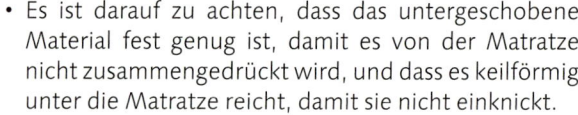

Hinweis Die 90-Grad-Seitenlage ist zur Dekubitusprophylaxe nicht geeignet, weil dabei sehr viel Druck auf den großen Rollhügel (→ S. 135) ausgeübt wird. Die 90-Grad-Seitenlage wird aber beim Schlaganfall (→ Halbseitenlähmung, S. 581) therapeutisch angewandt.

135-Grad-Seitenlagerung

- Sie dient zur völligen Druckfreiheit im Rücken-, Kreuzbein- und Fersenbereich.
- Ein Kissen wird zum Schiffchen geformt und in Bauchhöhe vor dem auf der Seite liegenden Pflegebedürftigen positioniert.
- Der Betroffene winkelt das oben liegende Bein an und legt es auf das Kissen.
- Der aufliegende Arm wird hinter dem Körper in Kopfhöhe gelagert.
- Bauchschläfer empfinden die Lagerung als sehr angenehm.
- Von Immobilen wird diese Lagerung z.T. wegen Atemnot abgelehnt. Dabei handelt es sich um eine subjektive Wahrnehmung. Physiologisch gesehen ist diese Lagerung atmungserleichternd.

Zum „Schiffchen" geformte Kissen verbessern die Hohllagerung!

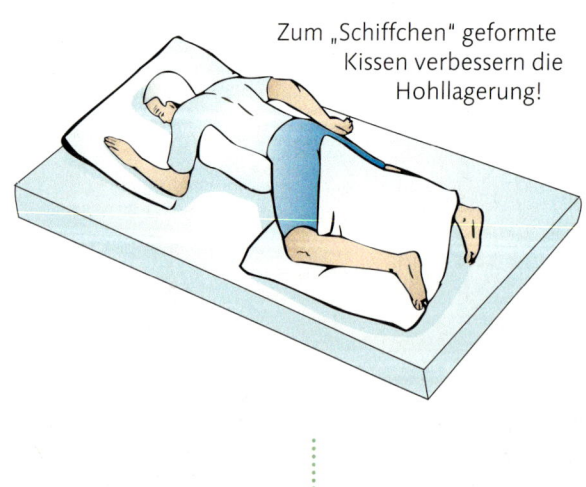

Drei-Kissen-Lagerung

- Das 1. Kissen liegt unter dem Kopf.
- Das 2. und das 3. Kissen liegen rechts und links längs unter dem seitlichen Brustkorb und unter der Gesäßregion, so dass die Wirbelsäule und die Kreuzbein-/ Steißbeinregion möglichst hohlgelagert wird.

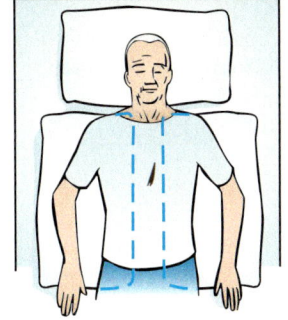

Fünf-Kissen-Lagerung

- Sie dient der Weich- und Hohllagerung und damit der Entlastung druckgefährdeter Regionen in Rückenlage (Schulterblätter, Kreuzbeinregion und Fersen). Auch bei bereits bestehenden Druckstellen ist diese Lagerung besonders geeignet.
- Das 1. Kissen liegt unter den Unterschenkeln, sodass die Fersen nicht mehr auf die Matratze drücken.
- Das 2. Kissen liegt unter den Oberschenkeln.
- Das 3.Kissen wird unter den Rücken gelegt, sodass Schultern und Steiß frei bleiben.
- Das 4. Kissen liegt unter dem Kopf.
- Das 5. Kissen steht am Fußende des Bettes. Es dient zur Verhütung eines Spitzfußes (→ Kontrakturprophylaxe, S. 332).
- Zusätzlich kann auch bei der Fünf-Kissen-Lagerung die Schräglagerung bzw. 30-Grad-Seitenlagerung erfolgen.

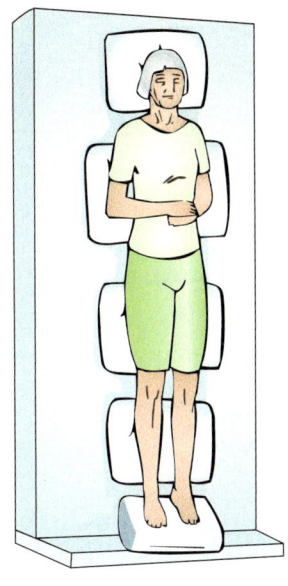

V-Lagerung

- Sie dient zur Hohllagerung (Druckentlastung) der Dornfortsätze der Wirbelsäule.
- Zwei Kissen werden mit den Spitzen zum V zusammengelegt.
- Das V wird dann unter die Halswirbelsäule (HWS) gelegt (Spitze nach unten).
- Die Schenkel des V bieten eine weiche Ablage für die Arme, somit hat die V-Lagerung also auch eine atemerleichternde Wirkung (→ Pneumonieprophylaxe, S. 341).

T-Lagerung

- Sie dient der Druckfreiheit der Schulterblattspitzen und des unteren Rippenrandes.
- Zwei zum Schiffchen geformte Kissen werden in T-Form unter die Schultern und Wirbelsäule gelegt.
- Die T-Lagerung hat auch einen atemerleichternden Effekt (Pneumonieprophylaxe).

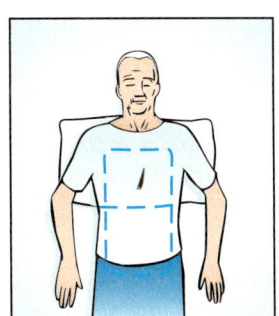

> **Hinweis**
> Mögliches Abdrücken von Gefäßen in der Kniekehle ist zu verhindern (keine harte Kante!).

Freilagerung der Fersen

- Sie dient zur völligen Freilagerung der Fersen.
- Die Unterschenkel können mit einem Kissen oder mit Schaumstoff hoch gelagert werden.
- Die eigentliche Freilagerung der Fersen erfolgt mithilfe eines Handtuches oder eines kleinen Kissens.

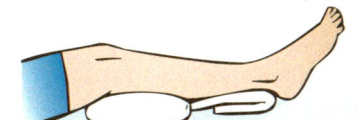

> **Hinweis** Bei der Fersenfreilagerung mittels eines Kissens unter den Waden schweben die Beine in der Luft, dadurch steigt der Druck auf das Steißbein an. Somit ist zwar die Gefahr von Druckstellen an den Fersen reduziert, aber die Dekubitusgefahr im Bereich des Steißbeines dagegen erhöht!

Name der dekubitusgefährdeten Person:

Datum:

Art der Lagerung	Zeit der Lagerung							
	Uhr	Uhr	Uhr	Uhr	Uhr	Uhr	Uhr	Uhr
30° links								
30° rechts								
schiefe Ebene links								
schiefe Ebene rechts								
V-Lagerung								
A-Lagerung								
T-Lagerung								
I-Lagerung								
135° links								
135° rechts								
3-Kissen-Lagerung								
5-Kissen-Lagerung								

Hinweise zum Bewegungsplan für das Umlagern

Welche der aufgeführten Lagerungen gewählt wird sowie die Uhrzeiten der Lagerungen, müssen individuell für die dekubitusgefährdete Person festgelegt werden.
Die Lagerungsintervalle sind abhängig von:
- der Anzahl der Mikrobewegungen
- der Effektivität der Mikrobewegungen
- dem Hautzustand der Betroffenen.

In den entsprechenden Kästchen ist das Namenskürzel einzutragen.

Der Bewegungsplan bildet jeweils 24 Stunden ab, ist also jeden Tag zu erneuern. Idealerweise sollte sich der Plan an dem Ort befinden, an dem auch bewegt und gelagert wird.

Quelle: Der Bewegungsplan wurde mit freundlicher Genehmigung entnommen aus dem Magazin PRO ALTER, Heft 04/2003, herausgegeben vom Kuratorium Deutsche Altershilfe (KDA), Köln.

Abb. 1: Bewegungsplan für das Umlagern

VATI-Lagerung
→ S. 341

Schulung der Betroffenen

Um eine effektive Prophylaxe durchführen zu können, ist eine Zusammenarbeit aller an der Versorgung des Pflegebedürftigen beteiligten Personen, einschließlich des Pflegebedürftigen selbst, erforderlich.

Voraussetzung dafür ist, dass die Pflegebedürftigen als auch deren Angehörige gut informiert und geschult sind. In Gesprächen, mithilfe von Informationsmaterial oder in Seminaren sollen Pflegefachkräfte, Physiotherapeuten und Ärzte ihre Patienten und deren Angehörige mit dem erforderlichen Wissen versorgen.

Intertrigoprophylaxe

Besonders an Körperstellen wie unter der weiblichen Brust, an der Oberschenkelinnenseite, in der Analfalte oder in der Leiste kann es zum Intertrigo (Wundsein) kommen (→ Abb. 5 und 6, S. 270). An diesen Körperstellen, wo Haut auf Haut liegt, kann es zunächst zur Aufweichung der Haut (→ Mazeration, S. 270) mit anschließendem Wundliegen kommen.

Es ist wichtig, die Hautfalten besonders schonend zu reinigen und gründlich zu trocknen. Außerdem empfiehlt es sich, an den empfindlichen Stellen atmungsaktives Material (Kompressen) einzulegen. Auch saugfähige Unterwäsche (Baumwolle) und Hautschutzpasten gegen aggressive Stuhl- und Urinausscheidungen sind hilfreich.

Hilfsmittel zur Dekubitusprophylaxe

Die meisten Hilfsmittel dienen der Hohllagerung dekubitusgefährdeter Körperstellen und/oder der Druckverteilung. Bei der Druckverteilung gilt folgendes Prinzip: Verringerung des Auflagedruckes durch Vergrößerung der Aufliegefläche.

Beispiele für Hilfsmittel zur Dekubitusprophylaxe

Die chemische Substanz der Füllung von **Gelkissen** besitzt die physikalischen Eigenschaften des menschlichen Fettgewebes und wirkt somit wie ein Fettpolster (→ Abb. 1). Das Kissen wird in eine passende dazugehörige Schaumstoffauflage eingesetzt. Die Kissen beeinträchtigen kaum die Kapillardurchblutung der Haut und bereits geringste Spontanbewegungen führen zu wechselnden Druckentlastungen. Dadurch wird die Mobilität des Betroffenen gefördert. Auch beim Sitzen im Bett oder beim Aufstehen ergibt sich keine Einschränkung. Nachteilig sind die relativ teure Anschaffung und das Sauberhalten des Kissens.

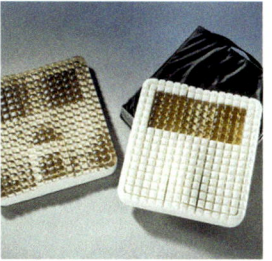

Abb. 1:
Gelkissen

Wasserkissen werden zwar noch eingesetzt, haben aber viele Nachteile. Durch die Erhöhung des mittleren Matratzenbereichs wird die Wirbelsäule unphysiologisch gekrümmt. Wasserkissen sind zudem relativ schwierig in der Handhabung (zwei Personen müssen ein Kissen tragen). Der Pflegebedürftige möchte i. d. R. warmes Wasser im Kissen haben, sodass das Wasser oft erneuert werden muss. Ein Vorteil ist, dass der gesamte Druck, der durch das Gewicht des Körpers auf dem Wasserkissen lastet, gleichmäßig auf die gesamte Auflagefläche auf die Haut übertragen wird.

Auf **Schaumstoffmatratzen** liegt der Betroffene sehr weich. Weil er tiefer einsinkt, wird die Auflagefläche größer und der Auflagedruck reduziert. Einige Schaumstoffmatratzen bieten die zusätzliche Möglichkeit der lokalen Hohllagerung, indem einzelne Elemente entfernt werden können (→ Abb. 2).
Jedes auf die Matratze aufgebrachte Material verringert die Wirkung. Deshalb soll nur ein dünnes, lose aufgelegtes Bettlaken über die Matratze angebracht werden.
Durch seine chemische Struktur wirkt der Schaumstoff keimwachstumshemmend. Nachteilig ist, dass die Eigenbeweglichkeit des Betroffenen gehemmt wird. Bei wahrnehmungsbeeinträchtigten Patienten (z.B. bei Lähmungen) sollten sie nicht eingesetzt werden. Die Betroffenen verlieren das Gefühl für ihre Körpergrenzen, da sie keinen Gegendruck von der Unterlage erhalten.

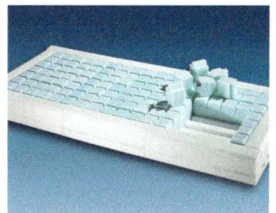

Abb. 2:
Schaumstoffmatraze

Schaumstoffpolster sind gut geeignet, um körperangepasst (genau zuschneidbar) eine Hohllagerung oder Weichlagerung zu erreichen, z.B. als Platte, Ring, Block, Keil.

Luftringe sind sehr nachteilig, denn ringförmig um die aufliegende Hautpartie ist der Auflagedruck so stark erhöht, dass eine Durchblutung des freiliegenden Hautareals nicht mehr gegeben ist.

> **Hinweis** Der Betroffene bekommt bei der Anwendung von Luftringen häufig noch weitere Dekubiti hinzu.

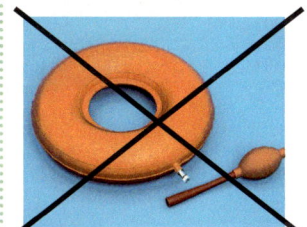

Abb. 3:
Luftring

Antidekubitusfelle werden häufig zur Weichlagerung prophylaktisch eingesetzt. Es gibt sie aus natürlichen Materialien, z.B echtem Lammfell (mit dem natürlichen fettendem Schutzfilm) oder synthetisch hergestelltem Material (kochfest).
Sie werden als Fell für das Bett (meistens unter das Gesäß), als Fersen- und als Ellenbogenschoner (v.a. für Rollstuhlfahrer geeignet) angeboten. Der Betroffene sollte direkt darauf liegen.
Nachthemden oder andere Stoffe beeinträchtigen die Wirkung. Der Einsatz von Antidekubitusfellen wird von Experten sehr kontrovers diskutiert.

> **Hinweis** Antidekubitusfelle ersetzen nicht weitere dekubitusprophylaktische Maßnahmen. Mehrmaliges Waschen der synthetischen Felle führt zu dekubitusfördernder Verklumpung. Natürliche Felle benötigen eine spezielle Reinigung.

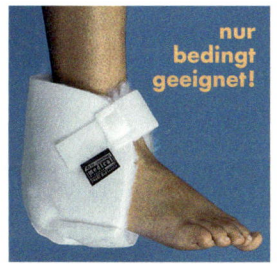

Abb. 4: Fersenschoner aus Fell (das Fell muss Hautkontakt haben)

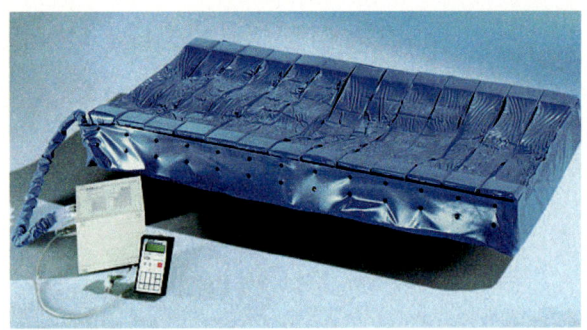

Abb. 1:
Wechseldruckmatratze

Wechseldruckmatratzen verfügen über mehrere Luftkammersysteme, die abwechselnd mit Luft gefüllt werden (Wechseldruckpumpe am Fußende des Bettes → Abb. 1). So sind alle Hautregionen immer wieder für eine gewisse Zeitdauer druckentlastet. Es ist darauf zu achten, dass der Wechsel der Druckzonen regelmäßig erfolgt und die Füllung der Luftkammern nicht zu prall ist. Eine engmaschige und genaue Beobachtung der Haut sowie der Wechseldruckfunktion ist unerlässlich. Das zweistündliche Umlagern wird mittels Wechseldruckmatratzen folglich nicht überflüssig. Der hohe Anschaffungspreis sowie laute Geräusche der Pumpe, die Defektanfälligkeit und regelmäßig erforderliche Wartung werden häufig als Nachteil gesehen. Die Wirkung der Wechseldruckmatratze wird durch zu viele Bett- und Stecklaken reduziert. Es soll nur ein Bettlaken aufgelegt werden, das nicht eingespannt wird, sondern locker aufliegt. Auch Inkontinenzunterlagen (v. a. eine Geri, → Abb. 1, S. 289) verringern die druckentlastende Wirkung der Wechseldruckmatratze (besonders im Steißbeinbereich).

Geri
wieder verwendbare (waschbare), sehr saugfähige Krankenunterlage

Eine optimale Druckentlastung bietet das **Wasserbett**, weil dabei das Eigengewicht stark reduziert und der Aufliegedruck sehr gering ist. Wasserbetten sind allerdings relativ teuer und schwer fahrbar.

Problematisch ist außerdem, dass der Betroffene nur sehr schlecht in Sitzposition gebracht werden kann, was zu Immobilität verleitet. Die Geräusche der Heizung und das instabile (ständig schaukelnde) Gefühl sind weitere Nachteile.

Luftkissenbetten bestehen aus vielen einzelnen Luftkissen. Der Luftdruck in den Kissen kann individuell gesteuert werden und die Lufttemperatur je nach Bedarf eingestellt werden. Vorteile sind neben dem geringen Aufliegedruck eine bequeme Lage mit vielen Verstellmöglichkeiten und die Aufstehhilfe (zum Aufstehen kann aus dem Mittelteil die Luft abgelassen werden). Nachteile sind die teure Anschaffung und das oft relativ laute Gebläse.

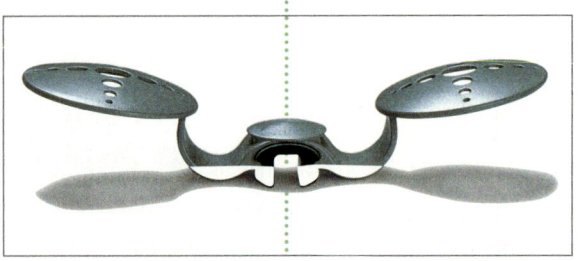

Abb. 2: Micro-Stimulations-System „Thevo-Adapt"

Micro-Stimulations-Systeme sind relativ neue und nach pflegewissenschaftlichen Erkenntnissen entwickelte Hilfsmittel (→ Abb. 2). Sie können durch kleine Bewegungen die Eigenbewegung des Pflegebedürftigen erhalten und fördern. Das gewährleistet die natürliche Blutzirkulation im Gewebe, verhindert so das Auftreten von Druckgeschwüren und schafft beim bestehenden Dekubitus die Grundvoraussetzung für die Wundheilung. Ebenso werden dem wahrnehmungsbeeinträchtigten Pflegebedürftigen Reize vermittelt, die es ihm ermöglichen, sich selbst und seine Umwelt wahrzunehmen. Die rückkoppelnde Wirkung wird durch die Microbewegungen von Flügelfedern (→ Abb. 3) erreicht. So erhält der Pflegebedürftige wichtige Informationen über seine Körperlage und kann sich besser bewegen. Unerwünschte Nebenwirkungen, wie das Auftreten von Spastizität oder Koordinationsstörungen sind bisher nicht aufgetreten. Besonders geeignet sind die Systeme für Schmerzpatienten und Patienten mit dementiellen oder neurologischen Krankheitsbildern.

Abb. 3: Flügelfedern, die zur Micro-Stimulation unter der Matratze angebracht sind (Bestandteil der Produkte „Thevo-Activ" und „Thevo-Adapt")

Hinweis Nach dem nationalen Expertenstandard zur Dekubitusprophylaxe sollen druckreduzierende Hilfsmittel sofort zugänglich sein, Spezialbetten (z. B. Luftkissenbetten innerhalb) von 12 Stunden.

Regeln zur Dekubitusprophylaxe

❶ Der Betroffene muss regelmäßig und nach Bedarf umgelagert werden
(→ Bewegungsplan, S. 309, 312).

❷ Wenn bereits Druckstellen (Dekubiti) vorhanden sind, darf der Betroffene
nicht mehr auf der Druckstelle liegen.

❸ Grundsätzlich sind Stellen, an denen ein Druckschaden besteht, durch Kissen
völlig zu entlasten (Hohllagerung).

❹ Einsetzen von Dekubitus-Hilfsmitteln (z.B. Schaumstoffmatratze,
Wechseldruckmatratze)

❺ Sorgfältige Hautpflege mit W/O-Emulsionen (Emulsionen mit hohem Fett-
und geringem Wasseranteil) und konsequentes Trockenhalten der Haut bei
Inkontinenz und Förderung der Hautdurchblutung durch Massage mit
Körperlotion, Massageöl, Bädern.

❻ Faltenbildung in Kleidung und Bettwäsche vermeiden.

❼ Der Patient soll das Bett so oft wie möglich verlassen. Ist dies nicht möglich,
sollten gymnastische Übungen im Bett durchgeführt werden, um die Durchblutung der Haut zu fördern.

❽ Bei beginnender bzw. sich verschlimmernder Dekubitusentwicklung ist der
sofort Arzt zu verständigen.

> **Hinweis**
> Der Einsatz von Deku-
> bitushilfsmitteln ersetzt
> nicht eine planmäßige
> Lagerung!

Behandlung und Pflege eines bestehenden Dekubitus

- konsequente Druckentlastung
- sorgfältige Hautpflege
- Durchführung der ärztlich verordneten Therapie (s. unten)
- steriles Arbeiten bei der Wundversorgung
- Verbände faltenfrei anbringen
- Vorteilhaft sind saugfähige und luftdurchlässige Verbandsstoffe.
- Bei Inkontinenten darauf achten, dass keine Ausscheidungen unter den Verband
  dringen. Inkontinenzhilfen in entsprechend kurzen Zeitabständen wechseln.

✚ Versorgung eines Dekubitus (nur nach ärztlicher Anordnung)

Wundheilung
S. 475

Trockene oberflächliche Wunde	trocken halten
Nässendes Geschwür	3-mal täglich desinfizieren (z.B. mit Wasser-stoffsuperoxid); anschließend neutralisieren; aufsaugende Wundheilungsmittel (Algenpräparate) und feucht halten (z.B. mit Hydrogel, Hydrokolloidplatten)
Feuchte, schmierige Nekrose	enzymatische bzw. chirurgische Wundreinigung, aufsaugende Wundheilungsmittel (Algenpräparate); Desinfektion (mit Jodlösungen), Feuchthalten mit NaCl 0.9%, Bäder (z.B. mit Kaliumpermanganat)
Gereinigte Wunde	Feuchthalten mit NaCl 0.9%, granulations-/zellwachstumsfördernde Mittel (Gaze, Ringerlösung, Hyaluronsäure), regelmäßiger Verbandswechsel
Trockene Nekrose	trockener Verband

3.1.2 Thrombo-Embolie-Prophylaxe

Risikoanalyse

tiefe
Beinvenenthrombose
→ S. 508

Virchow'sche Trias
→ S. 508

Drei Entstehungsursachen der → tiefen Beinvenenthrombose, die eng mit dem venösen Rückfluss zusammenhängen, werden in der Fachliteratur als „→ Virchow'sche Trias" bezeichnet. Der Mediziner Rudolf Virchow (1821–1902) beschrieb die drei Faktoren zur Pathologie bereits 1856 und brachte einen Aufschwung in die Präventivmedizin und sorgte somit auch für eine Verbesserung der Pflegeleistungen.

Am Beispiel der Betreuung von Patienten nach einem operativen Eingriff kann die Virchow'sche Trias gut gezeigt werden: Die Patienten sind durch die Operation größtenteils in ihren **Bewegungen eingeschränkt** (*Hypozirkulation*). Die bei chirurgischen Eingriffen herbeigeführte **Gefäß-** und **Gewebsschäden** (*Endothelläsionen*) bewirken, dass Gerinnungsfaktoren aktiviert werden und sich die **Gerinnungsneigung** hierdurch erhöht (*Hyperkoagulation*).

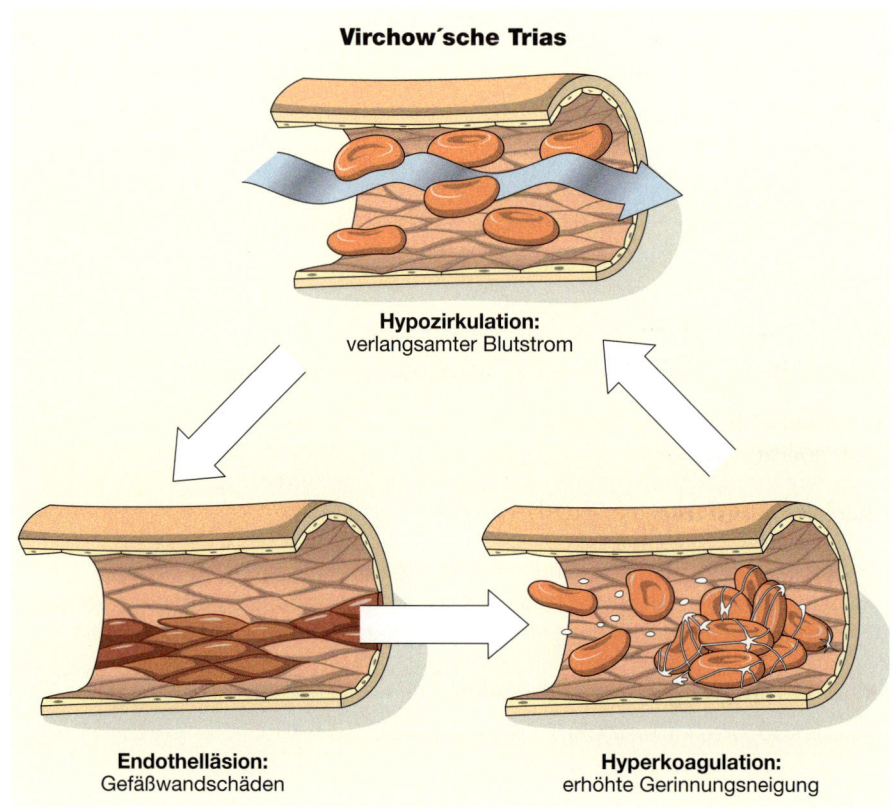

Virchow'sche Trias

Hypozirkulation:
verlangsamter Blutstrom

Endothelläsion:
Gefäßwandschäden

Hyperkoagulation:
erhöhte Gerinnungsneigung

> **Hinweis** Bei operierten Patienten treffen alle drei Aspekte der Virchow'schen Trias zu.

Bei exsikkierten Patienten (Flüssigkeitsmangel, z. B. aufgrund von Fieber, Diarrhoe, Erbrechen) und bei Patienten, die mit Diuretika (Medikamente, welche die Urinmenge erhöhen) behandelt werden, besteht ein Missverhältnis zwischen festen und flüssigen Bestandteilen im Blut. Die Gerinnungsneigung des Blutes ist erhöht. Außerdem ist der Blutfluss verlangsamt, weil das Blut weniger Blutflüssigkeit (Blutplasma) enthält.
Auch bei Gefäßschädigungen aufgrund von Krampfadern (*Varizen*), Sklerosen (*Arteriosklerose*) und starkem Rauchen dauert der Kontakt der Thrombozyten mit der Gefäßwand länger .

Lumen
innerer Durchmesser des
Blutgefäßes

Bei Varizen fließt das Blut in den erweiterten Venen langsamer, da das Lumen dieser Venen größer ist.
Bei Herzinsuffizienz steigt das Thromboserisiko, da es zu einer Stauung im venösen System und dadurch zu einem verlangsamten Blutfluss kommt.

Mess-Skalen zur Erfassung des Thromboserisikos

Experten entwickelten Mess-Skalen zur Erfassung des Thromboserisikos (Thrombose-score). Wenn gewisse Indikatoren (z. B. Immobilisation, Adipositas, Schwangerschaft, Operation) zutreffen, wird dieser Umstand mit einer entsprechenden Punktzahl versehen. Die Gesamtpunktzahl ergibt dabei das Thrombo-Embolie-Risiko.

score
engl. =
Spiel-, Punktestand

Mess-Skala zur Einschätzung des Thromboserisikos (nach Frowein, 1997)

Risikofaktoren	Kategorie	P	Kategorie	P	Kategorie	P
Gefäßwandschädigung						
Varikosis (→ S. 507)	nein	0	leicht	1	stark	4
frühere Thrombose/Lungenembolie (→ S. 508 ff, S. 542)	nein	0	ja	4		
AVK (→ S. 506)	nein	0	Stadium I-II	2	Stadium III-IV	4
Alter	40	1	> 60	2	> 70	3
Hämodynamik*						
Mobilität	mobil	0	teilmobil (bis ca. 12 Std./Tag)	2	immobil länger als 72 Std. ununterbrochen)	4
Lähmungen (→ S. 595)	nein	0	Querschnittslähmung Halbseitenlähmung	3		
Frakturen (→ S. 472)	nein	0	Unterschenkel	2	Oberschenkel	7
Stützverband	nein	0	Gehgips	3	Liegegips	7
Herzinsuffizienz (→ S. 491)	nein	0	Stadium I-III	3	Stadium IV	6
Myokardinfarkt (→ S. 488)	nein	0	ja	4		
Schwangerschaft	nein	0	ja	1		
postpartal (nach der Geburt)	nein	0	ja	2		
Übergewicht	nein	0	> 15 % (nach Broca)	2	> 20 % (nach Broca)	
Blutzusammensetzung						
schwere Entzündung	nein	0	ja	7		
Sepsis (→ S. 599)	nein	0	ja	7		
maligner Tumor (→ S. 452 ff)	nein	0	ja	7		
Operation	kleine Eingriffe < 30 Minuten	1	allgemeinchirurg. OP > 30 Minuten	3	Malignom-OP, große urol., gyn. u. orthopäd. Eingriffe > 30 Minuten	7,
schwere Verletzungen	nein	0	ja	7		
orale Kontrazeption	nein	0	ja	2		
Rauchen	nein	0	ja	2		
Punkte	**Thromboserisiko**		**← Spaltensumme**		**← Spaltensumme**	**←**

Punkte	Thromboserisiko
0	kein
1–3	gering
4–6	mittel
7– maximal	hoch

Gesamtsumme: _____ Thromboserisiko: _____

*Druck- und Flumenverhältnisse des Blutes

Ist die Punktzahl > 6, befürworten die Experten zunächst ein pflegerisches Gespräch mit dem Patienten und die Durchführung des Pflegestandards (→ S. 79) „Thrombo-Embolie-Prophylaxe". Bei > 10 Punkten spricht man von großer Thrombosegefahr.
Da solche Punkteskalen relativ neu sind, gibt es nur wenige Erfahrungsberichte im Umgang mit den Schemata. Die Risikoeinschätzung und Information des Patienten sollte idealerweise durch Arzt und Pflegefachkraft erfolgen.

Quelle: Frowein, M.: Einschätzung der Thrombosegefährdung – Ein Score kann bei der Pflegeanamnese eingesetzt werden, Pflegezeitschrift, 11/1997

Das **Pflegeziel** der Thrombo-Embolie-Prophylaxe ist ein physiologisches Blutströmungsverhältnis.

Pflegemaßnahmen

Je nach Ausgangsproblem (→ Virchow'sche Trias, S. 316, 508) ergeben sich folgende Pflegemaßnahmen:

- **Mobilisation** zur Unterstützung des Muskeltonus der Beine
- **Kompressionsprophylaxe** zur Beschleunigung des venösen Blutrückflusses
- **Medikamentengabe** laut ärztlicher Anordnung: Herabsetzung der Gerinnungsneigung bei erhöhter Zähflüssigkeit *(Koagulabilität)* des Blutes

Um Exsikkosen entgegenzuwirken, die eine Thrombose begünstigen, wird ein ausgeglichener Flüssigkeitshaushalt als zu erreichendes Pflegeziel (Fernziel) angegeben.

Mobilisation (Physikalische Prophylaxe)

Frühmobilisation

Frühmobilisation meint das frühestmögliche Aufstehen des Patienten nach einer Operation oder nach einer akuten Erkrankung. Diese möglichst sofort einsetzende Animation zu Bewegungsübungen dient der Stabilisierung des Kreislaufs. Anfangs erfolgen Bewegungsübungen im Bett (→ S. 319). Beim Aufstehen des Patienten ist die Kollapsgefahr (möglicher Kreislaufzusammenbruch) zu beachten. Blasse Haut, Schweißperlen auf der Stirn und Schwindelgefühle sind oft die Vorboten eines Kollaps.

Die Frühmobilisation des Patienten wird häufig von Physiotherapeuten durchgeführt, fällt aber auch in den pflegerischen Aufgabenbereich.

> **Hinweis** Fragen Sie den Patienten vor der Mobilisation, ob er sich schwindelig fühlt. Animieren Sie ihn zum tiefen Durchatmen und bitten Sie ihn, geradeaus zu sehen. Außerdem ist eine Puls- und Blutdruckkontrolle obligat.

Entstauende Lagerung

Durch eine entstauende Hochlagerung der Beine wird der venöse Blutrückfluss gesteigert. Außerdem werden damit → Ödembildungen (Wasseransammlungen) in den Beinen vorgebeugt und die Rückresorption von bestehenden Ödemen erleichtert.

Ödembildung → S. 451

Betten mit verstellbarem Fußteil ermöglichen die Hochlagerung der Beine ohne weitere Hilfsmittel. Ansonsten eignen sich Kissen, Polster oder eine Lagerungsschiene um eine schräge Auflagefläche zu bilden. Die Unterschenkel sollen parallel zur Bettdecke ca. 15–25 cm erhöht liegen, während die Oberschenkel zur Bettebene einen Winkel von 35°–45° bilden (→ Abb. 1). Wichtig ist, dass die Kniekehlen untergepolstert und leicht gebeugt sind. Es darf jedoch kein Druck gegen die Kniekehlen erfolgen, da dadurch Blutgefäße abgedrückt würden. Die Hilfsmittel (Kissen) sollen daher weit unter das Knie ragen.

Eine Hochlagerung der Beine in einem Winkel von 90° würde den venösen Rückfluss noch effektiver fördern (um das 3–4fache). Der Nachteil dieser Lage sind die durchgedrückten Knie, was der Pflegebedürftige auf Dauer als sehr unbequem empfindet. Zur Entstauung der Venen, z. B. vor dem Anlegen von Anti-Thrombo-Embolie-Strümpfen, ist eine Hochlagerung der Beine von ca. 20–30 Minuten ausreichend.

> **Hinweis**
> Als alleinige Maßnahme zur Thrombo-Embolie-Prophylaxe reicht die entstauende Lagerung nicht aus. **Kontraindiziert** ist die Hochlagerung der Beine bei Herzinsuffizienz, Lungenödem (belastet die Herzfunktion) und bei arteriellen Durchblutungsstörungen (erschwert den arteriellen Blutstrom).

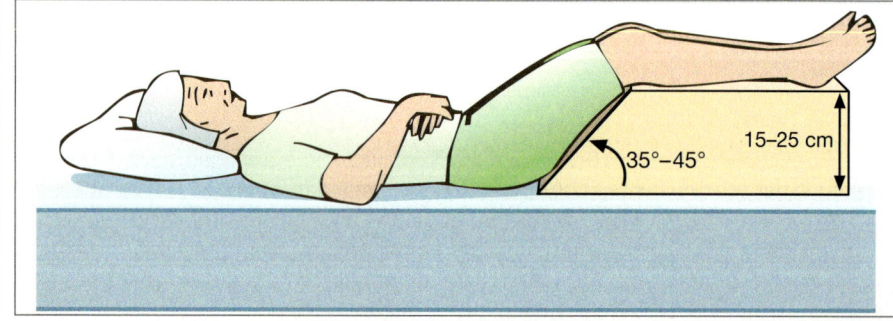

Abb. 1: Entstauende Lagerung

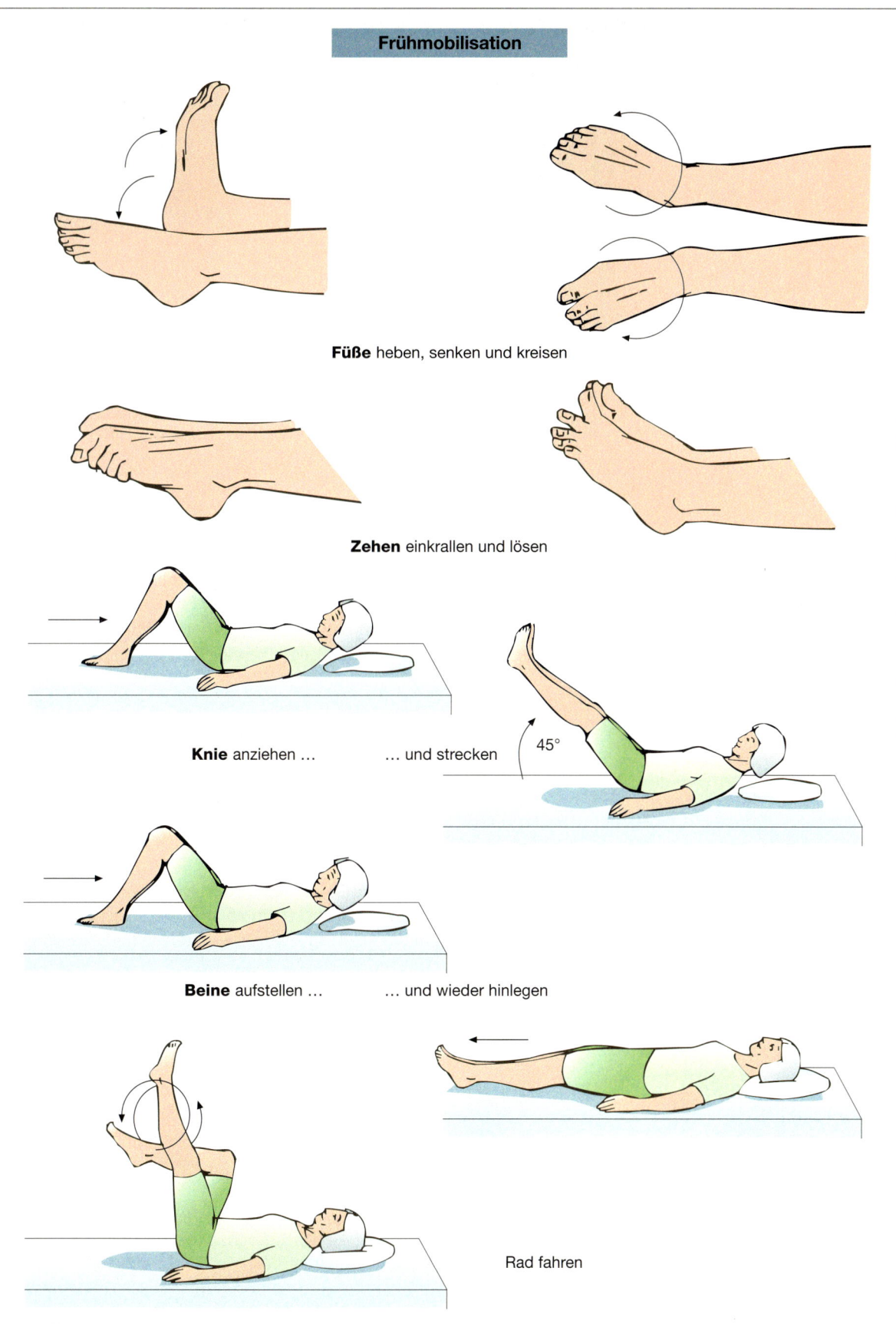

Frühmobilisation

Füße heben, senken und kreisen

Zehen einkrallen und lösen

Knie anziehen …   … und strecken   45°

Beine aufstellen …   … und wieder hinlegen

Rad fahren

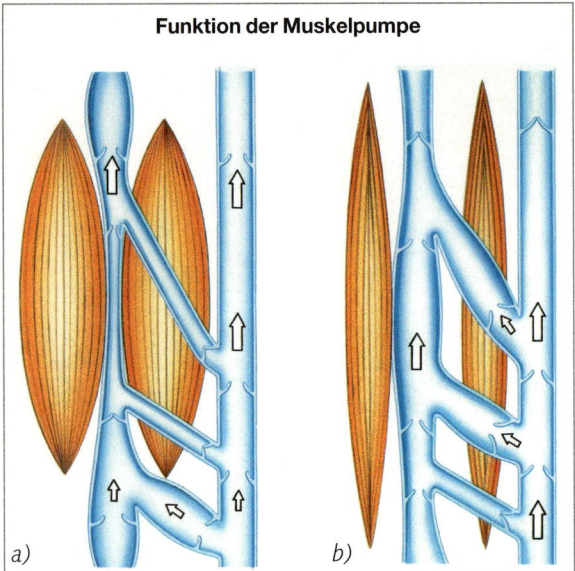

Funktion der Muskelpumpe

a)   b)

Abb. 1: Funktion der Muskelpumpe
a) Bei jeder Anspannung der Beinmuskulatur werden die Venen komprimiert. Dadurch wird das Blut nach oben gedrückt.
b) Bei jeder Entspannung der Beinmuskulatur wird erneut Blut von peripher angesaugt.

Erzeugen des Sohlendrucks

Im angespannten Zustand üben die Muskeln einen Druck auf die Venen aus (Muskelpumpe) und wirken somit der Venenweitstellung entgegen, zu der es bei mangelnder Muskelanspannung *(Muskeltonus)* kommt (→ Abb. 1).

Zur Anregung dieser Muskelpumpe bei immobilen Pflegebedürftigen kann pflegerisch ein Sohlendruck erzeugt werden. Dazu müssen die Füße zunächst im 90°-Winkel zum Unterschenkel gestellt werden. Hierfür kann eine Bettkiste, die mit Schaumstoff oder Kissen abgepolstert ist oder eine Bettverkürzung sowie bewegliche Fußstützen verwendet werden (→ Abb. 2). Letztere lassen ein Muskelspiel durch Fußbewegungen zu. Der Pflegebedürftige kann auch aufgefordert werden, gegen einen Tennisball zu treten, der mit einem Schlauchverband (oder mit einem Strumpf) am Bettende befestigt ist.

Der bei dieser Maßnahme erzeugte Sohlendruck und der Muskeltonus entleeren die im Fuß- und Beinbereich gelegenen Venen und verbessern den venösen Blutrückfluss.

Hinweis   **Kontraindiziert** ist diese Maßnahme bei Menschen mit Neigung zu erhöhtem Muskeltonus, wie z. B. nach einem Schlaganfall. Der erzeugte Druck auf den Fußballen könnte eine Spastik (Zunahme des Spannungszustandes) auslösen.

Ausstreichen der Venen

Durch das Ausstreichen der Venen werden diese komprimiert und der Rückfluss des venösen Blutes in Richtung Herz unterstützt.

Beim liegenden Pflegebedürftigen wird das Bein leicht gebeugt, die Unterseite mit einer Hand umgriffen und ca. 5-mal herzwärts ausgestrichen. Um einen eventuellen Blutstau zu beseitigen erfolgt dies zuerst an den Oberschenkeln. Dadurch sind die Oberschenkelvenen in der Lage, das durch das anschließende Ausstreichen der Unterschenkelvenen ankommende Blut aufzunehmen. Das Ausstreichen kann gut mit in die Körperpflege (Waschen der Beine) integriert werden.

Das Ausstreichen der Venen wird von den meisten Patienten als wohltuend empfunden. Sobald der Pflegebedürftige beim Ausstreichen über Schmerzen klagt, ist die Maßnahme aufgrund des Thromboseverdachts sofort zu unterbrechen und unverzüglich ein Arzt darüber zu informieren.

Hinweis   Beim Verdacht auf eine Thrombose sowie bei Herzinsuffizienz oder Beinödemen ist das Ausstreichen der Venen **kontraindiziert**, weil dadurch der Thrombus gelöst und eine Embolie verursacht werden könnte.

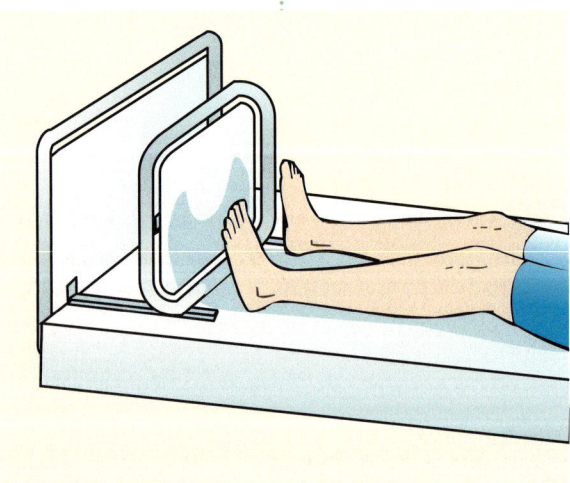

Abb. 2: Bettverkürzung

Kompressionstherapie

Medizinische Thrombose-Prophylaxe-Strümpfe (MTS)

MTS üben einen von unten nach oben nachlassenden Druck aus. Die Strümpfe sind nahtlos und so rundgestrickt, dass der auf die Beinvenen einwirkende Druck stufenlos von ca. 18 mm Hg auf max. 8 mm Hg (Millimeter Quecksilbersäule) abfällt. Dadurch kommt es zu einer Verengung *(Kompression)* der oberflächlichen Venen und somit zu einer Beschleunigung des venösen Blutrückflusses.

Die Strümpfe müssen glatt und faltenfrei bis zum Beinansatz sitzen. Einschnürungen begünstigen eine Thrombose, weil dadurch einzelne Venen abgedrückt werden können.

Da MTS mit einem Ruhedruck arbeiten (→ S. 323), ist das Tragen vor allem bei Bettlägerigkeit und bei Nachtruhe wichtig. Eine Unterbrechung der Kompression und somit eine Unterbrechung der Förderung des venösen Rückflusses würde das Thrombo-Embolie-Risiko erhöhen. Deshalb wird empfohlen, die Strümpfe während der gesamten Liegezeit (Tag und Nacht) zu tragen.

Ausmessen der MTS

Die richtige Kategorie (Größe) der MTS ist an einer vom Hersteller der Strümpfe mitgelieferten Skala abzulesen. Dazu ermittelt man durch Abmessen den maximalen Oberschenkel- und Wadenumfang sowie die Beinlänge. Mit einem Zentimetermaßband wird die dickste Stelle der Ober- und Unterschenkel sowie die Beinlänge vom großen Rollhügel *(Trochanter major)* zum Fußaußenknöchel gemessen.

Viele Skalen zur Bestimmung der Strumpfgröße orientieren sich primär am Umfang der Oberschenkel. Erst wenn ausgehend vom Oberschenkelumfang eine Kategorie der Strümpfe festgelegt wurde, unterteilt das Schema in weitere Größen je nach Wadenumfang und Beinlänge.

> **Hinweis**
> Medizinische Thrombose-Prophylaxe-Strümpfe (MTS) werden in älterer Literatur auch als Anti-Thrombose-Strümpfe (ATES) bezeichnet.

> **Hinweis**
> Einschnürungen durch Kompressionsstrümpfe sind thrombosefördernd.

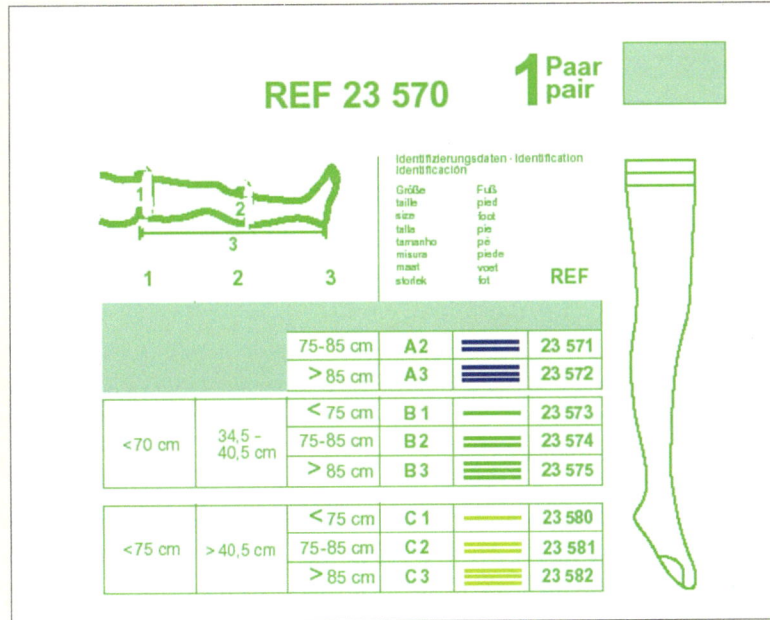

Beispiel:

Oberschenkelumfang	= 68 cm
Unterschenkelumfang	= 36 cm
Beinlänge	= 80 cm
Richtige Größe der MTS	= B2

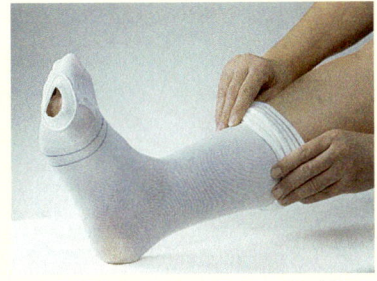

Abb. 1:
Medizinische Thrombose-Prophylaxe-Strümpfe (MTS)

Medizinische Thrombose-Prophylaxe-Strümpfe bestehen aus Polyamid und Elasthan und sind kochfest. Das Sichtfenster der Strümpfe dient dazu, um Farbveränderungen (z. B. Zyanose) an den Zehen zu erkennen.

Bei zu kleinen MTS erfolgt eine zu starke Kompression (Abdrückung der Venen). Zu kurze MTS bewirken eine Abschnürung der Oberschenkel. Als Folge schwillt das Gewebe an. Der Keil im Oberschenkelbereich bewirkt Elastizität zum Schutz der dort verlaufenden Blutgefäße. Das Gummi verhindert ein Abrutschen der Strümpfe.

entstauende Lagerung
→ S. 318

Anziehen von MTS

Zur Vorbereitung vor dem Anziehen von medizinischen Thrombose-Prophylaxe-Strümpfen müssen die Beine entstaut werden. Werden ohne eine → entstauende Lagerung medizinische Thrombose-Prophylaxe-Strümpfe angezogen, besteht die Gefahr, dass die Strümpfe zu eng sitzen und einschnüren. Dann wäre das Gegenteil von einer Prophylaxe erreicht.

Hinweis Die Strümpfe dürfen nur dem dabei liegenden Pflegebedürftigen (nach der entstauenden Lagerung) angezogen werden. Eine Schwellung ist durch Dellenbildung beim Druck auf die Haut festzustellen.

Das Anziehen der Strümpfe bereitet besonders beim Überwinden der Fersen Mühe. Am günstigsten ist für die Pflegeperson, wenn sie den Strumpf zunächst über die Hand zieht.

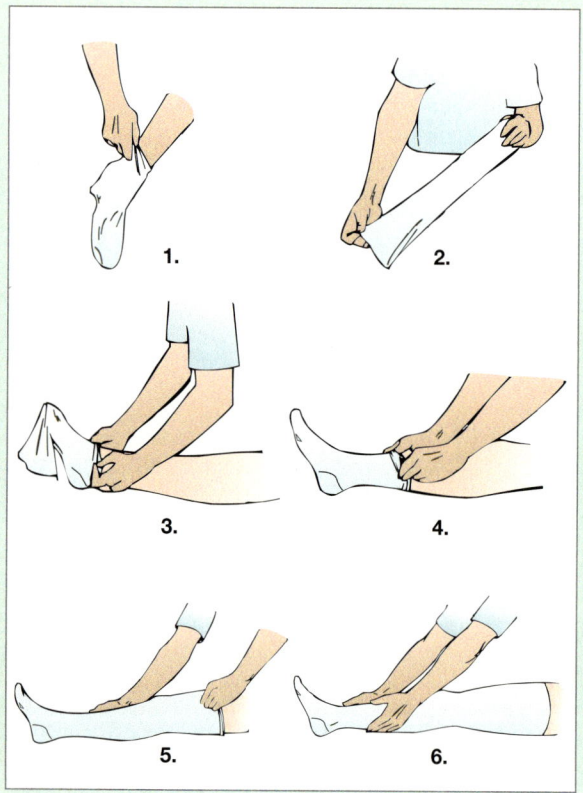

Anziehen von MTS in sechs Schritten

1. Mit dem Handballen bis zum Fersenteil in den Strumpf fahren.

2. Fersenteil festhalten und die Innenseite des Strumpfes nach außen stülpen.

3. Fuß in den vorbereiteten MTS stecken.

4. Das umgestülpte Teil über das Bein streifen und kontrollieren, ob die Ferse richtig sitzt.

5. Auf die Kniefelderung der MTS achten (soll etwa 2,5–5 cm unterhalb der Kniebeuge beginnen).

6. Die MTS bis zur Leiste hochziehen (keilförmiger Einsatz an der Oberschenkelinnenseite) und den korrekten Sitz der MTS kontrollieren.

Medizinische Thrombose-Prophylaxe-Strümpfe sind gerade im Sommer unangenehm warm. Wenn das Bett gegen Nässe geschützt wird, können die angezogenen Strümpfe mit Wasser angefeuchtet werden, sofern der Pflegebedürftige einverstanden ist und sich nicht unterkühlen kann (Durchzug vermeiden).

Bei Beschwerdefreiheit werden die Strümpfe jeden zweiten Tag gewechselt. Klagt der Pflegebedürftige über Brennen an den Fersen oder Druckschmerzen, ist sofort nachzusehen und bei Druckstellen der Arzt zu informieren.

Hinweis **Kontraindiziert** sind die Strümpfe bei arterieller Durchblutungsstörung (→ pAVK, S. 506), Venenentzündungen, Beinödemen, Polyneuropathie (→ S. 595) und bei einem Beindekubitus oder Unterschenkelgeschwür (→ Ulcus cruris, S. 511).

Kompressionsverband

Bei adipösen Beinen sind MTS nicht geeignet, weil das Risiko von Abschnürungen zu groß ist. Hier erfolgt die Förderung des venösen Rückflusses besser mittels Beinwickel (Kompressionsverband). Dieser muss mehrmals täglich erneuert werden, da der Wickel schnell verrutscht.

Der Kompressionsverband kann auch zur Lymphdrainage angelegt werden, die einen sorgfältig dosierten Druck des Verbandes verlangt. Dies darf nur von speziell ausgebildeten Physiotherapeuten durchgeführt werden.

Beim Kompressionsverband werden **Kurzzugbinden** (geringe Dehnbarkeit) verwendet. Diese erzielen eine kräftige Kompression und üben beim Bewegen einen hohen Arbeitsdruck aus. **Langzugbinden** (hohe Dehnbarkeit) besitzen einen hohen Ruhedruck. Der Arbeitsdruck ist relativ niedrig. Die dauernd gleich bleibende Kompression bei Langzugbinden wirkt sich negativ auf die Durchblutung der Beine aus, wodurch eine Thrombose begünstigt wird. Langzugbinden dürfen max. 10-mal gewaschen werden, sonst verlieren sie ihre Elastizität.

Hinweis   Bei Kompressionsverbänden ist ein möglichst niedriger Ruhedruck bei einem hohen Arbeitsdruck das Ziel. Kurzzugbinden (niedriger Ruhedruck/ hoher Arbeitsdruck) haben eine Längsdehnbarkeit von 30 bis 90 % (ca. das Doppelte ihrer Länge). Langzugbinden (hoher Ruhedruck/niedriger Arbeitsdruck) sind bis auf das Dreifache ihrer Länge dehnbar und würden wegen des hohen Ruhedrucks eine Thrombose begünstigen.

Arbeitsdruck
Der Arbeitsdruck ergibt sich aus dem Widerstand der Binde gegen Bewegungen der Muskulatur, wodurch der Rückfluss in den tiefen Venen verbessert wird.

Ruhedruck
Der Ruhedruck ist der Druck, der bei entspannter Muskulatur allein durch die Elastizität der Binde auf das Gewebe wirkt.

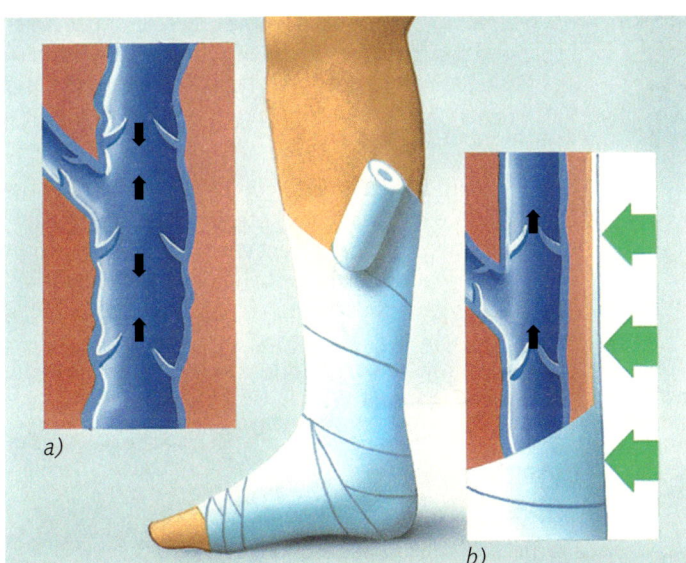

Abb. 1:
a) Venöse Stauungen durch Funktionsstörungen der Venen (z.B. Venenklappen schließen unvollständig).
b) Der Kompressionsverband unterstützt die Wirkung der Wadenmuskulatur. Der venöse Rückstrom zum Herzen wird beschleunigt.

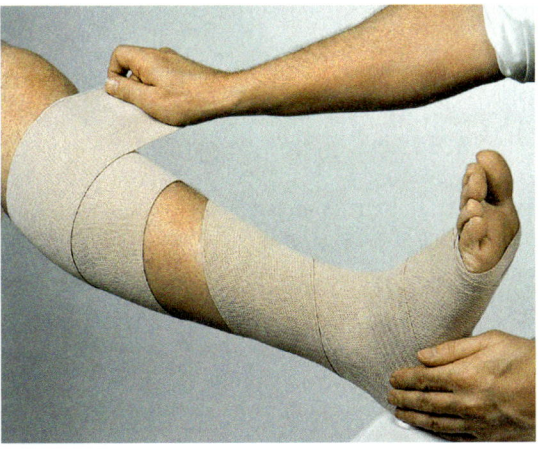

Abb. 2:
Anlegen
von Binden

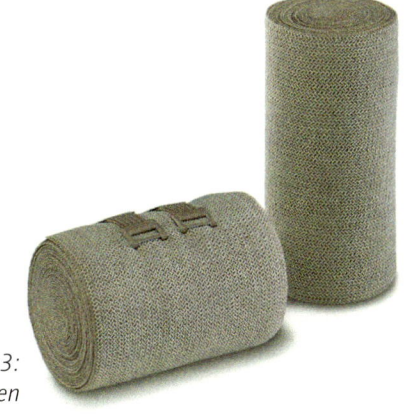

Abb. 3:
Kurzzugbinden

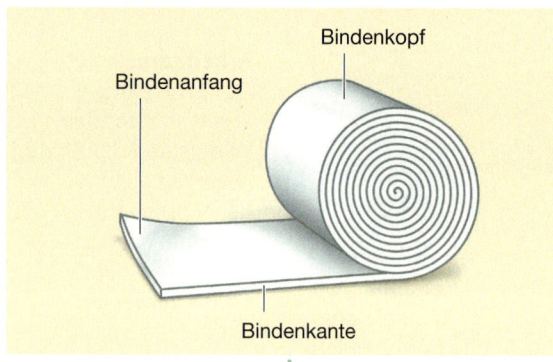

Abb. 1: Binde

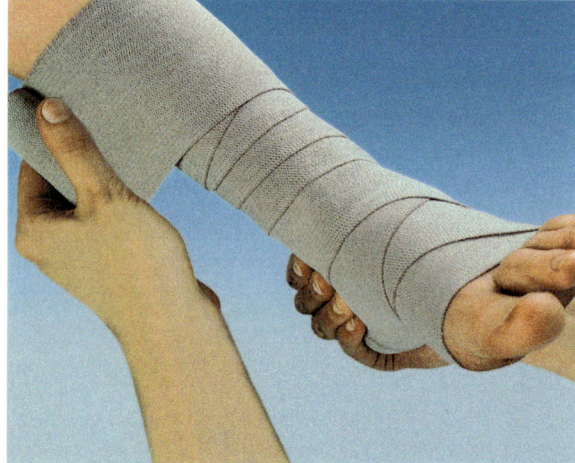

Abb. 2: Kurzzugbinde: Anlegen der Binde

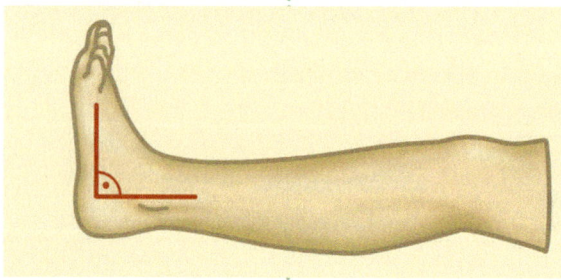

Abb. 3: Rechter Winkel

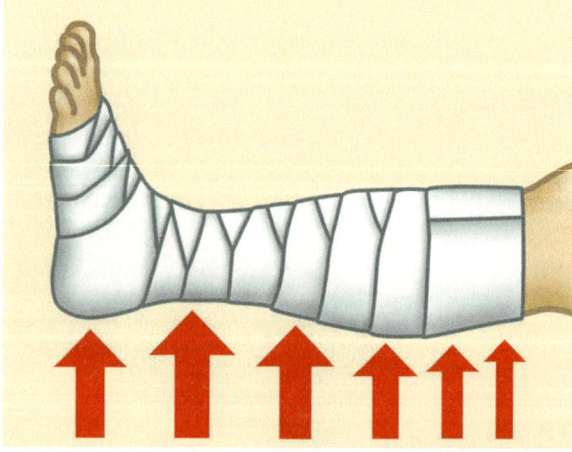

Anlegen des Kompressionsverbands

Benötigt werden verschieden breite Kurzzugbinden:
- für den Fußbereich ca. 6 cm breit
- für den Unterschenkelbereich ca. 8–10 cm breit sowie
- für den Oberschenkelbereich ca. 10–12 cm breit.

Vor dem Anlegen des Kompressionsverbandes werden (wie bei den MTS) die Beine entstaut. Die Binde wird so in die Hand genommen, dass der aufgerollte Teil der Binde (Bindenkopf) oben liegt und nach außen zeigt (sodass die Pflegefachkraft in die Binde hineinsehen kann). Nur auf diese Weise lässt sich die Binde am Bein abrollen (→ Abb. 2).

Wird die Binde nicht beim Anlegen unmittelbar auf der Haut abgerollt, wird die Binde häufig zu stark vom Bein weggezogen, sodass strangulierende Schnürfurchen entstehen. Wegen der Kontrolle der Hautdurchblutung werden die Zehen nicht eingewickelt. Weitere „Fenster" (nicht verbundene Stellen) sind aufgrund der thrombosebegünstigenden Einschnürung nicht zulässig.

Der Druck des Verbandes soll insgesamt von unten nach oben abnehmen (→ Abb. 4). Eine Stauung in der Kniekehle und das damit verbundene Scheuern des Verbandes lässt sich vermeiden, wenn das Knie gestreckt und der Fuß beim Verbinden rechtwinkelig gestellt ist (→ Abb. 3).

Generell halten Bindenverbände besser, wenn über die erste Binde eine zweite in entgegengesetzter Ablaufrichtung „über Kreuz" angelegt wird (Anlegen des Kompressionsverbandes). Der Verband darf weder zu locker noch zu fest gewickelt werden.

 Die Höhe des Verbandes (Knie/Leiste) wird vom Arzt angeordnet.

Hinweis Insbesondere am Innen-/Außenknöchel entstehen häufig Falten, die Abschnürungen und Druckstellen verursachen können.
Daher müssen die Touren vom Innen-/Außenknöchel zum Fußrücken entsprechend sorgfältig erfolgen.

 ### Herabsetzung der Gerinnungsneigung (Medikamentöse Thromboseprophylaxe)

Zur medikamentösen Prophylaxe, die der Arzt verordnet, sind Gerinnungshemmer (so genannte Antikoagulantien, S. 510) verfügbar.

Abb. 4: Kompressionswirkung

Anlegen des Kompressionsverbands

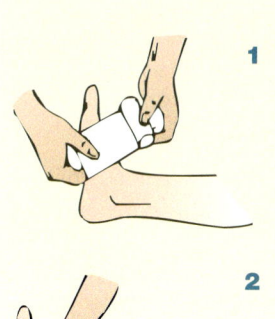

1 Der Kompressionsverband beginnt oberhalb der Zehengrundgelenke. Der Fuß ist dabei rechtwinkelig gestellt (→ Abb. 3, S. 324). Zur Fixierung des Bindenanfangs erfolgen anfangs 1–2 zirkuläre Touren um die Fußinnenkante.

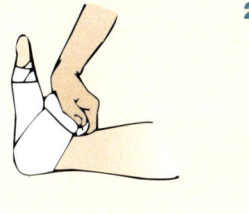

2 Danach folgen 2–3 spiralförmige Touren oder Achtertouren um den Mittelfuß.

Die nächste Tour umschließt die Ferse und führt über den Innenknöchel zum Fußrücken zurück.

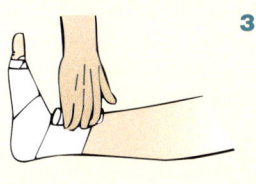

3–5 Die Ferse wird mit 2 weiteren Achtertouren fixiert. Dabei sind die Touren rundherum zu kontrollieren, um keine abschnürenden „Fenster" zu übersehen.

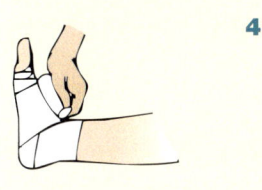

6–7 In einer steilen Tour wird die Binde dann um die Wade herum bis unterhalb des Kniegelenks gewickelt. Unterhalb des Kniegelenks wird der Unterschenkel nun einmal zirkulär umwickelt. So entsteht zunächst ein riesiges „Fenster" am Unterschenkel, das jedoch mit dem nächsten Schritt beinabwärts mit spiralförmigen oder mit Achtertouren geschlossen wird.

Es wird bis zur Ferse abwärts und wieder aufwärts bis zum Knie oder Oberschenkel (je nach Anordnung) gewickelt.

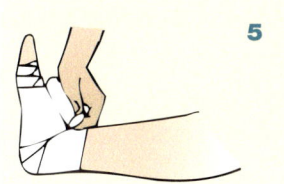

8–11 Dann kann mit einer weiteren Binde das Bein in gegenläufiger Richtung umwickelt werden (modifizierter Pütter-Verband).

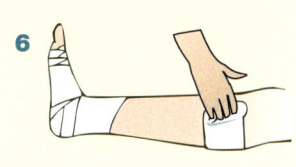

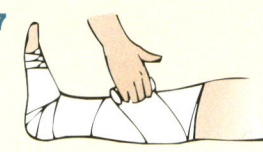

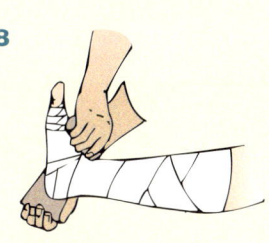

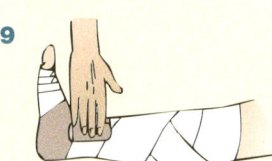

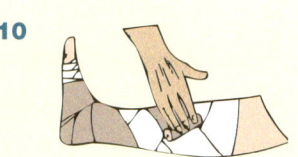

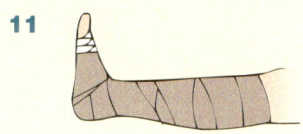

Hinweis

Grundsätzlich werden drei Bindentourenarten unterschieden:

a) **zirkuläre Bindentouren**
zum Fixieren des Bindenanfangs
(z.B. im Vorfußbereich)

b) **Achterbindentouren**
(sog. Kornährenverband), die sich kreuzen. Das verleiht dem Verband mehr Stabilität
(Nachteil:
Gefahr von Abschnürungen).

c) **spiralförmige Bindentouren**,
die sich jeweils um ein Drittel überlappen
(Nachteil:
Der Verband verrutscht leicht).

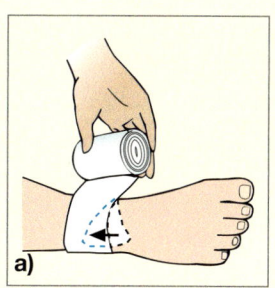

a)

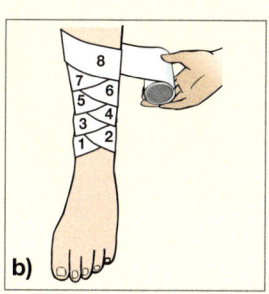

b)

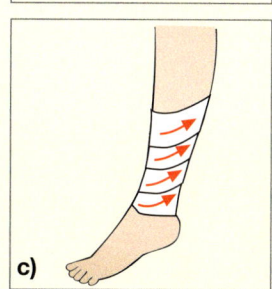

c)

Kontraktur
→ S. 127

reversibel
reversio lat. = Umkehr,
Rückkehr

irreversibel
nicht rückgängig
zu machen

3.1.3 Kontrakturprophylaxe

Eine → Kontraktur ist eine dauerhafte Zwangsstellung eines oder mehrerer Gelenke durch Verkürzung von Muskeln, Sehnen und Bändern. Dabei kommt es zur Schrumpfung der Gelenkkapsel und zu Verwachsungen der Gelenkflächen bis hin zur völligen irreversiblen Gelenkversteifung.

Gefährdet sind primär die großen Gelenke:
- Schultergelenke
- Ellenbogengelenke
- Handgelenke
- Hüftgelenke
- Kniegelenke
- Sprunggelenke

Entsprechend der Schädigung werden folgende Kontrakturarten unterteilt:
- **Dermatogene Kontrakturen** (Narbenkontrakturen) gehen von der Haut aus und kommen bei Verbrennungen oder großen Weichteil- und Hautverletzungen vor. Eine spezielle Narbenpflege (z.B. Contractubex®-Salbe) kann die Elastizität der Haut fördern und den bewegungsbeinträchtigenden Zug auf das Gelenk vermindern.
- **Tendomyogene Kontrakturen** (von Sehnen und Muskeln ausgehend) oder **fasziogene Kontrakturen** (von Muskelfaszien ausgehend) entstehen aufgrund von Entwicklungsstörungen, Verletzungen und Entzündungen an Knochen und Gelenken. Sie kommen besonders häufig vor.
- **Arthrogene Kontrakturen** sind Gelenkversteifungen, die direkt vom Gelenk ausgehen (z.B. nach Gelenkverletzung, Bluterguss und infolge von Inaktivität).
- **Neurogene Kontrakturen** (von den Nerven ausgehend) entstehen durch eine Nervenschädigung, aufgrund derer eine schlaffe oder spastische Lähmung mit Fehlstellung eines Gelenkes entsteht (z.B. bei falscher Lagerung).
- **Psychogene Kontrakturen** weisen keine neurologischen Symptome auf. Sie haben psychische Ursachen (z.B. Demenz, Depressionen, Neurosen oder Autismus).

Erkennbar ist eine Kontraktur an der eingeschränkten aktiven und passiven Beweglichkeit des Gelenkes: **Beugen** (Flexion), **Strecken** (Extension), **Abspreizen** (Abduktion) oder das **Anlegen** (Adduktion) der Extremität. Schlimmstenfalls kommt es zur Zwangshaltung, sodass das Gelenk in einer Position (z.B. in der Beugestellung) fixiert ist. Bei Schlaganfallpatienten sind zum Beispiel die gelähmte Hand nach innen gedreht und die Finger maximal gebeugt (→ Abb. 1, S. 581). Das Öffnen ist nicht möglich oder zumindest sehr erschwert.

Kontrakturen können entsprechend der Gelenkfehlstellung sowie nach der Gewebeschädigung eingeteilt werden. Hinsichtlich der Gelenkfehlstellung werden folgende Arten unterschieden:
- **Beugekontraktur:** Gelenksteife in Flexion (Beugestellung). Eine Streckung der Extremität ist nicht möglich.
- **Streckkontraktur:** Gelenksteife in Extension (Streckstellung). Eine Beugung der Extremität ist nicht möglich.
- **Adduktionskontraktur:** Gelenksteife in Adduktionsstellung. Das Abspreizen der Extremität nach außen ist nicht möglich.
- **Abduktionskontraktur:** Gelenksteife in Abduktionsstellung. Das Anlegen der Extremität zur Körpermitte ist nicht möglich.

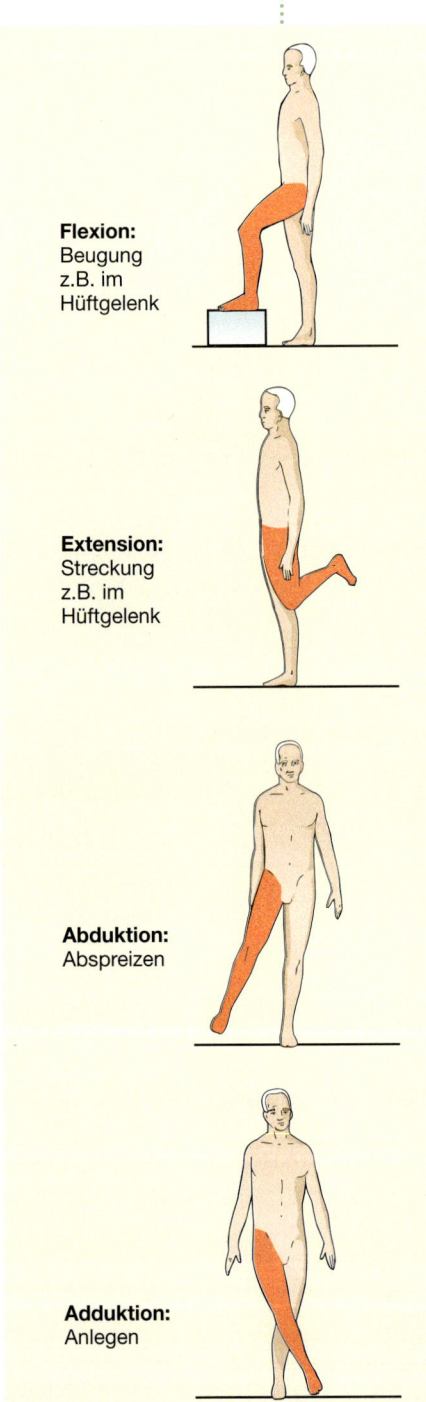

Flexion:
Beugung
z.B. im
Hüftgelenk

Extension:
Streckung
z.B. im
Hüftgelenk

Abduktion:
Abspreizen

Adduktion:
Anlegen

Risikoanalyse

Kontrakturgefährdet sind insbesondere:

- Pflegebedürftige mit degenerativen (abnutzungsbedingten) oder entzündlichen Gelenkerkrankungen (z. B. Gicht, Rheuma) oder Gelenkverschleiß als Folge von Übergewicht und einseitiger Belastung
- Pflegebedürftige mit Verbrennungen im Bereich der Gelenke
- Pflegebedürftige mit Nerven- oder Querschnittslähmung
- Pflegebedürftige mit Schlaganfall, M. Parkinson und Multipler Sklerose
- Pflegebedürftige, die aufgrund von Schmerzen eine Schonhaltung einnehmen
- Pflegebedürftige mit Frakturen, Schienen und Gipsverbänden
- bettlägerige, bewusstlose und langzeitbeatmete Pflegebedürftige
- exsikkierte Pflegebedürftige
- fixierte sowie weich gelagerte Pflegebedürftige
- unkooperative und ältere Pflegebedürftige mit einem schlechten Allgemeinzustand.

Pflegeassessment

Zur Einschätzung des Kontrakturrisikos kann folgende Skala herangezogen werden. Die **Kontrakturprophylaxe** ist bei **180 Punkten und weniger** erforderlich.

	Compliance*	Körperlicher Zustand	Geistiger Zustand	Mobilität	Motorik	Disposition durch Erkrankungen
	nicht einge-schränkt 40	gut 40	klar 40	geht ohne Hilfe 40	nicht einge-schränkt 40	keine 40
	etwas einge-schränkt 30	mäßig 30	benommen, verwirrt 30	geht mit Hilfe 30	etwas einge-schränkt 30	je nach Ausprägung und Anzahl der Erkran-kungen 30–10
	sehr einge-schränkt 20	schlecht 20	somnolent, delirant → S. 566 20	rollstuhl-bedürftig 20	sehr einge-schränkt 20	• Verbrennung • neurologische Erkrankungen → S. 566
	keine 10	sehr schlecht 10	tuporös, - soporös, komatös → S. 566 10	bett-lägerig 10	total einge-schränkt 10	• Lähmungen • OP-Wunden • usw.
Datum/ Hdz.						Gesamt-punktzahl

* Zuverlässigkeit und Kooperation

Quelle: J. E. Gültekin, A. Liebchen: Pflegerische Begutachtung. Kohlhammer, Stuttgart 2003, S. 137

Pflegeziel der Kontrakturprophylaxe ist die Erhaltung der physiologischen Gelenkstellung und Gelenkfunktion.

Pflegemaßnahmen

Maßnahmen zur Kontrakturprophylaxe sind

- **passive und aktive Mobilisation** sowie
- Lagerung der Gelenke in **physiologischer Mittelstellung** (Funktionsstellung).

> **Hinweis** Die Lagerung in physiologischer Mittelstellung erfolgt erst, wenn eine Mobilisation nicht möglich ist. Daher wird die Angabe einer Lagerung als **Kontrakturprophylaxe** in Fachkreisen kontrovers diskutiert.

Für den Pflegebedürftigen wird ein individueller Bewegungsplan erstellt (mit Zeitangaben und Beschreibungen der Übungen), der mit ihm, seinen Angehörigen sowie mit dem Physio- und Ergotherapeuten abgesprochen und jederzeit einsehbar ist (z. B. am Bett des Pflegebedürftigen).

Passive Mobilisation

Bei der passiven Mobilisation werden sämtliche Gelenke des Pflegebedürftigen (z. B. Finger-, Hand-, Ellenbogen-, Schulter-, Hüft-, Knie-, Fuß- und Zehengelenke) von der Pflegeperson oder dem Physio-/Ergotherapeuten bewegt (→ Abb. 1).

Dabei wird die entsprechende Extremität mit einer Hand rumpfnah fixiert und mit der anderen (ausführenden) Hand körperfern bewegt. Die ausführende Hand nimmt dabei die Schwere des betreffenden Körperteils und übt einen leichten Zug aus, um dann die Bewegung auszuführen.

Dadurch wird das Gelenk achsengerecht bewegt und das Gleiten der Gelenkflächen ermöglicht, was ein schädigendes Aufeinanderreiben verhindert.

> **Beispiel**
>
> **a)** Zur Bewegung des Kniegelenks fixiert die Pflegefachkraft mit der rechten Hand den Oberschenkel des Patienten.
> Mit ihrer linken (ausführenden) Hand hält sie den Unterschenkel, trägt die Last dieses Körperteils, zieht leicht und beugt das Kniegelenk des Patienten achsengerecht in alle physiologischen Bewegungsebenen (→ Abb. 1a).
>
> **b)** Passives Bewegen des Ellenbogengelenks:
> - linke Hand fixiert
> - rechte Hand bewegt
>
> **c)** Passives Bewegen des Hüftgelenks:
> - linke Hand fixiert und hebt das Bein (bewegt das Hüftgelenk)

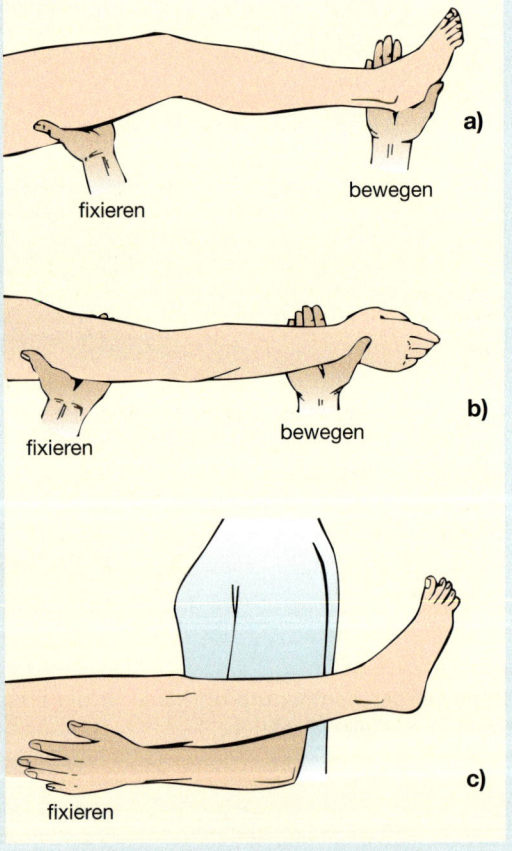

Abb. 1: Übungen zur passiven Mobilisation

Aktive Mobilisation

Zur aktiven Mobilisation bewegt der Pflegebedürftige seine Gelenke selbstständig. Ein Arzt sollte sich vorher von der Leistungsfähigkeit des Pflegebedürftigen überzeugt haben.

Man unterscheidet bei der aktiven Mobilisation isotonische und isometrische Übungen (→ Abb. 1).

Bei den **isotonischen Übungen** wird der Muskel verkürzt und dadurch eine Bewegung erzeugt (→ Abb. 1, S. 330). Der Muskeltonus (Muskelspannung) ist bei diesen Übungen nur wenig verändert.
Bei **isometrischen Übungen** wird ein Muskel in einer bestimmten Stellung fixiert, sodass er sich nur wenig verkürzen kann (→ Abb. 2, S. 330). Der Muskeltonus steigt aber stark an, um die geforderte Arbeit zu leisten. Dabei wird sehr viel Energie verbraucht.

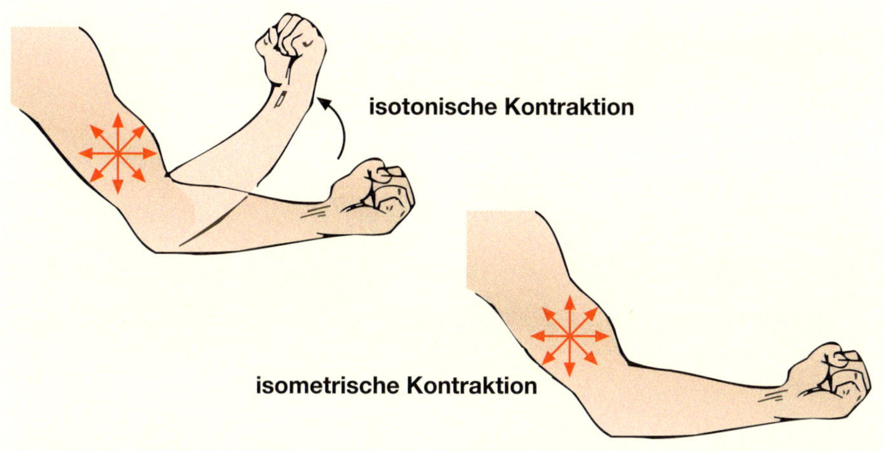

isotonisch, isometrisch
iso gr. = gleich
tonus lat. = Druck
metrie gr. = Maß

isotonische Kontraktion

isometrische Kontraktion

Abb. 1:
Aktive Bewegungs-übungen (isometrische und isotonische Kontraktion)

Beide Kontraktionsformen regen den Stoffwechsel des Binde- und Stützgewebes an und beugen dem Muskelschwund (Muskelatrophie) vor. Die Bildung von Gelenkschmiere (Synovia) bleibt erhalten. Außerdem werden Herz, Lunge und Kreislauf trainiert.
Isometrische Übungen sind für Pflegebedürftige geeignet, die nicht oder nur begrenzt belastbar sind (z. B. Patienten mit Herzerkrankungen, Patienten mit Gipsverbänden).

Kleine Hilfsmittel
→ S. 402

Der Pflegebedürftige ist neben den Bewegungsübungen kontinuierlich zur Aktivität und Bewegung zu motivieren. Er sollte zum Beispiel zum Tragen von Tagesbekleidung sowie nach Möglichkeit tagsüber zum Aufstehen angeregt werden (→ aktivierende Pflege, S. 241). Zur Unterstützung können Hilfsmittel wie Bettaufrichter und Gehwagen (Rollator) eingesetzt werden. Auch das Erzeugen des Fußsohlendruckes, wie z. B. ein am Bettende fixierter Strumpf mit einem Tennisball (→ Thrombo-Embolie-Prophylaxe, S. 320) und so genannte Handschmeichler wie weiche Bälle, Igelbälle, Tastsäckchen sowie weiche Stoff- und Schaumstoffstücke, fördern die Eigenbewegung des Pflegebedürftigen.

Nicht zu unterschätzen ist bei diesen selbstständigen Übungen auch der (Rück-) Gewinn an Selbstwertgefühl des Pflegebedürftigen.

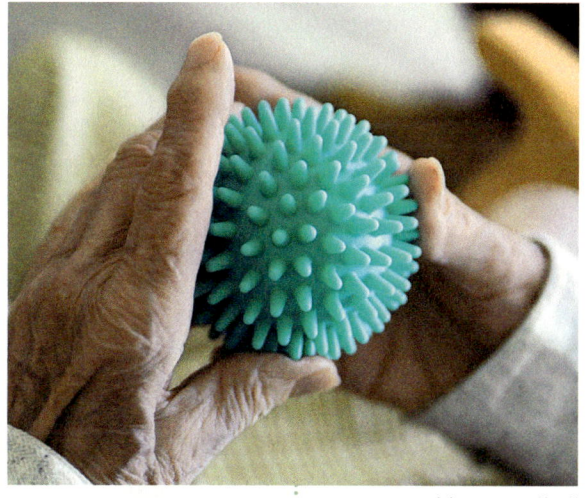

Abb. 2: Igelball

Hinweis Bei mangelnder Information und Beratung hinsichtlich der Mobilisation können Pflegefälle „herangezüchtet" werden.

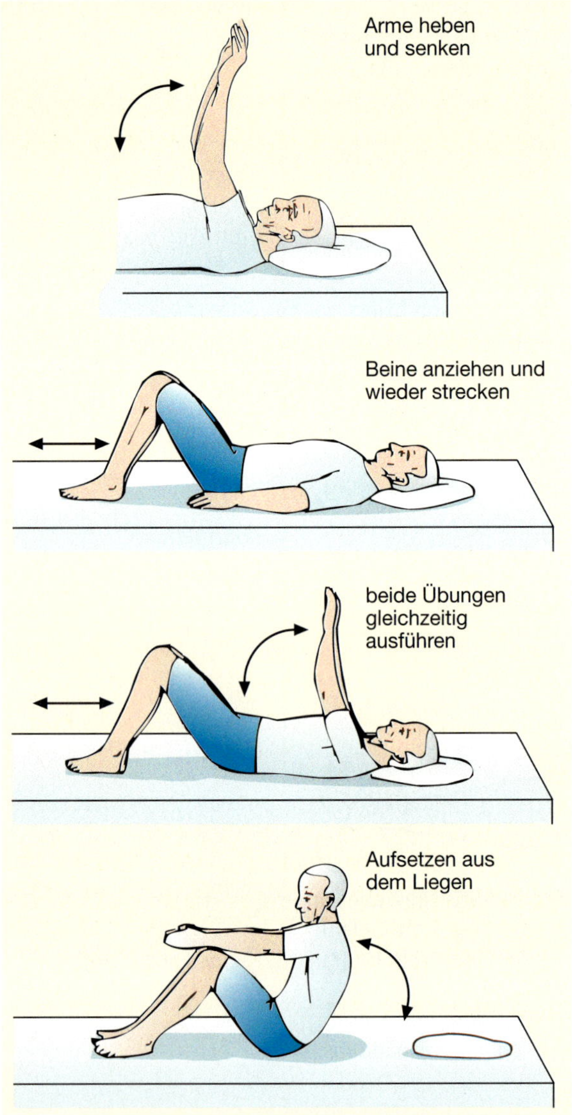

Arme heben
und senken

Kopf in das Kissen
(auf die Matratze)
und das Kinn in
Richtung Brust
drücken

Beine anziehen und
wieder strecken

gestreckte
Arme auf die
Matratze drücken

beide Übungen
gleichzeitig
ausführen

Handflächen und
Finger zusammen-
drücken

Aufsetzen aus
dem Liegen

Fußspitzen anziehen
und beide Füße
zusammendrücken

Abb. 1: Aktive Bewegungsübungen (isotonisch)

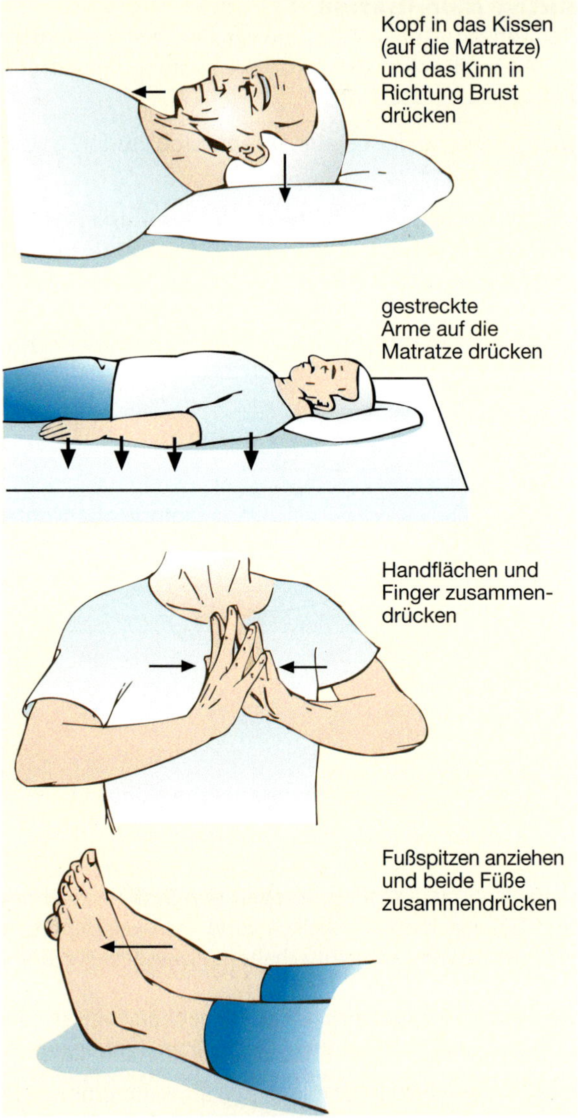

Abb. 2: Aktive Spannungsübungen (isometrisch)

> **Hinweis** Bei Patienten mit einer Spastik (z. B. bei Schlaganfall oder bei Multipler Sklerose) sind die Übungen **kontraindiziert**, weil sie den Muskeltonus weiter erhöhen könnten.

Abb. 3:
Pantomime-Spieler, der so tut,
als würde er etwas
wegschieben
(aktive Spannungs- und
Bewegungsübungen)

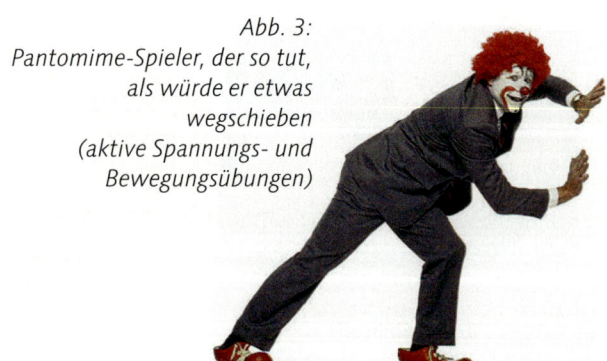

Die wirksamste Prophylaxe beginnt im Kopf des Pflegebedürftigen. So kann das Verhalten des Betroffenen wesentlich zur Vorbeugung beitragen.

Man unterscheidet:
• Aktiv-assistive Mobilisation
• Resistive Mobilisation

Hilft der Pflegebedürftige unterstützend mit, handelt es sich um aktiv-assistive Übungen zur Kontrakturprophylaxe.
Resistive Bewegungen erfolgen gegen einen tatsächlichen oder gedachten Widerstand (ähnlich wie beim Pantomime-Spieler).

Physiologische Mittelstellung (Funktionsstellung)

Gelenke, die z. B. aufgrund einer Verletzung nicht gebeugt werden dürfen, werden bei kontrakturgefährdeten Patienten in der physiologischen Mittelstellung gelagert. Diese Funktionsstellung eines Gelenkes bezeichnet die Stellung, in der alle gegenläufig wirkenden Muskeln (z. B. Beugen und Strecken) gleichermaßen entspannt sind und daher das Gelenk in alle Richtungen den größten Bewegungsspielraum hat.

Dazu wird der Patient folgendermaßen gelagert:

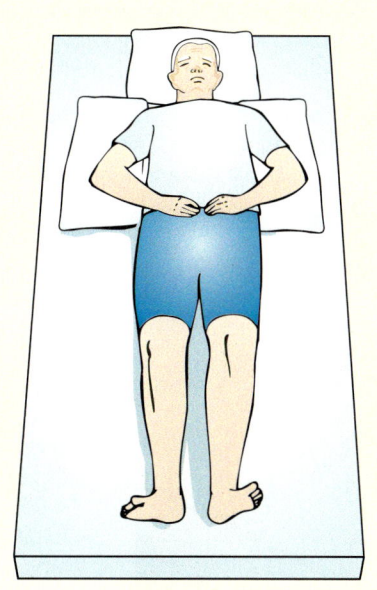

Kopf = Mittelstellung oder Flexion

Wirbelsäule = gerade

Schulter = 30° Abduktion

Ellenbogen-gelenke = 90° Flexion

Handgelenke = Dorsalextension (gestreckter Handrücken)

Fingergelenke = Apfelsinengriff (→ Abb. 2)

Hüftgelenke = gestreckt (Neutral-/Nullstellung)

Kniegelenke = gestreckt (Neutral-/Nullstellung)

Fußgelenke = im rechten Winkel

Hinweis

Lagerung in Streckstellung → verhindert die Verkürzung der Beuger (Flexoren)

Lagerung in Beugestellung → verhindert die Verkürzung der Strecker (Extensoren)

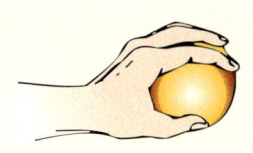

Abb. 2: Physiologische Mittelstellung und Dorsalextension des Handgelenks

Um dem Pflegebedürftigen eine bequeme Lagerung zu ermöglichen, kann die Lagerung des rechten und linken Armes abwechselnd eine Zeit lang rotiert werden (→ Abb. 3). Außerdem kann die Wirbelsäule durch Dehnlagerungen seitlich bewegt werden (→ Abb. 1, S. 342).

Schulter = 90° Abduktion

Ellenbogengelenke = 90° Flexion

Handgelenke = gestreckt (Neutral-/Nullstellung)

Fingergelenke = gestreckt (Neutral-/Nullstellung)

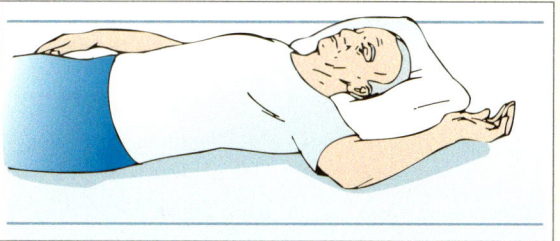

Abb. 3: Zeitweilige Rotation der Schulter

Auch in Seitenlage ist die physiologische Mittelstellung zu beachten. Dabei muss die Wirbelsäule gerade gelagert werden. Gegebenenfalls wird die Taille mit einem Kissen unterlagert. Die auf der Matratze aufliegende Hüfte wird in der Neutral-/Nullstellung (gestreckt) positioniert. Der aufliegende Arm wird im Ellenbogen gebeugt, das Schultergelenk in Vorhebung (Anteversion) und die Hand unter das aufliegende Ohr des Patienten gelagert.

Die oben liegenden Extremitäten werden auf einem nicht zu weichen Block (Flexion des Ellenbogens, der Hüfte und des Knies) gelagert.

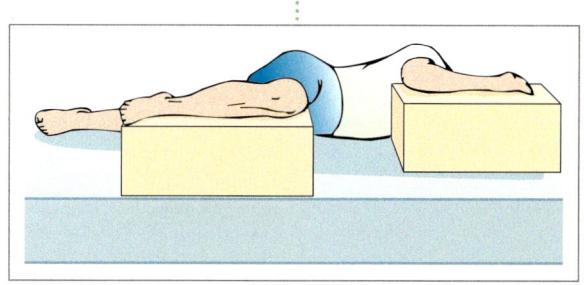

Abb. 4: Physiologische Mittelstellung bei Seitenlage

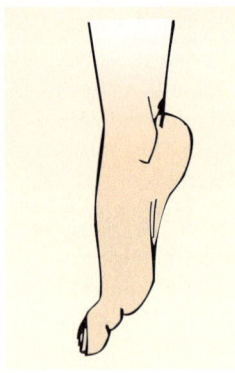

Abb. 1: Spitzfuß

Weitere Pflegemaßnahmen zur Kontrakturprophylaxe sind wärmende Umschläge sowie Einreibungen und Massagen, die verhärtetes Gewebe lockern. Im warmen Wasserbad lässt sich beispielsweise eine Handgelenkkontraktur besser waschen. Eisbeutel, und kalte Umschläge (z.B. kühle Quarkauflagen) wirken abschwellend und schmerzlindernd.

„Pflegefehler Spitzfuß"

Der Spitzfuß stellt eine Sonderform der Kontraktur dar (→ Abb. 1). Im oberen Sprunggelenk befindet sich eine Streckkontraktur, d.h.
- der Vorfuß ist in Richtung Fußsohle gebeugt *(Plantarflexion)* und
- der Fußinnenrand ist nach oben gezogen *(Supination)*.

Eine Streckung in Richtung Fußrücken *(Dorsalextension)* ist nicht möglich. Die Betroffenen können nur auf Zehenspitzen stehen. Die Mobilisation außerhalb des Bettes ist erschwert, da die Patienten den Fuß beim Gehen nicht mehr abrollen können.

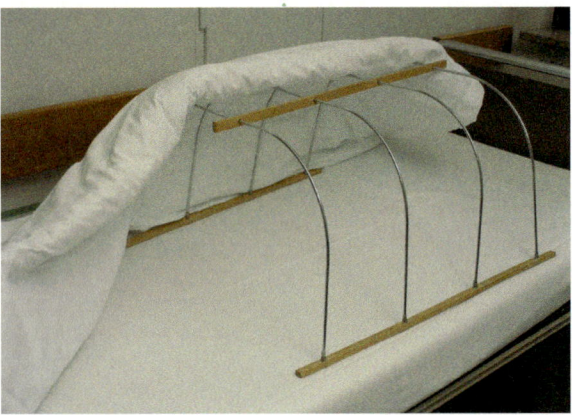

Abb. 2: Bettbogen („Bettbahnhof")

Mehrere Faktoren tragen zur Entstehung einer Spitzfußkontraktur bei:
- Bei einer spastischen Erhöhung des Muskeltonus, z.B. nach Schlaganfall, überwiegt die muskuläre Anspannung der Fußbeuger. Hierdurch wird der Fuß in eine Spitzfußstellung gezogen. Die Fehlstellung führt aufgrund der immobilisationsbedingten Verkürzung des Bindegewebes zur Kontraktur, wenn keine Spitzfußprophylaxe durchgeführt wird.
- Bei Verletzungen im Sprunggelenksbereich kann es zu einer Verkürzung des Bindegewebes mit Ausbildung eines Spitzfußes kommen.
- Lang andauernde Immobilisation im Bett, bei der z.B. durch das Gewicht der Bettdecke Druck auf den Fußrücken ausgeübt wird, kann ebenfalls zu einer Schrumpfung des gelenknahen Bindegewebes und zum Umbau der Muskulatur mit Ausbildung eines Spitzfußes führen. Der Druck der Bettdecke kann mithilfe eines Bettbogens vermieden werden (→ Abb. 2).

Spitzfußprophylaxe

Bei Fehlhaltungen des Fußes ist auf die Lagerung in **physiologischer Mittelstellung** zu achten. Dazu werden die Fußgelenke phasenweise in rechtwinkeliger Stellung gelagert und Außen- sowie Innenrotationen vermieden.

Zur Mobilisation wird der Fuß in Hüft- und Kniegelenksbeugung möglichst rumpfnah mehrmals täglich gegen die Matratze gedrückt. Alternativ kann der Pflegebedürftige, wenn er möchte, ausnahmsweise im Bett knöchelhohe Turnschuhe tragen, die eine rechtwinklige Stellung des Fußes gewährleisten und dem Druck der Bettdecke standhalten. Die einfachste Spitzfußprophylaxe erfolgt mittels Mobilisation im Stuhl, weil in der Sitzposition bei ausreichendem Bodenkontakt eine Stellung der Füße im rechten Winkel (90°) erreicht wird.

Hinweis Insbesondere bei der Spitzfußprophylaxe wird deutlich, dass die Prophylaxen in der Praxis nicht isoliert betrachtet, sondern kombiniert werden sollen. So ist z.B. neben der Kontrakturgefahr auch an die Anwendung der Dekubitusprophylaxe (→ Fersenfreilagerung, S. 311) und die Thrombo-Embolie-Prophylaxe (→ entstauende Lagerung, S. 318) zu denken.

3.1.4 Prophylaxen gegen Zahn- und Munderkrankungen

Die Plaque (= Belag) ist Ursache der meisten Zahn- und Munderkrankungen und muss zur Aufrechterhaltung einer gesunden Mundschleimhaut und gesunder Zähne regelmäßig und effektiv entfernt werden (→ Zahn- und Mundpflege, S. 263). Alle Maßnahmen zur Verminderung der Bakterienzahl im Mund sind vorsorgliche (prophylaktische) Maßnahmen zur Verhütung von Erkrankungen.

Erkrankungen der Zähne und des Zahnhalteapparates → S. 512

Um geeignete Maßnahmen ergreifen zu können, ist eine Anamnese, ggf. auch eine Erstinspektion bei Eintritt des Pflegebedürftigen in die Pflegeeinrichtung angebracht und zu dokumentieren. Aus der entsprechenden Einstufung des Zahn- und Mundpflegebedarfs wird für jeden Bewohner eine individuelle Pflegeplanung erstellt und die sich daraus ergebenden Maßnahmen in der Pflege umgesetzt. Behandlungspflegerische Maßnahmen dürfen nur nach zahnärztlicher oder ärztlicher Verordnung durchgeführt werden.

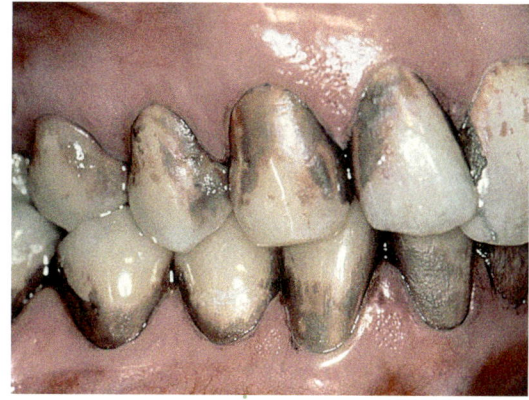

Abb. 1:
Plaque (angefärbt)

Risikoanalyse

Das Erkrankungsrisiko im Mund- und Zahnbereich ist nicht allein abhängig von guter Vorsorge. Auch andere Faktoren und Einflüsse können individuelle Prophylaxe notwendig machen. Deshalb sollte jeder Patient einer Risikoanalyse unterzogen werden.

Faktoren und Ursachen für Zahn- und Munderkrankungen können sein:

- **Diabetes mellitus**
- **Mangelhafte Zahn- und Mundpflege** (bei Patienten mit leicht bis stark eingeschränkter Mundhygienefähigkeit wegen körperlicher und/oder geistiger Beeinträchtigung)
- **eingeschränkte Kaufunktion** (z.B. durch allgemeine Schwäche, Bewusstlosigkeit, Muskellähmungen, Sondenernährung, Unzulänglichkeit des Zahnersatzes)
- allgemeine **Abwehrschwäche** (durch bakterielle, virale und mykotische Infektionen, durch Tumorerkrankungen)
- **Ernährungsmangel** (Mindergehalt oder Fehlen von Calcium, Phosphor, Eisen, Vitaminen A, B, C, Folsäure, Spurenelementen, Eiweißen in der täglichen Ernährung)
- **Polymedikation** (Einnahme von mehreren Medikamenten aufgrund unterschiedlicher Indikationen, die einzeln oder zusammen die Leistung des Immunsystems verschlechtern können und/oder die Speichelbildung beeinträchtigen. Dazu gehören insbesondere Antibiotika, Zytostatika, Antidepressiva, Neuroleptika)
- so genannte **Mundatmer** (z.B. nach Apoplexen, bei Bewusstlosigkeit, Sondenernährung wegen erhöhter Neigung zur Austrocknung der Mundschleimhaut)
- **postoperative Zustände** (vor allem nach Tumoroperationen mit nachfolgender Strahlen- und/oder Chemotherapie auf Grund von Zerstörungen des funktionalen Gewebes und der Zahnsubstanz)

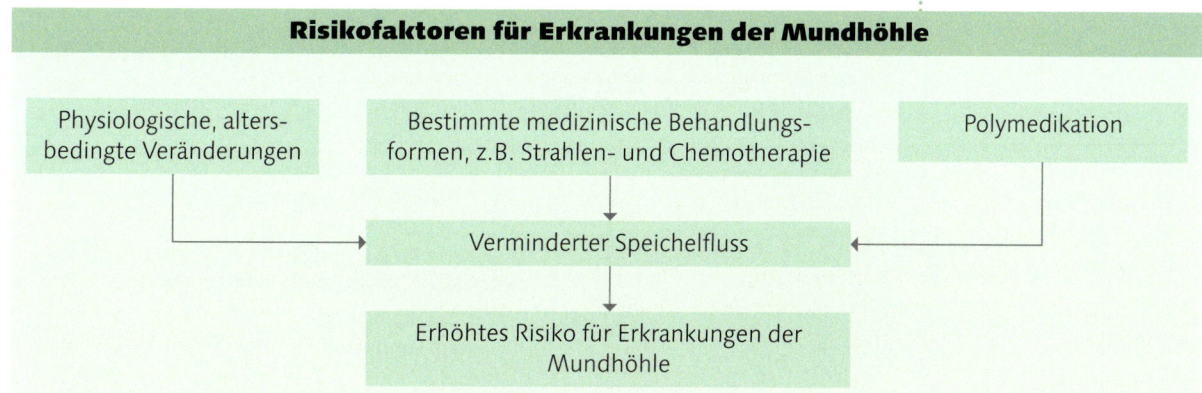

Mit der folgenden Übersicht können Sie das allgemeine Mund- und Zahnerkrankungsrisiko sowie die allgemeinen Pflegemaßnahmen ableiten.

	Niedriges Risiko	Mittleres bis hohes Risiko	Höchstes Risiko
Körperlicher Zustand	Keine Einschränkungen des körperlichen Zustandes, altersgemäß gesund	Etwas bis stark eingeschränkter körperlicher Zustand, Motorik etwas bis stark behindert	Sehr schlechter körperlicher Zustand, motorisch unfähig
Geistiger Zustand	Keine Einschränkung des geistigen Zustandes	Etwas bis stark eingeschränkter geistiger Zustand, verwirrt bis delirant	Besonders stark bis ganz eingeschränkter geistiger Zustand, stuporös bis komatös
Grunderkrankung, Begleiterkrankung	Keine beeinträchtigenden Grunderkrankungen, keine akuten Erkrankungen	Lähmungen, Diabetes mellitus, Beeinträchtigung der Immunlage, mangelnde Mundhygienefähigkeit	Schwere Erkrankungen, Apoplexe, Krebserkrankungen
Polymedikation	Keine Medikamentierung notwendig, keine Beeinträchtigung durch Medikamentierung	Leichte bis starke Begleiterscheinungen durch Medikamentierung	Sehr starke Beeinträchtigung durch Polymedikation
Nahrungsaufnahme	normal	Etwas eingeschränkte Kaufunktion bis zur gelegentlichen Sondenernährung	Häufig bis immer über Sonde
Risikoeinschätzung	⬇	⬇	⬇
Allgemeine Pflegemaßnahmen → Zahn- und Mundpflege, S. 263 → Erkrankungen der Zähne und des Zahnhalteapparates, S. 512	Information und Motivation zur regulären Zahn- und Mundpflege, Hinweise zu professioneller zahnmedizinischer Prophylaxe und regelmäßigem Zahnarztbesuch (mind. 2 x jährlich)	Hilfe zur Selbsthilfe, Steigerung des Selbstwertgefühls, Information und Unterstützung bzw. Hilfe bei der Selbstpflege mit Nachprüfung und Nacharbeit bis zur volltätigen Pflege und Prophylaxe. Hinweis auf regelmäßige Konsultation des Zahnarztes (mind. 2 x jährlich) mit professioneller Zahnreinigung, ggf. ambulant	Vollständige Übernahme der Pflege und möglichst gute Prophylaxe in Verantwortung der Pflegefachkraft wegen hohen Erkrankungsrisikos

3.1.5 Pneumonieprophylaxe

Die Pneumonieprophylaxe bezeichnet die Vorbeugung einer **Lungenentzündung** *(Pneumonie)*. Die typischen Symptome dieser durch Tröpfcheninfektion übertragbaren Erkrankung sind unter anderem hohes Fieber (39,1–39,9 °C, S. 612), Husten, Auswurf, Tachypnoe, Tachykardie und Brustschmerzen. Häufig gehen diese Symptome mit einem Kreislaufversagen einher.

Als Pneumoniegefahr gelten folgende vier Pflegeprobleme:
- ungenügende Lungenbelüftung
- ungenügendes Abhusten (Ansammlung von Sekret)
- fehlender oder gestörter Schluckreflex
- Infektionsgefahr

Ungenügende Lungenbelüftung: Bei Lungenerkrankungen, frisch Operierten, schmerzbedingter Schonatmung, Bettruhe, Bewusstlosigkeit, Erschöpfung, Störung des Atemzentrums durch Vergiftung sowie bei Ventilationsstörungen *(Lungenemphysem)* stellen oberflächliche Atemzüge ein großes Pflegeproblem dar. Bei dieser oberflächlichen Brustatmung ohne ausreichende Beteiligung des Zwerchfells werden nicht alle Lungenabschnitte ausreichend belüftet. Einzelne Lungenabschnitte werden kaum belüftet, sodass sich die Wände der Lungenbläschen *(Alveolen)* aneinander legen. Es kommt zur Bildung von Atelektasen (nicht mit Luft gefüllte Lungenabschnitte), die den Bakterien wiederum einen idealen Nährboden zur Ausbreitung der Infektion bieten.

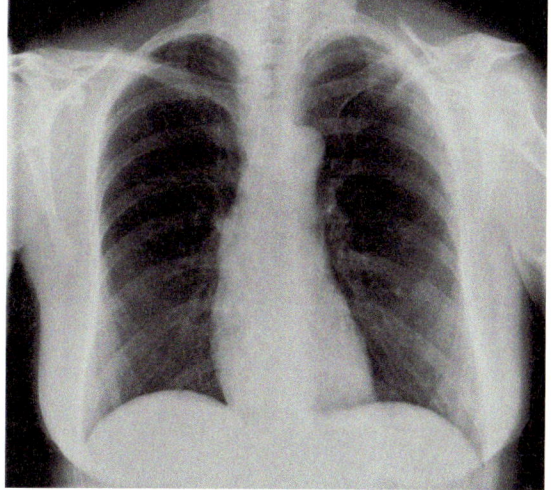

Abb. 1: Gesunde Lunge

Ungenügendes Abhusten (Ansammlung von Sekret): Bei Betagten, Geschwächten, Rauchern sowie nach jahrelangem Kontakt mit Luftschadstoffen, bei Bronchitis, Asthma bronchiale, Immunschwäche, Atemwegs- und Mundschleimhautentzündungen sind Pflegebedürftige häufig nicht mehr in der Lage das Bronchialsekret in ausreichendem Maße abzuhusten. Die Sekretansammlungen bieten Mikroorganismen einen idealen Nährboden zur Ausbreitung einer Infektion.

Fehlender oder gestörter Schluckreflex: Wenn Nahrungsbestandteile oder Sputum aufgrund einer Schluckstörung in die Luftröhre und das Bronchialsystem gelangen, besteht die Gefahr einer → Aspirationspneumonie. Insbesondere Patienten nach einem Schlaganfall und Parkinsonpatienten können eine Schluckstörung und damit eine erhöhte Aspirationsneigung aufweisen.

Infektionsgefahr: Absteigende Infektionen aus der Mundhöhle können die Lunge schädigen. Mangelnde Mundhygiene, Erkrankungen der Mundhöhle sowie eine Immunschwäche erhöhen die Pneumoniegefahr.

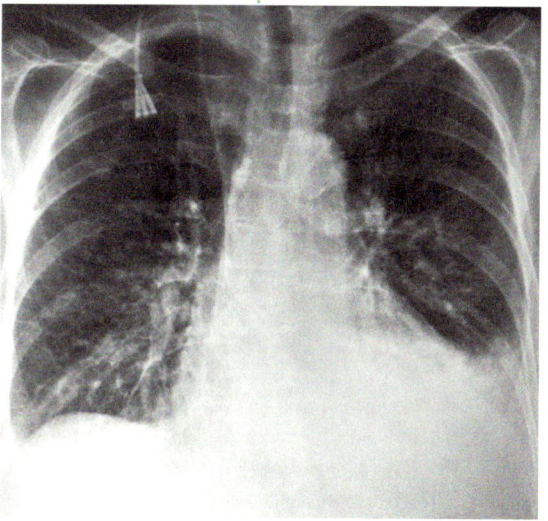

Abb. 2: Pneumonielunge

Risikoanalyse
Die Einschätzung der Pneumoniegefährdung kann mit Hilfe der Atemskala erfolgen (nach Christel Bienstein, S. 336). Sie führt 15 Risikofaktoren auf, welche die Pflegefachkraft hinsichtlich des jeweiligen Zustandes des Pflegebedürftigen beurteilt und entsprechend bepunktet. Aus der errechneten Punktzahl ergibt sich schließlich das Pneumonierisiko für den Patienten. Ein Patient mit 0–6 Punkten ist nicht pneumoniegefährdet, während bereits ab 7 Punkten Pflegemaßnahmen zur Vorbeugung einer Pneumonie geplant und durchgeführt werden müssen.

Aspirationspneumonie
→ S. 534

Atemskala zur Erfassung des Pneumonierisikos (nach C. Bienstein)

	Punkte	
Bereitschaft zur Mitarbeit		**0** Kontinuierliche Mitarbeit **1** Mitarbeit nach Aufforderung **2** Nur nach Aufforderung **3** Keine
Vorliegende Atemwegs-erkrankungen		**0** Keine **1** Leichter Infekt im Nasen-/Rachenraum **2** Bronchialinfekt **3** Lungenerkrankung
Frühere Lungen-erkrankungen		**0** Keine **1** Leichte, z.B. bronchopulmonale grippale Infekte **2** Schwere Verläufe **3** Schwere Lungenerkrankung mit bleibender Atemfunktionseinschränkung
Immun-schwäche		**0** Keine **1** Leicht (z.B. lokale Infektion) **2** Erhöht **3** Völlig
Raucher/ Passivraucher		**0** Nichtraucher, geringfügiges Passivrauchen **1** Pro Tag 6 Zigaretten mit niedrigem Teer-/Kondensatgehalt ≤ 10 mg oder regelmäßiges Passivrauchen **2** Pro Tag 6 Zigaretten mit 10-13 mg Teer-/Kondensatgehalt oder häufiges Passivrauchen (z.B. bei Rauchen des Partners) **3** Intensives Rauchen, mehr als 6 Zigaretten mit ≥15 mg Teer-/Kondensatgehalt oder ständiger passiver Rauchkonsum
Schmerzen		**0** Keine **1** Leichte Schmerzen, Dauerschmerzen **2** Mäßige atmungsbeeinflussende Schmerzen **3** Starke atmungsbeeinflussende Schmerzen
Schluck-störungen		**0** Keine **1** Bei flüssiger Nahrung **2** Bei breiiger Nahrung **3** Komplette Schluckstörungen, auch beim Schlucken von Speichel
Manipulative oro-tracheale Maßnahmen		**0** Keine **1** Pflegemaßnahmen, z.B. Nasen- und Mundpflege **2** Zusätzliche orale oder nasale Absaugung **3** Zusätzlich endotracheale Absaugung ohne oder mit liegendem Tubus
Mobilitätsein-schränkung		**0** Keine **1** Eingeschränkte Mobilität, durch Gehhilfen kompensierbar **2** Hauptsächlich Bettruhe **3** Völlige Einschränkung
Arbeit in lungengefähr-dendem Beruf		**0** Keine **1** Für 1-2 Jahre **2** Für 2-10 Jahre **3** > 10 Jahre
Intubations-narkose, Beatmung		**0** In den letzten drei Wochen keine **1** Kurze Intubationsnarkose (bis 2 Stunden) **2** Lang dauernde Intubationsnarkose (> 2 Stunden) **3** Mehrere Intubationsnarkosen oder > 12 Stunden Beatmung

⟶

	Punkte	
Bewusstseins-lage		**0** Keine Einschränkung **1** Leichte Einschränkung (reagiert auf Ansprache folgerichtig) **2** Reagiert auf Ansprache nicht folgerichtig **3** Keine Reaktion
Atem-anstrengung		**0** Zwerchfell- und Thoraxatmung ohne Anstrengung **1** Zwerchfell- oder Thoraxatmung mit Anstrengung **2** Zwerchfell- oder Thoraxatmung mit großer Hilfestellung **3** Keine Zwerchfell- oder Thoraxatmung möglich
Atemfrequenz		**0** 14-20 Atemzüge/Min. **1** Unregelmäßige Atmung **2** Regelmäßige bradypnoische oder tachypnoische Atmung **3** Regelmäßige, sehr tiefe oder auch oberflächliche Atemzüge oder zwischen tachypnoisch und bradypnoisch wechselnde Atmung
Atemdepressi-ve Arzneimittel		**0** Keine **1** Unregelmäßige Einnahme, geringe Atemdepression **2** Regelmäßige Einnahme, mäßige Atemdepression **3** Regelmäßige Einnahme spezifisch atemdepressiver Arzneimittel (z. B. Opiate, Barbiturate)
Summe		Bewertung: **0–6** Punkte = Nicht gefährdet **7–15** Punkte = Gefährdet **16–45** Punkte = Hochrangig gefährdet, manifeste Atemstörung

Zur Pneumonieprophylaxe sind folgende drei **Pflegeziele** relevant:
- gelöste Sekretansammlungen
- freie Atemwege und
- gute Lungenbelüftung.

Quelle: Pflege heute, 2. Auflage, Urban&Fischer, München, S. 114, 1998

Pflegemaßnahmen
Unter Pneumonieprophylaxe werden alle Maßnahmen verstanden, die den oben genannten Ursachen bzw. Pflegeproblemen entgegenwirken.

Pflegeproblem	Pflegeschwerpunkt	Pflegemaßnahmen
Ungenügende Lungenbelüftung	die tiefe und regelmäßige Atmung des Patienten	• Frischluftzufuhr / Anfeuchten der Luftwege • atemerleichternde Stellungen • Atemübungen, Atemgymnastik • Atemerleichternde Lagerungen
Ungenügendes Abhusten (Ansammlung von Sekret)	Lösen des Bronchialsekrets, Unterstützung des Patienten beim Abhusten	• Flüssigkeitszufuhr • Hilfestellung beim produktiven Abhusten • Drainagelagerungen • sternförmiges Abklopfen/Abklatschen • Absaugen von Sekret • heißer Wickel (z. B. Zitronenbrustwickel) • Einreibung
Fehlender oder gestör-ter Schluckreflex	Aspirationsprophylaxe: Hilfen bei Schluckstörungen. Der Pflegebedürftige darf keine Nahrungsreste sowie kein Sputum oder Auswurf aspirieren	• Hilfe bei Schluckstörungen • Schlucktraining
Infektionsgefahr	regelmäßige Inspektion der Mund-schleimhaut, effektive Mund- und Nasenpflege	• Mundpflege

Frischluftzufuhr / Anfeuchten der Luftwege

Der Pflegebedürftige sollte möglichst oft daran erinnert werden, regelmäßig und tief durchzuatmen. So kann z.B. bei der Körperpflege mit dem Pflegebedürftigen ein bewusstes Ein- und Ausatmen trainiert werden. Für die Zufuhr von Frischluft und der damit verbundenen Verbesserung der Frischluft wird ein kurzfristiges Stoßlüften empfohlen. Dabei sind Zugluft und Durchzug zu vermeiden (Pflegebedürftige gut zudecken). Besonders abwehrgeschwächte oder fiebernde Pflegebedürftige unterkühlen bzw. erkälten sich schnell.

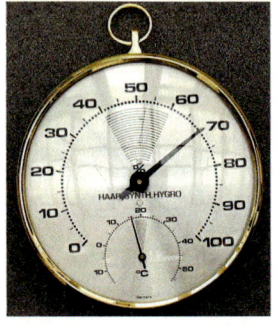

Abb. 1:
Hygrometer

Bronchospasmus
→ S. 536

Luftfeuchtigkeit
Wasserdampfgehalt der Luft

Günstig ist eine Raumlufttemperatur von 18–21°C, da zu warme Luft die Schleimhäute austrocknet, zu kalte Luft dagegen die Bronchien reizt und einen → Bronchospasmus hervorrufen kann. Wenn vorhanden, sollten elektrische Raumluftbefeuchter eingesetzt werden. Anderenfalls können auch Wasserbehälter oder feuchte Tücher auf die Heizung gehängt werden.

Die Luftfeuchtigkeit sollte in Räumen, in denen sich pneumoniegefährdete Menschen befinden, zwischen 35 und 70% liegen. Die Luftfeuchtigkeit wird mit einem Hygrometer gemessen (→ Abb. 1).

Hohe Luftfeuchtigkeit erleichtert das Abhusten von Sekret und vermindert außerdem die Staubbelastung in der Luft. Bei einer zu hohen Luftfeuchtigkeit wird jedoch das Wachstum von Schimmelpilzen gefördert.

> **Hinweis** Grundsätzlich ist für eine gute Luftbefeuchtung zu sorgen, da trockene Mundschleimhäute die Infektionsanfälligkeit verstärken sowie absteigende Infektionen hervorrufen und dadurch die Pneumoniegefahr erhöhen.

Zum Anfeuchten der Luftwege werden Inhalatoren eingesetzt. Inhalationen sind am wirksamsten bei Einsatz elektrischer Inhalationsgeräte, die die feinste Tröpfchengröße erzeugen und damit ihre Wirkung bis in die kleinen Bronchiolen entfalten. Beim Inhalieren können je nach individueller Verträglichkeit ätherische Öle eingesetzt werden. Schleimlösend sind Kiefer, Eukalyptus und Fenchelöl, atemerleichternd wirken z.B. Lavendel, Zitrone und Rosmarin. Ätherische Öle wirken auch als Badezusatz.

> **Hinweis** Manche Pflegebedürftigen reagieren auf ätherische Öle mit einem Bronchospasmus oder mit allergischen Reaktionen.

Abb.2:
Atemerleichternde Stellungen

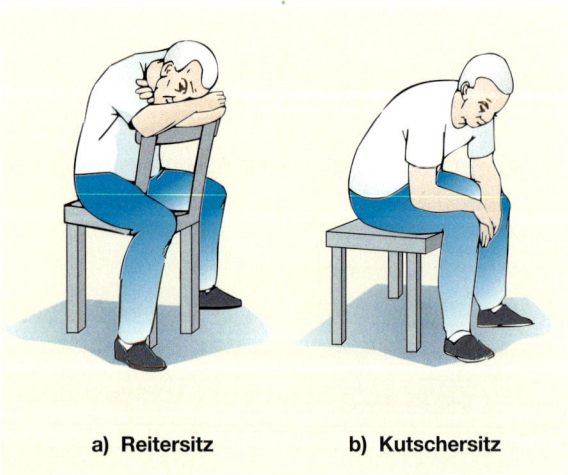

a) **Reitersitz**   b) **Kutschersitz**

Atemerleichternde Stellungen

Atemerleichternde Stellungen ermöglichen den optimalen Einsatz der Atemhilfsmuskulatur. Sie werden vor allem bei akuter Atemnot eingesetzt.

Beim **Reitersitz** (→ Abb. 2a) sitzt der Patient rittlings auf einem Stuhl, wobei die Stuhllehne zum Aufstützen der Arme dient. Damit wird zugleich eine gerade (rückenschonende) Haltung der Wirbelsäule gefördert.

Ähnlich atemerleichternd ist der **Kutschersitz** und das Sitzen mit aufgestützten Armen. Dabei wird der Brustkorb vom Gewicht des Schultergürtels entlastet (→ Abb. 2b).

Atemübungen, Atemgymnastik

Besonders bei akuter Atemnot (z.B. bei *Asthma bronchiale*) sind Atemübungen eine Hilfe, um der erschwerten Ausatmung entgegenzuwirken. Durch das Spitzen der Lippen und die Verkleinerung der Mundöffnung bei der Ausatmung, die so genannte **Lippenbremse**, wird der Atemwegswiderstand erhöht (→ Abb. 1). Bei der Durchführung soll der Pflegebedürftige die Ausatmungsluft nicht herausdrücken oder ausblasen, sondern langsam zwischen den locker aufeinanderliegenden Lippen ausströmen lassen. So wird ein langsames und bewusstes Ausatmen ermöglicht.

Durch das **Aufblasen von Ballons** ist eine Steigerung des Atemzugvolumens möglich. Auch **Wattepusten** (Wattebausch mit einem Faden an den Bettaufrichter binden und wegpusten lassen) und das **Ausatmen gegen einen Widerstand** (durch einen Strohhalm in einer mit Wasser gefüllten Flasche ausatmen) sowie der **Einsatz eines Giebelrohrs** sind geeignete Atemübungen (→ Abb. 2).

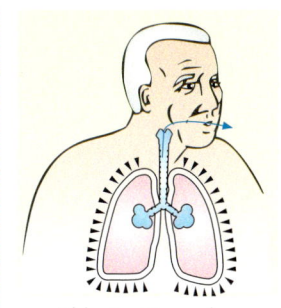

Abb. 1: Lippenbremse

Das Giebelrohr besteht aus Einzelstücken (je 100 ml Volumen), die zu einem Rohr zusammengesteckt werden. Der Patient atmet ca. 5–10-Mal am Tag maximal 10 Minuten lang durch das Mundstück ein und vergrößert damit seinen anatomischen Totraum. Somit steigt der partielle CO_2-Druck im Blut des Patienten an. Das wiederum aktiviert sein Atemzentrum. Um eine Nasenatmung zu unterbinden, ist dabei eine Nasenklemme erforderlich. Nach etwa drei Tagen wird das Giebelrohr ausgewechselt (desinfiziert).

anatomischer Totraum
Raum des Atemtraktes, der nicht am Gasaustausch beteiligt ist, d.h. Raum vom Mund bis zu den Bronchiolen.

> **Hinweis**
>
> ✚ Die Anwendung des Giebelrohrs und andere Atemübungen bedarf der ärztlichen Anordnung.
> Beim Auftreten einer Zyanose (bläuliche Färbung der Haut- und Schleimhäute aufgrund des reduzierten O_2-gehaltes im Blut S. 271) ist die Atemübung sofort zu unterbrechen.
>
> **Kontraindikationen** für den Einsatz des Giebelrohrs sind: Lungenemphysem, Dyspnoe, Hypoxie (herabgesetzter O_2-Gehalt im Gewebe), Herzinsuffizienz sowie schwere Formen des Asthma bronchiale.

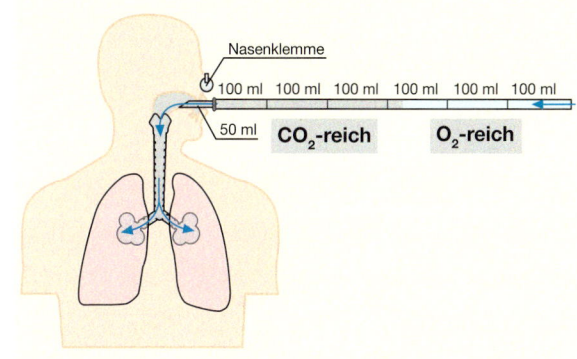

Abb. 2: Giebelrohr mit zusammengesteckten Einzelstücken (Verlängerung des anatomischen Totraums) und Nasenklemme

Das Giebelrohr wurde weitgehend durch die wirkungsvolleren und risikoarmen **SMI-Trainer** verdrängt (→ Abb. 3). SMI-Trainer funktionieren nach dem Prinzip der anhaltenden maximalen Inspiration *(sustained maximal inspiration)*, um eine Erweiterung der Alveolen und eine verbesserte Sekretlösung zu erzielen. Voraussetzung ist die Kooperation und Motivation des Pflegebedürftigen.

Je nach Hersteller gibt es verschiedene Geräte, die ein langsames, anhaltendes und möglichst tiefes Einatmen forcieren (z.B. Mediflow®, Triflow®).

Zur Durchführung sitzt der Pflegebedürftige aufrecht, trägt evtl. eine Nasenklemme und atmet ruhig und langsam durch den Atemtrainer ein, wobei er nach und nach seine Atmung vertieft. Dadurch bringt der Pflegebedürftige ein oder mehrere Bälle (je nach Gerät) ins Schweben.

Die Übung wird täglich 5–10-mal durchgeführt. Die Anweisungen des Arztes sind zu beachten. Die Atemtrainer sind nur für die Benutzung durch einen Pflegebedürftigen vorgesehen. Benötigt er diese Prophylaxe nicht mehr, wird der Atemtrainer mit dem Plastikmüll entsorgt.

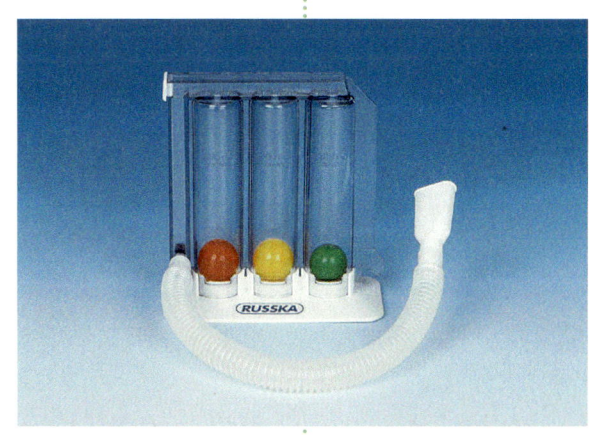

Abb. 3: Atemtrainer

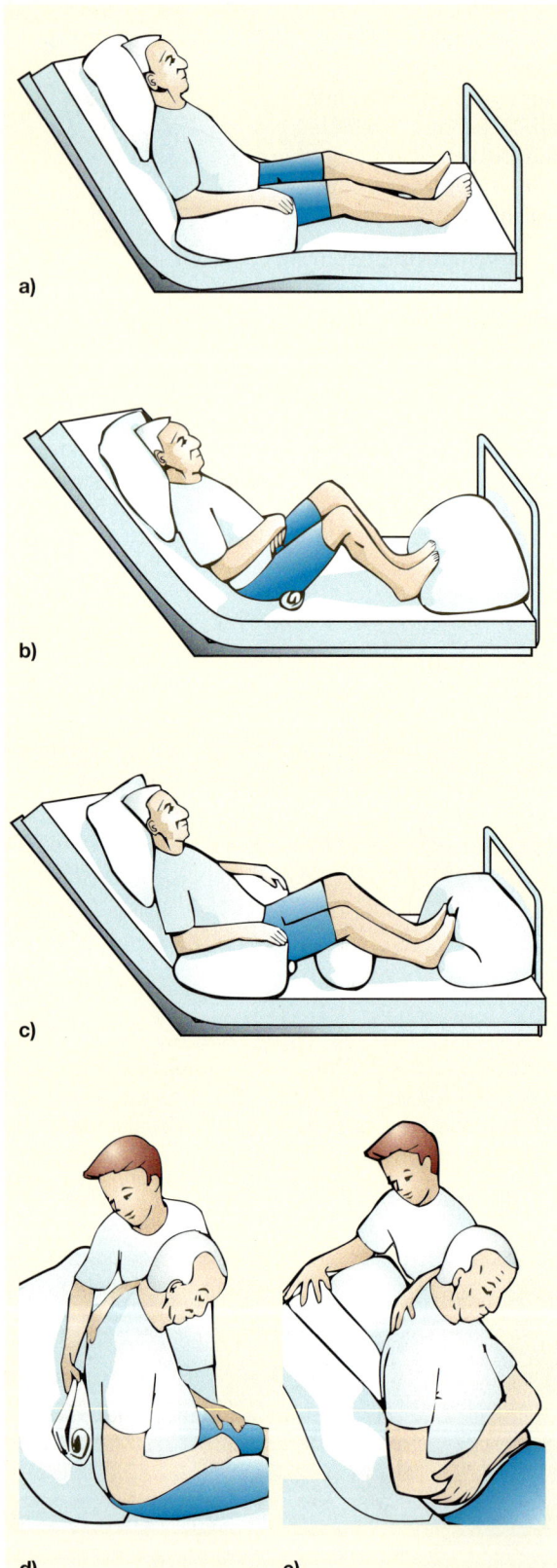

Atemerleichternde Lagerungen

Zur Verbesserung der Lungenventilation bzw. zur Linderung oder Behebung von Atembehinderungen können folgende atemerleichternde Lagerungen durchgeführt werden:

Zur **Oberkörperhochlagerung** wird das Kopfteil des Bettes ca. 30–45 Grad hochgestellt, sodass der Patient die Sitzposition einnimmt (→ Abb. 1a). Beengende Kleidung ist zu entfernen, der Kopf bequem durch ein kleines Kissen zu unterstützen und der Raum gut zu belüften. Beide Arme werden seitlich vom Thorax abgewinkelt und auf einem Kissen erhöht abgestützt. Dadurch wird die Atemhilfsmuskulatur unterstützt, der Pflegebedürftige kann tiefer einatmen und besser abhusten. Wenn das Kopfteil des Bettes nicht höhenverstellbar ist, kann mit einem stabilen Schaumstoffkeil eine Rampe gebaut werden.

Häufig rutscht der Pflegebedürftige aus der Oberkörperhochlagerung ab, wodurch der Oberkörper gestaucht und der atemerleichternde Effekt nicht mehr gegeben ist. Um das Herunterrutschen zu vermeiden, kann als Rutschbremse ein gerolltes Handtuch unter die Sitzbeinhöcker gelegt werden und eine Bettverkürzung, z.B. ein Kissen oder eine Bettkiste, am Bettende positioniert werden (→ Abb. 1b).

Eine Knierolle bzw. ein aufgerolltes Handtuch sorgen für eine entspannte Bauchdeckenmuskulatur und erleichtern ebenfalls die Atmung (→ Abb. 1c).

Um zu verhindern, dass der Bauch des Pflegebedürftigen zu stark einsinkt, kann ein zusammengerolltes Handtuch quer unterhalb der Schulterblätter gelegt werden (→ Abb. 1d). Wenn es längs unter die Wirbelsäule gelegt wird, wird die Bewegungsfreiheit des Brustkorbs verbessert (→ Abb. 1e).

Bei der **90-Grad-Seitenlagerung**, die der stabilen Seitenlagerung (→ Abb. 2, S. 663) ähnelt, wird der Patient im Winkel von 90° zur Seite gedreht und im Rücken mit einem Kissen abgestützt, um ein Zurückgleiten zu vermeiden. Das untenliegende Bein wird gestreckt, das obere leicht nach vorn gezogen und auf ein Kissen gelagert. Der untenliegende Arm wird seitlich vor dem Körper gelagert, der obenliegende Arm gebeugt und auf ein Kissen gelegt. In dieser Lagerung wird der jeweils obenliegende Lungenflügel gut durchlüftet.

Aus dekubitusprophylaktischer Sicht ist die 90-Grad-Seitenlagerung jedoch äußerst bedenklich (Gefahr für den aufliegenden Trochanter major) und darf daher nur kurzzeitig erfolgen.

Abb. 1:
a) Oberkörperhochlagerung; b) „mit Rutschbremse";
c) mit Knierolle; d)–e): Unterstützung des Rückens

Die Bezeichnung der **VATI-Lagerungen** bezieht sich auf die Form der Kissen. Benötigt werden ein bis zwei Kissen mit nur knapper Füllung sowie ein Kissen mit normaler Füllung. Die Lagerungen können in Rückenlage sowie in Oberkörperhochlage durchgeführt werden und sollten mehrmals am Tag für etwa 10–20 Minuten erfolgen.

Die **V-Lagerung** dient der intensiven Belüftung der Lungenflanken (des seitlichen Thoraxbereichs). Die beiden knapp gefüllten Kissen werden zu „Schiffchen" geformt und V-förmig zusammengelegt. Die Überlappung der Spitzen wird unter dem Sakralbereich (Kreuzbeinbereich) angebracht. Der Kopf liegt auf dem Kissen mit normaler Füllung.

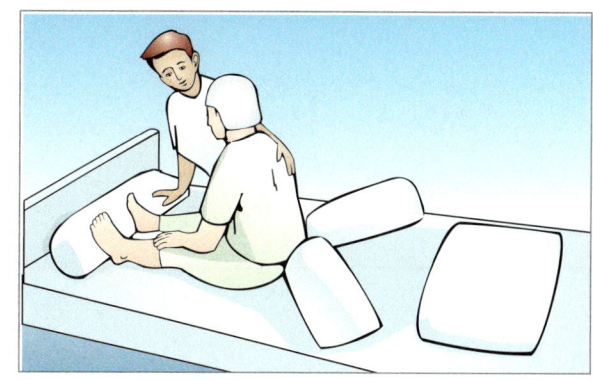

Abb. 1: V-Lagerung

Die sehr bequeme **A-Lagerung** erleichtert das Einatmen, weil die Schulterblätter nach hinten zurückfallen können und die Lunge weiten. Die Überlappung der beiden A-förmig zusammengelegten Kissen wird unter den oberen Lungenbereich gelegt, um die Belüftung der oberen Lungenbereiche (der Lungenspitzen) zu verbessern. Die Unterarme können bequem auf die herausragenden Kissen gelegt werden („Pascha-Sitz").

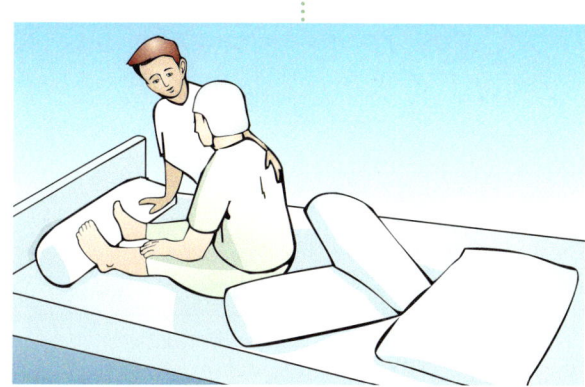

Abb. 2: A-Lagerung

Die **T-Lagerung** dient der Dehnung des Brustkorbes und forciert die Ventilation aller Lungenbezirke. Die beiden dünnen Kissen werden T-förmig zusammengelegt und unterstützen Schulter und Wirbelsäule des Pflegebedürftigen. Die freiliegenden Schulterblattspitzen und Zwischenrippenräume erleichtern die Ein- und Ausatmung.

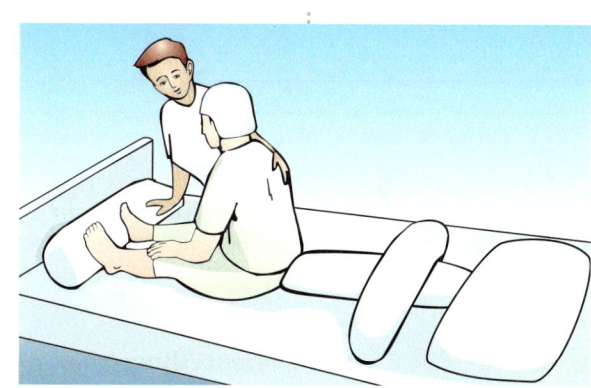

Abb. 3: T-Lagerung

Die **I-Lagerung** ist sehr unbequem und nur kurzzeitig einsetzbar. Sie ähnelt der T-Lagerung, mit dem Unterschied, dass das Querkissen von der T-Lagerung weggelassen wird. Dadurch können die Schultern noch weiter nach hinten fallen, sodass sich die Funktion der Atemhilfsmuskulatur verbessert. Dies wird aber oft als instabile Lage empfunden und von vielen Pflegebedürftigen abgelehnt.

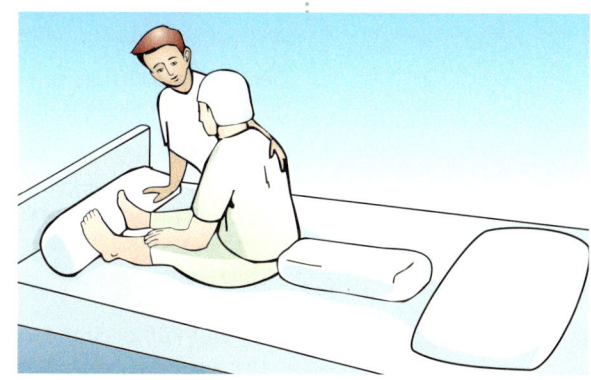

Abb. 4: I-Lagerung

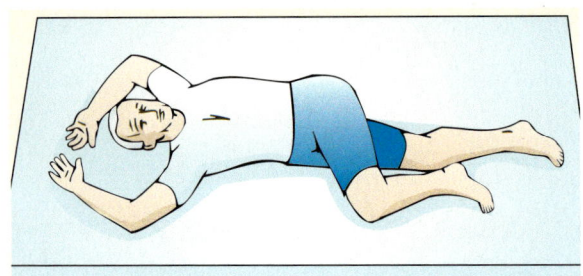

Abb. 1: Dehnlage

Zur Vergrößerung der Atemfläche legt sich der Pflegebedürftige bevorzugt in die **Dehnlage**. Er legt im Liegen einen oder beide Arme über den Kopf, dreht den Kopf zur Seite und winkelt ein oder beide Beine in Hüftrotation an (→ Abb. 1).

Mit der Dehnung können erhöhte Gewebswiderstände (z. B. Verspannungen) vermindert und der Muskeltonus gesenkt werden. Das verbessert die Durchblutung der gedehnten Bereiche.

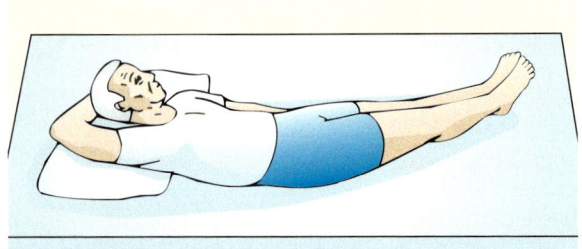

Abb. 2: Halbmondlage

Zur freien Entfaltung der Lunge werden in der so genannten **Halbmondlage** die rechte und linke Thoraxhälfte jeweils im Wechsel gedehnt (→ Abb. 2).

Ein Arm wird unter den Kopf gestreckt. Die Beine werden gerade und geschlossen zur nicht gedehnten Körperhälfte gezogen.

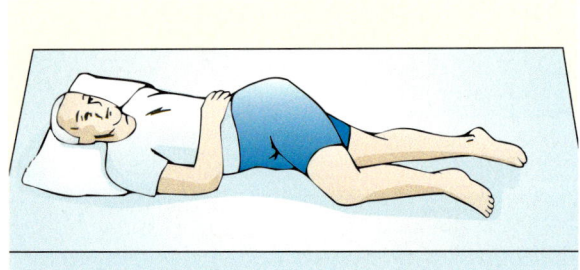

Abb. 3: Drehdehnlage

Eine gleichzeitige Dehn- und Halbmondlage wird als **Drehdehnlage** bezeichnet (→ Abb. 3).

> **Hinweis** Die einzelnen Lagerungsarten sind zum Teil sehr fixierend. Entscheidend ist, dass sie im Wechsel erfolgen.

Flüssigkeitszufuhr

Pro Tag sollten mindestens 2,5 l Flüssigkeit getrunken werden, um das Bronchialsekret flüssig zu halten und zu lösen. Es sind besonders Tees zu empfehlen, die ätherische Öle (z. B. Thymian-, Pfefferminz-, Anistee) enthalten.

Hilfestellung beim produktiven Abhusten

Für ein produktives Abhusten muss der Pflegebedürftige aufrecht sitzen. Der Oberkörper sollte leicht nach vorne gebeugt und von den Armen abgestützt werden. Hierdurch wird die Atemhilfsmuskulatur unterstützt. Ferner sind Knie und Gesäß anzuspannen, um eine erhöhte Spannung der Bauchmuskulatur zu erreichen.

Der Pflegebedürftige soll langsam ein- und ausatmen, anschließend den Atem anhalten und unter Begleitung von kleinen Hustenstößen (hüstelnd) ausatmen.

Durch folgende Maßnahmen kann die Sekretentleerung unterstützt werden:
- Die **Quincke-Hängelage** soll bewirken, dass das Bronchialsekret entsprechend der Schwerkraft nach unten fließt. Der Pflegebedürftige liegt in Bauchlage quer über dem Bett mit dem Kopf nach unten, mit dem Oberkörper über das Bett hinaus und stützt seine Arme auf den Boden oder zur Unterstützung auf einen Hocker. Die Hilfestellung kann auch mit einem Pezziball erfolgen (→ Abb. 1, S. 343).
- Im **Vier-Füßler-Stand** kann sich der Pflegebedürftige auf seine Knie und Ellenbogen stützen, einen Katzenbuckel machen und den Rücken dabei zunächst soweit es geht nach oben strecken. Dann soll er den Rücken nach unten drücken (→ Abb. 2, S. 343).

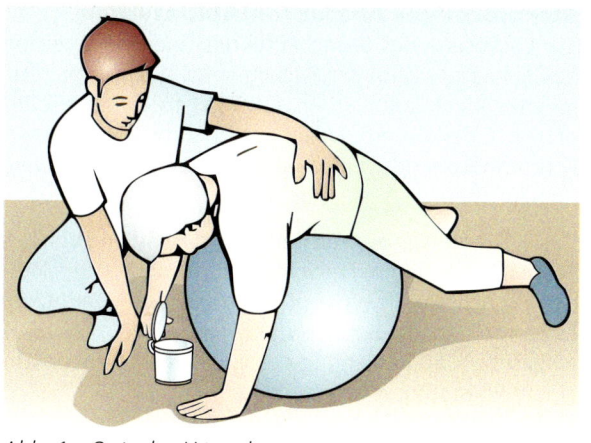

Abb. 1: Quincke-Hängelage

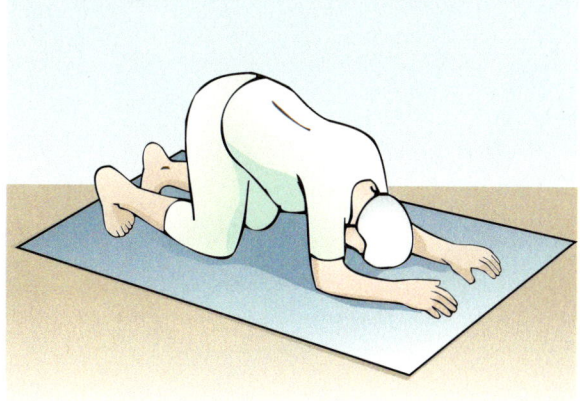

Abb. 2:
Vier-Füßler-Stand

Für das abgehustete Sekret werden eine Nierenschale und Zellstoff bereitgestellt. Beobachtungen hinsichtlich der Menge, Konsistenz, Farbe und der Beimengungen sind zu dokumentieren. Das Sputum (Auswurf) kann auf verschiedene Erkrankungen hindeuten: z.B. Bronchitis (dickflüssig-gelb-grün), Asthma (besonders zähflüssig), virale Pneumonie und Atemwegstumoren (blutig).

> **Hinweis** Sputum ist grundsätzlich als infektiös anzusehen. Daher sind die entsprechenden hygienischen Maßnahmen zum Selbstschutz sowie zum Schutz des Pflegebedürftigen einzuhalten (→ Schutzhandschuhe S. 227, → Desinfektion von Ausscheidungen S. 236).

Drainagelagerungen

Durch spezielle Lagerungen (Drainagelagerung) kann das Abfließen des Bronchialsekrets zusätzlich unterstützt werden. Dazu muss bekannt sein, in welchen Lungenbezirken die Sekretansammlung sitzt. Anhand des Röntgenbildes kann der Arzt die betroffenen Bereiche erkennen. Dementsprechend wird der Patient dann so gelagert, dass die Sekretansammlungen in diesen Lungenbezirken besser abfließen können (→ Abb. 3).

Abb. 3:
Individuelles Lagerungs-
schema zur Ableitung von
Atemsekret

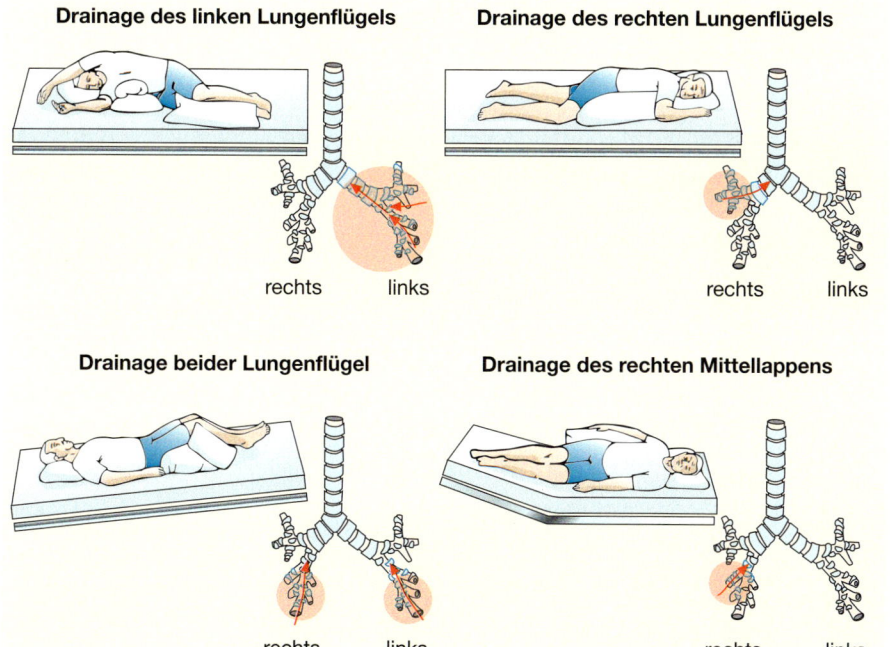

Drainage des linken Lungenflügels

rechts   links

Drainage des rechten Lungenflügels

rechts   links

Drainage beider Lungenflügel

rechts   links

Drainage des rechten Mittellappens

rechts   links

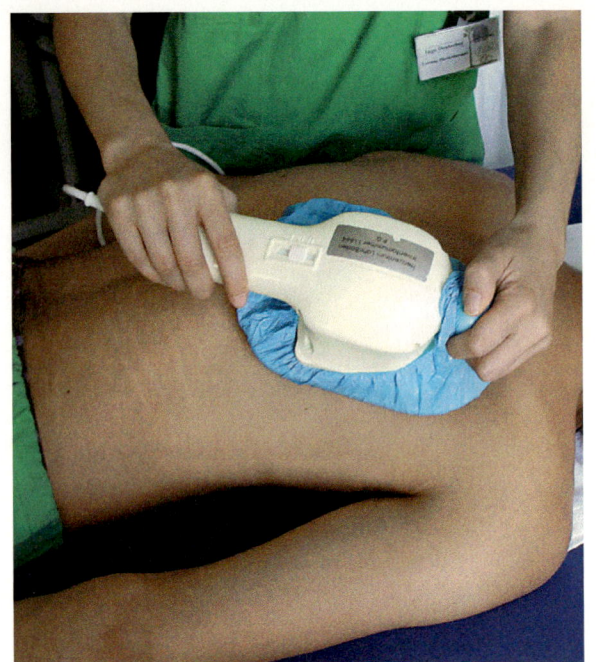

Abb. 1:
Vibrationsmassagegerät

Sternförmiges Abklopfen/Abklatschen

Zur Lockerung des Bronchialsekrets und Erleichterung des Abhustens kann der Rücken entlang des Bronchialbaumes abgeklopft werden. Der Pflegebedürftige sollte sich in Oberkörperhochlagerung befinden und einen Sputumbecher oder eine Nierenschale mit Zellstoff verfügbar haben.

Das Abklopfen erfolgt mit der hohlen Hand und von außen nach innen, um den Schleimtransport aus den kleinen Bronchien in die Hauptbronchien zu unterstützen. Es werden auch spezielle Vibrationsgeräte (→ Abb. 1) eingesetzt. Die Bedienung des Gerätes wird zuvor von einem Physiotherapeuten erklärt.

Bei der Verwendung von alkoholhaltigen Substanzen (z. B. Franzbranntwein), soll der Rücken anschließend mit einer Feuchtigkeitscreme eingerieben werden, da Alkohol die Haut stark austrocknet. Auch rückfettende Fichtennadelöle werden dazu häufig eingesetzt.

Hinweis Kontraindiziert ist das Abklopfen und die Vibration nach Auftreten von akuten Herzrhythmusstörungen, bei Schlaganfall, Blutungen im Bereich der Atemwege, bestehender Thrombose oder Embolie und bei Osteoporose (gesteigertem Knochenabbau).

Absaugen von Sekret

Mit Hilfe eines Absauggerätes und eines Absaugkatheters kann Sekret aus der Trachea und aus den Bronchien abgesaugt werden (→ Absaugen, Band 2).

Abb. 2: Heißer Wickel

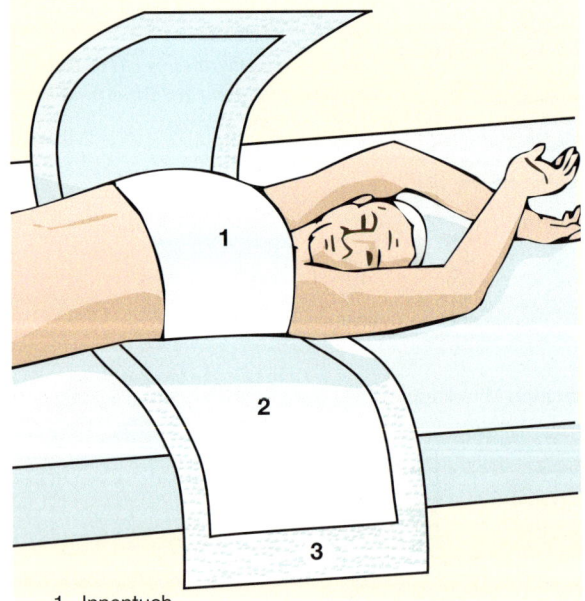

1 Innentuch
2 wasserundurchlässiges Zwischentuch
3 trockenes Frotteetuch

Heißer Wickel (z. B. Zitronenbrustwickel)

Für den sekretlösenden Zitronenbrustwickel lässt man eine ungespritzte Zitrone ca. 10 min in heißem Wasser (ca. 40 °C) ziehen. Dann wird ein Leinentuch in das Wasser gelegt, leicht ausgewrungen und um den Brustkorb des Pflegebedürftigen gelegt (Innentuch → Abb. 2 (**1**), Verbrühungsgefahr beachten!). Mithilfe eines wasserundurchlässigen Zwischentuches kann die Feuchtigkeit gehalten werden (**2**). Darüber wird ein trockenes Frotteetuch gewickelt (**3**) und der Pflegebedürftige anschließend gut zugedeckt.

Sofern der Patient nicht über Schwindel oder zu starkes Schwitzen klagt, bleibt der Wickel etwa 30–45 Minuten liegen.

Der Brustkorb ist danach mit warmem Wasser abzuwaschen, da Zitronensaft Juckreiz auslösen kann.

Hinweis Wegen der starken Wärmebildung kann es zu Kreislaufproblemen kommen. Der Pflegebedürftige muss gut beobachtet werden (regelmäßige Vitalzeichenkontrolle) und anschließend ausreichend Zeit zum Ausruhen bekommen.

Einreibung

Unterstützend können Einreibungen durchgeführt werden. Salben, die ätherische Öle enthalten (z. B. Kampfer-, Thymian-, Pfefferminz-, Eukalyptusöl) verflüssigen das Bronchialsekret. Sie werden auf Brust und/oder Rücken eingerieben. Dabei kommt es zur verstärkten Durchblutung *(Hyperämie)* der oberflächlichen Gewebsschichten. Ätherische Öle, deren Dämpfe eingeatmet werden, verflüchtigen sich rasch wieder. Besonders wohltuend ist der wärmende Effekt infolge der Berührungen bei der Einreibung, der auch wesentlich zur Erleichterung der Atmung beitragen kann.

Hinweis

- Ätherische Öle dürfen wegen möglicher Haut- und Schleimhautreizungen und allergischen Reaktionen nur sparsam verwendet werden (Salbe muss vollständig einziehen). Die Salben, die ätherische Öle enthalten, dürfen wegen der schleimhautreizenden Wirkung niemals direkt unter der Nase, nicht auf die Brustwarzen und nie auf Hautdefekte aufgetragen werden. Ätherische Öle können einen Bronchospasmus (→ S. 536) auslösen. Vor der Anwendung ist abzuklären, ob der Patient **allergisch reagiert**. Anfangs sollte zunächst nur ein kleiner Bereich eingerieben werden, um die Verträglichkeit zu testen. Besonders bei Kampferzusätzen sind allergische Reaktionen häufig.
- Wegen der möglichen Keimübertragung werden Salben stets mit einem Spatel entnommen.

Atemstimulierende Einreibung (ASE): Die ASE wird als Unterstützung zur gleichmäßigen ruhigen und tiefen Atmung eingesetzt. Sie wird ohne Handschuhe durchgeführt, geschieht sehr bewusst und hat eine ganzheitliche Wirkung auf Körper, Seele und Geist.

Der Patient sitzt mit abgestützten Armen auf der Bettkante bzw. liegt in Seitenlage im Bett. Die Pflegefachkraft trägt Hautlotion oder Massageöl (evtl. vorwärmen) gleichmäßig auf ihre Handinnenflächen auf. Dann reibt sie den Rücken des Patienten immer vom Nacken in Richtung Steißbein ein (**1**).

Sie beachtet, dass sie nicht beide Hände gleichzeitig vom Körper wegnimmt, sondern den Handwechsel versetzt vornimmt (**2**).

Sie führt auf dem Rücken des Patienten mit beiden Händen kreisende Streichungen aus. Die Streichung wird jeweils nach außen geführt und schließt sich zu einem Kreis, dem ohne abzusetzen weitere Kreise folgen.
Dabei wird rechts und links neben der Wirbelsäule mit Daumen, Zeigefinger und der Handfläche ein Druck ausgeübt. Die Dornfortsätze werden freigelassen (**3**).

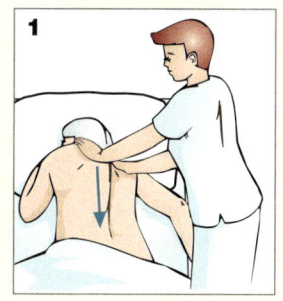
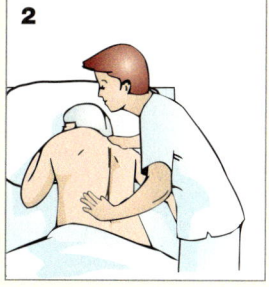
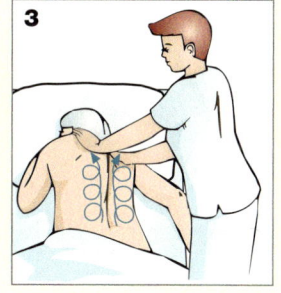

Ausatmung =
mit Druck einreiben

Einatmung =
ohne Druck einreiben

Entscheidend bei der Einreibung ist der Bewegungs- und Druckablauf der Hände. Die Hände werden stets als Einheit bewegt. Finger und Daumen liegen zusammen und werden nicht abgespreizt. Die kreisenden Bewegungen sind atemsynchron durchzuführen: Während der Einatmung erfolgen die Streichungen ohne Druck und während der Ausatmung mit Druck. Damit soll die Ausatmung durch Druck (links oder rechts der Wirbelsäule) provoziert bzw. unterstützt werden. In der Zeit der Einatmung erfolgt das Schließen des Kreises mit den Händen (ohne Druckausübung). Die Einreibungen finden ca. 5–8-mal statt und umfassen dabei den kompletten Rücken einschließlich der Brustkorbseiten. Zur Information des Pflegebedürftigen endet die ASE mit kräftigen Streichungen vom Nacken in Richtung Steißbein.

Hinweis

Die Hände sollten warm und frei von Schmuck sein.

Hilfen bei Schluckstörungen (Aspirationsprophylaxe)

Mit dem Schlucktraining soll die Koordination der am Schluckvorgang beteiligten Muskeln verbessert und eine **Aspiration**, d.h. ein Eindringen fester oder flüssiger Substanzen in die Luftröhre, vermieden werden. Insbesondere bei Pflegebedürftigen mit fehlendem oder beeinträchtigtem Schluckreflex, wie bei Bewusstlosen oder Schlaganfallpatienten, ist die Aspirationsprophylaxe indiziert.

Hinweise, die für eine Schluckstörung sprechen, sind eine tiefe, gurgelnde Sprache oder ein blasiges Geräusch beim Einatmen. Manche Pflegebedürftige aspirieren aufgrund einer Wahrnehmungsstörung stumm (z. B. nach Schlaganfall). Das bedeutet, dass ein Schluckversuch keinen Hustenreiz auslöst, obwohl Nahrung in die Luftröhre gelangt ist. Diese Pflegebedürftigen sind besonders gefährdet, eine → Aspirationspneumonie zu entwickeln. Im Zweifelsfall sollte bei Schlaganfallpatienten vor dem ersten Schlucken daher ein Arzt oder ein Logopäde hinzugezogen werden. Bereits eine

Aspirationspneumonie
→ S. 534

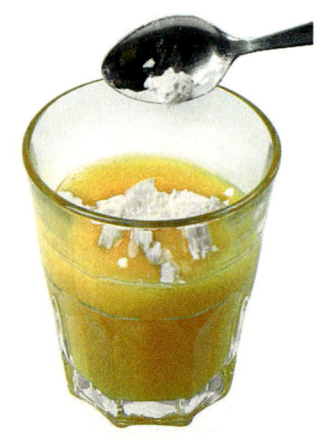

Abb. 1: Flüssige Speisen und auch Getränke können mit Spezialprodukten bis zur gewünschten Konsistenz angedickt werden.

einmalige Aspiration kann eine schwere Aspirationspneumonie hervorrufen. Der erste Schluckversuch sollte mit Wasser erfolgen. Wasser führt nicht zu entzündlichen Reaktionen, wenn es in das Bronchialsystem gelangt. Beim Schluckversuch wird auf Husten oder ein anschließendes gurgelndes Geräusch geachtet, das fast immer auf eine Aspiration hinweist. Im Zweifelsfall muss der Schluckversuch abgebrochen und ein Arzt hinzugezogen werden.

Zur Unterstützung der Nahrungsaufnahme werden dickflüssige Getränke angeboten, welche die Gaumenbögen leicht reizen (→ Abb. 1). Dabei ist zu beachten, dass Säure die Speichelproduktion anregt, während milchige Kost zur Verschleimung im Mund- und Rachenbereich führt. Flüssige Speisen können auch mit einer Pipette oder mit einem getränkten Wattestäbchen verabreicht werden. Das Trinken aus einem Strohhalm oder aus einem Schnabelbecher fällt vielen Pflegebedürftigen leichter. Der Becherrand darf dabei nicht an die Zähne stoßen, da sonst der Beißreflex ausgelöst werden kann, der das Trinken erschwert. Zum Essenreichen wird ein Teelöffel verwendet, der jeweils nur halb gefüllt wird. Damit die Zunge den Teelöffel nicht wegstößt, kann das vordere Zungendrittel etwas mit dem Löffel heruntergedrückt werden (→ Unterstützung beim Essen und Trinken, S. 277).

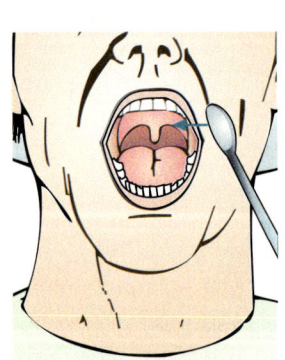

*Abb. 2:
Stimulation des
Schluckreflexes*

Schlucktraining

Ein Schlucktraining kann mittels der **Stimulation des Schluckreflexes**, der **Facilitation** des Unterkiefers, der Mundwinkel, der Gesichtsmuskulatur und der Zunge erfolgen.

Stimulation des Schluckreflexes

Mit einem Löffelstiel (oder Zahnspiegel), der in kaltes Wasser getaucht wurde, wird mehrmals leicht am besonders sensiblen unteren Drittel des vorderen Gaumenbogens getippt (→ Abb. 2).

Hinweis Eine Berührung in der Nähe des Zäpfchens löst einen Würgereflex aus.

Facilitation

Mit einer Facilitation ist eine fördernde erleichternde und anbahnende Bewegung gemeint.

• Facilitation des Unterkiefers

Zur Facilitation des Unterkiefers wird zunächst der Kieferkontrollgriff (→ Abb. 1) durchgeführt. Dann wird durch leichten Druck des Mittelfingers auf den Mundboden das Schlucken angeregt. Um beim Einsetzen des Beißreflexes einen Zungenbiss zu vermeiden, kann der Unterkiefer zur Seite und nach vorn geschoben werden.

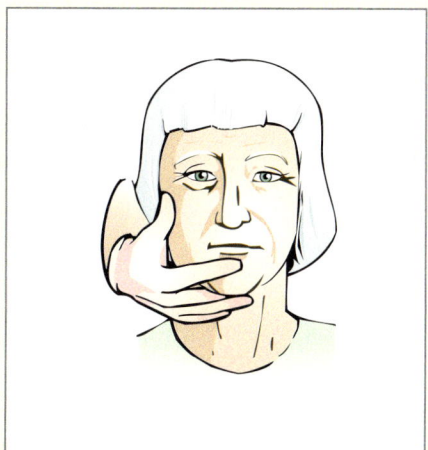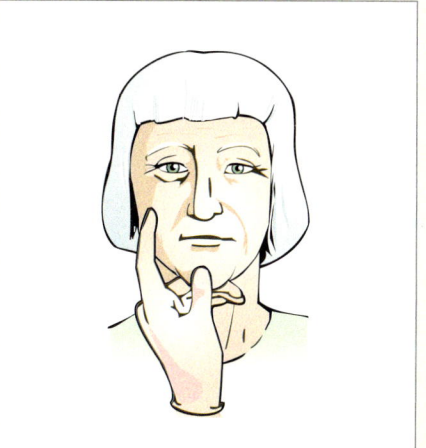

Abb. 1:
Kieferkontrollgriff

Pflegefachkraft steht hinter oder seitlich neben dem Pflegebedürftigen:
- *Daumen in Höhe des Jochbeins*
- *Zeigefinger zwischen Unterlippe und Kinn*
- *Mittelfinger unter dem Kinn.*

Pflegefachkraft steht vor dem Pflegebedürftigen:
- *Daumen längs unter der Unterlippe*
- *Zeigefinger in Höhe des Jochbeins*
- *Mittelfinger unter dem Kinn.*

• Facilitation des Mundwinkels

Mit angefeuchtetem Finger (und unsterilem Handschuh) wird das äußere Zahnfleisch des Pflegebedürftigen massiert. Der Mundwinkel des Pflegebedürftigen wird mit den Fingern in Lach- und Weinstellung gezogen (→ Abb. 2).

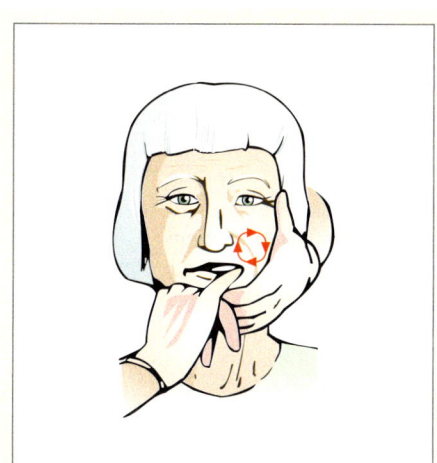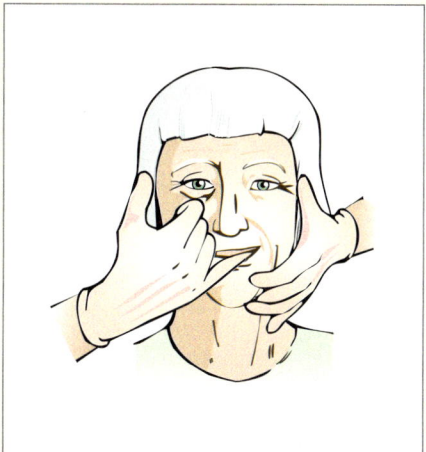

Abb. 2:
a) Massage des Zahnfleisches
b) Mundwinkel werden in Lach- und Weinstellung gezogen

Hinweis Bei der Durchführung der Facilitation im Mundraum ist zu beachten, dass es zu einem Beißreflex kommen kann.

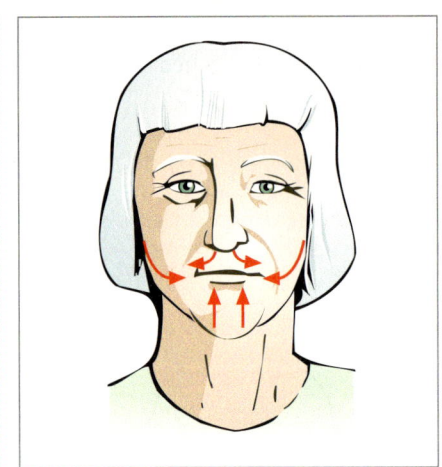

Abb. 1:
Facilitation der Gesichtsmuskulatur

• Facilitation der Gesichtsmuskulatur

Übungen zur Förderung der Gesichtsmuskulatur sind:

- mehrmals täglich mit dem Finger in Pfeilrichtung streichen (→ Abb. 1)
- selbstständige Übungen des Pflegebedürftigen sind:
  - einen Kussmund machen
  - Grimassen schneiden
  - Augenblinzeln, Nase rümpfen
  - Zunge herausstrecken, in Richtung Nase und Kinn biegen und nach rechts und links bewegen
  - Zähne, Mundhöhle und Lippen belecken
  - mit der Zunge schnalzen
  - Wangen aufblasen und Wangen anziehen.

• Facilitation der Zunge

Die Facilitation der Zunge schult das Lage- und Beweglichkeitsbefinden der Zunge und unterstützt das Sprechen.

Zum Beispiel können folgende Übungen erfolgen:
- mit feuchtem Finger (und unsterilem Handschuh) leicht auf die Zunge drücken (→ Abb. 2a)
- die Zunge von der Spitze bis zum Grund antippen und leichte Vibrationen der Zunge auslösen bzw. den Pflegebedürftigen bitten, mit der Zunge den Finger, Spatel oder Wattetupfer wegzudrücken (→ Abb. 2b)
- zur Stärkung der Zungenmuskulatur „La-La"-Laute und „Ga-Ga"-Laute sprechen.

Abb. 2:
Facilitation der Zunge

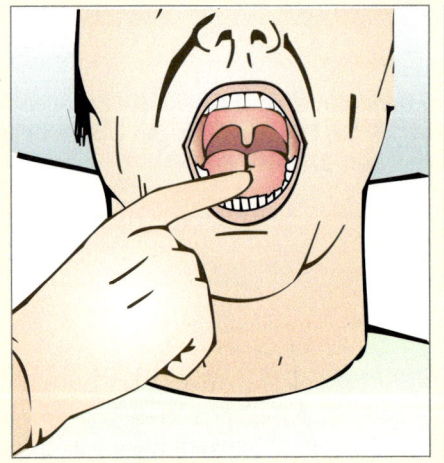 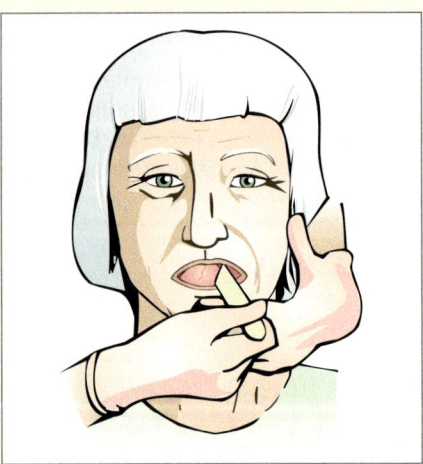

Mundpflege
S. 264

Mundpflege

Zur Erhaltung bzw. Wiederherstellung der physiologischen Mundflora sind alle mund-
pflegerischen Maßnahmen einsetzbar, die Schleimhautinfektionen beseitigen oder deren Entstehung hemmen. Spülungen mit Kamillentee wirken entzündungshemmend.
Salbeitee desinfiziert, gerbt die Schleimhaut (macht sie widerstandsfähiger) und wirkt
wundheilungsfördernd. Borkenbildungen werden mit Butter, Margarine oder kohlen-
säurehaltigem Wasser aufgeweicht und mit einer weichen Zahnbürste vorsichtig entfernt.

Rhagade
rhagas gr. = Riss

Auch die Lippenpflege (z.B. mit Fettcreme oder Butter) ist wichtig, da aufgesprunge-
ne Lippen (Mundwinkelrhagaden) Keimen eine Eintrittspforte bieten.

3.1.6 Dehydratationsprophylaxe

Zur → Dehydratation *(Exsikkose)* kann es kommen, wenn der Pflegebedürftige zu wenig Flüssigkeit trinkt und/oder wenn er zu viel Flüssigkeit ausscheidet.

Risikoanalyse

Besonders alte und verwirrte Menschen haben häufig ein reduziertes Durstempfinden, sodass sie das Trinken stark vernachlässigen.
Weitere mögliche Ursachen für eine Dehydratation sind z. B.:

* starkes Schwitzen
* Abführmittelmissbrauch
* lang anhaltendes Erbrechen
* forcierte Diurese
* Durchfall

Dehydratation
→ S. 450

forcierte Diurese
medikamentös durch Diuretika gesteigerte Urinausscheidung

Pflegeassessment

Zur Einschätzung des Dehydratationsrisikos kann folgende Skala herangezogen werden. Die **Dehydratationsprophylaxe** ist bei **210 Punkten und weniger** erforderlich.

Alter		Compliance		Körperlicher Zustand		Geistiger Zustand		Disposition durch Medikamente		Flüssigkeitsaufnahme		Disposition durch Erkrankungen		
< 15	40	nicht eingeschränkt	40	gut	40	klar	40	keine	40	ohne Hilfe	40	keine	40	
< 35	30	etwas eingeschränkt	30	mäßig	30	benommen, verwirrt	30	leicht	30	manchmal mit Hilfe	30	je nach Ausprägung und Anzahl der Erkrankungen 30–10 • Verbrennung • Fieber • Diabetes • Diarrhoe • neurolog. Erkrankungen usw.		
< 65	20	sehr eingeschränkt	20	schlecht	20	somnolent, delirant	20	mittel	20	meistens mit Hilfe	20			
> 65	10	keine	10	sehr schlecht	10	stuporös, soporös, komatös	10	stark	10	ausschließlich mit Hilfe	10			
Datum/ Hdz.														Gesamtpunktzahl

Quelle: J. E. Gültekin, A. Liebchen: Pflegerische Begutachtung. Kohlhammer, Stuttgart 2003, S. 131

Das **Pflegeziel** der Dehydratationsprophylaxe ist eine ausreichende Flüssigkeitszufuhr.

Pflegemaßnahmen

Maßnahmen zur Dehydratationsprophylaxe sind:

* Pflegebedürftigen (bzw. seine Angehörigen) nach seinen Lieblingsgetränken fragen. Kaffee sowie grüner und schwarzer Tee haben eine diuretische (ausschwemmende) Wirkung. Darum soll dazu immer ein Glas Wasser gereicht werden.
* Geeignete Trinkbecher verwenden (Pflegebedürftigen ausprobieren lassen, aus welchem Gefäß er am besten trinken kann). Schnabelbecher vermitteln häufig ein Krankheitsgefühl, können Schluckstörungen verursachen und den Genesungsprozess beeinträchtigen (Pneumonieprophylaxe, Schlucktraining, S. 346).
* Das Trinkgefäß soll nur maximal bis zu zwei Dritteln mit dem Getränk gefüllt werden.
* Die Flüssigkeitsbilanzierung (Ein- und Ausfuhrkontrolle, S. 279) durchführen.
* Regelmäßige Trinkzeiten einplanen, durchführen und das Ergebnis dokumentieren.
* Patienten zum Trinken motivieren.
* Je nach Art der Dehydratation werden salzhaltige Getränke wie z. B. eine Bouillon (bei *hypotoner Dehydratation*) oder Tee und natriumarmes Mineralwasser (bei *hypertoner Dehydratation*) angeboten.

Therapeutisch erfolgt zur Dehydratationsprophylaxe ggf. eine Infusionstherapie.

Hinweis
Bei herz- und nierenkranken Patienten ordnet der Arzt häufig eine maximale Trinkmenge an.

3.1.7 Obstipationsprophylaxe

Die Obstipation wird in die akute, chronische und temporäre Form unterteilt. Eine akute Obstipation kommt bei verengenden Darmerkrankungen (z.B. bei Polypen und beim Darmkarzinom) vor. Dagegen leiden Patienten mit einer Querschnittslähmung oder mit einer Funktionsstörung des Darms (z.B. aufgrund ballaststoffarmer Kost) an einer chronischen Verstopfung. Eine zeitweilige (temporäre) Obstipation kann infolge einer Medikamentennebenwirkung (z.B. bei Neuroleptika) sowie begleitend bei vielen Erkrankungen auftreten (z.B. bei Hypothyreose und Vergiftungen).

Symptome einer Obstipation sind:
- seltene Darmentleerung (nur etwa alle 3–4 Tage oder seltener)
- trockener, knotiger, dunkler und harter Stuhl
- Bauchschmerzen, gespannter Bauch, Blähungen und Völlegefühl
- Appetitlosigkeit und Unwohlsein
- Zungenbelag, Mundgeruch *(Foetor ex ore)*
- Schmerzen bei der Darmentleerung
- schmerzhafter Stuhldrang *(Tenesmus)*

Risikoanalyse

Obstipationsrisiken sind:
- ungenügende Bauchpresse (infolge von Schmerzen, Übergewicht oder bei Aszites)
- Darmveränderungen wie Dickdarmaussackungen *(Kolondivertikel)* und Verengungen des Dickdarms *(Kolonstenosen)*
- zu geringe Flüssigkeitsaufnahme *(Exsikkose)* oder infolge von Diuretikaeinnahme
- Bewegungsmangel infolge einer bestehenden Immobilität oder medikamentöser Sedierung (Ruhigstellung)
- Medikamente (insbesondere bei Laxanzienabusus, aber auch bei Analgetika und Antazida, Eisenpräparate, Antiparkinsonmittel, Sedativa)
- Rückenmarkserkrankungen und Erkrankungen des Nervensystems (z.B. Querschnittslähmung und Schlaganfall)
- Stoffwechselschwäche (z.B. → Hypothyreose, S. 562)
- Elektrolytverschiebungen (z.B. Hypokaliämie: Kaliumverlust führt zu Darmatonie)
- unregelmäßige und ungesunde Essgewohnheiten (ballaststoff- und faserarme Kost)
- Unterdrückung des Stuhldrangs (infolge von Zeitnot, Hektik, Schamgefühl, gestörter Intimsphäre oder bei schmerzhafter Darmentleerung, z.B. bei Hämorrhoiden).

Quelle:
J. E. Gültekin, A. Liebchen: Pflegerische Begutachtung. Kohlhammer, Stuttgart 2003, S. 139

Pflegeassessment Zur Einschätzung des Obstipationsrisikos kann folgende Skala herangezogen werden. Die **Obstipationsprophylaxe** ist bei **240 Punkten und weniger** erforderlich.

Alter		Compliance		Körper-licher Zustand		Geistiger Zustand		Mobilität		Motorik		Disposition durch Medi-kamente		Disposition durch Erkrankungen	
< 15	40	nicht einge-schränkt	40	gut	40	klar	40	geht ohne Hilfe	40	ohne Hilfe	40	keine	40	keine	40
< 35	30	etwas einge-schränkt	30	mäßig	30	benom-men, verwirrt	30	geht mit Hilfe	30	manchmal mit Hilfe	30	leicht	30	je nach Ausprägung und Anzahl 10–30 • Neigung zu Obstipation	
< 65	20	sehr einge-schränkt	20	schlecht	20	somnolent, delirant	20	rollstuhl-bedürf-tig	20	meistens mit Hilfe	20	mittel	20	• Fieber • Dehydration • neurologische Erkrankungen • Lähmungen • gastrointestinale Erkrankungen	
> 65	10	keine	10	sehr schlecht	10	stuporös, soporös, komatös	10	bett-lägerig	10	ausschließ-lich mit Hilfe	10	stark	10	• usw.	

Das **Pflegeziel** der Obstipationsprophylaxe ist eine regelmäßige weiche Darmentleerung.

Pflegemaßnahmen

Unter Obstipationsprophylaxe werden alle Maßnahmen zur Vorbeugung einer verzögerten, seltenen Entleerung von eingedicktem, hartem Stuhl (Obstipation) verstanden.

Dabei kommen Pflegemaßnahmen zur **Ernährung**, **Bewegung** und zum **Darmtraining** sowie die Applikation ärztlich verordneter **Abführmittel** in Betracht.
Gleichzeitig wird der Pflegebedürftige umfassend über die Gefahren einer Obstipation (z. B. Darmverschluss) und über die vorbeugenden Maßnahmen informiert.

Ernährung

Zu bevorzugen ist eine **zellulosereiche** Ernährung, d.h. ballaststoff- und faserhaltige Nahrungsmittel. Dazu zählen Vollkornprodukte, Salate sowie Obst und Gemüse. Dazu muss **reichlich Flüssigkeit** angeboten werden (mind. 2 Liter pro Tag), da ohne eine ausreichende Flüssigkeitszufuhr zellulosereiche Kost stopfend wirkt.

Eingeweichtes Dörrobst (z. B. Pflaumen) wirkt abführend (→ Abb. 1).
Ein Glas lauwarmes Wasser, dem auch noch ein Löffel Leinsamen zugegeben werden kann, wirkt einer Verstopfung entgegen. Es ist besonders wirksam, wenn das Glas morgens direkt nach dem Aufstehen getrunken wird. Stopfende Speisen (z. B. Weißbrot, Bananen und Schokolade) sind zu vermeiden.
Außerdem ist darauf zu achten, dass der Pflegebedürftige sich beim Essen Zeit lässt bzw. bei Unterstützung durch die Pflegekraft ausreichend Zeit zur Verfügung steht (→ Unterstützung beim Essen und Trinken, S. 277).

Bewegung

Ausreichende körperliche Bewegung unterstützt den Erfolg der Obstipationsprophylaxe. Zur Aktivierung können Spaziergänge an der frischen Luft und gymnastische Übungen (z. B. Bauchmuskeltraining) beitragen. Durch → Mobilisation lässt sich die Darmperistaltik und damit die Verdauung anregen.

Darmtraining

Zum Darmtraining ist die Gewöhnung an **feste Entleerungszeiten** hilfreich. Die Pflegefachkraft achtet darauf, dass der Pflegebedürftige die Toilettenzeiten konsequent einhält, und bietet ihm die nötigen Unterstützungen bei den Toilettengängen an.

Mittels einer **Colonmassage**, die der Patient oder die Pflegefachkraft mehrmals täglich kreisförmig im Verlauf der Dickdarmpassage durchführen kann, wird die Darmperistaltik angeregt (→ Abb. 2).

Der Bauch darf jedoch nicht zu fest und nicht unmittelbar nach dem Essen massiert werden. Bei Stuhldrang soll der Patient möglichst schnell zur Toilette gehen und zur Entspannung einige Male bewusst tief ein- und ausatmen. Zur Unterstützung der Darmentleerungsmotorik entspannt er seine Bauchmuskulatur und drückt die Bauchdecke mit den Fingern ein.

Ballaststoffe
→ S. 202

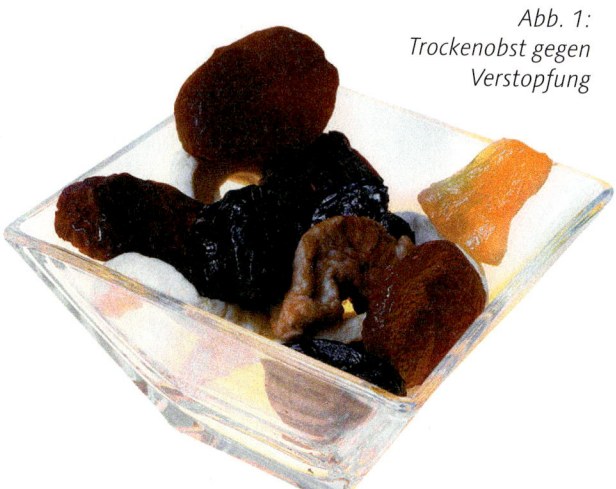

*Abb. 1:
Trockenobst gegen
Verstopfung*

Mobilisation
→ S. 319

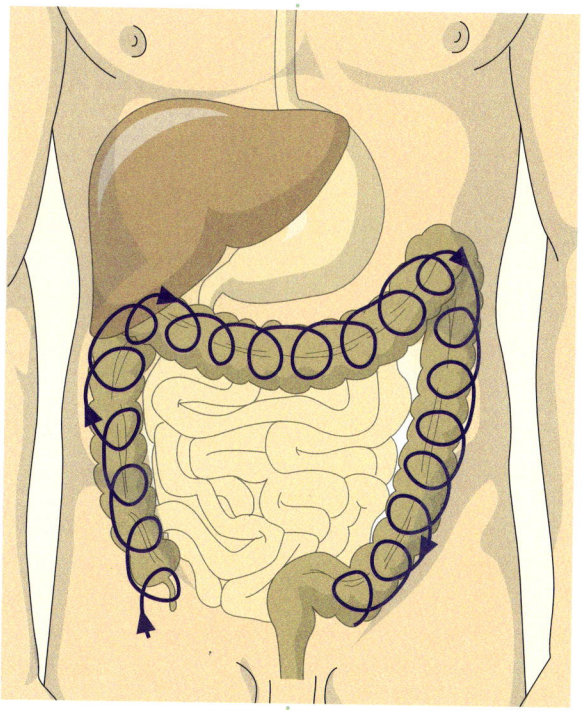

Abb. 2: Colonmassage

Abführmittel

Eine wahllose Eigenbehandlung mit Abführmitteln *(Laxanzien)* verstärkt langfristig die Obstipation, da diese die natürliche Funktion der Darmflora beeinträchtigen. Viele Abführmittel, die bei selbstdiagnostizierter (subjektiver) Obstipation ohne ärztliche Anordnung häufig eingenommen werden, führen zu starkem Durchfall und damit zum massiven Flüssigkeits- und Kaliumverlust. Dies setzt einen Zirkelschluss in Gang, denn der Kaliumverlust führt wiederum zur Darmatonie (fehlende und reduzierte Darmperistaltik) und der Flüssigkeitsvolumenverlust führt schließlich wieder zur vermehrten Wasserresorption. Dadurch verschlimmert sich die Obstipation, insbesondere weil sich die veränderte Darmflora an das Abführmittel gewöhnt, was häufig eine Dosissteigerung *(Abusus)* zur Folge hat.

Abb. 1:
Teufelskreis bei subjektiver Obstipation und Eigenbehandlung mit Laxanzien

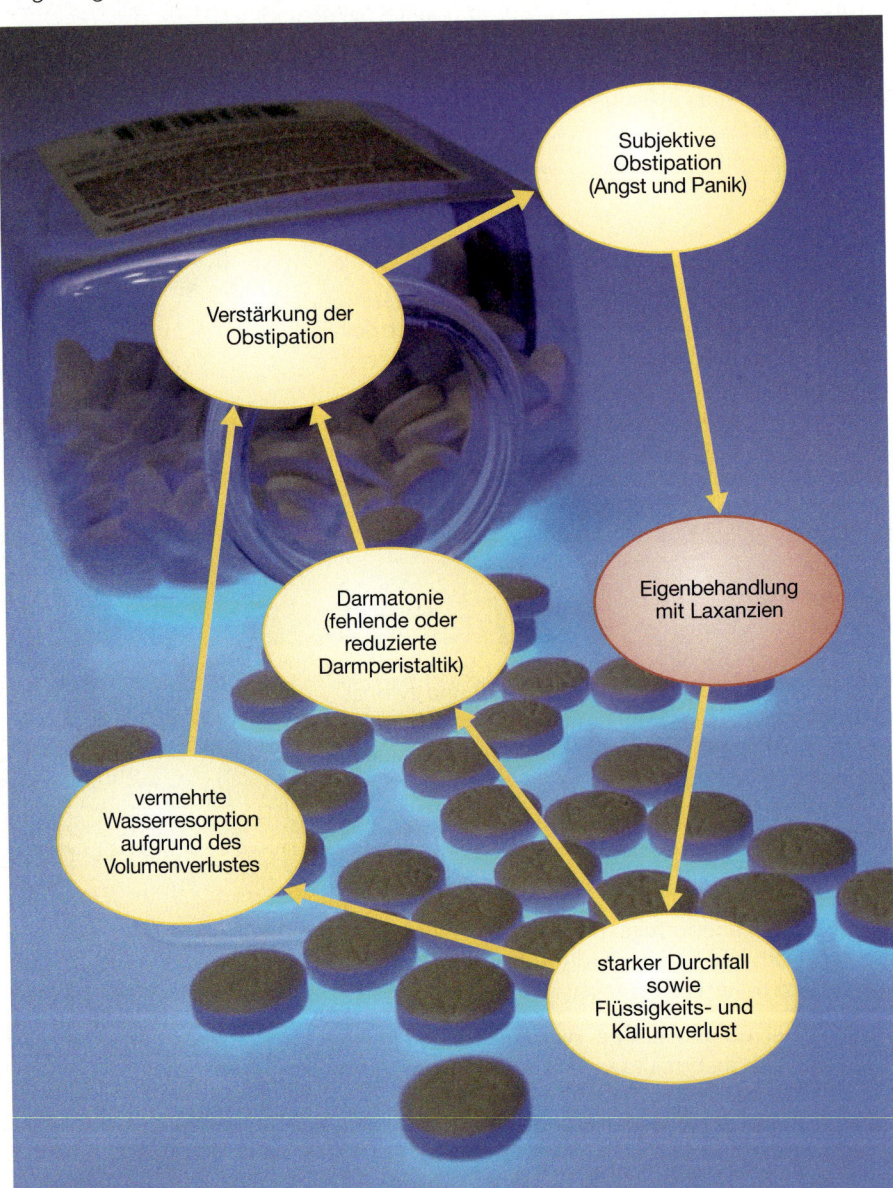

Aggressive Abführmittel wie z. B. Rizinusöl und Sennesblättertee eignen sich nicht zur Vorbeugung einer Obstipation. Empfehlenswert ist der Wirkstoff Laktulose, der den Stuhl lediglich weicher macht. Er verursacht keine Schädigung der Darmflora und keinen Durchfall. Außerdem kann nach ärztlicher Anordnung ein Klistier, ein Einlauf oder im Ausnahmefall die digitale Ausräumung zur Obstipationsprophylaxe in Betracht kommen (→ Unterstützung bei der Ausscheidung, S. 292).

3.1.8 Zystitis- und Inkontinenzprophylaxe

Eine Harnblasenentzündung (Zystitis) entsteht meist infolge aufsteigender bakterieller Infektionen aus der Harnröhre.

Zu den **Symptomen** einer Zystitis gehören:

- häufiges Wasserlassen in kleinen Mengen bei gleicher Urin-Tagesmenge (Pollakisurie)
- schmerzhaftes Brennen beim Wasserlassen (Dysurie)
- evtl. etwas blutiger Urin (leichte Hämaturie)
- konzentrierter und stark riechender Urin.

Risikoanalyse

Ursachen für eine Zystitis und für eine (Urin-)Inkontinenz sind insbesondere:

- geschwächte Beckenbodenmuskulatur (z.B. aufgrund von Übergewicht, bei Frauen nach vielen Geburten sowie nach Gebärmuttersenkung)
- bei und nach Einsatz eines transurethralen Harnblasenkatheters
- Prostatavergrößerung, Harnsteine, Blasentumoren und Stenosen der Harnwege, da diese Erkrankungen ein Abflusshindernis für den Urin darstellen und sich so höhere Resturinmengen bilden können.
- neurogene Blasenentleerungsstörungen (z.B. nach Schlaganfall sowie Pflegebedürftige mit Querschnittslähmung und Multipler Sklerose)
- Spätkomplikationen von Stoffwechselstörungen (z.B. Diabetes mellitus).

Pflegebedürftige mit einer Urininkontinenz sind besonders gefährdet, eine Zystitis zu entwickeln. Einer Inkontinenz liegt häufig eine Störung der Koordination der Blasenmuskulatur zugrunde. Hierdurch kann trotz des unfreiwilligen Urinabgangs Resturin in der Harnblase zurückbleiben, der den idealen Nährboden für eine Bakterienvermehrung bietet. Insbesondere bei Stuhlinkontinenz ist durch die Keimverschleppung im Genitalbereich mit einem erhöhten Zystitisrisiko zu rechnen.

> **Hinweis**
>
> Frauen sind aufgrund der kürzeren Harnröhre häufiger von einer Zystitis betroffen als Männer.
> Etwa 50 % der Männer ab dem 60. Lebensjahr leiden an einer Prostatavergrößerung, die eine erhöhte Restharnmenge und damit eine Zystitisgefährdung und eine Urininkontinenz verursachen kann.

Pflegeassessment

Zur Einschätzung des Zystitis- und Inkontinenzrisikos kann folgende Skala herangezogen werden. Die **Zystitis-** und **Inkontinenzprophylaxe** ist bei **210 Punkten und weniger** erforderlich.

Compliance	Körperlicher Zustand	Geistiger Zustand	Mobilität	Motorik	Disposition durch Medikamente	Disposition durch Erkrankungen
nicht eingeschränkt 40	gut 40	klar 40	geht ohne Hilfe 40	nicht eingeschränkt 40	keine 40	keine 40
etwas eingeschränkt 30	mäßig 30	benommen, verwirrt 30	geht mit Hilfe 30	etwas eingeschränkt 30	leicht 30	je nach Auspräg. und Anzahl 10–30 • allgemeine Neigung zu Infektionen im Urogenitaltrakt 30
sehr eingeschränkt 20	schlecht 20	somnolent, delirant 20	rollstuhlbedürftig 20	sehr eingeschränkt 20	mittel 20	• Blasen- und Darmerkrankungen • neurologische Erkrankungen 20
keine 10	sehr schlecht 10	stuporös, soporös, komatös 10	bettlägerig 10	total eingeschränkt 10	stark 10	• Lähmungen • Neoplasien • usw. 10

Quelle: J. E. Gültekin, A. Liebchen: Pflegerische Begutachtung. Kohlhammer, Stuttgart 2003, S. 129

Vorrangige **Pflegeziele** hinsichtlich dieser Risiken sind die Erhaltung der physiologischen Miktion sowie die Vermeidung einer Harnwegsinfektion.

Neoplasien
Neubildung von Gewebe

Pflegemaßnahmen

Maßnahmen, die zur Vorbeugung einer Zystitis und (Urin-)Inkontinenz beitragen, sind:

- intensive Beobachtung des Pflegebedürftigen (Häufigkeit, Menge und Beschaffenheit der Ausscheidung sowie die Vitalzeichenkontrolle)
- ausreichende Flüssigkeitszufuhr (mind. 2 Liter täglich), sodass die Harnwege gut „durchgespült" und Bakterien beseitigt werden (z. B. ausscheidungsfördernder Blasen- und Nierentee zur Spülung der ableitenden Harnwege anbieten)
- warme Kleidung, lokale Wärmezufuhr und evtl. Bettruhe (nach ärztlicher Anordnung)
- gründliche → Intimpflege (von der Symphyse in Richtung Anus waschen) und häufiger Wechsel der Wäsche und der Inkontinenzhilfen (Inkontinenzhose) sowie hygienischer Umgang mit weiteren Inkontinenzmaterialien (Steckbecken, Urinflasche, Kondomurinal), um die Gefahr der Keimverschleppung weitgehend zu verhindern
- bei Harndrang soll der Pflegebedürftige sofort zur Toilette gehen (Ausnahme: Toilettentraining bei Dranginkontinenz, S. 287)
- bei liegendem transurethralem Harnblasenkatheter muss eine sorgfältige → Katheterpflege durchgeführt werden
- nach der Entfernung eines Harnblasenkatheters kann ggf. einige Tage das Toilettentraining durchgeführt werden, um einer Dranginkontinenz entgegenzuwirken
- Reduktionskost, wenn Übergewicht eine Stressinkontinenz begünstigt
- → Beckenbodengymnastik (ist zur Vorbeugung und zur Behandlung einer Stressinkontinenz geeignet)

Intimpflege
→ S. 254

Katheterpflege
→ Band 2

Beckenbodengymnastik
→ S. 285

Uringewinnung
→ Band 2

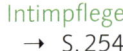

Bei ärztlicher Anordnung kann ein Urinstatus durchgeführt sowie ein Antibiotikum (nach Erreger-Resistenzbestimmung) oder ein Spasmolytikum (bei schmerzhaften Blasenkrämpfen) verabreicht werden. Harnwegsverengungen müssen ggf. operativ beseitigt werden.

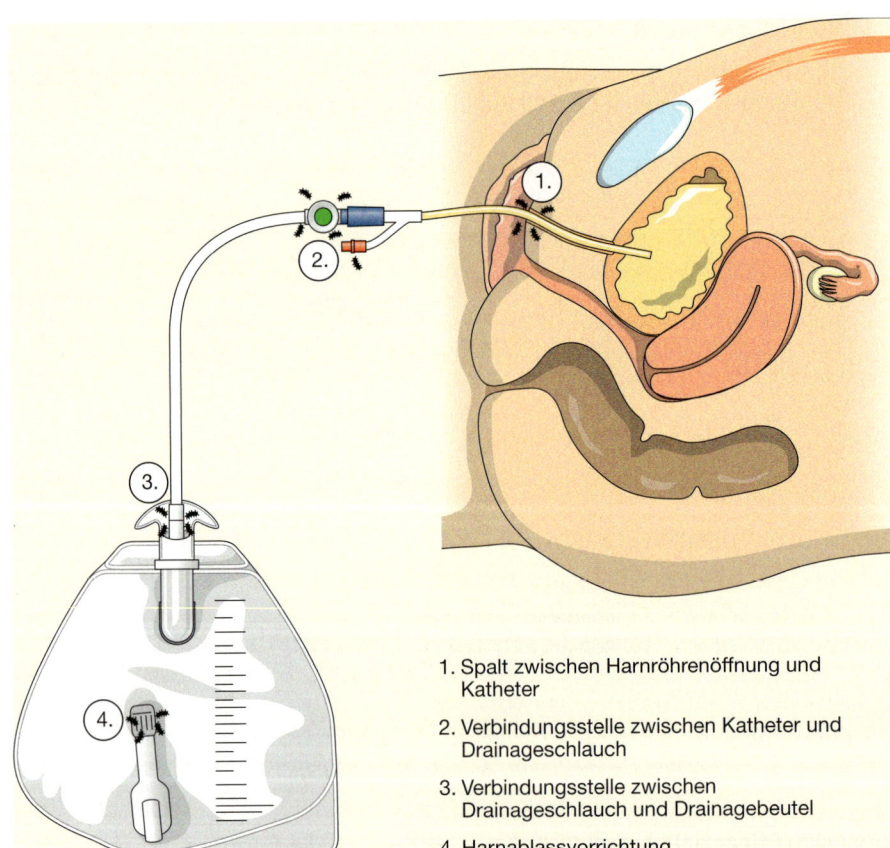

1. Spalt zwischen Harnröhrenöffnung und Katheter
2. Verbindungsstelle zwischen Katheter und Drainageschlauch
3. Verbindungsstelle zwischen Drainageschlauch und Drainagebeutel
4. Harnablassvorrichtung

Abb. 1:
Eintrittspforten für Mikroorganismen beim liegenden transurethralen Harnblasenkatheter

3.1.9 Verwirrtheitsprophylaxe

Eine Verwirrtheit zeigt sich vor allem in Unruhe, Orientierungsstörungen und Verkennung der Realität. In der Anfangsphase der Verwirrtheit stehen häufig Probleme der zeitlichen Orientierung im Vordergrund (z. B. der Pflegebedürftige weiß nicht, ob es Morgen oder Abend ist) . Dazu kommen Schwierigkeiten mit der räumlichen Orientierung, sodass der Pflegebedürftige zum Beispiel nicht mehr in der Lage ist, seinen derzeitigen Aufenthaltsort zu nennen. Diese Orientierungsschwierigkeiten versuchen manche Verwirrte zu überspielen, indem sie sich Ausreden oder Hilfen (z. B. Spickzettel) einfallen lassen.

Die Geschichte von Ingeborg von Rumohr-Neumann (siehe unten) verdeutlicht dieses Phänomen und zeigt, dass die Betroffenen nicht selten durch subjektive Beobachtungen der Pflegefachkräfte stigmatisiert werden (→ Dementia Care mapping, Band 2). Vielfach kommt der Betroffene anfangs selbst besser mit leichten Verwirrtheitsstörungen zurecht als die Pflegefachkraft. Die Symptomatik wird durch übertriebene Hilfestellungen und wirklichkeitsorientierte Pflegemaßnahmen häufig (z. B. große seniorengerechte Wandkalender) sogar verschlimmert.

Allerdings kann der Betroffene bei einer fortschreitenden Demenz seine Orientierungsdefizite nicht mehr ständig kompensieren und wird oft depressiv. Im weiteren Verlauf der Verwirrtheit bekommt der Patient immer größere Probleme mit der persönlichen und situativen Orientierung. Dann vergisst er Namen (selbst seinen eigenen) und erkennt nicht mal mehr die gegenwärtige Situation (was er gerade tut, z. B. essen, sich waschen oder sich kleiden).

Tagesstrukturierende
Maßnahmen
Band 2

> ### Zeitlich, örtlich und zur Person nicht orientiert

„Guten Tag! Sagen Sie, welchen Tag haben wir heute?" Der alte Mann hob den Kopf, blickte den Fragenden erstaunt an, schaute dann aus dem Fenster, sammelte sich und antwortete nach längerem Besinnen: *„Einen schönen, warmen Tag, denke ich. Sehen Sie doch die Sonne und die herrlichen bunten Blätter …"* *„Ich möchte von Ihnen wissen, welchen Kalendertag wir heute haben"*, beharrte der Mann im weißen Kittel. *„Tut mir leid, da kann ich Ihnen leider nicht behilflich sein"*, bedauerte freundlich der alte Mann. *„Ich habe aufgehört, meine Tage zu zählen."* Er faltete die mageren Hände und lehnte sich in seinen Stuhl zurück. Der vor ihm Stehende befragte ihn erneut: *„Wie alt sind Sie denn?"* – *„Wie alt werde ich sein?"* *„Siebzig oder – warten Sie, achtzig wohl schon. Egal."* *„Und wo sind wir hier?"* Der Alte ließ seinen Blick durch den Raum schweifen und fasste dann lächelnd den Eindruck der müden Augen zusammen. *„Im Wartesaal, auf der Durchreise."* *„Wir sind doch hier wohl eher im Krankenhaus?"*

„Nein, mein Herr, das gewiss nicht. Die Menschen sind hier zwar nicht die Glücklichsten, doch krank, das sind sie nicht." *„Sind Sie denn auch nicht krank?"* Der alte Mann streckte die Beine aus und strich sich über sein schütteres Haar. *„Seit ich aufgehört habe, mich zu fragen, ob ich krank sein könnte, geht es mir gut. Ich schlafe ruhig, das Essen schmeckt noch. Ich habe keine Schmerzen. Also bin ich gesund."* *„Und wie heißen Sie?"* *„Opa. Hier nennt man mich Opa, und wenn man Opa ruft, kommt er."* Er stand auf und verbeugte sich leicht. Der Mann im weißen Kittel gab ihm die Hand. *„Adieu. Nun muss ich weiter …"* Er ging einige Schritte und beugte sich zum nächsten Patienten hinunter. – Nach einer Weile hörte ihn der Alte fragen: *„Wo sind wir denn hier?"* Verwundert überlegte er, warum der nette junge Mann nicht wusste, wo er war, und leises Mitleid überkam ihn.

Auswirkungen einer Verwirrtheit können sein:
- Abhängigkeit in allen Lebensaktivitäten (je nach Grad der Verwirrtheit)
- Unruhe und Angst aufgrund der Desorientierung und des wirklichkeitsgetreuen Erlebens von Halluzinationen und Illusionen
- beeinträchtigte Kommunikationsfähigkeit infolge der nachlassenden Aufmerksamkeit
- aggressive Stimmung, z. B. bei intolerantem und abschätzendem Verhalten ungeschulter Pflegepersonen
- Hilflosigkeit (sowohl der Betroffenen und der Angehörigen als auch der beruflichen Pflegepersonen)

*Quelle:
Ingeborg von Rumohr-Neumann in: Allert-Wybranietz, Kristiane (Hrsg.): Nur ein paar Schritte zum Glück. Heyne, München, 2. Aufl., S. 92 f.*

Zur Einschätzung der Verwirrtheit dient der **Mini-Mental-Status (MMS)**, der die kognitiven Funktionen des Pflegebedürftigen untersucht. Geprüft werden die Bereiche Orientierung, Merkfähigkeit, Aufmerksamkeit, Konzentration, Erinnerungsfähigkeit und Sprachverständnis.

Der Betroffene muss 30 Aufgaben in der vorgegebenen Reihenfolge bearbeiten. Die maximale Punktzahl beträgt 30 Punkte. Bei einem Alter von bis zu 70 Jahren sollte er mindestens 25 Punkte erreichen. Pro weitere 10 Lebensjahre kann ein Punkt abgezogen werden (Beispiel: Ein 80-Jähriger sollte also mindestens 24 Punkte erreichen). Außerdem wird die Schulbildung berücksichtigt, sodass bei vorhandenem Abitur bis ins hohe Alter eine Mindestpunktzahl von 27 Punkten vorgesehen ist. Bei Testwerten unter dieser Bildungs- und Altersnorm ist die Verwirrtheitsprophylaxe angebracht.

Das Ergebnis zeigt noch keine sicher bestehende Demenz an, sondern erfordert weitere neuropsychologische Untersuchungen durch den Arzt.

Mini Mental State

Mini Mental State-Test (MMST)

Name: Datum: Score

A. Orientierung		Score
Zeit: (z. B. Welchen Tag haben wir heute?)	1. Jahr	
	2. Jahreszeit	
	3. Datum	
	4. Wochentag	
Raum: (z. B. Wo sind wir?)	5. Monat	
	6. Land/Staat	
(1 Punkt für jede korrekte Antwort)	7. Bundesland	
	8. Stadt/Ortschaft	
	9. Klinik/Praxis/Altersheim	
	10. Stockwerk	

Summe (max. 10): _____

B. Merkfähigkeit

Der Untersucher nennt folgende drei Wörter und fordert den Patienten auf, die Begriffe zu wiederholen (1 Punkt für jede richtige Antwort). Der Untersucher wiederholt die Wörter so lange, bis der Patient alle 3 gelernt hat (max. 6 Durchgänge).

1. >> Katze <<

2. >> Apfel <<

3. >> Dach <<

Summe (max. 3): _____

C. Aufmerksamkeit und Richtigkeit

Von 100 an sind jeweils 7 abzuziehen. Falls ein Rechenfehler gemacht wird und die darauf folgenden Ergebnisse "verschoben" sind, so wird nur ein Fehler gegeben.

1. >> 93 <<

2. >> 86 <<

3. >> 79 <<

4. >> 72 <<

5. >> 65 <<

ODER

Falls der Patient die Aufgabe nicht durchführen kann oder will, "Lesen" rückwärts buchstabieren lassen: n-e-s-e-L
(1 Punkt für jeden korrekten Buchstaben)

1. n

2. e

3. s

4. e

5. L

Summe (max. 5): _____

D. Erinnerungsfähigkeit

Der Untersucher fragt nach den 3 zuvor genannten Wörtern:
(1 Punkt für jede korrekte Antwort)

1. >> Katze <<

2. >> Apfel <<

3. >> Dach <<

Summe (max. 3): _____

E. Sprache

Der Untersucher zeigt zwei Gegenstände und fordert den Patienten auf, sie zu benennen:

1. Armbanduhr
2. Bleistift

Der Untersucher fordert den Patienten auf, nachzusprechen:

3. "Er holt sie vom Bahnhof ab"

Der Untersucher lässt den Patienten folgendes Kommando befolgen

4. "Nehmen sie dieses Blatt in die rechte Hand"
5. "Falten Sie es in der Mitte"
6. "Legen Sie es auf den Boden"

Der Untersucher bittet den Patienten

7. die unten stehende Anweisung zu lesen und zu befolgen:

Schließen Sie die Augen

Der Untersucher dreht das Blatt um und fordert den Patienten auf,

8. einen vollständigen Satz zu schreiben

Der Untersucher lässt den Patienten die unten stehende vorgegebene Figur malen (1 Punkt, wenn alle Seiten und Winkel stimmen und die sich überschneidenden Linien ein Viereck bilden)

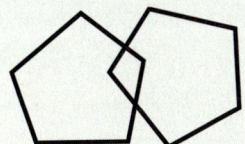

9. Nachzeichnen

Summe (max. 9): _____

Gesamtsumme bitte oben eintragen

Quelle:
Folstein MF, Folstein SE, McHugh PR. „Mini-mental state": a practical method for grading the cognitive state of patients for the clinician.
J Psychiatr Res.
1975; 12:189–198

Pflegeziele sind neben der zeitlichen, örtlichen, personellen und situativen Orientierung unter anderem auch die gut geplante und mit dem Zustand des Pflegebedürftigen abgestimmte Tagesstrukturierung, die Aktivierung, das Sicherfühlen und das Anerkanntsein des Pflegebedürftigen.

Pflegemaßnahmen

Pflegemaßnahmen zur Verwirrtheitsprophylaxe sind:

- zeitliche, örtliche, personelle und situative Orientierungshilfen
- den Pflegebedürftigen intensiv auf die veränderte Situation vorbereiten
- Ängste ernst nehmen, gut zuhören
- Orientierungsfehler tolerieren (nicht bloßstellen)
- neues Personal vorstellen
- auf Frühsymptome von Verwirrtheit und Desorientiertheit achten und reagieren
- den Pflegebedürftigen das Gefühl der Gemeinsamkeit vermitteln und Isolation (z. B. infolge von Immobilität) vermeiden
- das Selbstwertgefühl des Pflegebedürftigen stärken (aktivierende Pflege)
- validative Maßnahmen berücksichtigen (→ Validation, S. 377)
- das Selbstbestimmungsrecht des Pflegebedürftigen beachten (z. B. bei der Auswahl der Kleidung, Ernährung und Hilfsmittel)
- realitätsorientiertes Training (Namensschilder, gut lesbare Uhren, Kalender, Tagesplan u.ä.), jedoch ohne damit eine für ihn fremde und aufgezwungene Umgebung für den Pflegebedürftigen zu schaffen.

Orientierung
→ S. 627

Hinweis

Im nationalen Expertenstandard Sturz (→ S. 82) wird die Anwendung von Sturzrisikoskalen aufgrund fehlender Untersuchungen nicht empfohlen. Weitere Informationen finden Sie unter www.dnqp,de

3.1.10 Sturzprophylaxe

Risikoanalyse

Etwa ein Drittel aller zu Hause lebenden Betagten stürzen mindestens einmal im Jahr.

Sturzrisiken sind:

- altersbedingt verlangsamte Schutzreaktionen sowie ein niedriger Blutdruck, Gleichgewichtsprobleme infolge von Durchblutungsstörungen, Lähmungserscheinungen bei Schlaganfallpatienten und Gangunsicherheiten besonders bei Menschen mit M. Parkinson
- Beeinträchtigung der Sinnesorgane (Seh- und/oder Hörbehinderungen)
- im Stuhlgurt fixierte Pflegebedürftige
- hochgestellte Bettgitter (besonders bei demenziell Erkrankten)
- Medikamente (z.B. Antidepressiva, Neuroleptika und Sedativa) und Alkoholkonsum
- eine unsichere Umgebung mit unbekannten Stolperstellen (z.B. Kanten, Stufen), rutschigen Fußböden, fehlenden Haltegriffen und herumstehenden Gegenständen.

Pflegeassessment

Zur Einschätzung der Sturzgefahr kann eine Sturzrisiko-Skala herangezogen werden. **Ab vier Punkten** sind Pflegemaßnahmen zur **Sturzprophylaxe** einzuleiten.

Kriterium	4 Punkte	3 Punkte	2 Punkte	1 Punkt	Punkte
Alter		80 +	70–79	60–69	
Mentaler Zustand	zeitweise verwirrt/ desorientiert		verwirrt/ desorientiert		
Ausscheidung	harn- und stuhlinkontinent	kontinent, braucht jedoch Hilfe		Blasenverweilkatheter/Enterostoma	
Stürze in der Vorgeschichte	bereits mehr als dreimal gestürzt		bereits ein- oder zweimal gestürzt		
Aktivitäten	beschränkt auf Bett und Stuhl	Aufstehen aus Bett mit Hilfe		selbstständig/benutzt Bad und Toilette	
Gang und Gleichgewicht	ungleichmäßig/ instabil, kann kaum die Balance halten im Stehen und Gehen	orthostatische Störung/Kreislaufprobleme beim Aufstehen und Gehen	Gehbehinderung/ evtl. Gehen mit Gehhilfe oder Assistenz		
Medikamente hier auch zukünftig geplante sowie die der letzten 7 Tage	drei oder mehr Medikamente	zwei Medikamente	ein Medikament		
Alkohol/auch Melissengeist, Pepsinwein o. Ä.	regelmäßig		gelegentlich		

Punktzahl		Punkte gesamt
bis 4 Punkte	geringes Sturzrisiko	
ab 4 Punkte	**Maßnahmen zur Sturzverhütung einleiten**	
5–10 Punkte	hohes Sturzrisiko	
11-24 Punkte	sehr hohes Sturzrisiko	

Quelle: nach Abington Memorial Hospital Department of Nursing, Pennsylvania, USA 1998
Huhn, Siegfried, Forum Sozialstation, Bonn 10/2000

Pflegeziel der Sturzprophylaxe sind sichere Bewegungen und damit die Vermeidung und Reduktion der Sturzgefahr.

Pflegemaßnahmen

Pflegemaßnahmen zur Vorbeugung der Sturzgefahr sind:

- für rutschfestes Schuhwerk und Bodenbelag sorgen
- auf intakte Hör- und Sehhilfen achten
- ausreichende Beleuchtung (z.B. Nachtlicht) sicherstellen
- Haltegriffe, Gehhilfen (Rollator), Lifter und den Rollstuhl einsetzen
- Stolperfallen und Rutschgefahren beseitigen bzw. kennzeichnen
- bei Einverständnis des Pflegebedürftigen ein Bettgitter am Bett anbringen
- → humane Fixierung bei Einverständnis oder bei ärztlicher Anordnung und richterlicher Genehmigung
- Gleichgewichtsübungen (z.B. linkes und rechtes Bein wechselweise belasten)
- Hüftprotektoren einsetzen (Hose mit befestigten Kunststoffschalen zur Vorbeugung einer Schenkelhalsfraktur, S. 473)
- demenziell Erkrankte nie unbeaufsichtigt in der Stuhl-/Rollstuhl-/Sesselfixierung sitzen lassen
- Stress und Hektik vermeiden (besonders bei Inkontinenz für kurze Toilettenwege sorgen).

humane Fixierung
→ Band 2

> **Hinweis** Jeder Sturz eines Pflegebedürftigen wird in einem Sturzprotokoll dokumentiert, um die eingehaltene Sorgfaltspflicht nachzuweisen und Regressansprüche abzuwehren sowie eine gezielte Beobachtung von Folgeschäden (insbesondere z.B. bei Pflegebedürftigen, welche gerinnungshemmende Medikamente, z.B. Marcumar® oder Falithrom®, einnehmen) zu ermöglichen.

Sturzdokumentation

Name:

Datum/Uhrzeit:

Bewusstseinszustand:

In welcher Körperlage liegt der Gestürzte?

Auf welche Körperteile ist er gestürzt?

Klagt er über Schmerzen oder sonstige Symptome?

Sturzbedingte Verletzungen?

Wie kam es zu dem Sturz?

Verbesserungswürdige Sicherheitsmaßnahmen?

Zeugen des Sturzes?

Quelle:
nach F. Henke:
ATL-Folienvorlagen
Band 11. Brigitte Kunz
Verlag, Hagen 2001,
S. 193
(jetzt: Schlüter'sche Verlag, Hannover).

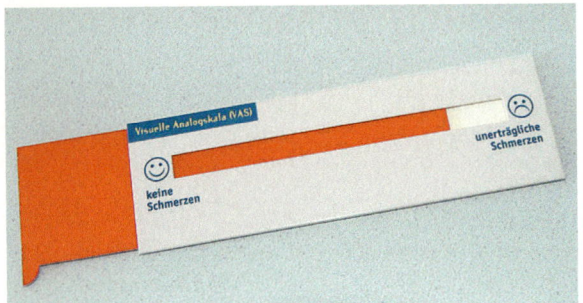

Abb. 1: Schmerzskala

Deutsches Netzwerk für
Qualitätsentwicklung
in der Pflege
www.dnqp.de/
Expertenstandard-
Schmerzmanagement.pdf

3.1.11 Schmerzprophylaxe

Die Schmerzprophylaxe dient der Vorbeugung von Schmerzentstehung und gesteigerter Schmerzwahrnehmung. Schmerz beeinträchtigt den Pflegebedürftigen in allen Aktivitäten des Lebens. Weiterhin kann langandauernder Schmerz zu einer Chronifizierung führen (→ chronische Schmerzen, S. 621). Um dies zu vermeiden, sollte ein systematisches Schmerzmanagement durchgeführt werden.

Die zentrale Aussage des 2004 veröffentlichten „Nationalen **Expertenstandards Schmerzmanagement** in der Pflege" (Hrsg: Deutsches Netzwerk für Qualitätsentwicklung in der Pflege) lautet:

„„ Jeder Patient/Betroffene mit akuten oder tumorbedingten chronischen Schmerzen sowie zu erwartenden Schmerzen erhält ein angemessenes Schmerzmanagement, das dem Entstehen von Schmerzen vorbeugt, sie auf ein erträgliches Maß reduziert oder beseitigt.

	NRS	VAS
kein Schmerz	0	
	1	
schwacher, dennoch belastender Schmerz	2	
	3	
stechender, sehr unangenehmer Schmerz	4	
	5	
schrecklicher Schmerz	6	
	7	
nicht mehr aushaltbarer Schmerz	8	
	9	
schlimmster vorstellbarer Schmerz	10	

Abb. 2: Numerische Rangskala (NRS) im Vergleich zu Visueller Analogschmerzskala (VAS)

Pflegeassessment

Schmerzen werden subjektiv wahrgenommen. Schmerzempfinden und Schmerzerleben sind individuell unterschiedlich. Aus diesem Grunde lässt sich das Phänomen Schmerz nur schwierig erfassen.

Zur Selbsterfassung der Schmerzintensität kann der Betroffene so genannte **numerische Rangskalen (NRS)** verwenden (→ Abb. 2). Diese Schmerzskalen liegen in verschiedenen Formen vor. Beispielsweise wird eine Skala von 0–10 oder von 0–100 verwendet. „0" bedeutet keine Schmerzwahrnehmung, während die höchste Zahl die größte Schmerzintensität anzeigt. Wendet die Pflegefachkraft eine solche Schmerzskala an, sollte sie einführend die Anwendung der Skala erklären.

Beispiel Pflegefachkraft: „Auf einer Skala von 0–10, auf welcher 0 keine Schmerzen und 10 den stärksten annehmbaren Schmerz darstellt, wie schätzen Sie Ihre Schmerzen ein."

Für Menschen, die mit Zahlenwerten aufgrund fehlender kognitiver Leistungen nicht umgehen können, gibt es auch so genannte **visuelle Analogschmerzskalen (VAS)** (→ Abb. 1 und 2). Auch hier sollte die Pflegefachkraft eine einführende Frage stellen.

Bei demenziell erkrankten Menschen können je nach Ausmaß der Erkrankung sowohl numerische als auch visuelle Rangskalen zur Selbsterfassung der Schmerzen nicht einsetzbar sein. Die Pflegefachkraft muss sich bei der Einschätzung an visuellen Skalen orientieren. Sie kann hier durch Beobachtung des Gesichtes eventuell Rückschlüsse auf die Schmerzintensität ziehen.

Das Phänomen **Schmerz** setzt sich aus verschiedenen Faktoren zusammen:

Lokalisierung und Ausbreitung	Dauer und Verlauf	Schmerz-qualität
• lokal (auf einen Ort beschränkt, z.B. Ohrenschmerzen) • diffus (nicht lokal zuzuordnen, z.B. Koliken) **Hinweis:** Der wahrgenommene Ort muss nicht immer mit der Schmerzursache identisch sein. Hilfreich kann auch eine Körperabbildung sein, auf welcher der Pflegebedürftige den Schmerzort kennzeichnet (→ S. 363).	• kurz • langandauernd • intermittierend (immer wiederkehrend) • stärker werdend • schwächer werdend	• stark • schwach • dumpf • heftig • stechend • brennend • wehenartig • nagend • krampfartig • ermüdend • spitz • klopfend • grausam • unerträglich

Typische **Schmerzformen** sind zum Beispiel:

somatischer Schmerz	stechender, brennender, schneidender Schmerz, der in lokaler Verbindung zur Schmerzursache steht. **Beispiel:** Verbrennung an der Hand
viszeraler Schmerz	diffuser (nicht so gut lokalisierbarer) dumpfer, bohrender Schmerz, der von den Eingeweiden ausgeht. **Beispiel:** Blinddarmentzündung
übertragener Schmerz	Der Schmerz wird auch in Körperregionen wahrgenommen, die nicht mit der Schmerzursache in lokaler Verbindung stehen. **Beispiel:** Beim Herzinfarkt zieht der Schmerz der Brustgegend häufig in den linken Arm.
Phantomschmerz, Amputationsschmerz	Der Schmerz wird in einer Körperregion wahrgenommen, welche amputiert worden ist. **Beispiel:** Unterschenkelamputierte Menschen haben häufig Schmerzen „in den Zehen". **Hinweis:** Auch wenn dieser Schmerz erst einmal unlogisch erscheint, so können Phantomschmerzen für die Betroffenen unerträglich werden.
neuralgieformer Schmerz (Nervenschmerz)	blitzartige, messerscharfe, stechende Schmerzen **Beispiel:** Bandscheibenvorfall
Koliken	wehenartige, wellenförmige, diffuse Schmerzen durch Zusammenziehung der glatten, unwillkürlichen Muskulatur **Beispiel:** Gallenkolik, Nierenkolik, Darmkolik

Pflegemaßnahmen

- Bei Schmerzäußerungen des Pflegebedürftigen den Schmerz so gut wie möglich erfassen:
  · Wo haben Sie Schmerzen?
  · Wie fühlt sich der Schmerz an?
  · Was für ein Schmerz ist es?
  · Wie lange haben Sie schon Schmerzen?

- Abklären, ob den Schmerzen eine plötzliche Veränderung des Gesundheitszustandes zu Grunde liegt. Bei Verdacht auf eine Erkrankung die Vitalwerte überprüfen und einen Arzt informieren. Hierbei müssen die Informationen genau weitergegeben und dokumentiert werden.

- Sollte eine Bedarfsmedikation verordnet sein, ist die Schmerzmittelgabe genau zu dokumentieren sowie die Wirkung mit Hilfe einer Schmerzskala zu überprüfen (z.B. nach einer Stunde) und erneut zu dokumentieren.

- Bei Pflegebedürftigen mit chronischen Schmerzen ist in der Regel ein Behandlungsschema aufgestellt. Dies beinhaltet die regelmäßige Einnahme einer definierten Medikamentendosis, um konstante Wirkspiegel im Körper zu erreichen. Bedarfsmedikamente werden nur in Ausnahmefällen verabreicht. Sollte die verordnete Dosis die Schmerzen des Pflegebedürftigen nicht lindern, muss Rücksprache mit dem behandelnden Arzt genommen werden. Eine gute Dokumentation, z.B. ein Schmerztagebuch hilft, den Patienten angemessen auf → Analgetika einzustellen.

Analgetika
→ S. 220

- Bei Pflegebedürftigen, welche eine regelmäßige Einnahme von Schmerzmedikamenten verordnet bekommen haben, empfiehlt es sich, stark belastende Pflegemaßnahmen (z.B. Waschen, Betten, Mobilisation) ca. eine Stunde nach Einnahme der Analgetika durchzuführen. Dies sollte im → Pflegeplan berücksichtigt werden.

Pflegeplan
→ S. 76, 91

- Für verschiedene Schmerzformen kommen auch komplementäre Pflegemaßnahmen (z.B. Quarkwickel bei Gelenkentzündungen) in Frage, aber es ist Vorsicht geboten, wenn diese keine Besserung des Schmerzes erreichen!

- Insbesondere bei Schmerzen am Bewegungsapparat lösen passive Bewegungen größere Schmerzen aus als aktive. Pflegebedürftige sollten sich so gut wie möglich selbstständig fortbewegen. Ist dies nicht mehr möglich, sollten Pflegefachkräfte auf physiologische Bewegungsmuster (normale Bewegungsmöglichkeiten der Gelenke) achten.

Hinweis Sehr starke Schmerzen können im schlimmsten Falle zum Schock mit lebensbedrohlichen Folgen führen!

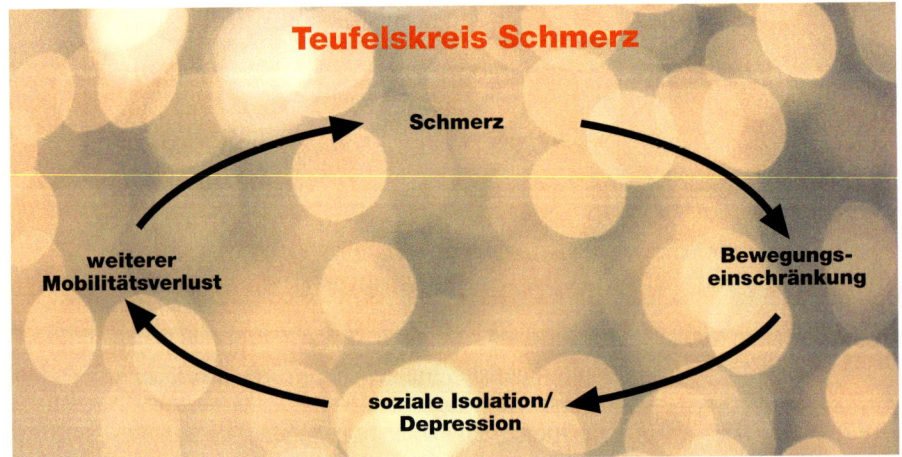

Teufelskreis Schmerz

Schmerz → Bewegungseinschränkung → soziale Isolation/Depression → weiterer Mobilitätsverlust → Schmerz

Beispiel für einen Schmerzerfassungsbogen

Erhebungsbogen zur Schmerzersteinschätzung

Datum _____

Patientenname _____ Alter _____ Station _____

Diagnose _____ Arzt _____

Pflegender _____

I. Lokalisation: Patient oder Pflegender markiert die Zeichnung

II. Intensität: Patient bestimmt die Schmerzstärke. Verwende Skala: _____

Aktueller Zustand: _____

Stärkstes Schmerzmaß: _____

Schwächstes Schmerzmaß: _____

Akzeptables Schmerzmaß: _____

III. Qualität: (Verwenden Sie eigene Worte des Patienten, z. B. stechend, dumpf, brennend, klopfend, ziehend, spitz)

IV. Beginn, Verlaufsform, Rhythmus: _____

_____

V. Art des Schmerzausdrucks: _____

VI. Was lindert die Schmerzen? _____

VII. Was verursacht/verstärkt die Schmerzen? _____

VIII. Auswirkung der Schmerzen: (Vermerken Sie einen reduzierten Allgemeinzustand, herabgesetzte Lebensqualität.)

Begleitsymptome: (z. B. Übelkeit) _____

Schlaf: _____

Appetit: _____

Körperliche Aktivitäten: _____

Beziehung zu anderen: (z. B. Reizbarkeit) _____

Gefühle: (z. B. Ärger, Neigung zur Selbsttötung, Weinen) _____

Konzentrationsfähigkeit: _____

Anderes: _____

IX. Zusätzliche Bemerkungen: _____

X. Pflegeplan: _____

Quelle: McCaffery, M; Beebe, A und Latham, J; Osterbrink, J. (Hrsg.): Schmerz. Ullstein Mosby, Berlin/Wiesbaden 1997

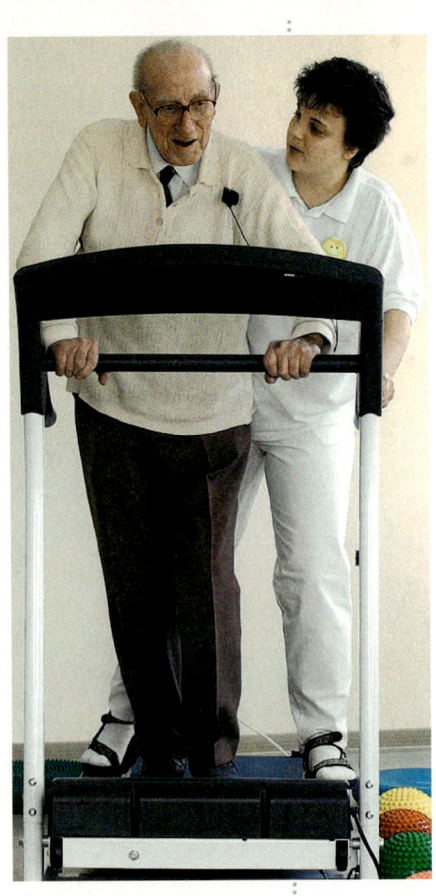

3.2 Rehabilitation

Die Trennung zwischen Prävention und Rehabilitation (→ S. 47) im Sinne umfassender Vor- und Nachsorgekonzepte ist manchmal nicht einzuhalten. Mit dem Begriff der **präventiven Rehabilitation** werden Konzepte bezeichnet, die gleichzeitig Aspekte der Rehabilitation und das Vermeiden einer neuen Erkrankung bzw. die Verschlechterung von Krankheitsfolgen bezeichnen. Prävention und Rehabilitation ergänzen sich hier sinnvoll.

Der Gesetzgeber hat die Rehabilitation von Krankheitsfolgen als einen wichtigen Pfeiler in der Sozialgesetzgebung verankert, indem er den Anspruch auf Rehabilitation vor der Gewährung von Rentenzahlungen und auf Rehabilitation vor Pflege festlegte (§ 7 des Reha-Angleichungsgesetzes, § 11 SGB V). Die Rahmenbedingungen der Rehabilitation wurden in dem am 1. 1. 2002 in Kraft getretenen Neunten Sozialgesetzbuch festgelegt.

Rehabilitation soll nicht nur die persönliche Lebensqualität erhöhen, sondern auch das Gesundheitssystem von teuren Pflegekosten entlasten und damit der Kostendämpfung dienen. Rehabilitation muss jedoch **ressourcenorientiert** erfolgen, d.h., im Fall einer eingetretenen oder drohenden Behinderung muss geklärt werden, ob ein Rehabilitationsziel und ein Rehabilitationspotenzial vorliegen und welche geeigneten Rehabilitationsmaßnahmen eingeleitet werden sollten.

Abb. 1:
Physiotherapeutische Rehabilitation

Entscheidungsdiagramm für die Einleitung rehabilitativer Maßnahmen

Nach einer akuten Erkrankung
- nicht wieder hergestellte Funktionen bzw. Selbstständigkeit
- hohe verbliebene Pflegebedürftigkeit
- Rückkehr in die eigene Wohnung fraglich
- Entlassung in ein Pflegeheim geplant

Entwicklung zu Hause
- zunehmend Fähigkeitsstörungen und Beeinträchtigungen
- zunehmende Pflegebedürftigkeit
- Verbleiben in der eigenen Wohnung gefährdet
- drohender Wechsel ins Pflegeheim

Rehabilitation möglich?
(Motivation?
Potenzial?
Ziel?)

→ **nein** → **Geeignete Versorgung**
(Weiterversorgung zu Hause, betreutes Wohnen, Seniorenresidenz, Pflegeheim usw.)

ja → **stationäre indikationsspezifische Rehabilitation**

ja → **teilstationäre Rehabilitation**

ja → **ambulante Rehabilitation**

Quelle: Verändert nach: Hager, K.: Rehabilitation multimorbider Patienten in Klinik und Tagesklinik, Internist 2002, 930-940

3.2.1 Grundlagen der Rehabilitationsbehandlung

Wichtige **Strategien der Rehabilitation** sind:

- **Restitution**: Restitution bedeutet die Wiederherstellung geschädigter Funktionen. Restitution nach einem Schlaganfall kann beispielsweise die vollständige Rückbildung von Lähmungen sein, eine teilweise Restitution kann in der Wiederherstellung der Gehfähigkeit trotz noch vorhandener Lähmungen bestehen.

- **Kompensation**: Wenn Funktionen nicht wiederhergestellt werden können, kann eine Strategie der Rehabilitation darin bestehen, die ausgefallene Funktion durch andere zu ersetzen. Eine einseitige Armlähmung kann beispielsweise durch einen vermehrten Einsatz des anderen Armes kompensiert werden.

- **Adaptation**: Wenn Restitution und Kompensation nicht möglich sind, kann eine Adaptation, z.B. durch geeignete Hilfsmittel, erfolgen. Adaptation kann beispielsweise das Anpassen einer Prothese oder auch den behindertengerechten Umbau einer Wohnung bedeuten.

Restitution
restitutio lat. =
Wiederherstellung

Kompensation
compensatio lat. =
Ausgleich eines
Zustandes

Adaptation
adaptare lat. = anpassen

Aktivitäten des täglichen
Lebens
→ S. 27, 33

Die Rehabilitationsbehandlung wird durch das therapeutische Rehabilitationsteam durchgeführt. In diesem Team arbeiten unterschiedliche Berufsgruppen eng zusammen, um den Patienten im Sinne eines ganzheitlichen Konzepts gerecht zu werden und unterschiedliche Aspekte seiner Einschränkungen zu erfassen.

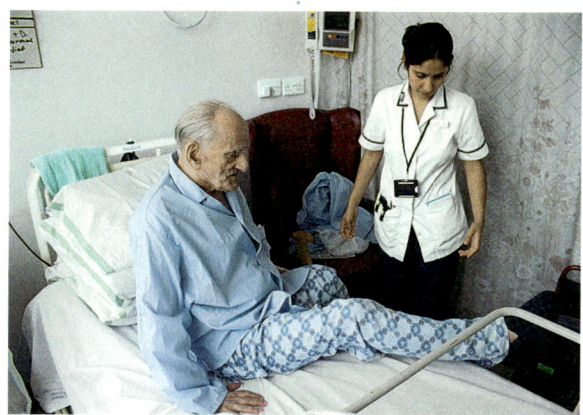

Das **therapeutische Team** in der Rehabilitation setzt sich aus mehreren Berufsgruppen zusammen:

Ärzte: Aufgabe der Ärzte im Rehabilitationsteam ist das Festlegen der Rehabilitationsdiagnose und der Rehabilitationsprognose, das Erforschen von Ursachen und medizinischen Komplikationen der Erkrankung, das Einleiten und Überwachen geeigneter medikamentöser und therapeutischer Strategien, die Verordnung geeigneter Hilfsmittel und die administrative Leitung der versicherungsrechtlichen Vorgänge. Der Arzt ist Leiter des therapeutischen Teams und damit verantwortlich für den Rehabilitationsplan und die angewandten Strategien.

Pflegepersonal: Pflegefachkräfte übernehmen im Rehabilitationsprozess die Grundpflege und die rehabilitative, aktivierende Pflege, die die Ressourcen des Patienten stärken und seine Selbsthilfefähigkeit unterstützen soll. Sie unterstützen den Pflegebedürftigen in ihren Lebensaktivitäten. Speziell in der Rehabilitation alter Menschen arbeiten meist ausgebildete Krankenschwestern/-pfleger und Altenpfleger/-innen zusammen. Die pflegerische Hilfestellung und Aktivierung bezieht sich auf Nahrungsaufnahme, Anziehen, Körperpflege und die Bewegungen im Alltag (Sitz- und Stehmobilisation, Transfer). Wichtig ist auch die besondere Beachtung von Kontinenzproblemen und die Durchführung eines Kontinenztrainings.

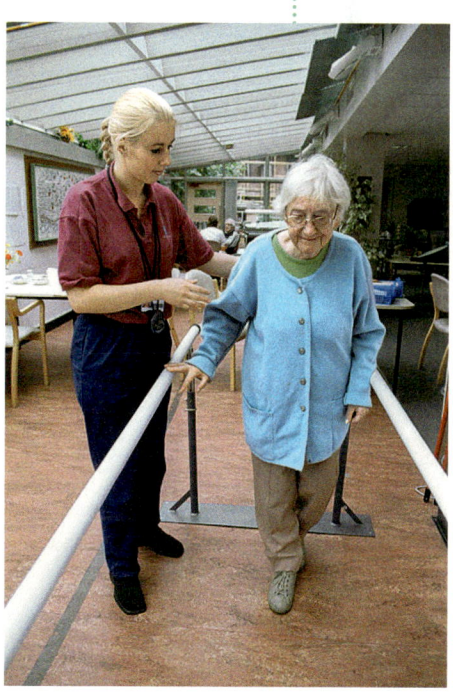

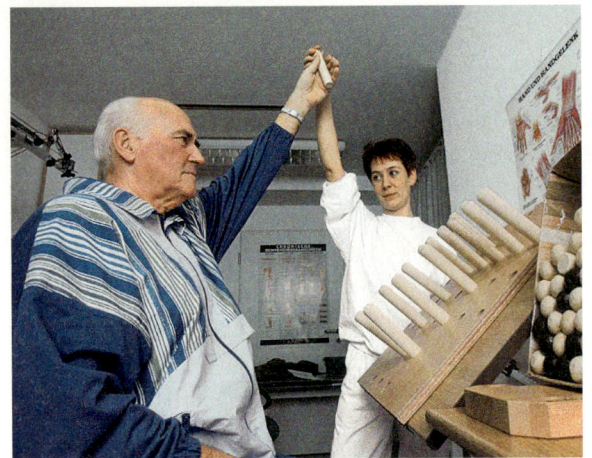

Physiotherapie (Krankengymnastik und Bewegungstherapie): Die Physiotherapie übernimmt einen großen Teil der motorischen Rehabilitation, die auf die funktionelle Verbesserung der Bewegungsabläufe abzielt. Inhalt der Physiotherapie sind übende Behandlungen bei Beeinträchtigungen der Muskelkraft, Beweglichkeit, des Gleichgewichts und der Ausdauerleistungen. Hierfür haben sich unterschiedliche Konzepte und Behandlungsschulen etabliert (→ S. 367).

Ergotherapie: Ergotherapie war früher eine Bezeichnung für „Beschäftigungstherapie". Sie hat insbesondere in der neurologischen Rehabilitation inzwischen jedoch einen viel komplexeren Stellenwert erlangt. Aufgabe der Ergotherapeuten ist es, Alltagsfähigkeiten unter besonderer Berücksichtigung von Wahrnehmung und Handlungsplanung zu verbessern und Strategien zu erarbeiten, ggf. mit Unterstützung durch Hilfsmittel die Selbsthilfefähigkeit zu verbessern. Da diese Fähigkeiten in besonderem Maße von der Schulter-Arm-Hand-Funktion abhängen, ist die motorische Rehabilitation der oberen Extremitäten häufig Bestandteil der ergotherapeutischen Behandlung.

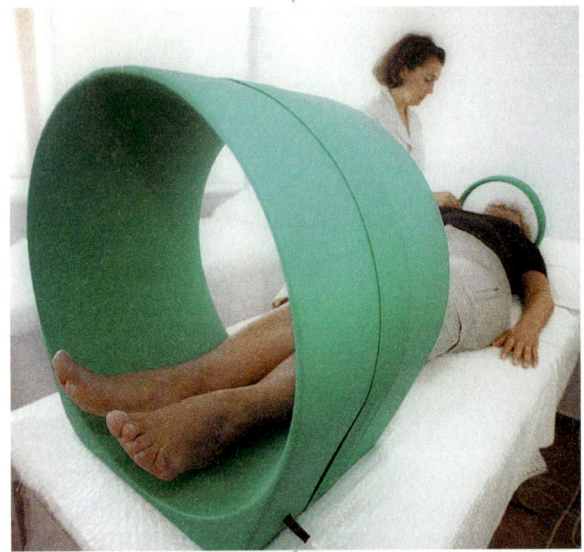

Logopädie: Logopäden führen bei Störungen der Sprache und der Sprechartikulation ein geeignetes Training durch, um die Kommunikationsfähigkeit zu verbessern. Außerdem behandeln sie Kau- und Schluckstörungen mit geeigneten Strategien.

(Neuro)psychologen: Psychologen schätzen das Verhalten und die Leistungsfähigkeit eines Menschen mit Hilfe geeigneter Tests und strukturierter Gespräche ein, um gemeinsam mit dem Patienten geeignete Lösungsstrategien für vorhandene Einschränkungen zu entwickeln. Sie erfassen neuropsychologische Defizite wie Aufmerksamkeits- und Merkfähigkeitsstörungen und führen geeignete Therapien dieser Störungen durch. In stützenden Gesprächen werden Strategien zur Krankheitsbewältigung und Problemlösung vermittelt.

Physikalische Therapie: Sie arbeitet mit passiven Maßnahmen wie Kälte- und Wärmeanwendungen, Ultraschall- und Elektrotherapien und wird meist durch Physiotherapeuten, Bademeister und ausgebildete Masseure durchgeführt.

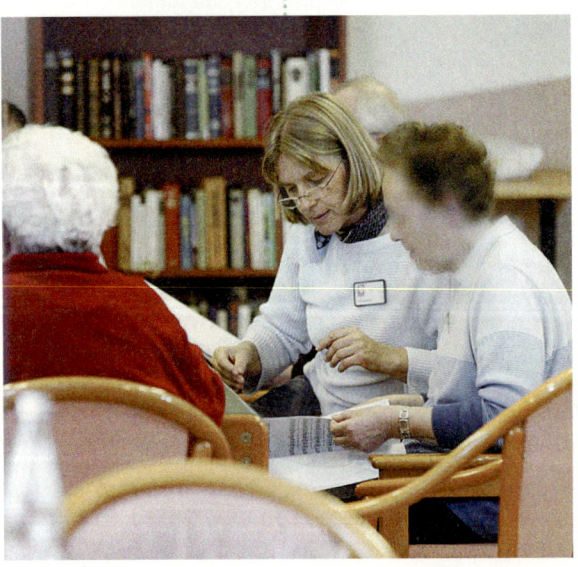

Sozialarbeiter: Sozialarbeiter sollen den Patienten strukturelle Hilfen für die Zeit nach der Entlassung aus der Rehabilitationsbehandlung anbieten, die Reintegration in den Alltag vorbereiten und externe Unterstützungsmöglichkeiten wie ambulante Pflege und hauswirtschaftliche Hilfen vermitteln. Bei Bedarf vermitteln sie die Aufnahme in eine teil- oder vollstationäre Pflegeeinrichtung und bieten Hilfestellung bei Anträgen für Sozialleistungen.

3.2.2 Behandlungskonzepte in der Rehabilitation

Ein wichtiges indikationsbezogenes Teilgebiet in der Rehabilitation alter Menschen ist die Rehabilitation nach einem erlittenen → Schlaganfall. Wichtige Grundlage dieser Rehabilitationsbehandlung ist die Erkenntnis, dass das menschliche Gehirn auch im Alter noch ständigen Reorganisationsprozessen unterliegt, die es ihm ermöglichen, sich veränderten Bedingungen anzupassen und verlorene Funktionen wieder zu erlernen. Diese Fähigkeit wird auch als **neuronale Plastizität** bezeichnet. Diese Neuorganisation des Gehirns nach einem Schlaganfall kann durch eine gezielte Rehabilitationsbehandlung gefördert werden. Viele Methoden der Rehabilitationsbehandlung beruhen auf Behandlungskonzepten, deren Wirksamkeit mittlerweile wissenschaftlich bewiesen werden konnten. Evidenzbasierte Therapie bedeutet in diesem Zusammenhang den Einsatz therapeutischer Strategien vor dem Hintergrund wissenschaftlich bewiesener Wirksamkeiten.

Schlaganfall
→ S. 575

Rehabilitation von Bewegungsstörungen

Insbesondere in der Rehabilitation von Bewegungsstörungen, wie z.B. von Lähmungen nach Schlaganfall, existieren unterschiedliche Strategien und Konzepte. Die Kenntnis von Grundlagen der Rehabilitationsmedizin ist in der Altenpflege wichtig für die Einbeziehung von Therapeuten und Behandlungskonzepten in den pflegerischen Alltag.

In der Rehabilitation von Bewegungsstörungen kommen unterschiedliche Methoden zum Einsatz:
• **Traditionelle Physiotherapie auf neurophysiologischer Grundlage:** Sie beruht auf der Vorstellung, dass normale *(physiologische)* Bewegungsabläufe die Voraussetzung für ein Wiedererlernen von Bewegung selbst sind.
Hierzu gehören die Methoden nach
• Bobath (Bobath-Lagerung, S. 584),
• die Propriozeptive Neuromuskuläre Fazilitation (PNF) und
• die Vojta-Methode.
In Deutschland ist die **Physiotherapie nach Bobath** sehr verbreitet. Sie beruht auf Veröffentlichungen von Berta und Karel Bobath über die Behandlung halbseitig gelähmter Menschen. Dabei stehen die Förderung normaler *(physiologischer)* und die Hemmung unnormaler *(unphysiologischer)* Bewegungsmuster im Vordergrund. Die traditionelle Interpretation dieser Methode setzt ihren Schwerpunkt in der Erarbeitung von Bewegungsmustern als Voraussetzung für den Beginn aktiver Bewegungsvorgänge, sodass früher dem korrekten Bewegungsmuster ein therapeutischer Vorrang gegenüber der Bewegung selbst eingeräumt wurde. Eine modernere Interpretation des Bobathkonzepts bezieht jedoch frühzeitig aktive Bewegungen zunehmend in die Behandlung mit ein.
Das **PNF-Konzept** legt seinen Schwerpunkt in definierte Bewegungsmuster, die zur Anbahnung und Erleichterung einer Bewegung eingesetzt werden.
Gegen diese klassischen Therapieschulen wird zunehmend argumentiert, dass sie bislang den wissenschaftlichen Nachweis ihrer Wirksamkeit schuldig geblieben sind und dass sie das aktive Üben von Bewegungen vernachlässigen.

• **Neuere Therapiekonzepte in der motorischen Rehabilitation:** Neuere Konzepte der motorischen Rehabilitation legen den Schwerpunkt in das aktive und wiederholte *(repetitive)* Üben von Bewegungen mit hoher Intensität. Dabei wird das Üben möglichst aufgabenorientiert durchgeführt. Bei lähmungsbedingten Einschränkungen der Handfunktionen wird z.B. ein möglichst häufiges Armfähigkeits- und Feinmotoriktraining der Hand durchgeführt. Lähmungen der Beine werden beispielsweise mit einem Stehpult- oder Laufbandtraining mit Gewichtsentlastung behandelt (→ Abb. 1). Wichtig ist die Berücksichtigung von Sensibilitäts- und Wahrnehmungsstörungen, da sie die Wiederherstellung von motorischen Funktionen erheblich beeinträchtigen können. Therapiekonzepte bei Sensibilitätsstörungen sind die Methoden nach **Affolter** oder **Perfetti**, die beim Training der Wahrnehmung von sensiblen Reizen einen besonderen Stellenwert einräumen.

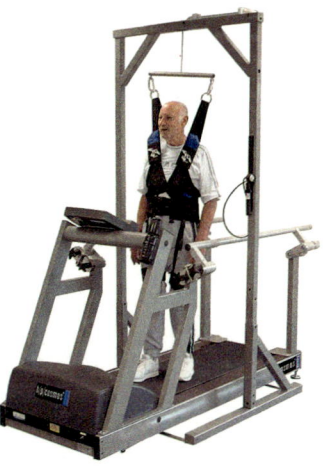

Abb. 1: Laufbandtraining

Rehabilitation von Gedächtnis- und Aufmerksamkeitsstörungen

Demenzerkrankung
→ S. 630

Bei alten Menschen sind Gedächtnisstörungen als Folge eines erlittenen Schlaganfalls oder auch als Symptom einer → Demenzerkrankung häufig und können die Selbsthilfefähigkeit erheblich beeinträchtigen. Gedächtnisstörungen treten häufig zusammen mit Störungen der Wahrnehmung und der Aufmerksamkeit auf. Ziel in der Behandlung von Gedächtnisstörungen ist in der Regel nicht die Wiederherstellung der früheren geistigen Leistungsfähigkeit, sondern das Erarbeiten von Strategien zur besseren Alltagsbewältigung. Voraussetzung für eine Behandlung ist das Erkennen der eigenen Defizite. Ein demenzkranker Mensch, der prinzipiell verneint, Gedächtnisstörungen zu haben, ist in der Regel nicht rehabilitationsfähig.

In der Rehabilitation von Gedächtnisstörungen kommen unterschiedliche Strategien zum Einsatz:

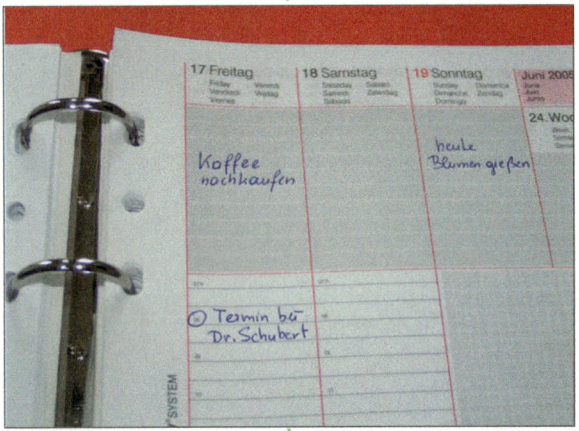

Abb. 1:
Externe Gedächtnishilfe:
Taschenkalender

• **Einsatz von Gedächtnishilfen:** Beim Einspeichern von Informationen können interne Gedächtnishilfen eingesetzt werden. Sie basieren auf dem Konzept, die Informationen zu sortieren und nach einem festen Schema zu speichern. Hierfür können z.B. die **W**-Fragen eingesetzt werden (**W**er hat etwas **w**ie und **w**ann gemacht, und **w**arum so und nicht anders?).

Im Alltag sind insbesondere bei mittelschweren und schwereren Gedächtnisstörungen externe Gedächtnishilfen sinnvoll. Hierfür eignen sich Kalender, Tagebücher oder auch kleine selbstklebende Zettel, die als Ersatz für das Kurzzeitgedächtnis in den Taschenkalender geklebt und nach Gebrauch wieder verworfen werden können.

• **Pflegekonzepte:** In der Behandlung von fortgeschrittenen Gedächtnisstörungen ist es wichtig, emotionale und biographiebezogene Inhalte für das Erinnern alter Gedächtnisinhalte und das Einspeichern neuer Informationen einzubeziehen. Die Strategien sollten dem konkreten Alltagserleben entsprechen und die Selbstständigkeit möglichst lange erhalten.

In diesem Zusammenhang wurden mehrere Konzepte entwickelt, die meist bei Demenzkranken eingesetzt werden:

- Im **Realitätsorientierungstraining (ROT)** werden wichtige, aus der Alltagsrealität herausgegriffene Informationen in einer schulähnlichen Situation regelmäßig wiederholt. Außerdem werden ständig präsente Realitätsanker, z.B. große Uhren oder Kalender, an zentralen Stellen zur Verfügung gestellt.
- Die **Selbst-Erhaltungs-Therapie (SET)** knüpft dagegen an noch vorhandene Kenntnisse und Kompetenzen an und kann hierdurch eher Erfolgserlebnisse vermitteln als das ROT. Das eigene Selbst soll durch das Erinnern wichtiger biographischer Ereignisse und des damit verbundenen Vergewisserns der eigenen Identität stabilisiert werden.

Milieu-Therapie
→ S. 392

- Die → Milieu-Therapie bei Menschen mit fortgeschrittenen Demenzerkrankungen setzt bei der Lebenszufriedenheit durch Schaffung eines geeigneten Lebensmilieus an. Sie arbeitet über Maßnahmen der Tagesstrukturierung, Raumgestaltung und Ritualisierung wiederkehrender Handlungsabläufe.

SET und Milieutherapie sind im eigentlichen Sinne keine primär rehabilitativ orientierten Konzepte, sondern pflegerische Behandlungsansätze, die der Lebensqualität und → Prävention von Komplikationen der Demenzerkrankung dienen.

Prävention
→ S. 355

Die Pflegelandschaft in der Altenpflege hat sich im Laufe der letzten Jahre enorm gewandelt. Die Ursachen liegen einerseits in gesellschaftlichen Ansprüchen (rechtliche Rahmenbedingungen sowie ethische Ansprüche), andererseits hat sich das Pflegeverständnis der Pflegefachkräfte verändert. Die Funktionspflege wird durch die „Bezugs- oder Zimmerpflege" ersetzt.

Handlungsorientierte Konzepte unterstützen Pflegefachkräfte darin, sich bewusst zu werden, mit welcher Haltung sie Menschen begegnen, die ihnen im Berufsalltag anvertraut sind. Das Ergebnis zeigt sich in einer konstruktiven Interaktion zwischen Pflegefachkräften und Pflegebedürftigen mit Auswirkungen auf das Umfeld (z.B. Familienangehörige, Therapeuten verschiedener Berufsrichtungen und Ärzte).

Handlungsorientierte Pflegekonzepte zeichnen sich dadurch aus, dass sie überwiegend in alltägliche Pflegehandlungen einfließen, z.B. einen Menschen in der Bewegung oder Fortbewegung zu unterstützen, mit ihm zu kommunizieren, ihn zu berühren oder die Umgebung für ihn so zu gestalten, dass er sich wohl fühlt. Handlungsorientierte Pflegekonzepte sind auf Erfahrungswissen von Pflegefachkräften und Therapeuten aufgebaut. Sie sind nicht mit pflegewissenschaftlichen Konzepten oder Theorien zu verwechseln.

Voraussetzungen für die Implementierung handlungsorientierter Pflegekonzepte
- Bedarfsanalyse der Pflegeeinrichtung
- Übereinstimmung mit dem Pflegeleitbild der Pflegeeinrichtung
- Geeignete finanzielle, personelle und zeitliche Rahmenbedingungen
- Überzeugung von Vorgesetzten (z.B. Bereichsleitung, Pflegedienstleitung)
- Externe und hausinterne Fortbildungen
- Die Zeitpunkte für Fallbesprechungen und Qualitätszirkel werden im Dienstplan berücksichtigt.

Synergie
= Zusammenwirkung

Die beschriebenen Voraussetzungen unterstützen Pflegefachkräfte bei der Umsetzung von Fortbildungsinhalten in die Praxis. Erworbenes Wissen muss wiederholt, weiterentwickelt sowie reflektiert werden. Sicherlich kann auch eine einzelne Pflegefachkraft handlungsorientierte Konzepte in die Praxis umsetzten. Hierzu bedarf es aber eines hohen Engagements und eines starken Selbstwertgefühls.

Der Anspruch, dass die Umsetzung der Konzepte durch alle Mitarbeiter gleich möglich ist, entspricht nicht der Realität. Werden jedoch die unterschiedlichen Fähigkeiten gefördert, entwickeln sich Synergien mit einem positiven Effekt auf die pflegerische Organisation.

Wir sehen die handlungsorientierten Pflegekonzepte als Strukturmodelle an, die uns darin fördern, Ideen und Phantasien zu entwickeln, um den uns anvertrauten Menschen Angebote zu machen, sie in ihren Lebensbereichen zu begleiten.

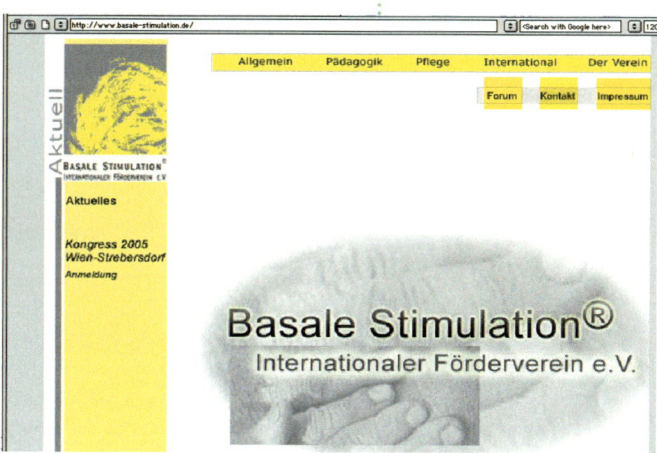

Abb. 1: Über Fort- und Weiterbildungsmöglichkeiten zu handlungsorientierten Pflegekonzepten können Sie sich z.B. im Internet informieren

Unseren Körper wahrnehmen

Unser Alltag bietet vielfache Möglichkeiten Leben zu spüren und uns als Person wahrzunehmen:

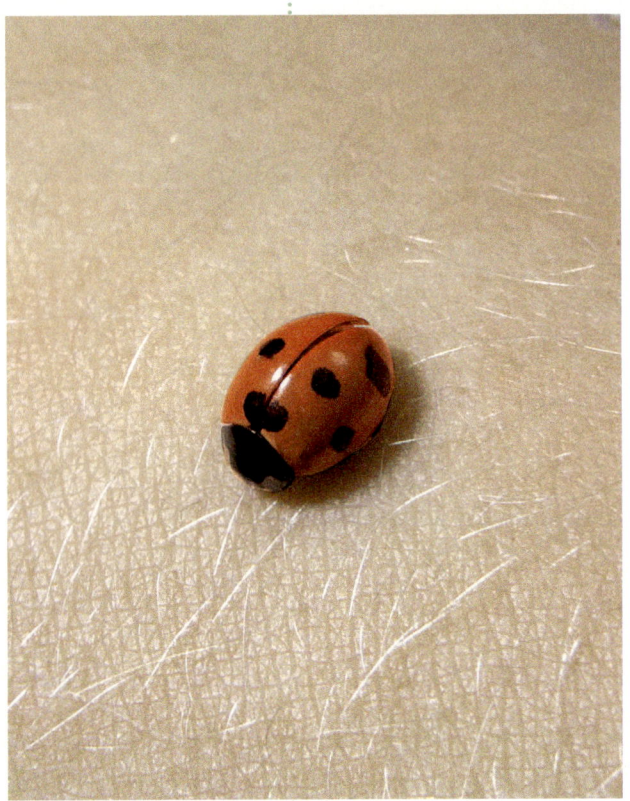

Abb. 1:
Marienkäfer auf der Haut

Durch Bewegungen gleitet die Kleidung über unseren Körper, wir erhalten Informationen über die Haut, über die **Begrenzung** nach außen. Eine Fliege spaziert über unsere Hand, es kitzelt. Wir schauen hin und vertreiben sie. Suchen wir uns einen Stoff für Kleidung aus, nehmen wir ihn in die Hand und **befühlen** das Material. Ist es angenehm für unsere Haut?

Beim Gehen bemerken wir Bodenunebenheiten oder Schrägen, wir korrigieren unsere Haltung, um nicht zu fallen. Unser **Gleichgewichtsorgan** vermittelt uns die Stellung im Raum. Hilfreich sind die Augen, die sich an der Waagerechten und Senkrechten orientieren. Wird uns bei einer Schifffahrt übel, suchen wir den Horizont, und die Reise ist eher zu ertragen. Beim Autofahren erfahren wir unseren Körper über kleine **vibratorische Wellen**, die sich über Muskeln und Skelettsystem fortsetzen.

Betreten wir ein fremdes Hotelzimmer, nehmen wir den **Geruch** wahr. Ist es ein Raucherzimmer?

Wir versuchen **Geräuschen** nachzugehen. Ist das nicht möglich, suchen wir in den Erinnerungen nach Ähnlichkeiten, wir versuchen sie zu deuten. Finden wir keine Lösung, können die Geräusche uns beunruhigen.

Ein unbekanntes **Essen** wird uns angeboten. Bevor wir es zu uns nehmen, schauen wir es genau an, riechen daran, probieren etwas davon, versuchen uns zu erinnern, ob wir etwas Ähnliches schon einmal gesehen, gerochen und geschmeckt haben.

All das ist für uns „normal" und selbstverständlich, setzt aber voraus, dass wir Bewegungen oder Bewegungen der Umgebung an unserem Körper wahrnehmen können.

Menschen mit Wahrnehmungsstörungen

Wie mögen Menschen empfinden, die sich nur unzureichend oder gar nicht bewegen können? Dies betrifft Menschen mit Wahrnehmungsstörungen unterschiedlicher Herkunft, z. B. durch krankhafte Prozesse oder durch Behinderungen. Es betrifft Menschen, die ihren Partnern, Freunden, Betreuenden nicht auf übliche Weise mitteilen können, welche Wünsche sie haben bzw. was sie **nicht** wollen.

Erfahrungen zeigen, dass Bettlägerigkeit mit wenig sozialen Bezügen und Sinneseindrücken zur stetigen Reduzierung des Intelligenzquotienten führt.

Mangelnde Bedürfnisbefriedigung *(Deprivation)* droht in allen Bereichen des Lebens, wenn der Mensch nur noch wenig Möglichkeiten hat zu kommunizieren, sich selbst fortzubewegen, seine Umgebung zu verändern.

Wenn ein Mensch über die Sinne des Körpers nicht mehr ausreichend wahrnehmen kann, ist die eigene Identität gefährdet. Hier setzt die **Basale Stimulation®** an.

Das Konzept der Basalen Stimulation®

Die Grundlage der Basalen Stimulation® basiert auf neurophysiologischen Vorgängen. Die Vernetzung der → Nervenzellen kann sich nur entwickeln bzw. erhalten werden, wenn vielfache Sinneserfahrungen und soziale Kontakte angeboten werden.

Nervenzellen
→ S. 108

Der Heilpädagoge Andreas Fröhlich entwickelte ursprünglich das Konzept der Basalen Stimulation® für mehrfach schwerstbehinderte Kinder. Später wurde es gemeinsam mit der Pflegewissenschaftlerin Christel Bienstein (→ Abb. 1) auf alle Bereiche der Pflege ausgeweitet.

Die „Basale Stimulation® in der Pflege" bietet gute Möglichkeiten, sich den Problemen von in ihrer Sinneswahrnehmung schwer beeinträchtigten Menschen unter Berücksichtigung ihrer Autonomie und Würde respektvoll zu nähern.

Es ist allerdings keine Technik an sich, sondern es gilt hierbei, sensibel zu spüren, welche Unterstützung der Pflegebedürftige möchte. Häufig ist es für diese Menschen nicht möglich, sich für uns verständlich verbal zu äußern, sie kommunizieren über andere Kanäle: über Gestik, Mimik, Haltung, Atmung, Muskeltonus, Pulsfrequenz. Sie haben eigene Vorstellungen vom Leben. Es gilt herauszufinden, was ihnen wichtig ist, welche Ziele sie anstreben.

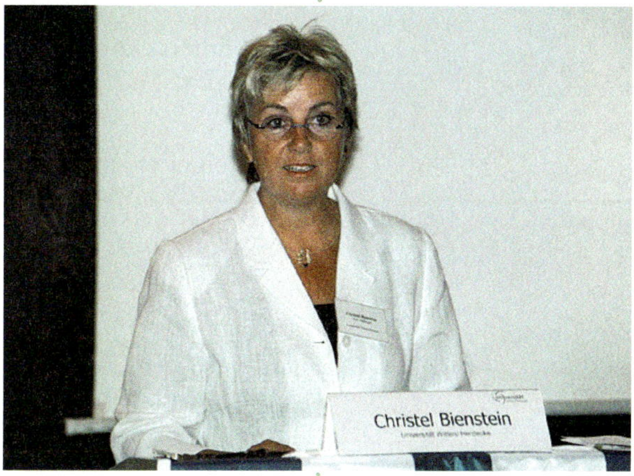

Abb. 1:
Christel Bienstein
(Universität Witten/
Herdecke)

Zentrale Ziele der Basalen Stimulation®

Der Mensch mit körperlichen und geistigen Beeinträchtigungen ist in der Vorstellung seines Lebens kompetent. Die Pflegefachkräfte können ihn begleiten und unterstützen, wenn ein selbstständiges Leben nicht mehr möglich bzw. das Leben bedroht ist. Sie sind hierbei nicht die „Macher", können also nicht einfach bestimmen, wie dieser Mensch leben soll.

Wenn die demenziell erkrankte Bewohnerin eines Pflegeheimes Körperpflege nicht zulässt, da sie sich früher nur samstags in der Zinkwanne am ganzen Körper wusch, können wir sie nicht zur täglichen Waschung des gesamten Körpers zwingen. Vorsichtig können wir Gefährdungspotentiale ausschalten, indem wir vielleicht vereinbaren können, dort eine Reinigung vorzunehmen, wo Haut auf Haut liegt. Möglicherweise gibt es eine Pflegefachkraft, der sie vertraut und welche sie bei der Ganzkörperpflege unterstützen kann. Die Selbstbestimmung steht im Vordergrund, und erst wenn das Leben akut gefährdet ist, haben wir ein Recht zu intervenieren.

Christel Bienstein/
Andreas Fröhlich
Basale Stimulation in der Pflege
Kallmeyer Verlag,
2. Auflage 2004

Bei der Basalen Stimulation® in der Pflege handelt es sich um eine respektvolle, spürende Haltung gegenüber den uns anvertrauten Menschen, und so sind die zentralen Ziele **aus Sicht des Betreuenden** zu verstehen.

online

Weitere Informationen finden Sie unter
www.basale-stimulation.de

Hinweis Das Konzept der Basalen Stimulation® in der Pflege umfasst sämtliche Bereiche des Menschen. Es ist über Fortbildungskurse bei registrierten Praxisbegleitern und Kursleitern der Basalen Stimulation® in der Pflege erlernbar.

Zentrale Ziele	Beispiele
Leben erhalten und Entwicklung erfahren	Vitale Funktionen aufrechterhalten, essen und trinken können, sich bewegen können. Auch die Sterbephase beinhaltet Entwicklung.
Das eigene Leben spüren	Seinen Körper spüren, z. B. durch Körpererfahrungen
Sicherheit erleben und Vertrauen aufbauen	Eindeutigkeit in der Handlung der Pflegefachkraft, auf Gefühle und Wertvorstellungen eingehen
Den eigenen Rhythmus entwickeln	Rituale leben können, z.B. Zähneputzen nach dem Frühstück
Die Außenwelt erfahren	Ertasten der Dinge im unmittelbaren Umfeld, der Gebrauchsgegenstände, z. B. der Zahnbürste
Beziehungen aufnehmen und Begegnungen gestalten	Eine wertschätzende, einfühlsame Kontaktaufnahme hilft dem Pflegebedürftigen Beziehungen aufzunehmen und zu gestalten
Sinn und Bedeutung geben	Besonders alte Menschen in stationären Einrichtungen sehen wenig Sinn im Leben, wenn es nichts zu tun gibt. Ihnen eine für sie „sinnvolle" Arbeit ermöglichen, auch wenn sie uns „sinnlos" erscheint, z. B. bei einer Dame mit Demenz, die den ganzen Tag ohne Garn strickt.
Sein Leben gestalten	Individuelle Tagesabläufe gestalten
Autonomie und Verantwortung tragen	Sensibel auf Reaktionen wie Abwendung, Laute usw. achten und entsprechend reagieren

Im Weiteren sollen beispielhaft **einige** Ansätze der Basalen Stimulation® in der Pflege aufgezeigt werden. Diese sollen jedoch nicht als „Rezept" übernommen werden, sondern können in jeder Situation anders aussehen. Einflussfaktoren auf die einzelnen Situationen sind biografische Aspekte, Lebensplanung sowie unterschiedliche Empfindungen.

Wahrnehmungsbereiche in der Basalen Stimulation®

Am Beispiel des Tagesablaufes von Frau Hansen werden Ihnen die verschiedenen Wahrnehmungsbereiche vorgestellt.

Visuelle Stimulation (Sehen)

Situation 1
Die Bewohnerin Frau Hansen lebt in einer stationären Einrichtung der Altenhilfe. Sie ist an einer fortschreitenden Demenz vom Alzheimer Typ erkrankt. Morgens liegt sie nach einer langen Nacht im Bett. Wenn sie wach ist, sieht sie an der Wand Bilder aus ihrer Lebensgeschichte und an der Decke ein Gitter mit jahreszeitlich wechselnden Gegenständen.

Hinweis

Wir Menschen sind immer daran interessiert, etwas zu entdecken, sehen wir nur eine weiße Wand, schließen wir bald die Augen, denn es wird schnell langweilig.

Somatische Wahrnehmung (über den Körper)

Situation 2

Nach Anklopfen betritt die Pflegefachkraft das Zimmer, nimmt Blickkontakt auf, spricht Frau Hansen an und berührt sie an einer Schulter. Frau Hansen wird aufmerksam.

Hinweis Die Haut ist das größte Wahrnehmungsorgan. Bei alltäglichen Pflegehandlungen wird sie am meisten berührt. Damit die zu Betreuende sich sicher fühlen kann, bedarf es einer eindeutigen Berührung. Diese Berührung zur Kontaktaufnahme an einer von der Bewohnerin akzeptierten Stelle des Körpers nennt man in der Basalen Stimulation® eine **Initialberührung** (→ Abb. 1).

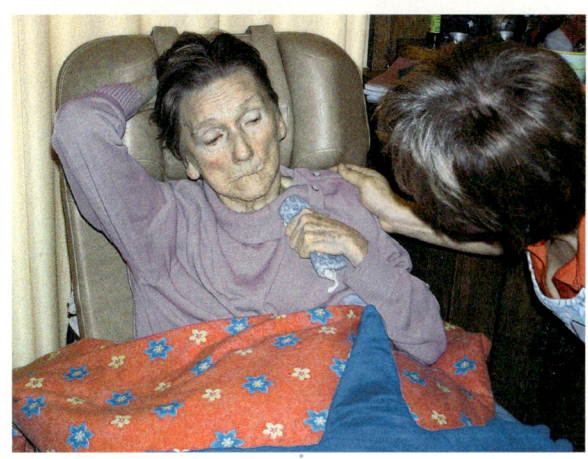

Abb. 1: Initialberührung

Situation 3

Die Pflegefachkraft reicht Frau Hansen ein Glas Wasser, da der Mund ausgetrocknet ist. Die Bewohnerin trinkt zügig.

Während die Pflegefachkraft erklärt, dass sie bei der morgendlichen Körperpflege behilflich sein möchte, hält sie den Körperkontakt, damit Frau Hansen weiß, dass sie immer noch gemeint ist. Sie spricht sehr langsam mit Frau Hansen, da diese Schwierigkeiten hat, dem Gespräch zu folgen und den Inhalt zu verstehen.

Situation 4

Die Pflegefachkraft rollt die Bettdecke langsam mit leichtem Druck Richtung Bettende.

Hinweis Durch den leichten Druck erhält Frau Hansen Informationen über ihren Körper und kann die Handlung verfolgen (→ Abb. 2).

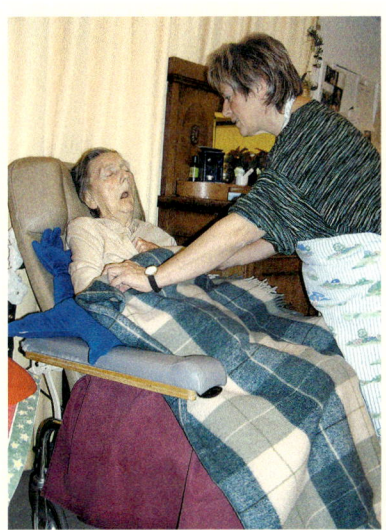 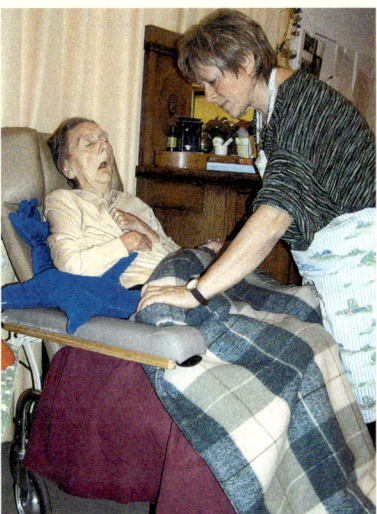 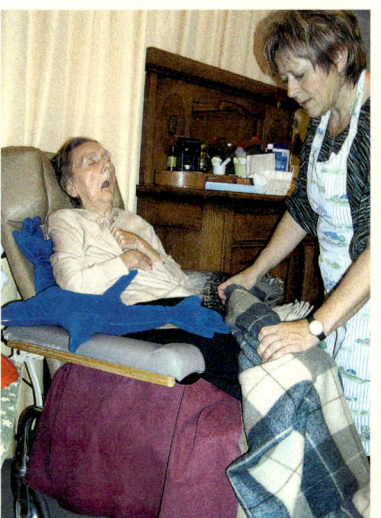

Abb. 2: Somatische Stimulation beim Zurückrollen der Decke

Situation 5

Die anschließenden Pflegehandlungen werden in verbaler und nonverbaler Form eingeleitet. Die Pflegefachkraft zeigt am Körper der Bewohnerin, wo sie unterstützend tätig sein möchte, da Frau Hansen durch ihre Erkrankung nicht alle Worte versteht.

Situation 6

Am Waschbecken lässt die Pflegefachkraft Wasser ins Waschbecken laufen und führt Frau Hansens Hand, um sie die Temperatur des Waschwassers spüren zu lassen.

Hinweis Durch diese Unterstützung ist die Anbahnung zum Waschen für die Bewohnerin verständlich.

Situation 7

Frau Hansen kann keine Handlungsketten selbstständig durchführen, so führt die Pflegefachkraft die Hand der Bewohnerin zum Waschen der Arme und des Gesichtes.

Hinweis Das Gesicht ist ein Intimbereich unseres Körpers und soweit es möglich ist, sollten geführte Bewegungen stattfinden. Sie vermitteln Autonomie, häufig kommt bei der Bewegung die Erinnerung der Körperpflege zurück.

Situation 8

Frau Hansen wirkt sehr müde; die Pflegefachkraft wäscht sie daraufhin in langen Zügen gegen die Haarwuchsrichtung mit flächiger Hand. Hierbei umfasst sie mit beiden Händen die Gliedmaßen.

Hinweis Waschungen gegen die Haarwuchsrichtung werden bei Menschen mit Antriebsschwäche und mangelnder Aufmerksamkeit angeboten. Die Wassertemperatur liegt dabei 5 bis zu 10 °C unter der Körpertemperatur. Menschen mit Demenz fühlen sich häufig wie in Watte gehüllt, d.h. ihnen mangelt es an Körpergefühl. Über die geschilderte Art der Waschung wird der Pflegebedürftigen ihr eigener Körper bewusst. Es ist immer auf Empfindungsäußerungen der Patientin zu achten.

Es gibt eine Vielzahl unterschiedlicher → Ganzkörperwaschungen, um basale Erfahrungen zu ermöglichen.

Ganzkörperwaschungen
→ S. 250

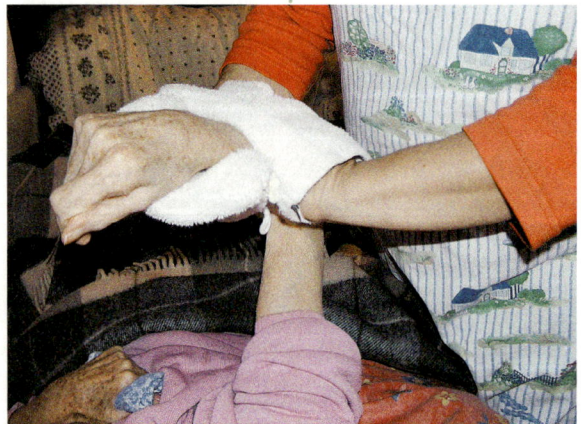

Abb. 1: Somatische Stimulation mit Frotteehandschuh

Situation 9

Demenziell erkrankte Menschen benötigen viel Zeit zur Verarbeitung der aufgenommenen Informationen. Manchmal werden Frau Hansen am Nachmittag die Arme mit Frotteehandschuhen umfassend ausgestrichen (→ Abb. 1), sie zeigt dann bei den anschließenden geführten Bewegungen beim Essen zielgerichtetere Bewegungen.

Olfaktorische Stimulation (Riechorgan) – Orale Stimulation (Mundbereich)

Situation 10
Aus der biografischen Anamnese (→ Abb. 1) geht hervor, dass sich Frau Hansen früher nach dem Frühstück die Zähne putzte.

Frau Hansen wird nach dem Ankleiden im Rollstuhl in die Wohnküche gefahren, und dort setzt sie sich mit Unterstützung der Pflegefachkraft auf den Küchenstuhl. Der Tisch ist mit einem Tischtuch und Blumen gedeckt, es riecht nach Kaffee.

So kennt es Frau Hansen von früher. Sie hat die Möglichkeit, trotz ihrer Demenz die Situation zu erfassen, da diese ähnlich wie in ihren Erinnerungen ist.

Hinweis Basale Stimulation® knüpft an biografische Erfahrungen der zu betreuenden Menschen an. Der Kaffeeduft ist der olfaktorische Impuls zum Frühstück. Durch veränderte Körperpositionen vom Rollstuhl in den Küchenstuhl erhält ihr Körper unterschiedliche Informationen. Der Rollstuhl ist mit einem weichen Auflagekissen ausgekleidet, während der Küchenstuhl eine härtere Auflage sowie Armstützen aus Holz hat. Außerdem ist die Rückenlehne anders geformt.

Situation 11
Die Pflegefachkraft streicht im Beisein der Bewohnerin das Brot, klappt es zusammen und reicht es Frau Hansen. Diese hat aufmerksam zugeschaut und nimmt das Brot in die Hand. Mit einem kleinen Bewegungsimpuls in Richtung Mund fängt Frau Hansen an zu essen. Kaffee wird ihr in einer üblichen Kaffeetasse gereicht. Eine Schnabeltasse würde Frau Hansen nicht kennen und ablehnen.

Hinweis Wichtig ist die aufrechte, **nicht** oberhalb der Taille abgeknickte Haltung. Durch die aufrechte Position entsteht bei entsprechendem Mageninhalt ein Sättigungsgefühl.

Situation 12
Zur anschließenden Mundpflege im Bad mag Frau Hansen den Mund nicht öffnen. Vielleicht kann sie den Sinn der Mundpflege nicht verstehen? Die Pflegefachkraft massiert das Gesicht mit einer Gesichtscreme insbesondere im Mundbereich und erreicht somit ein Bewusstmachen des Mundes und eine Massage der Mundschleimhaut und des Zahnfleisches durch kleine kreisförmige Bewegungen außerhalb der Mundhöhle.

Hinweis Bei der oralen Stimulation haben die positive Einstimmung des Bewohners und die Vertrauensbildung Vorrang. Die Pflegefachkraft orientiert sich am Rhythmus der Bewohnerin. Nichts geschieht zu schnell und damit überfahrend.

Taktil-haptische Stimulation (Tastsinn)

Situation 13
Das Zähneputzen erfolgt unter Führung von Frau Hansens Hand.

Hinweis Wenn Menschen ihre Hände nicht ausreichend als Werkzeug zum „Begreifen" und „Erfassen" einsetzen können, fehlen ihnen wichtige Informationen. Indem z. B. die Pflegebedürftige die Zahnbürste erst ertasten kann und anschließend ihre Hand geführt wird, sind Gegenstände erlebbar und gewohnte Bewegungen können erkannt werden.

Voraussichtliche Hilfe bei
☒ Ganzkörperwäsche
☐ Teilwäsche Oberkörper
☐ Teilwäsche Unterkörper
☒ Intimpflege
☐ Duschen
☒ Baden
☒ Zahnpflege
☒ Mundpflege
☒ Kämmen
☐ Rasieren
☒ Hautpflege

☐ med. Fußpflege erwünscht
☒ Friseur
☐ Kosmetik

Bisherige Lebensgewohnheiten:
- einmal pro Woche Baden am Spätnachmittag
- tägl. morgens waschen
- Zähne putzen nach dem Frühstück
- Frisörbesuch wöchentlich, dort Haare waschen und legen
- hat immer Wert auf eine „ordentliche" Frisur gelegt

Abb. 1: Ausschnitt aus der biografischen Anamnese von Frau Hansen

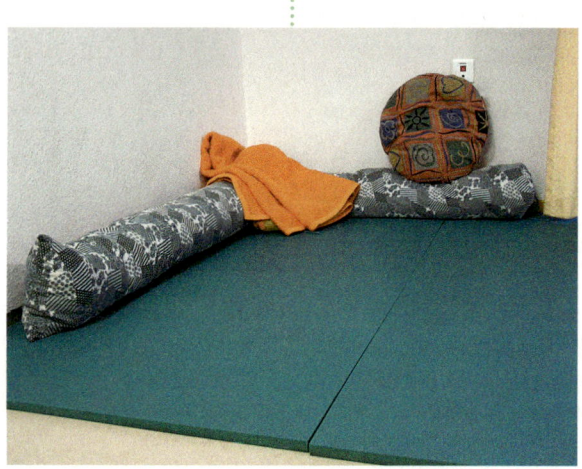

Abb. 1: Frau Hansen in der Schaukel.

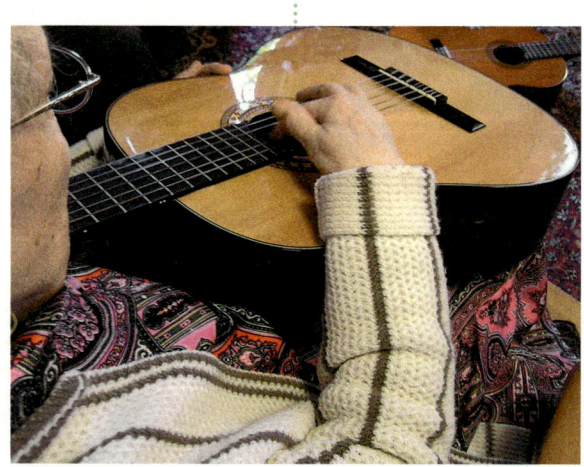

Abb. 2: Vestibuläre Stimulation durch Matten

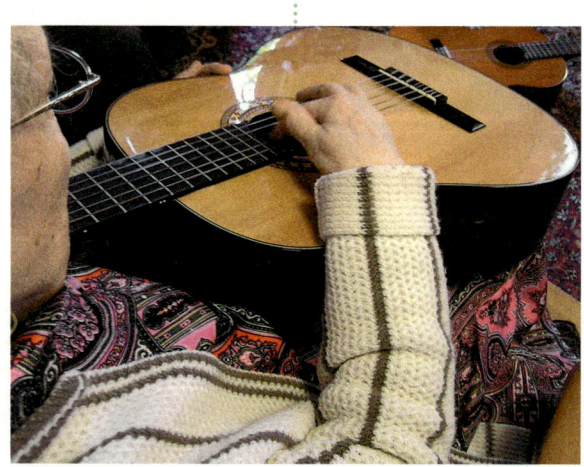

Abb. 3: Bewohnerin mit Gitarre

Vestibuläre Stimulation (Gleichgewichts-organ)

Situation 14

Frau Hansen wird während der Wachzeiten im Liege-sessel in die „Insel" gebracht, eine Wohngruppe für Menschen, die in ihrer Demenz schon sehr weit fort-geschritten sind, immobil sind und nur noch wenig oder gar nicht mehr sprechen. Sie benötigen in be-sonderem Maße eine umhüllende Umgebung mit einer harmonischen Atmosphäre, da sie leicht ab-lenkbar sind. Da Frau Hansen nur minimale Eigenbe-wegung entwickelt, sind Bewegungen für sie sehr wichtig. Sie sind eine Prophylaxe vor Pneumonie, De-kubitus und Kontrakturen. Eine Schaukel, in der Frau Hansen sicher sitzt, aktiviert ihr Gleichgewichtsorgan (→ Abb. 1). Es erinnert sie an ihre Kindheit. Frau Han-sen kann sich dabei gut entspannen. Appetit und Wachheit haben seit dem Einsetzten der Schaukel zu-genommen.

Am Spätnachmittag wird sie, sobald sie Unruhe und Eigenbewegung zeigt, auf Gymnastikmatten gelegt, damit sie sich selbstständig in einem größeren Um-feld bewegen kann (→ Abb. 2). So erlebt sie Selbst-bestimmung in der Bewegung, ohne Gefahr sich zu verletzen. Zu den Wänden hin ist der Raum mit Rol-len gepolstert. Da Frau Hansen nicht mehr gehen und stehen kann, ist dies eine der wenigen Möglichkei-ten, sich selbstständig fortzubewegen.

Hinweis Bewegung heißt „Leben spüren". Unser Vestibularorgan gibt uns Hinweise über unsere Stel-lung im Raum. Menschen mit wenig Bewegung ver-lieren zunehmend das Empfinden für den Raum, Auf-merksamkeits- und Wachheitsgrad lassen nach. Mit der Zeit stellt sich Schwindelgefühl ein, und die Menschen bewegen sich daraufhin noch weniger. Eine Möglichkeit der vestibulären Stimulation sind Schaukelbewegungen.

Vibratorische Stimulation – Auditive Stimulation (Hören)

Situation 15

Da Frau Hansen sehr interessiert zur Gitarre schaut, wird sie ihr auf den Schoß gelegt und sie kann einige Töne erzeugen. Sie ist hellwach.

Hinweis Die Stimme als Resonanzkörper löst Schwingungen aus, dies gilt auch für Musikinstru-mente. Die Schwingungen werden in kleinen Schall-wellen über Muskeln und Skelettsystem weitergelei-tet und sind am ganzen Körper spürbar. Bei der auditiven Stimulation ist wichtig, dass es keine Dau-erberieselung mit Musik gibt, sondern dass sie punk-tuell eingesetzt wird und darauf geachtet wird, wie die Musik aufgenommen wird. Nicht jeder hat den gleichen Geschmack!

4.2 Validation

Integrative Validation®

Weitere Informationen finden Sie unter Institut für IVA®

www.integrative-validation.de

> **Beispiel** Frau Schneider wendet sich verzweifelt an die Mitarbeiterin des Heimes: „Können Sie mir mal sagen, wo ich hier bin? Gestern, als ich ins Bett ging, war alles noch anders. Sagen Sie mir ruhig die Wahrheit, ich kann sie vertragen. Das ist doch hier nicht unsere Wohnstube. Ich muss unbedingt zum Konfirmationsunterricht. Was habe ich denn nur getan, dass mich meine Eltern allein lassen? So was kann man doch nicht machen. Ich kenne hier keinen." Tränen laufen über das Gesicht der Bewohnerin, sie ist aufgeregt, unruhig, unsicher, fühlt sich verlassen, wendet sich hilfesuchend an jeden, der ihr begegnet und verlangt: „Sagen Sie mir die Wahrheit."
> Ein Pfleger antwortet: „Ja, Ihre Eltern sind schon lange tot." Frau Schneider schaut ungläubig und geht weiter:„Ja, wo bin ich denn hier, ich kenn das alles hier nicht. Können Sie mir sagen, wo meine Eltern sind?"
> Befragt zu ihrem Alter, antwortet Frau Schneider: „Vierzehn!" Sie befindet sich also in einer anderen Zeit, nicht in 2005, in unserer Wirklichkeit.
> Eine Situation, die Pflegefachkräfte häufig erleben. Sie werden immer wieder mit starken Emotionen von Seiten der Menschen, die unter einer Demenz leiden, konfrontiert. Pflegefachkräfte fühlen sich ebenso hilflos und sind verunsichert, wie sie mit dieser Situation umgehen können, denn „die Wahrheit", die die Bewohnerin verlangt, scheint nicht anzukommen.

Eine Möglichkeit einen Zugang zu demenziell Erkrankten zu finden, bietet die Methode der **Integrativen Validation (IVA)**® nach Richard. Im Gegensatz zu der Begründerin der Validation, Naomi Feill, geht Nicole Richard davon aus, dass der Demenz des Pflegebedürftigen pathologische Ursachen (z. B. Organveränderungen) zu Grunde liegen.

Validation
Wertigkeit, Gültigkeit, Wertschätzung

Integrative Validation
Wertschätzende Umgangsweise, die man in Handlungen integriert

> **„** Hierbei handelt es sich um eine Weiterentwicklung der Validation nach Feill, die in den 60er-Jahren in den USA entwickelt wurde. IVA® ist eine behutsame Umgehensweise mit demenzkranken älteren Menschen. IVA® geht davon aus, dass die Grundlage des Kontaktes zu diesen Menschen darin besteht, ein vertrauensvolles Klima zu schaffen. Die betroffenen Älteren äußern ihre Gefühlsbefindlichkeiten direkt und spürbar. Das Verhalten so genannter „Verwirrter" – auch unseres – wird geleitet von Antrieben, die auf früh erlernte „Tugenden" zurückgreifen (z. B. Pünktlichkeit, Pflichtbewusstsein).
> Wenn wir es erlernen diese Gefühle und Antriebe wahrzunehmen, sie wertzuschätzen, gewinnen wir das Vertrauen des kranken älteren Menschen. Gefühle und Antriebe zu validieren heißt diese wertzuschätzen, anzunehmen, zu akzeptieren.
> *(Auszug aus dem Tagungsskript Nicole Richard, 1998)*

Kriterien der Integrativen Validation®

Folgende Kriterien müssen bei der Integrativen Validation® beachtet werden:
- **Schlüsselbegriffe**
- **Rituale**
- **Biografie**
- **Temporäre Energieschübe**

Schlüsselbegriffe

Dies sind Wörter und Sätze, die dem Pflegebedürftigen sehr vertraut sind und die an ein positives Ereignis erinnern, also bejahende Gefühle wecken.

> **Beispiel** Frau Gangmeier, ehemalige Kinderheimleiterin, kann aufgrund ihrer Demenz nur Worte aufnehmen, die ihr vertraut sind. Sie reagiert auf „Kinder" mit Lachen und Erzählungen von ihrem Kinderheim. Die Erinnerung daran versetzt sie in eine gute gefühlsmäßige Verfassung und stärkt somit ihr Selbstwertgefühl.

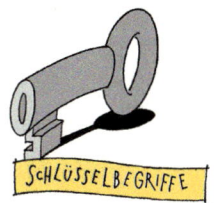

SCHLÜSSELBEGRIFFE

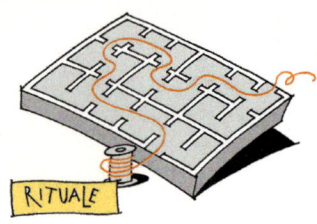

Rituale

Rituale schaffen in Augenblicken innerer Orientierungslosigkeit und inneren Chaos eine äußere Ordnung.

Beispiel Herr Dr. Pinneberg läuft ziellos und unruhig im Flur herum. Die Mitarbeiterinnen sind gerade bei der Dienstübergabe im Dienstzimmer, er wird gebeten, sich dazuzusetzen. Wie selbstverständlich setzt er sich ans Kopfende des Tisches, er nimmt ein Blatt Papier und einen Stift, er schaut in die Runde, schreibt etwas Unverständliches auf das Papier, steht auf, macht eine bestimmte Handbewegung, „so machen wir das!" und geht wieder. Durch das Validationskonzept wird er nicht als Störenfried empfunden, Vertrauen wird aufgebaut, das ganze Geschehen dauert keine zwei Minuten. Anschließend wirkt Herr Dr. Pinneberg um einiges ruhiger; er konnte seinem Antrieb nach Pflichtbewusstsein folgen und nun seiner Wege gehen. Herr Dr. Pinneberg war früher leitender Verwaltungsbeamter.

Biografie

Ohne biografische Kenntnisse der Bewohner fällt es schwer, auf die inneren Erlebniswelten der demenzkranken Menschen einzugehen.

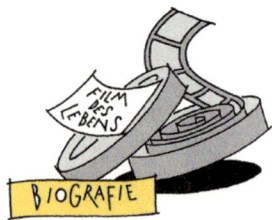

Beispiel Herr Aram hat früher in einer Tischlerei gearbeitet. Er fühlt sich in seiner Werkstatt. Er nimmt ein Stück Papier, geht zur Pflegefachkraft: „Haste das schon gemacht?" Er zeigt auf eine Zeitung mit einem Bleistift: „Hier nehmen wir ein Stück weg und da setzen wir ein Stück ran und dann passt das." Die Pflegefachkraft sagt: „Es muss genau stimmen! Als Tischler kennen Sie sich aus. Es muss alles seine Richtigkeit haben. Gelernt ist gelernt!" Herr Aram nickt zustimmend. Dann folgt ein Gespräch über die Arbeit in der Werkstatt, über die manchmal ausgefallenen Wünsche der Kunden und darüber, dass die Lehrlinge mal wieder alles hinter sich liegen lassen und Herr Aram immer hinterherräumen muss.
Der Pflegebedürftige fühlt sich ernst genommen und die Mitarbeiter sehen durch das Wissen um die Lebensgeschichte die Bewohner in einem anderen Kontext. Sie können bestimmte Verhaltensweisen nachvollziehen und verstehen.

Temporäre Energieschübe

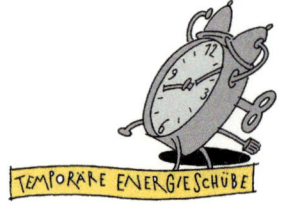

Beispiel Herr Braun ist ehemaliger Hausmeister einer Schule. Mittags wird er immer zur gleichen Zeit gegen 13:00 Uhr sehr unruhig. Der Mitarbeiter stellt einen Besen in das Sichtfeld des Bewohners. Herr Braun ergreift den Besen und fegt „seine Klassenräume". Regt sich auf: „Guck dir das an, wie das hier aussieht!" Herr Braun ist in seinem Element und stellt die Stühle auf die Tische und fegt immer wieder den ganzen Wohnbereich.
Energien, die im früheren Berufsfeld zu bestimmten Zeiten benötigt wurden, z.B. Schulräume nach Beendigung des Unterrichts zu säubern, prägen sich so ein, dass diese Energien auch noch in späteren Jahren vom Körper bereit gestellt werden und sich als Unruhe entladen. Wir können diese Energien kanalisieren, indem wir sie den vertrauten früheren Tätigkeiten zuordnen und die Möglichkeit geben diese auszuüben.

Um eine vertrauensvolle Beziehung herstellen zu können sind Echtheit und Einfühlungsvermögen Voraussetzung. Nicht alle Pflegefachkräfte können sich auf die Gefühlsbefindlichkeit der dementen Menschen einstellen, jedoch ist es für das Verständnis wichtig, den theoretischen Hintergrund zu kennen.

Hinweis Angehörige von zukünftigen Heimbewohnern werden auf dieses pflegerische Handlungskonzept hingewiesen. Die Verhaltensauffälligkeiten der Bewohner werden nicht korrigiert, sie werden nicht konfrontiert und die Gefühle werden nicht abgeschwächt, sondern sie werden in ihrer Gefühlsbefindlichkeit ernst genommen und angenommen.

Verständigungsebenen in der Integrativen Validation®

Die Integrative Validation® sieht in ihrer Methode verschiedene **Verständigungsebenen** vor, um den demenziell Erkrankten zu erreichen.

Dazu gehören:

- **Das dahinter liegende Gefühl oder den dahinter liegenden Antrieb zu erspüren**, z.B.: Die Bewohnerin ist aufgeregt, unruhig, hilflos, unsicher, fühlt sich verlassen, ist enttäuscht, traurig, hat Kummer, ist pflichtbewusst.

- **Diese Gefühle und Antriebe zulassen, akzeptieren, wertschätzen, sie in kurze Sätze fassen**, z.B.

> *Da sind Sie ganz aufgeregt! Das macht Sie ganz unruhig!*
>
> *Sie fühlen sich hilflos!*
>
> *Sie haben Kummer!*
>
> *Das verunsichert Sie!*
>
> *Sie fühlen sich einsam!*
>
> *Das enttäuscht Sie.*
>
> *Das macht Sie traurig.*
>
> *Sie wollen schließlich ihren Pflichten nachkommen!*

- **Allgemein validieren mit allgemeingültigen Aussagen, Redewendungen, Sprichwörtern**, z.B.

> *Das schnürt einem die Kehle zu.*
>
> *Da ist einem schwer ums Herz.*
>
> *Da weiß man nicht mehr ein noch aus!*
>
> *Nichts ist mehr so wie es war.*

Solche Aussagen werden mit langen Pausen entsprechend dem jeweils vorrangigen Gefühl gemacht und damit für den Pflegebedürftigen "gespiegelt".

Hierbei können Gefühle, die bestätigt werden, schwächer werden, während Gefühle, die ignoriert werden, sich verstärken. Durch eine wertschätzende Haltung erleben Pflegefachkräfte, dass Unruhe, Abwehrhaltung und Weglauftendenzen der Pflegebedürftigen nach einiger Zeit nachlassen. Teilweise kann sogar die Anwendung von → Psychopharmaka nach Absprache mit dem behandelnden Arzt reduziert werden.

Psychopharmaka
→ S. 220

Die Symptomatik der Demenz bewegt sich oft zwischen zwei Polen: Zum einen lässt sich die depressive Verstimmung feststellen, zum anderen auch die extreme Antriebssteigerung. Beides kann in einer totalen Erschöpfung enden. Pflegefachkräfte benötigen für die unterschiedlichsten Verhaltensweisen ein Repertoire an Kommunikationsmöglichkeiten.

Beispiel Frau Mair läuft aufgeregt durch den Wohnbereich und sucht ihr Portmonee, ein Pfleger fragt: „Wie sieht denn ihr Portmonee aus?" Die Bewohnerin holt es aus der Handtasche und antwortet verzweifelt „So sieht es aus und das ist weg!" Es scheint nicht möglich zu sein, auf der Inhaltsebene zu kommunizieren, die Bewohnerin kann es nicht nachvollziehen, sie fühlt sich in ihrem Gefühl nicht verstanden.
Hier kann nach der validierenden Gesprächsmethodik verfahren werden, indem auf Gefühle und Antriebe wie Aufregung, Unruhe, Verzweiflung, Hilflosigkeit, niemandem etwas schuldig bleiben zu wollen eingegangen wird.

4.3 Kinaesthetics in der Pflege ®

Die Geschichte der Kinaesthetics

Dr. Frank Hatch und Dr. Lenny Maietta – die Begründer der Kinaesthetics – haben Anfang der 70er-Jahre Erkenntnisse aus der Kybernetik (Wissenschaft der lebenden Systeme) konsequent auf die menschliche Bewegung angewendet. Daraus wurde für ihre Arbeiten der Begriff Kinaesthetics (früher Kinästhetik) kreiert.

Das heutige Kinaesthetics-Wissen ist in einem über 30 Jahre laufenden „Lernprozess" entstanden. Dieses Knowhow und die Methodik/Didaktik wird seit 1999 vom IHD (European Institute for Human Development), eine Forschungs- und Entwicklungseinrichtung, ständig weiterentwickelt. Wissenschaftlich wird es von Dr. Frank Hatch und Dr. Lenny Maietta geleitet.

Kinaesthetics heute

- Kinaesthetics wurde bisher von mehreren tausenden Fachkräften und Organisationen in Europa systematisch genutzt: für die Arbeit mit pflegebedürftigen oder alten Menschen, Menschen mit Behinderungen, Frühgeborenen oder für die Entwicklung von Kleinkindern.
- Rund 1000 „Kinaesthetics-Trainer" im Gesundheits- und Sozialbereich führen in enger Zusammenarbeit mit den Kinaesthetics-Instituten die Bildungs- und Qualifizierungsarbeit durch.
- Ein professionelles Qualitäts- und Zertifizierungssystem stellt sicher, dass Menschen und Organisationen, die Kinaesthetics-Wissen aufbauen und nutzen wollen, nach den neuesten Erkenntnissen qualifiziert werden.

Ziele der Kinaesthetics in der Pflege

Auf der Basis der von Hatch/Maietta entwickelten Kinaesthetics-Konzepte werden Fachkräfte im Gesundheits- und Sozialbereich befähigt, ihre alltäglichen Bewegungen im Berufsalltag bewusster wahrzunehmen und zu gestalten (Bewegungskompetenz).

- Sie sind dadurch in der Lage, die eigene Gesundheit selbst effektiver zu regulieren, und reduzieren dabei die eigene körperliche Belastung.
- Sie lernen, Klienten/Patienten und Bewohner so zu unterstützen, dass diese mehr Selbstständigkeit in den Lebensaktivitäten erreichen.
- Sie verbessern ihre Lern- und Kommunikationsfähigkeiten.

Kinaesthetics®
kinesis gr. = Bewegung
aesthetics gr. = Wahrnehmung

Bewegungsempfindung oder auch Bewegung über Berührung

Kontaktadressen und weitere Informationen finden Sie unter
www.kinaesthetics.com

Hatch Frank und Lenny Maietta:
Gesundheitsentwicklung und menschliche Funktion
Urban & Fischer, 2003

Hauptziel der Kinaesthetics:

Menschen lernen ihr eigenes Gewicht effektiv in der Schwerkraft zu regulieren und zu kontrollieren.

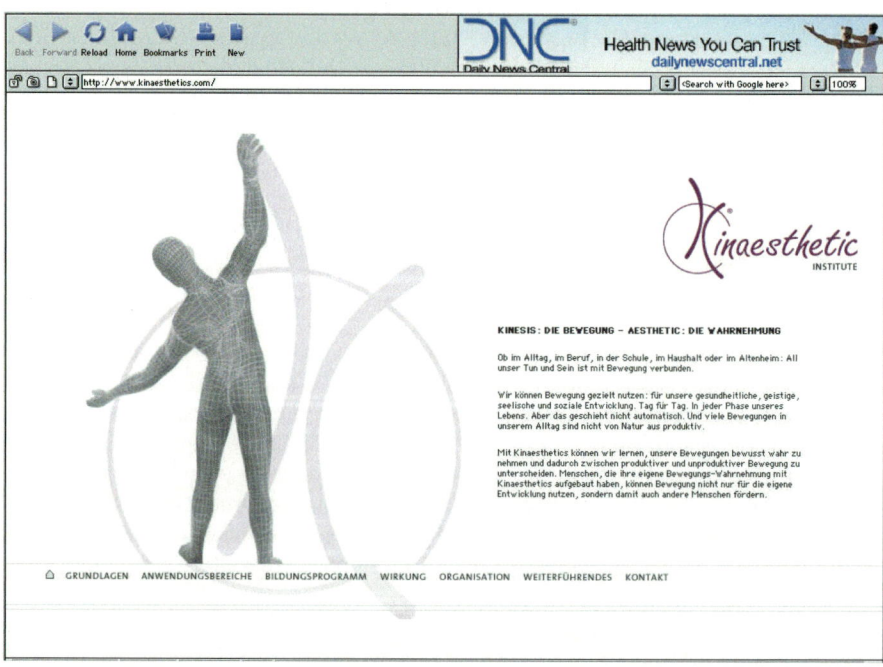

Abb. 1:
Website der Kinaesthetics-Institute Deutschland

Kinaesthetics® in der Altenpflege

Um ältere, oft multimorbide Menschen in der Mobilität zu unterstützen bedarf es häufig einer großen Kraftanstrengung. Hilfsmittel für die Mobilisation sind in vielen Einrichtungen nicht oder in nicht ausreichender Anzahl vorhanden. Im häuslichen Bereich muss immer wieder auf die menschlichen Ressourcen zurückgegriffen werden.

Bewegung ist jedoch die Grundvoraussetzung für die Teilnahme am täglichen Leben. Menschen, die sich selber nicht bewegen können, verlieren mit der Zeit die Orientierung zum eigenen Körper und somit auch zur Zeit und zum Ort. Vitale Funktionen wie zum Beispiel Atmung und Verdauung werden durch Bewegungseinschränkungen reduziert.

Transfers (z.B. Bett-Stuhl, Stuhl-Stuhl), die in den alltäglichen Pflegesituationen

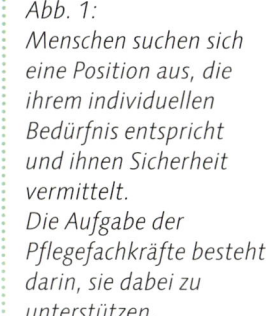

Abb. 1:
Menschen suchen sich eine Position aus, die ihrem individuellen Bedürfnis entspricht und ihnen Sicherheit vermittelt.
Die Aufgabe der Pflegefachkräfte besteht darin, sie dabei zu unterstützen.

durchzuführen sind, werden durch Wahrnehmungseinschränkungen der Pflegebedürftigen erschwert. Kommunikationsschwierigkeiten bilden oft ein weiteres Hindernis. Zunehmende Kraftlosigkeit und Bewegungseinschränkung der Pflegebedürftigen können somit auch zu körperlichen Schäden der Pflegefachkräfte führen (z.B. → Bandscheibenvorfall, S. 469). Die räumlichen Bedingungen, unter denen Pflegefachkräfte arbeiten müssen, sind oft sehr eingeengt. Gerade im häuslichen Bereich oder im Nachtdienst sind Pflegefachkräfte auf sich alleine gestellt, eine zweite Hilfskraft ist nur selten verfügbar.
An dieser Stelle greift das Konzept der Kinaesthetics®.

Die Kinaesthetics® in der Pflege stützt sich auf sechs Konzepte:

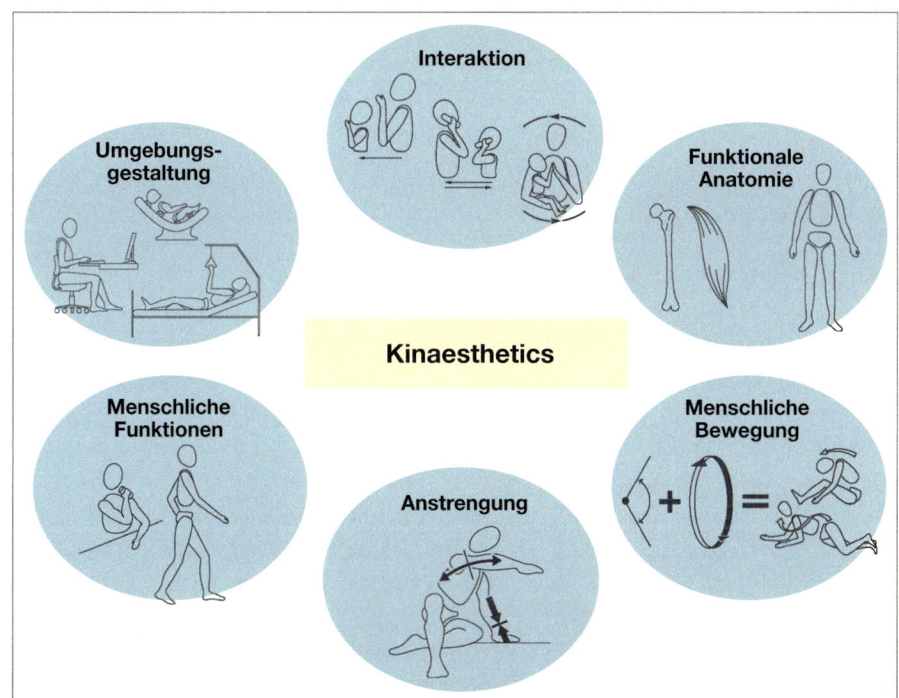

Pflegefachkräfte sind täglich in Interaktion mit anderen Menschen. Aktion und Reaktion bauen ein Spannungsnetz von unterschiedlicher Qualität auf. Die notwendige Anleitung muss sich an die Fähigkeiten des Pflegebedürftigen richten.

Hierzu stehen uns drei grundlegende Interaktionsmöglichkeiten zur Verfügung.

A Durch unsere **Sinne** nehmen wir Kontakt mit unserer Umgebung auf. Jeder Sinn hat eine spezielle Bedeutung in der Interaktion.
Informationen über Bewegung kann über das sensorisch-motorische System am Besten vermittelt werden, wenn Menschen sich berühren.
Kinästhetische Empfindungen entstehen durch Körperbewegungen und Muskelkontraktionen. Hervorgerufen werden sie durch mechanische Kräfte, die sich auf die Rezeptoren in den Muskeln, Sehnen und Knochen auswirken.

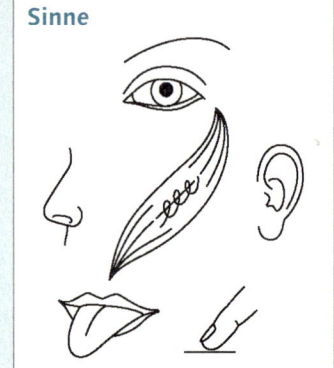

Sinne

B Die Elemente **Zeit, Raum und Kraft** stehen immer in Wechselbeziehung. Verändert sich einer der Faktoren, hat das eine Auswirkung auf die anderen.

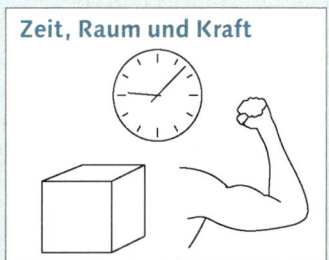

Zeit, Raum und Kraft

C **Interaktionsformen** können einseitig, schrittweise oder gleichzeitig gemeinsam durchgeführt werden. Die Form der Interaktion muss dem Gesundheitszustand des Pflegebedürftigen angepasst sein.

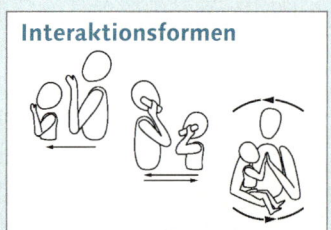

Interaktionsformen

Beispiel Frau Meyer kann ihre Bewegungsabläufe nur noch einschränkt steuern. Sie sitzt auf der Bettkante und soll sich in den Rollstuhl begeben, der neben dem Bett steht. Den verbalen Anweisungen kann sie kaum folgen, ihre Stehfähigkeit ist eingeschränkt (→ Abb. a–b, S. 383).

A Sinne
Die Pflegekraft setzt sich neben die Bewohnerin und gibt ihr über Körperkontakt (kinästhetischer Sinn) Informationen, in welche Richtung sie sich bewegen soll. Beide können dadurch ihr Gewicht in der Schwerkraft erfahren und kontrollieren (→ Abb. c–d).

B Zeit, Raum und Kraft
Frau Meyer bewegt sich sitzend in kleinen Schritten in Richtung Rollstuhl. Zwischendurch macht sie kurze Pausen, um sich zu orientieren und auszuruhen (→ Abb. e–f).

C Interaktionsform
Die Pflegekraft hält Körperkontakt (Interaktionsform: gleichzeitig gemeinsam), um im Bewegungsfluss mit der Bewohnerin zu bleiben.

Transfer vom Bett in den Rollstuhl

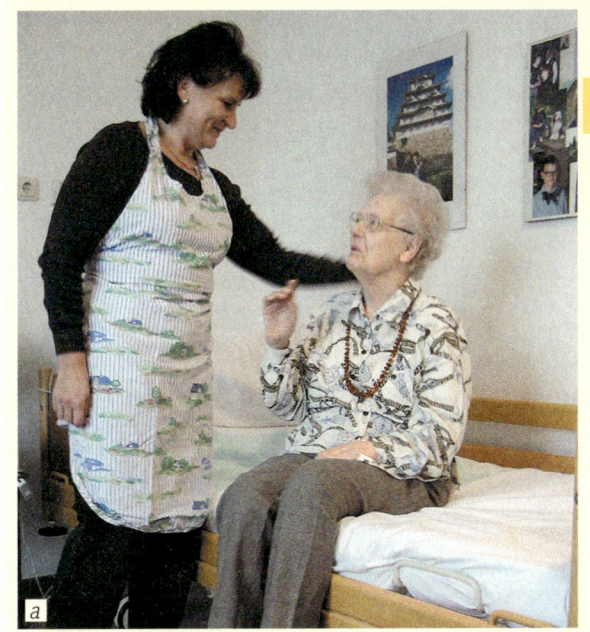

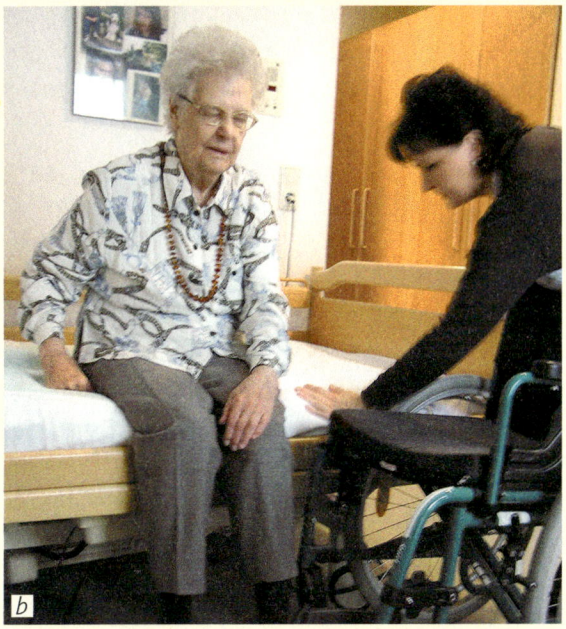

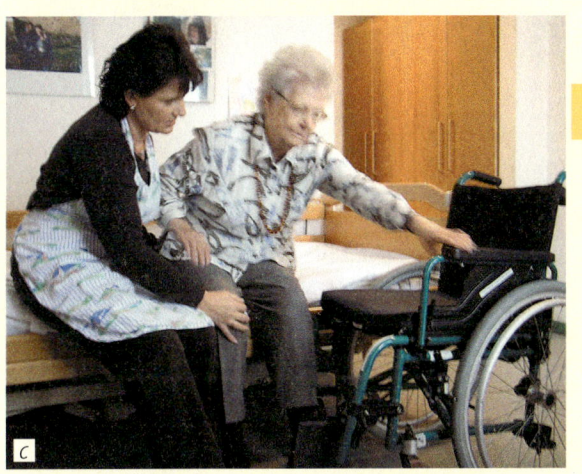

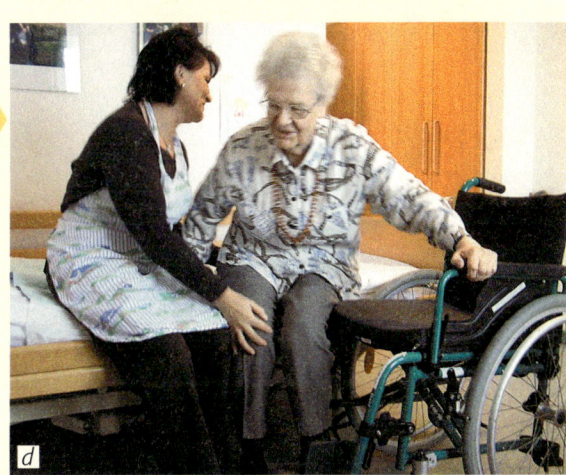

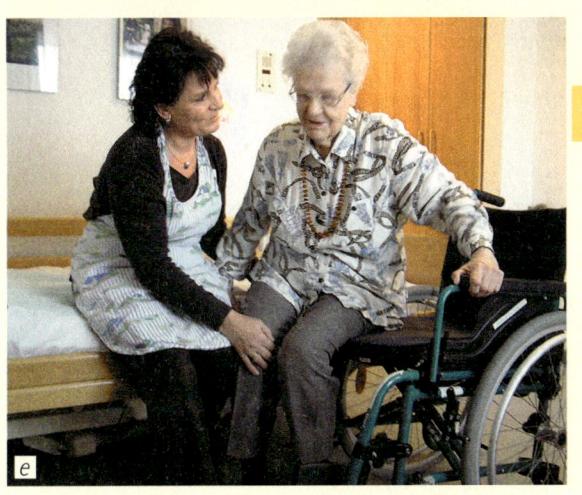

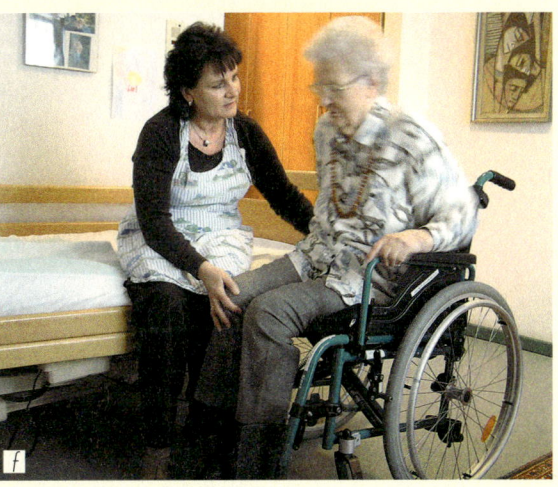

Häufig muss ein Pflegebedürftiger von einer Bettseite zur anderen bewegt werden. Dabei wird oftmals das ganze Gewicht von der Pflegefachkraft übernommen.

Durch das Wissen über Massen und Zwischenräume kann eine Pflegefachkraft diesen Transfer alleine übernehmen, indem sie jedes Körperteil einzeln bewegt.

A Die **7 Massen**
(Kopf, Thorax, Becken, 2 Beine und 2 Arme) werden durch **6 Zwischenräume** miteinander verbunden.
Jede Masse kann einzeln bewegt werden.
Massen und Zwischenräume sind eine anatomische Vereinfachung des menschlichen Körpers.

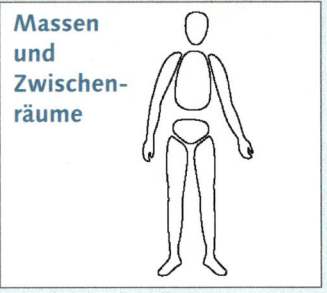

Massen und Zwischenräume

B **Knochen und Muskeln** helfen uns Gewicht zu tragen oder zu organisieren.

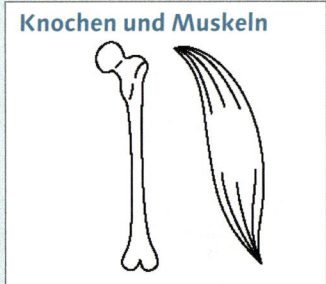

Knochen und Muskeln

C Die Differenzierung zwischen der **Orientierung** im Raum und der Orientierung am menschlichen Körper mit seinen speziellen Eigenschaften hilft uns bei Bewegungsaktivitäten.

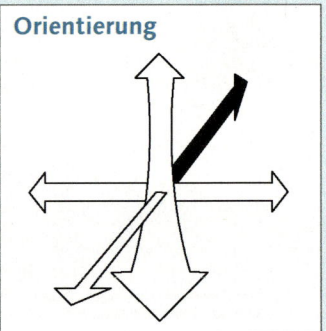

Orientierung

Als ein Grundsatz in der kinästhetischen Bewegung kann man sagen:

Massen fassen, Zwischenräume fließen lassen.

Beispiel Durch eine fortgeschrittene Krankheit ist Frau Hansen nicht mehr in der Lage zu stehen. Ihr Körpertonus reicht nicht aus, den Oberkörper in einer aufrechten Position zu halten. Gefühlsbefindlichkeiten können nur nonverbal (Mimik) und durch die gespürte Körperspannung von der Pflegefachkraft erfasst werden.

Dennoch kann Frau Hansen über das **Konzept der Funktionalen Anatomie** vom Bett in den Pflegesessel bewegt werden. Unter der Nutzung der „Zwischenräume" können die „Massen" einzeln transferiert werden.

Frau Hansen erhält darüber eine **Orientierung im Körper**. Die Pflegefachkraft braucht nicht mehr zu heben, da das Gewicht die ganze Zeit auf der „Unterstützungsfläche" Bett belassen wird (→ Abb. a–f, S. 385).

Transfer vom Bett in den Pflegesessel

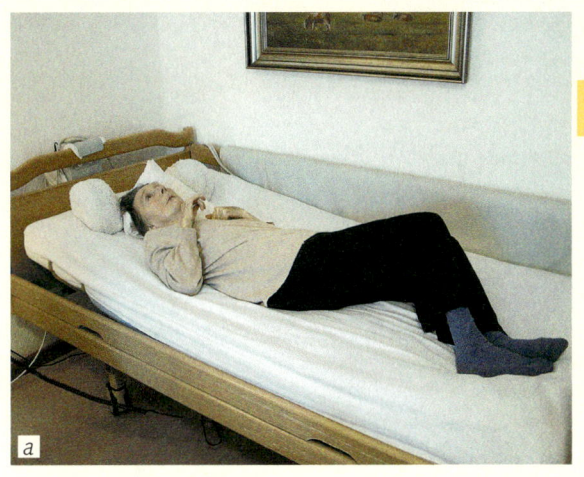

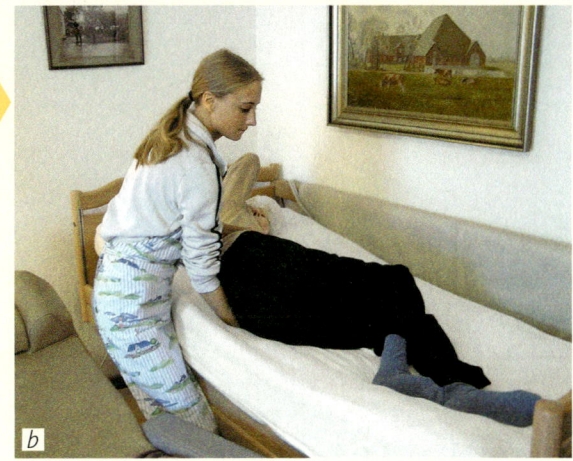

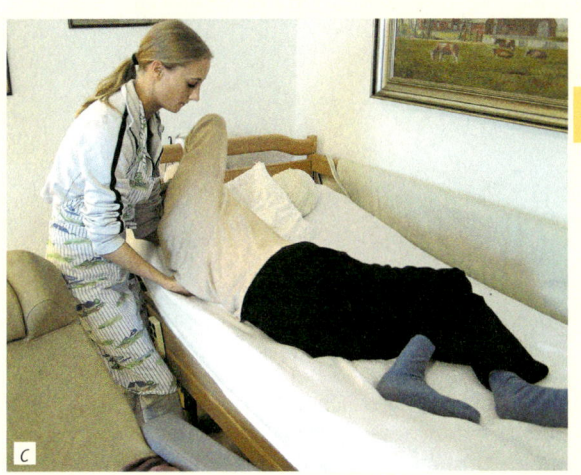

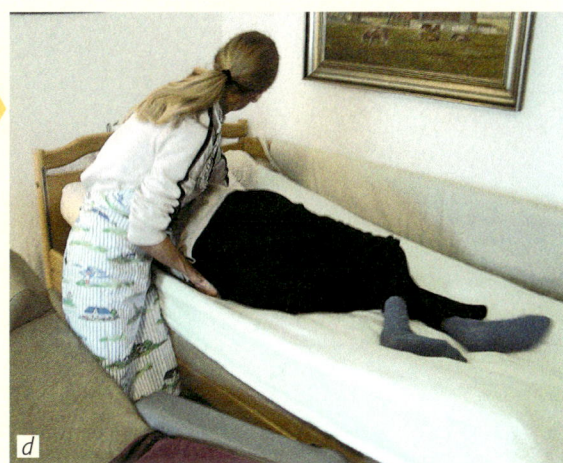

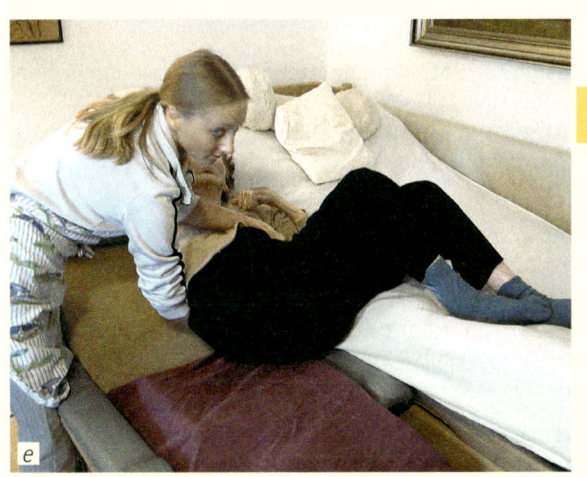

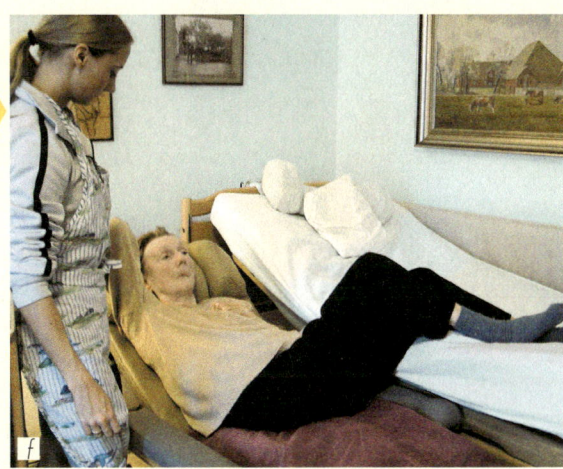

Innerhalb des menschlichen Körpers gibt es parallele und spiralige Bewegungsmuster. Hilfsbedürftige Menschen setzen sich oftmals mit viel Kraftanstrengung im Bett zum Sitzen aufrecht.
Nutzen Bewohner ihre Ressourcen, indem sie sich über eine Körperseite aufrichten, ersparen sie sich Kraft.

Das Kennenlernen des Zusammenspiels zwischen stabilen und instabilen Bewegungsebenen in unserem Körper lässt uns Bewegungsfähigkeiten erkennen.

A Haltungsbewegung

B Transportbewegung

sind Bausteine für:

C parallele Bewegungsmuster

D spiralige Bewegungsmuster

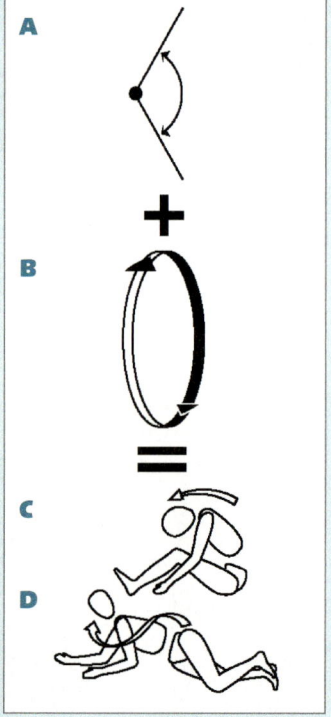

Die folgenden Beispiele (Versuche) sollen verdeutlichen, dass wir unseren Körper in eine Ausgangsposition bringen müssen, um diese gezielt zu verändern.

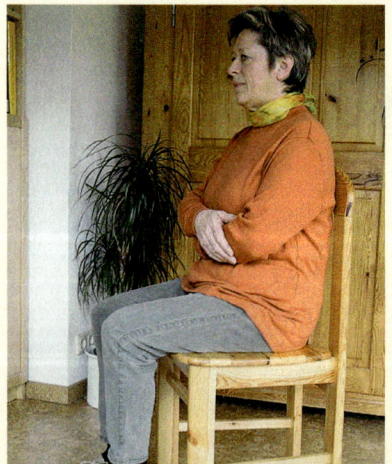

1. Versuch: Setzen Sie sich auf einen Stuhl mit dem Rücken an die Rückenlehne angelegt.
Pressen Sie die Beine zusammen und legen Sie die Arme an den Oberkörper.
Versuchen Sie aus dieser Position aufzustehen, lassen Sie den Oberkörper in senkrechter Haltung.
Wahrscheinlich ist es Ihnen kaum möglich aus dieser Körperhaltung heraus zum Stehen zu kommen.

Bei Menschen, die ihren Körper aus verschiedenen Gründen nicht mehr selber „organisieren" können, wird oft der Versuch unternommen, sie wie im ersten Versuch beschrieben zum Aufstehen zu bewegen.

Dieses ist für Pflegefachkräfte nur durch Tragen und unter großer Kraftanstrengung möglich. Orientieren wir uns aber an der Funktion des Körpers, fördern wir die vorhandenen Fähigkeiten und verhindern gesundheitliche Schäden für Pflegefachkräfte und Pflegebedürftige.

2. Versuch: Setzen Sie sich jetzt in die Stuhl-mitte, sodass Sie keinen Kontakt mehr mit der Rückenlehne haben. Arme und Beine bleiben in der vorherigen Haltung. Stehen Sie aus dieser Position heraus auf. Es wird Ih-nen gelingen (je nachdem wie hoch der Stuhl ist), aber noch mit einer ungewöhnlichen Anstrengung, die Sie sonst nicht spüren, wenn Sie vom Sitzen zum Stehen kommen.

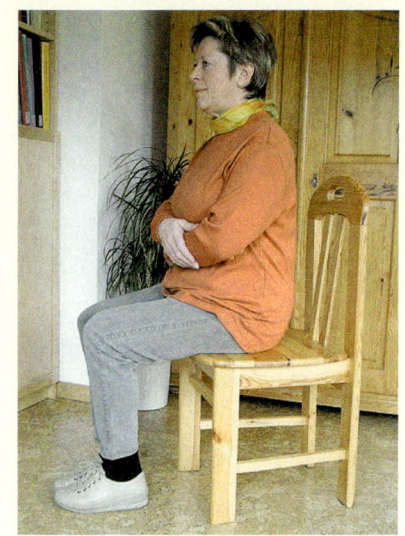

3. Versuch: Ihre Position ist weiter die Stuhl-mitte, aber Sie stellen die Beine nebeneinan-der, pressen die Arme nicht mehr an den Körper und beugen sich mit dem Oberkörper beim Aufstehen nach vorne (**paralleles Be-wegungsmuster**).

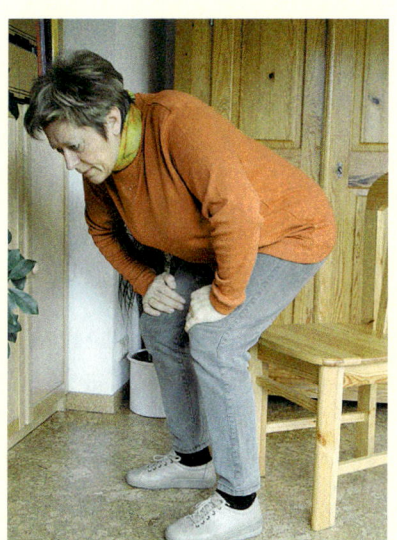

4. Versuch: Alternativ versetzen Sie einen Fuß leicht in Richtung Stuhlbein. Beim Auf-stehen stützen Sie sich auf diese Beinseite am Oberschenkel ab. Es entsteht ein leicht **spi-raliges Bewegungsmuster**, und Sie empfin-den das Aufstehen vielleicht noch leichter.

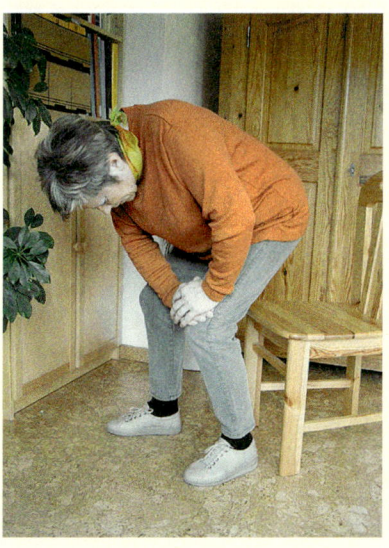

Um sich fortzubewegen müssen wir uns anstrengen.

Anstrengung geschieht durch **Ziehen** und **Drücken**. Pflegefachkräfte gebrauchen dieses Wissen in der Interaktion mit den zu Betreuenden.

Wenn durch Ziehen und Drücken an verschiedenen Körpermassen Anstrengung zielgerichtet angewandt wird, dient es der Orientierung im eigenen Körper.

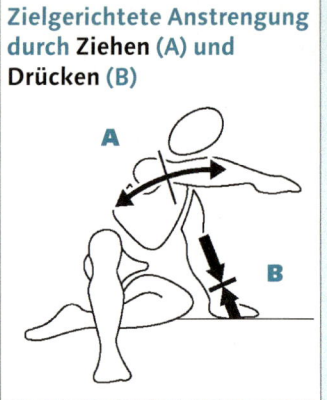

Zielgerichtete Anstrengung durch Ziehen (A) und Drücken (B)

Beispiel Herr Knuth hatte durch einen Unfall beide Unterschenkel verloren. Der Transfer vom Bett in den Rollstuhl wurde früher so gestaltet, dass er von Pflegefachkräften getragen wurde.

Mit Hilfe eines Gleitbrettes und Anpassung der Umgebung hatte Herr Knuth einen Weg gefunden sich mit dem **vordergründigen Konzept Anstrengung** durch Ziehen und Drücken fast selbstständig in den Rollstuhl zu bewegen.

Transfer vom Bett in den Rollstuhl

Herr Knuth hat bei diesem Transfer viel Selbstkontrolle. Er bestimmt durch seine Fähigkeiten und die angebotenen Hilfsmittel die Geschwindigkeit der Situation. Die Pflegefachkraft vermittelt durch Anwesenheit und leichte Anleitung in der Bewegungsrichtung entsprechende Sicherheit.

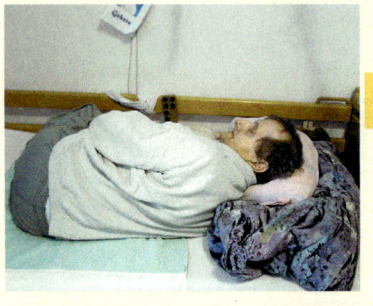
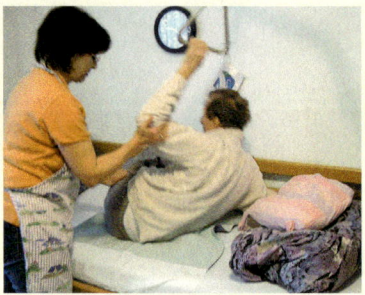
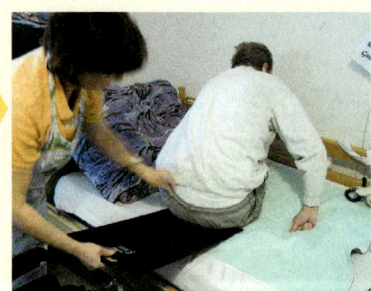

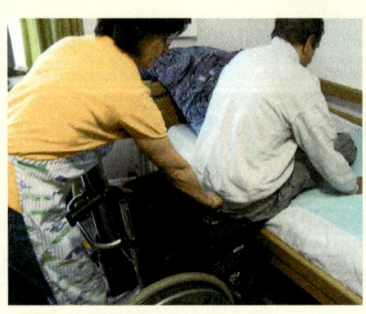
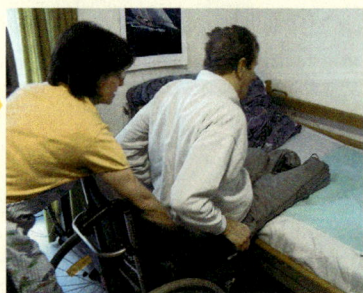
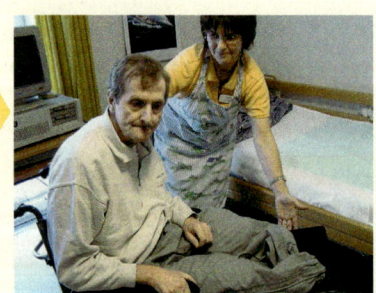

Grundpositionen

Das Wissen über die verschiedenen Grundpositionen unterstützt Pflegefachkräfte darin, Menschen in eine Position zu bringen, die dazu geeignet ist,

- **Bewegung am Ort durchzuführen:**
  z.B. Nahrung zu sich zu nehmen, auszuscheiden, sich zu pflegen und zu kleiden oder sich sozial zu integrieren und die persönlichen Kulturansprüche zu befriedigen.

- **sich fortzubewegen:**
  dabei das Körpergewicht so zu organisieren, dass körperlicher Schaden verhindert und das Selbstwertgefühl gefördert wird.

Es gibt 7 Grundpositionen, die uns zielgerichtet dazu verhelfen können, uns von einem Ort zum anderen fortzubewegen oder uns in unseren Alltagshandlungen zu unterstützen.

Grundpositionen:

1. Rückenlage
2. Bauchlage mit Ellenbogenstütze
3. Sitzen
4. Hand-Kniestand
5. Einbein-Kniestand
6. Einbein-Stand
7. Zweibein-Stand

Innerhalb der Grundpositionen gibt es ebenso Zwischenpositionen. Somit gehen die Grundpositionen teilweise fließend ineinander über.

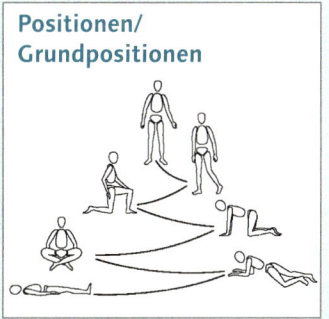

Positionen/
Grundpositionen

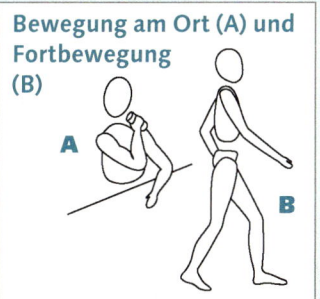

Bewegung am Ort (A) und
Fortbewegung (B)

A

B

Beispiel Bei Herrn Laudt liegt eine stark verminderte Fähigkeit vor, Sprache zu verstehen oder durch Sprache Bedürfnisse oder Gefühle auszudrücken. Die Denkprozesse sind verändert; er ist nicht in der Lage, Gedanken genau und richtig zu verarbeiten. Dadurch bedingt kommt es zu Abwehrverhalten bei der Durchführung von Essen, Ankleiden und bei der Körperpflege, vor allen Dingen aber auch während der Mobilisationsphase.

Bei Berührungen und einleitenden Bewegungsabläufen verstärkt sich das Abwehrverhalten. Besonders, wenn sich der Kontakt zur Unterstützungsfläche verändert, zum Beispiel bei einem Transfer vom Bett liegend über das Sitzen zum Stehen, zeigt Herr Laudt deutlich seine Ablehnung. Sein reduziertes Körpergefühl führt zu starken Angstzuständen, welche mit einschießenden, kaum kontrollierbaren Körperbewegungen verbunden sind. In diesen Situationen sind zwei Pflegefachkräfte nötig, um Gefahren von den Pflegefachkräften und von Herrn Laudt abzuwenden.

In einer Kinaesthetics®-Arbeitsgruppe wurde ein Transfer entwickelt, der die Angstzustände wesentlich reduzierte und dem Bewohner die Möglichkeit gab, noch vorhandene Fähigkeiten zu nutzen. Hierbei stand das **Konzept der Grundpositionen** (vom Liegen in die Bauchlage zum Stehen) im Vordergrund. Durch den ständigen Kontakt zum Bett erfährt Herr Laudt kaum Umgebungswechsel. Er hat nun ein Optimum an Selbstkontrolle und kann sein Körpergewicht auf eine Unterstützungsfläche abgeben. Die Decke schützt ihn und verstärkt das Sicherheitsgefühl. Die Pflegefachkräfte brauchen sein Gewicht nicht zu heben, sondern nur zu leiten. Die Verletzungsgefahr reduziert sich so auf beiden Seiten.

Herr Laudt wird durch die Grundpositionen **Rückenlage** (→ Abb. a),
Seitenlage (→ Abb. b), **Bauchlage mit Ellenbogenstütze** (→ Abb. c)
und **Einbeinstand** (→ Abb. d) zum Sitzen (→ Abb. e) geleitet.

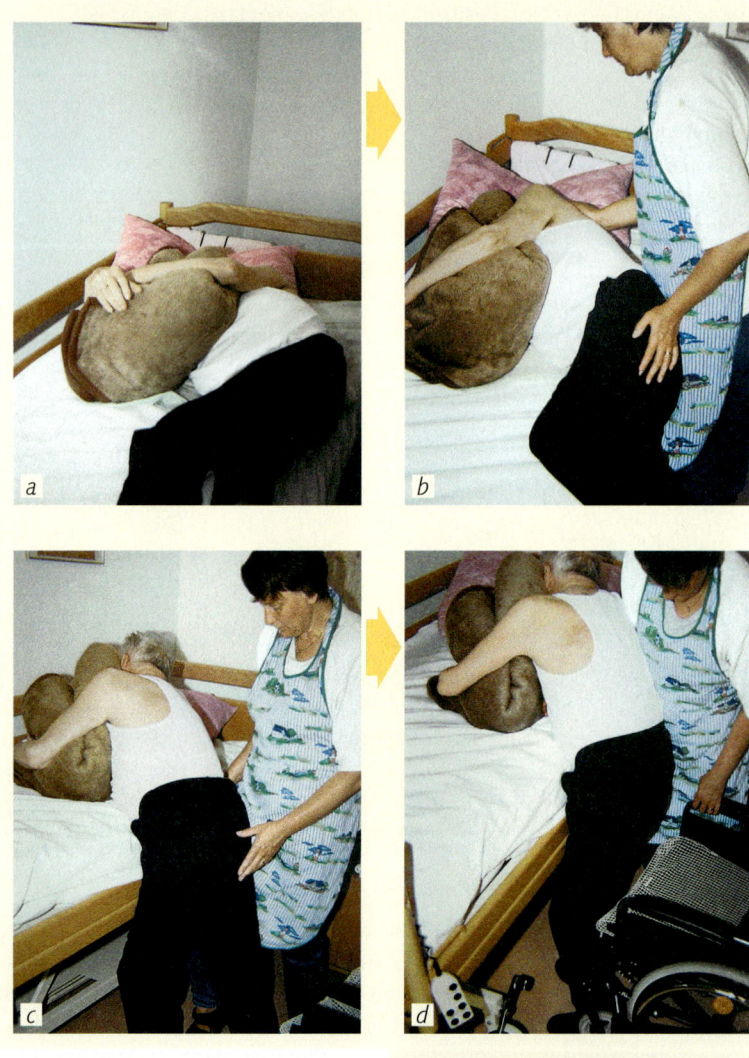

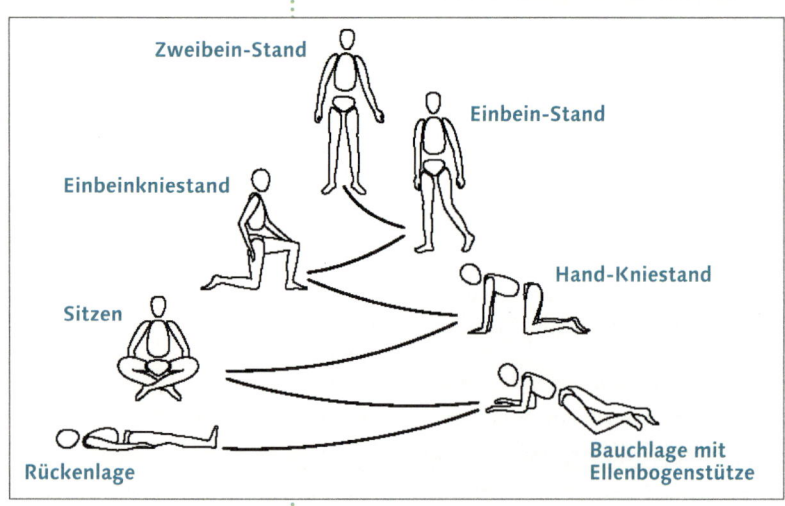

Abb. 1: *Die 6 Grundpositionen*

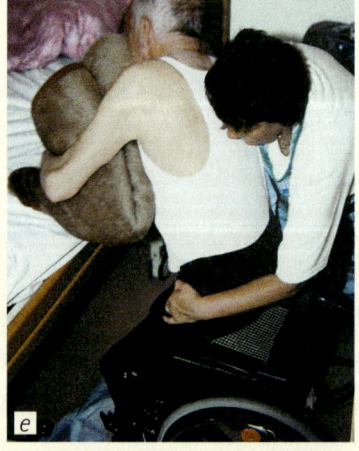

Umgebungsgestaltung

Für Menschen ist es wichtig, die Umgebung so zu gestalten, dass sie die Gesundheit fördert.

Die Gestaltung der Umgebung hat einen wesentlichen Einfluss auf die Fortbewegung und die Bewegung am Ort.

Je nach Ziel kann die Umgebung mobilisierend oder stabilisierend gestaltet werden.

Hilfsmittel dienen dazu, noch vorhandene Fähigkeiten individuell zu kompensieren.

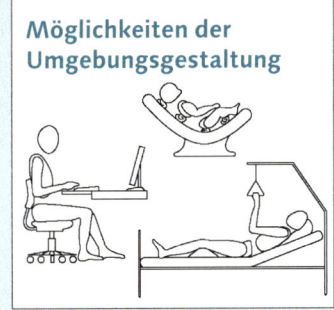

Möglichkeiten der Umgebungsgestaltung

Beispiel Frau Mosebach ist aufgrund ihrer physischen und psychischen Befindlichkeit kaum in der Lage ihre Bewegungsabläufe zu steuern. Nur mithilfe von Pflegefachkräften ist es ihr möglich zu stehen oder zu gehen.

Sitzt sie im Stuhl, hat sie den Drang aufzustehen. Hierdurch ist sie schon mehrfach gestürzt.

Eine lückenlose Beaufsichtigung ist nicht möglich. Es liegt ein → Fixierungsbeschluss im Bett durch ein Bettgitter und einen Fixiergurt auf dem Stuhl sitzend vor. Der intensive Bewegungsdrang versetzt Frau Mosebach in Erregungszustände, die bisher nur medikamentös zu beeinflussen sind. So leidet sie auch unter den Nebenwirkungen wie Verschlechterung der Motorik und Verstärkung der schon vorhandenen Bewusstseinsstörungen.

Fixierungsbeschluss
→ s. Band 2

Ein Gehstuhl kann ihr Wohlbefinden dahingehend verbessern, dass Frau Mosebach weniger im Stuhl fixiert werden muss. Sie hat dadurch die Möglichkeit, von sich aus Kontakt zu den Pflegefachkräften und anderen Bewohnern aufzunehmen.

Sobald Frau Mosebach das Gehen zu anstrengend wird, kann sie ihr Gewicht auf den Sitz des Gehwagens abgeben. Dadurch ist Frau Mosebach in der Lage, ihr Gewicht selbst so zu organisieren, dass sie sich weitgehend selbstbestimmt bewegen kann. Durch das selbstständige Gehtraining kann die Bewohnerin zusehends an Kraft und Selbstkontrolle gewinnen und sich häufiger in Begleitung einer Pflegefachkraft auch ohne Gehwagen fortbewegen.

Abb. a–c:
„So viel Hilfsmittel wie nötig, so wenig wie möglich."
Der Einsatz sollte immer wieder hinterfragt werden und sich an die Bedürfnisse der zu Pflegenden anpassen.

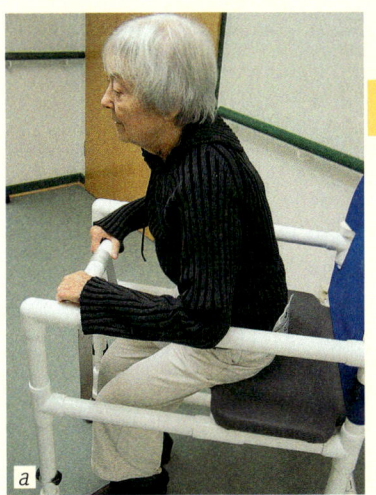
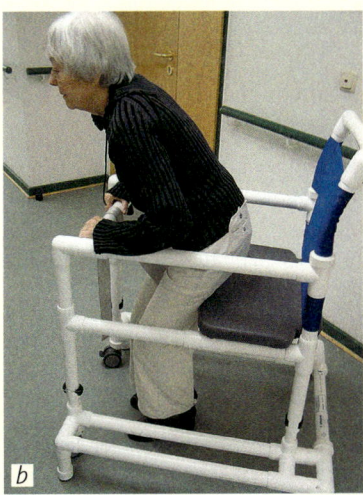
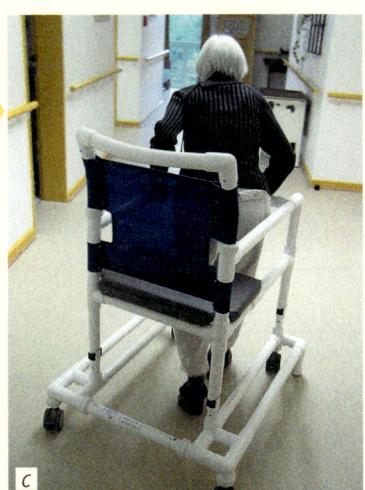

4.4 Milieutherapie

Wer kennt es nicht, dieses Gefühl, das in uns geweckt wird, sobald wir uns in einer bestimmten Räumlichkeit aufhalten.

Vielleicht ist es die Bahnhofsvorhalle, die in uns das Reisefieber auslöst oder verstärkt, die Friedhofsumgebung, die Erinnerungen in uns weckt, welche mit Trauer oder einer inneren Ruhe verbunden sein können. Oder es sind die Gefühle beim letzten Klassentreffen, insbesondere wenn wir das alte Schulgelände betreten oder die Klassenräume aufsuchen.

All dieses ist mit mehr oder weniger Vertrautheit verbunden. Wir halten uns gern dort auf, wo wir uns wohl fühlen, dort zieht es uns hin.

> **Definition** Ein Milieu beschreibt die räumlich sachliche Umgebung des Menschen. Die Milieutherapie verbindet administrative-organisatorische Faktoren und das tägliche Leben miteinander.

Abb. 1:
Wohnzimmer als
vertrauter Ort

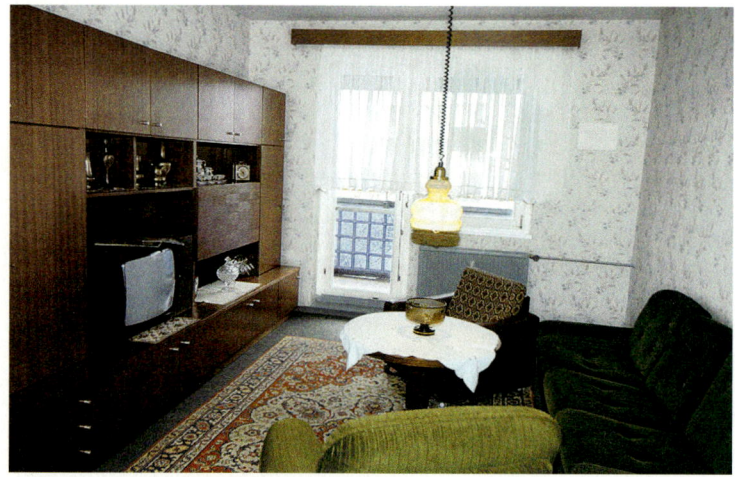

Ziele der Milieutherapie

- Den Menschen in der stationären Altenhilfe soll ein „Zuhausegefühl" vermittelt werden.
- Durch die Milieutherapie soll ein weitgehend menschenwürdiges, der persönlichen Biografie angepasstes Leben ermöglicht werden.
- Die räumliche Umgebung ist so zu gestalten, dass sie den Symptomen und den Verhaltensauffälligkeiten der Demenz angepasst ist.
- Die Haltung der Pflegefachkräfte ist in allen Phasen des Krankheitsbildes wertschätzend.
- Individuell beschriebene Tagesabläufe werden aufrecht gehalten.

Demenziell erkrankte Menschen äußern oft den Wunsch nach Hause zu wollen. Es sind nicht nur Wertvorstellungen wie das Pflichtbewusstsein oder Pünktlichkeit, sondern auch das Bedürfnis nach Vertrautheit, welches sie in solchen Situationen treibt. Beginnt erst einmal ein Gespräch, beschreiben die Pflegebedürftigen häufig das Vertraute und Bekannte, seien es Örtlichkeiten oder Menschen.

Die Erfahrung hat gezeigt, dass sich Menschen mit Demenzerkrankungen überwiegend **nicht** in ihrem Zimmer aufhalten. Durch die Störung im Kurzzeitgedächtnis kann eine innere Rastlosigkeit ausgelöst werden mit dem Ergebnis, sich auf „die Nachforschung" zu begeben. Fragen werden an andere Menschen gerichtet, die den Pflegebedürftigen auf diesem Weg begegnen.

Der Erfolg des Suchens ist abhängig davon, wie sich die Menschen verhalten, denen sie auf dieser Suche begegnen und in welcher Umgebung sie stattfindet.

Milieutherapie in verschiedenen Demenzphasen

In der ersten Phase der Demenz sind die Betroffenen verzweifelt, da sie merken, dass sie mehr und mehr vergessen und Alltagsfähigkeiten verlieren. Sie finden die Toilette nicht, vergessen die Handtasche oder Geldbörse. Umgangsformen und Tischsitten hingegen bleiben noch lange erhalten.

Validierende Gespräche
→ S. 377

An Demenz erkrankte Pflegebedürftige benötigen auf sie abgestimmte Tagesabläufe und sinnvolle Beschäftigungen, die an Tätigkeiten aus dem früheren (Berufs-) Leben anknüpfen, z. B. Wolle spinnen, weben, Körbe flechten, Kartoffeln schälen, Gemüse putzen, Besteck polieren, Schuhe putzen (→ Abb. 1). Ein gemütlicher, offener Raum, in welchen man kommen und gehen kann, ist ein reizvolles Angebot. Im Sommer ist es schön, sich im Garten Blumen für das eigene Zimmer zu pflükken oder zu verschenken (→ Abb. 2).

Jeder Mensch hat unterschiedliche Vorstellungen von einem sinnerfüllten Leben und erhält daher individuelle Angebote.

→ Validierende Gespräche, die den Gefühlsgehalt und die Wertvorstellungen dieser Menschen anerkennen, führen dazu, dass sie sich verstanden fühlen.

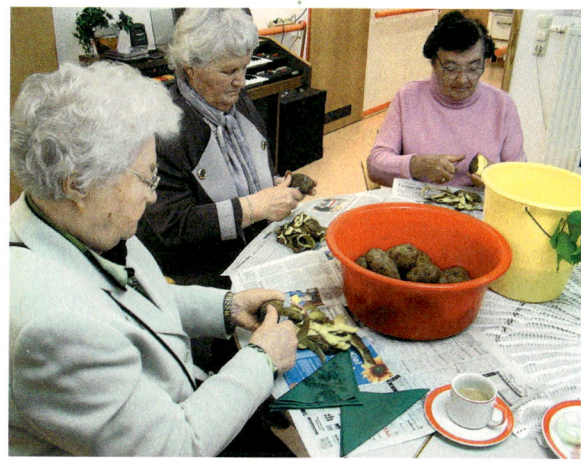

Abb. 1: Bewohnerinnen beim Kartoffelschälen

Menschen, die im Krankheitsgeschehen weiter fortgeschritten sind, benötigen einen geschützten Bereich z. B. in Form einer Wohnküche, die Geborgenheit und Ruhe ausstrahlt. Eine Pflegefachkraft, die durch Anwesenheit Sicherheit vermittelt und stets Ansprechpartnerin ist, verhindert eine Verstärkung der Symptome. Gemeinsam können kleine Beschäftigungen wie Servietten falten, Obst zerkleinern oder Tische abwischen geplant werden.

Gesprächsrunden mit biografischen Inhalten (→ Biografiearbeit, S. 48, 398) sind Impulse für Erinnerungen. Hier werden Gegenstände zum „Begreifen und Erfassen" herumgereicht, z. B. Kölnisch Wasser, die alte Schultafel mit Kreide, der Teppichklopfer.

Musik ist eine Sprache des Gefühls und erreicht Menschen insbesondere, wenn Worte fehlen. Musik fördert die Gemeinschaft, Vergangenes wird wieder lebendig. Der Rhythmus gibt die Struktur, die dem Chaos im Kopf fehlt.

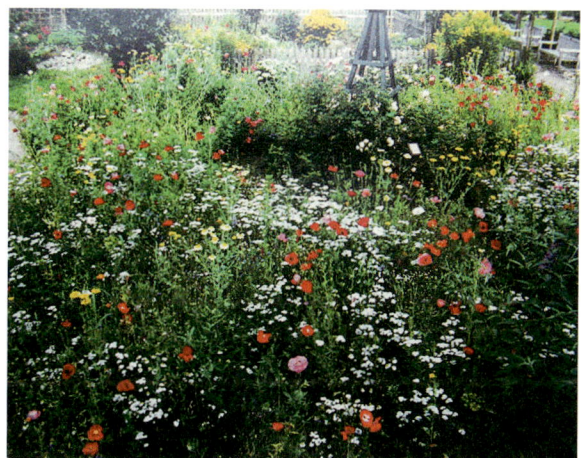

Abb. 2: Garten im Sommer

Der Erfolg von **Wohngruppenkonzepten** besteht darin, dass hier optimale Voraussetzungen für die Entfaltung von Pflegebedürftigen gegeben sind (→ Abb. 3). Räume sind überschaubar, der Aktionsradius kann sich in angrenzende Flurbereiche und Zimmer ausdehnen.

Der Wunsch sich in ein Zimmer zurückzuziehen tritt oft in den Hintergrund zugunsten der Möglichkeit sich frei zu bewegen. Verschlossene Türen lösen Verständnislosigkeit aus mit den Folgen von Ohnmacht, Resignation oder Wut.

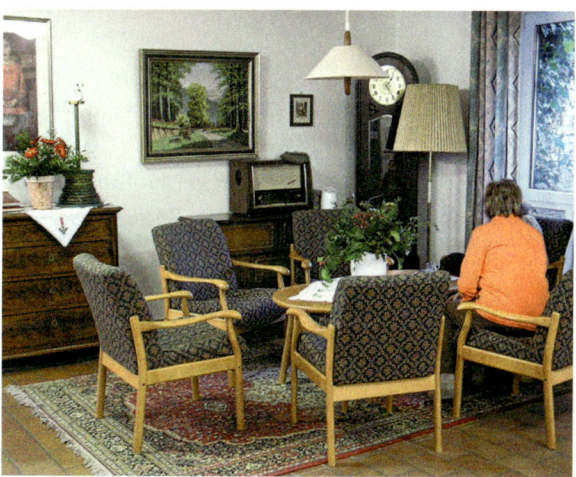

Abb. 3: Beispiel für eine Wohngruppeneinrichtung

Demenziell Erkrankte beanspruchen eine Umgebung, welche es ihnen ermöglicht, ihren Bewegungsdrang auszuleben: Lange Wege in Flurbereichen erweisen sich als sehr günstig, Nischen bieten die Gelegenheit zum Rückzug.

Es gibt kein sinnloses Handeln aus Sicht der betroffen Menschen. Das Tun der Menschen mit Demenzerkrankungen ist für uns allerdings oft nicht nachvollziehbar, wir können nur erahnen, was in ihnen vorgeht.

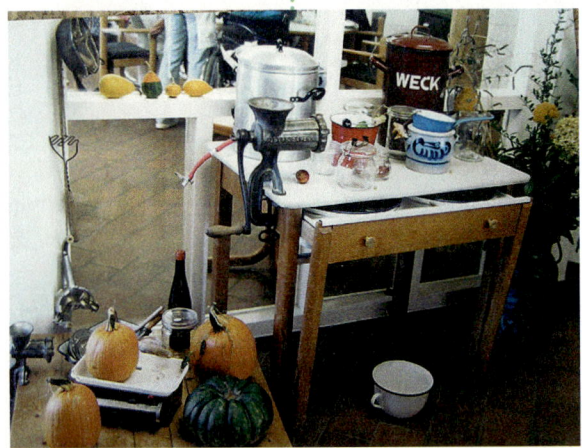

Abb. 1: Ältere Küchengeräte erinnern an frühere Tätigkeiten im Haushalt

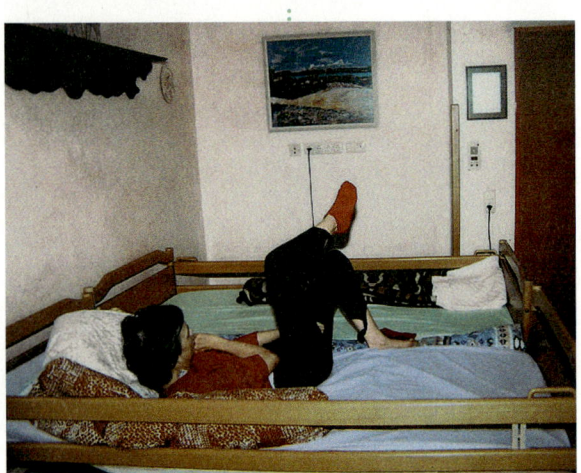

Abb. 2: Bewohnerin im Doppelbett

Manche Pflegebedürftige hängen Bilder ab, transportieren sie von einem Ort zum anderen, Tische und Stühle werden verschoben, herumliegende Gegenstände werden berührt, ertastet, mitgenommen, berochen und manchmal auch geschmeckt. Obstschüsseln mit Äpfeln laden zum Essen ein, Behälter zum Sammeln kleiner Gegenstände (z.B. Korken oder Bälle) sind für jeden erreichbar, Weidenkörbe mit Holzscheiten erinnern an das Befeuern der Öfen. Kleidung (z.B. Mäntel und Schals) lädt zum Anziehen ein. Auch Handtaschen, Schirme und Handstöcke werden gern angenommen.

Die Möglichkeiten dieser Beschäftigungen sind abhängig davon, was zur Verfügung steht. Wir als Pflegefachkräfte können nur Angebote machen. Die Entscheidung der Annahme liegt bei den Menschen selbst.

Demenziell erkrankte Menschen mit ausgeprägten Sekundärsymptomen wie Ängsten, depressiven Verstimmungen, Aggressionen, einem oft erheblichen Bewegungsdrang, mit ausgeprägter Handlungs- oder/und Sprachstörung sind nur selten gruppenfähig und schwierig in Alltagshandlungen einzubeziehen. Häufig liegt in diesem Zustand eine Sturzgefährdung vor und entsprechende Hilfsmittel können den Bedarf von Fixierungen reduzieren. Diese Menschen entwickeln weniger Abwehrverhalten, wenn sie wirklich nur bei Selbst- oder Fremdgefährdung in ihrer Freiheit eingeschränkt werden.

Menschen in der letzten Phase der Demenz, die sich selber nicht mehr fortbewegen können und verbal kaum äußern können, benötigen eine besondere Form von Betreuung. Eine „Sinn betonte" Umgebung in einem umhüllend gestalteten Raum mit Pflegesesseln und dezenten Pastellfarben bietet Schutz vor störenden Faktoren und gibt den Pflegefachkräften die Möglichkeit, Ressourcen wahrzunehmen und zu nutzen. Zwei aneinander gefügte Einzelbetten ermöglichen hierbei ausreichenden Bewegungsraum (→ Abb. 2).

Schaukelstuhl und Schaukel lösen Spannungszustände, unterstützen Restkräfte für eigene Bewegung und fördern in einigen Fällen die Nahrungsaufnahme, die in diesem Stadium sonst häufig erschwert ist.
Ein Fußbad mit Kieselsteinen und Muscheln erinnert an den Strand aus Kindertagen. Ein im Raum stehendes, vor Blicken geschütztes Bett bietet in Krisen eine weitere Aufenthaltsmöglichkeit und erinnert vielleicht an die Zeiten, zu welchen sich die Kinder bei Krankheit noch auf dem Sofa im Wohnraum ausruhten und die Nähe der Anwesenden verspüren konnten.
Die Dauer des Aufenthaltes in einem solchen Raum richtet sich nach dem Kräftezustand des Pflegebedürftigen.

Basale Stimulation®
→ S.370

Das Konzept der → Basalen Stimulation® in der Pflege steht hier im Vordergrund.

Feste und Feiern

Feste und Feiern prägen Menschen und geben ihnen die Möglichkeit, sich an Stationen des Lebens zu erinnern. Hier werden Werte und Normen festgelegt, die Sicherheit bieten, und Erinnerungen werden mit verschiedenen Gefühlen verbunden.

Demenziell erkrankte Menschen befinden sich oftmals im zeitlichen Rückzug *(Regression)* sowie in einer körperlichen Einschränkung. Der Bezug zur Außenwelt steht nicht mehr so sehr im Vordergrund. Dennoch können Feste und Feierlichkeiten durchaus in der Gemeinschaft erlebt werden.

Solche Anlässe können ein Beziehungsdreieck zwischen Mitarbeitern – Angehörigen – Bewohnern herstellen. Wertschätzung und Anerkennung sowie Zugehörigkeit und Liebe können von allen Beteiligten erfahren werden. Zuwendung zeigt sich in Form von materiellen sowie Spruch- und Liedgeschenken.

Der Mensch steht hierbei einmal mehr im Mittelpunkt.

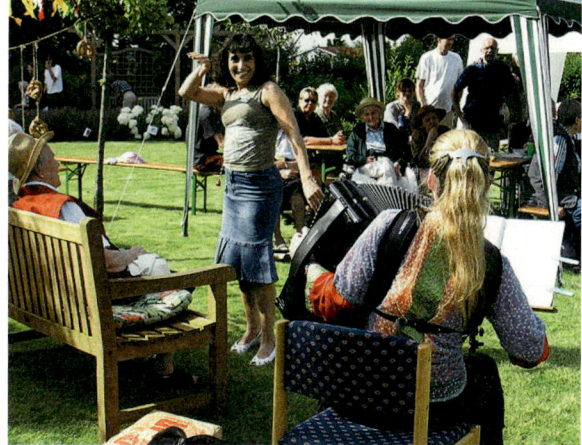

Abb. 1:
Feste feiern

Organisatorische Rahmenbedingungen

Um ein solches Milieu zu ermöglichen, bedarf es eines entsprechenden Konzeptes, das im Pflegeleitbild beschrieben wird (z. B. Psychobiografische Pflege nach Böhm, Validierende Pflege nach Richard).

Kriterien, die zu einem solchen Konzept beitragen können:
• Privatsphäre durch eigene Möbel
• Selbstbestimmung durch individuell an Bewohner angepasste Tagesabläufe
• Sicherheit bieten durch Rituale
• Einbeziehung der Angehörigen
• Fortbildungsangebote für Mitarbeiter
• Ausgiebiges Besprechungswesen

Abschied nehmen

Durch lange Aufenthalte in Pflegeheimen sind zwischen Bewohnern und Mitarbeitern Beziehungen gewachsen. Häufig fällt es Pflegefachkräften und auch anderen Bewohnern sehr schwer, den Verlust eines vertraut gewordenen Menschen zu verarbeiten.

Eine Möglichkeit hierzu ist rituell Abschied zu nehmen. Sowohl während der Sterbephase als auch nach Eintritt des Todes können sich Pflegefachkräfte zusammen mit Angehörigen und anderen Bewohnern verabschieden.

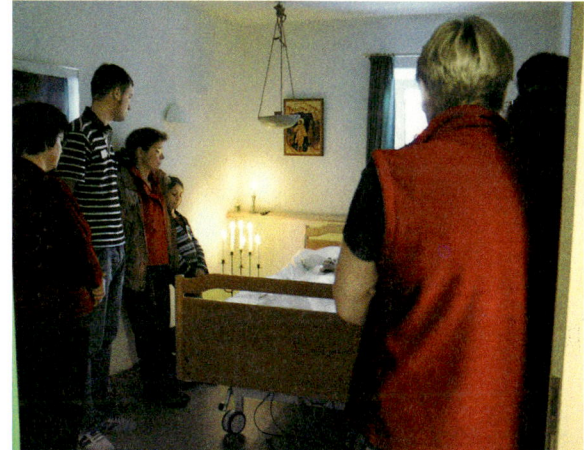

Abb. 1:
Abschied nehmen von einem verstorbenen Bewohner

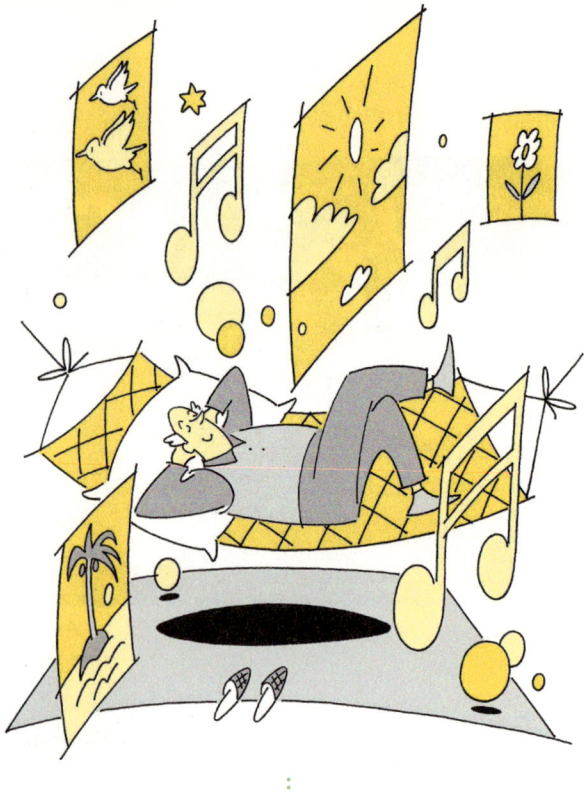

Stress
→ S. 45

Abb. 2:
Snoezelraum

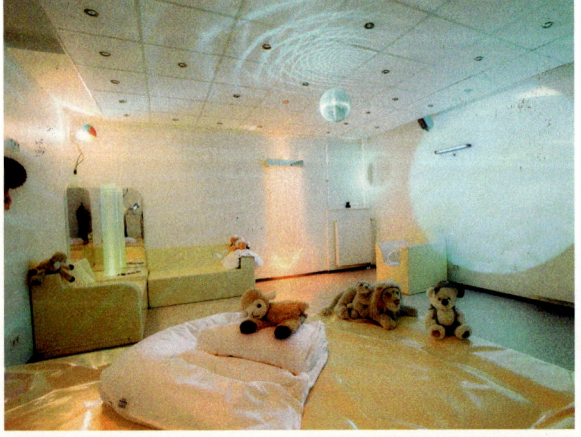

4.5   Snoezelen

Der gesunde Mensch befindet sich im Gleichgewicht zwischen Aktivität und Passivität. Um intensiv zu leben ist Spannung und Entspannung erforderlich. Aktivitäten bzw. Spannungen können → Stress verursachen. **Positiver Stress** *(Eustress)* motiviert, wie z. B. Ehrgeiz und Hobbys. **Negativer Stress** *(Distress)* ist dagegen eine psychische und physische Überforderung und macht krank. Aber auch das Ausbleiben von Anregungen aus der Umwelt (Reizverarmung) bei Zeit- und Personalmangel sowie bei Mangel an sozialer Zuwendung kann negativen psychischen Stress verursachen.

Vorurteile gegenüber Verwirrten, Fixierungen des Pflegebedürftigen, Beruhigungsmittelmissbrauch, viel zu lange Ruhezeiten, aber ebenso eine übertriebene Fürsorge (Totalversorgung) sind weitere belastende Faktoren in Pflegeeinrichtungen.

Stress und Hektik beim Pflegepersonal übertragen sich häufig auf die Pflegebedürftigen. Sie fühlen sich an diesen Belastungssituationen schuldig. Alle diese Ursachen können zum so genannten **psychischen Hospitalismus** führen.

Symptome des psychischen Hospitalismus

- Weinerlichkeit
- Resignation
- Apathie (Teilnahmslosigkeit)
- Regression (Rückschritt von einer höheren Entwicklungsstufe auf eine frühere, niedrigere Stufe).
- Ersatzbefriedigungen (z. B. Schaukelbewegungen, ständiges Summen, Fliesenplattenzählen, Haare rausziehen)
- Psychosomatische Folgeerkrankungen
- Interesselosigkeit
- Vernachlässigung der Körperpflege

Entspannung (Ruhe) hilft Belastungen zu bewältigen und verhindert geistige und körperliche Überforderungen. Hier setzt das Snoezelen an.

Snoezelen ist ein von niederländischen Einrichtungen der Behindertenbetreuung geprägtes Verfahren zur Förderung der Sinneswahrnehmung. Der Begriff wird abgeleitet von „snuffelen" (schnuppern) und von „doezelen" (dösen). Es bedeutet, sich wohl zu fühlen und ruhig zu werden, um sich selbst zu finden. Der englische Begriff „to snooze" bedeutet dösen.

Ziel des Snoezelen

Mit dem Snoezelen wird beabsichtigt, einzelne, primäre Sinneserfahrungen anstatt einer chaotischen Alltagswelt mit Reizüberflutungen zu vermitteln. Damit soll die Konzentration auf einen oder wenige Sinnesreize gefördert werden. Alle anderen Reize werden nach Möglichkeit ausgeblendet. Zur Zielgruppe gehören seh- und hörbehinderte, schwerstmehrfachbehinderte und demenziell erkrankte Menschen.

Grundprinzipien beim Snoezelen

Beim Snoezelen erfolgt keine Bevormundung und kein Zwang. Dabei gelten folgende Prinzipien:

- Die Reize werden wiederholt angeboten, weil der Betroffene Zeit benötigt, um Reize anzunehmen und sie für sich individuell einzuordnen.
- Es werden keinerlei erzieherische Absichten miteingebracht, weil das Snoezelen ausschließlich dem Freizeit- und Erholungswert dienen soll.

Mögliche Angebote für das Snoezelen sind:

- Förderung **optischer** Sinneseindrücke: beruhigende, gemütliche Licht- und Farbeffekte, von der Decke hängende bunte Tücher, Fäden, Mobiles, Gebläse für Papierschnipsel, Seifenblasen, Ballons
- Förderung **akustischer** Sinneseindrücke: Geräusche aller Art über Lautsprecher oder Kopfhörer, besinnliche Musik, einfache Instrumente und Geräuschemacher
- Förderung **olfaktorischer** Sinneseindrücke: duftende Gegenstände (Seife, Parfüm)
- Förderung **taktiler** Sinneseindrücke: Tröge oder Eimer mit Sand und Kieselsteinen
- Weiterhin: Kuschelplätze (Matratzen, weiche Kissen), Tastobjekte (weiche, glatte, strukturierte Stoffproben, Wollteppiche, Quietschtiere) u. Ä.

Reizwirkung

Reizwirkungen durch Bilder, Musik sowie wahrnehmungsfördernde Einrichtungen wirken vorbeugend gegen den psychischen Hospitalismus. Mittels Bilder und Musik lässt sich v. a. zu Pflegebedürftigen mit kognitiven Einschränkungen leichter ein Zugang finden. Sie sind oft sehr ansprechbar auf derartige Reize.

Die wohldosierte Kombination mehrerer Reize, wie z. B. das Klatschen oder Tanzen nach Musik bei einem darauf abgestimmten Lichtrhythmus kann sehr zum Wohlbefinden und zur Stimmungsaufhellung der Pflegebedürftigen beitragen. Die Pflegefachkraft hat die Aufgabe die erwünschten Reizwirkungen des Snoezelens zu beobachten, zu dokumentieren und bei unerwünschten Wirkungen zu reagieren. Dazu dienen gemeinsame Aktionen (z. B. Spaziergang durch den Snoezelraum, gemeinsames Ertasten und Erraten von verdeckten Gegenständen).

Durch das Erleben in der Gruppe erfährt der Pflegebedürftige weitere Reize. Er beobachtet seine Nachbarn und bekommt dadurch wiederum Anregungen zur Sinneserfassung und Aktivität.

Zu viele Personen sollten sich jedoch nicht auf einmal im Snoezelraum befinden, weil sich sonst schnell eine unerwünschte Unruhe einstellen kann. Ein Zweiergespräch ist jedoch durchaus geeignet. Die Pflegefachkraft zeigt hier ihr „Zuhörenkönnen". Dabei kann sie sich nach dem Befinden, nach den Angehörigen oder nach individuellen Wünschen des Pflegebedürftigen erkundigen, ohne neugierig oder aufdringlich zu sein und ohne nur von sich selbst zu erzählen.

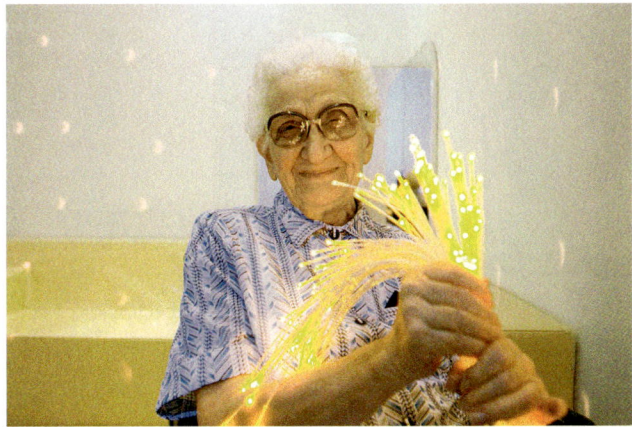

Abb. 1:
Eine Bewohnerin beim
Snoezelen

Weitere Informationen finden Sie unter
www.snoezelen-online.de
www.snoezelen-stiftung.de

Hinweis

Die Reize sollen isoliert voneinander wirken. Anstelle eines Großraumes sind daher mehrere kleine ruhige Ecken effektiver.

Biografiearbeit
→ S. 48

4.6 Biografiearbeit

4.6.1 Das biografische Interview

Eine Form biografischer Arbeit durch Pflegefachkräfte stellt das biografische Interview dar. Hier geht es nicht in erster Linie um das Sammeln von Fakten zum Lebenslauf, sondern darum, die pflegebedürftigen Menschen in ihrer Individualität wahrzunehmen, ihre Autonomie zu fördern, aber auch Verbindungen zu sehen.

Folgende Erkenntnisse der sozialwissenschaftlichen Methode des biografisch-narrativen Gespräches können hilfreich für ein biografisches Gespräch in der Pflege sein:

narrativ
narrare lat. = erzählen

- Der Aufbau einer Vertrauensbeziehung und eine entspannte Atmosphäre ist eine Vorbedingung für das Gelingen des biografischen Gespräches.
- Erzählende Personen sind in der Lage, trotz einiger Brüche ihr Leben als eine zusammenhängende Geschichte zu erzählen. Jede Erzählung folgt einer eigenen Logik. Erzählende Menschen trennen Wichtiges von Unwichtigem und setzen so ihre eigenen Schwerpunkte.
- Die Pflegefachkraft sollte sich zurückhalten und dem Erzählfluss des Interviewpartners folgen, um die eigene Logik der Erzählungen wahrzunehmen.

4.6.2 Methoden der Gesprächsführung

Gesprächshaltung: Aktives Zuhören

Wichtig ist eine offene, interessierte und zugewandte Haltung der interviewenden Person. Hilfreich ist auch das so genannte „therapeutische Grunzen", d.h. zustimmende Laute (z.B. „hmmm" oder „aha"). Außerdem sollten Äußerungen gelegentlich zusammengefasst und bestätigt werden (Zuhörerecho). Wahrgenommene Empfindungen sollten mit eigenen Worten gespiegelt werden.

Hinweis
Die Äußerungen der interviewten Person müssen immer akzeptiert werden.

Beispiel „Sie haben die Lehrer damals als streng empfunden und das hat Ihnen Angst gemacht?" „Nein, dadurch wusste ich genau, woran ich war." „Sie haben sich durch das Verhalten der Lehrer sicher gefühlt?" „Ja, genau."

Gesprächsablauf

1. **Allgemeine Informationen** zur Biografie dienen zum Aufwärmen: z.B. Geburtsdatum, Geburtsort, Eltern, Geschwister, Ausbildung, Beruf, Familie, Freunde , Gewohnheiten
2. **Wichtige Lebensereignisse:** In einem biografischen Interview kann nicht die gesamte Lebensgeschichte erzählt werden. Stattdessen sollte ein bestimmter Schwerpunkt / ein bestimmtes Thema gewählt werden. Die Person, die das Interview führt, wählt ein Schwerpunktthema und spricht dies mit der interviewten Person ab. Möglicherweise ergibt sich auch ein Thema, welches den älteren Menschen gerade beschäftigt, im Gespräch.

*Abb. 1:
Mögliche Ausgangssituation für ein biografisches Gespräch*

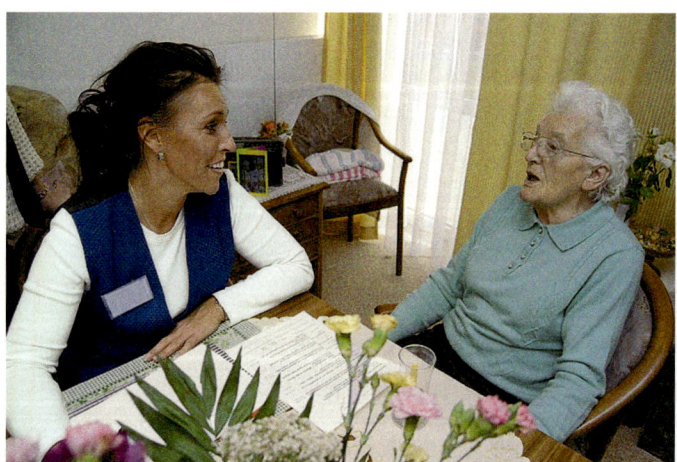

Themen des biografischen Gesprächs

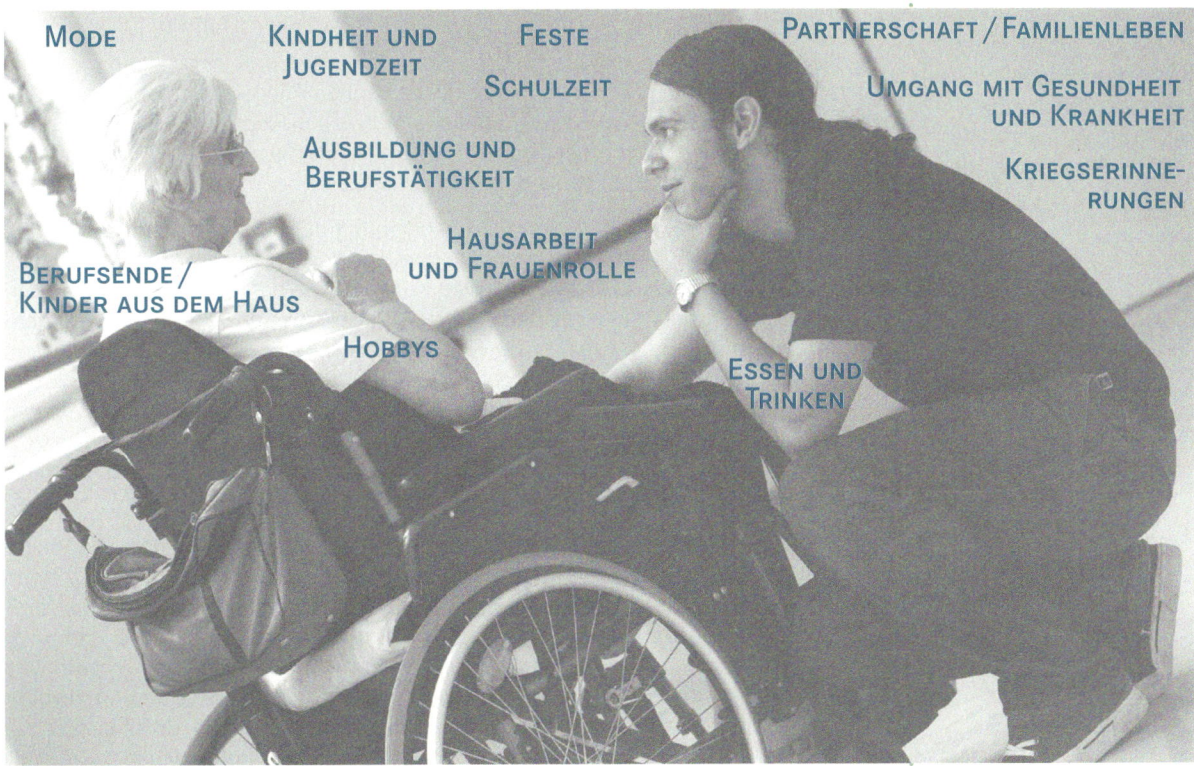

MODE   KINDHEIT UND JUGENDZEIT   FESTE   SCHULZEIT   PARTNERSCHAFT / FAMILIENLEBEN

AUSBILDUNG UND BERUFSTÄTIGKEIT   UMGANG MIT GESUNDHEIT UND KRANKHEIT

KRIEGSERINNERUNGEN

HAUSARBEIT UND FRAUENROLLE

BERUFSENDE / KINDER AUS DEM HAUS

HOBBYS   ESSEN UND TRINKEN

Offene und geschlossene Fragen

Bei **geschlossenen Fragen** reicht oft ein Wort bzw. ein kurzer Satz als Antwort.

Beispiel „Sind Sie in Bremen zur Schule gegangen?" „Ja." „Wie alt waren Sie, als Sie die Schule verließen?" „Ich war 15 Jahre alt."

Offene Fragen ermutigen zu ausführlicheren Antworten und stellen frei, wozu eine Person sich genau äußern will.

Beispiel „Welche Gefühle haben Sie, wenn Sie an Ihre Berufsausbildung zurückdenken?" „Erzählen Sie doch mal, an was Sie sich aus Ihrer Schulzeit erinnern."
„Ich erinnere mich noch genau an den roten Backsteinbau, an die strengen Lehrer und an meine Freundin Anni."
An dieser Stelle können Sie vorsichtig weiter fragen: „Erzählen Sie doch noch ein bisschen von Ihrer Freundin Anni." Oder: „Warum glauben Sie, dass die Lehrer damals so streng waren?"

Hinweis W-Fragen (warum, wann, wer …) können hilfreich sein, um Genaueres zu erfahren. Sie fordern aber konkrete Antworten, die das Gegenüber vielleicht nicht weiß oder nicht sagen will. Manchmal fühlen Menschen sich durch W-Fragen ausgefragt oder werden mit Defiziten konfrontiert.
Pflegefachkräfte sollten immer nur eine Frage zu einem Zeitpunkt stellen, mehrere Fragen gleichzeitig können verwirren.

Erinnerungen hervorlocken

Die interviewende Person sollte Zeit und Ruhe ausstrahlen. Bei bestimmten Themen kann es hilfreich sein, durch passende Medien wie z. B. Fotos, Bilder, Düfte, Gegenstände, Musik … über unterschiedliche Sinne (sehen, hören, tasten, riechen, schmecken) Erinnerungen anzuregen (Ziele und Methoden der Biografiearbeit, S. 50).

4.6.3 Biografische Selbstreflexion

Biografisches Arbeiten in der Pflege setzt voraus, dass die Pflegefachkraft sich ihres eigenen Gewordenseins bewusst ist. Das bedeutet, sich mit der eigenen Lebensgeschichte auseinandergesetzt zu haben. Dazu können Pflegefachkräfte das von den Erziehungswissenschaftlern Herbert Gudjons, Marianne Pieper und Birgit Wagener beschriebene Konzept der biografischen Selbstreflexion nutzen. Dieses Konzept richtet sich an Menschen, die in pädagogischen oder sozialen Berufsfeldern arbeiten.

Biografische Selbstreflexion ist die Wiederaneignung der eigenen Lebensgeschichte. Sie dient der Selbsterkenntnis: „Warum bin ich so geworden, warum verhalte ich mich in dieser Situation auf diese Weise?" Das Konzept ist von verschiedenen Wissenschaftsrichtungen beeinflusst worden. Biografische Selbstreflexion ist dem Menschenbild der → humanistischen Psychologie verpflichtet. Dieses Menschenbild geht von der Selbstaktualisierungstendenz aus. Das heißt, es setzt voraus, dass Menschen lebenslang nach persönlichem Wachstum, Entfaltung und einem sinnvollen Leben streben. Die Entwicklung des Menschen wird dabei als lebenslanger Erfahrungsprozess begriffen, ohne den Schwerpunkt auf einzelne Entwicklungsstadien (z. B. die Kindheit) oder Lebensbereiche (z. B. die Berufswelt) zu legen.

humanistische Psychologie
→ S. 43

Durch rückschauendes Betrachten sollen Erfahrungen, welche die eigene Persönlichkeit geprägt haben, wieder bewusst gemacht werden. Diese Erinnerungen können dann reflektiert werden. Dabei geht es darum, negative Aspekte (wie traumatische Kindheitserfahrungen), aber auch positive und aktive Anteile (Wo habe ich mein Leben aktiv gestaltend verändert?) zu erkennen. Menschen haben so die Möglichkeit, die eigene Lebensgeschichte, das eigene Gewordensein besser zu verstehen (Woher komme ich?), aber auch Veränderungsmöglichkeiten zu entdecken (Wohin will ich?). Eine zentrale Aussage des Konzeptes ist: **Geworden, also veränderbar.**

Biografische Selbstreflexion setzt bei Pflegefachkräften (und anderen Berufsgruppen im sozialen Bereich) die Fähigkeit des Sich-Einlassens, des Verstehens, der Empathie und des Perspektivwechsels voraus. Wer den eigenen subjektiven Standpunkt besser versteht, hat auch mehr Verständnis für die subjektive Sichtweise von anderen.

In der biografischen Selbstreflexion ist eine Haltung des Nachspürens wichtig. Es soll nicht gleich bewertet oder eingeordnet werden. Hierzu gibt es Übungen mit unterschiedlichem Charakter, da Menschen unterschiedliche Zugänge zu ihrer Erinnerung haben (z. B. malen, schreiben oder spielen).

Die Begründer der biografischen Selbstreflexion gehen davon aus, dass es ein „Körpergedächtnis" gibt, welches Erinnerungen speichert. Daher wird im Konzept der biografischen Selbstreflexion unter anderem auch mit Körperübungen oder zum Beispiel mit der Methode der „Phantasiereise" gearbeitet.

Abb. 1:
Bridget Jones schreibt ihr Tagebuch in dem Kinofilm „Schokolade zum Frühstück" (USA, 2001)

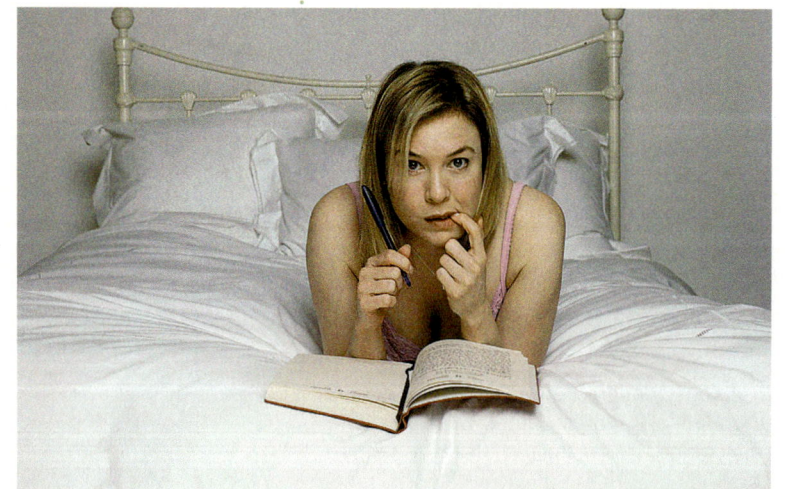

Biografische Selbstreflexion lässt sich auch durch eine Person alleine durchführen.

Ein gutes Beispiel hierfür ist das Schreiben eines Tagebuchs. Generell ist das Konzept der biografischen Selbstreflexion aber für die durch eine erfahrene Moderatorin geleitete Arbeit in Gruppen zugeschnitten.

Jede Teilnehmerin bleibt während der Übung mit ihrer Aufmerksamkeit ganz bei sich. Eine Auswertung der Übungen zur biografischen Selbstreflexion findet am besten mit Hilfe von Reflexionsfragen durch einen Austausch in kleinen, vertrauten Gruppen statt.

4.6.4 Biografiearbeit und biografische Selbstreflexion bei demenziell erkrankten Menschen

Besondere Bedeutung bekommt die beschriebene Biografiearbeit bei demenziell veränderten alten Menschen. Biografisches Arbeiten trägt hier dazu bei, letzte Erinnerungsinseln der Persönlichkeit möglichst lange zu bewahren. Durch die Methoden der Biografiearbeit können hier vor allem die noch nutzbaren Sinneskanäle angesprochen werden: Geruch, Tastsinn, auswendig Gelerntes, automatisierte Abläufe und Musik.

Sie können ein Identitätsgefühl fördern, indem Sie auf das Langzeitgedächtnis der Pflegebedürftigen zurückgreifen. Häufig zeigen demenziell Erkrankte eine hohe Konzentrationsfähigkeit, wenn sie sich in einem Gruppenangebot z. B. durch das Singen alter Volkslieder angesprochen fühlen. In diesen Situationen führen sie mit großer Freude und unerwarteter Kompetenz Aufgaben durch, die ihnen von früher her vertraut sind. Beispiele sind hauswirtschaftliche Tätigkeiten wie Kochen, Backen oder Kinderpflege (mit Babypuppen) bei Frauen oder auch handwerkliche Tätigkeiten bei Männern.

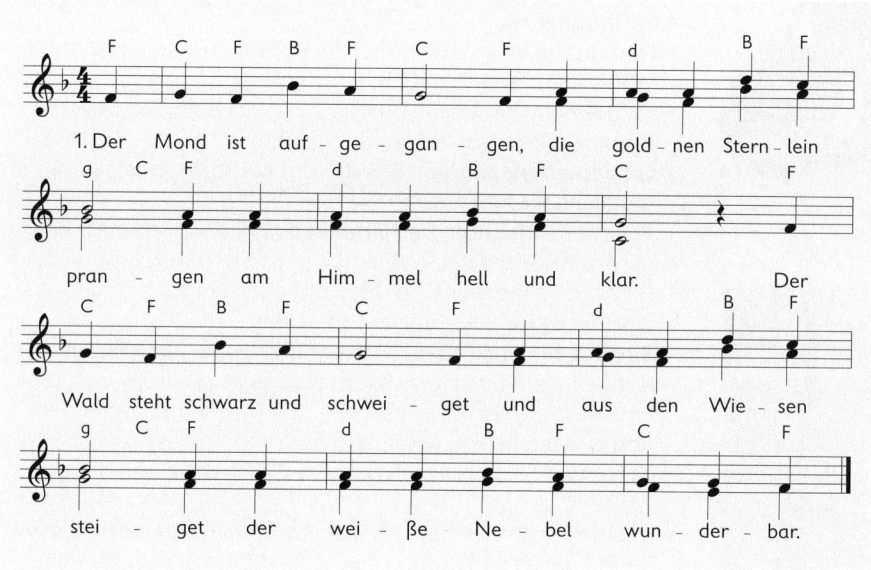

Abb. 1:
Alte Volkslieder sind ein guter Aufhänger für Biografiearbeit. Daher sollten in jeder Altenpflegeeinrichtung immer ausreichend Musiknoten und Liedtexte zur Verfügung stehen.

Biografisches Arbeiten kann hier Gefühle von Selbstwert und Kompetenz bei Menschen fördern, deren Rolle zunehmend von Hilflosigkeit und Abhängigkeit geprägt ist. Dies trägt dazu bei, dass betroffene Menschen ihre Selbstachtung erhalten oder sogar zurückgewinnen. Pflegefachkräfte berichten von einer Verminderung der Ruhelosigkeit bei Pflegebedürftigen, die an biografischen Angeboten teilnehmen. Viele verwirrte Menschen erwecken den Eindruck, durch biografisches Arbeiten regelrecht aufzublühen.

Für die Praxis ist es wichtig, dass die Gruppen klein sind und möglichst konstant über einen längeren Zeitraum miteinander arbeiten. Die gemeinsame Arbeit mit dementen und geistig regen älteren Menschen ist möglich, wenn der Großteil der Gruppe aus geistig unbeeinträchtigten Bewohnerinnen besteht. Vorteile bestehen darin, dass verwirrte Menschen nicht ausgegrenzt werden und von den anderen Bewohnerinnen lernen können (z. B. alltägliches Verhalten). Es muss jedoch gewährleistet sein, dass die geistig regen älteren Menschen noch genügend gefördert werden können und vor aggressiven Handlungen verwirrter Menschen geschützt werden.

Pflegefachkräfte, die biografische Selbstreflexion anleiten, sollten an speziellen Weiterbildungsangeboten zur Biografiearbeit teilgenommen und eigene Erfahrungen mit biografischer Selbstreflexion haben sowie sich in die „verwirrte Welt" dementer Menschen einfühlen können.

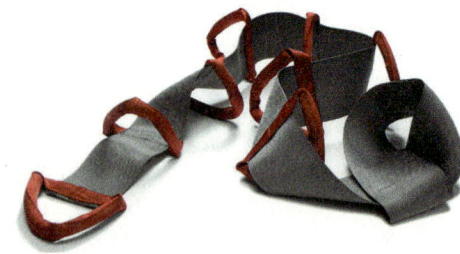

Abb. 1: Toilettenerhöhung

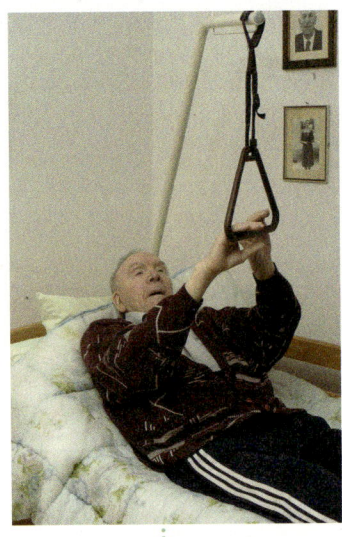

Abb. 2: Bettleiter (oben),
Patientenaufrichter (unten)

5.1   Kleine Hilfsmittel

Für die ambulante und stationäre Altenpflege sind so genannte kleine, technische und spezielle Hilfsmittel relevant.

Zu diesen Hilfsmitteln zählen:

- **Steckbecken (Bettpfannen)** bei bettlägerigen Pflegebedürftigen zur Unterstützung der Stuhl- und Urinausscheidung (→ S. 283)
- **Urinflaschen** können mithilfe einer Halterung (mit Deckel) am Bett oder am Nachtschrank befestigt werden
- **Toilettenstühle** für Personen, die zwar aufstehen, aber nicht gehen können (→ S. 284)
- **Toilettenerhöhungen** zum sicheren Halt und zur Erleichterung des Aufstehens von der Toilette (→ Abb. 1)
- **Sputumbecher**
- **Nierenschalen** als Abwurfbehältnis, Brechschale, Behältnis für Verbandsmaterial (→ S. 295)
- **Haarwaschwannen** für die Haarpflege im Bett als Kunststoffwannen mit Ablaufschlauch (→ S. 265)
- **Gummiunterlagen** zum Schutz vor Feuchtigkeit, Einsatz bei Bettlägerigkeit (→ S. 289)
- **Patientenaufrichter, Bettleiter** helfen dem Pflegebedürftigen beim selbstständigen Aufrichten und/oder Umlagern (→ Abb. 2). Insbesondere bei Halbseitenlähmung ist jedoch eine einseitige Belastung zu vermeiden .
- **Bettbogen, Drahtbügel (Bettbahnhof)** sollen den Pflegebedürftigen vor dem Gewicht der Bettdecke schützen, z. B. zur Prophylaxe eines Spitzfußes oder bei Verbrennungswunden und offenen Beinen (→ S. 332).
- **Bettgitter** (→ S. 244), ein- oder zweiteilig, mit oder ohne Polster
- **Drehteller (Drehscheiben)** ersparen dem Pflegebedürftigen beim Transfer vom Bett in den Stuhl das Umsetzen der Füße .

> **Hinweis** Drehteller können bei Störungen der Rumpfstabilität und eingeschränkten Gleichgewichtsleistungen **kontraindiziert** sein.

- **Haltegürtel** bieten den Pflegefachkräften die Möglichkeit, den Pflegebedürftigen bei Transfers sicher zu begleiten (→ Abb. 4).

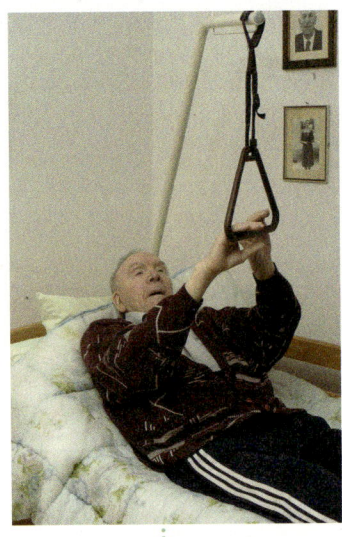

- **Anti-Rutsch-Auflagen** blockieren das Hinunterrutschen (z. B. bei einem Pushersyndrom,→ S. 583). Sie können auch zur Unterstützung des Höherhebens im Bett (unter die Füße des Pflegebedürftigen legen) eingesetzt werden.
  Häufig setzen sich Pflegebedürftige nicht weit genug auf den Stuhl, sondern nur auf die vordere Stuhlkante. Damit die Pflegefachkraft den Pflegebedürftigen nicht weiter auf die Sitzfläche heben muss, wird die Anti-Rutsch-Auflage auf die vordere Stuhlkante gelegt. Der Pflegebedürftige setzt sich auf die Matte und stützt sich dabei auf den Armlehnen ab. Nun kann er sich selbstständig weiter auf die Sitzfläche heben, ohne zurückzurutschen.
  Anti-Rutsch-Auflagen sind bei 80 °C waschbar (siehe Herstellerhinweis).
- In größeren Formaten (etwa 1 m x 0,5 m) werden **Gleit- und Rutschmatten** sowie **Rutschbretter** für das Höherheben und die Umlagerung im Bett bzw. den Transport aus dem Bett angeboten (→ Abb. 3).

Abb. 3: Rutschbrett

- **Rollatoren und Unterarmgehstützen** müssen der Größe des Benutzers angepasst werden. Bei der Verwendung eines Rollators sollen die Ellenbogen gestreckt und die Schulter nicht hochgezogen sein. Deltaräder (dreirädrig) sind in manchen Fällen aufgrund der Sturzgefahr weniger geeignet als vierrädrige Rollatoren, die auch Sitzgelegenheit bieten (→ Abb. 1 und 2).

Unterarmgehstützen(→ Abb. 3) werden zwecks Anpassung an die Körpergröße des Benutzers neben dessen Fußaußenseite gestellt und bei herabhängendem Arm mit Hilfe des variablen Splintes der Stützen so eingestellt, dass die Unterarmgehstütze oben bis etwa 3 Querfinger unterhalb der Ellenbogenspitze ragt. Die Stütze darf nie über das Ellenbogengelenk hinaus ragen (→ Abb. 4).

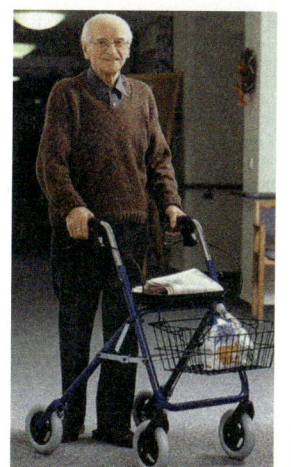 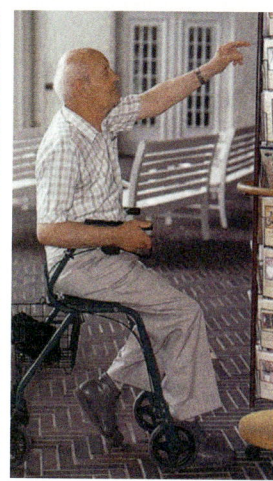

Abb. 1 und 2: Einsatz von Rollatoren

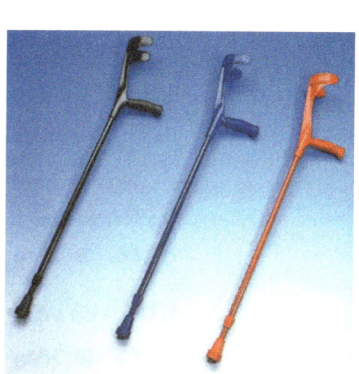

Abb. 3: Unterarmgehstützen

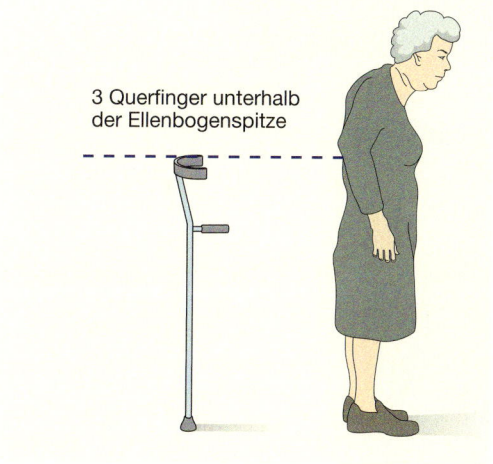

3 Querfinger unterhalb der Ellenbogenspitze

Abb. 4: Anpassung der Unterarmgehstützen

Je nach Indikation soll der Gehbehinderte im so genannten Zwei-, Drei- oder im Viertaktgang gehen. Dabei kommt es immer auf die (vom Arzt) erlaubte Belastung des betroffenen (verletzten) Beines an.

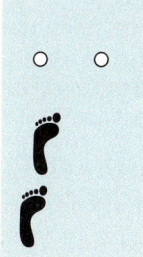

Zweitaktgang
Zu Beginn werden beide Stützen vorgestellt. Anschließend wird das gesunde Bein einen Schritt vorstellt und das betroffene (verletzte) Bein ohne Belastung hinterhergezogen.

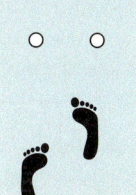

Dreitaktgang
Anfangs werden beide Stützen vorgestellt. Danach beginnt hier jedoch das betroffene (verletzte) Bein mit einer teilweisen Belastung und das gesunde Bein schreitet danach vollbelastend.

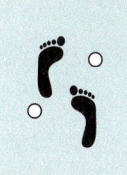

Viertaktgang
Das Körpergewicht wird auf beide Beine verteilt. So werden beide Beine gleichmäßig belastet. Die Unterarmgehstützen sollen lediglich noch eventuelle Gangunsicherheiten ausgleichen. Beim „Marschieren" wird jeweils die rechte Stütze und das linke Bein bzw. die linke Stütze und das rechte Bein vorgestellt.

○ Unterarmgehstützen

 Fuß

Hinweis Pflegehilfsmittel sollten sicher, gezielt und sinnvoll eingesetzt werden. Sie sind nach Gebrauch zu warten und hygienisch zu reinigen.

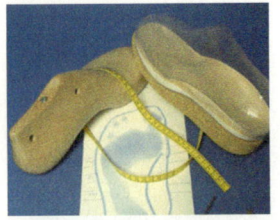

Abb. 1: Schuherhöhung

Schuhzurichtung

Um den Schuh an den Fuß anzupassen bzw. die Stellung des Fußes im Schuh zu verändern, kann an festen Schuhen eine Schuhzurichtung angebracht werden (→ diabetischer Fuß, Entlastungsschuh, S. 442).

Bei einer Beinlängendifferenz (z.B. bei nicht korrekt verheilten Frakturen) dienen Schuhzurichtungen häufig als Ausgleich der unterschiedlichen Beinlänge (→ Abb. 1) oder Hüftstellung. Orthopädisch angefertigte Schuhe sind dagegen wesentlich teurer.

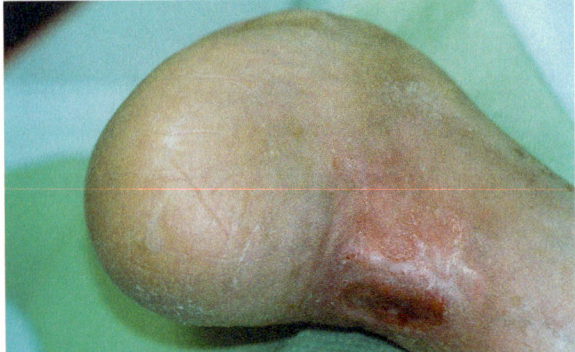

Abb. 2: Amputationsstumpf

Prothesen

Prothesen dienen als künstlicher Ersatz für fehlende Körperteile (z.B. durch Amputation oder angeborene Fehlbildung → Abb. 2). Sie sollen einen optischen Ausgleich schaffen sowie das Gehen, Stehen bzw. Greifen (wieder) ermöglichen.

Nach abgeschlossener Wundheilung wird für Trainingszwecke zunächst vorübergehend eine Testprothese verwendet. Daran orientieren sich der eigentliche Prothesenaufbau und die Prothesenanpassung durch einen Physio- oder Ergotherapeuten. Etwa ein Jahr nach einer Amputation hat der Stumpf seine endgültige Form. Erst dann kann eine individuelle Dauerprothese angepasst werden.

Bei Hand- und Armprothesen handelt es sich häufig um so genannte **Schmuckprothesen**, die aus kosmetischen Gründen getragen werden (→ Abb. 3). Besonders wichtig sind dabei Farbe und Form der Prothese. Auch eine Nasenteilprothese, die z.B. nach einem entfernten Tumor im Nasenflügelbereich Verwendung finden kann, zählt als Schmuckprothese.

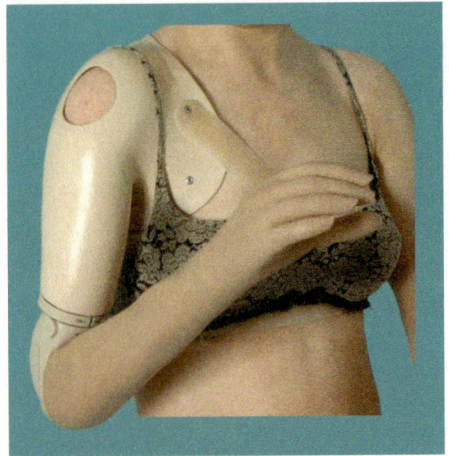

Abb. 3: Schmuckarmprothesen

So genannte **passive Greifprothesen** besitzen aufgeschraubte Handersatzstücke (wie z.B. einen Haken). **Funktionelle Prothesen** haben zusätzlich eine Kraftzugbandage, welche Bewegungen des Schultergürtels auf das Handersatzstück (auf den Haken) überträgt.

Myoelektroprothesen verstärken durch einen batteriebetriebenen Motor willkürliche Muskelkontraktionen. So kann der Träger einer Myoelektroarmprothese seine Hand willkürlich öffnen und schließen.

Auch **Prothesenfüße** können für Dynamik sorgen. Sie können den Druck, der beim Auftreten entsteht, über eine spezielle Federung in eine Vorwärtsbewegung umsetzen und somit das Abrollen des Fußes sowie den Kraftaufwand beim Gehen erleichtern (→ Abb. 5).

Je jünger der Betroffene, um so dynamischer ist der Prothesenaufbau. Je älter der Träger einer Prothese, um so statischer ist ihr Aufbau.

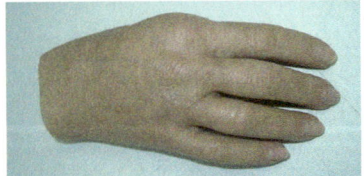

Abb. 4: Handprothese

Versorgung eines Stumpfes
→ Wundversorgung, Band 2

Finanzierung von Hilfsmitteln → Band 2

Abb. 5: Prothesenfuß

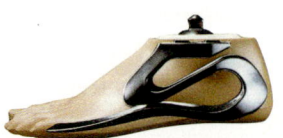

5.2 Technische Hilfsmittel

- **Krankenlifter** erleichtern das Heben und Tragen des Pflegebedürftigen; sie müssen sicher und fachgerecht eingesetzt werden (→ Abb.1).
- **Rollstühle** bieten Gehbehinderten weitgehende Beweglichkeit. Unterschiedliche Reifenarten ermöglichen eine optimale Anpassung an vorherrschende Bodenverhältnisse. **Aktivrollstühle**, deren Sitzbreite, Sitztiefe, Rückenhöhe und Sitz-Fußbrettabstand der Körpergröße des Benutzers angepasst werden können, lassen sich von aktiven Rollstuhlfahrern durch Bewegungen des Oberkörpers steuern (→ Abb. 2). Zur uneingeschränkten Nutzung ihrer Hände und Arme benötigen die aktiven Rollstuhlfahrer nicht unbedingt einen elektrischen Antrieb, weil die zusätzliche Ausstattung den Rollstuhl schwerer macht und den nötigen Kraftaufwand zum Fahren erhöhen würde.

Ein **Pflegerollstuhl** hat eine erhöhte Rückenlehne (→ Abb. 3). Die Rückenhöhe des Rollstuhls hängt von der Art der Behinderung (z.B. von der Art der Querschnittslähmung) ab. Bei Streckspastiken ist eine besonders hohe Rückenlehne mit Kopfunterstützung sinnvoll. Zum Transport kann ein **Faltrollstuhl**, d.h. ein zusammenklappbarer Rollstuhl, verwendet werden. Diese Rollstühle besitzen zwei Achsen (→ Abb. 5 und 6).

Rollstühle mit nur einer, durchgehenden Achse sind nicht so transportabel, aber leichter und besser fahrbar(→ Abb. 4).

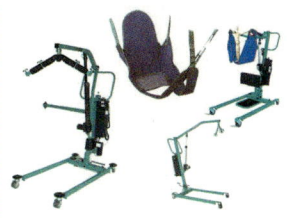

Abb. 1: Lifter

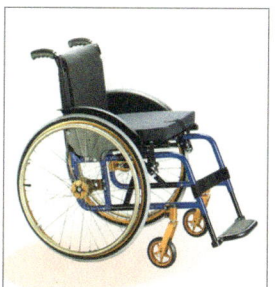

Abb. 2: Aktivrollstuhl, vom Pflegebedürftigen bedient

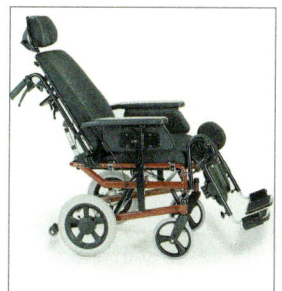

Abb. 3: Pflegerollstuhl, von Pflegefachkräften bedient

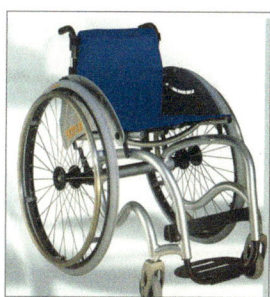

Abb. 4: Sportrollstuhl

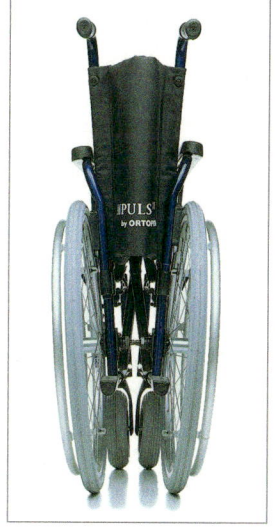

Abb. 6: Rollstuhl gefaltet

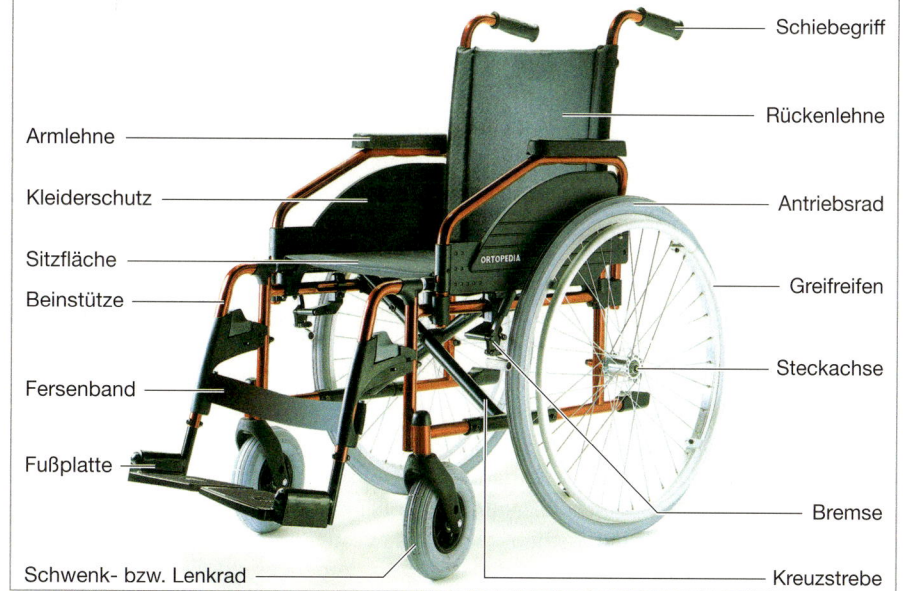

Schiebegriff

Rückenlehne

Armlehne

Kleiderschutz

Antriebsrad

Sitzfläche

Beinstütze

Greifreifen

Fersenband

Steckachse

Fußplatte

Bremse

Schwenk- bzw. Lenkrad

Kreuzstrebe

Abb. 5:
Einzelne Bestandteile des Faltrollstuhls: Standard-Leichtgewichtsrollstuhl, den der Pflegebedürftige selbst sowie die Pflegefachkraft bedienen kann

- **Pflegebetten** erleichern die am bettlägerigen Pflegebedürftigen auszuführenden Pflegetätigkeiten (→ Abb. 249).

5.3 Spezielle Hilfen

Umgang mit Hörgeräten

Bei Hörgeräten werden „Im-Ohr-Geräte" (IO) und „Hinter-dem-Ohr-Geräte" (HdO) unterschieden. Beide Gerätetypen sind mit Mikrophon, Verbindungsschlauch, Batterieschublade sowie Ein- und Ausschalter ausgestattet (→ Abb. 1 und 2). Zur Regulation der Lautstärke besitzen Hörgeräte einen Lautstärkeregler oder einen Laut-Leise-Knopf bzw. funktionieren vollautomatisch.

> **Hinweis** Im Hörvermögen eingeschränkte Diabetiker hören morgens besser als abends und benötigen demzufolge einen Lautstärkeregler.

Die meisten Geräte ermöglichen folgende Einstellungen:
0 = AUS (Batterie sparen, z. B. nachts!)
M = Mikrophon eingeschaltet (Normalstellung)
T = Telefonspule zum Telefonieren
MT = beide Möglichkeiten (Telefon- und Normalstellung) kombiniert.

In der Regel ist das rechte Hörgerät mit einem roten und das linke mit einem blauen Punkt markiert.

IO-Geräte sind von außen kaum sichtbar. Sie besitzen häufig einen Faden zum Herausnehmen aus dem Ohr. Reißt dieser ab, muss ein Hörgeräteakustiker das IO-Gerät herausnehmen. Die Technik der IO-Geräte wird häufig als sehr anfällig beschrieben.
Bei **HdO-Geräten** ist besonders der geringere Batterieverbrauch und der im Vergleich zu IO-Geräten günstigere Preis vorteilig. Außerdem fällt das von vielen IO-Trägern kritisierte „hohle" Gefühl weg. In den letzten Jahren hat sich das Design der HdO-Geräte wesentlich verbessert.

> **Hinweis** HdO-Geräte piepen in der hohlen Hand und zeigen so die Funktionstüchtigkeit an.

Bei **speziellen Telefonen für Hörbeeinträchtigte** werden die durch das Telefon ankommenden elektrischen Signale direkt auf das Hörgerät übertragen und **nicht** in Schallwellen umgewandelt. Um die elektrischen Signale zu empfangen, muss das Hörgerät mit einem T-Schalter ausgestattet sein. Durch diese so genannte induktive Übertragung werden keine Schallverstärker benötigt, die Hörbeeinträchtigten für normale Telefone angeboten werden.
HdO-Geräte sind häufig mit einem T-Schalter ausgestatten. Bei IO-Geräten wird angesichts der Mikrotechnik und der minimalen Platzverhältnisse meistens auf den T-Schalter verzichtet.
Bei **Mobilfunkgeräten** können aufgrund der fehlenden Frequenzabschirmung aufgenommene Frequenzen ein Brummen (schlechte Tonqualität) verursachen. Das Handy sollte daher bei HdO-Geräten etwas höher (ans Mikrophon) und bei IO-Geräten etwas schräg gehalten werden. Es werden auch spezielle Handyverstärker angeboten (→ Abb. 3). Der Schallschlauch beim HdO-Gerät sollte etwa alle vier Monate ausgewechselt werden. Die Batteriedauer für die HdO-Hörgeräte beträgt (abhängig von der Lautstärke der Umgebung) etwa 14 Tage (bei IO-Geräte etwa 7 Tage). Beim Wechsel der Batterien ist darauf zu achten, dass die Batterien polrichtig eingesetzt und gebrauchte Batterien nicht mit den neuen Batterien verwechselt werden. Dabei helfen kleine Aufkleber auf den Batterien, die je nach Hersteller mitgeliefert werden.

Bei Bedarf kann das Hörgerät nach Empfehlung des Hörgeräteakustikers mit Wasser und einem speziellen Reinigungsmittel gereinigt werden. Dazu werden das Ohrpassstück und der Schallleitungsschlauch vom Gerät entfernt. Beides wird mithilfe einer Spritze zunächst mit Reinigungsmittel und anschließend mit klarem Wasser durchgespült. Das Hörgerät selbst darf nicht mit Wasser in Verbindung kommen. Nachdem alle Teile wieder getrocknet sind, wird das Gerät zusammengesetzt. Eine größere Wärmestrahlung, wie sie etwa beim Fönen der Haare auftreten könnte, ist zu vermeiden (Hörgerät nicht auf die Heizung legen!). Bei harten Stößen, z. B. wenn das Hörgerät auf den Fußboden fällt, muss der Hörgeräteakustiker aufgesucht werden.

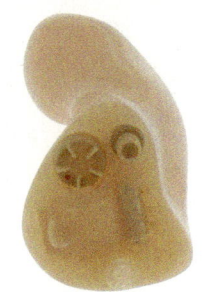
Abb. 1: IO-Gerät

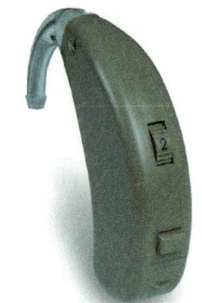
Abb. 2: HdO-Gerät

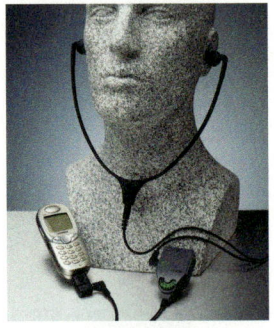
Abb. 3: Handyverstärker

Weitere Hilfsmittel für Hörbehinderte sind z. B. Hörbrillen, Vibrationswecker und Blitzsignalanlagen.

> **Hinweis**
> Vor der Ganzkörperwaschung sowie vor dem Baden oder Duschen sind die Hörgeräte herauszunehmen.

→ Kommunikation mit Hörgeschädigten, Band 2

Spezielle Hilfsmittel für Sehbehinderte und Blinde

- **Brille:** Die Reinigung erfolgt unter fließendem Wasser oder mit einem feuchten Tuch. Anschließend wird die Brille mit einem fusselfreien Tuch abgetrocknet.
- **Kontaktlinsen:** Zum **Einsetzen** wird die Kontaktlinse (nach vorausgegangener hygienischer Händedesinfektion!) mit der Wölbung nach oben auf eine angefeuchtete Fingerkuppe gesetzt (→ Abb. 1). Daumen und Zeigefinger der linken Hand spreizen die Augenlider vertikal. Die Linse kann durch leichtes Antippen auf die Hornhaut des Auges gelegt werden.

  Zum **Herausnehmen** wird das Augenlid ebenfalls vertikal gespreizt. Dazu wird die Linse mit einer angefeuchteten und gleichmäßig aufgesetzten Fingerkuppe abgehoben. Bei harten Kontaktlinsen kann die Linse mit einem speziellen Sauger aufgenommen werden.

  Kontaktlinsen werden in speziellen Behältern aufbewahrt. Die Behälter sind täglich mit frischer Lösung (aus dem Fachhandel) zu versehen.

  Kontaktlinsen können durch Ablagerungen verschmutzen, rauh werden und auf der empfindlichen Hornhaut des Auges scheuern. Daher ist eine regelmäßige Reinigung mit speziellen Kontaktlinsenpflegemitteln erforderlich.

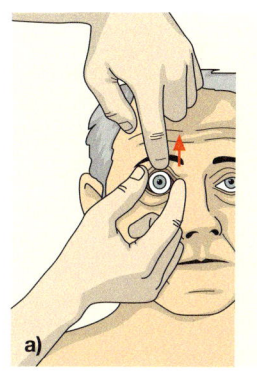

Abb. 1: Einsetzen einer Kontaktlinse

- **Augenprothesen** werden vom Spezialisten angepasst und geformt. Bei einem verschmutzten **Glasauge** kann sich die Augenhöhle entzünden. Kalkablagerungen des Glaskörpers können die Augenhöhle reizen. Daher soll die Augenprothese einmal täglich herausgenommen und gesäubert werden. Sie wird mit lauwarmem Wasser abgespült und bei starker Verschmutzung oder Verkrustung für einige Minuten in Kochsalzlösung (1 TL Salz auf 1 Liter Wasser) gelegt. Reines Leitungswasser ist zu kalkhaltig.

  Zum **Einsetzen** blickt der Betroffene nach oben. Nach der hygienischen Händedesinfektion schiebt die Pflegefachkraft mit ihrer linken Hand das Oberlid sanft nach oben und setzt mit ihrer rechten Hand die Augenprothese in die Augenhöhle (→ Abb. 2a). Dann zieht sie (oder der Betroffene selbst) das Unterlid vorsichtig nach unten, damit die Augenprothese in den Bindehautsack gleiten kann. Danach wird kontrolliert, ob die Prothese richtig sitzt.

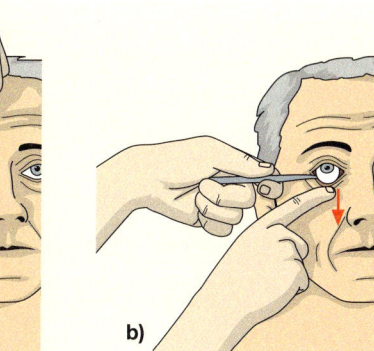

Abb. 2: Einsetzen (a) und Herausnehmen (b) einer Augenprothese

  Zum **Herausnehmen** blickt der Betroffene ebenfalls wieder nach oben. Dann wird das Unterlid vorsichtig etwas abgezogen und ein Glasstreifen oder der Zeigefinger unter den unteren Rand der Augenprothese geschoben, um die Prothese herauszunehmen (→ Abb. 2b). Angesichts der Bruchgefahr ist es sicherer, die Augenprothese im Bett einzusetzen bzw. herauszunehmen, als z. B. vor dem Waschtisch.

Orthesen

Orthesen dienen als Hilfs- und Heilmittel zum Ausgleich fehlender Funktionen des Bewegungsapparates. Sie können stützen, fixieren, entlasten, stabilisieren, mobilisieren, aber auch ruhigstellen sowie einen Längenausgleich schaffen und Deformierungen (z. B. bei einem Klumpfuß) korrigieren.

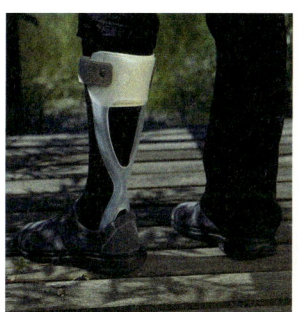

Abb. 3: Unterschenkelorthese

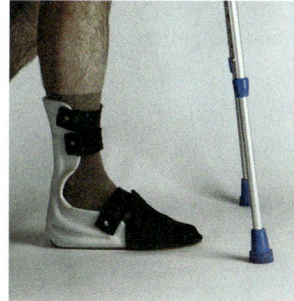

Abb. 4: Fersenentlastungsorthese

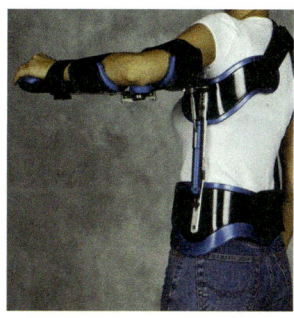

Abb. 5: Armabduktionsorthese

Gesichtssinn (Auge)
→ S. 189

6.1   Erkrankungen des Auges

Von den ca. 500 000 bis 800 000 in Deutschland lebenden Sehbehinderten sind ca. ⅔ über 60 Jahre alt. Im Folgenden werden die Erkrankungen behandelt, die für den größten Teil an Sehbehinderungen im Alter verantwortlich sind.

6.1.1   Altersweitsichtigkeit (Presbyopie)

Akkomodationsfähigkeit
→ S. 190

Das Nachlassen der → Akkomodationsfähigkeit im Alter beruht auf einem Elastizitätsverlust der Augenlinse und ist ein normaler Vorgang, der jeden alternden Menschen begleitet (→ Abb. 1a). Der Altersweitsichtigkeit kommt damit im engeren Sinne kein Krankheitswert zu. Erste Symptome der Altersweitsichtigkeit können sich bereits ab dem 40. Lebensjahr bemerkbar machen. Während junge Menschen noch Gegenstände mit einem Augenabstand von 8–10 cm scharf sehen können, steigt der Nahpunkt alter Menschen auf 70–100 cm an. Erstes Symptom der Altersweitsichtigkeit ist häufig das Zeitungslesen mit ausgestrecktem Arm, um den Leseabstand zu erhöhen.

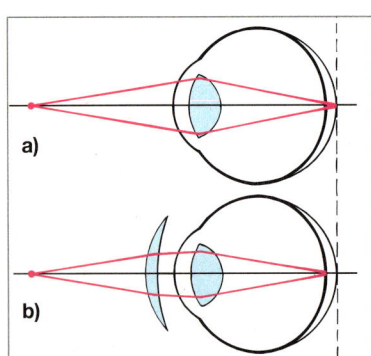

Abb. 1: a) Altersweitsichtigkeit: Aufgrund der eingeschränkten Elastizität der Augenlinse liegt der Punkt des schärfsten Sehens hinter der Netzhaut.
b) Durch eine Sammellinse werden auch nahe gelegene Gegenstände auf der Netzhaut abgebildet.

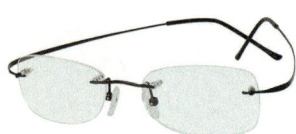

Die Altersweitsichtigkeit wird durch eine vorgeschaltete Sammellinse, meist als „Lesebrille" bezeichnet, korrigiert (→ Abb. 1b). Da mit zunehmendem Alter die Akkomodationsfähigkeit der Linse weiter nachlassen kann, sind regelmäßige augenärztliche Kontrollen erforderlich. Die Lesebrille muss ca. alle 3 Jahre neu angepasst werden.

6.1.2   Grauer Star (Katarakt)

katarrhakies
gr. = Wasserfall

Als Katarakt werden Trübungen der Augenlinse bezeichnet. Der Begriff rührt von der früheren Vorstellung her, dass sich ein Wasserschleier vor die Augen legt und damit die Sehkraft mindert. Die Katarakt gehört weltweit zu den häufigsten Ursachen einer Erblindung.

Diabetes mellitus
→ S. 433

Ursachen und Symptome des grauen Stars

Ursache einer Katarakt können Verletzungen oder Erkrankungen wie → Diabetes mellitus und seltene Haut- oder Muskelkrankheiten sein. Die häufigste Ursache ist jedoch die altersabhängige Linsentrübung, die so genannte **Alterskatarakt** oder **Altersstar**. 15 % aller Menschen zwischen 65 und 75 Jahren sind von dieser Erkrankung betroffen. Erste **Symptome** der Katarakt sind Sehstörungen in Form von unscharfem Sehen oder einer vermehrten Blendbarkeit, z. B. beim Autofahren im Dunkeln durch die Lichter entgegenkommender Autos. Im fortgeschrittenen Stadium entsteht ein Schleiersehen, das bei ausbleibender Behandlung bis zur völligen Blindheit führen kann (→ Abb. 2, S. 282).

Der Augenarzt erkennt die Trübungen der Augenlinse in der Spaltlampenuntersuchung. Im fortgeschrittenen Stadium erkennt man eine Katarakt bereits mit bloßem Auge an der weißlichen Verfärbung der Linse des betroffenen Auges (→ Abb. 2).

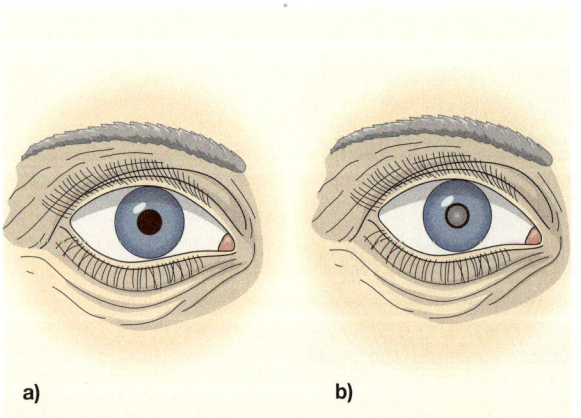

Abb. 2: a) Normales Auge,
b) Fortgeschrittenes Stadium des Altersstars mit weißlicher, bereits von außen sichtbarer Verfärbung der Augenlinse.

Behandlung und Pflege bei grauem Star

✚ Die Katarakt kann operativ durch Entfernen der getrübten Linse behandelt werden. Die **Staroperation** ist ein risikoarmer Eingriff, der meist in örtlicher Betäubung durchgeführt wird. Neuere Methoden arbeiten mit einer Lasertechnik, bei der das Innere der Linse zertrümmert und dann abgesaugt wird. Häufig wird als Ersatz für die entfernte Linse eine Kunststofflinse in das Auge implantiert (→ Abb. 1). Die einfache Kunststofflinse kann jedoch nicht akkomodieren und damit die Nahsicht gewährleisten, sodass der Operierte meist auf eine zusätzliche Lesebrille angewiesen ist. Bei Implantation einer so genannten **Multifokallinse**, die unterschiedliche Brennpunkte hat, kann häufig auf das anschließende Tragen einer Brille verzichtet werden.

Wenn die Implantation einer Kunststofflinse in das Auge nicht möglich ist, kann die fehlende Brechkraft auch durch eine Kontaktlinse ausgeglichen werden.

Pflege nach einer Staroperation

In den ersten Wochen nach der Operation muss das operierte Auge vor einer Infektion geschützt werden. Daher ist eine sorgfältige **Augenpflege** (→ S. 262) mit sauberen Tupfern erforderlich. Ganzkörperbaden und Schwimmen sind in den ersten Wochen nicht erlaubt.

Die Umstellung auf die veränderte Sehleistung des Auges kann bei alten Menschen in den ersten Tagen nach der Operation zu einem Schwindelgefühl führen, das sich bald verliert. Zur Vorsicht sollten jedoch in den ersten Tagen ausreichende Maßnahmen zur **Sturzprophylaxe** (→ S. 358) eingehalten werden.

6.1.3 Grüner Star (Glaukom)

Als Glaukom werden Augenerkrankungen bezeichnet, die mit einem erhöhten Augeninnendruck einhergehen und zu einer zunehmenden Schädigung des Sehnervkopfes führen (→ Abb. 2). Circa 1 % der Bevölkerung leiden an dieser Krankheit; die Häufigkeit steigt mit zunehmendem Alter.

In den Industrieländern zählt das Glaukom zu den häufigsten Ursachen einer Erblindung im Alter. Bis zu 10 % der Betroffenen erblinden auch heute noch an dieser Krankheit. Die häufigste Form ist das sog. **Offenwinkelglaukom**, das mit einer allmählich fortschreitenden Erhöhung des Kammerdrucks einhergeht. Seltenere Glaukomformen sind das angeborene Glaukom sowie das Glaukom als Folge anderer Erkrankungen *(Sekundärglaukom)*.

Ursachen des grünen Stars

Ursache des erhöhten Augeninnendrucks ist meist ein gestörtes Gleichgewicht zwischen der Produktion und Wiederaufnahme des Kammerwassers. Das Kammerwasser wird im Ziliarkörper produziert und fließt über die Kammerwinkel ab. Beim Glaukom liegen häufig Abflussstörungen des Kammerwassers vor, die zu einer Erhöhung des Augeninnendrucks führen. Da der Sehnervkopf die druckempfindlichste Stelle des Augenhintergrundes ist, führt das Glaukom zu einer allmählichen Druckschädigung des am Augenhintergrund austretenden Sehnerven.

Bei vielen Glaukompatienten gibt es eine familiäre Häufung für die Erkrankung, sodass wahrscheinlich auch genetische Ursachen vorliegen. Weitere Risikofaktoren sind neben dem Alter der → Diabetes mellitus, Herz-Kreislauferkrankungen und vorbestehende Augenkrankheiten. Wahrscheinlich sind auch Durchblutungsstörungen an der Entstehung des Glaukoms beteiligt.

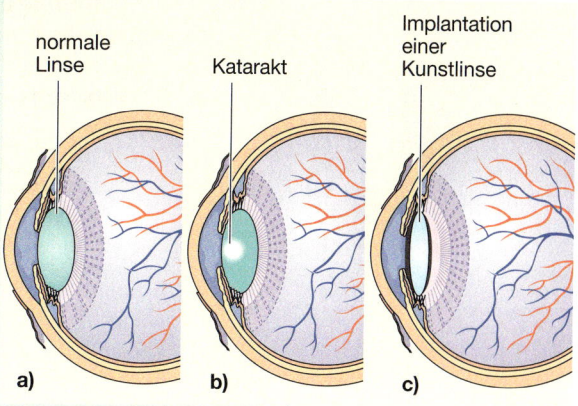

normale Linse

Katarakt

Implantation einer Kunstlinse

a) b) c)

Abb. 1:
a) Normale Linse
b) Katarakt
c) Nach operativer Entfernung der getrübten Linse und Implantation einer Kunststofflinse kann die Sehkraft wiederhergestellt werden.

Diabetes mellitus
→ S. 441

Der Begriff „grüner Star" kommt wahrscheinlich aus dem Mittelhochdeutschen als Umschreibung für den starren Blick Blinder, deren Hornhaut sich durch den erhöhten Augeninnendruck grünlich verfärbt.

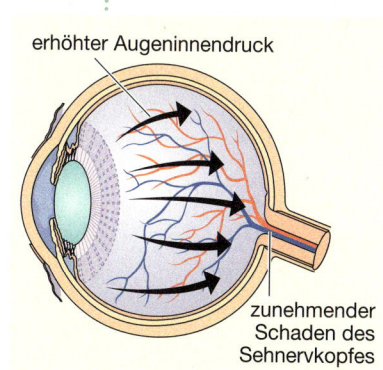

erhöhter Augeninnendruck

zunehmender Schaden des Sehnervkopfes

Abb. 2: Beim Glaukom kommt es aufgrund eines erhöhten Augeninnendrucks zu einer zunehmenden Schädigung des Sehnervkopfes.

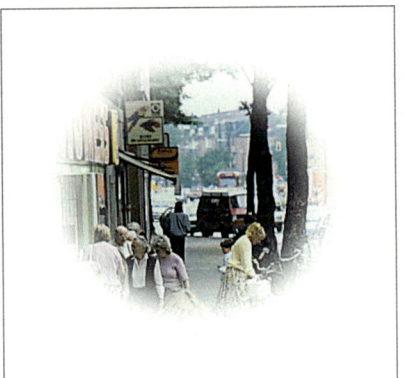

Abb. 1: Das Glaukom führt unbehandelt zu einer zunehmenden Einengung des Gesichtsfeldes, sodass der Erkrankte zum Schluss nur noch einen kleinen Ausschnitt seines ursprünglichen Gesichtsfeldes wahrnehmen kann.

Symptome des grünen Stars

Das Glaukom verläuft lange Zeit symptomlos. Typische **Symptome** sind zunehmende Gesichtsfeldausfälle, die jedoch am Anfang oft nicht bemerkt werden. Wenn Gesichtsfeldausfälle bestehen, sind bereits über 60 % der Sehnervenfasern geschädigt (→ Abb. 1). Manche Patienten berichten im Frühstadium über farbige Höfe um Lichtquellen herum, die wahrscheinlich aufgrund der zunehmenden Schwellung des Sehnerven entstehen. Unbehandelt führt das Glaukom zur Erblindung des betroffenen Auges.

Beim **akuten Glaukomanfall** kommt es zu einem sehr schnellen Anstieg des Augeninnendrucks auf extrem erhöhte Werte. Die Betroffenen berichten über starke Augenschmerzen sowie eine zunehmende Beeinträchtigung der Sehfähigkeit. Das erkrankte Auge ist stark gerötet und bei Berührung schmerzhaft. Der akute Glaukomanfall ist ein Notfall, der sofort ärztlich behandelt werden muss, da die Krankheit sonst rasch zur Erblindung führt.

Medizinische Behandlung bei grünem Star

Die wichtigste Möglichkeit der Glaukombehandlung liegt in seiner frühzeitigen Erkennung und Behandlung, da sich eine bereits eingetretene Schädigung des Sehnervkopfes nicht wieder zurückbilden kann. Daher sollten ab dem 40. Lebensjahr regelmäßige Früherkennungsuntersuchungen beim Augenarzt durchgeführt werden (**Glaukomscreening**).

 Zur Behandlung des Glaukoms stehen mehrere Medikamente zur Verfügung, die in Form von Augentropfen verabreicht werden.

Substanz/Gruppe	Wirkstoff/Beispiel	Wirkung/Nebenwirkung
Parasympathomimetika, auch Miotika genannt	Pilocarpin (z. B. Pilomann Augentropfen®)	Sie verbessern den Abfluss von Kammerwasser und werden meist 3- bis 4-mal täglich appliziert. Typische Nebenwirkung ist die Pupillenverengung (→ *Miosis*, S. 190), wodurch die Sehleistung im Dunkeln eingeschränkt wird.
β-Blocker (→ S. 490)	Timolol (z. B. Timohexal®)	Diese Substanzen werden z. Zt. am häufigsten in der Glaukombehandlung eingesetzt. Sie senken den Kammerdruck und weisen am Auge selbst relativ wenige Nebenwirkungen auf, können aber bei entsprechend gefährdeten Menschen zu Herz-Kreislaufnebenwirkungen führen und Asthmaanfälle auslösen.
Carboanhydrasehemmer	z. B. Dorzolamid (z. B. Trusopt®)	Diese Substanzgruppe hemmt die Produktion von Kammerwasser. Seit einigen Jahren werden diese Substanzen auch als Augentropfen eingesetzt. Am Auge können sie in manchen Fällen Brennen oder allergische Reaktionen auslösen. Manche Patienten berichten über einen unangenehmen metallischen Geschmack kurz nach Anwendung der Augentropfen.
Alpha-2-Agonisten	z. B. Apraclonidin (z. B. Iopidine®)	Sie senken die Kammerwasserproduktion. Eine relativ häufige Nebenwirkung sind Allergien.
Prostaglandine	z. B. Latanoprost (z. B. Xalatan®)	Diese Augentropfen sind erst seit einigen Jahren im Handel. Sie wirken entzündungshemmend und verbessern den Abfluss von Kammerwasser über zusätzliche Abflusswege. Meist ist eine 1 × tägliche Applikation ausreichend. Ihre Wirksamkeit ist mindestens mit der anderer Substanzgruppen vergleichbar. Sie haben wenig systemische Nebenwirkungen. Am Auge können sie zu einer braunen Verfärbung der Iris führen.

Wenn die Glaukombehandlung mit Augentropfen nicht ausreicht, kann eine Behandlung mittels Laser durchgeführt werden. Mit dem Laser werden die Kammerwinkel, durch die das Kammerwasser abfließt, durchlässiger gemacht. Da der Erfolg einer Laserbehandlung nicht immer dauerhaft ist, muss in vielen Fällen erneut operiert werden. Durch die Operation wird ein zusätzlicher Abfluss für das Kammerwasser geschaffen. Die Operation kann meist in örtlicher Betäubung durchgeführt werden.

Behandlung und Pflege bei grünem Star

Der häufigste Grund dafür, dass Menschen mit einem bekannten Glaukom trotz Behandlung erblinden, liegt darin, dass in vielen Fällen die Tropfen nicht regelmäßig angewandt und häufig vergessen werden. Die Behandlung des Glaukoms ist meist ein Leben lang erforderlich, auch wenn der Betroffene subjektiv wenig Einschränkungen bemerkt und sich durch die Augentropfen eher gestört fühlt. Eine wichtige pflegerische Aufgabe ist daher, alte Menschen bei der regelmäßigen Anwendung der Augentropfen zu unterstützen bzw. bei entsprechender Hilfsbedürftigkeit die Applikation selbst durchzuführen.

Weitere Informationen finden Sie unter
www.glaukom.de

Verabreichung von Augentropfen
→ Band 2

Makula
macula lat. = Fleck

Degeneration
degenerare lat. = sich verändern

Vergleich grüner und grauer Star		
	Grüner Star (Glaukom)	**Grauer Star (Katarakt)**
Krankheitsursache	Erhöhter Augeninnendruck, der zu einer Schädigung des Sehnerven führt	Eintrübung der Augenlinse
Frühzeichen	Erst spät auftretende Anzeichen	Allmählich zunehmend unscharfes Sehen, vermehrte Blendempfindlichkeit
Behandlung	Medikamentöse Therapie, bei unzureichendem Erfolg eventuell Operation	Operation oder Laser
Erfolg der Behandlung	Die Behandlung verhindert das weitere Fortschreiten der Krankheit, kann aber die verloren gegangene Sehkraft nicht wiederherstellen.	Nach der Operation ist die Sehfähigkeit ggf. mit entsprechenden Hilfsmitteln meist wiederhergestellt.

6.1.4 Makuladegeneration

Als Makula wird der gelbe Fleck der Netzhaut (→ Abb. 1, S. 191), der den Ort des schärfsten Sehens darstellt, bezeichnet. Die **altersabhängige Makuladegeneration** ist eine im Alter häufig auftretende Erkrankung der Netzhaut, die zu einer zunehmenden Einschränkung des zentralen Sehens und damit zum Verlust der Sehschärfe führt. Bis zu 35 % aller 70-jährigen Menschen sind von dieser Netzhautveränderung betroffen.

Ursachen der Makuladegeneration

Zwei Formen der Makuladegeneration werden unterschieden (→ Abb. 1):

- „trockene" Makuladegeneration: An dieser Verlaufsform leiden ca. 80 % aller Patienten. Sie zeichnet sich durch einen langsamen Krankheitsverlauf mit nur allmählichem Fortschreiten aus. Bei dieser Erkrankung kommt es aus bislang ungeklärter Ursache nach und nach zu einem Absterben der Netzhautzellen im Bereich der Makula. Dieser Prozess betrifft meist beide Augen, kann sich jedoch zunächst schwerpunktmäßig

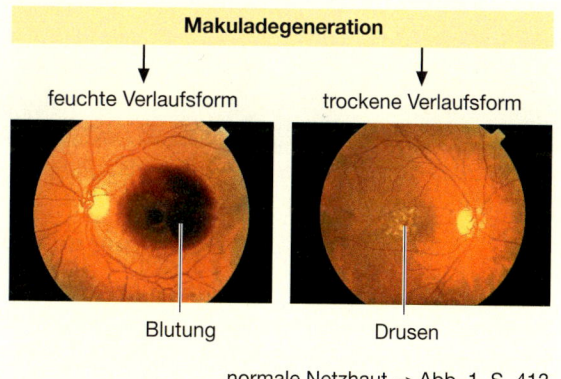

normale Netzhaut → Abb. 1, S. 413

Abb. 1: Trockene und feuchte Form der Makuladegeneration: Bei der feuchten Verlaufsform wachsen Aderhautgefäße in die Makula ein und verursachen Blutungen unterhalb der Netzhautschicht. Bei der trockenen Form sieht der Augenarzt bei der Netzhautuntersuchung kleine weiße Stippchen, sog. „Drusen", als erste Anzeichen der Erkrankung.

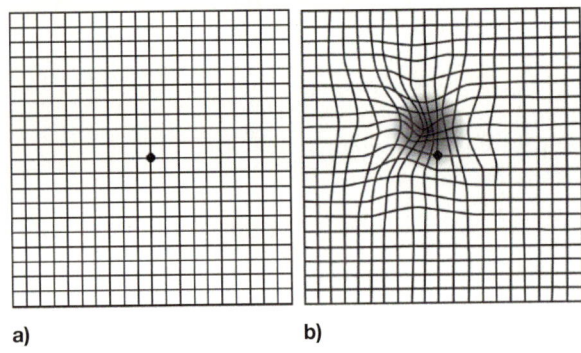

a)   b)

Abb. 1:
a) „Amsler-Gitter" zur Erkennung von Frühstadien der
Makuladegeneration. Der Patient wird aufgefordert, den
schwarzen Punkt zu fixieren und dann befragt, ob er die
Linien gerade oder verzerrt wahrnimmt.
b) Wahrnehmung eines Patienten mit feuchter
Makuladegeneration

in einem Auge abspielen und dann auf das andere Auge übergreifen. Wahrscheinlich spielen neben Alterungsprozessen genetische Faktoren eine Rolle bei der Krankheitsentstehung.

- **„feuchte" Makuladegeneration:** Bei dieser selteneren Verlaufsform wachsen Aderhautgefäße allmählich in die Makula ein und führen zu einem Flüssigkeitsaustritt unter die Netzhaut. Diese Form der Makuladegeneration verläuft meist rascher.

Symptome der Makuladegeneration

Die Makuladegeneration ist in den frühen Stadien meist symptomfrei. Der Augenarzt kann jedoch häufig schon typische Netzhautveränderungen entdecken. Anfangssymptome der feuchten Makuladegeneration können Verzerrungen der wahrgenommenen Bilder sein, die z. B. mit dem Amsler-Gitter erfasst werden (→ Abb. 1). Ein Nachlassen der Farbintensität und zunehmende Lücken in dem wahrgenommenen Bild sind typische Symptome der trockenen Verlaufsform (→ Abb. 2).
Später tritt ein Verlust des zentralen Sehens ein, der von den Betroffenen als „weißer Fleck" beschrieben wird (→ Abb. 3). Hierdurch wird z. B. das Lesen unmöglich. Die Makuladegeneration führt auch im fortgeschrittenen Stadium jedoch nicht zur vollständigen Erblindung, da die äußeren Anteile des Gesichtsfeldes erhalten bleiben. Die räumliche Orientierung bleibt daher in der Regel erhalten.

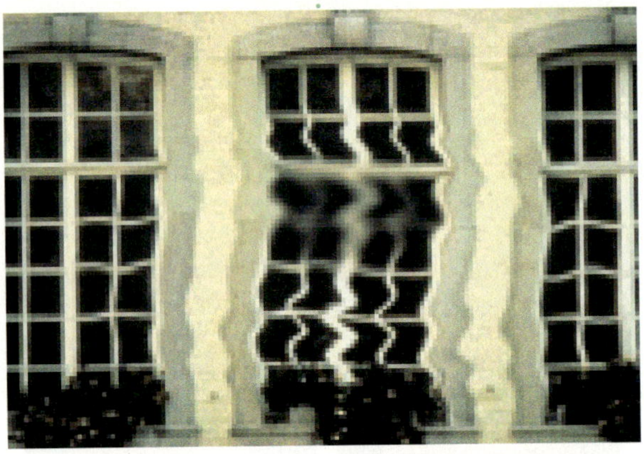

Abb. 2: Bildverzerrungen bei Makuladegeneration

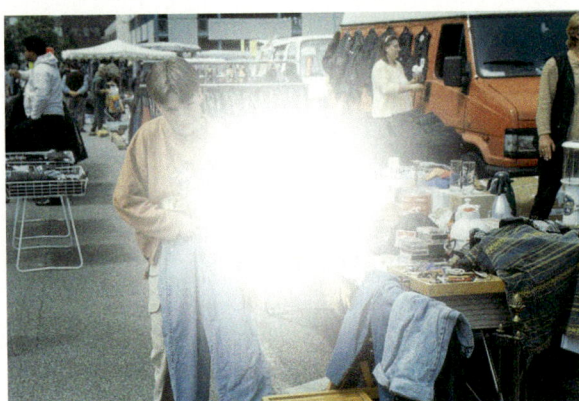

Abb. 3: Zentraler Sehverlust bei Makuladegeneration

Behandlung und Pflege bei Makuladegeneration

Der Krankheitsverlauf bei alten Menschen mit Makuladegeneration lässt sich pflegerisch nicht beeinflussen. Wesentlich ist die Unterstützung beim Umgang mit vergrößernden Sehhilfen (→ S. 415). Wesentlich ist auch die Beruhigung, dass diese Krankheit zwar zu erheblichen Einschränkungen z. B. beim Lesen führt, aber immer noch genügend Sehvermögen zurückbleibt, um eine Orientierung im Raum und damit eine gewisse Unabhängigkeit zu bewahren.

✚ Für die trockene Verlaufsform der Makuladegeneration gibt es bislang keinen Behandlungsansatz, der den Verlauf der Krankheit beeinflussen könnte. Bei Nachweis von einwuchernden Aderhautgefäßen, die auf die feuchte Verlaufsform hinweisen, kann mit einer Laserbehandlung versucht werden, eine weitere Verschlechterung des Sehvermögens aufzuhalten.

6.1.5 Diabetische Retinopathie

Als Retinopathie werden nicht-entzündliche Erkrankungen der Netzhaut zusammengefasst.

Die diabetische Retinopathie ist für nahezu ein Drittel aller Erblindungen in europäischen Ländern verantwortlich. Sie ist eine typische Komplikation des → Diabetes mellitus, die bei bis zu 95 % der Menschen mit Diabetes mellitus Typ I nach 20-jähriger Krankheitsdauer auftritt und bis zu 60 % aller Typ II Diabetiker betrifft.

Ursachen der diabetischen Retinopathie

Ursache sind Veränderungen der feinen Blutgefäße, die die Netzhaut durchziehen (→ *Mikroangiopathie*, S. 441). Diese Gefäßveränderungen führen zu Durchblutungsstörungen der in der Netzhaut liegenden Sinneszellen und zu Einblutungen in die Netzhaut. Der Augenarzt sieht in der Untersuchung des Augenhintergrundes in diesem Stadium typische Gefäßaussackungen (*Mikroaneurysmen*). Im fortgeschrittenen Stadium, das als **proliferative diabetische Retinopathie** bezeichnet wird, wachsen neue, krankhaft veränderte Gefäße in die Netzhaut ein. Diese Gefäße können leicht platzen und zu akuten Sehverschlechterungen führen (→ Abb. 1). Außerdem können sie in den Glaskörper einwachsen und hier eine zunehmende Eintrübung verursachen. Es entstehen Vernarbungen, die die Netzhaut von der darunterliegenden Aderhaut ablösen.

Symptome der diabetischen Retinopathie

Im Anfangsstadium der diabetischen Retinopathie bemerkt der Betroffene meist keine Einschränkungen, solange nicht die Makula (der Punkt des schärfsten Sehens → gelber Fleck, S. 191) betroffen ist. Einblutungen in die Netzhaut werden oft als „dunkle Wolke" oder „Rußregen" wahrgenommen. Die Sehkraft verschlechtert sich meist schleichend, kann aber bei größeren Einblutungen oder Netzhautablösungen plötzlich auftreten. Das Endstadium der diabetischen Retinopathie ist die vollständige Erblindung.

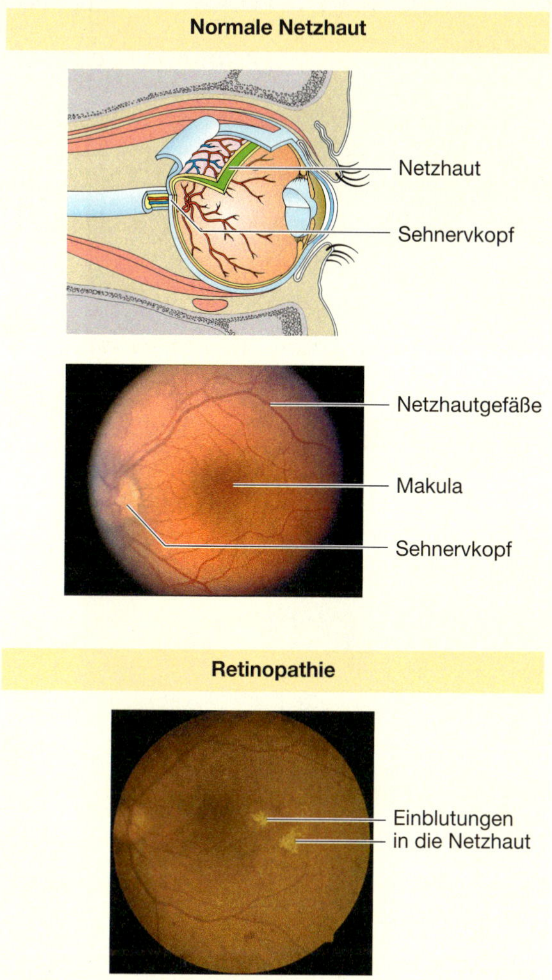

Normale Netzhaut

— Netzhaut
— Sehnervkopf

— Netzhautgefäße
— Makula
— Sehnervkopf

Retinopathie

— Einblutungen in die Netzhaut

Abb. 1: Oben: Normaler Augenhintergrund, unten: Diabetische Retinopathie mit Einblutungen und Gefäßaussackungen (Mikroaneurysmen)

Behandlung und Pflege der diabetischen Retinopathie

Wichtigster Bestandteil der Behandlung ist die Vorbeugung. Durch eine gute Blutzuckereinstellung könnte ein Großteil der Retinopathien vermieden werden. Diabetiker sollten mindestens einmal jährlich zum Augenarzt gehen, um bereits Anfangsstadien der Krankheit aufzudecken.

✚ Für die fortgeschrittene Retinopathie gibt es zwei Behandlungsmöglichkeiten.

- Mit der **Lasertherapie** werden erkrankte Netzhautbereiche koaguliert („verbrannt") und damit die Gefäßschädigungen „verschweißt". Durch die Lasertherapie kann ein Fortschreiten der Krankheit meist vermieden werden, bereits eingetretene Sehschäden bilden sich jedoch nicht wieder zurück. Die Laserbehandlung wird in örtlicher Betäubung der Hornhaut durchgeführt und ist nicht schmerzhaft. Die Patienten nehmen die Behandlung als wiederholte Lichtblitze wahr.
- Wenn Blutgefäße in den Glaskörper eingewachsen sind und hier zu Eintrübungen führen, kann der Glaskörper operativ entfernt werden **(Vitrektomie)**.

retina
rete lat. = Netz, Netzhaut

pathie
pathos gr. = Krankheit

Diabetes mellitus
→ S. 433

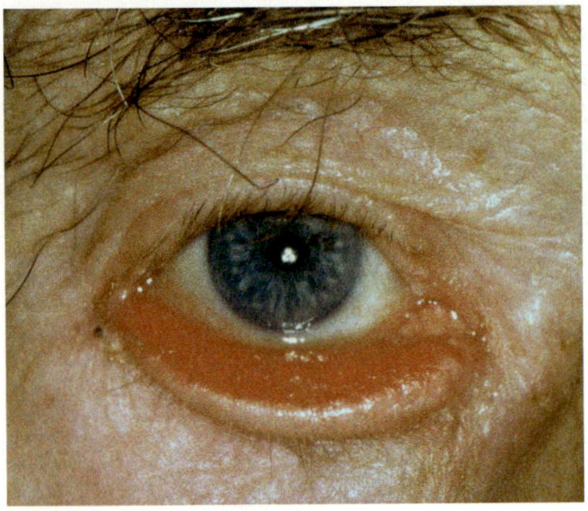

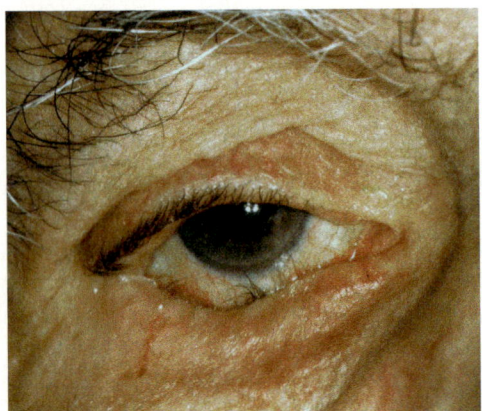

Abb. 1: Hängelid (Ektropium)

Abb. 2: Entropium

6.1.6 Augenliderkrankungen

Ektropium ("Hängelid")

Aufgrund der nachlassenden Elastizität der Augenlider und der verminderten Kraft der Augenlidmuskulatur entsteht bei vielen alten Menschen eine Ausstülpung des unteren Augenlides (Ektropium). Sie hat für sich genommen keinen Krankheitswert, kann jedoch zu einer Reizung der Bindehaut führen, die nicht mehr durch das direkt anliegende Unterlid geschützt wird. Da sich das Tränenpünktchen, über das die Tränenflüssigkeit in die Nase ablaufen kann, mit dem Unterlid nach außen kehrt und dem Auge nicht mehr anliegt, tritt häufig ein Tränen des betroffenen Auges auf.

➕ Das Ektropium lässt sich mit einem kleinen operativen Eingriff, in dem das Unterlid verkürzt wird, behandeln.

Entropium

Als Entropium wird eine Lideinwärtskehrung bezeichnet, die meist das Unterlid betrifft. Bei einem Entropium schleifen die Wimpern durch die Einwärtskehrung auf der Bindehaut und Hornhaut und verursachen hierdurch Entzündungen. Ursache ist meist eine altersbedingte Erschlaffung einiger Unterlidsmuskeln. Die Betroffenen empfinden ein ständiges Fremdkörpergefühl in dem Auge.

Bei ausgeprägten Formen entstehen chronische Entzündungszustände, die in Hornhautgeschwüre übergehen können.

➕ In leichten Fällen wird das Entropium durch das Anbringen eines Heftpflasterstreifens am Unterlid behandelt, der das Unterlid nach unten und außen zieht.

In ausgeprägten Fällen erfolgt eine operative Unterlidkorrektur.

Ektropium
ek gr. = außerhalb
tropos gr. = wenden

Entropium
en gr. = innerhalb
tropos gr. = wenden

Pflege alter Menschen mit Behinderungen → S. 420

Spezielle Anforderungen an die Kommunikation mit sehgeschädigten Menschen → Band 2

Pflegerischer Umgang mit sehbehinderten Menschen

"Sehbehinderung" bedeutet eine Herabsetzung der Sehschärfe, die zu einer körperlichen Behinderung führt. Wenn das Sehvermögen weniger als 2 % des normalen Sehvermögens beträgt, gilt der Betroffene vor dem Gesetz als blind.
Als "Sehbehinderte" im Sinne des Sozialhilfegesetzes werden die Menschen bezeichnet, deren Visus (→ S. 415) weniger als 0,3 beträgt.

Einschränkungen der Sehfähigkeit führen bei den betroffenen Menschen zu einer schweren Beeinträchtigung der Wahrnehmung, der Selbstständigkeit und der Erfahrungswelt. Gerade wenn die Sehbehinderung innerhalb kurzer Zeit eintritt, sind alte Menschen mit der Einschränkung ihrer Sinneswahrnehmungen oft überfordert. Angst und Verunsicherung sind häufig die Folgen.
Wichtigste Aufgabe der Pflegefachkraft ist es, den alten Menschen in dieser Neuorientierung zu unterstützen, gemeinsam die noch vorhandenen Ressourcen und sinnvolle Hilfsmittel zu erfassen und dem alten Menschen Vertrauen in die verbliebene Selbstständigkeit zu geben.

Eine wichtige Selbsterfahrung im Umgang mit sehbehinderten und vollständig erblindeten Menschen kann es sein, wenn die Pflegefachkraft selbst mit verbundenen Augen die Wohnumgebung des sehbehinderten alten Menschen auf Barrieren, Stolpergelegenheiten und schwer zugängliche Einrichtungen überprüft und dann mögliche Gefahrenquellen beseitigt. Ziel ist es, dem sehbehinderten alten Menschen zu Selbstständigkeit in dem eigenen Zimmer und häufig benutzten Wegen,

z. B. zur Toilette, zu verhelfen, indem diese Wege zusammen eingeübt werden. Dabei sollten immer wieder die vorhandenen Gegenstände benannt, ggf. auch betastet werden, um dem Sehbehinderten ein inneres Abbild seiner Umgebung zu verschaffen. Im Zimmer ist eine gleich bleibende Anordnung aller Gegenstände wichtig.

Stark sehbehinderte alte Menschen neigen zum Rückzug aus dem sozialen Leben. Pflegerische Aufgabe ist es, den Sehbehinderten durch Ansprache immer wieder in die Kommunikation mit einzubeziehen, alle Anwesenden namentlich vorzustellen und Veränderungen, z. B. das Kommen und Gehen anderer Menschen, anzukündigen. Leichte Berührungen können helfen, die Aufmerksamkeit des Sehbehinderten in eine bestimmte Richtung zu lenken.

Zum Erhalt der Selbstständigkeit beim Essen sollten Teller, Besteck und Gläser immer gleich angeordnet sein. Zur Verdeutlichung der Speiseanordnung auf dem Teller kann der Tellerinhalt mit Hilfe eines imaginierten Zifferblattes vorgestellt werden: „Das Gemüse liegt bei 3:00 Uhr, das Fleisch bei 6:00 Uhr und die Kartoffeln bei 9:00 Uhr."

Unterstützung beim Essen und Trinken: Anrichten
→ S. 282

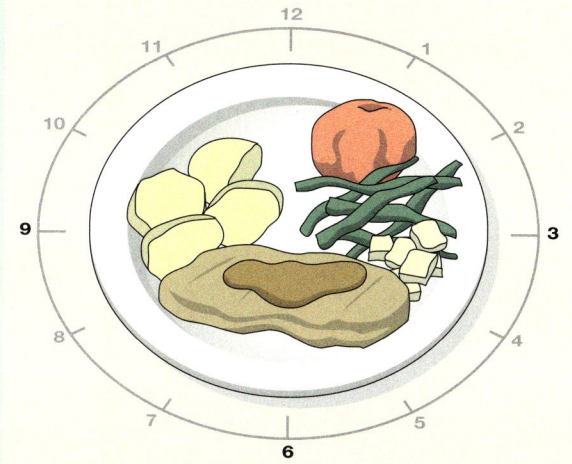

Vergrößernde Sehhilfen

Vergrößernde Sehhilfen sind vor allem für alte Menschen mit Makuladegeneration und Retinopathie geeignet, deren Zentralbereich der Netzhaut geschädigt ist. Für das Lesen wird beim Gesunden nur ein sehr kleiner Teil der Netzhaut im Bereich der Makula, der ca. 1 mm^3 groß ist, benötigt. Bei Menschen mit Makuladegeneration ist gerade dieser Netzhautbereich von der Erkrankung betroffen. Das Lesen muss daher solange wie möglich von den angrenzenden Netzhautbereichen übernommen werden. Der sehbehinderte Mensch muss beim Lesen lernen, einen Bereich neben den Buchstaben zu fixieren.
Die angrenzenden Netzhautbezirke haben jedoch eine wesentlich geringere Sehschärfe, sodass zum Lesen eine Vergrößerung erforderlich ist.

Als vergrößernde Sehhilfen stehen unterschiedliche Hilfsmittel zur Verfügung, die in Abhängigkeit vom verbliebenen Visus eingesetzt werden (→ Tabelle).
Der Visus ist das Maß für die Sehschärfe des Auges. Bei einem normalsichtigen Auge wird er mit 1,0 angegeben. Ein Visus von 0,5 entspricht einer verbliebenen Sehschärfe von 50 % des gesunden Auges. Lesen ist normalerweise noch mit einem Visus von 0,4 möglich. Bei einem schlechteren Visus sind vergrößernde Sehhilfen hilfreich.

So ist bei einem Visus von 0,1 eine mindestens 4-fache Vergrößerung erforderlich, um einen der Lesefähigkeit entsprechenden Visus von 0,4 zu erreichen. Die Vergrößerung sollte nicht unnötig hoch gewählt werden, da mit der Vergrößerung der überschaubare Ausschnitt verkleinert wird.

Sehschärfe (Visus)	Vergrößernde Sehhilfe	Vergrößerung
0,2 bis 0,4	Verstärkte Lesebrille	1- bis 2-fach
0,2 bis 0,4	Lupe	2- bis 12-fach
0,1 bis 0,3	Lupenbrille	2- bis 12-fach
0,02 bis 0,1	Bildschirm-Lesegerät	5- bis 60-fach

Vergrößernde Sehhilfen sind vor allem für alte Menschen mit Makuladegeneration und Retinopathie geeignet, deren Zentralbereich *der Netzhaut* geschädigt ist. Für das Lesen wird beim *Gesunden nur ein* sehr kleiner Teil der Netzhaut im *Bereich* der Makula, *der* nur ca. 1 mm³ groß ist, benötigt. *Bei* Menschen mit *Makuladegeneration* ist gerade dieser *Netzhautbereich von der* Erkrankung betroffen. Das *Lesen muss daher solange* wie möglich von den angrenzenden *Netzhautbereichen* übernommen werden. Der sehbehinderte *Mensch* muss beim Lesen lernen, einen Bereich neben den Buchstaben zu fixieren.

Abb. 1: Textvergrößerung durch eine Lupe

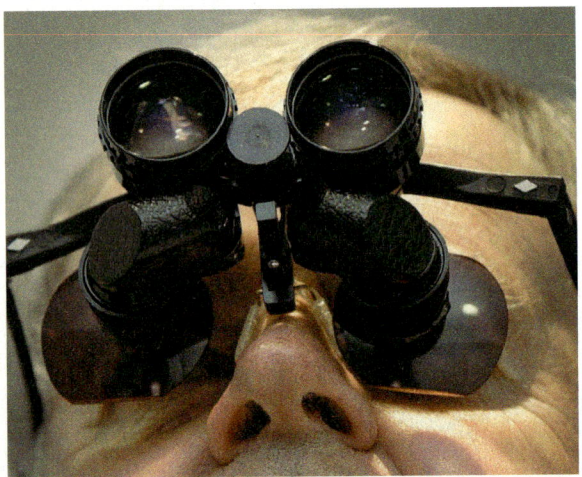

Abb. 2: Lupenbrille

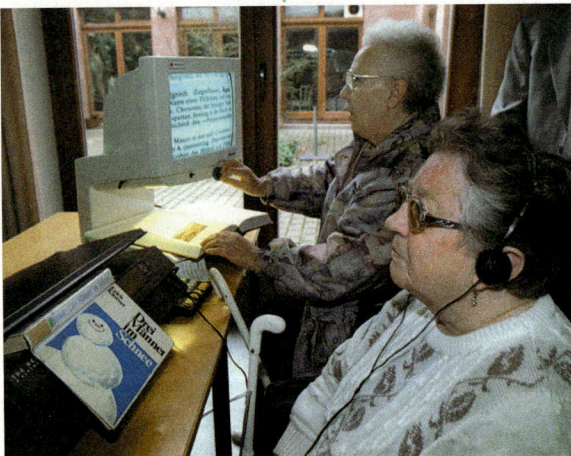

Abb. 3: Vorne: Mithilfe eines Scanner-Sprachcomputers, der die aufgelegten Bücher einliest und in Sprache umwandelt, ist es der blinden Frau möglich Bücher zu „lesen". Hinten: Schwer sehbehinderte Frau an einem Bildschirmlesegerät.

Spezielle Hilfsmittel für
Sehbehinderte und Blinde
→ S. 407

- **Lupen** sind als Hand-, Stand-, Leuchtlupen und Umhängelupen erhältlich. Üblich sind Kombinationen von Lupen mit einer Lichtquelle, die über einen Akku aufgeladen werden kann (→ Abb. 1).
- **Lupenbrillen** gibt es als Ein- und Zweistärkenlupenbrillen, sodass unterschiedliche Schriftgrößen ohne Lupenwechsel gelesen werden können (→ Abb. 2).
- Bei einem **Bildschirmlesegerät** wird die Schrift über einen Bildschirm bis zu 60-fach vergrößert (→ Abb. 3, hinten)

Der Umgang mit vergrößernden Hilfsmitteln stellt häufig eine große Umgewöhnung dar und muss geübt werden. Der gewohnte Leseabstand muss dem Hilfsmittel angepasst werden. Schwierig ist auch die Gewöhnung an den oft erheblich verkleinerten Leseausschnitt, sodass zunächst die Orientierung im Gesamttext schwer fällt. Hilfreich ist ein unterlegtes Lineal oder ein Stift, mit dem man beim Lesen die aktuelle Zeile markiert.

Weitere Hilfsmittel

- **Textlesesysteme** erfassen geschriebenen Text und setzen ihn in eine synthetisch generierte Sprache um (→ Abb. 3, vorn).
- **Hörbüchereien** verfügen über eine große Auswahl an gesprochener Literatur, die auch leihweise erhältlich ist.

Internethinweise

Deutscher Blinden- und Sehbehindertenverband e.V. Spitzenverband in der Bundesrepublik Deutschland (DBSV)
www.dbsv.org/

Deutsche Hörfilm gGmbH
www.hoerfilm.de/

Deutscher Verein der Blinden und Sehbehinderten in Studium und Beruf e. V. (DVBS)
www.dvbs-online.de/

Verein zur Förderung der Blindenbildung
www.vzfb.de/

Deutsches Katholisches Blindenwerk
www.blindenwerk.de/

Sehbehindertenbeauftragter des Vorstandes
www.lowvision2.de/

Computertreff im ABSV
http://members.aol.com/frebele/

Anstöße – Cassettenzeitschrift für Blinde und Sehbehinderte
http://home.snafu.de/peter.woltersdorf/anstoesse

6.2 Erkrankungen des Hörorgans

6.2.1 Schwerhörigkeit (Hypakusis)

Als Schwerhörigkeit wird eine Beeinträchtigung des Hörvermögens bezeichnet. Als Grenze des normalen Hörvermögens wird das Nichthören eines Tons von 40 dB (Dezibel) bezeichnet (→ Abb. 1). Eine hochgradige Schwerhörigkeit liegt bei Nichthören eines Tons von 60 dB vor, was einer normalen Gesprächslautstärke entspricht. Ein vollständiger Hörverlust wird als Taubheit bezeichnet.

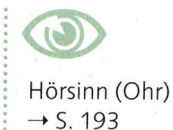

Hörsinn (Ohr)
→ S. 193

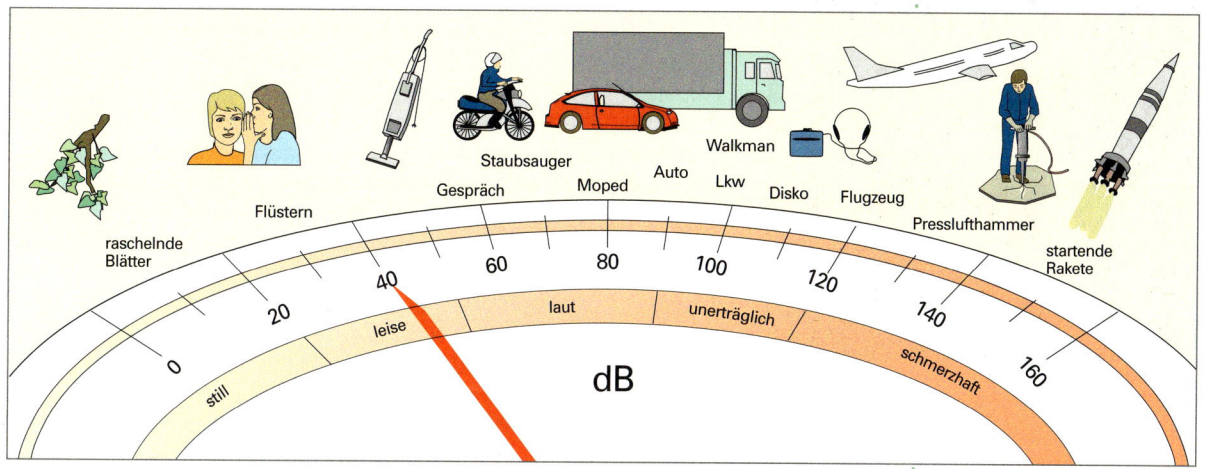

Abb. 1:
Spektrum des normalen Hörvermögens (40 dB)

Eine orientierende Überprüfung des Hörvermögens kann anhand des sog. „Flüster-Tests" erfolgen: Dabei wird ein Ohr zugehalten und aus 50 cm Entfernung in Richtung des anderen Ohres eine Zahlenfolge (z. B. 7 – 4 – 1) im Flüsterton gesprochen. Wenn mehr als eine Zahl falsch benannt wird, sollte eine weitere Abklärung der Hörfähigkeit erfolgen.

Schwerhörigkeit tritt mit zunehmendem Alter immer häufiger auf. Circa 30 % aller Menschen über 65 Jahren leiden unter einer Beeinträchtigung des Hörvermögens.

Hörstörungen werden unterschieden in Störungen, die auf einer Beeinträchtigung der Schallleitung im äußeren Gehörgang und im Mittelohr beruhen (**Schallleitungsschwerhörigkeit** → Abb. 2a) und Störungen, die durch eine Beeinträchtigung der Schallempfindung im Innenohr verursacht werden (**Schallempfindungsschwerhörigkeit** → Abb. 2b).

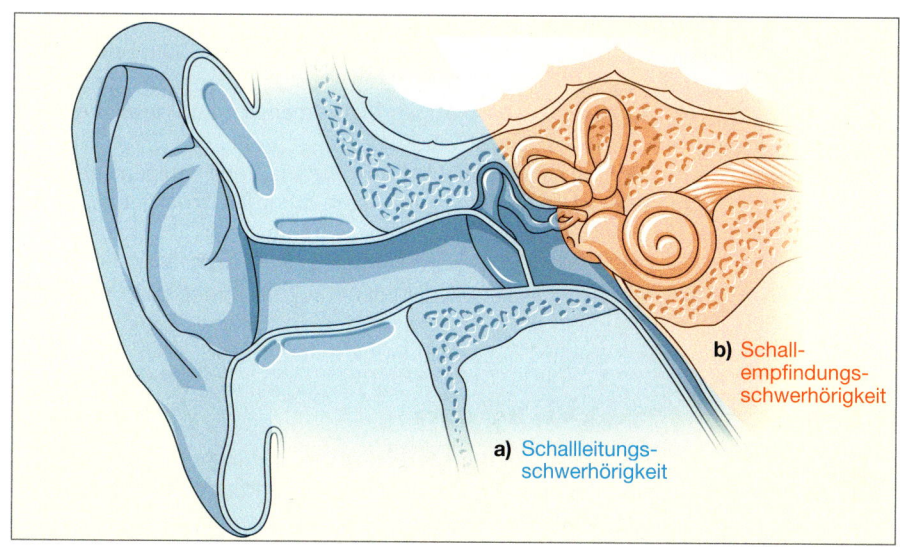

Abb. 2:
a) Schallleitungsschwerhörigkeit
b) Schallempfindungsschwerhörigkeit

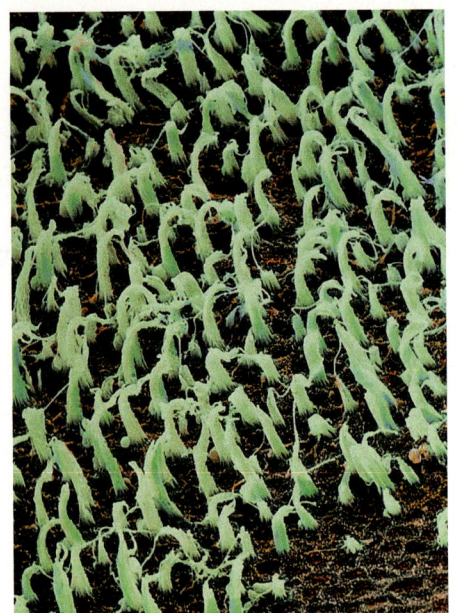

Abb. 1:
Haarzellen

Umgang mit Hörgeräten
→ S. 406

Ursachen und Symptome der Schwerhörigkeit

Eine häufige Ursache der **Schallleitungsschwerhörigkeit** bei alten Menschen ist die Ansammlung von Ohrenschmalz *(Cerumen)* im äußeren Gehörgang. Dies tritt besonders häufig bei alten Menschen auf, da durch nachlassende Kautätigkeit, z.B. durch eine unzureichende prothetische Zahnversorgung, der Ohrenschmalz nicht mehr nach außen transportiert wird. Diese Form der Schwerhörigkeit kann durch Spülungen des äußeren Gehörganges beim HNO-Arzt einfach behandelt werden.

Eine zunehmende **Schallempfindungsstörung** ist im Alter physiologisch (→ *Presbyakusis*, S. 194). Etwa ab dem 50. Lebensjahr beginnt eine allmähliche Verschlechterung der Hörfähigkeit, die auf Abbauprozessen der Hörsinneszellen (Haarzellen → Abb. 1 und Abb. 1, S. 194) und des Hörnervs beruht. Die Schwerhörigkeit entwickelt sich meist symmetrisch (d.h. an beiden Ohren) und betrifft zunächst hohe Töne. Typisch ist die Störanfälligkeit gegenüber Nebengeräuschen, sodass sich die Betroffenen in geräuschvoller Umgebung oft nicht wohl fühlen. Gespräche mit mehreren Gesprächspartnern fallen immer schwerer. Langfristige Folgen können ein zunehmender sozialer Rückzug und ein Nachlassen der intellektuellen Leistungsfähigkeit aufgrund der zunehmenden Isolation sein. Bei der ausgeprägten Altersschwerhörigkeit spielen neben den physiologischen Abbauprozessen meist noch andere Faktoren wie Stoffwechselstörungen oder Umwelteinflüsse eine große Rolle.

Behandlung und Pflege bei Schwerhörigkeit

Die Altersschwerhörigkeit sollte möglichst frühzeitig mit einer Hörgeräteanpassung behandelt werden, damit sich der Schwerhörige an das Gerät gewöhnen kann. Eine gute Hörgerätanpassung erfordert Mitarbeit und Geduld des Betroffenen. Bei Demenzkranken ist es oft nicht mehr möglich, eine ausreichende Hörgerätanpassung zu erreichen.

6.2.2 Hörsturz

Als Hörsturz wird ein plötzliches, deutliches Nachlassen oder ein plötzlicher Verlust der Hörfähigkeit, der in der Regel nur ein Ohr betrifft, bezeichnet. Die Beeinträchtigung der Hörfähigkeit entspricht einer Schallempfindungsstörung, d.h. einer Funktionsstörung des Innenohres. Am häufigsten betroffen sind Menschen zwischen dem 50. und 65. Lebensjahr.

Ursachen und Symptome des Hörsturzes

Die genaue **Ursache** des Hörsturzes ist noch nicht restlos aufgeklärt. Man geht jedoch von Durchblutungsstörungen im Innenohr aus, die zu einer Schädigung der Haarzellen führen. Diese Durchblutungsstörungen beruhen wahrscheinlich auf Veränderungen der kleinen Blutgefäße (→ *Arteriosklerose*, S. 505).

Typische **Symptome** des Hörsturzes sind plötzlich auftretende Hörstörungen auf einem Ohr, die häufig mit **Ohrgeräuschen** *(Tinnitus)* und einem dumpfen Druckgefühl in dem betroffenen Ohr einhergehen. Die Hörstörungen betreffen meist nur Ausschnitte aus dem Frequenzspektrum, d.h., hohe, mittlere oder tiefere Tonhöhen. Manchmal wird auch ein Schwindelgefühl beklagt. Je nach Verlauf der Krankheit können sich die Symptome innerhalb weniger Stunden spontan zurückbilden. In manchen Fällen bleibt jedoch auch eine dauerhafte Taubheit auf dem erkrankten Ohr zurück.

Behandlung und Pflege bei Hörsturz

Ein Hörsturz ist ein **Notfall**, der umgehend in fachärztliche Behandlung gehört. Nach Diagnosestellung wird versucht, mithilfe unterschiedlicher durchblutungsfördernder Maßnahmen die Hörfähigkeit wiederherzustellen.

6.2.3 Ohrgeräusche (Tinnitus)

Der Tinnitus ist eine weit verbreitete Störung, deren Häufigkeit in den letzten Jahren offensichtlich zugenommen hat. Beim Tinnitus handelt es sich nicht um ein einheitliches Krankheitsbild, sondern um ein Symptom, das auf unterschiedlichen Erkrankungen beruhen kann.

Von Tinnitus betroffene Menschen berichten meist über ein Pfeifen, Summen, Rauschen oder ähnliche Geräusche auf einem Ohr in unterschiedlicher Intensität. Diese Wahrnehmung wird durch keine äußere Geräuschquelle hervorgerufen, sondern existiert nur als subjektive Hörwahrnehmung. Die Geräusche können für den Betroffenen sehr quälend sein.

Die Ursachen des Tinnitus sind vielgestaltig und lassen sich oftmals nicht auf eine bestimmte Erkrankung zurückführen. Ein plötzlich aufgetretener Tinnitus kann auf einem Hörsturz, Trommelfellveränderungen oder Entzündungen im Mittelohr beruhen. Auch bei der Altersschwerhörigkeit wird gehäuft ein Tinnitus beklagt.

Ein mehr als 6 Monate anhaltender Tinnitus wird als **chronischer Tinnitus** bezeichnet. Er beruht häufig auf einer Fehlfunktion der Verarbeitung akustischer Impulse im Gehirn. Die im Ohr wahrgenommenen Geräusche entstehen also nicht im Ohr selbst, sondern im Gehirn. Diese Tinnitusform lässt sich besonders schlecht behandeln. Es gibt unterschiedliche Therapieansätze, die u.a. mit psychotherapeutischen Verfahren arbeiten. Manchmal wird ein sog. „Tinnitus-Masker" eingesetzt. Dies sind kleine Hinter-dem-Ohr-Geräte, die variabel einstellbare Töne unterschiedlicher Lautstärke und Tonhöhe abgeben. Diese Geräusche sollen den Tinnitus „überdecken".

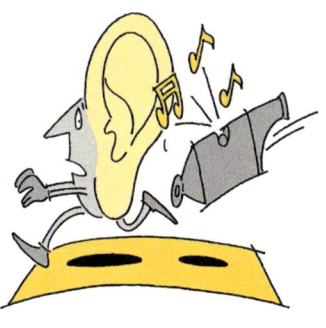

Tinnitus
tinnire lat. = klingen, klingeln

Pflegerischer Umgang mit hörbehinderten Menschen

Schwerhörigkeit kann bei alten Menschen zu schwer wiegenden Störungen des Selbstwertgefühls und der sozialen Einbindung führen. Insbesondere die Altersschwerhörigkeit ist durch eine erhöhte Irritierbarkeit gegenüber Gesprächssituationen mit mehreren Menschen und Hintergrundgeräuschen geprägt, sodass sich viele alte Menschen aus Gruppenkontakten und belebten Plätzen zurückziehen. Diese Verunsicherung führt je nach Primärpersönlichkeit zu Depressionen, Aggressionen oder Resignation. Manche alten Menschen reagieren zunehmend misstrauisch auf die Beeinträchtigung ihres Hörvermögens, da sie soziale Situationen nicht mehr adäquat einschätzen können, und entwickeln paranoide Denkinhalte (→ S. 645). Eine typische Reaktion auf die Hörminderung ist auch die Verleugnung der Hörminderung aus Scham darüber, etwas nicht verstanden zu haben. Dies äußert sich in inadäquaten Antworten, gleich bleibenden Antwortstereotypien („ja, ja, so ist das") oder fehlenden Antworten.

Wichtige pflegerische Aufgaben im Umgang mit hörbehinderten Menschen sind:
- Unterstützung bei der Abklärung der genauen Ursache der Hörminderung
- Hilfestellung im Umgang mit geeigneten Hilfsmitteln
- Unterstützung der Hörbehinderten in der Selbsthilfefähigkeit und sozialen Reintegration

Bei hörbehinderten Menschen ist oft nicht das gesamte Frequenzspektrum der Tonhöhen gleichermaßen von der Einschränkung betroffen. Typisch für die Altersschwerhörigkeit ist beispielsweise die Hörminderung für hohe Töne, während tiefe Stimmen besser verstanden werden. Die Pflegefachkraft sollte daher ihre Stimme im Gesprächskontakt der jeweiligen Beeinträchtigung anpassen; ggf. kann beim behandelnden HNO-Arzt die am ehesten geeignete Tonhöhe erfragt werden. Oft ist es ausreichend, unter Blickkontakt mit dem Hörbehinderten langsam und deutlich zu sprechen. Die Sätze sollten dabei möglichst präzise formuliert und die Antwort des Hörgeminderten abgewartet werden, um sicherzustellen, dass er das Gesprochene verstanden hat.

Der Umgang mit geeigneten Hilfsmitteln ist für ältere Betroffene oft schwer zu erlernen, sodass viele alte Menschen ihre Hörgeräte nicht benutzen. Der Pflegefachkraft kommt eine wichtige Rolle bei der Auswahl geeigneter Hilfsmittel, dem Kennenlernen des Gerätes und Abbau von Widerständen zu.

Selbsthilfegruppe

www.tinnitus-liga.de

Spezielle Anforderungen an die Kommunikation mit hörgeschädigten Menschen
→ Band 2

Umgang mit Hörgeräten
→ S. 406

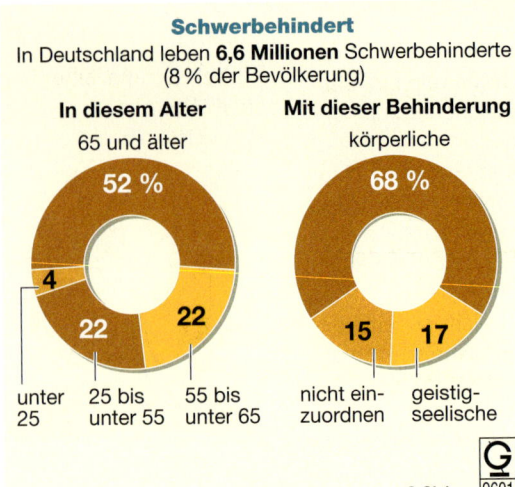

Schwerbehindert

In Deutschland leben **6,6 Millionen** Schwerbehinderte
(8 % der Bevölkerung)

In diesem Alter

65 und älter

52 %

4

22 22

unter 25 — 25 bis unter 55 — 55 bis unter 65

Mit dieser Behinderung

körperliche

68 %

15 17

nicht ein-zuordnen — geistig-seelische

© Globus 9601

Quelle: Statistisches Bundesamt   Stand: Ende 2003

online

www.aktion-mensch.de

online

Gleichstellungsgesetz als
PDF-Dokument
www.
behinderten
beauftragter.de/files/
1027946170.39/
gleichstellungsgesetz.pdf

7 Pflege alter Menschen mit Behinderungen

7.1 Behinderung und Gesellschaft

Der Begriff „Behinderung" unterliegt unterschiedlichen Definitionen und Klassifikationen, die alle nur Teilaspekte des komplexen Bedeutungssystems erfassen können. Am häufigsten wird „Behinderung" als individuelle Beeinträchtigung des betroffenen Menschen definiert, die sich auf unterschiedliche Aspekte seines Lebens und seiner Integration in das Leben in der Gesellschaft bezieht. Behinderung hat immer subjektive und relative Aspekte, die nur in ihrem jeweiligen gesellschaftlichen Kontext verstanden werden können. Entscheidend für das Ausmaß der Beeinträchtigung ist oft der Umgang der Gesellschaft mit Behinderungen. Daher lautet auch die etwas provokante These der „Aktion Mensch":
„Behindert ist man nicht, behindert wird man!"

Die gesellschaftliche Verantwortung für die Integration Behinderter ist im Artikel 3 des Grundgesetzes, der 1994 um den Passus der Behinderung erweitert wurde, festgehalten: Niemand darf wegen seiner Behinderung benachteiligt werden.

2002 wurde vom Bundestag das **Gesetz zur Gleichstellung behinderter Menschen und zur Änderung anderer Gesetze** erlassen, in dem erweiterte Rechte Behinderter festgelegt wurden, u.a. die Anerkennung der Deutschen Gebärdensprache als eigenständige Sprache und die gesetzliche Grundlage für die Herstellung der Barrierefreiheit im Bereich Bau und Verkehr.

> **Artikel 3**
> **Gleichheit vor dem Gesetz; Gleichbehandlung von Männern und Frauen; Diskriminierungsverbote**
> (1) Alle Menschen sind vor dem Gesetz gleich.
> (2) Männer und Frauen sind gleichberechtigt. Der Staat fördert die tatsächliche Durchsetzung der Gleichberechtigung von Frauen und Männern und wirkt auf die Beseitigung bestehender Nachteile hin.
> (3) Niemand darf wegen seines Geschlechtes, seiner Abstammung, seiner Rasse, seiner Sprache, seiner Heimat und Herkunft, seines Glaubens, seiner religiösen oder politischen Anschauungen benachteiligt oder bevorzugt werden. Niemand darf wegen seiner Behinderung benachteiligt werden.

Der Begriff „Behinderter" kann einen diskriminierenden Beigeschmack haben. Allerdings existiert bislang keine überzeugende alternative Definition, die sich im allgemeinen Sprachgebrauch durchgesetzt hätte. Wichtig ist die sprachliche Differenzierung zwischen dem globalen Begriff „Behinderter" und der Benennung einzelner Behinderungen im Sinne definierter Beeinträchtigungen.

Insbesondere im Umgang mit alten Menschen kann der Behinderungsbegriff problematisch sein, weil altersentsprechende Einschränkungen von zusätzlich eingetretenen Beeinträchtigungen differenziert werden müssen. Alter darf nicht mit Behinderung gleichgesetzt werden. Jedoch ist laut Angaben des Statistischen Bundesamtes (2003) mit 52 % ein Großteil der in Deutschland als schwerbehindert anerkannten Menschen über 65 Jahre alt.

Der Begriff **„Schwerbehinderung"** ist eine juristische Definition im Schwerbehindertengesetz (SchbG). Schwerbehindert im Sinne des SchbG sind solche Personen, die wenigstens einen Grad der Behinderung in Höhe von 50 von 100 aufweisen. Dabei wird als Behinderung jede nicht nur vorübergehende Abweichung von dem für das Lebensalter typischen Zustand definiert, die auf einer körperlichen, geistigen oder seelischen Behinderung beruht. Die Ursache der Behinderung ist dabei unerheblich.

7.2 Behinderungen im Alter

Pflege multimorbider
alter Menschen
→ S. 618

Ursachen von Behinderungen

Behinderungen im Alter können viele Ursachen haben. Eine grobe Unterteilung unterscheidet zwischen

- **angeborenen** (z.B. durch Chromosomenschäden) und
- **erworbenen** (z.B. durch Krankheiten, Unfälle) Behinderungen.

Die Wahrscheinlichkeit einer Behinderung nimmt mit steigendem Alter zu. Diese Entwicklung hat unterschiedliche und komplexe Gründe, die in erster Linie mit der **erhöhten Verwundbarkeit** *(Vulnerabilität)* des alternden Menschen durch innere und äußere Veränderungen zusammenhängen.

Die geriatrische Forschung hat in den letzten Jahren wichtige Risikofaktoren aufgedeckt, die die Wahrscheinlichkeit einer Behinderung im Alter deutlich erhöhen. Hierzu zählen folgende alterstypische Problembereiche:

- **Körperliche Inaktivität:** Mangel an körperlicher Aktivität erhöht die Gefahr einer Behinderung durch Herz- und Kreislauferkrankungen sowie durch Erkrankungen des Skelettsystems. Mit zunehmender Inaktivität steigt auch die Sturzgefährdung.
- **Ernährungsstörungen:** Übergewicht kann langfristig Behinderungen durch mangelnde Mobilität und die steigende Gefahr von Herzinfarkt und Schlaganfall verursachen. Untergewicht und Mangelernährung dagegen verursachen Veränderungen des Skelettsystems und einen muskulären Abbau.
- **Seh- und Hörbeeinträchtigungen:** Erkrankungen der Sinnesorgane stellen eine häufige Beeinträchtigung alter Menschen dar und können entweder alleine oder in Kombination mit anderen Erkrankungen zu Behinderungen führen.
- **Depressionen:** Depressionen nehmen im Alter zu und sind häufig Auslöser weiterer Veränderungen wie Unterernährung, Suchterkrankungen, körperliche Inaktivität und sozialer Rückzug, die zu Behinderungen führen können.
- **Multimorbidität** (gleichzeitiges Auftreten mehrerer Erkrankungen): Alte Menschen leiden häufiger unter mehreren Erkrankungen gleichzeitig, die sich in ihrer Auswirkung gegenseitig verstärken und das Risiko einer Behinderung erhöhen.

Kategorien von Behinderungen

Anhand der Art der eingetretenen Beeinträchtigungen werden Behinderungen in folgenden Kategorien differenziert:

- **Körperliche Behinderung:** Hierunter werden Beeinträchtigungen z.B. des Bewegungssystems, des Kreislaufs und Stoffwechsels sowie der Sinnesorgane zusammengefasst. Die häufigsten körperlichen Behinderungen entstehen durch:
  - Schlaganfall (→ S. 575)
  - Unfälle mit Frakturen (→ S. 472)
  - Herz- und Lungenerkrankungen (→ S. 487 und 533)
  - Sehstörungen (→ S. 408)
  - Osteoporose (→ S. 459)
  - Arteriosklerose (→ S. 505)
  - rheumatische Erkrankungen (→ S. 468)
  - Krebserkrankungen (→ S. 452)
- **Geistige Behinderung:** Sie wird zunehmend auch als kognitive, d.h. die intellektuellen Fähigkeiten betreffende Behinderung bezeichnet. → Demenzerkrankungen sind im Alter die häufigste geistige Behinderung und wahrscheinlich auch generell eine der häufigsten Ursachen von Behinderung im Alter überhaupt.

Demenzerkrankungen
→ S. 630

- **Seelische Behinderung:** Hierunter fallen Beeinträchtigungen aufgrund von seelischen Erkrankungen. Im Alter ist die mit Abstand häufigste zur seelischen Behinderung führende Erkrankung die → Depression.

Depression
→ S. 639

Wenn bei einem Menschen mehrere Behinderungen vorliegen, wird von einer **Mehrfachbehinderung** gesprochen. Häufig ist z.B. die Kombination aus körperlicher und geistiger Behinderung nach einem Schlaganfall oder die geistig-seelische Behinderung aufgrund einer Demenzerkrankung mit depressiver Begleitsymptomatik.

8 Pflege alter Menschen mit akuten und chronischen Erkrankungen

8.1 Pflege bei Blut- und Immunerkrankungen

8.1.1 Blutarmut (Anämie)

Blut- und Immunsystem
→ S. 110

Als Anämie wird eine Verminderung der Anzahl von **roten Blutkörperchen** *(Erythrozyten* (→ Abb. 1) und/oder des **roten Blutfarbstoffs** *(Hämoglobin)* im Blut bezeichnet. Das in den Erythrozyten enthaltene Hämoglobin ist der Sauerstofflieferant für sämtliche Körperzellen. Bei einer Anämie wird der Körper unzureichend mit Sauerstoff versorgt.

Anämie
a gr. = ohne
haima gr. = Blut

Eisen
→ S. 203

Folsäure
→ S. 205

Vitamin B$_{12}$
→ S. 206

Normwerte für Erythrozyten und Hämoglobin (g% = g/100 ml)			
	Erythrozytenzahl	Hämoglobinwert in g%	Hämoglobinwert in mmol/l
Männer	4,3–5,7 Millionen/ml	13,5–17	8,3–10,5
Frauen	3,9–5,3 Millionen/ml	12–16	7,4–9,9

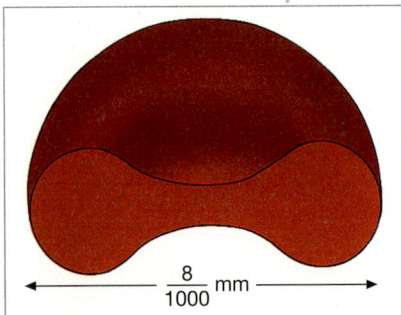

Abb. 1: Halbiertes rotes Blutkörperchen

$$\frac{8}{1000}\ mm$$

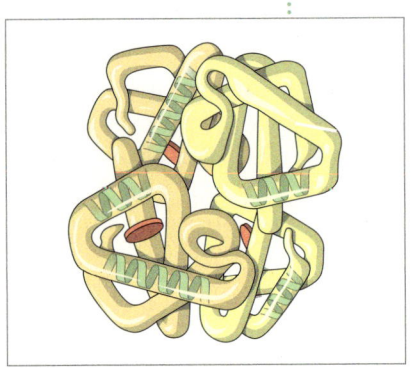

Abb. 2: Hauptbestandteil der roten Blutkörperchen ist Hämoglobin. Hämoglobin besteht aus Protein. Jedes Molekül enthält vier Orte, an die Eisen angelagert ist. Hier kann Sauerstoff gebunden werden.

Mangelernährung
→ S. 428

Intrinsic factor → S. 158

Polyneuropathie
→ S. 595

Erythropoetin → S. 168

Ursachen einer Blutarmut

Eine Anämie kann unterschiedliche Gründe haben. Sie beruht entweder auf einer Störung der Blutbildung, einem gesteigerten Abbau von Erythrozyten oder einem vermehrten Verlust durch Blutungen.

Folgende Krankheitsbilder sind im Alter besonders häufig:

- **Mangelanämie:** Für die Bildung von Hämoglobin sind → Eisen, → Folsäure und → Vitamin B$_{12}$ unverzichtbare Bausteine. Die **Eisenmangelanämie** ist die häufigste Anämieform überhaupt. Hierbei finden sich im Blut kleine, mit wenig Hämoglobin beladene Erythrozyten *(mikrozytäre Anämie).* Die Eisenmangelanämie betrifft vor allem Frauen im gebärfähigen Alter, die aufgrund der Monatsblutung und Schwangerschaften Eisen verlieren. Bei alten Menschen sind Eisenmangelanämien oft Folge einer eisenarmen Fehlernährung.
  Ein **Mangel an Folsäure oder Vitamin B$_{12}$** äußert sich in großen, mit viel Hämoglobin beladenen Erythrozyten *(megaloblastische Anämie).* Wichtige Ursache des Folsäuremangels ist die → Mangelernährung. Für die Aufnahme von Vitamin B$_{12}$ durch die Darmzellen wird ein im Magen produziertes Eiweißmolekül, der sog. → Intrinsic factor, benötigt. Bei bestimmten Magenerkrankungen kann daher Vitamin B$_{12}$ nicht ausreichend vom Körper aufgenommen werden, und es entsteht die **perniziöse Anämie**, oft in Verbindung mit neurologischen Symptomen ähnlich der → Polyneuropathie.
  Eine **Störung der Blutbildung** kann auch Begleitsymptom bei Tumorkrankheiten *(Tumoranämie)* oder Nierenerkrankungen *(renale Anämie)* aufgrund einer unzureichenden Produktion von → Erythropoetin sein.

- **Anämien aufgrund eines gesteigerten Erythrozytenabbaus** *(hämolytische Anämien)***:** Diese entstehen oft als Begleitsymptom einer anderen Krankheit und werden durch eine verkürzte Lebensspanne der Erythrozyten verursacht. Ursachen sind u.a. chronische Infektionskrankheiten sowie Organ- und Stoffwechselerkrankungen.

- **Blutungsanämien:** Sie werden im Alter häufig durch chronische unbemerkte Blutverluste hervorgerufen. Hierzu gehören Sickerblutungen aus Magen, Darm, Nieren oder den weiblichen Geschlechtsorganen.

Symptome einer Blutarmut

Die Symptome einer Anämie machen sich oft erst bei körperlicher Belastung bemerkbar. Der Pflegebedürftige ist körperlich schneller erschöpft. Aufgrund der Sauerstoffunterversorgung des Gewebes besteht ein erhöhter Sauerstoffbedarf mit vermehrter Atemnot und → Tachykardie bei Belastung. Während sich eine rasch entstehende Anämie, z. B. nach größeren Blutungen, meist schnell bemerkbar macht, kann der Körper eine sich langsam entwickelnde Anämie oft lange kompensieren, sodass Symptome erst sehr spät auftreten.

Blässe der Haut und Schleimhäute ist ein mögliches, für sich genommen jedoch kein beweisendes Symptom der Anämie (→ Abb. 1). Bei einer Eisenmangelanämie wird oft ein Zungenbrennen beklagt (Lackzunge). Die Nägel werden rissig und brüchig. Oft treten Mundwinkelrhagaden auf. Die Haut ist verletzlicher und muss sorgfältig gepflegt werden.

Insbesondere bei alten Menschen mit → arteriellen Verschlusskrankheiten (KHK, pAVK und Stenosen der Halsschlagadern) kann das Zusammentreffen von Gefäßveränderungen und Anämie die Symptome der Sauerstoffunterversorgung noch verstärken. Folge können gehäufte Angina pectoris-Anfälle, Herzinfarkte, Schlaganfälle oder Durchblutungsstörungen der Beine sein.

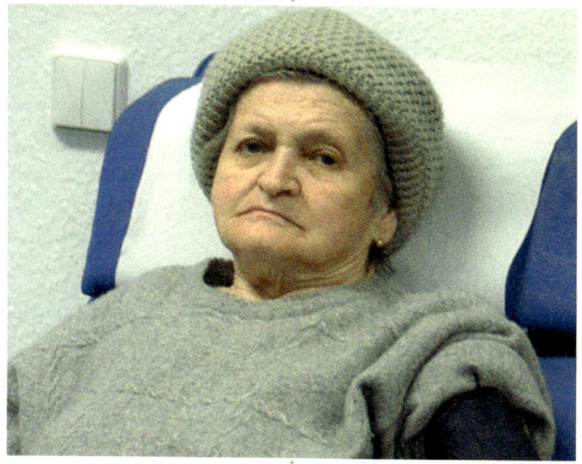

Tachykardie → S. 495

Mundwinkelrhagaden
feine, schmerzhafte Einrisse in Mundwinkeln

arterielle Verschlusskrankheiten → S. 506

Abb. 1:
Blasse Haut infolge einer Anämie

Behandlung und Pflege bei Anämien

Zur Vorbeugung von Mangelanämien ist eine **ausgewogene Ernährung** unter besonderer Beachtung des Eisen- und Folsäuregehalts wichtig.
Wenn eine Eisenmangel- oder eine Blutungsanämie vorliegt, sollte die Pflegefachkraft auf die **Symptome möglicher Blutungsquellen** achten, z. B. Teerstuhl oder Blutauflagerungen im Stuhl, blutiger Urin oder blutiger Ausfluss.
Tee und Kaffee schränken die Eisenaufnahme des Körpers ein und sollten vermieden werden.
Bei der Eisenmangelanämie ist eine besonders sorgfältige Haut-, Schleimhaut- und Nagelpflege wichtig.
Im Rahmen der Mundpflege (→ S. 264) sollte die Mundhöhle z. B. mit Kamillenlösung gereinigt werden. Mundwinkelrhagaden werden mit Panthenolsalben (Bepanthensalbe®) behandelt.

 Eine Eisenmangelanämie wird über die **orale Zufuhr von Eisen** behandelt. Dabei muss berücksichtigt werden, dass nur ca. 10 % der Eisenmenge in der Nahrung vom Körper aufgenommen werden. Manche Medikamente (z. B. Antazida, Tetrazykline, S. 606) schränken die Eisenaufnahme des Körpers zusätzlich ein. Eine Eisenmedikation kann mit Verstopfung, Durchfall, Übelkeit und Bauchschmerzen einhergehen.

Vitamin B$_{12}$ wird in Form einer i.m. Injektion verabreicht, weil einem Vitamin-B$_{12}$-Mangel häufig Resorptionsstörungen zugrunde liegen.

Eine renale Anämie, die auf einen Mangel an Erythropoetin zurückgeführt werden kann, wird durch **Zufuhr von Erythropoetin** behandelt.

Bluttransfusionen sind nur bei schweren Anämien gerechtfertigt. Die Gefahr einer Übertragung von Krankheitserregern (HIV, Hepatitisviren) ist zwar aufgrund der engmaschigen Überwachung gesunken, jedoch weiterhin nicht ausgeschlossen. Auch können bei einer Bluttransfusion schwere Unverträglichkeiten auftreten.

Einführung in die Ernährungslehre → S. 198

Urin- und Stuhlbeobachtung → S. 297

Körperpflege → S. 250

Hinweis
Eisenmedikamente verursachen einen schwärzlichen Stuhl, der nicht mit Teerstuhl zu verwechseln ist.

Blutzellen → S. 111

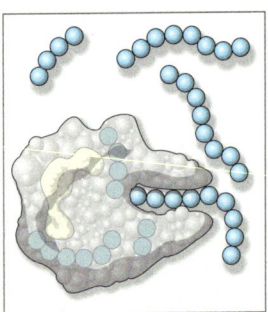

Abb. 1: Ein weißes Blutkörperchen frisst eine Kette von Bakterien.

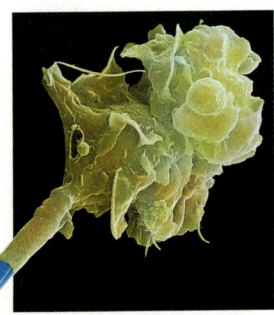

Abb. 2: Leukozyt frisst einen Fremdkörper.

Pflege bei
Tumorerkrankungen
→ S. 452

8.1.2 Blutkrebs (Leukämie)

Leukämien sind eine bösartige Neubildung **weißer Blutkörperchen** *(Leukozyten)*. Leukozyten entstehen im Knochenmark aus unreifen Ursprungszellen und dienen in erster Linie der Immunabwehr (→ Abb. 1 und 2). Man unterscheidet unterschiedliche Formen der Leukozyten. Zu der **myeloischen Reihe** der Leukozyten gehören Granulozyten und Monozyten, zu der **lymphatischen Reihe** die Lymphozyten.

Die Leukämie entsteht aus einer ungehemmten Vermehrung einer Zelllinie. Diese Zellen breiten sich im Knochenmark aus, überschwemmen das Blut mit unreifen Vorstufen der Leukozyten und infiltrieren die Lymphorgane. Im Knochenmark werden die anderen blutbildenden Zellen verdrängt. Die Folge ist das Fehlen anderer Leukozytenreihen, ein Mangel an roten Blutkörperchen (→ *Anämie*, S. 422) und ein Mangel an Blutplättchen *(Thrombopenie)*.

Unterschieden werden die **akuten Leukämien** mit einem schnellen Verlauf von den **chronischen Leukämien**, die sich langsamer entwickeln und später zu Symptomen führen. Zusätzlich werden Leukämien nach der betroffenen Zellreihe benannt. Man unterscheidet die **myeloische Leukämie** von der **lymphatischen Leukämie**.

Die häufigste Leukämieform bei alten Menschen ist die **chronisch lymphatische Leukämie (CLL)**. Sie entsteht durch eine Vermehrung von unreifen Lymphozyten (meist B-Lymphozyten), die sich im Knochenmark, Blut, in den Lymphknoten und in der Milz anreichern. Eine Vergrößerung der Lymphknoten und der Milz ist ein typisches Symptom. Aufgrund der Verdrängung anderer Leukozytenreihen und des Fehlens funktionsfähiger Antikörper entsteht eine Immunschwäche, die sich in gehäuften Infektionen äußert.

Typische **Allgemeinsymptome** sind Schwäche, Müdigkeit und eingeschränkte körperliche Belastbarkeit. Der Krankheitsverlauf ist meist schleichend.

Die **Diagnose** wird aus einer Untersuchung der Zellen des Blutes und des Knochenmarks gestellt. Die Knochenmarkzellen werden durch eine Knochenmarkspunktion gewonnen.

Behandlung und Pflege bei Leukämie

✚ Die Leukämie alter Menschen wird in der Regel chemotherapeutisch behandelt.

8.1.3 Plasmozytom (Multiples Myelom)

Das Plasmozytom ist eine bösartige Erkrankung des lymphatischen Gewebes. Im Knochenmark kommt es zu einer Vermehrung von Plasmazellen. Plasmazellen sind die Antikörper produzierenden Lymphozyten. Durch die unkontrollierte Ausbreitung eines Plasmazellklons werden große Mengen identischer Antikörper produziert, die man Paraproteine nennt. Paraproteine tragen jedoch nicht zur Infektabwehr bei. Außerdem entwickelt sich durch die Verdrängung anderer Lymphozyten eine Immunschwäche. Aufgrund der Ausbreitung von Tumorzellen im Knochenmark wird die Knochensubstanz zunehmend zerstört. Es entstehen Knochenschmerzen und eine erhöhte Frakturgefährdung aufgrund der Knocheninstabilität. Die Paraproteine verursachen in höherer Konzentration eine Nierenschädigung.

Behandlung und Pflege beim Plasmozytom

• Bei Plasmozytompatienten ist eine Sturzprophylaxe (→ S. 358) aufgrund der erhöhten Frakturgefährdung wichtig. Insbesondere im fortgeschrittenen Stadium sollten aufgrund der gestörten Immunabwehr Maßnahmen zur Pneumonie- und zur Zystitisprophylaxe (→ S. 335, 353) eingehalten werden.

 Das Plasmozytom wird je nach Ausmaß der Tumormasse chemotherapeutisch oder strahlentherapeutisch behandelt.

8.1.4 Allergien

Als Allergie wird eine übersteigerte Reaktion des Immunsystems auf bestimmte Auslöser *(Allergene)* bezeichnet. Allergene sind Substanzen, auf die die meisten Menschen keine wesentliche Reaktion zeigen (z.B. Pollen, Milben → Abb. 1 und 2). Bei entsprechend disponierten (veranlagten) Menschen können nach mehrfachem Kontakt mit dem Allergen jedoch z.T. lebensbedrohliche Reaktionen hervorgerufen werden.

Die Ursachen der Gefährdung eines Menschen durch Allergien sind unbekannt. Genetische Ursachen spielen jedoch eine wichtige Rolle.

Allergene aktivieren auf unterschiedliche Weise das Immunsystem: Über Hautkontakt, Inhalation über Nase und Mund, orale Aufnahme über den Mund oder als Injektion in das Gewebe (z.B. beim Bienenstich). Voraussetzung für die Entstehung einer Allergie ist eine vorausgegangene Sensibilisierung des Körpers durch das Allergen. Bei diesem erstmaligen Kontakt setzt sich der Körper mit dem Allergen auseinander. Dabei bildet das Immunsystem Erinnerungszellen, die gegen die Oberflächenstruktur des Allergens gerichtet sind und bei erneutem Kontakt eine allergische Reaktion in Gang setzen (→Abb. 1, S. 426).

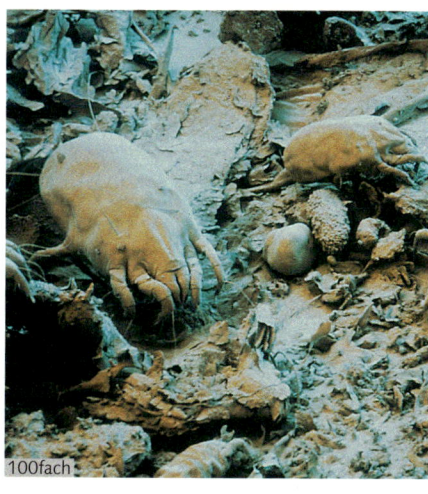

100fach

Immunsystem → S. 114
Juckreiz → S. 483

Allergie
allo gr. = fremd,
ergon gr. = Reaktion

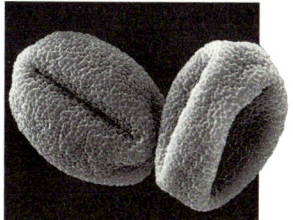

Abb. 1:
Pollen vom Sauerampfer

Abb. 2:
Typische Allergene sind
Hausstaubmilben.

Allergische Reaktionen

Hautkontakt	Injektion	Nahrungsmittel- und Medikamentenallergie	Inhalation
Pflanzen mit allergenen Bestandteilen	Insektenstich	Medikamente	Pollen
Tierkontakt	Medikamente	Nahrungsmittel wie z. B. Nüsse, Erdbeeren oder Schalentiere	Staubmilben
Pollen		Konservierungsmittel	Schimmelpilz
Latex			Tierhaare
Metalle, z. B. Schmuck aus Nickel			
Waschmittel und Duftstoffe			

Je nach Reaktionsform des Körpers werden Allergien in 4 Allergietypen eingeteilt.

- **Typ I:** **Allergie vom Soforttyp**
- **Typ II:** **Allergie vom zytotoxischen Typ**
- **Typ III:** **Allergie vom Immunkomplextyp**
- **Typ IV:** **Allergie vom Spättyp**

Von besonderer Bedeutung sind Typ I und Typ IV:

Typ I: Allergie vom Soforttyp

Die Typ-I-Allergie betrifft bis zu 15 % der Bevölkerung und wird durch eine bestimmte Klasse von Antikörpern, den **IgE**, vermittelt. Sie tritt innerhalb von Minuten bis zu einer Stunde nach dem Allergenkontakt auf. Die IgE des Allergikers sind gegen die Oberflächenstruktur des Allergens gerichtet und werden bei Allergenkontakt umgehend in großen Mengen ausgeschüttet. IgE bindet an Mastzellen (Immunzellen aus der Reihe der Leukozyten), die als Reaktion auf diese Aktivierung **Histamin** ausschütten (→ Abb. 1). Histamin ist ein körpereigener

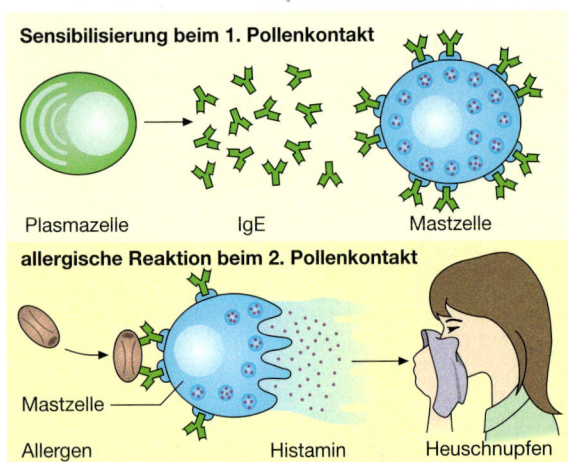

Abb. 1:
Allergische Reaktion am Beispiel Heuschnupfen

allergische
Asthma bronchiale
→ S. 539

Botenstoff, der Allergiesymptome wie Schleimhautschwellung, Niesen, Juckreiz und Hautrötung hervorruft. Typische Beispiele hierfür sind der Heuschnupfen und das → allergische Asthma bronchiale. Diese Allergieform wird auch als Atopie bezeichnet. Eine sehr starke Histaminausschüttung kann mit lebensbedrohlichen Symptomen einhergehen, die man als **anaphylaktischer Schock** bezeichnet. Symptome sind ein plötzliches Herz-, Kreislauf- und Lungenversagen. Lebensgefährliche Folge einer starken Histaminausschüttung kann auch eine schwere Schleimhautschwellung sein, die zu einer Verlegung der Atemwege führt.

Typ IV: Allergie vom Spättyp

Dieser Allergietyp liegt den meisten Hautallergien zu Grunde. Im Körper befinden sich sensibilisierte T-Lymphozyten, die nach Allergenkontakt die Fresszellen *(Makrophagen)* aktivieren. Innerhalb von in der Regel 1 bis 3 Tagen zeigen sich die Allergiesymptome meistens als bläschenförmige, knotige und juckende Hautveränderungen und Quaddeln, aber auch mit großflächigen Rötungen.

Behandlung und Pflege bei Allergien

Die beste Behandlung bei Allergien ist die Vorbeugung. Manchmal ist der genaue Auslöser der Hautallergien schwer herauszufinden. Bei Kontaktallergien können dermatologische Testungen helfen, das Allergen zu identifizieren, um in Zukunft einen entsprechenden Kontakt zu vermeiden (→ Abb. 2 und 3).

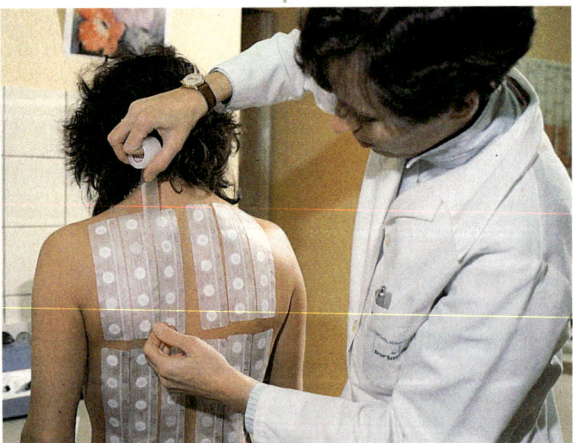
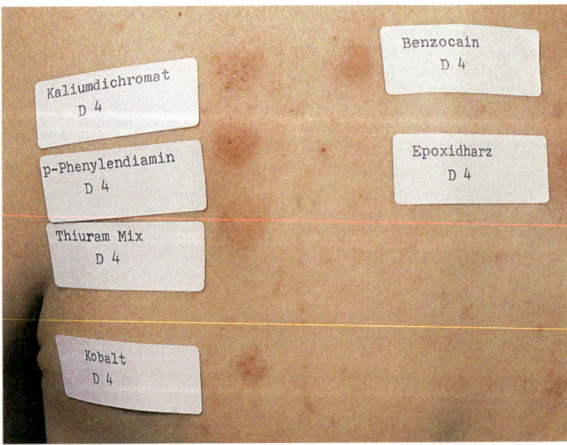

Abb. 2 und 3: *Allergentest. Möglichst viele Substanzen aus der Umwelt des Patienten werden unter Pflastern auf die Haut gebracht. Das Allergen verrät sich durch Hautreizung.*

Der Pollenflugkalender informiert über die Blütezeiten der wichtigsten Heuschnupfenauslöser.

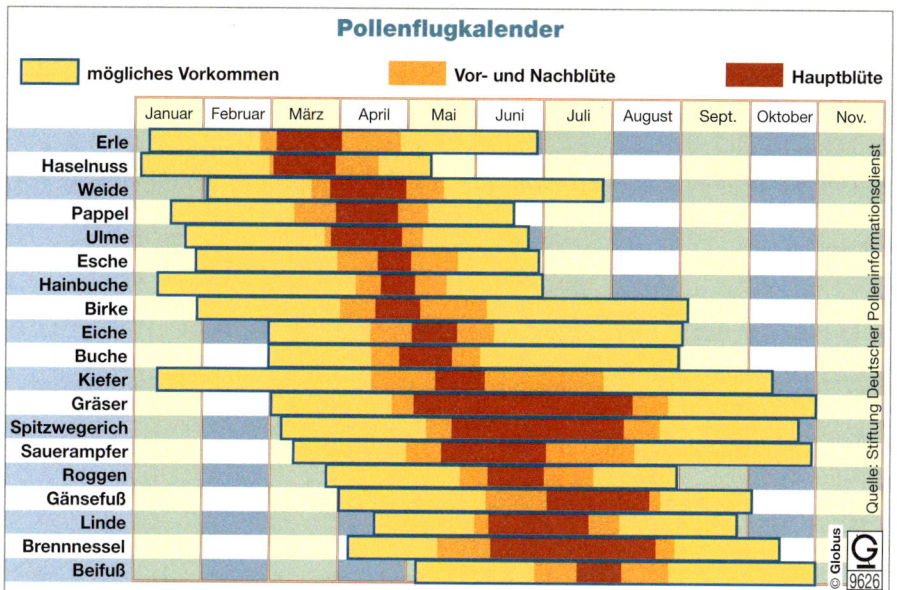

Bei Mitarbeitern in medizinischen Berufen nehmen **Latexallergien** in den letzten Jahren stark zu. Die Latexallergie ist mittlerweile als Berufskrankheit anerkannt. Latex ist eine erstmalig aus der Milch des Kautschukbaumes gewonnene Substanz. Das Material ist in unterschiedlichen medizinischen Artikeln, z. B. Handschuhen, Urinbeuteln, Infusionsbesteck und Wärmflaschen enthalten. Eine Latexallergie wird meist durch latexhaltige Einmalhandschuhe ausgelöst, in denen sich das Latexallergen mit dem Puder im Handschuhinneren verbindet. Die Latexallergie kann sich als Allergie vom Soforttyp oder vom Spättyp äußern.

Wichtigste Maßnahme bei einer nachgewiesenen Latexallergie ist das Vermeiden einer erneuten Exposition. Daher sollten im Falle einer Allergie ungepuderte, am besten aber latexfreie Handschuhe benutzt werden (diese muss der Arbeitgeber im Fall einer Allergie zur Verfügung stellen). Die Haut muss sorgfältig gepflegt werden, sinnvoll sind → pH-neutrale Waschlotionen und allergenarme Cremes. Vor medizinischen Eingriffen muss der behandelnde Arzt über die Latexallergie informiert werden, damit während des Eingriffs latexhaltige Artikel vermieden werden.

Hinweis Häufig sind **Kreuzallergien**. Dabei handelt es sich um gleichzeitig auftretende Allergien gegen ähnliche Allergene in verschiedenen Substanzen. Dazu zählen Allergien gegen tropische Früchte (Kiwi, Bananen) und bestimmte Pflanzen (z. B. Ficus benjamini).

8.1.5 Autoimmunerkrankungen

Autoimmunkrankheiten entstehen durch Immunreaktionen, die gegen Bestandteile des eigenen Körpers gerichtet sind. Normalerweise reagiert das Immunsystem nicht auf körpereigene Bestandteile, sondern lernt im Laufe der vorgeburtlichen Entwicklung, alles Körpereigene zu tolerieren. Diese Toleranz ist bei Autoimmunerkrankungen gegen bestimmte körpereigene Strukturen aufgehoben. Die Ursache dieser fehlgerichteten Aktivierung des Immunsystems ist bei den meisten Krankheiten nicht bekannt. Mit zunehmendem Alter werden Autoimmunreaktionen immer häufiger beobachtet.

Wichtige Beispiele für Autoimmunerkrankungen sind die → Multiple Sklerose, die → Autoimmun-Schilddrüsenentzündung, die → rheumatoide Arthritis und blasenbildende Hauterkrankungen (Pemphigus und Pemphigoid).

Pflege bei Juckreiz
→ S. 484

pH-neutrale
Waschlotionen
→ S. 255

Immunsystem
→ S. 114

Multiple Sklerose
→ S. 589

Autoimmun-
Schilddrüsenentzündung
→ S. 564

rheumatoide Arthritis
→ S. 465

8.2 Pflege bei Stoffwechselerkrankungen

8.2.1 Störungen des Ernährungszustandes

Der Ernährungszustand eines Menschen ist abhängig von der Größe, dem Alter sowie hormonellen Einflüssen. Er kann orientierend anhand der **Faustregel nach Broca** wie folgt berechnet werden:

Als **Normalgewicht** wird die Körpergröße in cm minus 100 bezeichnet.

Als **Übergewicht** gilt ein Körpergewicht, das mehr als 10 % über dem Normalgewicht liegt.

Genauer ist die Berechnung des **Body-Mass-Index (BMI)**. Er beschreibt das Verhältnis von Körpergewicht zur Körpergröße.

$$BMI = \frac{kg}{m^2}$$

So lässt sich der Body-Mass-Index berechnen

1. Wiegen und Gewicht in Kilogramm notieren
   z. B. **65,3 kg**

2. Größe in Meter messen
   z. B. **1,75 m**

3. Multiplizieren: Körpergröße x Körpergröße
   z. B. 1,75 x 1,75 = **3,0625**

4. Dividieren: Gewicht durch das Ergebnis von 3. teilen
   z. B. 65,3 : 3,0625 = **21,3 = Body-Mass-Index**

5. Errechneten Body-Mass-Index mit Tabelle (rechts) vergleichen

Graduierung des Ernährungszustands Body-Mass-Index (BMI kg/m²)	
Schwere Malnutrition	<16
Mittlere Malnutrition	16,1–17,5
Leichte Malnutrition	17,6–18,5
Normalgewicht	18,6–25
Übergewicht	25,1–30
Adipositas	>30
Geriatrie: Malnutrition	<20

Malnutrition
Mangelernährung

Adipositas
Fettsucht

Der ideale BMI verschiebt sich mit steigendem Alter nach oben. Während junge Menschen erst ab einem BMI unter 18,5 als unterernährt gelten, liegt der Grenzwert für über 65-Jährige bei 20.

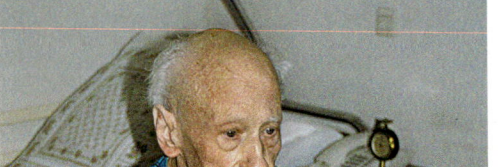

Abb. 1: Malnutrition

Untergewicht (Kachexie)

Da Untergewicht meist auf einer Mangelernährung (*Malnutrition*) beruht, werden diese Begriffe oft gleichsinnig benutzt. **Kachexie** im engeren Sinne bedeutet Auszehrung.

Untergewicht liegt vor, wenn das Körpergewicht unter 20 % des Normalgewichts liegt oder der Body-Mass-Index unter 18,5 ist. Bei alten Menschen wird jedoch dafür plädiert, einen BMI von 24–29 anzustreben, da ein etwas höheres Gewicht mit einer längeren Lebenserwartung korreliert, d. h. in Wechselbeziehung steht.

Häufig ist die Unterernährung des alten Menschen auch mit einem überproportionalen Mangel wichtiger Nahrungsbestandteile verbunden (Fehlernährung durch eine zu geringe Nährstoffdichte).

Mit steigendem Alter nimmt die Mangelernährung als zentrale Störung des Ernährungszustandes eine bedeutendere Rolle als das Übergewicht ein. Alte Menschen, die in pflegerischen Einrichtungen untergebracht sind, leiden besonders häufig an einer Mangelernährung. Bis zu 85 % aller Menschen über 80 Jahren sind von Untergewicht oder einer umschriebenen Mangelernährung betroffen.

Ursachen von Untergewicht bzw. Mangelernährung

Die Ursachen von Untergewicht im Alter sind vielschichtig. Folgenden Faktoren kommt eine besondere Bedeutung zu:

- **Appetitmangel:** Appetitmangel ist bei alten Menschen sehr häufig. Ursachen sind u. a. eine abnehmende Sinneswahrnehmung (Riechen und Schmecken), depressive Verstimmungen, Schmerzen, Immobilität und Medikamenteneinnahme (z. B. Antibiotika, Schmerzmittel, Sedativa).
- eingeschränkte **Kau- und Schluckfähigkeit**
- **soziale Probleme** mit Vereinsamung, Schwierigkeiten bei der Nahrungsbeschaffung und -zubereitung, Armut
- **demenzielles Syndrom** mit Vergesslichkeit oder Nahrungsverweigerung, manchmal auch mit wahnhaften Anteilen (Vergiftungswahn)
- **Erkrankungen** der Verdauungsorgane, Tumorerkrankungen, fortgeschrittene Herz- und Lungenerkrankungen
- **Heimunterbringung:** Fremdbestimmung der Nahrungsaufnahme, ungewohnte Kost, unangenehme Atmosphäre im Essraum

Mangelernährung begünstigt die Ausbildung weiterer Symptome im Sinne eines Teufelskreises, die sich gegenseitig verstärken:

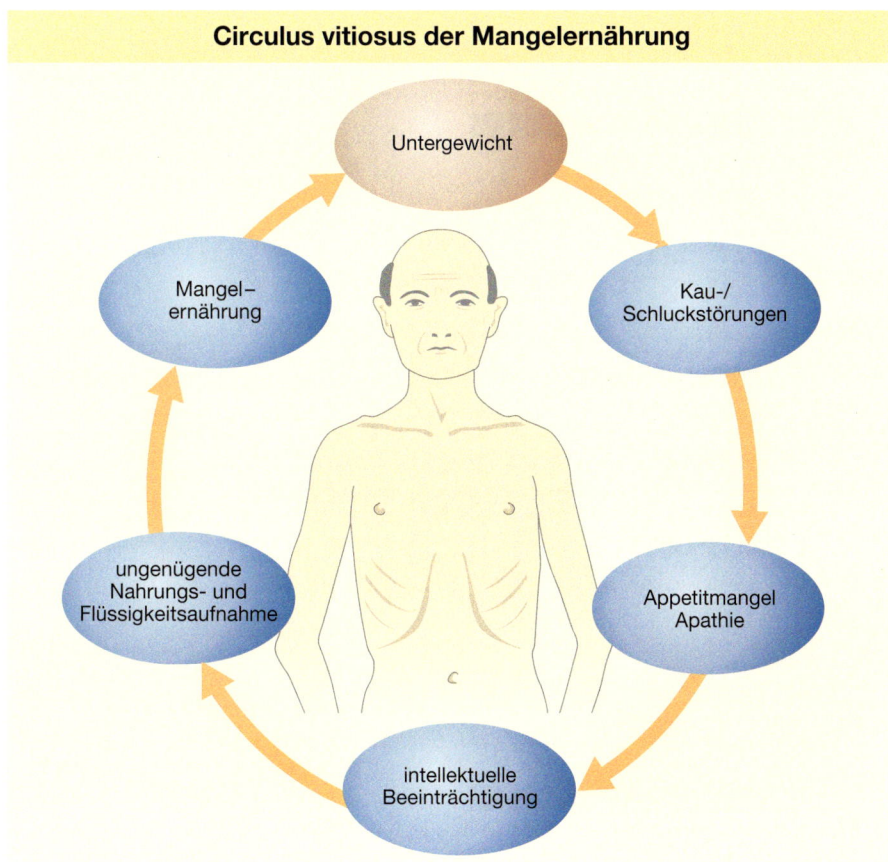

Circulus vitiosus der Mangelernährung

Symptome der Mangelernährung

Untergewicht äußert sich in einer Abnahme der Körpermasse, sichtlicher Auszehrung und einem Verlust des Unterhautfettgewebes, wodurch Muskeln und Knochen hervortreten. Ab einem Gewichtsverlust von mehr als 20 % des Normalgewichtes beginnt der Körper, körpereigenes Eiweiß in Energie umzusetzen. Ein **Eiweißmangel** führt zu → Ödemen, weil die Eiweißfunktion, den freien Wasseranteil im Blut zu binden, gestört ist („Hungerödeme"). Der **Mangel an Vitaminen, Mineralstoffen und Spurenelementen** führt zu neurologischen Störungen und Schäden an Haut und Schleimhäuten. **Eisenmangel** verursacht eine → Anämie mit sichtbarer Blässe.

Ödem
→ S. 451

Anämie
→ S. 422

Feststellen der Mangelernährung (nutritives Assessment)

In jeder Pflegeeinrichtung **muss** bei Neuaufnahme eines Patienten eine komplette Erfassung der für die Bestimmung des Ernährungszustandes erforderlichen Parameter erfolgen.

Die Bestimmung von Körpergewicht und Körpergröße sind unerlässliche Voraussetzungen für die Bestimmung des **BMI**, der bei jeder Neuaufnahme in einer Pflegeeinrichtung ermittelt werden sollte.

Eine wesentlich genauere und differenziertere Erfassung von gefährdeten und bereits mangelernährten Pflegebedürftigen ist mit dem **Mini Nutritional Assessment (MNA)** möglich, das 1994 erstmalig veröffentlicht wurde.

Online-Rechnermodell zur Ermittlung des MNA
www.nutrinews.de/rechner/anamnese.php

Quelle:
Rubenstein, L.Z.; Jarker, J.; Guigoz, Y. und Vellas, B.: **Comprehensive Geriatric Assessment (CGA) and the** *MNA®. An Overview of CGA, Nutritional Assessment, and Development of a Shortened Version of the MNA®. In: Mini Nutritional Assessment (MNA®): Research and Practice in the Elderly. Vellas, B., Garry, P.J. und Guigoz, Y. (Hrsg.). Nestlé Nutrition Workshop Series. Clinical & Performance Programme, vol. 1 Karger, Bale, 1997.*

NESTLÉ NUTRITION SERVICES

Anamnesebogen zur Bestimmung des Ernährungszustandes älterer Menschen
Mini Nutritional Assessment MNA™

Name:　　　　Vorname:　　　　Geschlecht:　　　　Datum:

Alter, Jahre:　　Gewicht, kg:　　　Größe, cm:　　　Kniehöhe, cm:
(bestimmen, wenn Körpergröße nicht messbar ist)

Füllen Sie den Bogen aus, indem Sie die zutreffenden Zahlen in die Kästchen eintragen. Addieren Sie die Zahlen in den ersten 6 Kästchen. Wenn der Wert 11 oder kleiner 11 ist, fahren Sie mit der Anamnese fort, um den Gesamt-Index zu erhalten.

Vor-Anamnese

A Hat der Patient einen verminderten Appetit? Hat er während der letzten 3 Monate wegen Appetitverlust, Verdauungsproblemen, Schwierigkeiten beim Kauen oder Schlucken weniger gegessen (Anorexie)?
0 = schwere Anorexie
1 = leichte Anorexie
2 = keine Anorexie

B Gewichtsverlust in den letzten 3 Monaten
0 = Gewichtsverlust > 3 kg
1 = weiß es nicht
2 = Gewichtsverlust zwischen 1 und 3 kg
3 = kein Gewichtsverlust

C Mobilität / Beweglichkeit
0 = vom Bett zum Stuhl
1 = in der Wohnung mobil
2 = verlässt die Wohnung

D Akute Krankheit oder psychischer Stress während der letzten 3 Monate?
0 = ja　　2 = nein

E Psychische Situation
0 = schwere Demenz oder Depression
1 = leichte Demenz oder Depression
2 = keine Probleme

F Körpermassenindex (Body Mass Index, BMI) (Körpergewicht / (Körpergröße)², in kg/m²)
0 = BMI < 19
1 = 19 ≤ BMI < 21
2 = 21 ≤ BMI < 23
3 = BMI ≥ 23

Ergebnis der Vor-Anamnese (max. 14 Punkte)

12 Punkte oder mehr:　　normaler Ernährungszustand
11 Punkte oder weniger:　　Gefahr der Mangelernährung

Anamnese

G Wohnsituation: Lebt der Patient unabhängig zu Hause?
0 = nein　　1 = ja

H Medikamentenkonsum: Nimmt der Patient mehr als 3 Medikamente (pro Tag)?
0 = ja　　1 = nein

I Hautprobleme: Schorf oder Druckgeschwüre?
0 = ja　　1 = nein

J Mahlzeiten: Wieviele Hauptmahlzeiten isst der Patient pro Tag? (Frühstück, Mittag- und Abendessen)?
0 = 1 Mahlzeit
1 = 2 Mahlzeiten
2 = 3 Mahlzeiten

K Lebensmittelauswahl: Isst der Patient
• mindestens einmal pro Tag Milchprodukte?　ja ☐　nein ☐
• mindestens ein- bis zweimal pro Woche Hülsenfrüchte oder Eier?　ja ☐　nein ☐
• jeden Tag Fleisch, Fisch oder Geflügel　ja ☐　nein ☐
0.0 = wenn 0 oder 1 mal «ja»
0.5 = wenn 2 mal «ja»
1.0 = wenn 3 mal «ja»

L Isst der Patient mindestens zweimal pro Tag Obst oder Gemüse?
0 = nein　　1 = ja

M Wieviel trinkt der Patient pro Tag? (Wasser, Saft, Kaffee, Tee, Wein, Bier…)
0.0 = weniger als 3 Gläser / Tassen
0.5 = 3 bis 5 Gläser / Tassen
1.0 = mehr als 5 Gläser / Tassen

N Essensaufnahme mit / ohne Hilfe
0 = braucht Hilfe beim Essen
1 = isst ohne Hilfe, aber mit Schwierigkeiten
2 = isst ohne Hilfe, keine Schwierigkeiten

O Glaubt der Patient, dass er gut ernährt ist?
0 = schwerwiegende Unter-/Mangelernährung
1 = weiß es nicht oder leichte Unter-/Mangelernährung
2 = gut ernährt

P Im Vergleich mit gleichaltrigen Personen schätzt der Patient seinen Gesundheitszustand folgendermaßen ein:
0.0 = schlechter
0.5 = weiß es nicht
1.0 = gleich gut
2.0 = besser

Q Oberarmumfang (OAU in cm)
0.0 = OAU < 21
0.5 = 21 ≤ OAU ≤ 22
1.0 = OAU > 22

R Wadenumfang (WU in cm)
0 = WU < 31　　1 = WU ≥ 31

Anamnese (max. 16 Punkte)
Ergebnis der Vor-Anamnese
Gesamt-Index (max. 30 Punkte)

Auswertung des Gesamt-Index

Mehr als 24 Punkte	zufriedenstellender Ernährungszustand
17 bis 23,5 Punkte	Risikobereich für Unterernährung
Weniger als 17 Punkte	schlechter Ernährungszustand

Ref.: Guigoz Y, Vellas B and Garry P.J. 1994. Mini Nutritional Assessment: A practical assessment tool for grading the nutritional state of elderly patients. *Facts and Research in Gerontology.* Supplement #2:15-59.
Rubenstein LZ. 1998. Development of a Short Version of the Mini Nutritional Assessment. In: Vellas B, Garry P.J, Guigoz Y (eds.). Mini Nutritional Assessment (MNA): Research and Practice in elderly. Nestlé Clinical and Performance Nutrition Workshop Series, Vol. 1, Lippincott-Raven, Philadelphia 101-111.

10.98 D

Behandlung und Pflege bei Unterernährung

Ärztlicherseits muss zunächst abgeklärt werden, ob Organerkrankungen der Unterernährung zugrunde liegen und wie diese ggf. zu behandeln sind.

Danach folgt ein ausführliches Gespräch mit dem Pflegebedürftigen und evtl. seinen Angehörigen über Essenswünsche. Hierbei sollten nicht nur Vorlieben und Abneigungen erfasst werden, sondern ebenfalls Zeit- und Raumvorstellungen der Essensaufnahme.

Muss der Pflegebedürftige aus Krankheitsursachen (z.B. Gicht oder Diabetes mellitus) eine bestimmte Diät einhalten, sollte dies in Rücksprache mit einer Diätassistentin oder dem behandelnden Arzt erfolgen.

Eine zu Unterernährung **angepasste Diät** beinhaltet Nahrung, die mit Nährstoffen angereichert wird, sowie hochkalorische Zwischenmahlzeiten (z.B. Fortimel®).

Die hochkalorische Nahrung soll mit mindestens 40–45 kcal/kg Körpergewicht angeboten werden (→ Tabelle).

Unterstützung beim Essen und Trinken → S. 277

Bei einigen Patienten, die die erforderlichen Kalorien und fehlenden Nährstoffe über die Nahrung nicht in ausreichender Form aufnehmen, kann es sinnvoll sein, ergänzend **Nahrungssupplemente** mit nährstoffdefinierten Getränken oder Speisen zu verabreichen.

Nahrungssupplemente enthalten hochkonzentrierte Nährstoffe (bis zu 2 kcal/ml). Diese Nahrungssupplemente sind in verschiedenen Zusammensetzungen (eiweißreich, ballaststoffreich, hochkalorisch) erhältlich. Sie werden meist in Puddingform oder als Trinknahrung angeboten.

Speisen mit Nährstoffen anreichern

- Fett, z.B. Rahm in Saucen, Butter/Margarine oder Rapsöl/Olivenöl an Gemüse und Teigwaren
- Eiweiß, z.B. Quark im Dessert, Käse in der Cremesuppe, Schinkenwürfel in den Bratkartoffeln
- Kohlenhydrate, z.B. Maltodextrin im Tee

Zwischenmahlzeiten		kcal
175 g	Quark-Creme	300
175 g	Grießpudding	260
220 ml	Energy-Milch (z.B. Fortimel®)	225
180 g	Sahnejoghurt	275
200 g	Doppelrahmeis	290
100 g	Creme brulee	190
125 g	Sahnepudding	210
100 g	Tiramisu	270
100 g	Apfelkuchen	255

Ein **Essprotokoll** kann längerfristig Aufschluss über das Essverhalten des Pflegebedürftigen geben.

Tag	Datum	Mahlzeit	(Fast) nichts	Wenig	Etwa die Hälfte	Fast alles	Alles
			○	◔	◑	◕	●
		Frühstück					
		Mittagessen					
		Abendessen					
		Sonstiges					

Hinweis

- dem Pflegebedürftigen Zeit zum Essen lassen, ihn niemals zum Essen zwingen
- individuellen Wünschen des Pflegebedürftigen den Vorrang geben
- den Pflegebedürftigen langsam an die erhöhte Nährstoffzufuhr gewöhnen
- geeignete Hilfsmittel, z.B. Schnabeltassen, verdicktes Essbesteck, rutschfeste Tellerböden u.Ä., sollten zur Verfügung gestellt werden (→ Abb. 1–6, S. 277).
- Demente Pflegebedürftige profitieren von „fingerfood", also Nahrung, die mit den Fingern gegessen werden kann.

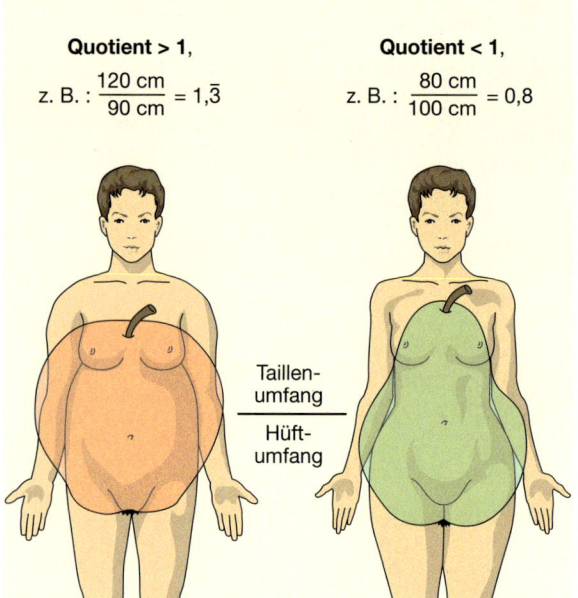

$$\text{Quotient} > 1,$$
$$\text{z. B.}: \frac{120 \text{ cm}}{90 \text{ cm}} = 1,\overline{3}$$

$$\text{Quotient} < 1,$$
$$\text{z. B.}: \frac{80 \text{ cm}}{100 \text{ cm}} = 0,8$$

Taillen-
umfang

Hüft-
umfang

Abb. 1: „Apfeltyp" und „Birnentyp."

Hypothyreose
→ S. 562

metabolisches Syndrom
→ S. 435

Überernährung und Übergewicht

Eine gestörte Ernährungsbilanz, bei der dauerhaft mehr Kalorien aufgenommen als verbraucht werden, führt zum Übergewicht. Häufiger Bestandteil der Überernährung ist eine Fehlernährung mit zu viel Fett- und Zuckeranteilen in der Nahrung. In den Industrieländern ist das Übergewicht eine zunehmende Erscheinung, die zu vielen Folgeerkrankungen führt.

Über die Verteilung der Zunahme an Unterhautfettgewebe entscheidet die genetische Disposition. Menschen mit einer stärkeren Zunahme an Fettgewebe im Bauchbereich, d.h. mit einem hohen Wert für das Verhältnis Taille/Hüfte („Apfeltyp") sind wahrscheinlich eher gefährdet, Stoffwechselfolgeerkrankungen wie Diabetes mellitus oder Fettstoffwechselstörungen zu entwickeln, als Menschen mit einem umgekehrten Verhältnis („Birnentyp").

Bei einem BMI über 25 spricht man von **Übergewicht**. Ein BMI > 30 wird als **Fettsucht** *(Adipositas)* bezeichnet, ein BMI > 40 als **extreme Fettsucht**.

Ursachen des Übergewichts

Übergewicht beruht in den meisten Fällen auf dem Essverhalten. Häufig liegt ein langjähriges Missverhältnis zwischen Kalorienaufnahme und -verbrauch vor. In seltenen Fällen führen hormonelle Veränderungen, z. B. eine → Hypothyreose, zu Übergewicht. Manche Medikamente (z.B. Neuroleptika, Glucocorticoide, S. 647, 467) können ebenfalls zu einem Übergewicht beitragen.

Adipöse haben häufig ein gestörtes Essverhalten mit unkontrollierten Essattacken. Essen wirkt bei ihnen beruhigend und entspannend („Kummerspeck"). Kohlenhydratreiche Nahrungsmittel („Süßigkeiten") beeinflussen den Gehirnstoffwechsel (durch Serotoninausschüttung) und mildern negative Gefühle ab.

Symptome des Übergewichts

Übergewicht äußert sich in einer Zunahme der Körpermasse. Dies führt u.a. zur Ausbildung von Hautfalten (so genannten Fettrollen), mangelnder Elastizität des Bindegewebes („Orangenhaut", „Schwangerschaftsstreifen") und häufig zu einer verminderten Leistungsfähigkeit *(Kondition)*.

Übergewicht ist der wichtigste Risikofaktor für die Entstehung des → metabolischen Syndroms und somit der Entstehung von Diabetes mellitus Typ IIb, Hyperlipidämie, Bluthochdruck und den damit verbundenen Folgekrankheiten von Herz und Gefäßen. Übergewicht führt zu einer erhöhten Gelenkbelastung und damit zu einem erhöhten Arthroserisiko. Bei bettlägerigen übergewichtigen Patienten liegt ein hohes Dekubitusrisiko vor.

Behandlung bei Übergewicht

Der wichtigste Behandlungsansatz bei Übergewicht besteht in einem Konzept aus Ernährungsberatung und in manchen Fällen psychotherapeutischer Unterstützung. Ziel ist eine konstante Verminderung der Kalorienzufuhr über eine ausgewogene Mischkost mit 1000–1800 kcal täglich unter gleichzeitiger regelmäßiger körperlicher Bewegung. Eine Einsparung von ca. 7000 kcal entspricht einem Verlust von einem Kilo.

Eine Reduktionsdiät sollte eiweißreich und fettarm sein, da Fett den höchsten Kalorienwert hat, aber nur wenig sättigt. Gleichzeitig sollten, wenn hiergegen ärztlicherseits keine Bedenken bestehen, ca. 2,5 l Flüssigkeit am Tag getrunken werden. Kurzzeitige niedrigkalorische Reduktionsdiäten (< 1000 kcal/Tag) haben meist keinen dauerhaften Erfolg, da schnell eine erneute Gewichtszunahme einsetzt und der Gewichtsverlust in der Regel nicht gehalten werden kann (sog. Jo-Jo-Effekt).

Hinweis

Besonders erfolgreich sind ganzheitliche Langzeittherapieprogramme zur Gewichtsreduktion, z.B. das **Optifast-Programm**.

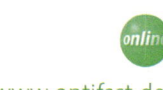

www.optifast.de

8.2.2 Diabetes mellitus ("Zuckerkrankheit")

Beim Diabetes mellitus liegen aufgrund eines absoluten oder relativen Insulinmangels erhöhte Blutzuckerspiegel (→ S. 202) vor. Etwa 10–15 % aller Menschen über 60 Jahren leiden an einem Diabetes mellitus.

Grundlagen des Zuckerstoffwechsels

Der Blutzuckerspiegel wird durch zwei Hormone, Insulin und Glucagon, weitestgehend konstant gehalten. Die beiden Hormone werden in Zellnestern der Bauchspeicheldrüse (sog. Langerhans-Inseln) von zwei verschiedenen Zelltypen produziert (→ Abb. 2, S. 434):

- Die β-Zellen produzieren **Insulin**, das den Blutzuckerspiegel durch mehrere Mechanismen senkt (→ Abb. 1): Die Aufnahme von **Glucose** aus dem Blut in die Zellen (z. B. Muskelzellen) wird beschleunigt, der Aufbau von Fett- und Eiweißmolekülen aus Glucose wird unterstützt, und der Aufbau von **Glykogen**, dem Speichermolekül für Glucose, verstärkt.
- Die α-Zellen produzieren **Glucagon**, das den Blutzuckerspiegel durch einen Abbau der Glykogenreserven und einer Neusynthese (Herstellung) von Glucose aus Aminosäuren ansteigen lässt. Glucagon wird in der Wirkung auf den Blutzuckerspiegel durch Adrenalin (→ S. 109) aus dem Nebennierenmark und Glucocorticoiden aus der Nebennierenrinde unterstützt, die den Blutzuckerspiegel ebenfalls anheben.

Dieser Regelkreis (→ Abb. 2) hält den Blutzuckerspiegel des Gesunden relativ konstant zwischen 80 und 130 mg/dl.

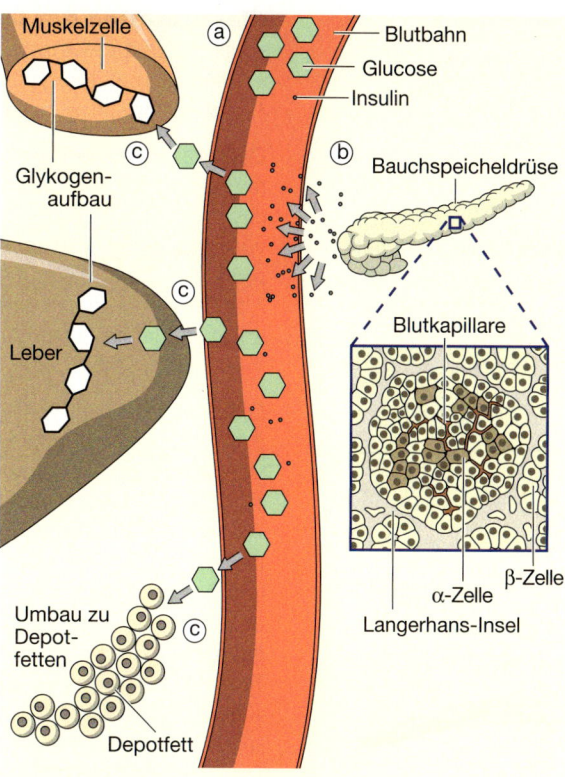

Abb. 1: Schematische Darstellung der Insulinwirkung

a) Kohlenhydrate aus der Nahrung werden im Darm in einzelne Zuckermoleküle (Glucose) gespalten, die dann in die Blutbahn aufgenommen werden.

b) Die ß-Zellen der Bauchspeicheldrüse reagieren auf den Anstieg der Blutzuckerkonzentration mit einer Insulinausschüttung.

c) Das Insulin gelangt über die Blutbahn zu den Zielgeweben (z. B. Muskel, Leber) und bewirkt dort die Aufnahme von Glucose aus dem Blut in die Zellen und somit die Senkung des Blutzuckerspiegels. Unter Insulinwirkung wird Glucose im Muskel und in der Leber zur Speicherform Glykogen und im Fettgewebe zu Depotfett umgebaut.

Abb. 2: Regelung des Blutzuckerspiegels

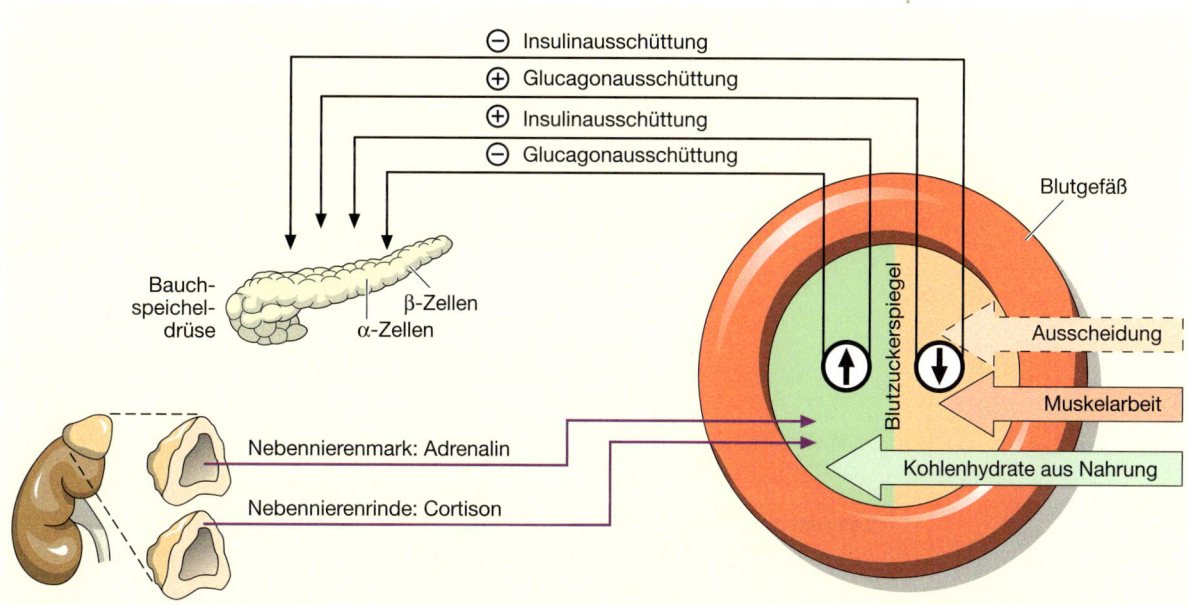

Klassifikation der Diabetes-Erkrankungen

Folgende Diabetesformen werden unterschieden:
- Diabetes mellitus Typ I
- Diabetes mellitus Typ II

Diabetes mellitus Typ I (früher jugendlicher Diabetes): Diese Diabetesform entsteht meist im Kindes- oder Jugendalter aufgrund eines Insulinmangels, da die Bauchspeicheldrüse kein oder zu wenig Insulin produziert. Es liegt ein **absoluter Insulinmangel** vor. Ursache ist wahrscheinlich meist eine → Autoimmunerkrankung, die die Insulin produzierenden Zellen zerstört.

Alte Patienten, die an einem Diabetes mellitus Typ I erkrankt sind, leiden hieran meist schon seit Jahrzehnten. Alte Typ-I-Diabetiker sind meistens schlank und haben gelernt, ihren Lebensstil und ihre Ernährungsgewohnheiten an die Krankheit anzupassen.

Diabetes mellitus Typ II (früher Altersdiabetes): An dieser Diabetesform sind ca. 90 % der Diabetiker erkrankt. In älterer Literatur wird noch zwischen dem Typ IIa (Patienten mit Normalgewicht) und Typ IIb (Patienten mit Übergewicht) unterschieden. Beim Typ II liegt ein **relativer Insulinmangel** vor. Für die Entstehung des Diabetes mellitus Typ II sind genetische und erworbene Faktoren verantwortlich.

Beim Diabetes mellitus Typ II entwickelt der Körper eine zunehmende Unempfindlichkeit gegenüber Insulin. Die Zellrezeptoren für Insulin verlieren an Empfindlichkeit und nehmen allmählich ab, sodass der Blutzucker nur unzureichend in die Zellen geschleust werden kann **(Insulinresistenz)**. Die Insulinproduktion ist anders als beim Typ-I-Diabetiker meist nicht oder nur wenig beeinträchtigt. Kompensatorisch produziert die Bauchspeicheldrüse zunehmend Insulin, sodass trotz des hohen Blutzuckerspiegels eine erhöhte Konzentration von Insulin im Blut vorliegt **(Hyperinsulinämie)**. Dieser Überschuss an Insulin beeinflusst zusätzlich andere hormonelle Regelkreise des Körpers, über die die Entstehung eines → Bluthochdrucks und einer → Arteriosklerose begünstigt wird.

Autoimmunerkrankung
→ S. 427

Bluthochdruck
→ S. 499

Arteriosklerose
→ S. 505

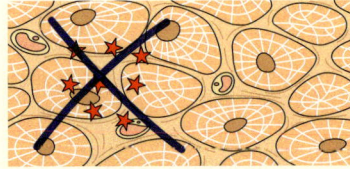

Typ 1:
Unzureichende Insulinsekretion aus den β-Zellen

Typ 2:
Die Zielgewebe sprechen nicht mehr (genügend) auf das ausgeschüttete Insulin an.

Abb. 1:
Vergleich vom Typ-1- und Typ-2-Diabetes

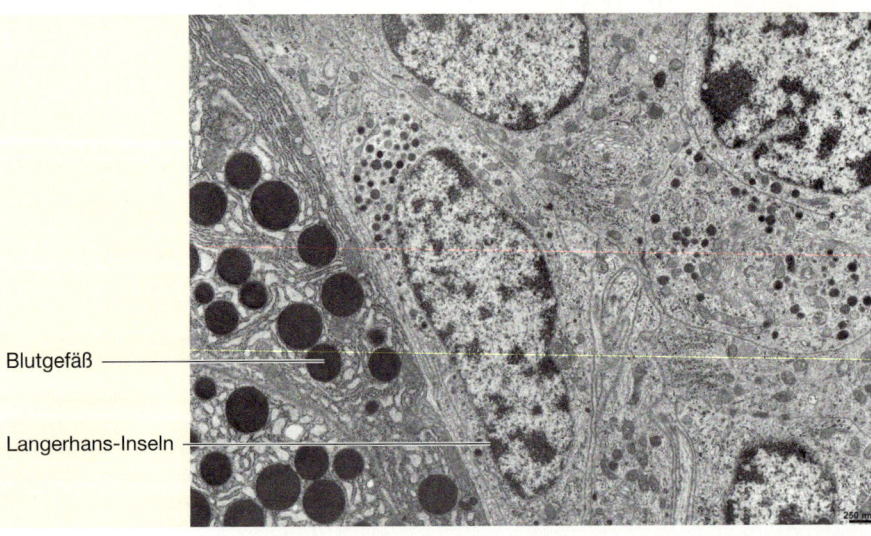

Blutgefäß

Langerhans-Inseln

Abb. 2:
Bauchspeicheldrüse mit exokrinem und endokrinem Anteil (Langerhans-Inseln)

Der Entstehung eines Typ-IIb-Diabetes geht häufig das metabolische Syndrom voraus.

Exkurs **Metabolisches Syndrom („Wohlstands-Syndrom")**

Das metabolische Syndrom ist der gemeinsame Vorläufer vieler Stoffwechselerkrankungen, die alle auf Übergewicht und Bewegungsmangel beruhen. Genetische Faktoren spielen offensichtlich ebenfalls eine Rolle.

Übergewicht führt auf Dauer bei vielen Menschen zu einer zunehmenden Unempfindlichkeit (verminderte Insulinsensivität) der Zellen gegen Insulin. Die Bauchspeicheldrüse kann dies bis zu einem gewissen Grad durch eine Mehrproduktion (Sekretion) von Insulin kompensieren, was zur **Hyperinsulinämie** führt. Wenn diese Kapazität der Bauchspeicheldrüse erschöpft ist, nimmt die Insulinproduktion ab und der Blutzuckerspiegel steigt an (Hyperglykämie → Abb. 3).

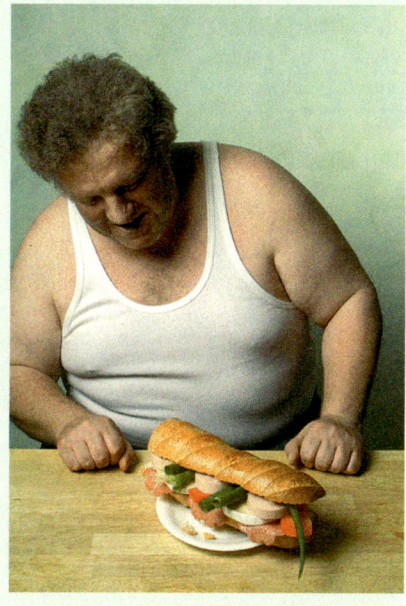

Durch diesen Kreislauf werden jedoch auch andere Stoffwechselwege intensiviert, die das Entstehen einer → Fettstoffwechselstörung und eines → Bluthochdrucks begünstigen.

Das Vollbild eines metabolischen Syndroms besteht aus einem Diabetes mellitus, Fettstoffwechselstörungen und einem Bluthochdruck. Der sinnvollste Behandlungsansatz eines metabolischen Syndroms besteht in der Gewichtsreduktion und körperlicher Bewegung, da durch Muskelarbeit die Insulinempfindlichkeit der Zellen wieder verbessert wird.

Abb. 1:
Übergewicht und Bewegungsmangel als Vorläufer vieler Stoffwechselerkrankungen

Fettstoffwechselstörung
→ S. 447

Bluthochdruck
→ S. 499

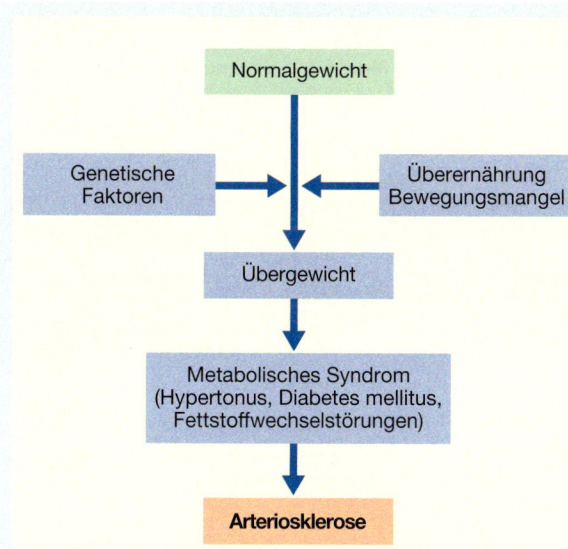

Abb. 2:
Entstehung des metabolischen Syndroms mit Folgeerkrankung

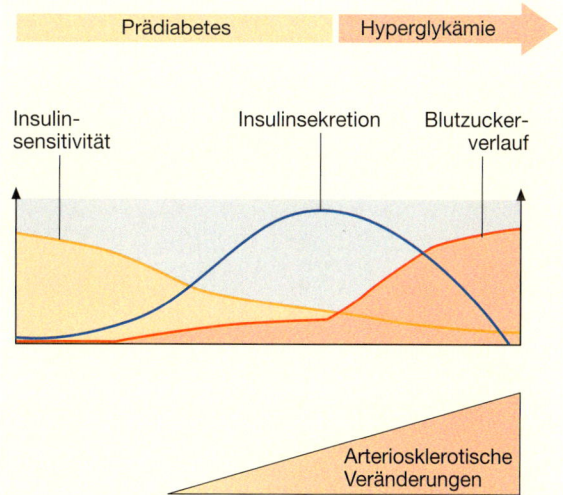

Abb. 3:
Entwicklung von Insulinempfindlichkeit, Insulinsekretion in der Bauchspeicheldrüse und Blutzuckerverlauf beim Typ-2-Diabetes.

Messung des Blutzuckers
→ S. 438

Diagnose des Diabetes mellitus

Das Vorstadium eines Diabetes mellitus, die **gestörte Glucosetoleranz**, wird durch → Messung des Blutzuckers nach Aufnahme einer definierten Glucosemenge (oraler Glucose-Toleranz-Test) festgestellt (→ Tabelle unten).

Die einfachste Methode zur Feststellung des **Diabetes mellitus** besteht darin, den Nüchternblutzucker zu bestimmen.

Als Grenzwert eines Diabetes mellitus gilt nach den neuen Definitionen ein Nüchtern-Blutzucker (im Blutplasma bestimmt) von 6,1 mmol/l = 110 mg/dl.

	normal	**gestörte Glucose-Toleranz**	**Diabetes mellitus**
Glucose-Toleranz-Test, Blutzucker nach 2 Stunden	<7,8 mmol/l = <140 mg/dl	7,8–11,0 mmol/l = 140–200 mg/dl	>11,1 mmol/l = >200 mg/dl
Nüchtern-Blutzucker	<6,1 mmol/l = <110 mg/dl	6,1–7 mmol/l = 110–126 mg/dl	>7,0 mmol/l = >126 mg/dl

Abb. 1:
Verlauf des Glucose-Toleranz-Tests bei gesunden Personen und bei Diabetikern

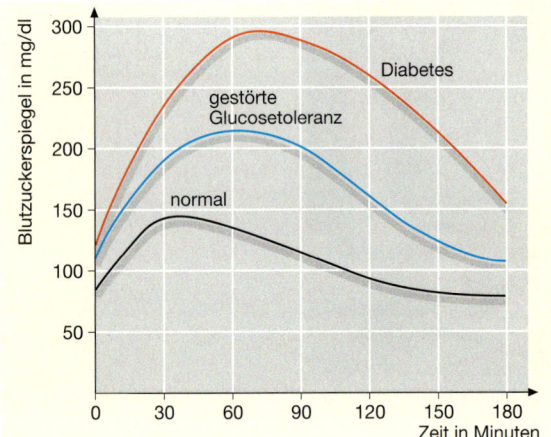

Die medikamentöse Langzeiteinstellung eines Diabetikers kann über die Bestimmung des **HbA$_{1c}$-Wertes** überprüft werden. Dieser Wert ist erhöht, wenn über längere Zeit eine Überzuckerung vorlag, wodurch sich Glucose irreversibel (nicht umkehrbar) an die Zellmembran der roten Blutkörperchen anheftet. Dieser Zellkomplex wird als HbA$_{1c}$ bezeichnet.

Exkurs **Blutzuckereinheiten**

In Deutschland gibt es keine einheitliche Berechnung der Blutzuckerwerte. Einige Einrichtungen berechnen die Werte in mg/dl (mg%), andere Einrichtungen in mmol/l.

In der Tabelle können Sie nachsehen, welcher Wert in mg/dl welchem in mmol/l entspricht und umgekehrt.

Umrechnungstabelle für Blutzuckerwerte

mg/dl (mg%)	~	mmol/l	mmol/l	~	mg/dl (mg%)
40	~	2,2	2	~	36
50	~	2,8	3	~	54
60	~	3,3	4	~	72
70	~	3,9	5	~	90
80	~	4,4	6	~	108
90	~	5,0	7	~	126
100	~	5,6	8	~	144
120	~	6,7	9	~	162
140	~	7,8	10	~	180
160	~	8,9	11	~	198
180	~	10,0	12	~	218
200	~	11,1	13	~	234
220	~	12,2	14	~	252
240	~	13,3	15	~	273
260	~	14,4	16	~	288
280	~	15,5	17	~	306
300	~	16,7	18	~	324
350	~	19,4	19	~	342
400	~	22,2	20	~	364
450	~	25,0	25	~	450

Zur Umrechnung des Blutzuckerwertes gelten folgende Faktoren:

mg/dl x 0,056 = mmol/l

mmol/l x 18 = mg/dl

Nach dem internationalen Einheitensystem **SI** (*Système International d'Unités* = international einheitliches System) ist mmol/l die adäquate Einheit.

Symptome des erhöhten Blutzuckerspiegels (Überzuckerung, Hyperglykämie)

Ein erhöhter Blutzuckerspiegel bleibt von den Patienten meist lange unbemerkt. Oft werden unspezifische Beschwerden wie Müdigkeit oder verminderte körperliche Belastbarkeit berichtet.

Bei alten Menschen können → Verwirrtheitszustände auch die ersten Hinweise auf einen Diabetes mellitus sein.

Wenn der Blutzuckerspiegel über 180 mg/dl ansteigt, können die Nieren den im → Primärharn enthaltenen Zucker nicht mehr vollständig rückresorbieren. Ab diesem Wert des Blutzuckers („Nierenschwelle") wird daher Zucker mit dem Urin ausgeschieden (*Glukosurie*). Zucker ist → osmotisch wirksam, d.h., parallel zur Zuckerausscheidung nimmt die Flüssigkeitsausscheidung über die Nieren zu (*Polyurie*). Folge der Polyurie ist vermehrter Durst und → Exsikkosegefahr, insbesondere bei älteren Menschen. Diabetiker neigen zu trockener, juckender Haut sowie zu vermehrten Hautinfektionen, z.B. Pilzerkrankungen.

Verwirrtheitszustände
→ S. 628

Primärharn
→ S. 167

osmotisch
→ S. 105

Exsikkosegefahr
→ S. 349, 450

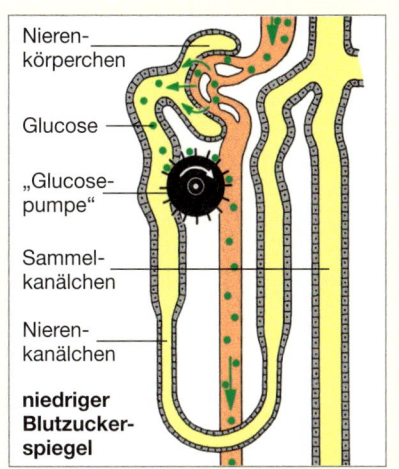
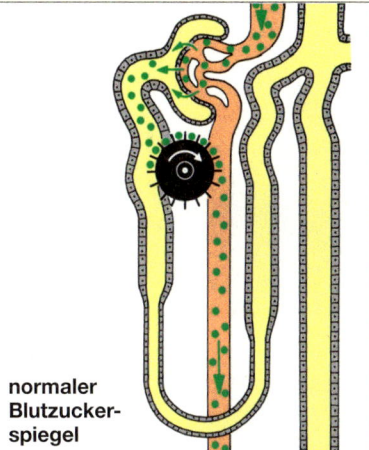
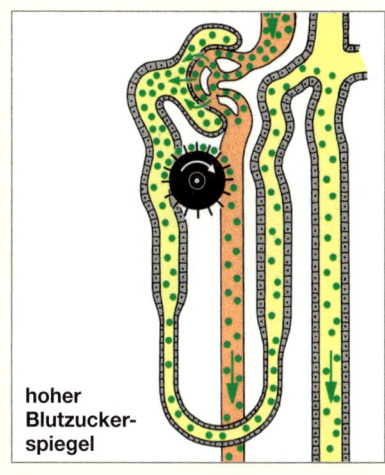

niedriger Blutzuckerspiegel — normaler Blutzuckerspiegel — hoher Blutzuckerspiegel

Nierenkörperchen / Glucose / „Glucosepumpe" / Sammelkanälchen / Nierenkanälchen

Abb. 1: Abhängigkeit der Glucoseausscheidung im Urin von der Blutzuckerkonzentration

Behandlung und Pflege bei Überzuckerung

Bei einem erhöhten Blutzuckerwert ist dem Pflegebedürftigen viel Flüssigkeit anzubieten und der Arzt zu informieren, um eine Anpassung der Diabetesmedikation zu besprechen.

✚ Bei jeder Blutzuckererhöhung mit begleitender Bewusstseinstrübung muss eine sofortige Krankenhauseinweisung veranlasst werden.

In Rücksprache mit dem behandelnden Arzt sollte eine Tabelle zur zusätzlichen Insulingabe bei Hyperglykämien (Bedarfsmedikation) abgesprochen werden.

Akute Komplikationen des Diabetes mellitus

Diabetiker sind durch die akuten Symptome bei Über- oder Unterzuckerung gefährdet. Daher sollten Diabetiker einen Notfallausweis bei sich tragen (→ Abb. 2).

Abb. 2: Diabetikerpass (national)

Dialog Diabetes www.vitanet.de

»Ich bin zuckerkrank und werde mit Insulin behandelt. Im Fall von Unwohlsein, anomalem Verhalten oder Bewusstseinsverlust geben Sie mir mehrere Stücke Zucker zu essen, Bonbons, Brot oder ein sehr süßes Getränk. Wenn ich nicht schlucken kann oder nicht sehr schnell zu mir komme, sollte man mir umgehend Glukagon injizieren. Dazu benachrichtigen Sie meine Familie oder einen Arzt oder lassen Sie mich sofort ins Krankenhaus bringen.«

Notfall-Ausweis für Diabetiker

Dialog Diabetes www.vitanet.de

Vorname: | Name:
Straße, Nr.: | PLZ, Ort:
Im Notfall anrufen: | Telefon:
Behandelnder Arzt: | Telefon:
Blutgruppe: | Rhesusfaktor:

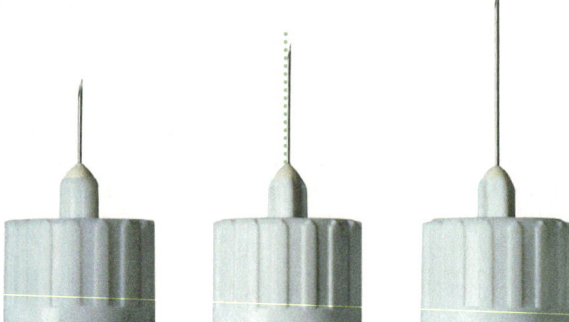

Abb. 1: Lanzetten

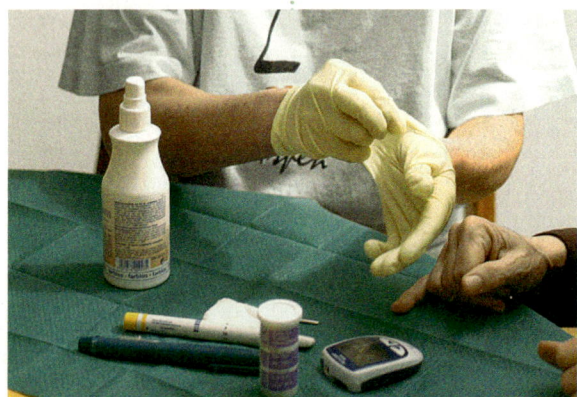

Abb. 2: Material für die Blutzuckerbestimmung

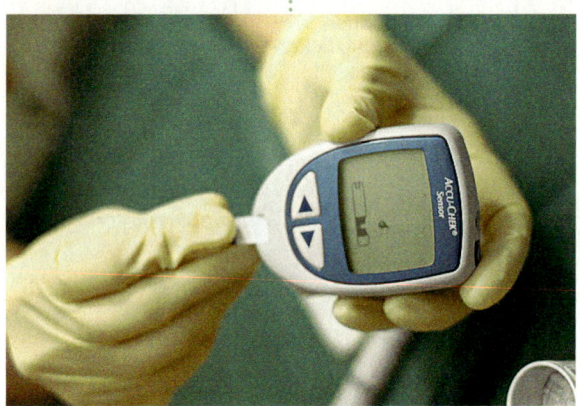

Abb. 3: Überprüfung von Blutzuckerwert und Teststreifen

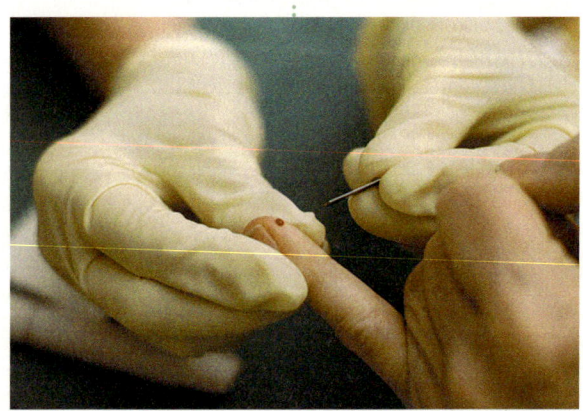

Abb. 4: Blutentnahme

Material

- Unsterile Handschuhe
- Händedesinfektionsmittel
- Eventuell Hautdesinfektionsmittel
- (sterile) Tupfer
- Lanzette (evtl. mit Stechhilfe, Abb. 1)
- Blutzuckermessgerät mit Teststreifen
- Saubere Unterlage

Vorbereitungen

- Pflegebedürftigen informieren
- Pflegefachkraft führt eine hygienische Hände-desinfektion durch (→ S. 228)
- Blutzuckergerät und Teststreifen überprüfen und in erreichbare Nähe legen
- Die Blutentnahmestelle sollte warm und gut durchblutet sein. Eventuell zur Durchblutungs-anregung leicht massieren.
- Blutentnahmestelle desinfizieren (in der ambulanten Betreuung kann sich der Pflegebe-dürftige alternativ die Hände gründlich waschen)

Blutentnahmestellen

- Seitliche Fingerspitze (Fingerbeere)
- Ohrläppchen
- Unterarm

Hinweis Die Blutentnahme am Unterarm kann zu anderen Ergebnissen als an der Fingerspitze oder im Ohrläppchen führen. Dies trifft insbesondere nach körperlicher Aktivität oder einer Insulininjektion zu. Bei Verdacht auf eine Unterzuckerung sollte immer am Finger gemessen werden. Insbesondere bei häufigen Messungen sollten die Blutentnahmestellen jedoch variiert werden (z. B. verschiedene Finger oder beide Ohrläppchen).

Durchführung der Blutzuckermessung

- Unsterile Handschuhe anziehen (→ Abb. 2)
- Blutzuckergerät aktivieren (je nach Gerätetyp ein-schalten oder Teststreifen einführen → Abb. 3)
- Hülle der Lanzette abnehmen (bei Stechhilfen der Gebrauchsanweisung folgen)
- Mit Lanzette oder Stechhilfe in die Blutentnahme-stelle stechen (→ Abb. 4).
- Nach Möglichkeit das Blut fließen lassen oder mit vorsichtigem Druck den Blutfluss unterstützen (→ Abb. 5)

Hinweis Der Blutstropfen darf nicht aus der Ein-stichstelle gequetscht werden, weil die Zunahme der Gewebsflüssigkeit den Wert verfälscht.

- Den ersten Blutstropfen mit einem Tupfer abwischen (der Alkohol des Desinfektionsmittels kann die Blutzuckerwerte ebenfalls verfälschen)
- Den folgenden Blutstropfen von der hierfür gekennzeichneten Seite des Teststreifens aufsaugen lassen (→ Abb. 6)
- Mit einem Tupfer die Blutentnahmestelle abdecken. Wenn möglich, kann der Pflegebedürftige für etwa 30 Sekunden einen leichten Druck auf den Tupfer ausüben. Bei Patienten, welche blutgerinnungshemmende Medikamente einnehmen, auf Nachblutungen achten.
- Den Blutzuckerwert vom Gerät ablesen, den Teststreifen entnehmen und dokumentieren (→ Abb. 7)
- Verbrauchtes Material entsorgen (Lanzetten wenn möglich in einen speziellen Abwurfbehälter → Abb. 2, S. 224)

Hinweis Wenn möglich, sollten Diabetiker die Blutzuckermessung selbstständig durchführen. Hierbei ist zu beachten, dass die Blutzuckerwerte trotzdem dokumentiert werden müssen (insbesondere bei ärztlicher Anordnung). Sowohl die Pflegefachkraft als auch der Diabetiker kann entscheiden, wann eine Messung erforderlich ist. In der Regel wird der Blutzucker vor einer Insulingabe ermittelt.

Blutzuckerkontrollen können auch ärztlich angeordnet werden. In diesem Fall wird häufig ein Blutzuckertagesprofil erstellt, in welchem zu festgelegten Tageszeiten der Wert gemessen wird.

Die Urinzuckerbestimmung erlaubt nur eine sehr ungenaue Diagnostik, da sie den Blutzuckerwert erst nach Überschreiten der Nierenschwelle erfasst (→ Abb. 8).

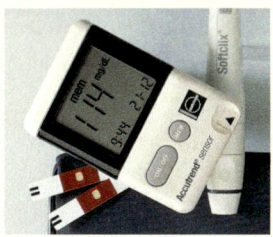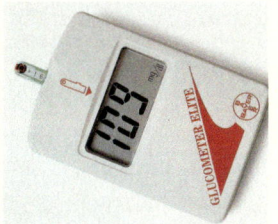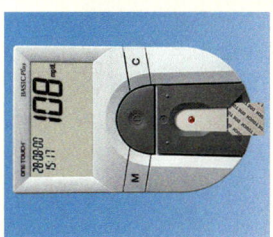

Abb. 9:
Verschiedene Schnelltestgeräte zum Blutzuckernachweis von Diabetikern

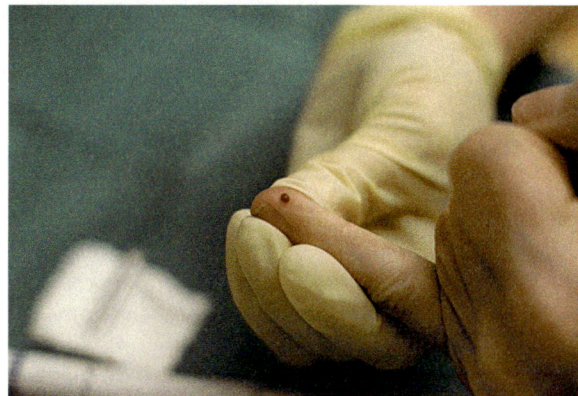

Abb. 5: Unterstützung des Blutflusses durch vorsichtiges Drücken

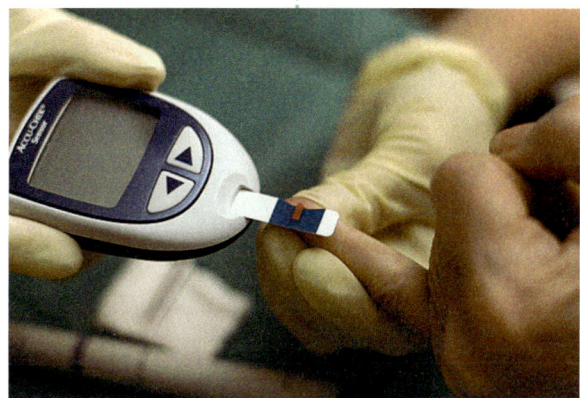

Abb. 6: Blutentnahme durch den Teststreifen

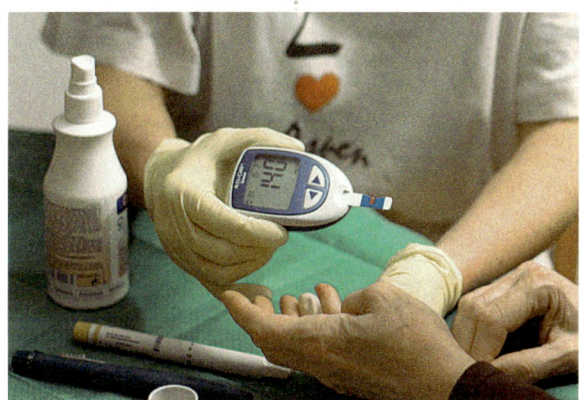

Abb. 7: Ablesen des Blutzuckerwertes

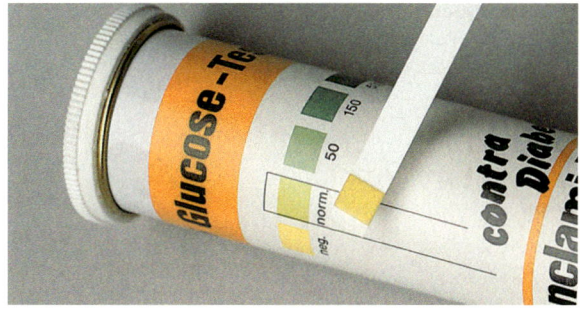

Abb. 8: Glucose-Teststreifen zur Untersuchung des Urins

Symptome des entgleisten Blutzuckerspiegels (diabetisches Koma)

Bei Blutzuckerwerten über 400 mg/dl droht den Patienten ein so genanntes **hyperosmolares Koma**. Es ist eine typische Komplikation des Altersdiabetikers und entwickelt sich meist langsam innerhalb von Stunden. Häufige Auslöser sind Infekte, Operationen oder eine Exsikkose. Die Patienten klagen über Müdigkeit und Durst und werden dann zunehmend schläfrig und komatös. Vor allem bei Typ-I-Diabetikern tritt zusätzlich eine vermehrte Atmung auf. Diese ist auf eine Anhäufung saurer Stoffwechselprodukte im Blut (pH-Wert < 7,37) zurückzuführen. Durch vermehrtes Abatmen von CO_2 versucht der Körper den → pH-Wert zu stabilisieren. Diese saure Form der Hyperglykämie *(ketoazidotisches Koma)* ist bei Altersdiabetikern selten.

pH-Wert
→ S. 111

Das diabetische Koma hat eine hohe Sterblichkeitsrate (ca. 20%).

Symptome der Unterzuckerung (Hypoglykämie)

Die Unterzuckerung des Diabetikers kann sich innerhalb weniger Minuten ausbilden. Ursache ist meist eine Überdosierung von blutzuckersenkenden Medikamenten. Dies kann z.B. auftreten, wenn eine Mahlzeit ausgelassen wurde, bei Erbrechen oder ungewohnter körperlicher Betätigung. Ein Blutzuckerwert unter 45 mg/dl führt meist zu hypoglykämischen Symptomen wie Unruhe, Verwirrtheit, Zittern und Schweißausbruch. Bei entsprechend disponierten (vorbelasteten) Patienten können auch Krampfanfälle auftreten. Bei einem Blutzuckerwert unter 40 mg/dl tritt eine zunehmende Bewusstseinstrübung und ein Kreislaufversagen mit Symptomen eines → Schocks ein, die unbehandelt zum Tode führen.

Schock
→ S. 669

Behandlung und Pflege bei Verdacht auf eine Unterzuckerung

- Blutzucker messen (→ S. 438)
- bei nicht bewusstseinsgeminderten Patienten und Blutzuckerwerten < 50 mg/dl gelösten Zucker anbieten, z.B. 1 Tasse Tee mit 2 EL Traubenzucker, Fruchtsaft
- bei bewusstseinsgeminderten Patienten sofort Notarzt informieren, stabile Seitenlage (→ S. 664) durchführen

---

Hinweis Bei unklarer Bewusstseinstrübung eines Diabetikers und fehlender Möglichkeit der sofortigen Blutzuckerbestimmung auf Verdacht Traubenzucker anbieten: Wenn eine Hypoglykämie vorliegt, wird sich die Bewusstseinstrübung schnell zurückbilden. Wenn eine Blutzuckerentgleisung im Sinne einer Hyperglykämie vorliegt, wird der Blutzucker durch den zusätzlichen Traubenzucker nur wenig erhöht.

	Überzuckerung	Unterzuckerung
Entwicklung der Symptome	Langsam über Stunden bis Tage	Innerhalb von Minuten bis wenigen Stunden
Bewusstseinstrübung möglich	Ja	Ja
Hunger/Durst	Starker Durst	Hunger
Haut/Schleimhäute	Warm, trocken	Starkes Schwitzen, Haut blass und kühl
Verhalten	Oft ruhig, langsame Eintrübung	Unruhe, manchmal Krampfanfälle
Ursache	Oft fieberhafte Infektionen, andere schwere Erkrankungen	Nach ausgelassener Mahlzeit, z.B. bei Übelkeit
Andere Symptome	Beim ketoazidotischen Koma (bei alten Menschen seltener als bei jungen Menschen): Ausatemluft riecht süßlich, apfelartig	Pupillenerweiterung, feines Zittern der Extremitäten

Chronische Komplikationen (Spätschäden) des Diabetes mellitus

Oft wird ein Diabetes mellitus erst bei Vorliegen von Spätkomplikationen erkannt. Die Spätschäden treten je nach Schwere des Krankheitsbildes und Qualität der Behandlung meist nach 5–15 Jahren auf. Zu den Spätschäden zählen u.a.:

- Diabetische Polyneuropathie
- Gefäßschäden
- Diabetischer Fuß
- Diabetische Retinopathie (→ S. 413)

Diabetische Polyneuropathie: Aufgrund einer diabetischen Schädigung der sehr kleinen Blutgefäße, die die Nerven versorgen, erkranken viele Diabetespatienten an einer diabetischen → Polyneuropathie. Von der Nervenschädigung ist auch das vegetative Nervensystem betroffen. Daher können bei Diabetikern durch Regulationsveränderungen der inneren Organe Herzrhythmusstörungen, Störungen des Verdauungsapparates mit Übelkeit, Durchfällen oder Obstipation sowie Blasenentleerungsstörungen und Impotenz auftreten.

Polyneuropathie
→ S. 595

Gefäßschäden: Chronisch erhöhte Blutzuckerspiegel führen im Lauf der Jahre zu Schädigungen des Gefäßendothels mit der Folge einer → Arteriosklerose. Man unterscheidet zwischen Erkrankungen der großen Blutgefäße (Makroangiopathie) und der kleinen Blutgefäße (Mikroangiopathie).

Arteriosklerose
→ S. 505

- **Makroangiopathie:** Sie betrifft die großen Arterien und führt zu den klinischen Symptomen der → KHK, der → pAVK sowie zu Veränderungen der Halsschlagadern und der großen Hirnarterien. Auch die Nierenarterien können betroffen sein, wodurch die Ausbildung eines → Bluthochdrucks beschleunigt wird.
- **Mikroangiopathie:** Die Mikroangiopathie betrifft die kleinen Arterien aller Organe und führt darüber hinaus zu den typischen Organerkrankungen des Diabetikers:
  - **Augenbeteiligung** (→ *diabetische Retinopathie*, S. 413): Sie betrifft ca. 10 % aller Diabetiker und führt bei ca. 20 % dieser Patienten zur Erblindung. Durch Erkrankungen der kleinen Netzhautgefäße treten Netzhautveränderungen und Netzhautablösungen auf, durch die die Wahrnehmungsfunktion der Netzhaut zunehmend beeinträchtigt wird. Diabetiker erkranken außerdem häufiger an → grauem und grünem Star.
  - **Nierenveränderungen** (*diabetische Nephropathie*): Circa 20 % aller Diabetiker sind hiervon bereits bei Diagnosestellung betroffen. Durch Gefäßveränderungen der kleinen Nierenkapillaren wird die Ausscheidungsfunktion der Niere zunehmend verschlechtert. Typisches Zeichen einer beginnenden diabetischen Nephropathie ist die Eiweißausscheidung im Urin. Im fortgeschrittenen Stadium treten Zeichen der → Niereninsuffizienz auf.

KHK→ S. 487

pAVK → S. 506

Bluthochdruck→ S. 499

grauer und grüner Star
→ S. 408, 409

Niereninsuffizienz
→ S. 550

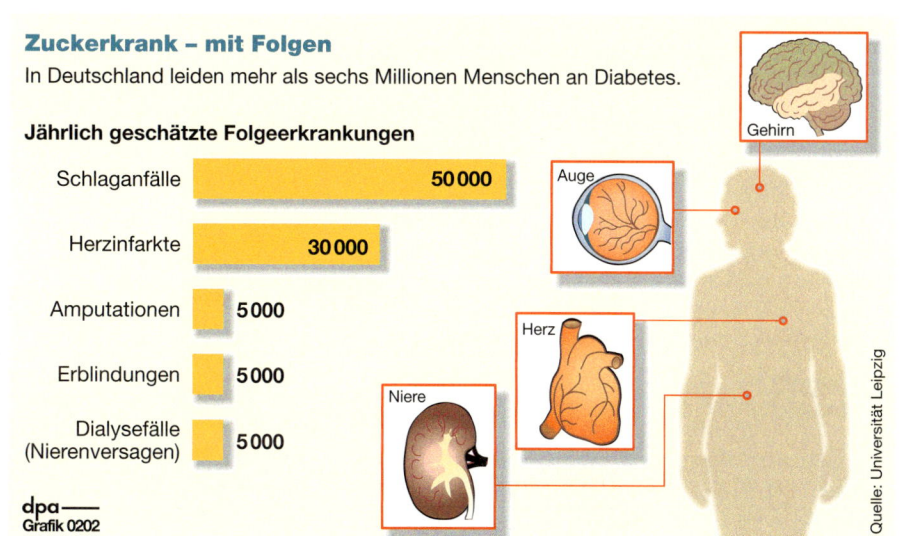

Zuckerkrank – mit Folgen

In Deutschland leiden mehr als sechs Millionen Menschen an Diabetes.

Jährlich geschätzte Folgeerkrankungen

Schlaganfälle	50 000
Herzinfarkte	30 000
Amputationen	5 000
Erblindungen	5 000
Dialysefälle (Nierenversagen)	5 000

Gehirn

Auge

Herz

Niere

Quelle: Universität Leipzig

dpa
Grafik 0202

Diabetischer Fuß: Der diabetische Fuß ist eine typische Alterskomplikation des Diabetikers.

WHO
→ S. 45

> Die → WHO definiert den diabetischen Fuß als „Infektion, Ulceration und/oder Zerstörung tiefer Gewebe am Fuß, verbunden mit neuropathischen Störungen sowie peripheren arteriellen Durchblutungstörungen (pAVK) unterschiedlichen Grades am Unterschenkel".

chronische
Wundheilungsstörung
→ S. 477

Bei der Entstehung dieser → chronischen Wundheilungsstörung sind viele diabetesspezifische Faktoren beteiligt, v.a. die diabetische Makro- und Mikroangiopathie und die diabetische Polyneuropathie. Die diabetische Polyneuropathie führt zu einer eingeschränkten Schmerzwahrnehmung, sodass Druckstellen am Fuß nicht rechtzeitig wahrgenommen werden. Druckulcerationen aufgrund einer Polyneuropathie werden auch als neuropathisches Ulcus (Mal perforans, S. 595) bezeichnet. Auslöser des diabetischen Fußes ist häufig falsches Schuhwerk, das zu Druckstellen führt. Diese Druckstellen heilen nicht ab, sondern dehnen sich aus. Kleine Verletzungen z. B. bei der Fußpflege sind ebenfalls ein häufiger Auslöser von diabetischen Fußveränderungen.

Gewebsschädigung
→ S. 211

Komplizierend tritt meist eine Wundinfektion auf, die die Heilung der Wunde weiter verzögert. Es bildet sich ein **diabetisches Ulcus** (→ Abb. 1) aus, das unbehandelt zur **Nekrose** und **Gangrän** großer Fußabschnitte führen kann. In fortgeschrittenen Fällen muss häufig eine Amputation durchgeführt werden.

Die folgende Darstellung gibt einen Überblick über die Grad-Einteilung von diabetischen Fußverletzungen.

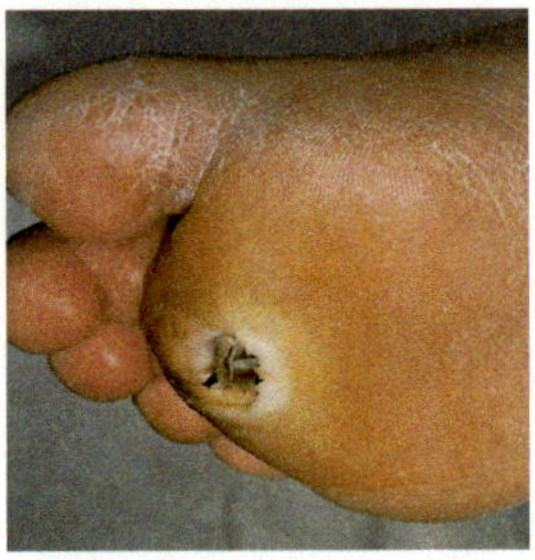

Klassifikation der diabetischen Fußläsionen (nach Wagner)

Grad	Wundbeschreibung
0	keine Läsionen, evtl. Fußdeformierungen und Hyperkeratosen
I	oberflächliches Geschwür
II	tiefes Geschwür bis zur Gelenkkapsel, zur Sehne und zum Knochen
III	tiefes Ulcus mit Eiteransammlung, Osteomyelitis, Infektion der Gelenkkapsel
IV	begrenzte Vorfuß- und Fersennekrose
V	Nekrose des gesamten Fußes

Behandlung und Pflege bei diabetischem Fuß

Wichtig zur Vorbeugung eines diabetischen Fußsyndroms ist die frühzeitige Erfassung krankhafter Fußveränderungen. Dazu gehören die ärztliche Diagnostik von Gefäß- und Nervenschäden und die Fußdruckmessung zur Erfassung von Fehlbelastungszonen. Diesbezüglich sind meistens die Verordnung druckausgleichender Fußbettungen sowie eine behandlungsbegleitende medizinische Fußpflege und eine intensive befundgerechte Beratung angezeigt.

Weitere vorbeugende Maßnahmen sind:
- Vorbeugend tägliche Inspektion der Füße bei Diabetikern
- Behandlung von Wundheilungsstörungen (→ S. 478)
- Entlastung des diabetischen Fußes, z. B. durch Gehhilfen
- Versorgung mit geeignetem orthopädischem Schuhwerk (Entlastungsschuh → Abb. 2), Diabetiker dürfen nicht barfuß gehen!
- Füße täglich mit einer fettenden Salbe behandeln, pH-neutrale Seife verwenden
- Nagelpflege durch medizinische Fußpflege durchführen lassen

Abb. 1:
Diabetisches Fußulcus

Hyperkeratosen
Verdickungen der Hornhautschicht an den Fußsohlen, durch die es zu Schwielen- und Warzenbildung kommen kann

Hinweis Regelmäßige Fußinspektion, die nach Möglichkeit auch von den Pflegebedürftigen selbst (mithilfe eines Handspiegels) erfolgen sollen, sind wichtig, um frühzeitig Veränderungen festzustellen. So ist insbesondere auf Hautrötungen, Prellungen, Schnittwunden, Hautblasen, Risse sowie auf überwärmte und auf geschwollene Hautbereiche zu achten.

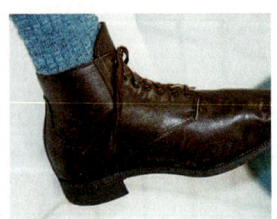

Abb. 2:
Entlastungsschuh

Präventive Grundsätze beim diabetischen Fuß

- Zur täglichen Pflege sollten die Füße mit einer milden Waschlotion bzw. pH-neutralen Seife (→ S. 255) gewaschen werden. Damit keine Hautläsionen durch juckreizbedingtes Kratzen entstehen, ist anschließend eine Behandlung mit einer fettenden Salbe angebracht.

- Bei einem Fußbad, das angesichts der Durchblutungsförderung empfehlenswert ist, sollen die Füße nicht zu lange im Wasser aufweichen. Die Mazeration (→ S. 270) zerstört den Säureschutzmantel der Haut, der vor Infektionen schützt. Besondere Vorsicht ist bei Fußbädern angesichts der Sensibilitätsstörungen auch bei der Wassertemperierung geboten.

- Nach dem Waschen müssen die Füße gründlich abgetrocknet werden. Die Interdigitalräume (Stellen zwischen den Zehen) werden bei Bedarf gepudert. Das Puder muss fein verteilt werden und darf nicht klumpen!

- Die Socken (Strümpfe) sind regelmäßig zu wechseln und sollten aus elastischen Fasern (mind. 3–5 % Elasthan) bestehen und möglichst ein verstärktes Fersen- und Zehenteil aufweisen. Dies schützt den Fuß vor zusätzlichem Druck und damit vor einer zusätzlichen Durchblutungseinschränkung.

- Zur Förderung der Durchblutung ist die Bewegung (das Fußtraining) eine wichtige präventive Maßnahme. Mit Bewegungen, die auch gegen müde und verspannte Füße durchgeführt werden, wird die Durchblutung der Füße bereits um ein Vielfaches gesteigert. Zunächst werden beide Füße ausgeschüttelt und dann abwechselnd die Fußzehen bewegt, wobei sich also immer ein Fuß „ausruhen" kann, sonst wird das Training, insbesondere für ältere Menschen, zu mühsam.

- Bei unkooperativen Patienten übernimmt die Pflegefachkraft die Bewegungsübungen im Rahmen der Ganzkörperpflege. Denkbar sind hier Bewegungen gegen einen tatsächlichen oder gegen einen gedachten Widerstand. Um die Bedeutung der Maßnahme zu betonen, wird der Pflegebedürftige, wo es möglich ist, in die Übungen einbezogen.

- Besondere Beachtung muss der → Fußnagelpflege zukommen. Neben Druckstellen infolge zu enger Schuhe können auch durch falsches Nägelschneiden bakterielle Weichteilentzündungen am Nagelrand entstehen. Um die Gefahr von Mikroverletzungen am Fuß zu minimieren, ist es empfehlenswert, die Nagelpflege bei Pflegebedürftigen mit Altersdiabetes von geschulten medizinischen Fußpflegerinnen durchführen zu lassen.

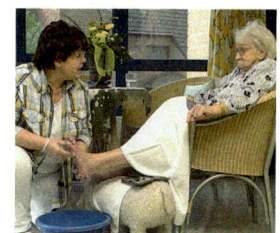

Abb. 1:
Regelmäßige Fuß-
inspektionen sind wichtig,
um frühzeitig Ver-
änderungen festzustellen.

Fußnagelpflege
→ S. 267

Hinweis Ein „bewusstes Verwöhnen" der Füße trägt dazu bei, die manchmal sicher auch etwas müßigen Pflegemaßnahmen zur täglichen Inspektion der Füße für den Pflegebedürftigen zum Genuss werden zu lassen.

Behandlung und Pflege bei Altersdiabetes

Die Behandlung des Altersdiabetikers ruht auf folgenden Säulen:

- **Diabetesdiät**
- **Medikation mit Tabletten (orale Antidiabetika)**
- **Medikation mit Insulin**

Für übergewichtige Altersdiabetiker ist eine allmähliche, aber konstante **Gewichtsreduktion** vorrangiges Ziel. Oft kann hierdurch eine Medikation mit Tabletten und/oder Insulin vermieden werden. Je nach Allgemeinzustand des Patienten ist eine gemäßigte körperliche Bewegung ein ebenfalls wichtiger Faktor, da hierdurch die Glucoseaufnahme in die Körperzellen unterstützt wird.

Diabetesdiät: In Absprache mit dem behandelnden Arzt muss zunächst die Kaloriengesamtzahl, die Zusammensetzung der Nahrungsmittel und eventuelle Nahrungszusätze besprochen werden.

Generell sind keine Lebensmittel erlaubt, die Zucker vom Glucosetyp (Glucose, Maltose, Saccharose) enthalten, z.B. Limonaden und Süßigkeiten. Fructose wird über andere Stoffwechselwege als Glucose abgebaut und ist daher erlaubt. Prinzipiell sollten Vollkornprodukte bevorzugt werden, weil sie während der Verdauung die Glucose verzögert freigeben. Zuckeraustauschstoffe (Sorbit, Xylit) können Durchfälle und Blähungen verursachen und sollten daher vermieden werden. Süßstoffe (Saccharin, Zyklamat, Aspartam, Acesulfat) können dagegen bedenkenlos eingesetzt werden.

Die Nahrungsmittel sollten auf 6 Einzelmahlzeiten verteilt werden. Für Diabetiker mit Polyneuropathie sind Vitamin-B-reiche Kost bzw. entsprechende Nahrungsergänzungen erforderlich. Aufgrund der Osteoporosegefährdung ist eine calciumreiche Ernährung mit viel Milchprodukten wichtig.

Wenn das Gewicht reduziert werden soll, besteht ein Kalorienbedarf von 20 kcal/kg Körpergewicht. Die Kalorienzufuhr sollte mindestens 1000 kcal/Tag betragen.

Besonders wichtig für den Diabetiker ist die Berechnung der Kohlenhydrate (z.B. Zucker), die er zu sich nimmt. Kohlenhydrate werden in Broteinheiten (BE) oder Kohlenhydrateinheiten (KE) bestimmt:

1 BE = 12 g oder
1 KE = 10 g

Diabetiker erhalten oft eine 12, 14 oder 16-BE-Diät, die in Abhängigkeit von der individuellen Stoffwechsellage vom Arzt festgelegt wird. Eine strenge tägliche Berechnung der BE ist allerdings nur für den insulinpflichtigen Diabetiker erforderlich.

Anhand einer BE- oder KE-Tabelle kann der Kohlenhydratwert jedes einzelnen Lebensmittels berechnet und in die Diätplanung mit einbezogen werden.

Nahrungsmittel[1]	BE[2]
1 Apfel	1,0
1 Banane	1,8
Hähnchenschenkel	0,0
1 belegtes Brötchen	1,9
Camembert	0,0
Diabetikergebäck	3,7
1 Teller Erbseneintopf	1,2
Geröstete Erdnüsse	0,8
Gedünstetes Fischfilet	0,0
Diabetiker-Joghurt	0,4
Früchtemüsli	5,0
Getreide	5,0
100 ml Orangensaft	0,7
Grießbrei	1,2
Frische Gurke	0,2
Hackbraten	0,5
Hüttenkäse	0,2
Gegarte Karotten	0,3

Nahrungsmittel[1]	BE[2]
Kartoffelchips	3,4
Gegarte Kartoffeln	1,2
100 ml fettarme Milch	0,4
Leberwurst	0,1
Milchreis mit Zimt und Zucker (abhängig von der Zuckermenge)	1,0
Gegarte Nudeln	2,2
Getrocknete Pflaumen	4,7
Quark	0,3
Gegarter Reis	1,7
Rindfleisch	0,0
100 ml Rotwein	0,2
Sauerkraut	0,1
Milchschokolade	4,5
Tomaten	0,2
Weintrauben	1,3
Wiener Schnitzel	0,5
Wurst	0,0

[1] wenn nicht anders beschrieben, ist die Menge 100 g

[2] bei nicht eindeutigen Mengenangaben ein ungefährer Wert

Medikamentöse Behandlung bei Altersdiabetes

Orale Antidiabetika („Zuckertabletten")

Orale Antidiabetika sollten erst eingesetzt werden, wenn eine Diät allein den Blutzucker nicht ausreichend senkt. Zur medikamentösen Behandlung des Typ-II-Dia-
betikers stehen mehrere Wirkstoffe zur Verfügung. Sie greifen auf unterschiedliche
Weise in den Zuckerstoffwechsel ein:

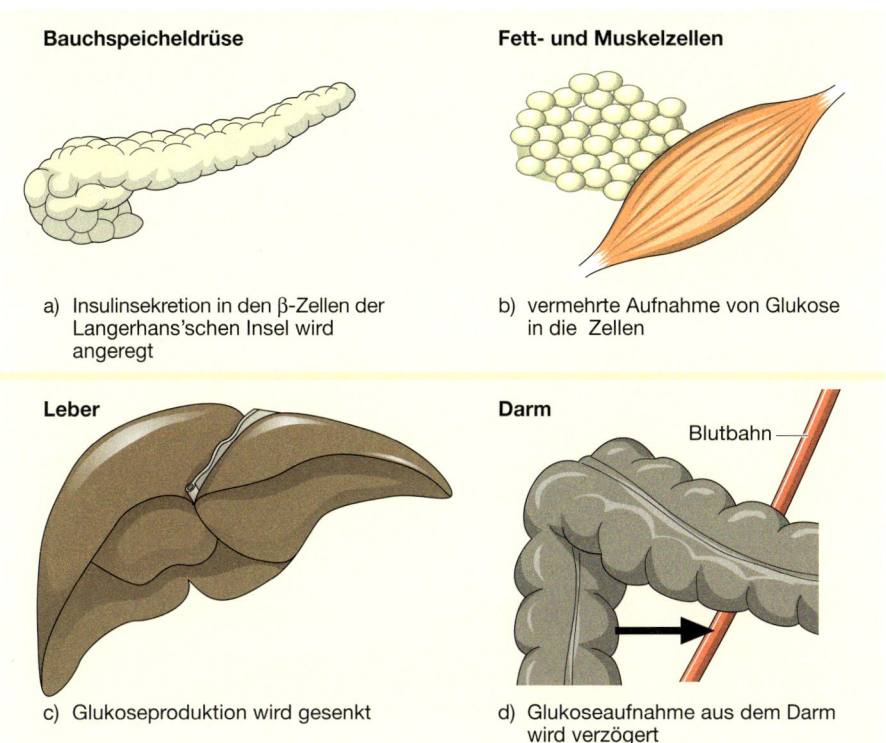

Bauchspeicheldrüse

a) Insulinsekretion in den β-Zellen der
   Langerhans'schen Insel wird
   angeregt

Fett- und Muskelzellen

b) vermehrte Aufnahme von Glukose
   in die Zellen

Leber

c) Glukoseproduktion wird gesenkt

Darm

Blutbahn

d) Glukoseaufnahme aus dem Darm
   wird verzögert

Abb. 1:
Angriffspunkte oraler
Antidiabetika

Substanz/Gruppe	Wirkstoff/Beispiel	Wirkung/Nebenwirkung
Sulfonylharnstoffe	Glimepirid (Amaryl®), Glibenclamid (Euglucon®)	Sulfonylharnstoffe führen bei Altersdiabetikern zu einer vermehrten Freisetzung von Insulin aus der Bauchspei-cheldrüse. Damit senken sie den Blutzuckerspiegel, können das zugrunde liegende Problem der Insulinresis-tenz jedoch nicht beeinflussen. Aufgrund ihrer guten blutzuckersenkenden Wirkung werden sie meist jedoch als erste Substanz eingesetzt. Die Gefahr von Sulfonylharnstoffen ist das Auftreten von Hypoglykämien. Außerdem werden die Blutfettwerte ungünstig beeinflusst.
Biguanide	Metformin (Glucophage®)	Biguanide verzögern die Glucoseaufnahme aus dem Darm. Sie eignen sich besonders für übergewichtige Diabetiker, weil sie die Blutfette günstig beeinflussen. Sie dürfen jedoch nicht bei Niereninsuffizienz (→ S. 550) verwandt werden.
Acarbose	Glucobay®	Acarbose hemmt die Spaltung von Kohlenhydraten im Darm (→ S. 165) und vermindert damit die Blutzucker-anstiege nach einer Mahlzeit. Viele Patienten klagen un-ter Acarbose jedoch über Magen-Darm-Beschwerden (Völlegefühl, Blähungen, Übelkeit).

⬭ Insulinbehandlung

Insulin ist die Standardmedikation des Typ I-Diabetikers. Bei Typ-II-Diabetikern wird es nur eingesetzt, wenn Diät und orale Antidiabetika nicht ausreichend wirken.

parenteral
→ S. 217

Insulin muss → parenteral (subkutan oder intravenös) verabreicht werden, weil es bei einer oralen Aufnahme seine Wirkung verlieren würde. Das gespritzte Insulin ersetzt das körpereigene Insulin. In der Regel wird nur noch humanes (menschliches) Insulin, das meist synthetisch hergestellt wird, verwandt.

Je nach Wirkungseintritt und Wirkdauer werden folgende Insuline unterschieden:

• **Normal- oder Altinsuline** (Actrapid HM®, Huminsulin Normal®) sind schnell wirksam mit kurzer Wirkdauer.

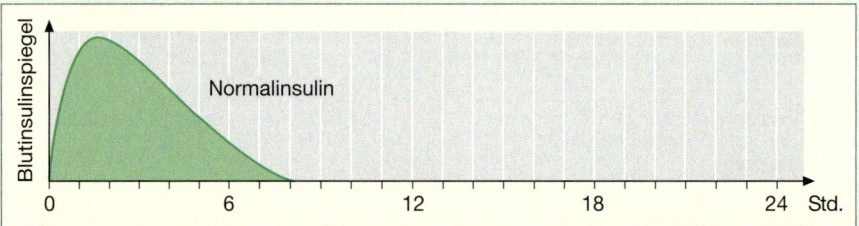

• **Verzögerungsinsuline** (NPH-Insuline, Basal-H-Insulin Hoechst®, Huminsulin Basal®) haben eine mittlere bis lange Wirkungsdauer.

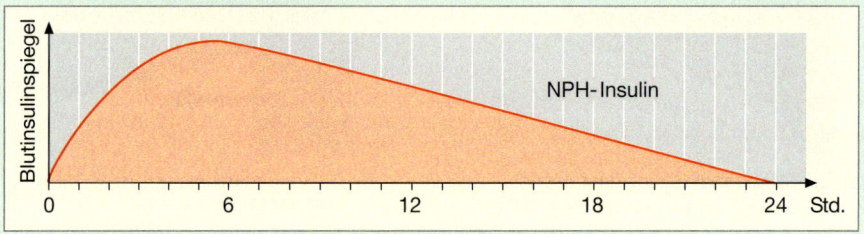

• **Mischinsuline** (Depot-H-Insulin Hoechst®, Huminsulin Profil I-IV®) bestehen aus einem Gemisch zwischen einem Normal- und einem Verzögerungsinsulin. Diese Mischungen verbinden den Vorteil eines schnellen Wirkeintritts mit einer langen Wirkdauer.

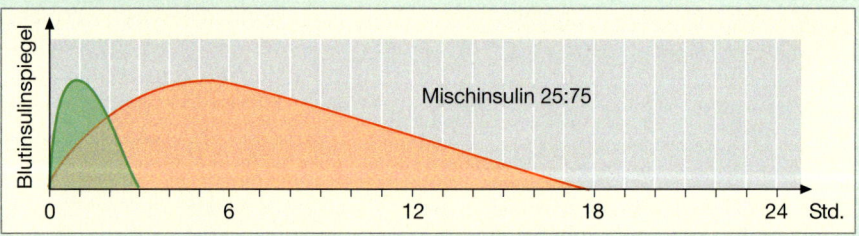

Insuline werden in unterschiedlichen **Therapieschemata** verabreicht:
• **konventionelle Insulintherapie:** Meist wird hierfür ein Mischinsulin zweimal täglich verabreicht, wobei ⅔ der Gesamtmenge morgens und ⅓ abends gespritzt werden.
• **Basis-Boluskonzept:** Dieses Konzept ist eher für sehr kooperative und eigenverantwortliche Patienten geeignet, die den Insulinbedarf in Abhängigkeit von ihrer Nahrungsmenge selbst berechnen. Hierfür wird abends ein Verzögerungsinsulin und tagsüber zu jeder Mahlzeit eine geringe Menge Altinsulin gespritzt, deren Menge von dem Kohlenhydratgehalt der Mahlzeit abhängt.

8.2.3 Fettstoffwechselstörungen (Hyperlipidämien)

Fettstoffwechselstörungen sind neben dem Diabetes mellitus ein weiterer Bestandteil des → metabolischen Syndroms und spielen unabhängig von anderen Stoffwechselerkrankungen eine große Rolle bei der Entstehung der → Arteriosklerose. Sie können vererbt (sog. familiäre oder *primäre Hyperlipidämien*) oder erworben (*sekundäre Hyperlipidämien*) sein. Die meisten Fettstoffwechselstörungen sind durch Fehlernährung erworben.

Der Fettstoffwechsel unterliegt neben dem Einfluss der Ernährung und der genetischen Disposition auch Veränderungen durch Hormone und Medikamente. Die **Fette** *(Lipide)* des Körpers bestehen neben anderen Bestandteilen aus **Triglyceriden** und **Cholesterin**.

Cholesterin ist ein lebenswichtiges Molekül, das zum größten Teil von der Leber hergestellt wird. Es ist ein Bestandteil der Zellmembran und Ausgangsstoff z.B. für Gallensäuren oder Vitamin D. Eine Zufuhr von außen ist aufgrund der Eigenproduktion in der Leber nicht unbedingt erforderlich.

Die Fette werden im Blut durch **Trägereiweißstoffe** *(Lipoproteine)* transportiert, die unterschiedliche Zusammensetzungen von Triglyceriden und Cholesterin haben. Bei der Entstehung der Arteriosklerose sind zwei Lipoproteine von Bedeutung, die sich in ihrer Dichte unterscheiden:

- **LDL-Cholesterin** *(low density Lipoprotein)* transportiert das Cholesterin von der Leber, wo es gebildet wird, zu den Körperzellen.
- **HDL-Cholesterin** *(high density Lipoprotein)* transportiert das überschüssige Cholesterin zur Leber zurück.

Eine erhöhte Konzentration von LDL im Vergleich zu HDL ist mit einem besonders hohen Arterioseriskriko behaftet. LDL lagert sich in den Blutgefäßen ab, wodurch die Elastizität der Gefäßwand abnimmt und die Verwundbarkeit des → Endothels steigt. HDL wirkt eher schützend auf die Gefäßwand ein. Man unterscheidet daher manchmal auch „**gutes**" (HDL-) und „**schlechtes**" (LDL-) Cholesterin.

Als Grenzwert für das Gesamtcholesterin gilt ein Cholesterin von 200 mg/dl, für Triglyceride ein Wert von 130 mg/dl.
Cholesterin gilt als ein wesentlicher Risikofaktor für die Entstehung einer Arteriosklerose.

Einführung in die Ernährungslehre
→ S. 198

metabolisches Syndrom
→ S. 435

Arteriosklerose
→ S. 505

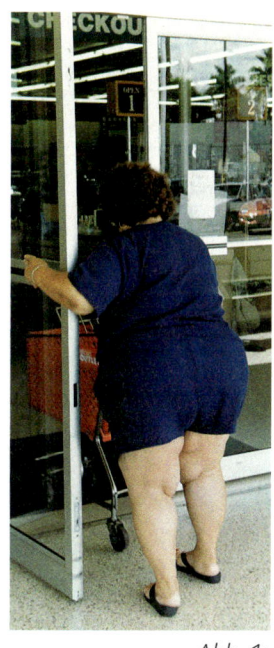

Abb. 1:
Frau mit Übergewicht
(Adipositas)

Endothel
→ S. 144

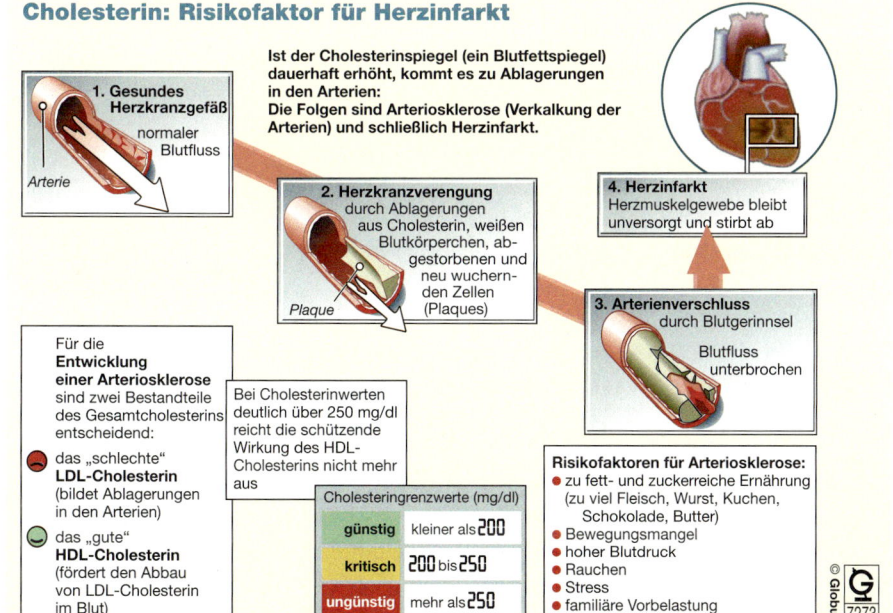

Cholesterin: Risikofaktor für Herzinfarkt

Ist der Cholesterinspiegel (ein Blutfettspiegel) dauerhaft erhöht, kommt es zu Ablagerungen in den Arterien:
Die Folgen sind Arteriosklerose (Verkalkung der Arterien) und schließlich Herzinfarkt.

1. Gesundes Herzkranzgefäß
normaler Blutfluss
Arterie

2. Herzkranzverengung durch Ablagerungen aus Cholesterin, weißen Blutkörperchen, abgestorbenen und neu wuchernden Zellen (Plaques)
Plaque

4. Herzinfarkt Herzmuskelgewebe bleibt unversorgt und stirbt ab

3. Arterienverschluss durch Blutgerinnsel
Blutfluss unterbrochen

Für die **Entwicklung einer Arteriosklerose** sind zwei Bestandteile des Gesamtcholesterins entscheidend:

🔴 das „schlechte" **LDL-Cholesterin** (bildet Ablagerungen in den Arterien)

🟢 das „gute" **HDL-Cholesterin** (fördert den Abbau von LDL-Cholesterin im Blut)

Bei Cholesterinwerten deutlich über 250 mg/dl reicht die schützende Wirkung des HDL-Cholesterins nicht mehr aus

Cholesteringrenzwerte (mg/dl)	
günstig	kleiner als 200
kritisch	200 bis 250
ungünstig	mehr als 250

Risikofaktoren für Arteriosklerose:
- zu fett- und zuckerreiche Ernährung (zu viel Fleisch, Wurst, Kuchen, Schokolade, Butter)
- Bewegungsmangel
- hoher Blutdruck
- Rauchen
- Stress
- familiäre Vorbelastung

© Globus
7273

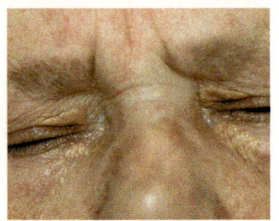

Abb. 1:
Fettablagerungen an den
Augenlidern
(Xanthelasmen)

Klinische Veränderungen bei Fettstoffwechselstörungen

Fettablagerungen in der Haut sind ein typisches äußeres Zeichen der Hyperlipidämie. Sie treten insbesondere an den Augenlidern auf (**Xanthelasmen**) oder auch an den Sehnen und der gelenknahen Haut.

Erhöhte Triglyceridwerte können sich als vermehrte Fetteinlagerung in der Leber (→ Fettleber, S. 529) zeigen.

Behandlung und Pflege bei Fettstoffwechselstörungen

Allgemeine Maßnahmen
- Reduktion des Übergewichts
- Verzicht auf hohen Zucker- und Fettanteil in der Nahrung sowie auf Alkohol
- regelmäßige körperliche Aktivität

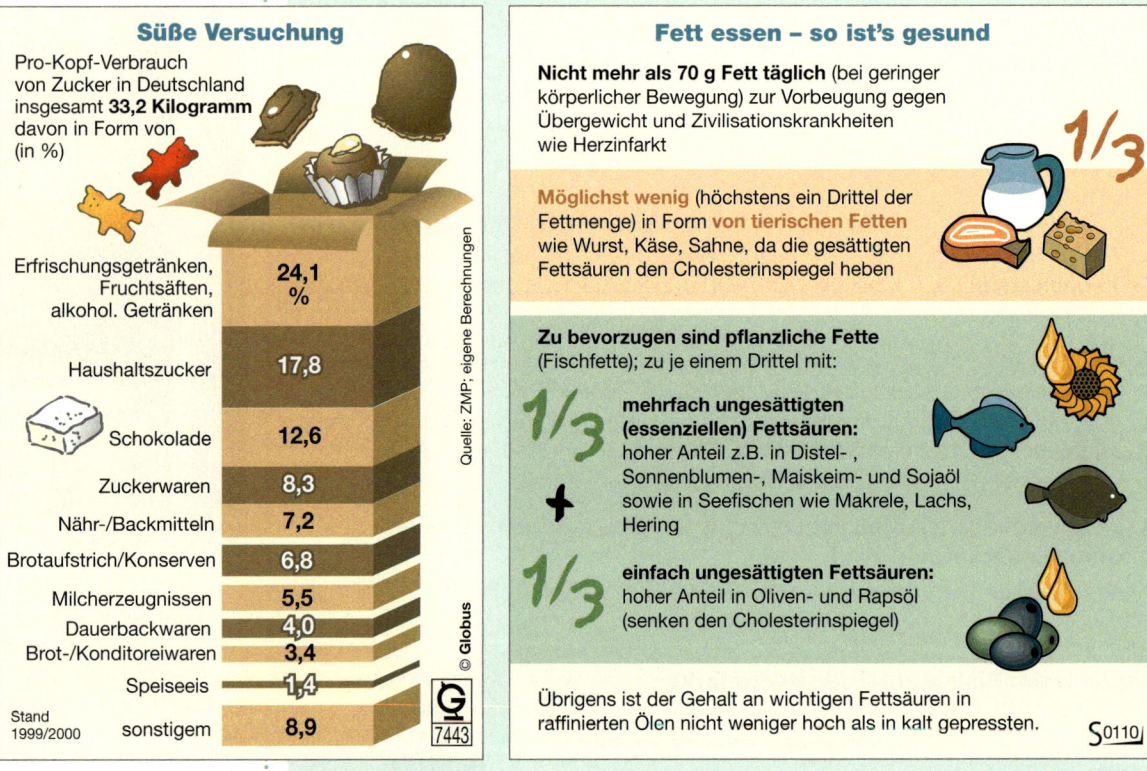

Süße Versuchung

Pro-Kopf-Verbrauch von Zucker in Deutschland insgesamt **33,2 Kilogramm** davon in Form von (in %)

Erfrischungsgetränken, Fruchtsäften, alkohol. Getränken	24,1 %
Haushaltszucker	17,8
Schokolade	12,6
Zuckerwaren	8,3
Nähr-/Backmitteln	7,2
Brotaufstrich/Konserven	6,8
Milcherzeugnissen	5,5
Dauerbackwaren	4,0
Brot-/Konditoreiwaren	3,4
Speiseeis	1,4
sonstigem	8,9

Stand 1999/2000

Quelle: ZMP; eigene Berechnungen

© Globus 7443

Fett essen – so ist's gesund

Nicht mehr als 70 g Fett täglich (bei geringer körperlicher Bewegung) zur Vorbeugung gegen Übergewicht und Zivilisationskrankheiten wie Herzinfarkt

1/3

Möglichst wenig (höchstens ein Drittel der Fettmenge) in Form **von tierischen Fetten** wie Wurst, Käse, Sahne, da die gesättigten Fettsäuren den Cholesterinspiegel heben

Zu bevorzugen sind pflanzliche Fette (Fischfette); zu je einem Drittel mit:

1/3 + **mehrfach ungesättigten (essenziellen) Fettsäuren:** hoher Anteil z. B. in Distel-, Sonnenblumen-, Maiskeim- und Sojaöl sowie in Seefischen wie Makrele, Lachs, Hering

1/3 **einfach ungesättigten Fettsäuren:** hoher Anteil in Oliven- und Rapsöl (senken den Cholesterinspiegel)

Übrigens ist der Gehalt an wichtigen Fettsäuren in raffinierten Ölen nicht weniger hoch als in kalt gepressten.

S0110

 Folgende Substanzen sind in der Altenpflege von Bedeutung:

Substanz/Gruppe	Wirkstoff/Beispiel	Wirkung/Nebenwirkung
Statine	Pravastatin (Pravasin®), Atorvastatin (Sortis®)	Statine hemmen die Cholesterinsynthese in der Leber. Ihnen werden auch unabhängig von der cholesterinsenkenden Wirkung positive Effekte auf die Blutgefäße zugeschrieben. Als Nebenwirkungen können sie zu Verdauungsbeschwerden sowie Leber- und Muskelveränderungen führen.
Fibrate	Bezafibrat (Cedur®), Etofibrat (Lipo-Merz®)	Fibrate senken Triglyceride und das LDL-Cholesterin. Als Nebenwirkungen treten hier ebenfalls Verdauungsbeschwerden sowie Muskelschmerzen und Haarausfall auf.

8.2.3 Störungen des Wasserhaushaltes

Der Körper alter Menschen hat einen geringeren Wassergehalt als der Körper junger Menschen. Alte Menschen sind durch Schwankungen des Wasserhaushaltes und durch Flüssigkeitsmangel wesentlich stärker bedroht als junge Menschen.

Der Flüssigkeitsbedarf eines Menschen liegt bei 30–40 ml Wasser/ kg Körpergewicht täglich. Ein 70 kg schwerer Mensch benötigt also ca. 2,5 l Wasser/Tag. Ausnahmen hiervon sind Erkrankungen des Herzens und der Nieren, wenn bereits eine Störung des Wasserhaushaltes vorliegt.

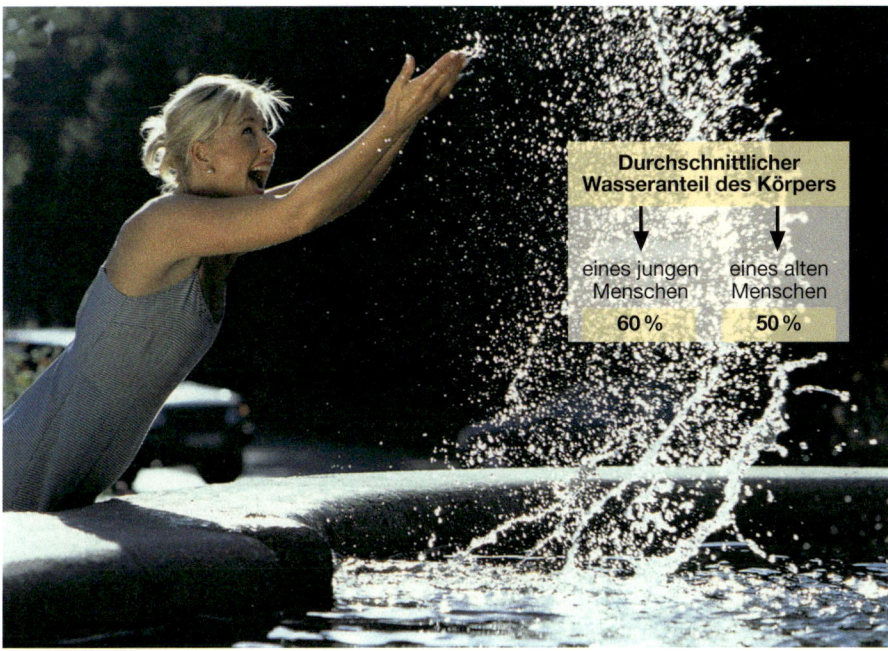

Durchschnittlicher
Wasseranteil des Körpers

eines jungen
Menschen
60 %

eines alten
Menschen
50 %

Bilanzierung
→ S. 279

Bei dem Verdacht auf eine Störung des Wasserhaushaltes ist häufig eine → Bilanzierung der aufgenommenen und ausgeschiedenen Flüssigkeitsmengen erforderlich. Pro Tag sollten mindestens 300 ml mehr Flüssigkeit aufgenommen als ausgeschieden werden, da der Körper über Haut und Lungen Wasser verliert und Wassermoleküle zusätzlich für Stoffwechselvorgänge benötigt werden.
Als **positive Bilanz** wird eine Abweichung von den oben angegebenen Mengen bezeichnet, wenn die Einfuhr mehr als 400 ml über der Ausfuhr liegt.
Eine **negative Bilanz** liegt vor, wenn die Ausfuhrmenge über der Einfuhrmenge liegt.

Störungen des Wasserhaushaltes sind **Überwässerung** (Hyperhydratation) oder **Wassermangel** (Dehydratation).
Sie sind häufig mit Veränderungen der Blutsalzkonzentrationen verbunden, sog. **Elektrolytstörungen**. Wenn die Blutsalzkonzentration zu niedrig ist, bezeichnet man diesen Zustand als **hypoton**, einen zu hohen Blutsalzgehalt als **hyperton**. Ein ausgeglichenes Verhältnis von Wasser und Blutsalzen wird als **isoton** bezeichnet.

Im Alter ist die **hypertone Dehydratation** aufgrund einer Exsikkose häufig. Hierbei liegt ein Wassermangel des Körpers mit einem relativen Überwiegen der Blutsalze vor. Eine **hypotone Dehydratation** kann auftreten, wenn exsikkierte Menschen salzarmes Wasser trinken oder (häufiger) infundiert bekommen.

Eine Hyperhydratation tritt beim Gesunden kaum auf, da die Nieren einen Wasserüberschuss ausscheiden. Dagegen führen Herzinsuffizienz oder Niereninsuffizienz häufig zu einer Hyperhydratation, wenn das überschüssige Wasser nicht über die Nieren ausgeschieden werden kann oder aufgrund einer Herzinsuffizienz im Gewebe verbleibt (**Ödem-Entstehung**, S. 451).

Durstempfinden bei

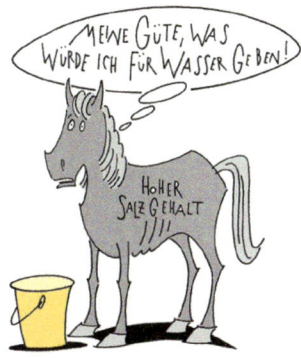

a) HYPERTONER DEHYDRATATION

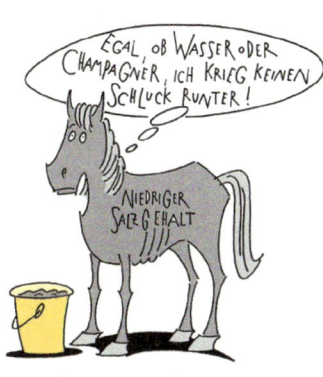

b) HYPOTONER DEHYDRATATION

„Austrocknung" (Exsikkose)

Eine Exsikkose ist eine Dehydratation des Körpers, die durch eine zu geringe Flüssigkeitseinfuhr im Verhältnis zur Ausfuhr hervorgerufen wird. Sie liegt vor, wenn mehr als 2 % der Körpermasse (ca. 1,5 l) durch Flüssigkeitsverlust fehlen.

Ursachen der Exsikkose

Alte Menschen sind aus mehreren Gründen besonders exsikkosegefährdet:

* Das → Durstempfinden im Alter lässt nach.
* Die Nieren können den Urin schlechter konzentrieren, sodass der Körper trotz Flüssigkeitsmangel mehr Wasser verliert.
* Die Produktion von → ADH lässt nach.
* Inkontinente alte Menschen vermeiden aus Scham häufig das Trinken.
* Pflegebedürftige, die an einer Demenz oder einer neuropsychologischen Störung leiden, sind in ihrer Fähigkeit, sich die Flüssigkeitsaufnahme selbst einzuteilen, oft überfordert.
* Fieber oder andere Erkrankungen führen zu einem vermehrten Flüssigkeitsverlust.
* Ein Diabetes mellitus mit Blutzuckerwerten über 300 mg/dl führt zu einer vermehrten Urinausscheidung und damit zu einem Flüssigkeitsverlust.

Symptome der Exsikkose

Alte Menschen haben oft ein reduziertes Durstempfinden, sodass ernsthafte Zeichen der Exsikkose **vor** dem Durstgefühl auftreten können.

* Erstes Symptom der Exsikkose kann bei alten Menschen eine zunehmende Verwirrtheit sein. Die Patienten sind antriebsgemindert und apathisch (teilnahmslos).
* Die Urinproduktion lässt nach und beträgt weniger als 500 ml/Tag, der Urin ist dunkel verfärbt (konzentriert).
* Die Schleimhäute trocknen aus, die Zunge ist trocken und borkig belegt. Die Speichelproduktion lässt nach, sodass Schluckstörungen entstehen. Die Haut ist trocken und angehobene Hautfalten bleiben länger als 10 Sekunden stehen.
* Mit zunehmender Exsikkose sinkt der Blutdruck *(Hypotonie)*, woraufhin sich der Herzschlag kompensatorisch beschleunigt *(Tachykardie)*. Bei Fortschreiten der Exsikkose entwickelt sich ein → Schock und ein Kreislaufversagen mit Todesfolge.
* Bei chronischer Exsikkose tritt eine Verstopfung *(Obstipation)* auf.

> **Hinweis** Eine chronische Obstipation kann durch Flüssigkeitsmangel hervorgerufen werden. Bei Pflegebedürftigen mit chronischer Obstipation ist in Absprache mit dem Arzt daher zunächst mehr Flüssigkeit anzubieten (→ Obstipationsprophylaxe, S. 350).

Eine Exsikkose kann zu schweren Organkomplikationen wie → Nierenversagen, → Thrombosen, → Lungenentzündungen und → Schlaganfällen (häufig) führen.

Behandlung und Pflege bei Exsikkose

* viel zu trinken anbieten, Trinkplan erstellen, eventuell bilanzieren (→ S. 279)
* Bei Fieber liegt ein erhöhter Flüssigkeitsbedarf vor: Pro Grad Celsius Temperaturerhöhung die Flüssigkeitsaufnahme um 500 ml/Tag erhöhen.

✚ In seltenen Fällen ist es erforderlich, Flüssigkeit parenteral zu substituieren, z. B. über eine intravenöse oder auch eine subkutane Infusion (selten). Eine Infusion darf jedoch nie die pflegerische Betreuung mit Hilfestellung beim Trinken und regelmäßigem, häufigem Anbieten von Getränken ersetzen (→ Dehydratationsprophylaxe, S. 349).

Hautturgor
→ S. 272

Durstempfinden
→ S. 166

ADH
→ S. 121

Schock
→ S. 669

Nierenversagen
→ S. 550

Thrombosen
→ S. 508

Lungenentzündungen
→ S. 534

Schlaganfälle
→ S. 575

Ödeme

Ödeme sind Flüssigkeitsansammlungen im Raum zwischen den Körperzellen (Zwischenzellraum). Meist treten sie in den „abhängigen Körperpartien" auf. Dazu zählen beim mobilen Pflegebedürftigen die Knöchel und die schienbeinseitigen Unterschenkel und beim bettlägerigen Pflegebedürftigen der Steißbereich.

Ursachen von Ödemen

- → **Herzinsuffizienz**: Insbesondere die Pumpschwäche des rechten Herzens führt zu einer Stauung und Druckbelastung im venösen Kreislauf, wodurch Wasser aus den Blutgefäßen in den Zwischenzellraum austritt.
- → **Niereninsuffizienz**: Bei einer Niereninsuffizienz sind die Nieren in ihrer Funktion der Wasserausscheidung eingeschränkt, sodass sich im Blutkreislauf vermehrt Wasser befindet und aufgrund des erhöhten Drucks in den Zwischenzellraum austritt.
- → **Eiweißmangel**: Eiweiß, insbesondere der größte Eiweißanteil im Blut, das Albumin, ist für die Bindung des freien Wassers im Blut verantwortlich. Bei Albuminmangel sinkt dieser Bindungsdruck *(onkotischer Druck)*, und freies Wasser kann aus den Blutgefäßen in den Zwischenzellraum austreten.

  Ein Albuminmangel tritt auf bei
  - → **Nierenerkrankungen**, wenn die Nierenkapillaren durchlässig für Albumin werden und dem Körper Eiweiß über den Urin verloren geht,
  - → **Mangelernährung** *(Malnutrition)* mit unzureichender Eiweißaufnahme („Hungerödeme"),
  - → **Leberzirrhose**, wenn die Leber das körpereigene Albumin nicht mehr herstellen kann.

Herzinsuffizienz
→ S. 491

Niereninsuffizienz
→ S. 550

Eiweißmangel
→ S. 200

Nierenerkrankungen
→ S. 550

Mangelernährung
→ S. 428

Leberzirrhose
→ S. 529

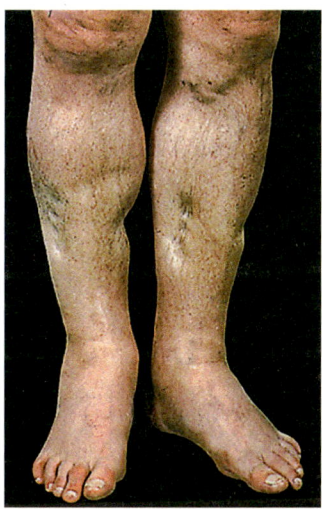

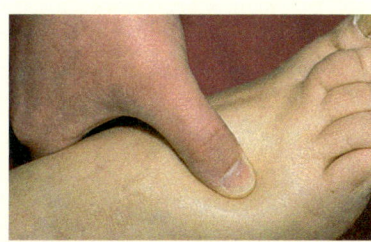

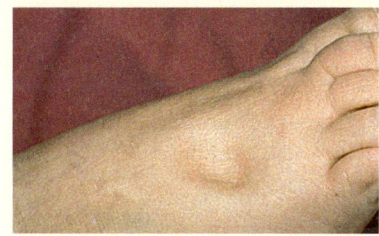

Abb. 1:
Ausgeprägte
Unterschenkel-
und Knöchel-
ödeme bei
Rechtsherz-
insuffizienz

Abb. 2:
Dellenbildung
bei Ödemen

Symptome von Ödemen

Typische Symptome sind geschwollene Fußknöchel und Unter-, seltener auch Oberschenkel (→ Abb. 1). Bei Druck auf die Ödeme entsteht eine Delle, die sich erst nach einigen Minuten wieder zurückbildet (→ Abb. 2).

Geschwollene Extremitäten können auch durch Abflussstörungen der Lymphgefäße entstehen **(Lymphödeme)**. Diese können z. B. bei Frauen auftreten, denen aufgrund einer Brustkrebserkrankung (→ Mammakarzinom, S. 559) eine Brust entfernt und gleichzeitig die Lymphknoten in der Achsel operativ ausgeräumt wurden. Lymphödeme sind meist fester als Wasserödeme und lassen sich nicht so leicht eindrücken.

Bei einer → Hypothyreose kann eine teigige **Hautschwellung** *(Myxödem, S. 563)* auftreten, die ebenfalls keine Dellen auf Druck hinterlässt.

 Bei der Behandlung der Ödeme steht die Behandlung der Grunderkrankung im Vordergrund.

Hypothyreose
→ S. 562

8.3 Pflege bei Tumorerkrankungen

Geschwülste, Tumoren
→ S. 213

Onkologie
oncos gr. = Anschwellung
logos gr. = Lehre

Die Onkologie ist die medizinische Wissenschaft, die sich mit bösartigen Tumorerkrankungen befasst. Umgangssprachlich werden Tumorerkrankungen als Krebs bezeichnet.

Jährlich erkranken ca. 400 000 Menschen in Deutschland an Krebs, und viele von ihnen versterben an dieser Erkrankung.

In den westlichen Ländern sind Krebserkrankungen die dritthäufigste Todesursache nach Herz-Kreislauf- und Hirngefäßkrankheiten.

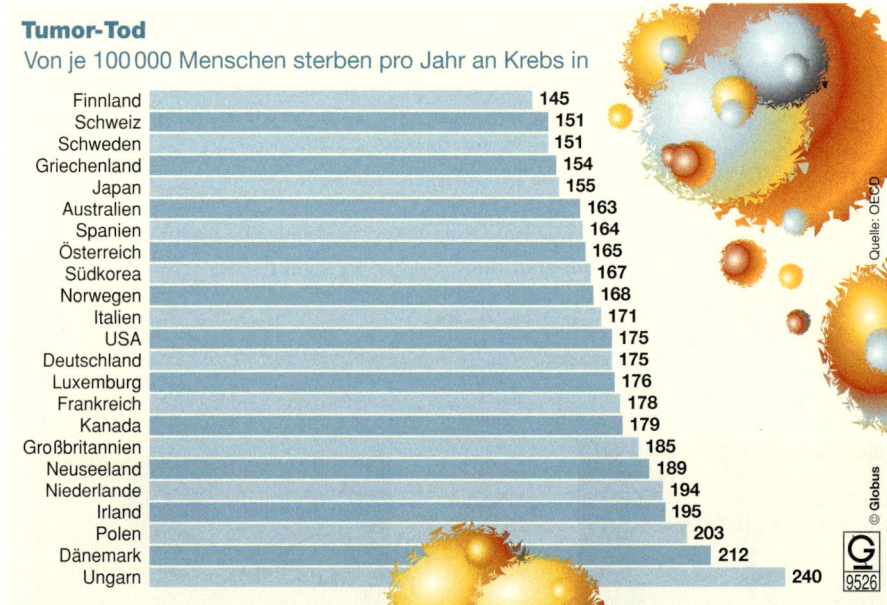

Tumor-Tod
Von je 100 000 Menschen sterben pro Jahr an Krebs in

Finnland	145
Schweiz	151
Schweden	151
Griechenland	154
Japan	155
Australien	163
Spanien	164
Österreich	165
Südkorea	167
Norwegen	168
Italien	171
USA	175
Deutschland	175
Luxemburg	176
Frankreich	178
Kanada	179
Großbritannien	185
Neuseeland	189
Niederlande	194
Irland	195
Polen	203
Dänemark	212
Ungarn	240

Quelle: OECD

© Globus 9526

Im Jahr 2002 starben in Deutschland knapp 110 000 Männer und ca. 100 000 Frauen an einer Krebserkrankung (Statistisches Bundesamt Wiesbaden). Schätzungen gehen davon aus, dass aufgrund der demographischen Entwicklung in den nächsten Jahren Krebserkrankungen als Todesursache zunehmen werden.

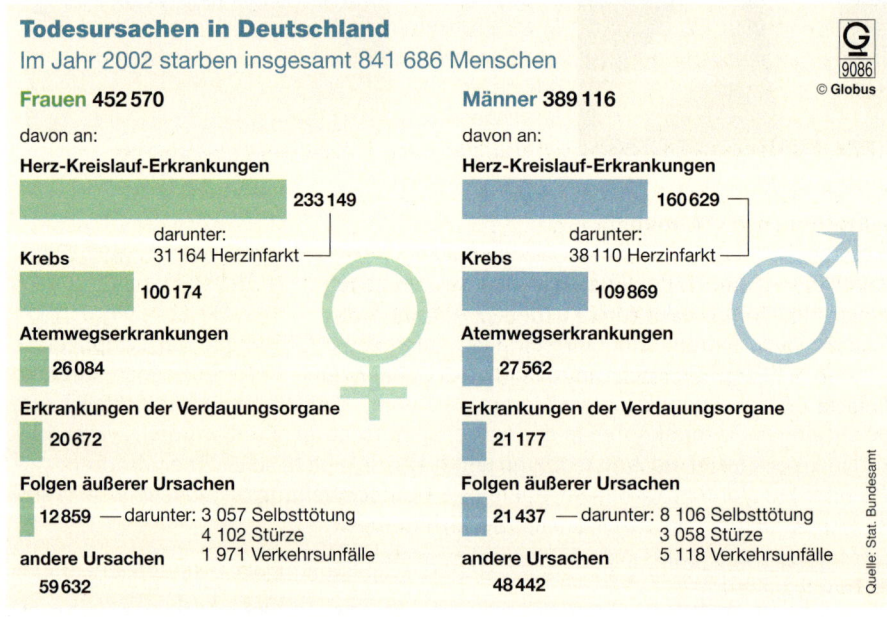

Todesursachen in Deutschland
Im Jahr 2002 starben insgesamt 841 686 Menschen

© Globus 9086

Frauen 452 570

davon an:

Herz-Kreislauf-Erkrankungen
233 149
darunter:
31 164 Herzinfarkt

Krebs
100 174

Atemwegserkrankungen
26 084

Erkrankungen der Verdauungsorgane
20 672

Folgen äußerer Ursachen
12 859 — darunter: 3 057 Selbsttötung
4 102 Stürze
1 971 Verkehrsunfälle

andere Ursachen
59 632

Männer 389 116

davon an:

Herz-Kreislauf-Erkrankungen
160 629
darunter:
38 110 Herzinfarkt

Krebs
109 869

Atemwegserkrankungen
27 562

Erkrankungen der Verdauungsorgane
21 177

Folgen äußerer Ursachen
21 437 — darunter: 8 106 Selbsttötung
3 058 Stürze
5 118 Verkehrsunfälle

andere Ursachen
48 442

Quelle: Stat. Bundesamt

Bei Männern überwiegen unter den krebsbedingten Todesursachen Lungen-, Darm- und Prostatakrebs, bei Frauen Brustdrüsen-, Darm- und Lungenkrebs.

Der Anteil an Männern, die an einem Lungenkrebs versterben, nimmt allmählich ab, während Frauen vermehrt an dieser Krebserkrankung versterben.

Weitere häufig auftretende Tumorerkrankungen sind Bauchspeicheldrüsenkrebs, Hautkrebs und Leukämie.

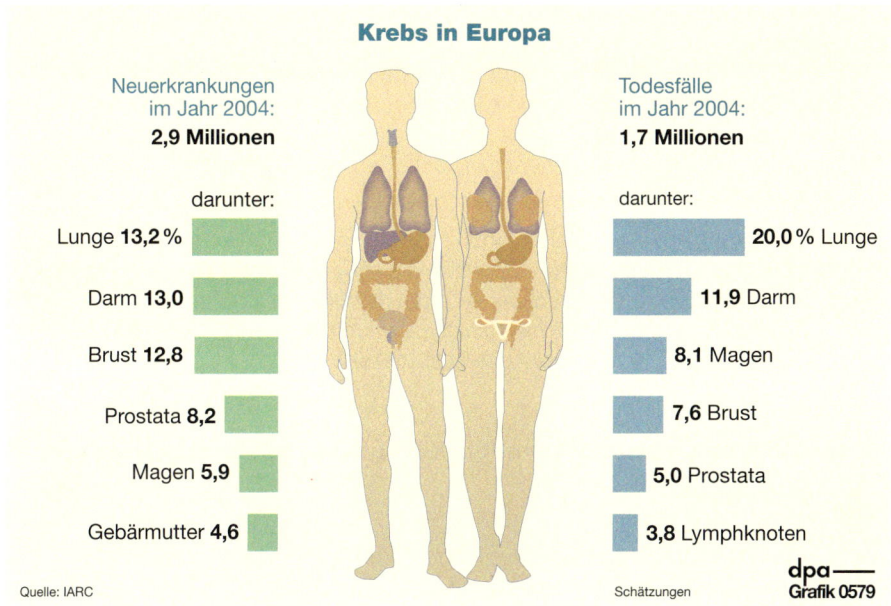

Krebs in Europa

Neuerkrankungen
im Jahr 2004:
2,9 Millionen

darunter:

Lunge **13,2 %**

Darm **13,0**

Brust **12,8**

Prostata **8,2**

Magen **5,9**

Gebärmutter **4,6**

Quelle: IARC

Todesfälle
im Jahr 2004:
1,7 Millionen

darunter:

20,0 % Lunge

11,9 Darm

8,1 Magen

7,6 Brust

5,0 Prostata

3,8 Lymphknoten

Schätzungen

dpa
Grafik 0579

8.3.1 Entstehung von Krebserkrankungen

Wahrscheinlich entstehen im Körper relativ häufig krebsartig veränderte Zellen, die sich durch mehrere Merkmale von gesunden Zellen unterscheiden. Das menschliche → Immunsystem ist prinzipiell in der Lage, veränderte Zellen zu erkennen und zu vernichten. Spezialisierte Abwehrzellen (T-Lymphozyten) können an veränderten Oberflächenbestandteilen binden und Krebszellen zerstören (→ Abb. 1).

Man weiß noch wenig über die Mechanismen, durch die manche Krebszellen die Immunabwehr umgehen und sich ungehindert ausbreiten können. Wahrscheinlich spielt die Funktionsfähigkeit des Immunsystems eine wichtige Rolle in der frühzeitigen Abwehr von Krebserkrankungen. Darauf deuten auch Erkrankungen des Immunsystems hin, die mit einer erhöhten Gefährdung durch Krebserkrankungen einhergehen (z. B. AIDS).

Immunsystem
→ S. 110

8.3.2 Stadieneinteilung und Verlauf von Krebserkrankungen

Die Beschreibung des Stadiums einer Krebserkrankung, welche durch die Ausbreitung des Tumors im Körper charakterisiert wird, folgt einer international gültigen Klassifikation, dem **TNM-System**. Dieses System klassifiziert einen Tumor nach seiner Größe (**T** = Tumor), der Ausbreitung in Lymphknoten (**N** = Noduli = Lymphknoten) und der Fernmetastasierung in andere Organe (**M** = Metastasen).

Beispiel Ein Darmkrebs im Stadium T1N1M0 hat bereits die Schleimhautschicht infiltriert und weist Lymphknotenmetastasen in 1–3 regionären Lymphknoten auf, hat aber noch keine nachgewiesenen Fernmetastasen.

*Abb. 1:
Auflösung einer Krebszelle (violett) nach Kontakt mit einem T-Lymphozyten (orange)*

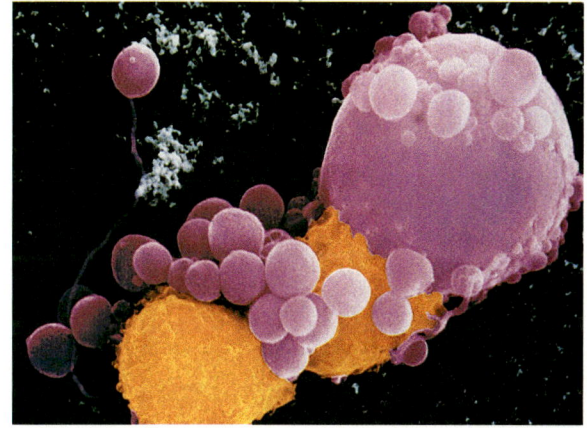

Krebserkrankungen können unter der Behandlung unterschiedliche Verläufe nehmen. Eine vollständige Rückbildung sämtlicher Tumormanifestationen für mindestens einen Monat wird als komplette Remission, ein inkompletter Rückgang um mehr als 50 % der Tumormasse als partielle Remission bezeichnet. Eine Zunahme der Tumormasse um mehr als 25 % oder eine Neumanifestation von Tumorsymptomen entspricht einer Progression. Wenn nach erfolgreicher kompletter Remission nach einem Zeitintervall wieder Tumorsymptome auftreten, spricht man von einem Rezidiv.

Remission
remittere lat. =
zurückschicken

Rezidiv
recidere lat. = zurück-
fallen

Progression
progressio lat. =
Fortschritt

Pfortader
→ S. 146

Metastasen

Metastasen werden auch als Tochtergeschwülste bezeichnet. Prinzipiell können sich Metastasen über die Lymphwege in die Lymphknoten und über das Blut in andere Organe ausbreiten (Fernmetastasen). Häufige Lokalisation von Fernmetastasen, die sich über das Blut ausbreiten, sind Lunge, Leber, Gehirn, Skelettsystem, Rippen- und Bauchfell sowie die Haut.

Alle Krebserkrankungen in Bauchorganen, deren venöses Blut über die → Pfortader abtransportiert wird, metastasieren häufig in die Leber, weil hier die erste Station für Krebszellen ist, in der sie sich einnisten können. Lebermetastasen sind daher typisch für den Darmkrebs und den Bauchspeicheldrüsenkrebs. Lebermetastasen können jedoch auch bei anderen Krebserkrankungen auftreten.

Exkurs:
Strahlentherapie
→ S. 591

Medizinische Behandlungsmöglichkeiten bei Krebserkrankungen

✚ Operation

Eine operative Entfernung der bösartigen Geschwulst ist bei den meisten Krebserkrankungen der erste und wichtigste Schritt. Je frühzeitiger eine bösartige Geschwulst entdeckt und operiert wird, desto besser sind die Chancen auf Heilung. Die operative Gewebeentfernung folgt dabei dem Grundsatz:
So viel wie nötig, so wenig wie möglich.

Häufig werden bei einer Operation auch benachbarte Lymphknoten entfernt, wenn eine Metastasierung über die Lymphwege wahrscheinlich ist. Für den Operateur ist es oft schwierig, während der Operation das Ausmaß der Infiltration bösartigen Gewebes in das gesunde Gewebe zu erkennen. Manche Krebserkrankungen, die typischerweise sehr früh metastasieren und daher bei Diagnosestellung meist bereits Fernmetastasen aufweisen (z. B. der kleinzellige Lungenkrebs, S. 544), werden daher häufig nicht mehr operiert.

Abb. 1:
Operation

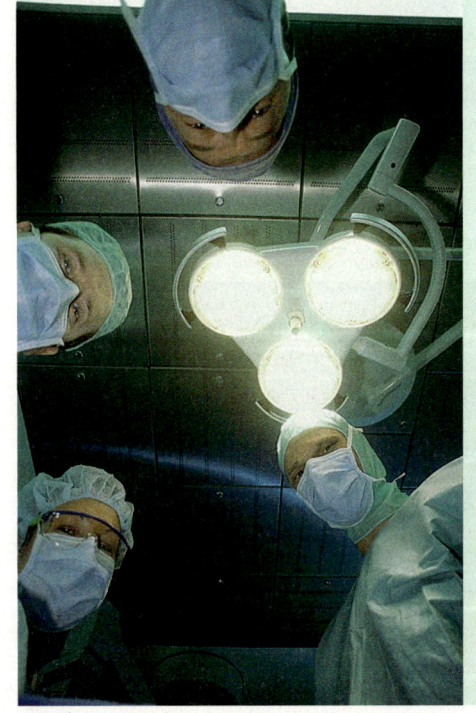

Wenn ein Tumor operativ vollständig entfernt werden kann und noch nicht metastasiert hat, gilt er als geheilt. Gefürchtet ist jedoch das Auftreten von Spätmetastasen (z. B. beim Brustdrüsenkrebs, S. 559), die noch Jahre nach einer scheinbar vollständigen Tumorentfernung auftreten können.

Strahlentherapie (Radiatio)

Bei ca. 60 % aller Krebserkrankungen wird als alleiniges oder unterstützendes Therapieverfahren eine Strahlentherapie durchgeführt (→ Abb. 1, S. 455). Strahlentherapie bedeutet die Anwendung ionisierender Strahlen. Ionisierende Strahlung hemmt die Zellteilung. Daher wird schnell wachsendes Gewebe, also Krebsgewebe, aber auch Haut-, Haar- und Schleimhautzellen stärker geschädigt als die gesunden Zellen des umgebenden Gewebes.

Die moderneren Bestrahlungsgeräte, sog. **Linearbeschleuniger**, ermöglichen die Anwendung ionisierender Strahlen auch in tiefer gelegenem Gewebe. Diese Linearbeschleuniger erzeugen sowohl ultraharte Röntgenstrahlung, die in die Tiefe dringt, als auch negativ geladene Teilchen (Elektronen), die näher an der Oberfläche wirken.

Die eingesetzte Strahlenmenge gibt man in **Gray** (abgekürzt Gy, nach dem Physiker Louis Gray) an. Je nach Tumorart und Lokalisation wird eine vorher definierte Strahlenmenge angewendet. Diese **Gesamtdosis** wird in mehreren **Einzeldosen** über einen bestimmten Zeitraum verteilt. Durch die Aufteilung in Einzeldosen hat das gesunde Gewebe zwischenzeitlich die Möglichkeit, sich von den Folgen der Bestrahlung zu erholen, während Krebsgewebe meist keine ausreichend funktionierenden Reparaturmechanismen mehr aufweist und daher durch die Bestrahlung stärker geschädigt wird.

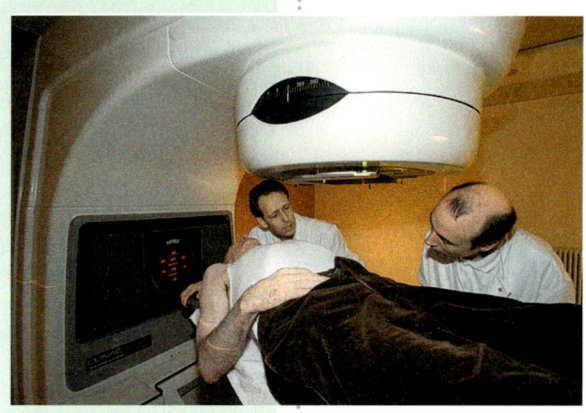

Abb. 1:
Strahlentherapie

Manche Tumoren, z. B. bestimmte Formen des Lymphknoten- und des Hautkrebs, können allein durch Bestrahlung geheilt werden. Bei vielen Krebserkrankungen wird die Strahlentherapie jedoch auch zusätzlich zu Operation und/oder Chemotherapie eingesetzt, z. B. als postoperative Nachbestrahlung beim Brustdrüsen- oder beim Darmkrebs. Bei unheilbaren Krebserkrankungen wird die Strahlentherapie auch eingesetzt, um Schmerzen und andere Beschwerden zu lindern.

Häufige Nebenwirkungen der Strahlentherapie
- **Schädigung von Haut und Haaren:** Während einer Bestrahlungsserie kommt es relativ häufig zu Rötungen und Brennen des Hautareals, das im Bestrahlungsfeld liegt. Eine Strahlentherapie im Kopfbereich ist oft mit einem teilweisen oder vollständigen Haarausfall verbunden. Die Haare können später wieder nachwachsen, bleiben aber meist spärlicher als vorher.
- **Schädigung der Schleimhäute:** Eine Bestrahlung im Kopfbereich geht oft mit Entzündungen der Mundschleimhäute einher. Dies führt in der Regel zu Schmerzen, Schluckstörungen und einer eingeschränkten Speichelproduktion. Auch Geschmacksstörungen sind häufig, sodass sich die Essgewohnheiten und -vorlieben ändern können.
  Bei Bestrahlung im Bauchbereich treten Entzündungen der Darmschleimhäute auf. Symptome können Durchfall, manchmal im Wechsel mit Verstopfung, und Blutbeimengungen im Stuhl sein.
  Insbesondere bei der Bestrahlung des Prostatakrebses können Blasenschleimhautentzündungen auftreten, die mit Schmerzen beim Wasserlassen und Blutbeimengungen im Urin einhergehen.
- **Schädigung des zentralen Nervensystems:** Die Strahlentherapie des Gehirns kann mit Kopfschmerzen, Übelkeit und Erbrechen einhergehen.

Zytostatika
cyto lat. = Zelle,
statik gr. = anhalten

Zellteilungsmechanismus
→ S. 103

Chemotherapie
Die Chemotherapie ist neben der Operation und der Strahlentherapie eine der drei wichtigsten Säulen in der Behandlung bösartiger Tumorerkrankungen. Sie wird mit Zytostatika durchgeführt, die auf unterschiedliche Weise in den → Zellteilungsmechanismus eingreifen und dadurch vor allem Zellen mit einer hohen Teilungsrate schädigen. Zytostatika sind Substanzen, die entweder aus pflanzlichen Präparaten oder chemisch synthetisiert werden. Sie werden meist in eine Körpervene injiziert und verteilen sich im gesamten Körper (→ Abb. 2). Daher hat die Chemotherapie oft mehr systemische (den ganzen Körper betreffende) Nebenwirkungen als die Strahlentherapie.

Die Chemotherapie wird meist in mehreren Behandlungszyklen verabreicht. Hierdurch wächst die Wahr-

Abb. 2:
Die Chemotherapie wird häufig als Infusion über eine Körpervene, manchmal auch in Tablettenform verabreicht

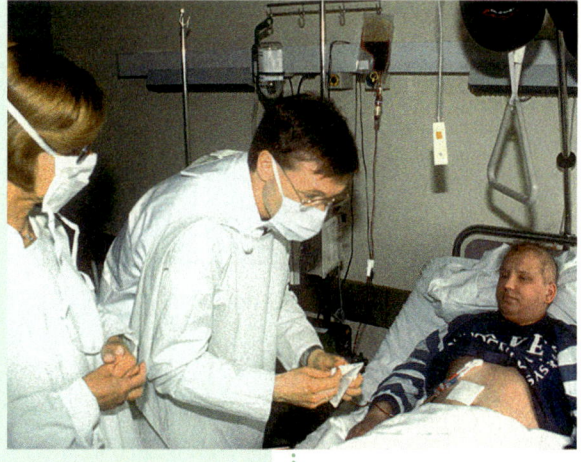

scheinlichkeit, bösartige Zellen während der Teilungsphase zu erreichen. In dieser Phase sind Zellen durch Zytostatika verwundbar.

Eine Alternative zum Einsatz von Zytostatika, die die Zellteilung hemmen, kann bei bestimmten Tumoren der Einsatz von Medikamenten sein, die an Hormonrezeptoren binden. Bei speziellen Unterformen des Brustdrüsen- und Prostatakrebses wurde festgestellt, dass er hormonabhängig wächst. Die Wachstumsgeschwindigkeit ist also durch bestimmte Geschlechtshormone beeinflussbar. Für diese hormonsensiblen Tumoren stehen Medikamente zur Verfügung, die in den Hormonstoffwechsel eingreifen und die Wachstumsgeschwindigkeit vermindern können. Beim Prostatakarzinom können Antiandrogene eingesetzt werden, beim hormonsensiblen Brustdrüsenkrebs Antiöstrogene (z. B. Tamoxifen®).

Häufige Nebenwirkungen der Chemotherapie:
Zytostatika schädigen nicht nur Krebszellen, sondern auch alle anderen Zellen des Körpers mit einer hohen Teilungsfrequenz.

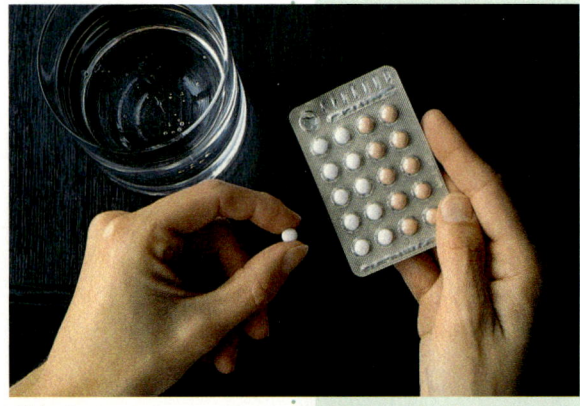

Abb. 1:
Chemotherapie in
Tablettenform

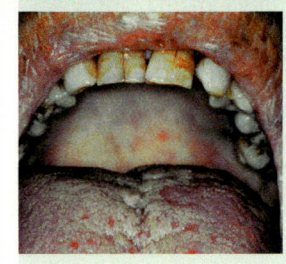

Abb. 2:
Schleimhautblutung nach
Chemotherapie

Die typischen Nebenwirkungen der Chemotherapie beruhen auf einer Schädigung von Haut, Schleimhäuten, blutbildenden Zellen und den Keimzellen (Samen- und Eizellen).

- **Übelkeit und Erbrechen** unter einer Chemotherapie sind Folge einer Aktivierung des Brechzentrums im Gehirn durch körpereigene Botenstoffe, die durch den Zerfall der Krebszellen frei werden. Sie können durch entsprechende Medikamente jedoch meist sehr gut behandelt werden.

- Der **Haarausfall** ist eine häufige Nebenwirkung unter einer Chemotherapie. Er beginnt meist 4 bis 6 Wochen nach dem Beginn der Chemotherapie. In der Regel wachsen die Haare nach Beendigung der Chemotherapie wieder nach.

- Die **Schleimhäute** des Körpers reagieren besonders empfindlich auf eine Chemotherapie. Die Schädigung der Schleimhaut äußert sich in Entzündungen in der Mundhöhle, der Speiseröhre, im Magen und im Darm.

- Die blutbildenden Zellen des Knochenmarks unterliegen einer hohen Teilungsfrequenz und werden durch eine Chemotherapie ebenfalls geschädigt. Die Zytostatikatherapie verursacht daher eine **vorübergehende Schädigung der blutbildenden Zellen** (→ *Knochenmarksdepression*, Abb. 3), in deren Folge sich ein **Mangel an roten Blutkörperchen** (→ *Anämie*, S. 422), ein **Mangel an weißen Blutkörperchen** (→ *Leukopenie*) und ein **Mangel an Blutplättchen** (→ *Thrombopenie*, S. 424) einstellen kann. Eine Anämie führt zu erhöhter Erschöpfbarkeit und Unterversorgung des Körpergewebes mit Sauerstoff. Eine Leukopenie zeigt eine erhöhte Infektgefährdung an, da weiße Blutkörperchen zum großen Teil zu dem körpereigenen Abwehrsystem gehören. Eine Thrombopenie kann unterhalb einer kritischen Grenze zu einer erhöhten Blutungsgefährdung führen.

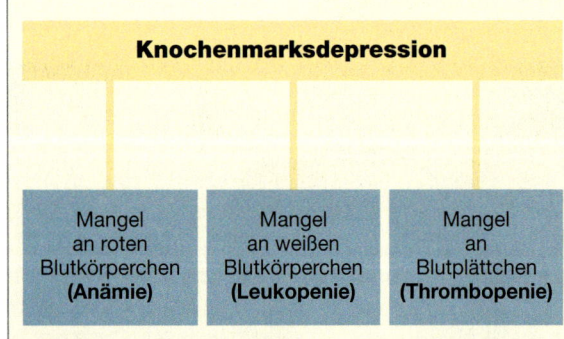

Abb. 3: Übersicht
Knochenmarksdepression

Behandlung und Pflege bei Krebserkrankungen

Die Diagnose einer möglicherweise unheilbaren Krebserkrankung ist für jeden Menschen eine einschneidende Situation.

Bei alten Menschen steht oft nicht die Frage der Lebenserwartung im Vordergrund („Wie lange habe ich noch?"), sondern die Angst vor Hinfälligkeit, Abhängigkeit und Schmerzen.

Allgemeine Pflegemaßnahmen bei Krebserkrankungen

- Krebskranke alte Menschen leiden oft unter einer vermehrten Müdigkeit und erhöhten Erschöpfbarkeit, die auch als **Fatigue-Syndrom** bezeichnet wird. Sie brauchen Rückzugsmöglichkeiten, häufigere Pausen und aufbauendes Verständnis für ihre eingeschränkte Leistungsfähigkeit. Wenn sich die Krebserkrankung als gut behandelbar erweist, bilden sich die Symptome im Laufe der Zeit wieder zurück.

- **Tumorschmerzen** können prinzipiell bei jeder Krebserkrankung auftreten. Ursachen sind u.a. der Druck oder das Einwachsen einer Geschwulst auf angrenzende Gewebsstrukturen, die Schädigung angrenzender Nervenstrukturen oder Nebenwirkungen der Krebsbehandlung. Angst und Anspannung können das Schmerzerleben wechselseitig verstärken.

  Für die meisten Krebspatienten gilt, dass ausreichend Behandlungsmöglichkeiten zur Verfügung stehen, um ein weitestgehend schmerzfreies Leben zu führen.

  Schmerzmedikamente wurden bei Tumorpatienten früher oft zu sparsam dosiert, weil man eine Abhängigkeitsentwicklung befürchtete. Diese Sorge tritt zunehmend in den Hintergrund, während der Erhalt von Lebensqualität unter Schmerzfreiheit als oberstes Behandlungsziel bei Tumorschmerzen zu gelten hat. Schmerzen von krebskranken Menschen müssen immer ernst genommen werden. Die stereotype Antwort *„Sie haben doch erst vor zwei Stunden Ihre Medikamente bekommen"* ist oft Ausdruck der eigenen pflegerischen Hilflosigkeit und Überforderung durch die Situation. In diesem Fall muss in enger Absprache mit den behandelnden Ärzten die medikamentöse Behandlung kurzfristig umgestellt und den Bedürfnissen so lange angepasst werden, bis ausreichende Schmerzfreiheit erreicht ist. Eine ausreichende Schmerzbehandlung ist bei krebskranken alten Menschen das oberste pflegerische und ärztliche Behandlungsziel.

- **Die psychologische Unterstützung** krebskranker Menschen erfordert Einfühlungsvermögen. Viele drängende Fragen werden nur andeutungsweise gestellt. Wichtig ist, Gesprächsbereitschaft zu signalisieren und „Antennen" für die Sorgen und Ängste zu entwickeln. Viele krebskranke alte Menschen wollen nicht wissen, wie ihre Lebenserwartung eingeschätzt wird, sondern benötigen Unterstützung bei der Klärung ungelöster Probleme. Sie brauchen einen Gesprächspartner, um wichtige Lebenssituationen aufzuarbeiten und eine positive Lebensbilanz ziehen zu können.

  Oft werden der Pflegefachkraft auch Gedanken anvertraut, die man Angehörigen nicht zumuten möchte. Wichtiger Grundsatz für Pflegefachkräfte sollte bei allen Gesprächen sein, seine eigene Glaubwürdigkeit zu erhalten, gleichzeitig aber auch ein Gespür für die Antworten zu entwickeln, die dem krebskranken alten Menschen weiterhelfen.

- Nach Möglichkeit sollten schwerer betroffene Patienten in **Einzelzimmern** untergebracht werden. Ein zusätzliches Bett für Angehörige, die über Nacht zu Besuch bleiben wollen, kann wesentlich zur psychologischen Unterstützung beitragen.

Pflege alter Menschen mit chronischen Schmerzen
→ S. 621

Weitere ausführliche Hinweise zur „Therapie von Tumorschmerzen" können kostenlos vom Tumorzentrum Rhein-Main, Klinikum der J.-W. Goethe Universität bezogen werden.

Unter

www.ksid.de/Materialien/ KSID_Schmerzbroschuere. pdf

kann eine Informationsbroschüre des Informationsdienstes Krebsschmerz als pdf-Datei heruntergeladen werden.

Pflege alter Menschen in existenziellen Krisensituationen
→ S. 624

Weitere Informationen zu Sicherheitsvorkehrungen zum Umgang mit Zytostatika finden Sie unter

www.lfas.bayern.de/ technischer_as/ gefahrstoffe/zytos/ zytostatika2.pdf.

Informationen zu Krebserkrankungen finden Sie unter

www.meb.uni-bonn.de/ cancernet/deutsch

www.vereinlebenswert.de

www.psychoonkologie.org

Pflege während einer Chemotherapie oder Strahlentherapie

Entgegen einem weit verbreiteten Vorurteil werden Menschen unter einer Strahlentherapie nicht selbst zum „Strahler". Von ihnen geht keine ionisierende Strahlung aus, sodass die Pflegefachkraft im Umgang mit Patienten unter einer Strahlentherapie keine besonderen Sicherheitsvorkehrungen treffen muss.

Zytostatika sind giftige Substanzen. Der Umgang mit Zytostatika erfordert strenge Sicherheitsvorkehrungen und ist in der Regel Krankenhäusern und spezialisierten Einrichtungen vorbehalten.

Pflege bei Nebenwirkungen unter Strahlen- oder Chemotherapie

- Beim Auftreten von **Übelkeit** sollte die Ernährung auf mehrere kleine Mahlzeiten verteilt werden. Direkt nach dem Aufstehen lindern ein paar Bissen trockenes Gebäck die Morgenübelkeit.
  Kalte Nahrung wird oft besser vertragen als warme Speisen. Manchen Menschen hilft Ingwer gegen Übelkeit, z. B. in Form eines Tees.

- Bei **Entzündungen der Schleimhäute** von Speiseröhre, Magen und Darm sollten saure oder bittere Speisen vermieden werden. Obstsäfte werden mit Wasser verdünnt. Hilfreich kann auch ein vorübergehender Verzicht auf Kaffee, scharf angebratene Speisen oder Alkohol sein. Besser verträglich sind Getreideprodukte, Gemüsesuppen, Reis und Kartoffeln. Statt Milch werden Milchprodukte wie Joghurt oder Käse oft besser vertragen.
  Mundspülungen mit Kamillenlösung haben eine entzündungshemmende Wirkung, alternativ können Mundspülungen mit Chlorhexidinpräparaten erfolgen. Wichtig ist eine sorgfältige Mundhygiene (→ S. 263).

- Nach einer Strahlenbehandlung im Kopfbereich klagen viele Patienten über einen trockenen Mund (→ S. 515). Aufgrund der **geringeren Speichelproduktion** können insbesondere bei alten Menschen Schluckstörungen (→ S. 346) auftreten. Das Essen sollte daher bei Bedarf gut angefeuchtet, ggf. auch püriert werden.

- Bei Auftreten von **Durchfall** und/oder Verstopfung sollte die Ernährung ausreichend Ballaststoffe (→ S. 202) enthalten, um den Stuhlgang zu regulieren. Wichtig ist eine ausreichende Flüssigkeitszufuhr von 2–3 Litern am Tag.
  Bei Bestrahlungen im Unterbauch ist eine Zystitisprophylaxe (→ S. 353) wichtig, um Blasenentzündungen zu verhindern.

- **Hautreizungen** sind ein häufiges Symptom unter einer Strahlentherapie. Daher sollte zusätzliche intensive Sonneneinstrahlung vermieden werden. Wichtig ist eine sorgfältige Hautpflege, insbesondere in dem betroffenen Bestrahlungsgebiet.
  Männer sollten bei einer Strahlenbehandlung im Kopfbereich nicht nass rasiert werden, um zusätzliche Hautverletzungen zu vermeiden. Bei bettlägerigen Patienten muss eine sorgfältige Dekubitusprophylaxe (→ S. 306) erfolgen.

- Wenn unter einer Chemotherapie eine **Knochenmarksdepression** (→ Abb. 3, S. 456) auftritt, besteht eine erhöhte Infekt- und Blutungsgefährdung. Daher ist eine Pneumonieprophylaxe (→ S. 335) und Zystitisprophylaxe wichtig. Aufgrund der erhöhten Blutungsneigung ist die Sturzprophylaxe (→ S. 358) ebenfalls von großer Bedeutung.

- **Pflege fortgeschrittener Krebserkrankungen:**
  Pflege schwerstkranker alter Menschen → S. 656
  Pflege sterbender alter Menschen → S. 657

Hilfe- und Selbsthilfeorganisationen

Deutsche Krebshilfe e.V.
Thomas-Mann-Str. 40
53111 Bonn
Tel.: (0228) 7 29 90-0
www.krebshilfe.de

8.4 Pflege bei Erkrankungen des Skelettsystems

8.4.1 Osteoporose (Knochenschwund)

Die Osteoporose ist eine Stoffwechselkrankheit der Skelettknochen, die mit einem verminderten Mineralgehalt der Knochen einhergeht. Dabei kommt es zu einer Abnahme der Knochenmasse und der Knochenfestigkeit.

Von der Osteoporose sind vor allem Frauen betroffen. Circa 70 % aller Frauen über 80 Jahren leiden unter einer Osteoporose. Die Osteoporose wurde aufgrund der schwer wiegenden Krankheitsfolgen und Behandlungskosten von der → WHO in die Liste der weltweit wichtigsten Krankheiten aufgenommen.

Ursachen der Osteoporose

Unterschieden werden die primäre und die sekundäre Osteoporose. Unter einer **sekundären Osteoporose** leiden ca. 10 % aller Osteoporosekranken. Bei ihnen kann die Osteoporose auf eine bestimmte Grunderkrankung zurückgeführt werden.

Hierzu zählen:

* Mangel an Calcium oder Vitamin D, z. B. durch Fehlernährung oder eine eingeschränkte Resorption
* entzündliche Erkrankungen, die den gesamten Körper betreffen, z. B. das entzündliche Gelenkrheuma (→ *rheumatoide Arthritis*, S. 465)
* hormonelle Störungen und Erkrankungen des Stoffwechsels, wie z. B. Diabetes mellitus (→ S. 433), Schilddrüsenüberfunktion (*Hyperthyreose*, S. 564), Nebenschilddrüsenüberfunktion mit Überwiegen des Knochen abbauenden Parathormons (→ S. 123) oder ein Mangel an Geschlechtshormonen (→ S. 125)
* langfristige Medikation mit Cortison (→ S. 467), Heparin (→ S. 510) oder bestimmten Antiepileptika (→ S. 594)
* Immobilität
* Tumorerkrankungen

Die andere, wesentlich häufigere Form der Osteoporose, bei der sich keine dieser Grunderkrankungen finden lässt, wird als **primäre Osteoporose** zusammengefasst.

Diese basiert auf dem natürlichen altersabhängigen Abbauprozess der Knochenmasse. Sowohl Männer als auch Frauen verlieren ab dem 4. Lebensjahrzehnt pro Jahr ca. 1 % ihrer Knochenmasse.

Jedoch sind hiervon vor allem Frauen betroffen, weil bei ihnen nach der → Menopause die Produktion des Geschlechtshormons Östrogen zurückgeht.

Östrogen hat während der fruchtbaren Jahre der Frau einen positiven Effekt auf die Knochenfestigkeit. Männer produzieren dagegen lebenslang das Geschlechtshormon Testosteron, das die Knochenfestigkeit ebenfalls unterstützt.

Ein Mangel an Geschlechtshormonen führt zu einem gesteigerten Knochenabbau und einem höheren Risiko, an einer Osteoporose zu erkranken. Dies ist der Grund dafür, dass wesentlich mehr Frauen als Männer von der Osteoporose betroffen sind.

Bei Frauen verläuft der Knochenabbau in den ersten Jahren nach der Menopause besonders schnell. Tritt bei Frauen im Alter zwischen 50 und 60 Jahren eine Osteoporose auf, spricht man von der **postmenopausalen Osteoporose**.

Um das 60. Lebensjahr lässt die Geschwindigkeit des Knochenabbaus bei Frauen nach. Je nach Ausgangsniveau der Knochenfestigkeit können aber auch in dieser Lebensphase erste Zeichen der Osteoporose auftreten. Man spricht dann von der **altersbedingten Osteoporose**.

Stützgewebe
→ S. 107
Stütz- und Bewegungssystem
→ S. 126

Osteoporose
osteón gr. = Knochen,
póros gr. = Loch

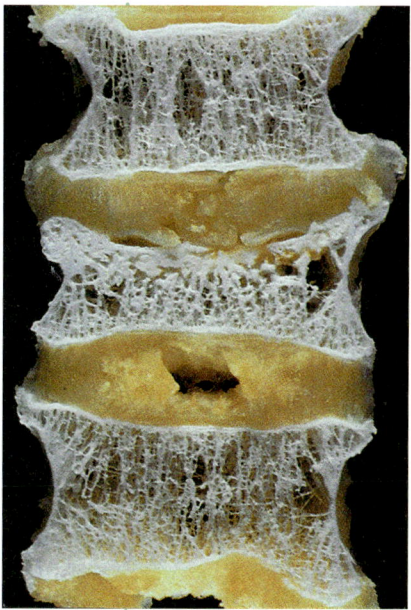

Abb. 1: Osteoporose: Präparat einer Wirbelsäule mit deutlich erweiterten Spongiosaräumen und Höhenverlust der Wirbelkörper

WHO
→ S. 45

Menopause
→ S. 173

Weitere Informationen finden Sie unter

www.netzwerk-osteoporose.de

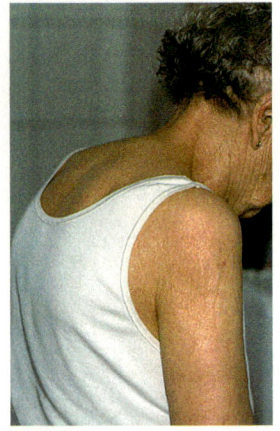

Abb. 1: Witwenbuckel

Bestimmte Risikogruppen sind besonders gefährdet, im Laufe des Älterwerdens eine Osteoporose zu entwickeln:

Unveränderliche Risikofaktoren	Beeinflussbare Risikofaktoren
Weibliches Geschlecht	Geringe Calciumaufnahme mit der Nahrung
Körpergröße unter 155 cm	Wenig körperliche Aktivität
Knochenbruch nach dem 40. Lebensjahr in der Vorgeschichte	Geringes Körpergewicht
Oberschenkelhalsbruch der Mutter	Rauchen
Alter über 80 Jahre	Übermäßiger Alkoholkonsum
Frühe Menopause	Cortisonbehandlung

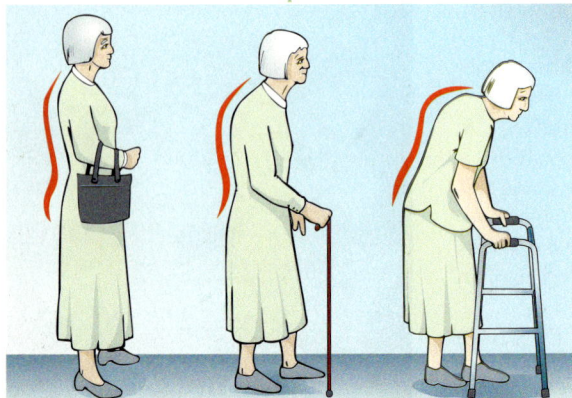

Abb. 2: Zunehmender Rundrücken durch Osteoporose

Statik
Stabilität bewirkendes Verhältnis der Kräfte, die auf den Körper wirken

Symptome der Osteoporose

Der Knochenabbau betrifft in den ersten Jahren vor allem die Wirbelkörper. Aufgrund der verminderten Festigkeit des Knochens brechen die Deckplatten der Wirbelkörper auch ohne relevante äußere Gewalteinwirkung ein, was zu einer Höhenminderung der Wirbelkörper führt (→ Abb. 1, S. 459). Dies führt manchmal zu einem plötzlichen, „hexenschussähnlichen" Rückenschmerz. Häufig sind aber auch ständige, dumpfe Rückenschmerzen, die mit einer Fehlbelastung und Bewegungseinschränkung einhergehen. Die Schmerzen beruhen in der Regel auf Verspannungen, die durch die veränderte Statik des Körpers entstehen.

Die Körperhaltung verändert sich allmählich (→ Abb. 2). Es bildet sich ein zunehmender Rundrücken aus, der mit einem Längenverlust des Oberkörpers um bis zu 20 cm und einer Beugung nach vorne einhergeht. Früher wurde diese Veränderung auch als **„Witwenbuckel"** bezeichnet (→ Abb. 1).

Die Schultern nähern sich immer weiter dem Becken an. Dadurch entstehen schräg- oder querverlaufende Hautfalten im Becken- und Bauchbereich, die auch als „Tannenbaumphänomen" bezeichnet werden (→ Abb. 3).

Durch die Rundrückenentstehung verändert sich die Statik des gesamten Körpers. Das Gangbild wird unsicher und nach vorne gebeugt. Der Schwerpunkt des Körpers verlagert sich nach vorn, wodurch die Sturzneigung zunimmt. Stürze gehen aufgrund der verminderten Knochenfestigkeit häufig mit Knochenbrüchen einher. Diese ereignen sich bevorzugt am handgelenkseitigen Anteil der Speiche (→ *distale Radiusfraktur*, S. 473) oder am Oberschenkelhals (*Oberschenkelhalsfraktur*).

Diagnose der Osteoporose

Die klinischen Symptome (häufige Rückenschmerzen, Entstehung eines Rundrückens) sind die wichtigsten Hinweise auf eine bereits vorhandene Osteoporose. Röntgenuntersuchungen zeigen die Dichteminderung in den untersuchten Knochen und bereits eingetretene Knochenbrüche. Mit der **Knochendichtemessung** *(Knochendensitometrie)* können der Mineralgehalt und damit die Knochendichte genauer erfasst werden, wodurch bereits erste Abbauvorgänge frühzeitig erkannt werden können.

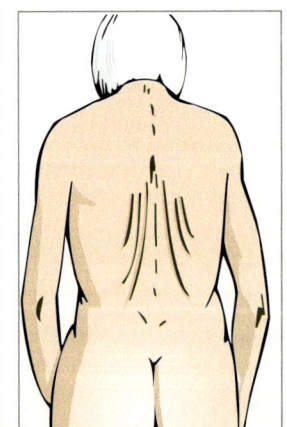

Abb. 3: Quer verlaufende Hautfalten auf dem Rücken als Folge der osteoporotischen Höhenminderung der Wirbelkörper

Behandlung und Pflege bei Osteoporose

Eine bereits eingetretene Osteoporose bildet sich nicht wieder zurück. Der wichtigste Bestandteil in der Behandlung ist daher die Vorbeugung *(Prävention)* eines weiteren Knochenabbaus.

Maßnahmen zur Vorbeugung sind:
- regelmäßige körperliche Aktivität bis ins hohe Alter
- ausreichende Zufuhr von Calcium (mindestens 1500 mg/Tag) und Vitamin D (mindestens 200–400 IU/Tag, s. auch S. 205) mit der Nahrung
- Vermeiden von Nikotin- und übermäßigem Alkoholkonsum
- ausreichender Aufenthalt im Freien
- ausreichende Ernährung

Vitamin-D-Stoffwechsel → S. 123

Calcium → S. 203

Hinweis

Auch der Abbau der Schmerzen ist ein wichtiges Ziel der Osteoporosebehandlung.

Nahrungsmitteltabelle über den Calciumgehalt einzelner Lebensmittel

Calciumreiche Nahrungsmittel	Calciumgehalt in mg (bezogen auf 100 Gramm)	Calciumarme Nahrungsmittel	Calciumgehalt in mg (bezogen auf 100 Gramm)
Basilikum	2070	Äpfel	7
Brunnenkresse	151	Bier	4
Camembert	600	Blumenkohl	20
Emmentaler Käse	1020	Bratwurst	8
Estragon	1300	Brötchen	25
Hartkäse (im Durchschnitt)	820	Butter	13
Haselnüsse	225	Haferflocken	55
Joghurt	145	Hühnerei	55
Kakaopulver	115	Kabeljaufilet	25
Kondensmilch	315	Kartoffeln	10
Mandeln	250	Lauch	85
Milch/Milchpulver	920	Margarine	12
Parmesankäse	1290	Marmelade	10
Petersilie	245	Nudeln	25
Puddingpulver	115	Reis	25
Salbei	1770	Rindfleisch	4
Schmelzkäse	545	Rosenkohl	30
Schokolade	215	Sauerkraut	50
Sojabohnen	255	Schinken	15
Spinat	125	Speisequark, mager	85
		Tomaten	14
		Weißbrot	60
		Zwieback	40

Eine wichtige Vorsorgemaßnahme bei Osteoporose ist die Vermeidung von Stürzen, da bei Menschen mit Osteoporose selbst kleine Stürze schwer wiegende Knochenbrüche hervorrufen können (→ Sturzprophylaxe, S. 358).
Ältere Menschen mit Osteoporose erleiden besonders häufig eine Oberschenkelhalsfraktur (→ S. 473), die meist mit schwer wiegenden Konsequenzen für die Gesundheit und die weitere Mobilität einhergeht.

 Je nach Ausprägung der Osteoporose und Gefährdung können zusätzlich Medikamente eingesetzt werden.

- Wenn eine Osteoporose bereits eingetreten ist, wird häufig Calcium in Tablettenform verabreicht, oft ergänzt durch Vitamin-D-Tabletten.
- Bisphosphonate, z. B. Alendronat (Fosamax®), werden in fortgeschrittenen Fällen eingesetzt, um einem weiteren Knochenabbau vorzubeugen.
- Die Osteoporosebehandlung von Frauen nach den Wechseljahren mit Östrogenen ist wegen der Nebenwirkungen mittlerweile umstritten.

Hinweis

Eine Vorbeugung sollten vor allem Menschen betreiben, die ein wahrscheinlich erhöhtes Osteoporoserisiko haben (→ Tabelle S. 460).

Gelenkverbindungen
→ S. 126

Weitere Informationen
finden Sie unter
www.rheuma-liga.de/

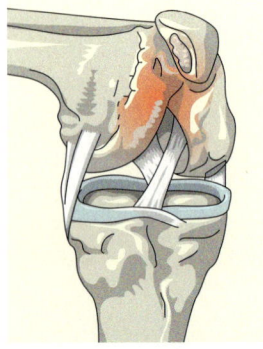

Abb. 1: Schwere Arthrose des Kniegelenks (Gonarthrose) mit Abbau der Knorpelschicht und Zerstörung der angrenzenden Knochenflächen sowie randständigen Knochenanbauten

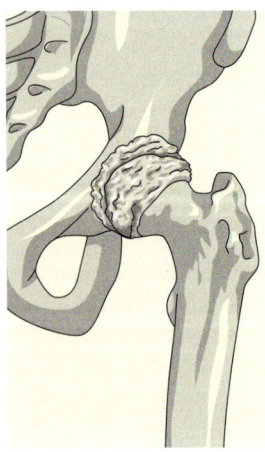

Abb. 2: Schwere Arthrose des Hüftgelenks (Coxarthrose) mit Zerstörung der Gelenkflächen und aufgehobenem Gelenkspalt

8.4.2 Rheumatismus

Als Rheuma werden unterschiedliche Erkrankungen des Bewegungsapparates, die meist durch Entzündungen oder durch Verschleißprozesse hervorgerufen werden, bezeichnet. Typischerweise gehen sie mit Schmerzen in den Gelenken und Bewegungseinschränkungen einher.

In der Altenpflege sind folgende Krankheitsgruppen von besonderer Bedeutung:
- **Arthrose** – degenerative (verschleißbedingte) Gelenkerkrankungen
- **Arthritis** – entzündliches Gelenkrheuma
- **Gicht**

Arthrose – verschleißbedingte (degenerative) Gelenkerkrankungen

Die Arthrose ist die häufigste Gelenkserkrankung. Sie tritt meist nach dem 60. Lebensjahr auf. Besonders häufig sind die lasttragenden Gelenke, das Knie- und das Hüftgelenk, betroffen.

Ursachen der Arthrose

Der Ursprung der Arthrose liegt in einem Missverhältnis zwischen den mechanischen Kräften, die auf den Gelenkknorpel einwirken, und seiner Belastbarkeit. Wenn eine anhaltende Überbeanspruchung des Gelenkknorpels vorliegt, verdünnt sich die Knorpelschicht und wird rissig. Dadurch nimmt die Gleitfähigkeit des Gelenks ab, und der Gelenkspalt verschmälert sich. Die angrenzenden Gelenkflächen der Knochen werden allmählich zerstört, worauf der Körper mit Knochenanbauten an den Gelenkrändern reagiert. Das Gelenk verdickt sich zunehmend bei gleichzeitiger Einschränkung der Beweglichkeit (→ Abb. 1). Eine fortgeschrittene Arthrose kann zur Versteifung und somit Bewegungsunfähigkeit in dem betroffenen Gelenk führen.

Das **akute Stadium** der Arthrose *(aktivierte Arthrose)* entsteht durch abgeriebene Knorpelbestandteile und frei werdende Eiweißsubstanzen, die zu einer Entzündung des Gelenks führen. Das Gelenk ist geschwollen und oft überwärmt. Im **chronischen Stadium** entstehen Gelenkfehlstellungen und Versteifungen.

Die Arthrose nimmt im höheren Lebensalter zu und tritt bei Frauen häufiger auf. Über 80 % der über 75-Jährigen sind von ihr betroffen. Neben dem Alter ist Übergewicht sowie langjährige mechanische Überbelastung ein wichtiger Risikofaktor. Aber auch Bewegungsmangel kann die Entstehung einer Arthrose unterstützen, da Knorpelsubstanz eine regelmäßige und mäßige Beanspruchung zum Erhalt ihrer Festigkeit benötigt.

Symptome der Arthrose

Die Arthrose macht sich zunächst mit bewegungsabhängigen Gelenkschmerzen, meist im Knie- oder im Hüftgelenk, bemerkbar. Diese treten zunächst als so genannte „Anlaufschmerzen" am Beginn einer Bewegung (z.B. beim Aufstehen von einem Sessel) auf. Die Patienten beklagen eine Steifigkeit der Gelenke und brauchen eine „Einlaufzeit", ehe der Schmerz wieder etwas nachlässt. Die **Kniegelenkarthrose** *(Gonarthrose)* macht sich vor allem beim Treppensteigen bemerkbar (→ Abb. 1). Bei der **Hüftgelenkarthrose** *(Coxarthrose)* treten Hüftschmerzen beim Gehen auf (→ Abb. 2). Auch können nächtliche Drehbewegungen im Bett schmerzhaft sein.

Im Spätstadium der Erkrankung besteht ein Dauerschmerz in den erkrankten Gelenken, den viele Betroffene bei nasskaltem Wetter verstärkt wahrnehmen. Die Gelenke werden aufgrund der Schmerzen zunehmend geschont, wodurch sich die Muskulatur in der betroffenen Extremität zurückbildet. Die Arthrose des Hüft- und Kniegelenks führt zu einer Reduzierung der Gehstrecke, im späten Stadium auch zum Ruhe- und Nachtschmerz.

Die Hand- und Fingerarthrose betrifft meistens Frauen. Sie führt zu einer Auftreibung der Fingergrund- und Mittelgelenke. Die Arthrose der Endgelenke wird als **Heberden-Arthrose** bezeichnet (→ Abb. 2, S. 134). Sie zeichnet sich durch zweihöckerige Knoten an der Streckseite der Fingerendgelenke aus.

Behandlung und Pflege bei Arthrose

Allgemeine Maßnahmen, die bereits zu einer wesentlichen Linderung der Beschwerden führen können, stehen am Beginn jeder Behandlung. Hierzu zählen:

- Bei Übergewicht ist eine **Gewichtsreduktion** erforderlich, um insbesondere die tragenden Gelenke, wie z. B. das Kniegelenk oder das Hüftgelenk, zu entlasten.
- Regelmäßige **Krankengymnastik** dient der Kräftigung der gelenkübergreifenden Muskulatur und erhält den Bewegungsspielraum der Gelenke. Bewegungsübungen im Wasser entlasten die Gelenke und verbessern den Muskelaufbau.

Hinweis Hilfsmittel, z. B. Gehhilfen, Schienen, Schuheinlagen u. Ä. werden bei Gelenkfehlstellungen und Fehlbelastungen eingesetzt, um die Gelenke zu entlasten. Strumpfanzieher (→ Abb. 3, S. 275) und Schuhlöffel können zur Selbstständigkeit im Alltag beitragen.

- Schmerzlinderung ist eine Voraussetzung dafür, dass der Betroffene seine Gelenke trotz der Arthrose bewegt und somit einer Gelenkversteifung vorbeugt. Wenn Schmerzen bestehen, vermeiden die Betroffenen häufig Bewegungen und tragen hiermit zur Gelenkversteifung bei. Zu den wesentlichen Maßnahmen der Schmerzlinderung zählt die **physikalische Therapie**. In der Regel wird Wärme (z. B. warme Bäder, Fangopackungen) im chronischen Stadium der Krankheit als wohltuend empfunden, während Kälte (z. B. Eispackungen, Kaltluft) den Schmerz bei aktivierten Arthrosen mildert. „Rheumapflaster" bewirken eine vermehrte Hautdurchblutung und hierüber eine umschriebene Überwärmung, die in manchen Fällen als wohltuend erlebt wird.

 Wenn physikalische Maßnahmen nicht ausreichen, muss die Schmerzbehandlung durch geeignete Medikamente unterstützt werden. Schmerzmittel werden als **Analgetika** bezeichnet (→ S. 464).

✚ Medizinische Behandlung bei Arthrose

Wenn der Arthroseschmerz durch die genannten Maßnahmen nicht mehr beherrscht werden kann, werden häufig operative Verfahren eingesetzt:

- Bei der **Gelenkspiegelung** *(Arthroskopie)* wird ein optisches Instrument über einen kleinen Hautschnitt in das Gelenk eingeführt. Mit kleinen Fasszangen können Knorpelanteile entfernt und ein Knorpelneuwachstum angeregt werden. Das Gelenk bleibt bei dieser Operation erhalten. Diese Methode wird besonders häufig am Kniegelenk eingesetzt.
- Bei fortgeschrittener Arthrose ist ein operativer **Gelenkersatz** *(Endoprothese)* manchmal die einzig mögliche Behandlungsalternative. Sie wird meist bei fortgeschrittener Arthrose des Hüftgelenks oder des Kniegelenks eingesetzt (→ Abb. 1a und b). Bei dieser Operation werden die veränderten Gelenkflächen entfernt und durch metallische Implantate ersetzt. Wenn beide Gelenkanteile ersetzt werden, spricht man auch von einer **Totalendoprothese** (TEP). Diese „künstlichen Gelenke" haben meist eine lange Haltbarkeit und führen in vielen Fällen zu einer erheblichen Besserung der Schmerzen. Hierfür ist jedoch ein großer operativer Eingriff erforderlich, dessen Risiken im Einzelfall gegen den erhofften Nutzen abgewogen werden müssen.

Umgang mit Hilfsmitteln und Prothesen
→ S. 402

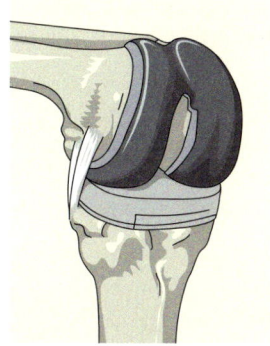

Abb. 1a:
Arthrose des Kniegelenks und operativer Gelenkersatz (Endoprothese)

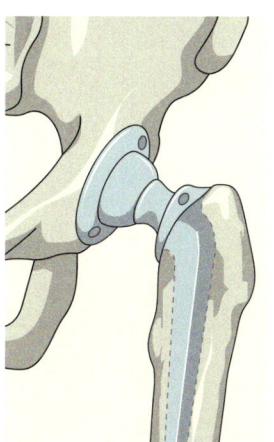

Abb. 1b:
Arthrose des Hüftgelenks und Behandlung mit einer Hüftendoprothese: Die Gelenkpfanne und der Gelenkkopf des Oberschenkels werden entfernt und durch metallische Implantate ersetzt.

Medikamentöse Behandlung bei Arthrose

Folgende Substanzen sind in der Altenpflege von Bedeutung:

Substanz/Gruppe	Wirkstoff/Beispiel	Wirkung/Nebenwirkung
Antipyretika Analgetika mit gleichzeitig fiebersenkender Wirkung	Acetylsalicylsäure (Aspirin®), Paracetamol (Ben-u-ron®), Metamizol (Novalgin®)	Antipyretika entfalten bei leichten und mittelstarken Schmerzen eine gute schmerzstillende Wirkung und können gleichzeitig zur Fiebersenkung eingesetzt werden. Sie stehen am Anfang der schmerztherapeutischen Arthrosebehandlung. **Nebenwirkungen:** Acetylsalicylsäure kann die Magenschleimhaut schädigen und zu Magenbluten führen. Paracetamol kann bei langjähriger Einnahme Nierenschäden verursachen. Metamizol führt in ca. 0,1–1 % aller Fälle zu einer lebensgefährlichen Verminderung der weißen Blutkörperchen (*Agranulozytose*) und wird daher oft zurückhaltend eingesetzt, obwohl es ein sehr gut wirksames Schmerzmedikament ist.
Antiphlogistika	Diclofenac (z.B. Voltaren®) oder Indometacin (z.B. Amuno®)	Antiphlogistika werden vorrangig zur Behandlung entzündlicher Gelenkveränderungen, z.B. der aktivierten Arthrose oder der Arthritis, eingesetzt.
Morphin Opioide (morphinartig wirksame Analgetika)	Morphin (z.B. MST®) Opioide: z.B. Pentazocin (Fortral®) oder Fentanyl (Durogesic®)	Morphin und Opioide sind zentral wirksame Schmerzmittel. Sie sollten erst bei anderweitig nicht beherrschbaren Schmerzzuständen eingesetzt werden. Im Gegensatz zu den antipyretisch und antiphlogistisch wirkenden Medikamenten liegt ihr Wirkansatz im Gehirn. Sie besetzen Rezeptoren für natürlich vorkommende Eiweißstoffe, sog. Enkephaline, und verändern die Schmerzwahrnehmung und das Schmerzerleben. Tramadol (Tramal®) hat einen ähnlichen Wirkmechanismus, soll jedoch in geringerem Maß zur Abhängigkeitsentwicklung führen. **Nebenwirkungen:** Morphin und die Opioide führen dosisabhängig zu Schläfrigkeit und einem eingeschränkten Konzentrationsvermögen. Übelkeit und Erbrechen sind unter diesen Medikamenten sehr häufig. In hohen Dosen kann es zu einer Hemmung des Atemzentrums (→ S. 152) im Gehirn bis zum Atemstillstand kommen (Atemdepression). Bei längerer Einnahme entwickelt sich bei den meisten Substanzen eine Gewöhnung und Abhängigkeit: Die zur Schmerzbekämpfung erforderliche Menge muss kontinuierlich erhöht werden. Beim plötzlichen Absetzen des Medikamentes treten Entzugserscheinungen auf. Es entwickelt sich eine psychische Abhängigkeit, wie sie bei Suchterkrankungen beobachtet wird (→ S. 651).

Arthritis – entzündliches Gelenkrheuma

Ursachen der Arthritis

Die häufigste Ursache einer Gelenkentzündung ist die **primär chronische Polyarthritis (pcP)**, auch rheumatoide Arthritis genannt. Dabei handelt es sich um eine → Autoimmunerkrankung, die den gesamten Körper betrifft. Etwa 1 % der Bevölkerung, vor allem Frauen, sind von ihr betroffen. Sie beginnt meist im mittleren Lebensalter, kann aber auch erstmalig nach dem 60. Lebensjahr auftreten. Der Körper produziert aufgrund eines bislang nicht ausreichend aufgeklärten Mechanismus Antikörper, die gegen Bestandteile des Gelenkspaltes gerichtet sind. Diese **Autoantikörper** führen zu einer chronischen Gelenkentzündung, die symmetrische Gelenkschwellungen hervorruft. Die Gelenkinnenhaut *(Membrana synovialis)* beginnt ungehemmt zu wuchern und zerstört den Gelenkspalt (→ Abb. 1b).

Eine andere Form der chronischen Gelenkentzündung, die meist Männer betrifft, ist der **Morbus Bechterew** *(ankylosierende Spondylitis)*. Sie betrifft vor allem die Wirbelsäule und die Darm-Kreuzbeingelenke. Der M. Bechterew beginnt meist im jungen Erwachsenenalter und führt zu einer schubförmigen Versteifung der Wirbelsäule (→ Abb. 2a–c). Die Wirbelsäule verliert ihre Beweglichkeit, und es entwickelt sich die typische starre, vornübergebeugte Körperhaltung. Symptome dieser Krankheit sind chronische Rückenschmerzen und eine zunehmende Bewegungseinschränkung der Wirbelsäule.

Gelenkverbindungen
→ S. 126

Autoimmunerkrankung
→ S. 427

Gelenkinnenhaut
Innere Schicht der Gelenkkapsel, die die Gelenkhöhle umgibt

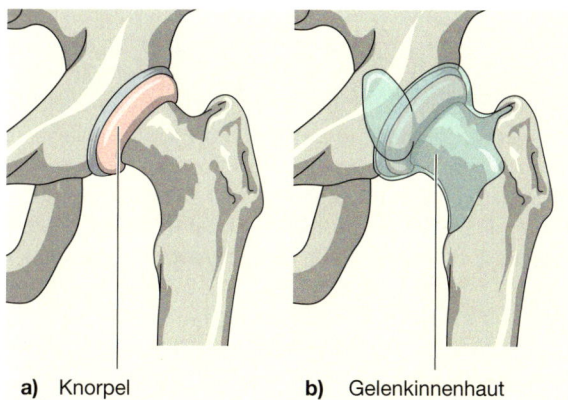

a) Knorpel **b)** Gelenkinnenhaut

Abb. 1: Vergleich von Arthrose und chronischer Arthritis: Bei der Arthrose ist der Gelenkknorpel betroffen (a), während bei der chronischen Polyarthritis die Entzündung an der Gelenkinnenhaut beginnt, die den Gelenkspalt allmählich zerstört (b).

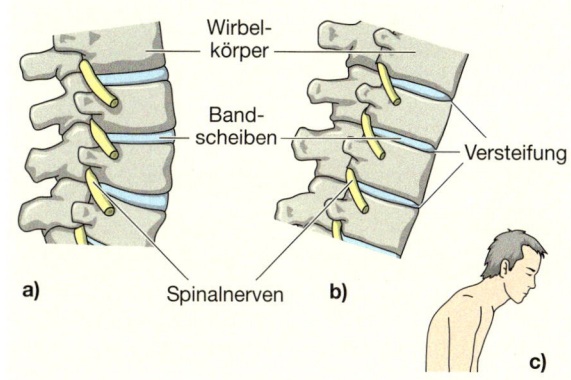

Abb. 2:
a) Normale Wirbelsäule
b) M. Bechterew mit zunehmender Versteifung der Wirbelsäule.
c) Typische Haltung eines Mannes mit M. Bechterew

Symptome der Arthritis

Die chronische Polyarthritis betrifft meist mehrere Gelenke gleichzeitig, vor allem Fingergrund- und -mittelgelenke, das Fußgelenk und das Kniegelenk. Bei alten Menschen sind auch die Schultergelenke häufig betroffen (→ Abb. 3).

Die Krankheit verläuft in Schüben. Ein Schub geht mit allgemeinen Krankheitssymptomen wie Abgeschlagenheit und Erhöhung der Körpertemperatur einher. Im weiteren Verlauf können auch Krankheiten der inneren Organe, z. B. Herzentzündungen, auftreten.

Es gibt sehr unterschiedliche Verläufe. Die meisten Erkrankten können mit Hilfe geeigneter Behandlungen und Hilfsmittel auch im Alter ihren Alltag weitestgehend unabhängig gestalten.

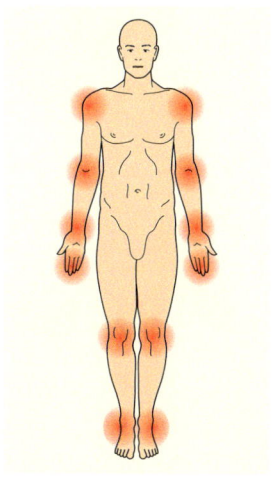

Abb. 3:
Chronische Polyarthritis mit symmetrischem Befall mehrerer Gelenke. Meist sind die Hände, Kniegelenke, Ellenbogen und Schultern betroffen.

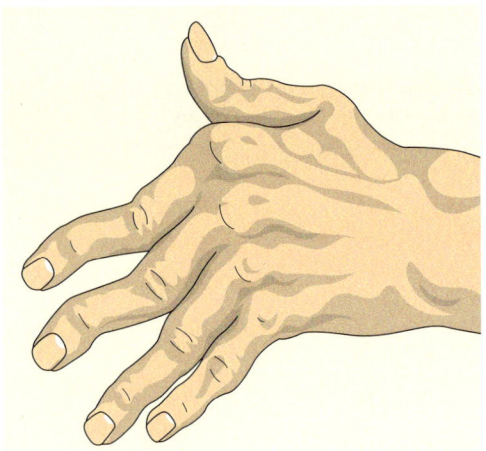

Abb. 1: Deformation der Hände im Spätstadium der chronischen Polyarthritis: Schwanenhalsdeformität

Typische Symptome der chronischen Polyarthritis:

- Morgensteifigkeit der Fingergelenke, schmerzhafter Händedruck
- Symmetrische Gelenkschwellungen vor allem der Fingergrund- und -mittelgelenke, aber auch der Fuß- und Kniegelenke.
- Im fortgeschrittenen Krankheitsstadium führt die Gelenkzerstörung zu einer typischen Verformung der Hände: Die Finger weichen zur Kleinfingerseite ab. Die Fingermittelgelenke sind überstreckt, während die Fingerendgelenke gebeugt sind (sog. „Schwanenhalsdeformität" → Abb. 1). Der Daumen ist überstreckt.
- Rheumaknoten entstehen an den Streckseiten der Hand- und Fingergelenke.
- Bei einer Mitbeteiligung der Sehnen entstehen Sehnenscheidenentzündungen.
- Im fortgeschrittenen Stadium kann es zur völligen Zerstörung mehrerer Gelenke kommen. Folge kann eine schwere Bewegungseinschränkung mit Rollstuhlabhängigkeit sein.

Behandlung und Pflege bei Arthritis

Ähnlich wie bei der Arthroseerkrankung ist eine wirksame **Schmerzbekämpfung** wichtig, um eine schmerzfreie Bewegung und damit einen Erhalt der Beweglichkeit zu ermöglichen. Wirksam sind Krankengymnastik und Bewegungsbäder. Im akuten Schub sind lokale Kälteanwendungen (Eispackung) geeignet, die Symptome der Gelenkentzündung zu mildern und die Abschwellung des Gelenks zu fördern.

Viele Menschen, die an einem fortgeschrittenen Stadium der chronischen Polyarthritis leiden, sind in ihrer Selbstständigkeit durch die schmerzhafte Bewegungseinschränkung der Hände bedroht. Oft ist es ihnen nicht mehr möglich, Konservendosen und Flaschen zu öffnen oder eine Scheibe Brot abzuschneiden. Geeignete Hilfsmittel, z.B. Brotschneidemaschine oder elektrische Konservenöffner, können die Selbstständigkeit im Alltag erheblich erleichtern (→ Abb. 1, S. 277). Greifhilfen vergrößern den Durchmesser z.B. von Essbesteck und Zahnbürste und verbessern somit die Greiffähigkeit (→ Abb. 2). Anziehhilfen und Greifzangen erhalten die Selbstständigkeit beim Ankleiden und bei der Haushaltsführung (→ Abb. 2 und 3, S. 275).

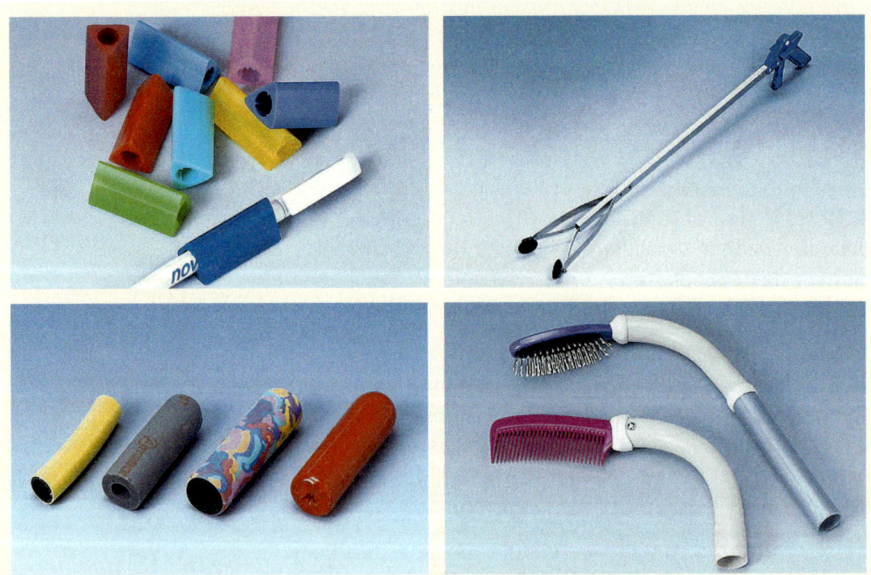

Abb. 2: Greifhilfen verbessern im fortgeschrittenen Stadium der chronischen Polyarthritis die Greifsicherheit.

Medikamentöse Schmerzbehandlung bei Arthritis

Durch **entzündungshemmende Medikamente** (*Antiphlogistika*) wird der Entzündungsprozess gehemmt, wodurch der Schmerz und die Gelenkschwellung ebenfalls nachlassen. Diese Substanzen werden auch als **Antirheumatika** bezeichnet. Wichtige Substanzen sind:

Substanz/Gruppe	Wirkstoff/Beispiel	Wirkung/Nebenwirkung
nicht-steroidale Antiphlogistika entzündungshemmende Medikamente, die kein Cortison (Steroide) enthalten. **Hinweis** Für die Anwendung von Celebrex® gelten seit Februar 2005 strenge Anwendungsbeschränkungen.	Acetylsalicylsäure (Aspirin®), Diclofenac (Voltaren®), Indometacin (Amuno®) COX-2-Hemmer, z.B. Celecoxib (Celebrex®), Valdecoxib	Bei nicht-steroidalen Antiphlogistika wird aufgrund der Nebenwirkungen versucht, mit der niedrigsten wirksamen Dosis auszukommen. **Nebenwirkungen:** Diese sind abhängig von der Substanzgruppe: Acetylsalicylsäure, Indometacin und Diclofenac können die Magenschleimhaut schädigen und Magengeschwüre mit Magenbluten verursachen. Sie sollten daher nicht auf nüchternen Magen eingenommen werden. Acetylsalicylsäure kann außerdem chronisch-obstruktive Lungenerkrankungen (→ S. 536) verstärken und die Blutungsneigung erhöhen. COX-2-Hemmer wirken ebenfalls entzündungs- und schmerzhemmend, sind aber nicht magenschleimhautgefährdend.
Glucocorticoide ("Cortison") **Hinweis** Glucocorticoide werden aufgrund der Nebenwirkungen meist nur im akuten Schub befristet eingesetzt. Eine Langzeittherapie mit Glucocorticoiden sollte eine "Schwellendosis" von 10 mg Prednisolon täglich nicht überschreiten. In Übereinstimmung mit der Tagesrhythmik der körpereigenen Corticoidproduktion wird meist die gesamte Corticoidmenge in einer einmaligen Dosis am Morgen eingenommen.	Dexamethason (Fortecortin®), Prednisolon (Decortin H®)	Glucocorticoide sind bei der Behandlung des akuten entzündlichen Krankheitsschubs schnell und zuverlässig wirksam. **Nebenwirkungen:** Glucocorticoide haben bei einer kurzfristigen Behandlung wenig, bei einer länger dauernden hoch dosierten Therapie dagegen viele und schwer wiegende Nebenwirkungen. Hierzu zählen die Magenschleimhautschädigung, die bis zum Magengeschwür führen kann (→ S. 521), die Schwächung der Infektabwehr und der Muskulatur, die Verstärkung eines bereits bestehenden bzw. das Auslösen eines Diabetes mellitus (→ S. 433) sowie das Entstehen einer Osteoporose (→ S. 459). Glucocorticoide können auch lokal gegeben werden, z.B. als Injektion in das entzündete Gelenk. Hierdurch werden die Nebenwirkungen reduziert. Es können durch die Injektion jedoch Krankheitserreger in das Gelenk hineingetragen werden und eine Entzündung verursachen.
Basismedikamente	Chloroquin (Resochin®), Goldpräparate und Azathioprin (Imurek®)	Basismedikamente sollen auf die Entstehung der Autoimmunkrankheit einwirken und den Entzündungsprozess unterdrücken. Anders als die Antiphlogistika werden sie nicht nur beim akuten Schub bzw. bei Beschwerden eingenommen, sondern als Dauermedikation, die auch im beschwerdefreien Intervall nicht abgesetzt werden darf. Sie sollen die Aktivität des Immunsystems unterdrücken.
Immunsuppressiva	Cyclophosphomid (Endoxan®), Mitoxantron	Immunsuppressiva greifen in das Immunsystem ein und bremsen den Entzündungsprozess. Viele Substanzen werden auch in der Krebsbehandlung eingesetzt.

Die chronische Arthritis führt zu einer zunehmenden Gelenkzerstörung. Bei Versagen anderer Behandlungsmöglichkeiten und zunehmender Bewegungseinschränkung kann ein operativer Gelenkersatz (→ **Endoprothese**, S. 463) zu einer erheblichen Besserung der Beschwerden führen.

Gicht (Arthritis urica)

Ursachen der Gicht

Die Gicht ist eine Stoffwechselkrankheit, bei der die **Harnsäurekonzentration** im Blut erhöht ist und sich Kristalle aus dem Salz der Harnsäure *(Urat)* in den Gelenken ablagern. Hierdurch entsteht eine entzündliche Reaktion des Gelenks. Harnsäure wird im Körper als Abbauprodukt des **Purin**, das aus Nukleinsäuren entsteht, gebildet. Ursache des erhöhten Harnsäurespiegels kann eine erhöhte Purinzufuhr sein, z. B. durch fleischreiches Essen oder eine vererbte Störung des Purinabbaus. Nierenfunktionsstörungen führen zu einem Anstieg des Harnsäurespiegels, und vermehrter Alkoholgenuss kann eine vorhandene Gicht verstärken.

Die Gicht ist seit dem Mittelalter als „Zipperlein" des reichen Mannes, der sich eine fleischreiche Ernährung leisten konnte, bekannt. Es können aber auch Menschen erkranken, die sich gesund ernähren.

Symptome der Gicht

Der akute Gichtanfall zeichnet sich durch eine plötzliche Schwellung eines Gelenks, oft des Großzehengrundgelenks oder des Fußgelenks, mit sehr starken Schmerzen und Überwärmung aus (→ Abb. 1). Beim chronischen Verlauf treten die Schmerzen häufiger auf, und es kommt zu Gelenkdeformitäten und Schädigungen der Nieren durch Harnsäurekristalle. „Gichtknoten" sind kleine knotige Harnsäureablagerungen in der Haut, die sich insbesondere an den Ohren und Händen finden (→ Abb. 2).

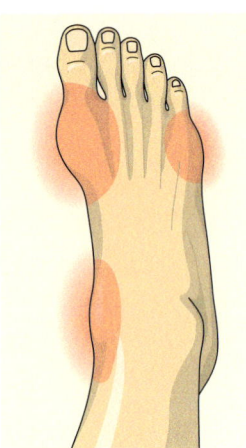

Abb. 1:
Symptome der Gicht

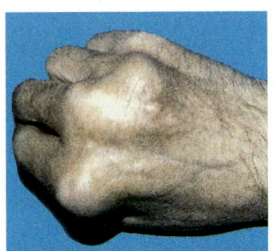

Abb. 2:
Gichtknoten unter der Haut

Behandlung und Pflege bei Gicht

Beim akuten Gichtanfall wird das betroffene Gelenk ruhig gestellt und gekühlt, z. B. mit Alkoholumschlägen.
Für die Dauerbehandlung der Gicht sind folgende Maßnahmen empfohlen:
- purinarme Ernährung (→ Tabelle). Purin ist in Fleisch, vor allem Innereien, in besonders hoher Konzentration enthalten.
- Reduktion des Alkoholkonsums
- bei Übergewicht: Gewichtsreduktion

Überblick über Purin- bzw. Harnsäuregehalt einiger Lebensmittel

Umrechnung:
1 Milligramm Purin entspricht 2,4 Milligramm Harnsäureäquivalent

100 Gramm Lebensmittel	Puringehalt in mg	Harnsäureäquivalent in mg
Ölsardinen	399	958
Leber	250	600
Lachs	250	600
Linsen, getrocknet	222	533
Hering	210	504
Makrele	194	466
Forelle	170	408
Rindfleisch	150	360
Schweinefleisch	150	360
Geflügel	150	360
Erbsen	145	348
Spinat	70	168
Bier	15	34

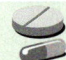 Medikamentöse Behandlung bei Gicht

Akuter Gichtanfall	Colchicin (Cholchicum Dispert®) hemmt die Gelenkentzündung durch Harnsäurekristalle. Alternativ oder zusätzlich können Antiphlogistika, z. B. Indometacin (→ S. 467), eingesetzt werden.
Dauerbehandlung der Gicht	Hierfür wird vor allem Allopurinol® eingesetzt, das den Purinstoffwechsel blockiert und damit die Bildung von Harnsäure hemmt.

8.4.3 Rückenschmerz

Rückenschmerzen sind ein sehr häufiges und vielschichtiges Symptom, das alle Altersgruppen betrifft. Im Alter können sie jedoch häufig zu Immobilität und damit zu Sekundärkomplikationen führen.

Häufige **Ursachen** des Rückenschmerzes im Alter sind:
- Osteoporose (→ S. 459)
- Bandscheibenvorfälle
- Enge des Spinalkanals *(Spinalstenose)*

Bandscheibenvorfall

Bandscheibenvorfälle sind zwar in erster Linie eine Erkrankung des jüngeren und mittleren Erwachsenenalters, können jedoch auch, meist in Verbindung mit anderen degenerativen (verschleißbedingten) Wirbelsäulenveränderungen, bei alten Menschen auftreten.

Ursachen des Bandscheibenvorfalls

Beim Bandscheibenvorfall kommt es zu einem Einriss des Faserrings, der den Bandscheibenkern umgibt. Ursache ist eine vorausgegangene Schädigung des Faserrings, meist durch langjährige Fehlbelastung. Teile des Bandscheibenkerns können bei einem Riss des Faserrings austreten und zu einer Druckschädigung des Rückenmarks oder der aus dem Rückenmark austretenden Spinalnerven führen (→ Abb. 1 und 2).

Bandscheibenvorfälle treten meist in folgenden Bereichen der Wirbelsäule auf (→ Abb. 1, S. 130):

Lendenwirbelsäule	• zwischen dem vorletzten und dem letzten Lendenwirbelkörper oder • zwischen dem letzten Lendenwirbel- und dem Steißbein
Halswirbelsäule	• zwischen dem 5. und dem 6. Halswirbelkörper • zwischen dem 6. und dem 7. Halswirbelkörper

Symptome des Bandscheibenvorfalls

Je nach Lokalisation des Bandscheibenvorfalls kommt es zu unterschiedlichen Beschwerden:
- Beim Bandscheibenvorfall im **Lendenwirbelsäulenbereich** kommt es meist zu einem plötzlichen, bewegungsabhängigen Kreuzschmerz („Hexenschuss"). Druckerhöhung, z. B. Niesen oder Husten, führt zu einer Schmerzverstärkung. Die Schmerzen sind manchmal auf den Rücken beschränkt, strahlen jedoch, wenn ein → Spinalnerv geschädigt wird, häufig über die Oberschenkelaußenseite bis in die Großzehe oder die Ferse aus. Im weiteren Verlauf können Gefühlsstörungen und Lähmungen an den Beinen und Füßen, die dem Versorgungsgebiet der geschädigten Nervenwurzel entsprechen, auftreten (→ Dermatome, Abb. 2, S. 182). Wenn der Bandscheibenvorfall die innerhalb des Wirbelsäulenkanals verlaufenden Nervenfasern *(Cauda equina*, Abb. 1, S. 182) schädigt, können Blasen- und Mastdarmentleerungsstörungen auftreten. Dies ist ein Notfall, der sofort operiert werden muss.
- Bandscheibenvorfälle im **Halswirbelsäulenbereich** führen zu Nacken- und Schulterschmerzen, die sich durch Kopfdrehung verstärken. Die Schmerzen können über die Außenseite des Oberarms bis in die Finger ausstrahlen und ebenfalls zu Lähmungen und Taubheitsgefühlen in Arm und Hand führen. Wenn ein Bandscheibenvorfall im Halswirbelsäulenbereich auf das Rückenmark drückt, kann es zu Symptomen einer Querschnittslähmung kommen.

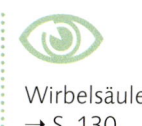

Wirbelsäule
→ S. 130

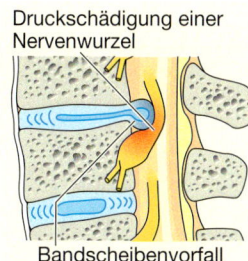

Abb. 1:
Bandscheibenvorfall mit Druckschädigung einer Nervenwurzel

Spinalnerv
→ S.184

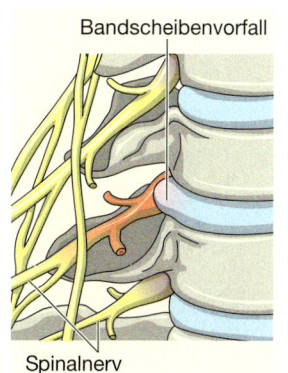

Abb. 2:
Bandscheibenvorfall im Halswirbelsäulenbereich und druckgeschädigter Spinalnerv

Behandlung und Pflege bei Bandscheibenvorfall

Beim akuten Bandscheibenvorfall werden Wärmeanwendungen meist als wohltuend empfunden. Schmerzen aufgrund von Bandscheibenvorfällen im Lendenwirbelsäulenbereich können durch eine Stufenlagerung gemildert werden (→ Abb. 4, S. 244).

Entgegen früheren Empfehlungen, sich beim Bandscheibenvorfall zu schonen und Bettruhe einzuhalten, sollten sich Menschen mit Bandscheibenvorfällen möglichst frühzeitig wieder bewegen und Krankengymnastik zur Kräftigung der Rückenmuskulatur durchführen. Ein rückengerechtes Verhalten (→ Abb. 2, S. 471) dient der Entlastung der Bandscheiben, indem eine Beugung der Lendenwirbelsäule unter Belastung vermieden wird.

 Medikamentös werden im akuten Schmerzstadium Analgetika (→ S. 464) und Antiphlogistika (→ S. 467) eingesetzt.

Wenn die Schmerzen trotz Ausschöpfen aller konservativen (nicht operativen) Behandlungsformen nicht zu beherrschen sind und/oder Lähmungen oder Symptome einer Querschnittslähmung bzw. Blasen-/Mastdarmstörung auftreten, muss der Bandscheibenvorfall operiert werden.

In Abhängigkeit von der Größe des Bandscheibenvorfalles und anderen Wirbelsäulenveränderungen wird entweder in mikrochirurgischer Technik der Bandscheibenvorfall mit einer Greifzange entfernt oder in einer offenen Operation ein Teil des Wirbelbogens entfernt und die Bandscheibe ausgeräumt.

Exkurs — Berufskrankheit Bandscheibenvorfall

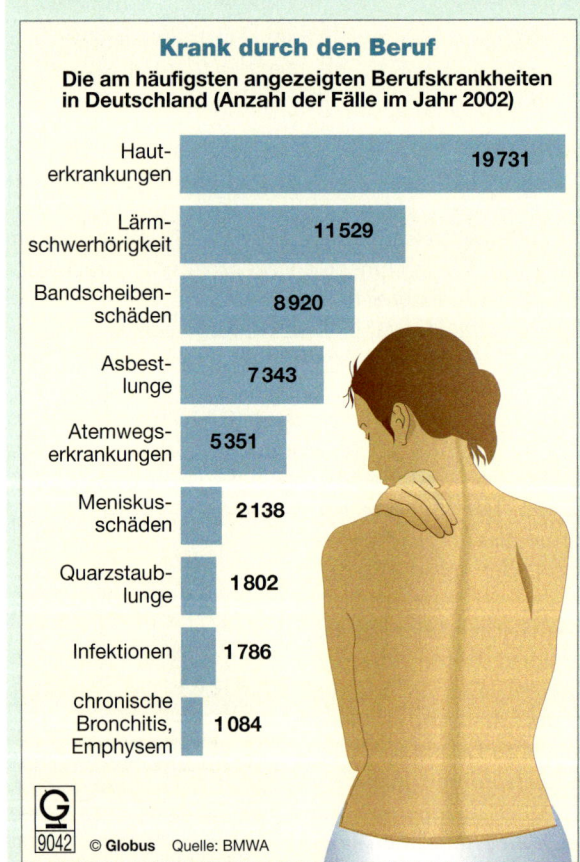

Krank durch den Beruf

Die am häufigsten angezeigten Berufskrankheiten in Deutschland (Anzahl der Fälle im Jahr 2002)

Hauterkrankungen	19731
Lärmschwerhörigkeit	11529
Bandscheibenschäden	8920
Asbestlunge	7343
Atemwegserkrankungen	5351
Meniskusschäden	2138
Quarzstaublunge	1802
Infektionen	1786
chronische Bronchitis, Emphysem	1084

© **Globus** Quelle: BMWA

Obwohl Erkrankungen der Wirbelsäule, insbesondere der Bandscheiben, bei Pflegefachkräften eine häufig auftretende Erkrankung ist, ist die Aussicht auf Anerkennung als Berufskrankheit sehr gering.

Dies wird damit begründet, dass rückenschonende Arbeitsweisen sowohl in der Ausbildung vermittelt werden als auch durch den Arbeitgeber gefördert und unterstützt werden müssen (z.B. Ausstattung der Einrichtung mit höhenverstellbaren Betten, Lifter und Transferhilfen; Kinaesthetics®-Fortbildungen).

Enge des Spinalkanals (Spinalstenose)

Die Enge des Spinalkanals ist eine typische altersabhängige Wirbelsäulenerkrankung.

Ursachen einer Spinalstenose

Sie entsteht durch eine Einengung des Wirbelsäulenkanals, in dem das Rückenmark und die aus ihm austretenden Nervenfasern verlaufen (→ Abb. 1). Durch Verschleißveränderungen an den kleinen Wirbelgelenken und Verdickung von Bandstrukturen entsteht eine Druckwirkung auf Rückenmark und Nervenfasern. Ein zusätzlicher Bandscheibenvorfall kann diese Druckwirkung verstärken.

Symptome einer Spinalstenose

Wenn die Spinalstenose in Höhe der Halswirbelsäule entsteht, bilden sich sehr allmählich Symptome einer Querschnittslähmung mit zunehmender Gangstörung, Lähmungen und Blasenentleerungsstörungen aus. Diese Symptome einer Spinalstenose im Halswirbelsäulenbereich werden als **cervikale Myelopathie** (Erkrankung des Rückenmarks in Höhe der Halswirbelsäule) bezeichnet. Die neurologischen Ausfälle werden oft begleitet von in den Arm ausstrahlenden Nackenschmerzen.

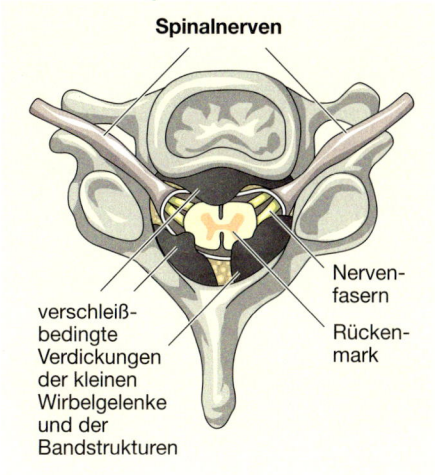

Abb. 1:
Einengung des Wirbelsäulenkanals durch Verdickung der kleinen Wirbelgelenke

Am häufigsten entsteht die Spinalstenose in Höhe der Lendenwirbelsäule. Die Einengung des Wirbelsäulenkanals betrifft in dieser Höhe nur noch die Nervenfasern, die das Rückenmark bereits verlassen haben (*Cauda equina* → Abb. 1, S. 182). Typische Beschwerden sind allmählich zunehmende, in die Beine ausstrahlende Rückenschmerzen sowie Gefühlsstörungen in den Füßen, die nach längerem Stehen oder Gehen auftreten.

Behandlung und Pflege bei Spinalstenose

Die Spinalstenose in Höhe der Lendenwirbelsäule kann im Anfangsstadium durch Krankengymnastik und Rückenschulung behandelt werden. Ziel ist die Kräftigung der Rückenmuskulatur und das Erlernen von **rückengerechtem Verhalten**. Hierunter versteht man Bewegungen, mit denen eine vermehrte Druckbelastung der Lendenwirbelsäule sowie Beugungen und Seitbewegungen vermieden werden sollen (→ Abb. 2).

 Im fortgeschrittenen Stadium ist oft eine Operation erforderlich, um die Nervenfasern zu entlasten.

Da die Spinalstenose im Halswirbelsäulenbereich meist erst bei beginnenden Zeichen einer Querschnittslähmung diagnostiziert wird, ist dann häufig sofort eine Operation erforderlich, um das Rückenmark von der Druckschädigung zu entlasten.

Abb. 2:
Beispiel für rückengerechtes Verhalten: Aufstehen aus dem Liegen

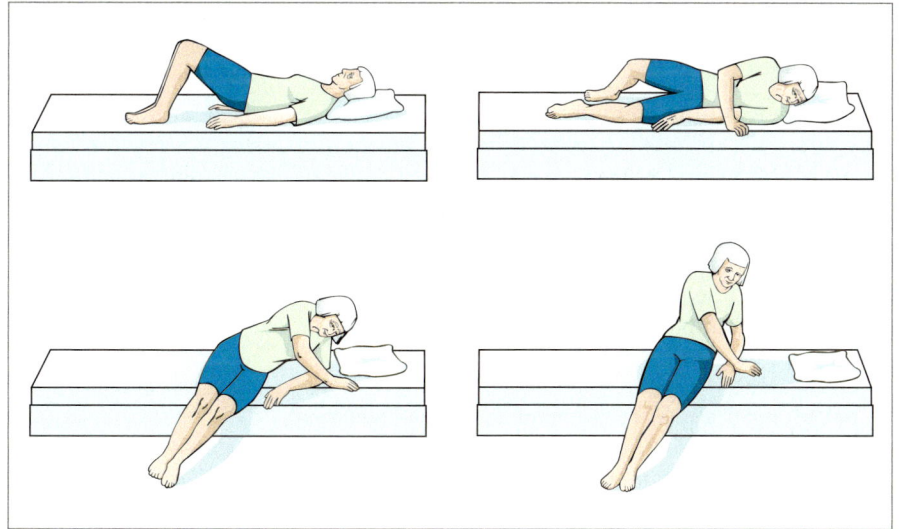

Knochenbrüche sind im Alter häufig. Gründe für diese Häufung sind die erhöhte Knochenbrüchigkeit (→ *Osteoporose*, S. 459) sowie die erhöhte Sturzgefährdung (→ *Sturzprophylaxe*, S. 358).

Als **Fraktur** wird eine vollständige Durchtrennung des Knochens durch Gewalteinwirkung bezeichnet. Ein Knochenbruch durch eine nur leichte Gewalteinwirkung, der auf einer krankhaft erhöhten Brüchigkeit des Knochens, z. B. durch schwere Osteoporose oder einen Knochentumor, beruht, wird auch als krankhafte, d. h. **pathologische Fraktur** bezeichnet. Wenn im Rahmen des Unfalls zusätzlich eine Haut- und Weichteilverletzung eintritt, sodass der gebrochene Knochen offen liegt, spricht man von einer offenen Fraktur (→ Abb. 1). Eine offene Fraktur ist gefährlich, weil durch eindringende Krankheitserreger häufig Wundinfektionen und Heilungsstörungen entstehen.

Abb. 1:
Frakturtypen:
a) einfache Fraktur,
b) Trümmerfraktur mit vielen kleinen Knochensegmenten,
c) Spiralfraktur mit spiralartiger Bruchlinie entlang der Knochenachse,
d) offene Fraktur

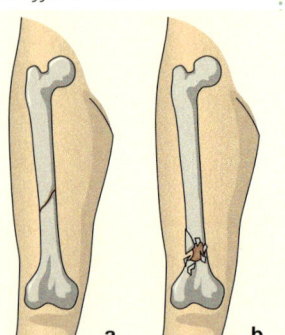
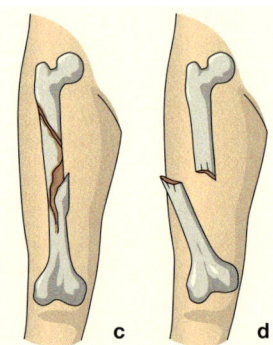

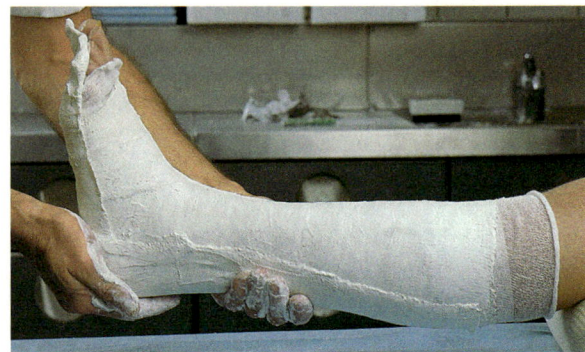

Abb. 2: Gipsverband

✚ Medizinische Behandlung bei Frakturen

Konservative Behandlung

Der Begriff „konservative Behandlung" bezeichnet generell eine nicht-operative Behandlung. Die konservative Frakturbehandlung beinhaltet folgende Prinzipien:

- **Reposition** (Einrenkung) der Frakturteile, damit ein achsengerechtes Zusammenwachsen ermöglicht wird, und
- **Fixieren** der Fraktur, damit sich die Frakturteile bei Bewegungen nicht verschieben können.

Die häufigste konservative Behandlungsform ist der Gipsverband (→ Abb. 2). Ein Gipsverband muss gut passen und darf keine Druckstellen verursachen. Warnzeichen nach Anlage eines Gipsverbandes sind Schmerzen, Schwellungen und Verfärbungen von Fingern oder Zehen sowie Taubheitsgefühle oder Bewegungsverlust in der betroffenen Extremität. Bei Auftreten eines dieser Warnzeichen muss umgehend ein Arzt aufgesucht und der Gips geöffnet werden.

Operative Frakturbehandlung

Die operative Behandlung ermöglicht eine genaue Anpassung der Frakturenden und eine stabile Fixation, wodurch eine schnelle Wiederbelastbarkeit erreicht wird. Eine operative Behandlung ist meist erforderlich, wenn die Fraktur ein Gelenk mit einbezieht, eine Trümmerfraktur vorliegt oder Frakturteile stark verschoben sind.

Je nachdem, welche Stabilität durch die Operation erreicht wird, ist die Fraktur anschließend

- **lagerungsstabil** (die Extremität darf nur gelagert werden, Bewegungen können die Frakturenden wieder verschieben),
- **übungsstabil** (die Extremität darf, meist mit Entlastung, beübt werden) und
- **belastungsstabil** (die Extremität darf belastet werden).

Die operative Stabilisation der Fraktur erfolgt durch das Einbringen von Schrauben, Nägeln, Drähten oder Platten in die Knochenfragmente. Dieses Verfahren wird als **Osteosynthese** bezeichnet (→ Abb. 3 und Abb. 2, S. 474).

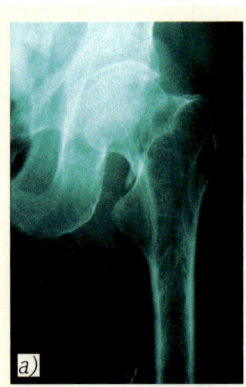

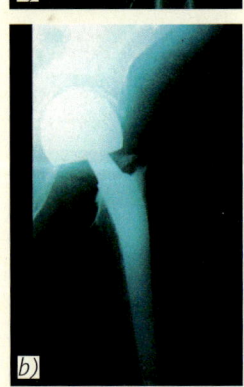

Abb. 3:
a) Oberschenkelfraktur
b) Osteosynthetische Versorgung einer Oberschenkelfraktur

Häufige Frakturtypen im Alter

Distale Radiusfraktur

Der häufigste Knochenbruch im Alter ist die Fraktur der Speiche in Handgelenknähe *(distale Radiusfraktur)*. Er entsteht meist aus einem unbewussten Schutzmechanismus heraus, wenn bei einem Sturz die Hand ausgestreckt wird, um sich abzufangen (→ Abb. 1a).

Typische Symptome nach einem Sturz auf die gestreckte Hand sind eine schmerzhafte Schwellung des Handgelenks und eine leichte Abwinklung der Hand zur Daumenseite.

Eine distale Radiusfraktur wird in der Regel konservativ behandelt. Hierfür werden die Frakturenden zunächst in der richtigen Stellung eingerichtet und dann in einem Unterarmgips fixiert. Der Gips bleibt meist 4–6 Wochen angelegt. Schulter, Ellenbogengelenk und Finger sollten in dieser Zeit aktiv beübt werden.

Oberarmkopffraktur (subkapitale Humerusfraktur)

Ein ähnlicher Sturzmechanismus wie oben beschrieben liegt auch der Oberarmkopffraktur zugrunde (→ Abb. 1b).

Meist verläuft die Bruchlinie direkt unterhalb des Oberarmkopfes. Klinische Zeichen sind eine schmerzhafte Schulterschwellung und ein Druckschmerz im Schultergelenk. Einige Stunden später zeigt sich ein Bluterguss im Rumpfbereich.

In den meisten Fällen kann die Oberarmfraktur konservativ behandelt werden. Hierfür wird der Arm zunächst ruhig gestellt, ggf. mit einem Gipsverband oder einer Schlinge um den Hals, in die der Unterarm gelagert wird. Bereits früh sollten mit vornübergebeugtem Oberkörper Pendelübungen und Anhebeübungen des Armes im Schultergelenk durchgeführt werden, um einer Schulterversteifung vorzubeugen (→ Abb. 2).

Hüftnahe Oberschenkelfraktur (proximale Femurfraktur)

Diese Fraktur ist zwar nicht die häufigste, aber die für alte Menschen bedeutsamste Knochenverletzung, weil sie mit schwer wiegenden Folgen für die Gesundheit und die Mobilität einhergehen kann.

Am häufigsten betroffen sind alte, an Osteoporose leidende Frauen, die auf die Hüfte stürzen. Typisches Zeichen einer Oberschenkelfraktur ist eine sehr schmerzhafte Bewegungseinschränkung im Hüftgelenk. Das betroffene Bein wirkt verkürzt und nach außen verdreht.

Bei Verdacht auf eine Oberschenkelfraktur nach einem Sturz sollte eine Lagerung auf weicher Unterlage erfolgen und das betroffene Hüftgelenk leicht gebeugt werden, z. B. durch eine Polsterung unter dem Kniegelenk.

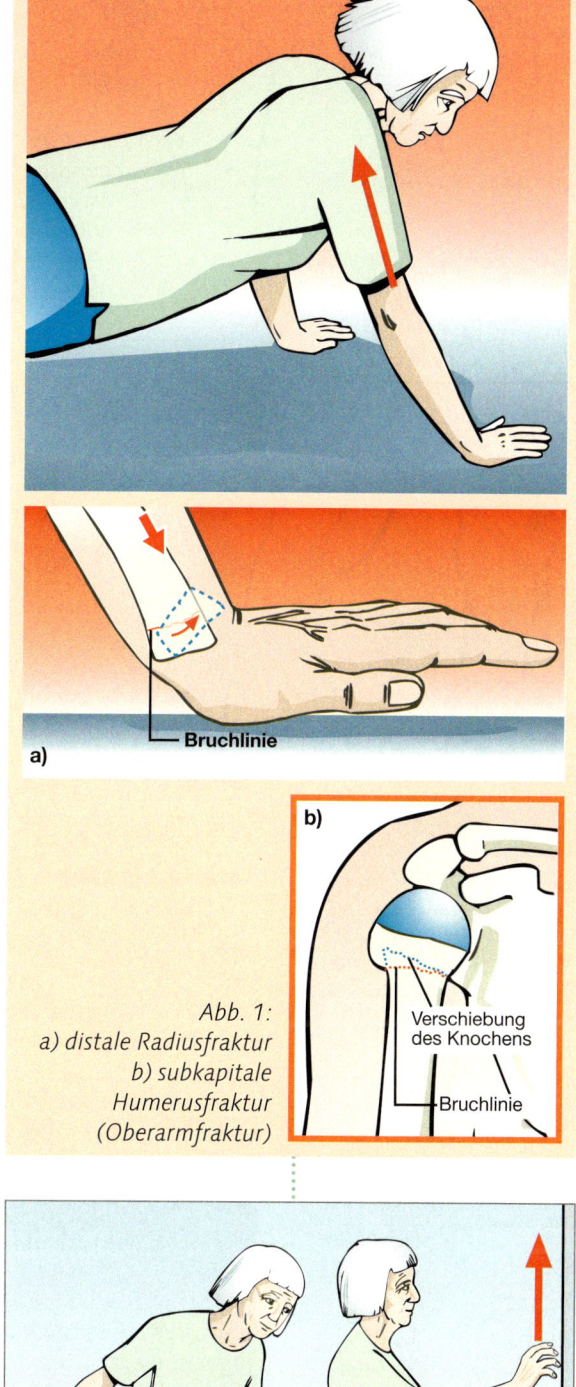

Abb. 1:
a) distale Radiusfraktur
b) subkapitale Humerusfraktur (Oberarmfraktur)

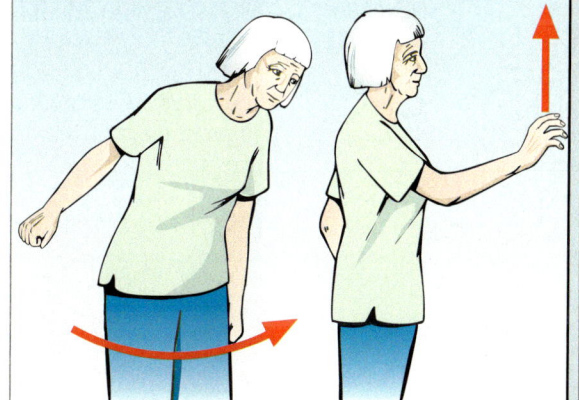

Abb. 2: Pendelübungen bei Oberarmkopffraktur

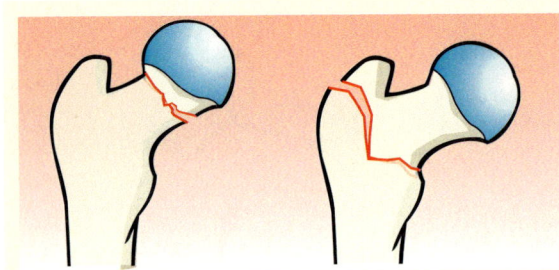

Abb.1: a) Schenkelhalsfraktur;
b) Pertrochantäre Fraktur

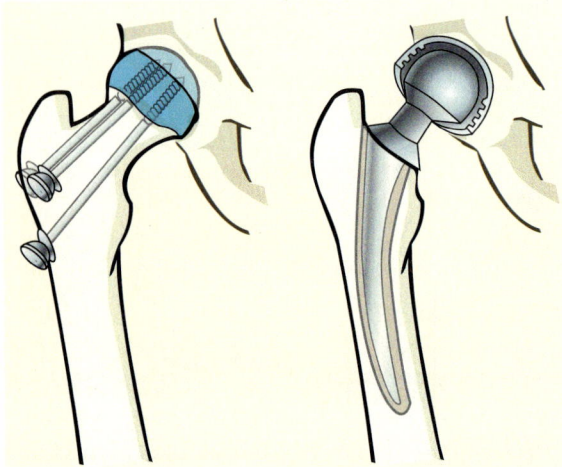

Abb. 2:
a) Osteosynthetische
Versorgung der
Oberschenkelfraktur mit
Verschraubung
b) Totalendoprothese

Thrombosen
→ S. 508

Dekubitus
→ S. 433

Pneumonie
→ S. 534

Unterschieden wird zwischen der Oberschenkelhalsfraktur und der Oberschenkelfraktur in Höhe des Rollhügels (**pertrochantäre Fraktur** → Abb. 1b).

Eine konservative Behandlung der Oberschenkelfraktur ist nur dann möglich, wenn die Knochenfragmente eingestaucht sind und die Fraktur daher stabil ist.

Wenn operiert werden muss, wird bei jüngeren (unter 65-jährigen) Menschen häufig eine osteosynthetische Verschraubung, z.B. eine **dynamische Hüftschraube**, verwendet (→ Abb. 2a). Bei älteren Menschen wird meist eine **Totalendoprothese** (TEP) eingesetzt, um langfristig eine ausreichende Belastungsstabilität zu gewährleisten (→ Abb. 2b und Abb. 3, S. 472).
Die Implantation einer TEP ist ein großer operativer Eingriff, der bei alten und vorerkrankten Menschen zu schweren Komplikationen führen kann. Hierzu zählen das postoperative Delir, → Thrombosen, → Dekubitus und Infektionen, z.B. eine → Pneumonie.

In der postoperativen Phase ist die Frühmobilisation von großer Bedeutung. Spätestens ab dem 3. postoperativen Tag wird mit einem Gehtraining begonnen. In den ersten 6 Wochen darf die Hüfte nicht mehr als 90° gebeugt werden. Um alten Menschen möglichst schnell wieder zu einer selbstständigen Gehfähigkeit zu verhelfen, erfolgt nach Abschluss der Krankenhausbehandlung oft die Weiterbehandlung in einer Rehabilitationseinrichtung mit intensiver Krankengymnastik und Anleitung zur Selbstpflegefähigkeit.

Vorbeugung einer Oberschenkelfraktur

Die Oberschenkelfraktur tritt mit einer Häufigkeit von ca. 120 pro 100 000 Einwohner auf. Das durchschnittliche Alter der Betroffenen liegt bei ca. 82 Jahren. Aufgrund der oft schwer wiegenden Erkrankungsfolgen ist eine Sturzprophylaxe (→ S. 358) von großer Bedeutung. Bei gefährdeten Menschen können sog. **Hüftprotektoren** dazu beitragen, die Frakturgefährdung zu verringern (→ Abb. 3). Das Prinzip dieser Protektoren besteht darin, die Krafteinwirkung bei einem Sturz durch feste Kunststoffschalen über dem seitlichen Hüftgürtel, die in eine Baumwollhose eingenäht werden, auf das umgebende Weichteilgewebe zu verteilen (→ Abb. 4). Hierdurch kann die Gefahr einer Oberschenkelfraktur verringert werden.

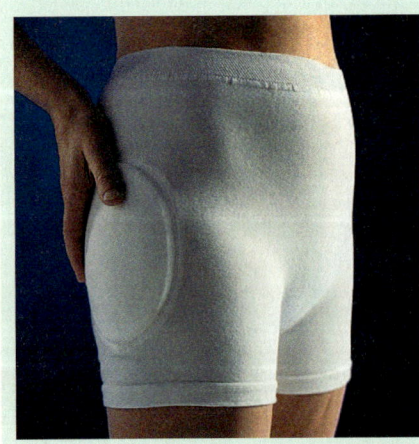

Abb. 3: Hüftprotektoren

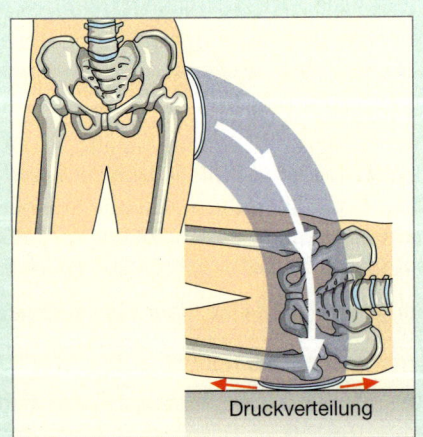

Druckverteilung

Abb. 4: Wirkung des Hüftprotektors

8.5 Pflege bei Erkrankungen der Haut

8.5.1 Wundheilung und Wundheilungsstörungen

Wundheilung

Haut und Hautanhangs-
gebilde → S. 137

Als Wunde wird eine Verletzung der Haut und eventuell tieferer Schichten durch eine äußere Einwirkung bezeichnet. Es gibt unterschiedliche Formen einer Wunde:

- **Mechanisch** verursachte Wunden sind am häufigsten. Offene Wunden sind Stichwunden, Schnittverletzungen, Riss-Quetschwunden, Platzwunden und Schürfwunden (→ Abb. 1 und 2). Als geschlossene Wunden werden Prellungen und Quetschungen bezeichnet.
- **Thermisch** verursachte Wunden entstehen durch Verbrennungen oder Erfrierungen.
- Seltener entstehen Verwundungen durch **chemische** Schädigung oder durch **Strahleneinwirkung**.

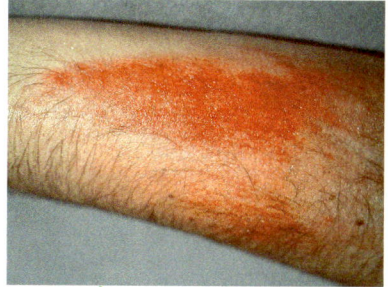

Abb. 1: Schürfwunde

Nach jeder Verwundung wird das zerstörte Gewebe durch Bindegewebe ersetzt, aus dem sich eine Narbe bildet. Eine vollständige Wiederherstellung der Epidermis ist nur zu erwarten, wenn die Keimschicht nicht verletzt wurde.

Die Wunde wird zunächst in der **Blutstillungs-** und **Reinigungsphase** mit Fibrin verklebt (→ Abb. 3a, stark vergrößert). Es entsteht eine Entzündungsreaktion des Gewebes, die zur Wundreinigung beiträgt.

In der **Umbauphase** wächst das zunächst tiefrote Granulationsgewebe, in dem immer mehr Kollagen gebildet wird (→ Abb. 3b). Dadurch wird die Wunde zunehmend reißfester. Die Wundränder ziehen sich zusammen, und der Epitheldefekt verkleinert sich zunehmend (→ Abb. 3c). Es entsteht eine Narbe, die zunächst rot gefärbt ist.

In der **Differenzierungsphase** schrumpft die Narbe und nimmt eine weiße Färbung an (→ Abb. 3d).

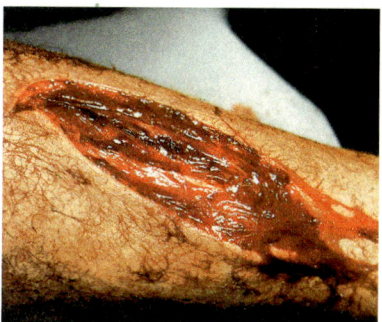

Abb. 2: Riss-Quetschwunde

Abb. 3: Phasen der Wundheilung

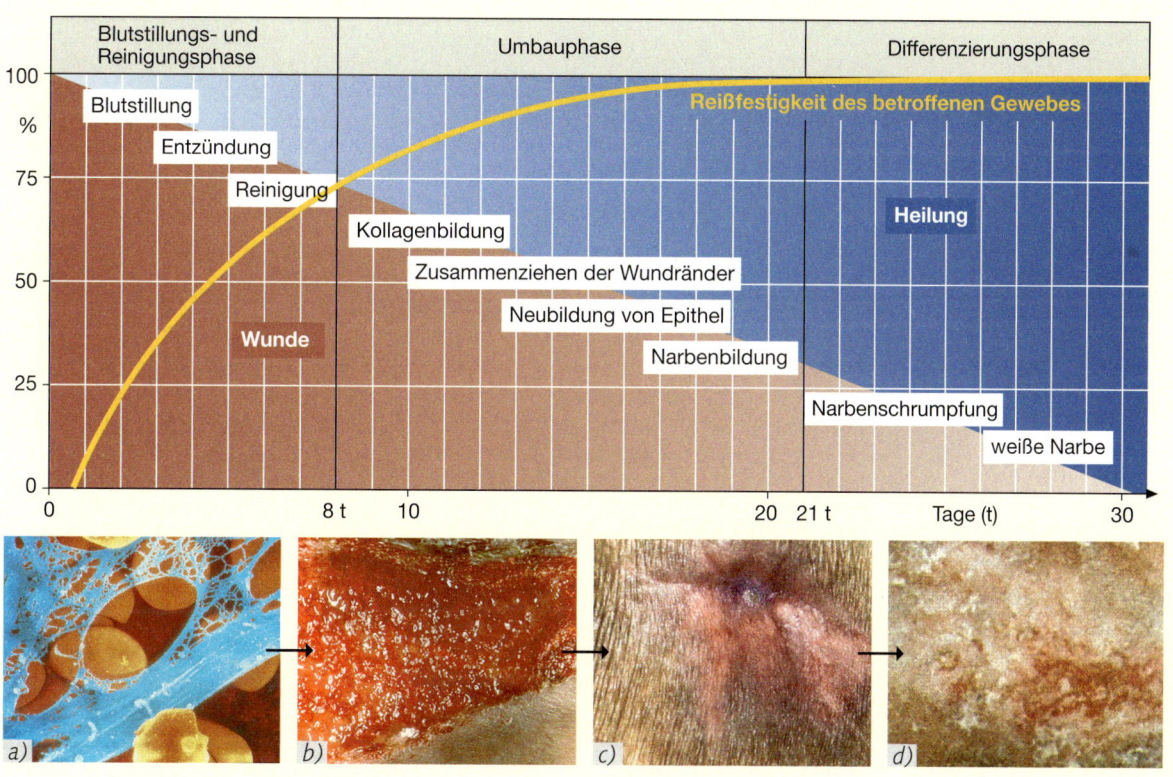

Abhängig von der jeweiligen Verletzung werden folgende Formen der Wundheilung unterschieden:

1. **Primäre Wundheilung:** Die Wundränder liegen nah aneinander und wachsen unter Ausbildung einer schmalen Bindegewebsbrücke (Kollagen) zusammen. Eine primäre Wundheilung ist insbesondere möglich, wenn die Wunde durch eine Naht oder anderes Material chirurgisch versorgt wird (→ Abb. 1, S. 478).

2. **Sekundäre Wundheilung:** Die Wundränder können nicht angenähert werden. Die Wunde heilt allmählich von unten und außen zu. Es bildet sich ein Granulationsgewebe, das sich in eine Narbe umwandelt. Solche Wunden entzünden sich häufiger und neigen zu **Wundheilungsstörungen**.

primäre Wundheilung

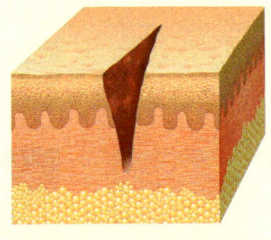 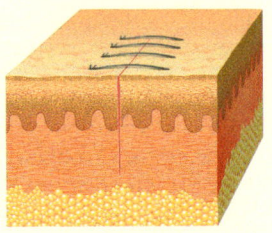 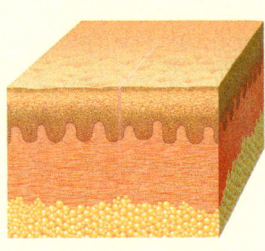

sekundäre Wundheilung

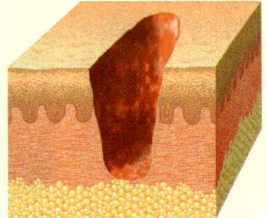 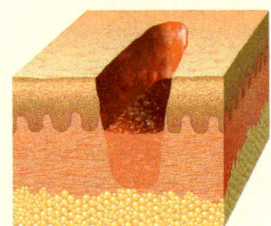 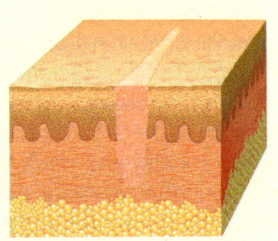

Primäre Wundheilung	Sekundäre Wundheilung
• Wunde <6 bis 8 Stunden alt	• Wunde > 6 bis 8 Stunden alt
• sauber, nicht infiziert	• infiziert, keimbesiedelt
• Wundränder liegen dicht zusammen (die Wunde kann genäht werden)	• offene Wundbehandlung
• Wunde heilt über Bindegewebsbrücken	• Granulierung aus der Tiefe (die Wunde heilt aus der Tiefe)
• es bildet sich eine schmale Narbe	• führt zu einer breiten Narbe (Keloid)

Veränderung der Wundheilung im Alter

Im Alter verläuft die Wundheilung oft langsamer. Hierfür ist vor allem die langsamere Regeneration der Epidermis aufgrund der geringeren Teilungsrate in der Keimschicht sowie die verminderte Bildung von Kollagen verantwortlich. Immunstörungen, Eiweißmangel oder Infektionen können die Wundheilung beim alten Menschen zusätzlich ungünstig beeinflussen.

Wundheilungsstörungen

Störungen der normalen Wundheilung entstehen, wenn die Wundheilung durch äußere oder innere Faktoren verzögert oder fehlerhaft abläuft.

Wenn Wundheilungsstörungen vorliegen, verkleinert sich die Wundfläche nicht, sondern nimmt unter Umständen stetig zu. Aus kleinen Verletzungen können so große Hautdefekte entstehen, wie es z.B. beim → Dekubitus beobachtet werden kann.

Ursachen der Wundheilungsstörung

Wichtige Ursachen einer Wundheilungsstörung können sein:

- **Durchblutungsstörungen:** Schlecht durchblutetes Gewebe hat eine schlechtere Heilungstendenz. Die Ursache der Durchblutungsstörung kann sowohl eine Erkrankung der Venen als auch der Arterien sein. Die häufigste Ursache der Arterienerkrankungen ist die → Arteriosklerose.
- **Venenerkrankungen** führen zu einer Abflussstörung des Gewebes und hierüber ebenfalls zu einer verzögerten Heilungstendenz. Ein typisches Beispiel für eine Wundheilungsstörung aufgrund einer Venenerkrankung ist das → Ulcus cruris.
- **Infektion:** Krankheitserreger werden durch die Verletzung in die Wunde eingebracht und vermehren sich dort. Am häufigsten werden in infizierten Wunden Bakterien (z.B. Staphylokokken) und Pilze nachgewiesen. Die Wunde zeigt zunehmende Entzündungszeichen und ist blass gräulich verfärbt, oft zeigt sich oberflächlicher Eiter (→ Abb. 2). Häufig entsteht ein süßlich fauliger Geruch.
- **Stoffwechselstörungen:** Vor allem der Diabetes mellitus führt aufgrund der Veränderungen im Zellstoffwechsel und die häufig begleitende Arteriosklerose zu Wundheilungsstörungen (→ Abb. 3).
- **Allgemeine Faktoren:** Reduzierter Ernährungszustand, hohes Alter des Pflegebedürftigen, Blutzuckerentgleisungen, Strahlentherapie, Sauerstoffmangel (z.B. bei Anämie), Vitaminmangel (v.a. beim Mangel an Vitamin C und Vitamin K) sowie Chemo- und Cortisontherapie können ebenfalls zu Wundheilungsstörungen führen.
- **Lokale Faktoren:** Mechanischer Druck auf der Wunde, z.B. beim Dekubitus, und gelenknahe Verletzungen mit ständiger Unruhe in den Wundrändern gehören zu den häufigsten lokalen Faktoren für eine Wundheilungsstörung. Außerdem spielt die Beschaffenheit der Wunde eine Rolle. Unregelmäßige Wundränder (z.B. bei Riss-Quetschwunden oder Verbrennungen) sind besonders infektionsgefährdet. Auch Fremdkörper (wie Metalle, Holz, Glas, Fäden u.a.) sowie → Ödeme, → Hämatome im Wundbereich und mangelnde Ruhigstellung der Verletzungen beeinträchtigen die Wundheilung erheblich.
- **Weitere Ursachen:** Wunddehiszenz (Klaffen der Wunde), Keloidbildung (Narbenwucherung, tumorartiges Einwachsen des Narbengewebes in die Umgebung), Narbenhypertrophie (überschießende Narbenbildung) und Gewebsnekrosen.

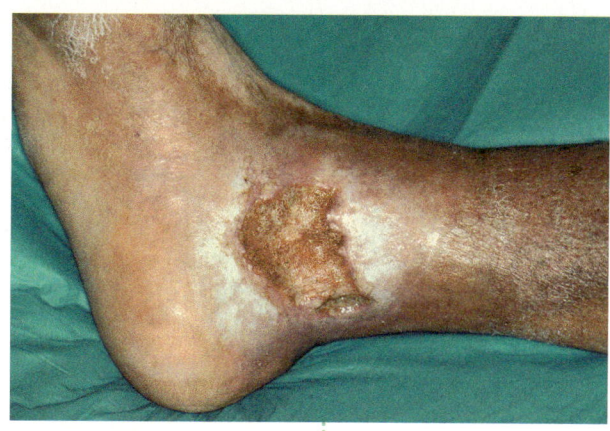

Abb. 1: Ulcus cruris

Dekubitus
→ S. 481

Arteriosklerose
→ S. 505

Ulcus cruris
→ S. 511

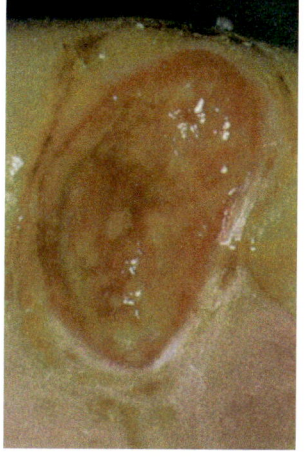

Abb. 2:
Wundheilungsstörung durch eine Infektion: Die Wundfläche ist schmierig eitrig belegt, die Wundränder sind geschwollen.

Ödeme
→ S. 451

Hämatome
→ S. 273

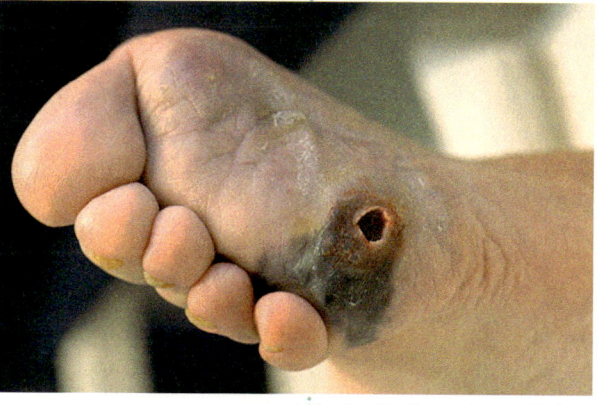

Abb. 3: Diabetisches Fußulcus

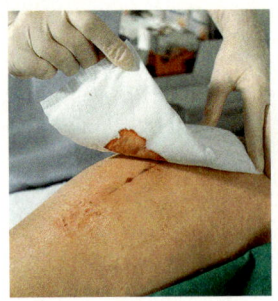

Abb. 1:
Durch eine Naht ver-
schlossene Wunde mit
guter Wundheilung

Wundmanagement
→ Band 2

Hinweis

Bei der Wundversorgung müssen die Prinzipien des Verbandswechsels bei der aseptischen/septischen Wunde eingehalten werden.
Dazu gehört die Händedesinfektion vor jedem Verbandswechsel, das Beachten aseptischer Regeln, z.B. Handschuhe tragen, sterile Instrumente verwenden und regelmäßige Wundinspektion durchführen.
Die Wundreinigung erfolgt vom Ort der niedrigen Keimbesiedlung zum Ort der höheren Keimbesiedlung. Bei keimfreien (aseptischen) Wunden geschieht die Wischrichtung immer von innen nach außen und bei infizierten (septischen) Wunden von außen nach innen, um eine Keimausbreitung zu reduzieren.

Behandlung und Pflege bei Wunden

Neben der Beobachtung der Wunde auf Entzündungzeichen (→ S. 268), Blutungen, Verfärbungen und Hämatombildung (→ S. 273) sind die hygienischen Maßnahmen zur **Verhütung einer nosokomialen Infektion** (→ S. 605) zu beachten. Die Beschreibung der Wunde kann mithilfe eines Beobachtungsbogens (→ S. 480) erfolgen. Die ärztlich verordnete Wundbehandlungsart und die Wundheilungsmittel sind übersichtlich zu dokumentieren, um ein einheitliches Arbeiten im Team zu gewährleisten.
Auch der Verlauf der Wundheilung sollte regelmäßig dokumentiert werden, am besten ergänzend fotografisch.

Jede tiefere, stark blutende oder möglicherweise infizierte Wunde muss ärztlich versorgt werden. Nach Möglichkeit wird bei offenen Wunden eine chirurgische Wundversorgung mit Säuberung und Ausschneiden der Wundränder und einer Wundnaht vorgenommen (→ Abb. 1). Dadurch sind die Voraussetzungen für eine primäre Wundheilung am ehesten gegeben. Eine chirurgische Versorgung ist nur möglich, wenn die Verletzung **maximal 6–8 Stunden** her ist, **keine Fremdkörper** enthält und **nicht stark verschmutzt** ist.

Bisswunden gelten als generell infiziert und werden offen behandelt. Ältere und infizierte Wunden werden offen mit einem Verband behandelt und müssen sekundär heilen.
Bei jeder offenen Verletzung muss geprüft werden, ob der Impfschutz gegen Tetanus noch ausreicht. Bei mehr als 5 Jahre zurückliegender Impfung oder unklaren Angaben wird eine Simultanimpfung mit einem aktiven (z. B. Tetanol®) und einem passiven Impfstoff (z. B. Tetagam®) vorgenommen.

Behandlung und Pflege bei Wundheilungsstörungen

Bei einer Wundheilungsstörung muss die gereinigte und nicht infizierte Wunde feucht gehalten werden. In einem feuchten Wundmilieu laufen die Heilungsprozesse wesentlich schneller ab. Trockene Verbände haben außerdem den Nachteil, dass bei einem Verbandswechsel Granulationsgewebe mit abgerissen werden kann und sich der Heilungsprozess hierdurch verzögert. Als Verband sollten nach Möglichkeit spezielle interaktive Wundauflagen eingesetzt werden, die die Wunde feucht halten. Gleichzeitig saugen sie überschüssiges Sekret auf.
Die Wundauflagen sollten gasdurchlässig sein, um eine ausreichende Sauerstoffversorgung der Wunde zu gewährleisten. Wichtige Kategorien dieser Wundauflagen sind in der folgenden Tabelle (→ S. 479) dargestellt.

Wundheilungsstörungen sind für die Betroffenen physisch und psychisch sehr belastend. Verständnisvolles Reagieren auf gelegentliche Ungeduld und Kritik des Pflegebedürftigen ist eine wichtige psychische Unterstützung bei Wundheilungsstörung.
Nach Möglichkeit soll der Pflegebedürftige aktiviert werden. Dabei ist zu beachten, dass Mobilisierung zwar die Durchblutung fördert, aber die mangelnde Ruhigstellung der Verletzung die Wundheilung beeinträchtigt.
Unterstützung ist in der Regel
- bei der Körperpflege,
- beim An- und Auskleiden,
- beim Essen,
- bei der Urin- und Stuhlausscheidung erforderlich.
Bei Wundheilungsstörungen werden zur Stärkung der Abwehrkräfte
- vitaminreiche (vor allem Vitamin C, Vitamin K),
- mineralstoffreiche (Calcium),
- und eiweißreiche
Nahrungsmittel empfohlen.

Interaktive Wundauflagen

Kategorie	Wirkmechanismus	Vorteile/Nachteile
Hydrokolloide	• Bindung von Wundsekret an Quell-substanzen (Gelatine, Pectin, Carboxy-methylcellulose, Superabsorber)	• am häufigsten verwandt • kostengünstig • limitierte Kapazität • Mazerationsgefahr an den Wundrändern
Calcium-Alginate	• Bindung von Wundsekret an Alginate, Gelierung durch Ca^{2+}/Na^+-Ionenaustausch	• hohe Sekretbindungskapazität • verschiedene Darreichungen • können bei infizierten Wunden angewendet werden • Mazerationsgefahr an den Wundrändern
Hydropolymere Schaumstoff-verbände	• kontrollierte Verdunstung von über-schüssigem Wundsekret ohne Austrocknung des Wundbetts	• hohe Sekretkontrolle mit geringer Massen-zunahme der Auflage • seltenere Verbandswechsel • weniger bekannt
Hydrogele/ enzymatische Wundreinigung/ Nasstherapie	• Befeuchtung trockener Nekrosen/Wundbeläge • Abbau nekrotischer Gewebe/Beläge	• aktiviert/unterstützt die körpereigene Wundreinigung
Silberimprägnierte Aktivkohle	• bakterizid, hemmt die Geruchsbildung	• bei infizierten Wunden geeignet
Spezialitäten	• Kombinationen verschiedener Quell- und Grundsubstanzen	

Quelle:
Smola, Eming, Hess, Werner, Krieg:
Wundheilung und Wundheilungsstörungen,
Dt. Ärzteblatt 2001, 98: A 2802–2809 (Heft 43)

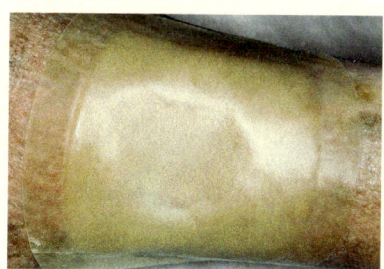

Feuchte Wundbehandlung mit einer Calcium-Alginat-Kompresse.
Die Kompresse quillt bei Kontakt mit dem Wundsekret auf und bekommt eine gelartige Konsistenz.
Beim Verbandswechsel muss die Wunde ggf. zusätzlich mit Ringer-Lactat-Lösung befeuchtet werden, um das Aufquellen zu unterstützen.

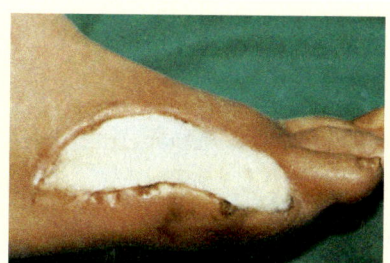

Hydrokolloid-Verband eines Ulcus cruris. Das Hydrokolloid quillt auf und bekommt eine gelartige Konsistenz.
Wenn der Verband eine blasige Oberfläche bekommt, ist die Saug-kraft des Verbandes erschöpft und ein Verbandswechsel erforderlich.
Für die Dekubitusbehandlung gibt es körpergerechte Zuschnitte im Handel.

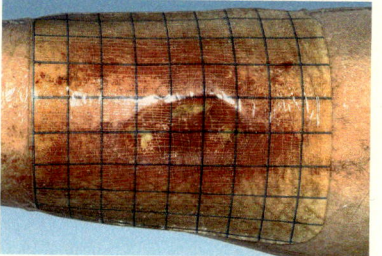

Hydropolymer-Verband, der ins-besondere bei fortgeschrittener Wundheilung eingesetzt werden kann.
Der bereits gelartige Verband führt der Wunde Feuchtigkeit zu und nimmt gleichzeitig überschüssiges Sekret auf.

 Die medizinische Behandlung einer **Wundheilungsstörung** besteht zunächst in einer chirurgischen Entfernung des abgestorbenen Gewebes.

Wenn die Behandlung nicht zu einer Wundabheilung führt, muss in Einzelfällen operativ eine Hauttransplantation vorgenommen werden.

Beschreibung der Wunde

1. Ort/Art: Wo befindet sich die Wunde? Was ist es für eine Wunde?

Bitte die Ziffer des Ortes (max. 3 pro Blatt) und die Wundart (z.B. Dekubitus, Ulcus cruris) notieren:

1. Wunde: Ort: _____   Art der Wunde: _____

2. Wunde: Ort: _____   Art der Wunde: _____

3. Wunde: Ort: _____   Art der Wunde: _____

2. Ausmaß: Wie groß ist die Wunde?

	Länge:	Breite:	Tiefe:
1. Wunde	cm	cm	cm
2. Wunde	cm	cm	cm
3. Wunde	cm	cm	cm

3. Gewebeschädigung: Welches Gewebe ist beschädigt?

	1. Wunde	2. Wunde	3. Wunde
Oberhaut / Lederhaut	☐	☐	☐
Unterhaut / Gefäße	☐	☐	☐
Faszien / Muskeln	☐	☐	☐
Sehnen / Bänder	☐	☐	☐

4. Farbe: Welche Farbe(n) hat die Wunde?

	1. Wunde	2. Wunde	3. Wunde
schwarz = nekrotische Wunde	☐	☐	☐
gelb = infizierte Wunde	☐	☐	☐
rot = granulierende Wunde	☐	☐	☐
rosa = epithelisierende Wunde	☐	☐	☐

5. Sonstiges: Was wurde außerdem beobachtet?

	1. Wunde	2. Wunde	3. Wunde
starke Wundsekretion, nässende Wunde	☐	☐	☐
aufgeweichte Haut (Mazeration)	☐	☐	☐
auffälliger fauliger Geruch	☐	☐	☐
Fieber	☐	☐	☐
_____	☐	☐	☐

Dekubitus

Der Dekubitus ist eine vermeidbare, aber dennoch häufige Wunde. Er entsteht als umschriebene Hautschädigung durch eine Kombination aus Druck und Minderdurchblutung an besonders gefährdeten Körperstellen (→ Abb. 1). Bei der Abheilung kommt es häufig zu Wundheilungsstörungen.

In der Regel entsteht ein Dekubitus über Knochenvorsprüngen. Bei Lagerung auf dem Rücken kann ein Dekubitus über dem Steiß- und Gesäßbereich sowie an den Fersen entstehen. Bei Lagerung in 90-Grad-Seitenlage können Läsionen über dem seitlichen Hüft-/Oberschenkelbereich (*Trochanter major*) und über dem äußeren Fersenknöchel (*Malleolus lateralis*) auftreten.

Eine Minderdurchblutung der Haut tritt auf, wenn der Auflagedruck der Unterlage über einen längeren Zeitraum den so genannten Durchblutungsdruck des Körpergewebes (ca. 30 mm Hg) übersteigt und dadurch die Sauerstoffversorgung des Gewebes nicht mehr ausreichend ist.

Bei unzureichender Sauerstoffversorgung der Hautzellen entsteht als Abbauprodukt des → Zellstoffwechsels Milchsäure, die in dem Gewebe zu einer **Übersäuerung** (*Azidose*) führen kann.

Die Übersäuerung verursacht einen Flüssigkeitsaustritt aus den kleinen Blutgefäßen, der sich in Form von Blasenbildung und Schwellung der Hautstrukturen zeigt.

Diese Phase entspricht einem Dekubitus Stadium 2 (→ Abb. 1, S. 482).

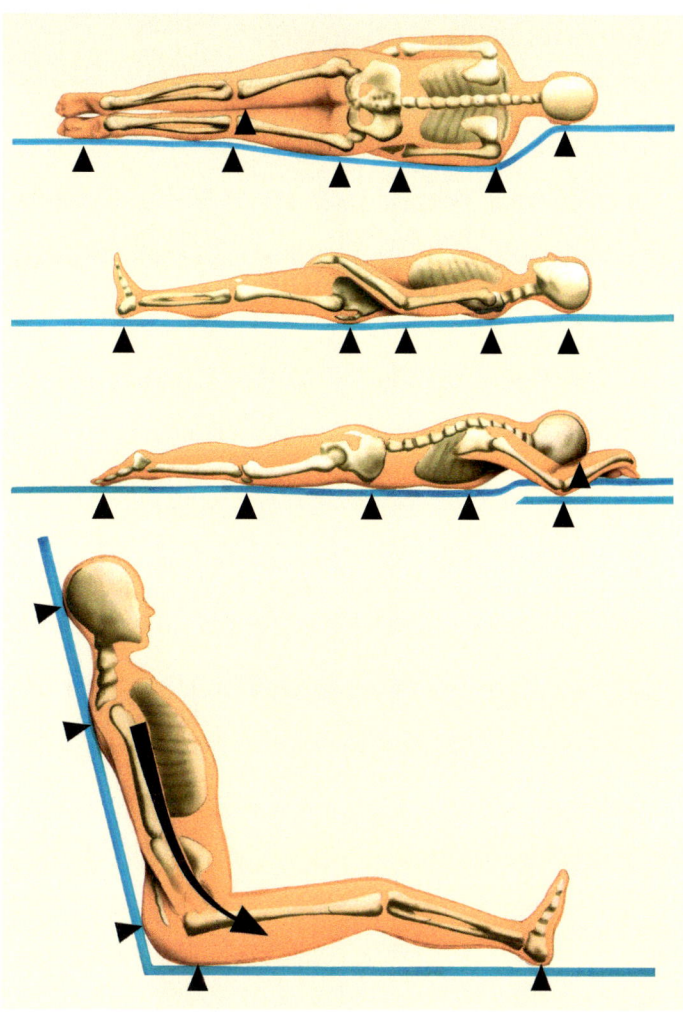

Abb.1:
Dekubitus-gefährdete
Körperstellen

Wenn die Sauerstoffunterversorgung anhält, kommt es zum **Absterben der Hautschichten** (*Nekrose*) entsprechend einem Dekubitus Stadium 3 oder 4. Bei gefährdeten Menschen, die einen oder mehrere Risikofaktoren (s.u.) aufweisen, muss daher eine → Dekubitusprophylaxe durchgeführt werden.

Individuelle Risikofaktoren für das Auftreten eines Dekubitus

- **Immobilisation:** Eingeschränkte Beweglichkeit, z. B. aufgrund von Lähmungen nach einem Schlaganfall; nach chirurgischen Eingriffen; Knochenbrüchen; schweren Infektionskrankheiten; Bewusstseinstrübung durch eine Erkrankung oder als Medikamentennebenwirkung; Koma
- **Durchblutungsstörungen:** Unterversorgung des Gewebes mit Sauerstoff, z. B. aufgrund von Arteriosklerose der großen und/oder kleinen Blutgefäße, niedrigem Blutdruck, Unterwässerung (*Exsikkose*); Blutarmut (*Anämie*)
- **Sensibilitätsstörungen:** Fehlendes Druck- und Schmerzempfinden, z. B. aufgrund einer Schädigung der kleinen peripheren Nerven (häufig bei diabetischer Polyneuropathie); Lähmung mit Beteiligung der sensiblen Bahnen; Bewusstseinstrübung
- **Vorbestehende Hautschädigungen:** Altersbedingt eingeschränkte Funktion der Schweiß- und Talgdrüsen; nasses Hautmilieu aufgrund von Inkontinenz; abnehmende Polsterung durch das Unterhautfettgewebe im Alter; trockene oder rissige Haut
- **Mangelernährung,** v.a. Eiweiß- und Vitaminmangel; Untergewicht (*Kachexie*)

Ein Dekubitus wird nach dem Schweregrad der Schädigung in vier verschiedene Stadien eingeteilt, die sich an der Tiefenausdehnung des Dekubitus orientieren.

Dekubitus
decumbere lat. =
sich niederlegen

Durchblutungsdruck
Der in den Blutgefäßen
eines Organs herrschende Druck

Zellstoffwechsel
→ S. 105

Dekubitusprophylaxe
→ S. 306

Weitere Informationen zu Dekubitus finden Sie unter www.patientenleitlinien.de

Stadium 1: Scharf begrenzte, nicht wegdrückbare Hautrötung, Haut noch intakt. Die Rötung bildet sich bei Entlastung nach einiger Zeit zurück.

Stadium 2: Klein- bis größerflächige, meist blasige Hautzerstörung, die bis an die Lederhaut heranreicht.

Stadium 3: Tiefes Hautgeschwür bei lokalem Gewebstod (**Nekrose**), der durch alle Hautschichten

geht. Oft sind Fettgewebe, Muskulatur und Sehnen sowie Gelenke mit betroffen. Schmerzhafte Schwellung des betroffenen Bereichs.

Stadium 4: Zusätzliches Auftreten von **Osteomyelitis** (Entzündung des Knochengewebes und des Knochenmarks) oder Fistelgängen, Gefahr der Blutvergiftung (**Sepsis** → S. 599).

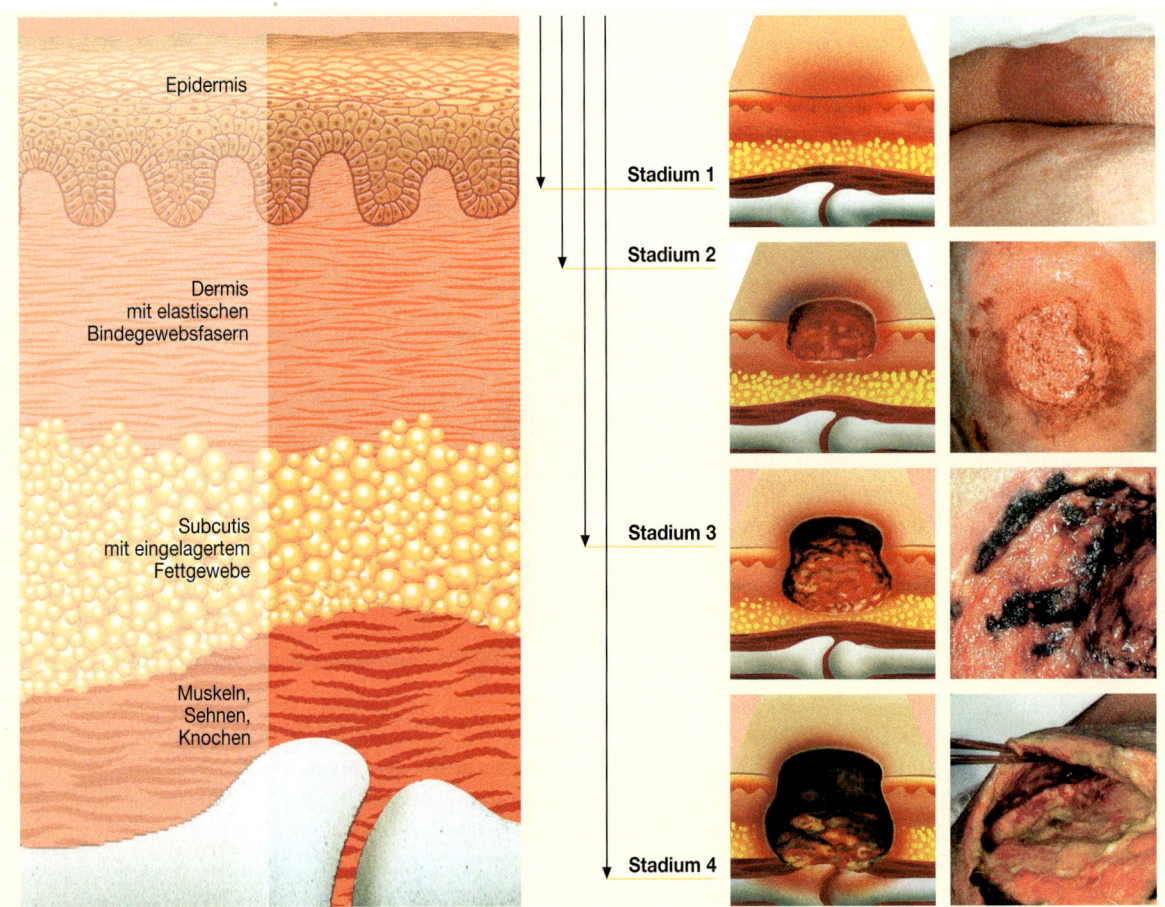

Epidermis

Dermis mit elastischen Bindegewebsfasern

Subcutis mit eingelagertem Fettgewebe

Muskeln, Sehnen, Knochen

Stadium 1

Stadium 2

Stadium 3

Stadium 4

Abb. 1: Stadieneinteilung bei Dekubitus

Behandlung und Pflege bei Dekubitus

Die Behandlung eines bereits entstandenen Dekubitus orientiert sich an dem Stadium der Erkrankung:

• Stadium 1 ist rückbildungsfähig, aber ein Alarmsignal. Hier muss eine sofortige Druckentlastung und eine häufigere Umlagerung erfolgen (→ Dekubitusprophylaxe, S. 306).

✚ • Bei Stadium 2 werden blasige Hautveränderungen durch einen Arzt eröffnet und der Hautdefekt anschließend steril verbunden. Eine Druckbelastung muss konsequent vermieden werden.

• Stadium 3 und 4 müssen operativ mittels Entfernung des nekrotischen Gewebes versorgt werden. Infektionen werden antibiotisch behandelt. Anschließend muss eine Druckbelastung konsequent vermieden und der Wundbereich mittels spezieller Wundauflagen feucht gehalten werden. Die Heilung eines tiefen Dekubitus nimmt oft mehrere Monate in Anspruch und ist für den Patienten mit starken Schmerzen und einer hohen Infektionsgefährdung verbunden.

8.5.2 Juckreiz (Pruritus)

Juckreiz ist keine eigenständige Erkrankung, sondern ein Symptom, das bei unterschiedlichen Hauterkrankungen auftritt. Häufig ist er ein Begleitsymptom bei **Ekzemkrankheiten** *(Dermatitis)*, der Bezeichnung für eine Gruppe von Hauterkrankungen. Sie gehen mit knotigen, blasigen oder schuppigen, stark juckenden Hautveränderungen einher.

Austrocknungsekzem: Da im Alter die Funktion der Schweiß- und Talgdrüsen abnimmt, trocknet die Haut schneller aus (→ Abb. 1). Dieser Prozess wird durch zu häufiges Waschen noch verstärkt. Bei Verwendung alkalischer Seifen wird der → Säureschutzmantel der alternden Haut zerstört, sodass Infektionen eher auftreten und Wunden schlechter heilen. Es entstehen schuppige, gerötete Hautveränderungen insbesondere an den Oberarmen und Unterschenkeln, die stark jucken.

Alsersjuckreiz (seniler Pruritus): Wenn Juckreiz bei alten Menschen ohne sichtbare Hautveränderungen und ohne erkennbare krankhafte Ursache auftritt, spricht man vom Altersjuckreiz. Ursache ist auch hier die vermehrte Austrocknung und Verwundbarkeit der Haut. Psychische Faktoren können zu einer Verstärkung des Juckreizes führen.

Allergien: Aufgrund der im Alter zunehmenden Verordnung von Medikamenten treten **Medikamentenallergien** häufiger auf. Sie können sich in einer großflächigen, juckenden Rötung, aber auch in knotigen Veränderungen, die aufgrund des Juckreizes Kratzspuren aufweisen, äußern. Bei dem Verdacht auf eine Medikamentenallergie muss geprüft werden, welche Medikamente der Betroffene in den letzten 14 Tagen neu erhalten hat.

Allergien können auch als **Kontaktallergie** auf neu eingesetzte Pflege- oder Waschmittel auftreten (→ Abb. 2).

Neurodermitis (atopisches Ekzem): Die Neurodermitis tritt in seltenen Fällen auch erstmalig im höheren Alter in Erscheinung. Die Ursachen dieser Erkrankung sind bislang nicht ausreichend geklärt, genetische Faktoren spielen jedoch offensichtlich eine Rolle. Die Neurodermitis geht mit knötchenartigen, stark juckenden Hautveränderungen einher.

Schuppenflechte *(Psoriasis vulgaris)*: Um das 60. Lebensjahr nimmt die Erkrankungshäufigkeit für die Schuppenflechte zu (→ Abb. 3). Die Schuppenflechte ist eine vererbte Erkrankung, die mit scharf begrenzten, stark schuppenden Hautrötungen und Juckreiz einhergeht. Sie verläuft oft schubförmig und chronisch. Der Verlauf wird durch mehrere Faktoren (Sonnenlicht, Hormone, mechanische Beanspruchung) mitbestimmt. UV-Licht kann die Symptome lindern.

Infektionskrankheiten: Pilzerkrankungen der Haut *(Dermatomykosen)* treten bevorzugt bei bereits vorbestehenden Hautschädigungen (Feuchtigkeitsstau, altersbedingte Hautveränderungen) oder einer geschwächten Immunabwehr (durch schwere Infektionen, Tumoren, Stoffwechselkrankheiten) auf. Am häufigsten ist die Tinea corporis bei Infektion durch → Dermatophyten. Sie äußert sich in einer scharf begrenzten, randständig schuppenden und juckenden Rötung der Haut, die sich allmählich ausbreitet. Die **Interdigitalmykose** in den Finger- und Zehenzwischenräumen äußert sich in nässenden, z.T. blasigen Hautveränderungen. In der Regel reicht eine antimykotische (pilzhemmende) Lokalbehandlung (→ Abb. 2, S. 484).

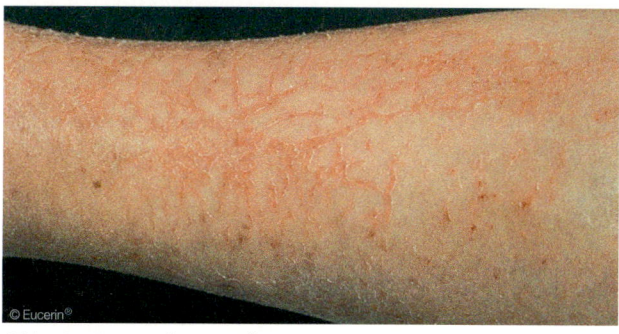

Abb. 1: Austrocknungsekzem

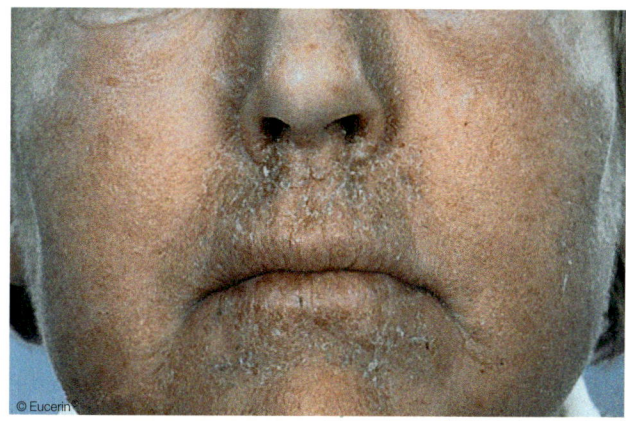

Abb. 2: Kontaktallergie

Säureschutzmantel
→ S. 140

Allergien
→ S. 425

Dermatophyten
→ S. 604

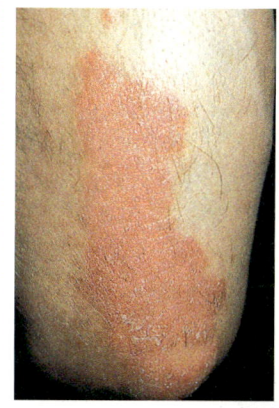

Abb. 3:
Psoriasis am Ellenbogen

Parasiten, wie Läuse, Flöhe oder Milben, können ebenfalls zu starkem Juckreiz führen. Auch hier ist neben einer strikten Beachtung der Hygienegrundlagen eine lokale Behandlung erforderlich.

Innere Erkrankungen wie Diabetes mellitus, Schilddrüsenfunktionsstörungen, Gelbsucht (Ikterus) oder Niereninsuffizienz können aufgrund der Einlagerung von Stoffwechselprodukten in die Haut ebenfalls mit starkem Juckreiz einhergehen.

Behandlung und Pflege bei Juckreiz

Kratzen verstärkt den Juckreiz, weil durch das Kratzen kleine Hautverletzungen und -reizungen entstehen. Unter Umständen ist es erforderlich, den Betroffenen die Fingernägel kurz zu schneiden und weiche Handschuhe anzuziehen, wenn sie sich zu aggressiv kratzen. Wichtig ist eine sorgfältige Hautpflege und der Erhalt des Säureschutzmantels. Anstelle von Kratzen und Reiben kann ein kühler Umschlag oder eine Waschung mit pH-neutraler Waschlotion Linderung bringen (→ S. 255).

 Bei besonders extremem Juckreiz werden juckreizstillende Medikamente (Lotionen, Puder, Salben, Tabletten) verordnet (z.B. Antihistaminika , Fenistil).

8.5.3 Andere Pilzerkrankungen (Mykosen)

Nagelpilz (Onychomykose): Dabei handelt es sich um eine chronische Pilzinfektion der Finger- oder Zehennägel, die sich meist vom Nagelende in Richtung Nagelfalz hin ausbreitet (→ Abb. 5, S. 193. Zunächst sind am Nagelrand weiße Stellen zu beobachten, die sich später immer weiter ausdehnen. Der befallene Nagel verfärbt sich gelb-bräunlich und blättert in mehreren Schichten ab (→ Abb. 1). Der Nagel verdickt, seine Oberfläche ist meistens noch intakt. Unter dem Nagel sind dagegen bereits krümelige Nagelreste auszumachen. Der Nagel wird allmählich immer brüchiger. Wenn auch die Nagelwurzel geschädigt ist, kommt es zu Wachstumsstörungen des Nagels. Stärker betroffene Nägel müssen meist operativ oder chemisch entfernt werden. Anschließend erfolgt eine pilzhemmende Lokalbehandlung des Nagelbettes.

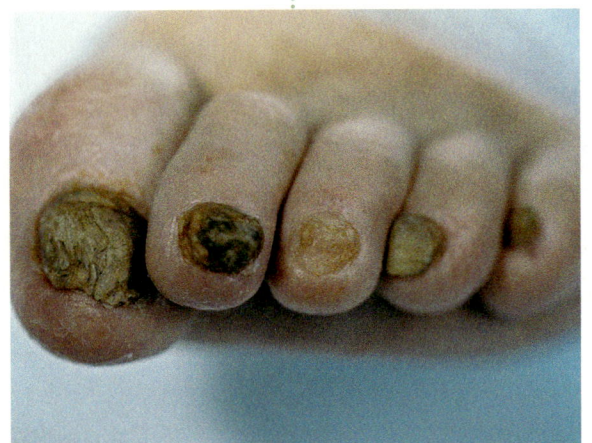

Abb. 1: Nagelpilz

Behandlung und Pflege bei Nagelpilz

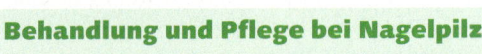

Pilze → S. 604

Abb. 2: Mykose in den Zehenzwischenräumen

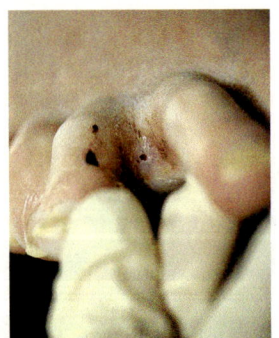

Feuchtwarmes Milieu (wie z.B. in den Zehenzwischenräumen) bietet Pilzen ein ideales Klima. Nicht selten erfolgt eine Ansteckung zum Beispiel in Thermalbädern, Baderäumen und Umkleidekabinen. Darum ist auf strenge Hygiene zu achten.
Die Zehenzwischenräume sind bei der Pflege gut auf Hautveränderungen zu inspizieren und gründlich zu trocknen.
Bei vorhandenen Fuß- oder Nagelpilzerkrankungen werden während der Nagelpflege Handschuhe getragen.

Es erfolgt eine spezielle Pilzbehandlung (nach ärztlicher Anordnung), wobei in der Regel Antimykotika (→ S. 609) in Form von Salben mit unsterilen Einmalhandschuhen sehr dünn auf die betroffenen Hautpartien aufgetragen werden. Der befallene Nagel wird häufig entfernt oder nach einem täglichen Nagelbad mit einem Spatel abgelöst. Anschließend wird die verordnete Salbe dünn aufgetragen. Auch wenn die Pilzerkrankung offensichtlich abgeklungen ist, soll die Salbe noch mehrere Wochen verwendet werden, da der Pilz sehr widerstandsfähig ist und ohne Behandlung schon nach einigen Tagen erneut in Erscheinung tritt. Bei Fußpilz sind die Socken täglich zu wechseln.

In manchen Fällen ist eine orale Gabe von Antimykotika erforderlich.

Schleimhautmykosen: Sie werden meist durch den Hefepilz (*Candida albicans* → S. 604) hervorgerufen und dann als **Soor** bezeichnet. Sie können äußeres Symptom einer geschwächten Immunabwehr (z. B. durch Tumoren) oder einer Stoffwechselkrankheit sein. Schleimhautmykosen äußern sich in weißlichen Belägen und einer schmerzhaften Schwellung der befallenen Schleimhaut. Genitale Mykosen gehen mit Ausfluss und Jucken einher.

Mundsoor
(orale Candidose)
→ S. 515

Behandlung und Pflege bei Soor

Meist wird die Mykose lokal behandelt.
Soorprophylaxe → S. 80, 333

8.5.4 Virale Hauterkrankungen

Gürtelrose (*Herpes zoster*): Die Gürtelrose (→ Abb. 1) wird durch das Windpockenvirus *(Varicella-Zoster-Virus)* verursacht. Ältere Menschen, die zuvor bereits an Windpocken erkrankt waren, infizieren sich häufig erneut bei Kindern. Die Krankheit tritt in der Regel erst im höheren Lebensalter auf und kommt bevorzugt bei einer Schwächung der Immunabwehr zum Ausbruch.

Die Viren breiten sich entlang eines → Spinalnerven am Rumpf oder entlang eines Hirnnerven am Kopf aus und rufen zunächst eine streng einseitige, schmerzhafte Rötung hervor, der dann gruppierte Hautbläschen folgen. Die Bläschen verkrusten nach 2–3 Wochen und fallen ab.

Spinalnerven
→ S. 184

Eine Gürtelrose kann auch nach Abheilen der Bläschen Neuralgien hinterlassen, die noch Monate anhalten können.
Eine Zosterinfektion des Auges im Versorgungsgebiet des *N. trigeminus* **(Zoster ophthalmicus)** kann zu einer Hornhautschädigung führen, eine Zosterinfektion des Ohres **(Zoster oticus)** zu Schädigungen mehrerer Hirnnerven mit Hör-und Geschmacksstörungen oder einer peripheren Facialisparese (Gesichtslähmung).

Neuralgien
„Nervenschmerzen"
mit attackenweise
auftretendem Schmerz
im Versorgungsgebiet

Behandlung und Pflege bei Gürtelrose

Der Pflegebedürftige wird zur Bettruhe angehalten und gebeten, Besuche einzuschränken. Insbesondere der Kontakt mit abwehrgeschwächten Mitbewohnern und Besuchern (vor allem Kindern) ist zu vermeiden.
Er ist über die Infektionsgefahr zu informieren, um ein Verständnis für die Einschränkungen zu entwickeln.
Bei der Körperpflege ist eine genaue Hautbeobachtung der infektionsgefährdeten Stellen (Hautfalten, Schleimhäute) erforderlich.

Befallene Hautbezirke werden nicht gewaschen, sondern trocken gehalten. Bei geöffneten Bläschen kann ein luftdurchlässiger Verband locker angelegt werden.
Der Inhalt der Bläschen ist infektiös. Bei der Pflege werden unsterile Handschuhe getragen und die Hände regelmäßig desinfiziert und gewaschen.
Die Händehygiene (→ S. 227) gilt auch für den Pflegebedürftigen.

Eine Zosterinfektion wird mit antiviralen Tabletten oder Infusionen (z. B. mit Aciclovir, S. 608) behandelt, um Organkomplikationen oder Neuralgien vorzubeugen. In der Regel werden zusätzlich Arzneimittel zur Schmerz- und Juckreizbehandlung verordnet, die morgens und abends verabreicht werden.

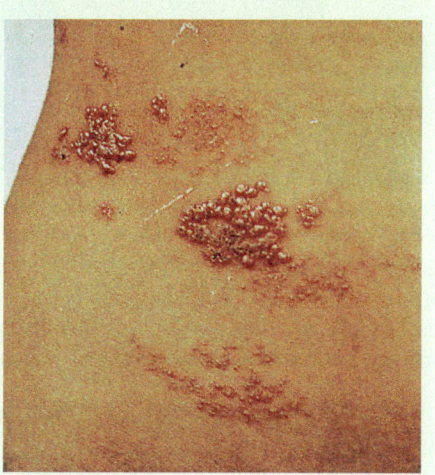

Abb. 1:
Gürtelrose

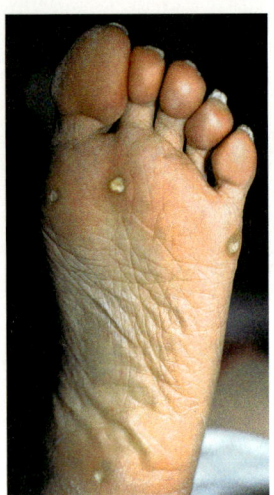

Abb. 1: Dornwarze

Geschwülste (Tumoren)
→ S. 213

DNS
→ S. 103

Warzen *(Verruca vulgaris)*: Sie beruhen auf einer Infektion durch das Papillomavirus und können meist mit salicylhaltigem Pflaster entfernt werden. An den Füßen können so genannte Dornwarzen auftreten (→ Abb. 1). Sie wachsen dornartig in die Tiefe, sind oft mit Schwielen bedeckt und werden häufig erst nach Ablösen der Hornschicht sichtbar.

Medizinische Behandlung bei Warzen

✚ In der Regel werden Warzen vom Arzt mit ätzenden Mitteln (z.B. mit Salicylsäure als Lösung oder Pflaster) behandelt. Sie können auch vereist, elektrisch verschorft oder chirurgisch entfernt werden. Manchmal sind mehrere Behandlungen notwendig. Es gibt jedoch keine Behandlung, welche die Warzen mit Sicherheit entfernt.

8.5.5 Hauttumoren

Hauttumoren können **gutartig** (benigne) oder **bösartig** (maligne) sein. Manche Hautveränderungen können maligne entarten und werden als **Präkanzerosen** bezeichnet. Die Zunahme von Hauttumoren im Alter hat mehrere Ursachen:

- Aufgrund der schwächeren Immunkompetenz des alternden Körpers werden bösartige Zellen unzureichend erkannt und bekämpft.
- Im Alter häufen sich Ablesefehler der → DNS bei der Zellteilung. Es entstehen häufiger Zellen mit einem veränderten genetischen Code, was sich in einer ungebremsten Zellteilung und damit einem malignen Wachstum äußern kann.
- Im Alter zeigt sich der kumulative (gehäufte) Einfluss von UV-Strahlung, der die Alterungsvorgänge der Haut beschleunigt und die Entstehung von Hauttumoren begünstigt.

Alterswarze (senile Keratose): Sie beruht **nicht** auf einer Virusinfektion wie andere Warzen, sondern ist ein gutartiger, meist braun-schwärzliche Anteile enthaltender Hauttumor, der keiner weiteren Therapie bedarf.

Basaliom: Das Basaliom ist ein maligner Hauttumor, der manchmal aufgrund seiner langsamen Wachstumstendenz und der fehlenden Metastasenbildung auch als **semimaligne** bezeichnet wird. Es entsteht meist im Gesichtsbereich und wächst als scharf begrenzter, knotiger Tumor (→ Abb. 2). Bei vollständiger und ausreichend tiefer chirurgischer Entfernung ist das Basaliom heilbar.

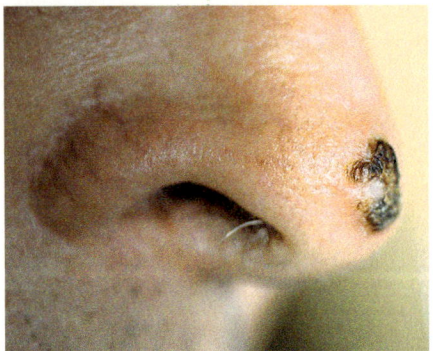

Abb. 2: Basaliom an der Nasenspitze

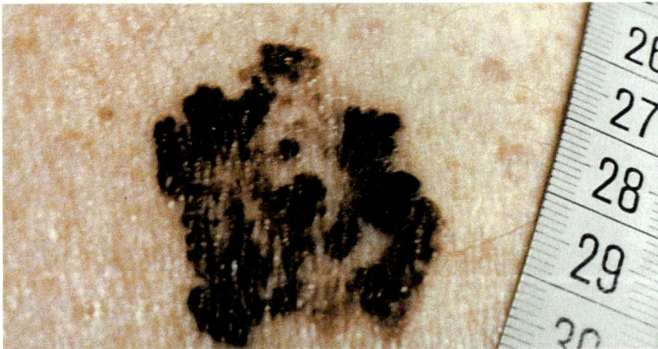

Abb. 3: Lentigo-maligna-Melanom

Lentigo-maligna-Melanom: Dabei handelt es sich um einen bösartigen, früh metastasierenden Hauttumor, der aus vorbestehenden Pigmentveränderungen der Haut aus bislang unauffälligen Hautarealen heraus entsteht. Das Melanom hat oft unregelmäßige Konturen mit knotigen und nässenden Anteilen (→ Abb. 3).

Behandlung und Pflege bei Hauttumoren

Pflege bei Tumorerkrankungen → S. 452

8.6 Pflege bei Erkrankungen des Herzens

8.6.1 Koronare Herzkrankheit (KHK)

Die **Herzkranzgefäße** *(Koronarien)* sind zuständig für die Durchblutung des Herzens. Einengungen der Koronarien führen zu Durchblutungsstörungen und Sauerstoffunterversorgung der Herzmuskulatur.

Ursachen der koronaren Herzkrankheit

Die häufigste Ursache einer Koronarerkrankung ist die → Arteriosklerose. Die Arteriosklerose der Koronarien wird auch als **koronare Herzkrankheit (KHK)** bezeichnet. Von Bedeutung sind vor allem Erkrankungen der rechten und der linken Koronararterie sowie der beiden Äste der linken Koronararterie *(Ramus circumflexus* und *Ramus interventricularis anterior* = RIVA → Abb. 1). Je nachdem, wie viele Koronarien von der Arteriosklerose betroffen sind, spricht man von einer Ein-, Zwei- oder Dreigefäßerkrankung.

Symptome der koronaren Herzkrankheit

Die KHK kann zu einer „**Brustenge**" *(Angina pectoris)* führen. Aufgrund der Veränderung einer Koronararterie kommt es zu einem vorübergehenden Sauerstoffmangel in der Herzmuskulatur. Auslöser sind häufig körperliche oder psychische Belastung, Kälte oder ein voller Magen. Der Patient empfindet einen Druck oder stechenden Schmerz hinter dem Brustbein oder in der linken Brusthälfte, der in den linken Arm, Hals oder Unterkiefer ausstrahlt (→ Abb. 2). Durchblutungsstörungen in der Herzhinterwand können ein Druckgefühl im Magen und Übelkeit verursachen. Häufig wird ein „Vernichtungsgefühl" und Todesangst berichtet. Die Patienten sind kaltschweißig und beklagen häufig Luftnot.

Ein Angina-pectoris-Anfall kann in der Akutsituation meist nicht von einem Herzinfarkt unterschieden werden. Bei Angina-pectoris-Anfällen werden in der Regel Nitratpräparate sublingual als Spray (→ Abb. 1, S. 488) oder als Beißkapsel verabreicht. Wenn die Beschwerden hierunter nicht erheblich nachlassen, besteht der Verdacht auf einen Herzinfarkt.

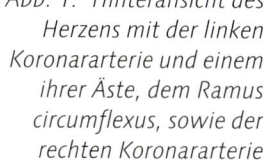

Abb. 1: *Hinteransicht des Herzens mit der linken Koronararterie und einem ihrer Äste, dem Ramus circumflexus, sowie der rechten Koronararterie*

linke Koronararterie

Ramus circumflexus

rechte Koronararterie

Herz, Blutgefäße und Kreislauf → S. 141

Arteriosklerose
→ S. 505

Ramus
lat. = Ast, abgekürzt R., bezeichnet einen Seitenast einer Arterie

Abb. 2:
a) Ein Angina-pectoris-Anfall entsteht bei einer eingeschränkten Durchblutung der Herzmuskulatur aufgrund von Gefäßveränderungen an den Koronararterien und äußert sich typischerweise in Schmerzen, die vom Brustkorb in den linken Arm ausstrahlen.
b) Ein Herzinfarkt entsteht durch den Verschluss der Koronararterie und Absterben der von ihr versorgten Herzmuskulatur.

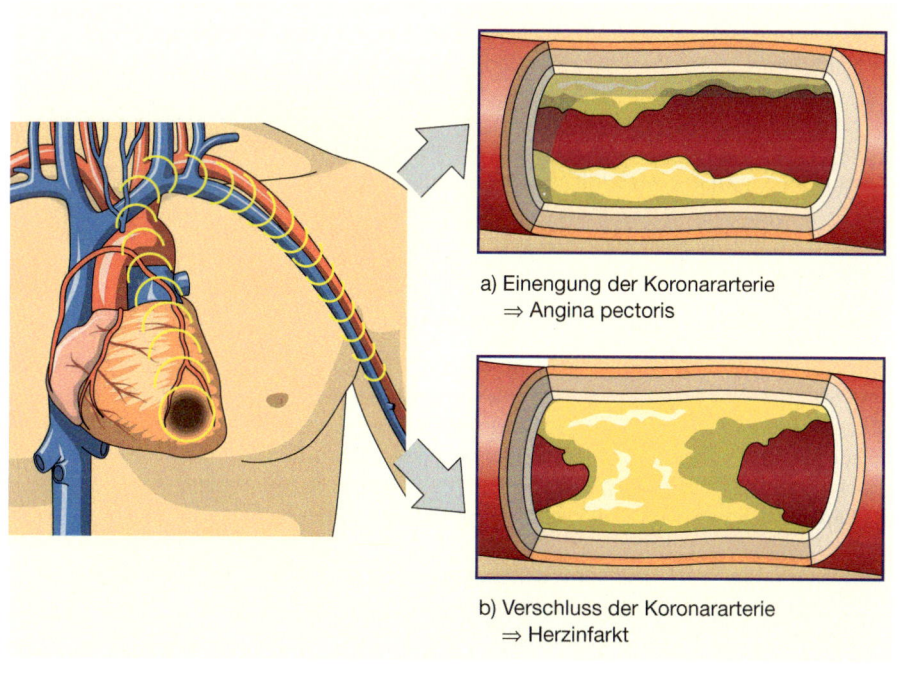

a) Einengung der Koronararterie
⇒ Angina pectoris

b) Verschluss der Koronararterie
⇒ Herzinfarkt

Herzinfarkt (Myokardinfarkt)

Ursachen des Herzinfarkts

Bei Verschluss einer Koronararterie kommt es zum Absterben des Teiles der Herzmuskulatur, der von der Koronararterie versorgt wird (→ Abb. 2b, S. 487). Die Größe des Infarktareals hängt von dem Ausmaß der Durchblutungsstörung ab. Wenn der Patient den Herzinfarkt überlebt, bildet sich das Infarktareal in eine Narbe um, in der keine Kontraktion mehr stattfindet.

Symptome des Herzinfarkts

Die Symptome des Herzinfarkts sind meist ähnlich wie die eines Angina-pectoris-Anfalls, nur ausgeprägter, länger als 15 Minuten anhaltend und lassen bei Nitroglyceringabe (→ Abb. 1) nicht nach. Bei alten Menschen, insbesondere Diabetikern, kann aufgrund der sensiblen Beeinträchtigung (→ Polyneuropathien, S. 595) ein Herzinfarkt allerdings auch „stumm" verlaufen, das heißt, ohne Schmerzen. Bei einer plötzlich zunehmenden Luftnot oder bei → Herzrhythmusstörungen sollte man daher immer auch einen abgelaufenen Herzinfarkt in Betracht ziehen.

Herzrhythmusstörungen
→ S. 494

Ein Herzinfarkt ist ein lebensbedrohliches Ereignis, das mit mehreren Komplikationen einhergehen kann.

Komplikationen des Herzinfarkts

* Durch den Gewebstod eines Teiles der Herzmuskulatur wird die Pumpkraft des Herzens geschwächt und es entwickelt sich eine → Herzinsuffizienz. Ein Infarkt kann daher zum plötzlichen → Lungenödem oder zum → Schock führen.
* Herzrhythmusstörungen sind ein häufiges Symptom bei der KHK und beim Herzinfarkt.

Herzinsuffizienz
→ S. 491

Lungenödem
→ S. 543

Schock
→ S. 669

Hinweis Eine Schocklagerung mit Kopftieflagerung kann die Pumpbelastung des Herzens verstärken und damit zu einem zunehmenden Sauerstoffbedarf des Herzens führen, wodurch die Sauerstoffnot noch verstärkt wird. Deshalb sollte der Patient in aufrechter Position bleiben.

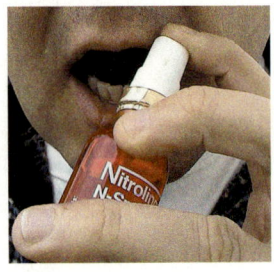

Abb. 1:
Nitrospray

Behandlung und Pflege bei akuter Angina pectoris oder bei Verdacht auf einen Herzinfarkt

Bei einem akuten Angina-pectoris-Anfall oder dem Verdacht auf einen Herzinfarkt sollten die Pflegefachkräfte folgende Akutmaßnahmen ergreifen:
* Patient beruhigen und nicht allein lassen; über Kollegen Notarzt rufen
* Patienten aufsetzen, Oberkörperhochlagerung (→ S. 340). Durch die Oberkörperhochlagerung wird die Atmung des Patienten und damit auch die Sauerstoffversorgung des Herzens unterstützt. Gleichzeitig versackt Blut in den unteren Extremitäten, was zu einer Entlastung des Herzens führt.
* Blutdruck und Puls kontrollieren, für ausreichend Sauerstoffzufuhr sorgen

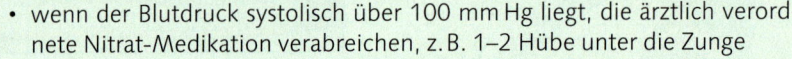

  * wenn der Blutdruck systolisch über 100 mm Hg liegt, die ärztlich verordnete Nitrat-Medikation verabreichen, z. B. 1–2 Hübe unter die Zunge

Behandlung und Pflege bei stabiler Angina pectoris

Als stabile Angina pectoris wird eine koronare Herzerkrankung bezeichnet, die regelmäßig, z. B. unter körperlicher Belastung, zu Beschwerden führt, die aber spontan oder unter Nitratgabe wieder aufhören.
Pflegerische Maßnahmen bei stabiler Angina pectoris sind:
* Unterstützung älterer Menschen die Risikofaktoren der Arteriosklerose zu bekämpfen, z. B. Übergewicht abbauen, für körperliche Bewegung sorgen, auf Nikotin verzichten
* Vermeidung von Auslösern der Angina-pectoris-Anfälle, z. B. mehrere kleine Mahlzeiten statt einer großen, übermäßige körperliche Belastung vermeiden, Unterstützung bei der Stressbewältigung.

Medizinische Behandlung bei Herzinfarkt

✚ Bei Verdacht auf einen Herzinfarkt wird der Patient in der Regel direkt auf die Intensivstation eines Krankenhauses aufgenommen. Dort erfolgt eine gezielte Diagnostik mittels EKG und Bestimmung der Herzenzyme, deren Konzentration durch den Herzgewebsuntergang ansteigt. Bei einem Herzinfarkt verändert sich auch die elektrische Erregungsausbreitung im Herzen, sodass sich die Infarktlokalisation und -größe im EKG meist erkennen lässt.

Je nach Begleiterkrankungen und Zustand des Patienten kann eine **Lyse**behandlung durchgeführt werden. Dabei wird eine gerinnungsaktive Substanz, die frische Thromben auflösen kann, in das Blut eingebracht (→ S. 505). Hierunter können jedoch gefährliche Blutungskomplikationen in anderen Geweben (Magen, Gehirn) auftreten.

In spezialisierten Krankenhausabteilungen kann zusätzlich der Versuch unternommen werden, die Koronararterie mechanisch wieder zu eröffnen. Hierfür wird ein Katheter über eine Arm- oder Beinarterie eingeführt und bis zur Aorta vorgeschoben, von der die Koronararterien abgehen (**Koronarangiographie** → Abb. 1).

Die verschlossene Koronararterie kann dann mit dem Katheter aufgesucht und der Verschluss mechanisch durch einen aufblasbaren Ballon, der über den Katheter eingebracht wird, aufgeweitet werden. Dieses Verfahren wird als **perkutane transluminale coronare Ballonangioplastie (PTCA)** oder auch einfach als **Angioplastie** bezeichnet.

In der Regel erzielt man bessere Ergebnisse, wenn der aufgedehnte Bereich durch einen **Stent**, eine kleine Röhre aus einem Metallgeflecht, der ebenfalls über den Katheter in die Koronararterie eingebracht werden kann, zur Stabilisierung in dem Gefäß belassen wird (→ Abb. 2–4).

Lyse
lysis gr. = Auflösung

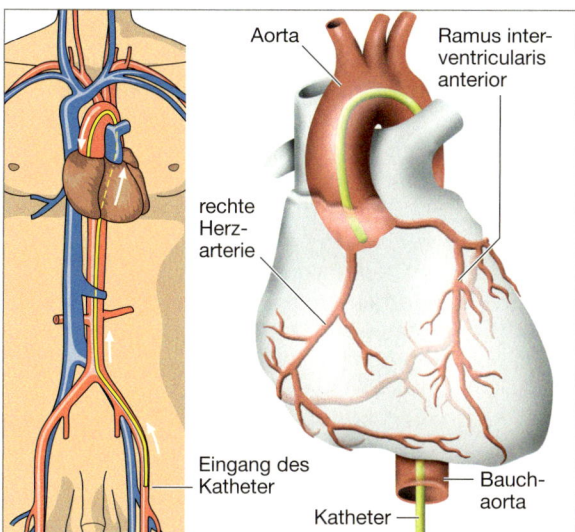

Aorta

Ramus interventricularis anterior

rechte Herzarterie

Eingang des Katheter

Bauchaorta

Katheter

Abb. 1: Koronarangiographie

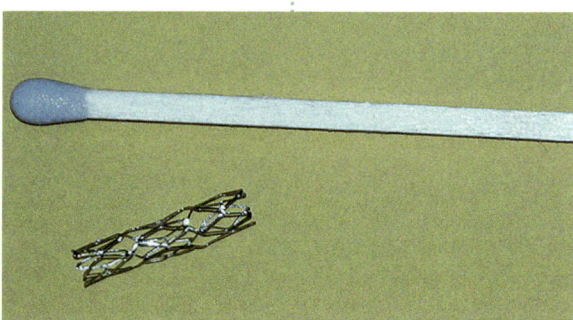

Abb. 2:
Stentgröße im Vergleich
zu einem Streichholz

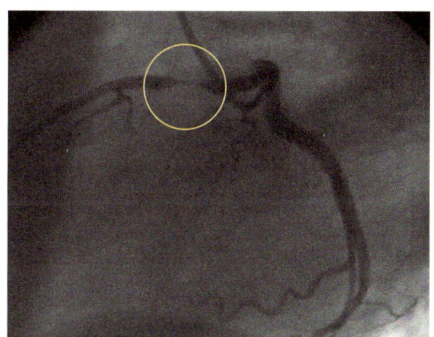

Abb. 3: Gefäß vor der Stenteinlage

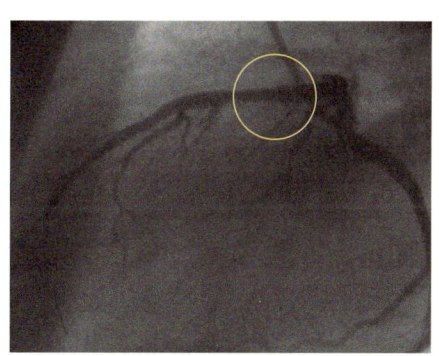

Abb. 4: Gefäß nach der Stenteinlage

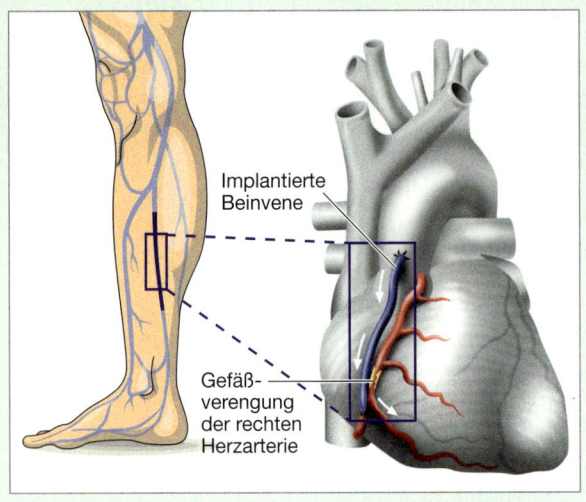

Implantierte
Beinvene

Gefäß-
verengung
der rechten
Herzarterie

Abb. 1: Bypass-Operation: Eine Beinvene (V. saphena) wird entfernt und als „Brücke" eingesetzt, um die Blutströmung in dem von der Verengung betroffenen Gefäß zu verbessern.

Patienten mit einer **koronaren Herzerkrankung** werden in der Regel mit einer Koronarangiographie untersucht, um Informationen über Ausdehnung und Verteilung der Gefäßveränderungen zu erlangen.

Bei geeigneten Veränderungen wird der Versuch unternommen, das verengte Gefäß mittels Angioplastie und/oder Stent zu erweitern und hierüber die Herzdurchblutung zu verbessern. Diese Eingriffe sind relativ nebenwirkungsarm, weil sie nicht mit einer Operation einhergehen.

Wenn eine Angioplastie nicht durchführbar ist, wird häufig eine **Bypass-Operation** erwogen (→ Abb. 1).

Hierfür wird eine Vene entweder aus dem Bein oder dem Brustkorb entnommen und das verengte Koronargefäß mit ihr überbrückt.

Für diesen Eingriff ist eine operative Eröffnung des Brustkorbs und ein Anschluss an die Herz-Lungen-Maschine erforderlich.

Medikamentöse Behandlung bei Herzinfarkt

Folgende Substanzen sind in der Altenpflege von Bedeutung:

Substanz/Gruppe	Wirkstoff/Beispiel	Wirkung /Nebenwirkung
Nitrate **Hinweis** Wenn Nitrate sublingual als Spray oder Beißkapsel gegeben werden, wird der Wirkstoff sofort resorbiert (aufgenommen), und die Wirkung setzt innerhalb weniger Sekunden ein.	Glycerolnitrat = Nitroglycerin (Nitrolingual®, Isosorbitdinitrat ISDN®)	Nitrate erweitern die Blutgefäße. Durch die Erweiterung auch der kleinen Blutgefäße im Körper verbleibt ein größerer Teil des Blutvolumens in der Peripherie. Es kommt zu einem Absinken des Gefäßwiderstandes, gegen den das Herz anarbeiten muss, und zu einer Verminderung der zum Herz zurückströmenden Blutmenge. Das Herz wird also von beiden Seiten entlastet, was sich in einem geringeren Sauerstoffbedarf und damit einem Abklingen der Angina pectoris äußert. **Nebenwirkung:** Nitrate senken den Blutdruck, sodass Nitrate bei niedrigem Blutdruck nur mit Vorsicht gegeben werden sollten. Häufig treten Kopfschmerzen und eine Tachykardie (→ S. 495) auf.
β-(Rezeptoren)-Blocker	Metoprolol (Beloc®)	Diese Substanzen senken Blutdruck und Herzfrequenz und können hierüber die Pumparbeit des Herzens und damit den Sauerstoffverbrauch vermindern. **Nebenwirkung:** Bradykardie, Verstärkung einer Herzinsuffizienz, Auslösen von Asthmaanfällen, bei Männern Erektionsstörungen.
Calciumantagonisten	Nifedipin (Adalat®)	Sie senken den Gefäßwiderstand im Körper und reduzieren damit die Belastung des Herzens.
Thrombozyten-aggregationshemmer (TAH)	Acetylsalicylsäure (ASS®) Clopidogrel (→ S. 580)	Thrombozytenaggregationshemmer werden bei der KHK zur Verhinderung eines Fortschreitens der Erkrankung und Verhütung eines Herzinfarktes eingesetzt. **Hinweis** ASS wird häufig als Einmalgabe mittags verordnet, weil es bei Einnahme auf nüchternen Magen die Magenschleimhaut schädigen kann.

8.6.2 Chronische Herzinsuffizienz

Herzinsuffizienz ist definiert als Unfähigkeit des Herzmuskels, das für die Sauerstoffversorgung des Körpers notwendige Blutvolumen mit ausreichendem Druck in den Körper zu transportieren.

Insuffizienz
Schwäche, ungenügende
Leistung eines Organs

Ursachen der Herzinsuffizienz

* **Koronare Herzerkrankung (KHK):** Aufgrund von abgelaufenen Herzinfarkten oder einer chronischen Minderdurchblutung des Herzmuskels sinkt die Kontraktionskraft.
* **Bluthochdruck** (→ *Arterieller Hypertonus*, S. 499): Bei Bluthochdruck ist der Widerstand in den Arterien des Körpers aufgrund unterschiedlicher Faktoren zu groß, sodass das Herz zunehmend Kraft aufwenden muss, um ein ausreichendes Blutvolumen in den Körper zu befördern. Zunächst passt sich das Herz durch einen Aufbau von Muskelmasse an (Hypertrophie der Herzmuskulatur → Abb. 1b). Ab einer bestimmten Schwelle kann das Herz dem hohen Widerstand in den Körperarterien nicht mehr ausreichend begegnen, sodass eine Herzinsuffizienz entsteht.
* **Herzrhythmusstörungen:** Bestimmte Herzrhythmusstörungen (z.B. *Tachykardie*, S. 495) führen zur Herzinsuffizienz, weil z.B. die Zeit zwischen zwei Kontraktionen nicht mehr ausreicht, um Vorhöfe und Kammern *(Ventrikel)* vollständig mit Blut zu füllen.
* **Erkrankungen der Herzklappen:** Herzklappen können von angeborenen oder auch erworbenen Veränderungen (z.B. nach Entzündungen) betroffen sein. Dazu zählen Verengungen der Klappenöffnungen *(Klappenstenose)* mit einer Verengung des Blutstroms und Undichtigkeiten der Klappen *(Klappeninsuffizienz)*, sodass sie beim Klappenschluss das Blut nicht mehr ausreichend zurückhalten können (→ Abb. 1a). Erkrankte Herzklappen verursachen Veränderungen der Druck- und Volumenbelastung der Vorhöfe und Kammern und führen damit zu einer eingeschränkten Herzfunktion.
* **Erkrankungen des Herzmuskels** *(Kardiomyopathien)*: Sie entstehen entweder als eigenständige Krankheit *(primäre Kardiomyopathie)* oder als Begleitsymptom einer anderen Erkrankung *(sekundäre Kardiomyopathie)*. Typisch ist z.B. die Kardiomyopathie des Alkoholikers, die auf der zellschädigenden Wirkung des Alkohols beruht und sich in einer Erweiterung und dem Funktionsverlust der Herzmuskulatur äußert (**dilatative Kardiomyopathie** → Abb. 1c).

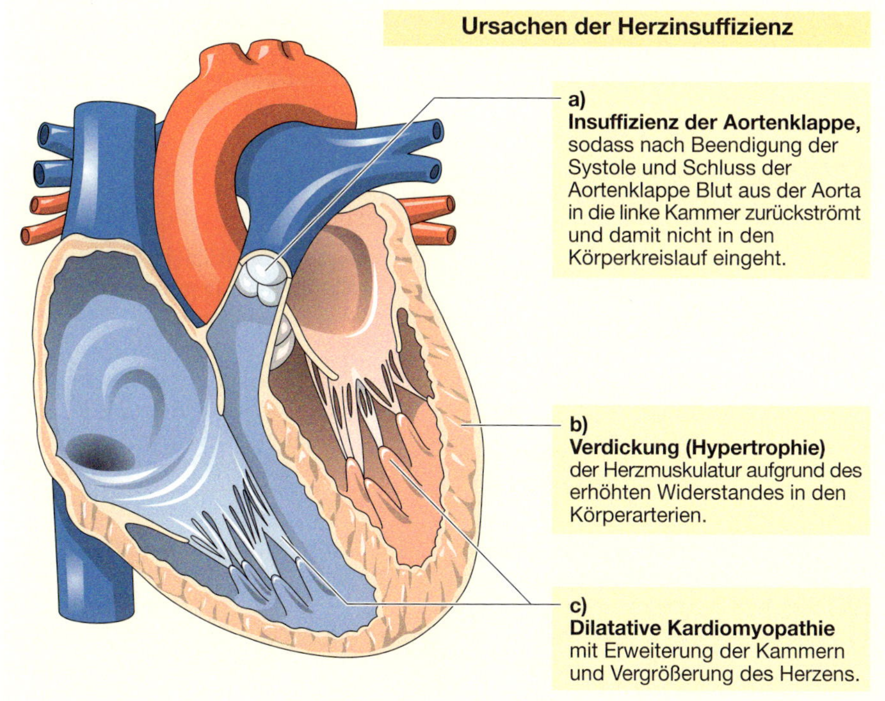

Ursachen der Herzinsuffizienz

a)
Insuffizienz der Aortenklappe, sodass nach Beendigung der Systole und Schluss der Aortenklappe Blut aus der Aorta in die linke Kammer zurückströmt und damit nicht in den Körperkreislauf eingeht.

b)
Verdickung (Hypertrophie) der Herzmuskulatur aufgrund des erhöhten Widerstandes in den Körperarterien.

c)
Dilatative Kardiomyopathie mit Erweiterung der Kammern und Vergrößerung des Herzens.

Abb. 1:
Ursachen der
Herzinsuffizienz

Symptome der Herzinsuffizienz

Die klinischen Zeichen der Herzinsuffizienz sind abhängig davon, ob beide Kammern betroffen sind oder schwerpunktmäßig die rechte oder linke Kammer.

Linksherzinsuffizienz: Bei einer Linksherzinsuffizienz ist schwerpunktmäßig die linke Kammer von der Muskelschwäche betroffen. Das Blut wird mit weniger Kraft in den Körperkreislauf eingebracht und staut sich dadurch im Lungenkreislauf. Ursachen sind Bluthochdruck, Erkrankungen der Aorten- oder Mitralklappe oder die KHK.

Patienten mit einer Linksherzinsuffizienz leiden unter einer zunehmenden **Luftnot bei Anstrengung** (Dyspnoe). Im fortgeschrittenen Stadium entwickelt sich die **höchste Atemnot** (Orthopnoe). Der Patient leidet dann auch in Ruhe unter Luftnot und muss sich aufrecht hinsetzen und die Arme aufstützen, um die Atemhilfsmuskulatur mit einsetzen zu können (→ Abb. 1).

Die Orthopnoe ist meist Zeichen eines beginnenden → Lungenödems, da das Blut aus den Lungen nicht mehr ausreichend abtransportiert werden kann. Flachliegen in der Nacht verstärkt die Luftnot, sodass der Patient mehrere Kissen unter dem Oberkörper zum Schlafen braucht. Durch das Tieferliegen der Extremitäten bleibt dort Blutvolumen zurück, und die Pumplast des Herzens nimmt ab. Die Patienten sind schwach und schnell ermüdbar, leiden unter Schweißausbrüchen und klagen nach dem Essen über vermehrte Luftnot.

Rechtsherzinsuffizienz: Bei der Rechtsherzinsuffizienz staut sich das Blut im Körperkreislauf. Durch den vermehrten Druck tritt Wasser aus den Gefäßen in das Gewebe aus und bildet dort → Ödeme („Gewebswassersucht"). Es kommt zu einer deutlichen Gewichtszunahme. Ödeme entstehen insbesondere in den Körperpartien, die tiefgelegen sind (→ Abb. 2). Bei mobilen Patienten sind dies Knöchel und Unterschenkel, die im Laufe des Tages zunehmend anschwellen, bei bettlägerigen Patienten der Steißbereich (**Anasarka**). Die Ödeme werden meist nachts zurückresorbiert, sodass die Patienten nachts vermehrt Wasser lassen müssen (**Nykturie**). Typisch für Ödeme aufgrund einer Herzerkrankung ist, dass sie mit dem Finger eingedrückt werden können und der Fingerabdruck noch lange sichtbar bleibt (→ Abb. 2, S. 451). Auch Strumpf- oder Schuhabdrücke bleiben lange bestehen.

Aufgrund des zunehmenden Drucks im Körperkreislauf schwillt die Leber an und Wasser tritt in die Bauchhöhle aus (**Aszites**). Die Halsvenen sind gestaut. Da das Blut länger im Körperkreislauf verbleibt und daher im Zellstoffwechsel intensiver ausgenutzt wird, sinkt der Sauerstoffgehalt des Blutes bei steigender Kohlendioxidkonzentration. Dadurch entsteht eine → Zyanose.

Ursachen der Rechtsherzinsuffizienz sind entweder Folgen der koronaren Herzkrankheit, Veränderungen an der Trikuspidal- oder Pulmonalklappe oder Herzmuskelerkrankungen.

Bei einer kombinierten Rechts- und Linksherzinsuffizienz spricht man von der **globalen Herzinsuffizienz**.

Einteilung des Schweregrades der Herzinsuffizienz

Die New York Heart Association (NYHA) hat folgende Einteilung des Schweregrades einer Herzinsuffizienz empfohlen:

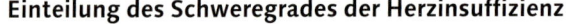

Stadium I: normale körperliche Belastbarkeit ohne Dyspnoe
Stadium II: Dyspnoe bei stärkerer körperlicher Belastung
Stadium III: Dyspnoe bei geringer Belastung
Stadium IV: Dyspnoe in Ruhe

Wenn das Herz zunehmend überlastet ist, droht eine dekompensierte Herzinsuffizienz. Der Patient entwickelt ein zunehmendes Lungenödem, ist auch in Ruhe kurzatmig, zyanotisch oder auch blass, kaltschweißig und tachykard. Die **dekompensierte Herzinsuffizienz** ist ein Notfall, der umgehend ärztlich behandelt werden muss.

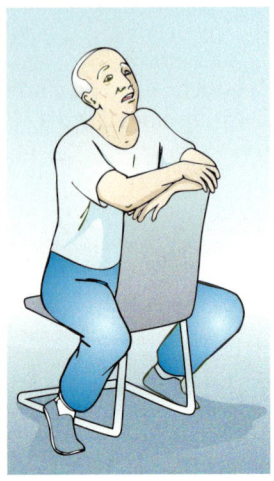

Abb. 1: Linksherzinsuffizienz mit Atemnot

Lungenödem
→ S. 543

Ödeme
→ S. 451

Zyanose
→ S. 271

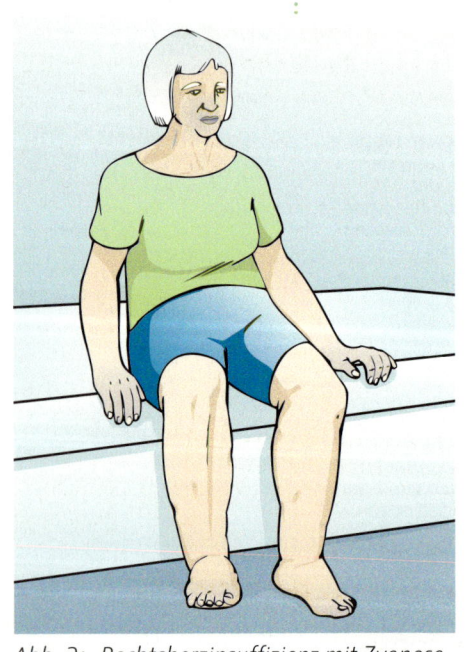

Abb. 2: Rechtsherzinsuffizienz mit Zyanose, Ödemen, Aszites und vermehrtem Druck im Körperkreislauf

Behandlung und Pflege bei Herzinsuffizienz

Pflegerische Maßnahmen bei Patienten mit chronischer Herzinsuffizienz:

- bei leichter Herzinsuffizienz (NYHA I–II) Unterstützung der Patienten bei eingeschränkten körperlichen Tätigkeiten, z.B. Spazierengehen. Bei fortgeschrittener Herzinsuffizienz Schonung, Sitzlagerung
- nachts Oberkörper hochlagern, Vorsorge für häufige Nykturie (nächtliches Wasserlassen) treffen (Urinflasche, Bettstuhl)
- durch häufiges Lüften für ausreichend Sauerstoff sorgen
- In Absprache mit dem Arzt Trinkmenge beschränken (z.B. 2 Liter/Tag). Bei fortgeschrittener Herzinsuffizienz Bilanzierung (tägliche Dokumentation der Ein- und Ausfuhr, S. 279), tägliches Wiegen: Bei Gewichtszunahme von mehr als einem Kilo pro Tag Arzt informieren
- häufige Kontrollen von Blutdruck und Puls
- kochsalzreduzierte Diät, mehrere kleine Mahlzeiten am Tag, keine blähenden Speisen
- bei Bettlägerigkeit Dekubitusprophylaxe (→ S. 306: bes. wichtig bei Anasarka)
- Thrombo-Embolie-Prophylaxe (→ S. 316: erhöhtes Thromboserisiko bei venöser Stauung)
- Herzbettlagerung: Kopfteil hochstellen zur Erleichterung der Atmung, Beinteil tief zur Entlastung des Herzens (→ S. 246)

Medikamentöse Behandlung bei Herzinsuffizienz

Folgende Substanzen sind in der Altenpflege von Bedeutung:

Substanz/Gruppe	Wirkstoff/Beispiel	Wirkung /Nebenwirkung
Diuretika	Spironolacton (z.B. Aldactone®), Furosemid (z.B. Lasix®), Chlortalidon (z.B. Hygroton®)	Diuretika verstärken die Flüssigkeitsausscheidung in den Nieren. Dadurch nimmt das Blutvolumen ab und das Herz muss weniger Pumpkraft aufbringen. **Nebenwirkungen:** Diuretika fördern neben der Wasserausscheidung auch die Ausscheidung von Blutsalzen (Kalium, Natrium). Ein Kaliummangel kann zu ernsthaften Herzrhythmusstörungen (→ S. 494) führen. Daher muss die Kaliumkonzentration ärztlich überwacht werden. Manchmal ist auf entsprechende ärztliche Anordnung eine kaliumreiche Diät oder zusätzliche Einnahme von Kaliumpräparaten erforderlich. Spironolacton dagegen erhöht die Kaliumkonzentration im Blut
ACE-Hemmer (**A**ngiotensin-**C**onverting-**E**nzym-Hemmer)	Captopril (z.B. Lopirin®), Enalapril (z.B. Xanef®)	Diese Substanzen vermindern die Bildung von Angiotensin II (→ S. 168), das in den Körperarterien für die Verengung der kleinen Blutgefäße verantwortlich ist. ACE-Hemmer führen zu einer Weiterstellung der kleinen Arterien und damit zu einer Senkung des Gefäßwiderstandes. Das Herz wird durch ACE-Hemmer also entlastet. **Nebenwirkungen:** Häufig tritt in der Anfangszeit ein Reizhusten auf. Eine Niereninsuffizienz kann sich unter ACE-Hemmern verstärken. Unter ACE-Hemmer-Einfluss sind Hyperkaliämien (→ S. 550) häufig, sodass regelmäßige Blutkontrollen durchgeführt werden müssen.
Digitalisglykoside	Digoxin (z.B. Lanitop®) Digitoxin (z.B. Digimerck)	Digitalis steigert die Herzmuskelkraft und kann bei Tachykardie (→ S. 495) den Herzrhythmus regulieren. Die meisten Digitalispräparate werden über die Niere ausgeschieden. Bei einer Niereninsuffizienz kann es daher zu einem Ansteigen des Digitalisspiegels mit lebensbedrohlichen **Nebenwirkungen** kommen: Bradykardie, Übelkeit, Erbrechen, Farbigsehen (Sehstörung, bei der alle Objekte in bestimmten Farben gesehen werden), Verwirrtheit.

Erregungsleitung im
Herzen
→ S. 143

EKG
→ Band 2

KHK
→ S. 487

Insuffizienz der
Herzklappen
→ S. 491

Schilddrüsenüberfunktion
→ S. 564

Diuretika
→ S. 493

Herzinsuffizienz
→ S. 491

8.6.3 Herzrhythmusstörungen

Herzrhythmusstörungen sind Abweichungen des Herzzyklus von den normalen Herzaktionen. Sie entstehen durch Störungen der Reizbildung und/oder der Reizweiterleitung im Herzen.

Folgende Herzrhythmusstörungen werden unterschieden:
- zu schnelle Kontraktion (**Tachykardie**),
- zu langsame Kontraktion (**Bradykardie**) oder auch
- unregelmäßige Kontraktion (**Arrhythmie**)
der Kammern oder der Vorhöfe.

Tachykardien mit unregelmäßigen Kontraktionen werden als **Tachyarrhythmie** bezeichnet, unregelmäßige Bradykardien als **Bradyarrhythmien**. Die meisten Rhythmusstörungen kann man mit dem → EKG sehr gut und genau erfassen.

Ursachen von Herzrhythmusstörungen
- **Koronare Herzerkrankung:** Herzrhythmusstörungen gehen häufig auf eine → KHK bzw. abgelaufene Herzinfarkte zurück.
- **Kreislaufveränderungen:** Bei Volumenmangel tritt in der Regel kompensatorisch eine Tachykardie auf, um das Herz-Minuten-Volumen sicherzustellen.
- **Herzklappenfehler:** Eine Stenose oder → Insuffizienz der Herzklappen kann zur Überlastung eines Vorhofs oder einer Kammer führen. Diese Überlastung führt zur Ausdehnung und Hypertrophie, wodurch sich die Lagebeziehungen der Klappen sowie die Herzdurchblutung verändern können.
- **Stoffwechselstörungen:** Eine → Schilddrüsenüberfunktion geht häufig mit einer Tachykardie einher.
- **Elektrolytstörungen:** Nierenerkrankungen oder die Einnahme von → Diuretika und anderen Substanzen gehen häufig mit Störungen der Elektrolytkonzentrationen einher. Vor allem Störungen des Kaliumspiegels beeinflussen die Reizbildung und Reizweiterleitung im Herzen.
- **Medikamente:** Manche Medikamente (z. B. β-Rezeptoren-Blocker oder Digitalispräparate, S. 490, 493) greifen direkt in die Reizbildung und Reizweiterleitung im Herzen ein. Auch Genussmittel, z. B. Kaffee, Nikotin oder Drogen, können den Herzschlag verlangsamen oder beschleunigen.

Symptome von Herzrhythmusstörungen
- **Subjektive Symptome:** Eine Arrhythmie bemerkt der Patient manchmal als „Herzstolpern" oder Schwindel. Tachykarde Herzrhythmusstörungen werden oft als „Herzrasen" bemerkt, bradykarde Störungen oft nur als Schwindel oder Schwäche.
- Wenn im Rahmen der Rhythmusstörungen Pausen der Herzaktionen von über 4-sekündiger Dauer auftreten oder die Auswurfleistung der Kammern erheblich herabgesetzt wird, treten **Synkopen** auf. Synkopen sind kurzdauernde Bewusstlosigkeiten, die aufgrund einer vorübergehenden Minderdurchblutung des Gehirns entstehen. Eine Synkope aufgrund von Herzrhythmusstörungen wird auch als „Adam-Stokes-Anfall" bezeichnet. Synkopen sind eine häufige Ursache für Stürze.
- Herzrhythmusstörungen führen meist zu einer ungenügenden Füllung der Herzkammern oder einer verminderten Auswurfleistung des Herzens. Sie können daher auch eine → Herzinsuffizienz verursachen.
- Einige Formen von Herzrhythmusstörungen können in ein **Kammerflimmern** übergehen. Beim Kammerflimmern kontrahieren sich die Kammern nicht mehr suffizient, sodass die Herzfunktion zum Erliegen kommt (→ Abb. 1, S. 495). Das Kammerflimmern ist die häufigste Ursache des plötzlichen Herztodes.

> **Hinweis** Bei arrhythmischen oder auch bradykarden Herzrhythmusstörungen den Puls immer eine Minute lang auszählen, um größere Ungenauigkeiten durch die Multiplikation zu vermeiden (→ Pulskontrolle, S. 142).

Tachykarde Herzrhythmusstörungen

Als Tachykardie wird eine Herzfrequenz über 100/Minute bezeichnet. Eine Tachykardie kann bei gesunden Menschen auch unter höherer körperlicher Belastung auftreten, bildet sich dann aber schnell zurück.

Je nach Ort der Störung unterscheidet man in:
• supraventrikuläre Tachykardien (Vorhoftachykardien) und
• ventrikuläre Tachykardien (Kammertachykardien).

Tachykardien (Herzfrequenz: über 100/min)	
Vorhoftachykardien	**Kammertachykardien**
Vorhofflattern (220–350/min)	Kammerflattern (250–350/min)
Vorhofflimmern (350–600/min)	Kammerflimmern (über 400/min)

Abb. 1:
Herzfrequenz im EKG

Herzfrequenz im EKG

Normale Frequenz

Vorhof-flattern

Kammer-flattern

Vorhof-flimmern

Kammer-flimmern

Supraventrikuläre Tachykardien (Vorhoftachykardien)

Supraventrikulär bezeichnet einen Ursprung der Tachykardie oberhalb der Kammerebene. Meist wird vom Sinusknoten oder vom Vorhof selbst ein zu schneller Erregungsrhythmus produziert. Dieser wird entweder direkt im Verhältnis 1:1 oder im Verhältnis 2:1 (d.h., auf 2 Vorhoferregungen folgt eine Kammererregung) auf die Kammern weitergeleitet. Bei sehr schnellen Vorhoffrequenzen findet meist eine chaotische, d.h. eine unregelmäßige Reizweiterleitung zur Kammer statt. Erregungsfrequenzen des Vorhofs von 220–350/Minute werden als **Vorhofflattern** bezeichnet. Vorhoffrequenzen über 350/Minute werden als **Vorhofflimmern** bezeichnet. Wenn diese Frequenzen im Verhältnis 1:1 auf die Kammer übergeleitet werden, entsteht eine **Kammertachykardie**.

Circa 10 % aller älteren Menschen leiden unter Vorhofflimmern, das zur **Arrythmia absoluta**, d.h. einer absolut unregelmäßigen Kammerkontraktion führt. Ursache ist meist eine koronare Herzerkrankung, Degeneration des Reizbildungssystems im Herzens oder auch eine → Hyperthyreose.

Eine schnelle Erregungsfolge verhindert eine ausreichende Kontraktion des Vorhofs, sodass die Herzleistung insgesamt um 10–40 % sinkt und den Blutfluss in den Vorhöfen vermindert. Durch die Flussminderung wird das Gerinnungssystem aktiviert, wodurch ein **Thrombus** im Vorhof entstehen kann. Dieser kann als **Embolus** über die Kammer in den Lungenkreislauf oder in den Körperkreislauf geschleudert werden (→ Abb. 2).

Ein Thrombus im rechten Vorhof kann über die rechte Kammer zur → Lungenembolie führen. Der (häufigere) Thrombus im linken Vorhof kann über die linke Kammer einen embolischen → Schlaganfall oder einen embolischen Verschluss anderer Körperarterien verursachen.

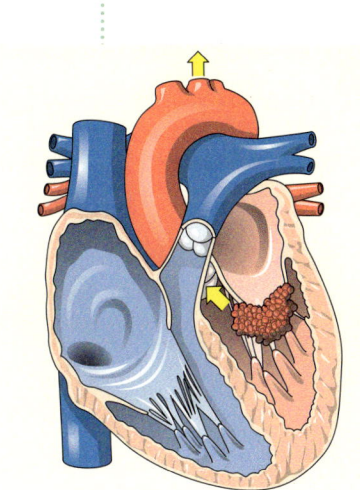

Abb. 2: Ausbildung eines Thrombus im linken Vorhof und Embolisation in den Körperkreislauf

Hyperthyreose
→ S. 564

Lungenembolie
→ S. 542

Schlaganfall → S. 575

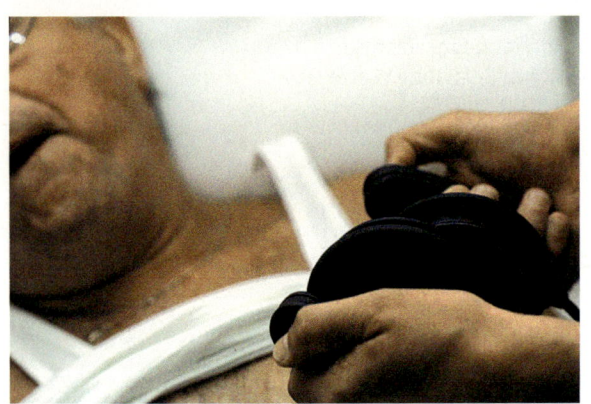

Abb. 1:
Defibrillation bei
Kammerflimmern

Ventrikuläre Tachykardien (Kammertachykardien)

Man unterscheidet vereinzelte Erregungsstörungen der Herzkammern (**Extrasystolen**), die oft als „Herzstolpern" wahrgenommen werden, von dem **Kammerflattern** (Frequenz 250–350/Minute) und dem **Kammerflimmern** (ab 400/Minute).

Ab einer Kammerfrequenz von ca. 300/Minute steht das Herz funktionell still, weil keine ausreichende Kontraktion mehr zustande kommt.

Behandlung und Pflege bei Tachyarrythmien

Bei einem Ruhepuls von >120/Minute muss ein Arzt informiert werden. Das Kammerflattern oder -flimmern ist ein echter Notfall, bei dem sofort Reanimationsmaßnahmen ergriffen werden müssen und nach Möglichkeit eine **Defibrillation** vorgenommen wird (→ Abb. 1).

Bei einer Defibrillation werden über einen massiven Stromstoß alle Reizzentren im Herzen, die sich in einem unkoordinierten Erregungszustand befinden, für kurze Zeit blockiert. In der Regel erholt sich der Sinusknoten von dieser Stilllegung als Erstes und beginnt spontan einen neuen Sinusrhythmus.

Gefährdeten Patienten kann ein **automatischer Defibrillator** implantiert werden, der lebensbedrohliches Kammerflimmern erkennt und das Flimmern durch eine elektrische Defibrillation unterbricht.

Medikamentöse Behandlung bei Tachyarrythmien

Folgende Substanzen sind in der Altenpflege von Bedeutung:

Substanz/Gruppe	Wirkstoff/Beispiel	Wirkung/Nebenwirkung
Antiarrhythmika	Lidocain (z.B. Xylocain®)	Diese Substanzgruppe ist sehr groß und weist sehr unterschiedliche Wirkungsspektren auf. Sie werden bei gehäuften Extrasystolen oder anderen Rhythmusstörungen eingesetzt. Sie wirken meist über eine Stabilisierung der Erregungsentstehung.
Digitalisglykoside	→ S. 493	Sie hemmen die Überleitung von schnellen Erregungen vom Vorhof auf die Kammern und werden daher insbesondere beim Vorhofflimmern oder -flattern eingesetzt.
β-Rezeptoren-Blocker	→ S. 490	Bremsen eine zu schnelle Erregung.
Calciumantagonisten	→ S. 490	Hemmen die Überleitung schneller Vorhoffrequenzen auf die Kammern.
Antikoagulantien oder Thrombozytenaggregationshemmer	→ S. 510 → S. 490	Vorhoftachykardien haben ein hohes Risiko der Thrombusentstehung im Vorhof mit der Gefahr der Embolisation. Daher werden Patienten mit Vorhoftachykardien häufig antikoaguliert, um das Embolisationsrisiko herabzusetzen. Bei schwerwiegenden Kontraindikationen gegen eine Antikoagulation werden Thrombozytenaggregationshemmer gegeben.

Bradykarde Herzrhythmusstörungen

Als Bradykardie wird eine Herzfrequenz unter 50/Minute bezeichnet. Junge, sportliche Menschen haben manchmal einen Ruhepuls unter 50/Minute, der keinen Krankheitswert hat, sondern eine Anpassung der Herzfunktion an die Kreislaufbedingungen darstellt.

Bei alten Menschen haben Bradykardien meist folgende Ursachen:

- **medikamentöse oder hormonelle Ursache:** Viele Medikamente (z.B. Digitalis, β-Rezeptorenblocker und Antiarrhythmika, S. 493, 490, 496) können eine Bradykardie hervorrufen. Eine → Hypothyreose ist ebenfalls eine häufige Ursache von Herzrhythmusstörungen.

Hypothyreose
→ S. 564

- **Störung der Erregungsüberleitung vom Vorhof auf die Kammern:** Bei alten Menschen kommt es zu Umbauvorgängen am Reizbildungs- und Weiterleitungssystem. Häufig ist eine Blockierung zwischen Sinusknoten und Vorhof (**SA-Block**) oder vom Vorhof zur Kammer (**AV-Block**) die Ursache. Die Herzkammern reagieren auf diese Erregungsunterbrechung meist mit einem Ersatzrhythmus der Kammern, der mit ca. 30–40/Minute deutlich zu langsam ist und zu → Adam-Stokes-Anfällen führen kann.

Adam-Stokes-Anfälle
→ S. 494

Typische Symptome bradykarder Herzrhythmusstörungen sind häufiger Schwindel, wiederkehrende Synkopen und nachlassende Leistungsfähigkeit.

✚ Medizinische Behandlung bei Bradykardien

Ärztlicherseits ist es zunächst erforderlich, mutmaßliche Auslöser der Bradykardie herauszufinden und zu behandeln. In der Akutsituation kann mit dem Medikament Atropin eine kurzfristige Beschleunigung der Herzfrequenz erreicht werden.

Bei anhaltenden und symptomatischen Bradykardien ist meist die Implantation eines Schrittmachers *(Pacemaker)* erforderlich. Der Schrittmacher wird unter die Haut links oder rechts neben dem Brustbein implantiert (→ Abb. 1).

Eine Sonde des Schrittmachers wird über die obere Hohlvene *(V. cava superior)* in den rechten Vorhof eingeführt. Dort kann der Schrittmacher die aktuelle Herzfrequenz erkennen und, falls erforderlich, mit einem eigenen elektrischen Impuls die Kontraktion von Vorhof und/oder Kammern elektrisch stimulieren.

Kombinierte Geräte haben zusätzlich einen eingebauten Defibrillator, sodass sowohl Kammerflimmern als auch bradykarde Herzrhythmusstörungen automatisch erkannt und behandelt werden.

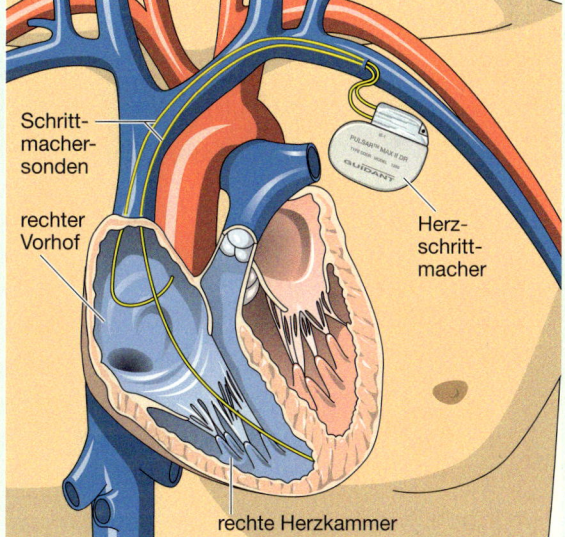

Abb. 1: *Implantierter Herzschrittmacher. Die Sonden werden über die obere Hohlvene in die rechte Herzkammer eingeführt, wo sie die Frequenz messen und bei Erreichen einer definierten Mindestfrequenz den Herzmuskel selbst stimulieren.*

Behandlung und Pflege bei Schrittmacherpatienten

- Nach einer Schrittmacherimplantation bzw. einem Schrittmacherwechsel erfolgt ein aseptischer regelmäßiger Verbandswechsel bis zur Wundheilung.
- Den Patienten darin unterstützen, seinen Schrittmacherausweis immer mit sich zu führen
- Tägliche Pulskontrolle. Dabei immer über eine Minute auszählen und auf Unregelmäßigkeiten oder Pausen achten. Bei Pausen von mehr als 2 Sekunden, die von Schwindel oder Bewusstlosigkeit begleitet sind, ist der Arzt zu informieren.
- Auf Einhalten der jährlich zweimaligen Schrittmacherkontrollen achten.
- Patienten unterstützen, starke Magnetfelder zu vermeiden bzw. Ärzte in solchen Situationen über den Schrittmacher informieren. Bei Durchführung einer Magnetresonanztomographie (MRT, Kernspin → Band 2) muss der behandelnde Arzt über den Schrittmacher informiert werden.

Wundmanagement
→ Band 2

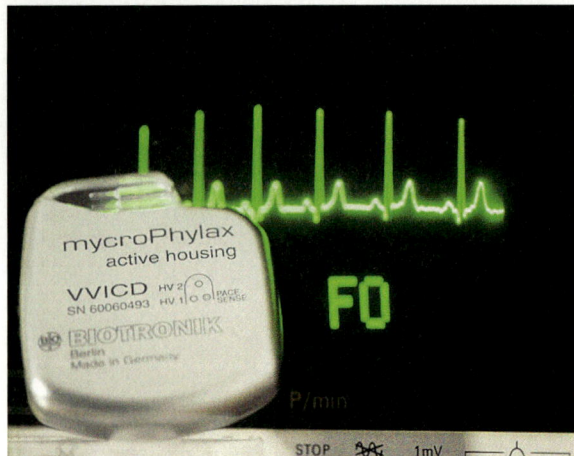

Abb. 1:
Herzschrittmacher

Pulsbeobachtung

Pflegeassessment

Pulsfrequenz	**Pulsrhythmus**
■ Tachykardie	■ Arrhythmies
■ Bradykardie	■ Extrasystolen (Sonderschläge)
■ Pulsdefizit [1]	■ _____
■ _____	■ _____
■ _____	■ _____
■ _____	■ _____

Besonderheiten: _____

[1] Die periphere Pulsfrequenz (z.B. an der Speichenarterie) ist niedriger als die zentrale (über dem Herz abgehorchte) Pulsfrequenz.

8.7.1 Arterieller Hypertonus (Bluthochdruck)

Blutgefäße und Kreislauf
→ S. 141

Der Bluthochdruck ist eine Volkskrankheit, deren Auftreten im Alter zunimmt. Circa 15 Millionen Menschen in Deutschland sind vom Bluthochdruck betroffen (→ Abb. 1).

Bluthochdruck bezeichnet eine Erkrankung des gesamten arteriellen Gefäßsystems. Er wird als erhöhter Druck in den Körperarterien definiert, der sich bei mehreren Messungen in Ruhe unverändert hoch zeigt (→ Blutdruckmessung, S. 147).

Grenzwerte des arteriellen Hypertonus
Die Grenzwerte sind in den letzten Jahren nach unten hin verändert worden, weil es mittlerweile umfassende Ergebnisse über die Auswirkungen von hohem Blutdruck auf andere Erkrankungen und die Lebenserwartung gibt.

Folgende Grenzwerte wurden in den neuen Leitlinien der → WHO und der Deutschen Hypertonie Gesellschaft entwickelt:

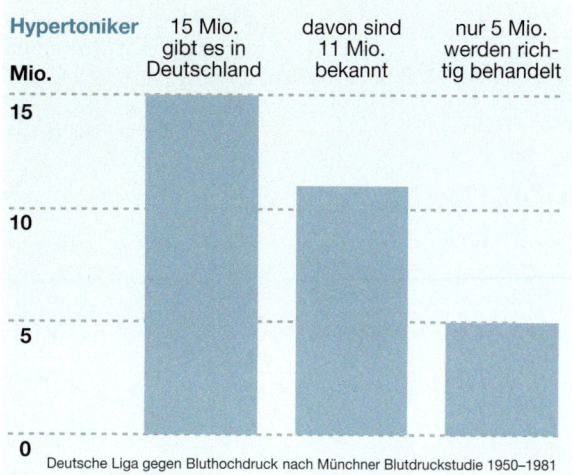

Abb. 1:
Verbreitung des hohen
Blutdrucks

120–129 mm Hg zu 80–84 mm Hg	130–139 mm Hg zu 85–89 mm Hg	140–159 mm Hg zu 90–99 mm Hg	160–179 mm Hg zu 100–109 mm Hg	>180 mm Hg zu >110 mm Hg
normal	**hochnormaler Blutdruck** bei Fehlen weiterer Risikofaktoren kein erhöhtes Risiko	**Hypertonus Grad I** bei Fehlen weiterer Risikofaktoren leicht erhöhtes Risiko	**Hypertonus Grad II** bei Fehlen weiterer Risikofaktoren mäßig erhöhtes Risiko	**Hypertonus Grad III** deutlich erhöhtes Risiko, auch wenn keine anderen Risikofaktoren vorliegen

rot: **systolischer Blutdruck;**
blau: **diastolischer Blutdruck**

WHO
→ S. 45

Diese Grenzwerte und Empfehlungen gelten auch für alte Patienten. Während man früher von der „Altershypertonie" sprach und erst ab hohen Werten eine Behandlung einleitete, gilt heute auch für alte Menschen als Grenze zwischen normalem und erhöhtem Blutdruck ein Wert von 140/90 mm Hg.

Alte Menschen können jedoch auf eine medikamentöse Senkung des Blutdrucks mit gehäuften Nebenwirkungen reagieren, sodass die Behandlung sehr vorsichtig erfolgen sollte.

Bei alten und multimorbiden Patienten mit langjährigem Hypertonus werden daher manchmal Werte bis zu 160/90 mm Hg toleriert. Bis zum Alter von ca. 80 Jahren jedoch kann das Risiko bluthochdruckbedingter Erkrankungen durch eine konsequente Behandlung gesenkt werden.

➕ Ein Blutdruckanstieg auf Werte über 220/120 mm Hg geht meist mit lebensbedrohlichen Schädigungen für Herz und Gehirn einher und stellt einen echten Notfall dar, der umgehend ärztlich behandelt werden muss. Dies gilt insbesondere, wenn der Patient über Kopfschmerzen oder Luftnot klagt, oder neurologische Symptome entwickelt *(hypertensive Krise)*.

Ursachen des arteriellen Hypertonus

Es wird unterschieden in den **primären** (= essenziellen) **Hypertonus**, der 90–95 % aller Fälle zugrunde liegt, und dem **sekundären Hypertonus** aufgrund von Organerkrankungen oder Medikamenten.

Primärer arterieller Hypertonus: Der primäre Hypertonus hat eine genetische Komponente, zu der jedoch noch andere Faktoren wie Lebensstil und Persönlichkeitsmerkmale hinzutreten müssen, um zu einem Hypertonus zu führen.

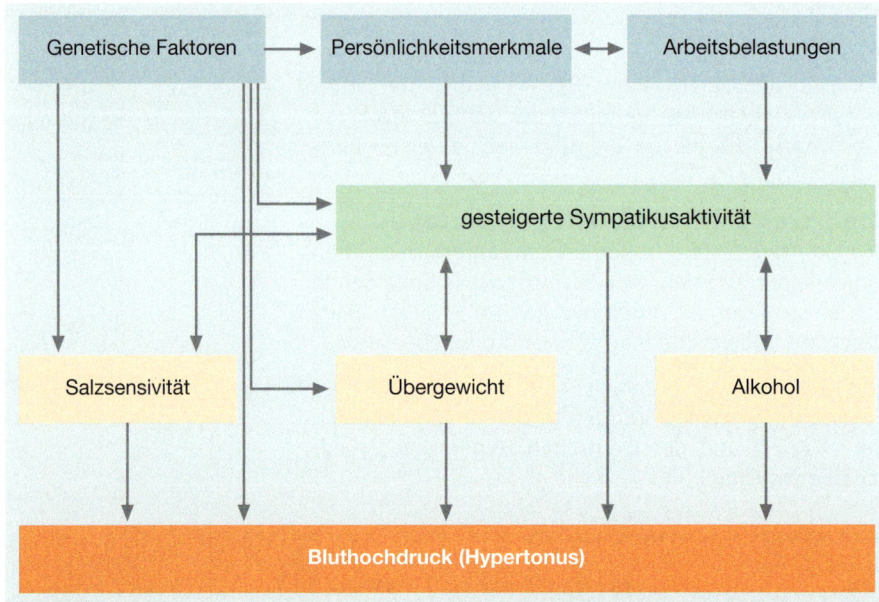

Abb. 1:
Einflussgrößen bei der
Entstehung des primären
Hypertonus

Der primäre Hypertonus wird oft über Jahrzehnte nicht erkannt, weil er zunächst keine oder nur unspezifische Beschwerden verursacht. Ein typisches Symptom kann ein morgendlicher Kopfschmerz oder häufiges Nasenbluten sein. Oft wird der Hypertonus erst dann entdeckt, wenn bereits Organschäden eingetreten sind.

Sekundärer arterieller Hypertonus: Bis zu 10 % aller Hypertonus-Patienten leiden unter einer zugrunde liegenden Erkrankung oder nehmen Medikamente ein, die unabhängig von anderen Einflussgrößen einen arteriellen Hypertonus verursachen.
Am häufigsten sind Nierenerkrankungen an der Entstehung des arteriellen Hypertonus beteiligt. Wenn die Durchblutung der Niere z. B. aufgrund einer vorgeschalteten Stenose (Verengung) der Nierenarterie abnimmt, reagiert die Niere auf den Druckabfall mit einer vermehrten Renin-Produktion, wodurch Angiotensin II entsteht (→ Exkurs, S. 168). Angiotensin II führt im gesamten Körper zu einem Blutdruckanstieg.
Auch hormonelle Faktoren, z. B. eine Überproduktion von Aldosteron in der Nebennierenrinde oder eine → Hyperthyreose, können einen sekundären Hypertonus verursachen. Manche Medikamente, z. B. Kontrazeptiva („Pille"), können in die Regulation des Hormonhaushaltes ebenfalls eingreifen und einen arteriellen Hypertonus bewirken.

Hyperthyreose
→ S. 564

Ursachen des Hypertonus

Primär durch erbliche Anlage und äußere Risikofaktoren bedingt	**90–95 %**
davon durch Übergewicht	**30 %**
durch Alkohol	**15 %**
Nierenerkrankungen	**3–5 %**
Innersekretorische Erkrankungen (Nebenniere)	**0,5 %**
Medikamente (Pille, Cortison u. a.)	**1 %**

Folgen des arteriellen Hypertonus

Der Hypertonus ist der wichtigste und verbreitetste Risikofaktor für die Entstehung von Gefäßschäden durch → Arteriosklerose. Die Arteriosklerose führt zu Durchblutungsstörungen im Gehirn und im Herzen, der Beine und zu Nierenveränderungen bis hin zur Schrumpfniere sowie Schädigungen an den inneren Organen.

Arteriosklerose
→ S. 505

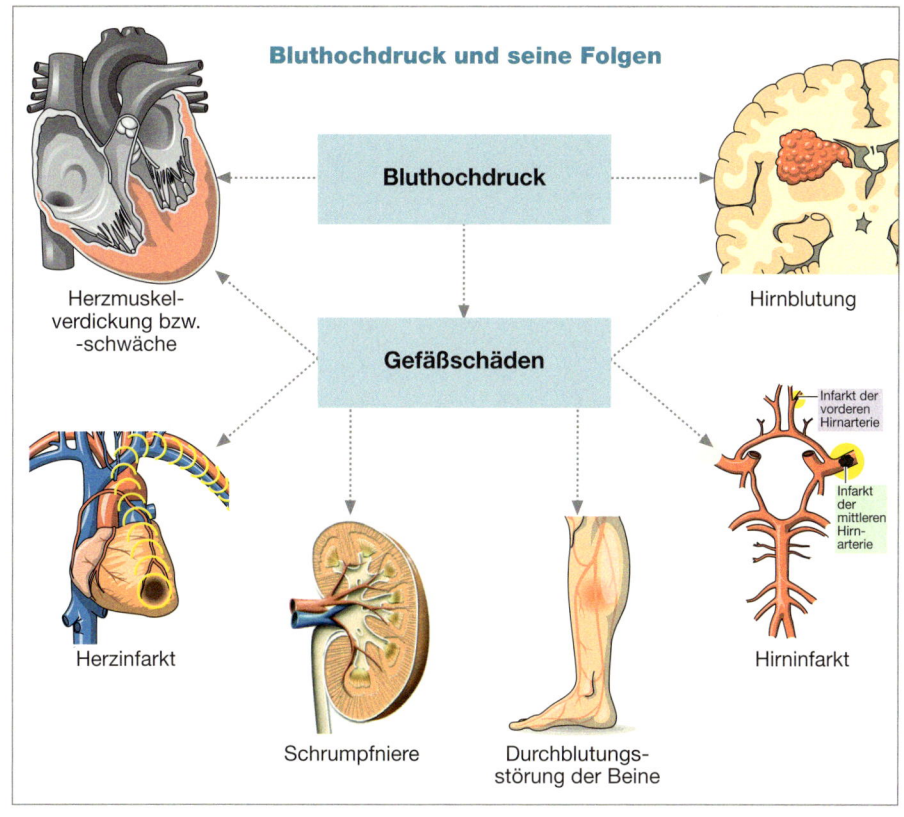

Bluthochdruck und seine Folgen

Bluthochdruck

Gefäßschäden

Herzmuskel-verdickung bzw. -schwäche

Hirnblutung

Herzinfarkt

Schrumpfniere

Durchblutungs-störung der Beine

Infarkt der vorderen Hirnarterie

Infarkt der mittleren Hirn-arterie

Hirninfarkt

Abb. 1:
Bluthochdruck und seine Folgen

Unabhängig von der Gefäßschädigung führt der arterielle Hypertonus zu direkten Organschäden:
- Durch den Hypertonus kommt es zu einer ständigen Druckbelastung des Herzmuskels. Die Muskulatur insbesondere der linken Herzkammer hypertrophiert zunächst, um die Pumpkraft zu erhöhen. Ab einer gewissen Pumpbelastung dekompensiert dieser Anpassungsmechanismus jedoch, und eine **Herzinsuffizienz** entsteht (→ Abb. 1, S. 491).
- Im Gehirn führt die vermehrte Druckbelastung der kleinen Arterien zur Gefahr der hypertensiven Hirnblutung, bei der kleine Hirngefäße platzen und eine **Einblutung in das Hirngewebe** verursachen.
- An der Netzhaut des Auges kommt es zu vermehrter Druckschädigung der kleinen Netzhautgefäße, die bis zur **Erblindung** führen können.

Dekompensation
nicht mehr ausreichender Ausgleich (Kompensation) einer verminderten Organfunktion

Stadieneinteilung der arteriellen Hypertonie

In Abhängigkeit von den bereits eingetretenen Organschädigungen unterteilt die WHO folgende Stadien der Hypertonie:

hypertensive Hirnblutung,
blutdruckbedingte Hirnblutung
→ S. 579

1. Stadium:	**keine Organveränderungen**
2. Stadium:	**Organbeteiligung: Herzhypertrophie, Veränderungen an der Netzhaut**
3. Stadium:	**Organschäden am Herz mit Herzinsuffizienz, am Gehirn (Hirnblutung), an den Augen (Netzhautblutungen)**

Behandlung und Pflege bei arterieller Hypertonie

Bei einem erstmalig diagnostizierten Hypertonus und fehlenden Organschäden wird man zunächst versuchen, den arteriellen Hypertonus durch Veränderungen der Lebensgewohnheiten zu senken. Eine sinnvolle Veränderung der Lebensgewohnheiten geht gleichzeitig mit einer Verminderung des Arterioskleroserisikos einher.

Allgemeine Maßnahmen zur Blutdrucksenkung sind:

• Gewichtsreduktion bei Übergewichtigen

Einführung in die
Ernährungslehre
→ S. 198

2 mm Hg Blutdruckabfall pro kg Gewichtsabnahme ▶ 10 kg abnehmen = 20 mm Hg Blutdrucksenkung

• Ernährungsumstellung
- ⇒ Kochsalzaufnahme auf unter 6 g pro Tag beschränken
- ⇒ Kaliumzufuhr auf 4–5 g pro Tag steigern
- ⇒ Gesamtfettzufuhr auf 70–80 g pro Tag vermindern
- ⇒ Tierische Fette reduzieren (2 fleischfreie Tage pro Woche)
- ⇒ Pflanzenöle und -fette mit einfach und mehrfach ungesättigten Fettsäuren bevorzugen
- ⇒ Cholesterinreiche Nahrungsmittel einschränken (Cholesterinaufnahme unter 300 mg pro Tag)
- ⇒ Aufnahme von Omega-3-Fettsäuren steigern (1–2 Seefischmahlzeiten pro Woche)
- ⇒ Ballaststoffreiche Kost, vermehrte Aufnahme von Obst und Gemüse

• körperliches Ausdauertraining, z. B. 4-mal pro Woche 2–4 km schnelles Gehen
• Nikotinkonsum einstellen
• übermäßigen Alkoholkonsum (>30 g/Tag, z.B. 0,75 l Bier) deutlich reduzieren

Kochsalz und Bluthochdruck
- Derzeitige Kochsalzaufnahme: Deutschland 9–12 g/Tag | USA 12–15 g/Tag
- Lebensnotwendiger Kochsalzbedarf für den Menschen: 2–3 g/Tag
- Empfohlene Kochsalzzufuhr für den Hochdruckkranken: max. 5–6 g/Tag
- 20–30 % der Bevölkerung und 40 % der Hochdruckkranken sind kochsalzempfindlich (reagieren auf eine erhöhte Kochsalzaufnahme mit einem Blutdruckanstieg).

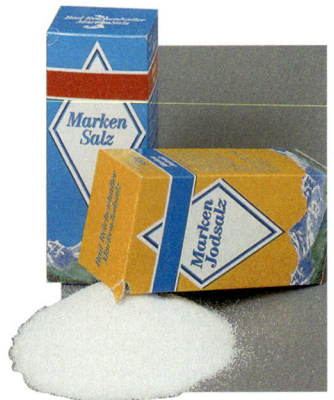

Antihypertensiva
Wenn die aufgeführten Allgemeinmaßnahmen nicht ausreichen, den Blutdruck zu senken, muss ergänzend eine medikamentöse Blutdrucksenkung durchgeführt werden.

In der Altenpflege sind folgende Substanzen von Bedeutung:
- Diuretika (→ S. 493)
- β-(Rezeptoren)-Blocker (→ S. 490)
- ACE-Hemmer (→ S. 493)
- Calciumantagonisten (→ S. 490)
- Angiotensin-II-Rezeptorantagonisten, z.B. Losartan (z.B. Lorzaar®), Candesarten (z.B. Blopress®)

Bei den **Angiotensin-II-Rezeptorantagonisten** handelt es sich um eine relativ neue Substanzgruppe, die bei alten Menschen wegen des günstigen Nebenwirkungsprofils zunehmend häufig eingesetzt wird. Sie senken den Blutdruck über eine Hemmung der Angiotensin-II-Aktivität an den Blutgefäßen und bewirken hierüber eine Gefäßerweiterung. Als Nebenwirkungen können Kopfschmerzen, Schwindel und Nierenfunktionsstörungen auftreten.

Nieren, Wasserhaushalt
und Blutdruck
(Renin-Angiotensin-
Aldosteronsystem)
→ S. 168

Behandlung und Pflege bei Hypertonie älterer Menschen (über 70 Jahre)

- Blutdruck **langsam** senken
- **Zielblutdruck**: oberer Wert unter 160 mm Hg (bei Verträglichkeit unter 140 mm Hg), unterer Wert unter 90 mm Hg
- Blutdruck im **Liegen** und **Stehen** messen
- vorsichtige Dosierung der Medikamente
- Medikamente bevorzugen, die einmal täglich verabreicht werden.

Die Bluthochdruckbehandlung von alten Menschen steht oft vor besonderen Problemen:

- Alte Menschen sind häufig an ihren Bluthochdruck gewöhnt und haben damit keine Beschwerden. Eine Blutdrucksenkung geht bei ihnen in der ersten Zeit oft mit Kopfschmerzen, Schwindel oder → Hypotonien einher, die als sehr belastend empfunden werden.
- Die Erregungsbildung im Herzen ist anfällig gegenüber Schwankungen der Elektrolyte, was unter Blutdruckmedikamenten häufiger vorkommen kann.
- Alte Menschen haben oft eine eingeschränkte Nierenfunktion, die sich negativ auf die Wirkung vieler Antihypertensiva auswirkt.

In den ersten Tagen einer neuen Blutdruckbehandlung müssen alte Menschen daher regelmäßig Blutdruck und Puls kontrollieren. Beim Aufrichten aus dem Sitzen oder Liegen muss eventuell Hilfestellung gegeben werden, weil hier Hypotonien auftreten

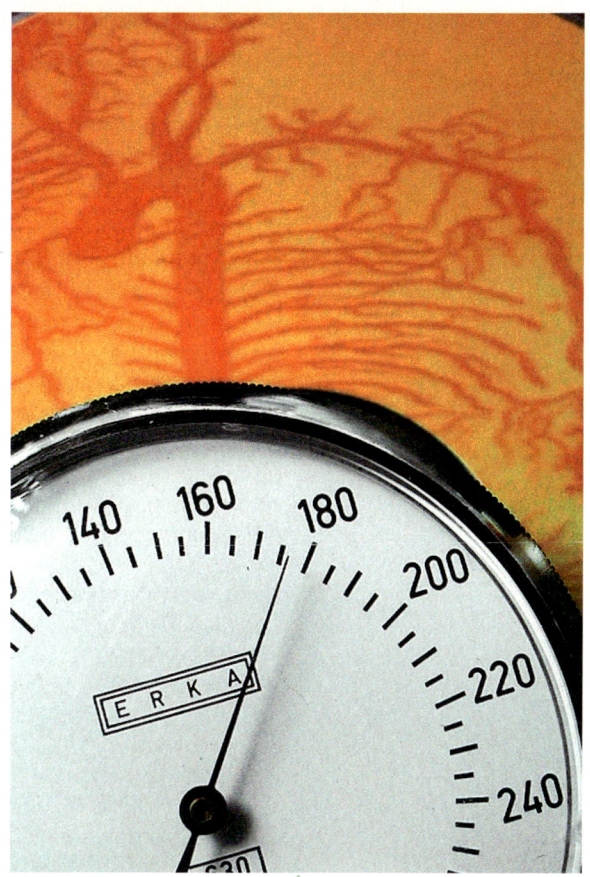

Hypotonien
→ S. 504

Blutdruckmessung
→ S. 148

Zehn Grundregeln für Hochdruckpatienten

1. Blutdruck regelmäßig messen
2. Empfehlungen des Arztes beachten
3. Normalgewicht anstreben
4. Alkoholgenuss einschränken
5. Kochsalz durch Gewürze ersetzen
6. Reichlich Obst und Gemüse essen
7. Pflanzliche Fette und hochwertige Öle bevorzugen
8. Rauchen einstellen
9. Körperliche Bewegung fördern
10. Für Ruhepausen und Entspannung sorgen

8.7.2 Arterielle Hypotonie

Als arterielle Hypotonie werden Blutdruckwerte unter 100/60 mm Hg bezeichnet. Eine Hypotonie ist in der Regel nur dann behandlungsbedürftig bzw. hat einen Krankheitswert, wenn Beschwerden auftreten. Krankhaft bedingte hypotone Blutdruckwerte können jedoch zu einer Minderdurchblutung des Gehirns führen und insbesondere bei alten Menschen Schlaganfälle verursachen.

Eine Sonderform der arteriellen Hypotonie ist die **orthostatische Hypotonie**. Ein gesunder Mensch zeigt beim Aufstehen einen weitestgehend konstanten systolischen Blutdruck und einen leichten Anstieg des diastolischen Blutdrucks. Bei der orthostatischen Hypotonie fällt der systolische Blutdruck beim Aufrichten um 20 mm Hg ab, was zu Symptomen der Minderdurchblutung im Gehirn führen kann. Diese Störung kann man bei bis zu 30 % aller Bewohner eines Altenpflegeheimes beobachten. Durch den Blutdruckabfall treten Schwindel und Sehstörungen auf, die bis zur Ohnmacht (→ *Synkope*, S. 149) führen können. Häufig sind auch unspezifische Beschwerden, wie plötzliche Verwirrtheit beim Aufstehen, Schwäche oder Apathie (Teilnahmslosigkeit) zu beobachten. Wenn diese Beschwerden auftreten, sollte daher zunächst der Blutdruck kontrolliert werden.

Ursachen der Hypotonie

Vor allem bei jungen Menschen ist die Hypotonie häufig anlage- oder konstitutionsbedingt und benötigt keine spezifische Behandlung.

Alte Menschen neigen unter bestimmten Umständen zu hypotonen Blutdruckwerten:

- Exsikkose (→ S. 349, 450)
- Immobilität
- fieberhafte Infekte (→ S. 596)
- Herzinsuffizienz (→ S. 491)
- medikamentöse Behandlung eines Bluthochdrucks (→ S. 502)
- Hypothyreose (→ S. 562)

Behandlung und Pflege bei Hypotonie

Meistens helfen Allgemeinmaßnahmen, um eine Hypotonie zu behandeln:

- bei einer hypotonen Ohnmacht: Beine hochlagern, Oberkörper tief, Blutdruck und Puls kontrollieren
- vorsichtiges Aufstehen: Pflegebedürftigen nach längerem Liegen erst einige Minuten am Bettrand sitzen lassen, ihn dabei nicht alleine lassen
- eventuell Kochsalzzulage
- mit erhöhtem Oberkörper schlafen
- Kompressionsstrümpfe (→ S. 321)
- Kreislauftraining mit Wechselduschen und kalten Fußbädern

➕ Ärztlicherseits muss zunächst überprüft werden, ob eine Medikamentennebenwirkung vorliegt, und ob diese dann allmählich reduziert oder umgesetzt werden kann. Gegebenenfalls werden spezielle Medikamente verordnet, die den Blutdruck anheben.

[1] die Differenz zwischen dem systolischen und dem diastolischen Blutdruck

[2] Blutdruckamplitude >40 mm Hg (z. B. bei einer unelastischen Aorta)

[3] Blutdruckamplitude <40 mm Hg (z. B. bei Kreislaufversagen)

Pflegeassessment

Abweichungen vom physiologischem Blutdruck	Blutdruckamplitude[1]
▪ arterielle Hypotonie (niedriger Blutdruck)	▪ erhöhte Blutdruckamplitude[2]
▪ arterielle Hypertonie (Bluthochdruck)	▪ niedrige Blutdruckamplitude[3]

Besonderheiten: _____

8.7.3 Arteriosklerose („Arterienver-kalkung")

Die Arteriosklerose ist eine Gefäßerkrankung, die mit
- einer Verhärtung und inneren Verdickung der Gefäß-wand,
- einem Verlust der Elastizität und
- einer Einengung des Gefäßinnen-durchmessers *(Lumen)* einhergeht.

Die Arteriosklerose ist eine typische Alterserkrankung, die durch entsprechende Risikofaktoren jedoch bereits wesentlich früher in Erscheinung treten kann. In den Industrieländern hat sie den Charakter einer Volkskrankheit bekommen und ist mittlerweile die häufigste Todesursache in der westlichen Welt.

Ihre Gefährlichkeit ist darin begründet, dass sie zunächst über lange Jahre ohne Symptome verläuft und erst bei Auftreten der ersten Organschäden bemerkt wird.

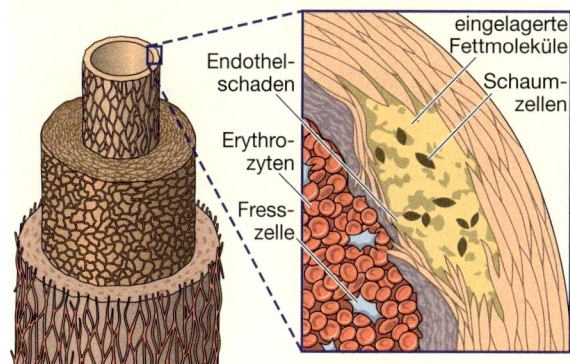

Abb. 1: *Vergrößerte Darstellung einer aufbrechenden arteriosklerotischen Plaque*

Entstehung der Arteriosklerose

Voraussetzung für die Entstehung der Arteriosklerose ist eine Schädigung der **innersten Gefäßschicht** (→ *Endothel*, S. 144). An diese Schädigung haften sich Leukozyten (→ *Fresszellen*, S. 112) an, die in das Endothel eindringen und hier zur Einlagerung von Fettmolekülen führen (→ Abb. 1). Hohe → Cholesterinkonzentrationen im Blut sorgen dann für eine fettige Umwandlung der in das Endothel eingelagerten Fresszellen (Schaumzellen).

Diese Veränderungen führen zu einer Auftreibung und Verdickung der Gefäßwand, die als **Plaque** bezeichnet wird. Wenn die Plaques eine bestimmte Größe überschreiten, brechen sie auf und lagern → Thromben an. Diese Thromben können zu einem plötzlichen Gefäßverschluss führen (→ Abb. 2). Teile eines Thrombus können auch vom Blutstrom weggeschwemmt werden und als Embolus in kleineren Gefäßen (z. B. im Gehirn) einen Verschluss hervorrufen.

Ursachen der Arteriosklerose

Die Arteriosklerose ist eine altersabhängige Veränderung der Arterien, deren Entstehung jedoch durch viele schädigende Faktoren enorm beschleunigt werden kann.

Die wichtigsten Risikofaktoren für die Entstehung einer Arteriosklerose sind:
- arterieller Hypertonus (→ S. 499)
- Diabetes mellitus (→ S. 433)
- Fettstoffwechselstörungen (→ S. 447)
- Nikotinkonsum
- Bewegungsmangel, Übergewicht
- männliches Geschlecht
- familiäre Veranlagung
- hormonelle Faktoren: Schilddrüsenhormone, Adrenalin, Androgene

Folgen der Arteriosklerose

Von der Arteriosklerose betroffene Arterien können in unterschiedlichen Körperregionen zu chronischen Durchblutungsstörungen oder zu Infarkten führen:
- Durchblutungsstörungen des Hirnareals (→ TIA, S. 577), Schlaganfall (→ S. 575)
- koronare Herzkrankheit (→ KHK, S. 487), Herzinfarkt (→ S. 488)
- Stenosen (Verengung) der Nierenarterien mit der Gefahr einer Ausbildung einer Hypertonie (→ S. 499) oder einer Niereninsuffizienz (→ S. 550)
- periphere arterielle Verschlusskrankheit (→ pAVK, S. 506)

Cholesterin
→ S. 447

Thrombus → S. 575

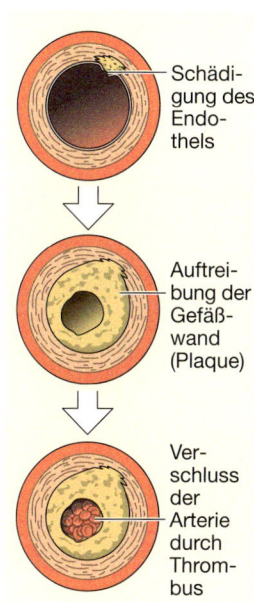

Abb. 2:
*Darstellung zunehmender arteriosklerotischer Veränderungen im Gefäßquerschnitt:
Ein Schaden in der innersten Gefäßschicht führt zu einem Eindringen von Fettmolekülen mit einer zunehmenden Einengung des Gefäßes, das dann durch einen Thrombus plötzlich verschlossen werden kann.*

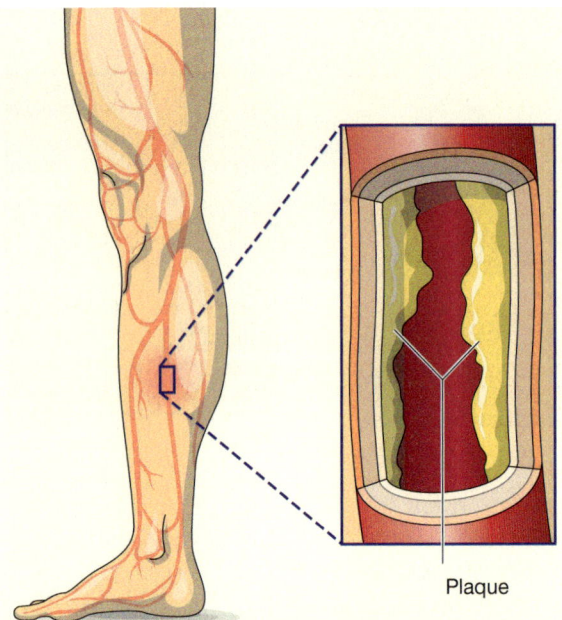

Abb. 1: Die Arteriosklerose kann die großen Beinarterien betreffen und hier zu Durchblutungsstörungen führen.

Plaque

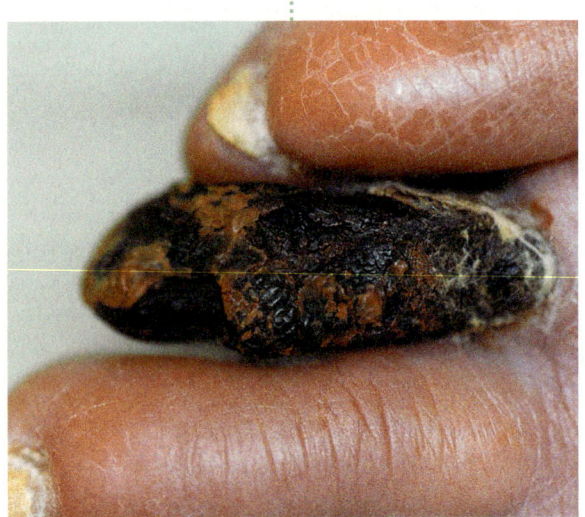

Abb. 2:
Nekrosen durch pAVK

Periphere arterielle Verschlusskrankheiten (pAVK)

Die **periphere arterielle Verschlusskrankheit (pAVK)** ist eine typische Alterskrankheit, von der bis zu 20 % aller alten Menschen betroffen sind. Sie betrifft die Extremitäten, vor allem die Bein- und Fußarterien (→ Abb. 1). Besonders häufig tritt sie bei diabeteskranken Menschen oder Rauchern („Raucherbein") auf.

Man unterscheidet mehrere Stadien der pAVK:

Stadium 1: keine Beschwerden, Fußpulse nicht tastbar.

Stadium 2: „Schaufensterkrankheit" *(Claudicatio intermittens)*: Beim Gehen treten ziehende Schmerzen insbesondere in den Waden auf, die den Patienten zum Stehen bringen. Kurze Zeit später hat sich die Durchblutung der Beine erholt, und der Patient kann weitergehen.

Stadium 3: Schmerzen treten auch in Ruhe, vor allem nachts auf.

Stadium 4: Die Haut der Füße wirkt blass und kühl, später entstehen **Nekrosen** oder eine **Gangrän** („Brand"). Unter Gangrän versteht man einen Gewebsuntergang mit entweder trockenen, blauschwarzen Nekrosen bis zur Mumifikation oder, bei Infektion durch Fäulnisbakterien, grünlich schmierigen, übelriechenden Gewebserweichungen (→ Abb. 2).

Ein plötzlicher Verschluss einer Extremitätenarterie kann durch einen Thrombus oder auch eine Embolie hervorgerufen werden. Dabei kann die Embolie durch ein Gerinnsel, das an einer anderen Stelle im Körper entstand, verursacht werden.

Typische Zeichen eines akuten Gefäßverschlusses einer Bein- oder Armarterie sind: Starker Ruheschmerz, Blässe, Lähmung, manchmal auch Kreislaufschock.

✚ Ein akuter Verschluss einer Extremitätenarterie ist ein **Notfall** und muss zu einer umgehenden Krankenhauseinweisung führen.

Behandlung und Pflege bei pAVK

- Sorgfältige, aber vorsichtige Fuß- und Nagelpflege (→ S. 267): Schon kleine Verletzungen können zu schweren Infektionen führen. Zehenzwischenräume sorgfältig trocknen, um eine Pilzbesiedlung und Hautaufweichung zu vermeiden.
- Beine nicht anwinkeln lassen
- keine medizinische Thrombose-Prophylaxe-Strümpfe

Im **Stadium 1 und 2** ist regelmäßige Bewegung erforderlich, um die Durchblutung insgesamt zu verbessern und ein Fortschreiten der Arteriosklerose zu vermeiden.

✚ **Im Stadium 3 und 4** sind eventuell gefäßerweiternde Maßnahmen (→ Thrombolyse, Ballondilatation, Stent, S. 489) erforderlich. Bei Füßen mit fortgeschrittenen Nekrosen ist häufig eine Teilamputation nicht zu vermeiden.

8.7.4 Venenerkrankungen

Venenerkrankungen treten im Alter wesentlich häufiger als in jungen Jahren auf. Sie sind in der Regel eine chronische Krankheit, deren Anfänge über Jahrzehnte zurückreichen.

Typisch sind zunehmende Funktionsstörungen der Venen mit Erweiterung des Gefäßdurchmessers und unvollständigem Schluss der Venenklappen, die eigentlich ein Zurückströmen des Blutes verhindern sollen. Am häufigsten sind die Venen der Beine betroffen.

Folgende klinische Venenerkrankungen werden unterschieden:
- Krampfadern *(Varikosis)*
- Thrombophlebitis
- tiefe Beinvenenthrombose *(Phlebothrombose)*

Krampfadern (Varikosis)

Durch eine zunehmende Schwäche der Venenklappen in den oberflächlichen Venen kann das venöse Blut nicht mehr ausreichend abtransportiert werden. Es staut sich insbesondere im Unterschenkelbereich und führt zu einer geschlängelten Auftreibung der Venen(→ Abb. 1) Diese Krampfadern können sich entzünden (→ *Thrombophlebitis*, S. 508).

Ausgedehnte Krampfadern führen zu Hautveränderungen, die mit Wundheilungsstörungen einhergehen (→ *Ulcus cruris*, S. 511).

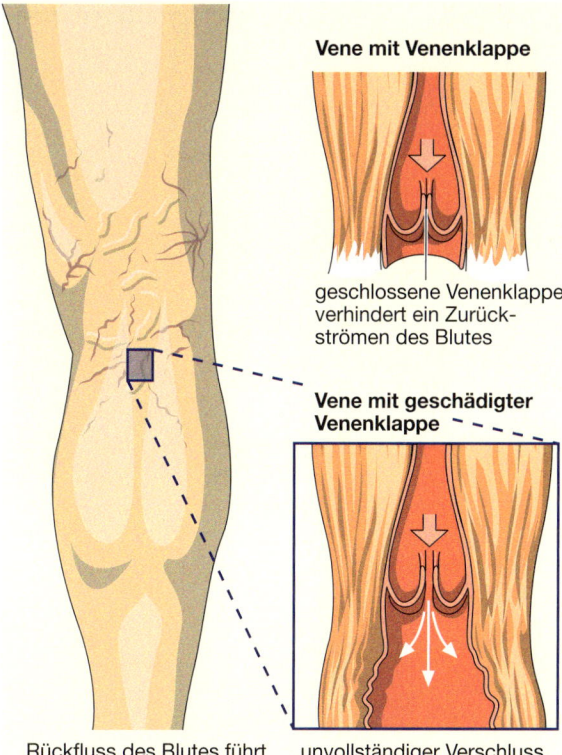

Rückfluss des Blutes führt zu einer geschlängelten Auftreibung der Venen

Vene mit Venenklappe

geschlossene Venenklappe verhindert ein Zurückströmen des Blutes

Vene mit geschädigter Venenklappe

unvollständiger Verschluss der Venenklappe

Abb. 1: Insuffizienz der Venenklappen und Ausbildung von Krampfadern (Varizen)

Venen → S. 145

Abb. 2: Venenstripping: Herausziehen eines geschädigten Venenabschnitts

---

Behandlung und Pflege bei Krampfadern

- Kompressionstherapie (→ S. 510) nach ärztlicher Anordnung mit Wickeln oder Stützstrümpfen, wenn keine pAVK (→ S. 506) vorliegt
- Patienten bei Allgemeinmaßnahmen unterstützen: Kein langes Stehen oder Sitzen, möglichst viel Bewegung, Beine hoch lagern
- keine zu warmen Vollbäder oder warme Fußbäder, weil hierdurch die Venenerweiterung noch unterstützt wird
- Wechselduschen (→ S. 260)
- Obstipationsprophylaxe, weil der gefüllte Darm den venösen Abfluss aus den Beinen behindern kann (→ S. 350)

Hinweis Die Kombination aus venöser Insuffizienz und Wundheilungsstörung ist häufig, unterstützt die Notwendigkeit der Kompression aber umso mehr.

Offene Hautpartien müssen vor der Kompression gut verbunden und eventuell durch Watte o. Ä. abgepolstert werden. Beim Wickeln kann bei Vorliegen eines Fersendekubitus die Ferse ausgespart werden.

Folgende medizinische Behandlungen kommen bei Krampfadern in Frage:
- bei Beschwerden Verödungsbehandlung
- eventuell operative Entfernung („Stripping" → Abb. 2)

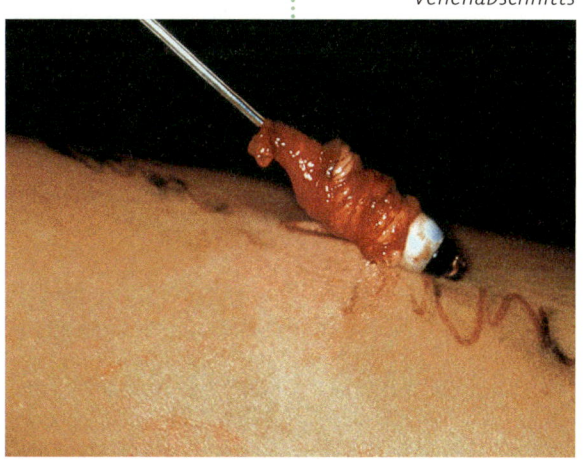

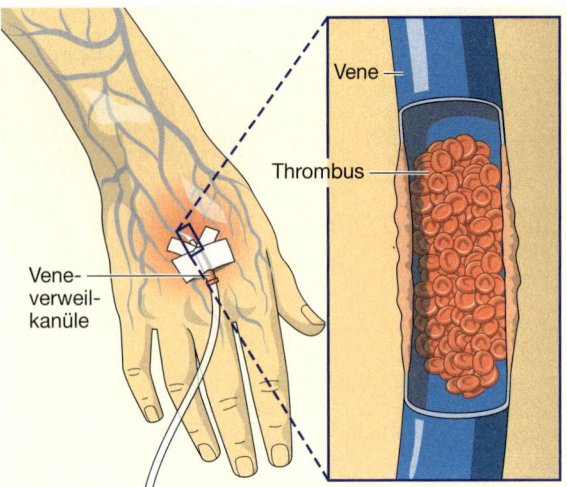

Abb. 1: Thrombusbildung in einer entzündeten Vene.
Die Thrombophlebitis tritt besonders häufig an den oberen Extremitäten bei liegenden Venenverweilkanülen auf.

Labels in figure: Vene, Thrombus, Vene-verweil-kanüle

Thrombophlebitis

Eine Thrombophlebitis ist eine Entzündung oberflächlicher Venen, in denen sich durch die Entzündung der Venenwand Thromben bilden. Sie entsteht meist vor dem Hintergrund vorbestehender Krampfadern der Beine *(Varikophlebitis)* oder auch nach Verletzungen der Haut. Besonders häufig tritt sie als fortgeleitete Entzündung bei Venenverweilkanülen (z. B. Braunülen) auf.

Bei der **Varikophlebitis** kann es zu einer Ausweitung der Entzündung auf das tiefe Beinvenensystem mit der Gefahr der Ausbildung einer tiefen Beinvenenthrombose kommen (s. u.).

Behandlung und Pflege bei Thrombophlebitis

- auf ärztliche Anordnung Kompressionsverband (→ S. 323)
- auf ärztliche Anordnung kühlende Alkoholumschläge mit 20–30 %iger Alkohollösung
- auf ärztliche Anordnung Heparinsalben

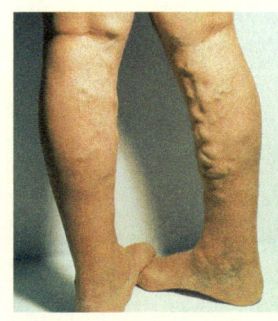
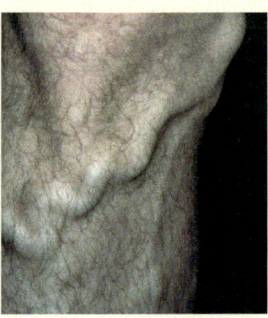

Abb. 2:
Krampfadern können zu einer
tiefen Beinvenenthrombose
führen

Tiefe Beinvenenthrombose (Phlebothrombose)

Die tiefe Beinvenenthrombose entsteht durch eine Thrombusbildung in den tiefen Bein- oder Beckenvenen. Sie tritt im Alter gehäuft auf. Etwa 30 % der 70-Jährigen sind im Laufe ihres Lebens bereits an einer tiefen Beinvenenthrombose erkrankt. Die tiefe Beinvenenthrombose ist neben dem Herzinfarkt und dem Schlaganfall die häufigste Erkrankung des Kreislaufsystems.

Ursachen der tiefen Beinvenenthrombose

Für das Zustandekommen einer tiefen Beinvenenthrombose sind in der Regel mehrere Faktoren verantwortlich, die als **Virchow-Trias** (→ Abb. 1, S. 316) zusammengefasst werden:
- **vermehrte Gerinnungsneigung** (**Hyperkoagubilität**), z. B. aufgrund von Gerinnungsstörungen oder Exsikkose (→ S. 450)
- **venöser Stau**, z. B. bei Immobilisation, langem Sitzen, Herzinsuffizienz mit Rückstau im venösen System (→ S. 491)
- **Wandläsion**, z. B. Veränderungen der Gefäßweite, fortgeleitete Entzündungen bei Thrombophlebitis

Wichtige allgemeine **Risikofaktoren** für eine tiefe Beinvenenthrombose sind Alter, weibliches Geschlecht und Übergewicht. Besonders gefährdet sind außerdem Patienten nach Operationen am Bein oder der Hüfte (→ Knieoperation, TEP, S. 463), Bauchraumoperationen, Tumorerkrankungen oder Lähmungen.
Patienten mit Risikofaktoren für eine tiefe Beinvenenthrombose werden bei längerer Immobilisation oder Operationen meist vorbeugend mit Heparin (→ S. 510) behandelt.

Thrombo-Embolie-
Prophylaxe
→ S. 316

Symptome der tiefen Beinvenenthrombose

Die Patienten beklagen meist einen Schmerz und Spannungsgefühl in der Wade. Das Bein ist häufig geschwollen und die Haut gespannt und überwärmt (→ Abb. 1). Beim Hochziehen der Fußspitzen Richtung Bauch nimmt der Schmerz zu.

Insbesondere bei alten Menschen kann die tiefe Beinvenenthrombose auch ohne sichtbare Veränderungen auftreten. Im Zweifelsfall sollte daher unbedingt ein Arzt informiert werden.

Komplikationen der tiefen Beinvenenthrombose

Die größte Gefahr einer tiefen Beinvenenthrombose liegt in dem Ablösen eines Thrombusanteils, der dann mit dem Blutstrom mitgeschwemmt wird (**embolisiert**) und eine lebensbedrohliche → Lungenembolie auslösen kann (→ Abb. 2).

Häufig entsteht nach einer tiefen Beinvenenthrombose eine **chronisch venöse Insuffizienz**, die dann als **postthrombotisches Syndrom** bezeichnet wird. Dabei sind die tiefen Beinvenen erweitert und die Venenklappen schließen nicht mehr. Das Venenblut kann also nicht mehr ausreichend abtransportiert werden und staut sich in den Beinen.

Die Unterschenkel sind ödematös geschwollen, die Haut verfärbt sich bräunlich und Krampfadern treten auf, da sich das Blut Umgehungskreisläufe sucht (→ Abb. 3).

Das postthrombotische Syndrom ist eine chronische Erkrankung, an der insbesondere Frauen leiden.

Hinweis Die Ödeme beim postthrombotischen Syndrom sind meist nicht so gut einzudrücken wie bei Unterschenkelödemen durch Herzinsuffizienz.

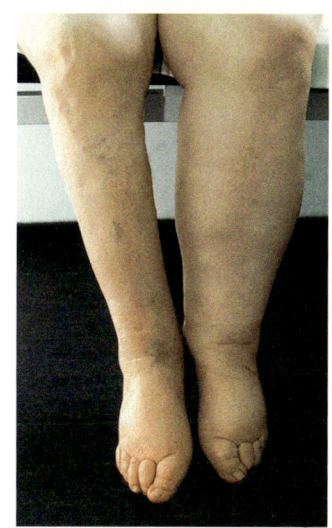

Abb. 1:
Klinisches Bild einer tiefen Bein- und Beckenvenenthrombose des linken Beines:
Das Bein ist geschwollen, gerötet und überwärmt.

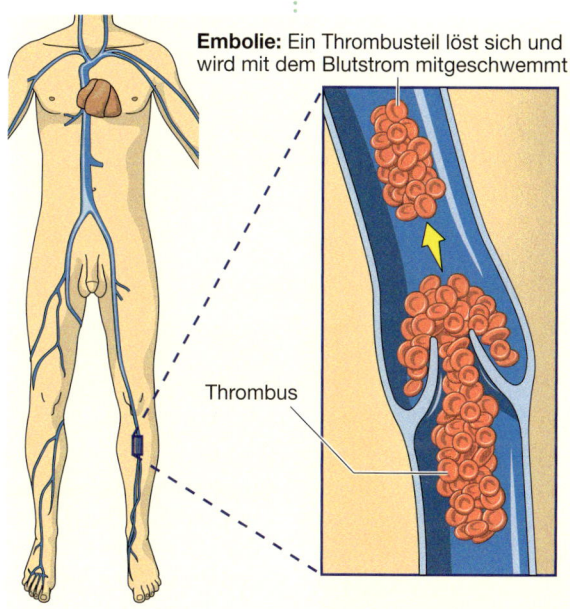

Embolie: Ein Thrombusteil löst sich und wird mit dem Blutstrom mitgeschwemmt

Thrombus

Abb. 2: *Embolus wird mit dem Blutstrom mitgeschwemmt*

Lungenembolie
→ S. 542

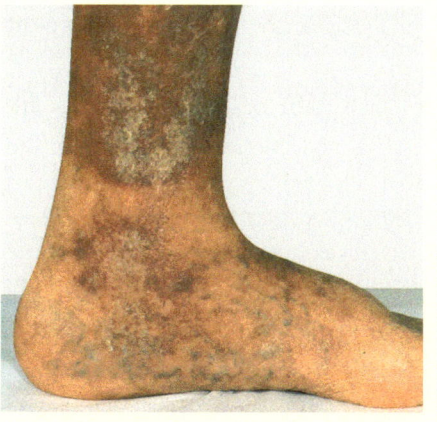 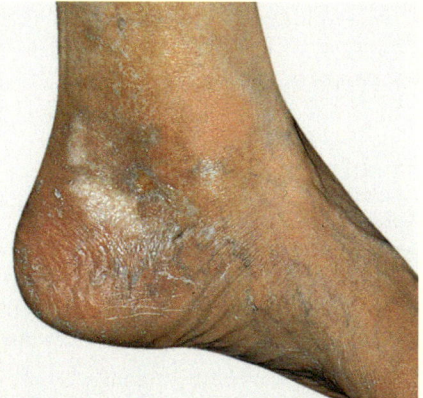

Abb. 3: *Hautveränderungen bei chronisch venöser Insuffizienz*

Behandlung und Pflege bei tiefer Beinvenenthrombose

Thrombo-Embolie-Prophylaxe
→ S. 316

- **Kompressionstherapie:** Durch Kompression (Druck) wird der Venendurchmesser verkleinert und dadurch die Funktion der Venen unterstützt. Gleichzeitig wird einem Wasseraustritt aus den venösen Gefäßen in das Gewebe entgegengewirkt und ein Ödem (→ S. 451) verhindert. Eine Kompressionstherapie darf jedoch nur durchgeführt werden, wenn **keine** arterielle Verschlusskrankheit (pAVK, S. 506) vorliegt, da sonst die arterielle Blutversorgung gefährdet würde.
Indikationen einer Kompressionsbehandlung sind: Akute tiefe Beinvenenthrombose, Thrombophlebitis, postthrombotisches Syndrom.
Eine Kompressionsbehandlung kann mit einem Verband oder einem Strumpf durchgeführt werden.
Strumpfbehandlung: Diese Behandlung ist vor allem für chronische Folgezustände geeignet. Je nach Kompressionseffekt werden die Kompressionsklassen I (18–25 mm Hg), II (25–32 mm Hg), III (37–47 mm Hg) und IV (>60 mm Hg) unterschieden. Kompressionsstrümpfe werden als Unterschenkelstrumpf (für die Thromboseprophylaxe meist nicht geeignet), Oberschenkelstrumpf oder Kompressionsstrumpfhose angeboten.
Verbandkompression: Kompressionsverband (→ S. 323).
- **Obstipationsprophylaxe:** Der Patient darf nicht pressen (→ S. 350).

> **Hinweis** Immobilisation ist zur Vorbeugung der tiefen Beinvenenthrombose nicht geeignet und sogar schädlich.
> Auch bei bereits eingetretener Beinvenenthrombose wird in der Regel nur immobilisiert, wenn die Gefahr einer Lungenembolie als besonders groß eingeschätzt wird (z.B. frei flottierender Thrombus).

 Medikamentöse Vorbeugung und Behandlung der tiefen Beinvenenthrombose:

IE
Internationale Einheit

Heparin: Dabei handelt es sich um eine Substanz, die bestimmte Gerinnungsfaktoren und damit die Thrombusbildung hemmt. Heparin wirkt nicht, wenn es oral aufgenommen wird und muss daher parenteral (subkutan oder intravenös, S. 217) gegeben werden. Im Gegensatz zu Antikoagulantien (→ S. 220) wirkt es bereits kurze Zeit nach Applikation. Heparin wird als medikamentöse Standardprophylaxe tiefer Beinvenenthrombosen eingesetzt („low dose-Heparinisierung") sowie in höher dosierter Form zur Behandlung bereits eingetretener Beinvenenthrombosen.

Man unterscheidet
- **unfraktioniertes Heparin**, das 2 bis 3 mal täglich subkutan mit durchschnittlich 5 000 IE verabreicht wird. Unfraktioniertes Heparin kann bei bereits eingetretenen Beinvenenthrombosen in höherer Dosis auch intravenös verabreicht werden.
- **niedermolekulares Heparin**, z.B. Enoxaparin (Clexane®), Natroparin (Fraxiparin®): Niedermolekulares Heparin wird in Fertigspritzen vertrieben, die subkutan verabreicht werden. Bei ihnen ist eine einmal tägliche Gabe ausreichend. Die Dosis hängt von dem Präparat ab.

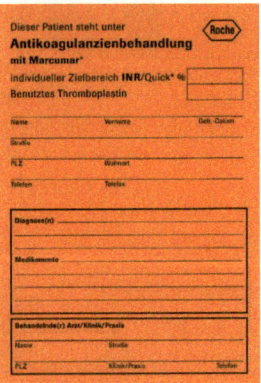
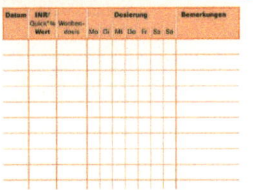

Abb. 1:
Markumarausweis

Antikoagulantien: Bei einer sehr hohen Gefährdung des Patienten, eine Beinvenenthrombose zu entwickeln (z.B. bei bereits abgelaufener Beinvenenthrombose oder Lungenembolie), wird manchmal eine vorübergehende Antikoagulation des Patienten mit Cumarinpräparaten (Vitamin-K-Hemmern) durchgeführt.
Bei antikoagulierten Patienten muss die vorgeschriebene Dosierung genau eingehalten und in den Notfallausweis (z.B. Marcumarausweis → Abb. 1) eingetragen werden. Diesen Ausweis sollte der Patient immer bei sich tragen, damit in einem Notfall die Informationen über die aktuelle Medikamenteneinstellung vorliegen.

8.7.5 Ulcus cruris venosum („offenes Bein")

Ursache des Ulcus cruris venosum ist die Hautschädigung durch die chronisch eingeschränkte Venenfunktion (chronisch venöse Insuffizienz → S. 507).

Aus einer kleinen Hautläsion entwickelt sich eine chronische → Wundheilungsstörung, die in der Ausdehnung immer weiter zunimmt. Die Wunde ist meist weißlich oder gelb belegt, die Wundränder sind geschwollen und rot-livide verfärbt (→ Abb. 1–3).

Mehr als die Hälfte aller Wundheilungsstörungen an den Beinen beruht auf einer eingeschränkten Venenfunktion, ca. 20 % auf arteriellen Durchblutungsstörungen (→ pAVK, S. 506) oder mehreren Faktoren (→ diabetischer Fuß, S. 442).

Blutgefäße
→ S. 144

Wundheilungsstörung
→ S. 477

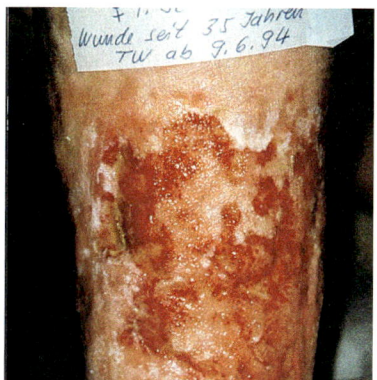

Abb. 1: Ulcus cruris venosum an der Innenseite des Unterschenkels

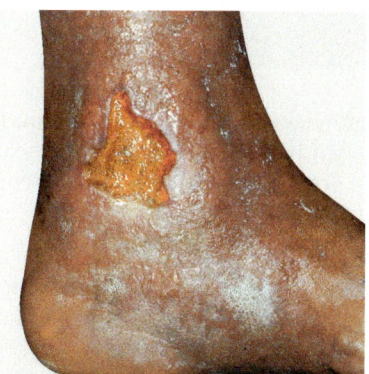

Abb. 2: Ulcus cruris venosum am Knöchel

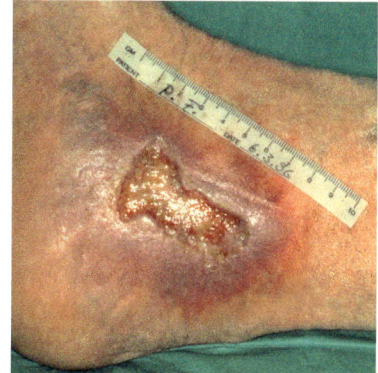

Abb. 3: Färbung der Wundränder bei Ulcus cruris venosum

Behandlung und Pflege bei Ulcus cruris venosum

Die Behandlung des Ulcus cruris ist eine langwierige, sich oft über Monate hinziehende Maßnahme. Sie hat mehrere Therapieformen:
- Kompressionsbehandlung (→ S. 510)
- Behandlung der chronischen Wundheilungsstörung (→ S. 478)
- Allgemeine Maßnahmen: Patienten bei der Mobilisation unterstützen, im Liegen die Beine hoch lagern lassen, Unterstützung der Venenfunktion (Wechselbäder)

Arteriosklerose
→ S. 505

Obstipation
→ S. 350, 523

Schock
→ S. 669

8.7.6 Aneurysma

Ein Aneurysma ist die Aufweitung eines arteriellen Blutgefäßes. Ursache ist meist eine → Arteriosklerose des Gefäßes. Das Aneurysma tritt besonders häufig im Bereich der Bauchaorta auf.

Ein **Bauchaortenaneurysma** wird meist zwischen dem 60. und 70. Lebensjahr diagnostiziert. Die durchschnittliche Größenzunahme des Aneurysmas beträgt 0,5 cm pro Jahr. In Abhängigkeit von der Größe verursachen nicht geplatzte Aneurysmen meist nur unspezifische Beschwerden wie Rückenschmerzen oder → Obstipation.

Rupturiertes (geplatztes) Bauchaortenaneurysma
Innerhalb von 10 Jahren nach Diagnosestellung platzen ca. 8–10 % aller entdeckten Bauchaneurysmen. Eine Ruptur geht meist mit heftigsten Schmerzen im linken Lendenbereich oder im Rücken einher. Sehr schnell entwickelt der Patient dann einen → Schock. Eine Ruptur endet in der Regel tödlich, wenn nicht sehr schnell ein operativer Notfalleingriff durchgeführt werden kann.

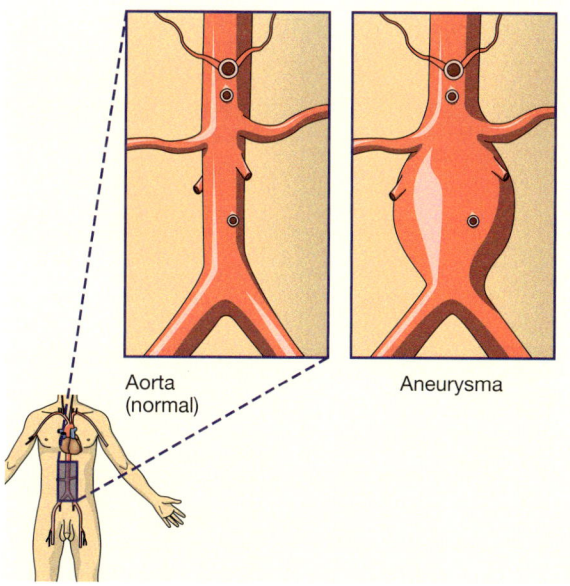

Aorta (normal)

Aneurysma

Abb. 4: Aneurysma der Bauchaorta

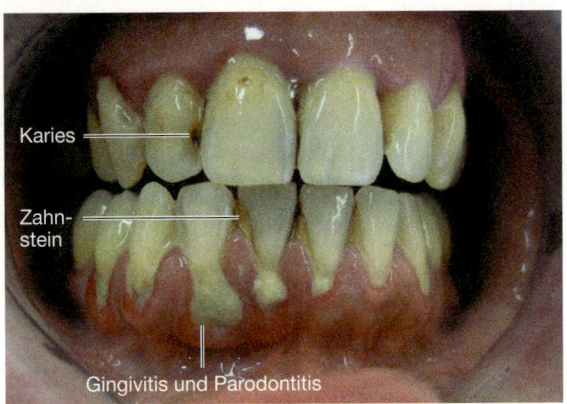

Abb. 1:
Patient mit Karies, Zahn-
stein und Parodontitis

Mund und Rachen
→ S. 154

Prophylaxe gegen Zahn-
und Munderkrankungen
→ S. 333

8.8 Pflege bei Erkrankungen des Verdauungssystems

8.8.1 Erkrankungen der Mundhöhle

Erkrankungen der Zähne und des Zahnhalteapparates

Die in der Mundhöhle am meisten vorkommende Erkrankung ist die **Karies**. Die Kariesentstehung ist ein bakteriell-chemischer Vorgang. Die an den Zähnen als **Plaque** (→ Abb. 1, S. 333) haftenden Bakterien nehmen Kohlenhydrate (vornehmlich in Form von einfachen Zuckern) zur Gewinnung von Energie auf und setzen diese in Säure um. Diese Säuren entkalken dann den Zahnschmelz durch das Herauslösen von Calcium und Phosphaten (Entmineralisierung). Dies ist an milchig weißen Flecken, so genannten White Spots (englisch für weiße Flecken) erkennbar. Durch die Entmineralisierung wird die schützende Schicht des Zahnes (→ Zahnschmelz, S. 154) beschädigt, sodass weitere Bakterien in den Zahn eindringen und die Zahnsubstanz zerstören können. Dies entspricht der Vorstufe der Karies.

Solange es bei einer oberflächlichen Entmineralisierung des Zahnschmelzes bleibt, kann durch sorgfältige Pflege und den Versuch, dem Zahn entzogene Mineralien wieder zuzuführen, eine gewisse Ausheilung der Karies gelingen . Durch das Auftragen von Fluorid kann eine Wiedereinlagerung von Kalksalzen (Calciumphosphat) in die Oberfläche des Zahnes gelingen.

Ist die Zerstörung der Zahnsubstanz zu weit fortgeschritten, kommt es zu einer durch Pflege und Fluoridierung nicht heilbaren Karies. Jetzt ist eine unmittelbare Behandlung durch den Zahnarzt erforderlich (→ Abb. 1).

> **Hinweis** Die Entmineralisierung findet auch durch säurehaltige Nahrung statt. Dabei wirken die Säuren direkt auf den Zahnschmelz ein. Beispiele für säurehaltige Nahrungsmittel sind Citrusfrüchte, Apfelsaft, Apfelsaftschorle aber auch Limonaden, wie Cola oder Orangenlimonade.

Die Plaque ist nicht nur für Karies, sondern auch für weitere am Zahn und zahnhaltenden Gewebe vorkommenden Schäden und Erkrankungen verantwortlich.

Im Bereich der Ausführungsgänge der Speicheldrüsen (→ Abb. 1, S. 156) hinter den unteren Schneidezähnen und an den oberen ersten großen Backenzähnen nehmen die dort haftenden weichen bakteriellen Beläge Salze auf. Dabei handelt es sich vor allem um Kalksalze aus dem Speichel. Die Beläge und die Kalksalze bilden ein festes Gerüst, den **Zahnstein**. Dieser ist eine gute Grundlage für die weitere Auflagerung von weichen Belägen.

Durch mangelhafte Pflege haften die bakteriellen Plaques zu lange an den Zahnhälsen, den Zahnzwischenräumen und den natürlichen Zahnfleischtaschen. Dort reizen die Bakterien und der Zahnstein wie Fremdkörper das angrenzende Zahnfleisch. Außerdem wirken die Stoffwechselprodukte der Bakterien wie Gifte und führen zu einer Entzündung, es entsteht die **Gingivitis**.
Erkennbar an mehr oder minder heftigem Zahnfleischbluten ist die Gingivitis oft auch schmerzhaft.
In diesem Stadium vermeiden die Pflegebedürftigen die dringend notwendige Reinigung der Zähne, weil sie meinen, das Zahnfleisch schonen zu müssen.
Gelingt es nicht, durch sorgfältige und nachhaltige Pflege die Gingivitis zu beseitigen, kann eine chronische Entzündung des zahnhaltenden Gewebes entstehen, eine **Parodontitis**. Beim älteren Menschen wird diese Erkrankung durch eine Vielzahl von hinzugekommenen Risikofaktoren, durch eine verminderte Funktionsfähigkeit des Immunsystems und den Alterungsvorgang selbst verstärkt.

Zahnerkrankungen und Erkrankungen des zahnhaltenden Gewebes mit tiefem Zerstörungsgrad haben durch bakterielle Infiltration des Körpers in einer zunehmenden Zahl weitere Folgen (Sekundärerkrankungen). Nach den jüngsten Untersuchungen kommt der Parodontitis eine besonders schädliche Wirkung zu.

Zu nennen sind hier: Kopfschmerzen, Augenerkrankungen, Nasennebenhöhlen- und Ohrenerkrankungen, Muskelschmerzen, Endokarditis, Glomerulonephritis, Neuralgien, akuter Gelenkrheumatismus.

Behandlung und Pflege bei Erkrankungen der Zähne und des Zahnhalteapparats

- Altersbedingte Atrophie (Schwund) des Zahnfleisches und des zahnhaltenden Gewebes führt zu **freiliegenden Zahnhälsen und Wurzeloberflächen**.
  Erkennungsmerkmale:
  · Zahnfleischrückgang
  · Empfindlichkeit
  · Kariesstellen
  Pflegehilfsmittel: Zahnbürste, Zahnzwischenraumbürste, Fluoridspülung

Zahn- und Mundpflege
→ S. 263

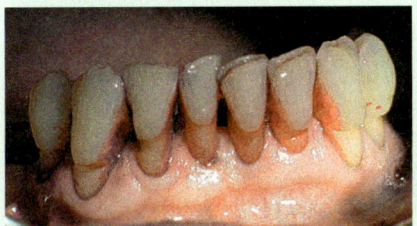 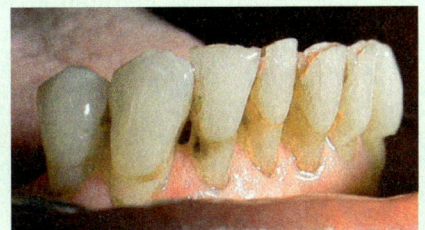

Abb. 1: Freiliegende Zahnhälse (Plaque angefärbt)   *Abb. 2: Freiliegende Zahnhälse mit Karies*

- Durch natürlichen Abrieb und durch mechanische Einwirkungen entstehen **Zahnhalsdefekte und Abrasionen**. Ein ähnliches Bild zeigen **Erosionen**, die durch säurehaltige Nahrungsmittel verursacht werden.
  Erkennungsmerkmale:
  · Rillen
  · fehlende Zahnsubstanz
  · Empfindlichkeit
  Pflegehilfsmittel: Bürste (ggf. weich), Fluoridspülung

- Die durch mangelhafte Pflege an der Zahnoberfläche haftende **Plaque** verursacht neben der Karies auch **Gingivitis** (→ Abb. 1, S. 512).
  Erkennungsmerkmale:
  · weicher Belag
  · rotes, geschwollenes Zahnfleisch
  · Blutung
  · Kariesstellen
  Pflegehilfsmittel: Zahnbürste, Zahnzwischenraumbürsten,
  antibakterielle Mundspüllösungen

- Die Zahnsubstanz wird durch eine **Radiotherapie** (→ S. 454) besonders belastet. Dadurch ist sie sehr viel anfälliger für Brüche. Nach Bestrahlungen des Kopfes ist die Speicheldrüsenfunktion eingeschränkt oder die Produktion von Speichel versiegt ganz. Durch fehlenden Speichel sind die Zähne anfälliger für die Entstehung von Karies.
  Erkennungsmerkmale:
  · anfänglich schwer zu erkennen, später Karies an der Zahnkrone und besonders an den Zahnhälsen
  · Abbrüche von Zahnsubstanz
  Pflegehilfsmittel: Zahnbürste (weich), Zahnzwischenraumbürsten, fluoridierte
  Zahnseide, Fluoridlösung, spezifische Speichelersatzmittel

- Spezielle Pflege ist notwendig, wenn Patienten einen natürlichen **Restzahnbestand mit kompliziertem Zahnersatz** haben (→ Abb. 1 und 2). Im teilbezahnten Gebiss werden Zahnhalskaries und Gingivitis bzw. Parodontitis durch Prothesenplaque gefördert. Daher müssen die Prothesen genauso sorgfältig wie die Zähne von allen Belägen befreit werden.
  Erkennungsmerkmale:
  · Nach Herausnehmen des Zahnersatzes verbleibende Halte- und Stützkonstruktionen
  Pflegehilfsmittel: Zahnzwischenraumbürsten, Zahnseide, Fluoridspülung

- Besitzt der Pflegebedürftige eine **Vollprothese**, muss diese sowohl morgens als auch abends sowie bei Bedarf auch nach Mahlzeiten mit speziellen Pflegemitteln gereinigt werden. Hierzu wird die Prothese aus dem Mund genommen und in einen dafür vorgesehenen Reinigungsbehälter mit einer Reinigungstablette (z.B. von Kukident®) gelegt. Anschließend wird die Prothese mit einer Prothesenbürste vorsichtig gereinigt und abgespült. Hilfreich sind spezielle Prothesenreinigungscremes und Ultraschallbäder. Haben sich im Laufe der Zeit nicht entfernbare Beläge gebildet, muss der Zahnersatz professionell gereinigt werden (→ Soor-Risiko, Pneumonie-Risiko, gastrointestinale Infektion, S. 515, 534).

Abb. 1:
Restzahnbestand

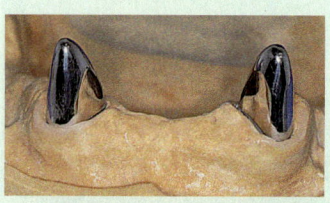

Abb. 2:
Zahnersatz
(Innenansicht)

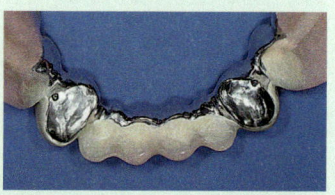

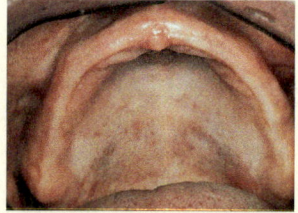

a) Zahnloser Kiefer

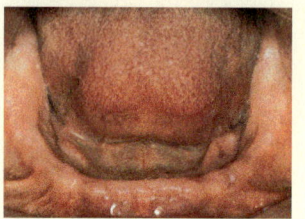

b) Totalprothese

Abb. 3:
Pflegebedürftiger
a) ohne Prothese
b) mit Prothese

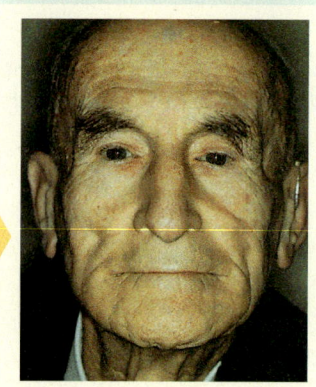

a) ohne Prothese

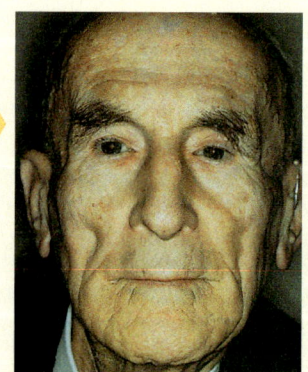

b) mit Prothese

Die Mundhöhle wird inspiziert und auf Druckstellen und Erkrankungen der Mundschleimhaut untersucht. Anschließend sollte der Pflegebedürftige die Möglichkeit bekommen, den Mund mit einer Mundspüllösung auszuspülen (z.B. Kamillen- oder Salbeitee), bevor er die Prothese wieder einsetzt.

Beim Einsetzen der Prothese ist es sinnvoll, zuerst die Oberkieferprothese einzusetzen, welche sich festsaugt, bevor die Unterkieferprothese eingesetzt wird. Die Unterkieferprothese wird durch Kieferschluss in ihre Position gerückt.

Durch Veränderung des Kiefers im Alter kann es dazu kommen, dass die Prothesen nicht mehr richtig sitzen. Bei kleinen Veränderungen kann die Anwendung von Haftcremes hilfreich sein. Sollten die Prothesen jedoch gar nicht mehr halten oder zu Druckstellen führen, muss ein Zahnarzt aufgesucht werden.

Hinweis

Zahnvollprothesen können auch nachts getragen werden. Knirscher sollten die untere Prothese nachts nicht tragen. Weiterhin unterstützt die Zahnprothese auch die nächtliche Atmung sowie die Weichteile im Gesichtsbereich.

Trockener Mund (Xerostomie)

Die Speichelproduktion lässt im Alter nach. Ein trockener Mund ist bei alten Menschen ein häufig beklagtes Symptom, das unterschiedliche Ursachen haben kann:

- Häufigste Ursache bei alten Menschen ist ein Flüssigkeitsmangel (→ *Exsikkose*, S. 450), der zu einer verminderten Speichelproduktion führt. Die Zunge ist trocken und rissig, Infektionen der Mundhöhle mit Rötung, weißlichen Belägen (→ Mundsoor, s. u.) und Schluckstörungen treten häufig hinzu.
- Viele Medikamente führen als Nebenwirkung zu einer verminderten Speichelproduktion. Hierzu zählen trizyklische Antidepressiva (→ S. 641), Neuroleptika (→ S. 647), Diuretika (→ S. 493), manche Antihypertensiva (→ S. 502) und manche Antiparkinson-Medikamente (→ S. 587).
- Ein trockener Mund kann ein Begleitsymptom unterschiedlicher Grunderkrankungen sein. Hierzu zählen bestimmte → Autoimmunkrankheiten, z.B. das **Sjögren-Syndrom**, das mit einem Nachlassen der Funktion von Tränen- und Speicheldrüsen einhergeht. Auch ein → Diabetes mellitus oder fieberhafte Erkrankungen können zu einer verminderten Speichelproduktion führen.

Autoimmunkrankheiten
→ S. 427

Diabetes mellitus
→ S. 433

Behandlung und Pflege bei trockenem Mund

Zunächst sollte eine Flüssigkeitszufuhr von mindestens 2,5 Liter/Tag sichergestellt werden (wenn ärztlicherseits keine Flüssigkeitsbeschränkung verordnet wurde). Unterstützend kann die Speichelproduktion durch zuckerloses Kaugummi oder zuckerlose säurehaltige Bonbons angeregt werden. Wichtig sind regelmäßige zahnärztliche Kontrollen, weil eine verminderte Speichelproduktion zu einer erhöhten Kariesgefährdung oder zu Druckstellen bei Prothesenträgern führen kann. Gegebenenfalls ist an den Einsatz von Speichelersatzmitteln zu denken. Auch muss auf eine sorgfältige Lippenpflege mit fetthaltigen Cremes oder Stiften geachtet werden.

 Wenn der trockene Mund erstmals nach einer Medikamentenumstellung beklagt wird, muss dies ernst genommen und der behandelnde Arzt informiert werden. Manchmal lassen die Beschwerden in den ersten Behandlungswochen allmählich nach. Ansonsten muss eventuell eine Änderung der Medikation erfolgen. Bei Entzündungen der Schleimhäute kann in Absprache mit dem behandelnden Arzt der Mund mit Chlorhexidin® gespült werden.

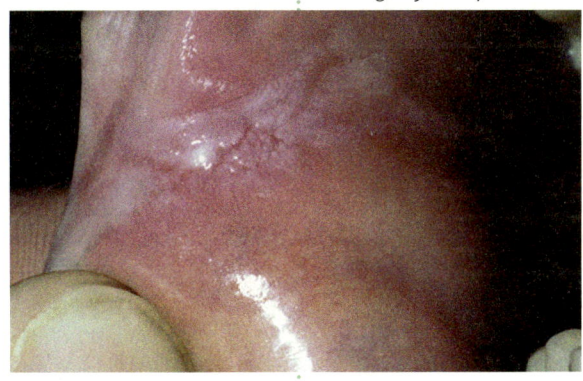

*Abb. 1:
Mundsoor mit Ausweitung auf die Speiseröhre*

Mundsoor (orale Candidose)

Der Mundsoor ist eine Hefepilzerkrankung der Mundhöhle, die bei alten und abwehrgeschwächten Menschen gehäuft auftritt.

Typische Zeichen sind weißliche, abstreifbare Beläge der Zungen- oder Wangenschleimhaut, unter denen sich eine rote, leicht blutende Schleimhaut zeigt (→ Abb. 1). Beschwerden zeigen sich in Form von Schleimhautbrennen, Kaubeschwerden und Schluckstörungen. Die Infektion kann sich auf die Speiseröhre ausbreiten.

Behandlung und Pflege bei Mundsoor

Eine sorgfältige Mundpflege sollte Essensreste vollständig beseitigen.

 Prothesen sollten mit geeigneten pilzhemmenden Substanzen gereinigt und die Prothesenbürste gewechselt werden.

In der Regel ist eine lokale Behandlung der Mundhöhle mit pilzhemmenden Medikamenten, z.B. Nystatin® oder Amphotericin B®, ausreichend. Die Medikamente sollten nach dem Essen verabreicht und möglichst lange im Mund belassen werden.

Schleimhautmykosen
→ S. 485

Pilzhemmende Mittel
(Antimykotika)
→ S. 609

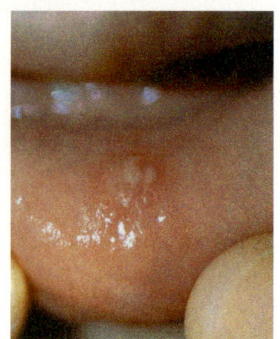

Abb. 1: Aphte

Aphten

Aphten sind Mundschleimhauterkrankungen, die sich als schmerzhafte, rot umrandete Geschwüre vorzugsweise an Lippe, Wange, Mundboden oder Zungenunterseite zeigen (→ Abb. 1). Der Gaumen, das Zahnfleisch und der Zungenrücken sind in der Regel nicht davon betroffen.

Zu Beginn verspürt der Patient meist ein Fremdkörpergefühl an der Ausbruchsstelle. Es bilden sich dann Knötchen oder Bläschen. Diese platzen auf und gehen in meist kreisrunde, innen eingesunkene Erosionen (Ulcera) über. Diese Ulzerationen sind mit einem gelblichen Belag bedeckt. Die sehr empfindlichen bis schmerzhaften Entzündungsstellen behindern die Pflegebedürftigen bei der Nahrungsaufnahme. Die Patienten fühlen sich (bei größeren oder multiplen Defekten) krank, manchmal tritt Fieber hinzu.

Die Ursachen der Aphten sind weitgehend unbekannt. Diskutiert werden umschriebene Fehlregulationen der Blutgefäße durch die Nerven, auch virale Auslöser kommen in Betracht. In besonderen Lebenssituationen (Stresszeiten, psychische Belastungen) oder bei Begleiterkrankungen mit eingeschränkter Funktion des Immunsystems kommen sie gehäuft vor. Begünstigend für eine Entstehung von Aphten sind fieberhafte Erkrankungen. In der Regel heilen Aphten in wenigen (4–7) Tagen von selber ab.

Behandlung und Pflege bei Aphten

Eine kausale Therapie ist nicht möglich. Deswegen kommt nur eine symptomatische Linderung der Beschwerden mit anästhesierenden (schmerzstillenden) Gelen oder Salben bzw. Lutschtabletten in Frage. Bakterielle Superinfektionen, die den Heilungsfortschritt verzögern, werden mit desinfizierenden Mundspüllösungen behandelt. Einige Pflanzenwirkstoffe wirken entzündungshemmend. Auch mit diesen kann der Heilungsprozess unterstützt werden. So wirken Eibischblätter und -wurzel als Tee oder Spüllösung reizmildernd, einen positiven Effekt haben auch Myrrhe, Salbei oder Taubnesselblüten.

Aphten treten öfter in der oropharyngealen Region (am Übergang von Mund zu Rachen) auf und verursachen daher Schluckbeschwerden. So besteht bei Pflegebedürftigen mit bereits (altersbedingtem) reduziertem Allgemeinzustand die Gefahr einer sekundären Mangelernährung im Vordergrund. Hier ist eine gezielte schmerzlindernde Therapie im Sinne der Aufrechterhaltung eines möglichst guten Allgemeinzustandes nötig.

Parotitis

Die Parotitis ist die akute oder chronische Entzündung der Ohrspeicheldrüse (Glandula parotis), die meist durch Viren oder Bakterien hervorgerufen wird. Generell kann zwischen Mumps und einer akuten bakteriellen Parotitis unterschieden werden.

Mumps (Parotitis epidemica) ist eine Virusinfektion, die meist im Kindesalter auftritt.

Die **akute bakterielle Parotitis** ist gekennzeichnet durch eine einseitige Schwellung und Rötung in der äußeren Region der Ohrspeicheldrüse, seltener auch eine Eiterabsonderung durch den Drüsenausführungsgang und Fieber (→ Abb. 2). Diese Infektion kommt bei alten und chronisch kranken Patienten vor, die durch verminderte Nahrungsaufnahme und durch Medikation mit atropinähnlichen Substanzen einen trockenen Mund haben.

Auch bei einer Steinbildung (Sialolithiasis) in der Drüse mit Verlegung des Ausführungsganges kann sich durch aufsteigende Bakterien die Ohrspeicheldrüse entzünden.

Behandlung und Pflege bei Parotitis

Mumps kommt im fortgeschrittenen Lebensalter extrem selten vor. Daher bestehen prophylaktische Maßnahmen vorwiegend in der Vermeidung einer bakteriellen Infektion. Hier sind eine sorgfältige Mundhygiene und regelmäßige Mundspülungen mit desinfizierenden Lösungen sinnvoll. Ebenso müssen Speichelbildung und Speichelfluss gefördert werden. Ausreichender Speichelfluss verhindert ein Aufsteigen der Bakterien aus der Mundhöhle in den Ausführungsgängen der Ohrspeicheldrüsen. Speichelanregend wirken z.B. (saure) Bonbons, zuckerfreie Kaugummis, Mundstäbchen mit Zitronensaft.

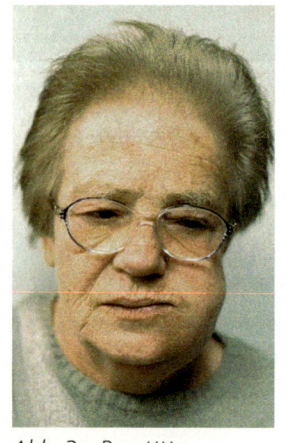

Abb. 2: Parotitis

8.8.2 Erkrankungen der Speiseröhre

Sodbrennen und Reflux

Sodbrennen ist ein häufig beklagtes Symptom, das im Alter zunimmt. Es äußert sich in Schmerzen in der oberen Magengegend, Brennen in der Brust und einem säuerlich-bitteren Geschmack im Mund. Die Beschwerden nehmen im Liegen zu und werden manchmal mit Symptomen eines Herzinfarkts oder eines Magengeschwürs verwechselt.

Ursache des Sodbrennens ist meist ein **Übertreten von saurem Mageninhalt in die Speiseröhre** *(Reflux)*. Dies kann auf Dauer zur **Speiseröhrenentzündung** *(Refluxösophagitis)* führen (→ Abb. 1).

Am Übergang zwischen Speiseröhre und Magen befindet sich der untere Ösophagussphincter. Dieser besteht aus dem unteren Speiseröhrenschließmuskel (→ Abb. 1, S. 158) und einzelnen Muskelzügen des Zwerchfells (→ Abb. 1, S. 131). Im Normalfall verhindert der Ösophagussphincter ein Zurückfließen des sauren Magensaftes in die Speiseröhre.

Für ein Versagen des Verschlussmechanismus gibt es unterschiedliche Ursachen:

- **Zwerchfellbruch (Hiatushernie):** Bei einem Zwerchfellbruch verlagern sich Teile des Magens durch eine eigene Lücke im Zwerchfell oder auch durch die Zwerchfellöffnung für die Speiseröhre in den Brustraum *(Gleithernie → Abb. 2)*. Ursache ist meist ein Nachlassen der Festigkeit des Zwerchfells im Alter, aber auch eine Druckerhöhung im Bauchraum, z.B. durch chronische Verstopfung und Übergewicht. Dadurch verliert der Schließmechanismus an Wirksamkeit und saurer Magensaft tritt in die Speiseröhre über.

- **Fehlernährung:** Alkohol und Nikotin sowie eine säurehaltige Ernährung verstärken die Produktion von Magensäuren und tragen damit zum Sodbrennen bei.

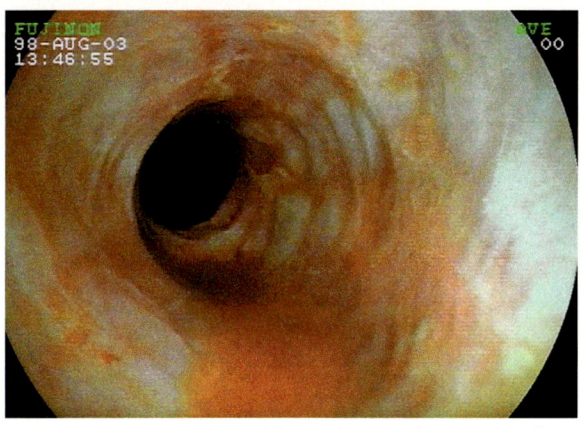

Abb. 1: Speiseröhrenentzündung

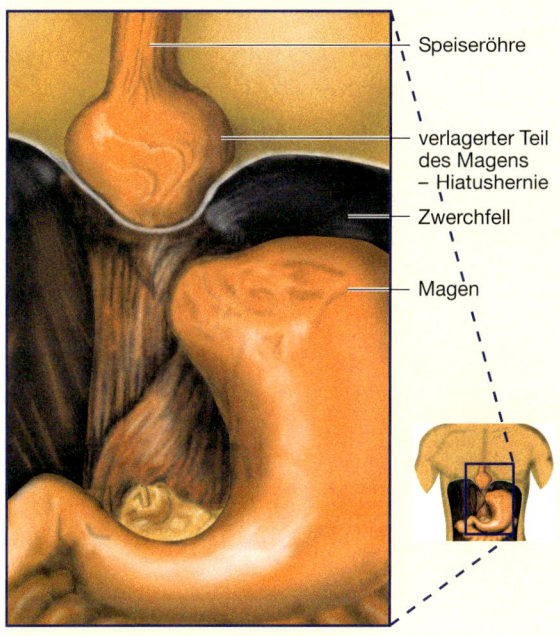

Speiseröhre

verlagerter Teil des Magens – Hiatushernie

Zwerchfell

Magen

Abb. 2: Gleithernie: Teile des Magens verlagern sich durch die Zwerchfelllücke der Speiseröhre in den Brustraum.

Behandlung und Pflege bei Sodbrennen

Meist sind allgemeine Maßnahmen ausreichend wirksam. Hierzu zählen die Gewichtsreduktion bei Übergewicht, die Oberkörperhochlagerung um ca. 10–15 cm beim Schlafen, das Vermeiden von Alkohol, Nikotin und säurehaltigen Nahrungsmitteln sowie das Aufteilen der Mahlzeiten in 6–8 Einzelportionen. Die letzte Mahlzeit sollte mehrere Stunden vor dem Schlafen eingenommen werden. Milchprodukte werden manchmal empfohlen, um die übermäßige Säureproduktion abzupuffern.

Wenn die allgemeinen Maßnahmen nicht ausreichen, können **säureneutralisierende Medikamente** *(Antazida)*, z.B. Riopan® oder Talcid®, helfen, die Säureproduktion im Magen zu neutralisieren. Bei anhaltenden Beschwerden wird diagnostisch häufig eine Speiseröhren- und Magenspiegelung *(Gastroskopie →* Exkurs, S. 518) durchgeführt, um das Ausmaß der Entzündung und mögliche Ursachen herauszufinden.

Speiseröhre
→ S. 157

Bei Nachweis von entzündlichen Schleimhautveränderungen in der Speiseröhre und im Magen werden zur Verminderung der Säureproduktion des Magens zusätzlich Medikamente verordnet:

• **H2-Rezeptorenantagonisten**, z.B. Zantic®, Tagamet® oder Pepdul®
• **Protonenpumpenhemmer**, z.B. Antra® oder Pantozol®

✚ Bei Nachweis eines Zwerchfellbruchs muss eventuell eine Operation durchgeführt werden.

Exkurs **Gastroskopie**

Hierbei wird, meist unter leichter Betäubung, ein dünnes optisches Instrument, ein sog. Endoskop, über den Mund in den oberen Verdauungstrakt eingeführt (→ Abb. 1 und 2). Über das Endoskop können Speiseröhre, Magen und Zwölffingerdarm, eventuell auch die Bauchspeicheldrüsen- und Gallenwege betrachtet werden. Mithilfe kleiner Zangen, die über das Endoskop eingeführt werden, können Schleimhautproben entnommen und mikroskopisch untersucht werden.

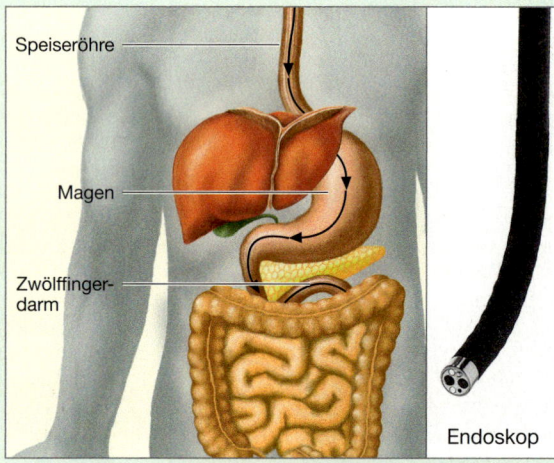

Speiseröhre

Magen

Zwölffingerdarm

Endoskop

Abb. 1: Endoskop und die oberen Verdauungsorgane

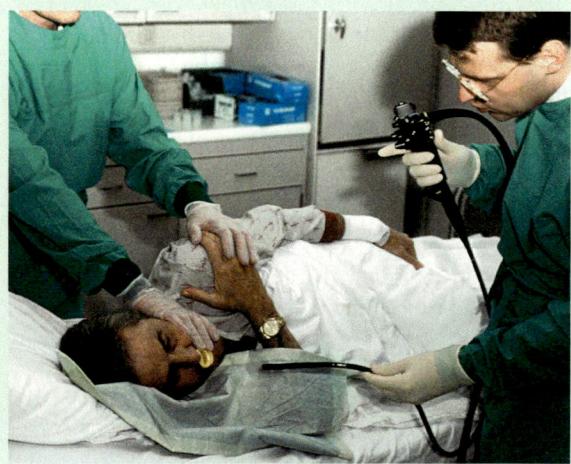

Abb. 2: Gastroskopie

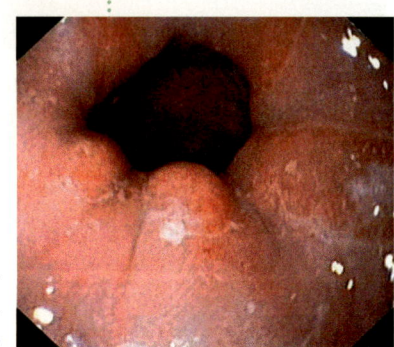

*Abb. 3:
Ösophaguskarzinom*

Speiseröhrenkrebs (Ösophaguskarzinom)

Speiseröhrenkrebs tritt häufiger bei Menschen auf, die über längere Zeit viel Nikotin und/oder Alkohol konsumiert haben.

Auch eine chronische Speiseröhrenentzündung kann in manchen Fällen in einen Speiseröhrenkrebs übergehen (→ Abb. 3). Die Beschwerden bestehen anfänglich häufig aus Sodbrennen und Verdauungsbeschwerden, später treten Schluckstörungen und Gewichtsverlust hinzu. Die Diagnose wird durch eine Gastroskopie gestellt.

Behandlung und Pflege bei Speiseröhrenkrebs

Pflege bei
Tumorerkrankungen
→ S. 452

✚ Die Behandlung besteht in der Regel zunächst aus dem Versuch einer möglichst umfangreichen operativen **Tumorentfernung**. Je nach Tumorart schließt sich eine **Bestrahlung** *(Radiatio)* und/oder eine **Chemotherapie** an. In fortgeschrittenen Fällen kann meist keine Heilung mehr erreicht werden. Wichtige Maßnahmen zur Lebensverlängerung und Verbesserung der Lebensqualität sind das Aufrechterhalten der Nahrungspassage, z.B. durch lokale Laserbehandlung des Tumors und Einlage eines Röhrenimplantats *(Stent)* zur Wandabstützung.

8.8.3 Erkrankungen des Magens

Magenschleimhautentzündung (Gastritis)

Akute Gastritis und Gastroenteritis

Eine akute Entzündung der Magenschleimhaut *(akute Gastritis)* geht mit Übelkeit, Erbrechen und Magenschmerzen einher. Wenn die Darmschleimhaut, z. B. bei erregerbedingten Erkrankungen, ebenfalls beteiligt ist, bezeichnet man das Krankheitsbild als Magen-Darmentzündung *(Gastroenteritis)*. Die Gastroenteritis wird von Durchfällen begleitet.

Eine Gastritis kann sehr unterschiedliche Ursachen haben:
- **einfache Gastritis:** z. B. übermäßiger Alkohol- oder Nikotinkonsum
- **„stressbedingte" Gastritis:** Stress durch äußere Lebensumstände, aber auch große Operationen und schwere Erkrankungen
- **medikamentös hervorgerufene Gastritis:** Viele Medikamente können die Magenschleimhaut schädigen. Hierzu zählen vor allem weit verbreitete Schmerzmedikamente wie Acetylsalicylsäure (Aspirin® → S. 464), entzündungshemmende Medikamente wie Diclofenac (Voltaren®) oder Ibuprofen sowie Cortison (→ S. 467).
- **erregerbedingte (infektiöse) Gastritis:** Manche → Krankheitserreger befallen die Schleimhäute des Magen-Darm-Trakts, bei anderen Erregern führen Gifte *(Toxine)* aus dem Stoffwechsel des Erregers zu der Entzündung. Häufige Erreger sind Salmonellen (Salmonelleninfektionen beruhen meist auf infizierten Lebensmitteln, z. B. rohen Eiern, Geflügel oder Eis), Shigellen und Staphylokokken. Helicobacter pylori sind Bakterien, die häufig die Magenschleimhaut besiedeln und bei vielen Menschen zu akuten oder chronischen Magenschleimhautentzündungen führen (→ Abb. 1, S. 520). Für den Nachweis von Helicobacter pylori erfolgt eine Gastroskopie (→ Abb. 2, S. 518). Es existieren spezielle Schnelltests, die eine Infektion dann umgehend nachweisen und somit eine gezielte Behandlung ermöglichen.

Eine einfache Gastritis heilt in der Regel folgenlos aus. Schwere Verlaufsformen, wie die **hämorrhagische Gastritis**, können zu Verletzungen der Schleimhaut und zum Blutaustritt in das Mageninnere führen, was sich im Erbrechen von Blut und kaffeesatzartigem Mageninhalt oder → Teerstuhl äußert. Eine einfache Gastritis wird meistens ohne weitergehende Diagnostik behandelt. Bei wiederholten oder schweren Erkrankungen, vor allem bei Verdacht auf eine Blutungskomplikation, muss eine Gastroskopie erfolgen.

Behandlung und Pflege bei akuter Gastritis

Die einfache Gastritis wird zunächst mit Nahrungskarenz über 24 Stunden behandelt. Dabei muss eine ausreichende Flüssigkeitszufuhr gewährleistet sein (z. B. Kräutertee oder, bei häufigem Erbrechen, elektrolythaltige Flüssigkeiten). Ab dem 2. Tag kann ein vorsichtiger Kostaufbau mit leicht verdaulichen Kohlenhydraten, z. B. Haferschleim oder Weißbrot, begonnen werden. Später können nach und nach eiweißhaltige und fettarme Nahrungsmittel wie Milchprodukte, fettarmes, leicht verdauliches Fleisch und Fisch ergänzt werden.

Wenn aufgrund des Erbrechens und der Nahrungskarenz eine Exsikkose (→ S. 540) droht, sollte in Rücksprache mit dem behandelnden Arzt rechtzeitig mit parenteraler Ernährung (→ S. 207) begonnen werden. Während des Kostaufbaus muss konsequent auf Alkohol, Nikotin und Kaffee verzichtet werden. Lokale Wärmeanwendung (Wärmflasche) kann krampfartige Magenschmerzen lindern.

Wenn mehrere Menschen in einer betreuten Einrichtung gleichzeitig erkranken, besteht immer der Verdacht auf eine erregerbedingte Gastritis, z. B. durch salmonellenverseuchte Lebensmittel. Der reine Verdacht auf eine Salmonelleninfektion muss umgehend gemeldet werden (→ S. 600). Erkrankte alte Menschen werden meist sofort in ein Krankenhaus eingewiesen, weil sie durch die Flüssigkeitsverluste lebensgefährlich bedroht sind.

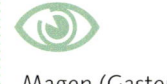

Magen (Gaster)
→ S. 158

Krankheitserreger
→ S. 600

Teerstuhl
→ S. 297

Karenz
carere lat. =
sich enthalten,
entbehren

Nahrungskarenz
Verzicht auf Nahrung

Die medikamentöse Behandlung der akuten Gastritis beinhaltet säurehemmende Maßnahmen (→ medikamentöse Behandlung bei Sodbrennen, S. 517). Bei Übelkeit und Erbrechen können zusätzlich Medikamente, die die Magenmotilität und damit die Magenentleerung verbessern, verabreicht werden (z. B. Metoclopramid: Paspertin®). Bei gastroskopischem Nachweis von Helicobacter pylori (→ Abb. 1) wird eine **Eradikationstherapie** durchgeführt. Dabei handelt es sich um eine Kombinationsbehandlung aus säurehemmenden Medikamenten und einer antibiotischen Therapie (→ S. 605).

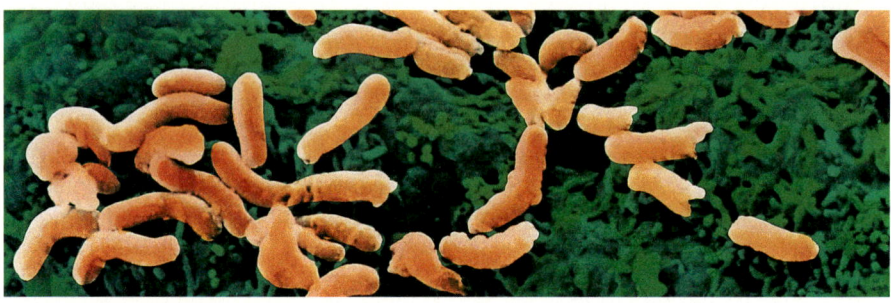

Magenmotilität
peristaltische Bewegung des Magens zur Unterstützung der Verdauung

Abb. 1:
Helicobacter pylori

Chronische Gastritis

Rezidivierende, d.h. nicht ausreichend abgeheilte Magenschleimhautentzündungen können zur chronischen Verlaufsform der Gastritis führen. Die chronische Gastritis geht nicht zwangsläufig mit Beschwerden einher, sondern wird manchmal als Zufallsbefund bei einer Gastroskopie entdeckt. Etwa 50 % der älteren Menschen haben Zeichen einer chronischen Gastritis. Weil manche chronische Verlaufsformen der Gastritis aber ein erhöhtes Risiko beinhalten, später in ein → Magengeschwür oder ein → Magenkarzinom überzugehen, ist die Diagnosestellung und die ausreichende Behandlung wichtig.

Man unterscheidet unterschiedliche Formen der chronischen Gastritis:

Magengeschwür
→ S. 521

Magenkarzinom
→ S. 522

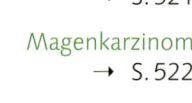

Autoimmunerkrankung
→ S. 427

Vitamin B_{12}
→ S. 206

Anämie
→ S. 422

neurologische
Symptome
→ S. 566

Typ A (selten)	**Autoimmunerkrankung**, bei der sich Antikörper gegen Magenschleimhautzellen richten und zu einem verminderten Säuregehalt des Magensaftes führen. Gleichzeitig wird die Produktion einer körpereigenen Substanz (Intrinsic factor, S. 158) durch Schädigung spezialisierter Magenzellen eingeschränkt. Der Intrinsic factor wird im Darm zur Aufnahme des → Vitamins B_{12} benötigt. Folge ist ein Mangel an Vitamin B_{12}, was zur → Anämie und → neurologischen Symptomen mit Schädigung der Rückenmarksbahnen (*funikuläre Myelose*) führt.
Typ B (häufig)	Diese Verlaufsform wird durch **Helicobacter pylori** hervorgerufen. Sie geht mit einem erhöhten Risiko einher, später ein Magenkarzinom zu entwickeln.
Typ C (ca. 5–10 %)	Diese Form entsteht durch eine **Schädigung der Magenschleimhaut**, z.B. durch bestimmte Medikamente oder durch den Rückfluss von Gallenflüssigkeit in den Magen (Gallenreflux).

Behandlung und Pflege bei chronischer Gastritis

Die allgemeinen Maßnahmen orientieren sich, wenn Beschwerden vorliegen, an den Symptomen (→ akute Gastritis, S. 519). Bei der Typ-A-Gastritis muss Vitamin B_{12} regelmäßig gespritzt werden, um einer Anämie und den neurologischen Symptomen vorzubeugen.

Magen- und Zwölffingerdarmgeschwür
(Ulcus ventriculi und Ulcus duodeni)

Ein Geschwür der Magen- oder Zwölffingerdarmschleimhaut ist ein kraterförmiger Schleimhautdefekt, der bis in die Magen- und/oder Darmwand hineinragen kann. Wenn Geschwüre wiederholt auftreten, spricht man auch von der **Ulcuskrankheit** (→ Abb. 3, S. 212). Das Zwölffingerdarmgeschwür tritt häufiger auf und betrifft vor allem Männer. Das Magengeschwür (→ Abb. 1) kommt bei Männern und Frauen gleich häufig vor und wird vor allem bei alten Menschen gefunden.

Ursachen des Magen- und Zwölffingerdarmgeschwürs

Als Ursache wird ein gestörtes Gleichgewicht zwischen Magensäure und Schleimhaut diskutiert. Im Alter häufig eingesetzte Medikamente wie Acetylsalicylsäure, Diclofenac oder Cortison erhöhen die Empfindlichkeit der Magenschleimhaut gegenüber äußeren Einflüssen. Rauchen stellt einen eigenen Risikofaktor in der Geschwürentstehung dar. Die meisten Geschwüre (bis zu 100 % aller Zwölffingerdarmgeschwüre und bis zu 80 % aller Magengeschwüre) werden mittlerweile auf eine Infektion der Schleimhaut mit Helicobacter pylori (→ Abb. 1, S. 520) zurückgeführt.

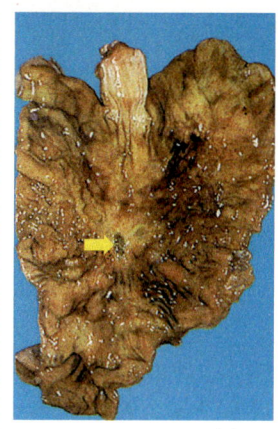

Abb. 1:
Magengeschwür (Pfeil)

Symptome des Magen- und Zwölffingerdarmgeschwürs

Ältere Menschen mit einer Ulcuskrankheit haben manchmal keine oder nur unspezifische Beschwerden. Häufiger beklagt werden Völlegefühl, Sodbrennen, Erbrechen oder nahrungsabhängige Oberbauchschmerzen.

Ein Magengeschwür geht typischerweise mit Schmerzen nach der Nahrungsaufnahme einher, während das Zwölffingerdarmgeschwür häufig zu einem Nüchternschmerz mit Besserung nach dem Essen führt.

Das Magengeschwür ist oft Ursache einer ungewollten Gewichtsabnahme. Gerade bei alten Menschen wird ein Ulcus häufig erst dann entdeckt, wenn Komplikationen auftreten. Etwa 40 % aller Magengeschwüre bei alten Menschen führen zu einer **Blutung in das Mageninnere** (*Gastrointestinalblutung* → Abb. 2a) oder zu einem **Riss in der Magenwand** (*Perforation* → Abb. 2b) mit Austritt von Mageninhalt in die Bauchhöhle und Entwicklung einer lebensbedrohlichen **Bauchfellentzündung** (*Peritonitis*, S. 526). Bei einer Perforation werden plötzliche heftige Oberbauchschmerzen beklagt. Eine Magenblutung aus einem Ulcus geht mit blutigem oder kaffeesatzartigem Erbrechen und → Teerstuhl einher und kann innerhalb kurzer Zeit zu einem gefährlichen Blut- und Volumenverlust führen.

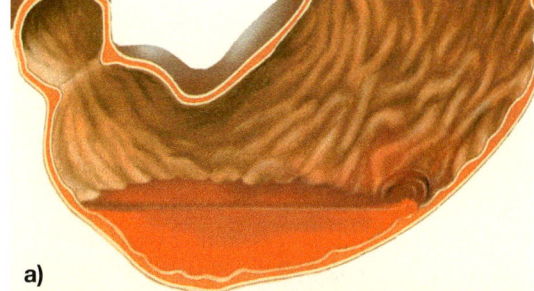

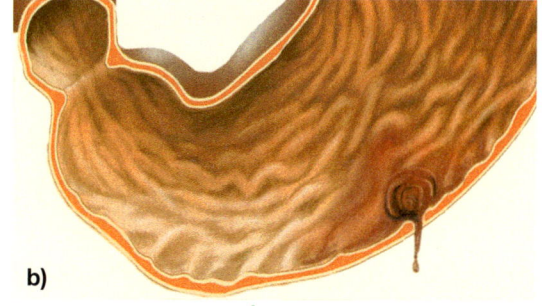

Abb. 2: Komplikationen eines Magengeschwürs:
a) Gastrointestinalblutung
b) Perforation

➕ Dabei handelt es sich um einen echten Notfall, der zu einer notfallmäßigen Krankenhauseinweisung mit Arztbegleitung führen muss. Ein Ulcus kann jedoch auch zu einer chronischen Sickerblutung führen, über die der alte Mensch im Laufe der Zeit unbemerkt, aber kontinuierlich Blut verliert und eine → Anämie entwickelt.

Bei anhaltenden Oberbauchschmerzen, Appetitlosigkeit, Übelkeit sowie jeder unklaren Gewichtsabnahme des alten Menschen muss eine Gastroskopie (→ Abb. 2, S. 518) durchgeführt werden, um unter Entnahme von Biopsien (Gewebsproben) die entsprechende Diagnose zu stellen. In vielen Fällen kann eine Blutung gastroskopisch durch Unterspritzen oder Verkleben der Blutung gestillt werden.

Teerstuhl
→ S. 297

Anämie
→ S. 422

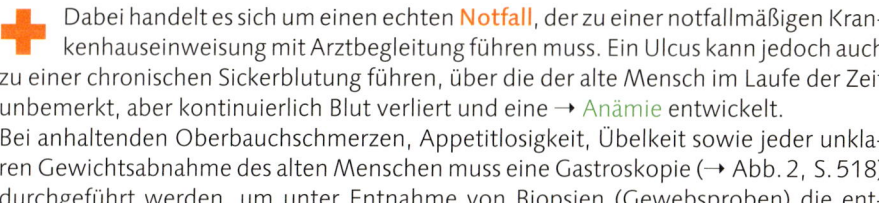

Behandlung und Pflege bei Magen- und Zwölffingerdarmgeschwür

Die allgemeinen Maßnahmen zur Behandlung des Magen- und Zwölffingerdarmgeschwürs ähneln den Maßnahmen bei der akuten und chronischen Gastritis (→ S. 519) und dienen dazu, die Säureproduktion des Magens zu vermindern. Die Nahrungszusammensetzung sollte sich vor allem daran orientieren, was subjektiv gut vertragen wird. Bei Untergewicht und allgemeiner Schwächung sollten vorübergehend eventuell Nahrungssupplemente (→ S. 431) gegeben werden.

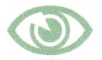

Geschwülste (Tumoren)
→ S. 213

➕ Die medizinische Behandlung der Ulcuskrankheit orientiert sich an den Ursachen. Bei Nachweis von Helicobacter pylori erfolgt vordringlich eine Eradikationstherapie (→ S. 520). Seit Einführung dieser Behandlung konnte die Wiederholungsgefahr eines Geschwürs von ca. 90 % auf unter 10 % gesenkt werden. Begleitend werden Medikamente, die die Säureproduktion des Magens hemmen (→ Protonenpumpenhemmer, S. 518) gegeben. Wenn Medikamente eingenommen wurden, die die Magenschleimhaut schädigen, sollten diese nach Möglichkeit abgesetzt werden.

Unter den genannten Maßnahmen können die meisten Geschwüre geheilt werden. Die früher häufig durchgeführte operative Behandlung der Ulcuskrankheit (⅔ Magenresektion: Billroth I und II) ist dadurch zur absoluten Seltenheit geworden.

Magenkrebs (Magenkarzinom)

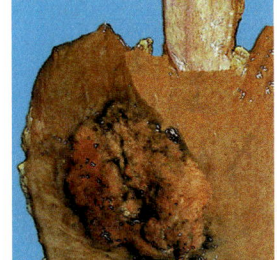

Abb. 1: Magenkrebs

Der Magenkrebs ist eine Erkrankung vor allem des höheren Lebensalters (→ Abb. 1). Als **Risikofaktoren** werden eine nitrathaltige Ernährung (hoher Nitratgehalt in geräucherten und gesalzenen Speisen), Rauchen und genetische Faktoren diskutiert. Die → chronische Gastritis, vor allem Typ A und B, geht mit einem erhöhten Karzinomrisiko einher.

Zu Beginn der Erkrankung werden meist **unspezifische Beschwerden** beschrieben. Hierzu zählen Gewichtsabnahme, Widerwillen gegen Fleisch und Völlegefühl. Bei alten Menschen ist das Erstsymptom oft eine → Anämie aufgrund eines chronischen Blutverlustes durch die maligne veränderte Magenschleimhaut.

Der Magenkrebs metastasiert relativ früh sowohl lokal als auch über Lymphknoten und Blut. Metastasen des Magenkrebses finden sich häufig in Leber, Lunge und Gehirn sowie in der Bauchhöhle. Ein frühzeitig diagnostizierter Magenkrebs kann jedoch operativ in den meisten Fällen geheilt werden. Daher sollte bei anhaltenden unspezifischen Oberbauchbeschwerden immer frühzeitig eine → Gastroskopie erfolgen.

chronische Gastritis
→ S. 520

Anämie
→ S. 422

Gastroskopie
→ S. 518

Behandlung und Pflege bei Magenkrebs

➕ Ein nachgewiesener Magenkrebs wird durch operatives Entfernen des Tumors behandelt. Anschließend wird die Magen-Darmpassage durch eine Verbindung vom Restmagen oder von der Speiseröhre mit dem Zwölffingerdarm wieder hergestellt (→ Abb. 2).

Pflege bei
Tumorerkrankungen
→ S. 452

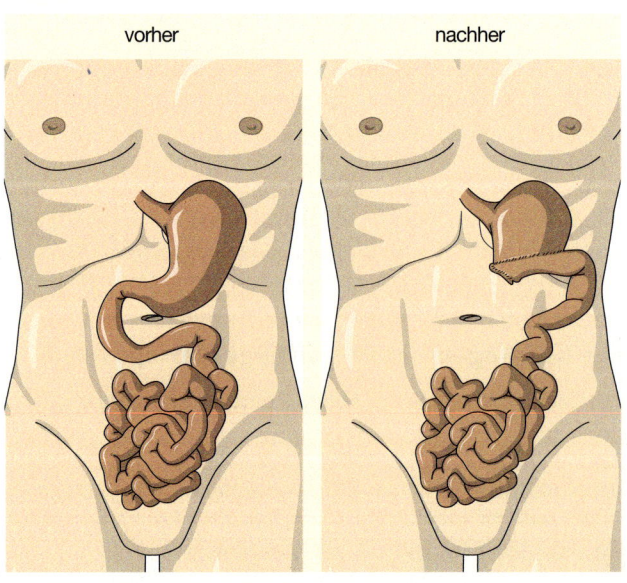

Abb. 2: Teilentfernung des Magens aufgrund eines Magenkrebses mit operativer Verbindung von Restmagen und Zwölffingerdarm

8.8.4 Erkrankungen des Darms

Verstopfung (Obstipation)

Verstopfung gehört zu den häufigsten Beschwerden, die von alten Menschen beim Arzt vorgetragen werden. Etwa 50 % aller alten Menschen, die in betreuten Einrichtungen wohnen, nehmen gelegentlich oder ständig Abführmittel ein. Ältere Frauen sind besonders häufig betroffen.

Wenn über Verstopfung geklagt wird, liegt oft eine Fehleinschätzung über Umfang und Häufigkeit des „normalen Stuhlgangs" *(Defäkation)* vor. Hierin gibt es erhebliche Unterschiede zwischen den jeweils Betroffenen.

Objektive Kriterien einer Obstipation sind:
* weniger als 3 Stühle pro Woche
* Gewicht 35 g pro abgesetzter Portion

Ursachen der Verstopfung

Es werden folgende Ursachen der Verstopfung unterschieden:
* **funktionelle Faktoren**, die nicht primär organisch begründet sind. Hier spielen die Lebensgewohnheiten eine wichtige Rolle. Wichtige Faktoren sind faserarme Kost (dieser Zusammenhang ist bislang allerdings wissenschaftlich nicht bewiesen), unzureichende Flüssigkeitszufuhr, fehlende Bewegung und falsche Stuhlgewohnheiten, wenn z. B. der Entleerungsimpuls unterdrückt und nicht zeitnah umgesetzt wird. Der langandauernde Missbrauch bestimmter Abführmittel führt zu einer Gewöhnung des Darmes und einer Schleimhautschädigung, wodurch wiederum die Verstopfungssymptome verstärkt werden (→ Abb. 1, S. 352).
* manche **Medikamente** verursachen eine Verstopfung. Hierzu zählen einige Antidepressiva (→ S. 641), Antazida (→ S. 517), Codein und Opiate (→ S. 464).
* eine chronische Verstopfung kann aber auch Ausdruck einer **Darmerkrankung** sein. Manchmal ist die Verstopfung das Erstsymptom von → Darmkrebs, → Divertikeln, → Hämorrhoiden oder Einrissen in den äußeren Schließmuskel *(Analfissur)*, bei denen der Entleerungsimpuls aus Angst vor Schmerzen bei dem Stuhlgang unterdrückt wird.

Symptome der Verstopfung

Beklagt wird meist ein Völlegefühl sowie ein erschwerter Stuhlgang aufgrund des harten Stuhls. Bei längerdauernder Obstipation bilden sich insbesondere bei alten, geschwächten Menschen im Enddarm Kotsteine *(Skyballa)*, die durch den Anus aus eigener Kraft nicht mehr herausgepresst werden können.

Behandlung und Pflege bei Verstopfung

 Die Betroffenen sollten über die individuell normalen Unterschiede von Stuhlfrequenz und -menge aufgeklärt werden.

Wenn die allgemeinen Maßnahmen nicht ausreichen, kann zunächst ein Behandlungsversuch mit Milchzucker *(Lactulose)* erfolgen. Lactulose beeinflusst den pH-Wert im Darm sowie den Bakterienstoffwechsel und führt bei regelmäßiger Einnahme zu weicheren und regelmäßigeren Stühlen. Eine Gewöhnung muss nicht befürchtet werden. Nebenwirkung kann eine vermehrte Gasbildung sein.
Bei Versagen dieser Medikation muss im Einzelfall entschieden werden, ob für eine begrenzte Zeit **Abführmittel** *(Laxantien)* eingesetzt werden. Besonders bei sehr hartem Stuhl oder Kotsteinen im Enddarm sind lokale Entleerungshilfen in Form von Zäpfchen oder Klysmen sinnvoll. Wenn Kotsteine auch auf diesem Weg nicht herausgepresst werden können, müssen sie manuell entfernt werden. Große Einläufe sollten in der Regel vermieden werden. Salinische Abführmittel (z. B. Glaubersalz) wirken auf osmotischem Wege, können aber auch zu erheblichen Flüssigkeitsverlusten führen. Schleimhautirritierende Mittel, z. B. Anthrachinone oder Gallensäuren, sollten nur selten und kurz eingesetzt werden, da sie die Schleimhaut schädigen können.

Dünndarm → S. 159

Dickdarm (Colon) → S. 160

Codein
ein der Stoffgruppe der Opiate (→ S. 464) zugehöriges Medikament mit einem sehr geringen Suchtpotenzial, das hustendämpfend und schmerzlindern wirkt; Bestandteil vieler Hustenmittel

Darmkrebs → S. 524

Divertikel → S. 526

Hämorrhoiden → S. 527

Unterstützung bei der Ausscheidung → S. 283

Obstipationsprophylaxe → S. 350

Geschwülste (Tumoren)
→ S. 213

Dickdarm (Colon)
→ S. 160

Dickdarmkrebs (Colonkarzinom)

Darmkrebs ist in Deutschland bei Frauen der zweithäufigste bösartige Tumor, bei Männern der dritthäufigste. Jährlich sterben in Deutschland ca. 20 000 Menschen an den Folgen eines Darmkrebses. Der Darmkrebs kann alle Darmabschnitte befallen, tritt jedoch in der Regel im Dickdarm und im Mastdarm auf. Die häufigste Lokalisation sind die letzten 30 cm des Darmtraktes.

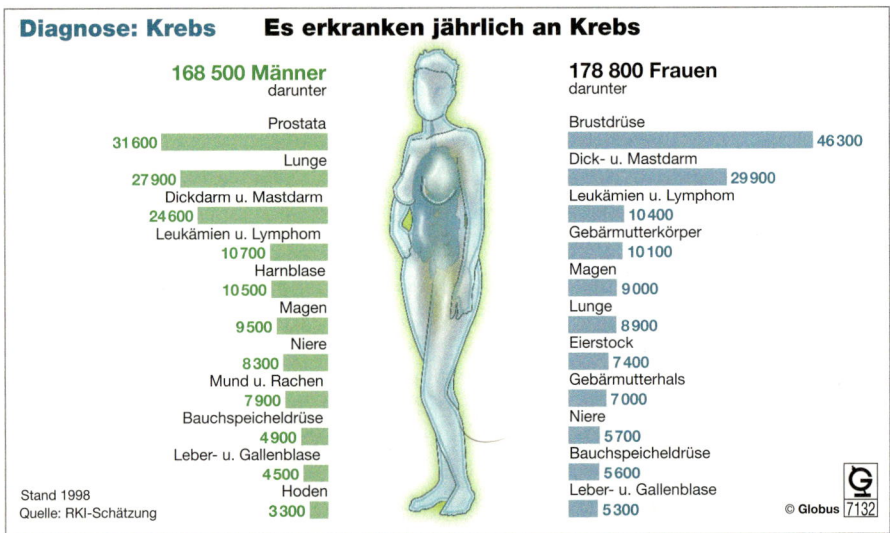

Diagnose: Krebs — **Es erkranken jährlich an Krebs**

168 500 Männer darunter

Prostata	31 600
Lunge	27 900
Dickdarm u. Mastdarm	24 600
Leukämien u. Lymphom	10 700
Harnblase	10 500
Magen	9 500
Niere	8 300
Mund u. Rachen	7 900
Bauchspeicheldrüse	4 900
Leber- u. Gallenblase	4 500
Hoden	3 300

178 800 Frauen darunter

Brustdrüse	46 300
Dick- u. Mastdarm	29 900
Leukämien u. Lymphom	10 400
Gebärmutterkörper	10 100
Magen	9 000
Lunge	8 900
Eierstock	7 400
Gebärmutterhals	7 000
Niere	5 700
Bauchspeicheldrüse	5 600
Leber- u. Gallenblase	5 300

Stand 1998
Quelle: RKI-Schätzung

© Globus 7132

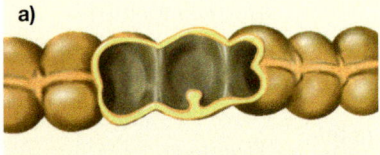

Entstehung eines Polypen in der Schleimhaut des Darms.

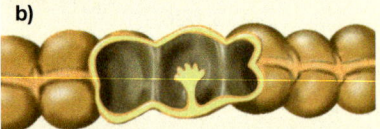

Ohne Behandlung kann der Polyp größer werden und in seinem Inneren bösartige Zellen verbergen.

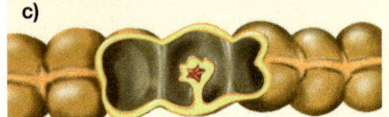

Bis zu diesem Stadium kann eine Polypabtragung als Behandlung ausreichen.

*Abb. 1:
a) Schleimhaut-
vorwölbung,
b) gestielter Polyp,
c) Polyp mit Entstehung
bösartiger Zellen im
Inneren*

Ursachen des Dickdarmkrebses

Die Ursachen des Darmkrebs sind nicht genau bekannt. In manchen Fällen liegt eine erbliche Veranlagung vor, die vor allem Familien betrifft, deren Mitglieder bereits vor dem 45. Lebensjahr an Dickdarmkrebs erkrankt sind. Chronische Darmentzündungen sowie chronische Verstopfung werden ebenfalls als Risikofaktor gewertet. Darmkrebs entsteht meist aus zunächst gutartigen **Schleimhautwucherungen im Darm** *(Polypen)*, die später entarten können (→ Abb. 1).

Symptome des Dickdarmkrebses

Die ersten Symptome sind meist unspezifisch. Typisch sind Änderungen der Stuhlgewohnheiten mit wechselnder Verstopfung und Durchfall. Blutauflagerungen auf dem Stuhl können ebenfalls ein erster Hinweis sein. Häufig ist auch eine **versteckte** *(okkulte)* **Sickerblutung** aus dem Tumor. Ein fortgeschrittener Darmkrebs kann das Darminnere verlegen und einen → Darmverschluss *(Ileus)* hervorrufen. Metastasen finden sich typischerweise in dem Bauchfell, der Leber, der Lunge, dem Gehirn und dem Skelettsystem.

Ein Test auf verstecktes Blut im Stuhl (z. B. Hämoccult®) stellt bei Vorliegen von Stuhlunregelmäßigkeiten häufig den ersten Schritt dar, da eine tumoröse Schleimhautveränderung in der Regel zu Blutverlusten führt. Dieser Test weist einen Blutverlust im Darm in ca. 50 % der Fälle nach. Wichtigste Untersuchungsmethode ist die Darmspiegelung, die je nach untersuchtem Darmabschnitt als **Enddarmspiegelung** *(Proktoskopie)*, **Mastdarmspiegelung** *(Sigmoidoskopie)* oder **Dickdarmspiegelung** *(Coloskopie)* bezeichnet wird. Analog der Gastroskopie (→ Abb. 2, S. 518) wird hierbei nach vorheriger Darmreinigung ein Schlauch mit einem optischen System in den Anus eingeführt und vorsichtig vorgeschoben.

Darmverschluss
→ S. 526

Mit dieser Methode können auch Polypen und andere verdächtige Schleimhautveränderungen abgetragen werden. Vollständig abgetragene Polypen gelten als geheilt.

Behandlung und Pflege bei Dickdarmkrebs

➕ Die wirksamste Behandlungsform des Dickdarmkrebses ist die operative Entfernung.

Wenn der Tumor nicht mehr entfernt werden kann, wird als → palliative Maßnahme eine Umgehung des Darmverlaufs und/oder ein **künstlicher Darmausgang** (*Anus praeter*) angelegt. Ein Anus praeter ist auch erforderlich, wenn der Tumor so tief liegt, dass der Schließmuskel mit entfernt werden muss.

Je nach Art und Ausdehnung des Tumors wird begleitend eine Chemotherapie durchgeführt.

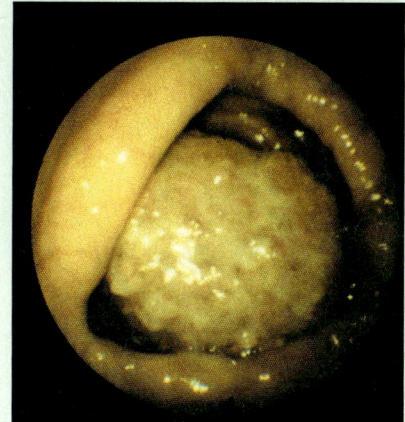

Abb. 1: Ein kugelförmiger Tumor wölbt sich in das Darminnere vor und verschließt es nahezu vollständig.

Pflege bei Tumorerkrankungen
→ S. 452

palliative Maßnahme
→ S. 656

Stomapflege
→ Band 2

Exkurs **Künstlicher Darmausgang (Anus praeter)**

Je nach Lage der Darmveränderung wird ein Anus praeter an unterschiedlichen Stellen angelegt. Vor allem bei chronischen Darmentzündungen wird manchmal der Endabschnitt des Dünndarms abgeleitet. In diesem Fall spricht man von einem **Ileostoma** (→ Abb. 2). Der hier austretende Stuhl ist noch sehr dünnflüssig.

Wenn nach Entfernung eines tiefer gelegenen Darmkrebses die Darmnaht geschont werden soll, wird ein **Transversostoma** im Mittelbauch angelegt. Bei Operationen, die mit einer Entfernung des Schließmuskels einhergingen, wird der Anus praeter im linken Unterbauch angelegt. Hier spricht man von einem **Anus praeter sigmoideus**. Die Stuhlkonsistenz ist bei dieser Anlage in der Regel normal.

Ein vorübergehendes Stoma wird doppelläufig angelegt, d.h., der abführende Darmteil bleibt erhalten (→ Abb. 3). Ein permanentes Stoma ist endständig. Der Darm wird durchtrennt und das obere Ende fest mit der Bauchwand vernäht (→ Abb. 4).

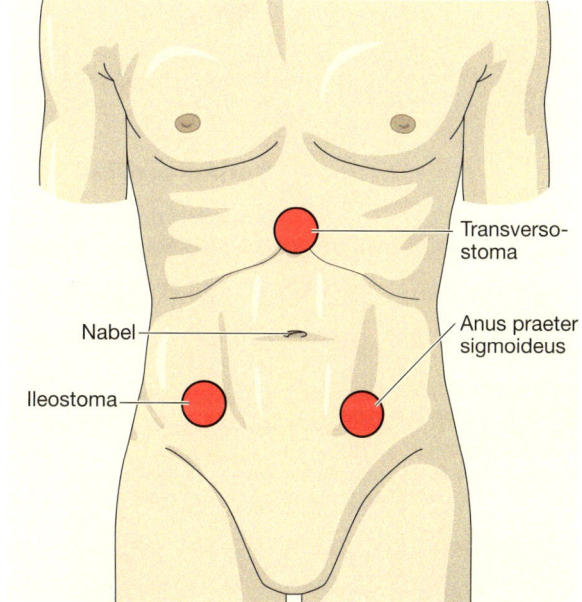

Abb. 2: Lokalisationen eines Anus praeter

Transverso-stoma

Nabel

Anus praeter sigmoideus

Ileostoma

Stoma
stoma gr. = Öffnung, Mund

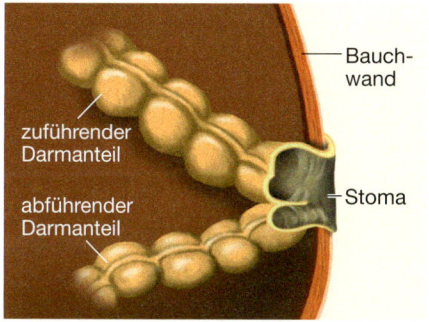

Bauch-wand

zuführender Darmanteil

abführender Darmanteil

Stoma

Abb. 3: Doppelläufiges Stoma

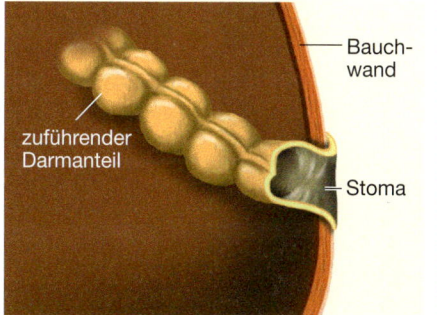

Bauch-wand

zuführender Darmanteil

Stoma

Abb. 4: Endständiges Stoma

Darmverschluss (Ileus)

Ursachen des Darmverschlusses

Ein Darmverschluss entsteht meist durch eine **mechanische Verlegung des Darminneren** (*mechanischer Ileus*), sodass der Verdauungsbrei den Darm nicht mehr passieren kann. In manchen Fällen wird ein Darmverschluss auch durch eine **Darmlähmung** (*paralytischer Ileus*) verursacht. Ursache des mechanischen Ileus sind meist Tumoren, Verwachsungen im Bauchraum (*Briden*) oder entzündliche Engstellungen. Ein paralytischer Ileus tritt bei einer Bauchfellentzündung (*Peritonitis*), bei einem Verschluss der Darmgefäße oder auch bei Stoffwechselentgleisungen auf.

Symptome des Darmverschlusses

Typische Symptome sind starke Bauchschmerzen, ein aufgetriebener Bauch, Übelkeit, Erbrechen und fehlender Stuhlgang. Bei länger anhaltendem Ileus kann es zum Koterbrechen (*Miserere*) kommen. Beim mechanischen Ileus ist die Darmperistaltik gesteigert und oft als lautes, metallisch klingendes Gluckern zu hören. Beim paralytischen Ileus fehlt dagegen jede Darmperistaltik („Totenstille").

Behandlung und Pflege bei Darmverschluss

Ein Ileus ist ein Notfall und führt unbehandelt oft zum Tod. Ein mechanischer Ileus wird operativ behandelt, indem man versucht, das Hindernis zu beseitigen. Bei einem paralytischen Ileus wird die Grundkrankheit behandelt und der Darm parallel mit Medikamenten, welche die Darmperistaltik anregen, behandelt.

Darmdivertikel und Divertikulitis

Ursachen der Divertikulitis

Divertikel sind Ausstülpungen der Darmschleimhaut, die meist im Dickdarm auftreten (→ Abb. 1 und Abb. 2, S. 161). Ihre Häufigkeit nimmt im Alter zu, sodass bis zu 50 % aller alten Menschen betroffen sind. Divertikel entstehen aufgrund einer zunehmenden Schwäche der Darmwand, z. B. durch chronische → Verstopfung oder häufiges Pressen beim Stuhlgang. Dabei stülpt sich die Schleimhaut durch die erschlafften Darmwandschichten nach außen. Wenn sich die Divertikel entzünden, spricht man von der **Divertikulitis**. Divertikel können auch bluten oder zu einem **Riss in der Darmwand** (*Perforation*) führen.

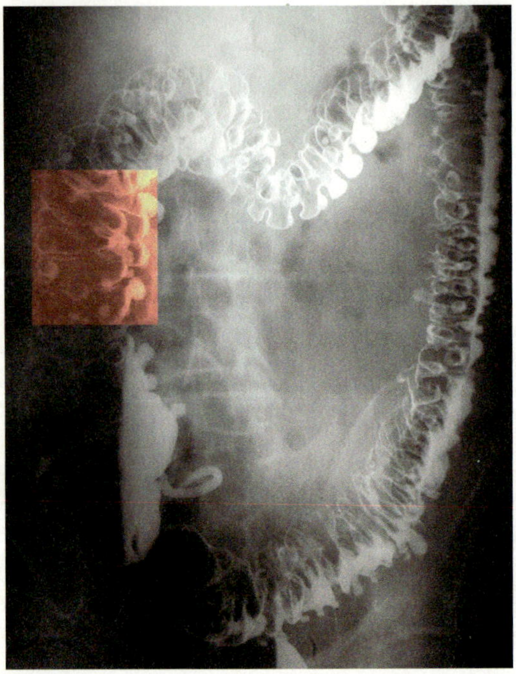

Symptome der Divertikulitis

Darmdivertikel bleiben oft lange unbemerkt. Wenn sie sich nicht entzünden oder bluten, stellen sie für sich keine behandlungsbedürftige Krankheit dar.

Eine **akute Divertikulitis** äußert sich in akut einsetzenden Bauchschmerzen, die meist im linken Unterbauch lokalisiert sind (daher auch „linksseitige Blinddarmentzündung" genannt). Die Bauchdecken sind gespannt und beim Abtasten des Bauches wird die Bauchdeckenmuskulatur reflektorisch angespannt (Abwehrspannung). Diese Symptomatik wird auch als „akutes Abdomen" bezeichnet. Begleitend tritt Fieber auf. Typisch für Entzündungen im Bauchraum ist eine Temperaturdifferenz von > 0,8 °C zwischen der axillar und der rektal gemessenen Körpertemperatur, wobei die rektale Temperatur höher ist (→ Temperaturmessmethoden, S. 612).

Eine akute Divertikulitis kann mit einer → Abszessbildung einhergehen. Im fortgeschrittenen Stadium kann die Divertikulitis zu dem lebensbedrohlichen Krankheitsbild einer Darmperforation mit Bauchfellentzündung führen. Die fortgeschrittene Divertikulitis geht mit Symptomen eines paralytischen Ileus (s. o.) einher.

Bauchfellentzündung (Peritonitis)
Entzündung des Bauchfells durch Fortleitung entzündlicher Prozesse der Bauchorgane, Austritt von Magen- oder Darminhalt in die Bauchhöhle oder erregungsbedingter Infektion; verläuft unbehandelt oft tödlich.

Verstopfung
→ S. 523

Abszessbildung
→ S. 212

Abb. 1:
Kontrasteinlauf des Dickdarms mit Abbildung vieler Ausstülpungen der Schleimhaut

Eine **chronische Divertikulitis** äußert sich in wiederkehrenden Schmerzen im linken Unterbauch und unregelmäßigem, oft blutigem Stuhlgang. In der Regel ist im linken Unterbauch der absteigende Teil des Dickdarms als verdickte Walze tastbar. Eine chronische Divertikulitis geht häufig mit **Verengungen des Darmlumens** (*Stenosen*) durch die entzündlichen Schleimhautveränderungen einher. Diese Stenosen können zum → mechanischen Ileus führen.

mechanischer Ileus
→ S. 526

Behandlung und Pflege bei Divertikulitis

Zur Vorbeugung der Divertikulitis sollte eine ballaststoffreiche Kost bevorzugt werden, die eventuell mit Weizenkleie angereichert wird. Hierzu muss ausreichend Flüssigkeit aufgenommen werden.

➕ Eine akute Divertikulitis wird im Krankenhaus behandelt. Wichtige Maßnahmen sind Nahrungskarenz (→ S. 519) unter parenteraler Ernährung (→ S. 207) und eine Antibiotikabehandlung (→ S. 605). Bei Abszessbildung, Hinweisen auf eine Perforation oder Ausbildung von entzündlichen Stenosen muss operiert werden.

Obstipationsprophylaxe
→ S. 350

Hämorrhoiden

Hämorrhoiden sind schwammige, krampfaderähnliche Venenerweiterungen in der Schleimhaut des Mastdarms (→ Abb. 1, S. 161). Diese Venengeflechte sind Teil eines Schwellkörpers, der an der Abdichtung des Schließorgans beteiligt ist. Hämorrhoiden sind insbesondere im Alter sehr häufig.

Ursachen von Hämorrhoiden

An der Entstehung von Hämorrhoiden ist wahrscheinlich eine faserarme Kost, Übergewicht und chronische Verstopfung beteiligt.

Symptome von Hämorrhoiden

Hämorrhoiden selbst sind nicht schmerzhaft und werden in der Regel nicht bemerkt. Beschwerden verursachen erst die sekundären Veränderungen: Hämorrhoiden können bluten oder sich entzünden und führen darüber zur schmerzhaften Beeinträchtigung der Stuhlentleerung sowie hellroten Blutauflagerungen im Stuhl.

Entzündete Hämorrhoiden nässen und jucken. Größere Hämorrhoidalknoten können bei der Stuhlentleerung oder auch dauerhaft vorfallen. Im fortgeschrittenen Stadium können vorgefallene Hämorrhoiden einklemmen (*Hämorrhoidalprolaps*). Sie lassen sich dann nicht mehr in den Analkanal zurückschieben und verursachen häufig starke Schmerzen.

Behandlung und Pflege bei Hämorrhoiden

Hämorrhoiden, die keine Beschwerden verursachen, müssen nicht behandelt werden. Wichtig ist eine Stuhlregulierung. Der Analbereich muss nach jedem Stuhlgang sorgfältig gewaschen und getrocknet werden, um Entzündungen vorzubeugen. Wenn sich Blutauflagerungen im Stuhl finden, sollte ärztlicherseits zunächst eine andere Blutungsquelle (z. B. ein Rektum- oder Analkarzinom) ausgeschlossen werden.

💊 Bei Entzündungen der Schleimhaut im Analkanal werden schmerz- und entzündungshemmende Zäpfchen (z. B. Anusol Supp®) eingesetzt. Hämorrhoidensalben erreichen nur den äußeren Teil der Schleimhaut und sind bei tiefer gelegenen Entzündungen wirkungslos. Dasselbe gilt für Sitzbäder, z. B. mit Kamillentinktur. Cortisonhaltige Zäpfchen sollten nur über kurze Zeit eingesetzt werden, da sie die Schleimhaut auf Dauer zusätzlich schädigen.

➕ Größere, nicht spontan abheilende oder vorgefallene Hämorrhoiden werden mit einem Sklerosierungsmittel verödet oder mit einer Gummibandligatur abgebunden (→ Abb. 1).

Ausgedehnte oder eingeklemmte Hämorrhoiden werden operativ entfernt.

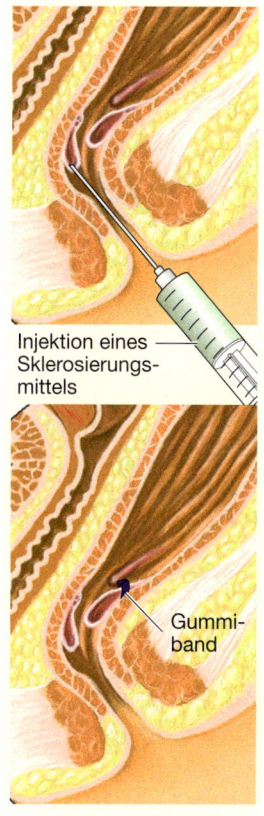

Injektion eines Sklerosierungsmittels

Gummiband

Abb. 1: Oben: Ein Sklerosierungsmittel wird in einer oder mehreren Sitzungen in den Hämorrhoidalknoten gespritzt, wodurch die Blutversorgung reduziert und die Vene verödet wird. Unten: Ein Gummiband wird über eine Hülse um die Hämorrhoide angebracht und hiermit abgebunden.

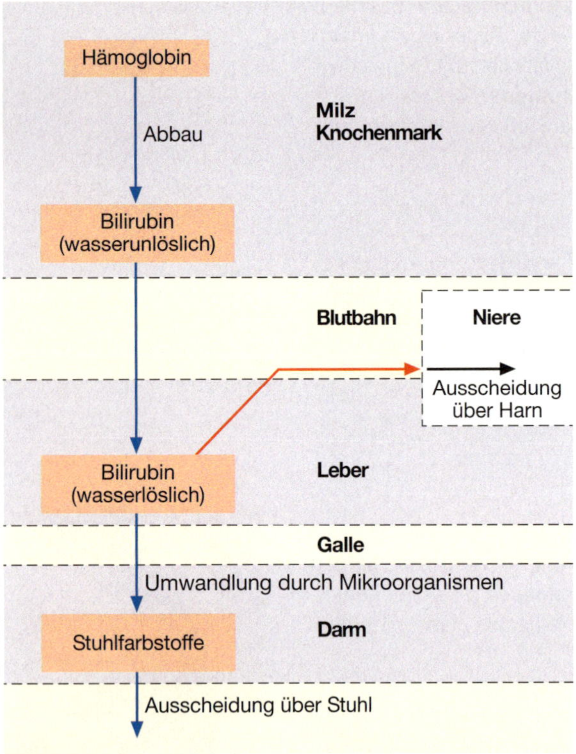

Diagramm (linke Spalte)

Hämoglobin		Milz Knochenmark
↓ Abbau		
Bilirubin (wasserunlöslich)		
↓	Blutbahn	Niere
		→ Ausscheidung über Harn
Bilirubin (wasserlöslich)	Leber	
↓	Galle	
Umwandlung durch Mikroorganismen		
Stuhlfarbstoffe	Darm	
↓ Ausscheidung über Stuhl		

Abb. 1:
Vereinfachtes Schema des
Bilirubin-Stoffwechsels

hämolytische Anämie
→ S. 422

Juckreiz
→ S. 483

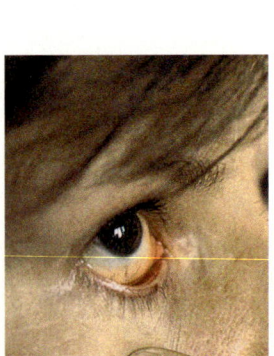

Abb. 2:
Gelbfärbung der Augen
(Sklerenikterus)

Leber (Hepar) → S. 162

Behandlung und Pflege
bei Juckreiz → S. 484

8.8.5 Erkrankungen der Leber

Gelbsucht (Ikterus)

Die meisten Leber-, aber auch Gallenwegserkrankungen gehen mit einer Gelbsucht einher. Sie beruht auf einer erhöhten **Bilirubinkonzentration** im Blut. Bilirubin ist ein körpereigener gelber Farbstoff und entsteht als Abbauprodukt des roten Blutfarbstoffs Hämoglobin (→ Abb. 1). In der Leber wird Bilirubin in eine wasserlösliche Form verwandelt und mit der Gallenflüssigkeit über die Gallengänge in den Darm ausgeschieden. Bilirubin gibt dem Stuhlgang seine braune Farbe.

Ursachen und Symptome einer Gelbsucht

Die möglichen Ursachen einer Gelbsucht sind vielfältig:

- → hämolytische Anämie: ein verstärkter Zerfall von roten Blutkörperchen kann mit einer Erhöhung der Hämoglobinkonzentration einhergehen. Wenn die Stoffwechsel- und Transportsysteme der Leber überlastet sind, häuft sich freies Bilirubin im Blut an.

- **leberbedingte Gelbsucht:** Erkrankungen der Leber gehen ab einem bestimmten Schädigungsgrad mit einem Versagen wesentlicher Stoffwechselfunktionen einher. Sichtbares Zeichen hierfür ist eine erhöhte Konzentration von freiem Bilirubin im Blut. Das im Körper produzierte Bilirubin kann nicht mehr in die wasserlösliche Form gebracht werden und lagert sich in Haut und Schleimhäuten ab (→ Abb. 1 und Abb. 1, S. 271). Durch die verminderte Ausscheidung von Bilirubin über die Gallenflüssigkeit kann sich der Stuhlgang entfärben.

- **Gelbsucht durch Verschluss der Gallenwege** *(cholestatischer Ikterus)*: Eine Störung der Gallenausscheidung durch Abflussstörungen kann durch Erkrankungen in der Leber, den Gallenwegen einschließlich der Gallenblase sowie der Bauchspeicheldrüse auftreten (gemeinsamer Gallen- und Bauchspeicheldrüsenausführungsgang in den Darm → Abb. 1, S. 159).
Bei einer Gallenabflussstörung *(Cholestase)* treten die gallenpflichtigen Substanzen einschließlich des gelösten Bilirubins in das Blut über. Das Bilirubin lagert sich in Haut und Schleimhäuten ab. Durch die erhöhte Bilirubinkonzentration im Blut wird über den Urin vermehrt Bilirubin ausgeschieden, wodurch sich der Urin braun verfärbt. Gleichzeitig kommt es zur Entfärbung des Stuhlgangs. Die in das Blut übertretenden gallenpflichtigen Substanzen verursachen meist einen starken → Juckreiz *(Pruritus)*. Die Haut wird oft rissig und dünn.

Behandlung und Pflege bei Erkrankungen der Leber

Pflegerisch sollte der Juckreiz behandelt werden. Hilfreich und lindernd sind kühlende, fettreiche Salben und Lotionen sowie kühle Umschläge. Die oft verletzliche Haut muss vorsichtig gepflegt werden. Vorsicht geboten ist bei stark klebenden Pflastern und festen Verbänden.

 Bei der ärztlichen Behandlung der Gelbsucht steht die Behandlung der Grundkrankheit im Vordergrund. Symptomatisch können Medikamente verabreicht werden, die die Gallensäuren binden und darüber den Juckreiz lindern.

Leberentzündung (Hepatitis)

Die Leberentzündung ist bei alten Menschen eher eine Seltenheit. Häufiger finden sich bei alten Menschen Einschränkungen der Leberfunktion, die auf abgelaufene Leberentzündungen zurückgeführt werden.

Die erregerbedingte Leberentzündung wird meist durch Viren verursacht. Die häufigsten Formen sind:

Hepatitis A

Etwa 45 % aller Virushepatitiden in Deutschland werden auf das Hepatitis-A-Virus zurückgeführt (meist Urlaubsrückkehrer, die sich in einem anderen Land infiziert haben). Die Infektion geschieht in der Regel durch Aufnahme von Wasser oder Lebensmitteln, die mit Fäkalien eines infizierten Menschen verunreinigt sind (fäkal-orale Übertragung). Dies ist meist in Ländern mit einem niedrigen Hygienestandard der Fall. Zwischen Infektion und Krankheitsausbruch vergehen 15–45 Tage. Symptome sind zunächst allgemeine Infektzeichen, dann die Ausbildung einer Gelbsucht (Ikterus). Die Hepatitis A heilt in der Regel folgenlos aus.

Hepatitis B

Auf eine Hepatitis-B-Infektion entfallen ca. 40 % aller Virushepatitiden. Hepatitis B wird meist parenteral, d.h. entweder auf sexuellem Weg oder durch Kontakt mit infiziertem Blut (z.B. durch benutztes Spritzenbesteck oder Bluttransfusionen) übertragen. Zwischen Ansteckung und Krankheitsausbruch vergehen 30–180 Tage. Die klinischen Symptome ähneln zunächst der Hepatitis A. Die Hepatitis B heilt oft ebenfalls folgenlos aus. Etwa 10–30 % der Infizierten entwickeln jedoch eine chronische Hepatitis, die zu einer Leberzirrhose (s.u.) führen kann und mit einem erhöhten Risiko, später ein Leberzellkarzinom zu entwickeln, einhergeht.

Hepatitis C

Etwa 10 % aller Virushepatitiden sind durch das Hepatitis-C-Virus verursacht. Er wird ebenfalls parenteral übertragen. Etwa 80 % der Infizierten entwickeln eine chronische Hepatitis.

Fettleber und Schrumpfleber (Leberzirrhose)

Die Fettleber ist ein unspezifisches Zeichen einer meist **rückbildungsfähigen** (reversiblen) Leberschädigung.

Ursachen von Fett- und Schrumpfleber

Die Fettleber entsteht durch Einlagerung von Fetttropfen in die Leberzellen. Häufigste Ursachen sind ein erhöhter Alkoholkonsum (Männer mehr als 60 g reiner Alkohol täglich, bei Frauen mehr als 20 g) sowie Übergewicht und → Diabetes mellitus.

Bei fortschreitender Leberschädigung kann sich eine Leberzirrhose entwickeln. Diese ist nicht mehr rückbildungsfähig. Alle chronischen Lebererkrankungen können im Endstadium zu einer Leberzirrhose führen. Dabei wird die Läppchen- und Gefäßstruktur der Leber zerstört und in Bindegewebe umgewandelt. Die Leberoberfläche wird knotig und schrumpft (→ Abb. 1). Die Leber kann ihre lebenswichtigen Stoffwechselfunktionen nicht mehr nachkommen.

Häufigste Ursachen sind somit eine Leberschädigung durch langjährigen Alkoholmissbrauch, Leberentzündungen (Hepatitis) und Vergiftungen oder Stoffwechselerkrankungen.

Infektionskrankheiten
→ S. 596

Hinweis

Risikogruppen, z.B. medizinischem Personal und Personen, die Blutprodukte transfundiert bekommen sollen, wird die Impfung gegen das Hepatitis B Virus empfohlen, die in der Regel einen Infektionsschutz für mindestens 10 Jahre bietet.

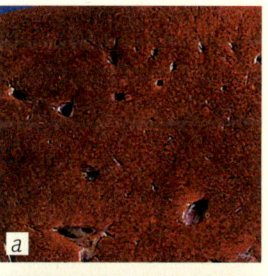

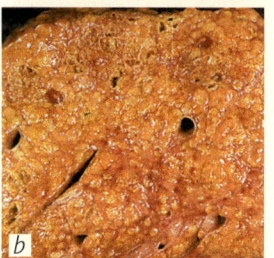

Abb. 1:
a) Normalbefund der Leber
b) Schrumpfen und knotige Umwandlung der Leber bei einer Leberzirrhose

Diabetes mellitus
→ S. 433

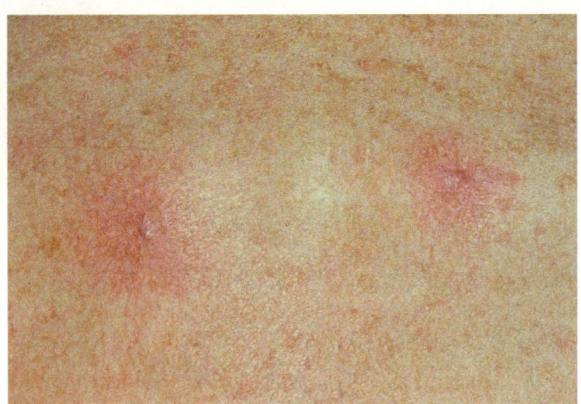
Abb. 1: Spider naevi

Symptome einer Leberzirrhose

- **Allgemeinsymptome** bei Krankheitsbeginn sind Müdigkeit, Abgeschlagenheit und Gewichtsverlust.

- Im weiteren Verlauf treten typische **Hautveränderungen** auf. Hierzu zählen die Gelbsucht (→ S. 528), „Gefäßspinnen" *(Spider naevi)* meist im oberen Brustbereich, eine Rötung der Handinnenflächen *(Palmarerythem)* sowie eine verstärkte Venenzeichnung im Bauchnabelbereich *(Caput medusae)*.

- Durch den bindegewebigen Umbau der Leber steigt der Druck in der Pfortader an (→ Abb. 1, S. 162). Aufgrund der Blutstauung bilden sich Umgehungskreisläufe u.a. über die Venen der Speiseröhre, die als **Ösophagusvarizen** bezeichnet werden. Diese können platzen und damit zu einer lebensgefährlichen Blutung mit starkem Blutverlust führen, die als Notfall umgehend operiert werden muss.

- Durch den erhöhten Druck im Pfortadersystem tritt Flüssigkeit aus den Blutgefäßen in die Bauchhöhle über, und es entsteht eine **Bauchwassersucht** *(Aszites)*. Die Bauchdecken sind prall und vorgewölbt, die Bauchorgane werden komprimiert.

- Die Leber wird ihren Stoffwechselfunktionen nicht mehr gerecht. Dadurch werden nicht mehr ausreichend Eiweißmoleküle produziert. Dies macht sich in **Schwellungen** *(Ödemen → Abb. 2, S. 451)* der Beine und durch eine erhöhte Blutungsneigung aufgrund des Fehlens von Gerinnungsfaktoren (→ Abb. 3, S. 112) bemerkbar.

- Die Leber wird auch ihrer Entgiftungsfunktion nicht mehr gerecht. Giftige Substanzen, z.B. das bei der Eiweißzersetzung im Darm entstehende Ammoniak, schädigen das Gehirn und führen zur hepatischen Encephalopathie. Die Patienten werden schläfrig, verwirrt und entwickeln ein grobes Zittern *(Tremor)* der oberen Extremitäten („flapping tremor"). Im fortgeschrittenen Stadium entwickelt sich ein Koma, in dem die Patienten unbehandelt versterben.

hepatischen Encephalopathie
hepar lat. = Leber
encephalon gr. = Gehirn

Behandlung und Pflege bei Fettleber und Schrumpfleber

Eine Leberzirrhose kann sich nicht wieder zurückbilden. Wichtige pflegerische Aufgabe ist das Vermeiden von Komplikationen und Fortschreiten der Grunderkrankung. Hierfür muss sorgfältig darauf geachtet werden, schädliche Substanzen, insbesondere Alkohol, von dem Patienten fernzuhalten. Bei einer fortgeschrittenen Leberzirrhose muss nach ärztlicher Anordnung die Eiweißzufuhr reduziert werden, um die Ammoniakbildung zu vermindern. Hierfür wird eine kohlenhydratreiche, hochkalorische Kost (→ S. 431) verabreicht.

Wichtig ist eine häufige Gewichtskontrolle, weil eine Gewichtszunahme meist auf eine Zunahme des Bauchwassers *(Aszites)* hindeutet. Eine → Bilanzierung der Flüssigkeitszufuhr ist bei ausgeprägter Aszitesbildung erforderlich.

Bilanzierung
→ S. 279

Aufgrund der erhöhten Blutungsneigung muss eine sorgfältige Sturzprophylaxe erfolgen (→ S. 358).

Die Behandlung der Grundkrankheit steht, wenn möglich, im Vordergrund. Diuretika (→ S. 493) werden eingesetzt, um das Bauchwasser und Ödeme auszuschwemmen. Die Ammoniakbildung im Darm kann durch Gabe von Lactulose (→ S. 523) und bestimmten Antibiotika (Neomycin®) weiter vermindert werden.

Eine fortgeschrittene Leberzirrhose kann nur durch eine Lebertransplantation behandelt werden.

8.8.6 Erkrankungen der Gallenwege

Gallensteine (Cholelithiasis) und Gallenblasenentzündung (Cholecystitis)

Gallensteine nehmen im Alter zu. Etwa 10–15 % aller Menschen haben Gallensteine. Betroffen sind vor allem übergewichtige Frauen. Eine familiäre Häufung wird beschrieben. Die meisten Gallensteine bestehen zum großen Teil aus → Cholesterin.

Ursachen und Symptome der Gallensteine

Gallenflüssigkeit besteht zu 80 % aus Wasser. Wenn der Cholesterinanteil in der Gallenflüssigkeit steigt, **kristallisieren Cholesterinmoleküle** aus und bilden Steine (→ Abb. 1). Gallensteine finden sich meist in der Gallenblase (→ Abb. 3, S. 161).
Die Diagnose wird in der Regel mittels einer Ultraschalluntersuchung des Bauchraums gestellt (*Abdomensonographie* → Abb. 2).

Die meisten Gallensteinträger (70–80 %) haben keine Beschwerden. Wenn ein Stein über den Gallenblasengang abgeht, kann dies zu heftigen, **krampfartigen Schmerzen** (*Koliken*) im rechten und mittleren Oberbauch führen. Die Schmerzen können auch in den Rücken und die rechte Schulter ausstrahlen. Die Koliken können bis zu 5 Stunden anhalten. Auslöser ist oft eine umfangreiche, fettige Mahlzeit, nach der sich die Gallenblase kontrahiert. Kleine Steine gehen über den Gallengang (*Ductus choledochus*) in den Zwölffingerdarm ab. Größere Steine können die Gallenwege verlegen und zu einer Gallenabflussstörung (*Cholestase*) mit → Gelbsucht führen.

Ursachen und Symptome der Gallenblasenentzündung

Gallensteine sind die häufigste Ursache einer Entzündung der Gallenblase (*Cholecystitis*). Diese entsteht meist durch eine vorübergehende Verlegung der abführenden Gallenwege durch einen Stein. Durch die Abflussstörung können sich Bakterien in der Gallenblase ausbreiten.
Typische Symptome einer Cholecystitis sind Fieber, Schmerzen im rechten Oberbauch und Gelbsucht.
Gallensteine sind ebenfalls ein **Risikofaktor** für die Entstehung der akuten Bauchspeicheldrüsenentzündung (*Pankreatitis* → S. 532).

Gallenblase (Cholecystitis)
→ S. 162

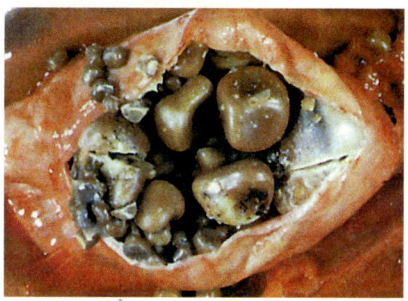

*Abb. 1:
Gallenblase mit
Gallensteinen*

Cholesterin
→ S. 447

Gelbsucht
→ S. 528

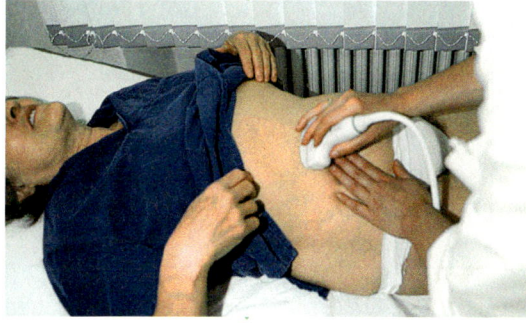

*Abb. 2:
Sonographie des
Bauchraums*

Behandlung und Pflege bei Gallensteinen

Symptomlose Gallensteine müssen nicht behandelt werden. Bei Auftreten von Koliken (→ S. 621) sollte Nahrungskarenz (→ S. 519) eingehalten werden, die Flüssigkeitszufuhr sollte z. B. durch Kräutertee erfolgen. Ab dem 2. Tag darf vorsichtig ein Kostaufbau mit fettfreier Kost, z. B. mit Weißbrot oder Haferschleim, erfolgen. Die Körpertemperatur sollte regelmäßig gemessen werden. Wenn kein Fieber besteht, dürfen lokale Wärmeanwendungen auf dem Bauch, z. B. mit einer Wärmflasche, erfolgen. Bei Auffiebern besteht der Verdacht auf eine **Gallenblasenentzündung** (*Cholecystitis*), die ärztlich behandelt werden muss. Bei der Pflege muss ebenfalls darauf geachtet werden, dass die Bauchdecken weich und eindrückbar bleiben, weil ein harter Bauch Symptom einer **Bauchfellentzündung** (*Peritonitis*) sein kann.

Gallenkoliken werden medikamentös mit schmerzstillenden und krampflösenden Medikamenten behandelt. Eine Cholecystitis wird antibiotisch behandelt. Bei starken Entzündungszeichen (→ S. 212, 268) oder bei Zeichen einer Perforation (Durchbruch) muss umgehend operiert werden. Die **Gallenblasenentfernung** (*Cholecystektomie*) erfolgt bei rezidivierenden Beschwerden im symptomfreien Intervall. Alternativen zur Operation sind der Versuch einer medikamentösen Gallensteinauflösung oder eine Stoßwellenbehandlung (→ *Lithotripsie*, S. 554).

Pflege bei Fieber
→ S. 611

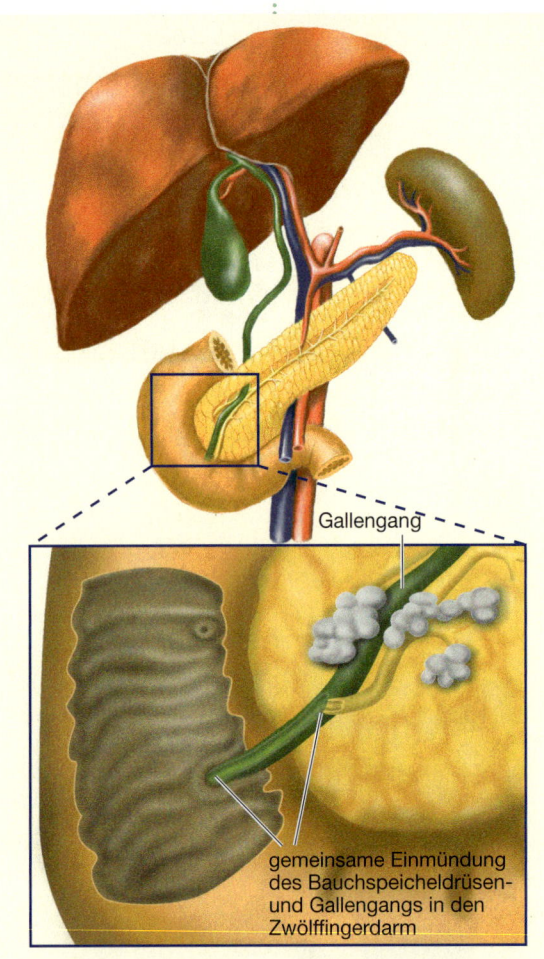

Gallengang

gemeinsame Einmündung
des Bauchspeicheldrüsen-
und Gallengangs in den
Zwölffingerdarm

Abb. 1:
Pankreaskopfkarzinom
mit Kompression des
Gallengangs

Akute Pankreatitis

Eine akute Pankreatitis ist ein schweres Krankheitsbild, das mit Fieber, heftigen, meist gürtelförmigen Oberbauchschmerzen und Verdauungsstörungen bis zum → paralytischen Ileus einhergeht. Ursache der akuten Pankreatitis sind meist → Gallensteine. In ca. 35 % der Fälle liegt ein übermäßiger Alkoholkonsum zugrunde. Eine akute Pankreatitis kann bei einem schweren Verlauf zum Darmverschluss, zu Blutvergiftung und Kreislaufschock mit tödlichem Ausgang führen.

Chronische Pankreatitis

Eine chronische Pankreatitis wird in der überwiegenden Zahl der Fälle durch einen erhöhten Alkoholkonsum hervorgerufen. Sie verläuft meist in Schüben. Im schubfreien Intervall besteht zunächst relative Beschwerdefreiheit. Ein akuter Entzündungsschub äußert sich in dumpfen Schmerzen in der Tiefe des Oberbauchs. In der Regel kommt es zu einem zunehmenden Funktionsverlust der Bauchspeicheldrüse.

Ein Nachlassen der **exokrinen Bauchspeicheldrüsenfunktion** äußert sich in einer Unverträglichkeit gegenüber Fett, da die Produktion von fettlösenden Enzymen (→ *Lipasen*, S. 162) nachlässt. Der Stuhlgang enthält mehr Fett und wird voluminöser. Begleitend werden Übelkeit und Blähungen beklagt. Die Diagnosestellung erfolgt anhand der meist erhöhten Menge an Pankreasenzymen Lipase und Amylase. Meist wird auch eine **endoskopische Gallengangs- und Bauchspeicheldrüsenuntersuchung** (**ERCP** = *endoskopisch-retrograde Cholongio-Pankreatikographie*) durchgeführt.

Ein Versagen der **endokrinen Bauchspeichelfunktion** macht sich als zunehmende diabetische Stoffwechsellage bemerkbar, da nicht mehr ausreichend Insulin produziert wird (→ Diabetes mellitus, S. 433). Eine gefürchtete Spätkomplikation der chronischen Pankreatitis ist das **Pankreaskarzinom** (→ Abb. 1). Es wird oft erst spät diagnostiziert und ist dann in der Regel unheilbar. Typische Symptome des Pankreaskarzinoms sind eine schmerzlos auftretende Gelbsucht, Gewichtsverlust und unspezifische Schmerzen im Oberbauch.

Bauchspeicheldrüse
→ S. 161

paralytischer Ileus
→ S. 526

Gallensteine
→ S. 531

Behandlung und Pflege bei Bauchspeicheldrüsenentzündung

Entscheidend für den Verlauf ist ein absoluter Alkoholverzicht auch im beschwerdefreien Intervall. Die Ernährung sollte auf eine fettarme Kost umgestellt werden. Bei einer diabetischen Stoffwechsellage müssen zusätzlich die Richtlinien für die Pflege von diabeteskranken Menschen beachtet werden (→ Behandlung und Pflege bei Altersdiabetes, S. 444). Ein akuter Krankheitsschub der chronischen Pankreatitis wird mit Nahrungskarenz (→ S. 519) behandelt.

Bei schweren Symptomen muss eine Krankenhauseinweisung erfolgen, wo die Ernährung parenteral (→ S. 207) umgestellt wird und eine spezifische Therapie erfolgt.

Bei Nachlassen der exokrinen Pankreasfunktion wird mit Enzymen (z. B. Kreon®) behandelt. Ein Diabetes mellitus wird mit kleinen Insulindosen behandelt. Im fortgeschrittenen Stadium der chronischen Pankreatitis kann es zu Verengung *(Stenosen)* der Pankreasgänge und damit zu einem Abflusshindernis sowohl für das Pankreassekret als auch der Gallenflüssigkeit kommen. Diese Stenosen können im Einzelfall endoskopisch aufgeweitet werden.

8.9 Pflege bei Erkrankungen der Atmungsorgane

8.9.1 Akute Bronchitis

Die akute Bronchitis ist eine akute Entzündung der Bronchien (→ Abb. 1).

Ursachen und Symptome der akuten Bronchitis

Ursache ist meist eine Infektion mit → Viren (vor allem Myxoviren), auf die als Zweitinfektion *(Superinfektion)* eine Bakterienbesiedlung folgen kann.

Typische **Symptome** der Bronchitis sind ein zunächst trockener Husten mit spärlichem Auswurf. Dieser kann bei einer bakteriellen Superinfektion in einen produktiven Husten mit eitrigem Auswurf übergehen und hustenabhängige Schmerzen hinter dem Brustbein verursachen. Begleitend können allgemeine Infektionszeichen wie Fieber, Gliederschmerzen und Abgeschlagenheit auftreten.

Als Komplikation kann die Bronchitis in eine → Bronchopneumonie mit begleitender Entzündung des Lungengewebes oder bei häufigem Auftreten und entsprechender Disposition in eine → chronische Bronchitis übergehen.

Atmungssystem
→ S. 149

Viren
→ S. 601

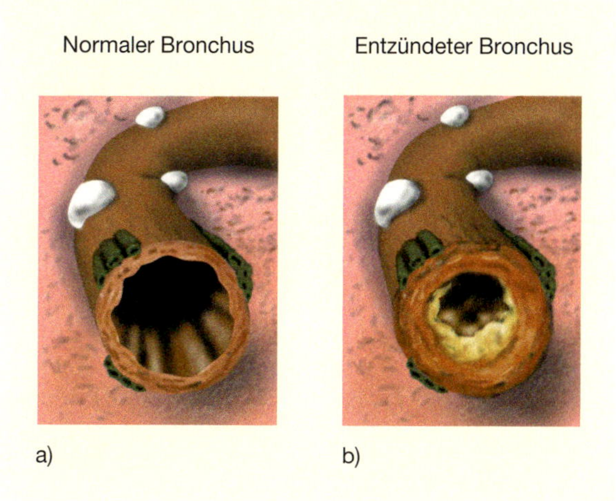

Normaler Bronchus Entzündeter Bronchus

a) b)

Abb. 1: a) normaler Bronchus b) entzündeter Bronchus mit Wandverdickung und Bildung von Sekret im Lumen.

Behandlung und Pflege bei akuter Bronchitis

Bei einer Bronchitis müssen regelmäßige Kontrollen der Körpertemperatur erfolgen, um einen Fieberanstieg zeitnah zu erfassen. Bei Bedarf werden fiebersenkende Maßnahmen eingesetzt. Der Patient sollte Bettruhe einhalten. Warme Brustwickel (→ Abb. 2, S. 344) wirken beruhigend und fördern den Sekretfluss.

Das Abhusten kann durch folgende Maßnahmen gefördert werden:
- ausreichende Flüssigkeitszufuhr (→ S. 338)
- Befeuchten der Raumluft (→ S. 338)
- atemerleichternde Positionen, z. B. Kutschersitz, Reitersitz (→ S. 338)
- atemerleichternde Lagerungen (→ S. 340)
- Drainagelagerungen (→ S. 343)
- Inhalationen (→ Band 2)
- Vibrationsmassagen (→ S. 344)

 Medikamente zur Unterstützung der Schleimlösung (z. B. Sekretolytika, S. 538) dienen der Schleimverflüssigung und dem Abhusten. Hierbei ist auf eine ausreichende Flüssigkeitszufuhr zu achten.

Antitussiva (meist codeinhaltige Hustenmittel), die den Hustenreiz dämpfen, werden nur eingesetzt, wenn die Nachtruhe ansonsten erheblich beeinträchtigt ist, da sie das erwünschte Abhusten und damit den Sekretfluss verhindern.

Bei klinischen Zeichen einer bakteriellen Superinfektion werden Antibiotika (→ S. 605) eingesetzt.

+ Bei schwachem Hustenreiz oder zähem Sekret wird ärztlicherseits die Indikation zum **endotrachealen Absaugen** (→ Band 2) gestellt.

Bronchopneumonie
→ S. 534

chronische Bronchitis
→ S. 536

Pflege bei Fieber
→ S. 611

codeinhaltige Hustenmittel
Narkotische Schmerz- und Hustenmittel

8.9.2 Lungenentzündung (Pneumonie)

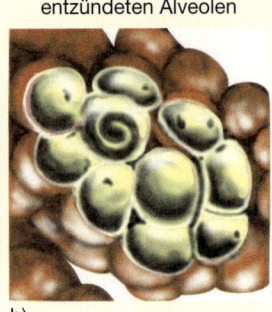

Normale Alveole

Pneumonie mit entzündeten Alveolen

a)

b)

Abb. 1: a) Normale Lungenbläschen (Alveolen)
b) Pneumonie mit Entzündung der Alveolen, in denen
sich je nach Erreger ein klares oder eitriges Sekret bildet

Eine Lungenentzündung ist ein schweres Krankheitsbild, das zu den häufigsten Todesursachen alter Menschen zählt. Es handelt sich um eine **Entzündung des Lungengewebes** mit den Lungenbläschen (Alveolen) und dem bindegewebigen Zwischengewebe (→ Abb. 1). Im Lungengewebe sammeln sich Sekret und Eiter an. Besonders gefährdet sind alte und immungeschwächte Menschen sowie Menschen mit bronchitischen Vorerkrankungen. Auch ein abgeschwächter Hustenreflex oder ein schwacher Hustenstoß, z.B. bei Patienten mit einer schweren → Hemiparese nach einem Schlaganfall, können durch den Sekretstau in den Bronchien die Entwicklung einer Pneumonie begünstigen.

Unterschieden wird die **Bronchopneumonie**, die sich ausgehend von den kleinen Bronchien entwickelt, von der **Lobärpneumonie**, die als bakterielles Krankheitsbild direkt einen Lungenlappen befällt.

Eine **Aspirationspneumonie** entsteht, wenn z.B. im Rahmen von → Schluckstörungen Fremdmaterial und Nahrungsbestandteile in die Bronchien gelangen und hier eine Entzündung auslösen.

Ursachen der Pneumonie

Pneumonien werden in der Regel durch eingeatmete → Mikroorganismen, meist Bakterien, aber auch Viren, Pilze oder Protozoen hervorgerufen.

Hemiparese
→ S. 567, 581

Schluckstörungen
→ S. 346

Mikroorganismen
→ S. 599

Nosokomiale Infektionen
→ S. 605

Resistenz
Widerstandsfähigkeit
resistere lat. =
stehen bleiben,
sich widersetzen
→ S. 610

Grippeepidemien
→ S. 602

Für die Prophylaxe von nosokomialen Pneumonien, z.B. nach Operationen oder unter Beatmung, gelten eigene Richtlinien:
http://www.rki.de/cln_
006/nn_226928/DE/
Content/Infekt/
Krankenhaushygiene/
Kommission/Downloads/
Pneumo__Rili,templateId
=raw,property=publication
File.pdf/Pneumo_Rili

Definition

Je nachdem, wo der Patient eine Infektion erworben hat, wird unterschieden zwischen:
- **ambulant erworbenen Infektionen** (zu Hause erworbenen) und
- **nosokomialen Infektionen** (die im Krankenhaus oder ähnlichen Einrichtungen erworben wurden).

Diese Unterscheidung ist von Bedeutung, da sich das Erregerspektrum (Erregervielfalt) im Krankenhaus meist deutlich von den ambulant vorkommenden Erregern unterscheidet. Außerdem sind bei den **im Krankenhaus erworbenen Erregern** *(Hospitalismuskeimen)* Resistenzen gegen Antibiotika verbreitet.

Bei Pneumonien entspricht das Erregerspektrum in Pflegeheimen meist dem normalen Spektrum ambulant erworbener Erreger.

Ambulant erworbene Pneumonien beruhen meist auf Infektionen mit Pneumokokken, Mykoplasma pneumoniae, Hämophilus influenzae oder Chlamydien. Bei alten Menschen werden 20–60 % aller Pneumonien durch Pneumokokken hervorgerufen. Im Rahmen von → Grippeepidemien steigt dagegen die Zahl an Pneumonien alter Menschen durch das Influenzavirus sprunghaft an.

Nosokomiale Pneumonien entstehen durch die Keimbesiedlung mit krankenhaustypischen Erregern. Häufige Nosokomialerreger sind hier Pseudomonas aeruginosa, Klebsiellen oder Staphylococcus aureus.

Immungeschwächte Menschen (z.B. durch Chemotherapie, Krebserkrankungen oder HIV-Infektion) können an Pneumonien durch Erreger, gegen die die meisten Menschen resistent sind, erkranken. Da sie meist nicht wie typisch bakterielle Pneumonien verlaufen, bezeichnet man sie auch als **atypische Pneumonien**. Typische Erreger für eine atypische Pneumonie sind Viren, z.B. das Windpocken- oder Herpesvirus oder Mykoplasmen.

Symptome der Pneumonie

Der Verlauf einer Pneumonie kann sehr unterschiedlich sein. Typische Symptome einer Pneumokokkenpneumonie sind plötzlich auftretendes Fieber mit Schüttelfrost, Husten mit meist eitrigem Auswurf, schwerem Krankheitsgefühl und Luftnot.

Bei einer fortgeschrittenen Pneumonie kann durch die entzündlich bedingte Einschränkung der Gasaustauschfläche ein Sauerstoffmangel mit → Zyanose auftreten. Durch die Atemanstrengung kommt es zum Flattern der Nasenflügel beim Atmen. Häufig ist eine Begleitentzündung des Brustfells *(Pleuritis)*, die mit atemabhängigen Schmerzen einhergeht. Die Ausatemluft des Erkrankten riecht oft süßlich-faulig.

Zyanose
→ S. 271

Der Krankheitsverlauf bei alten Menschen weicht häufig von dem oben beschriebenen Krankheitsbild ab. In der Regel sind es untypische Veränderungen, die den Krankheitsbeginn kennzeichnen. Dazu gehören plötzliche Unruhe oder Verwirrtheit, → Tachypnoe oder Brustschmerzen. Fieber und Husten können insbesondere bei geschwächten alten Menschen fehlen.

Tachypnoe
→ S. 549

Der junge und gesunde Mensch übersteht die Pneumonie meist folgenlos. Alte und geschwächte Menschen dagegen sind durch eine Pneumonie vital bedroht. Bei einem schweren Verlauf führt die Pneumonie zu einem zunehmenden Sauerstoffmangel *(respiratorische Insuffizienz)* mit tödlichem Ausgang. Andere Komplikationen, die zum Tode führen können, sind die → Sepsis mit zunehmendem Kreislaufversagen oder → thromboembolische Komplikationen.

Sepsis
→ S. 599

thromboembolische Komplikationen
→ S. 316, 508

Behandlung und Pflege bei Pneumonie

Bei pneumoniegefährdeten Menschen muss eine konsequente Pneumonieprophylaxe (→ S. 335) durchgeführt werden. Vor allem bei Patienten mit Asthma (→ S. 539) oder chronisch obstruktiven Lungenerkrankungen (→ S. 536) muss rechtzeitig eine Schutzimpfung gegen Pneumokokken und Influenza in Betracht gezogen werden, da diese Menschen im Falle einer Pneumonieerkrankung stark gefährdet sind.

Bei Verdacht auf eine Pneumonie erfolgt in der Regel eine Krankenhauseinweisung. Wichtige allgemeine Maßnahme ist das Einhalten von Bettruhe im akuten Krankheitsstadium bei regelmäßigen Temperatur- und Kreislaufkontrollen. Die Atemfrequenz wird regelmäßig ausgezählt und dokumentiert. Bei Bettruhe müssen die erforderlichen Prophylaxen (Thromboembolieprophylaxe, Obstipationsprophylaxe und Dekubitusprophylaxe, S. 306, 316, 350) berücksichtigt werden. Bei einer Körpertemperatur über 39,5 °C werden fiebersenkende Maßnahmen (→ S. 616) eingeleitet. Wenn ärztlicherseits nicht anders verordnet, sollte eine Flüssigkeitszufuhr von mindestens 2,5 Liter/Tag unter Flüssigkeitsbilanzierung (→ S. 279) sichergestellt werden. Insbesondere zu Erkrankungsbeginn ist das Sammeln von Sputum hilfreich, da Farbe und Konsistenz Hinweise auf den Erreger geben und die Probe ggf. für das Anlegen einer Sputumkultur herangezogen werden kann.

online

www.riki.de

→ Infektionskrankheiten von A–Z
→ Influenza

Pflege bei Fieber
→ S. 611

Sputumbeobachtung
→ S. 297

Pflegerische Maßnahmen zur Atemerleichterung und zur Sekretlösung, ggf. auch zum Absaugen, entsprechen der Pflege bei der akuten Bronchitis (→ S. 533).

Bei einer bakteriellen Pneumonie wird eine Antibiotikabehandlung durchgeführt. Wenn der Erreger bekannt ist, kann gezielt behandelt werden. In den meisten Fällen muss jedoch eine kalkulierte Antibiose, die die wahrscheinlichsten Erreger berücksichtigt, durchgeführt werden. Zuvor werden Blutkulturen und Sputumkulturen angelegt, um die Antibiose ggf. nachträglich anpassen zu können.

kalkulierte Antibiose
Gabe von Antibiotika, die bei einem noch unbekannten Erreger gegen das mutmaßliche Erregerspektrum wirken.

Bei Atemnot und abnehmender Sauerstoffsättigung des Blutes wird nach ärztlicher Anordnung Sauerstoff über eine Nasensonde verabreicht.
Vorsicht geboten ist bei Patienten mit einer chronisch obstruktiven Lungenerkrankung, weil Sauerstoffgabe hier zu einem Anstieg der CO_2-Konzentration im Blut und damit zu einer Atemlähmung führen kann. In schweren Fällen kann eine maschinelle Beatmung unter intensivmedizinischen Bedingungen erforderlich werden.

Exkurs: Sauerstoffgabe
→ S. 538

8.9.3 Chronische Bronchitis und chronisch obstruktive Bronchitis

WHO
→ S. 45

Laut → WHO wird eine chronische Bronchitis dann diagnostiziert, wenn bei einem Patienten in zwei aufeinander folgenden Jahren während mindestens 3 Monaten im Jahr eine Bronchitis mit Husten und Auswurf besteht. Eine chronische Bronchitis führt zu einer zunehmenden Schwellung und Verengung der Bronchien.

Wenn eine chronische Bronchitis anhaltend mit einer Obstruktion einhergeht, wird dieses Krankheitsbild als **chronisch obstruktive Bronchitis** bezeichnet. Synonyme sind **chronisch obstruktive Lungenerkrankung (COLD)** und die englische Bezeichnung **Chronic Obstructive Pulmonary Disease (COPD)**.

Kontraktion der Muskulatur in der Bronchialwand **(Bronchospasmus)**	**+**	Chronische Schleimhautschwellung	**→**	**Obstruktion (obstruktive Ventilationsstörungen)** Verlegung der Bronchien, wodurch sich der Strömungswiderstand in den Atemwegen erhöht. Dies führt zu einer erschwerten Ein- und Ausatmung.

Hinweis
Zu den obstruktiven Lungenerkrankungen zählen:
• chronisch obstruktive Bronchitis
• Asthma bronchiale (→ S. 539)

Ursachen einer chronisch obstruktiven Bronchitis

Anders als bei der akuten Bronchitis spielen Infektionen bei der Entstehung der chronischen Bronchitis eine untergeordnete Rolle. Wichtigste Faktoren sind **Rauchen und Luftverschmutzung**, seltener auch gehäufte bronchitische Infekte.

Etwa 90 % aller Menschen mit einer chronisch obstruktiven Bronchitis sind oder waren Raucher. Circa 50 % aller über 40-jährigen Raucher leiden an Symptomen einer chronischen Bronchitis. Die Inhalation von Nikotin und anderen Giften im Zigarettenrauch führt im Laufe der Jahre zu einer Zerstörung des Flimmerepithels der Bronchien. Schleim und Schadstoffe können nicht mehr ausreichend abtransportiert werden und führen zu einer chronischen Schleimhautentzündung in den Bronchien.

exspiratorischer Druck
→ S. 151
Lungenemphysem
→ S. 540
Rechtsherzinsuffizienz
→ S. 492
Zyanose
→ S. 271
Ödeme
→ S. 451

Die Schleimhaut schwindet *(atrophiert)* auf Dauer und die kleinen Bronchien werden instabil und erschlaffen. Beim Ausatmen können die kleinen Bronchien dem → exspiratorischen Druck nicht mehr ausreichend standhalten und kollabieren. Dadurch entsteht die Verlegung der Bronchien beim Ausatmen *(Obstruktion)*.

Symptome einer chronisch obstruktiven Bronchitis

Die chronische Bronchitis beginnt meist mit längeren Phasen eines morgendlichen Hustens mit Auswurf. Der Auswurf kann klar oder auch, wenn eine bakterielle Superinfektion besteht, eitrig sein. Dieses Stadium kann sich bei Nikotinkarenz noch zurückbilden.

Im Laufe der Jahre treten eine belastungsabhängige Luftnot und ein zunehmender Leistungsabfall in den Vordergrund. Das Spätstadium besteht in der Ausbildung eines → Lungenemphysems und einem zunehmenden Abfall der Sauerstoffsättigung des Blutes *(respiratorische Insuffizienz)*.

Die Lungenveränderungen führen außerdem zu einer vermehrten Druckbelastung der rechten Herzkammer mit Ausbildung einer → Rechtsherzinsuffizienz. Aufgrund der Druckerhöhung in den Atemwegen können sackartige Erweiterungen der Bronchien *(Bronchiektasen)* auftreten, in denen sich große Mengen an meist eitrigem Bronchialsekret sammeln und zu massivem, meist übel riechendem Auswurf führen.

Bei der fortgeschrittenen chronisch obstruktiven Bronchitis besteht auch in Ruhe eine → Zyanose der Lippen und Finger. Durch die Rechtsherzinsuffizienz bilden sich periphere → Ödeme. Husten mit Auswurf ist ständig vorhanden.

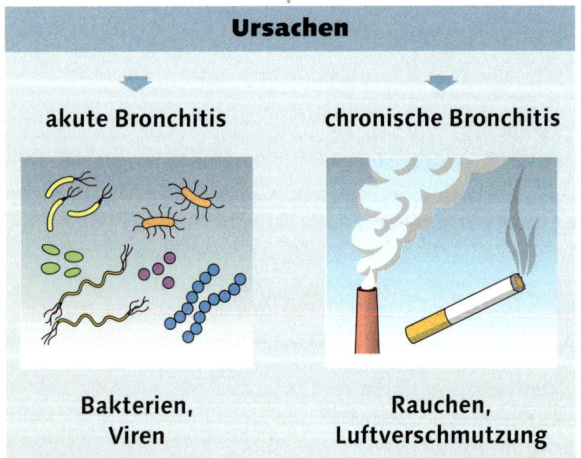

Ursachen

akute Bronchitis	chronische Bronchitis
Bakterien, Viren	**Rauchen, Luftverschmutzung**

Luftnot besteht bei körperlicher Anstrengung, dagegen in Ruhe nur wenig.
Die Symptome nehmen bei einer bakteriellen Superinfektion zu und sind im
Herbst und Winter stärker ausgeprägt.
Die meist übergewichtigen Patienten mit
diesem Emphysemtyp werden auch als
blue bloater (→ Abb. 1) bezeichnet.

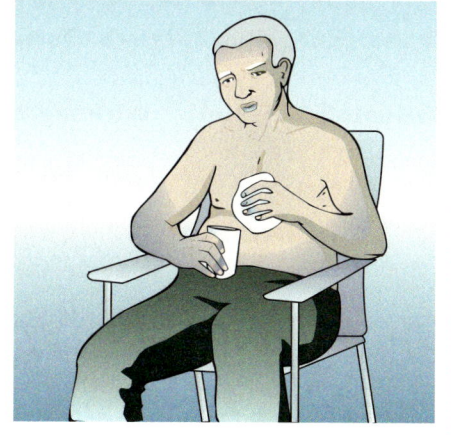

blue bloater
blue engl. = blau
bloated engl. =
aufgedunsen

Hinweis

Lungenemphysem, Rechtsherzinsuffizienz und Bronchiektasen sind
irreversible Veränderungen, die sich
nicht mehr zurückbilden.

Abb. 1:
„blue bloater" mit Lippen-
und Fingerzyanose

Behandlung und Pflege bei chronisch obstruktiver Bronchitis

Wichtigste Maßnahme bei einer COLD ist das Verhindern eines Fortschreitens der
Erkrankung. Absolute **Nikotinkarenz** und das Vermeiden von extremer Luftverun-
reinigung sind Voraussetzungen hierfür. Mäßige körperliche Bewegung je nach Belastbarkeit dient dem Aufrechterhalten der Leistungsfähigkeit von Herz und Lunge.
Menschen mit einer COLD im Endstadium sind durch jede zusätzliche Schädigung
der Lungen, z. B. durch einen grippalen Infekt, stark gefährdet. Wichtige prophylaktische Maßnahmen sind Schutzimpfungen gegen Pneumokokken und Influenza. Bei
Zeichen eines bronchialen Infektes sollte konsequent behandelt werden.
Die Pflegemaßnahmen entsprechen denen bei der Behandlung der akuten Bronchitis (→ S. 533) und der Pneumonie (→ S. 534).

Pflegeziele und Maßnahmen bei chronischen Atemwegserkrankungen	
Ziele	**Maßnahmen**
Sekretlösung	Vibrationsmassagen (→ S. 344) Inhalation (→ Band 2)
Erleichterung des Abhustens	Lagerung (→ S. 340)
Verbesserung der Atemkraft, Belüftung aller Lungenabschnitte	Atemübungen (→ S. 339)
Verhindern eines Bronchialkollaps bei Obstruktion	Atemtechnik: Lippenbremse (→ S. 339)

Atemübungen können eingesetzt werden, um die Kraft der Atemmuskulatur und
die Belüftung der Lungenabschnitte zu verbessern. Die Atemübungen werden meist
durch geschulte Physiotherapeuten vermittelt,
können dann aber auch selbst umgesetzt werden.
Hierzu gehören Übungen zur vertieften Atmung
oder zur Bauchatmung. Mit ärztlich angeordne-
ten, speziellen Atemtrainingsgeräten (z. B.
Triflow®, Mediflow®) können die Lungenbelüftung und damit die Sekretlösung unterstützt werden. Dabei wird die tiefe, bewusste Einatmung geübt und damit eine gleichmäßige Verteilung der
Atemluft erreicht (→ Abb. 3, S. 339).

Spezielle Lagerung (z. B. Drainagelagerung, S. 343)
helfen beim Abhusten des Schleims.

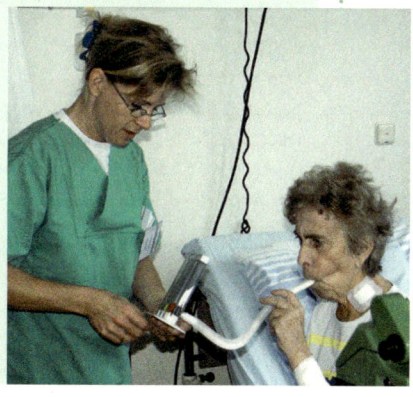

Abb. 2:
Atemübungen mit
dem Triflow®-Gerät

Medikamentöse Behandlung der chronisch obstruktiven Bronchitis

Substanz/Gruppe	Wirkstoff/Beispiel	Wirkung/Nebenwirkung
Sekretolytika (Expektorantien)	Ambroxol (z.B. Mucosolvan®), Acetylcystein (ACC®)	Sekretolytika dienen der Schleimlösung und -verflüssigung, damit zäher Schleim besser abgehustet werden kann. Eine ausreichende Flüssigkeitszufuhr ist die Voraussetzung dafür, dass Sekretolytika wirken können.
β_2-Sympathomimetika	Salbutamol (z.B. Sultanol®), Terbutalin (z.B. Bricanyl®), Salmeterol (z.B. Serevent®), Formoterol (z.B. Oxis®)	β_2-Sympathomimetika stimulieren Rezeptoren der Bronchialmuskulatur und führen zur Erschlaffung der glatten Muskelzellen. Darüber erweitern sich die Bronchien, und die bronchiale Obstruktion lässt nach. Als **Nebenwirkung** von Sympathomimetika treten häufig Tachykardien (→ S. 495) und Herzrhythmusstörungen auf, weil auch die Rezeptoren der glatten Herzmuskelzellen mit erregt werden. Diesen Nachteil umgeht man weitestgehend über die Gabe des Medikaments als **Dosieraerosol** (→ Exkurs: Handhabung des Dosieraerosols, S. 540).
Theophyllin	Bronchoretard®	Theophyllin senkt den Atemwegswiderstand und die Anspannung der Brochialmuskulatur. Mögliche Nebenwirkungen sind Magen-Darm-Beschwerden, Herzrhythmusstörungen und, v.a. bei älteren Menschen, in höheren Dosierungen Unruhe und Krampfanfälle. Theophyllin wird oral eingenommen und kann in Notfallsituationen auch i.v. verabreicht werden (→ S. 217).
Glucocorticoide	→ S. 467	Bei schwerer bronchialer Obstruktion werden zusätzlich Glucocorticoide eingesetzt. Sie wirken entzündungshemmend und führen zu einem Rückgang der Schleimhautschwellung. Glucocorticoide können bei obstruktiven Lungenerkrankungen auch inhalativ eingesetzt werden, z.B. Beclomethason (Sanasthmyl®), wodurch ein Teil der Nebenwirkungen vermieden wird. Inhaliert wirken sie vor allem prophylaktisch und helfen bei akuter Atemnot nicht ausreichend. Sie müssen regelmäßig eingenommen werden, um ihre Wirkung voll zu entfalten.

Hinweis Menschen mit chronisch obstruktiven Lungenerkrankungen dürfen nur mit größter Vorsicht Medikamente einnehmen, die den Atemantrieb senken, z.B. Schlafmittel (Gefahr des Atemstillstands).

✚ Schwere obstruktive Lungenerkrankungen mit Atemnot und erheblich eingeschränkter Sauerstoffsättigung des Blutes werden zusätzlich mit einer **Sauerstofftherapie** behandelt.

Exkurs **Sauerstoffgabe**

Sauerstoff ist ein hochwirksames Medikament und darf außer im akuten Notfall nur nach ärztlicher Anordnung eingesetzt werden. Die Einstellung auf eine Sauerstoffdauertherapie erfolgt meist im Krankenhaus. Die Sauerstoffzufuhr erfolgt in der Regel über eine Sauerstoffbrille oder eine Maske.

Gefahr der Sauerstofftherapie bei Patienten mit obstruktiven Lungenerkrankungen ist die Lähmung des Atemantriebs mit einem Anstieg der Kohlendioxidkonzentration (CO_2) im Blut, was bis zur CO_2-Narkose und zum Atemstillstand führen kann. Üblich sind Sauerstoffgaben von 1–2 Liter/Minute. Eine einmal eingestellte Sauerstoffdosierung darf nicht eigenmächtig und unkontrolliert verändert werden.

Verabreichung von Sauerstoff → Band 2

8.9.4 Asthma bronchiale

Das Asthma bronchiale ist eine meist rückbildungsfähige Obstruktion der Atemwege. Man unterscheidet das **allergische Asthma** von dem nicht-allergischen Asthma. **Das allergische Asthma** beginnt meist im Kindes- und Jugendalter und nimmt oft im Erwachsenenalter einen günstigeren Verlauf. An dem **nicht-allergischen Asthma** erkranken meist Menschen im mittleren Erwachsenenalter. Mischformen sind häufig. Die Folgen einer Asthmaerkrankung bei alten Menschen beruhen in der Regel auf dem nicht-allergischen Asthma. Das Asthma bronchiale zählt ebenso wie die chronisch obstruktive Bronchitis, mit der es viele Gemeinsamkeiten im Verlauf und in der Behandlung gibt, zu den obstruktiven Lungenerkrankungen.

Ursachen und Symptome des Asthma bronchiale

Gemeinsame Ursache beider Asthmaformen ist eine Überempfindlichkeit der Bronchialmuskulatur auf bestimmte Reize, auf die die Bronchialmuskeln mit einer Obstruktion reagieren.

Beim **allergischen Asthma** reagieren die Bronchien nach Kontakt mit einer spezifischen allergenen Substanz (z. B. bei Pollen, Tierhaaren oder bestimmten Nahrungsmitteln) mit einer Kontraktion der Bronchialmuskulatur *(Bronchospasmus)*, einer Schleimhautschwellung und der Produktion eines zähen, schlecht abzuhustenden Schleims.

Beim **nicht-allergischen Asthma** sind die Auslöser eher unspezifisch. Häufige Auslöser sind Anstrengung, Atemwegsinfekte, Kälte oder psychische Anspannung.

Die Asthmakrankheit äußert sich zunächst in Form wiederkehrender Anfälle. Bei längerem Verlauf kann sich eine anhaltende Bronchialobstruktion mit den Symptomen der → chronisch obstruktiven Lungenerkrankung entwickeln.

Akuter Asthmaanfall

Ein Asthmaanfall beginnt plötzlich oder allmählich mit Luftnot, einer erschwerten Ausatmung und einem starken Hustenreiz. Die Atemnot geht in der Regel mit Angst, kaltem Schweiß und Erstickungsgefühlen einher. Der Patient stützt sich oft mit den Armen ab (z. B. Kutschersitz → Abb. 2, S. 338), wodurch die Atemhilfsmuskulatur unterstützt wird. Diese Symptome werden auch als **Orthopnoe** bezeichnet. Gegen Ende des Asthmaanfalls wird meist ein zäher, glasiger Schleim abgehustet. Wenn die asthmatischen Symptome sich auch unter Medikamenten nicht zurückbilden, droht ein lebensbedrohlicher Status asthmaticus.

Behandlung und Pflege bei akutem Asthmaanfall

Der Asthmapatient muss beruhigt werden, da Angst die Symptome verstärken kann. Lüften hilft nur, wenn die Außenluft nicht zu kalt ist. Dem Pflegebedürftigen wird dabei geholfen, eine Körperhaltung einzunehmen, die die Atemhilfsmuskulatur unterstützt (Kutschersitz, Reitersitz). Hilfreich ist die Anleitung zur Lippenbremse (→ Abb. 1, S. 339, selbst vormachen!), um den Bronchialkollaps zu verhindern. Meist ist bereits ein Dosieraerosol mit β_2-Sympathomimetika (→ S. 538) vorhanden, bei dessen Handhabung der Patient unterstützt werden sollte.

➕ Wenn das Dosieraerosol nicht innerhalb weniger Minuten deutlich hilft, muss umgehend ein Arzt verständigt werden. Falls im Bedarfsfall verordnet, kann vorsichtig Sauerstoff gegeben werden.

💊 Beim **akuten Asthmaanfall** werden zunächst 1–2 Hübe des Dosieraerosols mit β_2-Sympathomimetika verabreicht, nach ca. 5 Minuten ggf. wiederholt. Bei unzureichender Wirkung wird Theophyllin (→ S. 538) oder ein β_2-Sympathomimetikum i.v. verabreicht, zusätzlich ein Glucocorticoidpräparat i.v. (→ S. 217, 467), um die Schleimhautschwellung zu reduzieren.

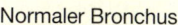

Normaler Bronchus

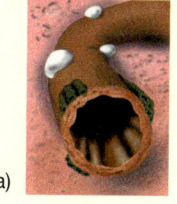
a)

Bronchus bei Asthma bronchiale

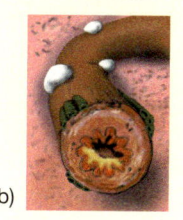
b)

Abb. 1: a) Normale Bronchien b) Bronchien eines Asthmakranken: Die Bronchialmuskulatur ist zusammengezogen, und die innen gelegene Schleimhaut geschwollen. Dadurch ist das Bronchiallumen erheblich reduziert.

Allergien
→ S. 425

chronisch obstruktive Lungenerkrankung
→ S. 536

Status asthmaticus
Lebensbedrohlicher Zustand mit ineinander übergehenden Asthmaanfällen, die innerhalb kürzester Zeit zur Sauerstoffunterversorgung des Körpers führen

Behandlung und Pflege im anfallsfreien Intervall

Der an Asthma Erkrankte sollte auch in einem anfallsfreien Intervall alles vermeiden, was zu einer Reizung der Bronchien führen kann, insbesondere das Rauchen. Die allgemeinen Maßnahmen entsprechen denen bei der Pflege von Menschen mit einer chronischen Bronchitis (→ S. 537). Atemtrainingsgeräte sollten jedoch nur im Einzelfall und nach ärztlicher Anweisung eingesetzt werden, da eine verstärkte Atmung einen Asthmaanfall provozieren kann.

Im anfallsfreien Intervall wird das Asthma bronchiale mit der regelmäßigen Inhalation von Glucocorticoiden (→ S. 467), z.B. mittels Dosieraerosol, behandelt, zusätzlich und bei Bedarf werden β_2-Sympathomimetika (→ S. 538) inhaliert. Wenn eine allergische Komponente besteht, ist die zusätzliche Inhalation von Cromoglicinsäure indiziert, das die allergische Reaktion in der Bronchialschleimhaut reduziert. Bei schweren Verlaufsformen wird oral zusätzlich Theophyllin (→ S. 538) oder ein β_2-Sympathomimetikum gegeben, in sehr schweren Fällen zusätzlich ein Glucocorticoid oral.

Hinweis

Dosieraerosole mit Glucocorticoiden sind im akuten Anfall nutzlos!

Exkurs

Handhabung des Dosieraerosols

Medikamentenbehälter

Mundstück

Das Mundstück wird mit dem Mund fest umschlossen.
Nach einmaligem, ruhigem und tiefem Ein- und Ausatmen wird während des erneuten Einatmens auf den Medikamentenbehälter gedrückt, der eine exakt dosierte Menge des Medikaments abgibt.
Die Luft wird dann über mehrere Sekunden angehalten und anschließend langsam ausgeatmet.

8.9.5 Lungenemphysem

Als Lungenemphysem wird eine Erweiterung der Alveolen und allmähliche Zerstörung der Alveolarräume aufgrund der anhaltenden obstruktiv bedingten Druckerhöhung im Bronchialsystem bezeichnet.

Die Alveolarbläschen erweitern sich, während die Alveolarwände erschlaffen (→ Abb. 1). Beim Ausatmen können sich die erschlafften Alveolen verschließend um den Bronchiolus stülpen, wodurch die Restluft in den Alveolen verbleibt und die Ausatmung insuffizient wird.

Ein Lungenemphysem ist eine irreversible Erkrankung, bildet sich also nicht mehr zurück.

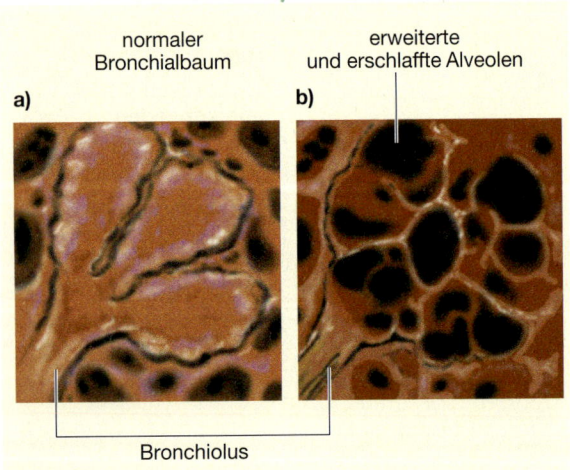

Abb. 1: Ausschnitt aus dem Lungengewebe
a) normaler Alveolarbaum
b) Emphysem mit erweiterten und erschlafften Alveolen

Ursachen und Symptome bei Lungenemphysem

Das Lungenemphysem ist meist die Folgeerscheinung einer obstruktiven Lungenerkrankung, also der chronisch obstruktiven Bronchitis oder des Asthma bronchiale. Äußere Hinweise auf ein Emphysem ist der sog. „Fassthorax" mit einem starren, wenig atembeweglichen Brustkorb und horizontal verlaufenden Rippen.

Zwei typische Emphysemtypen werden unterschieden. Neben dem Typ des sog. blue bloater (→ Abb. 1, S. 537), der typischerweise bei einer chronischen Bronchitis entsteht und sich durch Übergewicht, Zyanose und produktiven Husten auszeichnet, wird als zweiter Typ der pink puffer (→ Abb. 1) beschrieben. Er zeichnet sich durch einen eher hageren Körperbau aus, hat meist wenig Husten, aber viel Luftnot.

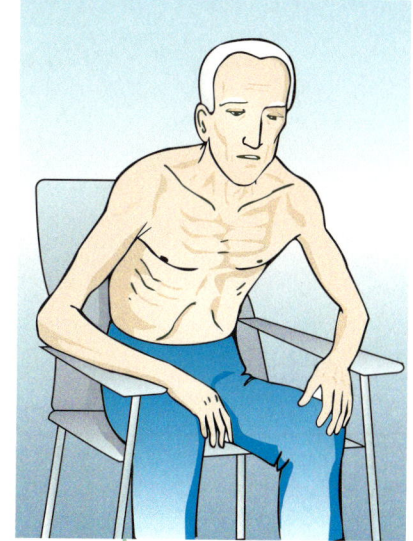

Behandlung und Pflege bei Lungenemphysem

Die Behandlung und Pflege des Lungenemphysems ähnelt weitestgehend den Maßnahmen bei der chronisch obstruktiven Bronchitis (→ S. 537).

8.9.6 Schlaf-Apnoe-Syndrom

Das Schlaf-Apnoe-Syndrom ist eine nächtliche Atemregulationsstörung, die vor allem übergewichtige Menschen, gehäuft auch Menschen mit obstruktiven Lungenerkrankungen, betrifft.

Während des Schlafes kommt es zu einem Kollaps der Schlundmuskulatur bei erhaltenen Atembewegungen, sodass kein ausreichender Gasaustausch in den Alveolen stattfindet und die Sauerstoffsättigung des Blutes sinkt. Der Körper reagiert mit einer verstärkten Atemarbeit unter abnehmender Schlaftiefe, bis sich mit einem lauten Schlafgeräusch die oberen Atemwege wieder öffnen.

Folge dieser wiederholten Schlafunterbrechungen, an die sich der Schläfer meist nicht erinnern kann, ist eine vermehrte Müdigkeit und Leistungsminderung am Tag. Bei jahrelangem Verlauf reagiert der Körper häufig mit der Ausbildung eines → arteriellen Hypertonus sowie Erhöhungen des Gefäßwiderstands in der Lunge, wodurch sich → chronische Ventilationsstörungen und eine zunehmende Herzbelastung einstellen.

Abb. 1: Pink puffer mit Untergewicht, Fassthorax und Luftnot, jedoch keiner Zyanose

pink puffer
pink engl. = rosa
puff engl. = pusten

arterieller Hypertonus
→ S. 499

chronische Ventilationsstörungen
→ S. 536

Behandlung und Pflege bei Schlaf-Apnoe-Syndrom

Therapeutisch sollte zunächst das Übergewicht abgebaut und eventuell Veränderungen im Nasen-Rachenraum operativ gerichtet werden.

Ein abendlicher Alkoholkonsum muss vermieden werden.

In schwereren Fällen wird eine Überdruckbeatmung (nCPAP = *nasale continous positive airway pressure*) über eine Nasenmaske eingeleitet, wodurch der nächtliche Kollaps der Schlundmuskulatur vermieden wird (→ Abb. 2). Die Einstellung auf eine solche Beatmung erfolgt im Krankenhaus.

Im Anschluss kann der Patient in der Regel die Beatmungstherapie selbstständig zu Hause weiterführen.

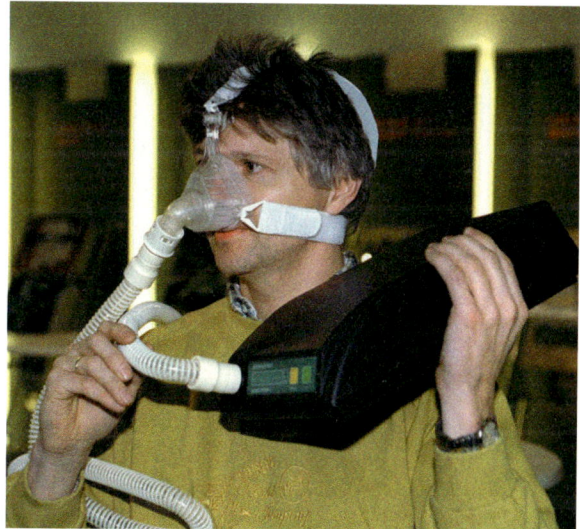

Abb. 2:
Nasale Überdruckbeatmung in der Nacht bei Schlaf-Apnoe-Syndrom

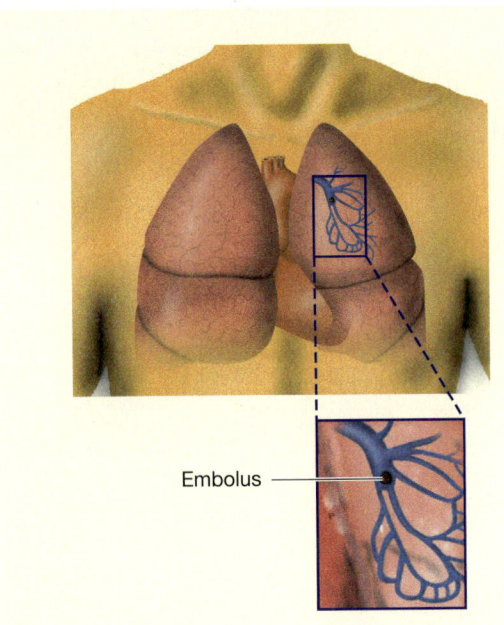

Embolus

Abb. 1: Embolus in der linken Lungenarterie

Arteriosklerose
→ S. 505

tiefe
Beinvenenthrombose
→ S. 508

Rechtsherzversagen
→ S. 492

EKG
→ Band 2

8.9.7 Lungenembolie

Eine Lungenembolie ist der Verschluss einer Lungenarterie durch einen Gefäßpfropf (*Embolus*), der meist aus einem Blutgerinnsel (*Thrombus*) besteht. Der Thrombus entstammt in der Regel den Bein- oder Beckenvenen und wird mit dem Blutstrom über den rechten Herzvorhof und die rechte Herzkammer bis in die Lungenarterien geschwemmt. Die Lungenembolie ist eine gefürchtete Komplikation der → tiefen Beinvenenthrombose und führt in ca. 10 % aller Fälle zum Tode.

Je größer der Thrombus ist, desto größer ist auch der Durchmesser der Lungenarterie, die durch ihn verstopft wird, und desto schwerwiegender ist der weitere Verlauf. Durch den Verschluss der Lungenarterie stirbt das abhängige Lungengewebe ab. Dadurch vermindert sich die Gasaustauschfläche mit der Gefahr eines plötzlichen Sauerstoffmangels. Gleichzeitig pumpt das Herz gegen den jetzt erhöhten Widerstand im Lungenkreislauf vergeblich an. Dies verursacht eine Druckbelastung der rechten Herzkammer, was zum akuten → Rechtsherzversagen führen kann.

Symptome einer Lungenembolie

Lungenembolien treten besonders häufig morgens nach dem Aufstehen, beim Pressen während des Stuhlgangs und starker körperlicher Anstrengung auf. Typische Symptome sind plötzlich eintretende Luftnot, atemabhängige Schmerzen, Husten, Angst und Schocksymptome (→ Blutdruckabfall; Tachykardie, S. 495).

Im Blut kann man einen Abfall der Sauerstoffsättigung feststellen. Das → EKG zeigt Veränderungen, die typisch für eine Rechtsherzbelastung sind.

Hinweis Lungenembolien treten oft in mehreren Schüben auf. Wenn ein Pflegebedürftiger Symptome einer Lungenembolie zeigt und sich der Zustand anschließend wieder verbessert, besteht daher noch **kein Grund zur Entwarnung**, denn das nächste Ereignis kann tödlich sein!

Behandlung und Pflege bei einer Lungenembolie

Eine Lungenembolie ist ein echter Notfall. Bei jedem Verdacht auf eine Lungenembolie muss umgehend der Notarzt verständigt und eine Krankenhauseinweisung veranlasst werden. Bis zum Eintreffen des Notarztes wird der Patient in eine Oberkörperhochlagerung (→ Abb. 1, S. 340) gebracht und Blutdruck und Puls kontrolliert (→ S. 142, 148). Nach Möglichkeit wird Sauerstoff über eine Nasensonde verabreicht, anderenfalls für Frischluft gesorgt (→ S. 538).

Eine wichtige pflegerische Maßnahme ist daher die Vorbeugung (→ Thrombo-Embolie-Prophylaxe, S. 316).

8.9.8 Lungenfibrosen

Lungenfibrosen sind chronische Krankheiten des Lungenbindegewebes, die zu einer allmählichen Zunahme des Bindegewebes in der Lunge und zu einer Beeinträchtigung der Lungenfunktion führen. Die Dehnbarkeit der Lunge und die Gasaustauschfläche nimmt ab. Diese Veränderung wird auch als **restriktive Ventilationsstörung** bezeichnet (→ obstruktive Ventilationsstörung bei der COLD und bei Asthma bronchiale, S. 536, 539).

8.9.9 Lungenödem

Als Lungenödem wird eine Ansammlung von Gewebswasser im Lungengewebe bezeichnet. Eine leichte Wasseransammlung im Gewebe wird als **Lungenstauung** bezeichnet. Diese geht ab einem bestimmten Stadium in ein Lungenödem über. Meist beginnt die Flüssigkeitsansammlung im Zwischengewebe der Lunge, was als **interstitielles Lungenödem** bezeichnet wird. Greift sie dann auf die Lungenbläschen (Alveolen) über, spricht man von einem **alveolären Lungenödem**. Die Flüssigkeit in den Alveolen behindert den Gasaustausch und führt zu einem zunehmenden Atemversagen.

Ödem
gr. = Schwellung

Ursachen des Lungenödems

Ursache des Lungenödems können unterschiedliche Grunderkrankungen sein:

- Die häufigste Ursache bei alten Menschen ist die **Herzinsuffizienz**, insbesondere eine Schwäche des linken Herzens (→ Linksherzinsuffizienz, S. 492). Aufgrund der Schwäche der Herzmuskulatur staut sich das Blut in dem Lungenkreislauf. Durch den erhöhten Druck wird Wasser aus den Blutgefäßen in das Gewebe gepresst.
- Eine andere Ursache des Lungenödems ist **Eiweißmangel**. Eiweißmoleküle binden im Blut das Wasser an sich. Bei einem Eiweißmangel wird das Wasser frei, das nun aus den Blutgefäßen in das Gewebe austritt.

Symptome des Lungenödems

Ein Lungenödem ist ein lebensgefährliches Krankheitsbild. Die Patienten beklagen eine zunehmende Atemnot (Dyspnoe), sind unruhig und haben Todesangst. Die Atemfrequenz nimmt zu (Tachypnoe). Die Atemgeräusche klingen feucht und brodelnd („Kochen in der Brust") und die Pflegebedürftigen husten einen weißlichen Schaum aus. Mit zunehmendem Lungenödem wird der Gasaustausch in der Lunge insuffizient, und es entsteht eine → Zyanose. Der Blutdruck fällt ab, und es entwickelt sich eine → Schocksymptomatik mit → Tachykardie und kaltem Schweiß, die in ein Kreislaufversagen übergehen kann.

Zyanose
→ S. 271

Schocksymptomatik
→ S. 669

Tachykardie
→ S. 495

Unterscheidung zwischen Lungenödem und akutem Asthmaanfall	
Lungenödem	**Asthmaanfall**
Vorbekannte Herzerkrankung (Herzinsuffizienz, KHK)	vorbekanntes Asthma bronchiale oder chronisch obstruktive Bronchitis (→ S. 536)
kaltschweißig	meist trockene Haut
feuchte Atemgeräusche	trockene Atemgeräusche mit verlängerter und erschwerter Ausatmung

Behandlung und Pflege bei akutem Lungenödem

In der Akutsituation wird zunächst eine Oberkörperhochlagerung mit Beintieflage durchgeführt, wodurch die Atemarbeit erleichtert wird (→ S. 246). Dann erfolgt eine Kreislaufkontrolle mit Messen von Blutdruck und Puls (→ S. 142, 148). Durch eine zweite Pflegefachkraft wird gleichzeitig der Notarzt verständigt. Der Pflegebedürftige selbst darf nicht allein gelassen werden. Falls bereits als Bedarfsmedikation vorhanden, kann ein Sublingualspray oder eine Sublingualkapsel mit Nitraten (→ S. 490) verabreicht werden, solange der Blutdruck 100 mmHg systolisch noch überschreitet. Wenn vorhanden, kann in dieser Notfallsituation auch kurzfristig ohne ärztliche Anweisung Sauerstoff (2 Liter O_2/ min) über eine Nasensonde verabreicht werden.

Beim akuten Lungenödem erfolgt die möglichst schnelle Aufnahme auf eine Intensivstation. Über eine Nasensonde wird Sauerstoff verabreicht. Gleichzeitig wird die periphere Sauerstoffsättigung über einen Finger gemessen (Pulsoxymetrie). Vorhandenes Sekret wird aus der Luftröhre abgesaugt.

In schweren Fällen erfolgt eine Intubation und künstliche Beatmung des Patienten.

Exkurs: Sauerstoffgabe
→ S. 538

8.9.10 Lungenkrebs (Lungenkarzinom, Bronchialkarzinom)

Abb. 1: a) Lunge eines Nichtrauchers; b) Raucherlunge; 30 Zigaretten am Tag. Krebstod mit 40 Jahren.

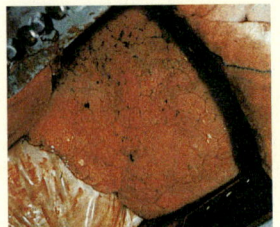
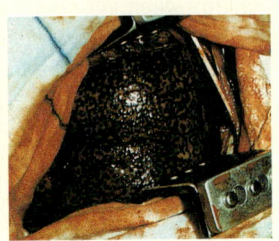

Der Lungenkrebs ist in Deutschland bei Männern der häufigste zum Tode führende bösartige Tumor. Circa 25 % aller bösartigen Tumoren überhaupt sind Bronchialkarzinome (abgekürzt Bronchial-Ca). Das durchschnittliche Erkrankungsalter liegt um das 60. Lebensjahr. Etwa 90 % aller Lungenkarzinome werden auf das Rauchen zurückgeführt (eine Ausnahme ist das Adenokarzinom, s. u.). Männer sind ca. 3-mal so häufig wie Frauen betroffen, was vor allem auf dem unterschiedlichen Tabakkonsum von Männern und Frauen beruht (→ Abb. 1). Dies wird sich in Zukunft jedoch wahrscheinlich angleichen.

Die Überlebensrate nach Feststellung eines Lungenkarzinoms beträgt durchschnittlich ca. 5 Jahre, hängt im Einzelfall jedoch stark von der Gewebszugehörigkeit (Histologie) und dem Stadium des Tumors bei Diagnosestellung ab.

Die bösartige Neubildung nimmt aus unterschiedlichen Zellen der Bronchien ihren Anfang. Die Krebszellen entstehen meist in der Bronchialschleimhaut und wachsen in das darunterliegende Bindegewebe ein (→ Abb. 2). Wenn sie Anschluss an ein Lymphgefäß bekommen, entsteht die Metastasierung in Lymphknoten. Bei Anschluss an ein Blutgefäß können sich die bösartigen Zellen im gesamten Körper ausbreiten (hämatogene Metastasierung).

Je nachdem, aus welchem Zelltyp sich die bösartige Neubildung entwickelt, werden histologisch mehrere Unterformen des Lungenkrebses unterschieden.

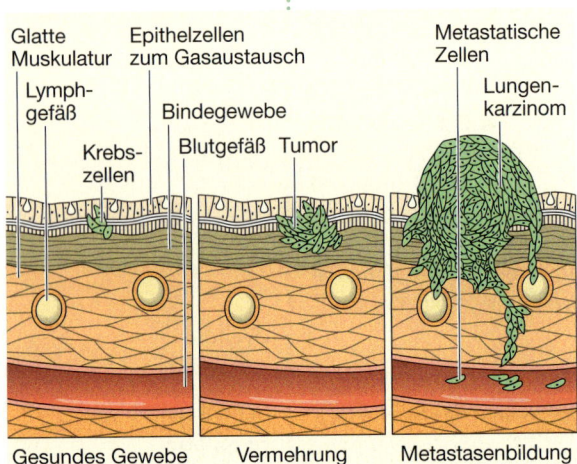

Abb. 2: Entwicklung des Lungenkrebses

- Das **kleinzellige Lungenkarzinom** (engl. auch *oat cell carcinoma*) macht ca. 20–25 % aller Fälle aus. Es entsteht aus Zellen der Bronchialschleimhaut, die mikroskopisch wie Haferkörner (engl. *oats*) aussehen. Sie entstehen meist zentral in der Lunge und haben eine sehr große Wachstumsgeschwindigkeit. Zum Zeitpunkt der Diagnosestellung liegen meist schon Metastasen vor. Häufigste Lokalisationen für Metastasen sind Knochen, Gehirn, Leber und die Nebenniere. Das kleinzellige Lungenkarzinom hat von allen Lungenkrebserkrankungen die schlechteste Prognose.

- Die **nicht-kleinzelligen Lungenkarzinome** werden unterschieden in
  · Plattenepithelkarzinome (ca. 40 %),
  · Adenokarzinome (ca. 10–20 %) und
  · großzellige Karzinome (ca. 20–25 %).

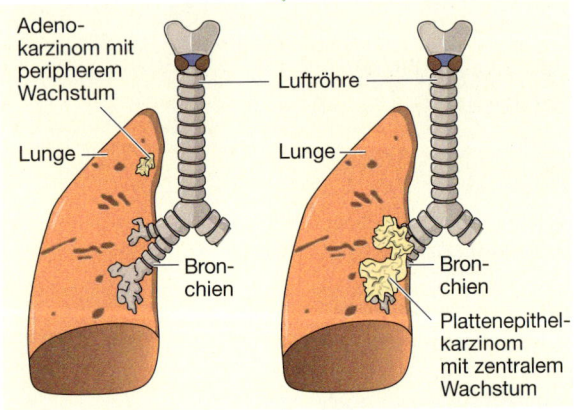

Abb. 3: Lungenkarzinome

Plattenepithelkarzinome entstehen aus dem → Plattenepithel der Bronchien. Sie wachsen relativ langsam meist zentral im Lungengewebe, können aber auch früh metastasieren (→ Abb. 3).

Adenokarzinome sind eher in der Lungenperipherie lokalisiert. Sie kommen auch bei Nichtrauchern vor und können z. B. aus Narbengewebe entstehen.

Plattenepithel
→ S. 106

Hinweis Da sich in manchen Tumoren mehrere Zelltypen gleichzeitig finden, gibt es unterschiedliche Zahlen über die Häufigkeitsverteilungen der unterschiedlichen Lungenkrebstypen.

Zusammenstellung der häufigsten Lungenkarzinome			
	Plattenepithelkarzinom	**Adenokarzinom**	**Kleinzelliges Lungenkarzinom**
Häufigkeit	ca. 40 %	ca. 10–20 %	ca. 20–25 %
Geschlechtsverteilung (ungefähre Angaben)	Frauen : Männer = 1 : 4	Frauen : Männer = 1 : 1,5	Frauen : Männer = 1 : 3
Lokalisierungstendenz	meist zentral am Hilus*	meist peripher	meist zentral am Hilus
Abhängigkeit vom Rauchen	starke Abhängigkeit	nur geringe Abhängigkeit	starke Abhängigkeit
Wachstum	relativ langsam	mäßig schnell	sehr schnell
Metastasierung	spät, meist in die Lymphknoten	mäßig schnell	sehr früh
Operabilität	relativ gut	schlecht	kaum, nur in sehr frühem Stadium

*Lungenhilus: Eintrittsstelle der Bonchien und großen Gefäße in die Lunge

Jedes Lungenkarzinom wird in Abhängigkeit von seiner Ausdehnung und dem Metastasierungsgrad einem bestimmten Stadium nach der → TNM-Klassifikation zugeteilt.

TNM-Klassifikation
→ S. 453

Ursachen des Lungenkarzinoms
Ausgangspunkt der Entstehung eines bösartigen Lungentumors ist meist eine chronische Reizung der Bronchialschleimhaut. Wichtigste Ursache hierfür ist die langjährige und hochdosierte Inhalation von Tabakrauch. Viele der in dem Tabakrauch enthaltenen Substanzen sind krebserregend *(kanzerogen)*. Auch Passivrauchen kann das Risiko einer Lungenkarzinomerkrankung erhöhen.

Miosis
→ S. 190

Seltenere Ursachen sind Substanzen, die z.B. im Rahmen bestimmter Arbeitssituationen inhaliert werden. Hierzu zählen Chrom- und Arsenverbindungen, radioaktive Stoffe (Radon), Asbest und Nickel.

Symptome des Lungenkarzinoms
Zu den gefährlichen Eigenschaften des Lungenkarzinoms gehört, dass es selten Frühsymptome gibt, sodass der Tumor bei Diagnosestellung meist bereits metastasiert und damit nicht mehr heilbar ist.

Wichtige Symptome sind ein hartnäckiger Husten und ein atemabhängiger Schmerz. Daher muss v.a. bei Rauchern über 40 Jahren, die unter einem hartnäckigen Husten leiden, immer auch an ein Lungenkarzinom gedacht werden.

Bluthusten *(Hämoptyse)* ist meist bereits ein Spätsymptom. Bei einem fortgeschrittenen Tumorwachstum können Nervenstrukturen geschädigt werden. Hierzu gehört die Infiltration des sympathischen Nervengeflechtes am Hals und der Nervenwurzeln der Halswirbelsäule bei einem peripher wachsenden Tumor der oberen Lungenspitze *(Pancoast-Tumor* → Abb. 1). Dieser kann zu
- Armschmerzen,
- einer Schädigung der das Auge versorgenden sympathischen Nervenfasern mit → Miosis und Ptosis (Herunterhängen des Augenlides) und
- zu einer Armschwellung führen.

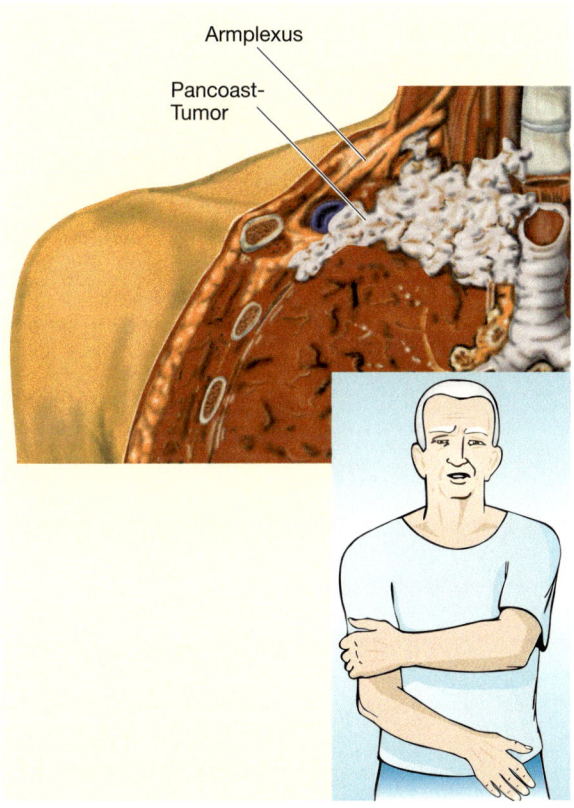

Armplexus

Pancoast-Tumor

Abb. 1: Pancoast-Tumor der oberen Lungenspitze mit Infiltration des sympathischen Nervengeflechtes am Hals und des Armplexus

Im fortgeschrittenen Stadium eines Lungenkarzinoms kommt es zu Luftnot und Flüssigkeitsansammlungen im Brustfell (→ Abb. 1, S. 149) zwischen Lunge und Thoraxwand Dies wird als **Pleuraerguss** bezeichnet. Allgemeinsymptome wie Kraftverlust, Appetitlosigkeit und Gewichtsverlust treten hinzu. Je nach Lokalisation der Metastasen können Knochenschmerzen, zentralnervöse Störungen durch Gehirnmetastasen und Heiserkeit bei Tumorinfiltration des Kehlkopfes auftreten.

Bei Auftreten der genannten Symptome sollte eine Diagnostik erfolgen, die meist eine Röntgen-Thorax-Untersuchung und ggf. eine Lungenspiegelung (*Bronchoskopie*) beinhaltet.

Pflege bei
Tumorerkrankungen
→ S. 452

Exkurs: Sauerstoffgabe
→ S. 538

Behandlung und Pflege bei Lungenkarzinom

Die Pflege bei Lungenkarzinom orientiert sich an den Beschwerden des Patienten durch die Grunderkrankung sowie mögliche Nebenwirkungen der Behandlung . Im fortgeschrittenen Stadium des Lungenkarzinoms steht die Palliativpflege (→ S. 656) im Vordergrund, bei der schwerpunktmäßig die Bedürfnisse des Menschen berücksichtigt werden und die Behandlung der Krankheit selbst in den Hintergrund tritt.

Insbesondere bei Bettlägerigkeit, Immobilisation und Gewichtsverlust sind die Prophylaxen (→ insbesondere Pneumonieprophylaxe, Dekubitusprophylaxe und Thrombo-Embolie-Prophylaxe, S. 306, 316, 335) wichtige Bestandteile der Pflege, da durch das Verhindern von Komplikationen die Lebenserwartung und Lebensqualität positiv beeinflusst werden kann.

Atemnot ist ein häufiges Symptom bei fortgeschrittenem Lungenkarzinom. Nach Möglichkeit sollten Menschen mit Atemnot und Angst nicht allein gelassen werden, sondern gemeinsam mit den Angehörigen eine möglichst umfassende Begleitung gewährleistet werden. Nach ärztlicher Anordnung kann Sauerstoff über eine Nasensonde verabreicht werden. In Absprache mit dem behandelnden Arzt sollten medikamentöse Möglichkeiten zur Dämpfung der Atemnot und der Angst für den Bedarfsfall besprochen werden.

 Die Behandlung des Lungenkarzinoms beruht auf 3 Säulen:
- **Operation**
- **Strahlentherapie**
- **Chemotherapie**

Welche Verfahren zum Einsatz kommen, hängt von der Art des Tumors, dem Krankheitsstadium und anderen Krankheitsfaktoren ab. Für alte Menschen ist es oft wichtig abzuwägen, ob die Verlängerung der Lebenserwartung oder aber der möglichst lange Erhalt von Lebensqualität bei der Wahl der Behandlungsform im Vordergrund stehen soll.

Operation: Das kleinzellige Lungenkarzinom wird nur in einem sehr frühen Stadium operiert, da es meist schnell metastasiert.
Nicht-kleinzellige Lungenkarzinome werden häufiger mittels operativer Entfernung des befallenen Lungenlappens behandelt.

Chemotherapie: Die Chemotherapie von Lungenkarzinomen wird besonders beim kleinzelligen Lungenkarzinom eingesetzt, bei dem sie häufig zunächst zu einer deutlichen Reduktion der Tumormasse führt. Die Chemotherapie wird in der Regel in Kombination mit einer Strahlentherapie angewandt. Eine Heilung des kleinzelligen Lungenkarzinoms ist jedoch mit dieser Behandlung in der Regel nicht möglich.

Strahlentherapie: Die Strahlentherapie wird meist genau lokalisiert durchgeführt. Beim kleinzelligen Lungenkarzinom wird häufig gleichzeitig der Schädel bestrahlt, weil sich im Gehirn besonders häufig Metastasen ansiedeln.

Bei Knochenmetastasen sind Schmerzen ein häufiges Symptom des Lungenkarzinoms. Für die Schmerzbehandlung wird auf ein gestuftes Schema zur Schmerzbehandlung (→ Band 2) zurückgegriffen.

Pflege alter Menschen
mit chronischen
Schmerzen
→ S. 621

8.9.11 Tuberkulose (Tbc, „Schwindsucht")

Die Tuberkulose ist eine chronische Infektionskrankheit, die durch das **Mykobacterium tuberkulosis** (säurefeste Bakterienstäbchen) hervorgerufen wird. Sie spielte in den Industriestaaten Europas im 19. und Anfang des 20. Jahrhunderts eine große Rolle. In den Schwellenländern und Entwicklungsländern ist die Tuberkulose weiterhin verbreitet. Wahrscheinlich ist ca. ein Drittel der Weltbevölkerung mit dem Tuberkelbakterium infiziert. Etwa 2 Millionen Menschen sterben jährlich weltweit an der Tuberkulose.

Seit den 80er Jahren des 20. Jahrhunderts werden auch in den Industrieländern wieder zunehmend Infektionen bekannt, die meist bei Immigranten aus der so genannten Dritten Welt und bei immungeschwächten Menschen auftreten.

Laut Mitteilung des Robert Koch-Institutes wurden 7684 Neuerkrankungen im Jahr 2002 in Deutschland gemeldet. Eine nachgewiesene Tuberkulose muss unter Nennung des Namens dem zuständigen Gesundheitsamt gemeldet werden (→ Infektionsschutzgesetz vom 1.1.2001, S. 223).

Pflege infektionskranker alter Menschen
→ S. 596

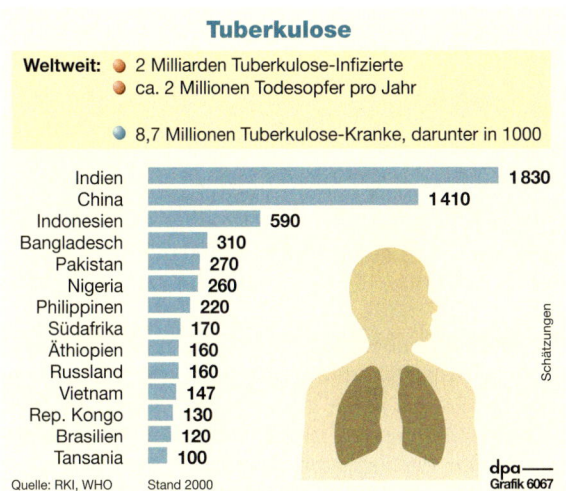

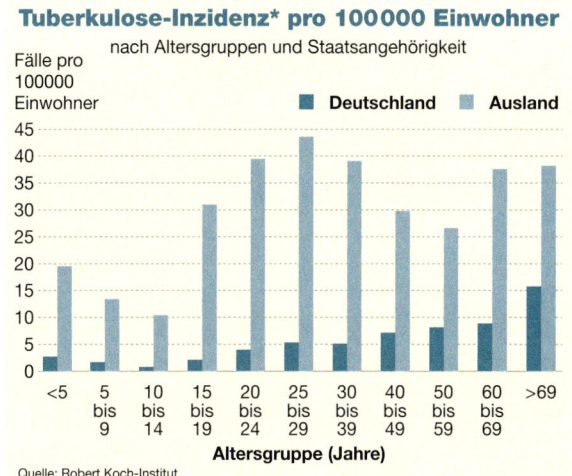

*Inzidenz: Anzahl der Neuerkrankungen

Die Übertragbarkeit der Tuberkulose ist seit 1882 bekannt, als Robert Koch das Tuberkelbakterium entdeckte. Die Erkrankungswahrscheinlichkeit nach Infektion mit Tuberkelbakterien hängt aber stark von der Immunkompetenz des Körpers und damit von seinem Ernährungs- und allgemeinen Gesundheitszustand ab. Gesunde Menschen erkranken nach Kontakt mit dem Tuberkelbakterium nur in ca. 3 % der Fälle. Alte und geschwächte Menschen sind aber bei Kontakt mit infizierten Personen besonders gefährdet.

Die Ansteckung mit dem Tuberkelbakterium erfolgt meist durch Tröpfchenpartikel, die von infizierten Personen z.B. beim Niesen freigesetzt werden. Die **Inkubationszeit**, d.h. die Zeit zwischen Ansteckung und Ausbruch der Krankheit, beträgt Wochen bis viele Monate. Eine Tuberkulose manifestiert sich meist als Lungentuberkulose, kann aber auch andere Organe befallen. Bei ungünstiger Abwehrlage des Körpers breiten sich die Erreger über das Blut aus und befallen Knochen, Gelenke, die Urogenitalorgane und die Hirnhäute *(tuberkulöse Meningitis)*.

Bei Verdacht auf eine Tuberkuloseerkrankung wird zunächst ein **Tuberkulintest** durchgeführt. Das Ergebnis kann nach einer vorausgegangenen Impfung gegen Tuberkulose (BCG-Impfung) oder durch Kreuzreaktion mit anderen Mykobakterien jedoch falsch positiv sein. Ein Röntgenbild der Lunge kann verdächtige Veränderungen im Lungengewebe aufzeigen. Bewiesen ist die Erkrankung jedoch erst, wenn aus Sputum, Magensaft, aber auch Urin oder Liquor Mykobakterien mikroskopisch nachgewiesen oder angezüchtet werden können.

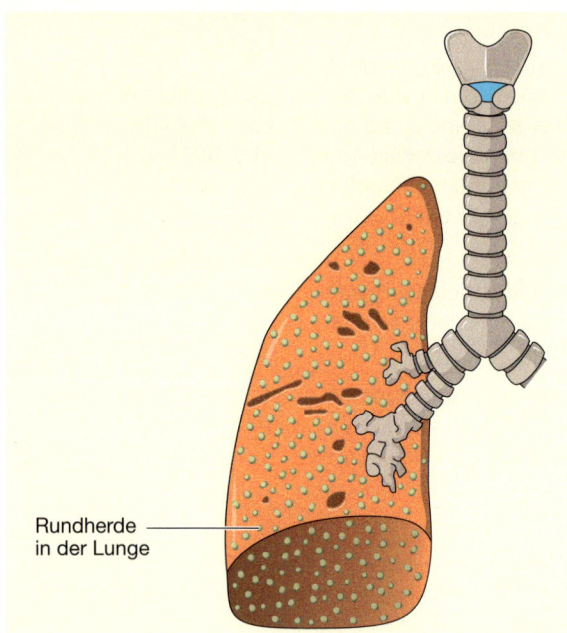

Rundherde
in der Lunge

Abb. 1:
Miliartuberkulose der
Lunge

Symptome der Tuberkulose

Nach der Infektion entsteht in der Regel ein Rundherd *(Primärherd)* in der Lunge. Bei **schlechter Abwehrlage des Körpers** kommt es zum Ausbruch der Erkrankung. Alle Erkrankungszeichen, die im Rahmen der Erstinfektion mit Tuberkelbakterien auftreten, werden als **Primärtuberkulose** bezeichnet.

Im Anfangsstadium bestehen meist unspezifische Symptome wie Fieber, Schwitzen, Schwäche und Gewichtsverlust. Eine Lungentuberkulose äußert sich in einem anhaltenden Husten, der im Verlauf mit blutigem Auswurf einhergehen kann. Manchmal kommt es zu Lymphknotenschwellungen oder einer entzündlichen Mitreaktion des Brustfells *(Pleuritis)* mit Ergussbildung *(Pleuraerguss, S. 546).*

Der weitere Krankheitsverlauf hängt von der Abwehrlage des Körpers ab.

Bei **schlechter Abwehrlage des Körpers** können sich viele Rundherde in der Lunge ausbreiten (→ Abb. 1). Es entsteht die **Miliartuberkulose**, die sich über das Blut in andere Organe ausbreitet und z.B. eine tuberkulöse Meningitis verursachen kann. Bei schlechter Abwehrlage entstehen schwere Lungenentzündungen, die innerhalb kurzer Zeit zum Tod führen können („galoppierende Schwindsucht").

Bei einer **guten Abwehrlage des Körpers** wird der Rundherd (Primärherd) inaktiviert und abgekapselt, wobei im Inneren des Primärherdes meist noch **Mykobakterien** überleben.

Primärherde können jedoch auch viele Jahre ruhen und erst bei schlechter Abwehrlage des Körpers ohne erneute Infektion reaktiviert werden. Es entsteht die **Postprimärtuberkulose** mit Ausbreiten der Erreger in der Lunge und auf andere Organe. Die Rundherde schmelzen durch die Aktivierung der Erreger in ihrem Inneren ein, und es entstehen höhlenartige Veränderungen, die flüssigkeitsgefüllt sind *(Kavernen).*

Solange die Erreger im Körper abgekapselt sind und nicht nach außen dringen können, spricht man von der **„geschlossenen", nicht ansteckenden Tuberkulose**. Sobald jedoch die Kavernen Anschluss an Bronchien, Darm oder Harnwege erlangen und Erreger über das Sputum, Magensaft, Urin oder Stuhl ausgeschieden werden, spricht man von der **„offenen", ansteckenden Tuberkulose**. Menschen mit einer offenen Tuberkulose müssen isoliert werden, solange sie noch Erreger ausscheiden, da von ihnen eine hohe Infektionsgefahr ausgeht.

Von der Postprimärtuberkulose ist in ca. 85 % der Fälle die Lunge betroffen. Es können jedoch auch periphere Lymphknoten, Knochen/ Gelenke, der Urogenitaltrakt und die Nebennieren betroffen sein.

Isolierung von
Pflegebedürftigen
→ S. 239

Desinfektion von
Ausscheidungen
→ S. 236

Sputumbeobachtungen
→ S. 297

Behandlung und Pflege der Tuberkulose

Bei einer offenen Tuberkulose muss der Patient von anderen Menschen isoliert werden, d.h., alle Kontaktpersonen müssen durch entsprechende Vorsichtsmaßnahmen vor einer Infektion geschützt werden. Die Pflegefachkraft trägt im Kontakt mit dem Patienten einen Mundschutz und Schutzkittel sowie Einmalhandschuhe. Bei einer Lungentuberkulose ist das Sputum, bei Organtuberkulosen evtl. auch Stuhl und Urin infektiös. Alle Gegenstände und Oberflächen, die mit dem infizierten Material in Berührung kommen, müssen daher desinfiziert werden. Falls der Patient sein Zimmer verlässt, sollte er selbst einen Mundschutz und einen Schutzkittel tragen.
Die Pflegefachkraft beobachtet die Hustenfrequenz und die Sputummenge sowie die Beschaffenheit des Sputums.

Beim Abhusten wird Hilfestellung gegeben. Die Vitalwerte (Puls, Blutdruck, Temperatur und Bewusstsein) werden mindestens einmal täglich, das Gewicht mindestens einmal wöchentlich dokumentiert. Im Akutstadium der Erkrankung sollte der Patient weitestgehende Bettruhe einhalten. Diese kann bei Besserung des Allgemeinzustandes allmählich gelockert werden. Gleichzeitig sollte mit der Mobilisierung begonnen werden. Besonders wichtig ist in diesem Stadium das Einhalten der bei Immobilität wichtigen Prophylaxen, insbesondere der Pneumonieprophylaxe (→ S. 335).

Hilfestellungen beim produktiven Abhusten → S. 342

Die früher durchgeführte Impfung gegen Tuberkulose (BCG-Impfung) wird von der ständigen Impfkommission am Robert Koch-Institut Berlin seit 1998 nicht mehr generell empfohlen, sondern ist Risikopersonen und Patienten mit einer schlechten Abwehrlage vorbehalten.
Jeder Patient mit einer offenen Tuberkulose wird stationär im Krankenhaus behandelt, eine geschlossene Tuberkulose kann auch ambulant behandelt werden.

 Die Erreger werden meist mit einer Kombination aus mehreren Medikamenten behandelt, die als Tuberkulostatika bezeichnet werden.
Die Behandlung dauert in der Regel 6–9 Monate. Anschließend muss der Patient noch 2 Jahre regelmäßig überwacht werden.

Sorge bereitet die zunehmende Zahl von Resistenzentwicklungen bei Tuberkelbakterien. Circa 10 % der in Deutschland festgestellten Tuberkelbakterienstämme weisen derzeit eine Resistenz (Widerstandsfähigkeit) gegen ein oder mehrere Tuberkulostatika auf.

Eine wichtige Aufgabe der Pflegefachkraft in der Betreuung von Tuberkulosepatienten ist die Überwachung der regelmäßigen Medikamenteneinnahme. Oft nimmt das Krankheitsbewusstsein bei Nachlassen der Akutsymptome ab. Ein vorzeitiges Auslassen der Medikation kann jedoch zu einer Resistenzbildung der Tuberkelbakterien führen. Ein konsequentes Einhalten der empfohlenen Behandlungsdauer von 6–9 Monaten ist daher zwingend erforderlich.

Atembeobachtung

Pflegeassessment

Atemfrequenz	Atemgeräusch	Sonstige Atemveränderungen	
▪ Eupnoe[1]	▪ Rasselgeräusch	▪ Mundatmung	▪ Dyspnoe[2]
▪ Tachypnoe (→ S.152)	▪ Aspiration (→ S. 346)	▪ Hypoventilation[3]	▪ Hustenreiz
▪ Bradypnoe (→ S. 152)	▪ _____	▪ Schlaf-Apnoe-Syndrom (→ S. 541)	
▪ _____	▪ _____	▪ _____	
▪ _____	▪ _____	▪ _____	
▪ _____	▪ _____	▪ _____	
▪ _____	▪ _____	▪ _____	

Besonderheiten: _____

[1] physiologische (normale) Atemfrequenz
[2] Atemnot
[3] Schonatmung (aufgrund von Schmerzen bei Atembewegungen z.B. nach Rippenbrüchen)

Niere und ableitende
Harnwege
→ S. 166

8.10.1 Chronische Niereninsuffizienz

Die chronische Niereninsuffizienz beschreibt einen allmählich fortschreitenden Funktionsverlust der Nieren. Sie ist eine Erkrankung vor allem des alten Menschen, da sie oft das Resultat einer jahrelang bestehenden Grunderkrankung ist.

Eine Niereninsuffizienz entsteht nur bei Erkrankungen beider Nieren. Bei Erkrankungen einer einzelnen Niere kann in der Regel die intakte Niere die Funktionen vollständig übernehmen.

Die chronische Niereninsuffizienz wird in mehrere Stadien unterteilt:

- **kompensierte Niereninsuffizienz:** Die Nierenfunktion ist zwar beeinträchtigt, die Blutlaborwerte (Harnstoff und Kreatinin) sind aber noch normal.
- **Stadium der kompensierten Retention:** Die Laborwerte sind erhöht, der Betroffene ist aber weitestgehend beschwerdefrei.
- **terminale oder dialysepflichtige Niereninsuffizienz:** Beschwerden und lebensgefährliche Komplikationen

Ursachen der chronischen Niereninsuffizienz

Diabetes mellitus
→ S. 433

Arteriosklerose
→ S. 505

Glomerulonephritis
Nierenerkrankung mit
Entzündung der
Glomeruli, die mit
Eiweiß- und Blutverlust
über die Nieren,
Bluthochdruck und
Ödemen einhergeht.

Bei alten Menschen ist die häufigste Ursache der Niereninsuffizienz ein langjährig vorbestehender → Diabetes mellitus. Eine → Arteriosklerose führt im fortgeschrittenen Stadium ebenfalls zu Einschränkungen der Nierenfunktion. Entzündungen der Blutgefäße *(Vaskulitis)* sind eine seltenere Ursache der Niereninsuffizienz. Vorbestehende Nierenerkrankungen, z.B. die Glomerulonephritis und die → Pyelonephritis, können ebenfalls zu einer chronischen Nierenentzündung mit allmählichem Funktionsverlust führen.

Symptome der chronischen Niereninsuffizienz

Die chronische Niereninsuffizienz verläuft zunächst symptomfrei. Ab dem Stadium der kompensierten Retention können die Nieren ihrer Funktion zunehmend schlechter gerecht werden. Folgende Nierenfunktionen lassen nach:

Pyelonephritis
→ S. 555

Lungenödem
→ S. 543

- **Konzentrationsfähigkeit der Nieren:** Die gesunde Niere konzentriert den Urin durch Wasserentzug. Bei einer Niereninsuffizienz lässt diese Konzentrationsfähigkeit allmählich nach, und die **Urinproduktion steigt auf mehr als 3 l täglich an** *(Polyurie)*. Der Betroffene bemerkt diesen Flüssigkeitsverlust durch ständigen Durst.
  Im Stadium der terminalen Niereninsuffizienz kommt es zu einer **Verminderung der Urinproduktion bis unter 0,5 l täglich** *(Oligurie)*, und es droht eine Überwässerung des Körpers mit → Lungenödem.

Herzrhythmusstörungen
→ S. 494

Blutdruckregulation
→ S. 500

Erythropoetin
→ S. 168

Anämie
→ S. 422

Calciumstoffwechsel
→ S. 123

- **Entgiftungsfunktion:** Im Urin werden schädliche, sog. „harnpflichtige" Substanzen ausgeschieden. Hierzu gehören der im Eiweißstoffwechsel entstehende Harnstoff, Harnsäure und Kreatinin. Bei einer Niereninsuffizienz kommt es zu einer Anhäufung harnpflichtiger Substanzen im Blut *(Urämie)*. Eine Urämie führt unbehandelt innerhalb kurzer Zeit zum Tod. Da saure Substanzen durch die Niere nicht mehr ausgeschieden werden, tritt eine **Übersäuerung des Körpers** *(Azidose)* ein. Auch Kalium wird nicht mehr in ausreichendem Maße ausgeschieden, sodass es zu einer **Anreicherung von Kalium** *(Hyperkaliämie)* im Körper kommt. Dies kann zu → Herzrhythmusstörungen führen.
- Nieren spielen eine wichtige Rolle in der → Blutdruckregulation. Eine Niereninsuffizienz geht meist mit einem Versagen dieses Regulationsmechanismus und der Entstehung eines **nierenbedingten Bluthochdrucks** *(renaler Hypertonus)* einher.
- In den Nieren wird das Hormon → Erythropoetin gebildet, das zur Bildung von roten Blutkörperchen *(Erythrozyten)* beiträgt. Bei einer Niereninsuffizienz lässt die Hormonproduktion nach, und es entsteht eine → Anämie.
- Nieren sind ebenfalls am → Calciumstoffwechsel beteiligt. Eine chronische Niereninsuffizienz kann zur Entstehung einer **Osteomalazie** („Knochenerweichung", Knochenerkrankung mit unzureichender Mineralisation der Knochensubstanz) beitragen.

Die aufgeführten Funktionsausfälle der Niere machen sich in folgenden Symptomen bemerkbar:

Funktionsausfall	Symptome
Nachlassende Konzentrationsfähigkeit des Urins	Überwässerung, Ödeme, Lungenödem, Ergussbildung in den Herzbeutel und Brustfell (Perikarderguss, Pleuraerguss)
Urämie	Übelkeit, Erbrechen, Durchfälle, Juckreiz, Uringeruch (Foetor uraemicus), trockene und schuppige Haut, Schädigung des ZNS mit Kopfschmerzen und Bewusstseinstrübung bis zum Koma, Nervenschädigung (Polyneuropathie)
Hyperkaliämie	Herzrhythmusstörungen
Störungen der Blutdruckregulation	Hypertonus, Herzinsuffizienz
Mangel an Erythropoetin	Anämie
Störungen im Calcium- und Phosphatstoffwechsel	Osteomalazie

Behandlung und Pflege bei chronischer Niereninsuffizienz

Einführung in die Ernährungslehre
→ S. 198

• **Ernährung:** Im Stadium der Polyurie sollte die Flüssigkeitsaufnahme ca. 2–3 l/Tag betragen, um die verlorene Flüssigkeit zu ergänzen und die Restfunktion der Nieren aufrechtzuerhalten. Im Terminalstadium der Niereninsuffizienz lässt die Urinproduktion rasch nach und es droht eine Überwässerung. In diesem Stadium wird meist eine Dialysebehandlung (→ S. 552) begonnen. Die Flüssigkeitsaufnahme in der Dialysephase muss mit dem behandelnden Dialysezentrum abgestimmt werden.

Bei einer drohenden Urämie muss nach ärztlicher Anordnung die Eiweißzufuhr reduziert werden, da Harnstoff ein Stoffwechselprodukt aus dem Eiweißstoffwechsel ist. Aktuelle Empfehlungen gehen von einer täglichen Eiweißzufuhr von ca. 0,5 g/kg Körpergewicht aus, d.h. 35 g Eiweiß bei einem Körpergewicht von 70 kg. Dabei sollte auf einen hohen Anteil essenzieller Aminosäuren (ca. 10 g/Tag) geachtet werden.

Anzustreben ist eine kalorien- und vitaminreiche Ernährung mit täglich mindestens 35 kcal/kg Körpergewicht. Wenn Vitaminpräparate ergänzt werden, sollte der Anteil an Vitamin A und anderen fettlöslichen Vitaminen gering sein, da diese sich im Körper anhäufen.

Die Ernährung sollte wenig Kalium enthalten (z.B. keine Bananen, Gemüse zweimal abkochen), dagegen viel Calcium.

In Absprache mit den behandelnden Ärzten muss bei Entstehung von Ödemen oft die Kochsalzzufuhr (Speisesalz) eingeschränkt werden.

Diät bei chronischer Niereninsuffizienz
(Wenn ärztlicherseits nicht anders empfohlen)
· hohe Flüssigkeitszufuhr von 2–3 l/Tag (nicht bei einer terminalen Niereninsuffizienz),
· eiweißarm mit einem hohen Anteil an essenziellen Aminosäuren,
· kalorien- und vitaminreich, kaliumarm und calciumreich,
· ggf. Kochsalzrestriktion.

Die Diät bei einer fortgeschrittenen chronischen Niereninsuffizienz bedeutet für den Patienten oft viele Einschränkungen, sodass eine Dialysebehandlung manchmal zunächst als Erleichterung wahrgenommen wird.

Behandlung und Pflege
bei Juckreiz
→ S. 484

- **Hautpflege:** Nierenkranke leiden oft unter juckender und trockener Haut.
- **Medikamenteneinnahme:** Viele Medikamente, die früher problemlos vertragen wurden, können sich bei Nierenkranken im Körper anhäufen und zu Vergiftungserscheinungen führen. Jede neue Medikation, auch von nicht verschreibungspflichtigen Medikamenten, muss daher mit dem behandelnden Arzt abgesprochen werden.
- **Kontrollen:** Bei fortgeschrittener Niereninsuffizienz müssen tägliche **Gewichtskontrollen** und **Flüssigkeitsbilanzierungen** durchgeführt werden, um die Zeichen einer Überwässerung rechtzeitig zu erkennen (→ S. 278). Regelmäßige **Blutdruckkontrollen** sind erforderlich für die Überwachung des Blutdrucks. Der **Puls** sollte über eine Minute ausgezählt werden, um die drohenden Herzrhythmusstörungen rechtzeitig zu erkennen.

Dialyse
dia gr. = durch
lysis gr. = Auflösung,
Trennung

➕ Ärztlicherseits wird die Grundkrankheit behandelt, z.B. durch antibiotische Behandlung einer chronischen Pyelonephritis.

Wenn die Urinproduktion nachlässt, kann die Nierenfunktion oft noch lange Zeit durch Gabe von Diuretika (→ S. 493) aufrechterhalten werden. Bei Entstehung einer renalen Anämie wird mit Erythropoetin behandelt.

Im Stadium der terminalen Niereninsuffizienz besteht mit zunehmender Anhäufung harnpflichtiger Substanzen Lebensgefahr. Daher wird in dieser Phase bei den meisten Erkrankten die Indikation für eine Blutwäsche(„künstliche Niere", Dialyse) gestellt. Gegebenenfalls wird der Patient auf die Warteliste für eine Nierentransplantation gesetzt.

In Deutschland werden zur Zeit ca. 50 000 Menschen dialysiert. Etwa 70 % aller Patienten, die in Deutschland mit einer Dialysebehandlung beginnen, sind über 60 Jahre alt.

Die am häufigsten eingesetzten Methoden sind die **Dialyse außerhalb des Körpers durch eine Maschine** (extrakorporale Dialyse) und die **Bauchfelldialyse** (Peritonealdialyse).

Für die **Maschinendialyse** wird zuvor meist am Unterarm des Patienten eine Verbindung (Shunt) zwischen einer Armarterie und einer Armvene angelegt, die ein leicht zu punktierendes und gut durchströmtes Gefäß für die Dialyse darstellt (→ Abb. 1). Das Blut wird durch ein Schlauchsystem zum Dialysator geführt (→ Abb. 2). Vom Dialysator gelangt das gereinigte Blut über das venöse Schlauchsystem zur venösen Punktionskanüle, also in den Körper zurück. Im Dialysator wird das Blut durch eine Membran von den Giftstoffen und einem Teil des Körperwassers getrennt .

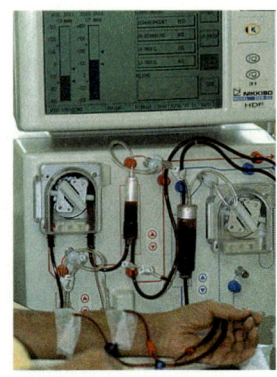

Abb. 1:
Punktion eines Gefäßshunts bei der Dialyse.

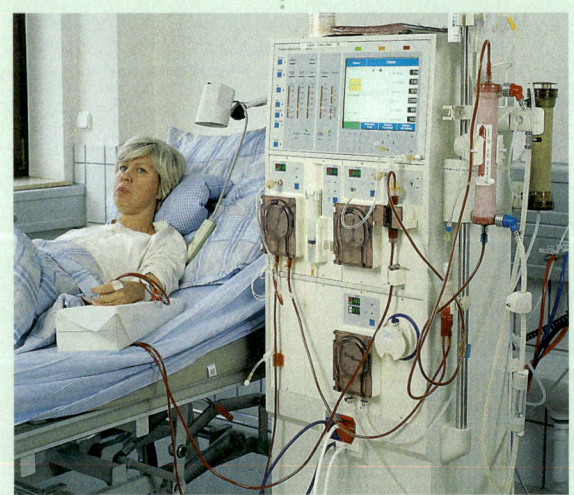

Abb. 2: Dialysator

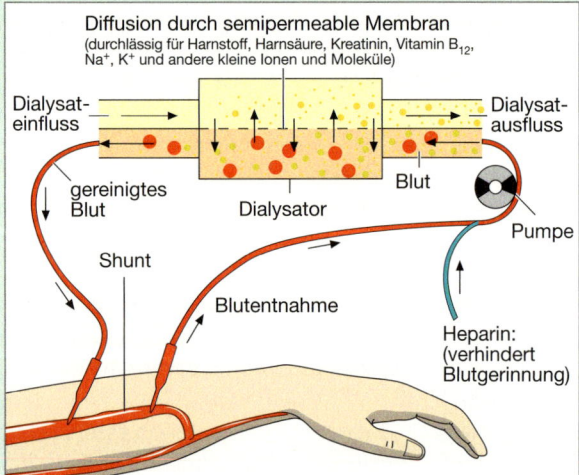

Abb. 3: Prinzip der Maschinendialyse

Die Dialyse erfolgt in der Regel in speziellen Dialysezentren 3 x wöchentlich und dauert jeweils ca. 4–8 Stunden.

Eine **Bauchfelldialyse** hat den Vorteil, dass die Bindung an die Maschine entfällt und der Erkrankte selbst die Blutwäsche durchführen kann. Bei dieser Methode wird das Bauchfell des Patienten als Membran und die Bauchhöhle als Behältnis für das Dialysat genutzt (→ Abb. 1 und 2). Der Austausch zwischen Blut und Dialysierflüssigkeit findet über die Bauchfellkapillaren statt. Mithilfe eines Katheters wird die Dialysierflüssigkeit in die Bauchhöhle eingebracht und nach einer gewissen Zeit wieder abgelassen.

Bei der Bauchfelldialyse besteht ein erhöhtes Risiko für die Entwicklung einer **Bauchfellentzündung** (*Peritonitis*) durch Einbringen von Krankheitserregern.

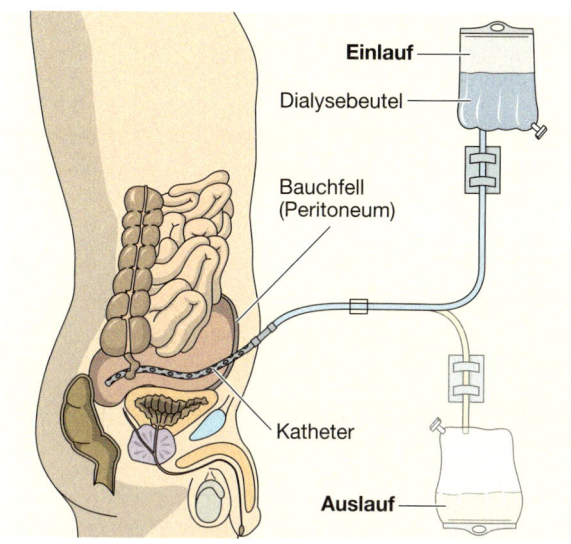

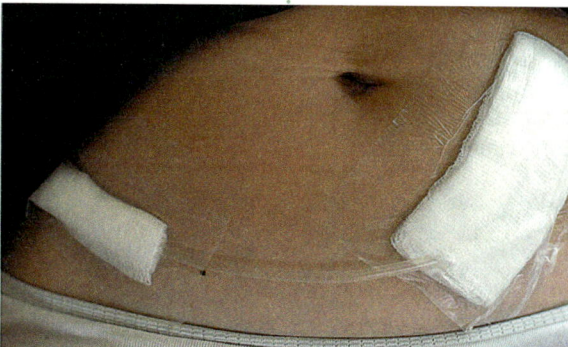

Abb. 2: *Bauchfelldialyse*

Abb. 1: *Prinzip der Bauchfelldialyse*

Eine **Nierentransplantation** mit dem Organ eines lebenden oder toten Spenders kann die chronische Niereninsuffizienz heilen. Aufgrund der Gefahr einer Organabstoßung müssen die Patienten jedoch dauerhaft mit Medikamenten behandelt werden, die das Immunsystem unterdrücken (→ *Immunsuppressiva*, S. 467).

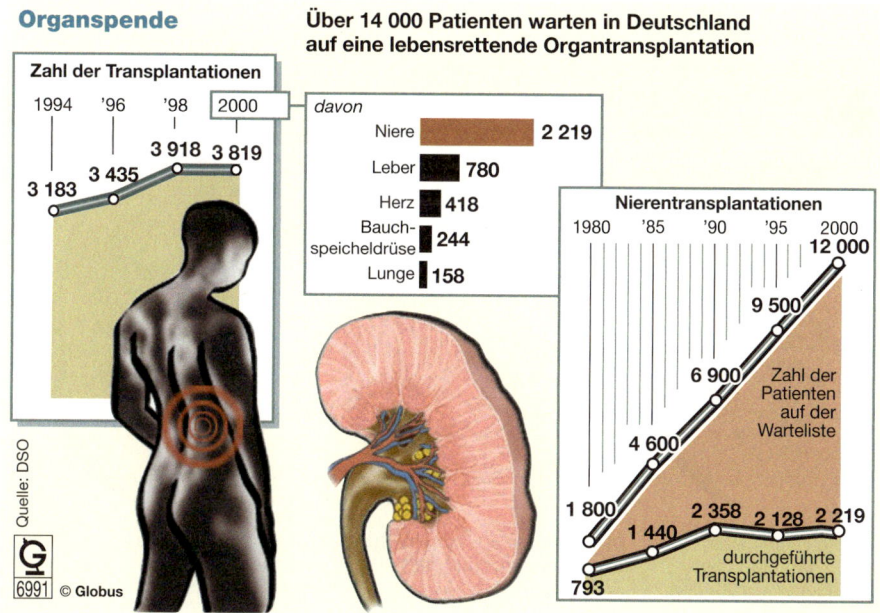

8.10.2 Nierensteine (Nephrolithiasis)

Unter Nierensteinen wird die Bildung von steinähnlichen Konkrementen (Anhäufungen) im Nierenbecken oder in den Nierenkelchen verstanden (→ Abb. 1).
Nierensteine bestehen meist aus Calciumverbindungen (Calciumoxalat und Calciumphosphat) oder Harnsäure. Etwa 5 % der Bevölkerung sind „nierensteinreich".

Ursachen und Symptome von Nierensteinen

Risikofaktoren sind häufige Harnwegsinfekte, eine eingeschränkte Flüssigkeitsaufnahme und eine eiweißreiche Ernährung.
Nierensteine können lange Zeit symptomfrei sein. Beschwerden treten dann auf, wenn sich ein Stein aus dem Nierenbecken in Richtung Harnleiter in Bewegung setzt. Typisch sind heftige, krampfartige (kolikartige) Schmerzen, die im Rücken, der Flanke, dem Unterbauch oder den Hoden bzw. Schamlippen lokalisiert werden. Die Schmerzen hören erst auf, wenn der Stein über die Harnblase abgeht. Der Urin kann dadurch blutig sein (Hämaturie). Oft entstehen durch den Urinstau → Harnwegsinfekte, die bis zur Blutvergiftung (Urosepsis) gehen können. Wenn der Urinabfluss durch den Stein vollständig verlegt ist, droht ein Urinaufstau mit Schädigung der betroffenen Niere.

Behandlung und Pflege bei Nierensteinen

Menschen, die bereits zuvor Nierensteine hatten, sollten auf eine ausreichende Flüssigkeitszufuhr achten, um einer erneuten Steinbildung vorzubeugen. Harnwegsinfekte müssen früh und konsequent behandelt werden.

Bei Auftreten von Nierenkoliken muss ein Arzt informiert werden. Die Erkrankten sollten trotz der Schmerzen zur Bewegung motiviert werden (z. B. Treppensteigen, Hüpfen), da Steine hierdurch schneller abgehen. Der Urin muss durch ein engmaschiges Sieb gesiebt werden, um abgehende Steine aufzufangen und untersuchen zu können. Lokale Wärmeanwendung kann die Beschwerden lindern. Wichtig sind regelmäßige Temperaturkontrollen, um einen Harnwegsinfekt frühzeitig erkennen zu können.

Früher empfohlene spezielle Diäten (calciumarm oder oxalarm) tragen zur Prophylaxe neuer Nierensteine nicht ausreichend bei und können einen Calciummangel hervorrufen.

 Bei der akuten Nierenkolik werden **schmerzstillende Medikamente** (Analgetika) und **krampflösende Medikamente** (Spasmolytika) verabreicht. Ein begleitender Harnwegsinfekt wird antibiotisch behandelt. Zur Prophylaxe kann eine medikamentöse Veränderung des Urin-pH-Werts, die zu einer verbesserten Löslichkeit der jeweiligen Konkremente führt, sinnvoll sein.

 Wenn die Steine nicht selbstständig abgehen, können sie mit Hilfe der **Stoßwellenlithotripsie** behandelt werden (→ Abb. 2).

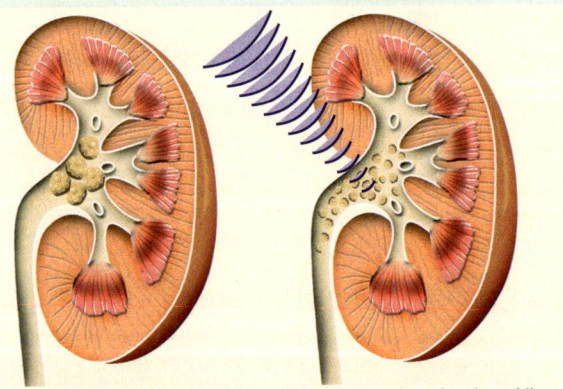

| Nierensteine sind zu groß, um über den Harnleiter abzugehen | Nierensteine werden durch Stoßwellen zertrümmert | Nierensteinbruchstücke können den Harnleiter passieren und werden mit dem Urin ausgeschieden |

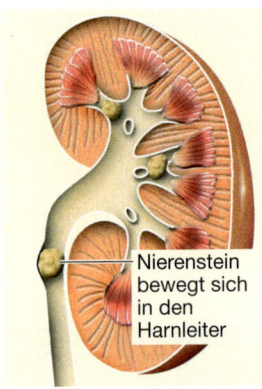

Abb. 1:
Nierensteine im Kelchsystem und im Harnleiter

Flanke
seitlicher Bauchbereich

Harnwegsinfekte
→ S. 555

Pflege bei Fieber
→ S. 611

Abb. 2:
Stoßwellenlithotripsie:
Nierensteine werden durch Stoßwellen von außen zertrümmert und können dann den Harnleiter passieren.

8.10.3 Harnwegsinfekte

Harnwegsinfekte gehören zu den häufigsten bakteriellen Erkrankungen überhaupt. Sie steigen meist von der Harnröhrenöffnung von unten nach oben auf. Je nach Ausdehnung der Infektion wird unterschieden zwischen der **Harnröhrenentzündung** (*Urethritis*), **Blasenentzündung** (*Cystitis*) und **Nierenbeckenentzündung** (*Pyelonephritis*).

Hinweis Voraussetzung eines Harnwegsinfektes ist die Infektion mit bakteriellen Krankheitserregern. Mit steigendem Alter nimmt die Häufigkeit einer symptomlosen Bakterienbesiedlung des Urins zu (über 60 % aller Frauen in Pflegeeinrichtungen). Ein Bakteriennachweis im Urin ohne Krankheitssymptome (*Bakteriurie*) stellt keine behandlungsbedürftige Erkrankung dar.

Ursachen und Symptome der Harnwegsinfekte

Die meisten Harnwegsinfekte werden durch Bakterien aus dem Darm (z.B. E.coli) verursacht. Meist sind mehrere **Risikofaktoren** an der Entstehung eines Harnwegsinfektes beteiligt:
- Frauen sind aufgrund der kürzeren Harnröhre wesentlich häufiger betroffen.
- Inkontinenz (→ S. 285)
- transurethrale oder suprapubische Dauerkatheterisierung (→ Band 2)
- erhöhte Restharnbildung, z.B. aufgrund neurologischer Erkrankungen
- Entzündungen und Vergrößerung der Vorsteherdrüse des Mannes
- Nierensteine (→ S. 554)
- Flüssigkeitsmangel

Typische **Symptome** eines Harnwegsinfektes sind:
- Brennen beim Wasserlassen, häufiger Harndrang
- dunkel gefärbter, oft übel riechender und trüber Urin
- unwillkürlicher Urinabgang
- bei Entzündungen der Harnröhre und Harnblase: Schmerzen im Unterbauch, eventuell auch im Rücken
- bei der Nierenbeckenentzündung: Schmerzen in der Flanke, die eventuell kolikartig sein können. Die Symptome können denen von Nierensteinen ähneln.
- Entzündungen der Harnröhre und der Harnblase gehen selten mit Fieber oder Allgemeinsymptomen einer Entzündung einher. Erst bei Aufsteigen des Infektes zur Nierenbeckenentzündung entsteht oft plötzlich hohes Fieber mit Krankheitsgefühl, manchmal auch Übelkeit, Erbrechen und Zeichen eines paralytischen Ileus (→ S. 526).
- Bei alten oder verwirrten Patienten sind eine zunehmende Unruhe und eine neu aufgetretene oder verstärkte Inkontinenz manchmal ein Zeichen für Harnwegsinfekte.
- Komplizierend kann aus einer Nierenentzündung eine Blutvergiftung (→ *Urosepsis*, S. 599) mit Schüttelfrost und schweren Allgemeinsymptomen entstehen.

Behandlung und Pflege bei Harnwegsinfekten

Eine hohe Flüssigkeitszufuhr (mindestens 2,5 Liter/Tag) unterstützt den Körper bei der Ausscheidung der Bakterien und beugt infektbedingten Nierensteinen vor. Bei inkontinenten Menschen sollte das Inkontinenzmaterial mehrmals täglich gewechselt werden und eine sorgfältige Intimpflege (→ S. 254) erfolgen. Lokale Wärmeanwendungen können bei krampfartigen Schmerzen hilfreich sein. Bei Vorliegen eines transurethralen oder suprapubischen Dauerkatheters muss ein Katheterwechsel erfolgen. Die früher üblichen Blasenspülungen sind überholt. Mehrmals tägliche Temperaturkontrollen sind zum frühzeitigen Erkennen eines aufsteigenden Harnwegsinfektes erforderlich.

Bei Kenntnis des Erregers wird eine gezielte, sonst eine ungezielte Antibiose (→ S. 535) begonnen. Wenn starke Schmerzen vorliegen, werden zusätzlich Analgetika und Spasmolytika gegeben (→ S. 554). Bei wiederholten Harnwegsinfektionen erfolgt eine Restharnbestimmung der Blase.

Infektionskrankheiten in der Altenpflege
→ S. 596

Pflege bei Fieber
→ S. 611

8.10.4 Vergrößerung der Vorsteherdrüse (Prostataadenom)

Geschlechtsorgane
→ S. 171

Gutartige Vergrößerungen der Vorsteherdrüse sind mit zunehmendem Alter sehr häufig. Mehr als 50 % der über 50-jährigen Männer sind von ihr betroffen. Ein häufig synonym verwendeter Begriff ist die benigne Prostatahyperplasie (BPH).

Ursachen und Symptome des Prostataadenoms

Anabolika
→ S. 605

trizyklische
Antidepressiva
→ S. 641

Ursache des Prostataadenoms ist eine Zunahme des Drüsengewebes, die durch hormonelle Einflüsse gesteuert wird. → Anabolika und → trizyklische Antidepressiva können die Symptome des Prostataadenoms verstärken. Da die Harnröhre des Mannes durch die Prostata verläuft, kommt es bei einer Größenzunahme der Prostata zu einer Kompression der Harnröhre (→ Abb. 1, S. 172).

Typische **Symptome** sind ein abgeschwächter Urinstrahl, Nachträufeln beim Wasserlassen, ein verzögerter Beginn beim Wasserlassen und in fortgeschrittenen Fällen eine unzureichende Entleerung der Blase, sodass Restharn verbleibt. Ein fortgeschrittenes Prostataadenom kann innerhalb kurzer Zeit die Harnröhre vollständig komprimieren und dadurch einen akuten Harnverhalt hervorrufen.

Katheterisierung
→ Band 2

Behandlung und Pflege bei Prostataadenom

Eine Prophylaxe von Harnwegsinfektionen ist wichtig, um bei Vorliegen von Restharn in der Blase einem aufsteigenden Harnwegsinfekt vorzubeugen. Hierzu zählen ausreichende Flüssigkeitszufuhr (ggf. auch spezielle Teezubereitungen) und eine sorgfältige Intimpflege (→ S. 254). Wenn ein akuter Harnverhalt besteht, muss umgehend katheterisiert werden, um einen Urinaufstau zu verhindern.

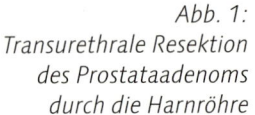 Wenn ein Prostataadenom Beschwerden verursacht, wird in der Regel zunächst ein medikamentöser Behandlungsversuch z.B. mit α-Rezeptorenblockern (z.B. Diblocin®, Omnic®) unternommen. Bestimmte pflanzliche Präparate (Azuprostat®, Harzol®) zeigen ebenfalls einen günstigen Effekt auf die Qualität des Wasserlassens. Wenn die Beschwerden fortbestehen, wird in der Regel eine **Abtragung des Prostatadrüsengewebes durch die Harnröhre** (*transurethrale Resektion, TUR*) vorgenommen (→ Abb. 1).

*Abb. 1:
Transurethrale Resektion
des Prostataadenoms
durch die Harnröhre*

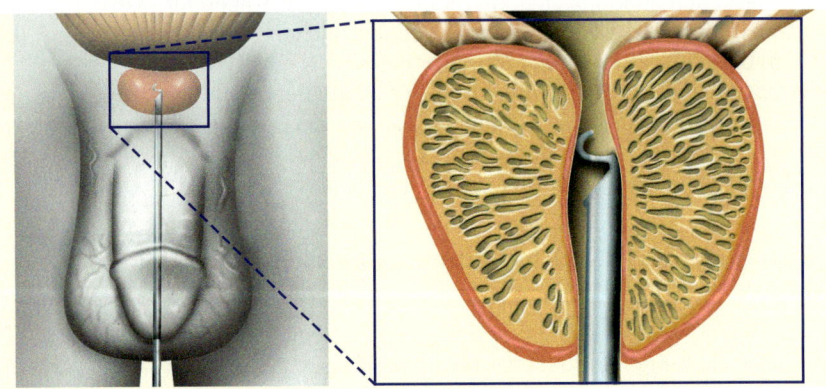

Nach einer transurethralen Resektion des Prostataadenoms kann es zu Blutungen kommen, die die Harnröhre verstopfen. Daher werden Blase und Harnröhre mit großen Mengen Flüssigkeit mithilfe eines so genannten Spülkatheters gespült. Die Flüssigkeit sollte hierzu auf Körpertemperatur angewärmt werden.

8.10.5 Prostatakrebs (Prostatakarzinom)

Das Prostatakarzinom macht 10 % aller Tumorerkrankungen des Mannes aus. Es tritt meist im höheren und hohen Lebensalter auf. Sein Häufigkeitsgipfel liegt jenseits des 70. Lebensjahres. In vielen Fällen wächst es zunächst über Jahre nur sehr langsam und wird oft als Zufallsbefund entdeckt. Größere Tumoren werden im Rahmen der Vorsorgeuntersuchungen durch die Abtastung des Enddarms mit dem Finger entdeckt (→ Abb. 1).

Ein in der Diagnostik und Verlaufskontrolle eingesetzter Laborparameter ist das **prostataspezifische Antigen (PSA)**. Es ist bereits bei kleinen, noch nicht tastbaren Tumoren oft erhöht. Auf der anderen Seite ist der Wert häufig falsch positiv. Nach einer Operation werden → Tumorrezidive durch einen erneuten Anstieg des PSA-Wertes erkannt.

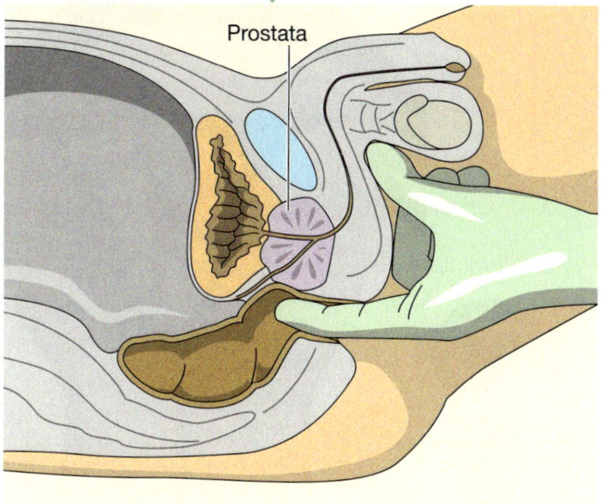

Prostata

Abb. 1:
Digitale rektale
Untersuchung der
Prostata

Geschlechtsorgane
→ S. 171

Geschwülste (Tumoren)
→ S. 213

Pflege bei
Tumorerkrankungen
→ S. 452

Tumorrezidive
→ S. 454

Hämaturie
→ S. 554

Ursachen und Symptome von Prostatakrebs

Die Ursachen des Prostatakarzinoms sind nicht genau bekannt. Im Frühstadium der Erkrankung bestehen oft, anders als bei dem Prostataadenom, keine Beschwerden. Im fortgeschrittenen Stadium können ähnliche Beschwerden wie beim Prostataadenom oder eine → Hämaturie auftreten.

Das Prostatakarzinom metastasiert über die Lymphknoten und über das Blut. Fernmetastasen siedeln sich im Skelettsystem an und verursachen Knochenmetastasen. Hiervon sind besonders Wirbelkörper, das Becken, der Schädel und der Oberarmknochen betroffen.

Behandlung und Pflege bei Prostatakrebs

Je nachdem, welche Beschwerden im Vordergrund stehen, kann eine symptomatische Schmerzlinderung hilfreich sein.

✚ Beim Verdacht auf ein Prostatakarzinom wird meist eine Gewebsprobe mittels Feinnadelbiopsie entnommen. Wenn hierin Krebszellen gefunden werden, dient eine erweiterte Tumordiagnostik einer Stadieneinteilung des Tumors. Dies ist davon abhängig, ob der Tumor auf die Prostata begrenzt ist, auf benachbarte Strukturen übergegriffen hat oder ob sich bereits Metastasen finden.

Ein bereits metastasierter Tumor ist nicht mehr heilbar. In die Therapieplanung wird bei den meist alten Patienten die individuelle Lebenserwartung und der mutmaßliche Verlauf des Tumorwachstums mit einbezogen.

Bei einem auf die Prostata begrenzten Tumor und einer guten Lebenserwartung wird die **Prostata operativ vollständig entfernt** *(radikale Prostatektomie)*. Nebenwirkungen der Operation sind eine fast immer auftretende erektile Dysfunktion sowie eine Inkontinenz. Alternativ kann eine Bestrahlung erfolgen.

Bei einem fortgeschrittenen Prostatakarzinom besteht in 80 % der Fälle ein Ansprechen auf eine gegen die männlichen Geschlechtshormone gerichtete Hormontherapie. Hierfür werden **Antiandrogene**, also Substanzen, die die Wirkung männlicher Sexualhormone aufheben, eingesetzt. Alternativ werden die Hoden, die 90 % der männlichen Sexualhormone produzieren, operativ entfernt.

Behandlung der erektilen Dysfunktion nach einer Prostataoperation

• Erektionsfördernde Medikamente, z.B. Sildenafil (Viagra®), helfen in 50 % aller Fälle von erektilen Dysfunktionen nach einer Prostataoperation. Wegen der Gefahr des plötzlichen Herztodes ist Viagra® bei Männern mit koronarer Herzerkrankung (→ S. 487) und Medikation mit Nitraten (→ S. 490) kontraindiziert.

• Prostataoperierten Männern wird häufig die Schwellkörperautoinjektionstherapie empfohlen (SKAT), bei der mit einer sehr dünnen Nadel ein Wirkstoff in den Penisschwellkörper injiziert wird, der zu einer Erektion führt.

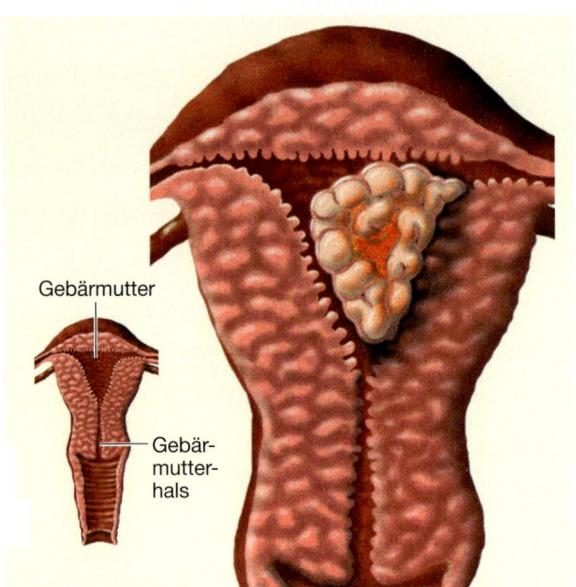

Gebärmutter

Gebär-
mutter-
hals

Abb. 1:
Der Gebärmutterkrebs
geht von den Zellen der
Gebärmutterschleimhaut
aus.

Geschlechtsorgane
→ S. 171

Geschwülste (Tumoren)
→ S. 213

lymphogene
Metastasierung
Ausbreitung der
Metastasen über die
Lymphwege

hämatogene
Metastasierung
Ausbreitung der
Metastasen über das Blut

Menopause
→ S. 173

Pflege bei
Tumorerkrankungen
→ S. 452

8.10.6 Gebärmutterkrebs (Korpuskarzinom)

Der Gebärmutterkrebs ist die dritthäufigste bösartige Tumorerkrankung der Frau. Er entsteht aus den Zellen der **Gebärmutterschleimhaut** (*Endometrium*) und wird daher auch als Endometriumkarzinom bezeichnet (→ Abb. 1). Der Gebärmutterkrebs wird unterschieden von dem **Gebärmutterhalskrebs** (*Cervixkarzinom*), der bei alten Frauen seltener auftritt und aus den Zellen des Gebärmutterhalses hervorgeht.

Der Gebärmutterkrebs tritt meist bei älteren Frauen auf. Der Häufigkeitsgipfel liegt zwischen dem 55. und dem 60. Lebensjahr.

Der Gebärmutterkrebs wächst infiltrierend in die Beckenwand hinein und kann die benachbarten Organe (Enddarm, Harnblase, Knochen) schädigen. Metastasen können über eine lymphogene Metastasierung in den Beckenlymphknoten oder über eine hämatogene Metastasierung (z. B. in der Lunge oder in der Leber) auftreten. Die Prognose eines Gebärmutterkrebses hängt von dem Stadium ab, in dem er entdeckt wird. Tumoren, die sehr früh entdeckt werden, haben bei entsprechender Behandlung eine Heilungschance von 60–90 %. Wenn der Tumor auf die benachbarten Lymphknoten und anderen Organe übergreift, liegt die 5-Jahres-Überlebenszeit unter 30 %.

Ursachen und Symptome von Gebärmutterkrebs

Statistisch sind Frauen, die jahrelang Östrogene einnahmen oder keine Schwangerschaften hatten, eher gefährdet an Gebärmutterkrebs zu erkranken.

Erstsymptom eines Gebärmutterkrebses ist oft eine Blutung, blutiger oder eitriger Ausfluss aus der Scheide bei Frauen in der → Menopause. In diesem Fall erfolgt meist eine operative Ausschabung der Gebärmutter, um über eine Untersuchung der ausgeschabten Zellen die Diagnose zu sichern. Im fortgeschrittenen Stadium können bei Infiltration der Harnblase Blut im Urin oder eine Nierenstauung auftreten, wenn die Harnleiter durch das Tumorwachstum verengt werden. Rückenschmerzen sind ein häufiges Begleitsymptom.

Medizinische Behandlung bei Gebärmutterkrebs

Ein gesicherter Gebärmutterkrebs wird chirurgisch behandelt. In der Regel werden die Gebärmutter und die umgebenden Lymphknoten entfernt, bei einem ausgedehnten Tumor auch beide Eierstöcke. Diese Operation wird auch als „Totaloperation" bezeichnet. Im Anschluss erfolgt meist eine **Strahlentherapie**, die entweder über die Scheide oder als Bestrahlung von außen durchgeführt wird. Eine **Chemotherapie** erfolgt meist nur in bestimmten Einzelfällen.

Behandlung und Pflege bei Gebärmutterkrebs

Eine wichtige Aufgabe der Pflegefachkraft ist die Beobachtung frühzeitiger Krankheitssymptome, z. B. einem veränderten Ausfluss aus der Scheide. Die Pflege bei einem gesicherten Gebärmutterkrebs orientiert sich an den durchgeführten Therapieverfahren.
Insbesondere nach Bestrahlungen kann es zu schmerzhaften Schleimhautirritationen im Genitalbereich kommen. Daher ist der Hautschutz hier besonders wichtig. Inkontinenz ist eine häufige Folge nach einer Totaloperation. An dieser Stelle sollten alle Maßnahmen der Inkontinenzprophylaxe (→ S. 353) angewendet werden.

8.10.7 Brustkrebs (Mammakarzinom)

Der Brustkrebs ist die häufigste Krebserkrankung der Frau und gehört bei unter 60-jährigen Frauen zu den häufigsten Todesursachen. Nahezu jede 10. Frau erkrankt im Laufe ihres Lebens an Brustkrebs. Circa 20 000 Frauen sterben in Deutschland jährlich an dieser Erkrankung. Auch Männer können an Brustkrebs erkranken. Allerdings ist die Krankheit bei Männern selten. Nur 1 % aller Brustkrebsfälle betreffen Männer.

Wie viele andere Krebserkrankungen tritt auch der Brustkrebs mit zunehmendem Alter häufiger auf. Der Altersgipfel liegt zwischen dem 60.–65. Lebensjahr. Die relative 5-Jahres-Überlebensrate für Brustkrebspatientinnen beträgt nach Diagnosestellung mehr als 75 %.

Ursachen und Symptome des Brustkrebses

Über die **Ursachen** des Brustkrebses ist nicht viel bekannt. Man weiß jedoch, dass Frauen, deren nahe Verwandte an Brustkrebs erkrankten, ein höheres Erkrankungsrisiko haben, sodass wahrscheinlich eine genetische Belastung existiert. Risikofaktoren sind außerdem keine oder späte Schwangerschaften und zunächst **gutartige knotige Brustveränderungen** *(Mastopathie)*. Die häufigste Lokalisation des Brustkrebses ist der obere äußere Quadrant der Brust (→ Abb. 1).

Der Brustkrebs metastasiert häufig in die Lunge, die Leber, das Gehirn und die Knochen. Erste **Symptome** eines Brustkrebses können Einziehungen oder Nässen der Brustwarze sein, ebenso tastbare Knoten in der Brust oder in den Lymphknoten der Achselhöhle. Bei jeder Krebsvorsorgeuntersuchung der weiblichen Brust wird die Brust und die Achselhöhle abgetastet, um verdächtige Knoten zu suchen.

Mit der **Röntgenuntersuchung der weiblichen Brust** *(Mammographie)* wird die Brust bei Vorliegen verdächtiger Befunde oder auch zur Früherkennung untersucht.

Geschwülste (Tumoren)
→ S. 213

Mammakarzinom
mamma lat. = Brustdrüse

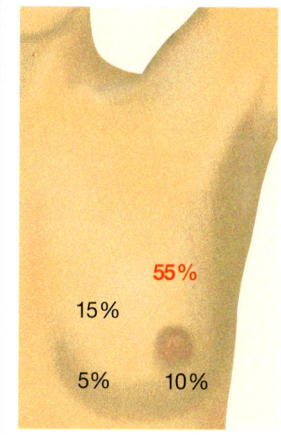

Abb. 1:
Häufigkeitsverteilung des Brustkrebs

Medizinische Behandlung bei Brustkrebs

✚ Die Behandlung des Brustkrebses hängt von der Tumorgröße, der genauen feingeweblichen Zusammensetzung, dem Auftreten von Metastasen sowie der Empfindlichkeit des Tumorwachstums gegenüber hormonellen Faktoren ab. Mehrere Therapieoptionen stehen zur Zeit zur Verfügung:

- **Operation:** Früher wurde ein Brustkrebses meist **radikal** operiert, d.h., es erfolgte eine Entfernung der gesamten Brust, meist auch unter **Ausräumen der Achsellymphknoten** *(radikale Mastektomie, → Abb. 2)*. Heutzutage werden ca. 70 % der Patientinnen **brusterhaltend** operiert, wobei das Tumorgewebe mit einem großen Sicherheitsabstand entfernt wird. Das Entfernen aller Achsellymphknoten wird meist nur bei nachgewiesenen Lymphknotenmetastasen durchgeführt.
- **Strahlentherapie:** Eine Strahlentherapie wird nach nahezu jeder brusterhaltenden Operation durchgeführt, um möglicherweise verbliebene Tumorzellen abzutöten. Sie erfolgt auf mehrere Tage pro Woche, aufgeteilt über einen Zeitraum von meist fünf bis sieben Wochen.
- **Hormontherapie:** Bei jedem Brustkrebs wird das Tumorgewebe darauf untersucht, ob sich der Tumor durch bestimmte körpereigene Hormone *(Östrogene)* zum Wachstum anregen lässt. Bei hormonabhängigen Tumoren können die Rezeptoren (→ Abb. 2, S. 119), an denen die Hormone binden, durch bestimmte Substanzen *(Antiöstrogene)* blockiert werden. Die bekannteste Substanz ist das **Tamoxifen**. Tamoxifen hat im Vergleich zu Zytostatika (→ S. 455) weniger schädigende Nebenwirkungen auf die Zellen des Körpers, führt aber manchmal zu Symptomen, die denen der Wechseljahre ähneln.
- **Chemotherapie:** Chemotherapie wird mit Zytostatika durchgeführt. Da Zytostatika Zellgifte sind, die insbesondere Zellen mit einer hohen Teilungsfrequenz schädigen, können sie ein erhebliches Spektrum an Nebenwirkungen aufweisen.

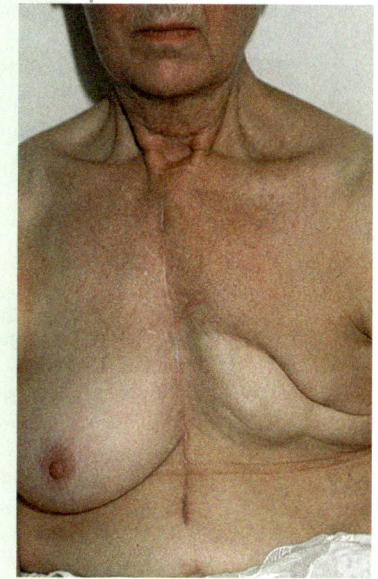

Abb. 2:
Linksseitige Mastektomie

Pflege bei
Tumorerkrankungen
→ S. 452

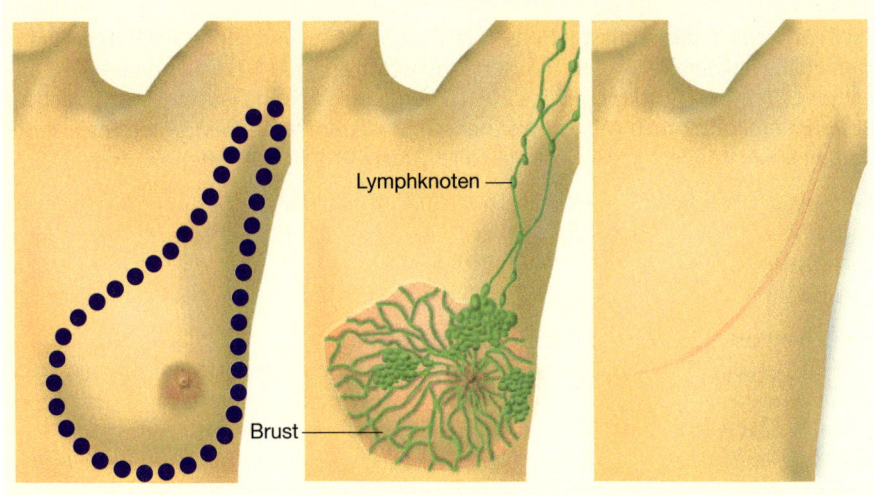

Abb. 1:
*Radikale Mastektomie
einschließlich Lymph-
knotenentfernung*

Pflege bei Brustkrebs

- Nach einer operativen Entfernung des Tumors und einer sich eventuell anschlie-
  ßenden Strahlentherapie können Wundheilungsstörungen auftreten (→ S. 477).
- Nach einer Ausräumung der Achsellymphknoten ist häufig der Lymphabfluss des
  betroffenen Armes beeinträchtigt, und es entsteht ein Lymphödem (→ S. 451).
  Der Arm schwillt an und schmerzt insbesondere bei Belastung. Hilfreich sind
  Lymphmassagen. Eine körperliche Überlastung sollte vermieden werden, leichte
  Bewegung ist aber sinnvoll.
- Nach einer Brustamputation darf an dem betroffenen Arm kein Blutdruck ge-
  messen werden.
- Die psychosoziale Unterstützung der Frau und ihrer Angehörigen ist sehr wichtig.
  Es ist sinnvoll, auf Wunsch Kontakt zu Selbsthilfegruppen zu vermitteln.
- Auf Wunsch können nach einer Brustamputation Prothesen angepasst werden.
  Hier sollten Pflegefachkräfte Kontakte vermitteln und beratend tätig sein sowie
  ggf. das Anlegen der Prothese unterstützen.

Blutdruckmessung
→ S. 148

Weitere Informationen
zur
Brust-Selbst-
untersuchung
finden Sie unter

www.brustkrebs-info.de

Brustkrebs möglichst früh erkennen

**Brustkrebs, rechtzeitig erkannt,
hat gute Chancen auf Heilung**

Deshalb

- die Brust regelmäßig auf Knoten oder
Veränderungen abtasten; der beste Zeitpunkt
der Selbstuntersuchung ist etwa eine Woche
nach Beginn der Regelblutung
- die jährliche Früherkennungsuntersuchung
beim Frauenarzt/bei der Frauenärztin in Anspruch
nehmen (ab ca. 20 Jahre)
- eine Mammographie (Röntgenaufnahme der
Brust) mit ca. 35 Jahren machen lassen; dann
alle zwei Jahre, spätestens ab dem 40. Lebensjahr;
ergänzend können Ultraschalluntersuchungen
durchgeführt werden

Brustmuskel

Fettgewebe

Milchdrüsen

Zyste
Flüssigkeits-
gefüllter Hohlraum;
meist gutartig

Milchgänge

Tumor

**Mastophatische
Knötchen**
Hormonalbedingte
Verhärtungen

S 0087

8.11 Schilddrüsenerkrankungen

Erkrankungen der Schilddrüse sind im Alter häufig. Der Körper alter Menschen reagiert empfindlich auf Veränderungen der Schilddrüsenhormonkonzentration. Bei Abweichungen von mehr als 20 % gegenüber dem Normalwert treten Symptome auf. Diese sind jedoch häufig unspezifisch. Schilddrüsenerkrankungen werden daher oft erst spät erkannt, sodass die Pflegefachkraft gezielt auf typische Veränderungen achten sollte.

Die wichtigsten Schilddrüsenerkrankungen sind:
- Schilddrüsenvergrößerung *(Struma)*
- Schilddrüsenunterfunktion *(Hypothyreose)*
- Schilddrüsenüberfunktion *(Hyperthyreose)*.

Schilddrüse
(Glandula Thyreoidea)
→ S. 122

Jod
→ S. 206

TSH
→ S. 121

8.11.1 Schilddrüsenvergrößerung (Struma)

Die Schilddrüsenvergrößerung wird auch als **Kropf** bezeichnet (→ Abb. 1). Sie kann entweder mit normalen, erhöhten oder erniedrigten Schilddrüsenhormonkonzentrationen einhergehen. Abhängig von dieser Konzentration unterscheidet man die verschiedenen Strumatypen.

Schilddrüsenhormonkonzentration bei Schilddrüsenvergrößerung	
Normal	Euthyreote Struma
Erhöht	Hyperthyreote Struma
Erniedrigt	Hypothyreote Struma

Die Struma entwickelt sich meist zwischen dem 20. und 40. Lebensjahr und kommt bei Frauen häufiger vor. Etwa 40 % aller Frauen über 60 Jahre haben eine vergrößerte Schilddrüse, wobei dieser Veränderung nicht immer eine krankhafte Bedeutung zukommt.

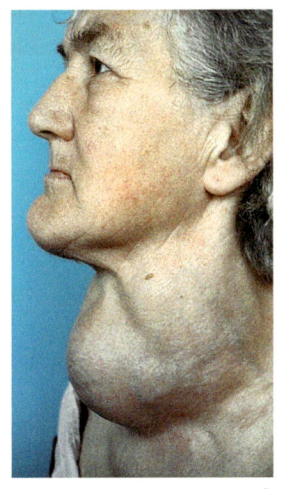

Abb. 1: Struma (Kropf)

Ursachen einer Schilddrüsenvergrößerung

Eine Struma entsteht meist durch eine **unzureichende Jodaufnahme** mit der Nahrung. → Jod ist Bestandteil der Schilddrüsenhormone. Es ist in besonders hoher Konzentration in Fisch und Meeresfrüchten enthalten. Daher wird die Struma in Gegenden mit traditionell höherem Fischanteil in der Nahrung (z. B. in Norddeutschland) seltener beobachtet als z. B. in Süddeutschland. Wenn ein unzureichendes Jodangebot in der Nahrung vorliegt, können weniger Schilddrüsenhormone produziert werden.

Die Hypophyse reagiert auf den Mangel an Schilddrüsenhormonen mit einer vermehrten Produktion von → TSH. **TSH** *(Thyreoideastimulierendes Hormon, oder Thyreotropin)* führt zu einem Wachstum des Schilddrüsengewebes und zur Entstehung einer Struma.

Symptome der Schilddrüsenvergrößerung

Erstsymptom ist zunächst ein **zunehmender Halsumfang**, sodass z. B. der oberste Hemdknopf nicht mehr geschlossen werden kann. Wenn die Schilddrüse nach innen wächst, kann sie Druck auf die Speise- und Luftröhre ausüben und zu **Schluckstörungen**, einem Fremdkörper- oder Kloßgefühl im Hals und einem

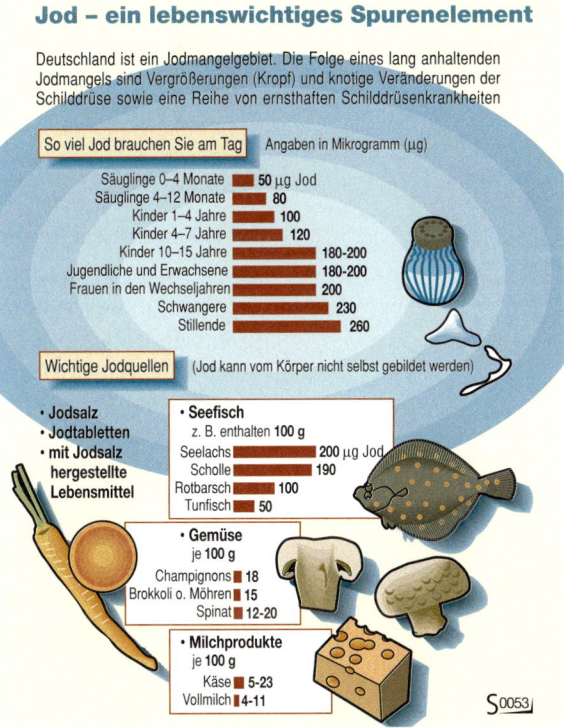

Jod – ein lebenswichtiges Spurenelement

Deutschland ist ein Jodmangelgebiet. Die Folge eines lang anhaltenden Jodmangels sind Vergrößerungen (Kropf) und knotige Veränderungen der Schilddrüse sowie eine Reihe von ernsthaften Schilddrüsenkrankheiten

So viel Jod brauchen Sie am Tag   Angaben in Mikrogramm (µg)

Säuglinge 0–4 Monate	50 µg Jod
Säuglinge 4–12 Monate	80
Kinder 1–4 Jahre	100
Kinder 4–7 Jahre	120
Kinder 10–15 Jahre	180-200
Jugendliche und Erwachsene	180-200
Frauen in den Wechseljahren	200
Schwangere	230
Stillende	260

Wichtige Jodquellen   (Jod kann vom Körper nicht selbst gebildet werden)

- Jodsalz
- Jodtabletten
- mit Jodsalz hergestellte Lebensmittel

- **Seefisch**
  z. B. enthalten 100 g
  Seelachs 200 µg Jod
  Scholle 190
  Rotbarsch 100
  Tunfisch 50

- **Gemüse**
  je 100 g
  Champignons 18
  Brokkoli o. Möhren 15
  Spinat 12-20

- **Milchprodukte**
  je 100 g
  Käse 5-23
  Vollmilch 4-11

S0053

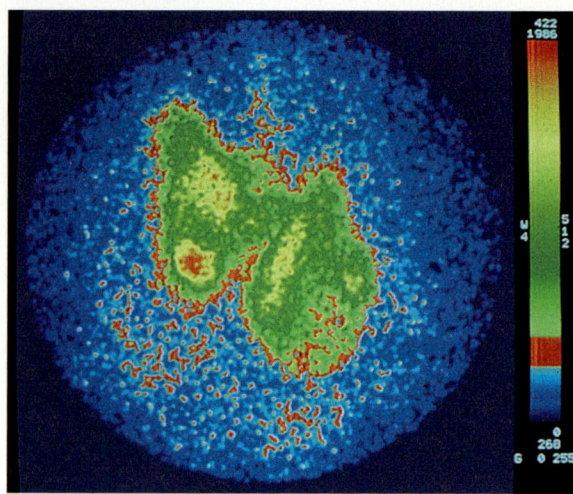

Abb. 1:
Schilddrüsen-Szintigramm;
rot: Funktionsstörungen

erhöhten **Atemwiderstand** führen. In ausgeprägten Fällen werden die für den Kehlkopf und die Stimmritze zuständigen Nerven *(N. laryngeus recurrens)*, die entlang der Schilddrüse verlaufen, geschädigt, was zu **Heiserkeit** und **Stimmverlust** führen kann.

Mit zunehmendem Wachstum der Schilddrüse bilden sich innerhalb des Schilddrüsengewebes knotige Veränderungen aus, die z.T. flüssigkeitsgefüllt sind (Zysten). Eine stark knotenhaltige Struma wird auch als **Struma multinodosa** bezeichnet.

Bei Vorliegen einer Struma wird zunächst die Konzentration der Schilddrüsenhormone und des TSH im Blut bestimmt. Hieran schließt sich eine Ultraschalluntersuchung (Schilddrüsensonographie) an. Wenn eine Struma mit **Schilddrüsenüberfunktion** vorliegt, wird eine **nuklearmedizinische Untersuchung** *(Schilddrüsenszintigraphie)* mit radioaktiv markiertem Jod durchgeführt (→ Abb. 1). Knotige Veränderungen der Schilddrüse müssen weiter abgeklärt werden, da sich in ihnen ein Schilddrüsenkarzinom entwickeln kann.

multinodosa
multi lat. = viel,
nodosa lat. = knotig

Behandlung und Pflege bei einer Schilddrüsenvergrößerung

Aufgabe der Pflegefachkraft ist es, bei Vorliegen einer Struma auf mögliche Symptome einer Schilddrüsenüber- oder -unterfunktion zu achten.
Für alte Menschen sind mindestens einmal wöchentlich Seefischmahlzeiten wichtig, um die Jodversorgung sicher zu stellen. Insbesondere Menschen mit jodarmer Ernährung sollten jodangereichertes Speisesalz verwenden, um einer Struma vorzubeugen.

 Wenn bereits eine Struma vorliegt und andere Schilddrüsenerkrankungen ausgeschlossen sind, wird zunächst ein medikamentöser Therapieversuch mit Jod und/oder Schilddrüsenhormonen in Tablettenform unternommen. In vielen Fällen lässt sich hierdurch eine Verkleinerung des Schilddrüsengewebes erreichen.

Erst wenn diese Maßnahmen ohne Erfolg bleiben oder auch unklare Veränderungen innerhalb der Schilddrüse abgeklärt werden sollen, wird eine Operation oder eine Radiojodtherapie, bei der das Schilddrüsengewebe teilweise durch radioaktiv verändertes Jod zerstört wird, durchgeführt.

8.11.2 Schilddrüsenunterfunktion (Hypothyreose)

Als Schilddrüsenunterfunktion werden Erkrankungen der Schilddrüse bezeichnet, die zu einer verminderten Versorgung des Körpers mit Schilddrüsenhormonen führen. Bereits normale Altersvorgänge führen zu einer Umwandlung von Schilddrüsengewebe und zu einer leichten Abnahme der Konzentration von Schilddrüsenhormonen im Blut. Wenn krankhafte Veränderungen der Schilddrüse hinzutreten, sind alte Menschen eher durch Symptome der Schilddrüsenunterfunktion gefährdet als junge Menschen. Etwa 1–4 % aller alten Menschen über 60 Jahren leiden unter einer Hypothyreose. Frauen sind häufiger betroffen.

Ursachen und Symptome einer Schilddrüsenunterfunktion

Die häufigste **Ursache** der Hypothyreose sind Erkrankungen des Schilddrüsengewebes. Seltener ist eine fehlende Produktion von → TSH, dem schilddrüsenstimulierenden Hormon der Hypophyse.
Symptome einer Schilddrüsenunterfunktion entwickeln sich oft schleichend über mehrere Jahre, sodass sie von den Erkrankten selbst und von Außenstehenden oft nicht als krankhaft wahrgenommen werden.

TSH
→ S. 121

Typische Symptome der Hypothyreose sind:
- **Allgemein:** Gewichtszunahme, erhöhte Kälteempfindlichkeit
- **Psychisch:** ständige Müdigkeit, Antriebslosigkeit, hohes Schlafbedürfnis und Verlangsamung. Auch Depressionen sind ein häufig auftretendes Begleitsymptom.
- **Herz und Kreislauf:** niedriger Blutdruck, verlangsamter Pulsschlag
- **Haut:** trockene, kühle, rissige Haut; brüchige Fingernägel; spröde Haare
- **Skelettsystem und Muskulatur:** Muskelschmerzen, Muskelschwäche
- **Verdauungsapparat:** Verstopfung
- **Myxödem:** Einlagerung schleimartiger Substanzen in das Unterhautfettgewebe. Die Haut wirkt aufgetrieben, die Lider geschwollen (→ Abb. 1). Zunge und Stimmbänder können ebenfalls anschwellen, wodurch Heiserkeit und Schluckstörungen entstehen können.

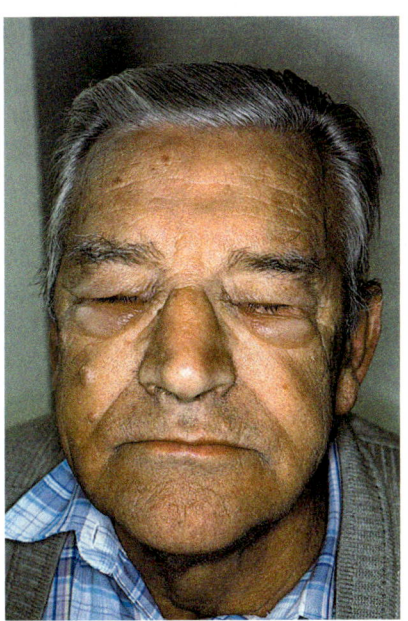

Abb. 1: Myxödem

Eine unbehandelte schwere Hypothyreose führt zum Koma und zum Tod, wenn nicht rechtzeitig eine Medikation mit Schilddrüsenhormonen eingeleitet wird. Die **Diagnose** wird anhand der Bestimmung der Konzentration von Schilddrüsenhormonen im Blut gestellt. Meist wird zusätzlich eine Schilddrüsensonographie durchgeführt.

Die häufigste Schilddrüsenerkrankung im Alter, die mit einer Hypothyreose einhergeht, ist die **Autoimmunthyreoiditis**, die auch als Hashimoto-Thyreoiditis (Hashimoto nach dem japanischen Erstbeschreiber der Krankheit) bezeichnet wird. Diese Erkrankung gehört zu der Gruppe von → Autoimmunerkrankungen, bei denen sich das Immunsystem des Körpers gegen die Schilddrüsenzellen richtet und hier zu einer chronischen Entzündung führt.

Thyreoiditis
Thyreoiditis lat. = Schilddrüsenentzündung

Auto-
immunerkrankungen
→ S. 427

Die Entzündung führt meist zu einer Vergrößerung der Schilddrüse (Struma). Die Immunreaktion kann in Form spezieller Autoantikörper, die sich gegen Eiweißsubstanzen in der Schilddrüse richten, laborchemisch diagnostiziert werden.

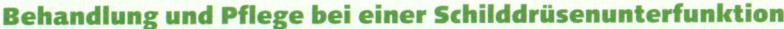

Behandlung und Pflege bei einer Schilddrüsenunterfunktion

Alte Menschen mit Hypothyreose neigen zur Obstipation. Daher ist eine Obstipationsprophylaxe besonders wichtig (→ S. 350). Aufgrund der Hautveränderungen muss auf eine sorgfältige Haut- und Nagelpflege geachtet werden (→ S. 267); nach Möglichkeit sollten fetthaltige Pflegemittel verwendet werden (→ S. 255).
Wegen der Kälteempfindlichkeit sollte das große Wärmebedürfnis der Pflegebedürftigen berücksichtigt werden.
Alte Menschen mit Hypothyreose wirken oft desinteressiert und phlegmatisch (träge). Dies ist jedoch kein primäres Persönlichkeitsmerkmal, sondern sollte als Krankheitssymptom ernst genommen werden. Dem alten Menschen sollen wiederholte, jedoch jeweils wenig belastende Aktivierungsangebote gemacht werden. Depressive Zeichen sollten entsprechend beachtet werden (→ Depression, S. 639).

 Die Hypothyreose wird medikamentös durch die orale Gabe von Schilddrüsenhormonen behandelt. Üblich ist die Medikation mit L-Thyroxin (T4), manchmal auch in Kombination mit Trijodthyronin (T3).

Hinweis Medikamente mit Schilddrüsenhormonen müssen ca. eine halbe Stunde vor dem Frühstück auf nüchternen Magen eingenommen werden.

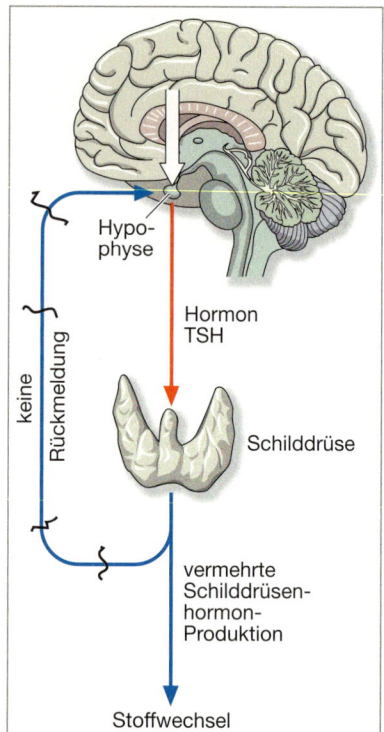

Abb. 1: Gestörter Regel-mechanismus der Schild-drüsenhormonproduktion

Autoimmunerkrankung
→ S. 427

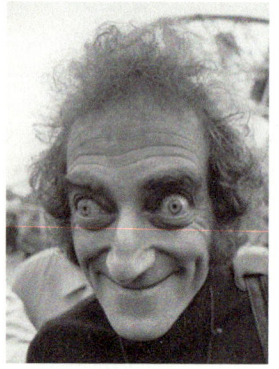

Abb. 2: Marty Feldman (1933–1982), britischer Komiker, mit starkem Exophthalmus

Hinweis Auch die **Hashimoto-Thyreoiditis** (→ S. 563) kann im Anfangsstadium Symptome einer Hyperthyreose verursachen, geht später jedoch in eine Hypothyreose über.

8.11.3 Schilddrüsenüberfunktion (Hyperthyreose)

Als Hyperthyreose wird eine Überfunktion der Schilddrüse bezeichnet, die mit einer erhöhten Konzentration von Schilddrüsenhormonen im Körper einhergeht. Etwa 0,5–2,5 % aller alten Menschen leiden unter einer Hyperthyreose; Frauen sind häufiger betroffen.

Die **Diagnose** einer Hyperthyreose wird durch eine Bestimmung der Konzentration von Schilddrüsenhormonen im Blut gestellt. In der Schilddrüsensonographie wird die Ausdehnung der Schilddrüse und das Vorhandensein knotiger Veränderungen dargestellt. Meist schließt sich eine Schilddrüsenszintigraphie (→ Abb. 1, S. 562) an, um die Verteilung des überaktiven Schilddrüsengewebes festzustellen. Knotige Veränderungen mit einer vermehrten szintigraphischen Anreicherung werden als „heiße Knoten", Veränderungen mit weniger oder fehlender Anreicherung als „kalte Knoten" bezeichnet.

Ursachen und Symptome einer Schilddrüsenüberfunktion

Die häufigste **Ursache** einer Hyperthyreose im Alter ist die **Schilddrüsenautonomie**. Hierunter werden Schilddrüsenveränderungen zusammengefasst, die entweder Teile der Schilddrüse oder auch die ganze Schilddrüse betreffen.
Die betroffenen Gewebeanteile entwickeln eine Unabhängigkeit von der normalerweise übergeordneten Steuerung durch die Hypophyse und produzieren unkontrolliert Schilddrüsenhormone in großen Mengen. Der normale Regelmechanismus (→ Abb. 1, S. 121), der im Normalfall bei erhöhten Schilddrüsenhormonwerten zu einem Absinken der TSH-Konzentration und damit zu einer gebremsten Schilddrüsenfunktion führt, ist außer Kraft gesetzt (→ Abb. 1).

Die Ursache dieser Erkrankung ist noch nicht hinreichend geklärt. Oft liegt eine leichte Form der Hyperthyreose vor, die der Körper kompensieren kann *(latente Hyperthyreose)*. Wenn diese Menschen plötzlich viel Jod aufnehmen, wie z.B. durch jodhaltige Kontrastmittel bei Röntgenuntersuchungen, kann eine plötzliche Hyperthyreose mit lebensbedrohlichen Symptomen entstehen. Daher wird vor der Gabe jodhaltiger Röntgenkontrastmittel generell nach Schilddrüsenerkrankungen gefragt bzw. eine Bestimmung der Schilddrüsenhormone vorgenommen.

Seltenere Ursache der Hyperthyreose im Alter ist eine → Autoimmunerkrankung, der **Morbus Basedow** (nach dem Erstbeschreiber Karl v. Basedow, der die Krankheit 1840 darstellte). Durch einen immunologisch gesteuerten Prozess wird die Schilddrüse zu einer vermehrten Produktion von Schilddrüsenhormonen veranlasst. Typisches **Symptom** des M. Basedow ist neben den Symptomen der Hyperthyreose ein **Hervortreten der Augäpfel** *(Exophthalmus→ Abb. 2)*. Der M. Basedow betrifft meist Frauen im jüngeren und mittleren Erwachsenenalter, kann aber auch im Alter auftreten).

Eine erhöhte Produktion von Schilddrüsenhormonen führt zu einer Aktivierung vieler Stoffwechselvorgänge des Körpers. Typische **Symptome** der Hyperthyreose sind:
- **Allgemein:** Gewichtsabnahme trotz ständigem Appetit, erhöhte Wärmeempfindlichkeit
- **Psychisch:** innere Unruhe, Nervosität, schnelle Gereiztheit; in manchen Fällen psychische Symptome ähnlich der Manie (→ S. 639); Schlafstörungen (→ S. 649)
- **Herz und Kreislauf:** hoher Blutdruck (→ S. 499), beschleunigter Pulsschlag, Herzrhythmusstörungen (→ S. 494)
- **Haut:** warme, feuchte Haut mit erhöhter Schweißneigung; Haarausfall
- **Skelettsystem und Muskulatur:** Muskelschwäche; Muskelzittern; bei langem Verlauf Osteoporose (→ S. 459)
- **Verdauungsapparat:** häufig Diarrhöen (→ S. 291)

Unbehandelt kann die Hyperthyreose zum Tod durch Herzrhythmusstörungen oder Blutdruckentgleisungen führen.

Behandlung und Pflege bei einer Schilddrüsenüberfunktion

Alte Menschen, die an einer Hyperthyreose leiden, neigen zu Nervosität und innerer Unruhe. Hilfreich kann eine reizarme Umgebung und geordnete Tagesstrukturen sein. Aufgrund des häufigen Gewichtsverlustes sind regelmäßige Gewichtskontrollen erforderlich, um eine Unterernährung rechtzeitig zu erkennen. Generell sollte auf eine ausgewogene Ernährung geachtet werden.

Durch starkes Schwitzen und Diarrhöen (→ S. 291) neigen die Erkrankten zur Austrocknung und müssen ausreichend Flüssigkeit zu sich nehmen (→ Dehydrationsprophylaxe, S. 349).

Hinweis Wichtig sind regelmäßige Blutdruck- und Pulskontrollen, um rechtzeitig Blutdruckspitzen und Herzrhythmusstörungen zu erkennen (bei unregelmäßigem Puls Herzfrequenz immer über eine Minute auszählen und auf Pausen oder Anfälle von Herzrasen achten).

Für die medizinische Behandlung der Hyperthyreose bieten sich unterschiedliche Verfahren an:

- **Medikamentöse Behandlung:** Hierfür stehen mit den Substanzen Carbimazol und Thiamazol (z. B. Favistan®) Medikamente zur Verfügung, die die Produktion von Schilddrüsenhormonen hemmen (*Thyreostatika*). Sie sind z. B. für die Behandlung des M. Basedow geeignet.
- **Radiojodtherapie:** Dies ist eine Form der Strahlenbehandlung von Schilddrüsenerkrankungen, bei der radioaktives Jod in den Körper eingebracht wird und sich in der Schilddrüse anreichert. Durch die Radioaktivität werden die hormonproduzierenden Zellen der Schilddrüse z.T. zerstört, während nur eine geringe Strahlenbelastung des übrigen Körpers entsteht. Jüngere Menschen werden nur selten mit der Radiojodtherapie behandelt, weil langfristig ein leicht erhöhtes Risiko der Erkrankung an einem Schilddrüsenkarzinom besteht.
- **Operation:** Operativ wird ein Teil des Schilddrüsengewebes entfernt und nur ein kleiner Rest belassen. Wenn zuvor mittels Szintigraphie heiße Knoten festgestellt wurden, reicht in der Regel eine Entfernung dieser Strukturen aus. Das Risiko der Schilddrüsenoperation liegt in der Verletzung des Stimmbandnerven (*Nervus recurrens*) mit der Gefahr einer nachfolgenden Heiserkeit oder einer Atemstörung durch eine unvollständige Öffnung der Stimmritze (*Recurrensparese*). Außerdem können versehentlich die Nebenschilddrüsen entfernt werden, wodurch der Calcium- und Phosphatstoffwechsel beeinträchtigt wird.

Die richtige Ernährung → S. 278

Pulsbeobachtung → S. 498

Blutdruckbeobachtung → S. 504

Vergleich typischer Veränderungen bei Schilddrüsenfunktionsstörungen

	Hyperthyreose	Hypothyreose
Allgemeinveränderungen	Gewichtsverlust trotz Appetitsteigerung; Wärmeempfindlichkeit	Gewichtszunahme; Kälteempfindlichkeit
Psychische Symptome	innere Unruhe, Nervosität, Gereiztheit; Schlafstörungen	Konzentrations- und Denkstörungen; ständige Müdigkeit; Antriebslosigkeit und Verlangsamung; Depressionen
Herz und Kreislauf	hoher Blutdruck, beschleunigter Pulsschlag, Herzrhythmusstörungen	niedriger Blutdruck; verlangsamter Pulsschlag
Haut	warme, feuchte Haut mit erhöhter Schweißneigung; Haarausfall; Juckreiz	trockene, kühle, rissige Haut; brüchige Fingernägel, spröde Haare; Myxödem
Skelettsystem und Muskulatur	Muskelschwäche; Muskelzittern; Tremor der Hände (→ S. 569)	Muskelschmerzen, Muskelschwäche
Verdauungsapparat	Diarrhöen	Obstipation

8.12 Pflege bei neurologischen Krankheitsbildern

8.12.1 Neurologische Syndrome

Bei der Beschreibung von neurologischen Erkrankungen unterscheidet man zwischen dem **Krankheitsbild** (z. B. einem Schlaganfall) und dem **Syndrom** (z. B. Lähmung). Das Syndrom (Ausfallsmuster) wird durch die Erkrankung hervorgerufen.

Ein Syndrom kann die Folge unterschiedlicher Erkrankungen sein. So kann beispielsweise das Syndrom einer Querschnittslähmung auf eine Verletzung oder einen Tumor zurückzuführen sein.

Man unterscheidet u. a. folgende neurologische Syndrome:
- Bewusstseinsstörungen
- Lähmungen (Paresen)
- Sensibilitätsstörungen
- Extrapyramidale Syndrome
- Kleinhirnsyndrom
- Querschnittssyndrom
- Neuropsychologische Syndrome
- Apallisches Syndrom

Bewusstseinsstörungen

Bewusstsein im engeren Sinne bedeutet hier den Wachheitsgrad eines Menschen. Es werden folgende Wachheitsgrade unterschieden:

Somnolenz leichte Bewusstseinsminderung (Schläfrigkeit)	Der Patient ist schläfrig und benommen, aber noch erweckbar.
Sopor schwere Bewusstseinsminderung	Der Patient ist bewusstlos, reagiert auf Ansprache oder Berührung aber mit einfachen Äußerungen oder gezielten Abwehrbewegungen.
Koma schwerste Bewusstseinsminderung	Es liegt eine tiefe Bewusstlosigkeit vor, der Patient kann weder durch Ansprache noch Berührung oder Schmerzreize geweckt werden.

Zur Erfassung der Komatiefe wird in der Regel die **Glasgow Coma Scale** eingesetzt. Darin werden die jeweils besten Antworten auf bestimmte Reize bewertet und addiert.

*Abb. 1:
Patientin im Koma*

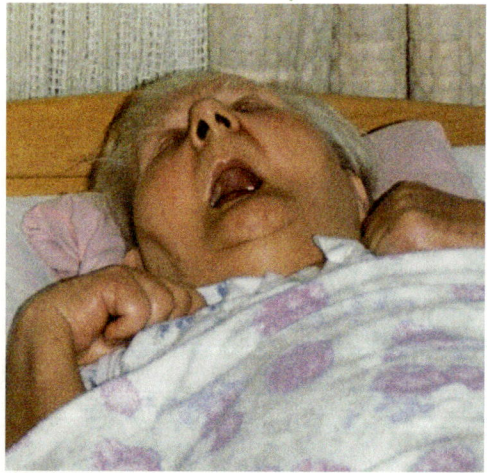

Glasgow Coma Scale
Augenöffnen
1 = keine Reaktion selbst auf Schmerzreize
2 = Augenöffnen auf Schmerzreize
3 = Augenöffnen auf Ansprache
4 = Augenöffnen spontan

Motorische Reaktionen
1 = keine Reaktion selbst auf Schmerzreize
2 = Streckstellung der Extremitäten
3 = abnorme Beugestellung der Arme
4 = grobe Abwehrbewegungen auf Schmerzreize
5 = gezielte Abwehrreaktionen
6 = befolgt einfache Aufforderungen (z. B.: Heben Sie den Arm)

Verbale Reaktionen
1 = keine
2 = unverständliche Lautäußerungen
3 = inadäquate Wortäußerungen
4 = nicht adäquate Satzäußerungen
5 = orientiert

Lähmung (Parese)

Eine Lähmung liegt vor, wenn die aktive Kraftentfaltung und Bewegbarkeit eines Muskels oder einer Muskelgruppe beeinträchtigt ist. Die Lähmung kann unterschiedliche Ausmaße haben.

Die verbliebene Kraft wird in **Kraftgraden** bestimmt. Diese bilden ein Spektrum von Kraftgrad 0 (= fehlende Muskelanspannung) bis Kraftgrad 5 (= normale Kraft) ab. Bei einer völlig aufgehobenen Bewegbarkeit (entsprechend Kraftgrad 0) spricht man auch von einer **Plegie**. Je nach vorherrschendem Lähmungsmuster unterscheidet man:

* sehr selten auch beider Arme

Monoparese
Lähmung einer Extremität

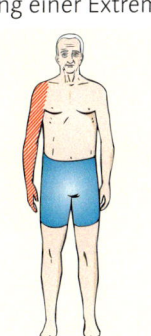

Hemiparese
Halbseitenlähmung

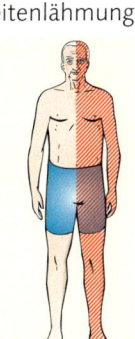

Paraparese der Beine*
Lähmung beider Beine*

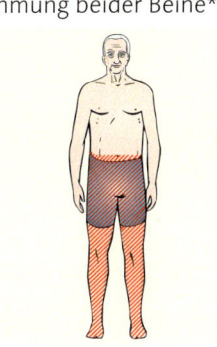

Tetraparese
Lähmung aller Extremitäten

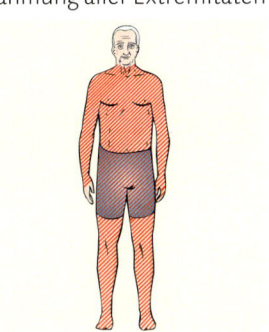

Lähmungen können durch Störungen im zentralen oder im peripheren Nervensystem entstehen. Entsprechend unterscheidet man zentrale und periphere Lähmungen.

Spastische (zentrale) Lähmung

Sie entsteht bei einer Schädigung der Pyramidenbahn (→ Abb. 2, S. 179). Meist sind ebenfalls Verbindungen aus dem extrapyramidalen System beteiligt. Wenn die Pyramidenbahn unterbrochen wird, tritt in dem Rückenmarkssegment, das die aus dem Gehirn stammenden Impulse auf eine Nervenzelle des peripheren Nervensystems umschaltet, ein neuer Regelkreis in Kraft. Dabei erhöht sich der Muskeltonus. Diese erhöhte Muskelanspannung wird als **Spastik** bezeichnet. Die Spastik zeichnet sich durch einen federnden Widerstand beim passiven Bewegen einer gelähmten Extremität aus, der bei Überdehnung plötzlich zusammenbricht (→ Abb. 1a, S. 569). Durch den hohen Muskeltonus bildet sich die Muskulatur nicht zurück, es tritt also keine → Atrophie auf.

Die Spastik des Armes besteht meist in einer **Beugespastik**, d.h., die Arme und Handgelenke sind gebeugt und die Hände zur Faust geballt. Die Spastik des Beines ist dagegen eine **Streckspastik**. Das Bein ist in der Hüfte und im Kniegelenk gestreckt, die Fußspitze nach unten gebeugt, sodass ein → Spitzfuß entsteht. Gleichzeitig wird das Bein nach innen gedreht, sodass bei Vorliegen einer beidseitigen Beinlähmung „X-Beine" entstehen. Durch die Streckspastik kann sich ein Mensch mit einer zentralen Lähmung des Beines auf dieses Bein stützen und es beim Gehen einsetzen. Hierdurch ergibt sich das typische Lähmungsbild eines Menschen nach einem Schlaganfall, das auch „Wernicke-Mann-Lähmung" bezeichnet wird (→ Abb. 1).

Muskeltonus
Spannungszustand der Muskulatur

Atrophie
→ S. 211

Spitzfuß
→ S. 332

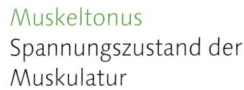

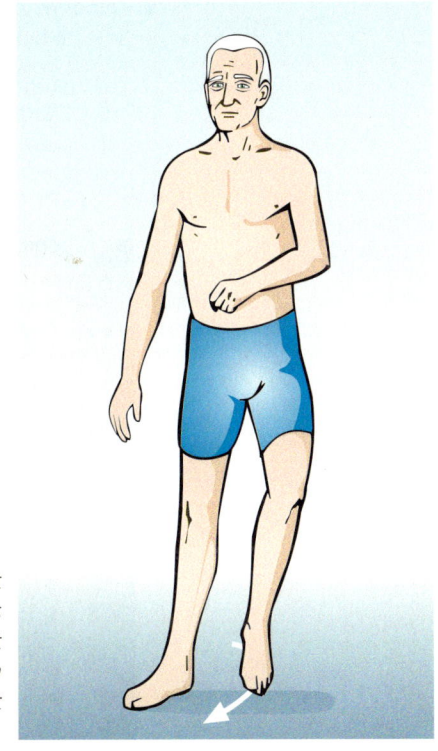

*Abb. 1: Spastische Hemiparese vom Wernicke-Mann-Typ: Der Arm ist **gebeugt**, die Hand zur Faust geballt. Das linke Bein ist **gestreckt** und muss beim Gehen aus der Hüfte heraus in einem Halbkreis bewegt werden, damit der Patient nicht über das gelähmte Bein stolpert. Durch die Spastik kann der Patient trotz einer hochgradigen Lähmung noch gehen, da er sich mit dem gelähmten Bein abstützen kann.*

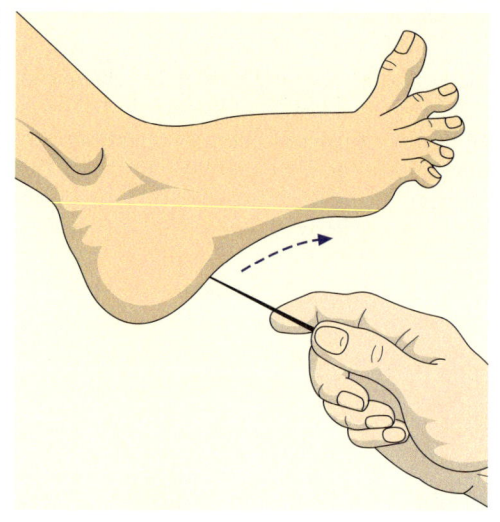

Abb. 1:
Der Babinski-Reflex wird
bei einer Schädigung der
Pyramidenbahn positiv.

Eine spastisch gelähmte Extremität ist je nach Ausmaß der Lähmung meist nur noch zu Massenbewegungen fähig.

Feine Einzelbewegungen, wie z.B. Fingerbewegungen, sind meist schwer beeinträchtigt und erholen sich bei einer Rückbildung der Lähmung zuletzt.

Die Spastik ist bei einer Schädigung in Höhe des Rückenmarks (→ Querschnittslähmung, S. 570) meist stärker ausgeprägt als bei Hirnerkrankungen.

Bei Vorliegen einer Spastik kann es beim passiven Bewegen zu rhythmischen Kontraktionen von Muskelgruppen kommen. Sie treten insbesondere an den Armen oder Beinen auf und werden als **Klonus** bezeichnet.

Eigenreflexe
→ S. 185

Kennzeichen der Spastik sind außerdem Veränderungen der Reflexe. Die → Eigenreflexe sind gesteigert. Gleichzeitig treten neue Reflexe auf wie der **Babinski-Reflex**, der bei Bestreichen des äußeren Fußrandes zu einer langsamen unwillkürlichen Streckung der Großzehe führt (→ Abb. 1). Dieser Reflex ist bei Neugeborenen noch normal, erlischt aber nach dem 1. Lebensjahr.

Je nach zugrunde liegender Schädigung kann die Sensibilität in dem gelähmten Körperteil beeinträchtigt sein oder aber unbeeinträchtigt bleiben.

Medikamentöse Behandlung der Spastik

Bei Vorliegen einer hochgradigen Spastik, z.B. bei einer Querschnittslähmung oder nach einem schweren Schlaganfall, die eine Pflege und Mobilisation verhindern und krankengymnastisch nicht ausreichend zu behandeln sind, werden spastikhemmende Medikamente eingesetzt.

Häufig eingesetzte Medikamente sind **Baclofen** (Lioresal®), **Tizanidin** (Sirdalud®) und **Dantrolen** (Dantamacrin®). Für die Pflegefachkraft ist wichtig zu wissen, dass alle spastikhemmenden Medikamente zu Müdigkeit, Übelkeit und Schwindel führen können.

Abb. 2:
Atrophie eines Muskels

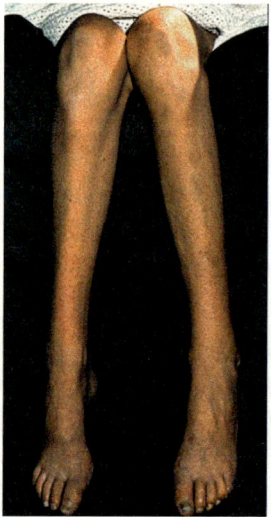

Schlaffe (periphere) Lähmung

Sie entsteht, wenn die Nervenzellen im Rückenmark, auf die die Impulse aus dem Gehirn umgeschaltet werden, oder auch die Fasern dieser Nervenzellen geschädigt werden.

Periphere Lähmungen haben folgende Kennzeichen:
- Der Muskeltonus nimmt ab, weil die Muskulatur von den Nerven nicht mehr erregt wird. Man bezeichnet diese Lähmungsform daher als schlaffe Lähmung. Die Muskulatur bildet sich zurück (Atrophie).
- Die Eigenreflexe erlöschen. Neue Reflexe treten nicht auf.
- Bei den meisten Formen der schlaffen Lähmung ist gleichzeitig auch ein Defizit in der Sensibilität vorhanden, da auch die sensiblen Anteile der peripheren Nerven oder Nervenwurzeln betroffen sind.

Sensibilitätsstörungen

Eine umschriebene Minderwahrnehmung von Berührung, Temperatur oder Schmerzreizen wird als **Hypästhesie** bezeichnet. Da diese Sinneseindrücke auf der Hautoberfläche entstehen, nennt man sie auch **Oberflächensensibilität**. Eine Überempfindlichkeit der Haut dagegen ist eine **Hyperpathie**.

> **Hinweis** Die Wahrnehmung der Vibration und der Gelenkstellung erfolgt nicht auf der Haut, sondern in den tieferen Strukturen. Die Wahrnehmung dieser Sinneseindrücke wird daher als **Tiefensensibilität** bezeichnet.

Extrapyramidale Syndrome

Als extrapyramidal werden Bewegungssignale aus dem Gehirn bezeichnet, die nicht über die Pyramidenbahn laufen. Sie sind in der Regel unbewusst und steuern die Muskelspannung, Beweglichkeit und Koordination einzelner Bewegungsabläufe.

Beispiele extrapyramidaler Syndrome sind:
- **Steifigkeit (Rigor):** Der Rigor ist eine gesteigerte Anspannung der Muskulatur, die auch gegenläufig wirkende Muskeln gleichermaßen betrifft. Er äußert sich als wachsartiger Widerstand bei passiver Bewegung („Roboterbewegung" → Abb. 1b). Der Rigor ist ein typisches Symptom beim → M. Parkinson.

M. Parkinson
→ S. 585

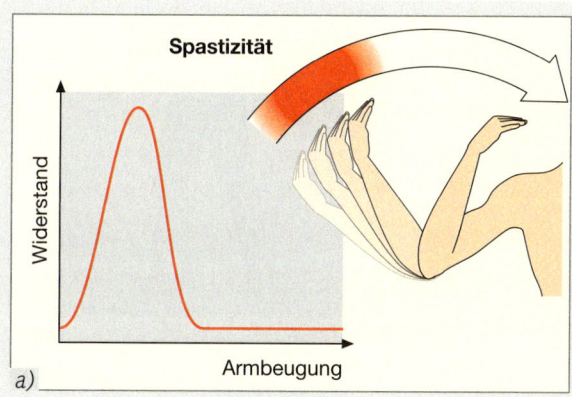
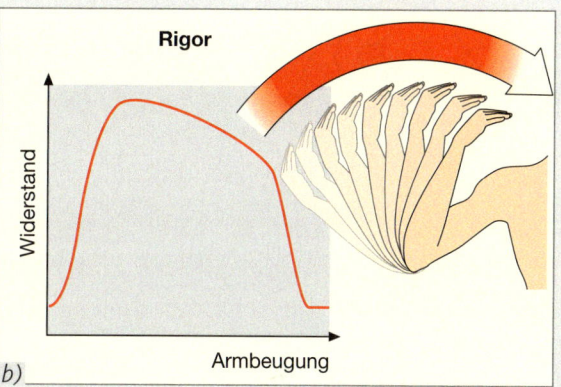

Abb. 1: a) Bei der Spastik tritt beim passiven Beugen des Armes ein zunehmender Widerstand auf, der dann plötzlich nachgibt. b) Beim Rigor findet sich ein konstanter, wachsender Widerstand.

- **Zittern (Tremor):** Dabei handelt es sich um rhythmische Bewegungsstörungen ganzer Muskelgruppen. Von dem Zittern sind meist die Hände, seltener auch der Kopf oder die Füße betroffen. Bei extrapyramidalen Erkrankungen tritt er als **Ruhetremor** auf. Dieser ist nur in Ruhe vorhanden und lässt bei Bewegungen nach (→ Abb. 2). Der Ruhetremor ist typisch für den M. Parkinson. Hierzu zählt der „Pillendrehtremor" der Hände, der sich in einer rhythmischen Fingerbewegung im Grundgelenk äußert, oder der „Ja- oder Nein-Tremor" des Kopfes. Im Schlaf verschwindet der Tremor.

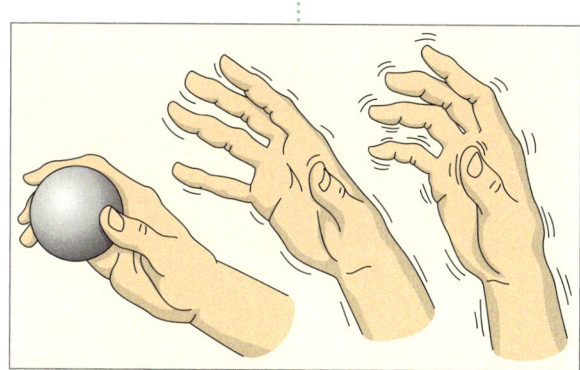

Abb. 2: Der Ruhetremor lässt bei gezielten Bewegungen nach.

- **Über- und Unterbeweglichkeit:** Die **Unterbeweglichkeit** (*Hypo-* oder auch *Akinesie*) ist ein typisches Symptom des M. Parkinson. Obwohl keine Lähmung der Muskeln besteht, fallen Bewegungen spärlich aus und werden so weit reduziert, wie es zur Durchführung eines Bewegungsablaufes unbedingt erforderlich ist. Meist sind die Bewegungen auch verlangsamt.
Überbewegungen (*Hyperkinesien*) sind unwillkürliche, schnelle oder langsame übermäßige Bewegungen. Sie treten bei Erkrankungen der → Basalganglien auf.

Basalganglien
→ S. 179

Kleinhirnsyndrom

Das Kleinhirn koordiniert die Bewegung einzelner Muskelgruppen. Bei einer Schädigung des Kleinhirns treten typische Ausfälle auf:

- **Augenzittern (Nystagmus):** unwillkürliche, meist rhythmische Bewegungen beider Augäpfel entweder in Ruhe oder beim Blick in eine Richtung.
- **Koordinationsstörungen (Ataxie):** Bewegungen, die höhere Anforderungen an das Gleichgewicht oder die Feinabstimmung erfordern, werden ungezielt oder können nicht mehr ausgeführt werden.

Die Ataxie kommt typischerweise bei einer Schädigung des Kleinhirns vor. Sie kann ebenfalls bei einer Störung der Tiefensensibilität (z.B. bei der Polyneuropathie, S. 595) auftreten, wenn durch die aufgehobene Lagewahrnehmung die Bewegung nicht mehr ausreichend koordiniert werden kann.

Von einer **Gangataxie** spricht man bei einem breitbasigen Gang mit Schwankungen in alle Richtungen (→ Abb. 2).

- **Bewegungszittern (Intentionstremor):** Bei Annäherung einer Bewegung an ein Ziel tritt ein zunehmendes, grobschlägiges Zittern auf (→ Abb. 1).

Abb. 1: a) Normaler Finger-Nase-Versuch; b) Intentionstremor. Beim Finger-Nase-Versuch kann der Finger nicht auf die Nase geführt werden, sondern zeigt immer größere Zielabweichungen, je mehr er sich der Nase nähert.

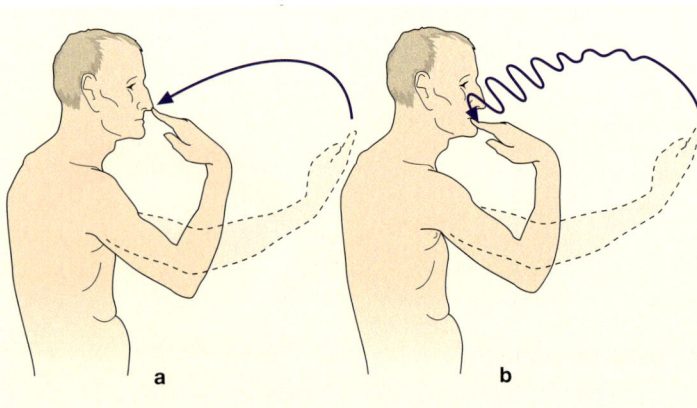

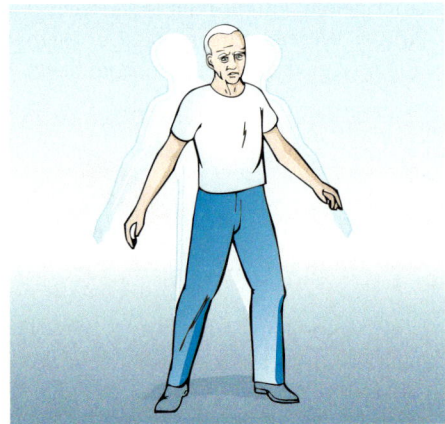

Abb. 2: Gangataxie mit Schwankungen in alle Richtungen („Seemannsgang")

Querschnittssyndrom

Ein Querschnittssyndrom entsteht durch eine Verletzung des Rückenmarks. Die Ausfälle können vollständig oder, bei einer teilweisen Schädigung des Rückenmarks, auch inkomplett sein. Von der Höhe der Schädigung im Rückenmark hängt ab, welche Ausfälle entstehen. Bei einer kompletten Schädigung oberhalb des → Dermatoms C3/4 tritt eine Lähmung der Atemmuskulatur ein, sodass der Patient nicht überlebt. Bei einer Querschnittslähmung Höhe C5 bleibt die Zwerchfellfunktion erhalten, der Patient ist an allen Extremitäten gelähmt *(Tetraparese)*. Ab der Höhe Th1 entsteht eine Lähmung der Beine *(Paraparese)*. Eine Rückenmarksschädigung kann durch Unfälle, entzündliche Erkrankungen wie z.B. Multiple Sklerose, Tumoren oder Bandscheibenvorfälle entstehen.

Dermatom C3/4
→ S. 182

Abb. 3: Rückenmarksschädigung aufgrund eines Tumors der Wirbelsäule. Bei alten Menschen sind hierfür oft Metastasen aus Krebserkrankungen der Lunge, Brustdrüse, Prostata, Niere oder Schilddrüse verantwortlich. Auch ein Plasmozytom (→ S. 424) kann zu Wirbelkörpermetastasen mit Schädigung des Rückenmarks führen.

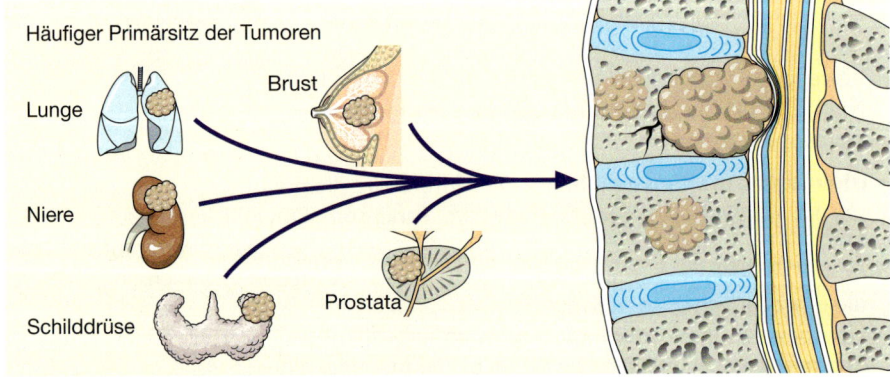

Häufiger Primärsitz der Tumoren

Lunge

Brust

Niere

Prostata

Schilddrüse

Typische Zeichen eines Querschnittssyndroms sind:

- **Lähmung:** Unterhalb der geschädigten Höhe entsteht eine Lähmung, die im Akutstadium schlaff ist, sich später aber in eine spastische Lähmung umwandelt. Bei einer Schädigung des Halsmarkes entsteht eine **spastische Tetraparese** (→ Abb. 1), bei einer Schädigung des Brust- und Lendenmarkes eine **spastische Paraparese** der Beine. Wenn in Höhe der Lendenwirbelsäule die bereits ausgetretenen Nervenfasern des Rückenmarks (→ *Cauda equina*, Abb. 1, S. 182) verletzt werden, entsteht eine **schlaffe Paraparese**.

- **Sensibilitätsausfälle:** Unterhalb der geschädigten Höhe fällt die Sensibilität für alle Qualitäten (Berührung, Schmerz, Temperatur, Lageempfinden) aus. Die Bestimmung der Grenze zwischen aufgehobener Wahrnehmung und intakter Sensibilität ist wichtig für die Feststellung der geschädigten Höhe des Rückenmarks. Diese Grenze wird auch als **sensibler Spiegel** bezeichnet. Sie entspricht in der Regel dem Dermatom, in dem die Schädigung eingetreten ist.

- **Störungen der Blasen-, Mastdarm- und Sexualfunktionen:**
  Blasenstörungen: Je nach Höhe der Schädigung treten Störungen der Blasenfunktion auf. Das untergeordnete Steuerzentrum für die Blase, auch Blasenzentrum (→ Abb. 2, S. 182) genannt, befindet sich im unteren Brust- und oberen Lendenmark sowie dem Steißmark.
  Wenn das Rückenmark oberhalb des Blasenzentrums geschädigt wird, fällt die Blasensteuerung durch das Gehirn aus. Es entwickelt sich nach einer Übergangzeit ein Automatismus („Schockblase"), der auch als **spastische Blase** bezeichnet wird (→ Abb. 2a). Dabei wird ein Reflexbogen zwischen Blase und dem unteren Rückenmark aktiviert. Die Blase entleert sich jetzt durch Kontraktionen der Blasenmuskulatur unwillkürlich in regelmäßigen Abständen, wobei meist kleinere Urinmengen in häufigeren Abständen entleert werden. In der Blase bleibt kaum Resturin zurück. Manche Patienten lernen, die selbstständige Blasenentleerung zu unterstützen, indem sie z. B. auf die untere Bauchhälfte klopfen oder sie bestreichen (Triggern).
  Wenn die Schädigung in oder unterhalb des Blasenzentrums eintritt, kann der beschriebene Reflexbogen zwischen Blase und Rückenmark nicht mehr aktiviert werden. Es entsteht eine **schlaffe Blasenlähmung**, in der sich die Blase nicht durch Kontraktion entleeren kann (→ Abb. 2b). Ab einer bestimmten Blasenfüllung wird die Verschlussmuskulatur der Blase überdehnt, sodass etwas Urin abfließen kann (**Überlaufblase**). Es bleibt jedoch eine große Menge an Resturin in der Blase zurück. Wenn die Blase nicht durch → Katheterisierung entleert wird, staut sich der Urin über die Harnleiter bis zu den Nieren hoch, was zum Nierenversagen führen kann. Patienten mit einer schlaffen Blasenlähmung sind außerdem durch Infektionen der Harnwege gefährdet, weil der Resturin einen guten Nährboden für das Bakterienwachstum darstellt.
  Mastdarmstörungen: Analog den Störungen in der Blasenfunktion kann bei einer hohen Rückenmarksschädigung ein reflexartiger Mechanismus der Darmentleerung entstehen, während bei einer tiefen Rückenmarksschädigung die Darm- und Schließmuskulatur schlaff gelähmt ist.
  Sexualstörungen: Bei Männern und Frauen liegen die Rückenmarkszentren, die für die männliche Erektion und Ejakulation bzw. die weibliche Erregbarkeit zuständig sind, im Übergang zwischen Brust- und Lendenmark sowie im Steißmark. Bei einer hohen Rückenmarksschädigung geht zwar die Steuerung durch Gehirnfunktionen sowie die Wahrnehmung der sexuellen Erregung verloren, es kann jedoch ein Reflexbogen zwischen Geschlechtsorganen und Rückenmark entstehen, der auf lokale Stimulation hin eine Erektion ermöglicht.

Hinweis Die optimale Urinableitung bei Resturinbildung besteht in dem regelmäßigen Einmalkatheterisieren der Harnblase. Bei Verwendung einer sterilen Technik kann eine deutlich geringere Infektionsrate als bei Verwendung von transurethralen oder suprapubischen Dauerkathetern erreicht werden.

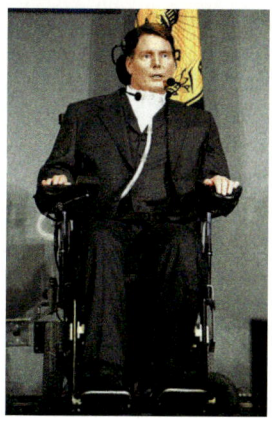

Abb. 1: Christopher Reeve, Hauptdarsteller in Superman-Filmen, war nach einem Reitunfall vom Hals abwärts gelähmt (Tetraparese).

Katheterisierung
→ Band 2

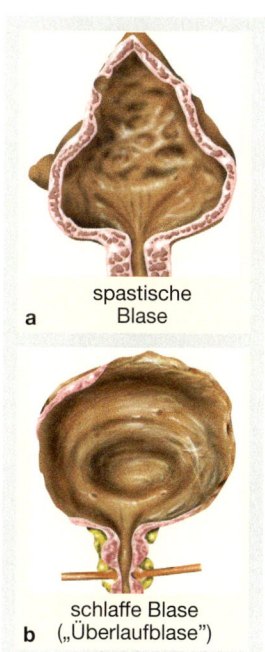

spastische Blase
a

schlaffe Blase („Überlaufblase")
b

Abb. 2:
a) Bei der spastischen Blasenlähmung verdickt sich die Blasenwand, und die Blase schrumpft. Durch den hohen Druck können sich Aussackungen in der Blasenwand bilden.
b) Bei der schlaffen Blasenlähmung wird die Blasenwand gedehnt, die Muskulatur verdünnt sich.

Neuropsychologische Syndrome

Als neuropsychologische Störung wird ein Ausfall von Funktionen (z. B. Sprache oder Planung komplexer Handlungsmuster) bezeichnet, die an bestimmte Areale der Gehirnrinde (→ Abb. 1, S. 178) gekoppelt sind. Diese Funktionen stellen eine komplexe Fähigkeit des Gehirns dar, die sowohl geistige als auch motorische Anteile hat.

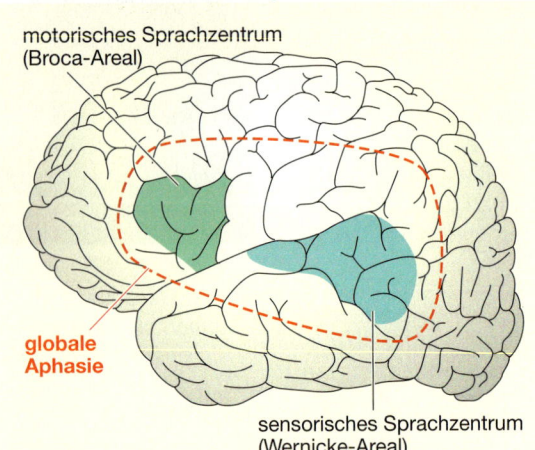

Abb. 1: Lokalisation von verschiedenen Aphasien im Gehirn: Schädigung der Sprachzentren

Man unterscheidet u.a. folgende neuropsychologische Syndrome:
- **Aphasie**
- **Apraxie**
- **Neglect Syndrom**
- **Anosognosie**

Aphasie

Aphasie bezeichnet eine Sprachstörung, die durch eine Schädigung der Sprachzentren (→ Abb. 1) entsteht.

> **Hinweis** Sprachstörungen werden unterschieden von einer Störung des Sprechens *(Dysarthrie)*. Störungen des Sprechens können z.B. aufgrund einer Lähmung der Zungenmuskulatur oder Veränderungen der Mundschleimhaut, aber auch nach einem Schlaganfall im Hirnstamm auftreten.

Wichtige Aphasieformen sind:
- **Motorische Aphasie (Broca-Aphasie):** Sie entsteht durch eine Schädigung des **motorischen Sprachzentrums.** Die Patienten haben wenig oder keine Spontansprache, suchen angestrengt nach Worten, aber verstehen Sprache und geschriebenen Text deutlich besser.

Beispiel	**Broca-Aphasie**
Altenpflegerin:	Guten Morgen, haben Sie gut geschlafen?
Patient:	Schlaf … ja … und … aber … fünf!
Altenpflegerin:	Sie sind schon seit fünf Uhr wach?
Patient:	Ja … und … dann … wach

- **Sensorische Aphasie (Wernicke-Aphasie):** Die sensorische Aphasie entsteht durch eine Schädigung des **sensorischen Sprachzentrums.** Bei diesen Patienten ist die Spontansprache meist gut erhalten, der Sprachfluss manchmal sogar gesteigert *(Logorrhoe)*. Es treten jedoch Wortneubildungen oder falsch benutzte Worte auf, die die Sprache bis zur Unkenntlichkeit des Inhalts beeinträchtigen. Die Fehler werden nicht korrigiert und bleiben von den Patienten unbemerkt. Das Sprach- und Leseverständnis ist oft schwer beeinträchtigt. Diese Patienten erscheinen im ersten Kontakt häufig verwirrt. Bei genauer Beobachtung stellt man jedoch fest, dass sie adäquat (angemessen) handeln und reagieren können.

Beispiel	**Wernicke-Aphasie**
Altenpflegerin:	Guten Morgen, wie geht es Ihnen denn heute?
Patient:	Sehen Sie, es ist … die Fulunge *(zeigt auf die Vorhänge)* sind … also ich muss wirklich aufrollen *(meint offensichtlich aufziehen)* … wo könnte es vielleicht … aber der Tag bringt es ans Licht?
Altenpflegerin:	Möchten Sie vielleicht, dass ich die Vorhänge aufziehe?
Patient:	Der ist doch wirklich … vielen Danke, aber ich habe noch … hier ist noch schwarz in der Taste *(zeigt auf seinen gefüllten Kaffeebecher)*.

Nach ausgedehnten Schädigungen der sprachdominanten Hemisphäre kommt es zu einer Schädigung mehrerer Sprachareale. Die Kombination aus motorischer und sensorischer Aphasie wird als **globale Aphasie** bezeichnet.

Apraxie

Apraxien sind sehr komplexe neuropsychologische Störungen, die die Bewegungsplanung und -ausführung betreffen. Es werden unterschiedliche Apraxieformen beschrieben. Die wichtigste Form der Apraxie ist eine Störung der Anordnung von Einzelhandlungen zu einer zielgerichteten Bewegungsfolge **(motorische Apraxie)**. So ist ein Patient mit einer motorischen Apraxie beispielsweise nicht in der Lage, seinen Tee umzurühren und die Tasse dann zum Mund zu führen, sondern verharrt dann in der Handlung oder deutet sie nur vage an. Manchmal werden Einzelhandlungen auch in der verkehrten Reihenfolge durchgeführt, in diesem Beispiel also erst trinken und dann umrühren. Häufig wirkt sich die Apraxie beim Ankleiden hinderlich aus. Die Patienten halten den Strumpf oder Pullover hilflos in den Händen und können die Bewegungsabläufe beim Ankleiden nicht koordinieren (→ Abb. 1).

Eine Sonderform der Apraxie betrifft die Gesichts- und Mund-Rachen-Muskulatur. Diese Apraxie führt zu einer gestörten Koordination der Gesichtsmuskeln mit Undeutlichkeit beim Sprechen **(Sprechapraxie)** oder auch zu Schluckstörungen **(Dysphagie)**. Diese Form der Apraxie tritt typischerweise nach einer Schädigung der dominanten Hemisphäre auf, in der Regel also nach linkshirnigen Störungen.

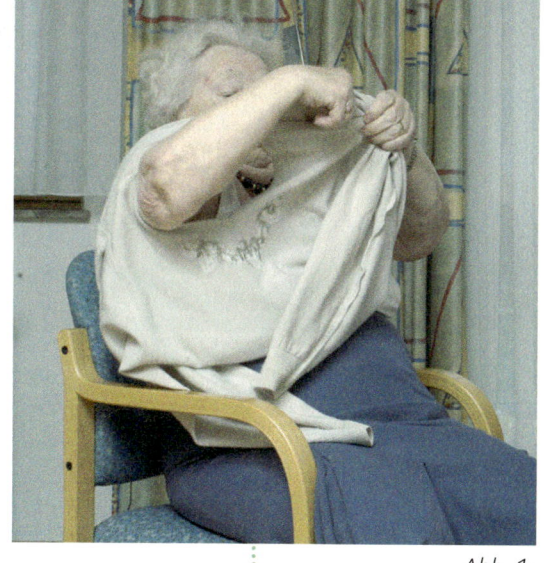

Abb. 1:
Ankleideapraxie

Neglect- Syndrom

Der Neglect bedeutet die Vernachlässigung einer Raum- und Körperhälfte, ohne dass die Orientierung allgemein gestört ist. Man geht davon aus, dass die Aufmerksamkeit und Ausrichtung in eine Körperhälfte an bestimmte Gehirnregionen gebunden ist und bei ihrem Ausfall das Wissen um das Vorhandensein des Raumes gestört wird.
Der Neglect tritt meistens nach einer Schädigung im Scheitellappen (→ Abb. 2, S. 177) auf, vor allem dem der rechten Hemisphäre. Die Symptome betreffen dann die linke Körperhälfte.

Neglect
engl. = Vernachlässigung

Man spricht dann von einem **linksseitigen Neglect** mit folgenden Kennzeichen:
- Der linke Arm und das linke Bein werden nur zögernd bewegt, sodass der Eindruck einer schweren Lähmung entstehen kann, auch wenn die Kraftentwicklung selbst nicht beeinträchtigt ist.
- Die Orientierung in die linke Raumhälfte ist vermindert.
- Gegenstände und Personen werden links nicht wahrgenommen. Die Alltagsaktivitäten werden durch diese Störung schwer beeinträchtigt.
- Gehen bewirkt aufgrund der Minderwahrnehmung des Beines eine Sturzgefährdung, Barrieren an der linken Seite werden nicht erkannt. Die Patienten verlieren das Gefühl für die Körpermitte, sitzen schief im Rollstuhl. Oft pendelt der linke Arm achtlos hinunter und kann erheblich verletzt werden.
- Das Lesen und Fernsehen ist oft erschwert (→ Abb. 2).

Der Neglect ist eine schwere Störung, die die Selbstständigkeit eines Schlaganfallpatienten schwerer beeinträchtigen kann als die Lähmung selbst.

Anosognosie

Die Anosognosie bedeutet „Nicht-Erkennen". Sie bezeichnet das Phänomen, dass ein Patient seine Beeinträchtigung (z. B. eine Lähmung) nicht wahrnimmt, sondern sie verneint oder die offensichtlichen Ausfälle auf irgendwelche anderen Umstände schiebt. Die Anosognosie ist keine „Verdrängung" oder bewusstes Lügen, sondern eine neuropsychologische Störung, die insbesondere nach Schädigungen in der rechten Hemisphäre beobachtet wird.

Nicht- Erkennen". Sie b⟨
⟩s ein Patient seine Beein⟨
⟩g) nicht wahrnimmt, sor⟨
⟩ensichtlichen Ausfälle a⟨
⟩nde schiebt. Die Anosog⟨
⟩" oder bewusstes Lüge⟨
⟩gische Störung, die insb⟨
⟩n der rechten Hemispha⟨

Abb. 2:
Bei einem linksseitigen Neglect wird nur die rechte Bildhälfte wahrgenommen.
Auch das Lesen ist stark beeinträchtigt, weil die Zeilenanfänge der Wahrnehmung entgehen.

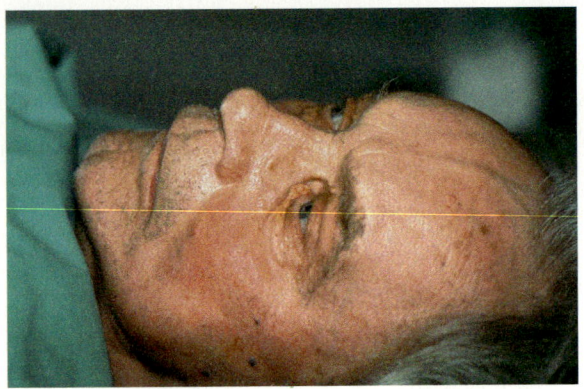

Abb. 1:
Patient mit apallischem Syndrom

Apallisches Syndrom

Das apallische Syndrom bezeichnet einen Zustand mit schwerer Bewusstseinseinschränkung, in dem die Hirnrinde funktionell von den übrigen Gehirnstrukturen getrennt ist. Ursachen eines apallischen Syndroms können Schlaganfälle, Gehirnverletzungen oder ein Sauerstoffmangel, z.B. durch einen Herzstillstand mit anschließender Reanimation, sein.

Apallische Patienten liegen mit geöffneten Augen mit spärlichen oder fehlenden Spontanbewegungen da. Sie fixieren nicht, reagieren nicht auf Ansprache und können Aufforderungen nicht befolgen. Häufig besteht auch eine spastische Tetraparese. Primitive Reflexe, z.B. der Saugreflex oder ein Greifreflex, können manchmal auftreten und willkürliche Bewegungen vortäuschen. Der Schlaf-Wach-Rhythmus ist erhalten.

vigile
lat. = wach

Da apallische Patienten aufgrund ihrer geöffneten Augen scheinbar wach sind, spricht man auch vom Coma vigile (**Wachkoma**). Eine Rückbildung des apallischen Syndroms nach der Hirnschädigung ist noch Monate nach dem Ereignis möglich. Eine völlige Gesundung ist jedoch nur selten zu erwarten. Manche Patienten, die sich nach der apallischen Phase wieder erholt haben, können über komplexe Wahrnehmungen und Erinnerungen aus dieser Zeit berichten. Dies sollten Pflegefachkräfte ständig berücksichtigen und in der Pflege mit entsprechender Sensibilität umsetzten.

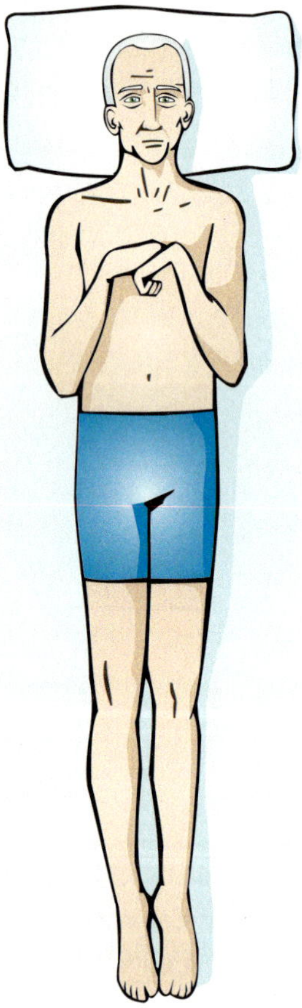

Behandlung und Pflege beim apallischen Syndrom

Die Pflege apallischer Patienten stellt Pflegefachkräfte vor eine besonders schwere Aufgabe. Trotz der fehlenden Reaktionen des Patienten, müssen sie sich immer der Möglichkeit bewusst sein, dass der Patient vieles wahrnimmt und versteht. Der Umgang muss daher zugewandt und respektvoll sein.

Die Pflegefachkräfte beobachten und dokumentieren Reaktionen, wie z.B. die auftretenden Greif- und Saugreflexe. Gerade im Umgang mit diesem Krankheitsbild konzentrieren sich die Pflegefachkräfte auf ihr Pflegeverständnis, das die Bedürfnisse des zu Pflegenden in den Mittelpunkt stellt (→ Pflegeleitbild, Band 2).

Da der apallische Patient Bedürfnisse und Vorlieben nicht mitteilen kann, sollten Angehörige in die Pflege miteinbezogen werden, um mutmaßlichen Patientenwünsche besser gerecht werden zu können. Die Pflege apallischer Patienten sollte eine intensive Stimulation sämtlicher Sinnesorgane beinhalten. Das Pflegekonzept der Basalen Stimulation (→ S. 370) geht davon aus, dass selbst schwer bewusstseinsgestörte Menschen eine Restwahrnehmungsfähigkeit haben, die durch gezielte Stimulation gefördert werden kann.

Angehörige, die sich abwechselnd neben den apallischen Patienten setzen, ihn begleiten und betreuen, entwickeln ein feines Gespür und registrieren minimalste Reaktionen.

Manchmal müssen Angehörige auch behutsam darauf hingewiesen werden, dass reflexartige Bewegungen des Patienten eine Wachheit nur vortäuschen und nicht unbedingt auf eine Wiederkehr des Bewusstseins schließen lassen.

So sind viele Angehörige wesentlich beruhigter, wenn sie bei dem Betroffenen sein können und ihn nicht allein wissen. Ihre Begleitung und Beobachtung des Pflegebedürftigen wird ernst genommen und wertgeschätzt.

Da sich das apallische Syndrom in Einzelfällen noch Monate bis Jahre nach dem Akutereignis bessern kann, muss pflegerisch intensiv auf die Einhaltung der Prophylaxen geachtet werden, um unnötige irreversible Verschlechterungen des Gesundheitszustandes zu vermeiden.

Abb. 2:
Körperhaltung beim apallischen Syndrom mit spastischer Tetraparese

8.12.2 Schlaganfall (Apoplex, Insult)

Der Schlaganfall ist das häufigste neurologische Krankheitsbild und die dritthäufigste Todesursache in Deutschland. Wenn der Patient einen Schlaganfall überlebt, kann dieser schwere Funktionseinbußen hinterlassen, die zu einer erheblichen Beeinträchtigung der Alltagsaktivitäten führen können.

Das Risiko, einen Schlaganfall zu erleiden, ist deutlich abhängig vom Alter. Während bei 60-Jährigen jedes Jahr ca. 170 Menschen pro 100 000 Einwohner an einem Schlaganfall erkranken, sind es bei den über 85-Jährigen bereits ca. 2200 Menschen pro 100 000 Einwohner.

Das Risiko, an einem Schlaganfall zu versterben, liegt bei ca. 15–20 %. Bei alten Menschen liegt die Sterblichkeit nach erlittenem Schlaganfall bei bis zu 40 % .

Der Schlaganfall ist der häufigste Grund für eine Behinderung im Erwachsenenalter: Von den Überlebenden können nur ca. 50 % nach 6 Monaten ohne fremde Hilfe leben, 20 % sind mittelgradig bis schwer pflegebedürftig.

Schlaganfälle entstehen meist als „schlagartige" Erkrankung aufgrund von Durchblutungsstörungen des Gehirns. Circa 85 % der Schlaganfälle werden auf eine verminderte Durchblutung (Hirninfarkt) zurückgeführt, ca. 25 % auf eine Hirnblutung.

Hirninfarkte

Infarkt bezeichnet einen Gewebeuntergang aufgrund eines Durchblutungsstopps, der zu einer Sauerstoffnot und damit zum Absterben des von dem Gefäß versorgten Gewebes führt.

Unterschiedliche Erkrankungen können einen Hirninfarkt verursachen (→ Abb. 1). Je nach Ursache des Infarktes werden unterschieden:

• Arteriosklerotischer Hirninfarkt
• Embolischer Hirninfarkt
• Vorübergehende Durchblutungsstörungen

Blutversorgung des Gehirns
→ S. 181

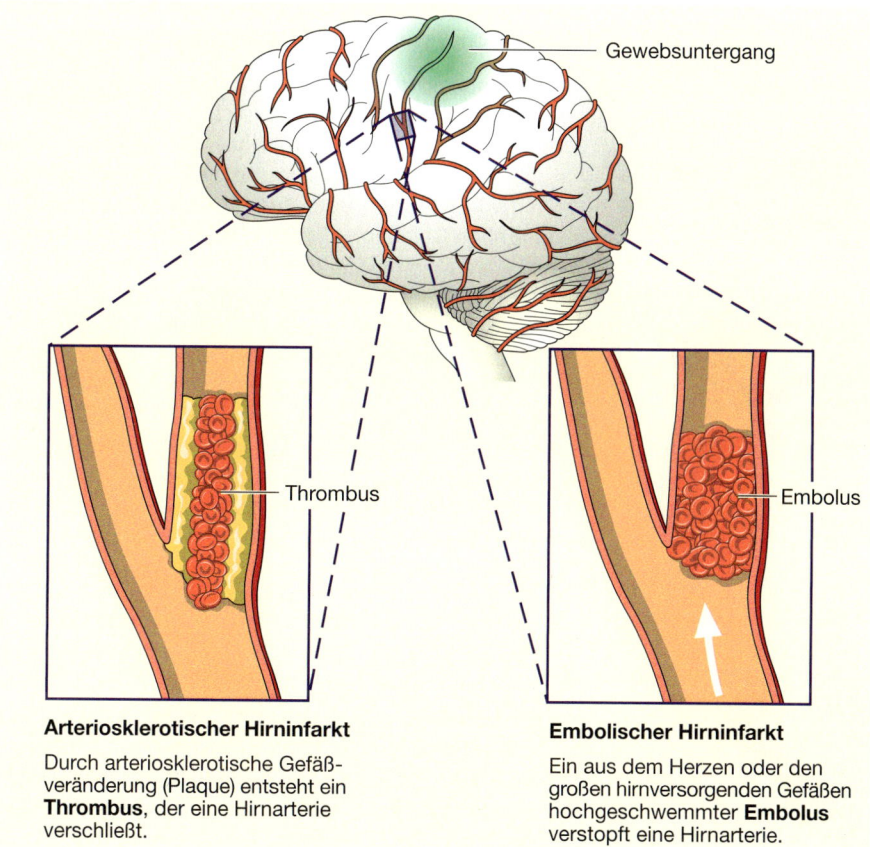

Gewebsuntergang

Thrombus

Embolus

Arteriosklerotischer Hirninfarkt

Durch arteriosklerotische Gefäßveränderung (Plaque) entsteht ein **Thrombus**, der eine Hirnarterie verschließt.

Embolischer Hirninfarkt

Ein aus dem Herzen oder den großen hirnversorgenden Gefäßen hochgeschwemmter **Embolus** verstopft eine Hirnarterie.

*Abb. 1:
Infarktursachen*

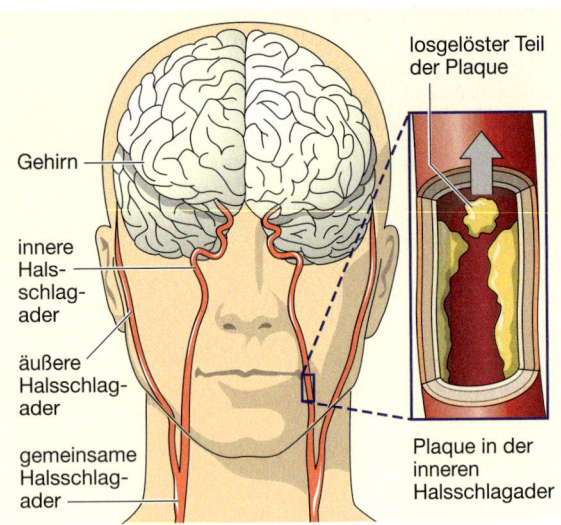

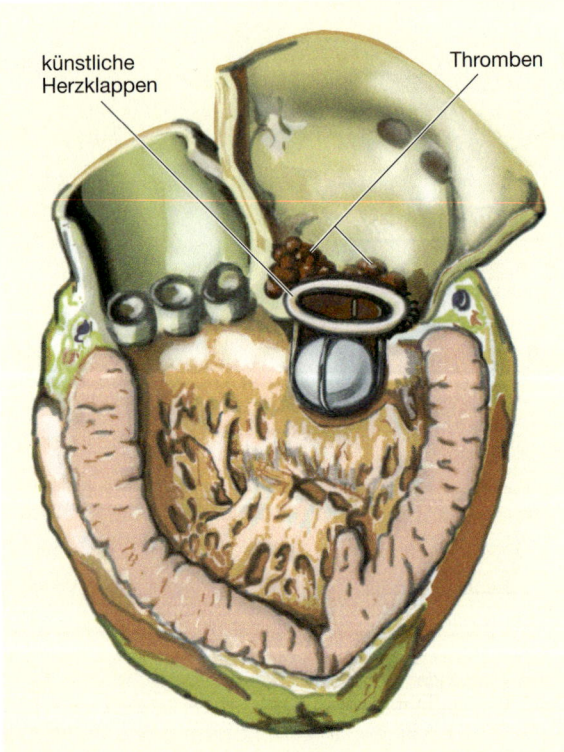

Arteriosklerose in der Halsschlagader. Aus der thrombotischen Plaque können sich kleine Teile lösen, die mit dem Blutstrom mitgeschwemmt werden und eine kleine Hirnarterie verschließen können.

Gehirn

innere Halsschlagader

äußere Halsschlagader

gemeinsame Halsschlagader

losgelöster Teil der Plaque

Plaque in der inneren Halsschlagader

Abb. 1: Arteriosklerose in der Halsschlagader. Aus der thrombotischen Plaque können sich kleine Teile lösen, die mit dem Blutstrom mitgeschwemmt werden und eine kleine Hirnarterie verschließen können.

Arteriosklerose
→ S. 505

Abb. 2: An der mechanischen Herzklappe bilden sich Blutgerinnsel (Thromben), die sich lösen können und dann als Embolus herausgeschleudert werden.

künstliche Herzklappen

Thromben

Arteriosklerotische Hirninfarkte: Diese Infarkte entstehen durch Verschlüsse der großen oder kleinen Hirnarterien aufgrund einer → Arteriosklerose.

Wenn die Halsschlagader oder eine der großen Hirnarterien durch einen Thrombus, der auf dem Boden einer arteriosklerotischen Gefäßveränderung (**Plaque**) entsteht, verschlossen werden, kommt es meist zum Absterben großer Hirnareale mit schwer wiegenden Ausfällen (→ Abb. 1).

Bei Verschluss kleiner Arterien des Gehirns können je nach Lokalisation entweder leichte oder auch schwer wiegende Ausfälle entstehen. So kann ein Infarkt, der die Capsula interna (→ Abb. 2, S. 179) betrifft, eine schwere Halbseitenlähmung hervorrufen.

Kleine *(lakunäre)* Infarkte können bei Patienten mit arteriellem Hypertonus gehäuft auftreten und machen bis zu 25 % aller Schlaganfälle aus. Lakunäre Infarkte liegen typischerweise im Marklager des Gehirns. Die weiße Substanz (→ Abb. 1, S. 178) wird durch die Veränderungen der kleinen Hirnarterien zunehmend „durchlöchert". Diese Erkrankung führt besonders häufig zu einer Demenzentwicklung (→ vaskuläre Demenz, S. 637).

Risikofaktoren für einen Hirninfarkt aufgrund einer Arteriosklerose sind ebenso wie bei anderen Gefäßerkrankungen insbesondere arterieller Hypertonus, Diabetes mellitus, Rauchen, Übergewicht und Fettstoffwechselstörungen. Arteriosklerotische Hirninfarkte treten häufig in den frühen Morgenstunden auf, wahrscheinlich wegen des nächtlichen Blutdruckabfalls.

Embolische Hirninfarkte: Circa 30 % aller Schlaganfälle werden durch Embolien verursacht. Ursache des embolischen Infarktes ist ein **Embolus** (Gefäßpfropf), der als Gerinnsel oder arteriosklerotische Gefäßveränderung *(Plaque)* im Herzen oder den großen, zum Gehirn hinführenden Gefäßen entsteht. Dieses Gerinnsel kann sich ablösen und wird vom Blutstrom zum Gehirn getragen, wo es eine kleinere Arterie verstopft und hierdurch einen Schlaganfall verursacht.

Das **Risiko für eine Embolusbildung** im Herzen ist besonders groß bei folgenden Herzerkrankungen:

- **Herzrhythmusstörungen,** z.B. Vorhofflimmern, können eine ausreichende Kontraktion der Kammer oder des Herzvorhofs verhindern und damit die Bildung von Blutgerinnseln begünstigen.
- **Künstliche Herzklappen:** An mechanischen Herzklappen, die z.B. aufgrund eines Herzklappenfehlers eingesetzt wurden, bilden sich häufig Blutgerinnsel (→ Abb. 2). Die meisten Menschen mit künstlichen Herzklappen erhalten daher eine Blutverdünnung (→ Antikoagulation, S. 220).
- **Herzinsuffizienz:** Wenn die Herzmuskulatur geschwächt ist und sich nicht mehr ausreichend zusammenzieht, können sich ebenfalls Gerinnsel bilden, die als Embolus aus dem Herzen herausgeschleudert werden.

Vorübergehende Durchblutungsstörungen: Durchblutungsstörungen, die auf Arteriosklerose oder auf Embolien zurückgehen, können zu vorübergehenden neurologischen Ausfällen führen. Solche vorübergehenden Symptome können einem großen Schlaganfall vorausgehen und müssen daher als Warnsymptom ernst genommen werden.

Typische Warnsymptome sind vorübergehende Halbseitenlähmungen, Sprachstörungen oder Missempfindungen in einer Körperhälfte. Bei Verschlussprozessen in der Halsschlagader kann auch eine vorübergehende Blindheit auf einem Auge auftreten, da die Augenarterie aus der Halsschlagader abgeht. Solche Warnsymptome sollten dazu führen, dass eine umgehende medizinische Diagnostik und Therapie eingeleitet wird, da die Gefahr eines nachfolgenden Schlaganfalls groß ist.

Eine ältere, aber immer noch gebräuchliche Einteilung der vorübergehenden Durchblutungsstörungen unterscheidet in:

TIA **Transitorische ischämische Attacke**	Durchblutungsstörung im Gehirn mit vorübergehenden neurologischen Ausfällen, die sich innerhalb von 24 Stunden vollständig zurückbilden.
PRIND **Prolongiertes reversibles ischämisches Defizit**	Die neurologischen Ausfälle bilden sich innerhalb von zwei Wochen vollständig zurück.

Circa 25 % der Menschen, die eine TIA haben, erleiden innerhalb der nächsten Jahre einen Schlaganfall.

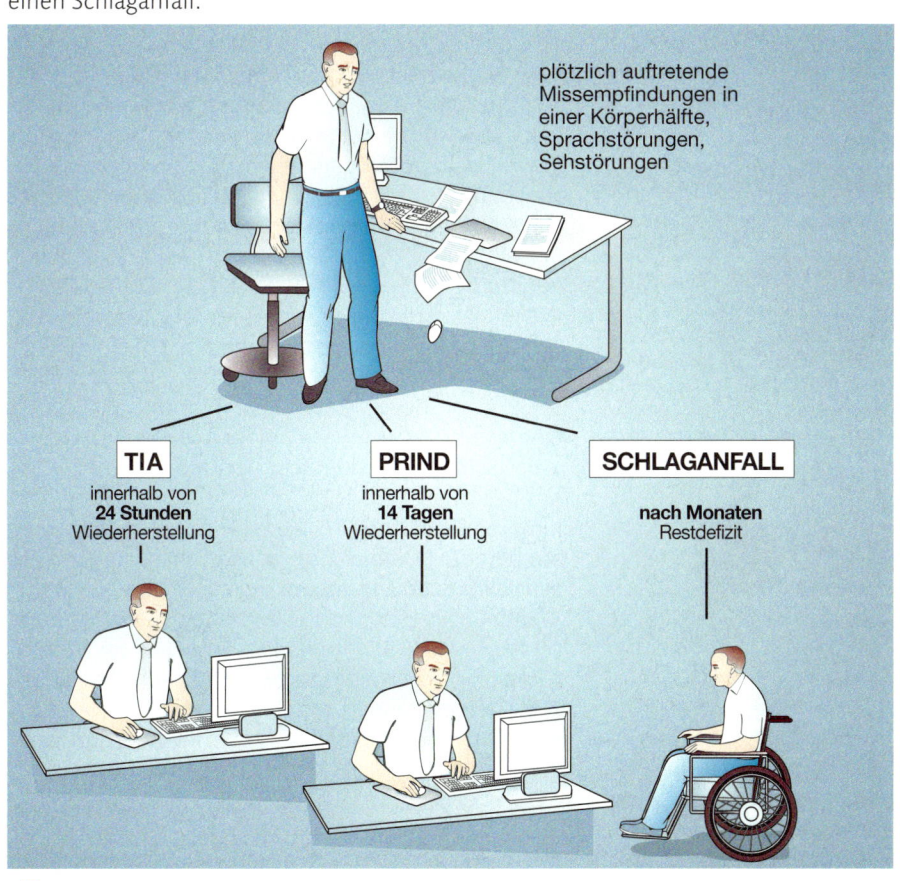

plötzlich auftretende Missempfindungen in einer Körperhälfte, Sprachstörungen, Sehstörungen

TIA
innerhalb von
24 Stunden
Wiederherstellung

PRIND
innerhalb von
14 Tagen
Wiederherstellung

SCHLAGANFALL
nach Monaten
Restdefizit

Abb. 1:
Eine Durchblutungsstörung im Gehirn kann zu vorübergehenden neurologischen Ausfällen, die sich innerhalb von 24 Stunden (TIA) oder zwei Wochen (PRIND) zurückbilden, oder zu einem manifesten Schlaganfall mit bleibenden Restdefiziten führen.

✚ Warnzeichen eines Schlaganfalls müssen umgehend ärztlich abgeklärt werden.

Fragen zur genauen Feststellung und Untersuchung beim Verdacht auf Schlaganfall:
- Lag eine Kraftlosigkeit oder Taubheit in einem Arm (Bein) vor?
- Bestand eine vorübergehende Sprachstörung und/oder eine vorübergehende Sehstörung?

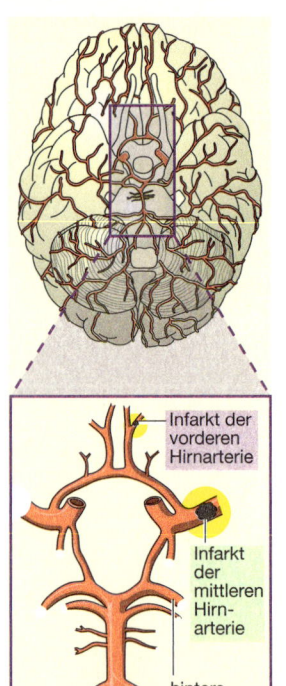

Infarkt der vorderen Hirnarterie

Infarkt der mittleren Hirnarterie

hintere Hirnarterie

Hirninfarkte in unterschiedlichen Stromgebieten

Die neurologischen Symptome nach einem Hirninfarkt hängen von dem Versorgungsgebiet des betroffenen Gefäßes ab.

Man unterscheidet Infarkte der:

- **vorderen Hirnarterie** *(A. cerebri anterior)*: Durch einen Infarkt in diesem Versorgungsgebiet entsteht häufig eine gegenseitige Hemiparese, d.h. tritt der Infarkt z.B. in der linken Hemisphäre auf, ist die rechte Körperhälfte betroffen. Dabei ist das Bein stärker als der Arm betroffen. Meistens tritt auch eine Inkontinenz auf. Wenn durch den Infarkt große Teile des Stirnlappens (→ Abb. 2, S. 177) zerstört werden, können Störungen des Antriebs hinzutreten, die früher als „Frontalhirnsyndrom" bezeichnet wurden.

- **mittleren Hirnarterie** *(A. cerebri media)*: Die meisten Schlaganfälle ereignen sich in diesem Versorgungsgebiet. Daraus ergibt sich das häufigste Krankheitsbild nach einem Schlaganfall:

  · **Arm- und gesichtsbetonte Hemiparese**: Auf der Gegenseite des Hirninfarkts entwickelt sich eine zunächst schlaffe, später spastische Lähmung, die vor allem den Arm und das Gesicht, weniger ausgeprägt auch das Bein betrifft. Die Gesichtsmuskulatur ist asymmetrisch, der Mundwinkel hängt auf der gelähmten Seite unter Speichelfluss herunter, die Wange wölbt sich beim Ausatmen vor. Der Arm zeigt eine zunehmende Beugespastik, das Bein eine Streckspastik. Die Wahrnehmung auf der gelähmten Seite kann ebenfalls betroffen sein.

  · **Neuropsychologische Ausfälle**: Je nach Seite und Größe des Hirninfarktes kommen neuropsychologische Ausfälle dazu.
  Bei linkshirnigen Infarkten tritt häufig eine Aphasie auf, bei rechtshirnigen Infarkten kann ein Neglect-Syndrom entstehen.

  · **Zusätzliche Ausfälle**: Insbesondere bei großen Hirninfarkten sind die Patienten im Akutstadium bewusstseinsgetrübt. In diesem Stadium können auch Herzrhythmusstörungen oder Blutdruckentgleisungen auftreten. Bei einer Störung der zentralen Blasen- und Mastdarmkoordination kann sich eine Inkontinenz entwickeln.
  Wenn das Schluckzentrum oder die Motorik und Sensibilität im Mund-/Rachenraum mit beeinträchtigt sind, entstehen Schluckstörungen. Wenn diese Schluckstörungen nicht erkannt und behandelt werden, droht eine Aspirationspneumonie, an der viele Schlaganfallpatienten versterben (→ Aspirationsprophylaxe, S. 346).

- **hinteren Hirnarterie** *(A. cerebri posterior)*: Hier ist eine armbetonte Hemiparese sowie eine ausgeprägte Sensibilitätsstörung auf der Gegenseite typisch.
  Wenn die im Hinterhauptslappen gelegene Sehrinde (→ Abb. 1, S. 178) betroffen ist, tritt ein Gesichtsfeldausfall zur Gegenseite *(Hemianopsie)* auf. Die Patienten verlieren einen Teil ihres Gesichtsfeldes, können also nach einem Infarkt links das rechte Gesichtsfeld nicht mehr wahrnehmen (→ Abb. 2, S. 192). Anders als beim Neglect nehmen sie dieses Defizit jedoch wahr und können es kompensieren.

Betroffenes Versorgungsgebiet bei Infarkt

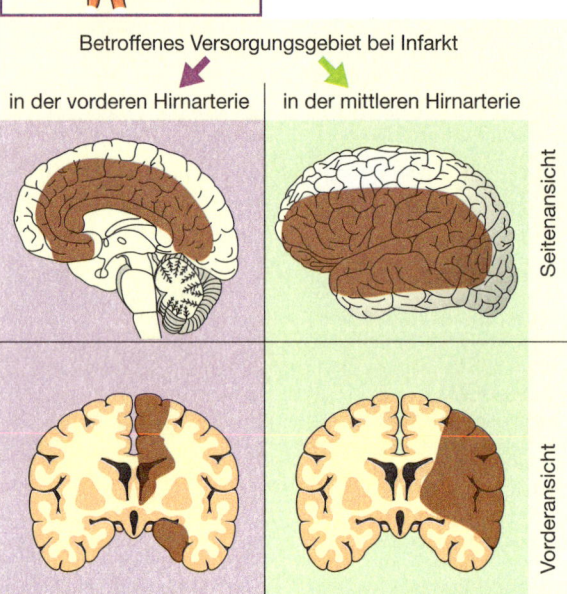

in der vorderen Hirnarterie | in der mittleren Hirnarterie

Seitenansicht

Vorderansicht

Abb. 1:
Betroffene Versorgungsgebiete bei Hirninfarkten

Außerdem treten auf:

- **Hirnstamminfarkte:** Im Hirnstamm (→ Abb. 1, S. 177) liegen viele lebenswichtige Zentren für Kreislauf, Atmung und Bewusstsein. Ein Infarkt in diesem Bereich kann daher zum Tod führen. Wenn er überlebt wird, sind Lähmungen einer oder beider Körperhälften, Blicklähmungen (Richtungsabweichungen der Augen mit Doppelbildern), Schluckstörungen und Sprechstörungen *(Dysarthrie)* häufig. Wenn das Kleinhirn ebenfalls betroffen ist, treten Kleinhirnsymptome *(Nystagmus, Ataxie, Intentionstremor)* hinzu.

Hirnblutungen

Hirnblutungen entstehen durch Zerreißen kleiner oder größerer Blutgefäße im Gehirn, was zu Einblutungen in das Gehirngewebe oder Liquorräume (→ Abb. 3, S. 176) führt. Die häufigste Ursache einer Hirnblutung ist der Bluthochdruck. Bluthochdruck führt zu Veränderungen der kleinen Blutgefäße, die dann durch zwischenzeitliche Blutdruckschwankungen platzen können (→ Abb. 1 oben). Durch den Druck des austretenden Blutes und die Druckbeschädigung kleinerer Hirnarterien entsteht das neurologische Bild eines Schlaganfalles. Die neurologischen Ausfälle hängen von der Lage der Blutung und dem Umfang des zerstörten Gewebes ab.

In der Akutsituation können Hirnblutung und Hirninfarkt oft nicht unterschieden werden. Für eine Hirnblutung sprechen ein bekannter hoher Blutdruck, starke Kopfschmerzen oder eine Nackensteifigkeit. Eine sichere Diagnose ist meist erst im Krankenhaus nach Durchführung einer → cerebralen Computertomografie (CCT) oder → Kernspintomografie möglich.

Manchmal liegen einer Hirnblutung auch Gefäßmissbildungen zugrunde. Die häufigsten Gefäßmissbildungen sind angeborene oder erworbene Aussackungen der Hirngefäße, die **Aneurysmen** genannt werden (→ Abb. 1 unten). Bei einer Aneurysmablutung einer der großen Hirnarterien an der Schädelbasis tritt viel Blut in den → Subarachnoidalraum aus. Diese Form der Blutung wird daher auch **Subarachnoidalblutung** (abgekürzt **SAB**) genannt. Typische Zeichen einer Subarachnoidalblutung sind ein sehr heftiges Kopfschmerzereignis, Nackenschmerz, Übelkeit und Erbrechen mit nachfolgender Eintrübung der Bewusstseinslage und anderen neurologischen Ausfällen.

cerebrale Computertomografie (CCT)
→ Band 2

Kernspintomografie
→ Band 2

Subarachnoidalraum
→ S. 176

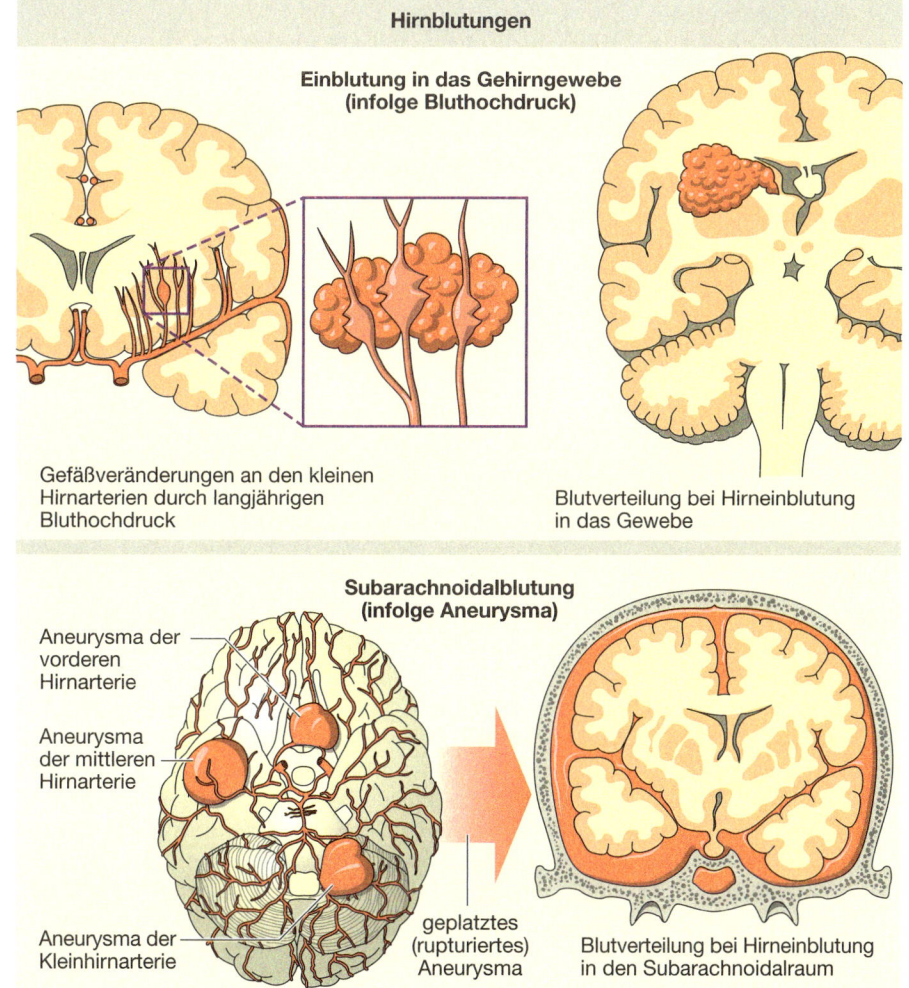

Hirnblutungen

Einblutung in das Gehirngewebe (infolge Bluthochdruck)

Gefäßveränderungen an den kleinen Hirnarterien durch langjährigen Bluthochdruck

Blutverteilung bei Hirneinblutung in das Gewebe

Subarachnoidalblutung (infolge Aneurysma)

Aneurysma der vorderen Hirnarterie

Aneurysma der mittleren Hirnarterie

Aneurysma der Kleinhirnarterie

geplatztes (rupturiertes) Aneurysma

Blutverteilung bei Hirneinblutung in den Subarachnoidalraum

Abb. 1: Ursachen für Hirnblutungen

Stroke-Unit
stroke engl. = Schlag
unit engl. = Einheit

Akutmaßnahmen im Krankenhaus

Im Krankenhaus werden meist erst die Vitalfunktionen stabilisiert und eine Schlaganfalldiagnostik mit CCT oder MRT durchgeführt. Bei Hirninfarkten kann manchmal eine **Auflösung des Blutgerinnsels** (Thrombolyse) über Medikamente, die in das Gerinnungssystem eingreifen, versucht werden. Wenn eine Hirnblutung vorliegt, muss die Blutung eventuell über eine Operation entlastet werden. Bei nachgewiesener Subarachnoidalblutung wird versucht, das Aneurysma über eine Gefäßdarstellung zu finden und über unterschiedliche Mechanismen zu verschließen, da sonst die Gefahr einer erneuten Blutung sehr groß ist.

Medizinische Behandlung bei Schlaganfall

Ein Schlaganfall ist ein echter Notfall. Wenn der Verdacht auf einen Schlaganfall besteht, muss der Patient zu jeder Tages- und Nachtzeit umgehend und notfallmäßig in ein Krankenhaus gebracht werden. Jede Minute, die der Patient nicht behandelt wird, kann zu einer weiteren Zerstörung von Hirngewebe führen ("time is brain").

Die Pflege und Therapie beim akuten Schlaganfall muss so schnell wie möglich einsetzen. Eine rechtzeitige Behandlung kann die Ausbreitung sowie einen drohenden Re-Infarkt verhindern.

Eine Stroke-Unit ist eine Einrichtung, in welcher der Betroffene in den ersten Tagen nach dem Schlaganfall versorgt wird. Ziel ist die Öffnung des verlegten Blutgefäßes und die Wiederherstellung der Sauerstoffversorgung im entsprechenden Hirnareal. Nach einem Schlaganfall bestehen neben Bewusstseinsstörungen, die bis ins Koma führen können, vorwiegend Pflegeprobleme im Bereich der Motorik. Aufgrund der Ausschaltung unterschiedlich großer Hirnanteile kommt es zu Lähmungen sowie oft auch zum Sprachverlust (Aphasie). Die Lähmungen betreffen meist nur eine Körperhälfte vollständig (Hemiplegie) oder teilweise (Hemiparese). Bei Blutungen in der linken Hirnhälfte ist die rechte Seite betroffen, bei rechtsseitiger Lokalisation der Blutung die Linke.

Notfallmaßnahmen beim akuten Schlaganfall

- Senkung des Blutdrucks, wenn dieser über 180/100 mm Hg liegt, da durch den Druckanstieg der Gewebstod sonst noch verstärkt würde (kontinuierliche Blutdruckkontrolle)
- ausreichende Sauerstoffzufuhr (ggf. maschinelle Beatmung)
- Flüssigkeitszufuhr (auch als Infusion)
- Blutzuckerkontrolle
- Applikation von Medikamenten, die die Blutflusseigenschaft verbessern

Nach einem arteriosklerotisch bedingten Hirninfarkt werden häufig Medikamente verschrieben, die die Funktion der Thrombozyten verändern (Thrombozytenfunktionshemmer). Ihre Aufgabe ist es, die Fließeigenschaften des Blutes zu verbessern und darüber einen erneuten Schlaganfall zu verhindern. Die Medikamente werden ebenfalls bei Gefäßerkrankungen am Herzen (→ KHK, S. 487) oder an den Beinen (→ pAVK, S. 506) eingesetzt.

Die am häufigsten eingesetzten Medikamente sind:

Substanz/Gruppe	Wirkstoff/Beispiel	Wirkung/Nebenwirkung
Acetylsalicylsäure	z.B. Aspirin®	Acetylsalicylsäure hemmt die Thrombozytenfunktion. Es wird meist in einer Dosierung zwischen 100–300 mg/Tag eingesetzt. Wichtigste Nebenwirkung ist die Gefahr von Blutungen im Magen-Darm-Trakt.
Clopidogrel	z.B. Iscover®, Plavix®	Clopidogrel hemmt die Thrombozytenfunktion über einen anderen Mechanismus. Hierunter treten keine Nebenwirkungen in Form von vermehrten Blutungen im Verdauungstrakt auf.

Nach embolischen Ereignissen aufgrund einer Herzerkrankung wird häufig eine Antikoagulation (→ S. 220) mit Vitamin-K-Gegenspielern (z. B. Marcumar®) durchgeführt. Antikoagulierte Patienten müssen ihre Tabletten besonders gewissenhaft einnehmen und sich regelmäßigen Blutuntersuchungen unterziehen, um die Wirkung zu kontrollieren. Das Risiko einer Antikoagulation liegt in der relativ hohen Blutungsgefährdung. Blutungen unter Antikoagulation können nach Stürzen auftreten und zu ausgedehnten Einblutungen in das Gehirn führen oder Magen-Darm- und Blasenblutungen verursachen.

Rehabilitation und Pflege nach einem Schlaganfall

Die Folgen eines Schlaganfalls können sehr unterschiedlich sein und von der Wiederherstellung bis zur vollständigen Pflegebedürftigkeit reichen. Wichtig ist, dass der Schlaganfallpatient bald nach Abschluss der Akutphase einem Rehabilitationskonzept zugeführt wird. Aufgabe der Rehabilitation und der sich anschließenden Langzeitbetreuung ist, die Funktion geschädigter Strukturen wieder aufzubauen, Kompensationsstrategien für dauerhafte Ausfälle zu entwickeln und den Patienten körperlich und psychisch an die neue Lebenssituation zu gewöhnen. Rehabilitation ist also ein Lernprozess, in dem der Patient eine größtmögliche Selbstständigkeit zurückerlangen soll.

Grundlage der neurologischen Rehabilitation ist die relativ neue Erkenntnis, dass das Gehirn über eine erstaunliche Erholungsfähigkeit verfügt und auch im Alter noch wichtige Lernprozesse aktiviert werden können. Diese Fähigkeit des Gehirns wird auch als **Plastizität** bezeichnet.

Die Erholungsfähigkeit ist innerhalb der ersten Wochen und Monate nach einem erlittenen Schlaganfall am größten. Rehabilitationskonzepte sollten daher früh beginnen und alle beteiligten Institutionen (Krankenhaus, Rehabilitationseinrichtung, Pflegeeinrichtung) mit einbeziehen. Ein Rehabilitationskonzept beinhaltet neben der Kenntnis der Grunderkrankung auch eine genaue Erfassung der Fähigkeitsstörungen und der eingetretenen Behinderung (→ WHO, ICD und DRG, S. 96).

Typische Ziele einer Rehabilitationsbehandlung in Abhängigkeit von den vorliegenden Einschränkungen sind z.B. die Verbesserung der aktiven und passiven Beweglichkeit, die Erarbeitung von Alltagskompetenz bei den täglichen Verrichtungen, Verbesserung des Transfers vom Bett in den Rollstuhl oder der Fingerfeinmotorik.

Wichtige Problemfelder bei der Rehabilitation und Betreuung von Schlaganfallpatienten sind

- spastische Halbseitenlähmung
- eingeschränkte Wahrnehmung
- Inkontinenz
- neuropsychologische Störungen
- Schluckstörungen (Dysphagie)
- Depression

Spastische Halbseitenlähmung

Die häufigste Lähmungsform nach einem Schlaganfall ist die arm- und gesichtsbetonte spastische Hemiparese (→ Abb. 1). Durch die verminderte Kraft und Geschicklichkeit in der gelähmten Hand sind die Patienten in ihren Alltagsaktivitäten sehr beeinträchtigt. In Absprache mit Physiotherapeuten, Ergotherapeuten und Pflegefachkraft sollten gemeinsam individuelle Mobilisationsstrategien festgelegt werden, die zu mehr Selbstständigkeit im Alltag führen (Ankleidetraining, Esstraining, Waschtraining).

Eine Besonderheit der spastischen Hemiparese ist das **Syndrom der schmerzhaften Schulter**. Bei einer höhergradigen Lähmung fällt die Stütz- und Haltefunktion der Schultermuskulatur aus, und der Oberarmkopf rutscht zunehmend aus der Gelenkpfanne (*Subluxation*). Die Gelenkkapsel der Schulter und das Nervengeflecht im Schulter-Arm-Bereich (*Plexus*) wird gedehnt, was zu sehr schmerzhaften Bewegungseinschränkungen in dem gelähmten Arm mit einer Schonhaltung führt. Hieraus entwickelt sich häufig das **Schulter-Hand-Syndrom**. Die Hand der gelähmten Seite schwillt an und zeigt Veränderungen in der Hauttemperatur und der Farbe.

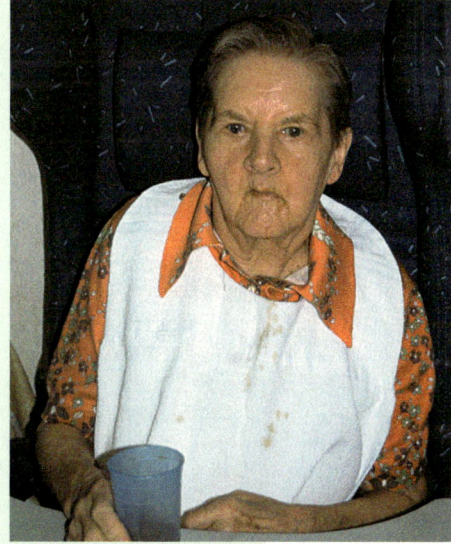

Abb. 1:
Spastische Halbseitenlähmung nach einem Schlaganfall

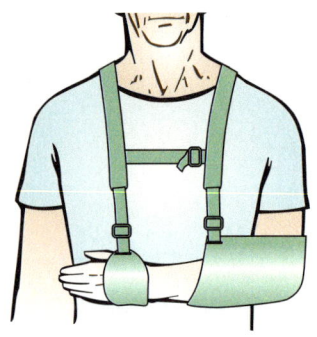
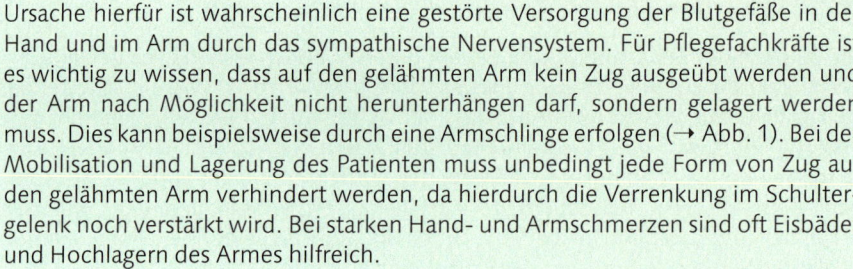

Abb. 1:
Lagerung des gelähmten Armes in der Harris-Schlinge bei Schulter-Hand-Syndrom: Die Schulter wird stabilisiert und die Hand hochgelagert

Exkurs:
Schluckvorgang
→ S. 157

Ursache hierfür ist wahrscheinlich eine gestörte Versorgung der Blutgefäße in der Hand und im Arm durch das sympathische Nervensystem. Für Pflegefachkräfte ist es wichtig zu wissen, dass auf den gelähmten Arm kein Zug ausgeübt werden und der Arm nach Möglichkeit nicht herunterhängen darf, sondern gelagert werden muss. Dies kann beispielsweise durch eine Armschlinge erfolgen (→ Abb. 1). Bei der Mobilisation und Lagerung des Patienten muss unbedingt jede Form von Zug auf den gelähmten Arm verhindert werden, da hierdurch die Verrenkung im Schultergelenk noch verstärkt wird. Bei starken Hand- und Armschmerzen sind oft Eisbäder und Hochlagern des Armes hilfreich.

Krankengymnastische (physiotherapeutische) Konzepte der Behandlung von Pflegebedürftigen mit Halbseitenlähmung basieren häufig auf dem **Bobath-Konzept** (→ S. 584) und anderen Übungsbehandlungen auf neurophysiologischer Grundlage (→ S. 367).

Für den Erfolg der krankengymnastischen Übungsbehandlung von Lähmungen sind zwei Lernkomponenten von entscheidender Bedeutung:
• Die möglichst häufige Wiederholung von Bewegungsabläufen und die
• Einbeziehung der sensiblen Wahrnehmung in das Training.

Bei einer vollständigen Lähmung *(Hemiplegie)* ist die Lagerung von besonderer Bedeutung, um die Spastik zu vermindern und eine Dekubitusbildung (→ S. 306, 481) oder Kontraktur (→ S. 326) zu vermeiden.

Druck oder Dauerreize auf den Fußballen führen bei Schlaganfall-Patienten oft zur Verstärkung einer vorbestehenden Streckspastik. Folglich sind hier Bettverkürzungen und Fußstützen (zur Spitzfußprophylaxe) nicht angebracht. Den Patienten dürfen keine Gegenstände zur Kontrakturprophylaxe in die betroffene Hand gegeben werden, weil damit ein Faustschluss der Hand provoziert würde. Auch Aufrichthilfen wie Bettgalgen und Strickleiter (→ Abb. 2, S. 402) können eine Spastik verstärken. Außerdem sind sie aufgrund der einseitigen Belastung kontraindiziert, denn der Pflegebedürftige benutzt sie in der Regel nur mit seiner gesunden Seite.

Eingeschränkte Wahrnehmung

Zur Förderung der Wahrnehmung wird der Raum so eingerichtet, dass der Pflegebedürftige angeregt wird, seine gelähmte Körperseite einzusetzen. Die Pflegefachkraft sowie die Angehörigen nehmen den Kontakt zum Patienten über dessen betroffene Seite auf. Auch der Nachttisch wird an der gelähmten Seite des Pflegebedürftigen platziert. Beim Waschen beachtet die Pflegefachkraft die Wischrichtung von der gesunden zur gelähmten Körperseite. Dabei wird beabsichtigt, den Patienten den Übergang (von der gesunden zur gelähmten Seite) bewusst zu machen und seine Sensibilität für die gelähmte Seite zu fördern.

Schluckstörungen (Dysphagie)

Nach großen Schlaganfällen in den Großhirnhemisphären sowie im Hirnstammbereich treten häufig Schluckstörungen auf. Schluckstörungen können auf unterschiedlichen Veränderungen beruhen, z.B. einer eingeschränkten Lippen- und Zungenbeweglichkeit, einer unzureichenden Speichelproduktion oder Störungen der vielen unterschiedlichen am Schluckakt beteiligten Rachen- und Schlundmuskeln. Häufige Störungen in der **Mundphase** sind eine unzureichende Einspeichelung der Nahrung oder eine gestörte Zungenbeweglichkeit. Die **Schlundphase** kann durch einen verzögerten oder fehlenden Verschluss der Stimmbänder sowie durch eine veränderte Beweglichkeit der Schlundmuskulatur gestört sein.

Schluckstörungen werden häufig zu spät erkannt, da der Hustenreflex ebenfalls beeinträchtigt sein kann und Nahrung daher unbemerkt in das Bronchialsystem gelangt. Diese Patienten sind hochgradig gefährdet, eine lebensbedrohliche Aspirationspneumonie (→ S. 364) zu entwickeln. Wenn unklar ist, ob ein Patient eine Schluckstörung hat, sollte der Arzt und ein Logopäde befragt werden.

Bei Vorliegen einer höhergradigen Schluckstörung muss eventuell die Anlage einer Magensonde (z.B. PEG→ Band 2) erfolgen.

Neuropsychologische Störungen

Diese Folgen eines Schlaganfalls sind oft nicht so augenfällig wie die Lähmung, können jedoch die Selbstpflegefähigkeit eines Patienten erheblich beeinträchtigen.

Neglect: Ein Neglect (→ S. 573) führt zu einer deutlich schlechteren Erholungsfähigkeit nach einem Schlaganfall.

Pusher-Syndrom: Circa 30% aller nach einem Schlaganfall gelähmten Patienten entwickeln ein Pusher Syndrom (→ Abb. 2). Ursache ist eine subjektive Verschiebung der Köpermitte zur gelähmten Seite hin. Die Pflegebedürftigen drücken sich daher in jeder Körperstellung mit der gesunden auf die erkrankte Seite. Meist liegt gleichzeitig eine schwere sensible Wahrnehmungsstörung für die erkrankte Seite vor. Folge ist eine erhebliche Sturzgefährdung beim Gehen. Bei rollstuhlpflichtigen Pflegebedürftige kommt es zu einem ständigen Herausrutschen aus dem Rollstuhl zur gelähmten Seite hin. Der Pflegebedürftige nimmt diese Störung nicht wahr, kann sie also auch nicht selbst korrigieren.

Liegt der Patient im Bett, kann beim Pusher-Syndrom eine C-förmige Körperhaltung sowie ständiges Hinunterrutschen beobachtet werden. Kann sich der Pflegebedürftige nicht alleine höherziehen, wird er mit Hilfe des so genannten **Bridging** (nach Urbas) höher transportiert. Dazu sollen beide Beine des Pflegebedürftigen angewinkelt auf die Matratze gestellt werden. Die Pflegefachkraft umfasst das gelähmte Bein fest mit ihrem Arm, fasst dann unter den Sakralbereich (Steißbereich) des Pflegebedürftigen und schaukelt ihn höher (in Richtung Kopfteil). Die Pflegefachkraft kann dabei ihr bettnahes Bein anwinkeln und auf die Matratze abstützen (→ Abb. 3).

Aphasie: Bei Vorliegen einer Aphasie (→ S. 572) sollte nach Möglichkeit eine logopädische Behandlung erfolgen und Kommunikationsstrategien gemeinsam mit dem Pflegefachpersonal abgestimmt werden.

Inkontinenz: → Unterstützung bei der Ausscheidung, S. 283

Depression: Bis zu 50 % aller Patienten leiden nach einem Schlaganfall an einer Depression (sog. **Post-Stroke-Depression**). Die Depression ist nicht nur als psychische Reaktion auf die erlittene Schädigung zu sehen, sondern wahrscheinlich auch auf Veränderungen des Gehirnstoffwechsels nach einem Schlaganfall zurückzuführen. Patienten mit einem Infarkt in der linken Hemisphäre leiden häufiger unter Depressionen. Für die Erholung von einem Schlaganfall ist die Feststellung und Behandlung einer Depression von großer Bedeutung, denn Patienten mit einer Post-Stroke-Depression erholen sich wesentlich schlechter von den Folgen eines Schlaganfalls.

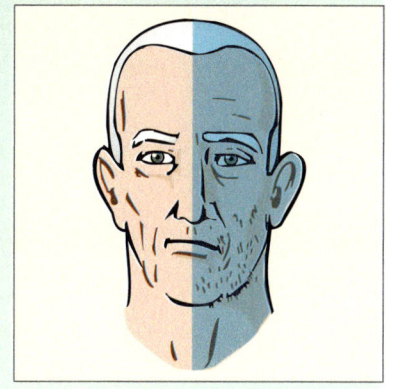
Abb. 1: Die gelähmte Gesichtshälfte ist schlecht rasiert.

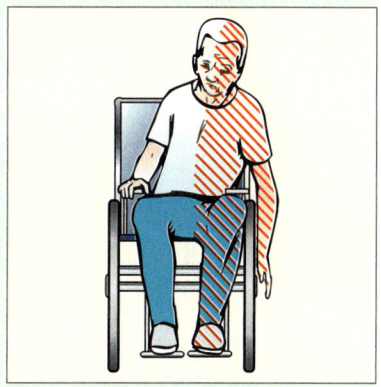
Abb. 2: Pusher-Syndrom: Der Betroffene drückt auf die gelähmte Seite und hängt dort herunter.

Pusher-Syndrom
push engl. = drücken

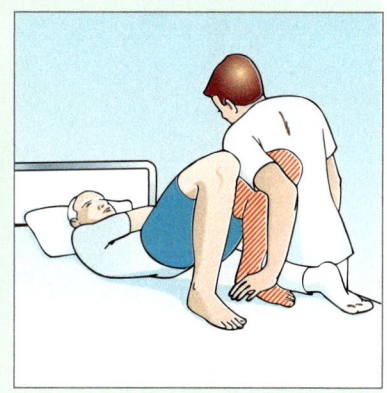
Abb. 3: Bridging

Behandlung und Pflege bei Depressionen
→ S. 639

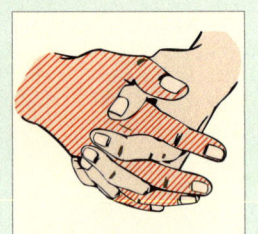

Abb. 1: Bilaterale
Armführung mittels
Betgriff

Bobath-Konzept

Das Bobath-Konzept (nach Dr. Karl und Berta Bobath) zielt auf die Förderung und Funktionsverbesserung der hemiplegischen Seite in Koordination mit der gesunden Körperhälfte ab. Schwerpunkte des Bobath-Gedanken sind die Wahrnehmungsförderung, die Normalisierung des Muskeltonus (Muskelspannung) und die Förderung normaler (physiologischer) Bewegungsabläufe. Die Bobath-Techniken wurden seit ihrer Erstbeschreibung mehrfach modifiziert und sind zumindest in der traditionellen Form in der modernen neurologischen Rehabilitationsmedizin nicht unumstritten. Das im traditionellen Bobath-Konzept beschriebene „Händefalten" (→ Abb. 1), das der Stimulation der betroffenen Hand dienen sollte, wird heute nicht mehr streng umgesetzt. Bei der Frage nach den für den Schlaganfall-Patienten günstigsten Lagerungen werden folgende Ziele angestrebt:

- Komplikationen, vor allem Kontrakturen vermeiden,
- die Wahrnehmung der gelähmten Seite fördern und
- die gelähmte Seite optimal aktivieren.

Lagerung nach dem Bobath-Konzept

Das **Sitzen im Stuhl** ist, therapeutisch gesehen, die beste Lagerung. Die Sitzposition ist gut geeignet, um Komplikationen (z. B. Kontraktur, Dekubitus) zu vermeiden. Die Füße dürfen jedoch nicht hängen, sondern sollen fest auf dem Boden stehen. Der Pflegebedürftige rutscht schnell nach unten. Mithilfe eines Kissens, welches unter die plegische Hüfte gelegt wird, kann das Hinunterrutschen verhindert werden (→ Abb. 2).

Die **Lagerung auf der gesunden Seite** wird (angesichts der muskeltonusregulierenden Wirkung) von vielen Patienten als unbequem empfunden, ist jedoch sehr geeignet, um Komplikationen zu vermeiden und um die Wahrnehmungsfähigkeit der obenliegenden gelähmten Seite zu fördern. Zum Schutz des Patienten wird am Bett ein Seitenteil angebracht. Die beiden gelähmten Extremitäten werden auf Kissen gelagert. Vor den Bauch kann zur Wahrnehmungsförderung ein kleines Kissen gelegt werden. Schulter-, Hüft- und Kniegelenk der gelähmten Seite werden 90° gebeugt (→ Abb. 3).

Bei einer **Lagerung auf der gelähmten Seite** hat der Pflegebedürftige mehr Bewegungsfreiheit mit der gesunden Körperhälfte. Darum ist dies die von den Patienten bevorzugte Lage. Dabei ist aber zu befürchten, dass der Patient die gelähmte Körperseite vernachlässigt und Komplikationen auftreten. Die gelähmte Schulter wird mit einem Kissen gestützt. Das gesunde Bein wird im Hüft- und Kniegelenk 90° gebeugt und auf ein Kissen gelagert. Der gelähmte Arm wird 90° abduziert (abgespreizt). Dazu muss der Patient nah an der Bettkante liegen, damit er genügend Platz auf der Seite hat. Das gelähmte Bein ist gestreckt (→ Abb. 5).

Die **Lagerung auf dem Rücken** ist therapeutisch gesehen ungeeignet. Sie kann jedoch kurzfristig (zum Beispiel zum Essen und Trinken) erfolgen. Der gelähmte Arm und wenn erforderlich auch die gelähmte Hüfte werden unterpolstert (→ Abb. 4).

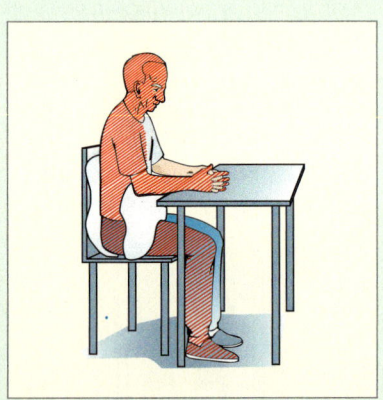

Abb. 2: Sitzposition. Ein Kissen
verhindert das Hinunterrutschen

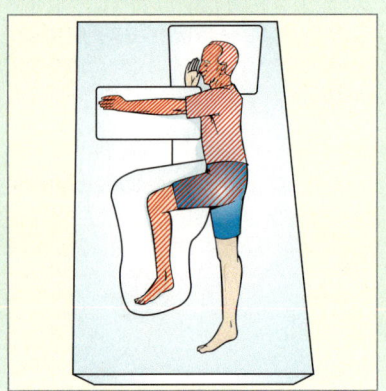

Abb. 3: Lagerung auf der gesunden
Körperhälfte

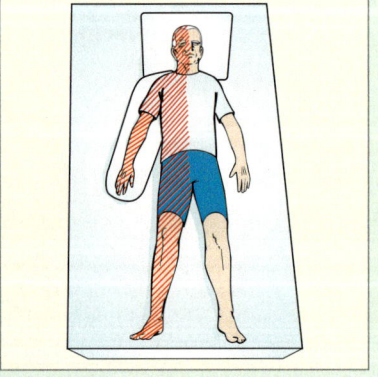

Abb. 4:
Rückenlagerung

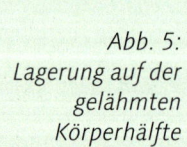

Abb. 5:
Lagerung auf der
gelähmten
Körperhälfte

8.12.3 Morbus Parkinson (Schüttellähmung)

Der M. Parkinson ist eine im Alter häufige neurologische Erkrankung, die ca. 1 % aller Menschen über 60 Jahren betrifft. Männer erkranken häufiger.

Ursachen des M. Parkinson

Die Ursache des M. Parkinson ist unklar. Wahrscheinlich tragen neben genetischen Anteilen auch andere Faktoren zum Ausbruch der Krankheit bei.

Vom M. Parkinson unterschieden werden Parkinsonsyndrome aufgrund eines bekannten Auslösers. Dies können medikamentöse Nebenwirkungen, Durchblutungsstörungen, Entzündungen oder Vergiftungen z. B. mit Kohlenmonoxid sein. Die häufigste Ursache ist eine Medikation mit → Neuroleptika.

Beim M. Parkinson liegt ein Abbauprozess in Gehirnstrukturen vor, zu denen die Substantia nigra (→ Abb. 1, S. 181) gehört. Dies führt zu einem Ungleichgewicht des → Transmitterstoffwechsels im Gehirn mit einem Mangel an Dopamin. Die Patienten zeigen erst dann Symptome des M. Parkinson, wenn der Verlust an Dopamin ca. 80 % beträgt. Die Krankheit geht also den Symptomen oft schon Jahre voraus.

Symptome des M. Parkinson

Zum Vollbild eines M. Parkinson gehören:
- eine allgemeine Bewegungsverarmung *(Hypokinesie)*, die bis zur Erstarrung führen kann.
- ein Rigor (→ S. 569), der oft einseitig betont ist.
- ein Ruhetremor (→ S. 569), der bei Bewegung abnimmt. Meist sind die Hände zuerst betroffen (sog. „Pillendrehtremor"), später können Kopf und Füße hinzukommen.
- vornübergebeugte Haltung mit eingezogenem Kopf, seltener auch Rückwärtsneigung.
- Instabilität der Rumpffestigkeit, die zu häufigen Stürzen führt.
- mimische Verarmung mit starrem, ausdruckslosem Gesicht.
- leise, monotone Flüstersprache.
- verstärkter Speichelfluss und Talgsekretion („Salbengesicht").
- Schluck- und Kaustörungen.
- Störungen des vegetativen Nervensystems mit Miktions- und Potenzstörungen sowie häufiger Verstopfung *(Obstipation)*.
- Denkverlangsamung bei erhaltener Intelligenz *(Bradyphrenie)*.
- häufig psychiatrische Begleitsymptome (Depression, medikamentbedingte Unruhezustände oder Psychosen, Demenzentwicklung). Eine Demenz tritt bei Parkinsonpatienten etwa doppelt so häufig wie bei gleichaltrigen Nicht-Erkrankten auf.

Je nach Entwicklung des Krankheitsbildes können unterschiedliche Symptome im Vordergrund stehen. Man unterscheidet den
- **Tremordominanztyp**, bei dem der Tremor ausgeprägt und der Rigor weniger stark ist, von dem
- **akinetisch-rigiden Typ** mit starker Hypokinesie und Rigor, bei dem der Tremor auch fehlen kann.

Neuroleptika
→ S. 647

Transmitterstoffwechsel
→ S. 109, 586

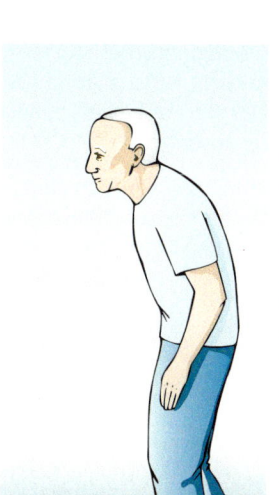

Abb. 1:
Beginnende Parkinsonsymptomatik mit vornübergebeugter Haltung (Propulsion), fehlendem Mitschwingen der Arme und einem langsamen, schlurfenden Gang.

Abb. 2:
Fortschreitendes Parkinsonsyndrom: Der Patient ist zunehmend unfähig, alleine zu gehen. Im Endstadium können sich die Patienten nicht mehr selbstständig bewegen.

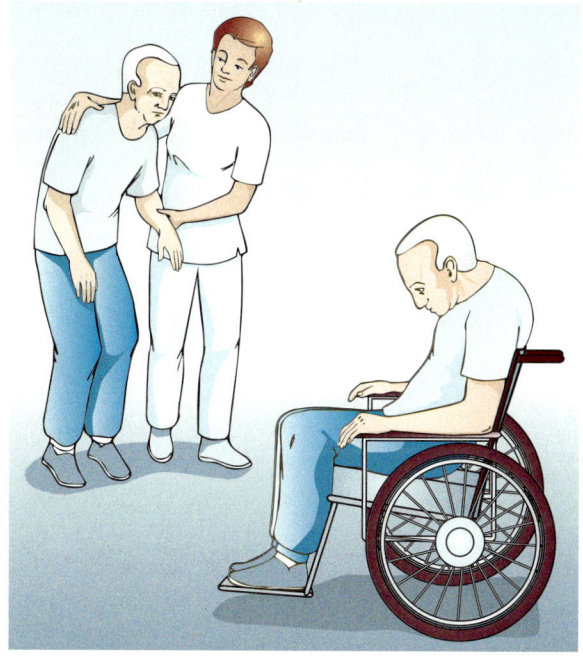

Der Verlauf der Krankheit ist chronisch fortschreitend. Durch Medikamente können die Symptome jedoch erheblich gelindert und damit der Krankheitsverlauf verzögert werden.

Der M. Parkinson beginnt in der Regel langsam mit unspezifischen Beschwerden. Häufig besteht zu Beginn eine einseitige Bewegungsverarmung und unspezifische Schmerzen in der Rumpfmuskulatur. Im weiteren Verlauf ist das Gangbild zunehmend gekennzeichnet durch kleine, schlurfende Schritte, wobei die Arme nicht mitpendeln (→ Abb. 1, S. 585). Der Patient hat Schwierigkeiten, eine Bewegung zu beginnen oder sie wieder zu beenden. Hier können rhythmische Kommandovorgaben helfen („wir zählen jetzt bis 3, und dann gehen wir los").

Im fortgeschrittenen Stadium können kleine Barrieren, z. B. Türschwellen, den Patienten regungslos erstarren lassen. Durch die Verlagerung der Rumpfhaltung nach vorne und die verlangsamte Gleichgewichtsreaktion entsteht eine erhebliche Sturzneigung. Der Tremor betrifft zunächst die Hände, kann sich später aber auch auf den Unterkiefer ausdehnen.

Oft entwickelt sich eine Sprachstörung mit leiser, monotoner Stimme. Die Schrift wird kleiner bis zur Unleserlichkeit *(Mikrografie)*. Häufiges Begleitsymptom ist eine depressive Verstimmung mit Grübelzwängen und Schlaflosigkeit.

Eine schwere Komplikation ist die **akinetische Krise**, die z. B. nach Absetzen der Parkinsonmedikation auftreten kann. Die Parkinsonsymptomatik verstärkt sich, bis der Patient vollständig erstarrt. Dieser Zustand führt unbehandelt zum Tod.

Abb. 1:
Signalübertragung im Gehirn durch Dopamin und Dopamin-Mangel bei Parkinson-Patienten

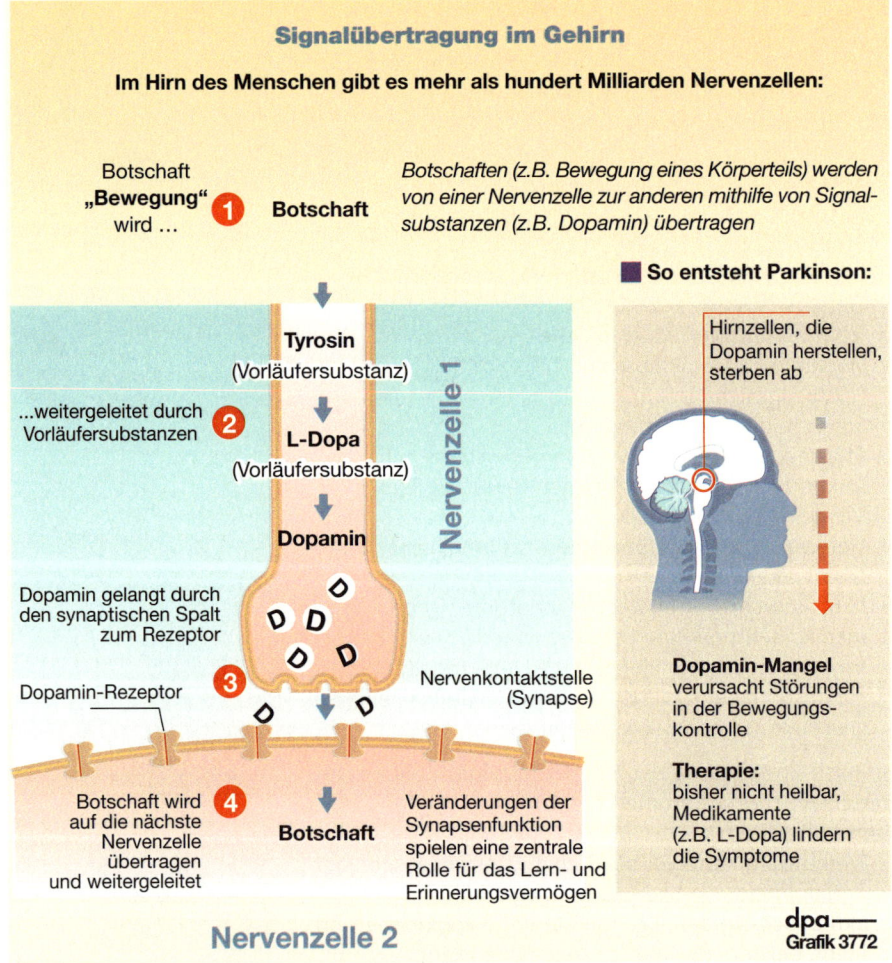

Medikamentöse Behandlung bei M. Parkinson

Folgende Substanzen sind in der Altenpflege von Bedeutung:

Substanz/Gruppe	Wirkstoff/Beispiel	Wirkung/Nebenwirkung
L-Dopa	Madopar®, Nacom®, Isicom®	L-Dopa wird im Gehirn zu Dopamin umgewandelt und ist die Standardbehandlung des älteren Parkinsonpatienten. L-Dopamin steht in mehreren Präparationen zur Verfügung, die unterschiedlich schnell und lange wirken. Madopar LT® ist eine besonders schnell wirkende Substanz, Madopar Depot® führt zu langen Wirkspiegeln. Häufige Nebenwirkungen sind Übelkeit, Hyperkinesien, Unruhezustände und manchmal psychotische Episoden.
Dopaminagonisten	Pravidel®, Dopergin®, Parkotil®	Dopaminagonisten stimulieren ähnlich wie L-Dopa bestimmte Rezeptoren des Gehirns und werden häufig ergänzend zu L-Dopa eingesetzt. Das Nebenwirkungsspektrum ist ähnlich wie bei L-Dopa.
Amantadin	PK-Merz®	Amantadin greift auf anderem Wege in den Transmitterstoffwechsel des Gehirns ein. Eine häufige Nebenwirkung ist Unruhe und Verwirrtheit sowie Mundtrockenheit.
Anticholinergika	Akineton®, Metixen®, Tremarit®	Anticholinergika werden insbesondere zur Behandlung des Tremors eingesetzt. Anticholinergika können vor allem bei alten Menschen delirante Unruhezustände hervorrufen, sodass sie hier nur mit Vorsicht eingesetzt werden. Einige Patienten klagen hierunter unter Mundtrockenheit, Tachykardie (→ S. 495) und Harnverhalt.

Für Patienten mit Parkinsonsyndrom ist eine enge Zusammenarbeit zwischen Altenpflegerin und Ärzten besonders wichtig, da unter den Medikamenten häufig Wirkungsschwankungen und Nebenwirkungen auftreten, deren Kenntnis für die optimale Einstellung der Krankheit von großer Bedeutung ist.

Häufige Probleme in der medikamentösen Parkinsonbehandlung sind:

- **Wirkungsschwankungen:** Im fortgeschrittenen Stadium treten häufig **On-Off-Phasen** auf. Dabei lässt die Wirkung der Medikamente plötzlich nach, der Patient verharrt regungslos. Wenn diese Wirkungsschwankungen sich unter einer Umstellung der Medikation nicht bessern, muss nach entsprechender ärztlicher Anweisung eventuell eine **eiweißarme Diät** durchgeführt werden, da Eiweiß in der Nahrung mit Dopaminpräparaten im Darm um dasselbe Transportsystem bei der Resorption konkurriert. Aktuelle Empfehlungen gehen von einer täglichen Eiweißzufuhr von insgesamt 1 g Eiweiß/kg Körpergewicht aus: tagsüber kein Eiweiß, d.h. die gesamte Eiweißmenge wird mit dem Abendessen aufgenommen.

- **Gesteigerte, unkontrollierte Bewegungen (Hyperkinesien) und Fehlbewegungen (Dyskinesien):** Diese Nebenwirkungen sind Folge der Dopaminmedikation und zwingen oft zur Dosisreduktion. Betroffen sind häufig die Schulter- und Gesichtsmuskulatur.

- **Unruhezustände, Halluzinationen und Wahnentwicklung:** Diese Nebenwirkungen treten beim fortgeschrittenen M. Parkinson besonders häufig unter Anticholinergika und Amantadin auf. Hier wird meist eine Umstellung der Medikation vorgenommen und eventuell zusätzlich mit Clozapin (→ atypische Neuroleptika, S. 647) behandelt.

Viele Patienten und ihre Angehörigen profitieren von der Anbindung an eine Selbsthilfegruppe. Informationen über lokale Gruppen sowie weitere Informationen sind erfragbar unter:

www.parkinson-vereinigung.de

und

www.kompetenznetz-parkinson.de

Behandlung und Pflege bei M. Parkinson

Unterstützung bei der Medikation

Wichtig ist eine besonders sorgfältige Medikamenteneinnahme. Parkinson-Medikamente dürfen nur bei zwingender Indikation nach ärztlicher Anordnung reduziert oder abgesetzt werden. Die Medikamente müssen dann zunächst langsam reduziert werden. Hierfür ist eine ärztliche Überwachung, besser noch ein Krankenhausaufenthalt, erforderlich. Bereits eine Reduktion der Medikamente kann innerhalb kurzer Zeit zu lebensbedrohlichen Komplikationen führen (Parkinson-Krise).

Der Pflegebedürftige muss hinsichtlich der Arzneimittel-Einnahme zuverlässig sein (→ Arzneimittelcompliance, S. 221) und nach Möglichkeit auch selbst mithelfen, die Medikation zu organisieren.

Pflegerisch muss auf eine ausreichende Flüssigkeitszufuhr (mind. 2,5l/Tag) geachtet werden. Gegen die Mundtrockenheit (bei Anticholinergikagabe) können Kaugummi oder Bonbons gegeben werden (Vorsicht bei Schluckstörung). Ein weiteres Problem ist die Darmträgheit als Nebenwirkung der Medikamente. Hier kann nach ärztlicher Anordnung Laktulose verabreicht werden.

Laktulose sorgt für einen regelmäßigen, weichen Stuhl, ohne den Darm zu schädigen. Es ist indiziert, ein Stuhlprotokoll zu führen und regelmäßig die Obstipationsprophylaxe (→ S. 350) durchzuführen.

Beobachtung des Kranken

Der Gesundheitszustand des Kranken muss genau beobachtet werden. Es sollen regelmäßige Vitalzeichenkontrollen erfolgen, um Puls- und Blutdruckschwankungen, Bewusstseinsveränderungen sowie Fieber frühzeitig zu erkennen. An der Dokumentation kann sich der Arzt orientieren, wenn die medikamentöse Einstellung des Parkinson-Patienten erfolgt.

Persönliche Zuwendung

Aufgrund der häufig begleitend auftretenden Depression ist besonders viel Zeit für ruhige, klärende und persönliche Gespräche zu lassen. Es gehört zum Aufgabenbereich der Pflegefachkraft, hier eine entsprechende Atmosphäre zu schaffen, die den Pflegebedürftigen ermutigt, seine Gefühle auszusprechen.

Aufgrund der eingeschränkten Gesichtsmimik kann der falsche Eindruck einer Gefühlsarmut entstehen. Verbale und nonverbale Äußerungen könnten missverstanden und z. B. als Ablehnung oder Desinteresse gewertet werden.

Die Pflegefachkraft muss bei Unklarheiten freundlich nachfragen, ohne den Kranken bloßzustellen.

Kontrakturprophylaxe → S. 326

Pneumonieprophylaxe → S. 335

Kontraktur- und Pneumonierisiko

Die Hypokinesie führt bei vielen Parkinsonpatienten zu einer Abnahme der Mobilität, sodass eine zunehmende Pneumonie- und Kontrakturgefährdung entsteht. Regelmäßige Bewegung ist daher zwar mühsam, aber von großer Bedeutung bei der Verhinderung lebensgefährlicher Komplikationen. Die Pneumonie gehört zu den häufigsten Todesursachen von Parkinsonpatienten. Sie kann durch körperliche Aktivierung und Atemgymnastik jedoch wirksam verhindert werden.

Bei der Körperpflege kann durch eine konsequente Aktivierung beiden Gefahren vorgebeugt werden. Der Pflegebedürftige soll sich zum Beispiel mit einem Handtuch selbst den Rücken abtrocknen. Dabei werden viele Gelenke bewegt und der Brustkorb geweitet.

Auch hinsichtlich der Feinmotorik darf dem Pflegebedürftigen nicht aus Zeitgründen alles abgenommen werden. Sprach- und Atemübungen, essen mit Messer und Gabel, Schuhe zuschnüren, Knöpfe öffnen oder schließen sowie das Kämmen sollten in Absprache mit Physiotherapeuten und ggf. mit Logopäden ganz bewusst auf den täglichen Trainingsplan gestellt werden.

Koordination der Bewegung bzw. Sturzgefahr

Gegen Schwierigkeiten beim Starten und Beenden einer Bewegung können akustische Signale (in die Hände klatschen, Kommandos geben) helfen. Der Pflegebedürftige muss lernen sich selbst den Bewegungsantrieb zu geben. Manche Patienten benutzen dazu ein Stück Papier, welches sie zum „Starten" der Bewegung vor sich auf den Boden werfen. Parkinsonpatienten sind aufgrund der eingeschränkten Rumpfstabilität und der verlangsamten Gleichgewichtsreaktion erheblich sturzgefährdet. Daher sollten Ausweichübungen (am Handlauf festhalten, sanft in den Sessel fallen lassen) trainiert werden (→ Sturzprophylaxe, S. 358).

Unterstützung bei der Ernährung

Sicher stehende Tassen (am besten mit zwei Griffen) und Teller mit einem hohen Rand unterstützen die selbstständige Nahrungsaufnahme (→ Hilfsmittel, S. 277). Infolge des Tremors besteht meistens ein erhöhter Kalorienbedarf. Die erhöhte Talgsekretion erfordert eine vermehrte Flüssigkeitszufuhr.

Für die Mahlzeiten soll genügend Zeit eingeplant werden, weil auch das Kauen und Schlucken verzögert sind. Gegebenenfalls muss das Essen erneut aufgewärmt werden, wenn keine Warmhalteplatten (Wärme speichernde Teller) vorhanden sind. Parkinsonpatienten leiden sehr häufig unter Schluckstörungen, sodass in Absprache mit einem Logopäden ggf. pürierte Kost angeboten werden sollte.

8.12.4 Multiple Sklerose

Bei der Multiplen Sklerose handelt es sich um eine Entzündung des Gehirns und Rückenmarks *(Encephalomyelitis disseminata)*.

Autoimmunerkrankungen
→ S. 427

Nervensystem
→ S. 174

Ursachen der Multiplen Sklerose

Die Multiple Sklerose (abgekürzt MS) ist eine Autoimmunerkrankung, die schwerpunktmäßig jüngere Menschen im Alter von 20–40 Jahren befällt. Für die Altenpflegerin ist die Kenntnis dieser Krankheit dennoch von Bedeutung, weil die Multiple Sklerose bei ca. 30 % der Erkrankten zu schwer wiegenden neurologischen Ausfällen führt, die die Betreuung in einer Pflegeeinrichtung erforderlich machen können.

Bei Ausbruch der Erkrankung beginnt der Körper aus bislang ungeklärter Ursache, Abwehrstoffe gegen die → Myelinscheiden der Nervenfasern zu produzieren. Durch die Zerstörung der Myelinscheiden geht die elektrische Leitfähigkeit der Nervenfasern zunehmend verloren.

Der Krankheitsprozess konzentriert sich auf so genannte Herde, die im Gehirn oder im Rückenmark liegen können. Je nach Lokalisation der Herde treten Lähmungen, Sensibilitätsstörungen, Gleichgewichtsstörungen und Blasenstörungen auf. Bei einem Befall des Sehnervs sind Sehstörungen häufig, die oft auch das Erstsymptom der Erkrankung darstellen. Das Kleinhirn ist ebenfalls häufig betroffen.

Myelinscheiden,
Markscheidenzellen
→ S. 108

Symptome der Multiplen Sklerose

Typische Symptome einer Multiplen Sklerose sind:
* Koordinationsstörungen *(Ataxie)* mit Beeinträchtigung der Gangsicherheit und der Greiffunktionen
* Tremor (meist als Intentionstremor)
* Augenzittern *(Nystagmus)*
* Inkontinenz
* spastische Lähmungen, die oft asymmetrisch verteilt sind.

Die Krankheit verläuft häufig schubartig mit Phasen einer schnellen Verschlechterung, zwischen denen Phasen mit Stillstand der Erkrankung liegen.

Die Multiple Sklerose ist bislang nicht heilbar, eine Behandlung mit Physiotherapie und Medikamenten, die die Spastik und die Inkontinenz beeinflussen, kann den Verlauf jedoch erheblich verbessern. So genannte Immunmodulatoren (z.B. Avonex®, Copaxone®, Rebif®), die alle zwei Tage oder 1 x wöchentlich gespritzt werden, wirken sich günstig auf die Schubhäufigkeit und -schwere aus.

Viele Patienten und Angehörige profitieren von der Anbindung an eine Selbsthilfegruppe.

Weitere Informationen sind bei der Deutschen Multiple Sklerose Gesellschaft (DMSG) zu erfragen. Fachfortbildungen für Pflegefachkräfte zur Pflege MS-erkrankter Menschen werden vom Bundesverband der DMSG angeboten. www.dmsg.de

Immunmodulatoren
Medikamente, die auf das Immunsystem einwirken

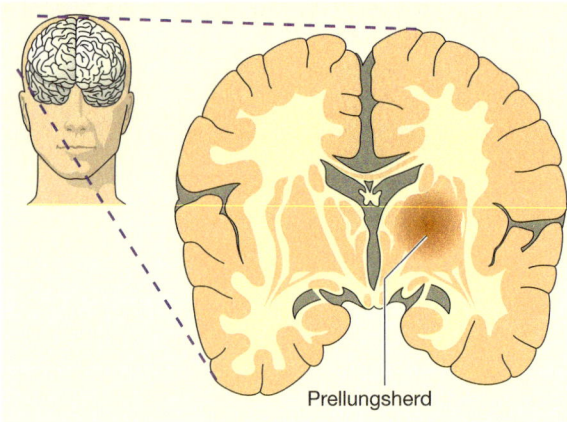

Abb. 1: Gehirnquetschung mit Einblutung in das Marklager

Krampfanfälle → S. 592

apallisches Syndrom → S. 574

Subduralraum → S. 176

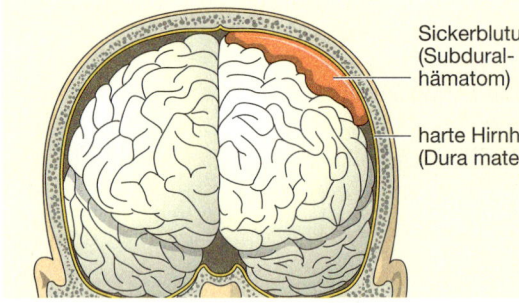

Sickerblutung (Subdural-hämatom)

harte Hirnhaut (Dura mater)

Abb. 2: Chronische Subduralblutung zwischen Dura mater und Gehirn

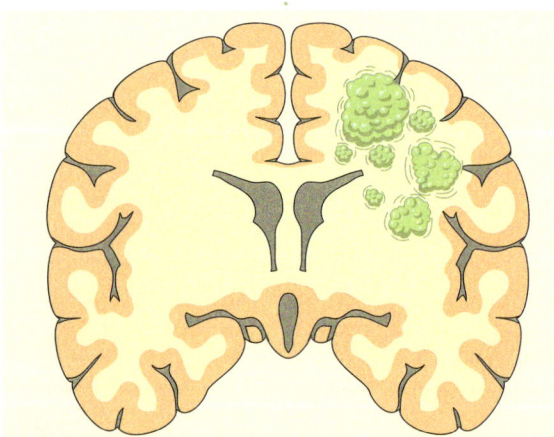

Abb. 3: Hirnmetastasen

8.12.5 Verletzungen des Gehirns

Verletzungen des Gehirns können durch eine direkte **Gehirnquetschung** (Kontusion), die meist mit einer Schädelfraktur einhergeht, oder durch **Einblutungen** in den Raum zwischen Schädelknochen und Gehirn entstehen. In der Altenpflege sind folgende Gehirnverletzungen von besonderer Bedeutung:

Gehirnquetschung

Bei einer starken, umschriebenen Gewalteinwirkung entstehen blutige Prellungsherde im Gehirn (→ Abb. 1). Je nach Ausmaß der Schädigung entstehen unterschiedliche neurologische Ausfälle, die sich unter entsprechender Behandlung noch Monate bis Jahre nach dem Unfall bessern können. Typische Spätfolgen nach einer Gehirnquetschung sind → Krampfanfälle und anhaltende Lähmungen und psychopathologische Veränderungen. Letztere gehen bei der häufigen Schädigung im Stirnhirnbereich mit Veränderungen im Antrieb, eingeschränkter Belastbarkeit und emotionalen Veränderungen einher. Aus schweren Gehirnquetschungen kann ein → apallisches Syndrom resultieren. Für die weiteren Prognose nach einem Schädel-Hirn-Trauma ist oft die Dauer des anfänglichen Komas von großer Bedeutung. Man kann davon ausgehen, dass ein Koma über mehr als zwei Wochen nach dem Unfallereignis eine schlechte Prognose hinsichtlich der weiteren Erholung erwarten lässt.

Chronische Subduralblutung (Subduralhämatom)

Diese Verletzungsform tritt besonders häufig bei alten Menschen auf. Auslöser ist eine oft harmlos erscheinende Kopfverletzung, die zunächst als folgenlos eingestuft wird. Wenn die venösen Blutgefäße zwischen Gehirn und Schädel zerreißen, tritt eine allmähliche Sickerblutung in den Raum zwischen der harten Hirnhaut (Dura mater) und dem Gehirn in den → Subduralraum auf, die erst Tage, Wochen oder Monate später festgestellt wird (→ Abb. 2). Das Gehirn wird allmählich komprimiert. Bei den meist alten Patienten fällt dann eine zunehmende Verlangsamung und Wesensänderung auf, Halbseitenlähmungen sind dagegen erst relativ spät typisch. Häufig wird die Blutung erst entdeckt, wenn aufgrund der allmählichen Ausdehnung lebenswichtige Gehirnzentren geschädigt werden. Die Blutung muss dann operativ ausgeräumt werden.

> ### Behandlung und Pflege bei Subduralhämatomen
>
> Ausgedehnte Subduralhämatome und Einblutungen müssen operativ entlastet werden. Die Pflege alter Menschen nach Verletzungen des Gehirns orientiert sich an den Folgesymptomen z.B. Halbseitenlähmung (→ S. 581) und apallisches Syndrom (→ S. 574).

8.12.6 Gehirntumoren

Gehirntumoren entstehen entweder durch Neubildungen der Gehirnzellen oder als Tochtergeschwülste *(Metastasen)* von anderen Tumoren des Körpers. Bei alten Menschen sind Metastasen und Meningeome besonders häufig.

Metastasen

Am häufigsten treten Tochterabsiedlungen bei bösartigen Tumoren der Lungen oder der weiblichen Brust *(Mamma)* auf. Der Ausgangstumor wird auch als **Primärtumor** bezeichnet. Seltenere Primärtumoren sind z. B. das Nierenkarzinom oder ein Hautkrebs. Die Symptome der Hirnmetastasen hängen von der Lokalisation ab. Hierzu zählen Kopfschmerzen, allmählich zunehmende Lähmungen oder Krampfanfälle.
Therapeutisch wird je nach Art des Ausgangstumors eine Strahlenbehandlung des Gehirns und/oder eine operative Entfernung der Metastase vorgenommen. Meist gelingt keine vollständige Entfernung der Metastasen, sodass → Rezidive häufig sind.

Rezidive
→ S. 454

> **Exkurs**   **Strahlentherapie**
>
> Strahlentherapie bezeichnet die Anwendung ionisierender Strahlen in der Behandlung z.B. von bösartigen Tumorerkrankungen. Ionisation bedeutet das Abspalten von elektrisch geladenen Teilchen aus einem neutralen Molekül. Ionisierende Strahlen werden in der heutigen Strahlentherapie meist durch sog. Linearbeschleuniger, die Elektronenstrahlen und ultraharte Röntgenstrahlen produzieren, oder radioaktive Kobaltstrahlenquellen gewonnen.
>
> Die biologische Wirkung beruht auf der Schädigung der DNS (→ S. 103) im Zellkern. Diese Schädigung entsteht sowohl durch die direkte Strahlenwirkung als auch indirekt durch andere frei gewordene Teilchen. Dadurch werden Zellen mit einem schnellen Teilungsrhythmus, also Tumorzellen, aber auch Zellen der Haut, des Knochenmarks oder der Magen-Darm-Schleimhaut stärker geschädigt als Zellen, die sich langsam teilen. Hieraus resultiert die relative Spezifität bei Bestrahlung von bösartigem Gewebe.
>
> Hirntumoren können in der Regel durch Bestrahlung nicht geheilt werden. Oft gelingt jedoch eine deutliche Verlangsamung des Wachstumsprozesses. Die Nebenwirkungen der Strahlentherapie hängen von der Lokalisation des bestrahlten Gewebes, der Strahlendosis und der Größe des bestrahlten Areals ab. Meist werden nur umschriebene Regionen in mehreren kleinen Einzeldosen bestrahlt. Die Gesamtstrahlendosis liegt häufig bei 50–60 Gy (Einheit der Energiedosis). Höhere Strahlendosen verursachen eine zunehmende Schädigung auch des gesunden Gehirngewebes.
>
> Häufige Nebenwirkungen der Strahlentherapie sind ein meist umschriebener Haarausfall, Übelkeit und Erbrechen. Vor allem bei Verwendung höherer Strahlendosen kann die weiße Hirnsubstanz dauerhaft geschädigt werden. Ein typisches Symptom hierfür ist eine demenzielle Entwicklung.

Pflege bei
Tumorerkrankungen
→ S. 452

Meningeom

Circa 20 % aller Hirntumoren sind Meningeome. Sie entstehen aus Zellen der **Hirnhäute** *(Meningen)* und treten im höheren Lebensalter gehäuft auf. Meningeome sind gutartige Hirntumoren, die in der Regel das Hirngewebe nicht infiltrieren, sondern durch ihr Wachstum nur verdrängen (→ Abb. 1).

Trotz ihrer Gutartigkeit können Meningeome bedrohlich sein, wenn sie durch ihr Wachstum lebenswichtige Zentren verdrängen und operativ nicht mehr entfernt werden können.

*Abb. 1:
Meningeomwachstum
mit Verdrängung des
gesunden Hirngewebes*

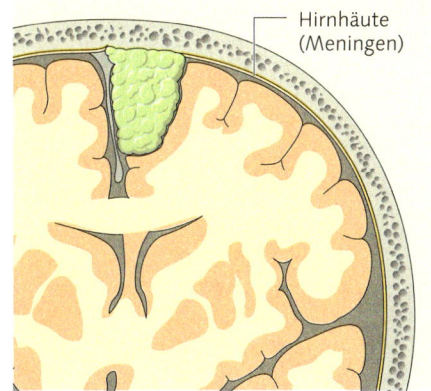

Hirnhäute
(Meningen)

8.12.7 Epilepsie („Fallsucht")

Als Epilepsie oder Krampfleiden werden verschiedene Anfallssyndrome zusammengefasst. Sie bezeichnet eine Reaktionsweise des Gehirns auf unterschiedliche Auslöser. Jeder Anfall geht mit elektrischen Entladungen im Gehirn einher. Das Gehirn jedes Menschen kann in bestimmten Situationen, z. B. Schlafentzug mit Übermüdung, Alkoholentzug bei Alkoholabhängigkeit oder Unterzuckerung, mit einem Krampfanfall reagieren. Die **Krampfschwelle** ist jedoch bei jedem Menschen individuell.

EEG
→ Band 2

Eine erhöhte Anfallsbereitschaft kann im Intervall manchmal im → EEG festgestellt werden. Das EEG kann auch Aufschluss über die Lage umschriebener Veränderungen im Gehirn geben.

Einteilung der Anfallsformen

- **fokale Anfälle:** Sie gehen immer von einem **umschriebenen Krankheitsherd** (*Fokus*) des Gehirns aus. Dies kann eine Hirnverletzung, ein Tumor oder eine Durchblutungsstörung sein. Je nach Lage des Krankheitsherdes treten auf der Gegenseite des Körpers Sensibilitätsstörungen sowie Zuckungen in der Gesichtsmuskulatur mit Kopfwendung oder in der Extremitätenmuskulatur auf. Bei Reizung der Rindenareale, die Sinneseindrücke verarbeiten (→ Abb. 1, S. 178), können auch optische oder akustische Sensationen entstehen. Ein Fokus im Schläfenlappen (→ Abb. 2, S. 177) kann unbestimmte Beschwerden im Bauchraum hervorrufen. Das Bewusstsein bleibt dabei meist erhalten. Fokale Anfälle können in generalisierte Anfälle übergehen.

Abb. 1:
Mögliche Symptome eines
fokalen Anfalls

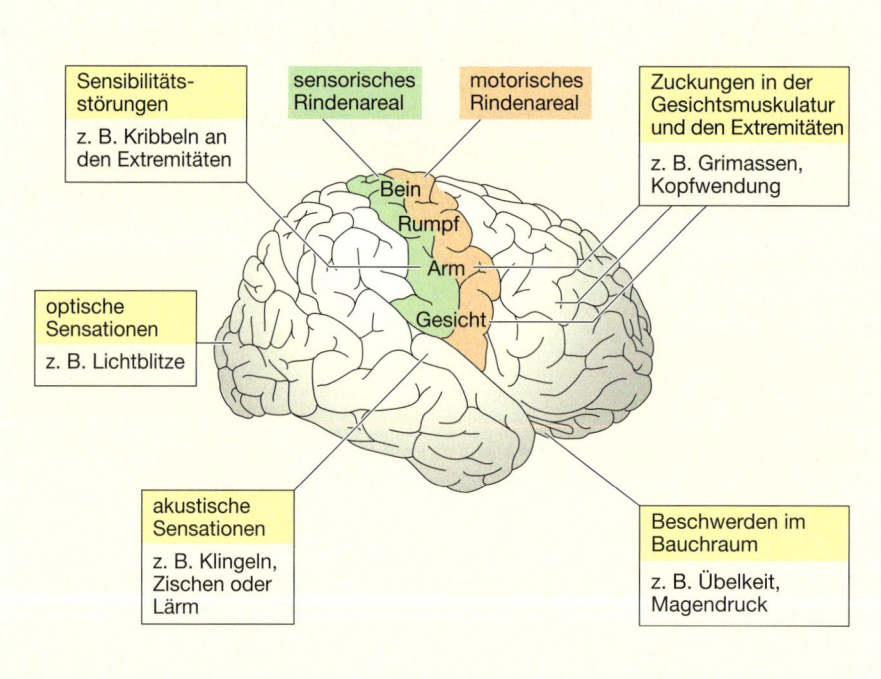

- **generalisierte Anfälle:** Bei generalisierten Anfällen sind die elektrischen Entladungen über das ganze Gehirn verteilt. Generalisierte Anfälle können auf einer angeborenen Veranlagung des Gehirns beruhen, die sich im Jugend- oder frühen Erwachsenenalter erstmalig bemerkbar macht (sog. *genuine Epilepsie*).

Wenn generalisierte Anfälle erstmalig im Alter auftreten, sind sie fast immer Ausdruck einer zugrunde liegenden krankhaften Veränderung (*symptomatische Epilepsie*). Ein symptomatischer generalisierter Anfall kann sich aus einem fokalen Anfall entwickeln.

Die typische Form eines generalisierten Krampfanfalls im Alter ist der sog. „große Anfall", der **Grand-mal-Anfall** (→ Abb. 1).

Der Grand-mal-Anfall ist gekennzeichnet durch eine Beteiligung der Skelettmuskulatur des gesamten Körpers und gleichzeitiger Bewusstlosigkeit. Man unterscheidet folgende Stadien:

1. **Aura:** Unmittelbar vor dem Anfall kann eine Aura mit eigenartigen Sinneswahrnehmungen, z.B. einem Geschmack oder Geruch, oder auch einem Glücks- oder Angstgefühl auftreten.

2. **Tonisches Stadium:** Dieses wird häufig eingeleitet durch ein Zusammenpressen der Atemmuskulatur, das sich als so genannter Initialschrei äußert. In einem starren Streckkrampf stürzen die Patienten zu Boden, wobei sie sich ernsthafte Verletzungen zuziehen können. Das Gesicht ist verzerrt, die Pupillen weit und lichtstarr, die Haut verfärbt sich durch den Sauerstoffmangel zunehmend bläulich (→ Zyanose, S. 271). Dieses Stadium dauert in der Regel einige Sekunden.

3. **Klonisches Stadium:** Dieses Stadium ist gekennzeichnet durch rhythmische Zuckungen, die von einem Körperteil ausgehen können, später aber den gesamten Körper erfassen. Durch eine Verkrampfung der Kaumuskulatur kann ein Zungenbiss entstehen, sodass blutiger Schaum aus dem Mund austritt. Auch Urin- oder Stuhlabgang können auftreten. Dieses Stadium kann bis zu einigen Minuten anhalten. Direkt anschließend entwickeln manche Patienten eine Verwirrtheitsphase, in der sie ungerichtet um sich schlagen und sich und andere verletzen können.

4. **Erschöpfungsstadium:** Nach dem Krampfanfall verfallen die meisten Patienten in einen tiefen Schlaf, der Stunden dauern kann. Wenn sie aufwachen, haben sie keine Erinnerung an den Anfall. Sie fühlen sich oft müde und klagen über Muskelschmerzen.

Grand-mal-Anfälle können in einen **Status epilepticus** übergehen, d.h. in einen Krampfanfall, der nicht spontan endet. Der Status epilepticus ist lebensbedrohlich und muss medikamentös sofort durchbrochen werden.

Aura
lat. = Brise

Abb. 1:
Tonisches, klonisches und Erschöpfungsstadium eines Grand-mal-Anfalls

A. Tonische Phase

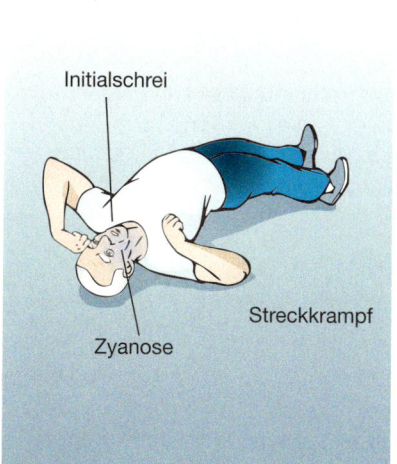

Initialschrei

Streckkrampf

Zyanose

B. Klonische Phase

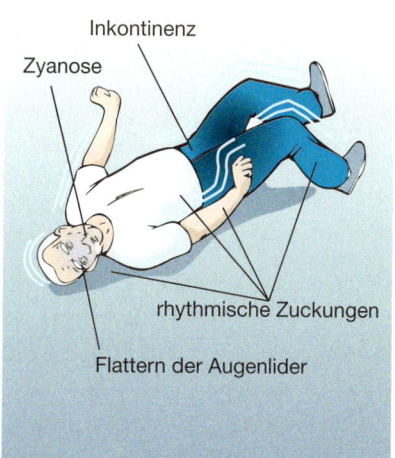

Inkontinenz

Zyanose

rhythmische Zuckungen

Flattern der Augenlider

C. Erschöpfungsphase

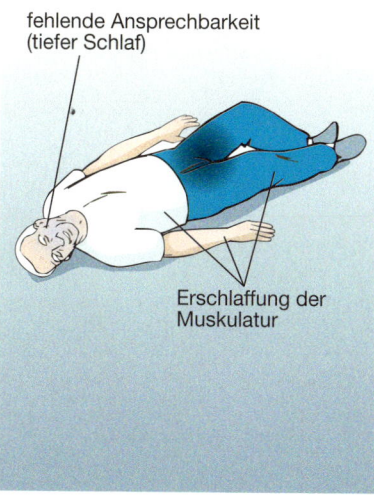

fehlende Ansprechbarkeit (tiefer Schlaf)

Erschlaffung der Muskulatur

Antikonvulsiva
anti gr. = gegen
convulsio lat. = Krampf

Behandlung und Pflege bei Anfallsleiden

Ein Grand-mal-Anfall wirkt aufgrund der Zyanose und der Zuckungen sehr bedrohlich. Dennoch sollte man Ruhe bewahren und versuchen, den Patienten vor weiteren Schäden zu schützen, indem

- der krampfende Patient zunächst vor Verletzungen gesichert wird, z. B. umstehende Gegenstände entfernen oder abpolstern.
- Wichtig ist ein Freihalten der Atemwege, damit der Patient nicht an Speichel oder Erbrochenem erstickt.
- Nach dem Anfall wird der Patient in eine stabile Seitenlage gebracht, um ein Zurückfallen der Zunge zu verhindern.
  Gleichzeitig wird ein Arzt benachrichtigt. Es erfolgt eine regelmäßige → Vitalzeichenkontrolle (→ S. 670).

✚ Wenn der Anfall nicht innerhalb weniger Minuten beendet ist oder in einen neuen Anfall übergeht, ohne dass der Patient zwischenzeitlich erwacht, droht ein Status epilepticus. Hier muss nach Einleiten der o. g. Erstmaßnahmen ein Notarzt informiert werden. Für viele Patienten mit bekanntem Krampfleiden sind Zäpfchen mit **Diazepam®** oder Rektiolen (Tuben mit 5–10 mg Diazepam, die in den Enddarm entleert werden) als Bedarfsmedikation verordnet, die im Notfall verabreicht werden sollten.

Wenn Patienten ein bekanntes Krampfleiden haben und die Ursache nicht beseitigt werden kann, wird in der Regel eine **medikamentöse Prophylaxe** (vorbeugende Behandlung) mit Antikonvulsiva durchgeführt. Manchmal ist auch eine Kombinationsbehandlung mit mehreren Medikamenten erforderlich.

In der Altenpflege sind folgende Substanzgruppen von Bedeutung:

Substanz/Gruppe	Wirkstoff/Beispiel	Wirkung/Nebenwirkung
Carbamazepin	Timonil®, Tegretal®	Carbamazepin ist sehr wirksam bei symptomatischen Epilepsien und wird hier häufig als erstes Antikonvulsivum eingesetzt. Häufige Nebenwirkungen sind Schwindel und Übelkeit, die insbesondere in der Eindosierungsphase auftreten können. Relativ häufig tritt ein allergisches Exanthem (→ S. 273) auf, das meist ein Absetzen des Medikamentes erfordert. Anfänglich sind Blutkontrollen erforderlich, weil Carbamazepin zu einem Rückgang der Leukozyten (→ S. 112) im Blut führen kann.
Phenytoin	Phenhydan®, Zentropil®	Nebenwirkungen können Übelkeit, Schwindel, Müdigkeit, Vermännlichungserscheinungen bei Frauen und Zahnfleischwucherungen sein (→ sorgfältige Mundhygiene, S. 264). Nach langjähriger Einnahme kann es zu einer Kleinhirnschädigung kommen.
Valproinsäure	Ergenyl®, Orfiril®	Valproinsäure verursacht meist weniger Müdigkeit als viele andere Antikonvulsiva. Wichtige mögliche Nebenwirkungen sind hier Haarausfall, Leberschädigung und die Entwicklung eines Tremors.

In den letzten Jahren wurden viele neue Antikonvulsiva zugelassen, die teilweise ein günstigeres Nebenwirkungsspektrum haben. Hierzu zählen Lamictal®, Keppra®, Neurontin® und Topamax®.

8.12.8 Polyneuropathien

Polyneuropathien sind Erkrankungen, die das gesamte periphere Nervensystem betreffen. Sie sind meist die Folge einer Allgemeinerkrankung oder Schädigung des Körpers. Durch schädigende Faktoren werden entweder die Nervenfasern selbst oder die → Myelinscheiden zerstört. Die Ausfälle sind meist an den Extremitätenenden lokalisiert, weil die längsten Nerven am ehesten von der Funktionsstörung betroffen sind.

Symptome der Polyneuropathien

Polyneuropathische Störungen führen zu einer typischen Symptomkonstellation:

- **Schlaffe Lähmung** der Muskulatur und spätere Ausbildung von Atrophien (→ Abb. 1, S. 211). Die kleinen Muskeln der Hände und Füße atrophieren zuerst. Die Fußhebermuskulatur ist häufig mit betroffen, wodurch ein mühsames Gehen mit verstärktem Hochziehen beider Beine resultiert („Fallfuß").

- **Sensible Störungen:** Im Anfangsstadium der Erkrankung treten häufig Missempfindungen in Form von Kribbeln oder Schmerzen auf. Die Patienten berichten, dass sie „wie auf Sand" oder „wie auf Nadeln" laufen. Die Füße und Hände werden häufig „wie aus Holz" beschrieben. Typisch sind auch brennende Schmerzen in den Füßen, die insbesondere nachts auftreten („burning feet"). Die Haut ist an den Extremitätenenden häufig überempfindlich.
Später kommen Sensibilitätsausfälle hinzu. Bei der häufigsten **distal symmetrischen Form** fällt das Berührungsempfinden socken- und handschuhförmig aus. Das Lageempfinden lässt ebenfalls nach. Die Patienten entwickeln eine Gangataxie (→ Abb. 1, S. 570), da das Gehirn unzureichende Informationen über die Gelenkstellung und Lage im Raum erhält.
Die Gangataxie bei Polyneuropathie nimmt (anders als die Gangataxie bei Kleinhirnschäden) im Dunkeln zu, da dann keine optischen Informationen zur Verbesserung der Bewegungssteuerung vorliegen. Patienten mit einer Polyneuropathie sind im Dunkeln also besonders sturzgefährdet (→ Sturzprophylaxe, S. 358).

- **Veränderungen der Hautbeschaffenheit und der Temperaturregulation** in dem Versorgungsgebiet führen zu chronischen → Wundheilungsstörungen.

- **Vegetative Störungen:** Patienten mit einer Polyneuropathie leiden häufig unter Blasenentleerungs- und Verdauungsstörungen sowie Impotenz. Störungen der Blutdruckregulation und der Herzfrequenz treten hinzu.

Ursachen der Polyneuropathien

In den Industrieländern sind die häufigsten Ursachen einer Polyneuropathie der Diabetes mellitus und der chronische Alkoholmissbrauch. Beim Diabetes stehen eher die Sensibilitätsstörungen im Vordergrund, bei der alkoholinduzierten Polyneuropathie die Lähmungen.
Seltenere Ursachen einer Polyneuropathie beim alten Menschen sind:

- Mangelernährung: Mangel an Vitamin B, E und Folsäure
- Krebserkrankungen
- Stoffwechselkrankheiten: Neben dem Diabetes mellitus können auch Leber- und Nierenschwäche eine Polyneuropathie hervorrufen.

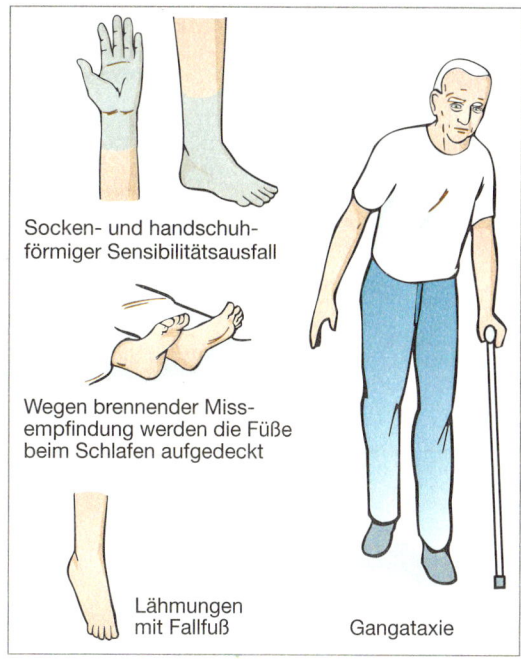

Socken- und handschuhförmiger Sensibilitätsausfall

Wegen brennender Missempfindung werden die Füße beim Schlafen aufgedeckt

Lähmungen mit Fallfuß

Gangataxie

Abb. 1: Polyneuropathische Störungen an den Extremitätenenden

Myelinscheiden
→ S. 108

Wundheilungsstörungen
→ S. 477

Mal perforans
malum lat. =
Übel, Krankheit
perforare lat. =
durchbohren

| **Exkurs** | **Mal perforans** |

Durch die Schädigung der vegetativen Nervenfasern nimmt die Schweißproduktion ab. Dadurch wird die Haut trocken und anfällig für Verletzungen. Aufgrund der muskulären Atrophie verändert sich die Fußstatik und führt zu veränderten Druckpunkten. Die Druckstellen werden durch die Sensibilitätsstörungen nicht ausreichend wahrgenommen. Dies führt zur Ausbildung eines neuropathischen Ulcus (Mal perforans), welcher bei Diabetikern auch als diabetischer Fuß bezeichnet wird (→ S. 442).

Immunsystem
→ S. 114

9.1   Infektionskrankheiten

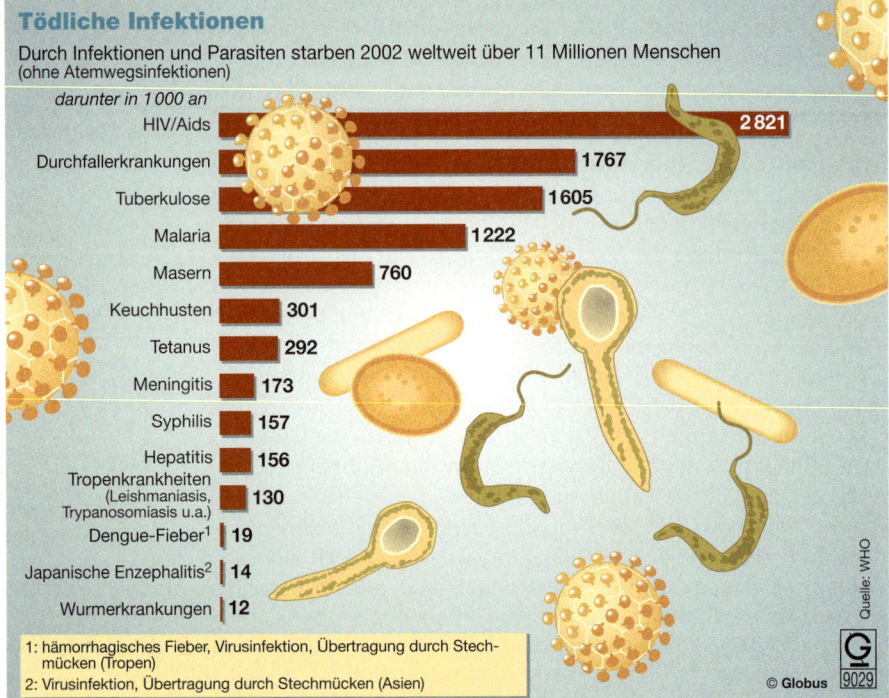

Tödliche Infektionen

Durch Infektionen und Parasiten starben 2002 weltweit über 11 Millionen Menschen (ohne Atemwegsinfektionen)

darunter in 1 000 an

HIV/Aids	2 821
Durchfallerkrankungen	1767
Tuberkulose	1605
Malaria	1 222
Masern	760
Keuchhusten	301
Tetanus	292
Meningitis	173
Syphilis	157
Hepatitis	156
Tropenkrankheiten (Leishmaniasis, Trypanosomiasis u.a.)	130
Dengue-Fieber[1]	19
Japanische Enzephalitis[2]	14
Wurmerkrankungen	12

Quelle: WHO

1: hämorrhagisches Fieber, Virusinfektion, Übertragung durch Stechmücken (Tropen)
2: Virusinfektion, Übertragung durch Stechmücken (Asien)

© Globus   9029

Eine Infektionskrankheit ist eine Erkrankung, die durch in den Körper eingedrungene Krankheitserreger hervorgerufen wird.

Pneumonien
→ S. 534

Harnwegsinfekte
→ S. 555

Entzündungen der Haut und des Weichteil-gewebes
→ S. 269

Die häufigsten Infektionskrankheiten, die in deutschen Altenpflegeheimen als Todesursache genannt werden, sind → Pneumonien, → Harnwegsinfekte und → Entzündungen der Haut und des Weichteilgewebes. Diese drei Krankheitsbilder stellen ca. ¾ aller in Altenpflegeheimen diagnostizierten Infektionskrankheiten dar.

Alte Menschen haben ein höheres Risiko als junge Menschen, an Infektionskrankheiten zu erkranken und zu sterben. Die Ursachen dieser höheren Gefährdung sind vielfältig:

- **Alterungsprozesse des Immunsystems:** Im Alter nimmt die Anzahl von Stammzellen im Knochenmark, aus denen die immunkompetenten Zellen hervorgehen, ab. Dies führt auch zu einer Abnahme von spezifischen und unspezifischen Abwehrzellen im Körper, sodass sich Krankheitserreger schneller vermehren können. Auch die im Alter zunehmenden Krebserkrankungen führen zu einer Schwächung des Immunsystems.
- **Infektanfälligkeit der Haut:** Die alternde Haut verliert an Elastizität und neigt zu Verletzungen, die Eintrittspforten für Krankheitserreger darstellen.
- **Bronchialsystem:** Der Hustenreflex und die Funktion des Flimmerepithels in den Bronchien lassen nach, sodass sich Infektionen der Luftwege häufen.
- **Urogenitalsystem:** Prostatahypertrophie beim Mann (→ Abb. 1, S. 172) und eine Schwächung der Beckenbodenmuskulatur bei der Frau (→ Abb. 2, S. 285) verursachen Störungen in der Urinentleerung, die das Auftreten von Harnwegsinfekten begünstigen.

fakultativ = freigestellt, wahlfrei

pathogen = Krankheiten erregend

Die altersbedingte Schwächung des Immunsystems führt auch zu einer erhöhten Anfälligkeit gegenüber Mikroorganismen, die bei gesunden jungen Menschen keine Krankheitssymptome verursachen. Infektionskrankheiten, die durch solche sog. fakultativ pathogenen Krankheitserreger hervorgerufen werden, bezeichnet man auch als **opportunistische Infektionen**.

Symptome einer Infektionskrankheit

Infektionskrankheiten weisen bei alten Menschen oft keinen typischen Verlauf auf und werden dann erst spät erkannt. So fehlen in vielen Fällen typische Symptome wie Fieberanstieg oder Schüttelfrost. Auch Schmerzen werden häufig nicht oder unspezifisch beklagt.

Folgende **unspezifische Symptome** einer Infektionskrankheit werden oft bei alten Menschen beobachtet. Sie sollten Anlass für eine gezielte Suche nach weiteren Krankheitssymptomen sein.

Unspezifische Symptome einer Infektionskrankheit

- Blässe
- Apathie (Gleichgültigkeit und Teilnahmslosigkeit)
- Atemnot
- Motorische Unruhe
- Plötzliche Verwirrtheit

Wichtige pflegerische Aufgabe ist auch die Vermeidung von Infektionserkrankungen in Form einer **Expositionsprophylaxe**. Expositionsprophylaxe bedeutet die Ausschaltung der Infektionsquelle oder auch die Unterbrechung von Infektionswegen.

Eine **unspezifische Expositionsprophylaxe** muss in jeder betreuten Einrichtung durch Einhaltung der vorgeschriebenen Hygiene- und Desinfektionsmaßnahmen durchgeführt werden (→ Infektionsschutzgesetz, S. 223).

Eine **spezifische Expositionsprophylaxe** setzt ein, wenn in einer betreuten Einrichtung eine infektiöse Erkrankung aufgetreten ist und Personal sowie andere Bewohner vor Ansteckung geschützt werden müssen.
In diesem Fall müssen neben der strikten Einhaltung allgemeiner Hygieneregeln weitere Maßnahmen ergriffen werden:

Krankheiten, die durch direkten **Hautkontakt** übertragen werden (z. B. Pilzerkrankungen)	Vermeiden unnötigen direkten Hautkontakts mit anderen Bewohnern; gründliche Flächendesinfektion nach Hautkontakt des Infizierten in Gemeinschaftseinrichtungen.
Krankheiten, die über den **Stuhl** des Infizierten übertragen werden	Nach Möglichkeit Zuweisung einer eigenen Toilette, die der Infizierte ausschließlich und allein benutzen sollte; regelmäßige Händedesinfektion der Pflegefachkraft nach Kontakt mit dem Infizierten; den Infizierten selbst zu sorgfältiger Toilettenhygiene anhalten.
Krankheiten, die durch **Tröpfcheninfektion** übertragen werden	Eine vollständige Expositionsprophylaxe ist oft nicht durchführbar. Generell sollten z. B. während einer Grippeepidemie insbesondere gefährdete Personen größere Menschenansammlungen vermeiden. Bei Vorliegen hochinfektiöser und gefährlicher Infektionskrankheiten sollten infizierte Personen bei Sprechkontakt mit anderen Menschen einen Mundschutz tragen. Im Einzelfall muss die Notwendigkeit von Quarantänemaßnahmen mit vollständiger Isolation des Infizierten überprüft werden (→ S. 239).

9.2 Epidemiologische Grundbegriffe

Epidemiologie ist die Lehre von der Ursache und Verbreitung von Infektionskrankheiten. Folgende Begriffe der Epidemiologie sind auch im pflegerischen Alltag wichtig.

Epidemie	Ein binnen eines bestimmten Zeitintervalls gehäuftes Auftreten einer Infektionskrankheit innerhalb einer Bevölkerungsgruppe
Morbidität	Anzahl der an einer bestimmten Krankheit leidenden Menschen, meist bezogen auf 100 000 Einwohner innerhalb eines Jahres
Mortalität	Anzahl der an einer bestimmten Krankheit gestorbenen Menschen, meist bezogen auf 100 000 Einwohner innerhalb eines Jahres
Letalität	Anzahl der an einer bestimmten Krankheit gestorbenen Menschen bezogen auf die Gesamtzahl der an dieser Krankheit leidenden Menschen (Beispiel: Eine Letalität von 1 % bedeutet, dass von 100 an einer bestimmten Krankheit leidenden Menschen 1 Mensch an dieser Krankheit stirbt).
Infektionsquelle	Ausgangspunkt der Infektion. Dies kann ein bereits infizierter Mensch, aber auch Tiere oder Gegenstände (z.B. verdorbene Speisen) sein.
Inkubationszeit	Zeitintervall zwischen Eindringen des Erregers in den Körper und dem Auftreten der ersten Krankheitssymptome. Die Inkubationszeit kann je nach Erreger wenige Stunden bis mehrere Wochen betragen.
Kontamination	Besiedlung oder oberflächliches Haften eines Krankheitserregers an einem Menschen oder einem Gegenstand. Ein kontaminierter Mensch zeigt keine Reaktion auf die Besiedlung, ist also nicht infiziert, kann seinerseits jedoch zur Infektionsquelle werden.

9.3 Infektionswege

Krankheitserreger können auf unterschiedliche Weise in den menschlichen Körper eindringen.

Am häufigsten ist die sog. **Tröpfcheninfektion**, bei der Flüssigkeitspartikel mit darin enthaltenen Krankheitserregern über die Luft übertragen werden. Diese Übertragung entsteht, wenn ein infizierter Mensch hustet oder niest, aber auch bereits beim normalen Sprechkontakt (→ Abb. 1). Die Krankheitserreger gelangen auf diesem Weg zu den Schleimhäuten anderer Menschen, wo sie mithilfe spezieller Rezeptoren in die Zellen eindringen und sich dort vermehren: Eine Infektion beginnt.

Ein anderer Infektionsweg ist die Aufnahme von Krankheitserregern über den Verdauungstrakt, z.B. über infizierte oder verdorbene Speisen (→ Abb. 2). Auf diese Weise werden die meisten Magen-Darm-Infektionen übertragen.

Schmierinfektionen entstehen durch Verschmieren von infektiösem Material auf der Haut oder auch durch Übertragung von dem Enddarm in den Mund.

Seltenere Wege sind die Übertragung über sexuelle Kontakte oder über Blutbestandteile . Auf diese Weise werden z.B. Virusinfektionen wie die Hepatitis B und C sowie Aids übertragen (→ Abb. 3).

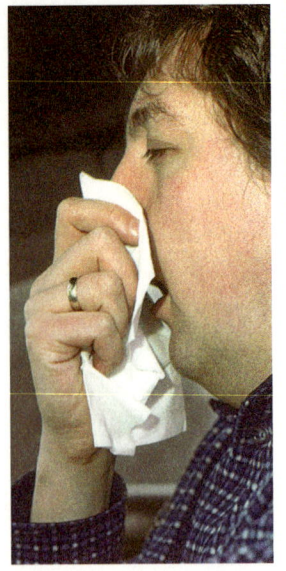

Abb. 1:
Tröpfcheninfektion

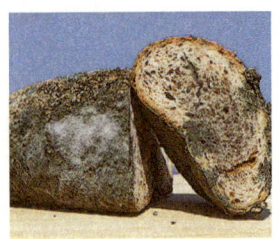

Abb. 2:
Verschimmeltes Brot

Abb. 3: Hauptübertragungsweg bei Aids ist der Geschlechtsverkehr. Kondome bieten ein hohes Maß an Sicherheit.

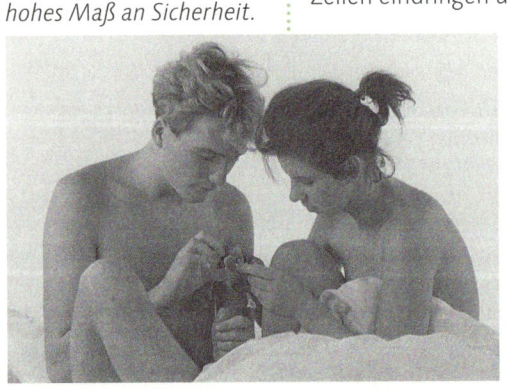

9.4 Krankheitserreger

Die häufigsten Krankheitserreger beim Menschen sind Bakterien und Viren. In selteneren Fällen sind auch Pilze, Prionen (z.B. Erreger von BSE und Creutzfeld-Jakob-Erkrankung), Parasiten wie Würmer, Flöhe und Läuse oder auch sog. Protozoen (z.B. Trichomonaden) Erreger von Krankheiten. Die genannten Krankheitserreger führen je nach Organbefall meist zu typischen Krankheitsverläufen. Im Einzelfall kann die Zuordnung eines Krankheitsbildes zu einem bestimmten Erreger alle beteiligten Pflegefachkräfte und Ärzte jedoch vor eine schwierige Aufgabe stellen.

Bakterielle Infektionen und Pilzerkrankungen werden am sichersten durch die Isolation eines Bakteriums aus dem Blut oder Körperflüssigkeiten des Erkrankten diagnostiziert. Viruserkrankungen entziehen sich oft dem direkten Nachweis. Hier sind oft immunologische Nachweismethoden erforderlich, die auf der Immunreaktion des Körpers gegen die verantwortlichen Viren beruhen.

Eine im Alter zunehmend häufige Komplikation von Infektionskrankheiten ist die **Sepsis** („Blutvergiftung"), die in Deutschland jährlich bei Zehntausenden von Menschen zum Tode führt. Als Sepsis wird die Reaktion des Körpers auf eine sich unkontrolliert ausbreitende Infektion bezeichnet, die durch das ständige oder wiederholte Eindringen von Krankheitserregern oder ihren Giften in das Blut gekennzeichnet ist. Eine Sepsis wird meist durch Bakterien, seltener durch Viren oder Pilze hervorgerufen. Wenn die Immunabwehr des Körpers auf das Eindringen der Krankheitserreger versagt, kommt es zum → septischen Schock mit Kreislauf- und Nierenversagen und schweren Störungen der → Blutgerinnung, die auch unter Aufbietung aller medizinischen Möglichkeiten oft nicht mehr beherrscht werden können. Die Letalität des septischen Schocks liegt bei bis zu 80 %.

septischer Schock
→ S. 670

Blutgerinnung
→ S. 112

9.4.1 Bakterien

Bakterien sind auf der ganzen Welt mit einer unzählbaren Artenvielfalt vertreten. Einige Bakterien leben mit dem Menschen in Symbiose, d.h., sie besiedeln bestimmte Körperregionen und sind an wichtigen Stoffwechselprozessen beteiligt. Beispielsweise unterstützt Escherischia coli (E. coli → S. 600), ein physiologischerweise im Darm vorkommendes Bakterium, den Verdauungsablauf. Für den Menschen stellen nur einige Vertreter der Bakteriengattung eine Bedrohung in Form von Krankheitserregern dar.

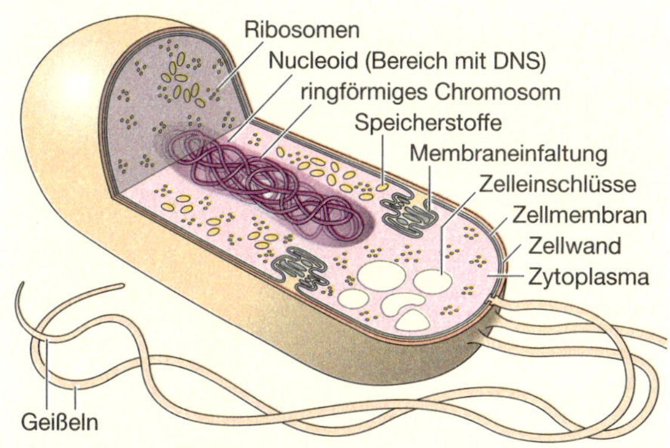

Abb. 1: Aufbau einer Bakterienzelle

Aufbau und Klassifikation von Bakterien

Bakterien sind winzige, meist 0,2 bis 2,0 μm große einzellige Lebewesen. Sie unterscheiden sich von den Körperzellen des Menschen dadurch, dass sie keinen Zellkern besitzen und eine komplexe äußere Hülle haben, die aus einer Zellmembran und einer Zellwand besteht (→ Abb. 1). Die Erbsubstanz liegt frei als ringförmige Struktur innerhalb des Bakteriums. Bakterien vermehren sich durch Zweiteilung mit kurzen Generationsdauern, die meist nur Minuten bis wenige Stunden betragen. Dadurch können sich eingedrungene Bakterien innerhalb kurzer Zeit vermehren.

Unter den Bakterien herrschen wenige Grundformen vor. Man unterscheidet kugelförmige (sog. **Kokken**) stäbchenförmige (sog. **Stäbchen**) und gekrümmte Stäbchen.

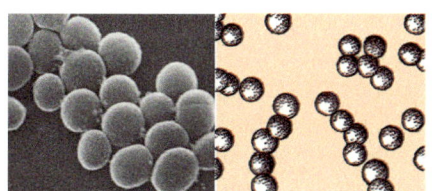

Abb. 2: Kokken

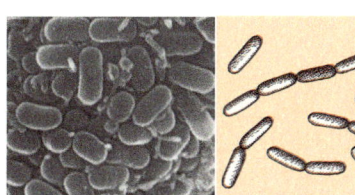

Abb. 3: Stäbchen

Eine weitere Unterscheidung von Bakterien basiert auf einer Färbetechnik **(Gramfär-bung)**, die bestimmte Strukturen in der Zellmembran anfärbt. Je nach Ansprechen auf diese Färbetechnik werden **grampositive und gramnegative Bakterien** unterschieden.

Häufige bakterielle Erkrankungen in der Altenpflege

Staphylokokken

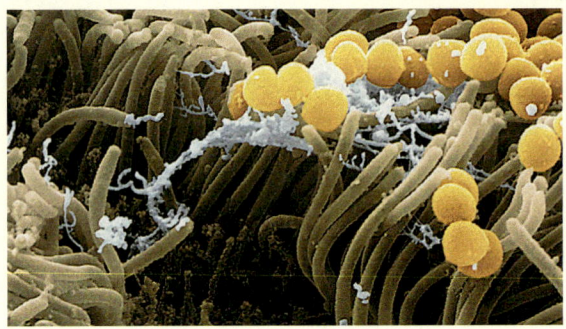

Staphylokokkus aureus (auf der Nasenschleimhaut)

Staphylokokken sind grampositive, in Traubenform wachsende Kokken, die beim Menschen auf der Haut und den Schleimhäuten sowie im Darmtrakt vorkommen. Man unterscheidet den harmlosen Staphylokokkus epidermidis von dem pathogenen **Staphylokokkus aureus**, der zu den häufigsten Eitererregern gehört. Diese Staphylokokken verursachen Abszesse (→ S. 212) und Wundinfektionen (→ S. 477). Außerdem produzieren sie ein Gift *(Toxin)*, das im Magen-Darm-Trakt auch ohne Vermehrung der Staphylokokken zu heftigen Symptomen einer Nahrungsmittelvergiftung und im Blut zu schweren Kreislaufreaktionen führen kann.

Streptokokken

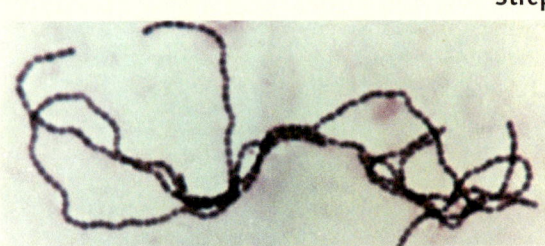

Streptokokken sind grampositive, in Kettenform gelagerte Kokken, die normalerweise die Schleimhäute des Menschen besiedeln. Eintrittspforte für Infektionen sind häufig Hautverletzungen und die Schleimhäute selbst. Sie können unterschiedliche Krankheitsbilder hervorrufen, z.B. Wundinfektionen, Eiterungen, Mandelentzündung *(Tonsillitis)* und Scharlach. Außerdem sind sie an der Kariesentstehung beteiligt.

Enterobakterien

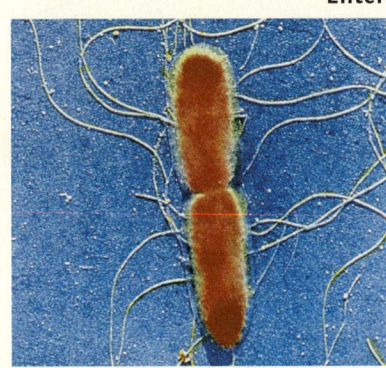

Salmonella typhi

Enterobakterien sind gramnegative Stäbchenbakterien, die im menschlichen Darm vorkommen. Manche dieser Bakterien sind immer pathogen, manche führen nur unter bestimmten Bedingungen zu Krankheitssymptomen. Zu den immer pathogenen Enterobakterien zählen die **Salmonellen**. Wenn Salmonellen mit der Nahrung aufgenommen werden, können sie je nach Spezies schwere Durchfallerkrankungen oder auch Typhus hervorrufen. Die Inkubationszeit (→ S. 598) für Durchfallerkrankungen durch Salmonelleninfektion beträgt 12 Stunden bis 3 Tage, für Typhus bis zu 3 Wochen. Um eine Durchfallerkrankung auszulösen, muss eine relativ große Menge von Bakterien mit der Nahrung aufgenommen werden. Infektionsquelle für Salmonellenerkrankungen sind häufig infizierte Menschen oder auch Tiere, die Salmonellen mit dem Stuhl ausscheiden. Häufigster Übertragungsweg sind Speisen, die mit Salmonellen verunreinigt werden und in denen sich die Erreger vermehren können, ehe sie vom Menschen mit der Nahrung aufgenommen werden. Oft sind Fleisch, Ei- und Milchprodukte von diesen Verunreinigungen betroffen.

Escherischia coli-Bakterien, abgekürzt **E. coli**, leben normalerweise im menschlichen Darm, ohne hier Erkrankungen hervorzurufen. Außerhalb des Darmtraktes können sie jedoch Infektionen hervorrufen. Besonders häufig sind Harnwegsinfekte (→ S. 555) durch E. coli.

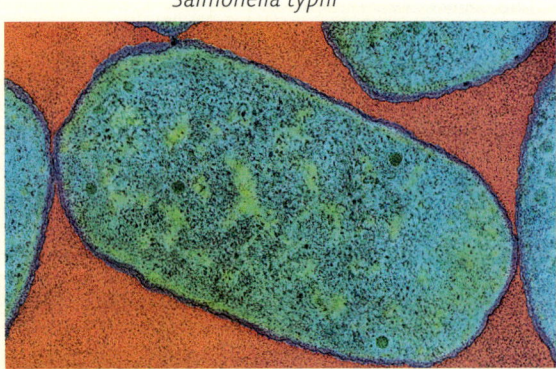

Escherischia coli

9.4.2 Viren

Viren sind sehr kleine Infektionserreger, deren Größe zwischen 20–300 µm liegt. Sie besitzen im Gegensatz zu Bakterien keine eigene Zellstruktur. Viren bestehen aus einer Erbsubstanz (meist DNS → S. 103), die von einer Eiweißhülle umgeben ist. Sie haben keinen eigenen Stoffwechsel und können sich nicht selbst vermehren.

Für die Vermehrung sind sie auf andere Zellen angewiesen. Dafür dringen Viren in eine Wirtszelle, z. B. eine menschliche Zelle oder auch ein Bakterium, ein oder injizieren ihre Erbsubstanz in die Zelle (→ Abb. 1).

Die Erbsubstanz der Viren benutzt den Stoffwechsel der Wirtszelle, um sich zu vermehren. Die Wirtszelle wird durch den Virenbefall zerstört und gibt hierbei die neue Virengeneration, die sich in der Zelle vermehren konnte, frei.

Eiweißhülle
Zelloberfläche von E. coli
Grundplatte
Viren-Erbsubstanz

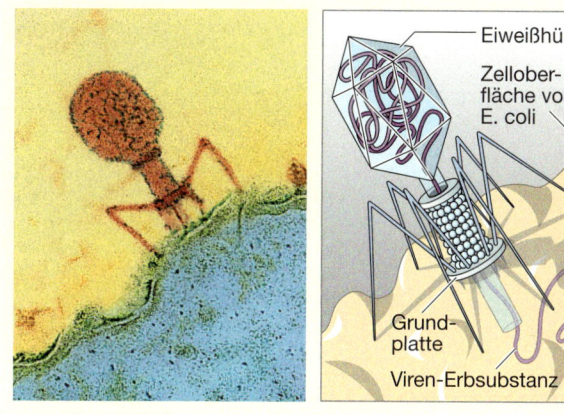

Abb. 1: Ein Virus schleust seine Erbsubstanz in eine Zelle ein.

Bei manchen Viruserkrankungen, z. B. der → Hepatitis B, können die Viren auch lange Zeit in Zellen nachweisbar sein, ohne dass die Zelle hierdurch zerstört wird. Durch Zellteilung der Wirtszellen werden die Viren auf die nachfolgenden Zellgenerationen übertragen.

Hepatitis B
→ S. 529

Viren – klein, aber gefährlich
Virus
Erbgut (DNS)
Eiweißhülle
Viren haben keinen eigenen Stoffwechsel und können sich nur über „Wirtszellen", z.B. im Menschen, vermehren.
Viren verändern sich schnell, sodass vorbeugende Impfungen (z.B. gegen Grippe) jährlich wiederholt werden müssen.
Beispiel eines Infektionsverlaufs
1. Viren verbreiten sich z.B. beim Sprechen, Niesen, Husten durch Tröpfcheninfektion.
Tröpfchen
Virus
Nasenraum
Rachen
Lunge
2. Virus dringt in „Wirtszelle" ein und...
3. ...veranlasst die Zelle, viele Virenkopien herzustellen.
4. Neue Viren schwärmen aus und infizieren die nächsten Zellen; „Wirtszelle" wird geschädigt oder zerstört.
Virenarten (Auswahl)
Krankheiten, die sie verursachen (Beispiele)
Coronaviren
SARS (Schweres Akutes Atemwegssyndrom), Magen-Darm-Entzündungen
Picornaviren
Polio (Kinderlähmung)
Retroviren
Aids, Leukämie
Paramyxoviren
Mumps, Masern, Krupp (Atemwegsinfekt)
Papovaviren
Warzen
Herpesviren
Herpes, Windpocken, Gürtelrose
5. Das Immunsystem versucht, z.B. durch die Bildung von Antikörpern, die Viren unschädlich zu machen.
Lymphozyten (weiße Blutkörperchen)
Antikörper
© Globus
8462

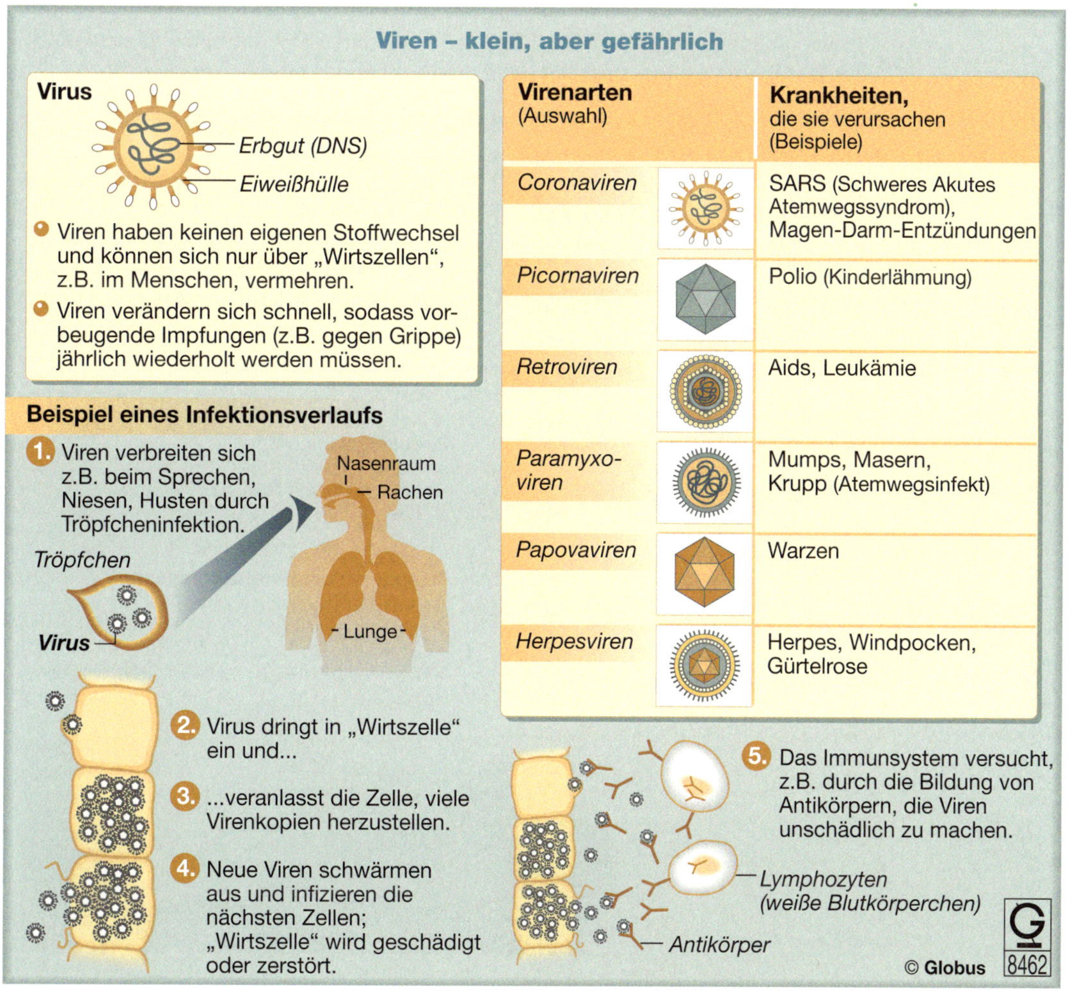

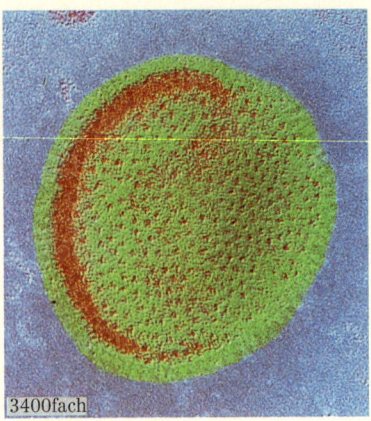

3400fach

Grippevirus

Influenzaviren („Grippevirus")

Influenzaviren verursachen beim Menschen akute, oft schwer verlaufende Erkrankungen der Luftwege. Sie verlaufen häufig als Epidemie (→ S. 598), wenn sich ein neuer Subtyp ausgehend von einer bestimmten Region ausbreitet und weltweite Grippeepidemien auslöst. Das Influenzavirus hat eine große Variabilität der Subtypen, sodass eine überstandene Grippeerkrankung oft keine Immunität gegen nachfolgende Epidemien hinterlässt.

Das Grippevirus wird als Tröpfcheninfektion übertragen. Die Inkubationszeit beträgt meist 1 bis 4 Tage. In dieser Zeit vermehrt sich das Virus im Flimmerepithel der Atemwege (→ S. 150), was zu ausgedehnten Entzündungen und Absterben der oberflächlichen Zellen führt. Dadurch geht auch die lokale Immunabwehr gegen bakterielle Infektionen zugrunde. Lebensbedrohlich sind oft die bakteriellen Superinfektionen, insbesondere die bei alten Menschen gefürchtete „Grippepneumonie". Wahrscheinlich sterben allein in Deutschland pro Jahr zwischen 7 000 bis 15 000 Menschen an dem Influenzavirus. In der bislang schlimmsten weltweiten Grippeepidemie, der „Spanischen Grippe" 1918 und 1919, starben wahrscheinlich über 20 Millionen Menschen weltweit an dieser Erkrankung.

Alte Menschen, die durch das Influenzavirus infiziert werden, haben eine besonders große Letalität. Die ständige Impfkommission (STIKO) empfiehlt Personen über 60 Jahren daher generell, sich jährlich zu Beginn der kalten Jahreszeit gegen Influenza impfen zu lassen. Weil jedes Jahr ein anderer Grippeerreger Auslöser der Epidemien ist, muss die Impfung in jedem Jahr mit einem entsprechend zusammengestellten Impfstoff wiederholt werden. Außerdem sollte auch das Pflegepersonal in Krankenhäusern und Altenpflegeheimen geimpft werden, damit diese keine Grippe übertragen können.

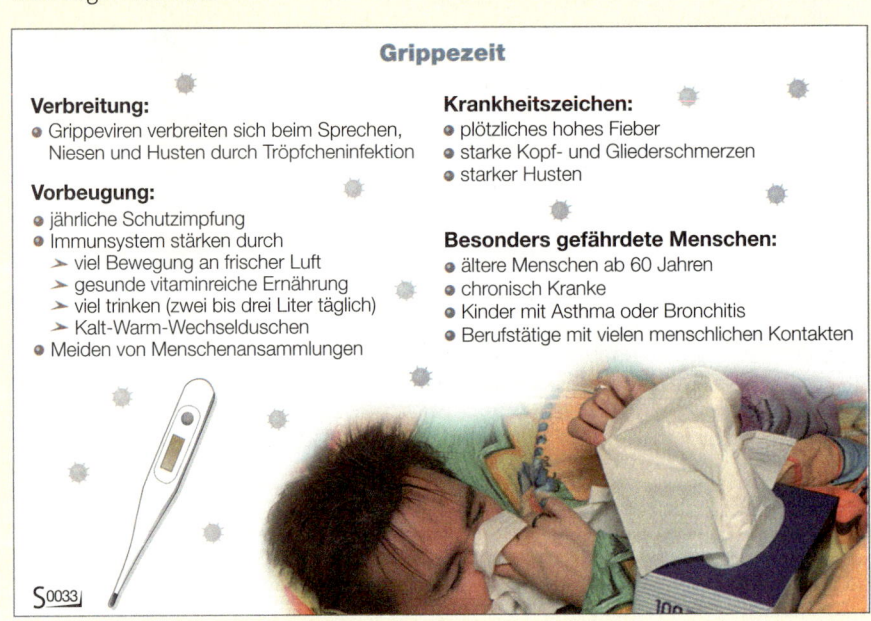

Grippezeit

Verbreitung:
- Grippeviren verbreiten sich beim Sprechen, Niesen und Husten durch Tröpfcheninfektion

Vorbeugung:
- jährliche Schutzimpfung
- Immunsystem stärken durch
  - viel Bewegung an frischer Luft
  - gesunde vitaminreiche Ernährung
  - viel trinken (zwei bis drei Liter täglich)
  - Kalt-Warm-Wechselduschen
- Meiden von Menschenansammlungen

Krankheitszeichen:
- plötzliches hohes Fieber
- starke Kopf- und Gliederschmerzen
- starker Husten

Besonders gefährdete Menschen:
- ältere Menschen ab 60 Jahren
- chronisch Kranke
- Kinder mit Asthma oder Bronchitis
- Berufstätige mit vielen menschlichen Kontakten

S 0033

Rhinoviren

Rhinoviren verursachen die harmlosen Erkältungskrankheiten. Sie werden durch Tröpfcheninfektion übertragen und haben eine Inkubationszeit von maximal 24 Stunden. Die Erkrankung verläuft meist komplikationslos; Probleme können durch bakterielle Superinfektionen entstehen.

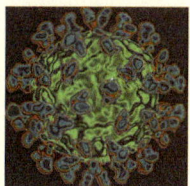

Herpesviren

Zu den Herpesviren gehört das **Herpes-simplex-Virus**, das auch bei gesunden Menschen vorkommen kann. Die Viren befallen Schleimhäute und führen hier zu einer Bläschenbildung. Die Bläschen platzen innerhalb weniger Tage und heilen ohne Narbenbildung ab. Anschließend können die Viren in den Spiralganglien (→ S. 184) persistieren (bestehen bleiben). Von dort breiten sie sich bei Reaktivierung wieder aus und können an Haut und Schleimhäuten erneute Symptome verursachen. Typisch hierfür ist der **Herpes labialis**, der sog. Lippenherpes, der bei infizierten Menschen regelmäßig reaktiviert werden kann.

Das **Varizellenvirus** ist der Erreger der Windpocken und der **Gürtelrose** (→ S.485). Als Ersterkrankung führt es zu der Windpockenerkrankung. Anschließend kann es jahrzehntelang in den Spinalganglien (→ S. 184) persistieren und vor allem bei älteren Menschen eine Gürtelrose verursachen.

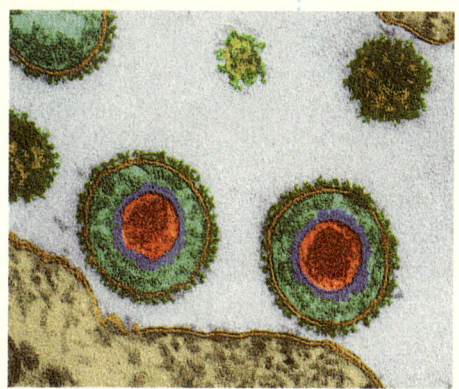

Herpesviren

Gastroenteritisviren

Diese Viren zählen zu den häufigsten Verursachern ansteckender Durchfallerkrankungen (**Gastroenteritis** → S.519). Besonders häufige und hochgradig ansteckende Vertreter sind das **Rotavirus** und das **Norovirus** (früher Norwalkvirus). Noroviren verursachen oft epidemieartige Ausbrüche in Gemeinschaftseinrichtungen wie z.B. Altenpflegeheimen. Die Übertragung der Krankheitserreger erfolgt auf fäkal-oralem Weg, d.h. über Nahrungsaufnahme von infiziertem Material, das aus dem Stuhl erkrankter Menschen stammt. Für eine Erkrankung reichen bereits geringe Mengen des Krankheitserregers. Die Inkubationszeit beträgt wenige Tage. Die Infizierten erkranken an plötzlichem Durchfall und Erbrechen, manchmal in Begleitung von Fieber. Während die Erkrankung für gesunde Menschen zwar unangenehm, in der Regel aber ungefährlich ist, kann der Flüssigkeitsverlust bei alten Menschen innerhalb weniger Stunden zu lebensbedrohlichen Organkomplikationen führen.

Wenn virale Gastroenteritiserkrankungen in einer Gemeinschaftseinrichtung gehäuft auftreten, müssen strenge Hygieneregeln eingehalten werden. Hierzu zählen Schutzkittel und Einmalhandschuhe beim Personal. Generell sollten unnötige Übertragungsquellen, z.B. durch das Händeschütteln, vermieden werden.

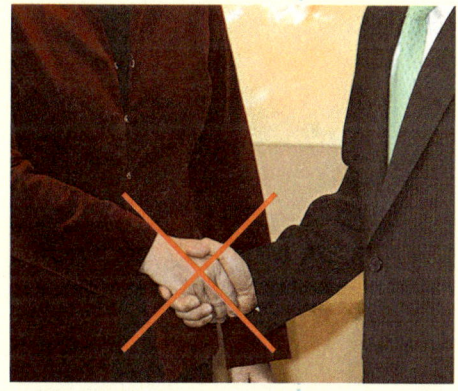

9.4.3 Pilze

Pilze haben viel Ähnlichkeit mit den Pflanzen, können jedoch keine Photosynthese betreiben. Sie gewinnen ihre Energie durch den Abbau organischer Substanzen. Unter den Pilzen gibt es mit mehr als 100 000 Arten eine große Vielfalt, von denen nur wenige für den Menschen gefährlich werden können. Pilzinfektionen führen meist nur bei einer Abwehrschwächung des befallenen Menschen zu Krankheitssymptomen.

Häufige Pilzerkrankungen in der Altenpflege

Hefepilze

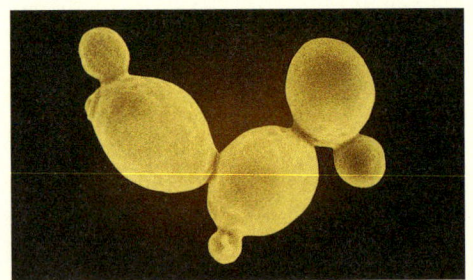

Die häufigste Hefepilzinfektion entsteht durch **Candida albicans**, den Erreger der Candidose (**Soor**).

Candida albicans findet sich auch im gesunden Körper, insbesondere im Darm. Bei einer verminderten Abwehrlage kann Candida albicans Infektionen der Haut und der Schleimhäute hervorrufen (→ Mundsoor, Genitalpilz, S. 485, 515). In seltenen Fällen, z. B. bei Aids-Patienten, können sie sich im gesamten Körper ausbreiten und innere Organe infizieren.

Hautpilze (Dermatophyten)

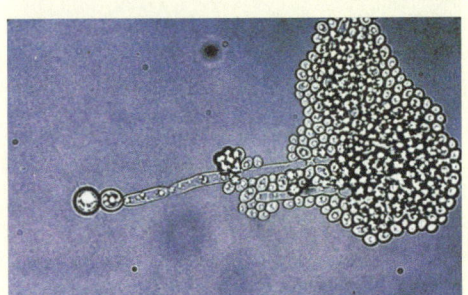

Hautpilze sind eine Gruppe verwandter Fadenpilze, die oberflächliche Infektionen der Haut, Schleimhäute und Nägel hervorrufen. Sie bauen Hornsubstanz ab und gewinnen dadurch ihre Energie.

Hautpilze werden meist durch direkten Kontakt übertragen. Typische Erkrankungen sind der Fußpilz und der Nagelpilz (*Onychomykose* → Abb. 1, S. 484).

Schimmelpilze (Aspergillus)

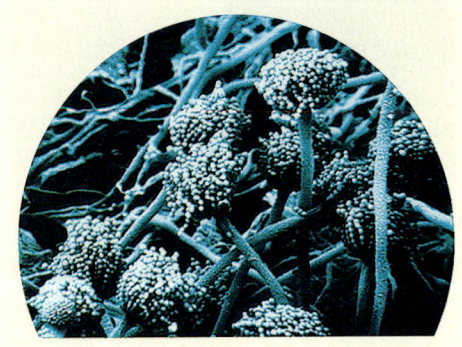

Schimmelpilze sind weltweit auf feuchten Böden oder faulenden organischen Substanzen vorhanden. Für den Menschen ist ein Aspergillusbefall von Lebensmitteln durch **Aspergillus flavus** von Bedeutung, der ein Gift (*Toxin*) produziert, das als karzinogen (Krebs erregend) gilt und Leberschäden verursachen kann. Aspergillus flavus wird besonders häufig in Erdnüssen, feucht gelagertem Reis und Mais gefunden. Insbesondere immungeschwächte Menschen können auch durch Aspergilluspilze infiziert werden. Typisch sind Pneumonien und Blutvergiftungen durch Aspergillus.

9.4.4 Parasiten

Parasiten
parasitos gr. =
Schmarotzer

Parasiten sind eine inhomogene Gruppe von Kleinstlebewesen, die einen Wirt besiedeln und sich auf seine Kosten ernähren. Unter ihnen gibt es **Einzeller**, die Ähnlichkeit mit Bakterien aufweisen und Erkrankungen wie Malaria oder Trichomonadenentzündungen der Genitalschleimhäute hervorrufen können.

Würmer vermehren sich meist außerhalb des Menschen und wachsen im Magen-Darm-Trakt. Infektionsquelle können ungegartes Fleisch oder Fisch sein.

9.5 Nosokomiale Infektionen

Nosokomiale Infektionen werden definiert als Infektionskrankheiten, die während eines stationären Krankenhausaufenthaltes erworben werden. Die Erreger nosokomialer Infektionen sind oft hartnäckiger und → resistenter gegenüber antibiotischer Behandlung (→ Antibiotika, S. 220) als im häuslichen Bereich erworbene Infektionen. Daher sind nosokomiale Erreger für alte Menschen, die sich aufgrund anderer Grunderkrankungen in ein Krankenhaus begeben, von großer Bedeutung. Bis zu 10 % aller Infektionskrankheiten bei über 70-Jährigen gelten als nosokomial erworben.

Die häufigsten nosokomialen Infektionen sind Harnwegsinfekte, gefolgt von Wundinfektionen nach Operationen und Pneumonien.

Wichtigster Risikofaktor für einen nosokomialen Harnwegsinfekt sind Blasenkatheter (→ Abb. 1, S. 354). Pneumonien treten vor allem als Komplikation einer maschinellen Beatmung auf Intensivstationen auf.

resistent
→ S. 534, 610

Medikamentöse Behandlung bei Infektionskrankheiten

Antiinfektiös wirkende Medikamente

Antiinfektiva sind Medikamente, die zur Bekämpfung von Krankheitserregern eingesetzt werden. Zu diesen Medikamenten zählen vor allem die Antibiotika, aber auch Medikamente zur Bekämpfung von Viren-, Pilz- und Parasitenerkrankungen.

Antibiotika

Antibiotika sind Medikamente, die gegen bakterielle Erkrankungen eingesetzt werden. Sie fanden seit der Entdeckung des Penicillins als antibakteriell wirksame Substanz 1941 eine weltweite Verbreitung. Man unterscheidet in der Wirkung zwischen **bakteriostatischen** Antibiotika, die das Bakterienwachstum hemmen, und **bakteriziden** Antibiotika, die Bakterien abtöten.

Antibiotika
gr. = „gegen etwas Lebendiges"

Folgende Substanzen sind in der Altenpflege von Bedeutung:

Substanz/Gruppe	Wirkstoff/Beispiel	Wirkung/Nebenwirkung
Penicilline	Wichtige Vertreter der Penicilline sind: • **Penicillin G**, das u.a. gegen Atemwegs- und Hautinfektionen eingesetzt wird • **Oxacillin** (z.B. Stapenor®), das besonders wirksam gegen Staphylokokkeninfektionen ist • **Breitspektrumpenicilline**, die gegen ein größeres Spektrum an Bakterien wirken. Zu den Breitspektrumpenicillinen zählen Ampicillin (z.B. Binotal®), Amoxicillin (z.B. Amoxypen®), Piperacillin (z.B. Pipril®). Amoxicillin wird häufig in Kombination mit einem anderen Antibiotikum, der Clavulansäure, eingesetzt, wodurch sich die Wirksamkeit insbesondere gegen Staphylococcus aureus verbessert (Kombinationspräparat z.B. Augmentan®).	Penicillin wurde erstmalig aus Kulturen eines Pilzes (Penicillium notatum) gewonnen, der Penicillin als Stoffwechselprodukt herstellt. Penicillin greift in die Zellteilung der Bakterien ein und lässt sie absterben. Das Penicillin wurde durch Veränderungen der chemischen Struktur weiterentwickelt. Anlass hierfür war vor allem die zunehmende Resistenzbildung (→ S. 610) einzelner Bakterienstämme, die ein Enzym produzieren (β-Lactamase), das Penicillin inaktivieren kann. Man unterscheidet daher β-Lactamase-empfindliche und β-Lactamase-resistente Penicilline. **Nebenwirkungen:** Penicilline sind meistens gut verträglich. Die häufigste Nebenwirkung ist die allergische Reaktion. Die Allergie kann sich als Hautrötung (allergisches Exanthem → S. 483), aber auch mit schweren Kreislaufreaktionen bis zum allergischen Schock (→ S. 669) äußern. Menschen mit einer Penicillinallergie sollten daher einen Allergiepass bei sich tragen und bei jedem Arztkontakt auf ihre Allergie hinweisen. Ampicillin verursacht besonders häufig allergische Hautveränderungen.

Substanz/Gruppe	Wirkstoff/Beispiel	Wirkung/Nebenwirkung
Cephalosporine	Häufig eingesetzte Präparate sind u.a. Cefuroxim (z.B. Zinnat®), Cefaclor (z.B. Panoral®), Cefadroxil (z.B. Bidocef®) und Cefotaxim (z.B. Claforan®).	Cephalosporine greifen ähnlich wie Penicillin in den Zellteilungsprozess der Bakterien ein und töten die Bakterien ab. Sie haben ein breiteres Wirkungsspektrum als Penicilline und werden besonders häufig zur Behandlung von Entzündungen der Atemwege und des Urogenitalsystems eingesetzt. Sie sind ebenfalls bei Weichteilinfektionen wirksam. Ähnlich wie beim Penicillin gibt es sowohl β-Lactamase-empfindliche als auch β-Lactamase-resistente Cephalosporine. **Nebenwirkungen:** Allergien sind unter Cephalosporinen seltener als unter Penicillinen. In Abhängigkeit von der Dosierung und vorbestehenden Nierenerkrankungen sind Nierenschädigungen möglich.
Tetrazykline	Häufig eingesetzt wird das Doxycyclin (z.B. Vibramycin®).	Tetrazykline wirken wachstumshemmend auf viele Bakterien, sind also bakteriostatisch. Sie werden gegen Bakterien eingesetzt, die sich in den Körperzellen des Menschen vermehren (z.B. Mykoplasmen und Chlamydien) und daher für viele Antibiotika schlecht erreichbar sind. Anwendungsgebiet sind vor allem Infektionen der Atemwege und des Hals-Nasen-Ohren (HNO)-Bereichs sowie Entzündungen des Magen-Darm-Trakts. **Nebenwirkungen:** Manchmal treten Unverträglichkeitsreaktionen im Magen-Darm-Trakt in Form von Völlegefühl, Sodbrennen (→ S. 517) oder Durchfällen auf. Bei Kindern werden Tetrazykline in das Skelettsystem und die Zähne eingelagert, wo sie zu Zahnverfärbungen und Wachstumseinschränkungen der Knochen führen können. Daher werden Tetrazykline bei jüngeren Kindern sowie bei Schwangeren nicht eingesetzt. Nach Tetrazyklineinnahme sollte man eine übermäßige Sonneneinstrahlung vermeiden, da die Haut eine vermehrte Empfindlichkeit gegen Sonnenlicht entwickeln kann. Nach Doxycyclineinnahme ist es wichtig, reichlich Flüssigkeit nachzutrinken, da sonst Schäden an der Schleimhaut der Speiseröhre entstehen können.
Aminoglykoside	Am häufigsten wird das Gentamycin (z.B. Refobacin®) eingesetzt.	Aminoglykoside töten Bakterien ab. Sie sind gegen viele Bakterien wirksam und werden gegen Atem- und Harnwegsinfektionen, Entzündungen in Haut und Knochen sowie im Magen-Darm-Trakt eingesetzt. Aminoglykoside sind außerdem in vielen Augen- und Ohrenmedikamenten zur rein lokalen Anwendung enthalten. Aufgrund ihrer Nebenwirkungen werden Aminoglykoside zunehmend selten in Tabletten- oder Infusionsform, sondern meist lokal verwendet. **Nebenwirkungen:** Aminoglykoside schädigen das Gehör und die Nieren. Diese Nebenwirkungen sind dosisabhängig und treten besonders häufig bei bereits eingeschränkter Nierenfunktion auf. Allergien gegen Aminoglykoside sind selten. Bei lokaler Anwendung fallen diese Nebenwirkungen nicht ins Gewicht.

Substanz/Gruppe	Wirkstoff/Beispiel	Wirkung/Nebenwirkung
Gyrasehemmer	Häufig eingesetzte Medikamente sind Ciprofloxacin (z.B. Ciprobay®) und Ofloxacin (z.B. Tarivid®). Gyrasehemmer werden bei weniger schwer wiegenden Infektionen jedoch als Mittel der 2. Wahl angesehen, da sie häufiger Nebenwirkungen haben als viele andere gebräuchliche Antibiotika und man außerdem eine Resistenzentwicklung gegen dieses hochwirksame Antibiotikum vermeiden will.	Gyrasehemmer wirken gegen ein großes Erregerspektrum. Sie werden zur Behandlung von Infektionen der Atemwege und des Urogenitalsystems eingesetzt. Sie sind auch wirksam bei Entzündungen im Magen-Darm-Trakt sowie der Haut und des Skelettsystems. **Nebenwirkungen:** Am häufigsten sind Nebenwirkungen im Magen-Darm-Trakt. Bei alten Menschen treten manchmal Nebenwirkungen im zentralen Nervensystem, wie z.B. Kopfschmerzen, Unruhe, Verwirrtheit, Sehstörungen oder auch Krampfanfälle auf, sodass die Anwendung bei geriatrischen Patienten mit Zurückhaltung erfolgen sollte. Selten sind Gelenkentzündungen oder ein Achillessehnenriss. Nach Einnahme von Gyrasehemmern sollte ebenso wie nach Tetrazyklinen eine übermäßige Sonneneinstrahlung vermieden werden.
Co-trimoxazol	Häufig benutzte Präparate sind Eusaprim® oder Cotrim®.	Co-trimoxazol ist eine feste Kombination aus zwei Antibiotika (Sulfamethoxazol und Trimethoprim), die sich in ihrer Wirksamkeit ergänzen. Es wird vor allem zur Behandlung von Harnwegsinfekten, seltener bei Atemwegsinfektionen oder Entzündungen im HNO-Bereich eingesetzt. **Nebenwirkungen:** Allergien können in Form von Hautveränderungen, aber auch als Fieber oder Bindehautentzündungen auftreten. Insbesondere bei bereits beeinträchtigter Nierenfunktion werden Nierenschädigungen durch Co-trimoxazol beobachtet. Bei alten Menschen wurden Blutveränderungen durch Schädigung des Knochenmarks beobachtet. Seltener sind Nebenwirkungen am Nervensystem in Form von plötzlichen Unruhezuständen oder Auslösung von Psychosen (→ S. 627). Bei Einsatz von Co-trimoxazol müssen mögliche **Wechselwirkungen** mit anderen Medikamenten beachtet werden. Für die Altenpflege relevant sind insbesondere Wechselwirkungen mit oralen Antidiabetika (→ S. 445), Antikoagulantien (→ S. 510), Antazida (→ S. 517), Diuretika (→ S. 493) und Digoxin (→ S. 493). Der behandelnde Arzt sollte darauf hingewiesen werden, wenn ein Patient eine der aufgeführten Substanzen einnimmt.
Makrolid-antibiotika	Am häufigsten eingesetzt wird das Erythromycin (z.B. Eryhexal®).	Makrolide wurden erstmalig aus Pilzkulturen von Streptomyces gewonnen. Sie wirken bakteriostatisch besonders gegen grampositive Bakterien. Sie finden Verwendung in der Behandlung von Infektionen der Atemwege und im HNO-Bereich, aber auch im Urogenitaltrakt. Entzündliche Verlaufsformen der Akne werden ebenfalls mit Makroliden behandelt. **Nebenwirkungen:** Allergien sind selten. Häufiger werden Nebenwirkungen im Magen-Darm-Trakt beobachtet. In seltenen Fällen können Hörstörungen auftreten, die sich in der Regel jedoch zurückbilden.

Substanz/Gruppe	Wirkstoff/Beispiel	Wirkung/Nebenwirkung
Clindamycin	Clindamycin wird z.B. als Sobelin® vertrieben.	Clindamycin ist wirksam in der Behandlung von Infektionen des Skelettsystems, der Atmungsorgane und der Bauch- und Beckenorgane. Insbesondere Staphylokokkeninfektionen werden durch Clindamycin wirksam behandelt.
		Nebenwirkungen: Störungen des Magen-Darm-Trakts in Form von Übelkeit, Durchfällen und Erbrechen sind relativ häufig. Seltener tritt eine Leberschädigung auf.

Virushemmende Medikamente (Virustatika)
Virustatika werden zur Behandlung von Viruserkrankungen eingesetzt. Virustatika können Viren nicht abtöten. Sie greifen aber in den Vermehrungsprozess der Viren ein und hemmen damit das Virenwachstum.

In der Altenpflege sind folgende Substanzen von Bedeutung:

Substanz/Gruppe	Wirkstoff/Beispiel	Wirkung/Nebenwirkung
Aciclovir	Zovirax®	Aciclovir wirkt gegen Herpes-simplex- und Varicella-zoster-Infektionen. Es wird sowohl systemisch in Form von Tabletten oder Infusionen als auch lokal als Salbe eingesetzt. Aciclovir ist nur gegen Viren in der Vermehrungsphase wirksam, nicht jedoch gegen persistierende Viren in der Ruhephase. Daher können Rezidive (→ S. 210), die bei Infektion durch Herpesviren häufiger auftreten, durch Aciclovir nicht verhindert werden.
		Nebenwirkungen: Nach Aciclovir-Infusionen können zentralnervöse Nebenwirkungen in Form von Krampfanfällen, Verwirrtheit oder akuten Psychosen auftreten. In Tablettenform kann Aciclovir Magen-Darm-Beschwerden verursachen. Aciclovirhaltige Salben, die z.B. gegen Herpes labialis eingesetzt werden, können umschriebene Rötungen oder Brennen der behandelten Haut hervorrufen.
Tromantadin	z.B. Viru-Merz®	Tromantadin wirkt gegen Herpes-simplex-Infektionen der Haut.
		Nebenwirkungen: Gelegentlich treten auf den behandelten Hautpartien allergische Reaktionen auf.

Pilzhemmende Mittel (Antimykotika)

Antimykotika werden zur Behandlung von Pilzerkrankungen (*Mykosen* → S. 484) eingesetzt. Die Behandlung erfolgt meist als lokale Anwendung, z. B. bei Pilzinfektionen der Haut und der Nägel oder auch im Genitalbereich. Die systemische Behandlung ist nur in seltenen, meist schweren Krankheitsverläufen erforderlich. Antimykotika hemmen das Pilzwachstum oder bringen die Pilze zum Absterben.

Die am häufigsten eingesetzten Substanzen sind:

Substanz/Gruppe	Wirkstoff/Beispiel	Wirkung/Nebenwirkung
Clotrimazol	Ein häufig eingesetztes Präparat ist Canesten®.	Clotrimazol ist ein Breitbandmykotikum, das gegen die meisten Pilze wirkt, die beim Menschen Krankheitssymptome hervorrufen. Hierzu zählen die Dermatophyten und Candida albicans (→ S. 604). Behandelt werden Pilzinfektionen der Haut und Schleimhäute, auch Hefepilzinfektionen der Scheide. Clotrimazol wird lokal als Salbe, Spray, Puder oder Vaginalzäpfchen eingesetzt. **Nebenwirkungen:** Gelegentlich tritt eine leichte Rötung oder ein Brennen der behandelten Hautpartien bzw. der Schleimhaut auf.
Amphotericin B	Für die lokale Behandlung steht als Präparat Ampho-Moronal® in verschiedenen Zubereitungsformen zur Verfügung.	Amphotericin B wird zur Behandlung von Hefepilzinfektionen der Haut und der Schleimhäute eingesetzt. Bei oraler Aufnahme, z. B. in Form von Saft, Tabletten oder Lutschtabletten, wird Amphotericin B nicht vom Körper aufgenommen, wirkt also rein lokal. Eine systemische Anwendung erfolgt in Form von Infusionen, ist aber mit schweren Nebenwirkungen behaftet und daher schweren Krankheitsbildern vorbehalten. **Nebenwirkungen:** Die lokale Anwendung führt manchmal zu umschriebenen Haut- und Schleimhautirritationen, die sich als Rötung und Schwellung äußern können. Bei der systemischen Gabe können Fieber, Nierenfunktionsstörungen, Leberschädigungen oder auch ein Gehörverlust auftreten.
Nystatin	Als Präparat wird z. B. Candido-Hermal® vertrieben.	Nystatin ist wirksam in der Behandlung von Hefepilzinfektionen der Haut und Schleimhäute. Es ist Mittel der ersten Wahl zur Behandlung des Mundsoors (→ S. 515) und von Windelpilzinfektionen. **Nebenwirkungen:** Gelegentlich treten Überempfindlichkeitsreaktionen der behandelten Hautpartien auf. Bei oraler Anwendung werden manchmal Magen-Darm-Beschwerden beklagt.

9.6   Resistenzbildung und Problemkeime

Resistenz
→ S. 534

Als Resistenz wird die Unempfindlichkeit von Krankheitserregern gegen antiinfektiös wirkende Medikamente bezeichnet. Resistenzbildung, insbesondere gegen Antibiotika, stellt ein zunehmendes Problemfeld der modernen Medizin dar.

Resistenzen gegen Antibiotika haben unterschiedliche Ursachen:
- **natürliche Unempfindlichkeit der Bakterien gegenüber einem Antibiotikum:** Diese kann auf spezifischen Eigenschaften des Bakteriums, z. B. der Zellwand, beruhen. Natürliche Resistenzen sind meist unproblematisch, weil sie als Bakterieneigenschaft von vornherein bekannt sind und daher ungeeignete Antibiotika nicht zur Behandlung eingesetzt werden.
- **erworbene Resistenzen:** Erworbene Resistenzen sind problematischer. Die Bakterien sind primär empfindlich gegen das Antibiotikum, entwickeln im Laufe der Zeit z. B. durch Produktion eines Enzyms, das das Antibiotikum inaktiviert, oder durch Veränderungen ihrer Zellwand eine Unempfindlichkeit gegen zuvor wirksame Antibiotika. Diese Veränderungen beruhen auf Änderungen des genetischen Bakteriencodes, durch die sich Bakterien an Antibiotika anpassen und sie für sich unschädlich machen können.

Durch diesen Mechanismus sind bereits unterschiedliche Bakterienstämme entstanden, die **multiresistent** sind, d. h., durch gängige Antibiotika nicht mehr bekämpft werden können. Multiresistente Bakterien finden sich besonders häufig als nosokomiale Keime (→ S. 605) in Krankenhäusern. Diese multiresistenten Keime sind für gesunde Menschen oft ungefährlich, weil sie sich gegen die normale Bakterienbesiedlung des gesunden Menschen nicht durchsetzen können. Gefährdet sind jedoch immungeschwächte und alte Menschen, die mit mehreren Antibiotika vorbehandelt wurden. Multiresistente Keime sind bereits als Stämme von Staphylokokkus aureus, Enterokokken und Pseudomonas aeruginosa bekannt. Auch Tuberkulosebakterien (*Mykobakterium tuberculosis* → S. 534) haben bereits unterschiedliche resistente Stämme entwickelt, was ein zunehmend großes Problem der weltweiten Tuberkulosebekämpfung darstellt.

Im Krankenhaus, zunehmend auch in Altenpflegeheimen stellen Oxacillin-resistente Staphylokokkus-aureus-Stämme **(ORSA)**, die früher als Methicillin-resistente Staphylokokkus aureus **(MRSA)** bezeichnet wurden, ein großes Problem dar. Diese Bakterien sind resistent gegenüber Penicillinen, Cephalosporinen, Erythromycin, Aminoglykosiden und Gyrasehemmern. ORSA rufen bei immungeschwächten und/oder intensivpflichtigen Patienten schwere Infektionen der Atemwege, Harnwege und der Weichteile hervor. Bei gesunden Menschen können ORSA symptomlos Haut und Schleimhäute besiedeln und von dort übertragen werden.

In manchen Krankenhäusern und Altenpflegeheimen sind über 20 % des gesunden Personals asymptomatische ORSA-Träger. Für das Personal ist daher eine strikte Einhaltung der Hygienevorschriften, regelmäßige Händedesinfektion vor und nach Patientenkontakt und ggf. der Versuch einer Keimsanierung erforderlich. ORSA-infizierte Patienten werden in Krankenhäusern isoliert.

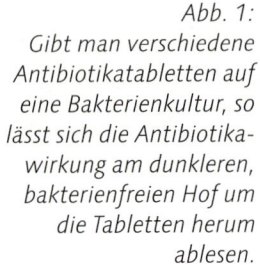

Weitere Informationen finden Sie unter www.nlga.niedersachsen.de/mrsa/MRSA_ap.pdf

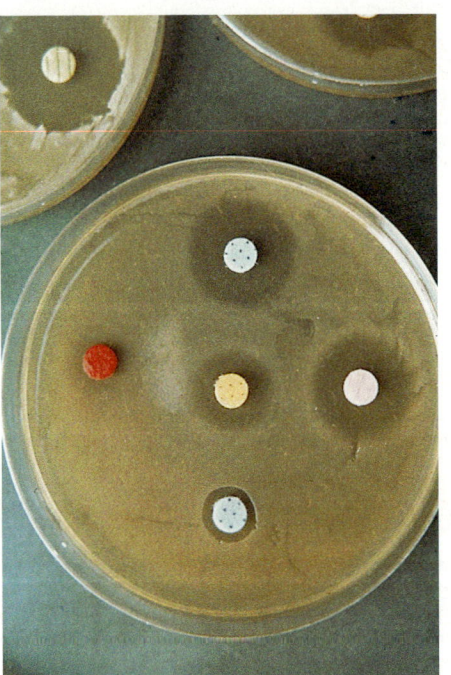

Abb. 1:
Gibt man verschiedene Antibiotikatabletten auf eine Bakterienkultur, so lässt sich die Antibiotikawirkung am dunkleren, bakterienfreien Hof um die Tabletten herum ablesen.

9.7 Pflege bei Fieber

Wärmeregulation

Die Körpertemperatur eines Menschen ist abhängig von der Tageszeit und verschiedenen hormonellen und stoffwechselabhängigen Prozessen. Als Normaltemperatur gelten rektal, d.h. im Enddarm, gemessene Werte zwischen 36,4 °C und 37,4 °C. Körpertemperaturen über 42 °C sind in der Regel mit dem Leben nicht mehr vereinbar. Eine Erhöhung der Körpertemperatur über 38 °C durch eine Reizung des Wärmeregulationszentrums im ZNS (→ *Hypothalamus*, S. 180) oder durch Entzündungsprozesse im Körper wird als **Fieber** bezeichnet. In Abgrenzung hierzu spricht man manchmal bei einer Erhöhung der Körpertemperatur aufgrund nicht-infektiöser Ursachen, z.B. durch eine hohe Umgebungstemperatur oder eingeschränkte Wasserverdunstung aufgrund von Flüssigkeitsmangel, von einer **Hyperthermie**.

Davon abzugrenzen ist die **Hypothermie**. Dabei handelt es sich um eine Untertemperatur (Körpertemperatur unter 36 °C), die z.B. bei Auskühlung (mangelhafte Bekleidung, niedrige Außentemperatur), bei Vergiftung, Tumoren, im Schock und bei Stoffwechselerkrankungen vorkommen kann. Körpertemperaturen unter 26–28 °C können zum tödlichen Herzflimmern (→ Abb. 1, S. 495) führen.

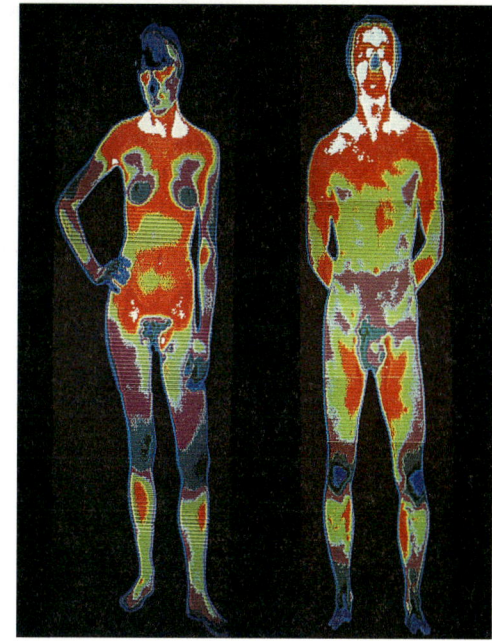

Abb. 1: *Temperaturbild (Thermogramm) von Frau und Mann. Rot: Bereiche höchster Körpertemperatur*

Der Körper verfügt über folgende Möglichkeiten der Temperaturregulation

Wärmebildung durch Zittern (Muskelkontraktionen) und durch vermehrte Verbrennung (erhöhter Stoffwechsel)

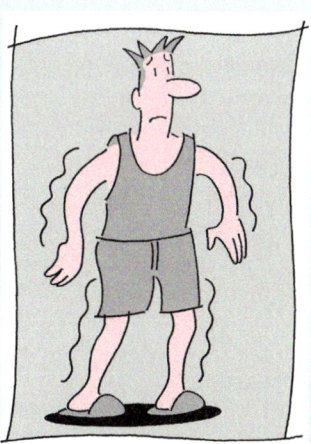

Reduzierung der Wärmebildung durch Reduzierung der Stoffwechselvorgänge (geringe Verbrennung) und durch Muskelruhigstellung

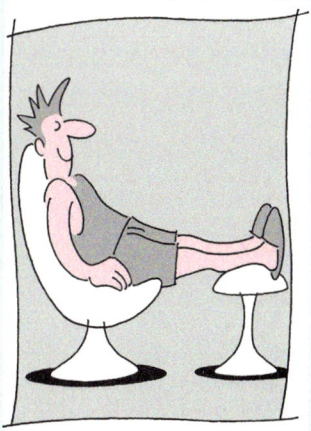

Reduzierung der Wärmeabgabe durch Drosselung der Hautdurchblutung mittels Engstellung peripherer Gefäße (Hautgefäße)

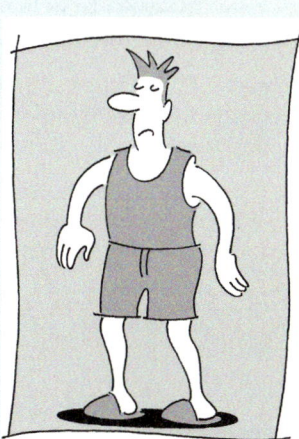

Wärmeabgabe durch gesteigerte Hautdurchblutung, vermehrte Schweißproduktion und gesteigerte Atmung

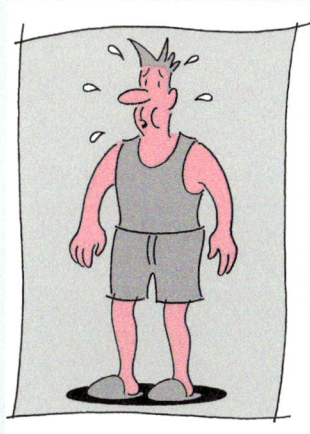

Temperaturmessmethoden

Axillare Temperaturmessung

Die Messung erfolgt in der Achselhöhle (so genannte **Schalentemperatur** des Körpers). Ein Thermometer wird in die trockene, entzündungsfreie Achselhöhle gelegt. Die Messdauer beträgt 8 bis 10 Minuten. Die Methode ist hygienisch und vergleichsweise angenehm. Nachteilig sind eine lange Messzeit und ungenaue Werte.

Fehlerquellen sind
- nicht getrocknete Achselhöhlen
- Kleidungsstücke zwischen Thermometer und Haut
- bei Quecksilberthermometern ist der Quecksilberfaden nicht vollständig im Depot
- zu kurze Messdauer (Thermometer zu früh entfernt)

Temperaturstufen bei rektaler Messung

Untertemperatur	unter ca. 36,3 °C
normale Temperatur	über ca. 36,3 bis 37,4 °C
subfebrile Temperatur	über ca. 37,4 bis ca. 38,0 °C
mäßiges Fieber	über ca. 38,0 bis ca. 39,0 °C
hohes Fieber	über ca. 39,0 bis ca. 39,9 °C
sehr hohes Fieber	über ca. 40,0 °C

Rektale Temperaturmessung

Die Temperaturkontrolle erfolgt durch die Messung im Enddarm (rektal). Dazu wird das Thermometer in eine Schutzhülle gesteckt. Der Pflegebedürftige wird gebeten, sich in Bauch- oder Seitenlage zu drehen. Das Thermometer wird unter leichten Drehbewegungen 2 bis 3 cm vorsichtig in den Enddarm eingeführt. Die Pflegefachkraft bleibt präsent und hält bei unruhigen Pflegebedürftigen das Thermometer fest. Die Messdauer beträgt 2 bis 4 Minuten. Die gemessene Temperatur entspricht in etwa der **Körperkerntemperatur**. Der Messwert liegt etwa 0,5 °C höher als bei der axillaren Messung.

Vorteilhaft sind die kurze Messdauer und sichere Ergebnisse sowie die frühzeitige Erfassung von Entzündungen im Unterbauch. Nachteilig sind die unangenehme Messung (Beeinträchtigung der Intimsphäre), die Verletzungsgefahr sowie die Gefahr der Keimverschleppung.

Fehlerquellen sind
- Zäpfchenrückstände
- zu kurze Messdauer

Orale/sublinguale Temperaturmessung

Die Temperaturmessung erfolgt im Mund (oral) bzw. unter der Zunge (sublingual). Dazu wird die Thermometerspitze unter die Zunge gelegt. Während der Messzeit bleibt der Mund geschlossen (Nasenatmung). Die Messdauer beträgt 5 bis 6 Minuten. Der Messwert ist ca. 0,3 °C höher als bei der axillaren Temperaturmessung.

Vorteilhaft ist die schnelle und einfache Temperaturkontrolle. Für unruhige und desorientierte Pflegebedürftige sowie Patienten mit Atemnot, Hustenreiz und Munderkrankungen ist diese Methode weniger geeignet.

Fehlerquellen sind
- Atmung mit offenem Mund
- Entzündungen in der Mundhöhle
- Nahrungsaufnahme (kalt, heiß) vor der Temperaturmessung
- zu kurze Messdauer

Inguinale Messung (in der Leistenbeuge)

Diese Messung entspricht der axillaren Temperaturmessung.

Körpertemperaturmessgeräte

Quecksilberthermometer

Vor jeder Messung muss das Quecksilber in das Depot hinuntergeschlagen werden. Die Messdauer beträgt mehrere Minuten. An der Skalierung ist das Ergebnis der Messung ablesbar. Je nach Messmethode gibt es Thermometer mit einer speziell geformten Spitze: Eine schmale Spitze wird für die axillare Messung verwendet, eine birnenförmige Spitze dient der rektalen Messung und eine flach-herzförmige Spitze eignet sich zur oralen Messung.

> **Hinweis** Das Thermometer kann zerbrechen (Quecksilberverbindungen sind hochgiftig!). Zerbrochene Thermometer sind behutsam zu beseitigen (ggf. mit einer Spritze aufziehen, in einem geschlossenen Gefäß aufzubewahren (beschriften mit „Quecksilber") und im Sondermüll zu entsorgen.

Digitalthermometer

Das Digitalthermometer ist ein elektronisches Gerät (Batteriebetrieb), bruchsicher, wasserdicht und quecksilberfrei. Die Messung dauert nur etwa 30 bis 60 Sekunden. Dabei kann die Messdauer nicht unterschritten werden, weil ein akustisches Signal das Ende der Messung ankündigt. Die Messwerte können gespeichert werden.

Ohrthermometer

Ein Infrarotthermometer misst die Wärmestrahlen (Infrarotstrahlen) vom äußeren Gehörgang, welcher die gleiche Wärme wie der Körperkern ausstrahlt. Dazu wird die Ohrmuschel schräg nach oben gezogen, das Gerät sanft in den Gehörgang eingeführt und aktiviert. Die Messdauer beträgt nur 1 bis 2 Sekunden. Das Gerät ist batteriebetrieben und kann Messwerte speichern. Unterschiedliche Studien konnten bislang jedoch keine einheitliche Aussage zur Messsicherheit von Ohrthermometern erbringen.

> **Hinweis** Alle Thermometer werden mit einer Schutzhülle versehen und nach Gebrauch desinfiziert (elektrische Geräte mit Desinfektionsmittel abwischen)!

Fieberzeichen

Unterschieden werden objektive und subjektive Fieberzeichen. Je nach Ausprägung können einige Symptome beiden Kategorien zugeordnet werden (z.B. Müdigkeit).

objektive Fieberzeichen	subjektive Fieberzeichen
• Temperaturerhöhung • Tachykardie (8 Pulsschläge/Minute pro 1 °C Temperaturanstieg) • Tachypnoe (erhöhte Atemfrequenz) • Schüttelfrost, Zittern, Schwitzen • rotes (bei Fieberabsenkung) oder blasses Gesicht (beim Fieberanstieg) • trockene, belegte Zunge • glänzende Augen • Obstipation (→ S. 523) • Oligurie (→ S. 297) • merkliche allgemeine Unruhe, Schlaflosigkeit • merkliches Fieberdelirium (Bewusstseinsstörung mit Orientierung- und Wahrnehmungsstörungen), • Bewusstseinseintrübung • merkliche motorische Unruhe, Angst, Erregung, Sinnestäuschung	• wechselndes Hitze- und Kältegefühl • Durst • Appetitlosigkeit • diffuse Kopfschmerzen • diffuse Gliederschmerzen • allgemeine Müdigkeit • diffuse Schwäche • Lustlosigkeit

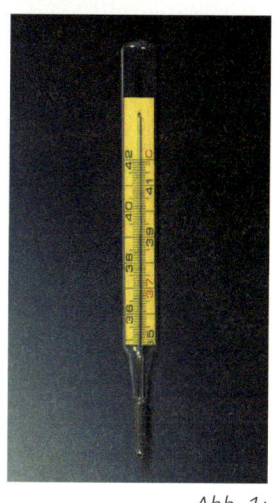

Abb. 1:
Quecksilberthermometer

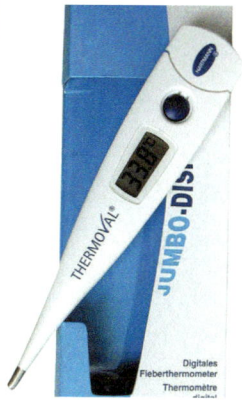

Abb. 2:
Digitalthermometer

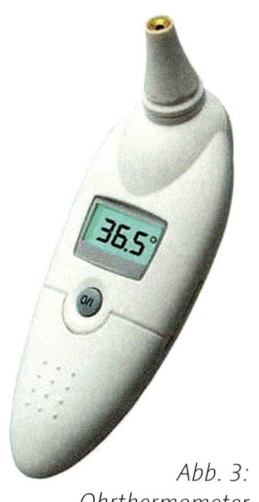

Abb. 3:
Ohrthermometer

Fiebertypen

Je nach Ursache und Ausprägung gibt es folgende **Fiebertypen**:

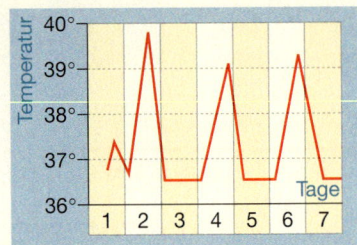

Intermittierendes Fieber

Temperaturschwankungen von hohen Temperaturen bis zu fieberfreien Intervallen (Tagesschwankungen über 1 °C), beispielsweise morgens eine fieberfreie Phase und abends hohes Fieber
Vorkommen: Sepsis (→ S. 599)
Das septische Fieber geht in der Regel beim Fieberanstieg mit Schüttelfrost einher. Ursache ist meist eine bakterielle Infektion.

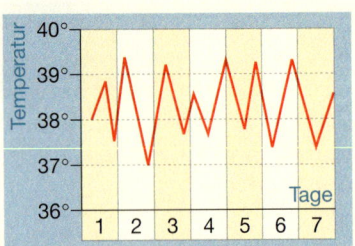

Remittierendes Fieber

Temperaturschwankungen (Tagesschwankungen über 1 °C), aber **keine** fieberfreien Intervalle
Vorkommen: Bei lokalen Infektionen, wie z.B. Harnwegs- und Niereninfektionen

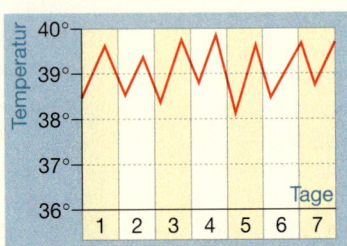

Kontinuierliches Fieber

Gleichmäßige Temperatur (Temperaturdifferenz unter 1 °C); das Fieber mit Temperaturen über 39 °C dauert länger als 4 Tage
Hinweis: Dieser Fiebertyp wird seit Einführung der Antibiotika (→ S. 605) bei bakteriellen Infektionen nur noch selten als typischer Verlauf beobachtet.

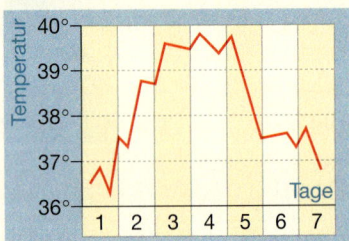

Undulierendes (wellenförmiges) Fieber

Langsamer Temperaturanstieg, mehrere Tage hohes Fieber, danach langsamer Temperaturabfall. Nach einem fieberfreien Intervall Wiederholung der Fieberperiode usw.
Vorkommen: Bei bösartigen Erkrankungen des Immunsystems wie beim Morbus Hodgkin

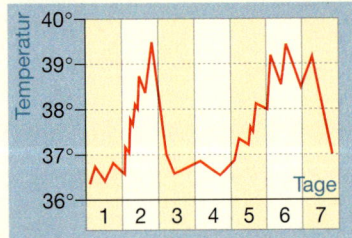

Biphasisches Fieber

(zweigipfelige „Dromedar"-Kurve)
Temperaturerhöhung in zwei Phasen
Vorkommen: Bei Masern, Viruspneumonie und Meningokokkensepsis

Außerdem werden noch unterschieden:
- **Rezidivierendes Fieber** (regelmäßig wiederkehrendes Fieber)
- **Zentrales Fieber** (aufgrund einer Schädigung des Wärmeregulationszentrums im ZNS, z.B. bei Schädelhirntrauma)
- **Infektiöses Fieber** (z.B. durch Bakteriengifte ausgelöst)
- **Resorptionsfieber** (Resorption von Wundsekret, z.B. bei einem großen Dekubitus)
- **Allergisches Fieber** (Reaktion auf körperfremde Eiweiße, z.B. beim Transfusionszwischenfall)

Fieberphasen

Um die verschiedenen Fieberphasen (→ Abb. 1) zu erkennen, ist eine kontinuierliche Beobachtung erforderlich.

Das Fieber verläuft in 4 Phasen:

1. Phase: Fieberanstieg

Die Körpertemperatur kann langsam oder schnell (dann meist mit Schüttelfrost) ansteigen. Wichtig ist die Wärmezufuhr (z. B. mittels warmer Getränke, einer zusätzlichen Bettdecke, warmer Bekleidung und evtl. Wärmflasche). Es soll Ruhe und Sicherheit vermittelt werden.

2. Phase: Fieberhöhe

Wenn die Körpertemperatur nicht weiter ansteigt (Erreichen der Fieberhöhe), den Pflegebedürftigen nur leicht zudecken, für frische Luft sorgen (Achtung: Durchzug vermeiden!), kühle Getränke anbieten und die Bewusstseinslage beobachten (Gefahr eines Fieberdelir). Nach ärztlicher Absprache kann ggf. fiebersenkender Tee (z. B. Lindenblütentee) gereicht werden. Ebenso fiebersenkend sind → spezielle Körperwaschungen und fiebersenkende Wadenwickel, die nach ärztlicher Absprache erfolgen können.

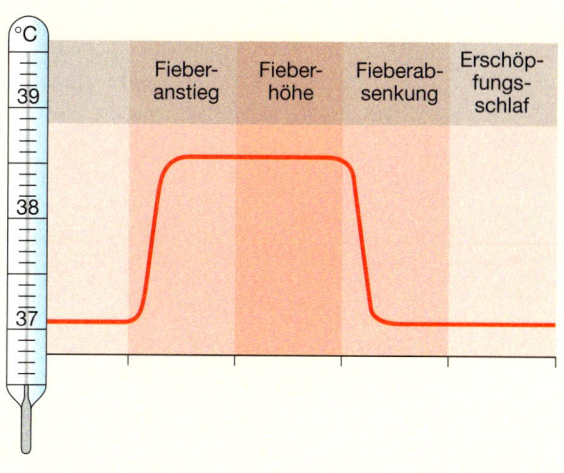

Abb. 1:
Fieberphasen

3. Phase: Fieberabsenkung

Die Körpertemperatur kann langsam oder schnell absinken. Ein langsamer (evtl. über mehrere Tage) Fieberabfall ist kreislaufschonend *(lytische Fieberphase)*. Ein Fieberabfall kann jedoch auch ein Symptom der zusammenbrechenden Stoffwechsel- und Kreislaufregulation im Rahmen der Grunderkrankung sein. Wenn ein rascher Fieberabfall *(kritische Fieberphase)* mit → Schockzeichen einhergeht, muss umgehend ein Arzt informiert werden.

4. Phase: Erschöpfungsschlaf

Nach der körperlichen Belastung aufgrund der erhöhten Körpertemperatur braucht der Pflegebedürftige Ruhe. Das Zimmer sollte nach Möglichkeit abgedunkelt sein. Mitbewohner werden aus dem Zimmer gebeten. Besuchszeiten von Angehörigen sind in dieser Phase ungünstig. Die Pflege soll auf das erforderliche Minimum reduziert werden.
Im Vordergrund stehen dabei:
- regelmäßige Kontrolle der Vitalzeichen
- Kompensation des Flüssigkeitsverlustes (für ausreichende Flüssigkeitsaufnahme sorgen)
- Kompensation der Elektrolytverluste (ggf. nach ärztlicher Anordnung Infusionen)
- sowie die Körperpflege (z. B. der Wäschewechsel).

Fieber reduziende
Körperwaschungen
→ S. 257

Schockzeichen
→ S. 670

Hinweis

Zu beachten ist in allen Fieberphasen
- die kontinuierliche Beobachtung (Vitalzeichenkontrolle, insbesondere die rektale Temperaturkontrolle und die Bewusstseinslage)
- die Dokumentation und die Information des Arztes.

Pflege und Behandlung
bei „Austrocknung"
(Exsikkose)
→ S. 450

Fiebersenkender Wadenwickel

Wärmeentziehende fiebersenkende Wadenwickel werden bei hohem Fieber (> 39°C) eingesetzt.

Sie sollen die Körpertemperatur langsam reduzieren. Die kühlende Wirkung entsteht durch das Verdunsten von Wasser.

Benötigtes Material

- zwei Leinen- oder Baumwolltücher, so breit, dass sie vom Knie bis zum Knöchel reichen (etwa 35 bis 80 cm)
- einen wasserundurchlässigen Bettschutz (dieser dient nur zum Unterlegen, **nicht** zum Umwickeln)
- eine Schüssel mit Wasser. Die Wassertemperatur soll etwas unter Körpertemperatur liegen, aber nicht kälter als 30°C sein (Badethermometer → Abb. 2, S. 259). Ein zu kühler Wickel würde die Blutgefäße zu sehr verengen und eine Wärmeableitung verhindern.
- ggf. ein Frottiertuch oder Wolltuch

Vorbereitung

- Vor dem Anlegen der Wickel ist für eine ungestörte Atmosphäre zu sorgen (→ Intimsphäre, S. 250). Der Pflegebedürftige ist zu informieren, dass er während und auch nach der Durchführung der fiebersenkenden Wadenwickel die Bettruhe einhalten soll. Er soll nach Möglichkeit vorher Blase und Darm entleeren.
- Klären, ob der Betroffene Sensibilitäts- oder Durchblutungsstörungen hat.
- Kontrollieren, ob Hände und Füße des Pflegebedürftigen warm sind, eventuell erst die Füße in einer Waschschüssel mit körperwarmem Wasser baden und aufwärmen.
- Dem Pflegebedürftigen warme Socken anziehen und bis zu den Knien abdecken. Der ganze Körper soll gut durchwärmt sein.

> **Hinweis** Der Pflegebedürftige sollte nicht frösteln, weil er sonst die zusätzliche Kälte als sehr unangenehm empfindet.

Durchführung

- Den Bettschutz und ggf. das Frottier- oder Wolltuch unter die Waden legen.

> **Hinweis** Ein Frottier- oder Wolltuch zum anschließenden Überwickeln betrachtet man heute als nicht mehr zwingend erforderlich, da die Wirkung auf Verdunstungskälte beruht. Die Unterschenkel können aber locker damit bedeckt werden.

- Das Leinentuch in das Wasser eintauchen und gut, aber nicht zu kräftig auswringen (es darf nicht tropfen) und dann locker um die Unterschenkel wickeln.
- Der Wickel soll nicht nur die Waden bedecken, sondern von den Fußknöcheln bis in die Kniekehlen reichen.
- Es werden immer beide Beine gewickelt, da die Wirkung auf den ganzen Organismus zielt.

> **Hinweis** Der Wickel darf wegen der Gefahr eines Wärmestaus nicht noch zusätzlich mit dem Bettschutztuch umwickelt werden. Außerdem sollten die Beine nicht zugedeckt werden, weil dadurch das Entstehen der Verdunstungskälte ebenfalls verhindert wird. Die Wärme würde sich stauen, sodass der Wickel keine Wärme entziehen, sondern zuführen würde.

- Es kann eine Reifenbahre über die Beine gestellt und das Deckbett darüber gelegt werden (so genannter „Bettbahnhof" → Abb. 2, S. 259).
- Es sind regelmäßige Pulskontrollen erforderlich, um Kreislaufveränderungen rechtzeitig erkennen zu können. Wenn sich der Pflegebedürftige unwohl fühlt,

wenn er fröstelt, Schmerzen verspürt oder zyanotische (bläuliche) Verfärbungen an den Unterschenkeln aufweist, sind die Wickel sofort zu entfernen.

- Wenn die Temperatur der Wadenwickel die des Körpers erreicht hat, d.h. nach etwa 10 bis 15 Minuten, werden die Wadenwickel erneuert. Dies geschieht 3- bis 4-mal hintereinander. Danach folgt eine längere Pause, denn der Wärmeentzug ist sehr kreislaufbelastend. Die Körpertemperatur soll nicht zu rasch, sondern erst um maximal 1 °C (kreislaufschonend!) gesenkt werden.

Nachbereitung

- Die Wickel werden abgenommen und fachgerecht entsorgt.
- Die Unterschenkel werden gut abfrottiert und der Pflegebedürftige wieder angekleidet. Er soll zunächst weiter Bettruhe beibehalten.
- Die Pflegefachkraft beobachtet weiterhin regelmäßig den Puls, den Blutdruck, die Körpertemperatur und die Hautdurchblutung.
- Letztlich erfolgt die Dokumentation über die Durchführung und die Wirkung der Pflegemaßnahme.

Beobachtung der Körpertemperatur

Pflegeassessment

Temperaturstufen	Fiebertypen	Fieberphasen
Untertemperatur	Kontinuierliches Fieber	Fieberanstieg
subfebrile Temperatur	Remittierendes Fieber	Schüttelfrost
mäßiges Fieber	Rezidivierendes Fieber	Fieberhöhe
hohes Fieber	Septisches (Intermittierendes Fieber)	Fieberabsenkung
sehr hohes Fieber	Zentrales Fieber	_____
_____	Infektiöses Fieber	_____
_____	Allergisches Fieber	_____
_____	_____	_____
_____	_____	_____
_____	_____	_____

Besonderheiten: _____

_____

_____

_____

Alter und Krankheit
→ S. 21

10.1 Multimorbidität

Als Multimorbidität wird das gleichzeitige Vorliegen mehrerer Krankheiten, die sich wechselseitig beeinflussen können, bezeichnet. Multimorbidität ist ein charakteristisches Merkmal geriatrischer Patienten.

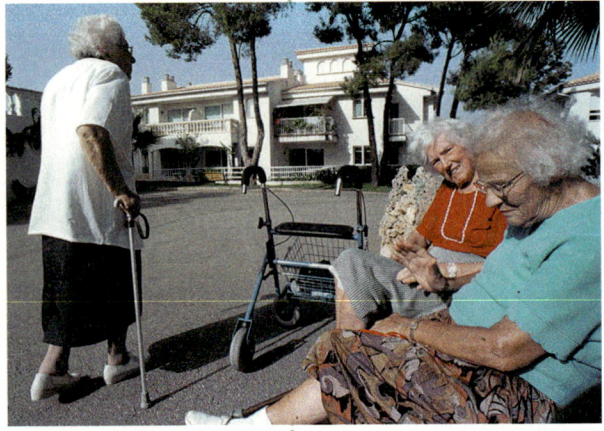

Dies ist dadurch erklärlich, dass altersbedingte Organveränderungen meist mehrere Systeme des Körpers gleichzeitig betreffen. Typischerweise liegen bei alten Menschen mehrere chronische Erkrankungen gleichzeitig vor, die gegenseitige komplexe Wechselwirkungen aufweisen können und den alten Menschen für den Rest seines Lebens begleiten werden.

Oft lässt sich die „Hauptdiagnose" oder das führende Krankheitsbild innerhalb dieser Erkrankungskomplexität nicht herausfinden. Multimorbidität ist durch chronische, meist → progredient verlaufende Krankheiten gekennzeichnet, birgt aber auch die Gefahr in sich, gehäuft komplizierende akute Krankheiten zu entwickeln.

Abb. 1:
Alter und Krankheit

Zwei Krankheitsgruppen sind an der Multimorbidität im Alter besonders häufig beteiligt:

progredient
→ S. 210

- Erkrankungen des **Herz-Kreislauf-Systems** sowie **Krankheiten des Gehirnkreislaufs** und
- **Krankheiten des Bewegungsapparates**.

Alte Menschen, bei denen mehrere dieser Krankheiten gleichzeitig diagnostiziert werden, haben im Vergleich zu anderen Menschen ihrer Altersgruppe eine wesentlich erhöhte Mortalität. Die Diagnose einer Erkrankung im Alter ist jedoch nicht unbedingt mit Krankheitsgefühl gleichzusetzen.

Viele chronische Krankheiten, wie z. B. Hypertonus und Diabetes mellitus, verursachen wenig Leidensdruck, stellen jedoch einen erheblichen Risikofaktor für akute Erkrankungen dar. Befragt nach dem subjektiven Beschwerdegrad, gaben die meisten multimorbiden alten Menschen an erster Stelle Krankheiten des Bewegungsapparates an.

Beispiele für Zusammenhänge und wechselseitige Verstärkungen im Sinne der Multimorbidität

- **Arthrose** ist eine schmerzhafte Gelenkerkrankung, die bei vielen Erkrankten zum Vermeiden von körperlicher Bewegung führt. Bewegungsmangel ist ein Risikofaktor für Stoffwechselerkrankungen wie **Übergewicht, Diabetes mellitus, Fettstoffwechselstörungen** sowie **arterieller Hypertonus**. Bewegungsmangel bis zur Bettruhe kann außerdem das Risiko für **Pneumonien** erhöhen.

- **Diabetes mellitus** führt bei schlechter Einstellung zu Nierenschäden, die ihrerseits das Auftreten eines **arteriellen Hypertonus** begünstigen.

- Stoffwechselerkrankungen wie **Diabetes mellitus** und **Fettstoffwechselerkrankungen** erhöhen das Risiko, einen **Schlaganfall** oder **Herzinfarkt** zu erleiden.

- **Schlaganfälle** oder **Herzinfarkte** führen bei vielen Betroffenen zu herabgesetzter körperlicher Aktivität. Durch die Immobilität nimmt jedoch das Risiko wichtiger Stoffwechselerkrankungen wie **Übergewicht, Diabetes mellitus** und **Fettstoffwechselstörungen** sowie für den **arteriellen Hypertonus** zu.

Besondere Beachtung verdienen auch die Zusammenhänge zwischen körperlichen und psychischen Erkrankungen. Wechselwirkungen sind besonders häufig mit typischen gerontopsychiatrischen Erkrankungen wie Demenz oder Depression.

Als häufigste behandlungsbedürftige Nebendiagnosen alter Menschen, die sich aufgrund eines Schlaganfalls oder einer Fraktur (meist Schenkelhalsfraktur) im Krankenhaus befanden, wurden in der Berliner Altersstudie folgende Erkrankungen ermittelt:

	Hauptdiagnose Schlaganfall	Hauptdiagnose Fraktur
Hypertonus	52 %	31 %
Diabetes mellitus II	26 %	10 %
Herzinsuffizienz	28 %	22 %
Demenz	7 %	12 %

Die Berliner Altersstudie (BASE) konnte 1996 in einer multidisziplinären Untersuchung alter Menschen viele Erkenntnisse über Wechselwirkungen einzelner Erkrankungen untereinander sowie zwischen geistiger und körperlicher Gesundheit beschreiben. Demnach leiden 96 % der über 70-Jährigen an mindestens einer chronischen Erkrankung, bei 30 % werden fünf oder mehr chronische Erkrankungen gleichzeitig diagnostiziert.

K. U. Mayer &
P. B. Baltes (Hg.):
**Die Berliner Alters-
studie**,
1996, 2. Auflage 1999,
Akademie Verlag, Berlin

Weitere Informationen
zur Berliner Altersstudie
(BASE) finden Sie unter

www.base-berlin.mpg.de

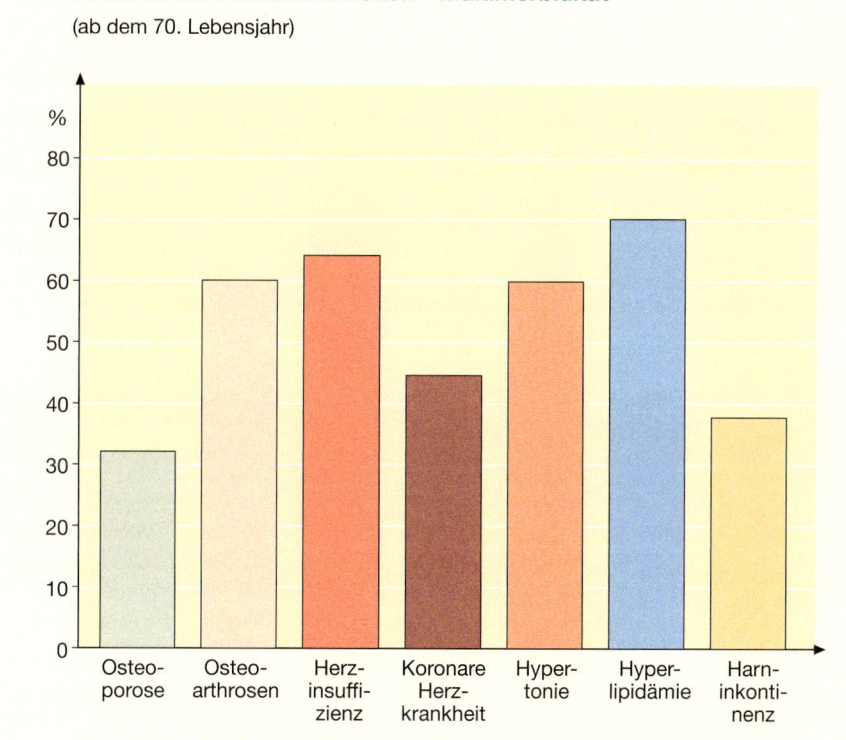

Inzidenz von Alterskrankheiten – Multimorbidität

(ab dem 70. Lebensjahr)

nach: Steihagen-Thiessen & Borchelt, Berliner Altersstudie, 1996

Quelle:
Prof. Dr. med. K. Hager:
http://www.geriatrie-hannover.de/geriatrie-hannover/01_gerallg_2004.pdf
[Stand: 17.01.2005]

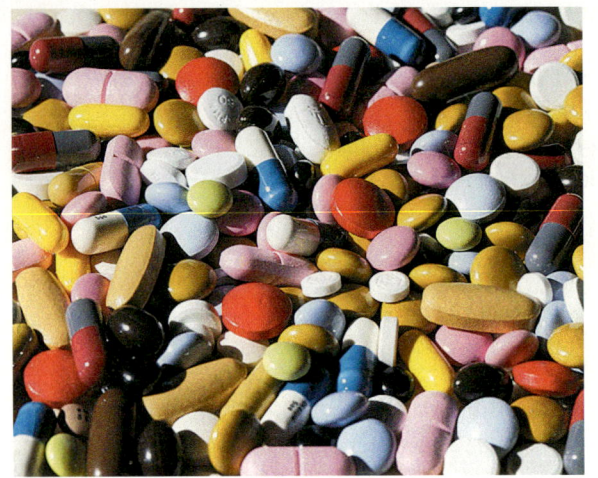

10.2 Polypharmakologie

Als Polypharmakologie wird das Verschreiben unterschiedlicher Medikamente für eine oder mehrere Krankheiten bezeichnet, woraus sich oft schlecht überschaubare gegenseitige Wechselwirkungen und Nebenwirkungen ergeben können.

Multimorbide Patienten sind oft bei mehreren Ärzten in Behandlung, und vielen werden unterschiedliche Medikamente für ein und dieselbe Erkrankung verordnet. Polypharmakologie führt häufig zu einer überproportionalen Anhäufung von Nebenwirkungen und verstärken das Risiko zusätzlicher Begleiterkrankungen.

Nebenwirkungen von Medikamenten häufen sich im Alter, weil sich der Medikamentenstoffwechsel im Alter verändert und viele Organsysteme empfindlicher auf die Medikamentenwirkung reagieren. Zwei Drittel aller berichteten Medikamentennebenwirkungen betreffen Menschen, die älter als 60 Jahre sind.

Einführung in die
Arzneimittellehre
→ S. 216

Typische Nebenwirkungen der Polypharmakologie

- übermäßige Blutdrucksenkung mit erhöhter Sturzgefährdung
- Herzrhythmusstörungen
- Verwirrtheitszustände und Verstärkung einer dementiellen Entwicklung
- Einschränkungen der Nierenfunktion, wodurch sich wiederum die Ausscheidung vieler Medikamente verschlechtert mit der Gefahr einer zunehmenden Überdosierung
- Bewegungsstörungen mit erhöhter Sturzgefährdung
- Verstopfung (Obstipation)
- Verstärkung einer Inkontinenz
- trockener Mund, wodurch Schluckstörungen auftreten können.

Wichtige pflegerische Aufgabe bei multimorbiden Pflegebedürftigen ist daher die Kenntnis von Wechselwirkungen einzelner Krankheiten und Medikamente aufeinander.

Bei multimorbiden Menschen muss die Prävention weiterer Begleiterkrankungen und Veränderungen des Lebensstils im Mittelpunkt pflegerischer Maßnahmen stehen. Hierfür sind gute Kenntnisse über die Zusammenhänge der vorliegenden Erkrankungen sowie die verschriebenen Medikamente von großer Bedeutung.

Im Vordergrund pflegerischer Maßnahmen steht die Aktivierung zu körperlicher Bewegung, das Erreichen eines normalen Körpergewichtes und eine auf die Lebensumstände abgestimmte Ernährung. Motivation für solche Maßnahmen können Gruppenangebote zu gemeinsamer körperlicher Bewegung, gemeinsame Ernährungsangebote oder Gesprächsrunden über eine gesunde Lebensführung sein.

Spezielle pflegerische Aspekte in der Pflege multimorbider Patienten:
- enterale Ernährung über Magensonde (→ Band 2)
- transurethrale Katheterisierung (→ Band 2).

Schmerz ist eine Erfahrung, die alle Menschen im Laufe ihres Lebens in unterschiedlicher Form und Intensität kennenlernen. Schmerzempfindung ist eine Schutzfunktion des Körpers und lebensnotwendig.

Dennoch ist die Definition von „Schmerz" schwierig. Bereits 1979 einigte sich die **„International Association for the Study for Pain" (IASP)** auf die heute noch gebräuchliche Definition:

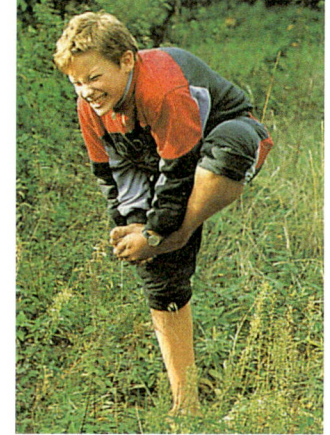

Definition

Schmerz ist ein unangenehmes Sinnes- und Gefühlserlebnis, das mit einer echten oder einer potentiellen Gewebsschädigung einhergeht oder als solches beschrieben wird. Schmerz ist immer subjektiv!

Abb. 1:
Der Schmerz hat eine
wichtige Warnfunktion.

Folgende Schmerzarten werden unterschieden:

* **Oberflächenschmerz**
  Der Oberflächenschmerz wird durch Schmerzrezeptoren in der Haut weitergeleitet (→ Abb. 1, S. 197). Diese Nerven enthalten einzelne Fasern, die Schmerzimpulse besonders schnell an das Gehirn weiterleiten. Daher empfindet man bei Hautverletzungen einen schnellen, gut lokalisierbaren Schmerz, der Fluchtreaktionen ermöglicht (z.B. wird die Hand von der heißen Herdplatte reflektorisch weggezogen, bevor im Gehirn der genaue Schmerzcharakter und mögliche Ursachen analysiert sind).
* **Tiefenschmerz**
  Der Tiefenschmerz entstammt den Schmerzrezeptoren aus Muskeln, Gelenken und Sehnen. Der Schmerzcharakter ist meist dumpf und drückend. Anders als beim Oberflächenschmerz lässt sich die Schmerzquelle oft schlecht lokalisieren.
* **Eingeweideschmerz**
  Der Eingeweideschmerz (oder viszerale Schmerz) hat einen dumpfen, schlecht lokalisierbaren Charakter. Er entstammt oft den Organkapseln der inneren Organe. Manchmal wird der Eingeweideschmerz auf die Körperoberfläche projiziert, was Anlass für Fehldiagnosen sein kann. Eingeweideschmerzen gehen oft mit vegetativen Symptomen wie beschleunigtem Herzschlag, Übelkeit oder Schweißausbrüchen einher.

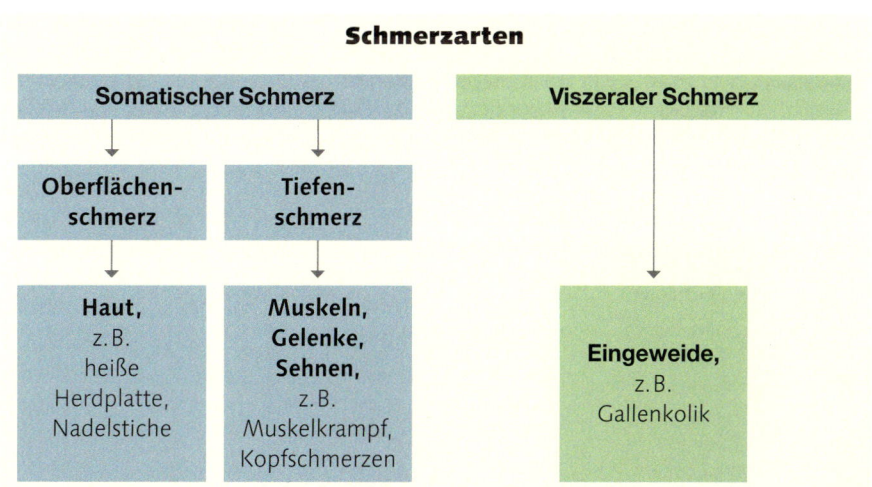

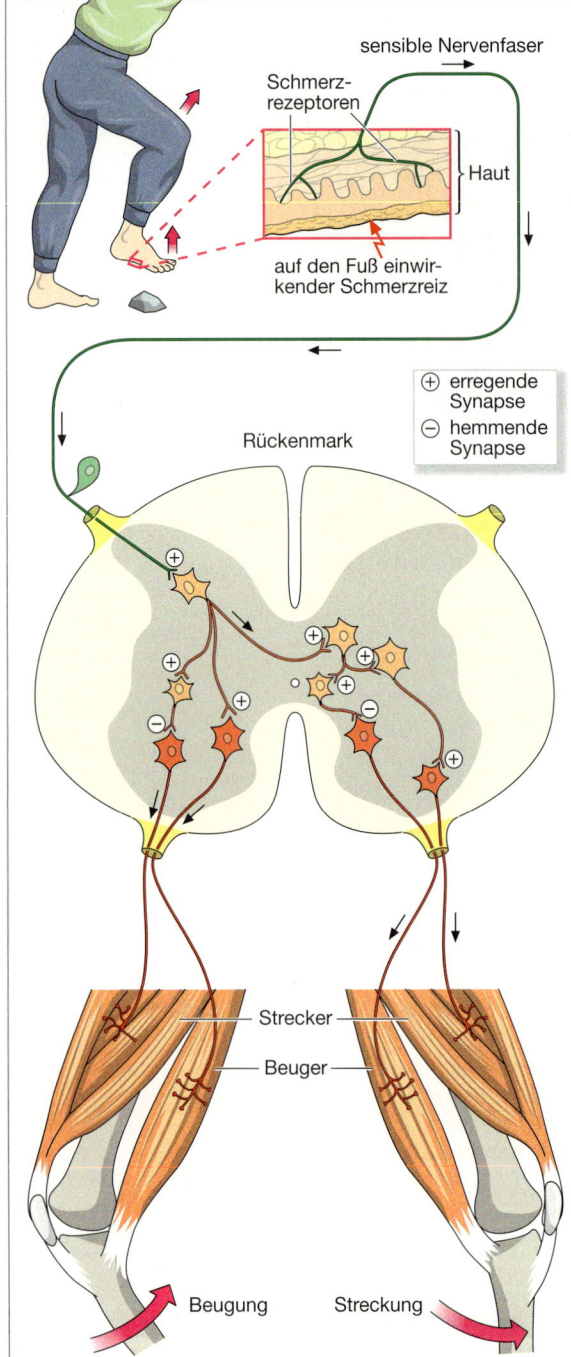

sensible Nervenfaser

Schmerz-
rezeptoren

Haut

auf den Fuß einwir-
kender Schmerzreiz

Rückenmark

⊕ erregende
  Synapse
⊖ hemmende
  Synapse

Strecker

Beuger

Beugung   Streckung

Abb. 1: Rückzugsreflex bei akutem Schmerz

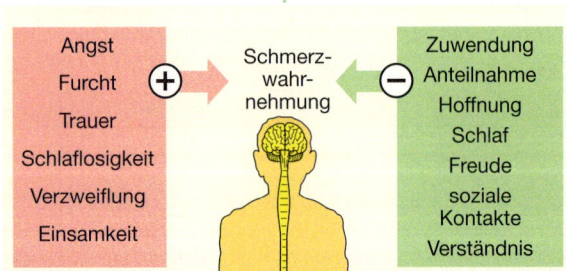

Angst
Furcht
Trauer
Schlaflosigkeit
Verzweiflung
Einsamkeit

⊕

Schmerz-
wahr-
nehmung

⊖

Zuwendung
Anteilnahme
Hoffnung
Schlaf
Freude
soziale
Kontakte
Verständnis

Schmerzen werden unterteilt in akute und chronische Schmerzen.

Ein **akuter Schmerz** entsteht, wenn mechanische, thermische, chemische oder elektrische Reize das Gewebe schädigen. Im Körper sind Millionen von Schmerzrezeptoren *(Nozirezeptoren)* verteilt, die aus feinen Nervenendigungen bestehen.

Schmerzrezeptoren finden sich in besonders hoher Konzentration in der Haut, Muskulatur, Gelenken, Knochenhaut und der Oberfläche der meisten inneren Organe. Wenn diese Gewebe geschädigt werden, senden die Schmerzrezeptoren Signale aus, die über mehrere Umschaltstellen über das Rückenmark bis in das Gehirn ziehen (→ Abb. 1). Erst im Gehirn wird die Gewebsschädigung als Schmerz wahrgenommen. Im Gehirn gewinnt der Schmerz erst seinen spezifischen Charakter. Art und erlebte Intensität des Schmerzes sind niemals gleich, sondern immer gefärbt durch Schmerzvorerfahrungen, Emotionen und die aktuelle Situation (→ Abb. 2). Akute Schmerzen lassen sich meist gut lindern und gehen zurück, wenn die Schmerzursache behandelt wird.

Der **chronische Schmerz** wird definiert als anhaltende oder wiederkehrende Schmerzsymptomatik, die länger als 6 Monate besteht und zu einer erheblichen Beeinträchtigung auf körperlicher, psychischer und sozialer Ebene führt. Am häufigsten werden chronische Schmerzen im Bewegungsapparat, meist im Rücken, beklagt. In Deutschland leiden ca. 5 Millionen Menschen unter chronischen Schmerzen, ca. 500 000 von ihnen schwer. Anders als der akute Schmerz haben chronische Schmerzen meist ihre Warnfunktion für den Körper verloren; sie sind also biologisch nicht mehr sinnvoll. Chronische Schmerzen können auch ohne eine nachweisbare Gewebeschädigung weiter bestehen.

Man geht davon aus, dass Schmerzen im Gehirn ein „Schmerzgedächtnis" hinterlassen. In diesem Schmerzgedächtnis leben Schmerzen fort, auch wenn der ursprüngliche Auslöser längst nicht mehr vorhanden ist. Chronische Schmerzen stellen ein eigenes, schwer und langwierig zu behandelndes Krankheitsbild dar, das umso therapieresistenter ist, je länger die Schmerzen bereits bestehen.

Typische Begleitsymptome bei chronischen Schmerzpatienten sind depressive Verstimmung, Rückzug aus sozialen Aktivitäten und die Gefahr eines Schmerzmittelmissbrauchs bis zur Abhängigkeitsentwicklung. Bei langjährigem Verlauf wird aus dem chronischen Schmerz eine eigenständige Krankheit, die „**chronische Schmerzerkrankung**".

Abb. 2: Schmerzwahrnehmung

Chronische Schmerzen sind im Alter weit verbreitet. Circa 60–80 % aller Menschen über 60 Jahre leiden unter chronischen Schmerzen. Oft wird der Leidensdruck jedoch von außen weniger intensiv wahrgenommen als bei jungen Menschen, weil Alter oft mit zwangsläufigen Schmerzen gleichgesetzt wird.

Die Schmerzwahrnehmung verändert sich im Alter. Die Zahl an Schmerzrezeptoren im Gewebe nimmt ab, und die Nervenleitgeschwindigkeit für die Schmerzwahrnehmung lässt nach. Außerdem häufen sich im Alter Spätkomplikationen des Diabetes mellitus und anderer Erkrankungen, die zu einer → Polyneuropathie führen und eine verminderte Schmerzempfindlichkeit insbesondere der Extremitäten verursachen. Akute Gewebeschädigungen, z.B. Verletzungen bis hin zur Fraktur, werden daher von alten Menschen oft später wahrgenommen und führen seltener zu einem Arztbesuch. Dagegen häufen sich chronische Schmerzsymptome bei alten Menschen, die nicht oder nur unzureichend behandelt werden und daher unnötigerweise zu schweren Beeinträchtigungen der Lebensqualität und Selbstständigkeit führen.

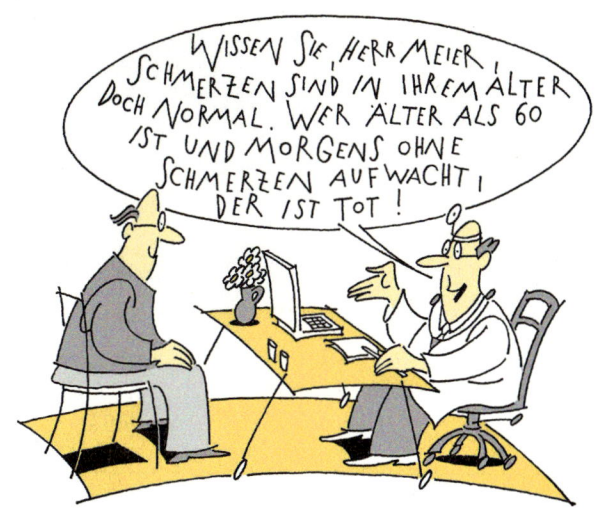

Polyneuropathie
→ S. 595

Schmerzskalen und Schmerzassessment
→ S. 360

Schmerzbeobachtung

Pflegeassessment

Schmerzarten

▪ Oberflächenschmerz

▪ Tiefenschmerz

▪ Eingeweideschmerz

Qualität des Schmerzes

▪ stark   ▪ schwach

▪ dumpf   ▪ heftig

▪ stechend   ▪ brennend

▪ wehenartig ▪ nagend

▪ krampfartig ▪ ermüdend

▪ spitz   ▪ klopfend

▪ grausam   ▪ unerträglich

Schmerzäußerungen

▪ verbal geäußert

▪ nonverbal geäußert

▪ physisch erkennbar

▪ _____

▪ _____

▪ _____

▪ _____

Schmerzlokalisation

▪ streng lokalisierbar

▪ diffus (nicht klar lokalisierbar)

▪ ausstrahlend

▪ _____

▪ _____

▪ _____

▪ _____

Schmerzstärke

(→ Schmerzskalen, S. 360)

Schmerzdauer und -verlauf

▪ kurz

▪ langandauernd

▪ intermittierend (immer wiederkehrend)

▪ stärker werdend

▪ schwächer werdend

▪ _____

▪ _____

Besonderheiten: _____

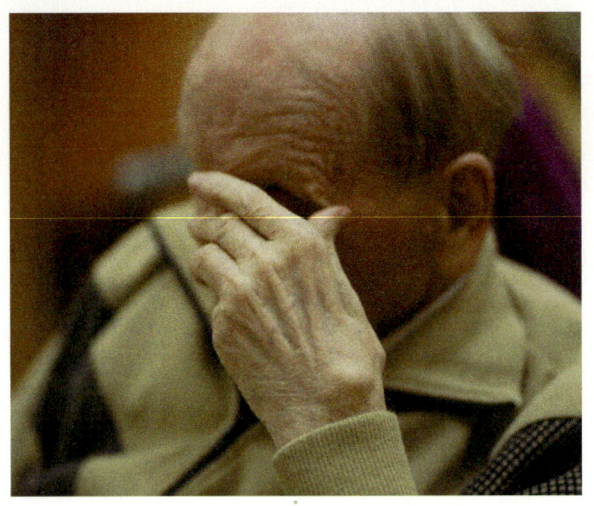

12 Pflege alter Menschen in existenziellen Krisensituationen

Der Begriff Krise kommt aus dem griechischen und bedeutet Wendepunkt, d.h. eine Krise ist ein kritischer Zeitpunkt, der durch Veränderungen hervorgerufen wurde oder Veränderungen nach sich zieht.

Auslöser von Krisensituationen können sein:
- belastende Veränderung, z.B. Heimunterbringung
- Unruhe, z.B. Reizüberflutung
- ein leidvoll erfahrenes Ausgeliefertsein, z.B. einer schweren Krankheit
- ungewisse Zukunft, z.B. durch Tod des Ehegatten.

Existenzielle Krisen bei alten Menschen werden häufig durch Verlustsituationen (z.B. Tod eines nahe stehenden Menschen, Arbeitsplatzverlust aufgrund des Eintritts in das Rentenalter, Verlust der Gesundheit) hervorgerufen. Bei Ängsten, z.B. vor einer Erkrankung oder vor dem Alleinsein, fühlt sich der Betroffene alleine und hilflos.

Krisensituationen können zur Beklemmung, Unsicherheit und nervösen Spannungssituationen führen. Sie können von körperlichen Symptomen wie Zittern, Schwitzen oder Blässe und lähmender Angst begleitet sein. Oft ist die Angst die Ursache aggressiven Verhaltens.

Im Gegensatz zur Furcht ist Angst ungerichtet. Bei Furcht vor gewissen Dingen (wie z.B. vor den Nebenwirkungen eines Medikamentes) sind gezielte Hilfen, wie eine besonders detaillierte Information über die Seltenheit der Nebenwirkungen, einsetzbar. Der Umgang mit ängstlichen Menschen ist vergleichsweise schwieriger.

Angst bezeichnet eine Stimmungslage allgemeinen Bedrohtseins und „sitzt tief". Dabei kann es oft zur Beeinträchtigung der Wahrnehmung und zu ungeordneten Handlungen kommen.

Eine Krise kann sich zum Guten oder zum Schlechten hin entwickeln. Die Vermittlung in Krisensituationen (d.h. die Verdeutlichung der Krise als „Chance") wird als Krisenintervention bezeichnet.

Bevor eine Krisenintervention durchgeführt werden kann, muss die Pflegefachkraft versuchen herauszufinden, welcher Umstand die Angst ausmachen könnte. Dies bedarf einer umfangreichen und langwierigen Analyse der Situation des individuellen Menschen.

Maßnahmen der Krisenintervention

Zur Krisenintervention ist zunächst zwischen Betroffenem und Krisenbegleiter eine vertrauensvolle Beziehung durch Anwesenheit, Verständnis und Hilfsbereitschaft aufzubauen. Danach kann behutsam begonnen werden, die auslösenden Faktoren der Krise (Ängste) sowie die vorhandenen Ressourcen und Bewältigungsmuster aufzudecken. Die Befreiung von Angst ist ein Selbstlernprozess des Betroffenen.
Es ist sinnvoll, dass der Betroffene seine Ängste ausspricht, um sich von seinem emotionalen Druck entlasten zu können und gegebenenfalls zu einer rationalen Betrachtung seiner Situation zu kommen. Letzteres ist in der Regel nur durch eine **professionelle psychologische Betreuung** möglich.

Von der Bezugsperson wird verlangt, besonders gut zuhören zu können. Zuwendung vermittelt dem Betroffenen Geborgenheit und kann es ihm erleichtern, sein Schicksal anzunehmen und das in seinen Kräften Stehende zu tun, um seinen Zustand zu verbessern. Nachdem ausreichend Zeit in diesem Sinne genutzt wurde, ist die Stützung des Selbstwertgefühls, die Vermittlung von Hoffnung und die Förderung der Eigeninitiative erforderlich. War die Krise bislang nur gefährdende Last, kann jetzt ggf.

die positive Seite (Chance) der Krise gesehen werden. Dazu muss der Betroffene aktiv werden, sich seiner Ressourcen bewusst werden und Bewältigungsmuster entwickeln. Hierbei sind regelmäßige Gespräche mit der Bezugsperson zur Kontrolle des erfolgreichen Einsatzes dieser Bewältigungsstrategien als Hilfe zur Selbsthilfe sinnvoll.

Die Pflegefachkräfte sollen die Intervention weitmöglichst nach den Wünschen des Pflegebedürftigen ausrichten, sodass sich dieser nicht bedrängt fühlt. Ein wichtiger Grundsatz zur Krisenintervention ist:

Je normaler der von einer Krise Betroffene seine Situation (mithilfe der Krisenintervention) selbst nach außen darstellt, desto mehr Gelassenheit und Selbstvertrauen kann er aufbauen.

Übergestülpte Strategien können die Situation verschlimmern. Der Erfolg der Maßnahmen hängt von der Bereitschaft zur Zusammenarbeit und vom eigenen Willen des Betroffenen ab.

Grenzen der Krisenintervention

Krisen können nicht vorweggenommen werden. In akuten Krisen, wie z.B. beim Tod des Lebenspartners, bei der Unterbringung in eine Pflegeeinrichtung entgegen dem eigenen Willen, ist es für den Krisenbegleiter wichtig zu wissen, dass er die Gefühlsäußerungen eines Betroffenen aushalten muss und nicht unterdrücken darf. Häufig wird der Krisenbegleiter als Ersatzobjekt, als Ventil benutzt, um angestaute Emotionen zu entladen.

Hinweis Antworten des Begleiters, wie „Das wird schon nicht so schlimm sein!" oder „Stellen Sie sich nicht so an!" behindern oft den erforderlichen Selbstlernprozess, weil die emotionale Krisenverarbeitung des Betroffenen blockiert würde.

Ein Beispiel für eine unbefangene und sehr gelungene Krisenintervention liefert folgende Geschichte:

Glückliche Verstrickung

Er hatte sie nicht kommen hören. Nicht wahrgenommen, wie sie mit ihren nackten Füßen über den kalten Betonboden schlich. So vertieft war er in seine Arbeit – dort unten in dem dunklen, modrigen Keller. Seine Hände fuhren langsam über den Strick – handgeknüpft. Vorsichtig legte er ihn um seinen Hals. „Bald", so murmelte er vor sich hin, „bald ist es vorbei mit diesem verdammten Leben. Dann werde ich wie ein nasser Sack hier von der Decke baumeln – und erst nach Wochen werden sie mich finden – von Ratten angefressen – stinkend wie ein altes Aas." Er hielt den Strick in seinen Händen und zog daran. „Mm – noch nicht lang genug" – da stand sie plötzlich vor ihm mit ihren nackten dreckigen Füßen – diese kleine Göre von Nebenan. „Was tust du da?" Sie zeigte auf den Strick. Wie hatte sie ihn bloß gefunden? „Ich arbeite." Ihre kleinen Hände griffen nach dem Strick. „Darf ich?" Sie zog an ihm – ganz langsam, und er schaute zu, wie sein mühsam geknüpftes Handwerk ihm durch die Finger glitt. „Toll, ein Springseil!" Ihre Augen funkelten. „Kommst du mit nach draußen, ich will es ausprobieren." Und sie hüpfte völlig aufgeregt von einem Bein aufs andere. Er schaute sie lange an, erhob sich dann langsam von seinem Stuhl und folgte ihr über den kalten Betonboden hinweg, die steile Wendeltreppe hinauf ans Tageslicht.

Draußen schien die Sonne und durch seine zusammengekniffenen Augen nahm er wahr, wie die kleine Göre neben ihm mit dem Seil – seinem Strick – auf und ab hüpfte. Sie lachte aus vollem Hals. Auf einmal hielt sie inne, neigte den Kopf schräg zur Seite und fragte: „Schenkst du ihn mir?" Er blickte sie lange an.

„Bitte", sagte sie, „du brauchst ihn doch gar nicht, oder?" Langsam schüttelte er den Kopf. Die Sonne tat gut, ihr Lachen tat gut. „Nein", sagte er „ich brauche ihn nicht mehr." Und leise fügte er noch hinzu – aber das konnte das Mädchen schon nicht mehr hören – „Gott sei Dank".

Quelle:
„Von nix kommt nix"
(Eins Life, WDR),
Sendung vom 22. 7. 1999

Krisenintervention

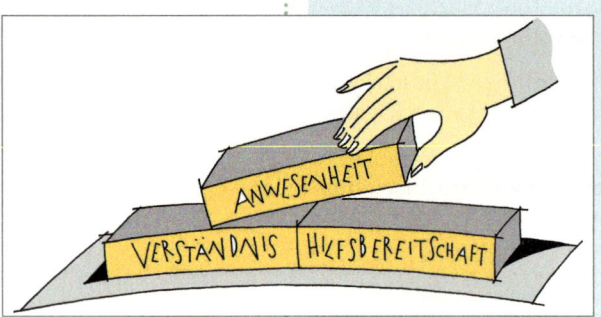

1. Vertrauensaufbau

- durch Anwesenheit, Verständnis und Hilfsbereitschaft

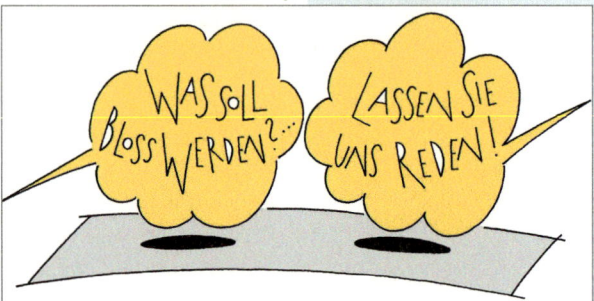

2. Klären der auslösenden Faktoren

- im Gespräch mit dem Betroffenen

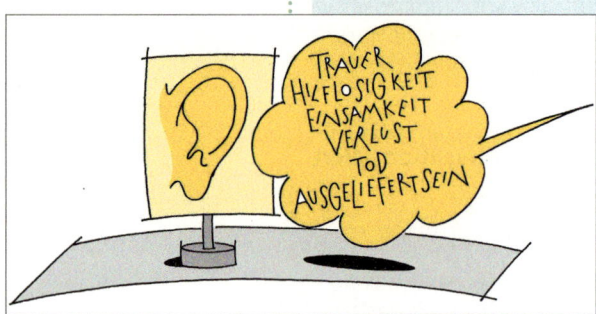

3. Tolerieren des emotionalen Auslebens von Angst durch den Betroffenen

- intensives Zuhören unterstützt die emotionale und rationale Verarbeitung

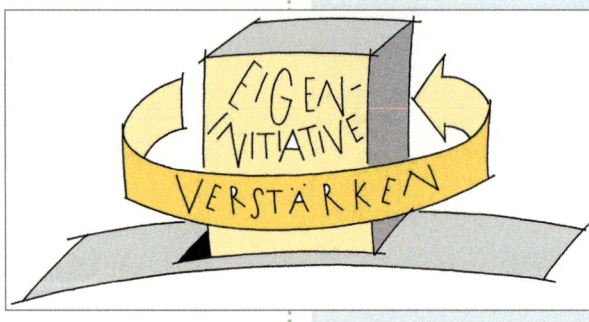

4. Hilfe zur Selbsthilfe

- mittels positiver Verstärkung der Eigeninitiative des Betroffenen

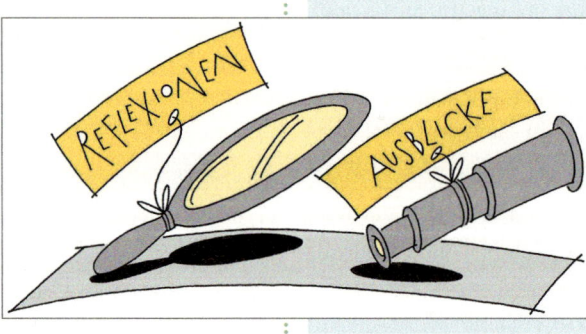

5. Regelmäßige Kontrollen der Bewältigungsstrategien

- durch gemeinsame Reflektionen und Ausblicke

13 Pflege dementer und gerontopsychiatrisch veränderter alter Menschen

13.1 Begriffsdefinitionen in der Gerontopsychiatrie

Gerontopsychiatrie ist die Lehre von den psychischen Erkrankungen im Alter.

Begriffe der Gerontopsychiatrie

Bewusstsein	Der normale Bewusstseinszustand ist wach. Eine Bewusstseinsminderung wird als **Somnolenz** (Schläfrigkeit), **Sopor** (schwere Bewusstseinstrübung) oder **Koma** (Bewusstlosigkeit mit fehlender Erweckbarkeit) bezeichnet.
Aufmerksamkeit	Aufmerksamkeitsstörungen bedeuten eine Einschränkung der Fähigkeit, die Aufmerksamkeit auf eine bestimmte Sache zu konzentrieren und aufrechtzuerhalten.
Kognition	Kognitive Störungen beschreiben Störungen beim abstrakten Denken und der Auffassungsgabe.
Gedächtnis	Gedächtnisstörungen (mnestische Störungen) können die Merkfähigkeit, das Kurzzeit- und das Langzeitgedächtnis betreffen.
Orientierung	Die Orientierung kann gestört sein: · **zur Zeit** (die Person ist nicht ausreichend sicher über Stunde, Tag, Monat oder Jahr informiert) · **zum Ort** (die Person weiß nicht, wo sie sich gerade aufhält) · **zur Person** (die Person ist nicht über eigene persönliche Eigenschaften, z.B. Name oder Beruf, informiert) · **situativ** (die Person ist nicht über die aktuelle Situation informiert; sie wähnt sich beispielsweise nicht im Pflegeheim, sondern im Einkaufsladen)
Wahrnehmung	Wahrnehmungsstörungen sind z.B. **Halluzinationen** (meist optische oder akustische Wahrnehmung von etwas Nicht-Existierendem) oder **Illusionen** (Verkennung eines realen Gegenstandes oder einer Person (z.B. Verkennung der Pflegefachkraft als die eigene Mutter).
Psychomotorische Störungen	Störungen des Aktivitätsniveaus, z.B. Über-/Unteraktivität, vermehrter Redefluss, **Stupor** (Antriebslosigkeit bei erhaltenem Bewusstsein)
Affekt	Affektive Störungen beschreiben Störungen des Gemütslebens (z.B. Depression, Furcht, Gereiztheit)
Neurose*	Seelische Fehlentwicklung, die im Zusammenhang mit traumatischen Erlebnissen steht. Ursachen sind verdrängte (nicht verarbeitete) Konflikte aus der Vergangenheit und unterdrückte Triebe in der Kindheit und Jugend.
Psychose*	Schwere seelische Störung, die durch einen teilweisen oder vollständigen Realitätsverlust gekennzeichnet ist. Eine **exogene Psychose** ist eine von außen kommende seelische Störung, die auf bekannte Ursachen zurückzuführen ist (z.B. Schädel-Hirn-Traumen, Tumoren, Vergiftungen). Eine **endogene Psychose** ist eine von innen kommende seelische Störung, die ohne eine erkennbare organische Ursache auftritt (z.B. endogene Depression, Manie, Schizophrenie).

* Die früheren Unterscheidungen zwischen Neurose und Psychose und viele aus dieser Dualität abgeleitete Begriffe werden immer seltener verwendet, da die strenge Unterscheidung zwischen psychisch und körperlich bedingten psychiatrischen Erkrankungen, die auf der Lehre der Psychoanalyse beruht, aufgrund der neueren Erkenntnisse über die Komplexität von Psyche und Verhalten nicht mehr aufrecht erhalten werden kann. In den Klassifikationssystemen ICD 10 und DSM IV werden die Begriffe Psychose und Neurose daher weitgehend abgeschafft.

13.2 Verwirrtheitszustände

Verwirrtheit beschreibt ein Symptom und stellt kein einheitliches Krankheitsbild dar. Sehr unterschiedliche Krankheiten können eine Verwirrtheit hervorrufen. Oft ist einem verwirrten Menschen die Ursache seiner Störung nicht auf den ersten Blick anzumerken, sodass in jedem Fall eine sorgfältige Ursachensuche betrieben werden muss. Viele Krankheitsbilder, die mit Verwirrtheit einhergehen, sind Zeichen einer ernsten, aber behandelbaren Krankheit. Bei entsprechender Therapie kann sich die Verwirrtheit in diesen Fällen vollständig zurückbilden.

Eine Verwirrtheit kann **akut** (innerhalb von Minuten, Stunden oder Tagen) auftreten oder sich **chronisch** entwickeln.

13.2.1 Akuter Verwirrtheitszustand

Symptome des akuten Verwirrtheitszustands
Allgemeine Symptome des akuten Verwirrtheitszustandes sind Störungen
- des Bewusstseins
- der Aufmerksamkeit
- der Wahrnehmung
- des abstrakten Denkvermögens
- des Gedächtnisses
- des Antriebs und der Stimmung
- der Orientierung.

Ursachen des akuten Verwirrtheitszustands
Häufig kommen bei alten Menschen mehrere Faktoren zusammen, die einen Verwirrtheitszustand hervorrufen:
- Verwirrtheit kann die Reaktion auf eine als **bedrohlich erlebte Reaktion** oder auf eine **Änderung der Gewohnheiten** sein (z.B. Heimaufnahme, Krankenhausbehandlung, Betreuerwechsel). Gefährdet sind vor allem Menschen, die bereits körperlich oder geistig beeinträchtigt sind, unter einer Depression leiden, sozial isoliert leben, schlecht hören oder sehen.
- Viele **körperliche Erkrankungen** können eine akute Verwirrtheit hervorrufen. Daher kann diese bei alten Menschen der erste Hinweis auf eine körperliche Erkrankung sein. Deshalb muss eine Verwirrtheit immer ernst genommen und mögliche Ursachen abgeklärt werden.

Ein akuter Verwirrtheitszustand kann bei sehr unterschiedlichen Grunderkrankungen auftreten:
- **Hirnerkrankungen:** z.B. Schlaganfall, Schädel-Hirn-Trauma, Krampfanfall
- **Allgemeinerkrankungen:** Herzerkrankungen, Störungen des Stoffwechsels oder des Wasserhaushaltes (v.a. Hypoglykämie und Exsikkose), hormonelle Störungen, Blutarmut, Infektionskrankheiten, Fieber
- **Einwirkung von Substanzen:** z.B. direkte Wirkung von Alkohol oder Drogen, häufig auch als Nebenwirkung von Medikamenten.
  Als Auslöser eines akuten Verwirrtheitszustandes kommen in der Gerontopsychiatrie folgende Medikamente besonders häufig in Frage:
  Parkinsonmedikamente (besonders häufig Anticholinergika, Amantadin → S. 587)
  Schlafmittel (→ S. 650)
  zentral wirksame Schmerzmittel (→ S. 464)
  Antidepressiva (→ S. 641)
  Neuroleptika (→ S. 647)
  Blutdruck- oder Herzmedikamente (→ S. 493)
- **Delir:** verursacht durch Entzug bei Alkohol- oder Drogenabhängigkeit sowie unkontrolliertem Absetzen bestimmter Medikamente (z.B. Schmerz- und Schlafmittel)

In der deutschsprachigen Literatur ist der Begriff „Delir" u.a. durch folgende Symptome gekennzeichnet: psychomotorische Unruhe; Wahrnehmungsstörungen mit Illusionen oder Halluzinationen; Herz-Kreislauf-Symptome mit Tachykardie (→ S. 495); Hypertonie (→ S. 499) usw. Das Alkoholentzugsdelir ist hierfür ein typisches Beispiel.

Ein akute Verwirrtheit tritt plötzlich oder innerhalb kurzer Zeit auf. Wenn die Ursachen beseitigt werden, kann sie sich vollständig wieder zurückbilden.

Beispiel Die 85-Jährige, zuckerkranke Frau Magdeburg lebt bereits seit Jahren in einem Altenpflegeheim, weil sie sich nach einer Hüftoperation zu Hause nicht mehr selbst versorgen konnte. Sie ist manchmal etwas vergesslich, kann sich aber noch gut zurechtfinden und nimmt aktiv am Tagesgeschehen teil.

Eines Abends fühlt Frau Magdeburg sich nicht wohl, erbricht ihr Abendbrot und möchte früh zu Bett gebracht werden. Sie erhält ihre abendliche Insulindosis und fällt dann in einen unruhigen Schlaf.

In der Nacht meldet sie sich durch lautes Rufen bei der Pflegefachkraft. Sie ist unruhig, schwitzt und nestelt an ihrem Nachthemd. Die Stimmung wirkt gereizt. Auch fällt auf, dass die sonst eher ruhige Frau sehr schnell und viel redet, aber kaum bei einem Thema bleiben kann. Sie verkennt die ihr eigentlich gut bekannte Pflegefachkraft als ihre Nachbarin und kann sich auch nach mehrfacher Korrektur den Namen nicht merken. Sie berichtet, dass sie gerade eben mit ihrer (verstorbenen) Mutter telefoniert habe. Auf Nachfrage kann sie nicht angeben, wie sie heißt, welcher Tag oder welches Jahr geschrieben wird und wie alt sie ist.

Die Pflegefachkraft führt einen Blutzuckerschnelltest (Stix) durch, der einen Blutzuckerwert von 40 mg/dl (2,2 mmol/l) ergibt. Sie informiert daraufhin einen Arzt und gibt Frau Magdeburg eine Traubenzuckerlösung zu trinken. Kurze Zeit später wird Frau Magdeburg ruhiger, klagt über Durst und trinkt mehrere Gläser Wasser.

Als der Arzt eintrifft, erkennt sie bereits die Pflegefachkraft und kann vollständige Angaben zu ihrer Person machen. Der Blutzuckerwert ist jetzt mit 150 mg/dl eher erhöht. Der Arzt verzichtet auf eine Krankenhauseinweisung und bittet die Pflegefachkraft, in der Nacht noch weitere Blutzuckerkontrollen durchzuführen und am nächsten Tag den Heimarzt zu informieren.

Frau Magdeburg schläft kurze Zeit später ein und erwacht am nächsten Morgen wieder klar und orientiert, ohne sich an die Ereignisse der letzten Nacht erinnern zu können.

Behandlung und Pflege akut verwirrter Menschen

- Engmaschige Überwachung
- Arzt informieren
- Konstante Bezugspersonen gewährleisten
- Vor Reizen abschirmen, z.B. unnötige Geräusche vermeiden, Licht abdunkeln
- Vertraute Menschen mit einbeziehen
- Orientierungshilfen geben
- Viel Flüssigkeit anbieten
  (Ausnahme: Lungenstauung, Niereninsuffizienz)
- Verwirrtheitsprophylaxe (→ S. 355)
- Validation (→ S. 377)

13.2.2 Chronische Verwirrtheit

Demenz
de lat. = weg, ab
mens lat. =
Verstand, Geist

Die chronische Verwirrtheit ist ein typisches Symptom der Demenzerkrankungen. Demenz ist ein Syndrom, das auf unterschiedlichen Erkrankungen beruhen kann. Als Demenz bezeichnet man einen in der Regel anhaltenden oder fortschreitenden Abbau der geistigen Fähigkeiten, der seit mindestens 6 Monaten besteht. Eine Demenz kann schleichend beginnen und langsam fortschreiten, wie z. B. die Alzheimer-Demenz. Andere Erkrankungen, z. B. Schlaganfälle, können zu einem schnellen und anhaltenden Verlust der geistigen Fähigkeiten führen. Die Wahrscheinlichkeit, an einer Demenz zu erkranken, nimmt mit steigendem Alter zu: Ca. 1 % der 65-Jährigen leiden an einer Demenz. Von den über 90-Jährigen sind ca. 40 % betroffen.

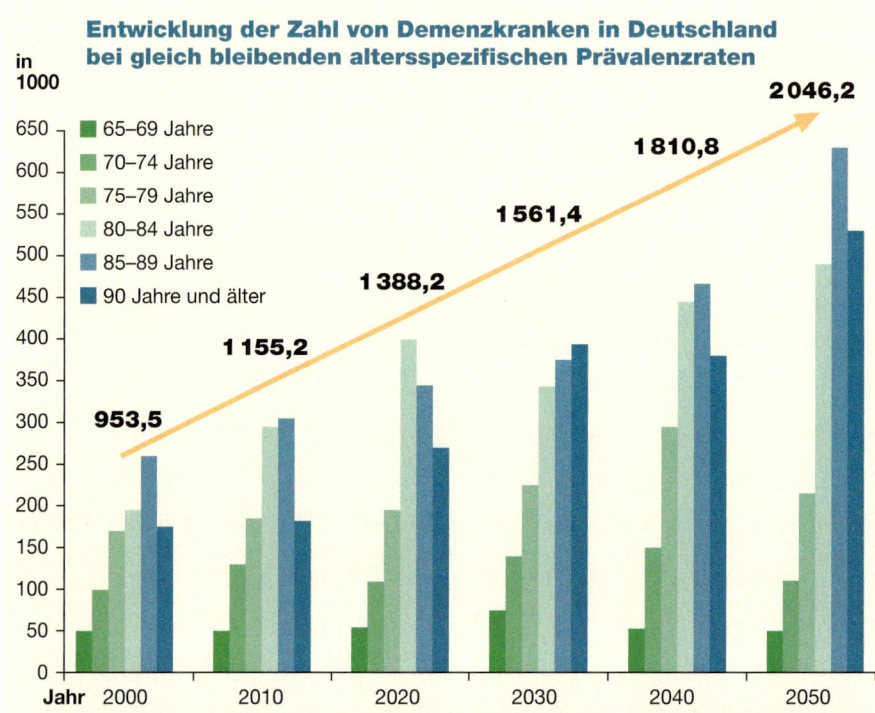

Entwicklung der Zahl von Demenzkranken in Deutschland bei gleich bleibenden altersspezifischen Prävalenzraten

in 1000

- 65–69 Jahre
- 70–74 Jahre
- 75–79 Jahre
- 80–84 Jahre
- 85–89 Jahre
- 90 Jahre und älter

2000: 953,5
2010: 1 155,2
2020: 1 388,2
2030: 1 561,4
2040: 1 810,8
2050: 2 046,2

*Quelle:
Bickel, H. (2001),
Demenzen im höheren
Lebensalter:
Schätzungen des
Vorkommens und der Versorgungskosten.
Zeitschrift für
Gerontologie und
Geriatrie 34: 108–115*

Die Zahl der Demenzkranken wird sich bis 2050 von ca. 1 Million auf über 2 Millionen mehr als verdoppeln. Der Grund: Das Risiko, an einer Demenz zu erkranken, steigt mit dem Alter. So leidet im Alter zwischen 65 und 69 Jahren jeder Zwanzigste daran, aber zwischen 70 und 74 ist schon jeder Zehnte betroffen.

An einer Demenz zu erkranken bedeutet, allmählich Fähigkeiten, die man im Laufe des Lebens erworben hat, wieder zu verlieren. Häufig ist hiervon zunächst die Fähigkeit zum abstrakten Denken und die Merkfähigkeit betroffen. Allmählich kommen → neuropsychologische Störungen hinzu, die zu einer Beeinträchtigung der Sprachproduktion und des Sprachverständnisses führen können. Auch kann die Fähigkeit, sinnvoll aufeinander aufbauende Handlungen durchzuführen oder auch bestimmte Gegenstände zu erkennen, stark beeinträchtigt sein. Im fortgeschrittenen Stadium kommt es häufig zum Sprachzerfall, zur generellen Unfähigkeit, sinnvoll miteinander zu kommunizieren und zur Inkontinenz. Die Fähigkeit zu geordneten Handlungsabläufen geht immer weiter verloren. Hiervon sind auch die motorischen Fähigkeiten betroffen. So kann die Fähigkeit zum Gehen verloren gehen, obwohl keine Lähmungen vorliegen (Gangapraxie).

neuropsychologische
Störungen
→ S. 583

Ein kausaler Behandlungsansatz für die Demenz, der die zugrunde liegende Ursache heilt und zu einer deutlichen, anhaltenden Besserung der Symptome führt, existiert bislang nur in den wenigen Fällen, in denen sich die Demenz auf eine behandelbare Krankheit, z. B. auf ein → subdurales Hämatom oder eine behandelbare Hormonstörung zurückführen lässt.

subdurales Hämatom
→ S. 590

Diagnosekriterien einer Demenz

Die genaue Diagnose einer Demenz kann insbesondere im Anfangsstadium schwierig sein. Bevor eine Demenz diagnostiziert wird, müssen andere Ursachen, die auch zu einem Verlust geistiger Fähigkeiten führen können, ausgeschlossen werden. Es existieren mehrere Testsysteme, die eine Einschränkung der kognitiven Fähigkeiten erfassen. Das am meisten verbreitete ist der → Mini-Mental-Status (nach Folstein1975).

Mini-Mental-Status
→ S. 356

Die **Definition** der Demenz nach dem → DSM-IV beschreibt folgende Kriterien einer Demenz:

DSM-IV
→ S. 96

- **Gedächtnisstörungen:** Beeinträchtigung v.a. der Merkfähigkeit und des Kurzzeitgedächtnisses, aber auch des Langzeitgedächtnisses
- **Kognitive Störungen:** Störungen beim abstrakten Denken, der Urteilsfähigkeit oder Orientierung
- **Psychiatrische Symptome:** Können bei der Demenz als Begleiterscheinung auftreten: Depressionen, Wahnvorstellungen oder Verhaltensauffälligkeiten

Um die Diagnose einer Demenz zu rechtfertigen, müssen diese Störungen alltagsrelevant sein, d.h. die bislang gewohnten Alltagsaktivitäten stören. Außerdem muss sichergestellt sein, dass kein vorübergehender, akuter Verwirrtheitszustand vorliegt. Die Demenz muss entweder auf eine körperliche Erkrankung zurückzuführen sein oder es muss sichergestellt sein, dass keine andere, behandelbare psychiatrische Krankheit, z.B. eine Depression, die Symptome hervorruft.

Schweregrad einer Demenzerkrankung

Demenzkranke wirken zu Beginn der Erkrankung häufig ratlos und depressiv. Mit Fortschreiten der Erkrankung können sich Antriebsarmut und Apathie entwickeln, während andere starke Unruhe zeigen und eine Weglauftendenz entwickeln. Dabei können auch aggressive Verhaltensweisen auftreten, die oft aus der paranoiden Fehldeutung von Situationen heraus entstehen. Häufig treten Störungen des Tag-Nacht-Rhythmus auf. Die Ausprägung der Symptome sind schwankend. Oft ist eine Zunahme der Verwirrtheit gegen Abend (*Sundowning Phänomen* = Sonnenuntergang Phänomen) zu beobachten.

Der Schweregrad einer Demenz wird wie folgt eingeteilt:

Schweregrad	Beschreibung
Leicht	Das Alltagsleben ist beeinträchtigt. Der Betroffene ist aber noch in der Lage, seine persönliche Hygiene aufrechtzuerhalten und verfügt über eine ausreichende Urteilskraft.
Mittelschwer	Der Betroffene muss in der selbstständigen Lebensführung unterstützt werden und benötigt zeitweise Aufsicht.
Schwer	Der Betroffene muss ständig überwacht werden. Er kann seine persönliche Hygiene nicht aufrechterhalten und benötigt Hilfe bei allen Alltagsanforderungen. In diesem Stadium dösen Demente häufig vor sich hin oder neigen zu Automatismen, z.B. sich hin und her wiegen.

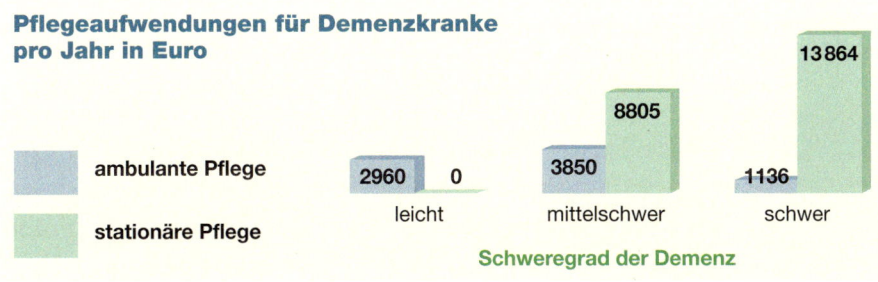

Pflegeaufwendungen für Demenzkranke pro Jahr in Euro

ambulante Pflege
stationäre Pflege

leicht 2960 | 0
mittelschwer 3850 | 8805
schwer 1136 | 13864

Schweregrad der Demenz

*Verändert nach:
Dr. Hallauer (2002),
Gesundheits-
systemerforschung,
Universitätsklinikum
Charité, Berlin*

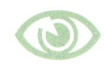
Behandlung und Pflege Demenzkranker

Ziele bei leichteren Formen der Demenz

- gesunde Anteile fördern
- Autonomie weitestgehend erhalten
- Unterstützung bei eigenständiger Lebensführung
- Vermeidung sozialer Isolation
- Verbleib im bisherigen Umfeld

Ziele	Maßnahmen
Tages- und Wochenstrukturierung	Tages- und Wochenpläne (Einkauf, Reinigung der Wohnung, Mahlzeiten, Arztbesuche usw.) erstellen
Förderung und Erhaltung von sozialer Kompetenz	Begleitung zu Außenaktivitäten (Friseur, Café, Ausstellungen usw.)
eigenständige örtliche Orientierung	Lämpchen, farbliche Markierungen, Symbole, Namensschilder
potenzielle Gefahrenquellen beseitigen	Badezimmer auf Sicherheit prüfen (Rutschgefahr), Geländer, Griffe, aufgeworfene Teppichböden beseitigen
Übersicht behalten	gleich bleibende Ordnung in der Wohnung
Förderung von Gedächtnis und Konzentration	Gedächtnistraining, Konzentrationsübungen, Alltagstätigkeiten kommentieren
Förderung der zeitlichen Orientierung	Merkhilfen, Kalender, Uhren
Förderung der Orientierung zur eigenen Person	große Zimmerspiegel, Namensschilder, Fotos, Symbole
Erkennen von psychischen und somatischen Problemen, Arzneimittelnebenwirkungen, Schlafstörungen	ärztliches Konsil, Vermeiden von häufigen „Nickerchen" am Tag
Verhinderung von Verwahrlosung	Gewährleistung von regelmäßiger, möglichst selbstständiger Körperhygiene
ausreichende Nahrungs- und Flüssigkeitsaufnahme	geregelte Mahl- und Trinkzeiten
Vermeidung von Immobilität	Bewegungsübungen, Physiotherapie (Gehen, Stehen, Sitzen, Greifen, Halten)
Erhalt manueller Fähigkeiten	Haushaltstraining, Kochen, Ergotherapie usw.
Kommunikationstraining	einfache, kurze Sätze, häufige Ansprache mit kurzen Frequenzen
Förderung der Wahrnehmung über alle Sinne	Bilder, Musik, Berührungsreize (Stoffarten, Oberflächen), Schaukelstuhl

Verhaltensregeln beim Umgang mit Demenzkranken

- Geduld aufbringen, zuhören, ernst nehmen
- respektvoll gegenübertreten (nicht duzen, mit Familiennamen anreden, keine Koseworte, kein „Oma" oder „Opa")
- keine Bevormundung, keine Überfürsorglichkeit
- Gefühlswelt des Dementen bleibt lange erhalten, der Erkrankte ist auf Gefühlsäußerungen der Pflegenden angewiesen (Lächeln, Streicheln, liebevolle Zuwendung)
- Blickkontakt im Gespräch
- Anschuldigungen überhören, nicht diskutieren, wer Recht hat (evtl. Transfer von Konflikten, Verkennung der Person o. Ä.)
- nicht überfordern, häufige Pausen, kurze Übungsfrequenzen
- ablenken statt beharren
- loben statt kritisieren, der Ton macht die Musik
- statt der Gegenwart die Erinnerungen stärker betonen
- nicht den Leistungsmaßstab Gesunder ansetzen
- nicht auf Defizite hinweisen (Pflegebedürftigen nicht bloßstellen)
- Gewohnheiten, feste Regeln berücksichtigen
- schonend aktivieren, nicht ins Bett abschieben
- eigene Handlungen oder die des Pflegebedürftigen kommentieren
- nicht im Beisein des Pflegebedürftigen über ihn sprechen
- Umgebungswechsel möglichst vermeiden
- eigene Anspannung nicht auf den Pflegebedürftigen übertragen
- auf die Persönlichkeit eingehen
- bestimmte Gegenstände wie Hut, Mantel, Stiefel, Spazierstock wegräumen, die zum „Weg- bzw. Hinlaufen" animieren (Vorsicht: kann von den demenziell Erkrankten als Diebstahl interpretiert werden)

Medikamentöse Behandlung der Demenz

Angst und Unruhe treten bei demenziell erkrankten alten Menschen ebenfalls häufig auf. Sie können in der Regel milieutherapeutisch (→ Milieutherapie, S. 392) und medikamentös gut beeinflusst werden. **Angst** spricht medikamentös häufig gut auf SSRI-Präparate (→ S. 641) an. Ausgeprägte **Unruhezustände** werden häufig mit Benzodiazepinen (→ S. 650) oder Neuroleptika (→ S. 647) behandelt, wobei eine Dauermedikation vermieden werden sollte. Nebenwirkungen (zu starke Beruhigung, akute Verwirrtheit) treten verstärkt bei falscher oder zu hoher Dosierung auf.

Demenziell erkrankte alte Menschen entwickeln in bis zu 30 % der Fälle **Halluzinationen** oder **Wahnvorstellungen**. In diesen Fällen werden oft Neuroleptika verordnet, wobei aufgrund der besseren Verträglichkeit heute meist „atypische" Neuroleptika, wie z. B. Risperdal®, eingesetzt werden.

Demenzen und Depressionen treten häufig zusammen auf. Es kann schwierig sein, gerade zu Beginn einer Erkrankung eine Depression von einer Demenz zu unterscheiden, da demente Menschen häufig depressiv sind und depressive alte Menschen häufig dement wirken (→ Pseudodemenz, S. 639). Wenn **depressive Symptome** vorliegen, sprechen diese häufig gut auf emotionale Zuwendung und stimulierende Maßnahmen, z. B. Gedächtnistraining, Musik- oder Gestalttherapie sowie Psychotherapie an. Gleichzeitig wird oft eine antidepressive Medikation mit SSRI-Präparaten verordnet, die von alten Menschen in der Regel besser vertragen werden als die trizyklischen Antidepressiva.

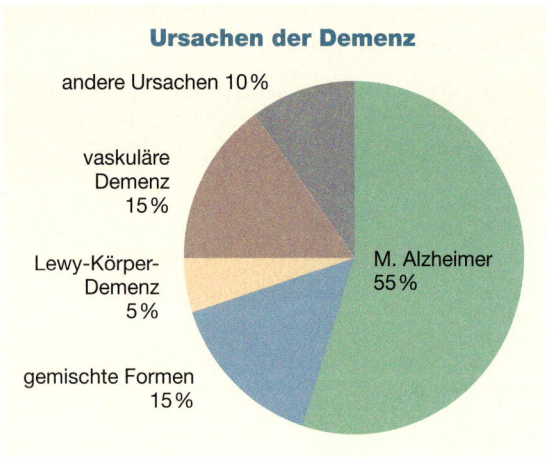

Ursachen der Demenz

- andere Ursachen 10%
- vaskuläre Demenz 15%
- Lewy-Körper-Demenz 5%
- gemischte Formen 15%
- M. Alzheimer 55%

13.2.3 Zugrunde liegende Erkrankungen der Demenz

Etwa 55% aller Demenzerkrankungen werden auf M. Alzheimer zurückgeführt. Ca. 5% sind durch die Demenz vom Lewy-Körper-Typ bedingt. 10 bis 20% treten als Folge von Gefäßverschlüssen im Gehirn auf (vaskuläre Demenz oder Multiinfarktdemenz). 10 bis 20% sind Mischformen dieser Erkrankungen, also z.B. M. Alzheimer mit vaskulärer Demenz oder M. Alzheimer mit Lewy-Körper-Demenz. Seltenere Ursachen einer Demenz sind z.B. die Demenz nach langjähriger Alkoholabhängigkeit, nach Hirnverletzungen, durch Vitaminmangelerkrankungen, Hormonerkrankungen oder nach Entzündungen des Gehirns (z.B. bei AidS, Syphilis oder Creutzfeldt-Jakob).

Morbus Alzheimer (Alzheimer-Krankheit)

M. Alzheimer wird auch als Demenz vom Alzheimer-Typ bezeichnet. In Deutschland leiden ca. 800 000 Menschen an M. Alzheimer. Früher wurden die **präsenile** (vor dem 60. Lebensjahr auftretende) und die senile **Demenz vom Alzheimer-Typ** unterschieden. Diese Unterscheidung wird jedoch immer seltener gemacht, da es sich um eine einheitliche Krankheitsgruppe handelt.

Ursachen der Alzheimer-Krankheit

Die Ursache dieser Krankheit ist bis heute nicht vollständig geklärt. Es gibt eine Häufung in manchen Familien, sodass genetische Ursachen wahrscheinlich eine Rolle spielen. In der Regel stellt man die Verdachtsdiagnose eines M. Alzheimer, wenn kein Hinweis auf andere Ursachen vorliegt und ein typischer Verlauf besteht. Endgültig bewiesen werden kann die Diagnose erst nach dem Tod. Eine feingewebliche *(histologische)* Untersuchung des Gehirns kann dann typische Veränderungen (senile Plaques und Neurofibrillen, S. 188) aufzeigen, die zwar auch beim älteren Gesunden auftreten, beim Alzheimer-Erkrankten jedoch in wesentlich höherer Zahl zu finden sind. Wahrscheinlich spielen Veränderungen an den Synapsen des Gehirns, die → Acetylcholin als Transmitter benutzen, eine Rolle. Die Gehirnrinde schrumpft, sodass es zu einer Oberflächenverkleinerung des Gehirns kommt (→ Abb. 1).

senil
senex lat. = alt, betagt, greisenhaft

Acetylcholin
→ S. 109

Symptome der Alzheimer-Krankheit

Der Beginn der Erkrankung ist oft allmählich mit kontinuierlichem Fortschreiten der Symptome. Häufig sind Gedächtnisfunktionen und die räumliche Orientierung betroffen, während die Persönlichkeit lange erhalten bleibt. Dabei können typische Persönlichkeitszüge stärker hervortreten.

Es werden drei Phasen der Alzheimer-Krankheit unterschieden:
- **Frühe Phase** mit allmählichem Auftreten kognitiver Störungen
- **Mittlere Phase** mit relativ raschem Abbau
- **Späte Phase** mit wieder langsamerem Abbau von Fähigkeiten und Fertigkeiten.

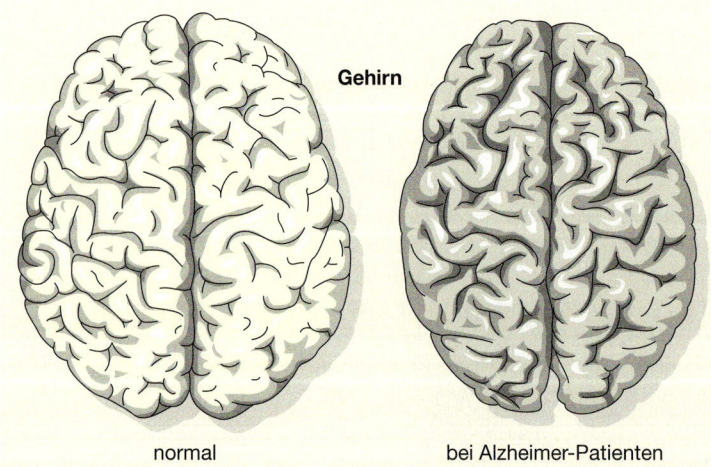

Gehirn

normal — bei Alzheimer-Patienten

Abb. 1: Gehirnoberfläche eines normalen Gehirns und eines Alzheimer-Patienten. Die Gehirnmasse beim Alzheimer-Gehirn schrumpft, sodass die Rindenfurchen deutlicher hervortreten.

Symptome und Stadien der Alzheimer-Demenz

Durchschnittlich vergehen sieben Jahre zwischen dem Auftreten erster Symptome der Alzheimer-Demenz und dem Tod.

Es gibt jedoch große Schwankungsbreiten. Betroffene sterben in der Regel an sekundären Folgen der Demenz (z.B. Mangelernährung).

Gedächtnisstörung

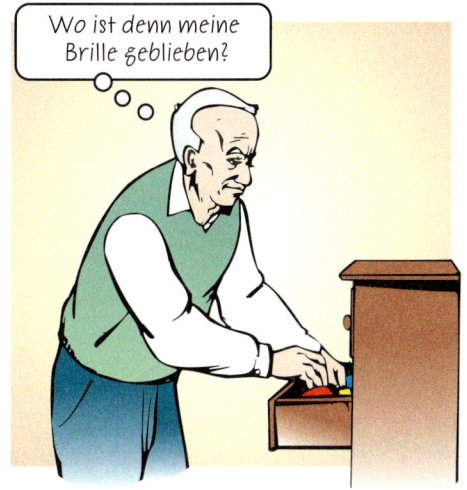

Räumliche Orientierungsstörung

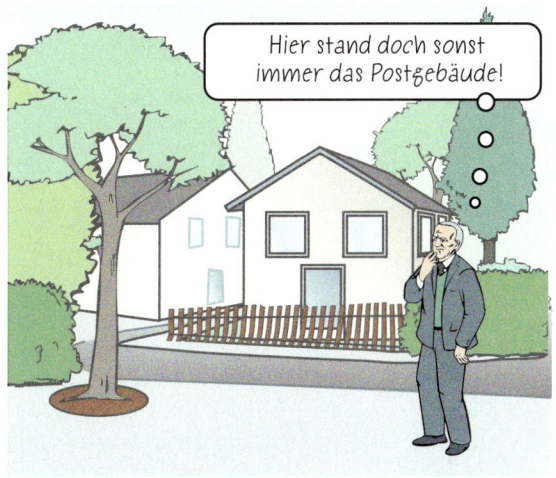

Umschreibungen

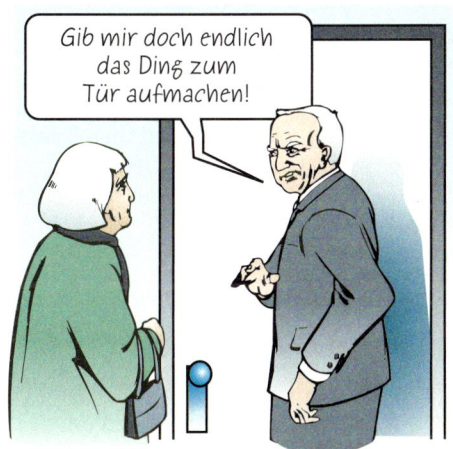

Fortgeschrittenes Stadium

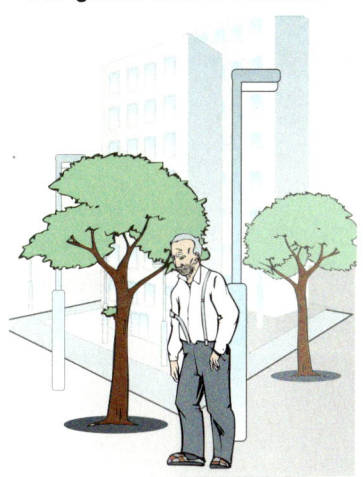

Endstadium

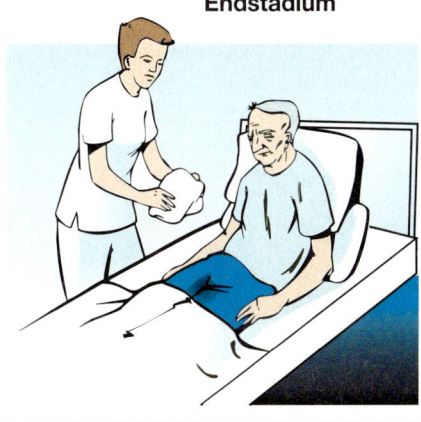

Volkswirtschaftlich gesehen ist die Alzheimer-Demenz von großer Bedeutung. Nach den Behandlungskosten für Herz-Kreislauf- und Krebserkrankungen steht durch den hohen Pflegeaufwand die Alzheimer-Erkrankung an dritter Stelle der Gesundheitsausgaben in Deutschland.

Durchschnittliche Kosten für einen Alzheimer-Patienten
Aufgliederung i. H. v. 44 000 Euro (pro Jahr)

Gesetzliche Krankenversicherung
1 100

Familien
29 706

Pflegeversicherung
12 961

> Die Gesamtkosten für einen Alzheimer-Patienten betragen durchschnittlich ca. 44 000 € im Jahr.
> Die Familien tragen zwei Drittel dieser Kosten.
>
> *Quelle: Hallauer et al. (2000):*
> *Untersuchung von Krankheitskosten bei Patienten mit Alzheimer-Erkrankung in Deutschland. Gesundheitsökonomie und Qualitätsmanagement, 5, 73–7930*

Eine Demenzerkrankung geht auch für die Angehörigen mit einer hohen Belastung einher. Viele Patienten und Angehörige suchen Kontakt zu ebenfalls betroffenen Familien. Hinweise zu Selbsthilfegruppen und weitere Informationen bietet die Deutsche Alzheimer Gesellschaft e.V. an:

www.deutsche-alzheimer.de

Behandlung und Pflege bei M. Alzheimer

Im Anfangsstadium einer Erkrankung stehen aktivierende Behandlungen, wie z.B. Gedächtnistraining, Ergotherapie und Bewegungsangebote, im Vordergrund. Bei zunehmendem Verlust alltagsrelevanter Fähigkeiten sollte ein entsprechendes Training, z.B. Toilettentraining (→ S. 287) oder Anziehtraining (→ S. 275), angeboten werden. Auch für Demenzerkrankte, die im Heim leben, sind Angebote für die Angehörigen sehr wichtig, in denen sie über Krankheitssymptome und rechtlich-ökonomische Aspekte informiert werden und eine psychosoziale Unterstützung erfahren (→ Unterstützung alter Menschen bei präventiven und rehabilitativen Maßnahmen, S. 303).

Zur medikamentösen Behandlung des M. Alzheimer sind sog. Acetylcholinesterasehemmer (Aricept®, Exelon®) zugelassen, die die Konzentration des Neurotransmitters Acetylcholin an den Synapsen erhöhen und hierüber zu einer leichten Verbesserung der kognitiven Funktionen führen sollen. Sie sollen den Krankheitsverlauf verzögern, ohne ihn jedoch aufhalten zu können. Über die Wirksamkeit dieser Präparate ist die aktuelle Diskussion noch nicht abgeschlossen. Mögliche Nebenwirkungen bestehen in Schwindel oder Übelkeit.
Manche Studien liefern Hinweise auf eine Wirksamkeit von Gingko-Präparaten.

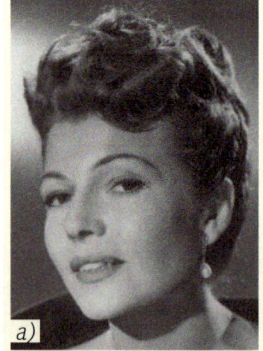
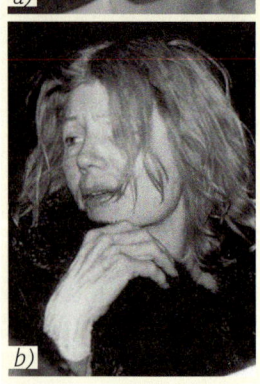

Abb. 1:
Rita Hayworth als weltbekannte Schauspielerin (a), die später von den Folgen der Alzheimer-Demenz gekennzeichnet war (b).

Morbus Pick

M. Pick wird auch als **frontotemporale Demenz** bezeichnet, weil vor allem die vorderen (frontalen) und die schläfenseitigen (temporalen) Anteile des Gehirns von dem Abbau betroffen sind. Auch bei dieser Erkrankung ist die Ursache bislang nicht geklärt. M. Pick tritt in manchen Familien gehäuft auf. Typisch ist ein Beginn mit Persönlichkeitsveränderungen, Verlust der Einsichtsfähigkeit, Enthemmung und verminderter geistiger Regsamkeit. Häufig treten Sprachstörungen auf. Die Gedächtnisfunktion bleibt dagegen relativ lange erhalten. Die Dauer der Erkrankung ist häufig länger als beim M. Alzheimer und kann bis zu 20 Jahren reichen.

Behandlung und Pflege bei M. Pick

Grundsätzlich gelten die pflegerischen Grundsätze, die auch bei der Alzheimer-Demenz Gültigkeit haben. Die Erkrankten profitieren von einer Milieutherapie (→ S. 392), die dem individuellen Verlauf der Krankheit angepasst wird.

 Medikamentös werden bei zunehmenden Verhaltensstörungen ebenfalls atypische Neuroleptika (→ S. 647) eingesetzt.

Demenz vom Lewy-Körper-Typ

Auch diese Erkrankung kann zu Lebzeiten nur vermutet und erst nach dem Tod durch eine feingewebliche Gehirnuntersuchung gesichert werden. Dabei zeigen sich in der Gehirnrinde typische Strukturen, die als Lewy-Körperchen bezeichnet werden. Der Verlauf dieser Krankheit ist durch folgende **Symptome** gekennzeichnet:
- **Demenz** mit im Vordergrund stehenden Persönlichkeitsveränderungen und relativ spät beginnenden Gedächtnisstörungen
- **Halluzinationen**
- **Verfolgungswahn**
- **Parkinsonsymptome**

Die Erkrankten neigen zu Bewusstseinsverlusten und zu Stürzen. Der Verlauf der Krankheit ist häufigen Schwankungen unterworfen.

Behandlung und Pflege bei Demenz vom Lewy-Körper-Typ

Grundsätzlich gelten die pflegerischen Grundsätze, die auch bei der Alzheimer-Demenz Gültigkeit haben. Die Angehörigen dieser Erkrankten brauchen eine intensive Unterstützung, weil viele Symptome der Betroffenen psychisch sehr belastend sind. Die Erkrankten benötigen früh eine eng strukturierte Betreuung, da sie sich und andere durch Halluzinationen und Verfolgungswahn gefährden können.

 Medikamentös werden Halluzinationen und Wahn mit Clozapin behandelt, weil aufgrund der begleitenden Parkinsonsymptome alle anderen Neuroleptika nicht eingesetzt werden dürfen. Acetylcholinesterasehemmer sollen ähnlich wie beim M. Alzheimer die Zunahme der Symptomschwere verzögern.

Vaskuläre Demenz

Die vaskuläre Demenz beschreibt einen schubweisen, zunehmenden Verlust von Gehirnfunktionen aufgrund von Durchblutungsstörungen, die zu einem Gewebsuntergang des Gehirns führen. Häufig beginnt die vaskuläre Demenz mit einem Schlaganfall. Neben Störungen des Gedächtnisses und der Orientierung leiden die Erkrankten besonders häufig unter neuropsychologischen Störungen, z. B. Sprachstörungen (Aphasie) oder Störungen des Handlungsablaufes (Apraxie).

Behandlung und Pflege bei vaskulärer Demenz

Die zugrunde liegenden Erkrankungen, die zu den Schlaganfällen führen, müssen erkannt und entsprechend behandelt werden. Wichtig ist v. a. die Behandlung eines Bluthochdrucks oder einer Zuckerkrankheit. Darüber hinausgehend entsprechen die pflegerischen Maßnahmen denen bei der Behandlung der Alzheimer-Demenz.

13.2.4 Spätkomplikationen einer Demenzerkrankung

Im Endstadium einer Demenz treten häufig Komplikationen auf, die zum Tode führen können. Neben Dekubitus, Harnwegsinfekten und Lungenentzündung sind Schluckstörungen eine typische Komplikation.

Schluckstörungen können mehrere Ursachen haben:

- **Kaustörungen:** Aufgrund eines gestörten Kauablaufes oder einer gestörten Koordination der Mund- und Rachenmuskulatur wird die Nahrung nicht mehr ausreichend zerkaut und mit Speichel durchmischt. Auch ein verminderter Speichelfluss, der durch manche Medikamente (Neuroleptika, Antidepressiva) noch verstärkt wird, kann den Kauvorgang beeinträchtigen.

Behandlung und Pflege bei Kaustörungen

Pürierte Kost, Schluckreflex (→ S. 157) triggern.

- **Aspiration** („Verschlucken"): Nahrungsbestandteile gelangen über den Kehlkopf in die Luftröhre und von dort in die Bronchien. Dort wirken sie als Fremdkörper und führen zu schwer behandelbaren Lungenentzündungen (Aspirationspneumonien).

Behandlung und Pflege bei Aspirationsgefahr

Aufrechte Körperhaltung beim Trinken, Kopf leicht nach vorne beugen. Keine gemischten Konsistenzen (z. B. Suppe mit festen Bestandteilen). Wenn das nicht hilft, Flüssigkeiten über spezielle Geliermittel (z. B. Qick and Easy®) andicken (→ Aspirationsprophylaxe, S. 346).

- **Hyperaktiver Saugreflex:** Im fortgeschrittenen Stadium einer Demenz tritt häufig ein enthemmter Saugreflex auf, den man ähnlich auch bei Säuglingen beobachten kann. Dabei wird auf jede Berührung der Lippen mit einem starken Saugreflex reagiert, der ein Kauen oder koordiniertes Schlucken unmöglich macht.

Behandlung und Pflege beim hyperaktiven Saugreflex

Lippenberührung vermeiden, stattdessen Nahrung auf das hintere Zungendrittel platzieren. Strohhalme oder Schnabelbecher mit länglichem Schnabel benutzen.

Erstmalig aufgetretene Schluckstörungen sollten nach Möglichkeit zusätzlich durch einen Logopäden oder Ergotherapeuten diagnostiziert und behandelt werden. Wenn alle pflegerischen und logopädischen Maßnahmen nicht ausreichen und es zu einer drohenden Exsikkose, Mangelernährung oder zu wiederholten Aspirationspneumonien kommt, muss eventuell eine → PEG implantiert werden. Hierfür muss jedoch der Verlauf der Grunderkrankung berücksichtigt werden.

PEG
→ Band 2

Nahrungsverweigerung ist ein häufiges Problem bei alten dementen Menschen. Hier muss sehr sorgfältig geklärt werden, ob die Nahrungsverweigerung auf Beschwerden bei der Nahrungsaufnahme zurückzuführen ist. Oft hat sie zugrunde liegende Ursachen, denen man abhelfen kann. Hierzu zählen schlecht sitzende Prothesen, Mundentzündungen, Entzündungen der Schleimhaut in der Speiseröhre oder im Magen. Eine chronische Verstopfung *(Obstipation)* kann zu Übelkeit und hierüber zur Nahrungsverweigerung führen. Manche Medikamente führen als Nebenwirkung zu Übelkeit. Dies kann sich auch dann erstmalig bemerkbar machen, wenn eine Exsikkose oder Niereninsuffizienz zu einem Ansteigen der Medikamentenspiegel im Blut führt.
Eine Nahrungsverweigerung kann auch Ausdruck des erloschenen Lebenswillens sein. Dies als Entäußerung des freien Willens zu akzeptieren und auf eine künstliche Ernährung gegen den Willen des Erkrankten zu verzichten, ist eine schwierige Entscheidung, die gemeinsam mit dem Betroffenen, den Angehörigen und dem behandelnden Team getroffen werden muss.

13.3 Depressionen

Alte Menschen erkranken häufiger als junge Menschen an einer Depression. Im Alter häufen sich Erfahrungen von Krankheit, zunehmender Schwäche, Verlust von geliebten Menschen und eigener Unabhängigkeit. Diese Erfahrungen und ihre Verarbeitung können auch Menschen überfordern, die früher lebensfroh waren.

Depressionen sind psychiatrische Störungen, die gekennzeichnet sind durch ein anhaltendes Gefühl der Traurigkeit, einen Verlust der Fähigkeit sich zu freuen oder Interesse für etwas anderes bzw. andere Menschen aufzubringen. Depressionen zählen zusammen mit Verwirrtheitszuständen zu den häufigsten psychiatrischen Erkrankungen im Alter.

Bis zu 50 % der in Pflegeheimen lebenden alten Menschen leiden unter einer behandlungsbedürftigen Depression, bis zu 10 % dieser Menschen sind schwer depressiv. Obwohl diese Krankheit häufig gut behandelbar ist, wird sie oft nicht erkannt und daher auch keiner Behandlung zugeführt. Dies liegt unter anderem daran, dass depressive alte Menschen nach außen häufig eher misstrauisch oder gereizt wirken und dies der Primärpersönlichkeit zugeschrieben wird.

Eine schwere Depression kann auch Symptome einer Demenz mit Störungen der Denkfähigkeit und des Gedächtnisses imitieren („Pseudodemenz"), wobei sich in diesem Fall die Demenzsymptome bei erfolgreicher antidepressiver Behandlung vollständig zurückbilden können.

Depression
deprimere lat. =
niederdrücken

Mögliche Kriterien einer Unterscheidung zwischen Pseudodemenz und Demenz

Depression („Pseudodemenz")	Demenz
Häufig situative Auslöser mit raschem Beginn der Symptome	Meist langsamer Beginn
Klagsamkeit, als häufige Floskel wird „Ich weiß nicht" geantwortet, auch wenn dies im Widerspruch zu den tatsächlichen Möglichkeiten steht.	Einschränkungen werden häufig geleugnet oder rationalisiert
Gewichtsverlust, Grübeln, Appetitlosigkeit	Körperliche Funktionen zu Beginn nicht beeinträchtigt
Findet sich im Alltag selbst zurecht	Desorientiert, ratlos
Klagt, dass „nichts" mehr geht	Umschriebene Defizite (Verlaufen, Desorientiertheit)
Antriebsmangel, Versagensängste	Häufig Störungen des Gedächtnisses, der Kognition sowie neuropsychologische Störungen
Gute Alltagskompetenz	Schlechte Alltagskompetenz
Besserung der pseudodementen Symptome durch Behandlung mit Antidepressiva und Psychotherapie	Kein Ansprechen der Symptome auf Antidepressiva und Psychotherapie

In unterschiedlichen Diagnosekategorien (→ ICD 10, DSM-IV, S. 96) werden Depressionen nach ihrem Schweregrad, eventuellen Begleitsymptomen (z. B. Wahn, körperliche Symptome), ihrem Verlauf (chronisch oder in Episoden ablaufend) oder nach Auslösebedingungen eingeteilt.

Eine Depression kann einen Menschen über Jahrzehnte begleiten und in belastenden Situationen Symptome zeigen. Häufig tritt eine Depression aber auch erstmalig im Alter auf (**Involutionsdepression**). Frauen erkranken in allen Lebensphasen häufiger als Männer.

In seltenen Fällen (ca. 1 %) leiden alte Menschen an einer sog. **manisch-depressiven Erkrankung**, die im Laufe des Lebens sowohl zu depressiven als auch zu manischen Phasen mit Antriebssteigerung, oft grotesker Selbstüberschätzung, Wahnvorstellungen und Aggressivität führt.

manisch
mania lat. =
Raserei, Wahnsinn)

Manie:
Gemütserkrankung mit typischen Symptomen wie Selbstüberschätzung, gesteigertem Antrieb, unbegründet gehobenem Lebensgefühl und Ideenflucht

Symptome der Depression

Depressive Störungen gehen mit typischen Symptomen einher. Zu ihnen gehören:

- **Störung des Affekts:** Gedrückte Stimmung, Interessenverlust und Freudlosigkeit. Diese Symptome sind häufig morgens besonders ausgeprägt („Morgentief").
- **Störung der Kognition:** Eingeschränkte Konzentrationsfähigkeit und Aufmerksamkeit, Störung der Entscheidungsfähigkeit
- **Mnestische Störungen:** Störungen der Gedächtnisfunktionen
- **Störungen des Antriebs:** Verlangsamung der Handlungsabläufe oder auch Getriebenheit, Müdigkeit, schnelle Erschöpfbarkeit
- **Einschränkung** des **Selbstwertgefühls** und des **Selbstvertrauens**
- Oft nicht begründbare **Angstgefühle**
- **Schuldgefühle**
- **Grübelzwänge**
- **Körperliche Symptome:** Appetitstörungen mit deutlichem Gewichtsverlust oder auch Gewichtszunahme; Schlafstörungen; häufig diffuse körperliche Beschwerden (somatisierte Depression), z.B. „Druck im Kopf", „Brennen im Bauch"
- **Gedankenkreisen** um den Tod, eventuell Suizidgedanken oder Suizidversuch
- Besonders bei alten Menschen: **Wahn**symptome (z.B. Versündigungswahn, Schuldwahn)

Wahn
→ S. 421

Ursachen einer depressiven Erkrankung

Die früher übliche Einteilung in anlagebedingte (endogene) oder durch fehlverarbeitete psychische Konflikte entstandene (neurotische) Depressionen wird in der Regel nicht mehr verwandt. Man geht davon aus, dass bei depressiven Menschen Veranlagung und Auslösemechanismen zusammenkommen müssen, um eine Depression hervorzurufen. Bei der Entstehung dieser Krankheit spielen Veränderungen der → Transmitterkonzentrationen im Gehirn, insbesondere des Serotonins, eine Rolle. Dies erklärt auch die Wirksamkeit der meisten antidepressiv wirksamen Medikamente, die in den Serotoninstoffwechsel eingreifen.

Transmitter-
konzentrationen
→ S. 109

Bekannte Ursachen und Auslöser einer Depression sind:

- **Psychosoziale Auslöser:** Verlust einer engen Bezugsperson, Verlust der Wohnung (z.B. Umzug ins Heim), Vereinsamung, Verarmung, fehlende soziale Einbindung, Verlust von Lebensaufgaben (z.B. Beruf)
- **Psychische Faktoren:** unbewältigte Konflikte, problematische Persönlichkeit (z.B. depressive oder passiv-abhängige Persönlichkeitsmerkmale)
- **Erbliche Veranlagung** (v.a. bei der manisch-depressiven Erkrankung)
- **Hirnerkrankungen:** Demenz, M. Parkinson, Schlaganfall
- **Körperliche Erkrankungen:** Tumorkrankheiten, Niereninsuffizienz, Hypothyreose, Herzinsuffizienz, Anämie
- **Medikamente:** Neuroleptika, Cortison, manche Blutdruckmedikamente (β-Blocker, Clonidin)
- **Suchterkrankungen** (v.a. Alkohol)

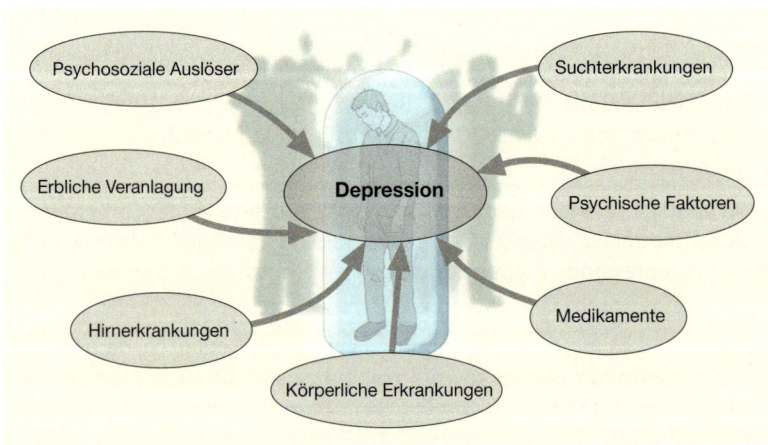

Abb. 1:
Ursachen der Depression

Behandlung und Pflege bei Depressionen

Eine Depression ist oft schwierig zu erkennen. Wichtige pflegerische Aufgabe ist es, bei zurückgezogenen, misstrauischen, über wechselnde körperliche Beschwerden klagenden oder dement wirkenden alten Menschen auf mögliche Symptome einer Depression zu achten und dies im Team und gegenüber dem behandelnden Arzt anzusprechen und zu dokumentieren.

Das Erkennen einer Depression ist besonders wichtig, weil diese psychische Störung eine prinzipiell gut behandelbare Krankheit darstellt und die Patienten durch die Behandlung wieder Lebensqualität und Freude zurückgewinnen können.

Psychotherapie: Je nach Art und Schwere der Depression sind unterschiedliche psychotherapeutische Verfahren geeignet. In Frage kommen Verhaltenstherapien, Gruppenpsychotherapien oder auch psychoanalytisch ausgerichtete Einzeltherapien, die lebensgeschichtliche Probleme aufgreifen.

Milieutherapie: Durch Umgestaltung der Umwelt wird versucht, Konflikte aufzugreifen und zu lösen. Dazu zählen z.B. Beschäftigungsangebote, um der Interessensverarmung und Antriebsminderung zu begegnen, Tagesstrukturierung bei morgendlicher Antriebsstörung und Schlafstörungen oder soziale Kontaktangebote bei Vereinsamung.

Je nach Schwere der Erkrankung werden **Antidepressiva** eingesetzt. Als Antidepressiva werden Medikamente bezeichnet, die stimmungsaufhellend und depressionslösend wirken. Antidepressiva haben je nach Präparat unterschiedliche Wirkqualitäten. Man unterscheidet:
• eine dämpfende, beruhigende Wirkung,
• eine depressionslösende, stimmungsaufhellende Wirkung und
• eine antriebssteigernde, aktivierende Wirkung.

Meist tritt die dämpfende oder antriebssteigernde Wirkung vor der eigentlichen depressionslösenden Wirkung ein.

In der Altenpflege sind folgende Substanzgruppen von Bedeutung:

Substanz/Gruppe	Wirkstoff/Beispiel	Wirkung/Nebenwirkung
Selektive Serotonin-wiederaufnahme-hemmer (SSRI)	Fluctin®, Cipramil®, Zoloft®	SSRI können den Antrieb steigern und sollten daher morgens gegeben werden. Häufiger treten als Nebenwirkung Kopfschmerzen, Magen-Darm-Beschwerden sowie sexuelle Funktionsstörungen auf.
Selektive Serotonin-und Noradrenalin-wiederaufnahme-hemmer	Trevilor®	Dabei handelt es sich um eine neuere Substanzgruppe, die in mehrere Transmittersysteme eingreift. Über den Einsatz der neuen Antidepressiva bei alten Menschen gibt es noch keine eindeutigen Empfehlungen. Wenn depressive Menschen bereits zuvor getrieben wirken und Suizidgedanken haben, muss v.a. zu Anfang der Behandlung besonders auf die Suizidalität geachtet werden.
Tri- und tetrazyklische Antidepressiva	Saroten®	Diese Medikamente wirken eher dämpfend und können bei zusätzlichen Schlafstörungen hilfreich sein. Die depressionslösende Wirkung ist erst nach mehreren Wochen vollständig erreicht. Bei alten Menschen werden diese Substanzen jedoch zurückhaltend eingesetzt, weil sie Verwirrtheit sowie Herzrhythmusstörungen, Blasenentleerungsstörungen und Magen-Darm-Beschwerden auslösen können. Häufig wird auch eine Mundtrockenheit beklagt.

Eine **Vergiftung** mit Antidepressiva, z.B. in suizidaler Absicht, ist eine lebensbedrohliche Notfallsituation. Der Patient muss daher sofort in ein Krankenhaus überwiesen werden.

Pflegerischer Kontakt mit depressiven alten Menschen

Die Pflegefachkraft nimmt den Pflegebedürftigen ernst und versucht ihn zu trösten. Dabei ist es wichtig, ihm viel persönliche Zuwendung entgegen zu bringen, ohne aufdringlich zu wirken. Offenheit und Ehrlichkeit stehen im Mittelpunkt. Der Pflegebedürftige soll möglichst nicht alleine gelassen werden (ggf. Türen offen lassen). Er muss gut beobachtet werden, um z. B. den richtigen Zeitpunkt zur Motivierung zu erkennen oder um einer Suizidgefahr entgegenwirken zu können. Vorrangiges Pflegeziel ist die Eingliederung des Pflegebedürftigen in den Tagesablauf.

Ein Mensch mit Antriebshemmung lässt sich kaum zur Beschäftigung anregen. Mit kleinen Aktionen, wie ein Spaziergang, ist schon viel erreicht. Selbst dazu wird sich manch depressiver Mensch nicht bewegen lassen. Merkt der Pflegebedürftige, dass die Pflegefachkraft ihn nur überreden will, kann dies zu einer Abwehrhaltung führen. Wichtig ist, dass die Pflegefachkraft den Pflegebedürftigen gut kennt (→ Biografiearbeit, S. 48, 398; Bezugspflege, Band 2).

Beispiel Bieten Sie dem Pflegebedürftigen einen Spaziergang (oder eine Spazierfahrt im Rollstuhl oder im Auto) an und versprechen Sie ihm, dass er unterwegs etwas Schönes bemerken wird. Fragen Sie ihn nach dem Spaziergang, ob er das Schöne bemerkt hat. Verraten Sie ihm, dass Sie die strahlende Sonne (bei schlechtem Wetter z. B. eine besonders schöne Blume) meinen und dies seine belastende Traurigkeit wenigstens etwas erleichtern kann.

Zu Therapiebeginn mit aktivierenden Antidepressiva müssen die Betroffenen besonders gut beobachtet werden, weil die Antriebssteigerung oft vor der Stimmungsanhebung einsetzt. So erhält ein depressiver und suizidgefährdeter Pflegebedürftiger möglicherweise den Antrieb, seinen geplanten Selbstmord zu verwirklichen.

Neben dem wichtigen persönlichen Kontakt stellt die Pflegefachkraft die regelmäßige Nahrungs- und Flüssigkeitszufuhr sicher und unterstützt die Medikamenten-Compliance des Pflegebedürftigen (→ S. 221) sowie erforderlichenfalls die Körperpflege.

Beobachtung der Bewusstseinslage

Pflegeassessment

Desorientiertheit (→ S. 627)

- zeitliche Desorientiertheit
- örtliche Desorientiertheit
- persönliche Desorientiertheit
- situative Desorientiertheit
- Korsakow-Syndrom (→ S. 653)

Wahrnehmungstörung

- Halluzinationen[1]
- Illusionen[2]
- _____
- _____
- _____

Qualitative Bewusstseinstörung

- Verwirrtheit (→ S. 628)
- Stupor (→ S. 627)
- _____

Quantitative Bewusstseinstörung (→ S. 627)

- Somnolenz
- Sopor
- Koma

Besonderheiten: _____

[1] Halluzinationen: Trugwahrnehmungen, die nicht durch einen vorhandenen Sinnesreiz hervorgerufen werden (z.B. Sehen einer nichtexistenten Person)

[2] Illusionen: verfälschte Wahrnehmung realer Objekte (z.B. Verkennen einer fremden Person als die eigene Mutter)

13.3.1 Suizid (Selbsttötung) und Suizidgefahr

Unter Suizid versteht man nach neueren Definitionen eine Handlung an sich selbst mit Todesfolge, die mit bewusster Absicht durchgeführt wird. Alte Menschen unternehmen seltener als junge Menschen einen Selbsttötungsversuch. Die Häufigkeit von durchgeführten Selbsttötungen nimmt jedoch im Alter zu. Die Suizidrate ist unter alten Männern besonders hoch. Da der Suizid als Todesursache oft nicht erkannt und eine natürliche Todesursache angenommen wird, kommt wahrscheinlich noch eine hohe Dunkelziffer dazu.

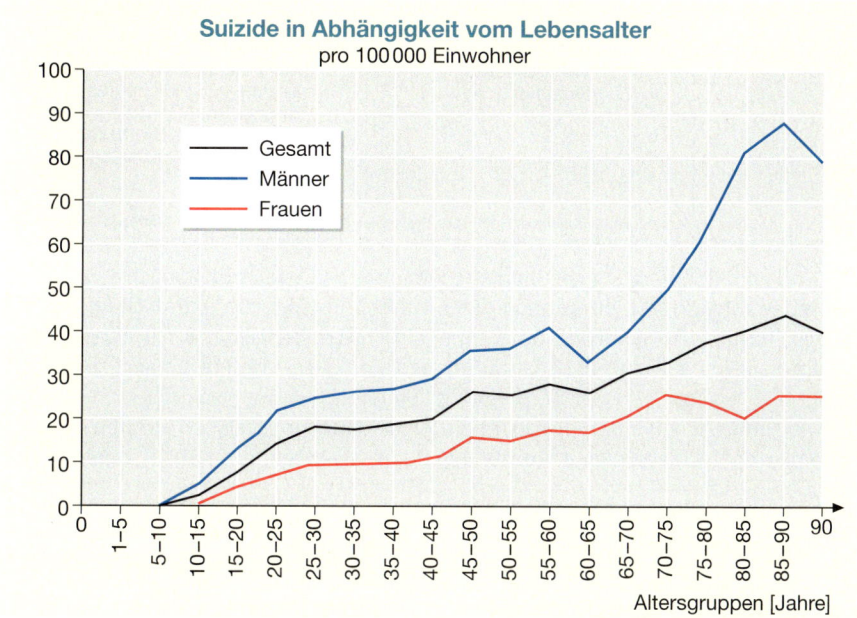

Quelle:
nach:
Wettstein, A. (2001),
Checkliste Geriatrie,
Thieme , S. 147

Bei alten Menschen spricht man manchmal auch vom **chronischen Suizid**, wenn dem Leben durch absichtliche Verwahrlosung oder unzureichende Nahrungszufuhr ein Ende gesetzt werden will.

Ursachen der Suizidalität im Alter

Die Selbsttötung eines alten Menschen ist oft die Reaktion auf altersabhängige Veränderungen der Gesundheit oder des sozialen Umfeldes, mit denen sich der Mensch überfordert fühlt. Oft werden alte Menschen suizidal, die ihr Leben bislang gut gemeistert haben und sich im Alter plötzlich unlösbar erscheinenden Mehrfachbelastungen ausgesetzt sehen.

Alte Menschen planen die Selbsttötung oft länger und konsequenter. Oft liegt der Selbsttötung nicht ein verzweifelter Moment zugrunde, sondern sie erscheint als Konsequenz einer längeren Abwägung (sog. „Bilanzsuizid"). Dennoch entspricht die innere Einengung in der Wahrnehmung und Gedankenfolge, die zum Suizid führt, einer krankhaft eingeengten Sichtweise. Etwa die Hälfte aller alten Menschen, die einen Suizidversuch unternehmen und überleben, leiden unter einer schweren Depression, die erfolgreich behandelt werden kann.

Alte Menschen mit Suizidgedanken zeigen seltener ein depressives Verhalten, sondern wirken eher reizbar, unzufrieden und beklagen Schlafstörungen oder körperliche Symptome.

Wichtige Risikofaktoren der Suizidalität sind:

- **Psychiatrische Erkrankungen:** Depressionen und Wahnerkrankungen, beginnende Demenzerkrankungen
- **Chronische körperliche Krankheiten**, insbesondere Krebserkrankungen und Schmerzerkrankungen
- **Soziale Isolation**, z.B. nach Partnerverlust, und **soziale Instabilität**
- **Alkoholabhängigkeit**

Hinweise auf Suizidalität

Alte Menschen mit Suizidgedanken durchlaufen in der Regel mehrere Stufen der inneren Entscheidungsfindung. Nach PÖLDINGER (1993) werden bestimmte Phasen unterschieden:

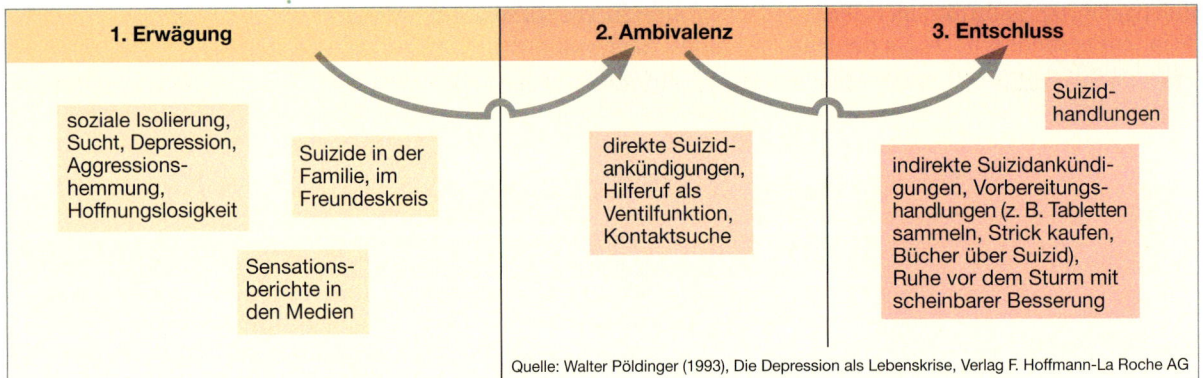

1. Erwägung	2. Ambivalenz	3. Entschluss
soziale Isolierung, Sucht, Depression, Aggressionshemmung, Hoffnungslosigkeit	direkte Suizidankündigungen, Hilferuf als Ventilfunktion, Kontaktsuche	Suizidhandlungen
Suizide in der Familie, im Freundeskreis		indirekte Suizidankündigungen, Vorbereitungshandlungen (z. B. Tabletten sammeln, Strick kaufen, Bücher über Suizid), Ruhe vor dem Sturm mit scheinbarer Besserung
Sensationsberichte in den Medien		

Quelle: Walter Pöldinger (1993), Die Depression als Lebenskrise, Verlag F. Hoffmann-La Roche AG

Weitere Informationen finden Sie unter:
Deutsche Gesellschaft für Suizidprävention (DGS)
Kompetenznetz Depression
www.kompetenznetz-depression.de

Der Suizid wird in Erwägung gezogen, in einer inneren Diskussion zunächst verworfen und wieder aufgegriffen, bis dann in einer inneren Einengung die Entscheidung fällt. Das sog. „präsuizidale Syndrom" bezeichnet ein Kreisen der Gedanken um den geplanten Suizid, Selbstvernichtungsphantasien und konkrete Vorbereitungen zur Selbsttötung.

Wichtige Hinweise auf einen bevorstehenden Selbsttötungsversuch können sein:
• Scheinbares Nachlassen einer vorherigen depressiven Symptomatik („Ruhe vor dem Sturm")
• Allgemeine Äußerungen über den Tod und das Sterben
• Ordnen der Besitztümer und anderen Angelegenheiten

Behandlung und Pflege bei Suizidalität (Suizidgefahr)

Wichtig ist das Erkennen einer Lebenskrise und suizidalen Einengung eines alten Menschen. Selbsttötungsankündigungen müssen immer ernst genommen werden, auch wenn sie schon mehrfach ausgesprochen wurden und „dann doch nichts passierte". Manchmal haben Bezugspersonen eines Menschen, der sich mit Suizidabsichten trägt, auch nur „das Gefühl, dass etwas nicht stimmt". Solche Wahrnehmungen sind bedeutungsvoll und müssen dem Team sowie dem behandelnden Arzt mitgeteilt werden.

Menschen mit Suizidgedanken sind in der Regel erleichtert, wenn sie auf den geplanten Suizid angesprochen werden, und beantworten entsprechende Fragen meist ehrlich. Pflegefachkräfte sollten daher bei dem Verdacht auf Suizidalität eines alten Menschen dieses Thema einfühlsam, aber offen ansprechen.

Hierzu eignen sich beispielsweise folgende Fragen:

1. Denken Sie manchmal daran, sich das Leben zu nehmen?
2. Haben Sie schon einmal konkrete Ideen gehabt, wie Sie vorgehen würden?
3. Haben Sie schon Vorbereitungen getroffen?
4. Haben Sie schon einmal einen Versuch unternommen?
5. Ist in Ihrer Familie oder im Umkreis so etwas schon passiert?
6. Sehen Sie denn Ihre Situation als aussichtslos für sich an?
7. Haben Ihre Kontakte zu Freunden/Verwandten abgenommen?
8. Wohnen Sie allein?
9. Fühlen Sie sich familiär, beruflich, religiös oder weltanschaulich nicht mehr eingebunden?

(mod. nach Pöldinger)

Bei dem Verdacht auf konkrete Suizidgedanken muss umgehend ein Arzt, nach Möglichkeit der behandelnde Hausarzt oder ein Psychiater, informiert und gemeinsam die weitere Behandlung geplant werden.
Wenn der alte Mensch akut gefährdet erscheint und nicht ausreichend absprachefähig wirkt, muss gegebenenfalls eine stationäre psychiatrische Behandlung, eventuell auch als Zwangsbehandlung, erfolgen. Viele alte Menschen können psychotherapeutisch und medikamentös von ihren Suizidgedanken befreit werden und wieder eine hohe Lebensqualität zurückgewinnen (→ Pflege alter Menschen in existenziellen Krisensituationen, S. 624).

13.4 Wahnerkrankungen

„Wahn" bezeichnet eine krankhaft falsche Beurteilung der Realität, an der unverrück-bar festgehalten wird, auch wenn diese Überzeugung im offensichtlichen Widerspruch zur Realität und zur Überzeugung anderer Menschen steht.

Ein Wahn kann unterschiedliche Inhalte haben. Häufig sind im Alter folgende Formen:

Beziehungswahn	Die Umwelt wird vom Patienten wahnhaft auf sich bezogen, d.h., in jeder Äußerung und jeder Handlung wird unverrückbar ein bestimmter Zusammenhang mit der eigenen Person gesehen.
Hypochondrischer Wahn	Wahnhafte Überzeugung, dass man an einer oder mehreren Erkrankungen leidet.
Schuldwahn	Wahnhafte Überzeugung, sich gegen Gott oder eine andere höhere Instanz moralisch versündigt zu haben und von daher eine Verantwortung für alles Schlechte auf der Welt zu tragen. Der Schuldwahn kann im Alter Bestandteil einer **wahnhaften Depression** sein, die durch eine depressive Störung mit Grübelzwängen und wahnhaftem Kreisen um die eigene Schuld gekennzeichnet ist.
Paranoider Wahn (Beeinträchtigungs- oder Verfolgungswahn)	Dieser Wahn ist im Alter besonders häufig. Der Patient sieht sich von dunklen Mächten oder auch konkreten Menschen beobachtet, abgehört und verfolgt. Der Wahn kann sich gegen langjährige Freunde oder Bekannte, häufig gegen Nachbarn, richten. Die Erkrankten ziehen sich zunehmend misstrauisch zurück, fühlen sich abgehört oder beobachtet. Manche Erkrankte haben z.B. die Sorge, dass sie vergiftet würden, und lehnen jede Nahrungsaufnahme ab.
Bestehlungswahn	Hierunter leiden häufig ältere Menschen mit einer beginnenden Demenz, die aufgrund ihrer Gedächtnisstörungen viele Dinge verlegen und sich bestohlen fühlen.
Ungezieferwahn (Dermatozoenwahn)	Er tritt häufiger bei alten Menschen auf, die sich von Ungeziefern befallen wähnen und durch heftiges Kratzen sowie massive Reinigungsversuche ihre Haut schwer schädigen.

Ursachen und Auslöser des Wahns

Ein Wahn kann im Alter erstmalig auftreten oder auch Symptom einer vorbestehenden psychiatrischen Erkrankung sein. Oft haben die Patienten eine Persönlichkeitsstruktur, die den Ausbruch des Wahns begünstigt, z.B. eine paranoide oder auf sich bezogene Persönlichkeit.

Wichtige Ursachen und Auslöser eines Wahns können sein:

- **Schizophrenie:** Die Schizophrenie ist eine Psychose, die sowohl anlagebedingte als auch sozial erworbene Anteile hat. Bei Schizophrenie-Kranken werden im Gehirn Veränderungen der Neurotransmitter gefunden, die mit einer Überaktivität des Dopamin (→ S. 587) einhergehen.
An Schizophrenie erkranken bis zu 1 % aller Menschen, meist zwischen dem 20. bis 30. Lebensjahr. Die Sonderform der paranoid-halluzinatorischen Schizophrenie tritt dagegen am häufigsten im 4. Lebensjahrzehnt auf. Schizophrene Erkrankungen, die erst nach dem 40. Lebensjahr beginnen, werden als **Spätschizophrenien** bezeichnet. Die Krankheit kann schubartig verlaufen, wobei die Schübe im Alter seltener und weniger produktiv werden. Bei alten, an einer Schizophrenie erkrankten Menschen besteht häufig ein **Residualsyndrom** mit zunehmendem sozialen Rückzug, Interessenlosigkeit, Apathie und im Vordergrund stehenden Denkstörungen.
Typische Symptome der Schizophrenie sind:
  - **Wahn:** Der Verfolgungswahn ist bei Schizophrenie-Patienten besonders häufig.
  - **Halluzinationen:** Wahrnehmungen ohne entsprechenden Außenreiz, die für wirkliche Sinneseindrücke gehalten werden. Am häufigsten sind akustische Halluzinationen („Stimmen hören") oder optische Halluzinationen („Insekten sehen"). Häufig werden Stimmen gehört, die das eigene Tun kommentieren.

- **„Ich-Störungen":** Die Grenze zwischen dem Ich und der Umwelt wird als durchlässig empfunden. Die Erkrankten haben das Gefühl einer Gedankeneingebung von außen oder fühlen sich fremd beeinflusst und gesteuert.
- **Denkstörungen:** Die Denkabläufe sind zerfahren und unzusammenhängend. Die Sprache wird durch Wortneuschöpfungen (Neologismen) bis hin zum „Wortsalat" entstellt. Manchmal empfinden die Erkrankten ihre Gedanken gesperrt oder von außen verlangsamt. Konzentration und logisches Denken fällt ihnen schwer. Denkstörungen stehen bei alten Menschen mit einer Schizophrenie im Residualstadium im Vordergrund.
- **Störungen des Affektes:** Typisch ist ein inadäquater Affekt (z.B. Lachen in traurigen Situationen) oder widersprüchliche Gefühle.
- **Paranoider Wahn:** Diese Form kann bei alten Menschen isoliert, d.h. ohne begleitende Halluzinationen oder Ich-Störungen auftreten. Oft sind es immer schon misstrauische oder zurückgezogene Menschen, die im Alter zunehmend vereinsamen und sozial isoliert leben. Da diese Erkrankten selten anderweitige Zeichen einer Schizophrenie aufweisen, kann der Übergang vom „Eigenbrötler" zum paranoiden Wahn fließend sein und die Krankheit erst relativ spät erkannt werden.
- **Organische Hirnerkrankungen:** Menschen mit einer Demenzerkrankung oder anderen Schädigungen des Gehirns erkranken häufiger an einem Wahn.
- **Medikamente:** Viele Medikamente können insbesondere bei alten Menschen Psychosen und Wahnerkrankungen auslösen.

Diese Nebenerscheinungen treten auf bei:
- Antiparkinsonmedikamenten
- zentral wirksamen Schmerzmitteln und Schlafmitteln
- Entzug von Schlafmitteln oder Alkohol

Behandlung und Pflege bei Wahnerkrankungen

Eine erstmalig im Alter auftretende Wahnerkrankung hat meist eine gute Prognose. Häufig genügt es, von ärztlicher Seite aus die eventuell auslösenden Medikamente abzusetzen oder eine zugrunde liegende Gehirnerkrankung zu behandeln.

In der Behandlung spielen psychotherapeutische, milieutherapeutische und medikamentöse Ansätze eine Rolle.

Psychotherapie: Information des Erkrankten und der Angehörigen über das Krankheitsbild, stützende Psychotherapie, Gruppenpsychotherapie.

Milieutherapie (→ S. 392): Beenden der sozialen Isolation, z.B. über Aktivierungs- und Ergotherapie.

Es ist nicht sinnvoll, den Wahnerkrankten von dem Falschsein seiner Wahrheit überzeugen zu wollen, da dieser nur mit Misstrauen und Ablehnung reagieren wird. Ebenso falsch ist es, in das Wahnsystem mit einzusteigen und z.B. beim Dermatozoenwahn nicht-existente Lebewesen demonstrativ von der Haut zu entfernen. Pflegefachkräfte sollten in ihrer Wahrnehmung und ihrer Welt authentisch bleiben, dem Wahnerkrankten jedoch durch aktives Zuhören das Gefühl der Anteilnahme vermitteln. Es ist oft hilfreich, den Kontakt über neutrale Gesprächsthemen zu verbessern und den Erkrankten hierüber am Alltag teilnehmen zu lassen. Dabei soll darauf geachtet werden, dass der Kranke nicht mit Reizen überflutet, sondern geschont wird, um irreale Wahrnehmungen nicht zu provozieren.

Die Gestaltung des Tagesablaufs erfordert eine flexible Handhabung, sodass rasch auf die aktuelle psychische Verfassung reagiert werden kann, ohne dabei die Wertschätzung des Kranken zu beeinträchtigen. Die Pflegefachkraft muss dazu eine gute Beziehung zum Kranken haben und ihren eigenen Standpunkt aufzeigen. Um Vertrauen aufzubauen, sollten daher konstante Bezugspersonen in der Pflege eingesetzt werden. Die Pflegefachkraft sollte dem Kranken nicht widersprechen und ihn ernst nehmen. Die Wahnvorstellungen des Kranken sind für die Pflegefachkraft bildlich nicht vorhanden, für den Kranken sind sie jedoch real und entsprechend stark belastend.

Wahnerkrankungen werden u.a. mit **Neuroleptika** behandelt. Neuroleptika greifen in den Stoffwechsel des Gehirns ein, indem sie die übermäßige Wirkung des Dopamins an den Nervenrezeptoren hemmen.

Neuroleptika bessern Symptome wie Halluzinationen oder Wahn, wirken dabei dämpfend und emotional ausgleichend. Aufgrund ihrer dämpfenden Wirkung werden sie bei alten Menschen auch manchmal zur Behandlung von Unruhezuständen eingesetzt. Wie alle Psychopharmaka sind Neuroleptika verschreibungspflichtig und daher nur auf Anordnung eines Arztes genau dosiert zu verabreichen. Neuroleptika sind keine einfachen „Beruhigungsmittel", sondern hochwirksame Medikamente, die erheblich in den Stoffwechsel des Gehirns eingreifen und zu schweren Nebenwirkungen führen können.

Je nach Wirkungsspektrum und neuroleptischer Potenz (Wirkungsstärke gegen psychotische Symptome) werden Neuroleptika eingeteilt in:

Substanz/Gruppe	Wirkstoff/Beispiel	Wirkung/Nebenwirkung
niederpotente Neuroleptika	Truxal®, Dipiperon®, Neurocil®	Sie wirken stark dämpfend und weniger antipsychotisch.
hochpotente Neuroleptika	Haldol®, Fluanxol®, Dapotum®	Sie wirken stark antipsychotisch und weniger dämpfend.
atypische Neuroleptika	Risperdal®, Leponex®, Zyprexa®	Sie wirken gut antipsychotisch, weisen aber weniger neurologische Nebenwirkungen (siehe unten) auf und wirken weniger dämpfend.

Nebenwirkungen der Neuroleptika werden unterschieden in
- **neurologische Nebenwirkungen:** Sie betreffen insbesondere das extrapyramidal-motorische System (→ S. 179). Zu den Nebenwirkungen gehören:
  · **Frühdyskinesien** (frühe unwillkürliche Fehlbewegungen): Sie treten insbesondere in der Anfangsphase einer Behandlung mit hochpotenten Neuroleptika auf. Typisch sind Zungen-Schlund-Krämpfe.
  · **Parkinson-Syndrom unter Neuroleptikabehandlung** (auch **Parkinsonoid** genannt): Insbesondere durch hochpotente Neuroleptika entwickelt sich durch die Hemmung der Dopaminaktivität im extrapyramidalen System häufig ein Parkinsonsyndrom (→ S. 585), das sich in der Regel nach Absetzen der Medikation wieder zurückbildet.
  · **Spätdyskinesien (tardive Dyskinesien):** Diese meist irreversible Bewegungsstörung tritt vor allem bei der Behandlung mit hochpotenten Neuroleptika auf. Ihnen ist oft eine jahrelange Neuroleptikamedikation vorausgegangen, die aber auch schon lange vor Einsetzen der Spätdyskinesien beendet worden sein kann. Sie bestehen beispielsweise in unwillkürlichen Bewegungen der Mund- und Gesichtsmuskulatur (Schmatzen, Grimassieren) oder Bewegungen der Arme und Beine mit Sitzunruhe.
  · **sonstige körperliche Nebenwirkungen:** Häufung von Krampfanfällen (→ S. 592), Gewichtszunahme, Veränderungen der Libido und Potenz.
- **psychische Nebenwirkungen:** Viele Patienten klagen über Müdigkeit und Depressionen, was allerdings auch ein Symptom der Grunderkrankung sein kann.
- **vegetative Nebenwirkungen:** Häufig sind Schwindel, Mundtrockenheit und Speichelfluss. Bei Männern mit Prostatahypertrophie (→ S. 172) kann es zum Harnverhalt kommen.

Atypische Neuroleptika haben keine (Leponex®) oder wenige (z.B. Risperdal®) extrapyramidale Nebenwirkungen. Auch bei diesen Medikamenten muss jedoch das jeweils spezifische Nebenwirkungsspektrum genau beachtet werden. Leponex® führt zu Müdigkeit und (selten) zu lebensbedrohlichen Blutveränderungen, Risperdal® kann die Körperhaltung beeinträchtigen („Pisa-Syndrom").

Hinweis
Leider werden gerade Neuroleptika auch heute noch in manchen Einrichtungen missbräuchlich eingesetzt, um Pflegebedürftige „ruhig zu stellen", ohne dass die Gefährdung durch diese Substanzen ausreichend berücksichtigt wird.

13.5 Schlaf und Schlafstörungen

Schlafstörungen sind im Alter häufig. Etwa 40 bis 60 % aller alten Menschen beklagen Veränderungen und Störungen des Schlafes.

Der Schlaf des gesunden Menschen läuft in mehreren Schlafphasen ab (→ Abb. 1). In der Traumphase kommt es zu den so genannten REM's (= rapid eye movement, schnelle Augenbewegungen). Zum Morgen hin nimmt die Dauer der REM-Phasen zu. Die Dauer der Tiefschlafphasen nimmt zum Morgen hin ab.

Abb. 1:
Schlafphasen

I. Phase	Einschlafphase	ca. 30 min*, leicht erweckbar.	
II. Phase	Entspannungsphase	ca. 3 min*, sehr kurz, die Atmung wird tiefer, der Blutdruck senkt sich.	N O N R E M
III. Phase	Leichtschlafphase	ca. 3 min*, gemäßigte Reize (z.B. fahrendes Auto oder die WC-Spülung) werden kaum wahrgenommen, weniger leicht erweckbar, Blutdruck sinkt weiter.	
IV. Phase	Tiefschlafphase	ca. 30 bis 60 min*, auch von lauten Geräuschen kaum erweckbar; entspannter traumloser Schlaf	
V. Phase	Traumphase	ca. 15 min*, kaum entspannend, ähnelt dem Wachzustand, schnelle Augapfelbewegungen (rapid eye movements).	R E M

* Durchschnittswerte, die sich während eines Schlafes verändern

Dekubitusgefahr
→ S. 306, 481

Veränderungen im Alter

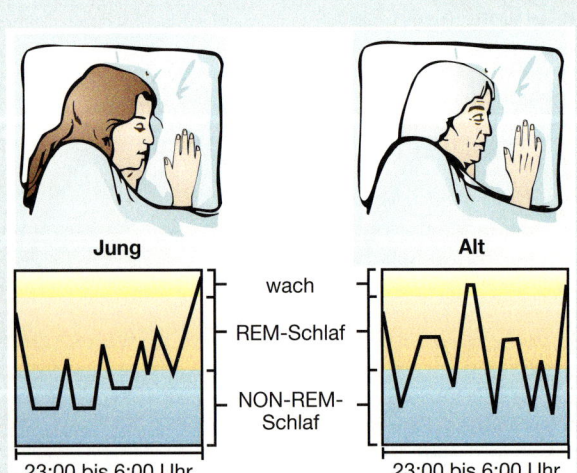

Jung

Alt

wach

REM-Schlaf

NON-REM-Schlaf

23:00 bis 6:00 Uhr   23:00 bis 6:00 Uhr

Der durchschnittliche Schlafbedarf nimmt von ca. 7 Stunden bei jungen Menschen auf ca. 5–6 Stunden bei alten Menschen ab.

Im Alter nimmt die Dauer der Tiefschlafphasen ab und die Zahl der nächtlichen Wachperioden nimmt zu. Es wird mehr Schlaf in den Phasen I–III verbracht.

Die Körperbewegungen während des Schlafes nehmen im Alter ab. Hieraus resultiert bei entsprechend gefährdeten Menschen auch eine höhere → Dekubitusgefahr.

Schlafstörungen

Schlafstörungen sind weit verbreitet, Frauen sind häufiger betroffen als Männer. Unterschieden werden Einschlaf-, Durchschlafstörungen und Atemstörungen während des Schlafes.

Ursachen von Schlafstörungen

- 80 % der Ein- und Durchschlafstörungen haben eine **körperliche Ursache**. Hierzu zählen Schmerzen, Atemnot, Inkontinenz oder Bewegungsstörungen (z. B. beim M. Parkinson).
- **Psychische Ursachen** von Schlafstörungen können Depressionen, Angststörungen oder belastende Lebensereignisse sein. Im weiteren Sinne zählen hierzu auch Veränderungen der Lebensumstände, z. B. Aufnahme in ein Pflegeheim.
- **Medikamentöse Ursachen:** Manche Medikamente verursachen Schlafstörungen, z. B. Parkinsonmedikamente, Diuretika (wegen des nächtlichen Wasserlassens) oder Asthmamedikamente (Theophyllin).

Eine Sonderform einer körperlich verursachten Schlafstörung ist das **Schlaf-Apnoe-Syndrom**. Es tritt im Alter insbesondere bei Übergewichtigen häufiger auf. Typische Symptome sind lautes Schnarchen, lange Atemaussetzer und eine erheblich geminderte Schlafqualität, die sich in Tagesmüdigkeit und Konzentrationsschwäche äußert.

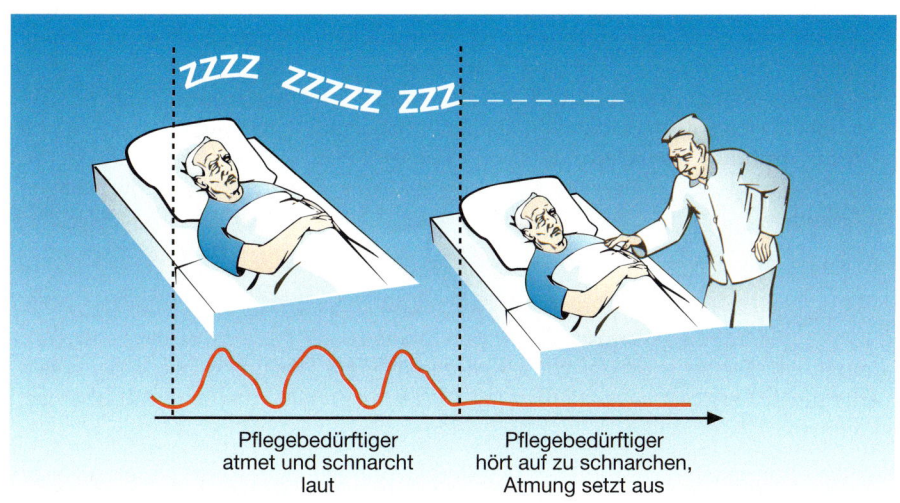

Abb. 1:
Periodische Apnoe

Behandlung und Pflege bei Schlafstörungen

Bei erstmalig auftretenden Schlafstörungen sollte nach Auslösern (s. o.) gesucht und diese nach Möglichkeit beseitigt werden. Bei der Behandlung von Schlafstörungen sollten nicht-medikamentöse Ansätze an erster Stelle stehen.

Hierzu gehören insbesondere Verbesserungen der **Schlafhygiene**:
- Einhalten regelmäßiger Schlaf- und Wachzeiten
- allenfalls kurzer Mittagsschlaf
- Schlafen in ruhigen, gut gekühlten Räumen (ca. 17° C)
- nur kleine Mahlzeiten am Abend, kein Alkohol
- kein Koffein oder Nikotin
- entspannende Rituale vor dem Zu-Bett-Gehen (→ Schlafrituale, S. 199)
- bei nächtlichem Erwachen das Bett verlassen und sich anderweitig beschäftigen
- nicht zu früh ins Bett gehen
- eventuell Entspannungsübungen vor dem Einschlafen

Unterstützung beim Ruhen und Schlafen → S. 298

Weitere Informationen finden Sie unter Deutsche Gesellschaft für Schlafforschung/-medizin
www.dgsm.de

Medikamentöse Behandlung bei Schlafstörungen

Bei Versagen aller nicht-medikamentösen Ansätze werden nach Absprache mit dem behandelnden Arzt Schlafmittel eingesetzt. Entgegen den Empfehlungen, Schlafmittel immer nur kurzzeitig und nicht länger als 4 Wochen einzunehmen, geben ca. die Hälfte der älteren Patienten mit Schlafstörungen an, regelmäßig Schlaftabletten einzunehmen.

- **Tranquilizer (Benzodiazepine)**: Benzodiazepine wirken beruhigend, schlafanstoßend, angstlösend und antiepileptisch. Sie können Schlafstörungen zunächst wirksam behandeln.

Schon nach wenigen Wochen Dauereinnahme kann sich allerdings eine **Toleranzentwicklung** (die eingenommene Menge reicht nicht mehr, sodass immer mehr Tabletten genommen werden) und eine **körperliche Abhängigkeit** ausbilden. Beim plötzlichen Absetzen des Medikaments tritt Unruhe, eventuell auch lebensbedrohliche Entzugssymptome auf.

Weitere Nebenwirkungen der Benzodiazepine sind:
- Insbesondere bei dementen Menschen kann sich eine paradoxe Unruhe und Verwirrtheit einstellen.
- Müdigkeit auch am Tag, bei alten Menschen oft verbunden mit Muskelschwäche, Gangunsicherheit und Sturzgefährdung
- Verstärkung von Atemstörungen

Eine ähnlich wirkende Substanzgruppe (z.B. Ximovan®, Stilnox®) soll zu weniger Abhängigkeitsentwicklungen und psychischen Veränderungen als Benzodiazepine führen.

- **Antidepressiva:** Manche Antidepressiva wirken schlaffördernd (z.B. Saroten®), wobei die jeweiligen Nebenwirkungen mit bedacht werden müssen.

- **Niederpotente Neuroleptika** (z.B. Dipiperon® → S. 647) wirken schlaffördernd und beruhigend, können jedoch auch zu extrapyramidalen Nebenwirkungen führen.

Hinweis Medikamentöse Schlafmittel zählen zu den meistgebrauchten Arzneimitteln. Ihr Einsatz wird sehr kritisch gesehen, da mit Schlafmitteln kein dauerhaft erholsamer Tiefschlaf zu erzielen ist. Tagsüber kann es zu Nervosität und Reizbarkeit kommen.

Schlafmittel sollen nicht routinemäßig und nicht mehr nach 22:00 Uhr eingenommen werden, weil sie sonst tagsüber wirken **(Hangover-Effekt)**. Durch Alkoholkonsum wird die Wirkung der Schlafmittel verstärkt. Außerdem sind Wechselwirkungen mit der weiteren Medikation zu berücksichtigen.

Nach Einnahme von Schlafmitteln (insbesondere bei Benzodiazepinen) kann ein Blutdruckabfall auftreten, sodass während des nächtlichen Aufstehens gerade bei älteren Menschen äußerste Sturzgefahr besteht.

Als **paradoxe Reaktion (Wirkungsumkehr)** auf Schlafmittel kann ein Erregungszustand auftreten. Man wird unruhiger und damit wacher. Dies erhöht die ohnehin bestehende Gefahr der Abhängigkeit von Schlafmitteln.

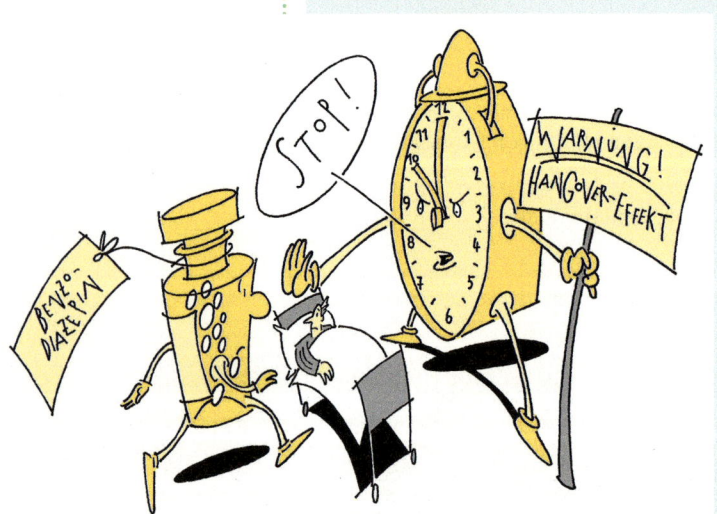

„Sucht" ist die Bezeichnung für ein Abhängigkeitssyndrom mit Veränderungen des Verhaltens und der Körperreaktionen. Typisch für Sucht ist das unbezwingbare Verlangen nach dem Suchtmittel, die Dosissteigerung und Entzugssymptome nach Beendigung des Suchtmittelgebrauchs. Häufig kommt es zu Veränderungen in der Persönlichkeit, da die Gedanken nur noch um die Beschaffung des Suchtmittels oder die Geheimhaltung der Sucht kreisen.

Eine Abhängigkeit entwickelt sich meist allmählich: Am Anfang steht der **Substanzmissbrauch**, z. B. um sich Erleichterung zu verschaffen. Die Dosis, die hierfür benötigt wird, muss der Erkrankte zunehmend steigern, da der Körper sich an die Substanz gewöhnt **(Toleranzentwicklung)**. In diesem Stadium kommt es zum **Kontrollverlust**, d. h., selbst wenn sich der Erkrankte vornimmt, nur wenig oder nichts zu konsumieren, hält er den Entschluss nicht durch.

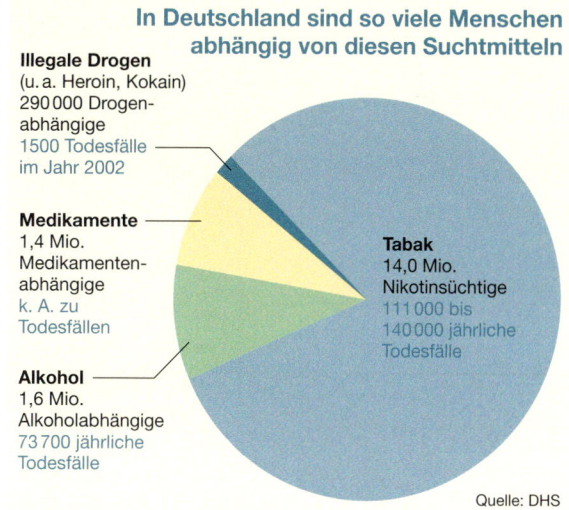

Mehrere Faktoren begünstigen die Entwicklung einer Sucht:

• Genetische Disposition: Insbesondere für die Alkoholabhängigkeit gibt es offensichtlich genetische Faktoren.
• Lebensalter: Im Alter werden Suchtmittel oft als Ersatz für fehlende Zuwendung und bei Einsamkeit eingenommen.
• Gewohnheiten im sozialen Umfeld (z. B. Kneipenbesuch)
• Verordnungsverhalten vieler Ärzte: Schlafmittel sind Risikofaktoren für die Entwicklung einer Sucht.
• Depressionen führen häufig zu einem vermehrten Missbrauch und einer Abhängigkeitsentwicklung, sodass hier auch die zugrunde liegende Depression erkannt und behandelt werden muss.

Die wichtigste Abhängigkeitsform auch im Alter stellt der Alkoholismus dar. In manchen Statistiken werden ca. 2 bis 5 % aller über 60-jährigen Menschen als Alkoholiker eingestuft.

Die Abhängigkeit von **Schlafmitteln** oder **Schmerzmedikamenten** nimmt im Alter deutlich zu, was in erster Linie auf die im Alter zunehmenden Krankheiten und Beschwerden wie Schmerzen und Schlafstörungen zurückzuführen ist.

14.1 Alkoholabhängigkeit im Alter

60–70 % der alkoholabhängigen alten Menschen sind bereits seit Jahrzehnten Alkoholiker, der Rest entwickelt die Alkoholabhängigkeit im Alter. Hierfür sind häufig Veränderungen im sozialen Umfeld Auslöser. Der Anteil an Alkoholikern unter alten Menschen nimmt nach dem 60. Lebensjahr jedoch ab, weil viele Alkoholiker vorzeitig an ihrer Krankheit sterben und Alkohol im Alter schlechter vertragen wird.

Die schlechte Verträglichkeit von Alkohol im Alter hat mehrere Gründe:

• Da der Wasseranteil des Körpers im Alter sinkt, werden nach Alkoholkonsum höhere Blutalkoholkonzentrationen erreicht.
• Das Leberenzym, das den Alkohol abbaut, nimmt an Aktivität im Alter ab.
• Das Gehirn reagiert im Alter sensibler auf Alkohol.
• Viele Medikamente, die im Alter häufig gegeben werden, verstärken die Wirksamkeit von Alkohol.

Abb. 1:
Spirituosenangebot

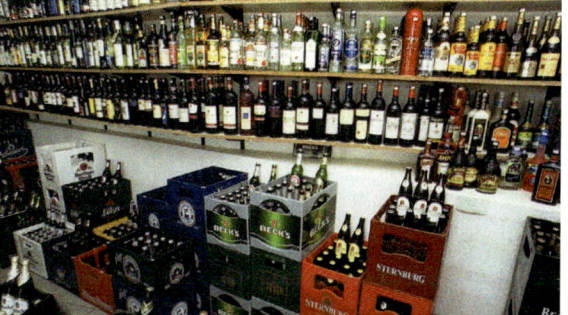

Stufen der Abhängigkeitsentwicklung

Die Alkoholabhängigkeit beginnt meist mit dem „Erleichterungstrinken". Aufgrund der zunehmenden Toleranzentwicklung nimmt die Trinkmenge zu. Das Denken kreist zunehmend um Alkohol und seine Beschaffung.

Die Entwicklung einer Alkoholabhängigkeit verläuft in der Regel in mehreren Stufen:

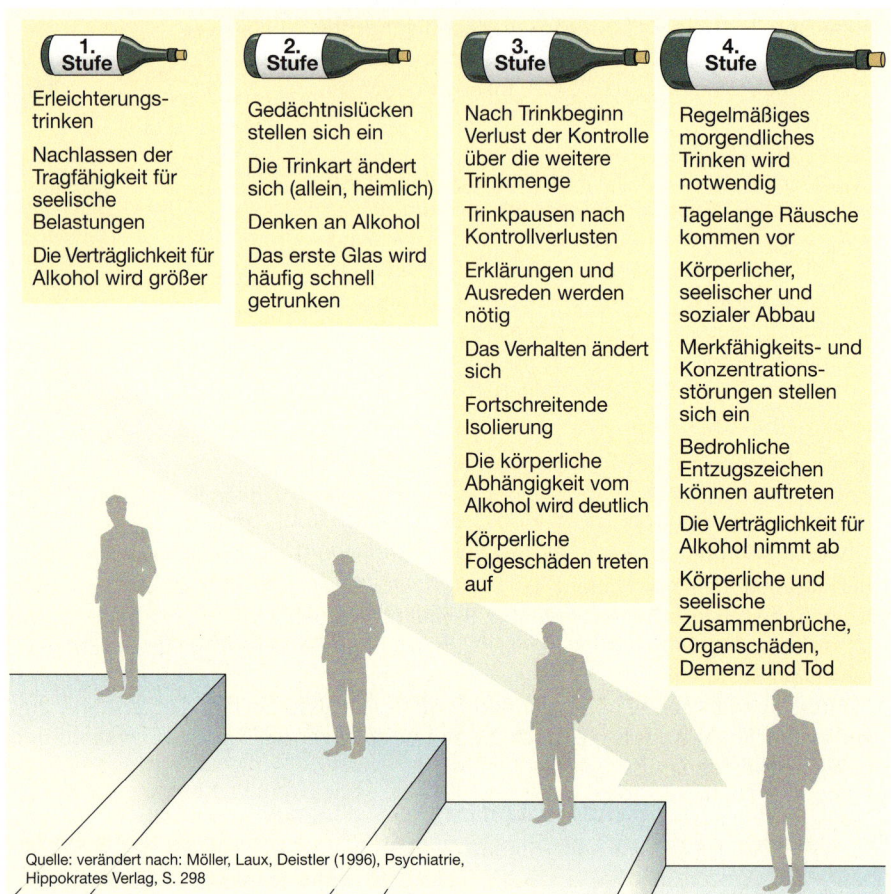

1. Stufe
- Erleichterungstrinken
- Nachlassen der Tragfähigkeit für seelische Belastungen
- Die Verträglichkeit für Alkohol wird größer

2. Stufe
- Gedächtnislücken stellen sich ein
- Die Trinkart ändert sich (allein, heimlich)
- Denken an Alkohol
- Das erste Glas wird häufig schnell getrunken

3. Stufe
- Nach Trinkbeginn Verlust der Kontrolle über die weitere Trinkmenge
- Trinkpausen nach Kontrollverlusten
- Erklärungen und Ausreden werden nötig
- Das Verhalten ändert sich
- Fortschreitende Isolierung
- Die körperliche Abhängigkeit vom Alkohol wird deutlich
- Körperliche Folgeschäden treten auf

4. Stufe
- Regelmäßiges morgendliches Trinken wird notwendig
- Tagelange Räusche kommen vor
- Körperlicher, seelischer und sozialer Abbau
- Merkfähigkeits- und Konzentrationsstörungen stellen sich ein
- Bedrohliche Entzugszeichen können auftreten
- Die Verträglichkeit für Alkohol nimmt ab
- Körperliche und seelische Zusammenbrüche, Organschäden, Demenz und Tod

Abb. 1: Entwicklung des Alkoholismus (Stufenmodell)

Quelle: verändert nach: Möller, Laux, Deistler (1996), Psychiatrie, Hippokrates Verlag, S. 298

Alkoholiker verleugnen ihre Abhängigkeit meist, auch wenn die Suchtentwicklung eindeutig ist. Gezielte Fragen, so genannte „eye-opener", können dem Betroffenen helfen, sich seiner Suchtproblematik zu stellen:

- Hatten Sie schon einmal das Gefühl, sie sollten vielleicht etwas weniger trinken, haben es aber nicht geschafft?
- Haben Sie sich schon einmal geärgert, wenn andere Menschen Ihren Alkoholkonsum kritisierten?
- Hatten Sie wegen des Trinkens schon einmal ein schlechtes Gewissen?
- Haben Sie schon einmal am Morgen Alkohol getrunken, um sich zu beruhigen?

Nach E. M. Jellinek werden unterschiedliche Typen von Alkoholikern beschrieben:

Typ		Häufigkeit ca.
Alpha-Alkoholiker	Erleichterungstrinker, die phasenweise trinken, aber keinen Kontrollverlust haben	5 %
Beta-Alkoholiker	Gelegenheitstrinker, z. B. beim abendlichen Kneipenbesuch	5 %
Gamma-Alkoholiker	Suchttrinker, die unter Kontrollverlust leiden	65 %
Delta-Alkoholiker	Gewohnheitstrinker („Spiegeltrinker"), kontinuierlicher Alkoholkonsum, meist rauscharm	20 %
Epsilon-Alkoholiker	„Quartalssäufer", der zeitweise exzessiv trinkt mit Kontrollverlust, aber auch abstinente Phasen hat	5 %

Psychische und körperliche Folgen der Alkoholabhängigkeit

Alkoholabhängigkeit im Alter geht mit erheblichen körperlichen und psychischen Symptomen einher. Für die Ausbildung chronischer körperlicher Folgeschäden gilt allgemein ein Grenzwert von 60 g Alkohol pro Tag bei Männern und 20 g Alkohol pro Tag bei Frauen.

Folgende Schädigungen durch Alkohol werden unterschieden:

- **Alkoholintoxikation (Vergiftung):** Zunächst tritt eine zunehmende Enthemmung und Fahrlässigkeit im Verhalten mit Reaktionsverlangsamung auf. Bei weiterem Alkoholkonsum tritt (ab ca. 2 Promille) eine zunehmende Bewusstlosigkeit und dann ein Herz-Kreislauf-Versagen ein.
- **Alkoholhalluzinose:** Akustische Halluzinationen mit Stimmen, die einen beschimpfen und bedrohen.
- **Eifersuchtswahn:** Er ist eher selten, aber typisch für männliche Alkoholiker.
- **Alkoholentzugsdelir (Delirium tremens):** Das Delir tritt bei ca. 15 % aller Alkoholiker auf und ist damit die häufigste psychiatrische Erscheinung bei Alkoholikern. Das Delir ist eine lebensbedrohliche Situation, die unbehandelt in 20 % der Fälle zum Tode führt. Auslöser ist immer eine Reduktion bzw. Beendigung eines vorbestehenden erheblichen Alkoholkonsums, z. B. nach Aufnahme in eine Pflegeeinrichtung aus der eigenen Wohnung.

  Es beginnt meist unspezifisch mit Schlaflosigkeit, Zittern und innerer Unruhe **(Prädelir)**. Später entwickeln die Erkrankten eine Desorientiertheit mit motorischer Unruhe, optischen Halluzinationen (z. B. „weiße Mäuse") und eine vegetative Entgleisung, die zum Herz-Kreislauf-Versagen führen kann.

  Häufig sind auch → Krampfanfälle im Rahmen des Entzugs („Entzugsanfälle"). Wenn sich bei Alkoholikern ein Prädelir ausbildet, müssen sie in ein Krankenhaus eingewiesen werden, um die Komplikationen rechtzeitig auffangen zu können. Das Delir hält etwa 2 bis 5 Tage an.
- **Chronische hirnorganische Veränderungen:** Alkohol ist ein Nervengift. Ein langjähriger chronischer Alkoholmissbrauch in höheren Mengen führt in der Regel zum Absterben vieler Nervenzellen und einer Gehirnatrophie, die mit einer Persönlichkeitsveränderung mit intellektuellem Abbau, nachlassender Kritikfähigkeit, Stimmungslabilität und Reizbarkeit einhergeht (**Alkoholdemenz**).

  Sonderformen der Gehirnschädigung sind:

  · **Korsakow-Syndrom:** Für chronischen Alkoholkonsum typisches Spätsymptom, das durch Desorientiertheit, hochgradige Merkfähigkeitsschwäche und **Konfabulationen** (Wissens- und Erinnerungslücken werden durch phantasierte Erlebnisse gefüllt) gekennzeichnet ist.

  · **Wernicke-Encephalopathie:** Schwere, oft tödlich endende Alkoholpsychose, die durch einen Mangel an **Thiamin** (Vitamin B_1) mit Schädigung lebenswichtiger Strukturen im Hirnstamm entsteht: Eine zunehmende Bewusstseinstrübung geht einher mit Augenmuskellähmungen und Kleinhirnsymptomen.

  · **Polyneuropathie:** Neben dem Diabetes mellitus ist der Alkoholkonsum die häufigste Ursache der → Polyneuropathie. Bei der alkoholischen Polyneuropathie stehen häufig motorische Ausfälle im Vordergrund, z. B. **Fußheberlähmungen** (Peronaeusparesen). Das Gangbild chronischer Alkoholiker ist aufgrund der Polyneuropathie und der vergiftungsbedingten Kleinhirnschädigung in der Regel breitbeinig und unsicher (**Gangataxie**).
- **Schädigungen der Verdauungsorgane:** Typische Alkoholfolgeschäden sind die
  · → chronische Bauchspeicheldrüsenentzündung (*Pankreatitis*), die aufgrund der nachlassenden Insulinproduktion zum Diabetes mellitus führen kann, und
  · die vergiftungsbedingte Fettleber, die bis zur → Leberzirrhose führen kann. Bei Alkoholikern treten ebenfalls häufig Magen- und Darmschleimhautentzündungen mit großer Blutungsgefahr auf (→ Ösophagusvarizen, S. 319).
- **Herzschädigung:** Die Herzmuskelzellen werden durch einen chronischen Alkoholmissbrauch ebenfalls geschädigt, was zur Ausbildung einer → Herzinsuffizienz führen kann.

½ l Bier enthält je nach Vol. % zwischen 16 und 24 Gramm reinen Alkohol

Berechnung der Promille

$$‰ = \frac{A\ (g)}{p\ (kg) \cdot R}$$

A = getrunkener reiner Alkohol (in Gramm)

p = Körpergewicht (in Kilogramm)

R = Reduzierfaktor bei Frauen 0,55, bei Männern 0,68

Krampfanfälle
→ S. 592

Polyneuropathie
→ S. 595

chronische Bauchspeicheldrüsenentzündung
→ S. 532

Leberzirrhose
→ S. 529

Herzinsuffizienz
→ S. 491

- **Mittelbare Folgen der Alkoholabhängigkeit:**
  - **Fehl- oder Mangelernährung,** insbesondere ältere Alkoholiker weisen oft eine hochgradige Fehl- oder Mangelernährung auf, da sich ihre Nahrungsaufnahme weitestgehend auf den Alkohol beschränkt. Hieraus entsteht häufig ein Eiweiß- und Vitaminmangel (z.B. Vitamin B_1-Mangel → S. 204).
  - **häufige Stürze** mit hoher Verletzungsgefahr
  - **Schwächung der Immunabwehr** mit höherer Infektionsgefährdung

Behandlung und Pflege bei Alkoholabhängigkeit

Die Behandlung der Alkoholabhängigkeit hängt von der Vorgeschichte und aktuellen Situation des Alkoholikers ab. Langjährige Alkoholiker sind meistens schlechter zu behandeln als alte Menschen, die aufgrund einer Lebenskrise erst vor kurzem begonnen haben, vermehrt Alkohol zu sich zu nehmen. Wichtigste Voraussetzung der Behandlung ist die **Abstinenzmotivation,** die zunächst gemeinsam mit dem Erkrankten erarbeitet werden muss.

Ziel einer Behandlung ist zunächst bei jedem Erkrankten die **Alkoholabstinenz,** d.h. der völlige und dauerhafte Verzicht auf Alkohol. Dieses Ziel ist dauerhaft jedoch nur bei ca. 40 bis 50 % der Alkoholiker zu erreichen, da die meisten nach einer abstinenten Phase wieder rückfällig werden. Teilerfolg einer Behandlung kann die **Reduktion der Rückfallhäufigkeit** oder auch die **Verbesserung der sozialen Einbindung** und damit Verhinderung von ernährungs- und lebensstilbedingten Folgeschäden sein.

Folgender Ablauf einer Behandlung der Alkoholabhängigkeit ist am ehesten Erfolg versprechend:

- **Abstinenzmotivation** über Konfrontation mit der Abhängigkeit und Vermittlung von Kontaktangeboten (Selbsthilfegruppen, Beratungsstellen)
- Stationäre **Entgiftung,** die meist 1 bis 2 Wochen dauert und oft eine medikamentöse Behandlung der Entzugssymptome erfordert (in unterschiedlichen Therapieschemata wird z.B. Distraneurin®, Diazepam®, Aponal® und Catapresan® eingesetzt).
- Stationäre oder ambulante **Entwöhnungsbehandlung:** In dieser Phase sollen die psychischen Zusammenhänge der Suchtentwicklung aufgearbeitet und Perspektiven zur Sucht entwickelt werden.
- **Nachsorge:** in Selbsthilfegruppen, psychotherapeutischer Behandlung, pflegerischen Einrichtungen (Pflegeheim, Tagesklinik)

Abb. 1:
Selbsthilfe-Treffpunkt für
Menschen mit Alkohol-
problemen

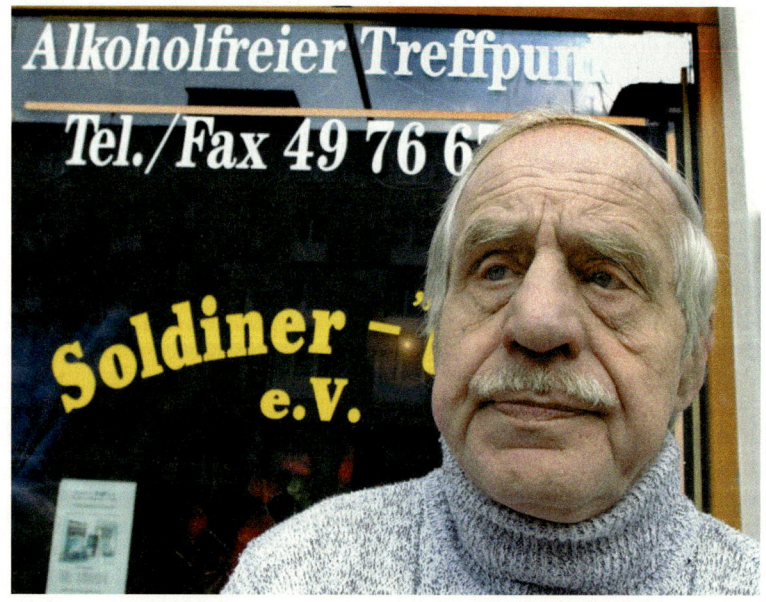

Umgang mit (Alkohol-)Abhängigen

- Vermeiden des sog. **Co-Alkoholismus**: Substanzkonsum nicht bagatellisieren, sondern den Abhängigen konfrontieren und Alternativen zum Substanzmissbrauch anbieten, z. B. über Tagesstrukturierung, soziale Kontaktangebote. Nicht bei der Substanzbeschaffung unterstützen, keine „Schweigeabkommen" gegenüber Dritten über den Substanzkonsum.
- Bei drohender oder eingetretener sozialer Verwahrlosung: Alltagskompetenzen stärken, Eigenverantwortlichkeit betonen.
- Alternative Gesprächsfelder anbieten, hierüber Lebensperspektiven und positiv besetzte, suchtunabhängige Situationen herausfinden und fördern.
- Offen mit eigenen Gefühlen und z. B. der Enttäuschung nach einem Rückfall umgehen, nicht resigniert zurückziehen, sondern neue Beziehungsangebote machen.
- Den Abhängigen motivieren, selbst über die Sucht zu sprechen. Gemeinsam Kontakte zu Selbsthilfegruppen oder auch ebenfalls abhängigen Menschen, die eine Abstinenzmotivation haben, herstellen.

Alkoholiker zeigen oft paradoxe emotionale Reaktionen auf ihr Suchtverhalten mit läppischen Anteilen, in denen sich ihre eigene Ambivalenz widerspiegelt. Aufgabe der Pflegefachkraft ist es, in dieser Konfrontation die eigenen Gefühle und Enttäuschungen authentisch zu formulieren, den Abhängigen dabei jedoch nicht zu entwerten (also nicht: „Sie schaffen es ja doch nicht, mit dem Trinken aufzuhören", sondern besser: „Ich bin sehr enttäuscht über Ihren Rückfall, gerade weil ich weiß, dass Sie es schaffen können").

14.2 Medikamentenabhängigkeit im Alter

Bei der Medikamentenabhängigkeit im Alter ist die Grenze zwischen Bedarf und Missbrauch bzw. Abhängigkeit oft schwer zu ziehen. Am häufigsten ist der Missbrauch und die Abhängigkeit von → Schlafmitteln (Benzodiazepinen). Seltener ist eine Abhängigkeit von Schmerzmitteln oder anderen auf das Nervensystem einwirkenden Medikamenten.

Schlafmittel
→ S. 650

Benzodiazepinabhängigkeit

Alte Frauen sind von der Benzodiazepinabhängigkeit häufiger betroffen als Männer. Ausgangspunkt sind in der Regel die im Alter häufig auftretenden → Schlafstörungen. Man geht davon aus, dass bis zu 10 % aller alten Frauen dauerhaft Benzodiazepine einnehmen, ohne dass sie sich der Gefährlichkeit und des Suchtcharakters dieser Medikation bewusst sind. Oft folgen sie damit einer ärztlichen Verordnung, ohne dass es zu einer wesentlichen Dosissteigerung kommt. Auch unter regelmäßiger Einnahme einer bestimmten Dosis kann sich jedoch eine psychische und körperliche Abhängigkeit einstellen.

Schlafstörungen
→ S. 649

Entzugssymptome bei Benzodiazepinabhängigkeit

Bei abruptem Absetzen des Schlafmittels tritt eine zunehmende Unruhe und Schlaflosigkeit ein. Häufig sind auch plötzliche Angstattacken. Körperliche Entzugssymptome können delirähnliche Bilder mit zunehmender Herz- und Kreislaufbelastung sein. Je älter der Erkrankte ist und je länger und intensiver er die Substanz eingenommen hat, desto eher ist mit lebensbedrohlichen Reaktionen zu rechnen.

Unterstützung beim
Ruhen und Schlafen
→ S. 298

> **Hinweis** Benzodiazepine dürfen daher nie abrupt abgesetzt werden. Ein plötzlicher Entzug dieser Medikamente kann einen tödlichen Ausgang nehmen.

Der Entzug von Benzodiazepinen setzt in der Regel eine entsprechende Motivation der Erkrankten voraus. Diese Motivation ist häufig nur schwer zu erreichen, da der Benzodiazepinabhängigkeit viele Suchtmerkmale, wie z. B. die soziale Stigmatisierung und der körperliche Verfall, fehlen können. Aufgrund der Gefahren einer Abhängigkeit (Müdigkeit und Sturzgefährdung am Tag, zunehmende Unverträglichkeit der Medikamente im Alter, Atemlähmungen) sollte jedoch die Notwendigkeit einer Behandlung mehrfach mit dem Betroffenen und den behandelnden Ärzten besprochen werden.

Das Spektrum von Krankheiten alter Menschen hat sich in den letzten Jahren zunehmend von den akuten zu lange verlaufenden chronischen Erkrankungen verschoben. Die letzten Lebensjahre alter Menschen sind oft durch → Multimorbidität geprägt, wobei die Lebensqualität in der Regel noch im hohen Alter erhalten bleibt. Bei diesen Menschen steht meist nicht der Gedanke an Heilung, sondern an die Integration der Krankheit in den Lebensalltag unter Erhalt maximal möglicher Lebensqualität im Vordergrund.

Multimorbidität
→ S. 618

Als wichtige Ebenen der Lebensqualität im Alter werden folgende Kriterien definiert:
• Schmerzfreiheit
• Maximal mögliche Unabhängigkeit
• Soziale Einbindung
• Positive Zukunftsausrichtung

Palliativmedizin und Palliativpflege

Die Verschiebung der medizinischen Ausrichtung vom primären Heilen zum Bewahren der Lebensqualität als oberste Prämisse ist der Kerngedanke der Palliativmedizin. Als Palliativmedizin wird eine medizinische und pflegerische Ausrichtung bezeichnet, die Kranke mit nicht mehr heilbaren Krankheiten in den Mittelpunkt stellt. Die → WHO definierte Palliativmedizin als

Palliativmedizin
pallium lat. = Mantel

WHO
→ S. 45

> **"**   Verbesserung der Lebensqualität von Patienten und ihren Familien, die mit einer lebensbedrohlichen Erkrankung konfrontiert sind. Dies geschieht durch Vorbeugung und Linderung von Leiden mittels frühzeitiger Erkennung, hoch qualifizierter Beurteilung und Behandlung von Schmerzen und anderen Problemen physischer, psychosozialer und spiritueller Natur.   *Quelle: WHO, 2002*

Die Deutsche Gesellschaft für Palliativmedizin beschreibt die Grundhaltung der Palliativpflege wie folgt: „Palliativpflege begreift den Menschen als ganzheitliches Wesen mit vier unterschiedlichen Aspekten: physische, psychische, spirituelle und soziale Komponenten lassen sich unterscheiden, sind aber aufs engste miteinander verbunden."

Ursprung der Palliativmedizin, die seit den 80er-Jahren in Deutschland zunehmend Verbreitung findet, ist die **Hospizbewegung**. Ausgehend von konfessionellen Trägern und gemeinnützigen Einrichtungen entstanden Häuser, die unheilbar Kranke in ihrer letzten Lebensphase begleiteten. Heute ist ein Hospiz eine Pflegeeinrichtung, die über eigene Organisationsstrukturen verfügt und pflegerisch geleitet wird. Niedergelassene Ärzte übernehmen die medizinische Betreuung.

Palliativstationen dagegen sind stationäre Einrichtungen, die ärztlich geleitet werden und meist an ein Krankenhaus angebunden sind. Im Vordergrund der Behandlung stehen Schmerzbekämpfung und die Behandlung von Symptomen wie schwere Atemnot, Erbrechen oder Verwirrtheitszustände. Trotz der Nähe zur Akutmedizin hat sich die Palliativmedizin von dem Ziel, heilen zu wollen, weit entfernt. Ziel ist vielmehr, den Patienten trotz ihrer schweren, lebensbedrohlichen Erkrankung ein würdevolles und beschwerdearmes Leben zu ermöglichen.
Die Pflege schwerstkranker alter Menschen orientiert sich neben den Erfordernissen des Krankheitsbildes primär an den Wünschen und der Lebensqualität der Erkrankten. Hierfür sind umfassende pflegerische Kenntnisse erforderlich.

Schwerstkranke alte Menschen leiden häufig unter folgenden Grunderkrankungen:
• Tumorerkrankungen (→ S. 452)
• Demenzerkrankungen (→ S. 627)
• Herz-Kreislauferkrankungen (→ S. 487, 499)
• Lungenerkrankungen (→ S. 533)
• neurologische Erkrankungen (→ S. 566)

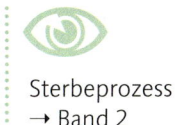

16.1 Umgang mit Sterben und Tod

Sterbeprozess
→ Band 2

Aus Unsicherheit und Angst vermeiden Pflegefachkräfte am Anfang ihrer beruflichen Tätigkeit (ähnlich wie Angehörige) oft die Auseinandersetzung mit dem Sterben und dem Tod eines Menschen.

Dabei beeinflussen persönliche Merkmale und Erfahrungen den Umgang mit diesen Phasen des Lebens. Für die Betroffenen sind v.a. folgende Aspekte von Bedeutung:
- Lebensalter (ältere Menschen setzen sich mehr mit der Thematik auseinander)
- Lebenszufriedenheit (zufriedene Menschen nehmen den eigenen Tod eher an)
- religiöse Bindung (religiöse Menschen finden in der Religion einen Halt und betrachten den Tod ehrfürchtig)
- soziale Integration (Menschen mit vielen positiven sozialen Kontakten erfahren Geborgenheit und Sicherheit und können sich oft besser mit dem eigenen Tod auseinander setzen).

Der **Sterbeprozess** kann nach dem Modell von Elisabeth Kübler-Ross in Phasen beschrieben werden:
1. Nicht-Wahrhaben-Wollen und Schock
2. Wut
3. Verhandeln
4. Depression
5. Akzeptanz

Die dargestellten Phasen sind nicht statisch zu betrachten, sondern laufen dynamisch ab. D.h., jeder Sterbeprozess verläuft anders. Ein Sterbender kann in den einzelnen Phasen unterschiedlich lange „verweilen" und wieder zurück in eine frühere Phase gelangen. Ebenso spielt eine Rolle, wie bewusst der Sterbende den Prozess erlebt.

Mögliche Pflegeprobleme bei Sterbenden
- Schlafprobleme aufgrund von Schmerzen, Atemnot und/oder Angst
- Erschwertes Atmen und Pneumoniegefahr aufgrund allgemeiner Schwäche
- Dekubitus-, Thrombo-Embolie-, Kontraktur- und Obstipationsgefahr aufgrund von Immobilität
- Gefahr von Munderkrankungen bei Mundatmung und mangelnder Flüssigkeitszufuhr
- Erhöhtes Kommunikationsbedürfnis, weil die Sinne des Sterbenden besonders „wach" sind
- Angst, Einsamkeit, Depression u.a.

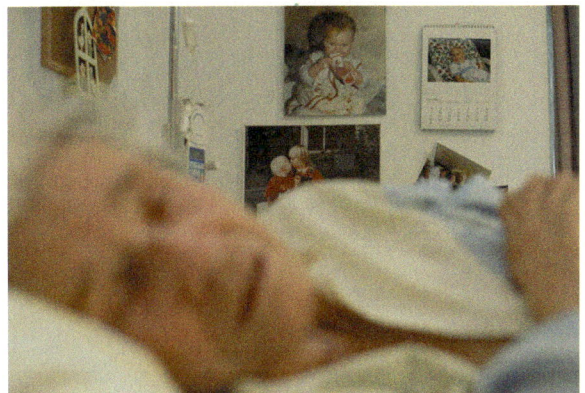

Die erforderlichen Prophylaxen dürfen nie resignierend weggelassen werden. Die Pflegefachkräfte sollen versuchen, dem Pflegebedürftigen gegenüber Offenheit für seine Vorstellungen und Gefühle zu signalisieren.

Hinweis Sterbebegleitung bedeutet Dasein, Zuhören sowie das Bemühen zu verstehen, was der Sterbende mitteilen möchte. Religiöse Riten müssen berücksichtigt werden, z.B. Angebot für Sakramente.

Trauerarbeit
→ Band 2

Symptome, die beim herannahenden Tod des Sterbenden beobachtet werden können:

- schwacher Puls und Blutdruckabfall
- unregelmäßige Atmung, Schnappatmung (schnappende Atmung mit vermehrten andauernden Atemausetzern)
- Temperaturabfall, sofern keine Infektion vorliegt
- kalte, blasse, bläulich marmorierte Haut
- kalte Extremitäten
- zunehmende Teilnahmslosigkeit *(Apathie)*, Schläfrigkeit *(Somnolenz)* bei besonders gutem Gehörsinn(!)

Grenzen und Schwierigkeiten bei der Pflege und Behandlung Sterbender

Der Umgang mit Sterbenden verursacht bei Pflegefachkräften häufig

- Schuldgefühle, nicht genug für den Pflegebedürftigen getan zu haben
- Gewissenskonflikte, wie z.B. der Konflikt zwischen dem Bedürfnis, dem Pflegebedürftigen nahe zu sein und dem Bedürfnis, vor ihm und den Belastungen zu fliehen
- Konfrontation mit dem eigenen Tod angesichts des Todes des Pflegebedürftigen
- Unsicherheiten in der Kommunikation (Wie offen darf mit dem Pflegebedürftigen über das Sterben und über den Tod gesprochen werden?)
- Frage nach Pflege- und Behandlungsmaßnahmen, die ein humanes Sterben ermöglichen (→ Aktive und passive Sterbehilfe, Band 2)

Definitionen　　　　**Eingetretener Tod**

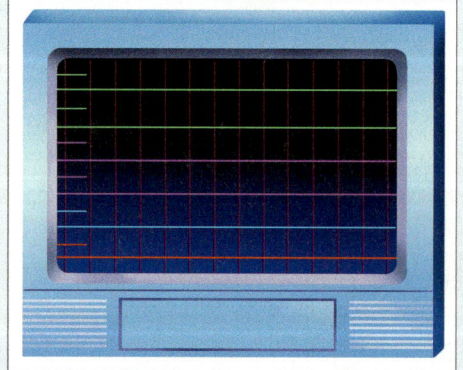

Abb. 1: EEG beim Gesunden

Abb. 2: EEG-Nulllinie bei Hirntod

Als Tod wird das Erlöschen der Lebensäußerungen des Organismus bezeichnet. Es werden folgende Begriffe unterschieden:

1. **scheinbarer Tod** *(Vita minima)*: dem Tiefschlaf ähnlicher Zustand mit stark reduzierten Vitalzeichen (Atmung, Herzschlag, Puls), z.B. infolge von Vergiftungen, elektrischen Unfällen, Ertrinken und Erfrieren. Eine spontane Erholung des Betroffenen ist möglich und kommt nachweislich vor. Der scheinbare Tod lässt sich durch Feststellen von sicheren Todeszeichen ausschließen.

2. **klinischer Tod** *(relativer Tod)*: Vitalzeichen sind nicht mehr vorhanden, eine spontane Wiederherstellung der Vitalfunktionen ist ausgeschlossen.
   Dieser Zustand kann u.U. durch sofort einsetzende Wiederbelebungsmaßnahmen (→ S. 666) rückgängig gemacht werden. Dauert der Kreislaufstillstand länger als drei Minuten an, kann es zur irreversiblen Hirnschädigung und zum Hirntod kommen.

3. **biologischer Tod** *(absoluter Tod)*: Es fallen endgültig alle Hirnfunktionen aus und es kommt u.U. zum Herztod. Die Zeit zwischen der Feststellung des Hirntodes und dem Eintreten des Herztodes ist die für eine Organentnahme zwecks Transplantationen sehr günstig. Der Hirntod kann angenommen werden, wenn die Spontanatmung ausgesetzt hat, die Reflexe erloschen sind und das EEG linear verläuft (→ Abb. 2).

Sichere Todeszeichen

- **Totenflecke:** Sie entstehen, wenn das Blut in tiefer gelegene Körperbereiche absinkt, meist eine halbe bis eine Stunde nach Eintritt des Todes (→ Abb. 1). Nach 90 bis 120 Minuten sind sie deutlich sichtbar und nach 6 bis 12 Stunden voll ausgebildet. Mehrere Totenflecke konfluieren (fließen zusammen) innerhalb der ersten 12 Stunden nach Todeseintritt.

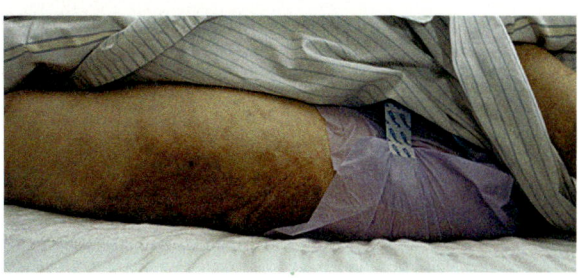

- **Totenstarre** *(Rigor mortis)*: Sie ist daran zu erkennen, dass die Körpergelenke nicht mehr bewegt werden können. Die Totenstarre beginnt in der Regel eine Stunde (in kühlerer Umgebung später) nach Eintritt des Todes an der Unterkiefermuskulatur. Die Ausbreitung auf den gesamten Körper (binnen 8 Stunden) erfolgt über den Nacken, die Schultern und Arme, den Bauch und die Beine auf den gesamten Körper.
Ist dem Tod eine Muskelanstrengung vorausgegangen, kann die Totenstarre so schnell eintreten, dass sie die Stellung des Menschen im Augenblick des Todes festhält (so genannte Fechterstellung). Die Totenstarre verschwindet nach 2 bis 4 Tagen bei Eintritt der Verwesung in derselben Reihenfolge.
- **Verwesungsgeruch:** Die Entwicklung des Verwesungsgeruchs ist abhängig von der Umgebung (Luftfeuchtigkeit und Temperatur).

Unsichere Todeszeichen

- **Abkühlung**, besonders der Extremitäten
- **Blässe der Haut**
- **Areflexie** (fehlender Muskeltonus; weite, reaktionslose Pupillen)
- **Atmung und Puls sind nicht erkennbar**
- auskultatorisch (abhorchend) sind **keine Herztöne** wahrnehmbar.

16.2 Versorgung des Verstorbenen

Zu den schwierigen Aufgaben der Pflegefachkraft gehört die Versorgung des Verstorbenen. Im Vordergrund steht beim Umgang mit Verstorbenen der respektvolle Umgang mit dem Leichnam.

Nach dem vermuteten Todeseintritt *(Exitus)* wird die genaue Uhrzeit in der Patientenkurve dokumentiert. Anschließend wird der Arzt benachrichtigt, damit er den Tod feststellt und den Totenschein ausfüllt. Die Angehörigen werden informiert, falls sie nicht anwesend sind. Auch die Verwaltung der Pflegeeinrichtung muss informiert werden. Gemäß § 32 des Personenstandsgesetzes (PersStdG) ist der Tod eines Menschen unverzüglich, spätestens an dem auf den Todeseintritt folgenden Tag, dem Standesamt zur Eintragung ins Sterberegister anzuzeigen. Tritt der Tod während eines Krankenhaus- bzw. Heimaufenthaltes ein, ist die Anzeige grundsätzlich Aufgabe des Krankenhaus- bzw. Heimleiters.

Die Versorgung des Toten geschieht durch zwei Pflegefachkräfte. Der Verstorbene soll so versorgt werden, dass sein Anblick dem Aussehen eines Schlafenden ähnelt. Die Angehörigen sollten ermutigt werden, den Toten anzusehen und von ihm Abschied zu nehmen. Es fällt vielen Menschen danach etwas leichter, den Tod des Verstorbenen zu akzeptieren. Eine häufig gemutmaßte Vergiftungsgefahr durch Leichengift (Eiweißfäulnisprodukte) besteht nicht.

Die Angehörigen können bei der abschließenden Versorgung des Verstorbenen mithelfen, wenn sie möchten. Aus hygienischen Gründen werden dabei Handschuhe und Schutzkittel getragen. Alle Geräte, Zu- u. Ableitungen wie z.B. die Absauganlage, Sauerstoff, Sonden, Infusionen, Drainagen, Katheter und Lagerungshilfsmittel werden entfernt. Einstichstellen (z.B. von Venenverweilkanülen) werden mit einem Druckverband versehen. Zum Schließen der Augen eignet sich das Auflegen nasser Tupfer, vorhandene Zahnprothesen werden eingesetzt.

Der Mundschluss erfolgt mihilfe zweier Mullbinden oder zweier Handtücher. Dabei wird die eine Binde unter den Unterkiefer gelegt und eine weitere um den Kopf gebunden. Alternativ wird ein eingerolltes Handtuch unter das Kinn und ein weiteres Handtuch unter den Nacken gelegt.

> **Hinweis** Das Anlegen der klassischen „Kinnbinde" birgt insbesondere bei zu festem Zug die Gefahr, dass Druckstellen im Gesicht entstehen, die sich nach Eintritt der Leichenstarre nicht mehr zurückbilden.

Verunreinigungen (Blut, Stuhl, Pflasterreste) werden entfernt, häufig wird der Leichnam komplett gewaschen. Es wird ein sauberes Nachthemd oder andere Kleidung angezogen, die Angehörige oder ggf. auch der Verstorbene vorher bestimmt haben.
Der Oberkörper ist leicht erhöht zu lagern, um eine Blaufärbung im Gesicht zu verhindern. Beim Lagern kann unter Umständen Luft aus den Lungen entweichen und ein Geräusch verursachen, das einem Atemzug ähnelt.

Der Schmuck des Verstorbenen wird abgenommen und in einen Briefumschlag gesteckt, der Inhalt darauf vermerkt. Der Umschlag wird in einem abschließbaren Schrank im Pflegebüro aufbewahrt (Dokumentation). Dort kann er später den Angehörigen gegen eine Quittung zur rechtlichen Absicherung ausgehändigt werden.

Am Leichnam (z.B. an dessen Fuß oder Unterschenkel) wird ein Zettel mit dem Namen, Geburtsdatum, Sterbedatum und Todeszeitpunkt des Verstorbenen befestigt. Anschließend bedeckt man den Leichnam mit einem frischen Leinentuch.

Religiöse Bräuche sind zu berücksichtigen. Bei Christen ist es üblich, die Hände zu falten sowie ein Kreuz und eine Kerze aufzustellen. Bei katholischen Christen wird häufig ein Rosenkranz in die Hände des Verstorbenen gelegt.
Angehörige von Juden halten traditionellerweise eine Totenwache, die damit begonnen wird, für acht Minuten eine Feder auf den Mund des Verstorbenen zu legen. Hierdurch wird beobachtet, ob die Atemfunktion wirklich erloschen ist.
Muslimen ist es wichtig, dass der Tote nach Mekka blickt (nach Südosten). Muslimische Angehörige legen häufig Wert darauf, die Totenwaschung selbst vorzunehmen.

Bräuche können jedoch familiär, regional oder auch individuell unterschiedlich sein und sollten im Vorfeld mit Pflegebedürftigen und Angehörigen besprochen werden.

Glaubens- und Lebensfragen
→ Band 2

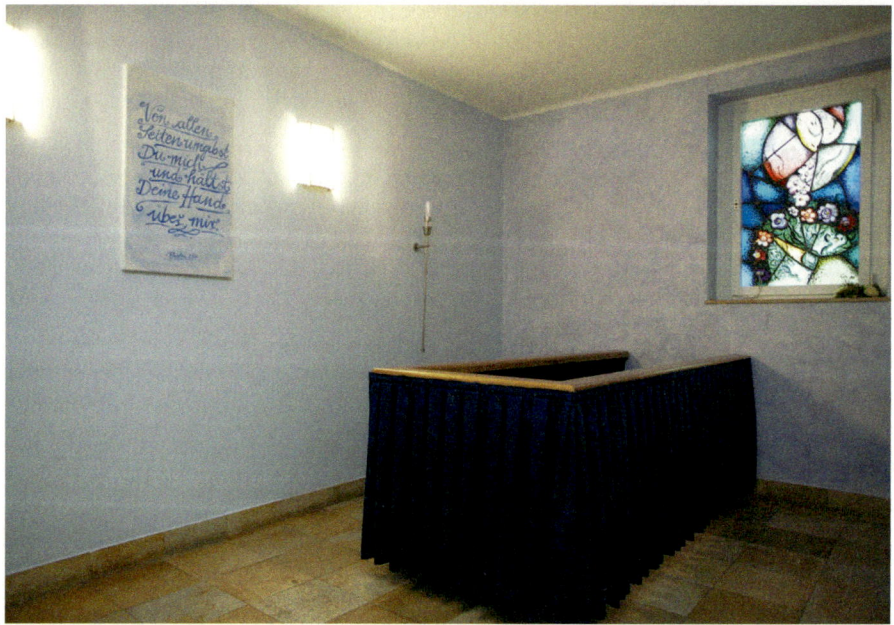

Abb. 1:
Ein Abschiedsraum bietet die Möglichkeit für Rituale von Angehörigen, Freunden oder auch nahe stehenden Pflegefachkräften.

17.1   Grundlagen

Lebensbedrohlicher Notfall

Im lebensbedrohlichen Notfall sind die **Vitalfunktionen** Bewusstsein, Atmung und Kreislauf durch einen Unfall, eine akute Erkrankung oder Vergiftung bedroht (→ Abb. 1).

Verpflichtung

Neben der moralischen Verpflichtung (→ Moral, S. 53) besteht die rechtliche Verpflichtung zur ersten Hilfe. Nach § 323c des Strafgesetzbuches (StGB) ist **jeder** gesetzlich zur Hilfeleistung verpflichtet. Danach wird mit Freiheitsstrafe bis zu einem Jahr oder mit Geldstrafe bestraft, wer bei Unglücksfällen oder gemeiner Gefahr bzw. Not nicht Hilfe leistet, obwohl dies erforderlich und ihm den Umständen nach zuzumuten ist. Dies gilt insbesondere, wenn keine eigene Gefahr oder Verletzung anderer wichtiger Pflichten vorliegt.

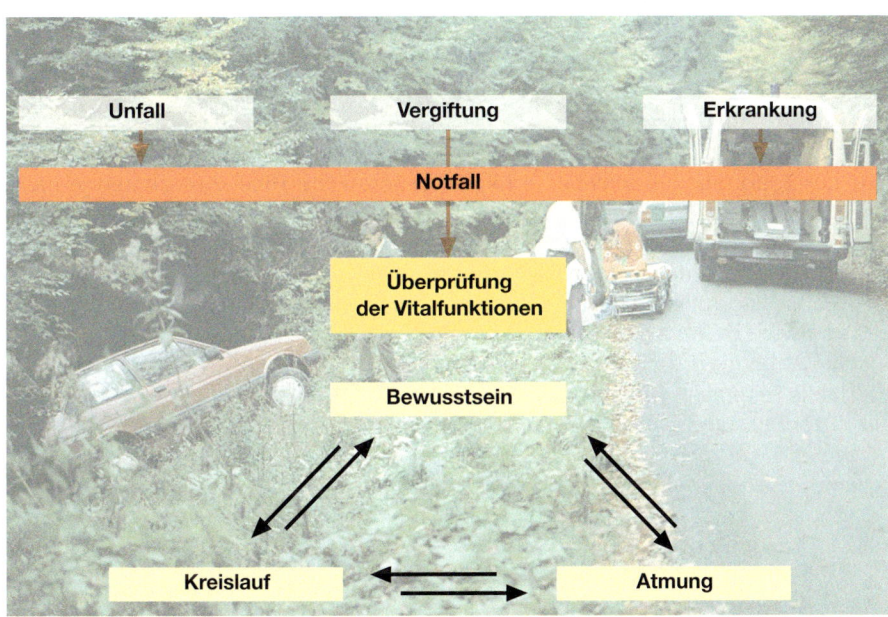

Abb. 1:
Bei einem Notfall sind zunächst Bewusstsein, Atmung und Kreislauf zu prüfen

Richtiges Verhalten

Drei grundsätzliche Anforderungen an den Ersthelfer sind:

1. Erkennen	Was ist geschehen? Wie viele Personen sind betroffen? Wird technische Hilfe benötigt?
2. Überlegen	Welche Gefahren drohen? Eigene Sicherheit beachten! Bei gefährlichen Stoffen Abstand halten! Absichern der Unfallstelle! Ggf. Warnweste tragen! Ggf. Feuerlöscher bereithalten!
3. Ruhe bewahren/Handeln	Kontrolle der eigenen Angst! Beruhigender Zuspruch! Entsprechend der Situation handeln! Maßnahmen beherzt und zügig angehen!

17.2 Auffinden einer Person im Notfall

Die Reihenfolge der Erste-Hilfe-Maßnahmen hängt von der Dringlichkeit der jeweiligen Maßnahme ab. Vorrangig zu behandeln sind **Ausfall und Störung von Vitalfunktionen**. Zum Ausfall der Vitalfunktionen zählen Bewusstlosigkeit sowie Atem- und Kreislaufstillstand. Störungen der Vitalfunktionen können durch Schock, Atemnot und schwere Herzrhythmusstörungen hervorgerufen werden.

Hinzu kommt die **Bedrohung der Vitalfunktionen** durch eine starke Blutung, Bewusstseinseintrübung oder durch Krämpfe.

Zur Erkennung einer **akuten Lebensbedrohung** werden folgende Fragen geklärt:
- Ist die Person bewusstlos?
- Ist die Atmung vorhanden?
- Hat die Person Atemnot?
- Ist der Puls fühlbar (intakter Kreislauf)?
- Besteht Schockgefahr?
- Hat die Person eine starke Blutung?
- Bestehen Verletzungen der Brust- oder Bauchhöhle?
- Droht eine weitere Giftaufnahme?
- Liegt eine großflächige Verbrennung vor?

Notfall-Auffindeschema

- Ansprechen und vorsichtiges Anfassen des Betroffenen an einer Schulter.
  Ist der Betroffene ansprechbar, erfolgen weitere Erste-Hilfe-Maßnahmen je nach Notwendigkeit.
- Bei Bewusstlosigkeit sofort:
  - Notruf durchführen (s. unten)
  - Atmung kontrollieren (→ Hinweis)
  - Atemwege freihalten (→ S. 665)
- Ist die Atmung vorhanden:
  - stabile Seitenlage durchführen (→ S. 664)
- Bei Atemstillstand (→ S. 666):
  - zweimal beatmen
  - erneute Atemkontrolle
  - Atmungs- und Bewegungszeichen beobachten
- Sind Atmung/Bewegungen vorhanden:
  - stabile Seitenlage durchführen (→ S. 664)
  - auf Atembewegungen achten
- Sind Atmung/Bewegungen nicht vorhanden:
  - Betroffenen auf eine harte Unterlage legen
  - Brustkorb des Betroffenen freimachen
  - Druckbereich aufsuchen (→ S. 667)
  - Herz-Lungen-Wiederbelebung durchführen (→ S. 668)

Hinweis

Zur Atemkontrolle gehören „Hören", „Fühlen" und „Sehen" von Brustkorbbewegungen bzw. Atemgeräuschen.

Notruf

Zum korrekten Notruf gehören:
- **Wo geschah es?**
  genaue Angabe des Unfallortes
- **Was geschah?**
  kurze Beschreibung des Unfallherganges,
  ggf. Angabe von Gefahrenschildern
- **Wie viele Verletzte?**
  Angabe der Zahl der Verletzten, die zu versorgen sind
- **Welche Arten von Verletzungen?**
  lebensbedrohliche Verletzungen und bekannte Krankheitsbilder nennen
- **Warten auf Rückfragen!**
  nicht auflegen, sondern warten, bis die Leitstelle das Gespräch beendet.

17.3 Bergung und Lagerung

Bergung mittels Rautek-Rettungsgriff

- Zur Bergung aus dem Gefahrenbereich wird der Betroffene unter Nacken und Schultern gefasst und mit richtig bemessenem Schwung in die Sitzposition gebracht (→ Abb. 1a und b).
- Es wird darauf geachtet, dass der Betroffene nicht seitlich wegrutschen kann.
- Die beiden Beine des Helfers stützen seitlich den Oberkörper. Die Unterarme des Helfers unterstützen den Kopf des Verletzten, der mit beiden Armen unter seinen Achselhöhlen gefasst wird.
- Einer der Unterarme des Betroffenen wird mit beiden Händen von oben quer vor seinem Bauch gefasst. Die Finger dürfen den Unterarm nicht umfassen, sondern müssen frei liegen, ohne auf den Leib des Betroffenen zu drücken (→ Abb. 1c).
- Wichtig ist, dass der Helfer sein Körpergewicht nicht nach hinten verlagert, sondern den Verletzten mit geradem Rücken körpernah aufhebt (→ Abb. 1d). Ansonsten besteht die Gefahr, dass beide stürzen. Außerdem werden dadurch beim Helfer Wirbelsäulenverletzungen vorgebeugt.
- Der Betroffene wird rückwärts aus dem Gefahrenbereich gezogen. Dabei kann er auf einem Oberschenkel des Helfers abgestützt werden. Ein weiterer Helfer könnte zusätzlich die Beine anheben (→ Abb. 1e).

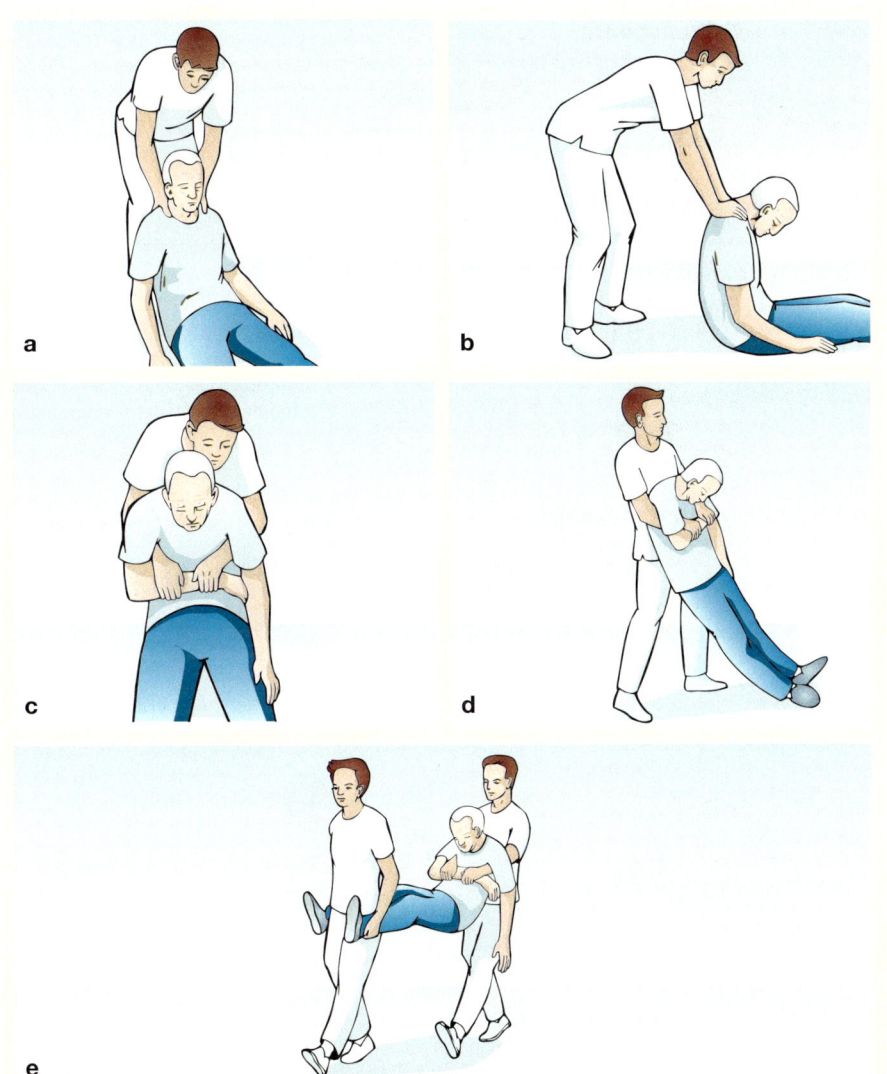

*Abb. 1:
Rautek-Rettungsgriff*

a

b

c

d

e

Lagerung

Der Betroffene wird entsprechend der Bewusstseinslage und der Erkrankung gelagert:

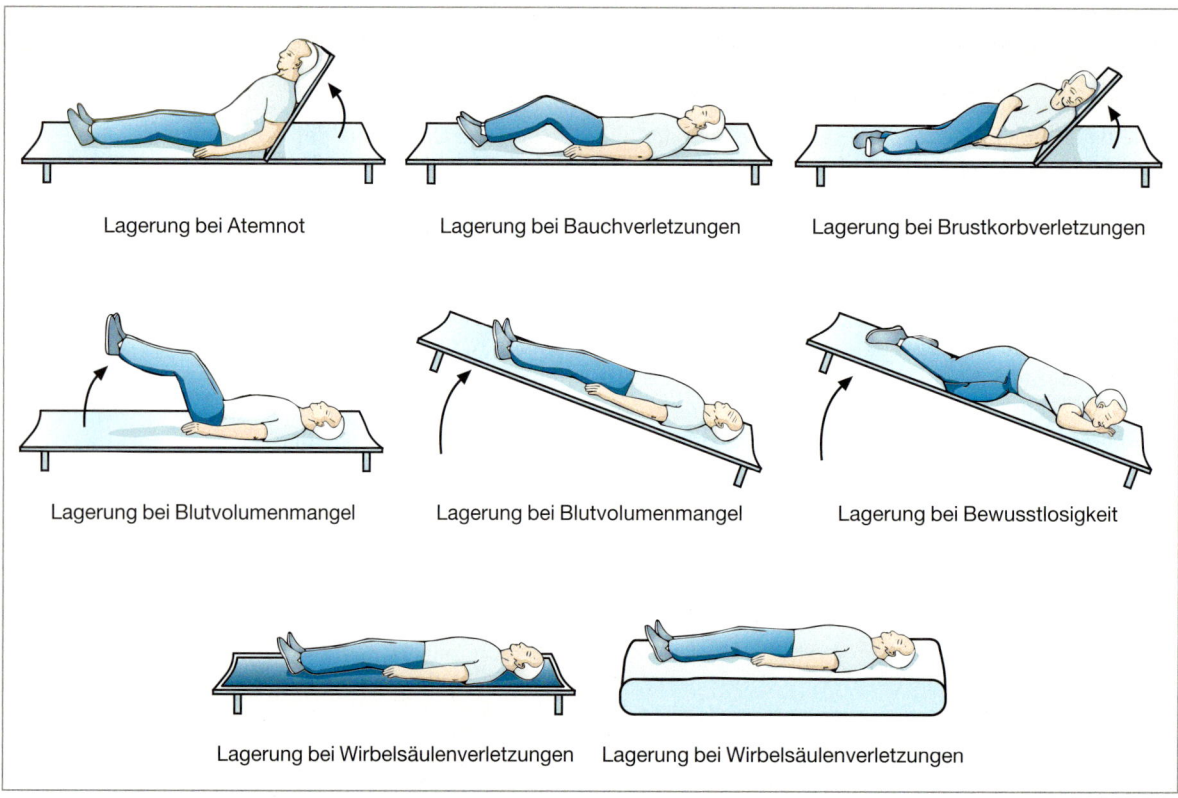

Lagerung bei Atemnot

Lagerung bei Bauchverletzungen

Lagerung bei Brustkorbverletzungen

Lagerung bei Blutvolumenmangel

Lagerung bei Blutvolumenmangel

Lagerung bei Bewusstlosigkeit

Lagerung bei Wirbelsäulenverletzungen

Lagerung bei Wirbelsäulenverletzungen

Stabile Seitenlage

Bewusstlose werden in die stabile Seitenlagerung gebracht:

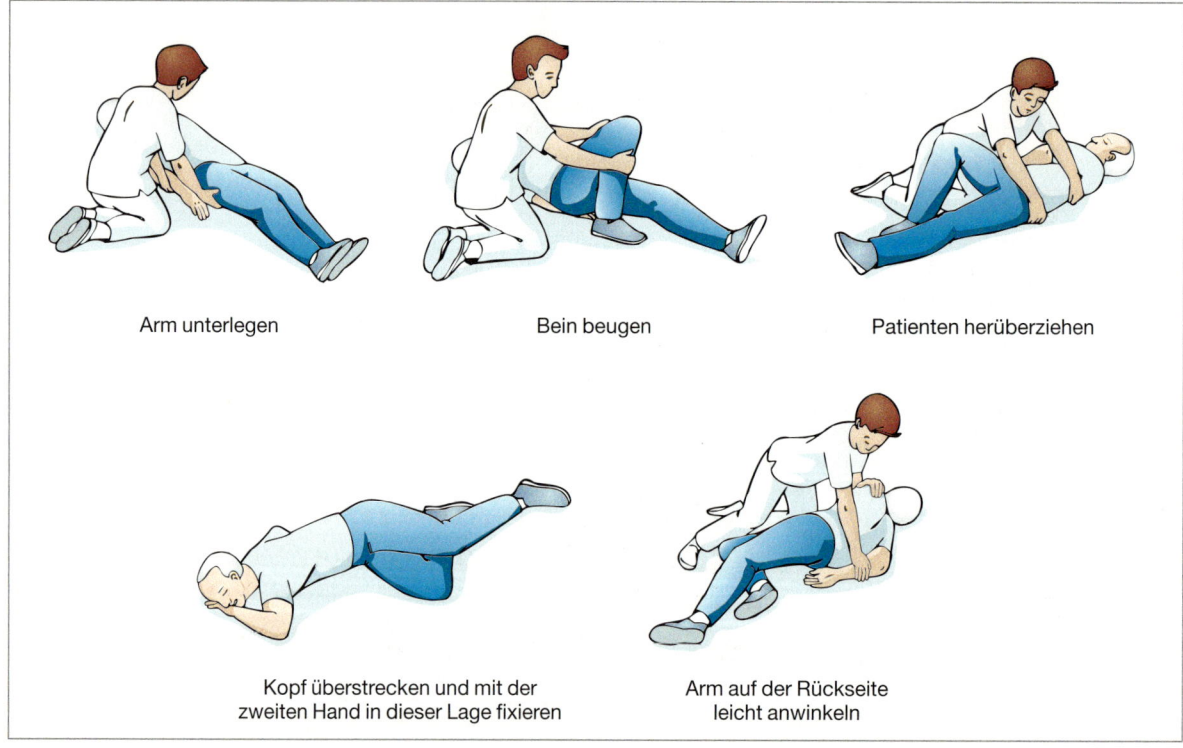

Arm unterlegen

Bein beugen

Patienten herüberziehen

Kopf überstrecken und mit der
zweiten Hand in dieser Lage fixieren

Arm auf der Rückseite
leicht anwinkeln

Freihalten der Atemwege

Um beim Bewusstlosen eine Atemwegsverlegung durch ein Zurückfallen des Unterkiefers und der Zunge zu verhindern, wird der Kopf des Betroffenen in Richtung Nacken überstreckt und sein Unterkiefer angehoben (→ Abb. 1). Dadurch wird der Zungengrund erhöht und der Atemweg freigehalten.

Bei Fremdkörpern, Blut, Schleim oder Erbrochenem im Luftweg wird der Mund mit dem Esmarch-Handgriff geöffnet (→ Abb. 2a) und die Mund- und Rachenhöhle nach Möglichkeit abgesaugt oder mit einer Kornzange und einem Tupfer gereinigt (→ Abb. 2b). Um die Atemwege längere Zeit freizuhalten, kann (bei genügender Übung) ein Guedel-Tubus (Abb. 3) verwendet werden, der durch seine Form den Zungengrund anhebt.

> **Hinweis** Insbesondere bei einer Mangelversorgung des Gehirns mit Sauerstoff kann es zu krampfartigen Anfällen kommen. Daher sollte nach Möglichkeit nie mit den Fingern die Mundhöhle ausgeräumt werden (→ Abb. 2c). Lässt sich diese Situation nicht umgehen, sollte zur Sicherung zwischen die Kiefer ein Gegenstand (z.B. Mullbinde) gelegt werden.

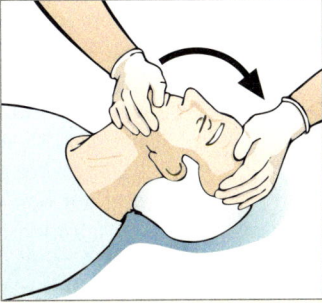 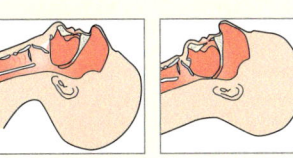

Abb. 1: Überstrecken des Kopfes

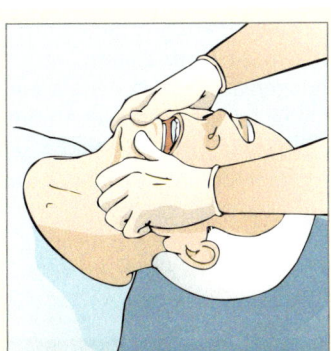 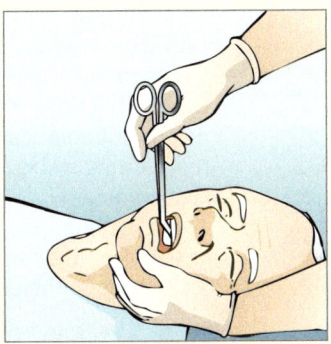 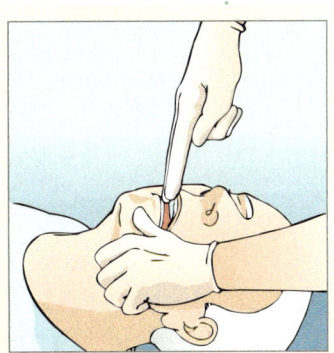 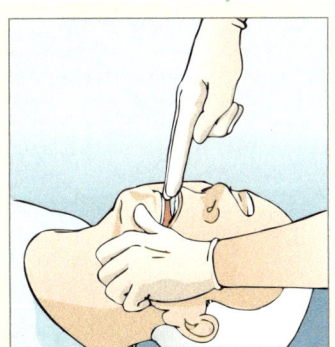

Abb. 2: Freiräumen der Mundhöhle

a) Esmarch-Handgriff: Mit den Fingern wird der Unterkiefer nach vorne geschoben und der Mund mit den Daumen geöffnet.

b) Reinigung von Mund- und Rachenhöhle mit Kornzange und einem Tupfer

c) Reinigung von Mund- und Rachenhöhle nach Möglichkeit **nicht** mit den Fingern

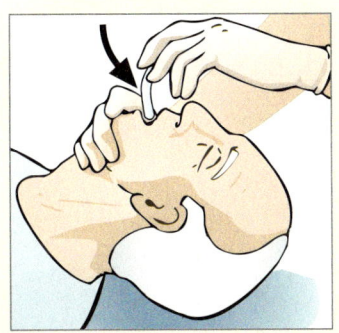 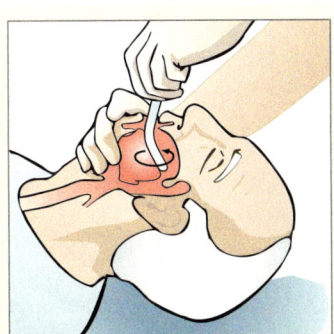 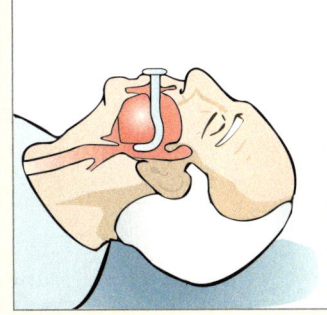

Abb. 3: Einführen des Guedel-Tubus

17.4 Wiederbelebung

Atemspende

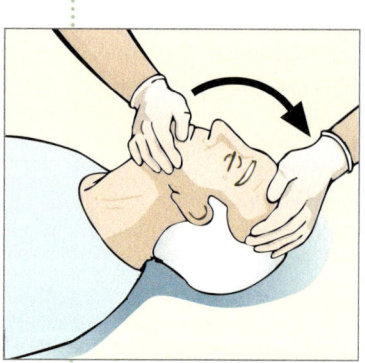

Abb. 1:
Überstrecken des Kopfes

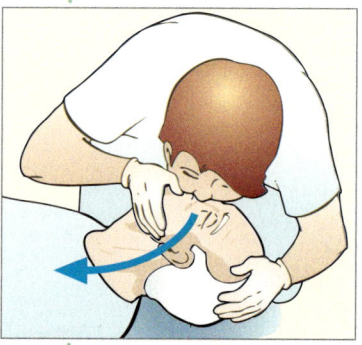

Abb. 2:
Mund-zu-Nase-Beatmung

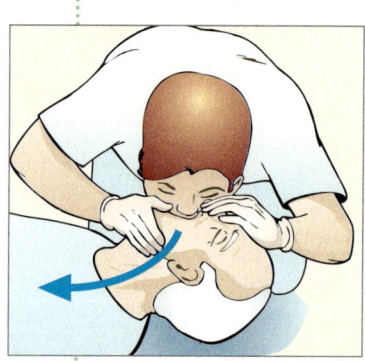

Abb. 3:
Mund-zu-Mund-Beatmung

- Bei fehlender Atmung des Betroffenen kniet sich der Helfer neben den Kopf des Betroffenen, sorgt für freie Atemwege und überstreckt den Kopf des Betroffenen (→ Abb. 1).
- Zur **Mund-zu-Nase-Beatmung** drückt der Helfer mit seinem Daumen die Unterlippe des Betroffenen gegen dessen Oberlippe, um so den Mund zu schließen. Dann umschließt er die Nase des Bewusstlosen mit seinen Lippen und bläst die eigene Ausatmungsluft in die Nasenlöcher ein. Dabei darf keine Luft entweichen (→ Abb. 2).
- Die Pustezeit bei jeder einzelnen Beatmung sollte mindestens etwa 2 Sekunden dauern, um das Lungenvolumen aufzufüllen. Um einen direkten Kontakt zum Betroffenen zu vermeiden, kann ein spezielles Beatmungstuch oder ein Taschentuch verwendet werden. Wenn vorhanden kann auch ein Guedel- oder ein Safar-Tubus sowie ein Beatmungsbeutel mit Maske eingesetzt werden (→ Abb. 4).
- Wenn die Beatmung über die Nase des Betroffenen nicht möglich ist, erfolgt die **Mund-zu-Mund-Beatmung**. Der Helfer atmet ein und setzt seinen Mund vorsichtig auf den Mund des Betroffenen und bläst seine Ausatmungsluft ohne großen Druck in den Mund des Betroffenen.
- Nach dem Einpusten der Luft hebt der Helfer seinen Mund ab, um selbst wieder frische Luft einatmen zu können. Er muss das Senken des Brustkorbes beim Betroffenen beobachten, um zu kontrollieren, ob die Luft tatsächlich in die Lungen des Betroffenen gelangt.
- Dann erfolgt eine zweite Beatmung. Setzt die Atmung des Betroffenen dann ein, wird er in die stabile Seitenlagerung gebracht. Setzt die Atmung nach der zweiten Beatmung nicht wieder ein (keine sichtbaren Atembewegungen), muss nun der Bewusstlose mittels einer äußeren Herzdruckmassage (→ Abb. 2, S. 668) wieder belebt werden.

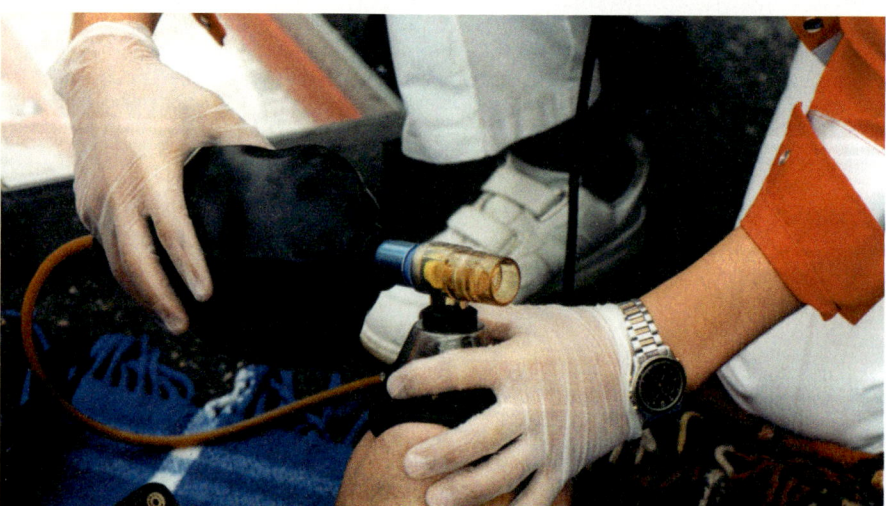

Abb. 4:
Beatmungsbeutel mit Maske

Herz-Lungen-Wiederbelebung

In Deutschland sterben jährlich etwa 100 000 Menschen an einem plötzlichen Herztod (Herzstillstand). Bei ungenügender Herztätigkeit bzw. bei einem Herzstillstand kommt es zum Kreislaufstillstand. Atem- und/oder Kreislaufstillstand haben den Ausfall der Gehirnfunktionen zur Folge und führen schließlich zum Tod.

Je früher der Betroffene wieder belebt wird, desto größer sind die Erfolgsaussichten. Der Ersthelfer muss den Kreislaufstillstand sofort erkennen und geeignete Maßnahmen ergreifen. Das tatenlose Warten auf den alarmierten Rettungsdienst dauert zu lange und hat fatale Folgen, denn in dieser Zeit verschlechtern sich die Überlebenschancen bereits erheblich. Schon nach 4 bis 5 Minuten ohne Atmung treten bleibende Gehirnschäden auf.

Die Durchführung der Herz-Lungen-Wiederbelebung (HLW) muss regelmäßig geübt und wiederholt werden, um sie im Ernstfall anwenden zu können.

Das ILCOR *(International Liaison Committee on Resuscitation)* hat Empfehlungen zur Reanimation in der Erste-Hilfe-Breitenausbildung veröffentlicht.

Internationale Reanimationsrichtlinie des ILCOR

1. Beim **Notruf** gilt: „Phone first" – „Phone fast" („Ruf zuerst an" – „Ruf schnell an").
2. **Freimachen der Atemwege:** Sichtbare Hindernisse im Mundraum sind vor der Beatmung zu entfernen.
3. **Beatmung:** Mund-zu-Nase- oder Mund-zu-Mund-Beatmung bei einem Beatmungsvolumen von etwa 700 bis 1000 ml (beim Erwachsenen); Beobachtung der sichtbaren Brustkorbhebung/-senkung.
4. **Kreislaufkontrolle:** Beobachtung von Atmung, Husten und Bewegungen; die Überprüfung des Carotispulses (Pulskontrolle an einer der beiden Halsarterien) wird zur Vereinfachung Laienhelfern nicht empfohlen. Eine gleichzeitige Kontrolle an der rechten und linken Halsarterie kann, wenn dabei zu fest gedrückt wird, die Blutzufuhr zum Gehirn unterbinden, was bei einer Herz-Lungen-Wiederbelebung fatal wäre.
5. **Verhältnis der Herzdruckmassage zur Beatmung:** Das Verhältnis von „Drücken" zu „Beatmen" ist für die Ein-Helfer- und für die Zwei-Helfer-Methode immer 15 zu 2.

Hinweis

Der richtige Druckbereich ist wichtig, um ein wirksames Zusammendrücken des Herzens an der richtigen Stelle zu ermöglichen. Außerdem kann so die Gefahr von Rippenbrüchen vermindert werden.

Aufsuchen des Druckbereichs

❶ Der Helfer kniet sich links seitlich neben den Betroffenen und macht zur Ermittlung des Druckbereiches dessen Oberkörper frei (Kleidung öffnen, hochschieben oder auftrennen). Er stellt sicher, dass der Betroffene auf einer festen Unterlage liegt (Druckwiderstand).

❷ Der Helfer gleitet mit seinem Zeige- und Mittelfinger der ersten Hand am linken Rippenbogen des Verletzten bis zu der Stelle entlang, wo Rippen und Brustbein zusammentreffen. Während der Mittelfinger diese Stelle fixiert, liegt der Zeigefinger kopfwärts.

❸ Oberhalb (kopfwärts) wird der Handballen der zweiten Hand platziert. Damit befindet er sich in der unteren Hälfte des Brustbeins.

❹ Nun wird der Ballen der ersten Hand auf den Rücken der zweiten Hand gesetzt. Die Finger sind dabei hochgestreckt, um Rippenverletzungen zu vermeiden.

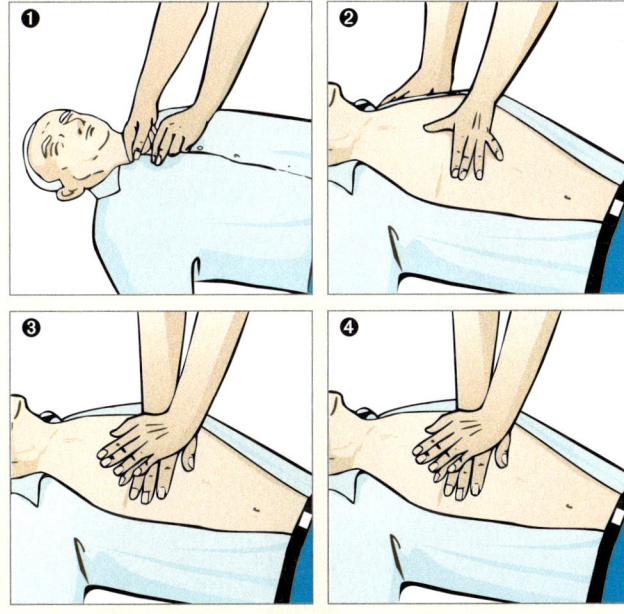

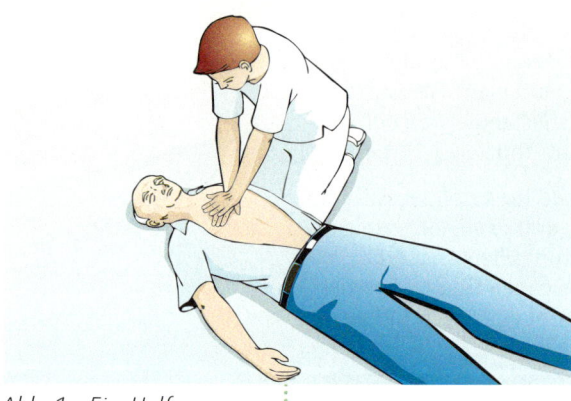

Abb. 1: Ein-Helfer-
Methode

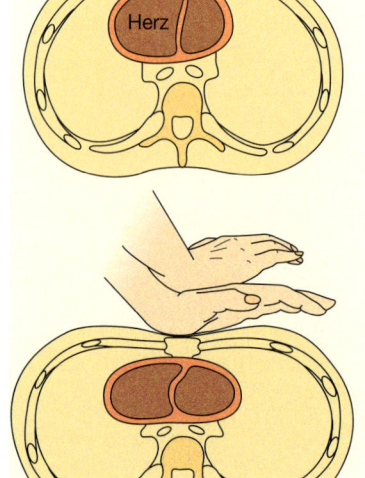

Abb. 2:
Verformung des
Herzens und des
Brustkorbs
während der Herz-
druckmassage

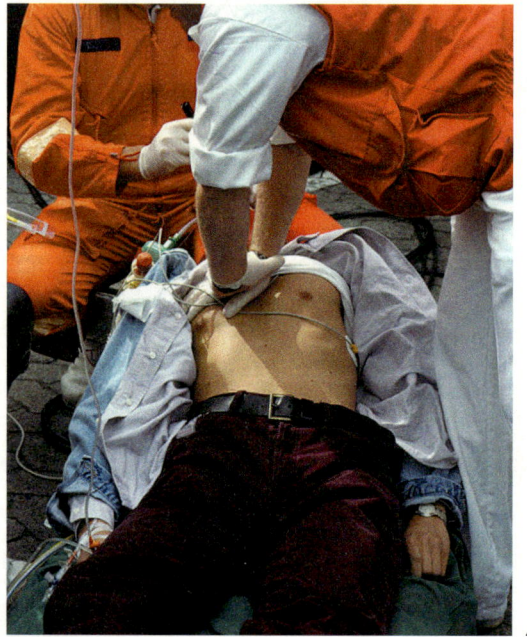

Abb. 3: Zwei-Helfer-Methode

Ein-Helfer-Methode

- Der Helfer hält seine Arme gestreckt und positioniert sich möglichst senkrecht über dem Druckbereich (→ Abb. 1). Der Druck soll durch die Gewichtsverlagerung, nicht mittels Pumpen erzeugt werden.
- Der Helfer drückt 15-mal hintereinander auf den Druckbereich. Dadurch wird jedes Mal Blut in den Kreislauf gepumpt. Die Drucktiefe soll ca. 4 bis 5 cm betragen. Das entspricht beim Erwachsenen etwa einem Drittel seines Brustkorbs (→ Abb. 2).
  Die Druckentlastung geschieht, ohne dass der Helfer den Handballen vom Brustkorb des Betroffenen nimmt.
- Die Dauer der 15 Kompressionen soll etwa 9 Sekunden betragen. Die Druckmassagen sollen nicht stoßweise, sondern wellenförmig und möglichst in gleichen Abständen durchgeführt werden.
  Bei einer Kompression muss die Belastungszeit der Entlastungszeit entsprechen, damit genügend Zeit für die Füllung des Herzens ist.
- Nach jeder 15-maligen Druckmassage wird der Verletzte 2-mal beatmet. Dies sollte insgesamt nicht länger als 5 Sekunden dauern.
  In Verbindung mit diesen Beatmungspausen ergeben sich damit 60 Kompressionen pro Minute.

Hinweis Das Verhältnis der Druckmassagen zu den Beatmungen pro Zyklus beträgt 15 : 2 (jeweils 15 Kompressionen und 2 Beatmungen im Wechsel).
Pro Minute sollen vier solcher Zyklen hintereinander ablaufen (insgesamt 60 äußere Herzdruckmassagen und 8 Beatmungen pro Minute).

Zwei-Helfer-Methode

Die Herz-Lungen-Wiederbelebung kann von zwei Helfern ausgeführt werden (→ Abb. 3). Dies ist die günstigere Alternative, weil die oben beschriebene Ein-Helfer-Methode relativ anstrengend ist.

Die Zwei-Helfer-Methode erfordert eine sehr gute Abstimmung zwischen den beiden Helfern. Insgesamt entspricht das Vorgehen dem der Ein-Helfer-Methode. Das Verhältnis von Kompressionen zu Beatmungen beträgt ebenfalls 15 zu 2.

Der erste Helfer übernimmt die Beatmung, der zweite Helfer die Herzdruckmassage. Nach 15 Kompressionen erfolgen dann 2 Beatmungen (durch den ersten Helfer).

Zur besseren Abstimmung sollte der zweite Helfer bei der Herzdruckmassage laut zählen.

17.5 Blutstillung

Abhängig vom Ort (Kopf, Rumpf, Arm, Bein) und von der Art der Blutung (schwache oder starke Blutung) wird wie folgt vorgegangen:

- Vor allen Maßnahmen müssen immer Einmalhandschuhe angezogen werden
- Bei schwacher Blutung die blutende Stelle zunächst hochlagern oder hochhalten und die Blutgerinnungszeit (mindestens 4 Minuten) abwarten. Anschließend wird ein keimfreier Schutzverband angelegt und die Wunde ruhiggestellt.
- Bei größerem Blutverlust muss der Verletzte immer liegen. Die blutende Stelle muss möglichst hochgehalten oder hochgelagert werden (Ausnahme: Knochenbrüche). Wenn möglich wird die Blutungsstelle mittels Aufpressen von keimfreiem Material (z. B. Kompressen) direkt abgedrückt.
- Unmittelbar nach der direkten Kompression erfolgt (wenn möglich) der Druckverband (→ Abb. 1). Ein Zweithelfer (falls vorhanden) holt zwei Verbandspäckchen aus dem Verbandskasten und legt den Druckverband an. Ist kein Zweithelfer vorhanden, wird die Wunde weiter durch den Ersthelfer abgedrückt, bis der Rettungsdienst den Betroffenen übernimmt.

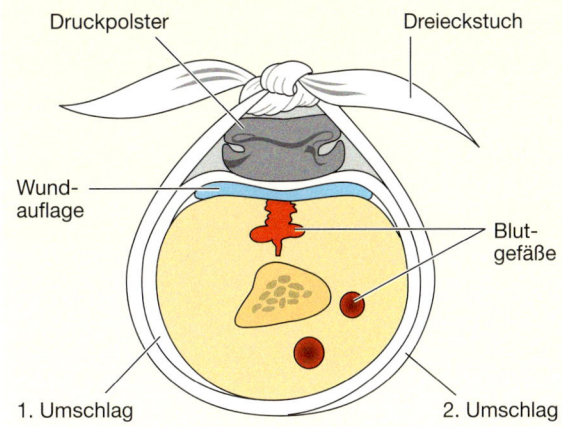

Abb. 1:
Druckverband am Arm

> **Hinweis**
> - Liegt die Blutungsstelle oberhalb der Herzhöhe, ist die Blutung deutlich geringer (niedrigerer Blutdruck) als unterhalb der Herzhöhe. Daher ist das Hochhalten bei Blutungen an den Extremitäten eine geeignete Erste-Hilfe-Maßnahme.
> - Das früher empfohlene Abbinden von Extremitäten wird heute durch Laienhelfer nicht mehr durchgeführt. Hierdurch kann es zum Absterben des Gewebes kommen. Auch bei Druckverbänden muss immer überprüft werden, ob die Extremitäten (Finger oder Zehen) noch ausreichend durchblutet sind.

17.6 Schockbekämpfung

> **Definition**
>
> Beim Schock liegt ein Missverhältnis zwischen der erforderlichen und der tatsächlichen Blutversorgung vor. Der Schock wird in drei Stadien eingeteilt:
>
> **1. Stadium:** Nur die lebenswichtigen Organe (Herz, Gehirn, Lunge, Niere) werden ausreichend mit Blut versorgt, periphere Organe werden minderdurchblutet (Kreislaufzentralisation).
>
> **2. Stadium:** Umkehrung der Durchblutungsverhältnisse: aufgrund der Weitstellung der peripheren Blutgefäße kommt es zu einer Minderdurchblutung der lebenswichtigen Organe (Dezentralisation).
>
> **3. Stadium:** Irreversible (nicht mehr rückgängig zu machende) Organschädigungen an Herz, Gehirn, Lunge, Nieren und Leber durch Minderdurchblutung der lebenswichtigen Organe).

Ursachen des Schocks
- Verminderung der Herzleistung
- Verminderung des Blutvolumens
- Verminderung des Gefäßtonus

Maßnahmen

Die Maßnahmen beim Schock erfolgen entsprechend der Art des Schocks:

a) Volumenmangelschock (z. B. nach inneren oder äußeren Blutungen, Erbrechen, Diarrhoe, Verbrennungen, Vergiftung, Allergie). Bei einer äußeren Blutung wird eine Blutstillung (→ Abb. 1, S. 669) und der Notruf durchgeführt. Anschließend werden die Beine des Betroffenen ca. 30 bis 40 cm hochgelagert. Zum Unterlegen kann z. B. eine Decke oder eine Kiste verwendet werden. Ist kein geeignetes Material vorhanden, hebt der Ersthelfer die Beine des Betroffenen ca. 1 Minute hoch. Der Verletzte wird möglichst in die → Trendelenburg-Schocklage gebracht und beruhigt. Die Vitalfunktionen werden regelmäßig kontrolliert.

Trendelenburg-Schocklage
→ S. 246

> **Hinweis** Unter Vitalzeichenkontrolle versteht man die Messung von Pulsfrequenz, Blutdruck, Atemfrequenz und Körpertemperatur.

b) Kardiogener Schock (z. B. Kreislaufstörung infolge einer verminderten Pumpleistung des Herzens: bei Herzinsuffizienz, Herzinfarkt, Lungenödem). Erkennbar ist ein kardiogener Schock an der Atemnot *(Dyspnoe)* des Betroffenen. Eventuell ist ein rasselndes Atemgeräusch (beim Lungenödem) zu hören und eine Blaufärbung der Lippen und des Gesichtes *(Zyanose)* zu beobachten.

kardiogen bedeutet vom Herzen ausgehend, cardio lat. = Herz

> **Hinweis** Die Schocklagerung ist beim kardiogenen Schock **kontraindiziert**, weil sich angesichts der verminderten Herzleistung bereits eine größere Blutmenge vor dem Herzen gestaut hat und eine Schocklagerung diese Menge noch vergrößern würde. Wenn der Betroffene bei Bewusstsein ist, wird er mit erhöhtem Oberkörper gelagert. Ansonsten erfolgt die stabile Seitenlagerung.

c) Anaphylaktischer oder allergischer Schock (Überempfindlichkeitsreaktion, z. B. gegen Insektengifte, Medikamente, Pollen oder Eiweiße und Nahrungsmittel). Es kommt zur plötzlichen Gefäßweitstellung. Wichtig ist, den Auslöser auszuschalten (z. B. sofort die Infusion abzustellen). Besonders typisch beim allergischen Schock ist eine plötzliche Hautrötung.

Erste Hilfe in weiteren Notfällen (Verbrennung, Vergiftung u. a.)
→ Band 2

Allgemeine Erkennungszeichen des Schocks

Ein Schockzustand kann erkennbar sein an:
- schneller und schwächer werdendem und schließlich kaum noch tastbarem Puls
- blasse, kalte, trockene Haut
- träge (auf Lichtreflexe reagierende) und weite Pupillen
- Frieren, aber Schweißperlen auf der Stirn (kaltklebriger Schweiß)
- Teilnahmslosigkeit, Verwirrtheit, Unruhe
  später: Bewusstseinseintrübung bis hin zum Bewusstseinsverlust

Schockindex

Der Schockindex wird berechnet, indem die Pulsfrequenz durch den systolischen Blutdruckwert dividiert wird:

$$\text{Schockindex} = \frac{\text{Pulsfrequenz}}{\text{systolischer Blutdruckwert}}$$

Bei einem Ergebnis zwischen 1,0 und 1,5 liegt ein Kreislaufversagen vor. Ab Werten von 1,5 spricht man von einem Schock.

Weitere Informationen finden Sie unter
www.erste-hilfe.de
www.drk.de
www.notfallmedizin.de

Komplikationen
- Sauerstoffmangel, Todesgefahr
- Schockniere, akutes Nierenversagen
- Aspiration, Atemstillstand
- Irreversible Hirnschäden (durch Sauerstoffmangel)
- Herzstillstand.

Bei der Überleitungspflege (auch: Pflegeüberleitung, Brückenpflege) geht es um die Informationsübermittlung von einer Einrichtung des Gesundheitswesens in eine andere. Im Vordergrund stehen dabei die Bedürfnisse des Pflegebedürftigen.

Dies ermöglicht eine kontinuierliche Pflegequalität beim Übergang von einer Pflegeeinrichtung (ambulant oder stationär) zu einer anderen zu gewährleisten. Sie ist die Schnittstelle, an der die Informationen aller an der Pflege Beteiligten zusammenlaufen.

Zu den an der Überleitungspflege beteiligten Personen zählen:
- der Pflegebedürftige
- die Pflegefachkräfte
- die Angehörigen
- ggf. ein Fall-Manager (Case Manager)
- sowie Mitarbeiter anderer relevanter Berufsgruppen (z.B. aus Medizin, Sozialarbeit, Physiotherapie, Ergotherapie und Psychologie).

Die Überleitungspflege in Deutschland untersteht folgenden gesetzlichen Vorgaben:

§   **Gesetzliche Regelungen zur Notwendigkeit der Überleitungspflege**

§ 6 Bundespflegesatzverordnung: Bestimmt den Grundsatz der Beitragsstabilität (der Krankenversicherung). Eine der hierzu vorgeschlagenen Maßnahmen betrifft die Verkürzung der Verweildauer (von Krankenhauspatienten in stationärer Behandlung). Um hierbei einer Minderung der Versorgungsqualität vorzubeugen, ist ein konsequent durchgeführtes Entlassungsmanagement notwendig.

§ 37 SGB V Verordnung häusliche Krankenpflege: regelt, dass häusliche Krankenpflege nur zu verordnen ist, wenn der Krankenhausaufenthalt dadurch abgekürzt werden kann.

§ 2 SGB XI Pflegeversicherung: Dem Pflegebedürftigen steht es frei, zwischen verschiedenen Einrichtungen und Diensten zu wählen.

§ 3 SGB XI Pflegeversicherung: Die häusliche Pflege soll Vorrang vor der stationären Versorgung haben. Familien sollen bei der Pflege ihrer Angehörigen unterstützt werden (→ Rechtskunde, Band 2).

Jede Entlassung eines Pflegebedürftigen ist mit Risiken verbunden. Folgen können gesundheitliche Schäden für den Betroffenen und damit verbundene höhere Kosten sein. Daher sieht der **nationale Expertenstandard Entlassungsmanagement** in der Pflege vor, dass jeder Mensch mit Pflege- und Unterstützungsbedarf nach einem Krankenhausaufenthalt ein individuelles Entlassungsmanagement zur Sicherung seiner kontinuierlichen, bedarfsgerechten Versorgung erhält.

Aufgrund der vergleichsweise unterschiedlichen Zielsetzungen der Altenpflegeeinrichtungen bezieht sich der Standard ausschließlich auf die Entlassung aus dem Krankenhaus.

Weitere Informationen finden Sie unter

www.dnqp.de

→ Expertenstandard Entlassungsmanagement

Ziel der Überleitungspflege

Die Überleitungspflege dient allen Pflegebedürftigen, die nach ihrer Entlassung aus einer Pflegeeinrichtung der Pflege bedürfen, und soll:

- Kontinuität der Pflege nach dem Wechsel der Pflegeeinrichtung gewährleisten.
- relevante Informationen weiterleiten (an den ambulanten Dienst, das Altenpflegeheim bzw. Krankenhaus, an den Arzt, an die Kranken-/Pflegekasse).
- die Organisation von Hilfsmitteln (z.B. Sondenpumpen, Antidekubitusmatratzen) erleichtern.
- die Pflegefinanzierung klären.
- Pflege evaluieren und die anschließende Pflege vorbereiten.

Pflegemaßnahmen

Folgende Maßnahmen sind bei der Überleitungspflege zu berücksichtigen:

- Mitteilung an den Pflegebedürftigen, Absprache des genauen Zeitpunktes der Entlassung. Sicherstellen, dass die Angehörigen (gegebenenfalls die Einrichtung oder der Pflegedienst) informiert sind.

- Transport organisieren, ggf. Transportfahrzeug bestellen, wenn der Pflegebedürftige kein öffentliches Verkehrsmittel benutzen oder nicht abgeholt werden kann. Anzugeben sind:
  · Zeitpunkt des Transportes
  · Pflegeeinrichtung, Etage, Wohnbereich
  · Name des Pflegebedürftigen
  · Transportziel, -art (sitzend, liegend, evtl. Begleitperson)
  · Name des Anrufers

- Weiterbehandlung durch den Arzt organisieren: Arztbrief, Medikamente für die nächsten Tage mitgeben, klären, ob und wann Kontrolluntersuchungen erfolgen sollen.

- Dem Pflegebedürftigen, wenn nötig, beim Anziehen und Einpacken helfen, Telefon abmelden.

- Verabschiedung des Pflegebedürftigen

- Schlussdesinfektion (→ Hygiene, S. 236)

- Dokumentation der Entlassung in der Akte, Unterlagen im Original zusammenlegen

- Ggf. Meldung der Entlassung an die zentrale Aufnahme, um noch ausstehende Rechnungen (z.B. für Telefon) bereitzulegen (Pflegebedürftigen oder Angehörige um Begleichen der Rechnungen bitten)

- Meldung an die Küche, um den Speiseanforderungsplan zu ändern

- Termine absagen, z.B. Bewegungs- und Gehübungen bei den Physiotherapeuten

- Reflexion über die geleistete Pflege (→ Pflegeevaluation, S. 77), Pflegeüberleitungsbrief ausfüllen (→ S. 673). Dies beinhaltet die bisherige Pflegeplanung (als Kopie), Informationen über das aktuelle Befinden des Pflegebedürftigen, seinen Pflegebedarf, notwendige bzw. vorhandene Pflegehilfsmittel, Impfschutz (z.B. Tetanus), die Biografie sowie die familiäre und soziale Situation.

Bei einer Pflegeüberleitung vom Altenpflegeheim (oder von der häuslichen Pflege) ins Krankenhaus sollten zur Sicherheit folgende Informationen schriftlich erfasst werden:

- Liste der mitgegebenen Kleidung (Anzahl): Unterwäsche, Socken, Schlafanzug, Nachthemd, Morgenmantel, Hausschuhe

- Liste der Hilfsmittel für die Körperpflege: Waschlappen, Handtücher, Zahnbürste, Zahnprothesenbecher, Zahnpasta, Kamm, Haarbürste, Seife und andere kosmetische Produkte

- Liste aller Medikamente, die regelmäßig eingenommen werden (Name, Stärke, Dosierung, mit Angabe des aktuellen Datums)

- Ggf. eine Liste der mitgegebenen Unterlagen: Einweisungsschein, Diabetiker-, Allergie-, Marcumarausweis, Arztbrief, Pflegeüberleitungsbrief u.a.

- Bei Bewusstlosen oder demenziell Erkrankten ist es erforderlich die Personalien aufzulisten: Name, Geburtsdatum, Adresse, Zimmernummer, Krankenkasse, evtl. Befreiungsschein, Telefonnummer und Name der Angehörigen, Name und Anschrift des Hausarztes.

Pflegeüberleitungsbrief

(Erstinformation - ersetzt keine Pflegeanamnese)

(mit Einverständnis des Betroffenen erstellt)

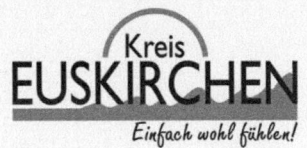

Patient

Name, Vorname:

Geburtsdatum:

Religion: Familienstand:

Krankenkasse:
Krankenversicherungs-Nr.:

Behandelnde Ärzte/Neurologe:

Medizinische Diagnosen

Frei von ansteckenden Krankheiten

☐ Ja   ☐ nein

Entlassung/Überleitung von:...**am:**...................

An: ☐ Pflegeheim   ☐ Pfleg. Angehörige   ☐ Amb. Pflegedienst   ☐ Krankenhaus

I Soziale Aspekte ☐ Patientenverfügung		
Bezugspersonen (Name, Tel-Nr., Adresse):	☐ *Alleinstehend*	☐ Betreuer (Name, Tel-Nr., Fax-Nr., Adresse):
	☐ *Hilfe durch Angehörige*	
		Umfang:
Pflegeversicherung ☐ nein	☐ beantragt	☐ bewilligt, Stufe:
Hilfsmittel ☐ vorhanden	☐ beantragt	☐ empfohlen
Welche:		
Sonstiges (z.B. Essen auf Rädern, Hausnotruf):		

II Kommunikation			
	ohne Einschränkung	Einschränkungen	Bemerkungen
Stimmung			☐ gereizt ☐ aggressiv (verbal/tätlich) ☐ gedrückt ☐ kooperativ ☐ ablehnend ☐ Suizidalität ☐ Impulsaggressivität ☐ Pflegeabwehrverhalten
Sprache			
Gehör			Hörgerät ☐ rechts ☐ links
Sehen			☐ Brille ☐ Lesebrille ☐ Kontaktlinsen
Verständigung			
Besonderheiten			

III Körperpflege/Kleidung					
	ohne Hilfe	Braucht Anregung	braucht Hilfe	Übernahme	Bemerkungen
Waschen					☐ Bett ☐ Bad ☐ Waschecke
Duschen					
Mundpflege					
Zahnprothese					
Rasieren					
An- und Auskleiden					
Hautbeschaffenheit ☐ intakt	☐ trocken	Sonstiges:			
Pflegemittel:					
Besonderheiten:					

IV   Ernährung

Kostform (kcal)	Körpergröße:	Gewicht:

Hilfestellung	☐ nein		☐ ja	

| | ☐ mundger. Zubereitung | ☐ Anreichen | tägl. Menge: | Sondenkost | ml/ St | Tee | ml/St |

Tägl. Trinkmenge: ml   Verabreichung per   ☐ Ernährungspumpe / ml / Std. ....

Trinkverhalten: ☐ selbständig   ☐ Spritze   ☐ Schwerkraft

    ☐ Anhalten zum Trinken   Produkt:

Letzte Mahlzeit: Sonde gelegt am:

Besonderheiten

V   Ausscheidungen

Flüssigkeitsbilanzierung   ☐ nein ☐ ja   ☐ Gewichtskontrolle

Hilfestellung   ☐ nein ☐ ja   ☐ Toilette   ☐ Nachtstuhl   ☐ Urinflasche   ☐ Steckbecken

Stuhlgang   abgeführt am: ☐ normal   ☐ neigt zu Durchfällen   ☐ neigt zu Verstopfung

Stuhlinkontinenz   ☐ nein   ☐ gelegentlich   ☐ ja

Anus praeter   Versorgung: ☐ selbständig   ☐ mit Hilfe   ☐ Übernahme

    Versorgungssystem:

Harninkontinenz   ☐ nein   ☐ gelegentlich   ☐ ja

    ☐ transurethral. Katheter   ☐ suprapub.:   CH: gelegt/gewechselt am:

Versorgung bei Harn-/Stuhlinkontinenz (Inkontinenzprodukte, Art/Größe):

Besonderheiten

VI   Schlaf

☐ ungestört   ☐ Schlafstörungen   ☐ nächtliche Unruhezustände

☐ Besonderheiten (z.B. Hilfen, Einschlafseite):

☐ gestörter Schlaf-Wach-Rhythmus

Bisherige Abhilfen:

Besonderheiten:

VII   Bewegung/Lagerung

	Ohne Hilfe	braucht Anregung	Braucht Hilfe	Bemerkungen
Aufstehen				
Gehen				Wegstrecke ca.:
Gang zur Toilette				
Gebrauch von Gehhilfen				Art:
Gebrauch von Rollstuhl				
Sitzen im Stuhl				Dauer:

Transfer   ☐ aktiv   ☐ halbaktiv   ☐ passiv

Bettlägerig   ☐ nein   ☐ ja   Lagerungsart: Lagerungswechsel/Häufigkeit:

Freiheitseinschränkende Maßnahmen: ☐ genehmigt;   welche:

Umtriebig   ☐ nein   ☐ ja

Besonderheiten:

VIII   Orientierung

Zeitlich   ☐ ja ☐ zeitweise ☐ nein   Örtlich   ☐ ja ☐ zeitweise ☐ nein

Zur Person   ☐ ja ☐ zeitweise ☐ nein   Situativ   ☐ ja ☐ zeitweise ☐ nein

Bemerkungen:

Bewußtsein   ☐ ohne Einschränkungen   ☐ Einschränkungen   ☐ Bemerkungen:

IX   Spezielle Aspekte/Pflegemaßnahmen

Dekubitus	☐ nein	☐ ja (Lokalisation s. Grafik)	☐ Gefahr laut Dekubitusrisiko-Skala

☐ Kontrakturen   ☐ Pneumonie   ☐ Thrombose

☐ Soor   ☐ Verbandswechsel: **Skizze:**

Wunden (z.B. OP-Wunden, Ulcus cruris u.a.):

Versorgung   ☐ selbständig   ☐ Hilfe

Allergien:

Besonderheiten:

X   Bisherige Therapie/Sonstiges

☐ Krankengymnastik   ☐ Ergotherapie   ☐ Logopädie

☐ Herzschrittmacher   ☐ letzte Kontrolle:

Sonstiges:

Besonderheiten:

XI   Prothetik

	vorhanden	mitgegeben		vorhanden	mitgegeben
Lesebrille	☐	☐	Gehhilfe	☐	☐
Fernbrille	☐	☐	Rollstuhl	☐	☐
Oberkieferprothese	☐	☐	Hörgerät	☐	☐
Unterkieferprothese	☐	☐	Orthopädische Schuhe	☐	☐
Sonstiges:					

XII   Medikation lt. Anordnung des Arztes

Bisherige Medikation (oral/parenteral):			
	Insulin	☐ nein	☐ ja
	Menge/Art:		
	Verabreichung per : ☐ Spritze	☐ Pen	☐ Insulinpumpe
	Injektion	☐ selbständig	☐ Angehörige
		☐ Anleitung	☐ Übernahme
	Blutzuckerkontrolle (Häufigkeit):		
	letzter Wert:		Uhrzeit:
Bedarfsmedikation:			

Einnahme: ☐ selbständig   ☐ Bereitstellen der Tagesration   ☐ Überwachung der Einnahme

Letzte Medikation: ☐ morgens   ☐ mittags   ☐ abends   ☐ Zeitpunkt

Für Rückfragen stehen wir Ihnen gern zur Verfügung!

Telefon...   Name:...
(bitte leserlich)

Quelle: Kreis Euskirchen, Abteilung Soziales

Beratung und Anleitung
von Angehörigen und
Bezugspersonen
→ Band 2

Angehörigenarbeit

Im nationalen Expertenstandard Entlassungsmanagement wird auch der Stellenwert der Angeghörigen im Pflegeprozess berücksichtigt. Die Angehörigen sind hier in den Entscheidungs- und Evaluationsprozess eingebunden. Auch andere Leitlinien und Empfehlungen gehen heute davon aus, dasss Angehörige in der Versorguung von Pflegebedürftigen eine entscheidende Rolle spielen.

Hinweis Dies geschieht nur bei Einwilligung des Pflegebedürftigen (→ Schweigepflicht, Band 2).

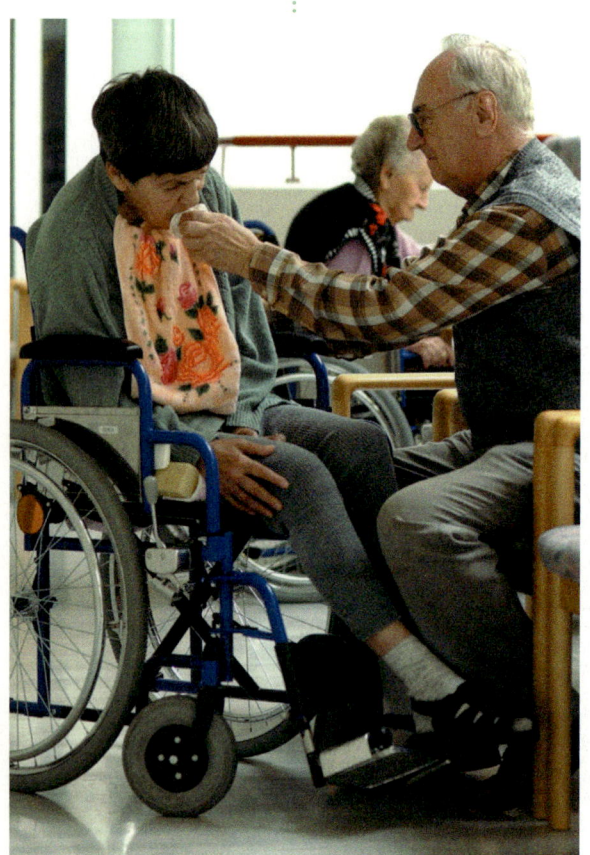

Die Angehörigen können die Versorgung des Pflegebedürftigen selbst übernehmen, zum Teil oder ganz an eine Pflegeeinrichtung übertragen. Pflegende Angehörige, die sich zur Übernahme verpflichtet fühlen, sind häufig regelmäßige Besucher und oft bereit, ehrenamtliche Aufgaben zu übernehmen (z.B. bei der Seniorenbeschäftigung, beim Einkaufen und Essenreichen).

Die Arbeit mit Angehörigen muss in der Einrichtung abgestimmt werden. Dem Angehörigen sollte signalisiert werden, dass er ein gerne gesehener Gast und Partner in der Pflege ist.

Wichtig ist ein offener und respektvoller Umgang von Angehörigen und Pflegefachkräften miteinander. Dabei sollen Aspekte wie Schuldgefühle und andere Probleme der Angehörigen sowie das Pflegeverständnis der Einrichtung und die Beziehungsarbeit mit dem Pflegebedürftigen thematisiert werden.

Case Management

Bei der Überleitungspflege ist die interdisziplinäre Zusammenarbeit aller an der Pflege des Pflegebedürftigen beteiligten Personen und Institutionen wichtig. Dies steht beim so genannten Case Management (engl.: Fallmanagement) im Vordergrund. Es dient dazu, die Zusammenarbeit der gesamten Versorgungsstrukturen (z.B. die stationäre Kranken- und Altenpflegeeinrichtungen sowie die häusliche Pflege) und die Pflegequalität zu optimieren.

DRG's
→ S.96

Ein Case Manager unterstützt die Pflegebedürftigen bei der Auswahl der Pflegeeinrichtungen, z.B. Kurzzeitpflegeeinrichtung, Anschluss-Heilbehandlungen sowie Rehabilitationsmaßnahmen. Dabei überprüft er im Krankenhaus die Kosten und die Wirtschaftlichkeit der Pflege hinsichtlich der Erlöse, welche die Klinik für die Leistungen in den jeweiligen → DRG's erhält.

Case Manager werden auch in Langzeiteinrichtungen regelmäßig eingesetzt, um die Kommunikation zwischen den verschiedenen Berufsgruppen im Sinne des Pflegebedürftigen zu unterstützen.

Register

Bildquellenverzeichnis

Fotos: S. 11-1, Krüper, W., Steinhagen, S. 12-1, Burriel/Latin Stock/Science Library, S. 12-2, projekt photos, S. 13-2, picture-alliance/dpa-sportreport, S. 14-1, Argus/Mike Schröder, S. 14-2, projekt photos, S. 15-1, akg-images, Berlin, S. 15-2, picture-alliance, S. 15-2, vario-press/Rainer Unkel, S. 15-3, picture-alliance, S. 15-3, picture-alliance/dpa-Fotoreport, Düren, S. 21-1, akg-images, S. 21-2, picture-alliance/akg-images, S. 22-1, akg-images, S. 26-1, Cornelsen Verlagsarchiv, S. 27-1, Cornelsen Verlagsarchiv, S. 28-1, Cornelsen Verlagsarchiv, S. 36-1, Carelit, Gmbh, Deutschland, S. 39, Blickwinkel/Wothe, S. 48-1, picture-alliance/dpa, S. 54-1, akg-images,, S. 58-1, akg-images, S. 59-1, Krüper, W., S. 62-1, Sammlung Peter Hartmann; 62-2 M. C. Escher Company, Baarn, Holland, S. 63-1, Mall, K., Berlin, S. 66-1, picture-alliance/dpa, S. 75-1, Nielsen, G.H., Darmstadt, S. 93, Cornelsen Verlagsarchiv, S. 94, Hinz, Berlin, S. 95, picture-alliance/ZB/Pleul, S. 101, IPON/Stefan Boness, S. 106-1, Lieder, Ludwigsburg S. 106-2, Okapia (M. Kage), S. 106-3, Lieder, S. 106-4, Okapia (NAS/Biophoto Ass.), S. 106-5, Silvestris (Robba), Kaste, S. 110-1, Hollatz, J., Heidelberg, S. 111-1, Dr. Przybylski, F., S. 111-2, Focus (Syred/Science Photo Library), Hamburg, S. 127, Lieder, S. 128-2, arteria-photography, S. 128-3, Lieder, S. 136-4, Lohmann & Rauscher, S. 138-1, 138-2, 138-3, 138-4, 138-5, 139-2, arteria-photography, S. 139-3, Gating, Dr. Edo, Hamburg, S. 140-1, 140-2, arteria-photography, S. 140-3, 140-4, 140-5, Eucerin, S. 141-1, Okapia, Berlin (Lange), S. 155-1, Dr. Bengel, Bensheim, S. 155-2, Dr. Bengel, S. 155-3, Dr. Bengel, S. 181-2, picture-alliance/Fotoreport/Hollemann, S. 189-1, Studio-TV-Film, Schriesheim, S. 190-2, Hollatz, J., S. 190-3, Prisma (Schröder), S. 199-1, aid-infodienst, S. 213-1, arteria-photography, S. 216-1, Agentur LPM/Pohl, Berlin, S. 224-1, Dr. Markus Sander, Berlin, S. 224-2, Rigling GmbH/Medizinische, Entsorgungssysteme. Althengstett, S. 226-1, picture-alliance/ZB/Kalaene, S. 226-2, neoLab Migge, Heidelberg, S. 226-3, Wappenuhren GmbH, Königslutter, S. 227-1, CDC.Safer.Healther.People, Georgia, USA, S. 228-1/2, Bode-Chemie, Hamburg, S. 230-1, Peter Hartmann, Potsdam, S. 231-1, Duales System Deutschland, Bonn, S. 231-2, picture-alliance/dpa-Fotoreport/Berg, S. 231-3, Nestlé Deutschland GmbH/powwow.com, S. 234-3, Henkel-Ecolab Deutschland GmbH, Düsseldorf, S. 235-1, Wenze&Kurz GmbH, Niedernberg, S. 235-2, Bode-Chemie, S. 235-3, Holger Krull, Dortmund, S. 236-1, Bode-Chemie, S. 237-1, MELAGAPPARATE GmbH & Co. KG, Berlin, S. 237-2, MELAGAPPARATE, S. 238-1, MELAGAPPARATE, S. 239-1, Maimed GmbH, Neuenkirchen, S. 241-1, Wirtz, P., S. 244-2/3/4, ADL GmbH, Münster, S. 244-5, msi/Medizinischer Bedarf GmbH, Frankfurt am Main, S. 245-1/2/3, Russka, Ludwig Bertram, GmbH, Laatzen, S. 249-1, Cornelsen Verlagsarchiv, S. 254-1, 254-2, arteria-photography, S. 256-1, Wirtz, P., S. 258-1-5, Russka, S. 259-1, Holger Krull, S. 259-2, Cornelsen Verlagsarchiv, S. 261-1, Thomashilfen, Bremervörde, S. 261-2, Russka, S. 262-1, Russka, S. 262-2/3, Lohmann & Rauscher, S. 263-2, Russka, S. 264-2, Dr. Imke Kaschke/Charité, Berlin, S. 265-1/2, Russka, S. 266-1, picture-alliance/ZB-Fotoreport/Kalaene, S. 266-2, Holger Krull, S. 266-3, arteria-photography, S. 267-1, Holger Krull, S. 267-2, Wirtz, P., S. 269-1, arteria-photography, S. 269-2, arteria-photography, S. 269-3, Schattauer Verlagsgesellschaft mbH, Stuttgart, S. 269-4, Rassner, Urban & Fischer, S. 270-1, 270-2, Eucerin, S. 270-3, 270-4, 270-5, 270-6, arteria-photography, S. 271-1, Schattauer Verlagsgesellschaft, S. 271-2, 271-3, 272-1, 272-2, arteria-photography, S. 272-3, Kolde, Volk und Wissen, S. 272-4, 272-5, 273-1, 273-2, 273-3, 273-4, 273-5, 274-1, arteria-photography, S. 274-2, Gating, Dr. Edo, S. 274-3, Gating, Dr. Edo, S. 274-4, 274-5, 274-6, arteria-photography, S. 275-2-6, Thomashilfen, S. 276-2, 276-3, Wirtz, P., S. 281-1, 281-2, 281-3, 281-4, 282-1, aid-infodienst, S. 282-1, Findus Deutschland GmbH, Bremen, S. 282-2, Lenzen-Großimlinghaus, Dr. R., Potsdam, S. 282-3, picture-alliance/epd/Krüger, S. 283-1, Lohmann & Rauscher, S. 283-2, Russka, S. 284-5, SchäferS Klinik -und Altenheimbedarf, Paderborn, S. 285-1/2, Paul Hartmann AG, Heidenheim, S. 289-1, Lohmann & Rauscher, S. 289-2/3, Russka, S. 289-4, Cornelsen Verlagsarchiv, S. 290-1, Cornelsen Verlagsarchiv, S. 293-1, Russka, S. 295-1, 296-1, Russka, S. 298-1, WILDLIFE/Schweiger, S. 298-2, Lohmann & Rauscher, S. 303-1, Cornelsen Verlagsarchiv, S. 303-2, picture-alliance/dpa, S. 303-3, Lohmann & Rauscher, S. 304-1, picture-alliance/dpa/Weihs, S. 304-2, picture-alliance/dpa, S. 313-1/2, ADL GmbH, S. 314-1, ADL GmbH, S. 314-2, S. 314-3, Thomashilfen, S. 321-1/2, S. 323-1-3, 324-1/2, Lohmann & Rauscher GmbH, Neuwied, S. 329-2, picture-alliance/dpa, S. 330-1, getty deutschland gmbh/Comstock, S. 332-2, Wirtz, P., S. 333-1, GABA GmbH, Lörrach, S., 335-1, arteria-photography, S. 335-2, arteria-photography, S. 338-1, Cornelsen Verlagsarchiv, S. 339-3, Russka, S. 344-1, Herzzentrum Lahr/Baden, S. 346-1, aid-infodienst, S. 351-1, aid-infodienst, S. 352-1, picture-alliance/dpa (Hintergrund), S. 360-1, Städtisches Klinikum Solingen/Franz, S. 364-1, picture-alliance/dpa, S. 365-1/2, images.de/Birdsall, S. 366-1, Das Fotoarchiv/Jochen Tack, S. 366-2, images.de/Schmidt, S. 366-3, laif/Perkovic, S. 367-1, h-p-cosmos airwalk/Marketing Ingo Popp, S. 368-1, Schlicht, E., Berlin, S. 370-1, Döring, V., Berlin , S. 371-1, Universität Witten-Herdecke/Öffentlichkeitsarbeit, S. 373-1, S. 373-2, 373-3, 373-4, 374-1, 376-1, 376-2, 376-3, 81-1, 383-1, 383-2, 383-3, 383-4, 383-5, 383-6, 385-1, 385-2, 385-3, 385-4, 385-5, 385-6, 386-1, 387-1, 387-2, 387-3, 388-1, 388-1, 388-2, S. 388-3, 388-4, 388-5, 388-6, 390-1, 390-2, 390-3, 390-4, 390-5, 391-1, S. 391-2, 391-3, Borgers, Eckernförde, 392-1, picture-alliance/ZB-Fotoreport/Settnik, S. 393-1, 393-2, 393-3, 394-1, 394-2, 395-1, 395-2, Borgers, Eckernförde, S. 396-2, Holger Krull, S. 397-1, Holger Krull, S. 398-1, picture-alliance/ZB-Fotoreport/Wied, S. 399-1, picture-alliance/ZB/Pleul, S. 400-1, picture-alliance/dpaweb/Sony-Pictures/Keystone, S. 401-1, Cornelsen Verlagsarchiv, S. 402-1, Spring Medical, Waldenburg, S. 402-1, Wirtz, P., S. 402-2, Wirtz, P., S. 402-3/4/6, Petermann GmbH, Dombühl (2b, 3, 4, 6), S. 402-5, Wirtz, P., S. 405-4, 406-2, Brillinger, S. 410-1, Cornelsen Verlagsarchiv, S. 411-1, Dr. Werdermann, Ochsenfurth, S. 411-2, Universität Regensburg, Prof. Dr. Gabel, S. 412-1, Cornelsen Verlagsarchiv, S. 412-1, Universität Regensburg, Prof. Dr. Gabel, S. 412-2, Cornelsen Verlagsarchiv, S. 412-3, Cornelsen Verlagsarchiv, S. 413-1, Universität Regensburg, Prof. Dr. Gabel, S. 414-1, S. 414-2, Dr. Werdermann, S. 416-1, picture-alliance/ZB-special/Oliver, S. 416-2, picture-alliance/ZB-special/Oliver, S. 416-3, picture-alliance/dpa-Fotoreport/Baum, S. 418-1, Focus (SPL), S. 423, arteria-photography, S. 424-2, Focus, (Ber-ger/MPJ/Science Photo Library), Hamburg, S. 425-1, Zeiss, C., Oberkochen, S. 425-2, Kage, M. (O. Meckes), S. 426-2, Reinbacher, L., Kempten, S. 426-3, Okapia (Neufried), S. 429, projekt photos, S. 434-2, Dr. Holger Jastrow, Gau-Odernheim, S. 435-1, CARO/Westermann, S. 438-1, Novo Nordisk, Pharma GmbH, Mainz, S. 438-2, 438-3, S. 438-4, 439-1, 439-2, 439-3, arteria-photography, S. 439-4, Hollatz, J., S. 442-1, Paul Hartmann AG, S. 442-2, Lohmann & Rauscher, S. 447-1, Peter Hartmann, S. 448-1, arteria-photography, S. 449-1, projekt photos, S. 451-1, Springer Verlag GmbH & Co., Heidelberg, S. 451-2, S. 451-3, arteria-photography, S. 453-1, Focus (SPL), S. 454-1, projekt photos, S. 455-1, picture-alliance/ZB-Fotoreport/Schindler, S. 455-2, arteria-photography, S. 456-1, projekt photos, S. 456-2, 459-1, S. 460-1, arteria-photography, S. 466-2-5, Deutsche Rheuma Liga Bundesverband e. V., Bonn, S. 468-2, Schattauer Verlagsgesellschaft, S. 472-1, Lohmann & Rauscher, S. 472-3, S. 472-4, arteria-photography,

S. 474-5, Rölke Pharma GmbH, Hamburg, S. 475-1, S. 475-2, Paul Hartmann AG, S. 475-4, Boehringer, Ingelheim (Nilsson), S. 476, Paul Hartmann AG, S. 477-1, Paul Hartmann AG, S. 477-2, Paul Hartmann AG, S. 477-3, arteria-photography, S. 478-1, 479-1, 479-2, S. 479-3, 479-4, S. 479-5, 482-1, Paul Hartmann AG, S. 483-1, 483-2, Eucerin, S. 483-3, Schattauer Verlagsgesellschaft, S. 484-1, S. 484-2, arteria-photographym, S. 485-1, Springer Verlag, S. 486-1, 486-2, 486-3, 488-1, arteria-photography, S. 489-2/3/4, Mediakom, Thomas Horschler GmbH, Unna, S. 496-1, 498-1, 503-1, arteria-photography, S. 506-2, Lohmann & Rauscher, S. 507-2, Paul Hartmann AG, S. 508-2, Paul Hartmann AG, S. 509-1, arteria-photography, S. 509-3, Paul Hartmann AG, S. 510-1, Hoffmann La Roche AG/Pharma Marketing Praxis, Grenzach-Wyhlen, S. 511-1-3, Paul Hartmann AG, S. 512-1, 513-2, 513-3, Dr. Cleve, F., S. 514-1, 514-2, 514-3, 514-4, 514-5, 514-6, 514-7, Blankenstein, Dr. F., S. 515-1, 516-1, Dr. Cleve, F., S. 516-2, 517-1, 518-2, 518-3, arteria-photography, S. 520-1, Focus (CNRJ/Science Photo, Library), Hamburg, S. 521-1, Schattauer Verlagsgesellschaft, S. 522-1, Schattauer Verlagsgesellschaft, S. 525-1, 526-1, 528-2, arteria-photography, S. 529-1, Thieme Verlag, Stuttgart, S. 530-1, arteria-photography, S. 531-1, Schattauer Verlagsgesellschaft, S. 531-2, arteria-photography, S. 537-2, Herzzentrum Lahr/Baden, S. 541-2, picture-alliance/dpa-bildarchiv/Scheidemann, S. 544-1, Busch, E., S. 544-2, Busch, E., S. 552-1, arteria-photography, S. 552-2, IFA (Ritterbach), Taufkirchen, S. 553-1, 556-2, S. 559-2, arteria-photography, 562-1, Okapia, Berlin (V. Steger/P. Arndt, Inc.), S. 563-1, picture-alliance/OKAPIA/ Dr. Müller, S. 564-2, picture-alliance/dpa-bildarchiv/KPA, S. 566-1, 568-2, arteria-photography, S. 571-1, picture-alliance/dpa/KPA, S. 573-1, Wirtz, P. Dormagen, S. 574-2, 581-1, 598-1, arteria-photography, S. 598-3, Rühmesdorf, C., S. 600-1, Focus (SPL), Hamburg, S. 600-2, arteria-photography, S. 600-3, Okapia, Berlin (Institut Pasteur(CNRJ), S. 600-4, Focus (SPL), S. 601-1, Focus (SPL), S. 602-1, Focus (CNRJ/Science Photo Library), Hamburg, S. 603-1, arteria-photography, S. 603-3, Cornelsen Verlagsarchiv, S. 604-2, arteria-photography, S. 605-1, Hoechst/CV, S. 611-1, Focus (Clark & Golf/Science Photo Library), Hamburg, S. 613-1, picture-alliance/OKAPIA/Telner, S. 613-2/3, Cornelsen Verlagsarchiv, S. 618-1, Argum/Borstelmann, S. 620-1, projekt photos, S. 621-1, Redeker, T., Gütersloh, S. 624-1, Krüper, W., S. 636-1(2), picture-alliance/dpa/UPI, S. 651-1, picture-alliance/dpa/ZB, S. 654-1, picture-alliance/dpa/ZB, S. 658, Medical Pictures/Thomas Schmidt (2), S. 658-1, 658-2, S. 659-1, arteria-photography, S. 660-1, Krüper, W., S. 661, Okapia, Berlin (Reinhard), S. 666-4, picture-alliance/dpa-Bildarchiv/DRK/Eram, S. 668-3, picture-alliance/dpa, S. 676, picture-alliancedpa-Bildarchiv/Pleul, S. 90-93, Optiplan, Düsseldorf

Illustrationen: Birker, Viernheim: S. 143-1; Biste, G., Schwäbisch Gmünd: S. 113-1, S. 189-2; Cornelsen Verlagsarchiv: S. 417-1; Faust, St., Berlin: S. 137-1, S. 137-2, S. 139-1, S. 139-4, S. 139-5, S. 153-1, S- 156-1, S. 157-1, S. 158-1, S. 159-1, S. 159-2, S. 160-1, S. 160-2, S. 161-1, S. 161-2, S. 161-3, S. 162-1, S. 518-1; Focus (Kulyk), Hamburg: S. 174-1; Gottwald: S. 16, S. 17, S. 24, S. 31, S. 34, S. 36, S. 37, S. 38, S. 39, S. 49, S. 60-1, S. 60-2, S. 61, S. 64, S. 68-1, S. 68-2, S. 69, S. 70-1, S. 70-2, S. 77-1, S. 77-2, S. 77-3, S. 78-1, S. 78-2, S. 99-1, S. 99-2, S. 103-1. S. 242-1, S. 243-1, S. 248-1, S. 249-3, S. 268, S. 300, S. 305, S. 307, S. 308, S. 377, S. 378-1, S. 378-2, S. 378-3, S. 396-1, S. 419, S. 449, S. 623, S. 626-1, S. 626-2, S. 626-3, S. 626-4, S. 626-5, S. 650; Henschel, H., Berlin: S. 107-1, S. 107-2, S. 107-3; Krausen, Scott: S. 165-1, S. 208-1, S. 244-1, S. 246-1, S. 247-2, S. 248-2, S. 248-3, S. 251-1, S. 252-1, S. 252-2, S. 252-3, S. 252-4, S. 253-1, S. 253-2, S. 253-3, S. 253-4, S. 257-1, S. 260-2, S. 263-1, S. 276-1, S. 283-3, S. 283-4, S. 284-1, S. 284-2, S. 284-3, S. 284-4, S. 290-2, S. 293-2, S. 293-3, S. 293-4, S. 294-1, S. 296-2, S. 310-1, S. 310-2, S. 310-3, S. 311-1, S. 311-2, S. 311-3, S. 311-4, S. 311-5, S. 318-1, S. 319, S. 320-2, S. 322, S. 325-1, S. 325-2, S. 325-3, S. 325-4, S. 326, S. 328, S. 329-1, S. 330-1, S. 331-1, S. 331-2, S. 331-3, S. 331-4, S. 332-1, S. 338-1, S. 338-2, S. 339-1, S. 339-2, S. 340-1, S. 341-1, S. 341-2, S. 341-3, S. 341-4, S. 342-1, S. 342-2, S. 342-3, S. 343-1, S. 343-2, S. 342-3, S. 344-2, S. 345-1, S. 345-2, S. 345-3, S. 346-2, S. 347-1, S. 347-2, S. 347-3, S. 347-4, S. 348-1, S. 348-2, S. 363, S. 460-2, S. 460-3, S. 471-2, S. 473-1, S. 473-2, S. 473-3, S. 473-4, S. 474-1, S. 474-2, S. 474-3, S. 474-4, S. 492-1, S. 492-2, S. 537-1, S. 541-1, S. 545-2, S. 567-1, S. 567-2, S. 567-3, S. 567-4, S. 567-5, S. 570-1, S. 570-4, S. 574-1, S. 577-1, S. 582-1, S. 583-1, S. 583-2, S. 583-4, S. 584-1, S. 584-2, S. 584-3, S. 584-4, S. 584-5, S. S. 585-1, S. 585-2, S. 593-1, S. 595-1, S. 635, S. 648, S. 649, S. 663-1, S. 663-2, S. 664-1, S. 664, S. 666-1, S. 666-2, S. 666-3, S. 667, S. 668-1; Krischke, K., Marbach: S. 108-1, S. 142-1, S. 148-1, S. 150-1, S. 171-1, S. 171-2, S. 185-1, S. 188-1, S. 192-1, S. 192-2, S. 194-1, S. 195-2, S. 195-3, S. 197-1, S. 197-2, S. 408-1, S. 422-1, S. 437-1; Lieder, Ludwigsburg: S. 195-1; Mair, J., Berlin: S. 18-2, S. 25, S. 26, S. 27, S. 28, S. 40, S. 41, S. 42, S. 43-1, S. 43-2, S. 44-1, S. 44-2, S. 45-1, S. 45-2, S. 56, S. 67, S. 99-3, S. 99-4, S. 102, S. 103-2, S. 104-2, S. 105-1, S. 105-3, S. 106-6, S. 106-7, S. 107-4, S. 108-2, S. 112-1, S. 112-3, S. 114-1, S. 115-1, S. 116-1, S. 117-2, S. 119-1, S. 120-1, S. 122-1, S. 123-1, S. 123-2, S. 124-1, S. 125-1, S. 126-1, S. 128-1, S. 128-2, S. 129-1, S. 129-2, S. 129-3, S. 130-1, S. 130-2, S. 131, S. 132-1, S. 132-2, S. 132-3, S. 132-4, S. 133-1, S. 133-2, S. 133-3, S. 134-1, S. 134-3, S. 135-1, S. 136-1, S. 136-2, S. 136-3, S. 141-2, S. 141-3, S. 142-2, S. 144-1, S. 144-2, S. 145-1, S. 145-2, S. 146-1, S. 146-2, S. 146-3, S. 147-1, S. 148-2, S. 151-1, S. 154-1, S. 154-2, S. 154-3, S. 166-1, S. 167-1, S. 168-1, S. 168-2, S. 169-1, S. 169-2, S. 70-1, S. 170-2, S. 172-1, S. 172-2, S. 172-3, S. 175-1, S. 176-1, S. 176-2, S. 176-3, S. 177-1, S. 177-2, S. 178-1, S. 179-1, S. 179-2, S. 180-1, S. 181-1, S. 181-2, S. 181-3, S. 182-1, S. 182-2, S. 183-1, S. 183-2, S. 184-1, S. 186-1, S. 187-1, S. 187-2, S. 187-3, S. 187-4, S. 193-2, S. 194-2, S. 196-1, S. 209-1, S. 210-1, S. 211-1, S. 212-2, S. 212-3, S. 214-1, S. 214-2, S. 215-1, S. 215-2, S. 216-2, S. 217-1, S. 218-1, S. 227-2, S. 229-1, S. 234-1, S. 234-2, S. 247-1, S. 249-2, S. 251-2, S. 254-3, S. 261-3, S. 264-1, S. 275-1, S. 289-5, S. 316-1, S. 351-2, S. 352, S. 354, S. 360-2, S. 403-4, 403-5, S. 403-6, S. 403-7, S. 407-1, S. 407-2, S. 407-3, S. 407-4, S. 408-2, S. 409-1, S. 409-2, S. 415-1, S. 417-2, S. 425-3, S. 429, S. 432-1, S. 433-1, S. 433-2, S. 434-1, S. 435-2, S. 435-3, S. 445-1, S. 446-1, S. 446-2, S. 446-3, S. 462-1, S. 462-2, S. 463-1, S. 463-2, S. 465-1, S. 465-2, S. 65-3, S. 465-4, S. 468-1, S. 469-1, S. 469-2, S. 471-1, S. 472-2, S. 474-6, S. 487-1, S. 487-2, S. 489-1, S. 490-1, S. 491-1, S. 495-1, S. 497-1, S. 501-1, S. 505-1, S. 505-2, S. 506-1, S. 507-1, S. 508-1, S. 509-2, S. 517-2, S. 521-2, S. 522-2, S. 524-2, S. 525-2, S. 525-4, S. 525-5, S. 527-1, S. 532-1, S. 533-1, S. 533-2, S. 534-1, S. 536-1, S. 536-2, S. 539-1, S. 539-2, S. 540-1, S. 540-2, S. 542-1, S. 545-1, S. 548, S. 552-3, S. 553-2, S. 554-1, S. 554-2, S. 556, S. 557-1, S. 558-1, S. 559-1, S. 560-1, S. 564, S. 568-1, S. 569-1, S. 569-2, S. 569-3, S. 570-2, S. 570-3, S. 571-2, S. 571-3, S. 572-1, S. 75-1, S. 576-1, S. 576-2, S. 578-1, S. 579-1, S. 590-1, S. 590-2, S. 590-3, S. 591-1, S. 592-1, S. 599-1, S. 601-2, S. 615-1, S. 619-1, S. 622-1, S. 622-2, S. 634-1, S. 652-1, S. 36, S. 105-2, S. 142-1, S. 151-2, S. 152-1, S. 190-1, S. 191-1, S. 193-1, S. 194-3, S. 200-1, S. 201-1, S. 202-1, S. 212-1, S. 422-2, S. 424-1; Mall, K., Berlin: S. 104-1, S. 113-2, S. 117-1, S. 121-1, S. 178-2, S. 436-1, S. 436-1, S. 668-2, S. 669-1; Nordmark Arzneimittel GmbH, Uetersen: S. 112-2; Schrörs, M., Bad Dürkheim: S. 109-1

COOP-WONCA-Charts

Die Dartmouth COOP-WONCA Charts wurden von einer Gruppe von Ärzten entwickelt, um die Kommunikation mit Patienten zu vereinfachen. Sie sind inzwischen in über 20 Sprachen übersetzt und wissenschaftlich überprüft.

Hier finden Sie diese Karten (charts) auf deutsch und englisch.
Weitere Übersetzungen sowie zusätzliche Informationen finden Sie unter: www.globalfamilydoctor.com

Social activities

During the past 2 weeks … Has your physical and emotional health limited your social activities with family, friends, neighbours or groups?

Not at all	1
Slightly	2
Moderately	3
Quite a bit	4
Extremely	5

Kontakte zu Mitmenschen

Während der letzten 2 Wochen … Wurden Ihre Kontakte mit der Familie, mit Freunden, Nachbarn usw. durch Ihren Gesundheitszustand oder Ihre Stimmung eingeschränkt?

Überhaupt nicht	1
Ein wenig	2
Mäßig	3
Deutlich	4
Sehr stark	5

Changes in health

How would you rate your overall health now compared to 2 weeks ago?

Much better	1
A little better	2
About the same	3
A little worse	4
Much worse	5

Veränderung der Gesundheit

Wie würden Sie Ihren jetzigen Gesundheitszustand – verglichen mit dem von vor 2 Wochen – einschätzen?

Viel besser	1
Etwas besser	2
Ungefähr gleich	3
Etwas schlechter	4
Viel schlechter	5

Overall health

During the past 2 weeks … How would you rate your health in general?

Excellent	1
Very good	2
Good	3
Fair	4
Poor	5

Allgemeine Gesundheit

Während der letzten 2 Wochen … Wie würden Sie Ihren Gesundheitszustand insgesamt beurteilen?

Ausgezeichnet	1
Sehr gut	2
Gut	3
Mäßig	4
Schlecht	5